内容提要

本书为《中医药学高级丛书》之一，全书共分四部分。第一部分为绪论，介绍《内经》的成书及其科技学术文化背景、学术发展概况等；第二部分为理论篇，从医学原理、哲学思想和学术专题等方面加以阐述；第三部分为原文导读，选择《素问》36篇、《灵枢》20篇，以原文为基础，从原文训解到理论研究、临证指要等进行全面阐发；第四部分为导研篇，介绍《内经》古韵研究及《内经》研究思想和方法。

中医药学高级丛书

内　经

第2版

主　编　王洪图

副主编　烟建华　赵明山　邱幸凡

人民卫生出版社

图书在版编目（CIP）数据

内经/王洪图主编. —2版. —北京：人民卫生出版社，2011.4

（中医药学高级丛书）

ISBN 978-7-117-13799-7

Ⅰ.①内… Ⅱ.①王… Ⅲ.①内经 Ⅳ.①R221

中国版本图书馆 CIP 数据核字(2011)第 001398 号

人卫智网	**www.ipmph.com**	**医学教育、学术、考试、健康，购书智慧智能综合服务平台**
人卫官网	**www.pmph.com**	**人卫官方资讯发布平台**

内　经

第 2 版

主　　编： 王洪图

出版发行： 人民卫生出版社（中继线 010-59780011）

地　　址： 北京市朝阳区潘家园南里 19 号

邮　　编： 100021

E - mail： pmph @ pmph.com

购书热线： 010-59787592　010-59787584　010-65264830

印　　刷： 三河市宏达印刷有限公司

经　　销： 新华书店

开　　本： 787×1092　1/16　**印张：** 52

字　　数： 1292 千字

版　　次： 2000 年 11 月第 1 版　2025 年 5 月第 2 版第 20 次印刷

标准书号： ISBN 978-7-117-13799-7

定　　价： 99.00 元

打击盗版举报电话：010-59787491　E-mail：WQ @pmph.com

质量问题联系电话：010-59787234　E-mail：zhiliang @pmph.com

中医药学高级丛书

内经(第2版)

编写委员会

主　编

王洪图

副主编

烟建华　赵明山　邱幸凡

编　委（按姓氏笔画为序）

王庆其　王洪图　成肇智　邱幸凡　周安方

赵明山　项　祺　烟建华　黄自元

中医药学高级丛书

内经（第1版）

编写委员会

主　编

王洪图

副主编

烟建华　赵明山　邱幸凡

编　委（按姓氏笔画为序）

王庆其　王洪图　成肇智　邱幸凡　周安方
赵明山　项　祺　烟建华　黄自元

出版者的话

《中医药学高级丛书》(第1版)是我社在20世纪末组织编写的一套大型中医药学高级参考书，内含中医、中药、针灸3个专业的主要学科，共计20种。旨在对20世纪我国中医药学在医疗、教学、科研方面的经验与成果进行一次阶段性总结，对20世纪我国中医药学学术发展的脉络做一次系统的回顾和全面的梳理，为21世纪中医药学的发展提供借鉴和思路。丛书出版后，在中医药界反响很大，并得到专家、学者的普遍认可和好评，对中医药教育与中医药学术的发展起到了积极的推动作用，其中《方剂学》分册获得"第十一届全国优秀科技图书三等奖"，《中医内科学》获第16批全国优秀畅销书奖(科技类)及全国中医药优秀学术著作一等奖。

时光荏苒，丛书出版至今已十年有余。十余年来，在党和政府的高度重视下，中医药学又有了长足的进步。在"读经典，做临床"的学术氛围中，理论探讨和临床研究均取得了丰硕的成果，许多新观点、新方法受到了学界的重视，名老中医学术传承与经验总结工作得到了加强，部分疑难病及传染性、流行性疾病的中医诊断与治疗取得了突破性进展。在这种情形下，原丛书的内容已不能满足当今读者的需求；而且随着时间的推移，第1版中存在的一些问题也逐渐显露。基于上述考虑，在充分与学界专家沟通的基础上，2008年，经我社研究决定，启动《中医药学高级丛书》的修订工作。

本次修订工作在保持第1版优势和特色的基础上，增补了近十几年中医药学在医疗、教学、科研等方面的新进展、新成果。如基础学科方面，补充了"国家重点基础理论研究发展计划(973计划)"的新突破、新成果，进一步充实和丰富了中医基础理论，反映了当前我国中医基础学科研究的新思路、新方法；临床学科方面，在全面总结现代中医临床各科理论与研究成果的基础上，更注重理论与临床实践的结合，并根据近十年来疾病谱的变化，新增了传染性非典型肺炎、甲型H1N1流感、艾滋病等疾病的中医理论与临床研究成果，从而使丛书第2版的内容能更加适合现代中医药人员的需求。

本次修订的编写人员，在上一版专家学者的基础上，增加了近年来中医各学科涌现出来的中青年优秀人才。可以说此次修订是全国最具权威的中医药学家群体智慧的结晶，反映了21世纪第1个10年中医药学的最高学术水平。

本次出版共21种，对上一版的20个分册全部进行了修订，新增了《中医急诊学》分册。工作历时二载，各位专家教授以高度的事业心、责任感，本着求实创新的理念投入编写或修订工作；各分册主编、副主编所在单位也给予了大力支持，在此深表谢意。希望本版《中医药学高级丛书》，能继续得到中医药界专家和读者的认可，成为中医药学界最具权威性、代表性的重要参考书。

由于本套丛书涉及面广，组织工作难度大，难免存在疏漏，敬请广大读者指正。

人民卫生出版社

2010年12月

2版前言

《黄帝内经》是中医药学第一部经典大作，它的主要功绩是为中医学发展奠定了理论基础，其确立的临床原则至今仍指导着医疗实践，因而是学习和研究中医学的必读之书，历代均为之训解。为适应现代人们对学习《黄帝内经》新的需要，本书改变过去围绕原著文字进行疏通、发挥的编写模式，按理论的系统性和学术规范，采用现代语文撰写。全书共分四部分：第一部分上篇绪论篇，介绍《黄帝内经》的成书与流传、学术发展概要。第二部分中篇理论篇，从理论体系、医学原理、哲学思想和理论专题发挥等方面阐述《黄帝内经》的基本理论与历代研究成果。第三部分下篇原文导读，选《素问》36篇、《灵枢》20篇共56篇原文，设【篇解】【提要】【原文】【校注】【释义】【理论研究】【临证指要】七个栏目导读，作为阅读和钻研原文的引导，其中特别突出理论研究和临证指要。第四部分附篇导研篇，一是《黄帝内经》音韵校勘研究，以《太素》古韵校勘《内经》，是作者研究成果；二是《黄帝内经》的研究思路与方法，在对《内经》研究述评、《内经》理论学术特征研讨基础上，提出以《黄帝内经》理论研究为重点的研究思路和方法。

本书编写所依版本：《黄帝内经素问》，系1956年3月人民卫生出版社据明代顾从德翻刻宋本之影印本；《灵枢经》，系1956年3月人民卫生出版社据明代赵府居敬堂刊本之影印本。

本书的编写，除了编委之外，还有湖北中医药大学的陈俊文、胡永年、钱汉云，北京中医药大学的钱超尘、翟双庆，辽宁中医药大学的鞠宝兆六位同志参加。

本书自2000年第1版面世后，受到了广大读者的欢迎。10年来，《内经》学术发展取得了重要成绩，本书的修订实属必要。如今，在人民卫生出版社的大力支持下，在编委会全体同志的共同努力下，此项工作已圆满完成，实慰我心。《黄帝内经》的内容博大精深，因此本书的不足之处在所难免，敬请读者在使用中提出宝贵意见。

北京中医药大学教授、博士生导师王洪图

2009年1月

1 版编写说明

《黄帝内经》是中医药学第一部经典大作，它的主要功绩是为中医学发展奠定了理论基础，其确定的临床原则至今仍指导着医疗实践，因而是学习和研究中医学的必读之书，历代均为之训解。为适应现代人们对学习《黄帝内经》新的需要，本书改变过去围绕原著文字进行疏通、发挥的编写模式，按理论的系统性和学术规范，采用现代语文撰写。全书共分四部分：第一部分上篇绪论篇，介绍《黄帝内经》的成书及其科技文化背景、学术发展概要。第二部分中篇理论篇，从理论体系、医学原理、哲学思想和学术专题等方面阐述《黄帝内经》的基本理论与历代研究成果。第三部分下篇原文导读，选《素问》36 篇、《灵枢》20 篇共 56 篇原文，设【篇解】【提要】【原文】【校注】【释义】【理论研究】【临证指要】七个栏目导读，以作理论篇的原著引征，并作为钻研原文的引导，其中特别突出理论研究和临证指要。第四部分附篇，一是《内经》古韵研究，以《太素》古韵校勘《内经》，是作者最新研究成果；二是《黄帝内经》的研究思路与方法，在对《内经》研究现状述评、《内经》理论学术特征研讨基础上，提出以《黄帝内经》理论研究为重点的研究思路和方法。

本书编写所依版本，《黄帝内经素问》，系 1956 年 3 月人民卫生出版社据明代顾从德翻刻宋本之影印本；《灵枢经》，系 1956 年 3 月人民卫生出版社据明代赵府居敬堂刊本之影印本。

本书的编写，除了编委之外，还有湖北中医学院的陈俊文、胡永年、钱汉云，北京中医药大学的钱超尘、翟双庆，辽宁中医学院的鞠宝兆六位同志参加。

由于本书的构思和编写方法是全新的尝试，加之《黄帝内经》的内容博大精深，因此本书的不足之处在所难免，敬请读者在使用中提出宝贵意见。

北京中医药大学教授、博士生导师王洪图

2000 年 2 月

目 录

上篇 绪 论 篇

中篇　理　论　篇

下篇　原文导读

附篇　导　研　篇

上篇　绪论篇

第一章 《黄帝内经》的成书与流传

第一节 《内经》的成书年代

传世本《黄帝内经》(简称《内经》),由《素问》和《灵枢》两部书组成。《素问》又称《黄帝内经素问》,由唐代王冰次注,复经宋代林亿等人校正而流传至今。《灵枢》又称《黄帝内经灵枢经》,由南宋史崧整理而传世。二书皆未标明撰著年代,亦无作者之名,于是,关于《内经》的成书年代及作者,千余年来争讼不已,迄今仍无定论。由于《内经》是中国医学史上现存最古老也是最宏伟的典籍,是中国古代生命科学的集中总结,并汇集了中国古代科学文化的优秀成果,影响至为深远,因而对其成书背景和年代的研究,具有重大的现实意义。故本书开篇即会通关于《内经》成书的古今诸说,并作进一步探讨论证。随着研究的深入和考古新发现,这一千古之谜终究会被破解。

一、《内经》成书古今说

(一)古代《内经》成书说

古人论《内经》撰著年代,大致有成书于远古黄帝时期、春秋战国时期、秦汉时期和《内经》是伪书等说法。

1. 黄帝时期成书说

认为《内经》出于远古,成于黄帝时期者,多为医家撰著。

公元3世纪,魏晋人皇甫谧据《素问》、《针经》和《明堂孔穴针灸治要》三部书,编纂为《针灸甲乙经》。他在序中说:"《黄帝内经》十八卷,今有《针经》九卷,《素问》九卷,二九十八卷,即《内经》也。亦有所亡失。其论遐远,然称述多而切事少,有不编次。比按《仓公传》,其学皆出于《素问》,论病精微。《九卷》是原本经脉,其义深奥,不易觉也。又有《明堂孔穴针灸治要》,皆黄帝岐伯选事也。三部同归,文多重复,错互非一。""皆黄帝岐伯选事也",即认为三部书都是黄帝和岐伯的医论,是黄帝时书。

500年后即公元8世纪,唐人王冰编次了《素问》。他说:"孔安国序《尚书》曰:伏羲、神农、黄帝之书,谓之三坟,言大道也。班固《汉书·艺文志》曰:《黄帝内经》十八卷。《素问》即其经之九卷也,兼《灵枢》九卷,乃其数焉。"看来,王冰对《内经》是黄帝书,深信不疑。

至宋代,已有人对《内经》为黄帝时书的说法提出疑义,但奉敕校正医书的高保衡、林亿等人仍坚持古医家的看法。他们在《新校正黄帝针灸甲乙经序》中说:"或曰,《素问》、《针经》、《明堂》三部之书,非黄帝书,似出于战国。曰,人生天地之间,八尺之躯,脏之坚脆,腑之大小,谷之多少,脉之长短,血之清浊,十二经之血气大数,皮肤包络其外,可剖而视之乎!非大圣上智,孰能知之,战国之人何与焉。大哉《黄帝内经》十八卷、《针经》三卷,最出远古。"

公元12世纪，南宋史崧校正《灵枢》“家藏旧本”，于《叙》中首先申明：“昔黄帝作《内经》十八卷，《灵枢》九卷，《素问》九卷，乃其数焉。”史崧对《内经》为黄帝之书亦无异议。

明代张介宾，对《内经》推崇至极，精研一世，撰成巨著《类经》。他在自序中说：“《内经》者，三坟之一。盖自轩辕帝，同岐伯、鬼臾区等六臣相讨论，发明至理，以遗教后世。其文义高古渊微，上极天文，下穷地纪，中悉人事。大而阴阳变化，小而草木昆虫，音律象数之肇端，脏腑经络之曲折，靡不缕指而胪列焉。大哉！大哉！垂不朽之仁慈，开生民之寿域。其为德也，与天地同，与日月并，岂直规规治疾方术已哉！”

还有明清医家马莳、吴崑、汪昂、张志聪、高世栻等，皆持相同看法。众多医家相信《内经》为黄帝时书，究其原因，除他们不谙考据外，与受崇古尊经思想的支配亦不无关系。他们认为，最出远古“圣人”的东西才是最深奥最博大最值得研习的。他们提出的依据（或不提依据，仅凭直觉），往往是表面上的，如书名有黄帝字样，书中多黄帝与岐伯等臣子的问答之语，深奥之语只能出自圣人，而上古圣人非三皇五帝莫属。民间的传说，书名的假托，书中的问答体裁，竟使诸多医家不加详考而信以为真。如按历史知识稍加考证，便不应得出“大哉《黄帝内经》，最出远古”的结论。

2. 先秦秦汉成书说

正如《新校正》中所说，宋代已有人怀疑《内经》出自黄帝，与林亿等同代人如邵雍、司马光、二程及其后的许多学者，都提出了自己的看法。如邵雍说：“《素问》、《阴符》，七国时书也”（《皇极经世书》）。程颢说：“《素问》之书，出战国之末，气象可见。若是三皇五帝典坟，文章自别。其气运处，绝浅近”（《二程全书·伊川先生语》）。司马光则说：“谓《素问》为真黄帝之书，则恐未可。黄帝亦治天下，岂终日坐明堂，但与岐伯论医药针灸耶？此周汉之间，医者依托以取重耳”（《传家集·书启》）。以上均概而论之，发自感悟。然时移明清，则重证据而论者颇多。

顾从德：“今世所传《内经素问》，即黄帝之脉书，广衍于秦越人、阳庆、淳于意诸长老。其文遂似汉人语，而旨意所从来远矣。”（宋版《素问·序》）

郎瑛：“《素问》文非上古，人得知之，以为全元起所著，犹非隋唐文也。惟马迁、刘向近之，又无此等义语。宋聂吉甫云，既非三代以前文，又非东都以后语，断然以为淮南王之作，予意《鸿烈解》中，内篇文义，实似之矣……岐黄之文，至于首篇，曰上古、中古，而曰今世，则黄帝果末世耶？又曰，以酒为浆，以妄为常，则仪狄是生其前，而彼时人亦皆伪耶！《精微论》中，罗裹雄黄，《禁服》篇中，歃血而受。则罗与歃血，岂当时事耶！予故以为岐黄问答，而淮南文成之者耳。”（《七修类稿》）

桑悦：“《素问》乃先秦战国之书，非黄岐手笔。其称上古、中古，亦一佐证。玩其词意，汪洋浩瀚，无所不包。其论五脏四时收受之法，吕不韦著《月令》似之。其论五气郁散之异，董仲舒、郭景纯叙五行灾异祖之。其论五脏梦虚所见之类，《楞严经》说地狱仿之。论气运则可为历家之准则。论调摄则可为养生者之龟鉴。扩而充之，可以调和三光，燮理阴阳，而相君之能事毕矣，又岂特医而已邪！”（《素问抄·序》）

祝文彦：“《内经素问》，后人传以为岐黄之书也。其论脉法病证，未必不有合于圣人之意；词意古朴，未必不有得古人之遗。然自余观之，确乎为秦以后书，而非尽岐伯、黄帝之言也。当时和、扁诸神医，必有传于岐黄真谛，而后能彰起死回生之术。则岐黄之微言，宜有一二存乎后世者，而后人附会之，以成是书，实非岐黄所著也。或者曰，《内经》所云‘黔首’，盖秦时语乎。曰，不但此也。五帝皆至圣，而孔子删书始唐虞。以唐虞前无书史，而至唐虞乃始也。唐虞书不过数百言耳，而黄帝书乃至数千万言乎！且前民利用之事，皆五帝以前圣人所为。何他事一无书文可考，而独治病之书，详而尽如是耶！又《内经》一书，文气坚峭，如先秦诸子；而言理该博，绝似管荀；造词质奥，又类《鬼谷》，非秦时人书而何？或又曰，人有此等学问，曷不自著姓名，而假托于古人耶？曰，如《汲冢》、《越绝》等书，此人止求其书之传，不必名之著，犹前人质朴之意也。若今世人一无所见，便妄自居乎作者之林矣。"（《符庆堂集》）

《四库全书简明目录》："《黄帝素问》，原本残阙，王冰采《阴阳大论》以补之。其书云出于上古，固未必然，然亦必周秦间人传述旧闻，著之竹帛。故通贯三才，包括万变，虽张李刘朱诸人，终身钻仰，竟无能罄其奥蕴焉。韩悉曰：秦汉以前，有说无方。故《内经》诸书，郑重觇缕，亦多累世附会窜杂之言。"（《医通》）

以上所引，凡笔者未见到原著的，皆转引自日人丹波元简的《素问识》和其子丹波元胤的《医籍考》（又名《中国医籍考》）。丹波父子于医学和汉学造诣皆深，对《内经》等古籍的研究达到很高的水平。关于《素问》的成书，丹波元简在《素问识·素问解题》中说："此书实医经之最古者，迨圣之遗言存焉。而晋皇甫谧以下，历代医家断为黄岐所自作，此殊不然也。盖医之言阴阳尚矣。庄子谓：'疾为阴阳之患'。《左传》医和论六气曰：'阴淫寒疾，阳淫热疾'。《吕览·重己》篇云：'室大则多阴，台高则多阳。多阴则蹶，多阳则痿。此阴阳不适之患也。'班固云：'医经者，原人血脉经络骨髓阴阳表里，以起百病之本，死生之分'，可以见也。而汉之时，凡说阴阳者，必系之黄帝。《淮南子》云：'黄帝生阴阳。'又云：'世俗人多尊古而贱今，故为道者，必托之于神农、黄帝，而后能入说。'高诱注云：'说，言也，言为二圣所作，乃能入其说于人，人乃用之。'刘向云：'言阴阳五行，以为黄帝之道'，《汉志》阴阳医卜之书，冠黄帝二字者，凡十有余家，此其证也。此经设为黄帝岐伯之问答者，亦汉人所撰述无疑矣。方今医家，或牵合衍赘，以为三坟之一，或诋毁排斥，以为赝伪之书者，俱失焉。""第七卷已亡于晋。皇甫谧《甲乙经·序》曰：'亦有亡失。'隋《经籍志》云：'《黄帝素问》九卷，梁八卷。'又云：'《黄帝素问》八卷，全元越注（越，盖起伪）。'据林亿等说，全元起所注本，乃无第七一通。上至皇甫谧甘露中，已六百年。而王冰为旧藏之卷，以补七篇。按王氏所补，与《素问》余篇文敻然不同。其论运气与《六节藏象论》七百十八字，全然别是一家言。明缪希雍既已辨白。林亿等以为《阴阳大论》之文，王冰取以补所亡。今考王叔和《伤寒例》所引《阴阳大论》之文，曾无所见。宋臣之说，乃难从焉。"

关于《灵枢》的成书，丹波元胤在《医籍考》中说："是经亦成于众手，犹《素问》也。然《素问》各篇，文字多深奥，《灵枢》则不过数篇。马仲化谓功当先于《素问》，其说未可信焉……《甲乙》之书，撰集《素问》、《针经》、《明堂孔穴针灸治要》三部。《素问》、《明堂》之外，乃《针经》文，悉具于《灵枢》，则实是为古之《针经》无疑矣。其文有少异者，传写之差误耳。如十二经水，《甲乙》亦有之，若据杭言，《甲乙》亦为唐人之伪托乎？盖《素问》、《灵枢》，并秦汉人所撰。如宦者、湖水之类，无害其为书矣。杭言不足取也。"关于《灵枢》与《素问》的关系，丹波元胤在《医籍考》中又说："按马仲化曰，大抵《素问》所引经言多出《灵枢》者，是《灵枢》为先，《素问》为后，此说不足信焉。盖《灵枢》之文，浅薄易解，而所载有《素问》中不言及者。《素问·金匮真言论》曰：'天有八风，经有五风。'又《八正神明论》曰：'凡刺之法，必候日月星辰，四时八正之气。'所谓八风八正者，唯言八方之风，八节之正气者，非八节风气朝于太乙之义。故《真言论》下文，仅举四方风称之。至于《灵枢·九宫八风篇》、《岁露篇》，论太一巡行，及八风之目，是《素问》所无，始见于《易乾凿度》。又《五变篇》有'先立其年，以知其时'之文，《官针篇》称'用针者，不知年之所加，气之盛衰，虚实之所起，不可以为工也'，是虽固与运气之说不同，遂开彼胜复加临之源。且夫《素问》之书，其文雅古，其旨深奥，决非《灵枢》之所及，则其为晚出，可以征焉。在昔名医若秦和卢扁之徒，必有书记其言者。后世撰《素问》、《灵枢》等者，采节其书，各立其说，故其文互有混同，非复相袭套使然者。谓之彼经所引原于此经，而此经所载先于彼经则不可也。仲化之说不足信者，可以知矣。”

可以看出，明清学者和医家，已能从社会历史、文化多方面审视《内经》的成书年代，跳出了《内经》是黄帝书的框子，渐趋向于春秋、战国乃至秦汉时期成书。但由于各家所提确证不多，观点一时仍难统一。

3. 伪书说

元代以后一些学者，曾怀疑传世本《内经》不是《汉志》所收载的《内经》，或认为《素问》、《灵枢》不是《内经》，于是便有了“伪书”之说。

元代吕复(晚号沧洲翁)：“《内经素问》，世称黄帝岐伯问答之书。乃观其旨意，殆非一时之言，其所撰述，亦非一人之手。刘向指为韩诸公子所著，程子谓出于战国之末，而其大略，正如《礼记》之萃于汉儒，而与孔子子思之言并传也。盖《灵兰秘典》、《五常政因》、《六元正纪》等篇，无非阐明阴阳五行生制之理，配象合德，实切于人身。其诸色脉病名，针则治要，皆推是理以广之。而皇甫谧之《甲乙》，杨上善之《太素》，亦皆本之于此，而微有异同。医家之大纲要法，无越是书矣。然西汉《艺文志》，有《内经》十八卷，及扁鹊、白氏二《内经》，凡三家，而《素问》之目乃不列。至隋《经籍志》，始有《素问》之名，而不指为《内经》。唐王冰乃以《九灵》九卷，牵合汉志之数，而为之注释。复以《阴阳大论》，讬其为师张公所藏，以补其亡逸，而其用亦勤矣。”(《九灵山房集·沧洲翁传》)

明代方孝孺：“世之伪书众矣。如《内经》称黄帝，《汲冢》书称周，皆出于战国秦汉之人。故其书虽伪，而其文近古，有可取者。”(《逊志斋集》)

明代胡应麟：“《医方》等录，虽亦称述岐黄，然文字古奥，语致玄渺。盖周秦之际，上士哲人之作，其徒欲以惊世，窃附黄岐耳”(《经籍会通》)。又说：“凡班志所无，而骤见六朝后者，往往多因战国子书残轶者补缀之，而易其名。以为真，则伪莫掩；以为伪，则真间存，尤难辨。自前辈少论及此，余不敏实窃窥之。观《素问》《灵枢》之即《内经》，则余言可概见矣。《素问》，今亦称《内经》，然《隋志》止名《素问》。盖《黄帝内外经》五十五卷，六朝亡逸。故后人缀辑，而易其名耳。”(《四部正讹》)

清代杭世骏：“《七略》、《艺文志》：《黄帝内经》十八卷。皇甫谧以《针经》九卷，《素问》九卷，合十八卷当之。唐启玄子王冰遵而用之。《素问》之名，见汉张仲景《伤寒卒病论》，《针经》则谧所名也。隋《经籍志》：‘《针经》九卷，《黄帝九灵经》十二卷。’元沧洲翁吕复云：‘苟一书而二名，不应《唐志》别出《针经》十二卷。’据复所疑《九灵》是《九灵》，《针经》是《针经》，不可合而为一也。王冰以“九灵”名“灵枢”，“灵枢”之名，不知其何所本。即用之以法《素问》，余观其文义浅短，与《素问》岐伯之言不类。又似窃取《素问》之言而铺张之，其为王冰所伪托可知。自冰改“灵枢”后，后人莫有传其书者。唐宝应至宋绍兴中，锦官史崧乃云家藏旧本《灵枢》九卷。是书至宋中世而始出，未经高保衡、林亿等校定也，孰能辨其真伪哉！其中《十二经水》一篇，无论黄帝时此名，而天下之水，何止十二。只以十二经脉，而以十二水配。任意错举，水之大小不详记也。尧时作《禹贡》，九州之水始有名。湖水不见《禹贡》。唐时荆湘，文物最盛，洞庭一湖，屡讴歌于诗篇，征引于杂记。冰特据身所见，而妄臆度之耳，挂漏不待辨而自明矣。”(《道古堂集》)

《四库全书提要》：“《灵枢经》十二卷，按据晁公武《读书志》及《李濂医史》所载，元吕复

《群经古方论》，则《灵枢》不及《素问》之古，宋元人已言之矣。近时杭世骏《道古堂集》，亦有《灵枢经·跋》，其考证尤为明晰。然李杲精究医理，而使罗天益作类经，兼采《素问》、《灵枢》。吕复亦称善学者，当与《素问》并观，其旨义互相发明。盖其书虽伪，而其言则缀合古经，具有源委。譬之梅赜古文，杂采逸书，联成篇目，虽牴牾罅漏，赝托显然，而先王遗训多赖其蒐辑以有传，不可废也。”

称《内经》为伪书者，一是说非黄帝所著，乃战国秦汉人所为，此无异于前论；另一说则认为，《素问》晚出，并非《内经》，而《灵枢》更疑为后人所撰。《素问》加《灵枢》究竟是不是《汉书·艺文志》所录之十八卷本《黄帝内经》，这个古人已察觉的大疑点，尤为今人所关注，成为晚近争论的焦点。

(二)近现代《内经》成书说

近现代学者对《内经》成书年代的意见仍不一，但已有从先秦推后为秦汉甚至东汉的趋势。学者们的视野更加开阔，普遍注意到产生《内经》的古代社会在政治经济、思想流派和科学技术等多方面的状况。考古新发现也推动了研究的深入。我们先看看近代学者的论证：

余嘉锡在《四库提要辨证·黄帝素问》中说：“《汉书·艺文志》载《黄帝内经》十八卷，无《素问》之名。后汉张机《伤寒论》引之，始称《素问》。晋皇甫谧《甲乙经·序》称《针经》九卷，《素问》九卷，皆为《内经》，与《汉志》十八卷之数合。则《素问》之名起于汉晋间矣，故《隋书·经籍志》始著录焉。嘉锡案：《书录解题》卷十三云：‘《汉志》但有《黄帝内外经》，至《隋志》乃有《素问》之名。’《提要》推本其说，因谓《伤寒论》始称《素问》，其名当起于汉晋之间。愚谓秦汉古书，亡者多矣，仅存于今者，不过千百中之十一，而又书缺简脱，鲜有完篇。凡今人所言某事始见某书者，特就今日仅存之书言之耳，安不知早见于亡书之中乎！以此论古，最不可据。即以医书言之，《汉志·方技略》医经七家二百一十六卷，经方十一家二百七十四卷，今其存者，《黄帝内经》十八卷而已(《素问》九卷，《灵枢》九卷)。此外，《隋志》著录古医书可见者，亦仅《本草经》三卷，《黄帝八十一难》二卷耳。安所得两汉以上之书而遍检之，而知其无《素问》之名乎！使《内经》本不名《素问》，而张机忽为之杜撰此名，汉人笃实之风，恐不如此。《提要》不过因《汉志》只有《内经》十八卷，并不名《素问》，故谓其名当起于刘、班以后，不知向、歆校书，合中外之本以相辅，除复重定著为若干篇(其事无异为古人编次丛书全集)，著之《七略》、《别录》，其篇卷之多寡，次序之先后，皆出重定，已与通行之本不同.故不可以原书之名名之。如《战国策》三十三篇，初非一书，其本号或曰‘国策’或曰‘国事’，或曰‘短长’，或曰‘事语’，或曰‘长书’，或曰‘修书’，而刘向名之曰‘战国策’(见向《战国策叙》)。使《短长》诸书今日尚存，固不可曰《汉书·艺文志》只有《战国策》三十三篇，无‘短长’之名，必起于汉晋以后也。《内经》十八卷，其九卷名《素问》，其余九卷则本无书名，故张仲景、王叔和引后九卷之文无以名之，直名之曰《九卷》。然则《素问》之名，其必出于仲景之前亦明矣。刘向于《素问》之外，复得《黄帝医经》若干篇，于是别其纯驳，以其纯者合《素问》编之，为《内经》十八卷，其余则为《外经》三十七卷，以存一家之言(不问其为黄帝所作与否)。盖必尝著其说于《别录》，而今不可见矣。此如陆贾著《新语》十二篇，刘向校书之时又得贾平生论述十一篇，合而编之，为《陆贾二十三篇》，不复用‘新语’之名，正同一例。今既不得以‘新语’之名为后起，则亦安见‘素问’之名必起于汉晋以后也乎！”又在《四库提要辨证·灵枢经》中说：“夫皇甫谧以《针经》、《素问》为《内经》，王冰以《素问》、《灵枢》为《内经》，《针经》、《灵枢》卷数相合，盖一书而二名耳。谧去古未远，其言当有所受之。冰邃于医学，唐时《针经》俱在，必不舍流传有绪之古书，而别指一书以当《内经》，断可识矣。陆氏能以二人之序互证，故曰其言甚核(按：指陆心源《义顾堂题跋·灵枢经跋》)。然不仅此也,《玉海》卷六十三引《书目》(按:即《中兴馆阁书目》)云:'《黄帝灵枢》九卷,黄帝、岐伯、雷公、少俞、伯高问答之语,隋杨上善序,凡八十一篇。《针经》九卷,大抵同,亦八十一篇。《针经》以《九针十二原》为首,《灵枢》以《精气》为首(按今本《灵枢》实以《九针十二原》为第一篇,而无《精气》篇,与《中兴书目》不同,盖书目据杨上善本,今所传为史崧所上,乃别一本也。《精气》篇疑即今之《决气》篇,篇中首论精气),又间有详略。王冰以《针经》为《灵枢》,故席延赏云:'《灵枢》之名,实最后出。'(《汉艺文志考证》卷十引较略,《宋史·艺文志》席延赏《黄帝针经音义》一卷)是《灵枢》即《针经》,宋人书目,具有明文,其时《针经》尚存,以之两相对勘,见其文字相同,实一书而二名,故能言之确切如此。晁公武言或为好事者于皇甫谧所集《内经仓公论》内钞出之,亦为臆说。”

恽树珏在《群经见智录》中称“汉以前无《内经》”。他说:“然无论内外经,当非汉以前所有。其缘因无他,简策本不便,学问以记诵。战国时学者竞言著述,医师则秘其真者,宣布其伪者。或传授子弟,秘其一部分,宣布一部分。医学在当时遂不能露头角于学界,而和缓越人仅仅以名医见称。推究所以致此之由,厥有二端:其一为自私自利而秘……其二为珍惜学术而秘。《内经》之名不见于汉以前之书,是不得谓汉以前有《内经》也。”并指出,《内经》有3种文字:“其古者甚古,如《太始天元册》文‘太虚寥廓,肇基化元’等十四句,绝似太公《阴符经》、老子《道德经》。《内经》中凡类此之文字,皆饶有古意,所当深思潜玩者。劣者甚劣,如岐伯对黄帝云‘此所谓圣人易语,良马易驭’,此岂古代臣下对君主所宜有,较之《尚书》‘都俞吁咈’,宁不有雅郑之辨。凡若此者,恐皆识字不多之医生所为,而为李柱国、王冰修改时,淘汰未尽者。其平易通顺,类《礼记》中《坊记》、《乐记》诸篇者,疑皆西汉人手笔也。宋儒谓《素问》为战国人所为,盖未深考,想当然耳。”

然后再看看现代学者的论证:龙伯坚将《素问》按著作年代分为三部分,分别考证。“第一部分,《素问》前期的作品,除了《六节藏象论》第一段、《天元纪》以下七篇大论和个别的后代作品外,全部都包括在内。第二部分,《素问》后期的作品,只包括《六节藏象论》第一段和《天元纪》以下七篇大论。第三部分,包括个别的后代作品。”龙伯坚认为,《素问》前期作品的著作时代,“上不能早于扁鹊,下不能晚于仓公”。其根据是,《史记·扁鹊仓公列传》所载扁鹊治疗的病案,所谈的病理、诊疗和治疗,与《素问》相似,但比《素问》简单朴素得多;仓公治疗的26例病案中,12例使用了药物疗法,而具体药物疗法在《素问》中只出现了6次,如《素问》与仓公同时或晚于仓公,则不应这样不重视药物疗法。从而得出《素问》是战国时代作品的结论。并据“阴阳五行学说是由邹衍发展完备的”,认定《素问》中“不讲阴阳五行的大概是公元前四世纪的作品,讲阴阳五行的大概是公元前三世纪中期或后期的作品。”还提出,“《素问》前期作品中还有某些篇可能是西汉的作品”,如谓《脉解》篇有“正月太阳寅,寅太阳也”之属于太初历的说法,太初历颁布于汉武帝太初元年(前104),故其为太初元年以后写成。《素问》的第二部分,即运气部分,龙伯坚认为写成于东汉时代,“大概是公元二世纪”。其根据是:①《素问》的这一部分受了谶纬的影响,其体系与《易纬通卦验》相类似。“谶纬的起源虽早,但是到西汉哀帝、平帝的时代(公元前六年至公元五年)才兴盛起来。”②《至真要大论》说的药物上、中、下三品,“肯定是西汉晚年《本草》产生以后的话。它又讲到方剂的君臣佐使,比《神农本草经》更进了一步”。③采用了干支纪年。干支纪年是在东汉章帝元和二年(85)颁布四分历以后,才正式起用的,其前用的是岁星纪年。④七篇大论的五脏和五行的配合,仍旧采用今文说,表明其不会产生于经学的古文说兴盛起来的东汉以后。龙伯坚不同意丹波元胤关于五运六气学说“起于隋以后”的说法,指出:“《天元纪》以下七篇大论的文体,虽然不像战国的文体,却也不像隋以后的文体”;“北魏孝文帝太和九年(485),诏禁图谶秘纬及名《孔子闭房记》,留者以大辟论。隋文帝开皇十三年(593),严禁私家隐藏纬候图谶。医学家不会在两次严禁之后,还敢于采用纬书来做理论基础;王冰的时代距离隋代很近,不会将近人的著作编入《素问》里面去。”关于“《素问》中个别的后代作品”,龙伯坚指出:“《素问》中还有个别的后代作品搀入在内,例如第八《灵兰秘典论》所说,‘胆者中正之官,膀胱者州都之官’,中正和州都都是曹魏以后才有的官名,并且三世纪中期的皇甫谧《甲乙经》没有采用《灵兰秘典论》一句话,可见这一篇肯定是公元三世纪以后的作品。”

龙伯坚在《黄帝内经概论》中《灵枢》的著作时代一节,首先回顾了关于《灵枢》真伪问题的争论,指出:“宋代晁公武和元代吕复都对于《灵枢》怀疑。清代杭世骏就肯定这书是王冰伪托的。《四库全书总目提要》同意他这一说法。后来经过陆心源和余嘉锡的详细考证,说明这一书在《难经》、《甲乙经》时代就有的,不是唐、宋以后出来的,引据确凿,现在可以成为定论。”此桩公案,在龙伯坚这里似已了结。而《灵枢》的成书时间,龙伯坚也不认为晚于《素问》。他说:“《灵枢》和《素问》一样,不是成于一人之手,也不是成于一个时代的。它的著作时代也有早晚之分。早期的部分是战国时代的作品,其中某些篇可能比《素问》某些篇还早些。晚期的部分其中有西汉的作品,也有东汉的作品。最早的著作时代大概是公元前三世纪.最晚的著作时代大概是公元一世纪。”他所举出的晚期之作有《阴阳系日月》、《九宫八风》和《岁露论》。谓《阴阳系日月》中有“寅者,正月之生阳也”,显然是汉武帝颁布太初历以后的文字。《九宫八风》和《岁露论》的“太一行宫”之说,出于《易纬乾凿度》,显然是东汉时代的文字。

任应秋在《黄帝内经研究论丛》中,通过《素问》与《周礼·疾医》、与《史记·扁鹊仓公列传》扁鹊病案的比较,认为《素问》与成书于战国的《周礼》体系相同,扁鹊治病的理论出于《素问》,从而同意古代学者关于《内经》成书于战国的见解。任应秋还指出,《素问》文多韵语,具有先秦文体特征。关于《素问》的第二部分,即运气七篇,他据仲景受其影响及文字气象,称“至迟应该断在东汉以前”。对《灵枢》,亦引证陆心源、余嘉锡、黄以周的论证,谓“《灵枢》和《素问》一样,基本上是成书于战国时代,只是个别篇卷,渗入了汉代的东西.因而它亦并不是成于某一人之手”。

范行准说:“战国以后,阴阳五行说既已流行,又当百家争鸣之时,私人撰述日多,自有不少医家的撰述。《汉志》方技略家的方书,当有不少这一时期医家的撰述,旦后来已经亡佚,而现在流传由黄帝与岐伯等论难而成的《黄帝内经》,固不能说即《汉志》之遗篇,但可能有若干篇与它有关。其书当成于西汉末年,而适遭东京兵燹,多被焚荡,篇帙缺失,后人复为补缀。如此历经兵火虫水之害,而历代补缀者更不一其人。故现存的《内经》已非一时一人之手。直至魏晋及唐与五代,尚在变乱,以人地睽隔的关系,故皇甫谧所见之《内经》,已非仲景撰《伤寒杂病论》时的《内经》,梁全元起注《素问》时的《素问》,又不是王冰次注《素问》时所见的《素问》。至现在的《灵枢》,自然又不是林亿等所见的《灵枢》,因它在北宋时已多残缺。今之《灵枢》即《针经》也。”

贾得道说:“《内经》的著作年代,现已不可确考。大部分学者认为它是战国至秦汉时的作品,这话大抵可信。从书中内容来看也决不是出于一时一人之手。如《灵枢·禁服》篇有《外揣》言:‘浑束为一’等语,而同在《灵枢》中就另有一篇,篇名就叫‘外揣’,里面也有‘浑束为一’等语,可见《禁服》篇一定出于《外揣》篇之后……这些都说本书是裒集前后不同时期的作品而汇成一书的。另外书名伪托黄帝,是西汉以后道家的一种很盛行的风气。《内经》受道家影响很大,而书名首见于《汉书·艺文志》,可见本书最后成书的时代应该是西汉。但其内容包括西汉以前就流传的许多零散的医学著作。所以把本书看成是从战国到西汉的医学总汇是大致可信的。”

自20世纪70年代末起，在学术气氛空前活跃的大环境中，众多专家学者重新投入到中医经典著作和医学史的研究，随之对《内经》成书年代等重要问题展开了深入的讨论。学者们从医学、史学、哲学、逻辑学、文字学及古代天文、历算等科学技术诸多方面，探讨《内经》成书的社会背景和撰著年代，取得了很多成果。各家见解虽未能一致，但皆有助于辨明史实，了解中国古代医学著作编纂和流传的过程。

仍然主张《内经》成书于战国或战国-秦汉之际的学者，有李今庸、余自汉、马伯英等。李今庸认为《内经》成书于战国后期。其根据是《内经》的一些提法、用词、文句、疾病发生的社会性原因、纪时方法及治疗方法的进展等，认为《内经》成书的上限是战国后期，下限是秦始皇统一六国之前。李今庸说，《内经》的“侯王”一词，“当是战国期间诸侯王出现以后的事情”。“脱营”和“失精”之证，是因为“封君败伤”，“故贵脱势”，“始富后贫”，“始乐后苦”而造成的，“是社会急剧变革的产物”。《灵枢·九针十二原》的“余子万民，养百姓，而收其租税”，是“一个国王的语气”，“显然是新兴地主阶级取得了政权在全国推行封建土地所有制以后才有的事”。又如“将军”一词，始于战国；“精”之义来自“精气学说”，为齐国稷下学宫宋钘-尹文学派所倡导；“能杀生人不能起死者……余闻之则为不仁”，是受战国时孟轲“仁术”思想的影响；阴阳学说和五行学说在《内经》里普遍被合用，只能在战国后期齐国稷下学宫的邹衍创立“五德终始论”之后；一些如“邪气中人也高”，“正邪之中人也微”，“卫气之留于阳也久”之类的语句，类似晚于墨子百余年的墨子后学所作《经说》上下篇的文句。再如《素问》、《灵枢》多篇均用“夜半”、“平旦”、“日出”等纪时，而不言十二地支，而同意姚际恒“当是秦人作”的说法；经中数篇所提的“百姓”与“万民”对举、与“人民”对举、仍有“百官”、“贵族”之义；古老的砭石疗法在经中尚与针刺同用，至秦汉时砭石疗法已基本被淘汰；“入国问俗，入家问讳，上堂问礼”之说，表明存在着“诸侯之国”、“卿大夫之家”的非统一国家的状态，当在秦灭六国之前，从而将《内经》成书下限定在秦始皇统一六国以前。此外，李今庸还据《灵枢·本神》使用“凭”(后人改作“盈”)字，而“凭”乃楚地方言；《素问·五脏别论》提到的“方士”，方士曾为秦始皇求“不死之药”；《素问·宝命全形论》有“黔首共余(饮)食”，“黔首”多次见于《吕氏春秋》，为秦国所首用，以及“秦多良医”等缘故，认为《内经》成书的地点在秦国。虽然“凭”为楚方言，“方士”与齐国关系密切，但两国在战国后半期国力衰弱，江河日下，不具备写出《黄帝内经》这样巨著的条件。

同样认为《内经》成书于战国后期的余自汉，把成书地点定在齐国。其依据是齐国“自世卿田和代姜姓为国君而兴盛起来后，从统治者到学者均尊黄帝”，“若齐人著《内经》，为取信于民，自然要冠以黄帝之名”。还有，《内经》深受黄老思想的影响，而齐国是黄老思想的策源地；稷下学宫在齐国，医者和学者有可能合作而写成《内经》；《灵枢·本神》篇关于精神魂魄及思维过程一段与《荀子·正名篇》的一段话类似，而“荀子曾经是稷下学宫的大主教”。

马伯英将《内经》与战国秦汉之际的《吕氏春秋》、《淮南子》、《春秋繁露》、马王堆汉墓医书等书相比较后，得出了《内经》写成于《吕氏春秋》、马王堆汉墓医书之后，《淮南子》、《春秋繁露》之前的结论。因先秦书中涉医最多的是《吕氏春秋》，书中并无有关《内经》的信息；马王堆汉墓医书对经脉的认识及描述，水平明显低于《内经》。而《内经》没有采用《淮南子》、《春秋繁露》中的五行相生理论。马伯英在《中国医学文化史》(上海人民出版社，1994年版)一书中，继续申明了他的上述观点，谓“《内经》成于文景盛世，黄老之学行时之期，适当其时也”，还设想《内经》是一个像阳庆、仓公师徒那样的医学秘密团体传授医学的实录。

主张《内经》成书于西汉的学者甚多。刘长林从“《内经》的文字气象、学术思想推断，《内经》中有一部分篇章写作于战国末年，是可能的。但是《内经》的编纂成书，大概在西汉中期甚或晚期。”其依据主要有：《内经》作为一部科学理论著作，约计20万字，规模宏伟，在群雄割据的战国时代，如无国家政权直接出面支持，光靠民间的力量是很难完成的。如获支持，如此一件大事在史书中应有所记载，可是现在找不到这样的材料；《内经》主要部分的医学理论，决不低于生活于西汉初年的名医淳于意的水平；司马迁记述公乘阳庆传授给淳于意的10种医书中，没有《内经》，而这10种书中的8种与《内经》推崇或引证过的古医书相同或相近；10种书中的《石神》未被《内经》引证，该书应该是专论砭石用法的，《内经》中砭石疗法已退居次要地位，用大量篇幅讲针刺理论，针刺疗法比砭石疗法先进、晚出；西汉王朝建立后，实行休养生息政策，到西汉中期已形成了政治稳定、经济繁荣、科学文化空前发展的局面，具备了编纂像《内经》这样巨大医著的条件。

吴文鼎认为“黄老之学”与《内经》在有关“道”、“阴阳”方面的内在联系十分紧密，“两者之间的互相渗透，几乎包括生理、病理、心理、治法等各方面，其笔调之一致，阐微发隐之深度，如出一辙。”他还指出，汉初“黄老学派”鼎盛，及至武帝继位之后，“黄老之学”依然长荣不衰。一大批涉及多领域，以黄帝命名的文献问世，仅在《汉书・艺文志》中就有丰富的记载。“只有在孝文帝、孝景帝稳固统治的‘黄老学派’鼎盛的时期，《黄帝内经》成书才有可能”，“不合乎汉初统治者需要的文献资料，是无法被日益抬高到以黄帝命名的‘医学经典’地位的，也不可能产生这样久远的影响”。

沅汀据出土文物和现代的度量衡研究，考察了九针的长度以及医用针对材料质地的要求。经测算，9种针具，短者3.76cm，最长的16.45cm。长达十数厘米的针具，要求金属材料既要有一定的硬度，又要有一定的韧性。战国晚期的块炼钢其性能不能满足制造长针的要求，而至汉代生产的百炼钢和铸铁脱碳钢则基本可以制造长针。1968年河北满城西汉刘胜墓(刘胜下葬于公元前113年)中出土的9根金银针，是所见最早的金属针；该墓出土的刀、剑等铁制器件，经检验是迄今为止发现的最早的“百炼钢”和“铸铁脱碳钢”的制品。沅汀遂得出“《黄帝内经》的成书年代，并不像有的学者所说的那样是在战国时期或秦朝，而是较晚，是在西汉时期”的结论。

按《中医古籍整理出版规划》校注《内经》的专著之一、郭霭春的《黄帝内经素问校注》，通过14条举证，称“《素问》的思想体系，基本内容创始于战国时期，还是可信的。但当时只是以单篇论文之形式出现。当然，也可以看作是不同医家的不同短篇著作。这些短篇著作流传下来，经过秦汉时期医家的不断增补、修改，逐渐充实丰富，最后经过某人之手合并编辑成一部大型著作。在我们今天看来，可以说成是论文总集。而这部‘总集’的定型基本是在西汉末年。所以，在整个《素问》中，留下了汉人增补修订的痕迹。”所例举的“痕迹”有《素问》中出现的汉武帝后之“太初历”纪时，汉人称先秦之“菽”为“豆”，称“舟”作“船”等。郭霭春又说：“《素问》非成书于一时一人的说法是客观可取的，究竟哪些是战国时期的作品，哪些是西汉，乃至六朝补充修订的内容，这些的确是非常复杂的问题，一时也难以考证清楚，但各篇之间的思想观点不同，文字风格有异，这是显而易见的。《素问》的前六十五篇和《著至教论》以下七篇，就有着明显的差别。为慎重起见，我们还是尊重大多数学者的意见，把它看作是战国秦汉时期的作品。”

还有一些学者主张《内经》书成于两汉或东汉。傅幼荣说：“《黄帝内经》虽有许多周秦时代作品的遗留，然而总结时代却在两汉。”所举的依据有：两汉时期社会环境相对安定，具有像《内经》这样一部卓有影响的医学著作问世的条件；问答体裁的长篇著作是周秦时期诸子所没有的，《素问》、《灵枢》中除少数篇目外，全书都是假设黄帝与岐伯、雷公等臣子的问答，这正是汉人文章的风格；《素问》、《灵枢》篇目很多以“解”和“评”命名，都是解释或评论古医经的，当然不是与古医经同时出现，很可能是汉人的写作；《素问》、《灵枢》各篇有很多语调词意与《史记》、《礼记》、《汉书》、《春秋繁露》、《七发》、《白虎通》等汉代书籍相同等。傅幼荣还认为，《素问》、《灵枢》二书的写成，完全是民间自发，可能是涪翁一类人物整理总结的。

钱超尘通过考察《内经》所用历法，主要是汉代历法，而论证《内经》主要成文于两汉。考察的内容主要有：《灵枢》所说的“分有多少”，正是汉代所用的表示时间段的分；《内经》主要用太初历，其中正月建寅及春夏秋冬各三月的四季时令等皆属之；《内经》用汉代“时称”，其数目较先秦古书中之时称完备，而与出土的敦煌、武威等汉简相同。

主张《素问》、《灵枢》成书于东汉者，认为二书并非《黄帝内经》，对传统说法持否定态度。田树仁认为“五德终始”是秦汉时的官方哲学，是国家典章制度的依据。秦为水德，西汉为土德。西汉末年以前，流行“心属土”说，文献中出现的“心属火”说属于伪窜、臆改。东汉以“汉为火德”为国运，故出现了心属火说，且后来居上。五脏五行观是“心属火”的《灵枢》、《素问》，只能出现于东汉，二书并非《黄帝内经》。皇甫谧治史不够严谨，好附会，仅以《七略》、《艺文志》简目所提供的卷数来判断《灵枢》、《素问》即《黄帝内经》，是缺乏说服力的。将《灵枢·经脉》篇与其祖本——长沙马王堆汉墓和湖北张家山汉墓出土的《脉书》等比较，医学水平前者远远高于后者，说明《灵枢》、《素问》是在东汉官方哲学的指导下，辑录了古代不同时期的医学文献（可能包括《内经》的遗篇佚文），又吸取了当时的医学成就（包括解剖学）整理成书，故其中既有语言古朴、合于上古音韵、带有先秦习俗的成分，又有明显的东汉时代烙印——尤其是“心属火”说。田树仁还认为，《灵枢》、《素问》虽然内容时间跨度很大，只能反映其素材来自多方面，但作为每部书来说，必然有其主体部分的编纂时间。二书无疑各自成于一时甚或一人之手。两部书材料丰富，气魄恢宏，似出自能接近国家藏书府库的官方医家之手，至少是经他们修订的。

廖育群对皇甫谧之结论亦持异议，其疑有四：一谓《汉书·艺文志》所载医经、经方、房中、神仙四类医籍，“凡三十六家，八百六十八卷”，除今人所称《黄帝内经》18 卷外，其余全部荡然无存。何存此书能够流传至今，且保存得如是完好？二谓《汉书·艺文志》载书，“篇”、“卷”计算相等，无“积篇为卷”之例。《黄帝内经》仅 18 卷，亦即 18 篇之分量，不可能容纳今本《黄帝内经》如此之多的内容——162 篇。《汉志》所载其他医籍如《五脏六腑痹十二病方》为 30 卷，《五脏六腑疝十六病方》为 40 卷，均大大超过《黄帝内经》的卷数，何以某一具体病症的方书能达到今本《黄帝内经》两倍之多的篇幅。三谓今本《黄帝内经》，由《素问》、《灵枢》两部独立著作组成，《汉书·艺文志》中并无此类现象。两书用语、文字取舍等方面有许多不同，可以清楚地看到它们原本就应该是互不相关的两部独立著作。四谓《素问》、《灵枢》（包括《针经》、《九卷》等名）两书名一直分别使用，见于历代正史书目。称其为《黄帝内经》实只是晋人皇甫谧的一种猜测，唐王冰宗之，再由后世医家口笔传播至今，却未被历代书志所承认。廖育群通过对《素问》和《灵枢》的结构和内容的分析，认为书中雷公、黄帝问对（《素问》第 75～81 篇，《灵枢》第 10、48、49 及第 73 篇之一段），其中心内容是“经脉”学说，以及较古老的一种诊脉法——“人迎寸口”脉法，属于一派之学，自成体系，有可能就是《汉书·艺文志》所载《黄帝内经》（甚至包括《外经》）的主要内容。《汉书·艺文志》称其为《黄帝内经》，就理应是以黄帝讲述医理的形式来写，而不是黄帝问、诸臣答的形式。黄帝与其他臣子问答各篇，均应视为不同学派的著作。今本《黄帝内经》还吸收了扁鹊著作的内容，如无任何问答形式的《素问·大奇论》，内容全部见于《脉经》所载“扁鹊诊诸反逆死脉要诀第五”。据《脉经》的序言及有关篇目表明，其撰著者三国至西晋时的王叔和确曾看到“扁鹊脉法”等原始资料的。廖育群打破了今本《黄帝内经》成书下限不会晚于刘歆《七略》的限制，认为其成书下限当在东汉末年张仲景《伤寒杂病论》成书之前，而其上限应该定在《七略》之后。在当时的历史条件下，能够汇集各种早期医学著作，进行校刊汇编工作，恐怕只有官府才能办到。如果在《七略》之前就完成了《素问》、《灵枢》这样两部大型医书的整理加工而不加著录是不可能的。廖育群还指出，尽管《七略》和《汉书·艺文志》中均未著录《素问》、《针经》之书名，却不敢断言直至西汉末年均无此书。因为班固在编写《艺文志》时仍以《七略》为准，未收王莽一朝的著作。王莽曾让太医进行人体解剖，度量五脏及脉道，供医学研究之用。今本《黄帝内经》中不但有人体内脏消化道长度的数据记载，并敢于明言：“其死可解剖而视之”。这说明今本《黄帝内经》中涉及解剖知识的许多篇节，极可能是在这种环境下才产生出来的。

古今学者对《内经》成书年代之研究，可谓百花齐放，蔚为大观。除称其为黄帝时书外，各家断代的时间跨度，上自春秋战国，下至两汉，长达数百年之久。近人已清醒地认识到，《内经》这一古代医学论文总集之汇集成编与单篇别行不是一回事，其时代差异可能很大，故须区别对待，据实明辨。众多学者的共同努力，拓宽了研究的径路。多角度、全方位的论证，其结论当会越来越逼近《内经》成篇与成书的真实年代。研究过程也深入到中国古代社会历史文化领域，从而有利于揭示中国医药学理论创立和发展的历史。

二、《内经》书中的时代标志

(一)社会背景

《内经》中许多记载反映了中国古代社会的国家政体、经济制度、朝野生活、社会各阶层人物，以及疆域区划、地貌气候等状况，可以从中粗得一些时代的印记。

书中向我们展示了中国古代社会是君主政体的国家，华夏大地上或分裂为多国，或实现统一。其统治者，各篇问对的黄帝与诸臣子皆属假托，《素问·著至教论》的“神农”、“二皇”，《灵枢·阴阳二十五人》的“苍帝”、“赤帝”、“上古黄帝”、“白帝”、“黑帝”，亦非现实人物，而见于多篇的“君主”、“血食之君”、“王公”、“侯王”、“封君”及“相傅”、“将军”等，则确为掌管国家权力者与朝廷官员。书中虽未见秦始皇称帝之后的“皇帝”及“朕”之类的称呼，但不能仅据此即认定《内经》各篇皆为先秦之作。

对于国家处于统一还是分裂状态，各篇透露的信息是不尽相同的。《灵枢·九针十二原》说：“余子万民，养百姓，而收其租税。余哀其不给，而属有疾病。”似为一个统一的封建国家，皇权在上，号令百官并供养之，向民众收取租税，底层广大农民每因衣食不足而多发疾患。《素问·宝命全形论》所谓“君王众庶，尽欲全形”，“针有悬布天下者五，黔首共余食，莫知之也”，也类似统一盛世，由权威机构发布政令法规的情景。

诸国并立，列强纷争的局面，也反映于《内经》之中。《灵枢·师传》说：“入国问俗，入家问讳，上堂问礼，临病人问所便。”这正是对一个周游列国的医生行医过程的写照。按，国指诸侯之国，家指卿大夫之家。《史记》述战国时名医扁鹊(秦越人)，行医历程就有虢、齐、赵、秦等多个国家，最后被秦太医李醯因忌恨而杀害。看来春秋战国时期，由于国家甚多，跨国行医之事是常有的。

列强之间的兼并战争，以及君王对公侯的征讨之战，是屡屡发生的。《灵枢·玉版》所谓“两军相当，旗帜相望，白刃陈于中野者，此非一日之谋也”，《灵枢·逆顺》所引兵法“无迎逢逢之气，无击堂堂之阵”，《素问·四气调神大论》所谓“不治已乱治未乱……斗而铸锥”等，都是这个背景。战争除使“士卒遭白刃之难”外，更大的变动是一些国家领土扩大了，或有新的国家产生，一些国家领土缩小了，甚至灭亡。一方面诞生了“临朝即位之君”，一方面“封君败伤”，失侯失王。江山易主，财富流失，王公贵族沦为庶民和奴隶。“故贵脱势”，“始富后贫”，“始乐后苦”，造成了巨大的精神创伤，身心俱损，多患“失精”、“脱营”等“不在脏腑，不变躯形，诊之而疑，不知病名，身体日减，气虚无精”的重危病证。此等对国家分裂状态的描述，恐指春秋或战国时期，但亦不排除秦灭六国之战及汉立国后平定异姓王及同姓王之战。“封君”之称，始见于《汉书》，其《食货志下》载：“封君皆氐首仰给焉。”颜师古注：“封君，受封邑者，谓公主及列侯之属也。”

在统治集团中，还有“宦者”一职。宦者即宦官，先秦又称寺人，“寺人掌王之内人及女宫之戒令”（《周礼·天官》）。至汉中期以前，宦者并非全用阉人，“汉兴，仍袭秦制，置中常寺官，然亦引用士人，以参其选”。汉中期后情况有所改变，“中兴之初，宦官悉用阉人，不复杂调它士”（《后汉书·宦者列传》）。《灵枢·五音五味》中出现的“宦者”正符合此条例：“宦者去其宗筋，伤其冲脉，血泻不复，皮肤内结，唇口不荣，故须不生。”

各阶层人物，见诸《内经》文字的还有百姓、黔首、布衣、众庶、方士、士等。百姓，在西周为贵族之总称，又称“百官”。《诗经·小雅·天保》：“群黎百姓。”郑玄笺：“百姓，百官族姓也。”姬性王族即为百姓之中最贵的一姓。春秋战国时期，由于兼并战争及土地制度的变革，贵族下降为庶民的数量很大，庶民也就称为百姓，百姓渐失去百官贵族的意义。《史记·秦始皇本纪》载：“百姓内粟千石，拜爵一级。”即已不居官位了。《内经》不同篇章的百姓身份地位略有不同，似留有这种演变的痕迹。如《灵枢·九针十二原》“余子万民，养百姓”，《灵枢·师传》“百姓人民皆欲顺其志也”，为“百姓”与“万民”、“人民”对举，则此百姓异于一般民众。而《灵枢·五变》“夫天之生风者，非以私百姓也”，《灵枢·行针》“百姓之血气各不同形”之“百姓”，已与庶民无异。《灵枢·九宫八风》说：“太一在冬至之日有变，占在君；太一在春分之日有变，占在相；太一在中宫之日有变，占在吏；太一在秋分之日有变，占在将；太一在夏至之日有变，占在百姓。所谓有变者，太一居五宫之日，病风折树木，扬沙石。各以其所主占贵贱，因视风所从来而占之。”在这里，君、相、吏、将、百姓，位次贵贱，极为分明，百姓居其末，自然是平民了。

底层民众在《内经》中有“布衣”、“小人”、“万民”、“众庶”和“黔首”等称谓，其中黔首一称出现的时间有史可寻，故有一定的断代价值。“黔首”始见于战国时期文献，《战国策·魏策二》、《吕氏春秋·振乱》等篇、《韩非子·忠孝》及李斯《谏逐客书》皆有记载。及至《史记·秦始皇本纪》载秦王政二十六年（前221），定“朕为始皇帝”之时，“更名民曰‘黔首’”。其后秦始皇王朝所发的诏告多次提及“黔首”。说明秦始皇之前虽有“黔首”之说，或仅见于文书，至秦始皇统一全国后以政令更名，“黔首”之称始通行于海内。因而医书中提到“黔首”，当在秦或秦稍后。故载“黔首”的《素问·宝命全形论》及同期篇章之祖本，有可能写成于秦汉之际。

方士，即方术之士，为古代好讲神仙方术的人，起源于战国燕齐一带近海地区。“邹衍以阴阳主运显于诸侯，而燕齐海上之方士传其术不能通，然则怪迂阿谀苟合之徒自此兴，不可胜数也。”（《史记·封禅书》）一些方士懂得医药知识。秦皇汉武等帝王，取重方士之言，追求长生不死之药，企望成仙。“秦始皇并天下，至海上，则方士言之不可胜数。”汉武帝听信方士李少君、少翁、栾大等人的鼓吹，多次封禅求仙，“而海上燕齐怪迂之方士多更来言神事矣”。《素问·五脏别论》的一段文字可能就是描述了方士们的游说活动：“余闻方士，或以脑髓为脏，或以肠胃为脏，或以为腑，敢问更相反，皆自谓是，不知其道。”该篇之末，表示了对迷信鬼神的社会风气的不满：“拘于鬼神者，不可与言至德。”此又与司马迁所得出的结论“齐人之上疏言神怪奇方者以万数，然无验者”，“方士之候祠神人，入海求蓬莱，终无有验”，以及对封禅事于鬼神的讥讽态度，颇为相合。

服食和求仙一样，也为历代统治者所崇尚。服食，又称服石，即服用某些气味芳香的草药和玉石类矿物药，以求健身延年。史载，秦始皇闻“齐人徐市等上书，言海中有三神山，名曰蓬莱、方丈、瀛洲，仙人居之”。“于是遣徐市发童男女数千人，入海求仙人”。又听燕人卢生所言“臣等求芝奇药仙者常弗遇……愿上所居宫毋令人知，然后不死之药殆可得也”，于是“自谓‘真人’，不称‘朕’”而隐居起来。同样，汉武帝也听信李少君“丹沙可化为黄金”的鬼话，“于是天子始亲祠灶，遣方士入海求蓬莱安期生之属，而事化丹沙诸药剂为黄金矣”。“化丹沙诸药剂为黄金”，可能是炼制石药之始。《史记·仓公传》写道：“齐王侍医遂病，自炼五石服之。”可见，在帝王的倡导下，服石之风已盛。但服石有害于健康，非但不能长寿，反会导致伤病乃至殒命。有鉴于此，《内经》则疾呼芳草石药之害：“夫子数言热中消中，不可服高梁芳草石药，石药发瘨，芳草发狂……芳草之气美，石药之气悍，二者其气急疾坚劲，故非缓心和人，不可以服此二者。”（《素问·腹中论》）

《内经》的重科学、斥鬼神的立场，还表现于批判和否定了祝由疗法。春秋战国以来，医与巫的斗争日趋剧烈，至秦汉时期随着医学理论体系的确立，医学科学取得了决定性胜利。《素问·移精变气论》从医学发展的历史规律上，论证了祝由疗法已过时的必然性：“往古人居禽兽之间，动作以避寒，阴居以避暑，内无眷慕之累，外无伸宦之形，此恬憺之世，邪不能深入也。故毒药不能治其内，针石不能治其外，故可移精祝由而已。当今之世不然，忧患缘其内，苦形伤其外，又失四时之从，逆寒暑之宜，贼风数至，虚邪朝夕，内至五脏骨髓，外伤空窍皮肤，所以小病必甚，大病必死，故祝由不能已也。”于事无补的祝由，理应遭到淘汰。《灵枢·贼风》则从发病和治疗理论上分析了祝由疗法对某些病曾经取效的原因：“其毋所遇邪气，又毋怵惕之所志，卒然而病者，其故何也？唯有因鬼神之事乎？岐伯曰：此亦有故邪留而未发，因而志有所恶，及有所慕，血气内乱，两气相搏。其所从来者微，视之不见，听而不闻，故似鬼神。黄帝曰：其祝而已者，其故何也？岐伯曰：先巫者，因知百病之胜，先知其病之所从生者，可祝而已也。”马王堆汉墓医书却载有大量祝由疗法，有的一病竟有两、三种祝词之多，而药物组方则较《内经》为简。《五十二病方》抄写于秦汉之际，可能为战国之作。从含有大量祝由内容的《五十二病方》，到把祝由疗法几乎完全剔除的《内经》，这之间无疑是一条漫长的道路。

《内经》所描述的地域、地貌及气候状况，也有一定的时代特征。其九州、四海、十二经水等，多为比附之需，尚不足为凭。《素问·金匮真言论》、《素问·阴阳应象大论》等篇的五方合五行之说，表明了国土幅员的广大。所称“南方生热”、“北方生寒”、“西方生燥”，气候差异之大是春秋战国期间任何一个国家所不具备的。至于地貌，《阴阳应象大论》谓“天不足西北，故西北方阴也”，“地不满东南”，即整个国土呈西北高、东南低的趋向。《素问·异法方宜论》说的更为细致：“东方之域，天地之所始生也，鱼盐之地，海滨傍水”；“西方者，金玉之域，沙石之处，天地之所收引也，其民陵居而多风，水土刚强”；“北方者，天地所闭藏之域也，其地高陵居，风寒冰冽”；“南方者，天地所长养，阳之所盛处也，其地下，水土弱，雾露之所聚也”；

“中央者，其地平以湿，天地所以生万物也众”。即东部临海，为齐鲁江浙之地；西处沙漠，为陇西及西域之地；北为幽燕及蒙古高原；南为两广及安南一带；中央可能指关中平原及江汉平原。其版图之大，必当秦统一全国以后，更可能是汉武帝扩边之后的疆界。

再一个不可忽视的时代标志，是历代王朝所定之国德国运给予医学书籍的影响。《史记·封禅书》说：“自齐威、宣之时，邹子之徒论著终始五德之运，及秦帝而齐人奏之，故始皇采用之。”秦为水德。汉承秦制，至武帝时又改为土德。《后汉书·光武皇帝本纪》又记载刘秀称帝后“始正火德”。对天地自然和社会人事并重的《内经》，贯穿着阴阳五行哲理，其五脏五行观即五脏配五行的原则，如何受国德国运的影响，是值得深入探讨的。

(二)科学技术

《内经》的记载，涉及古代科学技术多个领域，虽非系统介绍，但从中可窥得其科学技术成就的时代特点，借以考定《内经》某篇及全书撰著的年代。

1. 天文历法

《内经》多篇称“道上知天文，下知地理，中知人事”，故言及天文及历法处甚多。其中一些古老的属于殷周时期就已出现的干支纪日、天圆地方、二十八宿、五行星、月相的朔望以及日、月食等，对文章断代并无多大帮助，我们关注的还是战国至秦汉这一时期天文、历法的有关内容。

《素问·脉解》：“太阳所谓肿腰椎痛者，正月太阳寅，寅太阳也。”《灵枢·阴阳系日月》：“寅者，正月之生阳也，主左足之少阳。”两段皆载月建，谓正月建寅，即以正月为岁首。这正是汉武帝“改正朔，易服色”，制定并颁布太初历的产物。战国时期，各国采用不同的历法。一直到汉初，计有黄帝、颛顼、夏、殷、周、鲁 6 种历法，即所谓“古六历”。古六历都是“四分历”，即以 $365\frac{1}{4}$ 日为一回归年的历法。各历的差异主要是岁首不同，黄帝、周、鲁三历建子，即以仲冬月（今阴历十一月）为岁首；殷历建丑，即以季冬月（今阴历十二月）为岁首；夏历建寅，即以孟春月（今阴历正月）为岁首；颛顼历建亥，即以孟冬之月（今阴历十月）为岁首。秦始皇统一中国后，采用颛顼历，把岁首定为孟冬之月，即今阴历十月，是为建亥。汉承秦制。1972 年在山东临沂银雀山二号汉墓中，出土了汉武帝元光元年（前 134）的历谱竹简，为秦及汉初采用颛顼历提供了确切的证据（《中国天文学简史》，天津科学技术出版社，1979 年版）。由于颛顼历的回归年 $365\frac{1}{4}$ 日与实值有一定的误差，时间一长就显著起来，到汉武帝时代就已是“晦朔月见，弦望满亏多非是”了。汉武帝遂于元封七年下诏改历，先后召集二十多名学者包括大中大夫公孙卿、壶遂、太史令司马迁、治历邓平、方士唐都、落下闳等，反复进行测算，终于制定出新历，即太初历，定元封七年为太初元年（前 104）。太初历颁布以后一直沿用到东汉章帝元和二年(85)，其时章帝下诏废止太初历，改行四分历（史称“后汉四分历”）。

关于纪时、纪年。《内经》记时之法有三：一是“刻”，二是“时称”，三是时辰。《灵枢·五十营》：“气行五十营于身，水下百刻，日行二十八宿，漏水皆尽。”《灵枢·卫气行》：“卫气之在于身也，上下往来不以期，候气而刺之奈何？伯高曰：分有多少，日有长短，春秋冬夏，各有分理，然后常以平旦为纪，以夜尽为始。是故一日一夜，水下百刻；二十五刻者，半日之度也。常如是毋已，日入而止，随日之长短，各以为纪而刺之。”漏壶记时，古已有之，初皆以一昼夜一百刻计，后又有一百零八刻、九十六刻和八十一刻之制，但皆不见于《内经》。《卫气行》中的“分有多少”之“分”，则是汉代历法中表示时间单位的专用名称。王充《论衡·说日》：“日行有近远，昼夜有长短也。夫夏五月之时，昼十一分，夜五分；六月，昼十分，夜六分；从六月往至十一月，月减一分。”此即“各有分理”之数。“会朝”、“日中”、“昏”等时称，远自西周时期已经出现，其后逐代增多，至《史记》已载有夜半、鸡鸣、乘阴、旦、日出、早食时、食时、日中、日昳、日晡时、下晡、日入、昏、暮时，等等。《内经》所用时称计有鸡鸣、大晨、平旦、旦、日出、早食、晏食、日中、日昳、早晡、下晡、日入、日夕、黄昏、日暮、晏晡、人定、合夜、夜半、夜半后、夜尽等，比较集中于《素问》的《生气通天论》、《金匮真言论》、《三部九候论》、《脏气法时论》、《标本病传论》和《灵枢》的《病传》、《顺气一日分为四时》等篇。《内经》的“日有十二辰”（《灵枢·卫气行》）之说，当为地支记时，然此记时法在经中应用不广，及至《素问·五运行大论》所用仍是漏水百刻之制。

《素问·六元正纪大论》说：“五六相合而七百二十气，为一纪，凡三十岁；千四百四十气，凡六十岁，而为一周，不及太过，斯皆见矣”，“甲己之岁，土运统之；乙庚之岁，金运统之；丙辛之岁，水运统之；丁壬之岁，木运统之；戊癸之岁，火运统之”。这里使用的是干支纪年法，运气七篇皆如此。按东汉章帝元和二年颁布四分历后，始正式用干支纪年。章帝前多采用岁星纪年法，即以岁星（木星）十二年运行一周天，分二十八宿为十二次，依次命名为星纪、玄枵、诹訾、降娄、大梁、实沉、鹑首、鹑火、鹑尾、寿星、大火、析木（每次合2～3个星宿），按岁星所舍星次纪年，如说“岁在星纪”、“岁在玄枵”等。以后十二星次与干支法渐渐相结合，六十干支都有一定的岁名，如甲寅年又可称作“阏逢摄提格”。这样的称呼见于西汉中期以前的文献，至于《淮南子·天文训》有“淮南元年冬，太一在丙子”之说，仅是极少见的例子。即东汉章帝前干支纪年法尚未通行。《内经》除运气七篇外，亦未见直接使用干支纪年的例子。

在东汉时期产生的宇宙结构“宣夜说”，于《内经》运气篇中有着类似的提法。《晋书·天文志》载东汉早期人郗萌说：“天了无质，仰而瞻之，高远无极，眼瞀精绝，故苍苍然也。譬之旁望远道之黄山而皆青，俯察千仞之深谷而窈黑。夫青非真色，而黑非有体也。日月众星，自然浮生虚空之中，其行其止，皆须气焉。是以七曜或逝或往，或顺或逆，伏见无常，进退不同，由乎无所根系，故各异也。故辰极常居其所，而北斗不与众星同没也；摄提、填星皆东行；日行一度，月行十三度；迟疾任情，其无所系著可知矣，若缀附天体，不得尔也。”《素问·五运行大论》说：“夫变化之用，天垂象，地成形，七曜纬虚，五行丽地。地者，所以载生成之形类也。虚者，所以列应天之精气也。形精之动，犹根本之与枝叶也，仰观其象，虽远可知也。帝曰：地之为下否乎？岐伯曰：地为人之下，太虚之中者也。帝曰：凭乎？岐伯曰：大气举之也。”是说当属“宣夜说”无疑，可证明运气诸篇之成书不会早于东汉。

《内经》中关于节气的记载，亦涉及我国特有的二十四节气的形成过程。由殷代至周初，只确定了春分、夏至、秋分、冬至四个节气。战国之末成书的《吕氏春秋》“十二季”中，增立春、立夏、立秋、立冬之四立于二至、二分之中而成八节气，另有“小暑”、“白露”字样，但未明为节气。至汉初《淮南子·天文训》，二十四节气已齐备，且与今之名称顺序皆同，即冬至、小寒、大寒、立春、雨水、惊蛰、春分、清明、谷雨、立夏、小满、芒种、夏至、小暑、大暑、立秋、处暑、白露、秋分、寒露、霜降、立冬、小雪、大雪。《内经》多处称八正、八风，恐即指二至、二分加四立八个节气，其名则具于《灵枢》的《九宫八风》和《九针论》之中。《素问·六节藏象论》的“五日谓之候，三候谓之气，六气谓之时，四时谓之岁”，是说十五日一个节气，一季六个节气，全年则为二十四节气之数。但此句在该篇篇首论运气的一段内。

2. 建筑与冶炼技术

《内经》言及建筑物者，有台、室、宫城等。建台是古代帝王的一种时尚，后来有越建越高越华美的趋向。柳诒征《中国文化史》:“古代帝王,以卑宫室为媺,以峻宇雕墙为戒,至春秋诸侯,争为僭侈,楚有章华之台,吴为姑苏之台。崇高壮丽,非复昔时拘于制度,陈陈相因之式矣。战国之时,诸侯宫室益盛。齐威王有瑶台,梁惠王有范台,楚襄王有兰台及阳云之台,燕昭王有黄金台。”贾谊《新书·退让》:“翟王使使至楚,楚王夸使者以章华之台,台甚高,三休乃至。”郦道元《水经注》谓:“易水旁有金台,台上东西八十许步,南北加盛。北有小金台,台北有兰马台,并悉高数丈。”《灵枢·大惑论》描述了建于东苑的“清泠之台”:“余尝上于清泠之台,中阶而顾,匍匐而前则惑。余私异之,窃内怪之,独瞑独视,安心定气,久而不解。独博独眩,披发长跪,俯而视之,后久之不已也。”其高危令人眩惑,堪与章华之台、黄金之台媲美。《大惑论》所举的“清泠之台”,虽不知是哪一朝帝王所建,略亦战国之遗风。

《内经》所述藏书之地为“灵兰之室”。“灵兰之室”史无载,但汉有石室藏书之说。《史记·太史公自序》:“紬史记石室金匮之书。”司马贞《史记索隐》:“石室、金匮皆国家藏书之处。”《汉书·高帝纪下》:“又与功臣剖符作誓,丹书铁契,金匮石室,藏之宗庙。”颜师古注:“以金为匮,以石为室,重缄封之,保慎之义。”以石室、金匮保存重要文书典籍,看来是汉家风气。《素问·气穴论》的“请藏之金匮,不敢复出”,《素问》的第四篇篇名即为“金匮真言论”,恐即与此风有关。《素问·病能论》称:“《金匮》者,决死生也。”表示《金匮》是所引古经之一,那么以“金匮”命书名(篇名)又当在《素问》之前。

《内经》载方“生铁洛饮”,用炉冶间锤落之铁屑煎汤治疗怒狂证。说明当时铁器的使用已很普遍,民间亦可以打制。按中国古代冶铁术起源甚早。“铁”字古文作“銕”,当是东方夷族最先发明冶铁术。《国语·齐语》:“美金以铸剑戟,试诸狗马;恶金以铸鉏、夷、斤、斸,试诸壤土。”美金指铜,恶金指铁。这是齐相管仲对齐桓公的答问。《管子·小匡》也载:“恶金以铸斤、斧、鉏、夷、锯、欘。”足见春秋初期已能冶炼生铁。战国之时,一些地区又发明了炼钢术,可以打造兵器,尚不足以制造细而长的针刺用针。《灵枢·九针论》所载九针的规格,最长的“长针”达七寸(相当于16cm左右),对材质硬度和韧性的要求相当高。至汉代炼钢技术进步,特别是汉武帝实行盐铁官营,炼钢技术得到普及和提高,生产出“百炼钢”和“铸铁脱碳钢”,钢铁兵器几乎取代了青铜兵器,也能基本满足制造各种医用针具的要求。

(三)语言文字

综观《内经》,其语言之流畅,用字之技巧,较出土古佚书有很大进步,表明撰著年代必在《五十二病方》等书之后。细察之,组成《内经》的《素问》与《灵枢》两部书的写作风格不同,即在同一书内各篇间亦不尽相同,虽经汇编整理,仍遗有先后成篇的痕迹。古今不少学者,都从语言文字角度研究《内经》的成书年代,得出了一些令人信服的结论。

1.《内经》文字及语义的时代特点

据统计,《内经》共用字2286个,其中有百余字既不见于《诗经》、《春秋左传》、《论语》、《孟子》等先秦典籍,也未录入后汉许慎于121年完成的文字学专著《说文解字》(简称《说文》)中。不见于先秦典籍的字,可能为秦汉时期始创;不录入《说文》,尚不能说《内经》成书于《说文》之后,因为存在着并非图书收集整理者亦非医家的许慎未见到《内经》或《素问》、《灵枢》的可能性,如曾见到,则《内经》中一些医学术语用字,如属病症的瘭、癖、痈、痟等字,属人体部位的脑、髑、腰、膝等,是应予以收录的。

一些大型辞书提供的资料表明,《内经》中不见于《说文》的某些字确不出于秦以前,而是汉或汉以后产生的。如“搐”字,在字书中最早见于《集韵》,上海辞书出版社1979年版《辞海》、四川辞书出版社湖北辞书出版社1993年版《汉语大字典》,引用最早书目都是《汉书·

贾谊传》，谓："一二指搐，身虑亡聊。""搐"在《内经》中见于《灵枢·卫气失常》："卫气之留于腹中，搐积不行，苑蕴不得常所"。此"搐"当作"稸"，"稸"又同"蓄"，"搐积"即"蓄积"。然"稸"字亦不见于《说文》。又如"膨"字，字书最早见于《广韵》，《汉语大字典》引用最早书目是晋代张华《博物志》："不时敛藏，即膨胀沸烂。"《说文》无"膨"字，所收"彭"字，释为"鼓声也"，尚无膨胀义。"膨"字在《内经》见于《灵枢·经脉》："肺手太阴之脉……是动则病肺胀满，膨膨而喘咳。""膨"为《说文》之后的字，见于《内经》，说明《内经》杂有后代产生之字，这在辗转传抄中是不可避免的。

《内经》中的一些文字，虽在先秦典籍中已经使用，但语义发生了变化，寻其演变规律，会有助于作品的断代。

先看一看"豆"字语义的演变。"豆"在先秦多为食器之义。《说文》："豆，古食器也。从口，象形。凡豆之属，多从豆。"《诗经·大雅·生民》："卬盛于豆，于豆于登。"《尔雅·释器》："木豆谓之豆，竹豆谓之笾，瓦豆谓之登。""豆"又作容器及重量单位，作谷物是后起义。《战国策·韩策一》："张仪为秦连横说韩王曰：韩地险恶，山居，五谷所生，非麦而豆；民之所食，大抵豆饭、藿羹。"这可能是"豆"为谷物义的最早用之者，至汉代此用法方通行。其前表谷物中豆子之义者，多用"尗"字。《说文》："尗，豆也。象尗豆之生形也。"朱骏声《说文通训定声》："古谓之尗，汉谓之豆，今字作菽。菽者，众豆之总名。""尗"及"菽"字，见于《诗经》及历代著作。《内经》中"豆"字出现19次，或单见，或合为"大豆"、"小豆"之称，无一处表食器等古义。"菽"字仅一见，《灵枢·根结》："膏粱菽藿之味，何可同也。"菽为豆，藿为豆叶，喻粗淡的饮食，与膏粱之肥美厚味相对。"豆"的豆子之义，在《内经》多篇使用，表明相关篇章当写成于汉代。豆子作"菽"的作品，古近皆有，因而不能据以断代，如《难经》称"菽"而不称"豆"，并不表明其写成于《内经》之前。

再如"渐"字。《说文》："渐，水。出丹阳黟南蛮中，东入海。"说明"渐"为古水名。《荀子·劝学》："兰槐之根则为芷，其渐之滫，君子不近，庶人不服。"则"渐"为浸渍义。《汉书·李广利传》："天子业出兵诛宛，宛小国而不能下，则大夏之属渐轻汉。"此"渐"作"逐渐"解。《内经》"渐"字出现6次，4次单独使用，分别表示：①浸渍。《素问·痿论》："有渐于湿，以水为事。"②人体部位，相当于大迎穴。《素问·骨空论》："渐者，上侠颐也。"③逐渐。《素问·缪刺论》："月生，一日一痏，二日二痏，渐多之。""渐"作"逐渐"义当为后起，不仅因其用法始见于《汉书》，且因之前"逐渐"之义有他字表示。《说文》："稍，出物有渐也。"段玉裁注："渐，依许当作'趣'，'渐'行而'趣'废矣。稍之言小也，少也。凡古言稍稍者，皆渐进之谓。"在"逐渐"之义上，《内经》用"稍"字明显多于用"渐"字。如：《素问·汤液醪醴论》："中古之世，道德稍衰。"《灵枢·刺节真邪》："虚邪偏客于身半，其入深，内居营卫，营卫稍衰，则真气去，邪气独留，发为偏枯。"由此看来，在"逐渐"之义上，《内经》中用"稍"字的篇章当早于用"渐"字的篇章。

语义演变现象见之于《内经》的还有不少，此不多举了。

2.《内经》音韵的时代特点

《内经》的文体本属散文，但在一些篇章中和先秦文章一样，却出现大量韵律和谐的韵文。任应秋先生说："先秦之文，多作韵语，除五经而外，他如《文子》、《荀子》、《韩非子》、《吕氏春秋》、《鹖冠子》、《鬼谷子》等，都是如此。而《素问》的《上古天真》、《四气调神》、《生气通天》、《阴阳应象》、《脉要精微》、《三部九候》、《宝命全形》、《八正神明》、《离合真邪》、《刺要》、《刺禁》、《调经》诸论，其中作韵语的文字特多，都非后世之文所可比拟的。"(《〈内经〉研究论

丛》)

对《内经》音韵的研究,早在明末清初就已开始。冯舒说:"《素问》一书,通篇有韵。"(《诗纪匡缪》)顾炎武、江有诰、朱骏声、王念孙等学者,深入研究了古音韵的演变规律和《内经》的用韵。江有诰的音韵学著作合称《江氏音学十书》,在《先秦韵读》中载有《素问》的《上古天真论》等23篇、《灵枢》的《九针十二原》等21篇有关押韵的段落,一一标出相押的韵部。王念孙研究了合韵的规律,并撰《素问合韵谱》,对研究《素问》的成书年代很有价值。

钱超尘综合了前人的研究成果,全面分析了《内经》的用韵现象,找出了《素问》和《灵枢》中合韵的全部句子,作出了如下结论:

"第一,两汉的音韵,按上古音、中古音、今音这三个大的历史阶段划分,它仍然属于上古音系统,但是汉代的音韵已与周秦古音有一些不同。如鱼、侯两部在先秦是分用划然的,而在汉代作品如《易林》、《淮南子》里,鱼、侯两部已经合用。《内经》里鱼、侯两部合用在70例以上,这决不是偶然的鱼、侯通押,而是两部合用的表现,体现出来的是汉代音韵的特点。

第二,江永《古韵标准》真、文没有分为两部,不符合先秦古音的实际情况,但符合两汉用韵情况。《内经》真、文合用的数量,超过真、文分用的数量,这也是汉代音韵的特点。

第三,《内经》里脂部与微部的押韵字很少,关于它们的分合,不能作出详细说明。

第四,质部是真部的入声,物部是文部的入声,质部和物部的收尾音都是〔t〕,它们的读音很相近。在《内经》里,质部和物部既各自和本部字相押,又有一些质、物合用的例证,特别应该指出的是,质、物都有大量与月部合韵的例子,这说明在汉代质、物已经合为一个韵部。这也是汉韵的特点。

第五,《内经》里鱼、歌合韵,也确切无疑地是汉韵特征。《内经》里鱼部字与歌部相押,已不限于鱼部的麻韵字,而是鱼语御、模姥暮中的字都可以与歌部相押,这在先秦时代是绝对不能存在的现象。

第六,"明"字在西汉已有与耕部相押的情形,但还不多,到东汉已转入耕部。《内经》中的"明"字与耕部相押的,主要出现在"七大论"中,这说明"七大论"当是东汉之作。"行"(háng)字在汉代出现了xing的读音,即由阳部转入耕部。《灵枢》、《素问》中许多"行"字都与耕部字相押,说明《内经》是汉代之作。"风"字的韵部原属侵韵,在汉代有的作品已与冬、蒸、阳、东、耕相押。《内经》中的"风"字已具〔ng〕尾,可证《内经》为汉代之作。

总的结论是:"从音韵方面分析,《内经》成书于汉代,'七大论'可能更晚些,大约成于东汉。"(《黄帝内经研究大成·文献及语言文字研究》)

三、与《内经》相关的史志、著作、文物

(一)史志记载

1.《左传》

《左传》,亦称《春秋左氏传》,旧传为春秋时左丘明所撰,近人认为是战国初年人据各国史料编成。叙事起于鲁隐公元年(前722),止于鲁悼公十四年(前454)。《左传》中未见黄帝、岐伯等言医。集中论医事的内容载于《左传·昭公元年》:

"晋侯求医于秦,秦伯使医和视之,曰:'疾不可为也,是谓近女室,疾如蛊。非鬼非食,惑以丧志。良臣将死,天命不佑'……天有六气,降生五味,发为五色,征为五声。淫生六疾。六气曰阴、阳、风、雨、晦、明也,分为四时,序为五节,过则为菑,阴淫寒疾,阳淫热疾,风淫末疾,雨淫腹疾,晦淫惑疾,明淫心疾。女,阳物而晦时,淫则生内热惑蛊之疾。今君不节、不

时，能无及此乎。”

医和的六气致病说，跳出了鬼神致病的圈子，表明了医学的进步，但与《内经》病因学相较，仍粗略得多，故与《内经》写作年代的差异当是明显的。

2.《国语》、《战国策》

《国语》是我国最早的国别史，以记载西周末年和春秋时期周鲁齐晋等国贵族的言论为主，传为左丘明所作，实亦战国时期作品。《战国策》是战国时游说之士的策谋和言论的汇编，相传原由战国时期各国史官或策士辑录，有《国策》、《国事》、《事语》等多种名称和本子，西汉末刘向编订为33篇。

《国语》有黄帝之名，但与医无涉。其《晋语》中载“医和视疾”一段，与《左传》所记略同：

“（晋）平公有疾，秦景公使医和视之，出曰：‘不可为也。是谓远男而近女，惑以生蛊；非鬼非食，惑以丧志。良臣不生，天命不佑。若君不死，必失诸侯。’赵文子闻之曰：‘武从二三子以佐君为诸侯盟主，于今八年矣，内无苛慝，诸侯不二，子胡曰‘良臣不生，天命不佑’对曰：‘自今之谓。和闻之曰：直不辅曲，明不窥暗，拱木不生危，松柏不生埤。吾子不能谏惑，使至于生疾，又不自退而宠其政，八年之谓多矣，何以能久！’文子曰：‘医及国家乎？’对曰：‘上医医国，其次疾人，固医官也。’文子曰：‘子称蛊，何实生之？’对曰：‘蛊之惑，谷之飞实生之。物莫伏于蛊，莫嘉于谷，谷兴谷伏而章明者也。故食谷者，昼选男德以象谷明，宵静女德以伏蛊慝，今君一之，是不飨谷而食蛊也，是不昭谷明而皿蛊也。夫文，虫、皿为蛊，吾是以云。’文子曰：‘君其几何？’对曰：‘若诸侯服，不过三年；不服，不过十年。过是，晋之殃也。’是岁也，赵文子卒，诸侯叛晋。十年，平公薨。”

文中有“上医医国”之说，启发了历代执政者和医家对医道的重视。《灵枢·师传》的“夫治民与自治，治彼与治此，治小与治大，治国与治家，未有逆而能治之者，夫惟顺而已矣”，《灵枢·外揣》的“非独针道焉，夫治国亦然”，皆可谓对“上医医国”的诠释与发挥。

《战国策》无医论，载医事仅见《秦策》“医扁鹊见秦武王”一则：

“医扁鹊见秦武王，武王示之病，扁鹊请除。左右曰：‘君之病，在耳之前，目之下，除之未必已也，将其耳不聪，目不明。’君以告扁鹊。扁鹊怒而投其石：‘君与知之者谋之，而与不知者败之！使此知秦国之政也，则君一举而亡国矣！’”

秦武王荡于公元前310～前307年在位。

《战国策》中黄帝其人凡三见，皆未言医。

3.《史记》

《史记》，作者司马迁（前145—前86?），其生活和从政年代正当于汉武帝时期，曾任太史令、中书令。司马迁为太史令司马谈之子，自幼遍读宫廷藏书，及长游历天下。继父志著史，综合历代史料、传闻，“究天人之际，通古今之变，成一家之言”，写成拥有十二本纪、十表、八书、三十世家、七十列传的我国第一部纪传体通史，记事年限上自黄帝、下至汉武帝长达3000余年。

《史记·五帝本纪》及《封禅书》等篇，为黄帝等帝王立传、记事，数次提到岐伯和鬼臾区之名，但皆言政事而未及医。如“风后、封钜、岐伯令黄帝封东泰山，禅凡山，合符，然后不死焉。”“（黄帝）举风后、力牧、常先、大鸿以治氏。”“鬼臾区号大鸿，死葬雍，故鸿冢是也。”岐伯、鬼臾区皆为黄帝身边近臣角色。

《史记·司马相如列传》所录司马相如的《大人赋》中有“属岐伯使尚方”句，岐伯似与医药联系起来。《史记集解》：“徐广曰：‘岐伯，黄帝臣。’骃案：《汉书音义》曰‘尚，主也。岐伯，黄帝太医,属使主方药。'"在《史记》中岐伯与医药发生联系仅此一处,且未交代岐伯如何主持医方之事。《史记·扁鹊仓公列传》则是记述医家及其医事活动的专篇。扁鹊传部分未提黄帝,古医家除扁鹊外,还有扁鹊师长桑君,"上古之时"的俞跗,以及杀害扁鹊的秦太医令李醯。长桑君"悉取其禁方书尽与扁鹊。忽然不见,殆非人也",被描绘成仙人。上古医家俞跗的"割皮解肌,诀脉结筋,搦髓脑,揲荒爪幕,湔浣肠胃,漱涤五脏"之术,绝非古时所能施行,盖为传闻,无以据为古时医学的真实水平。扁鹊本人所诊的赵简子、虢太子和齐桓侯三个病案,却可反映战国时期医疗技术的水准。扁鹊诊:"五日不知人"的赵简子,因"血脉治也"而知其三日内必寤,说明了诊脉技术的进步。治虢太子的"尸蹷",针药并施,不长时间即使太子苏醒,显示了治疗手段的高明。所提出的"夫以阳入阴中,动胃繵缘,中经维络","上有绝阳之络,下有破阴之纽,破阴绝阳,色废脉乱,故形静如死状"的发病机理中,运用了经络理论,但较简略,"三阳五会"之穴名亦不见于后世,可能为经络理论形成的早期阶段。与《素问·缪刺论》相比较,《缪刺论》认为"尸厥"是由于"邪客于手足少阴太阴、足阳明之络,此五络皆会于耳中,上络左角,五络俱竭,令人身脉皆动,而形无知也,其状若尸",其治"刺其足大指内侧爪甲上,去端如韭叶,后刺足心,后刺足中指爪甲上各一痏,后刺手大指内侧,去端如韭叶,后刺手心主、少阴锐骨之端各一痏,立已。不已,以竹管吹其两耳,鬄其左角之发方一寸,燔治,饮以美酒一杯,不能饮者灌之,立已",两者之间既有其同,而详略精粗之差异也是明显的。第三例,望齐桓侯之色而知病之浅深,也显示了扁鹊望诊技术的高妙。其划分病邪在腠理、血脉、肠胃、骨髓之由浅入深的层次,亦见于《素问·阴阳应象大论》、《素问·缪刺论》、《灵枢·百病始生》等篇,但《素问》、《灵枢》言之更详。

关于扁鹊的在世时间,按《史记》扁鹊传部分所载相关人物的时间推算,晋昭公在位之时为公元前531～前526年,时值春秋;古虢国有三,最晚灭亡的北虢国,在公元前655年为晋献公所灭,早于昭公120余年,故《史记集解》和《史记索隐》都对扁鹊"过虢"的时间提出疑问;齐桓侯,史无其人,"裴骃谓是齐侯田和之子桓公午也",桓公午在位时间是公元前384～前379年;刺杀扁鹊的秦太医令李醯在何代任职,未能考出,按《战国策·秦策》所载之医扁鹊见秦武王事,其时当为公元前310～前307年,是否在此后被杀亦不得而知。前后合计,扁鹊竟生存于公元前600多年至公元前300年左右,寿命多达300多岁,近400岁。显然,这不会是一个人的寿命。《史记》所载有可能是多个号称扁鹊的医生的事迹,秦越人只是其中的一个。扁鹊之名号,大概发端于以鸟为图腾的部族。因而不能以医家扁鹊作为时代标志来衡量古医籍的成书年代。

《史记》仓公传部分所记载的仓公淳于意则是确有其人。淳于意为西汉初年人,高后八年(前180)受师公乘阳庆,尽得其学,为人治病多验。后获罪被押至京城长安,小女缇萦上书,文帝悲其意,赦免淳于意刑罪,方有答文帝诏问,留下了阳庆授书和仓公"诊籍"等珍贵史料。

授书书目:

《脉书》

《上下经》

《五色诊》

《奇咳术》

《揆度》

《阴阳外变》

《药论》

《石神》

《接阴阳禁书》

上述各书皆未说明卷数。授书之始阳庆的一段话总括了这批书的性质及重要："庆有古先道遗传黄帝、扁鹊之脉书，五色诊病，知人生死，决嫌疑，定可治，及药论书，甚精。我家给富，心爱公，欲尽以我禁方书悉教公。"看来，这批全属阳庆秘藏的"禁方书"，其中一部分为"黄帝、扁鹊之脉书"，主论经脉、诊法及病理，另一部分是载药石治疗理论和方法的书籍，当然《接阴阳禁书》也可能是一部论房中养生的专书。还须注意的是，这里还交代了一个授书仪式："意即避席再拜谒"，非常郑重严肃，《内经》中许多篇也记载了类似的礼节。阳庆所授之书，许多在《内经》所引古医书中出现，但《内经》多次提到的"九针论"、"九针"××篇，却不见于此书目中。

仓公"诊籍"计25则，全按诏问之要求"尝有所验，何县里人也？何病？医药已，其病之状皆如何？"而"具悉以对"，可以称得上古代标准的病案。诸"诊籍"所录之病名、病症及机理、论治，与《内经》对比，相异者多，相同或相近者少。就病名与病症而言，"诊籍"二之"气鬲"，三之"湧疝"，五之"风瘅客脬"，七之"遗积瘕"，八和二十之"迥风"，二十四之"苦沓风"等，皆不见于《内经》；"诊籍"一之"疽"，六之"肺消瘅"，十七之"肾痹"，二十三之"痹"，病名虽可见之于《内经》，但其症状又与《内经》相关各篇大异。同或近者，"诊籍"四之"热病气"的症状，及引《脉法》曰"热病阴阳交者死"，与《素问・评热病论》略同；"诊籍"九之"风蹶胸满"，与《素问・评热病论》之"风厥"，仅有小异；"诊籍"十一之"热蹶"，与《素问・厥论》所述"热厥"的病因、症状皆无异。"诊籍"二十二的"中热不溲者，不可服五石"，"石之为药精悍"之论，与《素问・腹中论》之"热中消中不可服高梁芳草石药"，"石药之气悍"，慎于服石的态度和道理非常一致。

观仓公"诊籍"诸病的脉理，即由脉而确定诊断的理论，与《内经》之脉诊有很大的差异，许多提法如"切其脉得番阳，番阳入虚里处，旦日死，一番一络者，牡疝也"，"切其脉，得肝气，肝气浊而静，此内关之病也"，其意颇为费解。多处所引的"脉法曰"，既不见于《内经》，更不见于汉墓帛书《脉法》、《脉书》。唯"诊籍"十九诊尺肤一段"切其脉，循其尺，其尺索刺粗，而毛美奉发，是虫气也"，与《灵枢・论疾诊尺》之"肘后粗以下三四寸热者，肠中有虫"相近。

总的看来，仓公诊疗技术高超，"诊籍"中已全面地运用脏腑、经络、阴阳五行理论诊察疾病，治病能够针药并用，创火齐汤、下气汤、莨菪散、消石饮等多个有效的方剂，其医学理论已趋成熟。虽然其针灸之处还只有部位的描述，未称穴名，但其学术水平已明显超过《五十二病方》、《阴阳十一脉灸经》、《脉书》等简帛医书。《内经》的理论较仓公更系统更完备，但与仓公似无直接的师承关系，二者相异处太多，其相同相类之处恐仅是一种借鉴，或都曾参照过更古的"黄帝、扁鹊之脉书"一类的权威典籍。

还有一个需要特别注意的问题是，"诊籍"十五有这样一段话："脾气周乘五脏，伤部而交，故伤脾之色也，望之杀然黄，察之如死青之兹。众医不知，以为大虫，不知伤脾。所以至春死病者，胃气黄，黄色土气也，土不胜木，故至春死。"此中已喻五脏配五行，肝属木，脾（胃）属土，心当然属火了。这种五脏配五行方式可能流传于医家之中。

4.《汉书》

《汉书》是我国第一部纪传体断代史，记载了自汉高帝元年（前206）到王莽地皇四年（23）近230年的历史。作者为东汉人班固，他用25年时间（58～82）完成了这部继《史记》之后的又一部著名的史学著作。

《汉书》由纪、表、志、传 4 个部分组成。《艺文志》系根据西汉末刘向、刘歆父子的《别录》、《七略》著录而成，其中的《方技略》分列医经、经方、神仙和房中 4 种图书目录。《艺文志·序》说：

"汉兴，改秦之败，大收篇籍，广开献书之路。迄孝武世，书缺简脱，礼坏乐崩，圣上喟然而称曰：'朕甚闵焉！'于是建藏书之策，置写书之官，下及诸子传说，皆充秘府。至成帝时，以书颇散亡，使谒者陈农求遗书于天下。诏光禄大夫刘向校经传、诸子、诗赋，步兵校尉任宏校兵书，太史令尹咸校数术，侍医李柱国校方技。每一书已，向辄条其篇目，撮其指意，录而奏之。会向卒，哀帝复使向子侍中奉车都尉歆卒父业。歆于是总群书而奏其《七略》，故有《辑略》，有《六艺略》，有《诸子略》，有《诗赋略》，有《兵书略》，有《术数略》，有《方技略》。今删其要，以备篇籍。"

《艺文志·方技略》：

"《黄帝内经》十八卷《外经》三十七卷

《扁鹊内经》九卷《外经》十二卷

《白氏内经》三十八卷 《外经》三十六卷

《旁篇》二十五卷

右(上)医经七家，二百一十六卷。

医经者，原人血脉、经络、骨髓、阴阳、表里，以起百病之本，死生之分，而用度箴石汤火所施，调百药齐和之所宜。至齐之得，犹磁石取铁，以物相使。拙者失理，以愈为剧，以生为死。

《五脏六腑痹十二病方》三十卷

《五脏六腑疝十六病方》四十卷

《五脏六腑瘅十二病方》四十卷

《风寒热十六病方》二十六卷

《泰始黄帝扁鹊俞拊方》二十三卷

《五脏伤中十一病方》三十一卷

《客疾五脏狂颠病方》十七卷

《金创瘲瘛方》三十卷

《妇人婴儿方》十九卷

《汤液经法》三十二卷

《神农黄帝食禁》七卷

右(上)经方十一家，二百七十四卷。

经方者，本草石之寒温，量疾病之浅深，假药味之滋，因气感之宜，辩五苦六辛，致水火之齐，以通闭解结，反之于平。及失其宜者，以热益热，以寒增寒，精气内伤，不见于外，是所独失也。故谚曰：'有病不治，常得中医。'"

"方技者，皆生生之具，王官之一守也。太古有岐伯、俞拊，中世有扁鹊、秦和，盖论病以及国，原诊以知政。汉兴有仓公。今其技术晻昧，故论其书，以序方技为四种。"

《方技略》中，"房中"以"黄帝"冠名的有：《黄帝三王养阳方》二十卷；"神仙"以"黄帝"冠名的有：《黄帝杂子步引》十二卷，《黄帝岐伯按摩》十卷，《黄帝杂子芝菌》十八卷，《黄帝杂子十九家方》二十一卷。

除《方技略》外，《艺文志》中所列图书以"黄帝"冠名者还有很多，如《诸子略》道家的《黄帝君臣》十篇，阴阳家的《黄帝太素》二十篇，《数术略》的《黄帝阴阳》二十五卷，《黄帝诸子论阴阳》二十五卷等。

《汉书》未给医家作传，遂使西汉时期仓公淳于意之后的医家医事无史可稽，至为憾。

《汉书·艺文志·方技略》记载了大量医学书目，校订的医书已达十八家四百九十卷，另合房中八家一百八十六卷、神仙十家二百零五卷，“凡方技三十家，八百六十八卷”。（按：据细目统计医经为175卷，经方为295卷，房中为191卷，神仙为201卷〔篇〕，计为862卷）表明汉代医家著述甚为可观，医药学理论和技术在向前发展。刘向、李柱国校书的时间，按《汉书·成帝记》所载，始于河平三年八月间：“秋八月乙卯晦，日有蚀之。光禄大夫刘向校中祕书，谒者陈农使，使求遗书于天下”。河平三年，时值公元前26年。这个时间可以看做18卷本《黄帝内经》汇编成书的最后时限。

（二）相关著作

经书中的《周易》、《周礼》，诸子之书《道德经》、《吕氏春秋》、《淮南子》、《春秋繁露》等，涉医较多，或与《内经》理论相关，将这些成书时间基本有定论的著作与《内经》相较，亦有助于推测《内经》的撰著年代。

1.《周易》

《周易》，亦称《易经》，简称为《易》。包括《经》和《传》两部分。《经》主要是六十四卦及三百八十四爻，各有卦辞和爻辞，可能写定于周初至春秋。《传》是解释《经》的，包括《彖》上下、《象》上下、《系辞》上下、《文言》、《说卦》、《杂卦》计10篇，又称《十翼》。《传》，旧传孔子作，据近人研究，大抵系战国或秦汉之际的作品。

《内经》各篇正文中，从未述及卦画和卦辞、爻辞。《灵枢·九宫八风》所附九宫图，图中文字以八卦代表八方。采用八卦不合全书通例，故有人怀疑九宫图不是原书所固有。《内经》与《周易》相通之处主要是《传》的部分，二者都广泛地运用了阴阳学说，都采用取象比类的方法，都用运动的观点看宇宙和万物。要言之，即皆有朴素辩证法的观点。但细察之，两书还是可以分出先后的。如用阴阳概括宇宙及万物，《易·系辞》说：“一阴一阳之谓道。”道可释为法则、规律，即阴阳双方相反相成的运动变化是宇宙间的普遍规律。这是对事物的高度概括。《素问·阴阳应象大论》中也有类似的一段话：“阴阳者，天地之道也，万物之纲纪，变化之父母，生杀之本始，神明之府也。治病必求于本。”显然，这段话内涵更丰富，论事更深入，而且把诊治疾病的原理同阴阳这一哲理联系起来。同样，该篇的“寒极生热，热极生寒”，“重阴必阳，重阳必阴”等事物向相反方面转化的说法，可能也与《系辞》的“穷则变，变则通”有关。即《内经》引进了《易·系辞》的思想，其撰写年代当在《易传》之后。

2.《周礼》

《周礼》，亦称《周官》或《周官经》。儒家经典之一。系搜集周王室官制和战国时代各国制度，添附儒家政治思想，增减排比而成的汇编。经近人考证，定为战国时代的作品。

《周礼·天官·冢宰》关于王室医事制度一节是这样记述的：

“医师掌医之政令，聚毒药以共医事。凡邦之有疾病者、疕疡者造焉，则使医分而治之。岁终，则稽其医事以制其食。十全为上，十失一次之，十失二次之，十失三次之，十失四为下。

食医掌和王之六食、六饮、六膳、百馐、百酱、八珍之齐。凡食齐视春时，羹齐视夏时，酱齐视秋时，饮齐视冬时。凡和，春多酸，夏多苦，秋多辛，冬多咸，调以滑甘。凡会膳食之宜，牛宜稌，羊宜黍，豕宜稷，犬宜粱，雁宜麦，鱼宜苽。凡君子之食，恒放焉。

疾医掌养万民之疾病。四时皆有疠疾，春时有痟首疾，夏时有痒疥疾，秋时有疟寒疾，冬时有漱上气疾。以五味、五谷、五药养其病，以五气、五声、五色视其死生。两之以九窍之变，参之以九脏之动。凡民之有疾病者，分而治之，死终则各书其所以，而入于医师。

疡医掌肿疡、溃疡、金疡、折疡之祝药，劀杀之齐。凡疗疡，以五毒攻之，以五气养之，以五药疗之，以五味节之。凡药，以酸养骨，以辛养筋，以咸养脉，以苦养气，以甘养肉，以滑养窍。凡有疡者，受其药焉。"

这是我国医政的最早记录。在王室医师（最高的医官）的主持下，各类医师有明确的分工与职责，有专管营养的食医，还粗分为内科（疾医）和外伤科（疡医）。重视四季多发病，提出了诊断和治疗的一般准则。虽无具体诊病方法及医理的详细阐发，但这些框架式的规定对后世医学的发展也具有很大的影响。"九脏"的提法，可能为文献中之最早者。用五、六之数类分事物且以五为多，或为医学引进五行之先导。文中无"阴阳"的影子。显然，《内经》大大晚于《周礼》。

3.《道德经》

《道德经》，即《老子》，相传为春秋末年的史官老聃（李耳）所著，为道家学派的奠基之作。据考，《道德经》书写成于战国初年，书中保留了老子的思想和主张。

老子学说的主体之一是"道"，认为道是自然界发生发展变化的根源和法则，"道生一，一生二，二生三，三生万物"。老子崇尚自然："人法地，地法天，天法道，道法自然"。主张顺其自然，无为而治："道常无为，而无不为"。《内经》中反复出现的"道"，显与《道德经》有关。如："道在于一，神转不回，回则不转"（《素问·玉版论要》），"道无鬼神，独来独往"（《素问·宝命全形论》），"夫治国者，夫惟道焉"（《灵枢·外揣》），等等，俯拾即是。

道家重摄生，《道德经》五十章："盖闻善摄生者，陆行不遇兕虎，入军不被甲兵；兕无所投其角，虎无所措其爪，兵无所容其刃。"老子及其学派继承者庄子的养生理论，深刻地影响着古代医家。《素问·上古天真论》说："上古之人，其知道者，法于阴阳，和于术数。"《素问·四气调神大论》说："四时阴阳者，万物之终始也，死生之本也，逆之则灾害生，从之则苛疾不起，是谓得道。道者，圣人行之，愚者佩之。"皆依道家的顺应和效法自然之论。

《内经》与《道德经》在语句的相似处亦甚多，如：

《道德经·五十七章》："我无为而民自化，我好静而民自正，我无事而民自富，我无欲而民自朴。"《道德经·八十章》："使人复结绳而用之，甘其食，美其服，安其居，乐其俗；邻国相望，鸡犬之声相闻，民至老死不相往来。"《素问·上古天真论》："是以志闲而少欲，心安而不惧，形劳而不倦，气从以顺，各从其欲，皆得所愿。故美其食，任其服，乐其俗，高下不相慕，其民故曰朴。是以嗜欲不能劳其目，淫邪不能惑其心，愚智贤不肖不惧于物，故合于道。所以能年皆度百岁而动作不衰者，以其德全不危也。"

《道德经·二章》："是以圣人处无为之事，行不言之教，万物作焉而不辞，生而不有，为而不恃，功成而弗居。夫惟弗居，是以不去。"《素问·阴阳应象大论》："是以圣人为无为之事，乐恬憺之能，从欲快志于虚无之守，故寿命无穷，与天地终，此圣人之治身也。"

《道德经·二十二章》："是以圣人抱一为天下式。"《道德经·三十九章》："昔之得一者：天得一以清，地得一以宁，神得一以灵，谷得一以盈，万物得一以生，侯王得一以为天下贞。其致之一也。"《素问·移精变气论》："逆从倒行，标本不得，亡神失国，去故就新，乃得真人"，"岐伯曰：治之极于一。帝曰：何谓一？岐伯曰：一者因得之。帝曰：奈何？岐伯曰：闭户塞牖，系之病者，数问其情，以从其意，得神者昌，失神者亡。"

综上，老子之"道"，予《内经》以很大的影响。但《内经》主要是吸收了道家的主张，确立了人合天地四时的思想。道家的养生论，在《内经》中也得到了发展与完善，成为医学养生学。就撰著年代来说，《内经》当是远承《老子》的。

4.《吕氏春秋》

《吕氏春秋》，亦称《吕览》，系战国末年秦相吕不韦（？—前 235）集合门客，共同编写的著作。这部杂家代表作，内容以儒道为主，兼及名、法、墨、农及阴阳家言。涉及医药养生的篇章有《孟春纪・重己》、《仲春纪・情欲》、《季春纪・尽数》、《季春纪・先己》、《恃君览・达郁》、《开春论・开春》、《开春论・察贤》等。兹录数段，以观其概：

"世之人主贵人，无贤不肖，莫不欲长生久视，而日逆其生，欲之何益？凡生之长也，顺之也；使生不顺者，欲也；故圣人必先适欲。室大则多阴，台高则多阳，多阴则蹷，多阳则痿，此阴阳不适之患也。是故先王不处大室，不为高台，味不众珍，衣不燀热。燀热则理塞，理塞则气不达；味众珍则胃充，胃充则中大鞔，中大鞔则气不达，以此长生，可得乎？"（《孟春纪・重己》）

"俗主亏情，故每动为亡败。耳不可赡，目不可厌，口不可满，身尽府种，筋骨沉滞，血脉壅塞，九窍寥寥，曲失其宜，虽有彭祖，犹不能为也。其于物也，不可得之为欲，不可足之为求，大失生本。"（《仲春纪・情欲》）

"天生阴阳寒暑燥湿，四时之化，万物之变，莫不为利，莫不为害。圣人察阴阳之宜，辨万物之利以便生，故精神安乎形，而年寿得长焉。长也者，非短而续之也，毕其数也。毕数之务，在乎去害。何谓去害？大甘、大酸、大苦、大辛、大咸，五者充形则生害矣。大喜、大怒、大忧、大恐、大哀，五者接神则生害矣。大寒、大热、大燥、大湿、大风、大霖、大雾，七者动精则生害矣。故凡养生，莫若知本，知本则疾无由至矣。

流水不腐，户枢不蝼，动也。形气亦然，形不动则精不流，精不流则气郁。郁处头则为肿为风，处耳则为挶为聋，处目则为䁾为盲，处鼻则为鼽为窒，处腹则为张为府，处足则为痿为蹷。

轻水所多秃与瘿人，重水所多尰与躄人，甘水所多好与美人，辛水所多疽与痤人，苦水所多尪与伛人。

今世上卜筮祷祠，故疾病愈来。譬之若射者，射而不中，反修于招，何益于中！夫以汤止沸，沸愈不止，去其火则止矣。故巫医毒药，逐除治之，故古之人贱之也，为其末也。"（《季春纪・尽数》）

"凡人三百六十节，九窍五脏六腑。肌肤欲其比也，血脉欲其通也，筋骨欲其固也，心志欲其和也，精气欲其行也，若此则病无所居而恶无由生矣。病之留、恶之生也，精气郁也。故水郁则为污，树郁则为蠹，草郁则为蒉。国亦有郁。主德不通，民欲不达，此国之郁也。"（《恃君览・达郁》）

《吕氏春秋》论医大抵如此。书中医圣尊彭祖而不言黄帝。其体系、文风与《内经》相近，而其内容则有同有异。如皆以阴阳类分疾病，重精、气、神，反对巫祝，是其同；称病因，既有酸、苦、甘、辛、咸五味太过致病之同，又有增大霖、大雾于寒、暑、燥、湿、风之上之异；以水之轻、重、甘、辛、苦论地区多发病则又属《内经》所未及。

此外，《吕氏春秋》十二纪载月令内容，概要如下。春纪：孟春日在营室，昏参中，旦尾中。其日甲乙，其帝太皞，其神句芒，其虫鳞，其音角，律中太蔟，其数八，其味酸，其臭膻，其祀户，祭先脾。仲春和季春除星位和律中有变外，其余皆同。夏纪：孟、仲、季夏，皆为其日丙丁，其帝炎帝，其神祝融，其虫羽，其音徵，其数七，其味苦，其臭焦，其祀灶，祭先肺。秋纪：秋三月皆为其日庚辛，其帝少皞，其神蓐收，其虫毛，其音商，其数九，其味辛，其臭腥，其祀门，祭先肝。冬纪：冬三月皆为其日壬癸，其帝颛顼，其神玄冥，其虫介，其音羽，其数六，其味咸，其臭朽，其祀行，祭先肾。其中事物全按五行配属，就祭祀的牲畜内脏言，则春为脾，夏为肺，秋为肝，冬为肾，脏缺心，季节亦未言季夏。

其《有始览·有始》亦有九野、九州、八风的记载，如“地有九州：河汉之间为豫州，周也；两河之间为冀州，晋也；河济之间为兖州，卫也；东方为青州，齐也；泗上为徐州，鲁也；东南为扬州，越也；南方为荆州，楚也；西方为雍州，秦也。北方为幽州，燕也。风有八等：东北曰炎风，东方曰滔风，东南曰熏风，南方曰巨风，西南曰凄风，西方曰飂风，西北曰厉风，北方曰寒风。”《内经》之五脏配五行及八风称谓，皆与《吕氏春秋》不同；虽称九州，但未具体言之。

5.《淮南子》

《淮南子》，又名《淮南鸿烈》，汉淮南王刘安(前179—前122)及其门客著。以道家思想为主，糅合了儒、法、阴阳等家，《汉志》亦将其列为杂家之作。书中涉医理处多于《吕氏春秋》，叙事与《内经》似更接近。兹举数则，以窥其貌：

“音之数不过五，而五音之变不可胜听也。味之和不过五，而五味之化不可胜尝也。色之数不过五，而五色之变不可胜观也……夫喜怒者，道之邪也；忧悲者，德之失也；好憎者，心之过也；嗜欲者，性之累也。人大怒破阴，大喜坠阳；薄气发喑，惊怖为狂；忧悲多恚，病乃成积；好憎繁多，祸乃相随……夫心者，五脏之主也，所以制使四支，流行血气，驰骋于是非之境，而出入于百事之门户者也。”(《原道训》)

“天地以设，分而为阴阳。阳生于阴，阴生于阳，阴阳相错，四维乃通，或死或生，万物乃成。蚑行喙息，莫贵于人，孔窍肢体，皆通于天。天有九重，人亦有九窍；天有四时以制十二月，人亦有四肢以使十二节；天有十二月以制三百六十日，人亦有十二肢，以使三百六十节。故举事而不顺天者，逆其生者也。”(《天文训》)

“夫精神者，所受于天也，而形体者，所禀于地也。故曰：一生二，二生三，三生万物。万物背阴而抱阳，冲气以为和。故曰一月而膏，二月而肤，三月而胎，四月而肌，五月而筋，六月而骨，七月而成，八月而动，九月而躁，十月而生。形体以成，五脏乃形，是故肺主目，肾主鼻，胆主口，肝主耳，外为表而内为里，开闭张歙，各有经纪。故头之圆也象天，足之方也象地。天有四时五行九解三百六十六日，人亦有四肢五脏九窍三百六十六节。天有风雨寒暑，人亦有取与喜怒，故胆为云，肺为气，肝为风，肾为雨，脾为雷，以与天地相参也，而心为之主。是故耳目者，日月也；血气者，风雨也。日中有踆乌，而月中有蟾蜍。日月失其行，薄蚀无光，风雨非其时，毁折生灾；五星失其行，州国受殃。”(《精神训》)

《原道训》之“五味之化不可胜尝”，“五色之变不可胜观”，与《素问·六节藏象论》的“草生五色，五色之变，不可胜视；草生五味，五味之美，不可胜极”，语句几乎相同。其“大怒破阴，大喜坠阳”，又与《素问·阴阳应象大论》的“暴怒伤阴，暴喜伤阳”，极为相似。而《精神训》的五脏与官窍配属，又与《内经》诸篇大相径庭。

关于天地的形成，《天文训》说：“天地未形，冯冯翼翼，洞洞灟灟，故曰太始。道始于虚廓，虚廓生宇宙，宇宙生气，气有涯垠。清阳者薄靡而为天，重浊者凝滞而为地，清妙之合专易，重浊之凝竭难，故天先成而地后定……天受日月星辰，地受水潦尘埃。昔者共工与颛顼争为帝，怒而触不周之山，天柱折，地维绝。天倾西北，故日月星辰移焉；地不满东南，故水潦尘埃归焉。”《素问·阴阳应象大论》的“清阳为天，浊阴为地”，“天不足西北，故西北方阴也”，“地不满东南，故东南方阳也”，其义略同，或是承袭《淮南子》之说使然。

另外,《淮南子》的《时则训》、《天文训》、《地形训》等篇,也有月令、九野、九州、八风以及二十四节气等内容。其月令与《吕氏春秋》十二纪所载同。九野为:中央曰钧天,东方曰苍天,东北曰变天,北方曰玄天,西北方曰幽天,西方曰颢天,西南方曰朱天,南方曰炎天,东南方曰阳天。九州为:东南神州,正南次州,西南戎州,正西弇州,正中冀州,西北台州,正北泲州,东北薄州,正东阳州。八风:①条风,明庶风,清明风,景风,凉风,阊阖风,不周风,广莫风。②炎风,条风,景风,巨风,凉风,飂风,丽风,寒风。二十四节气:冬至,小寒,大寒,立春,雨水,惊蛰,春分,清明,谷雨,立夏,小满,芒种,夏至,小暑,大暑,立秋,处暑,白露,秋分,寒露,霜降,立冬,小雪,大雪。五方:东方,川谷之所注,日月之所出……苍色主肝;南方,阳气之所积,暑湿居之……赤色主心;西方高土,川谷出焉,日月入焉……白色主肺;北方幽晦不明,天之所闭也,寒水之所积也,蛰虫之所服也……黑色主肾;中央四达,风气之所通,雨露之所会也……黄色主胃。此外,还详述五行相胜:木胜土,土胜水,水胜火,火胜金,金胜木……木壮,水老,火生,金囚,土死;火壮,木老,土生,水囚,金死;土壮,火老,金生,木囚,水死;金壮,土老,水生,火囚,木死;水壮,金老,木生,土囚,火死。

上述各项,与《内经》所载有同有异。其五脏与五行之配属,与月令不同,有人认为非本书原有,系后人的增改。

6.《春秋繁露》

《春秋繁露》,西汉人董仲舒(前179—前104)著。以阴阳五行学说论证儒家思想,倡天人感应,君权神授。《内经》所采用的阴阳五行学说及天人观,与《春秋繁露》有某些相似之处,然亦有很大不同。

《春秋繁露·五行相生》说:"天地之气,合而为一,分为阴阳,判为四时,列为五行。行者,行也。其行不同,故谓之五行。五行者,五官也。比相生而间相胜也。"这是一个阴阳与五行合流及五行生克的公式,也是一个完整的宇宙图式,它可以包容宇宙间的一切事物。《内经》言阴阳及五行的篇章,所采用的多是这种汉代通行的阴阳五行学说,如《素问·宝命全形论》所谓"人生有形,不离阴阳,天地合气,别为九野,分为四时,月有大小,日有短长,万物并至,不可胜量,虚实呿吟,敢问其方?木得金而伐,火得水而灭,土得木而达,金得火而缺,水得土而绝,万物尽然,不可胜竭",《素问·脏气法时论》所谓"合人形以法四时五行而治……五行者,金木水火土也,更贵更贱,以知死生,以决成败,而定五脏之气,间甚之时,死生之期也"等,都是如此。然而,《春秋繁露》阴阳五行论所涉具体内容,多为"推阴阳"之类,即论阴阳消长和五行生胜之理的同时,每举阴阳五行与自然及人事的关系,注重自然灾害和人事异常。如《五行顺逆》篇说:"木者春,生之性,农之本也。劝农事,无夺民时,使民岁不过三日,行什一之税,进经术之士,挺群禁,出轻系,去稽留,除桎梏,开闭阖,通障塞。恩及草木,则树木华美而朱草生;恩及鳞虫,则鱼大为,鳣鲸不见,群龙下。如人君出入不时,走狗试马,驰骋不返宫室,好淫乐饮酒,沉湎纵恣,不顾政治,事多发役,以夺民时,作谋增税,以夺民财,民病疥搔,温体,足胻痛。咎及于木,则茂木枯槁,工匠之轮多伤败。毒水渰群,漉陂如渔,咎及鳞虫,则鱼不为,群龙深藏,鲸出见。"

他如《五行相胜》、《治水五行》、《治乱五行》、《五行变救》、《五行五事》等篇皆同,均以论灾变为务。其民病云云,所举春之病疥搔、温体、足胻痛,夏之病血壅肿、目不明,夏中之病心腹宛黄、舌烂痛,秋之病喉咳嗽、筋挛、鼻鼽塞,冬之病流肿、水张、痿痹、孔窍不通,在《内经》中多可见到。

该书称阴阳关系的阳尊阴卑、阳德阴刑、阳贵阴贱之论(见《天辨在人》、《阴阳位》、《阴阳义》、《天道无二》等篇），亦不同于《内经》，《内经》虽亦重视阳气，如《素问·生气通天论》"阳气者，若天与日"一节，但各篇更着眼于阴阳平衡、阴阳协调。

董仲舒倡天人合一。《天地阴阳》称："天、地、阴、阳、木、火、土、金、水，九；与人而十者，天之数毕也。"其《人副天数》说得更为详尽："天地之精所以生物者，莫贵于人。人受命乎天也，故超然有以倚。物疢疾莫能为仁义，唯人独能为仁义；物疢疾莫能偶天地，唯人独能偶天地。人有三百六十节，偶天之数也；形体骨肉，偶地之厚也。上有耳目聪明，日月之象也；体有空窍理脉，川谷之象也；心有哀乐喜怒，神气之类也。观人之体，一何高物之甚而类于天也……是故凡物之形，莫不伏从旁折天地而行，人犹题（颋）直立端尚，正正当之，是故所取天地少者旁折之，所取天地多者正当之；此见人之绝于物而参天地。是故人之身，首妢员，象天容也；发，象星辰也；耳目戾戾，象日月也；鼻口呼吸，象风气也；胸中达知，象神明也；腹饱实虚，象百物也……天以终岁之数，成人之身。故大小节三百六十六，副日数也；大节十二分，副月数也；内有五脏，副五行数也；外有四肢，副四时数也；乍视乍瞑，副昼夜也；乍刚乍柔，副冬夏也；乍哀乍乐，副阴阳也；心有计虑，副度数也；行有伦理，副天地也。此皆暗虑著身，与人俱生，比而偶之弇合。于其可数也副数，不可数者副类，皆当同而副天一也。"《内经》述天人相应、相合的篇章甚多，特别是《灵枢·邪客》详列了人与天地相应之处，与《人副天数》颇多相似。但《内经》所论之天是自然之天，董仲舒所论之天加上了人的意志的成分。

7.《白虎通义》

《白虎通义》，又称《白虎通德论》，简称《白虎通》，东汉班固等编撰。记录东汉章帝建初四年（79）在白虎观经学辩论的结果，确立了今文经学在思想上的统治地位。兹录《白虎通义》中五行和情性两节的片段，以与《内经》相较。

《卷二·五行》："五行者，何谓也？谓金、木、水、火、土也。言行者，欲言为天行气之义也……五行所以更五何？以其转相生，故有终始也。木生火，火生土，土生金，金生水，水生木，是以木王火相土死金囚水休。王所胜者死囚。故王者休，木王火相，何以知为臣，土所以死者子为父报仇者也。五行之子慎之，物归母，木王火相金成，其火燋金，金生水，水灭火，报其理。火生土，土则害水莫能而御。五行所以相害者，天地之性。众胜寡，故水胜火也。精胜坚，故火胜金。刚胜柔，故金胜木。专胜散，故木胜土。实胜虚，故土胜水也……木王所以七十二日何？土王四季各十八日，合九十日为一时，王九十日。土所以王四季何？木非土不生，火非土不荣，金非土不成，水非土不高，土扶微助衰，历成其道，故五行更王，亦须土也。王四季，居中央，不名时。"

《卷三·情性》："情性者，何谓也？性者阳之施，情者阴之化也。人禀阴阳气而生，故内怀五性六情……六情者，何谓也？喜怒哀乐爱恶谓六情。所以扶成五性，性所以五，情所以六者何？人本含六律五行气而生，故内有五脏六腑，此情性之所由出入也。《乐动声仪》曰：官有六府，人有五脏。五脏者何也？谓肝、心、肺、肾、脾也。肝之为言干也；肺之为言费也，情动得序；心之为言任也，任于恩也；肾之为言写也，以窍写也；脾之为言辨也，所以积精禀气也。五脏，肝仁、肺义、心礼、肾智、脾信也……《元命苞》曰：目者肝之使，肝者木之精，苍龙之位也；鼻者肺之使，肺者金之精，制割立断；耳者心之候，心者火之精，上为张星；阴者肾之写，肾者水之精，上为虚危；口者脾之门户，脾者土之精，上为北斗，主变化者也。或曰：口者心之候，耳者肾之候。或曰：肝系于目，肺系于鼻，心系于口，脾系于舌，肾系于耳。六腑者何谓也？谓大肠、小肠、胃、膀胱、三焦、胆也。腑者为脏宫府也，故《礼运记》曰：六情所以扶成五性也。胃者脾之腑也，脾主禀气，胃者谷之委也，故脾禀气也。膀胱者肾之腑也，肾者主写，膀胱常能有热，故先决难也。三焦者包络腑也，水谷之道路，气之所终始也。故上焦若窍，中焦若编，下焦若渎。胆者肝之腑也，肝者木之精也，主仁，仁者不忍，故以胆断也。是以肝胆二者，必有勇也。肝胆异趣，何以知相为腑也？肝者木之精也，木之为言牧也。人怒无不色青目胀张者，是其效也。小肠、大肠心肺腑也，主礼义。礼义者，有分理，肠之大小相承受也。肠为心肺主，心为皮肤主，故为两府也。目为心视，口为心谭，耳为心听，鼻为心嗅，是其肢体主也。"

将上述内容与《内经》比较，可以看出，《内经》所采用的五行理论与《白虎通》相近，而《白虎通》关于情性和五脏开窍理论，则与《内经》有不小的差异，似为另一家言。尚得不出《内经》诸篇是在《白虎通》指导下写成的结论。

8.《难经》

《难经》，又称《扁鹊八十一难经》，书名冠以"扁鹊"，有谓春秋战国人扁鹊本人的手笔，有人认为是扁鹊学派传人作于东汉。《难经》富有东汉一代的时代特征，其完备的五行体系更类《白虎通》。《难经》以诊法和经脉为主，所载疾病甚少，似有纯理论性质.相当的篇幅解释或发挥了《内经》。《伤寒论序》将其列在《素问》、《九卷》之后。《难经》的成书当晚于《素问》和《灵枢》。

9.《神农本草经》

《神农本草经》，简称《本经》或《本草经》，为我国最早的药物学专著，原书已佚，现有辑佚本流传。据考，《神农本草经》并非一时一人之作，大约是秦汉以来的医药学家不断加以搜集，直至东汉时期才最后加工整理成书，故未收入刘歆的《七略》及《汉书·艺文志》之中。《本经》收载药物 365 种，分为上、中、下三品，谓"上药一百二十种为君，主养命以应天"，"中药一百二十种为臣，主养性以应人"，"下药一百二十五种为佐使，主治病以应地"。

《素问·至真要大论》云："主病之谓君，佐君之谓臣，应臣之谓使，非上、中、下三品之谓也。"其立意显然凭借《本经》之说，是为该篇及运气诸篇晚出之又一据。

(三)出土古佚书

20 世纪 70 年代以来，长沙马王堆等数处汉墓出土文物中，发现了大量的医学简帛书，内中虽无命名为《内经》及《素问》、《灵枢》的篇卷，但其内容与今本《内经》有一定的关联，成为考定《内经》一些篇章来源和撰写年代的重要依据。

1. 长沙马王堆汉墓简帛书

1973 年长沙马王堆三号汉墓出土文物中，整理出大量简帛书，其中医学类的有：

(1)《足臂十一脉灸经》

(2)《阴阳十一脉灸经》甲本

(3)《脉法》

(4)《阴阳脉死候》

(5)《五十二病方》

(6)《却谷食气》

(7)《阴阳十一脉灸经》乙本

(8)导引图

(9)《养生方》

(10)《杂疗方》

(11)《胎产书》

(12)《十问》

(13)《合阴阳》

(14)《杂禁方》

(15)《天下至道谈》

以上15种中,(2)与(7)基本相同,故实为14种。后4种为竹木简,前皆为帛书,书的名称均为马王堆汉墓帛书整理小组所定。

马王堆三号汉墓墓主人是西汉初年轪侯利仓之子,葬于公元前168年。整理者据帛书的字体近篆及某些字的结构特点,而认定其抄写年代不晚于秦汉之际。帛书与《内经》相较,其内容远为古朴:两部《灸经》及《五十二病方》,只载灸法,未提针法;帛书未提五行,采用阴阳也不普遍;帛书仅称"脉",而无经、络之名,无腧穴;帛书病名未与脏腑联系起来;帛书各医方皆无方名,剂型也较简单。如将《足臂十一脉灸经》(简称《足臂》)、《阴阳十一脉灸经》(简称《阴阳》)与《灵枢》的《经脉》篇相比,可明显看出经络学说的继承和发展过程。两部《灸经》皆仅十一脉。《足臂》为六足脉和五臂脉,其脉名依次是:足泰阳温(古"脉"字)、足少阳温、足阳明温、足少阴温、足泰阴温、足厥阴温、臂泰阴温、臂少阴温、臂泰阳温、臂少阳温、臂阳明温。《阴阳》为六足脉、二臂脉和肩、耳、齿脉,脉名依次是:足钜阳脉、(足)少阳脉、(足)阳明脉、肩脉(即臂泰阳)、耳脉(即臂少阳)、齿脉(即臂阳明)、足太阴脉、(足)厥阴脉、(足)少阴脉、臂钜阴脉、臂少阴脉。《经脉》多一手厥阴而成十二经脉。在脉的排序上,《足臂》是先足脉后臂脉,《阴阳》是先阳脉后阴脉,《经脉》则始于手太阴,终于足厥阴,按表里阴阳的配合关系排列。在"脉"字的演变上,《足臂》使用古字"温",至《阴阳》已用"脈"和"脈"字,渐与《经脉》无异。关于脉的循行规律和径路,三部古经脉文献也有渐进之迹象。《足臂》中的十一脉都是从四肢末端流向躯体中心的胸腹或头面方向,即全属于向心性流动。在《阴阳》九条脉为向心性流动,而另二条脉则改为由躯体中心流向四肢末端,成为离心性的。至《经脉》则发生了更大的变动,循行更为复杂,即手三阴脉从胸走手,手三阳脉从手走头,足三阳脉从头走足,足三阴脉从足走胸。《足臂》和《阴阳》各条脉的循行各自独立,彼此不相连接,即未成密布全身的网络,很多区域或脏腑尚无脉的分布。《经脉》中,脉的分布完整严密,十二经脉依次衔接,形成了周而复始的循环。在脉的病候上,《足臂》、《阴阳》、《经脉》也呈由少到多的增长趋势,且由《足臂》的证候不分类,发展到《阴阳》的"是动病"与"所产(生)病"两大类,至《经脉》在两大类之下还有"气有余"和"气不足"的两小类病候。显然,经脉理论经历了《足臂》、《阴阳》和《经脉》三个发展阶段,即至《内经》方出现丰富而成熟的经脉理论。而这个由简至繁、由低级到高级的发展过程是不可能在短期内完成的。如果轪侯利仓之子这个热爱并信奉医学的官吏,生前若看到像《经脉》篇那样更新的经脉文献,显然会加以抄录和收藏。可以推见,《经脉》在利仓之子生前尚未写成。

简书《十问》主论养生,书中出现了许多古代帝王和名人的名字,如黄帝、尧、舜、禹、盘庚、齐威王、秦昭王、彭祖、曹熬、大成、容成、王子巧、耇老、师葵、文挚、王期等,还有天师之称,但不知名谁。说明托古之风已见于这些帛书撰著之时。

简帛书皆未著书名或篇名,而《史记》所载阳庆授书及《内经》引文已多有篇名、书名,亦是《内经》明显晚于简帛佚书的旁证。

2. 张家山汉简

1983年12月,湖北荆州地区江陵县张家山从三座西汉初年古墓葬中出土了大批竹简。据初步整理,这批竹简的内容有:

(1)汉律
(2)《奏谳书》
(3)《盖庐》
(4)《脉书》
(5)《引书》
(6)《算数书》
(7)《日书》
(8)历谱
(9)遣册

其内容涉及面甚广,包括从春秋到西汉初年的政治、军事、法律、经济、文化及医学、历法诸方面。《脉书》和《引书》为医学文献,据考其抄写年代不晚于汉高后二年(前186)。《脉书》63简2028个字,包括5种古佚书,其中3种同马王堆汉墓医书《阴阳十一脉灸经》、《阴阳脉死候》和《脉法》,另2种为《病候》和《六痛》(马继兴定名)。《病候》所或的60多种病症与马王堆医书相同者很多,许多古病名皆不见于《内经》,其命名方式亦显古朴。《脉书》所载脉象仅及盈、虚、动、静、滑、涩6种,治疗手段只提到灸法和砭石,未涉及针刺,说明《脉书》之作远远早于《内经》。《引书》与马王堆医书《导引图》有密切联系,后者计44图,每图皆有导引术式及题记,但无文字说明。《引书》导引术式已达65个,且皆有文字说明,是最为全面地记述秦汉以前导引术的一部古书。

导引出现于文献中,以《庄子》为最早。其《刻意》篇云:"吹呴呼吸,吐故纳新,熊经鸟伸,为寿而已。此导引之士,养形之人,彭祖寿考者之所好也。"《内经》中也多次提到导引,如《素问·异法方宜论》:"中央者……其病多痿厥寒热,其治宜导引按跻,故导引按跻者,亦从中央出也。"《素问·血气形志》:"形苦志乐,病生于筋,治之以熨引。"《素问·金匮真言论》:"故冬不按跻,春不鼽衄。"王冰注:"按谓按摩,跻谓如跻捷者之举动手足,是所谓导引也。"《内经》导引法之源已见。经中未载具体术式,或与"七损八益"一样,在其著书时《引书》、《导引图》、《天下至道谈》等书尚传于世,而未予复录。

3. 武威汉代医简

1972年,甘肃武威县旱滩坡的一座汉墓中出土一批简册,全部是医学内容。其中除蚀霉者外,尚存有完好的木简和木牍共92枚(包括个别残简)。尾简记有书名《治百病方》。其内容记述了医治内科、外科、妇科和五官科的若干医方,以及有关针灸的内容。针灸疗法大约只占9枚汉简。简文中载有"三里"、"肺俞"等穴位,并有针刺深度和留针的记载。如:"留箴,病者呼四五十乃出箴。""深四分,留箴,百廿息乃出箴,名曰肺俞。刺后三日,病愈平复。""膝下五寸分间荣深三分,留箴,如炊一升米顷出箴,名曰三里。"其针灸技术水平与《内经》所载相当,针法中关于留针时间的规定较《内经》更为具体而实用。

据考,《武威汉代医简》是东汉早期的墓葬品。它所反映该时代的针灸医学水平似已在《内经》之上。换言之,《内经》的多数篇章当早于武威汉简。

四、《内经》的成篇与成编

通过以上引述与论证,大体可知《内经》保存了大量的先秦古医经的思想和材料,也汇集了不同医学流派的理论。不同篇章的写作年代也会有先有后。经过长期积累,最后由一人或几人进行整理、修订,汇编为一部十八卷本的《黄帝内经》或《素问》与《九卷》。

(一)《内经》各篇撰写时间的大体分期

在借鉴前人研究成果的基础上，主要依据医学本身发展的历程与水平，参照史志、诸子学说印记、所引古经及医学流派等，来判断成篇时间的先后。

1. 有关经脉、针法内容的篇章

医学理论由浅入深，由粗到精，由低级向高级发展，是一条必然规律。因此从学术进步历程看篇卷产生的先后，当是一个比较可靠的办法。

显示经脉理论的完整之作为《灵枢·经脉》。现即首先考察它的撰写年代，并以之为标尺来推求相关篇章的成篇时间。如前所论，《灵枢·经脉》是由《足臂》和《阴阳》发展而来，从古朴的《足臂》到精详的《灵枢·经脉》，在当时的历史条件下估计至少需要数十年甚至更长的时间。特别值得注意的是马王堆和张家山两处汉墓均有《阴阳》，而皆不见较先进的《灵枢·经脉》。这种现象，以《灵枢·经脉》尚未问世来解释较为合理。如是，则《灵枢·经脉》诞生于马王堆三号汉墓墓主人利仓之子下葬之后，即公元前168年之后。《史记》仓公传部分所显示的经脉理论也远未达到《灵枢·经脉》的水平，证明《灵枢·经脉》问世当后于仓公行医年代许多年，或已延至西汉中期。

从《足臂》到《灵枢·经脉》的演进，结合《内经》有关篇章的载录，可以得到一些经脉理论发展情况，并据以确定《内经》某些篇章的写作年代。《灵枢·邪客》："手少阴之脉独无腧，何也？岐伯曰：少阴，心脉也。心者，五脏六腑之大主也……故诸邪之在于心者，皆在于心之包络。包络者，心主之脉也，故独无腧焉……其外经病而脏不病，故独取其经于掌后锐骨之端。其余脉出入屈折，其行之徐疾，皆如手少阴心主之脉行也。"《灵枢·邪客》已称十二脉，较《足臂》和《阴阳》前进了一步，但手少阴一脉无腧穴，又不及《灵枢·经脉》的十二条经脉皆有自己的腧穴之完整，处于过渡的中间状态。该篇所记载的手太阴之脉的脉气循行方向，起于指端终于肺，为向心的，基本与《足臂》、《阴阳》相合，不同于《灵枢·经脉》。《灵枢·邪客》之成篇晚于《足臂》、《阴阳》而早于《灵枢·经脉》。若此，则《灵枢·本输》所载"五脏六腑之腧，五五二十五腧，六六三十六腧"的经气流注次序亦皆为向心性的，如"肺出于少商……溜于鱼际……注于太渊……行于经渠……入于尺泽"，"心出于中冲(而非小指内侧的少海，所用为心主之俞)……溜于劳宫……注于大陵……行于间使……入于曲泽"等。说明本篇亦如《灵枢·邪客》，出于《灵枢·经脉》之前。同理，《灵枢·九针十二原》亦言"五脏五腧，五五二十五腧；六腑六腧，六六三十六腧"，且称"所出为井，所溜为荥，所注为腧，所行为经，所入为合"，指出了脉行的向心方向，亦当早于《灵枢·经脉》。

《灵枢·九针十二原》除论十二原和五输穴外，另一主要内容为九针。九针之论还见于《灵枢》和《素问》多篇，似皆可看做《灵枢·九针十二原》的同期或稍后之作，其中的晚者也会延至《灵枢·经脉》之后。

《灵枢·小针解》，系为《灵枢·九针十二原》针刺理论作解的篇章。其解有些不合原意，还有将"神乎神，客在门"错断成"神乎，神客在门"之处。显系一家之言，估计晚出《灵枢·九针十二原》很长时间。

《灵枢·官针》，阐述"九针之宜，各有所为，长短大小，各有所施"，围绕九针的应用，提出了"输刺"、"偶刺"、"半刺"等26种赋予名称的刺法，皆属规范的针法，故谓之"官针"。针法已臻详备，当属较后之作。

《灵枢·终始》，先论气口、人迎脉法，其说与《灵枢·经脉》同；刺法段中有"重舌，刺舌柱以铍针也"，属于九针的应用。篇中又有"必先通十二经脉之所生病，而后可得传于《终始》

矣”，表明该篇写定于《灵枢·经脉》稍后。

《灵枢·病传》，篇首即有“余受九针于夫子，而私览于诸方”句，于九针之外列举了导引行气等多种疗法，其疾病之传脏皆按五行相克之序。当是较《灵枢·九针十二原》稍后的作品。

《灵枢·外揣》，有“余闻《九针》九篇，余亲授其调，颇得其意。夫九针者，始于一而终于九”的开篇，继之强调九针应用之广：“小之则无内，大之则无外，深不可为下，高不可为盖，恍惚无穷，流溢无极……非独针道焉，夫治国亦然。”为发挥《灵枢·九针十二原》针道之作。

《灵枢·禁服》：“细子得受业，通于《九针》六十篇，旦暮勤服之，近者编绝，久者简垢。然尚讽诵弗置，未尽解于意矣。《外揣》言浑束为一，未知所谓也。”《灵枢·外揣》篇中确有“浑束为一”之语，则该篇自在《灵枢·外揣》之后矣。该篇详论寸口、人迎脉法，与《灵枢·经脉》篇齐等。

《灵枢·行针》：“余闻九针于夫子，而行之于百姓，百姓之血气各不同形，或神动而气先针行，或气与针相逢，或针已出气独行，或数刺乃知，或发针而气逆，或数刺病益剧，凡此六者，各不同形。”以下所述为体质阴阳与行针的关系。该篇亦属发挥《灵枢·九针十二原》、应用九针之作。

《灵枢·官能》：“余闻九针于夫子，众多矣不可胜数，余推而论之，以为一纪。”以下详论针刺理法。篇末雷公与黄帝问对之中，讨论了因材施教，提出了“行针艾”、“导引行气”、“唾痈呪病”、按摩等疗法，与《灵枢·病传》篇之“诸方”略同。其“唾痈呪病”，与帛书《五十二病方》治痈杂用祝由疗法不二，乃古法之余绪，持论与《灵枢·贼风》、《素问·移精变气论》之反对祝由者有异。本篇似为应用九针的较早篇章。

《灵枢·九针论》：“余闻九针于夫子，众多博大矣。”该篇全面阐述了9种针具的命名、规格、形状和用途，此内容为对《灵枢·九针十二原》九针的诠释。篇中“身形应九野”部分似与《灵枢·九宫八风》篇同一体系；其形志与病位关系及五脏气、六腑气、五味、五并、五恶、五液、五劳等与《素问》的《血气形志》篇或《宣明五气》篇重，且与九针不谐，疑为错简。

《素问》中言及九针的篇章也很多。《素问·离合真邪论》说：“余闻九针九篇，夫子乃因而九之，九九八十一篇，余尽通其意矣。”此表明《九针》之书，不仅是《灵枢·外揣》所言的9篇、《灵枢·禁服》所言的60篇，而更有81篇之数，且指出是“夫子”岐伯的发挥之作。此中透露了一个信息，即本篇的撰著者似曾见到拥有81篇之巨的文献《九针》，《九针》的部分内容保存于《内经》之中。《素问·离合真邪论》所讨论的问题仍未离开《灵枢·九针十二原》的针刺理论，特别重在诠释“气至”，并提出候气的有效方法。在重针法的同时，强调了“扪循三部九候之盛虚而调之”的重要意义，谓“刺不知三部九候病脉之处，虽有大过且至，工不能禁也”，“不知三部九候，故不能久长”。即针法与诊法并重。三部九候诊法在诊法理论中出现的时间次序，后文还要分析。

与《素问·离合真邪论》相近的是《素问·八正神明论》。《素问·八正神明论》的最后一句话是：“三部九候为之原，九针之论不必存也。”似更重三部九候诊法。观其语句，更有多处与《灵枢·官能》相关。《灵枢·官能》云：“用针之服，必有法则，上视天光，下司八正，以辟奇邪，而观百姓，审于虚实，无犯其邪……必知天忌，乃言针意。法于往古，验于来今，观于窈冥，通于无穷，粗之所不见，良工之所贵，莫知其形，若神髣髴。”《素问·八正神明论》云：“黄帝问曰：用针之服，必有法则焉，今何法何则？岐伯对曰：法天则地，合以天光……凡刺之法，必候日月星辰，四时八正之气，气定乃刺之……星辰者，所以制日月之行也。八正者，所以候八风之虚邪以时至者也。四时者，所以分春秋冬夏之气所在，以时调之……故曰：天忌不可不知也……法往古者，先知《针经》也。验于来今者，先知日之寒温，月之虚盛，以候气之浮沉，而调之于身，观其立有验也。观于冥冥者……通于无穷者……视之无形，尝之无味，故谓冥冥，若神髣髴。”两篇又皆论补泻方圆，虽持论正相反，《灵枢・官能》称“泻必用员”、“补必用方”，《素问・八正神明论》称“泻必用方”、“补必用员”，相反实亦相成也。《素问・八正神明论》显然后于《灵枢・官能》。

《素问・针解》，系诠释《灵枢・九针十二原》的另一篇作品，所解与《灵枢・小针解》有同有异，且更近于实用。其所解之“刺实须其虚者”、“刺虚须其实者”、“深浅在志者”、“远近如一者”、“如临深渊者”、“手如握虎者”、“神无营于众物”，原文在《素问・宝命全形论》。那么《素问・针解》篇必晚于《灵枢・九针十二原》和《素问・宝命全形论》。

《素问・宝命全形论》是未言九针的专论针法的篇章。篇中称：“针有悬布天下者五，黔首共余食，莫知之也。一曰治神，二曰知养身，三曰知毒药为真，四曰制砭石小大，五曰知腑脏血气之诊。五法俱立，各有所先。今末世之刺也，虚者实之，满者泄之，此皆众工所共知也。”这一段话，道出了古时某地曾向“天下”发布过有关治病规则的法令，似属官医机构的行为。这个时期较为久远，条令中有“制砭石小大”，表示砭石作为一种重要疗法仍在使用。对此等重要的法令，普通民众即所谓“黔首”的态度是不以为然。按，“黔首”是始自战国之末对庶民的称谓，至秦始皇二十七年（前220）即秦统一后的第2年，以政令形式颁布，可见黔首这个称呼通行于秦统一之后，如确有发布医疗条例的政令也应在这一时期。但不等于说《素问・宝命全形论》写于秦始皇之时，篇中又称“今末世之刺也”，表明那个发布政令的历史事件是作者的追述，而“末世”才是撰写本篇之时。因其未言九针，或在诸九针篇之前已写成，可视为《内经》中较早之作。

再回头看有关经脉的篇章。若以《灵枢・经脉》系《足臂》、《阴阳》经长期发展后的完善之作，那么论述十二经别、十二经水、十二经筋和十二皮部的《灵枢・经别》、《灵枢・经水》、《灵枢・经筋》和《素问・皮部论》则可视为对《灵枢・经脉》的进一步补充，在其同时或之后写成。《灵枢・经水》篇有留针具体时间的记载，如“足阳明刺深六分，留十呼”等，当为成篇在后的一个标志。

在十二经脉之外，还有一些经脉知识散记于各篇，亦当看做是对经脉体系的进一步构筑。

《灵枢・脉度》记载了十二经脉和跻脉、督脉、任脉的长度，并详述了跻脉的起止和循行路线。文中有“跻脉有阴阳，何脉当其数？”“男子数其阳，女子数其阴，当数者为经，其不当数者为络也”的古朴提法。

《灵枢・寒热病》：“阴跻、阳跻，阴阳相交，阳入阴，阴出阳，交于目锐眦。”篇中还有“臂阳明”、“臂太阴”之称，与“手阳明”、“手太阴”共存，似古经之遗文。

《灵枢・逆顺肥瘦》所述经脉循行方向与《灵枢・经脉》同：“手之三阴，从脏走手；手之三阳，从手走头；足之三阳，从头走足，足之三阴，从足走腹。”同时详细记载了冲脉“其上”、“其下”和“其前”各支的走行和功能。

《灵枢・五音五味》简述了冲脉和任脉的循行路线，“会于咽喉，别而络唇口”，以此来解释男人生须女人无须的原因。篇中还论证了“宦者”不生须的原因。“宦者”是汉中期以后才有的称谓，似可指示本篇的撰著年代。

《素问・痿论》提到了冲脉、督脉的作用和与各纵行经脉相交的带脉，但未交代带脉的走行路线。《素问·刺腰痛论》中载有“阳维之脉”、“阴维之会”,亦未描述其起止。同篇还有“解脉”,“同阴之脉”、“衡络之脉”、“会阴之脉”、“直阳之脉”、“飞阳之脉”、“昌阳之脉”、“散脉”、“束脉”、“肉理之脉”等古老的名称或一些脉的别名,其中仅阴维、阳维被后人归入“奇经八脉”之中。

此外,《内经》部分篇章还描述了所在部位的一些经络现象。《灵枢·血络论》提出了“刺血络而仆”,“血出而射”,“血少黑而浊”,“血出清而半为汁者”,“发针而肿者”等不同表现;《灵枢·阴阳清浊》提出十二经脉“五色各异,清浊不同”,“清者其气滑,浊者其气涩”;《灵枢·动输》提出了“经脉十二,而手太阴、足少阴阳明独动不休”的脉体搏动现象。《素问·经络论》亦谓:“络脉之见也,其五色各异,青黄赤白黑不同。”这些记载,皆可视为《灵枢·经脉》篇后进一步观察研究的成果。

《素问》中有两篇经文是解释经脉病候的。其一是《素问·阳明脉解》篇,另一个是《素问·脉解》篇。两篇中以《素问·脉解》的释文较长,它依足太阳、足少阳、足阳明、足太阴、足少阴、足厥阴之次序,分解各脉之病候,其顺序与《阴阳》大同而小异,仅有少阴与厥阴之位互移,而与《灵枢·经脉》大异。所列脉候,亦多同于《阴阳》;其不见于《阴阳》而见于《灵枢·经脉》的仅属个别例子,如“狂颠疾”。尚有不见于《阴阳》、《灵枢·经脉》而见于《足臂》者,如释足阳明脉候的“胫肿而股不收”,仅于《足臂》中寻到有近于胫肿的“膝中肿”之症。由于《素问·脉解》所释病候不同于《灵枢·经脉》所载,故引起王冰及林亿的怀疑。王冰说:“此一篇殊与前后经文不相连接,别释经脉发病之源,与《灵枢经》流注略同,所指殊异。”《新校正》云:“详此篇所解,多《甲乙经》是动所生之病,虽复少有异处,大概则不殊矣。”看来,《足臂》、《阴阳》已早佚,王冰、林亿等未尝见到,故发此语。显然,《素问·脉解》所据本晚于《足臂》、《阴阳》而早于《灵枢·经脉》。《素问·脉解》首句即称“太阳所谓肿腰脽痛者,正月太阳寅,寅太阳也。正月阳气出在上而阴气盛,阳未得自次也,故肿腰脽痛也”,句中文气一贯,“寅太阳”与后“阳明者午也”、“太阴子也”相呼应,故“正月太阳寅”不似后人所改、所加。以正月为岁首,系汉武帝太初元年(前104)所颁布的“太初历”所改定(原秦颛顼历以一月为岁首)。这样本篇当写于太初元年之后。《灵枢·阴阳系日月》论二十二脉(足十二、手十)与十二月相配属,亦有“寅者,正月之生阳也”的说法。其配属关系,因以手经配十干,只有以左右足经配月份,而与本篇小异。但皆属同一时期作品。

《素问·阳明脉解》仅注释了足阳明一脉的病候。所注的“恶人与火,闻木音则惕然而惊”,“弃衣而走,登高而歌”几症,仅为《阴阳》及《灵枢·经脉》阳明病候的一小部分。观其释文,又与《素问·脉解》大异。《素问·脉解》释病全用阴阳,而《素问·阳明脉解》又加用了五行。如释“闻木音则惕然而惊”,《素问·脉解》云:“阳气与阴气相薄,水火相恶,故惕然而惊也”;《素问·阳明脉解》云:“阳明者胃脉也,胃者土也,故闻木音而惊者,土恶木也”。由是,可以认为本篇当在《素问·脉解》和《灵枢·经脉》之后。

下面再考察一下《内经》中有关腧穴的篇章。古佚书《足臂》、《阴阳》、《脉法》等皆未出现腧穴,《史记·扁鹊传》提到了“三阳五会”,但只此一穴,名称亦不见于其他医籍和《内经》。如果说,《扁鹊传》多采自传说,那么《仓公传》的“诊籍”则是实录,可信度甚大。仓公“诊籍”载多次灸刺治病,皆为“灸其少阴脉”,“灸其足蹶阴之脉”,“刺其足心”之类,未提穴名。仓公在教授徒弟时也曾“论俞所居”,即核定腧穴在经脉上的具体位置。说明仓公之时,经脉已基本定型,而腧穴正处于厘定过程中。

《内经》诸篇称腧穴数皆为一个定数——三百六十五,犹如十二经是应十二月之数一样,腧穴所应的是一年的日数:“气穴三百六十五,以应一岁”(《素问·气穴论》),“节之交,三百六十五会”(《灵枢·九针十二原》)。集中讨论腧穴的,《灵枢》有《本输》、《根结》、《背腧》、《寒热病》等篇,《素问》有《气穴论》、《气府论》、《骨空论》、《血气形志》、《水热穴论》等篇。《灵枢》论穴诸篇所载皆为特征性腧穴,如十二原穴、五输穴等,详列腧穴反在《素问》的《气穴论》、《气府论》两篇之中,但所载穴名远不足三百六十五之数。经穴诸篇写定时间估计皆在《灵枢·经脉》的同时或稍前稍后。

关于背俞穴,《素问·血气形志》以草度之法所测出的心俞、肝俞、脾俞、肾俞,与《灵枢·背腧》及《素问·气府论》足太阳循背之脏俞位置不同,似为更古之说,未经后人修正。另外,关于经脉气血的运行,载于《灵枢》的《五十营》、《营气》、《脉度》、《营卫生会》、《卫气行》等篇。各篇皆提出营卫的运行如环无端的观点,营气沿十二经脉和任督二脉一昼夜运行五十周,卫气循十二经脉及阴阳跻脉昼夜各行二十五周。亦当为《灵枢·经脉》篇之后的著作。关于经脉气血多少,见于《素问·血气形志》、《灵枢·九针论》、《灵枢·五音五味》、《灵枢·经水》、《灵枢·阴阳二十五人》等篇。十二经表里关系,载于《素问·血气形志》。十二经根结、经气开阖,载于《灵枢·根结》和《素问·阴阳离合论》。十二经标本气街载于《灵枢·卫气》。人体四海理论载于《灵枢·海论》。这些篇章都需在十二经脉模式已定,腧穴亦具一定规模之后方能写就。

刺禁理论的产生,当源于长期针刺治疗实践的经验教训及解剖学的进步,故刺禁诸篇当晚于载刺法的一些篇章。载刺禁的篇章有:《素问·刺禁论》、《素问·诊要经终论》、《素问·四时刺逆从论》、《灵枢·终始》。

2. 有关诊法的篇章

“言而可知,视而可见,扪而可得”(《素问·举痛论》)的诊察疾病方法,其来源亦甚久远。《素问·移精变气论》:“上古使僦贷季,理色脉而通神明,合之金木水火土四时八风六合,不离其常,变化相移,以观其妙,以知其要,欲知其要,则色脉是矣。”《内经》诊法内容至为丰富,仅就切诊来说就有切脉、诊尺肤、触按脉体及病处等数种;切脉又有寸口人迎合诊法、三部九候诊法、独取寸口法之分。各异的诊法分载于不同的篇章,其中也有古近之分。“三部九候为之原,九针之论不必存也”(《素问·八正神明论》),传出了重诊法学派的信息,同时也表明三部九候诊法产生于九针论之后。马王堆汉墓帛书的《脉法》和张家山汉墓简书的《脉书》,皆有诊法段落,但比较单纯,仅诊察“有过之脉”,脉象只有盈、虚、滑、涩、静、动6种。《史记》所载仓公“诊籍”中的诊法,与《内经》殊异,所引“脉法曰”的文句亦不见于简帛书中的《脉书》。仓公的脉法颇费解,显在《内经》之前。

寸口人迎合诊法,是一种从脉的盛衰之势来比较寸口(阴)与人迎(阳)二脉差异的简单诊法,当属于早期出现的诊脉法。寸口人迎合诊法载于《灵枢》的《终始》、《经脉》、《禁服》、《四时气》、《五色》等,以及《素问·六节藏象论》篇尾一段。《内经》所引古经文献有名为“终始”者,《灵枢·终始》当为发挥古经《终始》之作。篇中说:“终始者,经脉为纪,持其脉口人迎,以知阴阳有余不足,平与不平,天道毕矣。”即以经脉理论为基础,探讨足阳明的人迎脉和手太阴的脉口(即寸口脉)二者之间的盛衰与疾病的关系,如说“人迎与太阴脉口俱盛四倍以上,命曰关格,关格者与之短期”等。据此诊法而定补泻原则的应用,还要求“必先通十二经脉之所生病,而后可得传于《终始》矣”。这个指令在《灵枢·经脉》中有明白的兑现。《灵枢·经脉》篇的每条经脉的“所生病”后,都有人迎、寸口大小比例的描述,分别代表阴经、阳经之脉。看来,十二经脉的体系构筑完成之时,寸口人迎合诊法也随之产生了,故二者同处一篇。

《灵枢·禁服》所论寸口人迎诊法与《灵枢·终始》篇同。篇中交代雷公是在诵读《九针六十篇》,致"近者编绝,久者简垢"之后,又向黄帝请教此"约方"诊法的。《灵枢·终始》、《灵枢·经脉》、《灵枢·禁服》三篇中,《灵枢·终始》无问答句式,另两篇俱为雷公发问黄帝作答,似皆为黄帝雷公学派的产物。《素问·疏五过论》同为黄帝雷公问对,亦引古经《终始》:"凡诊者,必知《终始》,有知余绪,切脉问名,当合男女","决以《明堂》,审于《终始》,可以横行"。同引古经《终始》之论,必有内在联系。另外,《灵枢·四时气》谓:"持气口人迎以视其脉,坚且盛且滑者病日进,脉软者病将下,诸经实者病三日已。气口候阴,人迎候阳也。"又提出了"坚"、"滑"之脉象,较《灵枢·终始》等三篇又进了一步。《素问·六节藏象论》有关寸口人迎诊法一段,内容同《灵枢·终始》、《灵枢·禁服》,但与前段所论藏象文义不相属,不知何故并于一篇。

诊尺肤为另一古老诊法。专论尺肤诊法的是《灵枢·论疾诊尺》,《灵枢》的《邪气脏腑病形》和《素问》的《脉要精微论》、《平人气象论》也有所记述。《史记》仓公传部分"诊籍"第十九,记仓公诊临菑女子薄吾病,"切其脉,循其尺,其尺索刺粗,而毛美奉发,是虫气也",与《灵枢·论疾诊尺》所载"肘后粗以下三四寸热者,肠中有虫"条义相近。尺肤诊法通行于西汉年间,仓公向弟子传授的《五诊》中或即有此种诊法。《灵枢·论疾诊尺》还记有一条寸口人迎合诊法,两条尺肤人迎合诊法,一条诊妊娠脉法。篇中无寸口诊脉法。看来,该篇写成较早,但不会早于《灵枢·终始》。

三部九候诊法继九针而诞生。《素问·三部九候论》说:"余闻九针于夫子,众多博大,不可胜数。余愿闻要道,以属子孙,传之后世。"这传于后世的除九针外,便是取"天地之至数,始于一,终于九"之意的三部九候脉法。《素问·三部九候论》除言三部与九候的部位及所候脏腑外,对脉的形象亦举出多种,其数量多于寸口人迎合诊法,尚少于寸口诊法。引人注意的是,篇中记载了"弹脉法":"以左手足上,上去踝五寸按之,庶右手足当踝而弹之(臣亿等按:《甲乙经》及全元起注本并云:以左手足上去踝五寸而按之,右手当踝而弹之),其应过五寸以上,蠕蠕然者不病;其应疾,中手浑浑然者病,中手徐徐然者病;其应上不能至五寸,弹之不应者死。"此种弹脉法昉见于古佚书《脉书》中:"相脉之道,左□□□□□案之,右手直踝而簟(弹)之。它脉盈,此独虚,则主病;它脉滑,此独衛(涩)则主病;它脉静,此独动,则生病。"其承继关系是很明了的。本篇虽保存了古经的内容,但观篇后部言真脏脉和其他死脉,以及治经、治络、治经络、缪刺、节而刺之等细致治病之法,此篇写定时间又不会很早,约稍迟于《灵枢·终始》、《灵枢·经脉》诸篇。

《内经》中论寸口诊法的篇章最多,内容也最丰富。《素问》的《脉要精微论》、《平人气象论》、《玉机真脏论》是寸口脉的专篇,《素问》的《阴阳别论》、《大奇论》和《灵枢》的《邪气脏腑病形》等篇中,也列举了多种主病的脉象。"气口独为五脏主"句,则出于《素问·五脏别论》,但该篇未详载脉诊内容。除《素问·五脏别论》外,诸篇详论了寸口脉的至数、脉形、脉重胃气、脉应四时和平病死脉。所描述的脉象已达数十种,标志着脉诊的新发展。寸口脉诸篇当属诊法中的晚出之作。方便实用的寸口脉诊法,至《难经》发展成"独取寸口",明确定出寸、关、尺,并将三部九候说移植到寸口脉上,即以寸口分寸、关、尺三部,每部皆有浮、中、沉,而为三部九候。

《内经》中论望诊的专篇是《灵枢·五色》,也属黄帝与雷公问对。篇中详言颜面分部望诊及五色诊。望色诊病,来源也甚古,扁鹊尝有望齐侯之色,以后还有专著《五色诊》问世,成为阳庆授给仓公的医书之一。就其名字而言，《五色诊》有可能是《灵枢·五色》的祖本，这当然有待文物的证实。《灵枢·五色》中还兼论了寸口人迎诊脉，还有“风者，百病之始也”亦见于《素问·生气通天论》、《素问·骨空论》的句子。从全文看，本篇写定或改定的时间又不会太早，约与《经脉》同期。《素问·五脏生成》、《素问·脉要精微论》、《素问·玉版论要》等篇中，皆含色诊的段落，当系与《灵枢·五色》同期或稍后之作。

3. 有关脏腑器官结构与功能的篇章

《内经》对人体结构的描述，主要通过“度量切循”和“解剖而视之”，但也不乏“司外揣内”以及人为设定的产物，对人体复杂的生命现象和器官功能的认识尤其如此。一般来说，粗言人体结构与功能的篇段应先期出现，而精心构建人体结构与功能模式，如“四时五脏阴阳”者应产生于后期。据此可以初步为藏象诸篇排序。

“脏腑之在胸胁腹里之内也，若匣匮之藏禁器也，各有次舍，异名而同处，一域之中，其气各异……夫胸腹，脏腑之郭也。膻中者，心主之宫城也。胃者，太仓也。咽喉、小肠者，传送也。胃之五窍者，闾里门户也。廉泉、玉英者，津液之道也。故五脏六腑者，各有畔界，其病各有形状。营气循脉，卫气逆为脉胀，卫气并脉循分为肤胀。”(《灵枢·胀论》)

“五脏六腑，心为之主，耳为之听，目为之候，肺为之相，肝为之将，脾为之卫，肾为之主外。”(《灵枢·五癃津液别》)

“五脏六腑，肺为之盖，巨肩陷咽，候见其外。五脏六腑，心为之主，缺盆为之道，䯏骨有余，以候髑骬……肝者主为将，使之候外，欲知坚固，视目小大……脾者主为卫，使之迎粮，视唇舌好恶，以知吉凶……肾者主为外，使之远听，视耳好恶，以知其性……六腑者，胃为之海，广骸、大颈、张胸，五谷乃容；鼻隧以长，以候大肠；唇厚、人中长，以候小肠；目下果大，其胆乃横；鼻孔在外，膀胱漏泄；鼻柱中央起，三焦乃约。”(《灵枢·师传》)

“脏有要害，不可不察。肝生于左，肺藏于右，心部于表，肾治于里，脾为之使，胃为之市。鬲肓之上，中有父母，七节之傍，中有小心。从之有福，逆之有咎。”(《素问·刺禁论》)

此数篇载脏腑器官内容皆属简单的描画及对其功能的初步推测。“肝生于左，肺藏于右”，可能本自某种古老的说法。“七节之傍，中有小心”，也是一个长期争论不休的问题。显示出其说法的朴素性。与纳入阴阳五行体系后的四时五脏阴阳系统结构相照，则有明显的先后之别。就诸篇的写定年代来说，因其篇内有经穴、四海的内容，则不会早于《灵枢·经脉》。《灵枢·师传》中有“《本脏》以身形支节䐃肉，候五脏六腑之小大焉”句，又表明其出于《灵枢·本脏》之后。

再从各篇所提出脏腑数目来看其成篇的先后。《内经》中有九脏、十一脏、十二脏以及奇恒之府等不同说法。如《素问》的《六节藏象论》和《三部九候论》皆云“形脏四”，“神脏五”，“合为九脏”。按“九脏”之说，最初见于《周礼》，其《天官·冢宰》说：“疾医掌万民之病……以五味、五谷、五药养其病，以五气、五声、五色视其死生。两之以九窍之变，参之以九脏之动。”但《周礼·天官》未言及九脏的构成。王冰在“形脏四，神脏五”下注云：“形脏四者，一头角，二耳目，三口齿，四胸中也。形分为脏，故以名焉。神脏五者，一肝，二心，三脾，四肺，五肾也。神藏于内，故名焉。”分九脏为形脏与神脏，可以看做是“九脏”说的延续，表明两篇存有古意。但“九脏”说在《素问·六节藏象论》中杂于篇首运气一节中，该篇乃主论十一脏，后有寸口人迎诊法，三部分内容彼此不相关，文义不相属，恐系传抄者所并合。就十一脏“藏象”一节而论，属典型的四时五脏阴阳，成文当较晚。

十一脏包括肝、心、脾、肺、肾五脏和胆、胃、大肠、小肠、膀胱、三焦六腑。五脏六腑说在

《内经》中最多见,占有主导地位。《素问·六节藏象论》的十一脏,论述了以五脏为本、为中心,各有其充、其华之形体组织,性分阴阳太少,并与阴阳四时(五时)相合,但未提脏腑间的配属。《素问》的《阴阳应象大论》、《金匮真言论》、《脏气法时论》等论五脏阴阳五行的节段,也未见脏与腑相关的文字。直接描述脏腑相合的文字见于《灵枢》的《本输》和《本脏》两篇。《灵枢·本输》谓"肺合大肠","心合小肠","肝合胆","脾合胃","肾合膀胱",而称三焦"属膀胱,是孤之府也"。《灵枢·本脏》则谓"肾合三焦、膀胱",三焦也与脏相配,不再是孤府。《灵枢·本输》成篇较早,前已提及。《灵枢·本脏》除论脏腑相合及其外应之外,更多地是论五脏小大、高下、坚脆、端正偏倾和六腑的小大、长短、厚薄、结直、缓急与疾病及寿命的关系。篇首还概述了人的血气精神、经脉、卫气、志意、五脏、六腑的各自特殊功用。又称"五脏者,所以参天地,副阴阳,而连四时,化五节者也",实为藏象学说的总结和发挥之作。

言脏数十二者,主要是《素问·灵兰秘典论》,加膻中于十一脏之中而成十二官、十二脏。篇中以朝廷的官职喻脏腑器官的分工,但并未将所有器官都落实到官职上。其具体做法是,有可喻之官则言官职名,如心之君主、肺之相傅、肝之将军、膻中(心包)之巨使;无相应之官名则喻以职能,如胆之中正、脾胃之仓廪、大肠之传道、小肠之受盛、肾之作强、三焦之决渎、膀胱之州都。有学者谓中正、州都是魏晋时才有的官职,遂定此篇为后人所撰,恐属穿凿。中正取意为公正,州都即洲渚,为江河中之小洲,可蓄可泄,皆不可硬解为官名,而索求于后世王朝。膻中即心包络,为手厥阴心主脉所属之脏。十二脏配十二经,与《灵枢·经脉》一致,或出其前后。

《素问·五脏别论》告诉人们,器官名脏还是名腑以及脏腑的数目曾有一个争议阶段。"余闻方士,或以脑髓为脏,或以肠胃为脏,或以为腑",道出了懂些医术的方士们曾主张将脑髓和肠胃列入脏的队伍。岐伯学派对此颇不以为然,将脑、髓、骨、脉、胆和女子的胞宫另划一类,称为"奇恒之府",六腑中除胆以外的五腑称为"传化之府",前者其气象地,后者其气象天。这种独特的分类法为《素问》、《灵枢》两经中所仅见。本篇从引燕齐海上方士之说来看,来源似久远,但篇中主旨为提出脏腑器官分类新说,故称"别论",又有"气口何以独为五脏主"的问答,表明成篇时间还是较晚的。

关于脾的主时,《内经》多数篇章皆称"脾主长夏"。但《素问·太阴阳明论》说:"脾者,土也,治中央,常以四时长四脏,各十八日寄治,不得独主于时也。"提出了脾的另一种主时制,未尝见于西汉及其前的著作,而与东汉初年《白虎通·五行》所谓"土王四季各十八日,合九十日为一时,王九十日。土所以王四季何?木非土不生,火非土不荣,金非土不成,水非土不高,土扶微助衰,历成其道,故五行更王,亦须土也。王四季,居中央,不名时",如出一辙。说明《素问·太阴阳明论》属晚出,约成于西汉末,或经东汉人的修改补充才能如此。另外,《素问·刺要论》也有相同的说法:"肉伤则内动脾,脾动则七十二日四季之月,病腹胀烦不嗜食。"王冰注:"脾之合肉,寄王四季……七十二日四季之月者,谓三月、六月、九月、十二月各十二日后,土寄王十八日也。"则《素问·刺要论》及与其内容相差无几的《素问·刺齐论》,亦属晚出之作。

切循度量和解剖的实测记录载于《灵枢》的《脉度》、《骨度》、《肠胃》、《平人绝谷》篇。《灵枢·脉度》成篇时间,前已提及因其记述了跻脉起止和循行路线,而定于《灵枢·经脉》之后。其实,《灵枢·脉度》测量了手之六阳、手之六阴、足之六阳、足之六阴和跻、督、任所有经脉的长度,也必在确定了十二经脉和跻、督、任的走行之后才能进行。《灵枢·骨度》篇称:"《脉度》言经脉之长短,何以立之",说明当写于《灵枢·脉度》稍后。《灵枢·脉度》所测之人身高八尺，《灵枢·骨度》所测之人身高七尺五寸，当为实测的记录，非为臆度可知。《灵枢·骨度》说："缺盆以下至䯏骬长九寸，过则肺大，不满则肺小。䯏骬以下至天枢长八寸，过则胃大，不及则胃小……"是据骨的长度定内脏器官的大小，可为《灵枢·本脏》所言脏腑小大高下的基础。

《灵枢·肠胃》和《灵枢·平人绝谷》两篇，是对人体消化道有关器官的长度和容积的记录，其精确度较高。两篇虽无明确的撰著时间标志，但与《灵枢·骨度》同为黄帝伯高问对，三篇可能为同期作品，且出于一人之手。

主论精神气血津液的篇章有《灵枢》的《决气》、《本神》、《五癃津液别》等。《灵枢·决气》在唐本《灵枢》名《精神五脏论》，居首篇的位置。《灵枢·决气》所论的"六气"为精、气、津、液、血、脉，其论精与《灵枢·本神》篇相类，论气血与《灵枢·营卫生会》篇通，论津液又类《灵枢·五癃津液别》，唯"脉"亦称为六气之一，其说似甚古朴，后人未有从之者。《灵枢·本神》保留了较古老的关于魂魄的概念："随神往来者谓之魂，并精而出入者谓之魄。"这里的魂与魄和同篇后部属肝的魂和属肺的魄含义不同，不在五志圈内，其义可能源于《左传》。《左传·昭公七年》："人生始化曰魄，既生魄，阳曰魂。用物精多则魂魄强，是以有精爽至于神明。"唐代孔颖达疏："魂魄，神灵之名，本从气而有。形气既殊，魂魄各异。附形之灵为魄，附气之神为魂也。附形之灵者，谓初生之时，耳目心识，手足运动，啼呼为声，此则魄之灵也；附气之神者，谓精神性识渐有所知，此则附气之神也。"《左传·昭公二十五年》也说："心之精爽，是谓魂魄；魂魄去之，何以能久？"《灵枢·本神》中关于养生的一段描述也颇有古意："故智者之养生也，必顺四时而适寒暑，和喜怒而安居处，节阴阳而调刚柔，如是则僻邪不至，长生久视。""长生久视"四字曾先后出现于老子《道德经·五十九章》、《荀子·荣辱》和《吕氏春秋·孟春纪·重己》。四字可能是战国时期形容长寿的常用语。但《灵枢·本神》的理论主要还是为针法服务，开篇即言"凡刺之法，先必本于神"，近尾又说"是故用针者，察观病人之态，以知精神魂魄之存亡得失之意，五者以伤，针不可以治之也"。当为与记述针法篇章同时或稍后之作。

《灵枢·五癃津液别》篇叙事方式较朴素，如"天暑衣厚则腠理开，故汗出"，"天寒则腠理闭，气湿不行，水下留于膀胱，则为溺与气"。篇中还有简略概括脏腑器官功能的内容，意味着确系描述人体结构与功能的早期作品。

《内经》中论述了大量的有关人的素体即体质的内容，集中见于《灵枢》的《逆顺肥瘦》、《五变》、《本脏》、《论勇》、《卫气失常》、《阴阳二十五人》、《通天》和《素问》的《逆调论》等，还有一些散在的记载。其中，《五变》、《论勇》和《论痛》是黄帝少俞问对，《卫气失常》和《阴阳二十五人》为黄帝伯高问对，《通天》是黄帝少师问对。

《灵枢·逆顺肥瘦》和《灵枢·本脏》，因有经脉流注、脏腑相合等内容，前已定为晚于《灵枢·经脉》的作品。少俞问对的三篇中，《灵枢·五变》言"因形而生病"，列举风厥漉汗、消瘅、寒热、痹、肠中积聚等病的形质特点，未涉阴阳五行，但篇末有"先立其年，以知其时……当年有冲通，其病必起"，类于运气学说的字句；《灵枢·论勇》篇则以五色五季相乘之理解释疾病的发生，以形容知勇怯；《灵枢·论痛》以皮肉筋骨的状态定其是否耐痛，以肠胃之厚薄坚脆定其是否耐毒。三篇皆围绕形体特点立论，类于《灵枢·本脏》，可视为同期之作。

伯高问对的《灵枢·卫气失常》篇，提出常人之外有"膏人"、"肉人"、"脂人"，其病寒热有异，施治亦不同。篇中还有卫气运行失常和胸腹取穴，以及望五官而知皮肉筋骨病的内容。《灵枢·阴阳二十五人》将人的类型加以五行化，每一型再以五音为标志分为五小型，而成二十五型。文中有“土形之人，比于上宫，似于上古黄帝”，这样一来便有了两个黄帝，不得已以“上古黄帝”充数，以自圆其说。实则暴露了书非黄帝时作，本篇非黄帝与臣子的对话。《灵枢·通天》虽为黄帝与少师的问对，但其内容与《灵枢·阴阳二十五人》相呼应。视《灵枢·卫气失常》所载诸穴名及针法之成熟，《灵枢·阴阳二十五人》和《灵枢·通天》的浓厚的阴阳五行色彩，知三篇皆为后期之作。

《素问·逆调论》以阴阳水火立论，释人身自有的寒热。既引古经《下经》，亦涉经脉、络脉及五行相胜。所言病名如“肉苛”、“肉烁”虽较古，“骨痹”之挛节症亦不见于他篇，但当写成于经络理论成熟之后。

4. 有关养生及寿夭的篇章

养生的目的是增进健康和延长寿命，故经中养生的篇章多提及人的寿夭。论寿夭的篇章亦暗喻养生之理。具代表性的篇章有：《素问》的《上古天真论》、《四气调神大论》、《阴阳应象大论》，《灵枢》的《天年》、《寿夭刚柔》及《本神》等篇。

《素问·上古天真论》以上古养生之士寿命过百，今时之人不讲养生半百而衰，两相对照，展开了养生问题的讨论。文中虽有“美其食，任其服，乐其俗”，“其民故曰朴”等近似老子《道德经》的文句，有真人、至人、圣人、贤人等类于《庄子·天下篇》之人事，其源头可谓久远，然至论及生长发育衰老则广涉脏腑经脉，包括冲任二脉，是知该篇需待经脉脏腑理论较完整之后方能写就，即完成道家养生学向医学养生学的过渡。本篇的排序《新校正》云：“按全元起注本在第九卷，王氏重次篇第，移冠篇首。”既移本篇为《素问》首卷首篇，编次者就得增补交代君臣问答缘起的话，即“昔在黄帝，生而神灵，弱而能言，幼而徇齐，长而敦敏，成而登天。乃问于天师曰……”此段话原载《史记·五帝本纪》和《大戴礼记》，次注者三冰抄录于此，并改“成而聪明”为“成而登天”。登天即成仙，显系“弱龄慕道”者王冰之意。既是王冰所加、所改，便不能以此段话作为断代的依据。

《素问·四气调神大论》深受“道法自然”的影响，分四时以述养生之道。四时以春少阳、夏太阳、秋少阴、冬太阴(原文太阴、少阴互倒)为序，全无五行色彩，亦未涉及经脉。故该篇可能写成较早，即早于《素问·上古天真论》。

《素问·阴阳应象大论》养生一节的内容是“七损八益”：“能知七损八益，则二者可调，不知用此，则早衰之节也。年四十，而阴气自半也，起居衰矣。年五十，体重，耳目不聪明矣。年六十，阴痿，气大衰，九窍不利，下虚上实，涕泣俱出矣。故曰：知之则强，不知则老，故同出而名异耳。智者察同，愚者察异，愚者不足，智者有余，有余则耳目聪明，身体轻强，老者复壮，壮者益治。”现对照一下马王堆汉墓简书《天下至道谈》：“气有八益，有(又)有七孙(损)，不能用八益去七孙(损)，则行年四十而阴气自半也，五十而起居衰，六十而耳目不葱(聪)明，七十下枯上涚(脱)，阴气不用，淉泣留(流)出。令之复壮有道，去七孙(损)以振其病，用八益以贰其气，是故老者复壮，壮者不衰。”接着详述了八益和七损的名称和做法。不难看出，两文的结构、内容和用语极其相似。《素问·阴阳应象大论》未载七损八益具体方法，可能是因为当时《天下至道谈》尚传世，故未予复述。说明《素问·阴阳应象大论》祖述《天下至道谈》，从房中养生来调节阴阳。其养生一节最后说：“是以圣人为无为之事，乐恬憺之能，从欲快志于虚无之守，故寿命无穷，与天地终，此圣人之治身也。”受老庄道家养生思想的影响是非常明显的，可能为汉初黄老之学兴盛的体现。

《灵枢·天年》以面相定寿夭，将人的一生划成十段，至百岁而终，所述各段状态大抵符合人的生长壮老已全过程。其中言“四十岁，五脏六腑十二经脉皆大盛以平定，腠理始疏，荣华颓落，发颇斑白，平盛不摇，故好坐”等，与《素问·上古天真论》、《素问·阴阳应象大论》两篇理论相通，看来皆成于脏腑经脉体系已确定之后。《灵枢·寿夭刚柔》与《灵枢·天年》理论一致，论证了不满三十、不满二十而死的原因，是“墙基卑，高不及地”，亦源于禀赋。该篇中的刺经、刺络、刺荥输及“久痹不去身者，视其血络，尽出其血”，还有寒痹熨法等古朴的药物制取和治疗方式，说明该篇撰著似在《灵枢·经脉》稍后。

5. 有关疾病发生与演变的篇章

述疾病的发生与演变即病因病机的篇章，《灵枢》有《病传》、《顺气一日分为四时》、《贼风》、《百病始生》、《忧恚无言》、《九宫八风》、《岁露论》、《大惑论》，《素问》有《生气通天论》、《标本病传论》篇等。

《灵枢·百病始生》在《内经》中是一篇比较完整地阐述病因和发病的篇章。该篇提到的致病因素有风、雨、寒、暑、清、湿、喜、怒、房事，分别伤及人体不同部位。外邪入侵按皮肤、络脉、经脉、背俞、伏冲之脉、募原的层次深入体内；内生之邪如忧思忿怒则伤心肝；另有入房伤肾。疾病的发生以经络脏腑理论为基础，叙述较简朴，成篇时间或与《灵枢·经脉》相当。

《灵枢·贼风》篇认为疾病起于“因加而发”，即有故邪加上新受邪气，而非鬼神之事，故视“祝由”为先巫之术。此与《素问·移精变气论》所说远古人病单纯、轻浅，可“移精祝由”，当今之世，疾病复杂深重，“小病必甚，大病必死，故祝由不能已也”，颇为一致，皆认为是过时的疗法，应该淘汰。而《五十二病方》中记有大量的祝由咒语，反差如此之大，绝不是在短时间内可做到的。如从秦汉之际向后推一百年，那就已是西汉中期了。

《灵枢·九宫八风》由于正文前有九宫图，曾被认为是东汉之后的作品，自安徽阜阳汝阴侯墓(汉文帝初年下葬)出土的与九宫图完全一致的九宫占盘，则打破了这一成见。该篇不是成篇较晚，而是可能较早，可能为汉初。篇中所述的“太一”占法发生于战国或西汉，所载八风的名称与《吕氏春秋》、《淮南子》所载皆不同。《灵枢·岁露论》和《灵枢·九针论》也载有“太一”和八风，三篇当为同期之作。

《灵枢·忧恚无言》和《灵枢·大惑论》皆从疾病发生的角度，探讨器官的结构与功能。前者描述了与发声有关的咽、喉、唇、舌、悬雍垂、颃颡、横骨等的功能，后者描述了与视觉有关的瞳子、黑眼、血络、白眼、约束的功能，为载官窍篇章之补充。《灵枢·忧恚无言》谓“会厌之脉，上络任脉，取之天突”。《灵枢·大惑论》以卫气的运行论睡眠。则此二篇皆当写成于后期。《灵枢·大惑论》所云“清泠之台”、“东苑”，似为某一都城的建筑，如能考出其所在，会有助于确定其撰写的时间和地点。

《灵枢·病传》和《灵枢·病本》相当于《素问·标本病传论》。“病本”与“标本”文雷同；病传，《灵枢》言脏之传，《素问》言病之传，其实为一。传变理论概从五行相胜，记时皆有秦汉盛行的时刻。《灵枢·病传》多出的一段文字系对疗法的概括：“余受九针于夫子，而私览于诸方，或有导引行气、乔摩、灸、熨、刺、焫、饮药之一者，可独守耶？将尽行之乎？”并有“明于阴阳，如惑之解，如醉之醒”句，皆有总结意味，当为后期作品。

《灵枢·淫邪发梦》全据阴阳五行及脏腑理论来解释梦境，以喻阴阳脏腑的失调。篇首“愿闻淫邪泮衍奈何？”的“淫邪泮衍”四字见于《灵枢·病传》，本篇即为其续篇。释梦部分内容又载于《素问·脉要精微论》。

《灵枢·顺气一日分为四时》也指出了百病“起于燥湿、寒暑、风雨、阴阳、喜怒、饮食、居处”，又重点阐述了百病“多以旦慧、昼安、夕加、夜甚”的道理。文中的“刺有五变”一节，称五脏二十五输，六腑三十六输，为井、荥、输、经、合之刺，略与《灵枢·本输》等，可同为早期之作。

《素问·生气通天论》以阴阳消长盛衰转化理论，说明疾病的发生和传化。文中既有较古老的病名，如薄厥、煎厥、偏枯，又有与《素问·阴阳应象大论》论伏邪致病一节相同的字句，特别是在阴阳理论的运用上，二篇更为一致，当为同期的作品。

6. 有关疾病及治疗的篇章

《内经》记载疾病及治疗的篇章甚多，仅论病的专篇就占相当大的比例，成篇的先后不易辨识，一般可据其所采用的治疗手段和方法而分古近。

古时治病，砭、灸之法较早使用，针刺在后。腧穴确定之前或确定的数量尚少时，针刺只言脉不言穴，或多言脉少言穴，或腧穴名较古老者，皆应视为早期成篇。仍以《灵枢·经脉》为标准，言其早者即早于《灵枢·经脉》，言其晚者即晚于《灵枢·经脉》或与其同一时期。

《灵枢·邪气脏腑病形》载疾病针刺原则，谓"荥输治外经，合治内腑"，并一一指出六腑之合穴及所主治的疾病。针刺穴位及针法俱详，必非早期之作。

《灵枢·四时气》提出了"春取血脉分肉"，"夏取盛经孙络"，"秋取经腧"，"冬取井荥"的刺法原则，还有"温疟汗不出，为五十九痏；风𤸷肤胀为五十七痏"之说，更有放腹水的手术，属于后期作品。

《灵枢·五邪》论五脏病治法，皆有穴名，但以泻血为主，又有"取之膺中外腧，背三节五脏之傍"的非规范取穴法。似写于腧穴大定之前。

《灵枢·寒热病》中既有简单的取脉不言穴的刺法，又有"春取络脉，夏取分腠，秋取气口，冬取经输"有别于《四时气》的四时刺法。还有"小腹脐下三结交"，即关元穴的古称及"臂阳明"、"臂太阴"与手阳明、手太阴之古近称呼并存。经脉走行有与《经脉》不一致者。前已论及，本篇撰写时间约同于《灵枢·经脉》。

《灵枢·癫狂》，对癫疾以骨、筋、脉分证，多用泻血之法与灸法，刺灸之脉多未言腧穴之名，其中还有"治癫疾者，常与之居，察其所当取之处。病至，视之有过者泻之，置其血于瓠壶之中，至其发时，血独动矣。不动，灸穷骨二十壮"的古老诊治方法。篇中的狂病还有刺动脉出血的做法。该篇当属早出。

《灵枢·热病》，详述采用九针对诸热病实施五十九刺及五十九刺的具体部位。描述部位时多称"大指之端，去爪甲如薤叶"，"小指次指爪甲下，去端如韭叶"，"三毛上"，"跗上盛者"等，少有穴名，似在厘定腧穴过程中。写成时间类于《灵枢·经脉》。

《灵枢·厥病》，其诸厥头痛之刺，只言相关经脉；而厥心痛则以脏腑分证，所刺皆取具体腧穴；至耳聋耳鸣之治，又只言部位，不提穴名。似各有所本。

《灵枢·杂病》，计30余种疾病之刺，悉言经脉，未及腧穴。还载有"痿厥为四末束悗，乃疾解之，日二，不仁者十日而知，无休，病已止"的古老疗法，以及"哕，以草刺鼻，嚏，嚏而已；无息而疾迎引之，立已；大惊之，亦可已"的比较原始的民间简易疗法。是为早出之篇。

《灵枢·周痹》，内有"痛从上下者，先刺其下以遏之，后刺其上以脱之；痛从下上者，先刺其上以遏之，后刺其下以脱之"针法，有"故刺痹者，必先切循其下之六经，视其虚实，及大络之血结而不通，及虚而脉陷空者而调之，熨而通之，其瘛坚，转引而行之"的古老诊治法。篇末称"九者，经巽之理，十二经脉阴阳之病也。""九者"指九针。本篇当写成于九针之后，可与《灵枢·经脉》相平。

《灵枢·口问》，首言"余已闻九针之论，论阴阳逆顺六经已毕"，似已讨论完九针和《灵枢·经脉》，再记录先师"口传"，"论不在经"的内容，即十二奇邪病症之治。仍是多提所刺经脉，穴名仅为个别如天柱、客主人穴。似为《灵枢·经脉》稍后之作。

《灵枢·水胀》，所载5种病候，治法仅有"先泻其胀之血络，后调其经，刺去其血络也"，无其他针法。其肤胀之名，又见于《灵枢·胀论》，病因病机也略同。撰著时间亦与《灵枢·经脉》相当。

《灵枢·五乱》，对气乱于心、肺、肠胃、臂胫、头五乱之治，亦多提脉，少言穴。有"经脉十二者，别为五行，分为四时"之说。当写成于《灵枢·经脉》之稍后。

《灵枢·上膈》，记载了虫积及腹部生痈的治疗过程，采用了刺局部、药熨和服咸苦泻下药物的方法，未涉及经腧，类《五十二病方》"痈肿者，取乌喙、藜卢，治之，以熨肿所"的治痈法，而治法又有所进步。系早期作品。

《灵枢·寒热》，属治瘰疬鼠瘘的专篇。云"鼠瘘之本，皆在于脏，其末上出于颈腋之间"，"其小如麦者，一刺知，三刺而已"。盖亦患处局部之刺。本病曾见于张家山汉简《脉书》之中[《脉书》："在颈，为瘘。在肩为□。在夜(腋)下，为马(马刀)"]，亦为早期作品。

《灵枢·刺节真邪》，详述"振埃"、"发蒙"、"去爪"、"彻衣"、"解惑"五节之刺，针刺的部位既言经脉，也称腧穴，针具有九针中的多种及铍石。文中古近皆有，可能写成于《经脉》前后。五节之刺论毕，已见"请藏之灵兰之室，不敢妄出也"的通常全篇结束之语，但此篇又有续文，即"刺五邪"和论"真气"部分。其中一段多韵语，如"凡刺痈邪无迎陇，易俗移性不得脓，脆道更行去其乡，不安处所乃散亡"，"凡刺寒邪日以温，徐往徐来致其神，门户已闭气不分，虚实得调其气存"，颇类民间歌谣，语言通俗，与前半部大异，内容也无必然联系，似另有祖本，并合所致。

《灵枢·痈疽》，记载了18种痈疽的部位、名称、形状、治法及预后。甚治疗手段多用灸、砭，兼以药物。其中脱痈用手术方法切断烂指。治女子败疵，饮蔆翹草和根，其药用之法颇似《五十二病方》中一些痈疽外疡的治疗。治猛疽的豕膏，亦为《五十二病方》所屡用。故《灵枢·痈疽》篇的材料来源近于《五十二病方》。然篇中前段称"孙脉"、"络脉"、"经脉"及"血脉营卫，周流不休，上应星宿，下应经数"，又说明本篇写定于经络学说成熟之后。

《素问·诊要经终论》，载十二经脉经气终尽时的表现，部分症状与《灵枢·经脉》所载的经气绝死候相同。《灵枢·经脉》的经气绝死候源于长沙马王堆汉墓帛书《阴阳脉死候》及张家山汉墓简书《脉书》中的《阴阳脉死候》，而《素问·诊要经终论》又详于《灵枢·经脉》，故当在《灵枢·经脉》之稍后写成。《素问·诊要经终论》中还载有"春刺散俞，及与分理"，"夏刺络俞"，"秋刺皮肤"，"冬刺俞窍于分理"；又有"凡刺胸腹者，必避五脏"段，属刺禁，其言与《素问·四时刺逆从论》、《素问·刺禁论》彷佛，但刺中内脏的死日不同。王冰注："然此三论皆岐伯之言，而死日动变不同，传之误也。"说明三篇所据祖本为一，传写过程中有改动。关于四时刺法，《灵枢》的《四时气》、《寒热病》篇亦言之，取经穴之法不甚相同，未必出于一人之手。其中，《素问·四时刺逆从论》已在四时刺的基础上加上长夏刺肌肉，成为五时刺，且一一言其故，是四时刺法理论之较完善者。

《素问·长刺节论》，针刺治病多种，除有背俞之统称外，皆未言所刺的腧穴名称，重深浅之刺。当为早期作品。

《素问·调经论》，详论五脏虚实、气血虚实和阴阳盛虚之病与治。广涉脏腑、经络、精神气血、病因、诊法、刺法，似为总括之作，当写成于《灵枢·经脉》之后。

《素问·缪刺论》，论缪刺与巨刺两种交叉刺法，详述缪刺法用于治疗多种络病。篇首曰："余闻缪刺，未得其意，何谓缪刺？……其与巨刺何以别之？"此实承《素问·调经论》篇末

"身形有痛，九候莫病，则缪刺之；痛在于左而右脉病者，巨刺之"而言。可见两篇为同期之作。

《素问·热论》，系统地论述了热病伤寒的病因、病机、六经证候、传变规律、治疗法则及禁忌，是一篇完整的热性病学文献，标志着古代外感热病学领域的巨大进步。据其理论之成熟，可以认定它会晚于采用寸口人迎诊法、按五脏分证、笼统运用五十九刺的《灵枢·热病》；亦晚于按五脏分证，刺相关经脉、五行色彩浓厚的《素问·刺热》篇。本篇对后世热病学影响至深，成为张仲景《伤寒论》六经辨证的蓝本。

《素问·评热病论》，分论阴阳交、风厥、劳风、风水四病的发生、证候、治疗及预后。温病阴阳交一节，引"《热论》曰：汗出而脉尚躁盛者死"，其文并不见于《素问·热论》，而见于《灵枢·热病》。《灵枢·热病》若非古之《热论》，也是近于古经《热论》的文章。观《素问·评热病论》所评述的四病，理法皆较周密，亦近临床实用，确较《灵枢·热病》水平为高，堪与《素问·热论》相比。

《素问》的《疟论》和《刺疟》两篇也属外感热病范畴。《素问·刺疟》以经脉脏腑分证而称"十二疟"，其治皆刺相应经脉、井穴、背俞，刺后多见血，间用灸法或服药，方法古朴，与《素问·刺热》篇相若。《素问·疟论》理法趋于完备，以阴阳交争、阴阳相移参以卫气运行节律来解释疟病的"蓄作有时"、日发或间日发，可谓至论。所引"经言"的"无刺熇熇之热，无刺浑浑之脉，无刺漉漉之汗"，"方其盛时必毁，因其衰也，事必大昌"，见于《灵枢·逆顺》(《逆顺》又引自古经《刺法》)；所引"论言"之"夏伤于暑，秋必病疟"亦见于《素问·生气通天论》和《素问·阴阳应象大论》等篇。《素问·疟论》当是晚出之篇。

《素问》的《咳论》、《风论》、《痹论》、《痿论》、《厥论》、《气厥论》等论病诸篇，多以脏腑分证或经脉分证，理论皆较完善，为后期作品，成篇时间与《素问·热论》仿佛。另有《素问》的《通评虚实论》、《举痛论》、《腹中论》、《病能论》、《奇病论》、《大奇论》诸篇，皆以病候为主，脏腑经脉分证法不显，文气亦较古，似成篇较早，近于《灵枢·经脉》。论病诸篇多引古经之文或提古经之名，如《素问·腹中论》的《刺法》，《素问·痿论》的《本病》、《下经》，《素问·病能论》的《奇恒》、《阴阳》、《上经》、《下经》、《金匮》、《揆度》，《素问·奇病论》的《刺法》、《阴阳十二官相使》，说明皆有古本为据。另外，诸篇中记载的一些方剂，如《素问·腹中论》治鼓胀的"鸡矢醴"，治血枯经闭的"乌鲗骨藘茹丸"，《素问·病能论》治怒狂的"生铁洛饮"，治酒风的"泽泻饮"，《素问·奇病论》治口甘的兰草汤，均不见于《五十二病方》，或为另有所本，或该篇所自创。

《素问》的《异法方宜论》、《移精变气论》和《汤液醪醴论》，三篇叙述了医学起源及发展的历史，对各种疗法的由来及应用情况进行了总结。其中，《素问·异法方宜论》阐述了由于地理方位不同，居民生产生活方式不同，所患疾病不同，于是东方之砭石、西方之毒药、南方之九针、北方之灸焫、中央之导引按跻诸疗法应运而生。《素问·移精变气论》和《素问·汤液醪醴论》描述了上古、中古和暮世(即今世)的社会及医疗状况。"往古人居禽兽之间"，属"恬憺之世"，有些小病，"可移精祝由而已"；"中古之世，道德稍衰"，人们患病不甚重，汤液醪醴即令"服之万全"；"当今之世"，人们"嗜欲无穷，而忧患不止，精气弛坏"，"必(火)齐毒药攻其中，镵石针艾治其外"。看来，"暮世"已处于"礼崩乐坏"的社会，诸侯争霸战祸连连的春秋战国及秦汉之际皆属之。古老的治疗工具石针仍未舍弃。三篇可能为较早写成之作。

7. 有关阴阳五行的篇章

《内经》贯穿着阴阳五行学说，未涉阴阳及五行的篇章极少。本节仅考察对阴阳和五行的概念和内涵有所阐释或对其运用比较集中的篇章，主要有：《素问》的《金匮真言论》、《阴阳应象大论》、《阴阳离合论》、《脏气法时论》、《宣明五气》，《灵枢》的《阴阳系日月》。

《素问·金匮真言论》，以阴阳的相对性及阴阳中复有阴阳的理论，说明昼夜和人身形体脏腑的阴阳分层；运用五行理论详列“五脏应四时，各有收受”的各项内容。五脏阴阳属性，有阳中阳、阳中阴、阴中阳、阴中阴、阴中之至阴，尚未注入太少阴阳的概念。五脏五行观为肝木、心火、脾土、肺金、肾水。五脏开窍为肝开窍于目，心开窍于耳，脾开窍于口，肺开窍于鼻，肾开窍于二阴。五谷为麦、黍、稷、稻、豆，称“豆”而未称先秦惯用之“菽”。篇首一节言“天有八风，经有五风”，言四季多发病“春气者病在头，夏气者病在脏，秋气者病在肩背，冬气者病在四肢”，皆有古意。

《素问·阴阳应象大论》，直接阐发了阴阳学说的内容，“阴阳者，天地之道也”一段较之《易·系辞》的“一阴一阳之谓道”，内涵更深，论事更广。篇中以阴阳学说为指导，举凡藏象、经络、病因、病机、刺法、治则、药物、养生皆有所论，天地人无所不涉。论五行一节，首冠“四时阴阳，尽有经纪”，其后又以阴阳作结，阴阳学说和五行学说已合在一起，五脏五行观同《素问·金匮真言论》，全书亦皆如此。五脏开窍为肝在窍为目，心在窍为舌，脾在窍为口，肺在窍为鼻，肾在窍为耳，与《素问·金匮真言论》有所不同。《淮南子》中五脏开窍说法多种，表明汉代初期尚无定论，两篇的差异可能反映了这一历史情况。《素问·阴阳应象大论》的说法，被历代医家肯定并延续下来。全篇除上引“阴阳者，天地之道也”外，精彩的句段还有很多，如“天有四时五行，以生长收藏，以生寒暑燥湿风；人有五脏，化五气，以生喜怒悲忧恐”；“上古圣人，论理人形，列别脏腑，端络经脉，会通六合，各从其经，气穴所发，各有处名，溪谷属骨，皆有所起，分部逆从，各有条理，四时阴阳，尽有经纪，外内之应，皆有表里”；“善用针者，从阴引阳，从阳引阴”；“善诊者，察色按脉，先别阴阳”，“审其阴阳，以别柔刚，阳病治阴，阴病治阳，定其血气，各守其乡”，等等，皆代表了《内经》理论的最高水平。本篇为集大成之作，写定时间当在后期。

《素问·阴阳离合论》也阐发了阴阳相反属性的内涵：“阴阳者，数之可十，推之可百，数之可千，推之可万，万之大不可胜数，然其要一也。”还演绎了“三阴三阳，不应阴阳”，用于经脉的分野及命名。篇后半部阐述三阳经和三阴经之离合。已如前述，本篇当成于《灵枢·经脉》之后。

《素问·脏气法时论》和《素问·宣明五气》两篇都是五行理论的应用之作。《素问·脏气法时论》首言：“合人形以法四时五行而治……五行者，金木水火土也，更贵更贱，以知死生，以决成败，而定五脏之气，间甚之时，死生之期也。”继之详述了五脏病依时日而盛衰，以及按五行的论治。篇后部载五脏病之治，皆刺相应经脉出血，其法较古。故本篇撰著不会很晚。《素问·宣明五气》对人体脏腑器官及其功能、疾病、脉法、药食，皆以五类分，呈条例式，犹如诸篇相关内容之小结，当为晚出。

《灵枢·阴阳系日月》，为阴阳下了一个准确的定义：“阴阳者，有名而无形，故数之可十，离之可百，散之可千，推之可万。”并用阴阳说明经脉和五脏，引入了太少阴阳的概念。本篇只言十一脉，且有“寅者，正月之生阳也”太初历颁布之后的说法，成篇当较早，时间为汉武帝时期。

8. 关于《素问》黄帝与雷公问对七篇

《素问》第75～81篇，皆为黄帝与雷公问对之作，七篇的特点是：①论诊法及病理较多；②涉及社会人事较多；③称引古经较多。此七篇及《灵枢》的《经脉》、《禁服》、《五色》，即黄帝雷公问对十篇，可能是古代重诊法学派的著作。诊察疾病以经脉为据，正如《素问·方盛衰论》所说“合之五诊，调之阴阳，以在《经脉》”。由于七篇以黄帝教授雷公诊病方法的形式出现，故提到古经名称甚多，犹如阳庆传授仓公淳于意、淳于意授徒时列出许多书籍一样。这些古经计有：《阴阳传》、《脉经》上下篇、《比类》、《形名》、《从容》、《诊经》、《奇恒》、《终始》、《上经》、《下经》、《揆度》、《阴阳》、《五中》、《明堂》、《经论》、《奇恒之势》、《形法》。显然，此七篇撰著之时，这些古经犹存，至刘歆《七略》时已佚而未予著录，或已收入“医经七家”而未予单列。此七篇当是与《灵枢·经脉》同期之作。有学者认为，黄帝雷公问对之十篇可能即是十八卷本《黄帝内经》的主体，亦未可知。

9. 关于运气七篇和二遗篇

宋臣林亿等校勘王冰所次注的《素问》时，全元起的《素问训解》尚存。全元起本《素问》的“旧第目”，遂被列于王注本《素问》每篇篇名之下，以见“王氏之所移”。经检可知，九卷本《素问》至全元起时已缺第7卷，未见《天元纪大论》、《五运行大论》、《六微旨大论》、《气交变大论》、《五常政大论》、《六元正纪大论》和《至真要大论》之篇名。此七篇在王本始见，依次列第19～22卷的第66、67、68、69、70、71、74篇，占4卷篇幅。第71篇《六元正纪大论》的篇题之下书有：《刺法论》篇第七十二亡、《本病论》篇第七十三亡，此两篇即后世所谓“遗篇”。正如《新校正》所指出：“详《素问》第七卷，亡已久矣。按皇甫士安，晋人也，序《甲乙经》云：亦有亡失。《隋书·经籍志》载梁《七录》亦云：止存八卷。全元起隋人，所注本乃无第七。王冰，唐宝应中人，上至皇甫谧甘露中，已六百余年，而冰自谓得旧藏之卷，今窃疑之。仍观……七篇，居今《素问》四卷，篇卷浩大，不与《素问》前后篇卷等。又且所载之事，与《素问》余篇略不相通。”林亿等人的怀疑是有道理的。杨上善所注《黄帝内经太素》亦无七篇之文，可证运气七篇确为王冰所补。但七篇非王冰所自作，《新校正》推测王冰用《阴阳大论》之文，“取以补亡卷”，但证据不足。学者多认为，运气七篇著于东汉，前引之龙伯坚《黄帝内经概论》于此辨之甚力，可从。

至于遗篇，在王注本所存篇目处《新校正》即云：“详此二篇，亡在王注之前。按《病能论》篇末王冰注云，世本即阙第七二篇，谓此二篇也。而今世有《素问亡篇》及《昭明隐旨论》，以谓此三篇，仍托名王冰为注，辞理鄙陋，无足取者。”按遗篇在王本《素问》有目无文，其内容首见于宋人刘温舒所著的《素问入式运气论奥》中，并另题为《素问遗篇》。清人周学海说：“二篇义浅笔稚，世皆斥其伪矣。揣其时当出于王启玄之后，刘温舒之前，决非温舒所自作也。”周学海的意见是可取的。

(二)《内经》成编年代

所谓《内经》的成编，是指《汉书·艺文志》(简称《汉志》)著录的十八卷本《黄帝内经》的编成，即从单篇别行到编著成书，具备了一部理论著作的思想、体系和内容；或编著成各9卷81篇的《素问》和《灵枢》(《九卷》、《针经》)，即今本《黄帝内经》。这是因为汉志所著录的《黄帝内经》未以原貌流传下来，今本《黄帝内经》由书名不见《汉志》而首见于后汉《伤寒论·序》的《素问》和《九卷》构成。《素问》和《针经》两部书即《黄帝内经》的说法，源于《针灸甲乙经》的撰著者魏晋人皇甫谧，后人以其去古未远，对此说法多表示认同。实际上，目前我们只能以传世本《素问》和《灵枢》作为考察对象，结合史志、文物等来判断其是否为《黄帝内经》，以及它的成书过程和年代。

1. 今本《黄帝内经》与《汉志》著录的医经七家的关系

《汉志》所言“《黄帝内经》十八卷”的原貌如何？由于同时著录的“医经七家”无一部传

世，又无同名之简帛医书出土，目前尚难确考。我们只能从《汉书·艺文志·方技略》序及其他有关资料中，寻绎出些许头绪。《方技略·序》是这样记述的：

“医经者，原人血脉、经络、骨髓、阴阳、表里，以起百病之本，死生之分，而用度箴石汤火所施，调百药齐和之所宜。至齐之得，犹慈石取铁，以物相使，拙者失理，以愈为剧，以生为死。”

“方技者，皆生生之具，王官之一守也。太古有岐伯、俞拊，中世有扁鹊、秦和，盖论病以及国，原诊以知政。汉兴有仓公。今其技术晻昧，故论其书，以序方技为四种。”

序中所说“原人血脉、经络、骨髓、阴阳、表里”——《素问》、《灵枢》的经脉气血理论占大量篇幅，成熟的经络理论为二书的特色和核心之一。阴阳理论为二书的灵魂。“起百病之本，死生之分，而用度箴石汤火所施，调百药齐和之所宜”——二书在治病求本理论指导下，制定了许多治则和治法；治疗手段多采用针刺，亦有砭石、灸法和药物疗法，方药理论较完备，而方剂甚少，与经方之书分工有所不同。“太古有岐伯、俞拊，中世有扁鹊、秦和”——《方技略》中以人的姓氏名号入书名者有：黄帝、扁鹊、白氏、俞拊、神农、容成、务成子、尧、舜、盘庚。因其书尽佚，书内所列人名不得而知。岐伯在书名上见于《黄帝岐伯按摩》，被列入神仙类。按黄帝和岐伯与医学发生联系已见于《史记》，《史记·扁鹊仓公列传》中有“黄帝、扁鹊之脉书”，《史记·司马相如列传》中有“属岐伯使尚方”，意即让岐伯主方药之事。《素问》和《灵枢》多以黄帝与岐伯等臣子问对的形式论医，未提到过扁鹊。“论病以及国，原诊以知政”——《素问·灵兰秘典论》：“故主明则下安，以此养生则寿，殁世不殆，以为天下则大昌。主不明则十二官危，使道闭塞而不通，形乃大伤，以此养生则殃，以为天下者，其宗大危。”《灵枢·师传》：“夫治民与自治，治彼与治此，治小与治大，治国与治家，未有能逆而能治之者，夫惟顺而已矣。”《灵枢·外揣》：“非独针道焉，夫治国亦然。”

《素问》和《灵枢》对房中、神仙两类内容，基本未涉及，仅养生篇章稍近。总之，《素问》和《灵枢》基本属于“医经”范畴，因此可以进一步对其进行分析。

2. 西汉中兴时期具备了编著大型医学理论书籍的条件

从史料可知，战国以来，一些医学团体秘密组成，从事医疗、授徒及著述。《史记》所载的长桑君、秦越人(扁鹊)、子阳、子貌等，是战国时期医学秘密团体的代表；公乘阳庆、仓公淳于意、宋邑、高期、王禹等，是西汉初期医学团体的代表。他们的技术是秘不外传的：“长桑君乃呼扁鹊私坐，闲与语曰：我有禁方，年老，欲传与公，公毋泄……乃悉取其禁方书尽与扁鹊。”“庆年七十余，无子，使意尽去其故方，更悉以禁方予之，传黄帝、扁鹊之脉书，五色诊病，知人死生，决嫌疑，定可治，及药论，甚精。”“臣意即避席再拜谒，受其《脉书》、《上下经》、《五色诊》、《奇咳术》、《揆度》、《阴阳外变》、《药论》、《石神》、《接阴阳禁书》。”仓公受书时向阳庆保证：“得见事侍公前，悉得禁方，幸甚。意死不敢妄传人。”仓公淳于意授徒以《上下经》等师门古经及论腧所居、药法、定五味和齐汤法。《素问》和《灵枢》中似有这种医学秘密团体的影子，多处展示了庄重的拜师授徒仪式。如《素问·灵兰秘典论》：“黄帝曰：善哉。余闻精光之道，大圣之业，而宣明大道，非斋戒择吉日，不敢受也。黄帝乃择吉日良兆，而藏灵兰之室，以传保焉。”王冰注：“秘之至也。”《素问·阴阳类论》：“雷公致斋七日，旦复侍坐。”《灵枢·禁服》：“黄帝曰：善乎哉问也！此先师之所禁，坐私传之也，割臂歃血之盟也，子若欲得之，何不斋乎。雷公再拜而起曰：请闻命于是也。乃斋宿三日而请曰：敢问今日正阳，细子愿以受盟。黄帝乃与俱入斋室，割臂歃血。黄帝亲祝曰：今日正阳，歃血传方，有敢背此言者，反受其殃。雷公再拜曰：细子受之。黄帝乃左握其手，右授之书，曰：慎之慎之。”在这种庄严而神圣的气氛中，完成了一次师徒的传授。《灵枢·病传》："生神之理，可著于竹帛，不可传于子孙。"

私家的著述，所谓"禁方书"者，扁鹊未举具体书名，属于著书的第一阶段，书不多且无名，如帛书医经《五十二病方》等。阳庆及仓公授书多数已有了书名，亦有笼统地称为"黄帝、扁鹊之脉书"者。《素问》和《灵枢》中引用了大量的古医书，其书名或篇名是：《揆度》、《奇恒》、《五色》、《脉变》、《玉机》、《针经》、《九针》、《热论》、《刺法》、《上经》、《下经》、《本病》、《阴阳》、《金匮》、《阴阳十二官相使》、《阴阳传》、《比类》、《脉经·上下篇》、《从容》、《诊经》、《五中》、《明堂》、《终始》、《经脉》、《奇恒之势》、《形名》、《形法》、《针论》、《逆顺五体》、《大数》等，不包括运气七篇所引已达30余种，还有不少地方只有引文而不具篇名，只有"经曰"、"论言"、"故曰"等印记。这些古医书的名称，部分同于《仓公传》中所记，说明早者亦在秦汉之际，甚至更早一些，但更可能多为汉初的著述。

这些古医书，大约开始曾秘藏于医学团体之内，以后也有散落于民间的，或者为某些人传抄收藏，例如像张家山、马王堆汉墓的简帛书那样。如此众多的著述，当与汉统一之后的社会环境有关。刘邦立国至文景之世，主张休养生息，倡黄帝老子之道。安定的社会环境促进了学术的活跃。而在这种社会氛围诞生的著作包括医学著作，便易与黄帝、老子联系起来，冠以他们的名字。

从散在的医学文献到大型医学理论著作，还需要一些必要的条件。第一，要有广泛收集散在医著的机构。这在割据状态的战国几乎不可能，靠某个医学团体也难以实现。《汉书·艺文志》则记载"汉兴，改秦之败，大收篇籍，广开献书之路。迄孝武世，书缺简脱，礼坏乐崩，圣上喟然而称曰：'朕甚闵焉！'于是建藏书之策，置写书之官，下及诸子传说，皆充秘府。至成帝时，以书颇散亡，使谒者陈农求遗书于天下。"在广求遗书的过程中，上述诸多医书便有可能集中起来，于是汉成帝"诏光禄大夫刘向校经传、诸子、诗赋，步兵校尉任宏校兵书，太史令尹咸校数术，侍医李柱国校方技。每一书已，向辄条其篇目，撮其指意，录而奏之。"成为有史以来最大一次整理图书的活动。刘向校书20余年，死后其子刘歆继之，直至最后完成，得奏《七略》。《黄帝内经》等"医经七家"便经历了此次校勘整理，它的名称可能在整理前就已存在，或许刘向父子既是整理者又是定名者。应该说，司马迁著《史记》时，《黄帝内经》等还没有成编；若已成编《史记》一定会加以著录，而不会仅举一些《黄帝内经》成编前的单篇医作。

第二，要有一个统一的学术思想。大型医著虽由多篇汇编而成，但不能仅是一部论文集，在编著的过程中需用统一的学术思想，联结各篇，构建一个比较完整的体系。观各篇内容，经脉、脏腑、诊法、治疗虽各有侧重，但它们之间存在着明显的共同点就是"天人合一"。"圣人之为道者，上合于天，下合于地，中合于人事"是《内经》时期医学思想的主线，而连接天、地、人三方面最便捷、最有效的工具是阴阳学说和五行学说。西汉初年，阴阳学说和五行学说合流之后又与各家学说融合，渐趋成熟。同时，汉代统治者也接受邹衍"五德转移"思想，"改正朔，易服色"成为当朝国是。阴阳五行适应了统治者的政治需要，于是便成为汉代占统治地位的宇宙观。这种趋向也适应了医学发展的需要。医家用阴阳五行学说沟通天、地、人的关系，列别脏腑经脉，说明复杂的生命现象，解释疾病的起因与演变，论证针药的作用，指导疾病的诊治。《素问》和《灵枢》中的阴阳五行学说发展水平，同道与阴阳合流的《淮南子》之论，同儒与阴阳合流的董仲舒之论，颇为类似。他们大约处于同一历史时期，互相影响，互相借鉴。

汉代科学技术的成就促进了医学的发展。《内经》多篇用汉代通用的天文历法理论，解释日月与脏腑经脉相应和营卫气血的运行，以及疾病的发生等，使医学与中国古代天文、历法、数术等紧密地结合起来。炼钢术的进步，特别是"百炼钢"的出现，工匠们才有可能打造出各种规格的医用针具，而九针的大量生产、使用，才会总结出九针的应用理论，诞生出《内经》有关九针的各种文献篇章。

总之，汉代的社会环境、学术气氛、科学技术以及医学本身的发展进程，皆为大型医学理论著作的诞生准备了充分的条件。因而《汉志》著录的《黄帝内经》，不会成编于先秦，也当在《史记》之后。

3.《素问》和《灵枢》可能是《内经》的"新版"

《汉书・艺文志》未著录《素问》和《灵枢》(《九卷》、《针经》)，表明刘向父子校书时未曾见到书名为《素问》、《灵枢》的著作。《汉书》不像《史记》那样，专门为医家作传，而是简单地认为仓公以来"技术晻昧"，致使史书留下仓公至汉末近200年医学人物的空白。实际上这段时间医学却在迅速发展，只是除《方技略》提供的数部医书之外，无法知道此期间的医家和医事活动，以及其他医学著作。

《方技略》诸书散佚的时间，有可能在西汉末年。

史载王莽篡政，另立新朝后，农民大起义爆发。据范文澜《中国通史》载：赤眉军攻进长安城后，进行掳掠，长安城中粮尽，樊崇等烧宫室街市，出城掳掠各县邑，又发掘汉帝后坟墓，收取宝货。长安经更始军、赤眉军相继破坏，西京200年的文物，几乎全毁了。在这种烧杀抢掠过程中，宫廷、宅第藏书的命运，也就可想而知了。当然，医经等书散佚并非绝迹。医学团体仍然存在(如涪翁、郭玉师徒)，医学理论和技术继续向前发展。一些医家出面收集整理散佚的书籍，或作必要增补，同为九卷本的《素问》和《灵枢》(《九卷》)可能就是这样重新诞生了。这一工作完成的时间极有可能在东汉前期，即光武帝刘秀至章帝刘炟的50年左右时间，其时天下恢复安定，医疗机构重新设立。朝廷有太医令和药丞。药丞掌管医药，州郡设医工长管理地方医政，朝野医师众多，为医疗活动的开展和医书的编纂提供了有利的条件。

此外，《汉志》著录的《黄帝内经》18卷，其卷数虽与《素问》、《九卷》两书卷数加在一起相等，但各卷的容量未必一样。查《汉书・艺文志》著录书籍，计量单位有篇卷两种，许多书只称篇不称卷，有些书只称卷不称篇。一类书中篇卷混称者，累计数量时也是篇卷相抵，总数只以篇或只以卷计，即无积篇为卷的情况。特殊的，如孝经类的《尔雅》为3卷20篇，累计时将其以23篇计入总数。这样，《黄帝内经》18卷，1卷可能只有1篇，也可能数篇抄在一卷帛书上(如《阴阳十一脉灸经》、《五十二病方》等5种就在一卷帛书上)，但总不至于18卷达今本含量的162篇之多。横向相比，经方类的《五脏六腑痹十二病方》30卷，《五脏六腑疝十六病方》40卷，纵有三四十卷，一种病的方子量也不会太大，合起来必不会太厚重，医经与经方之间相差不会太悬殊。这就是说，《素问》合《九卷》的篇数定会多于《黄帝内经》，整理修订者完全可能把收集到的原为《(黄帝)外经》的内容，甚至扁鹊学派的著作《扁鹊内外经》的内容，编入《素问》和《九卷》之中，但改换了扁鹊等人的名字。

这样，《素问》和《灵枢》保留原作的基本内容，再扩充一定数目的篇章，修改其中的部分字句而成书。按今天出书版次的说法，不妨称《素问》和《灵枢》是《黄帝内经》的"新版"。但此"版本"不应把后人再增补的运气七篇及素问遗篇算在内。

总之，《内经》是战国秦汉时期医学成就的全面总结，2000年来中国医学就是沿着《内经》的道路不断地向前发展。无论成书于西汉还是东汉，抑或有散佚再汇编的情况，都不影响我国这个第一部传世医学经典的基本内容，都不能改变它的历史地位。

五、《内经》书名考证

(一)《黄帝内经》

书以"黄帝"名之,当是一种崇古假托,也是汉代的时尚。关于"经",《说文》:"经,织也。"布帛的织线为"经"字的本义。丹波元简概括后人多种说法,称:"'经'字,孔安国训为常,刘熙释为径。按汉时有纬书,因考经原取之于机缕,纵曰经,横曰纬。荀悦《申鉴》云,五典以经之,群籍以纬之,是也。《礼记大全》严陵方氏云,经者纬之对,经有一定之体,故为常,纬则错综往来,故为变,此说得之矣。张华云,圣人制作曰经,非也。"(《素问识》)《内经》称"经",即表明本书被列为十分重要的典籍,医学之规范。至于其"内"字的含义,更有多种说法:

"内"为身内之内。吴崑《黄帝内经素问吴注》:"五内阴阳,谓之内。万世宗法,谓之经。"方以智《通雅》:"岐黄云内经,言身内也。"张介宾《类经》:"内者,性命之道。经者,载道之书。"

"内"为内外之内。丹波元简《素问识》:"《汉书・艺文志》载《黄帝内经》十八卷,《外经》三十七卷,及白氏、扁鹊内外经之目。内外,犹《韩诗》内外传、《春秋》内外传、《庄子》内外篇、《韩非》内外储说,相对名之焉尔,不必有深意。"

"内"为纯,"外"为驳。余嘉锡《四库提要辨证》:"刘向于《素问》之外,复得《黄帝医经》若干篇,于是别其纯驳,以其纯者合《素问》编之,为《内经》十八卷,其余则为《外经》三十七卷,以存一家之言(不问其为黄帝所作与否)。盖必尝著其说于《别录》,而今不可见矣。此如陆贾著《新语》十二篇,刘向校书之时又得贾平生论述十一篇,合而编之,为《陆贾二十三篇》,不复用'新语'之名,正同一例。今既不得以'新语'之名为后起,则亦安见'素问'之名必起于汉晋以后也乎!"

其他说法可能还有。不论内外篇也罢,内外经也罢,既分内外,必有不同。只是由于《黄帝内经》存而《外经》佚,《汉志》著录的"医经七家"、"经方十一家"、"房中八家"、"神仙十家"总计800多卷医学及养生类书籍除《黄帝内经》外,亦尽散佚,故无以从内容上比较而理解其内外的含义。余嘉锡的"纯驳"说,似有一定道理,但也无法举证。观《素问》与《灵枢》的内容,既有藏象、经络、诊法等基础理论,即所谓"纯"者,也有养生、论治及各种病证、疗法、针法、药物,即所谓"驳"者。或《黄帝内经》原貌曾是"纯"的,经修订、损益后已是"纯"、"驳"融汇了。

(二)《素问》

对《素问》书名的解释,亦多异议。

释为求本之义。全元起《素问训解》:"素,本也。问者,黄帝问岐伯也。方陈性情之原,五行之本,故曰'素问'。"

释为平素问答之义。马莳《黄帝内经素问注证发微》:"《素问》者,黄帝与岐伯、鬼臾区、伯高、少师、少俞、雷公六臣,平素问答之书,即本纪所谓咨于岐伯而作《内经》者是也。此书出于岐伯者多,故本纪不及诸臣耳。"吴崑《黄帝内经素问吴注》:"平日讲求,谓之'素问'。"张介宾《类经》:"平素所讲问,是谓'素问'。"

释为太素之义。林亿等《新校正》:"按王氏不解所以名'素问'之义,及《素问》之名起于何代。按《隋书・经籍志》始有《素问》之名。《甲乙经・序》皇甫谧之文,已云《素问》论病精辨。王叔和，西晋人，撰《脉经》，云出《素问》、《针经》。汉张仲景撰《伤寒卒病论集》，云撰用《素问》。是则《素问》之名，著于《隋志》，上见于汉代也。自仲景已前，无文可见，莫得而知。据今世所存之书，则《素问》之名，起汉世也。所以名'素问'之义……元起虽有此解，义未甚明。按《乾凿度》云：'夫有形者生于无形，故有太易，有太初，有太始，有太素。太易者，未见气也。太初者，气之始也。太始者，形之始也。太素者，质之始也。'气形质具而痾瘵由是萌生，故黄帝问此太素，质之始也。《素问》之名，义或由此。"丹波元简《素问识》："林亿等以为问太素之义，是也。《史记·殷本纪》，伊尹从汤言素王及九主之事。《索隐》曰：'素王者，太素上皇，其道质素，故称素王。'《列子》、《乾凿度》并云：'太素者，质之始也。'汉《艺文志》，《黄帝泰素》二十篇。刘向《别录》云：'言阴阳五行，以为黄帝之道，故曰太素。'《素问》乃太素之问答，义可证焉。而其不言'问素'，而名'素问'者，犹屈原《天问》之类也，倒其语焉尔。全元起云：'素，本也。问者，黄帝问岐伯也。方陈性情之原，五行之本，故曰素问。'义未太明。吴崑、马莳、张介宾、王九达皆以为平素讲求问答之义。赵希弁《读书后志》云，昔人谓《素问》以素书黄帝之问，犹言素书也，俱臆度之见而已。至《云笈七签》真仙通鉴云，天降素女，以治人疾，帝问之作《素问》，则荒诞极矣。"

释"素"为空、为法、为质之义。胡澍《素问校义》："俞氏《理初持素目录·序》曰：《素问》名义，如'素王'之'素'。黄帝以大神灵，遍索先师所惜，著之金光之论，仍复请藏慎传。古人刑名，八索九丘。素、索、丘，皆空也。刑、病皆空，设之欲人不犯法，不害性。故曰：'汤液醪醴，为而不用'。澍案：全说固未甚明，林说亦迂曲难通。俞氏以'索'证'素'是矣。而云'素、索、丘，皆空也'，虽本刘熙、张衡为说，见《释名》及昭十二年《左传》，正义实亦未安。今案：素者，法也。郑注《士丧礼》曰：'形法定为素。'宣十一年《左传》曰：'不愆于素。'《汉博陵太守孔彪碑》曰：'遵王之素。''素'皆谓'法'字，通作'索'。《定四年》：'傅疆以周索。'杜预曰：'索，法也。'黄帝问治病之法于岐伯，故其书曰'素问'。素问者，法问也，犹后世杨雄著书谓之'法问'矣。"日人喜多村直宽《素问札记》："以'素'为'太素'之义，其说近迂……然素王、素女、素书之类，皆以'素'为名，其义虽各有异，而未尝有释'素'为'太素'者。又《隋志》载《黄帝素问女胎》一卷。据此，'素问'二字，似相连熟语。考《管子》云：'素也者，五色之质也。'而《礼记》'仲尼燕居'注、《吕览》'上德'注、《韩诗章句》等，直训为'素，质也'，而'质'字假为质问之质。故《广雅》云：'质，问也'。《礼·曲礼》：'质君之前。'注：'质犹对也。'然则素问乃质问之谓，犹言黄岐对问之书也。王氏不注素问之名，不知其意如何。而上善书类录《素问》、《九卷》二经，则太素名不专属《素问》，且杨氏从时尚，奉玄言为经解，此其宗旨自殊，宜取诸阴阳类泰素之名也。而《新校正》据以解命名之义，则其与经旨不相协亦宜矣。"

《素问》和《灵枢》，都是采用问答体，各篇讨论的问题皆至关重要，并非师徒间日常的问答；空、法之说，论据不甚充分；本与质似接近"素"之原意。《素问》之名义，仍须继续探讨。

(三)《灵枢》

《灵枢》之名后出，学者释书名时多提及它的早期名字，对"灵枢"二字含义的理解也不完全一致。

马莳《黄帝内经灵枢注证发微》："'灵枢'者，《内经》篇名。盖《内经》为总名，中有《素问》八十一篇，《灵枢》八十一篇，晋皇甫士安以"针经"名之。按本经首篇《九针十二原》中，有先立"针经"一语。又《素问·八正神明论》，亦岐伯云，'法往古者，先知针经也'，是《素问》之言亦出自《灵枢》首篇耳。后世王冰释《素问》，以《灵枢》、《针经》杂名。宋成无己释《伤寒论》及各医籍，凡引《灵枢》者，皆不曰《灵枢》，而曰《针经》，其端皆始于皇甫士安也。但"针经"二字，止见于本经首篇，其余所论，营卫输穴，关格脉体，经络病证，三才万象，靡不森具。虽每篇各病，必用其针，自后世易'灵枢'以'针经'之名，遂使后之学者，视此书上为用针，弃而不习，以故医无入门，术难精诣，无以疗疾起危，深可痛惜。岂知《素问》诸篇，随问而答，头绪颇多，入径殊少。《灵枢》大体浑全，细目毕具，犹儒书之有大学，三纲八目，总言互发，真医家之指南，其功当先于《素问》也。谓之曰"灵枢"者，正以枢为门户，阖辟所系，而灵乃至神至玄之称。是书之功，何以异是。"

张介宾《类经》："神灵之枢要，是谓灵枢。"

王九达《黄帝内经素问灵枢合类》："灵乃至神至玄之称，枢为门户阖辟所系。《生气通天论》：'欲若运枢'。枢，天枢也。天运于上，枢机无一息之停，人身若天之运枢，所谓守神守机是也。其初意在于舍药而用针，故揭空中之机以示人。空者灵，枢者机也。既得其枢，则经度营卫，变化在我，何灵如之。"

丹波元胤《中国医籍考》："先子曰，《灵枢》单称'九卷'者，对《素问》八卷而言之。盖东汉以降，《素问》既亡'第七'一卷，不然则《素问》亦当称'九卷'尔。而'灵枢'之称，昉于唐中叶。王冰注《素问》，或曰《灵枢》，或曰《针经》，林亿因谓王冰名为'灵枢'，不可定。然今考《道藏》中，有《玉枢》、《神枢》、《灵轴》等之经，而又收入是经，则'灵枢'之称，意出于羽流者欤……又亿等校《素问》、《甲乙经》等，所引《九虚》文，今并见《灵枢》中，则《九虚》亦是经之别本，非全帙者。要之曰《灵枢》、曰《九虚》、曰《九灵》，并是黄冠所称，而《九卷》、《针经》，其为旧名也。夫为'灵枢'者，王冰以前，不有载之者，故亿等以为冰所命。"（先子指丹波元简，文字与《灵枢识》略有出入）

《针经》之名之书，《隋书·经籍志》有著录，至《旧唐书》及《新唐书》的《艺文志》又收录灵宝注《黄帝九灵经》12卷，未见《灵枢》之名。《灵枢》著录于史始于《宋史·艺文志》，《宋志》中还出现了《黄帝九虚内经》。史志充分反映了此书一书多名及有多种传本的史实。《黄帝九灵经》称灵宝注，按灵宝乃道家人物，晋以前人（据马继兴说）。王冰"弱龄慕道，夙好养生"，经他之手将"九灵"改称"灵枢"是极有可能的。"九灵"、"灵枢"、"九虚"皆属道家语。谓"'灵枢'之称，出于羽流"是有道理的。解"灵枢"为"神灵之枢要"，为"至神至玄"，为"天枢"，皆不离题。

第二节 《内经》的版本与流传

十八卷本《黄帝内经》，经李柱国和刘向校刊，可能是该书第一个写定的本子，时值西汉末年。其时既无便于书写之纸张，更无印刷术，只能"著于竹帛"，靠抄本流传。可以设想，《内经》成书后抄本不会很多，一旦经历水火战乱，极有亡失的危险。前已论及，《汉志》未尝著录书名的《素问》和《灵枢》(《九卷》)，很可能是由《黄帝内经》等医经散佚后再次收集汇编而成。因此，可以说《黄帝内经》已演变成《素问》和《灵枢》(《九卷》)。

《内经》或曰《素问》和《九卷》的流传，可分为早期传本和后期刻本两个阶段。早期传本是指汉、魏、六朝、隋、唐时期历代书于简帛或纸张上的手抄本；后期刻本是指宋、元、明、清时期各种刻版印刷本。经马继兴、郭霭春、高文铸等先生的研究，《内经》各期传本已基本明了。

一、《素问》传(版)本系统

作为独自单行的《素问》，当在仲景《伤寒论·序》记载之前已传世很长时间。仲景所见的《素问》，可为《素问》早期传本之一，为九卷本。3世纪中叶，魏晋间人王叔和、皇甫谧皆据以著述。王叔和《脉经·序》："今撰其岐伯以来，逮于华佗，经论要诀，合为十卷。""岐伯之论"即指《素问》和《九卷》。检之《脉经》，确有将《素问》和《九卷》有关脉诊内容成篇成段录之者。皇甫谧撰《针灸甲乙经》，则是几乎辑录了《素问》和《九卷》的全部文字，并赋《九卷》以《针经》之名。皇甫谧撰著《针灸甲乙经》时已发现《内经》"有亡失"，经对照所亡者为《素问》第7卷内容。

5世纪末叶，齐梁间人全元起为《素问》作注，后人称为《素问训解》。《隋书·经籍志》载："《黄帝素问》八卷，全元起注。"《南史·王僧儒传》也有金元起注《素问》一事的记载，金元起当是全元起之误。全注本《素问》在旧、新《唐书》和《宋史》中都有著录，宋林亿等还据以校唐王冰本《素问》，并使卷次、篇目得以保存于王冰本中。宋之后，全本亡佚。

唐宝应元年(762)，王冰在八卷全本基础上对《素问》进行了一次大规模的次注。王冰称"受得先师张公秘本"，"兼旧藏之卷，合八十一篇二十四卷，勒成一部"，实以"七篇大论"补全本所不见的第7卷。其间还做了"迁移"、"加字"、"别目"、"削繁"等大量工作，遂使该书成为《素问》重要的传本。王冰治学态度严谨，"凡所加字，皆朱书其文，使今古必分，字不杂糅"。可惜在后人传抄中已朱墨不分了，《素问》的原貌又多了几分模糊。

在唐代，《素问》除全元起本和王冰本外，还会有其他传本。这不仅从王冰注中可以得到印证，还可从唐代张守节《史记正义》注《史记·扁鹊仓公列传》所引十数条《素问》文字多不见于王冰本，《太平御览》、《医心方》引《素问》之文亦不见于王冰本，得到证明。

北宋以后，由于造纸业和雕版印刷技术的发展，促进了书籍的整理刊行。据史料记载，只北宋一朝，《素问》一书就进行了5次校正刊刻，一是天圣四年，二是景祐二年，三是嘉祐二年，四是元丰年间，五是政和八年。这5次校正刊行，以嘉祐年间朝廷设校正医书局，由林亿、高保衡等为首的工作规模最大。王冰次注的《素问》，传至宋代，已是"文注纷错，义理混淆"。林亿等"乃搜访中外，裒集众本，寖寻其义，正其讹舛"，计"正谬误者六千余字，增注义者二千余条"，定书名为《重广补注黄帝内经素问》。此嘉祐刊本被视为《素问》版本之定型，南宋、金、元、明、清各朝皆照此翻刻，卷数虽有增减分合，文字再无大的改动。

关于《重广补注黄帝内经素问》版本系统的流传情况，兹综合马继兴《中医文献学·黄帝内经著作系统》和郭霭春《黄帝内经素问校注·校后记》，简要介绍如下：

1. 二十四卷本

即依王冰次注林亿校正本原卷数反复刊刻的版本主要有：

(1)金刊本：年代不详，残存有卷三、卷五、卷十一至十八、卷二十。

(2)元刊本：即元读书堂刻本，年代不详。另有一种元刻明印本，年代亦不详。

(3)明刊本：嘉靖二十九年(1550)，顾从德翻刻宋本；万历十二年(1584)，绣谷书林周曰氏刊本；万历二十九年(1601)，步月楼刻吴勉学《古今医统正脉全书》本；万历四十八年

(1620),潘之恒刊黄海本。另外还有一种无名氏翻宋刻本。

(4)清刊本:木刻本有道光二十九年(1849),京口遵仁堂据蒋宝素家藏宋本摹刻本;咸丰二年(1852),钱熙祚守山阁校刻本;同治九年(1870),无锡薛福辰校刻本;光绪三年(1877),新会李元纲校刻本、浙江书局《二十二子》本;光绪三十三年(1907),京师医局刊《医统正脉》本。另外还有数种"影宋"即顾从德本的影印本。

石印本:同治三年(1864)上海隆文书局本;光绪十九年(1893)鸿文书局刊《二十五子汇函》本;1911～1915年锦章书局本等。

铅印本:光绪二十二年(1896)上海图书集成书局本;光绪二十三年(1397)上海文瑞楼《子书十八种》本;光绪二十七年(1901)浙江书局《二十二子》本等。

写录本:乾隆四十七年(1782)《四库全书》本。

(5)近现代刊本:此近现代指民国以后。

丛书本:主要有《四部丛刊》本(1919～1935年影印顾本);《四部备要》本(1924～1936);《国学基本丛书》本(1931～1939)。

石印本:主要有育文书局、上海书局、隆文书局、鸿章书局、大德书局、铸记书局、锦章书局、广益书局、千顷堂书局的石印本。这些书局大多在上海,均曾多次重印,约在1912～1937年之间。

铅印本:主要有商务印书馆本(1955);人民卫生出版社点校本(1963)。

影印本:郓铁樵本(1922),人民卫生出版社本(1955),皆重影顾本。

2. 十二卷本

十二卷本是王冰次注林亿校正二十四卷本基础上衍化出的版本,内容未变,每两卷合并为一卷。

(1)元刊本:元代为出现十二卷本《素问》之始,其书全名为《补注释文黄帝内经素问》。既知有(后)至元五年(1339)的胡氏古林书堂本(书名前冠有"新刊"二字)和元刊年代未详本。

(2)明刊本:书名作《补注释文黄帝内经素问》的版本主要有:成化十年(1474)熊宗立种德堂刻本;嘉靖四年(1525)历城田经校正本;嘉靖年间,赵府居敬堂刻本。另有名作《京本校正解注释文黄帝内经素问》的刊本。

3. 其他卷数传本

除二十四卷本、十二卷本外,还存在着九卷本、五十卷本等不同卷数的本子。如元刊年代不详的《补注释文黄帝内经素问》九卷;清康熙二十四年(1685),隆文书局刊《黄帝内经》十八卷本,内有《灵枢》九卷;明正统年间(1436～1449),刊《道藏》本《黄帝内经素问补注释文》五十卷。

4. 明清白文本和注释本

约于明代中期以后,出现了一些《素问》的白文本和以王注林校本原文为基础但删除了王、林注文的全注本。无注文的白文本有明嘉靖年间吴悌校刊十二卷本《黄帝内经素问》,清代田伯良辑《黄帝内经素问原本》九卷等。

全注本中,保持王、林注本篇次与原文不变者,主要有:明万历十四年(1586),马莳撰《黄帝内经素问注证发微》九卷;万历二十二年(1594),吴崑撰《吴注黄帝内经素问》二十四卷;清康熙九年(1670),张志聪撰《黄帝内经素问集注》九卷;康熙三十四年(1695),高世栻撰《素问直解》九卷;道光十年(1830),张琦撰《素问释义》十卷;光绪二十二年(1896),周学海撰《素问评文》二十四卷(《周氏医学丛书》)本等。数家合注者主要有:清乾隆六十年(1795),《古今图书集成医部全录》载《黄帝内经素问》四十六卷,集录了王冰、马莳、张志聪三家注文;宣统二年(1910),广益书局印行了《(张马合注)素问灵枢》二十卷,集张志聪、马莳二家注文,《素问》、《灵枢》各十卷。合并《素问》与《灵枢》原文,重新编排后注释者主要有:明天启四年(1624),张介宾《类经》三十二卷;明崇祯元年(1628),王九达撰《黄帝内经素问灵枢合类》九卷等。

此外,元、明以来,国外日本和朝鲜也有不同种类的《素问》刻本及"影宋"刊本。

二、《灵枢》传(版)本系统

历代史志记载有:《隋书·经籍志》:《黄帝针经》九卷。《旧唐书·经籍志》:《黄帝针经》十卷;《黄帝九灵经》十二卷灵宝注。《新唐书·艺文志》:《黄帝针经》十卷,灵宝注《黄帝九灵经》十二卷。《宋史·艺文志》:《黄帝灵枢经》九卷,《黄帝针经》九卷,《黄帝九虚内经》五卷。各史志记载中未见《九卷》之名,但据马继兴的研究,《九卷》不仅为王叔和、皇甫谧所引录,魏晋以后、北宋以前许多医家如崔彧、杨上善、王焘、林亿以及日本的丹波康赖等,均曾先后引用过《九卷》的书名及其佚文,从而证明了《九卷》一书确实存在,并作为一大类传本系统流传很久,直到北宋以后才告失传。

内容与《九卷》无大出入的《针经》,自皇甫谧命其名后,它的版本系统独立存在且一直传至宋代。在隋为九卷本,唐为十卷,宋为九卷。林亿校书时称《灵枢》(《针经》)已不全。幸有高丽使者于北宋哲宗元祐七年(1092)来华献书,其中有《黄帝针经》。哲宗于次年正月即诏颁高丽所献《黄帝针经》于天下。江少虞《宋朝类苑》云:"此书久经兵火,亡失几尽,偶存于东夷。今此来献,篇帙俱存,不可不宣布海内,使学者诵习。伏望朝廷详酌,下尚书工部,雕刻印板,送国子监,依例摹印行。"《玉海》载南宋初学者王应麟说:"《针经》以《九针十二原》为首,《灵枢》以精气为首。"表明了传本的不同。

《唐志》载灵宝注《黄帝九灵经》十二卷,《宋志》载《黄帝九虚内经》五卷(高丽史书为九卷),当是见于唐宋时期的另两种传本。据说"九灵"和"九虚"本,其由来也是很久远的。

《灵枢》之书名,出于王冰《素问》的注文中,但其传本当早于王冰,可能在隋唐前即已产生。宋校正医书局也曾校刊过《灵枢》,可能因其不全而未见刊行。

北宋末年,由于金兵的南犯和继之而形成的北金南宋的对峙局势,严重影响了医籍的流传。北宋刊印的《针经》,只保存于金朝的一些医家手中,成无己、刘完素、李杲、王好古、朱丹溪等金、元医家皆在著述中大量引用《针经》的文字。南宋方面,据史崧称:"《灵枢》不传久矣,世莫能究。"于是,他"参对诸书,再行校正家藏旧本《灵枢》九卷,共八十一篇,增修音释,附于卷末,勒为二十四卷"。书成于南宋绍兴二十五年(1155),是为《灵枢》的定本,称作《黄帝内经灵枢经》。此书一出,取代了其前各种《针经》、《灵枢》传本,一直流传至今。史崧本《灵枢》传世过程中,版本演变状况如下:

1. 二十四卷本

这类刊本,一仍史崧本,二十四卷,无注文,卷末附有音释。

(1)明刊本：传世者有明代无名氏仿宋刊本一种，书名《新刊黄帝内经灵枢》；嘉靖年间刊本；万历十二年(1584)，绣谷书林周曰氏刊本(与《素问》合刊)；明刊未详本。

(2)清刊本：咸丰二年(1852)，钱熙祚守山阁校刻本，附顾观光"校勘记"一卷；同治三年(1864)，上海隆文书局石印本。

2. 十二卷本

《灵枢》十二卷本，系将史崧二十四卷本合并而成，内容无改动，这是元代以来刻印最多的一类刊本。

(1)元刊本：既知现存者有 3 种：(后)至元五年(1339)胡氏古林书堂刊本，书名《新刊黄帝内经灵枢》；(后)至元六年(1340)刊本，书名《新刊黄帝内经灵枢经集注》，书内并无注释，实为白文本；书名为《黄帝素问灵枢集注》的元刊本，十二卷，书中只载《灵枢》白文。

(2)明刊本：有成化十年(1474)熊宗立种德堂刊本；嘉靖四年(1525)历城田经校正本；嘉靖年间赵府居敬堂刊本，吴悌氏刊本；万历二十九年(1601)步月楼刻吴勉学《古今医统正脉全书》本，金陵尚义斋刊本；其他明刊未详本。

(3)清刊本：清代的木刻本有：道光二十九年(1849)宋仁甫刊本(与《素问》合刊)；光绪三年(1877)，浙江书局刊《二十二子》本；光绪十年(1884)京口文成堂刊本；光绪二十三年(1897)，新化三味书屋刊《二十二子》本；光绪三十三年(1907)，京师医局刊《医统正脉》本；光绪年间，湖南翻刻浙江刊《二十二子》本，黄以周氏刊本；清代未详刊本。

石印本：光绪十九年(1893)，鸿文书局刊《二十五子汇涵》本。

铅印本：光绪二十二年(1896)上海图书集成书局本；光绪二十三年(1397)上海文瑞楼《子书十八种》本；光绪二十七年(1901)浙江书局《二十二子》本。

写录本：乾隆四十七年(1782)《四库全书》本。

(4)近现代刊本：1911 年后《灵枢》的出版情况与《素问》大体相同，可参《素问》一书的近现代刊本，此略。

3. 其他卷数传本

《灵枢》的其他白文本，尚有于明代编入《道藏》中的《黄帝内经灵枢集注》二十三卷本，实则并无《素问》文字及集注，现存涵芬楼影印《道藏》本；收入《道藏》中的《黄帝内经灵枢略》一卷本，系节录自《灵枢》的一种早期传本；明或清刊《黄帝内经灵枢》九卷本，清刊田伯良氏辑《黄帝内经灵枢原文》九卷(收入中华书局铅印的《中华古医经大全》中)。

4. 明清全注本

16 世纪以前，《灵枢》只以白文行世，尚无全文注释性著作，至 16 世纪末叶始有全注本出现，其篇次和原文均同史崧本，这类注本远较《素问》注本为少。其中主要有：明・万历十四年(1586)，马莳撰《黄帝内经灵枢注证发微》九卷；清・乾隆六十年(1795)，《古今图书集成医部全录》卷 47～68 载《灵枢》及马莳、张志聪注文；清・光绪二十二年(1896)，周学海撰《灵枢评文》十二卷(《周氏医学丛书》)本；清・宣统二年(1910)，《(张马合注)素问灵枢》的《灵枢经》十卷等。张介宾的《类经》属类编后注释，已如前述。

《灵枢》二十四卷本、十二卷本、九卷本皆有日本刊本，十二卷本有朝鲜刊本，刊刻时间相当于我国清代。

此外，《针灸甲乙经》和《黄帝内经太素》两书，由于皆几乎录入了《素问》和《灵枢》的全文，也可视为《内经》的传本，但非属《素问》和《灵枢》传本系统，此从略。

（赵明山）

参考文献

[1] 龙伯坚.黄帝内经概论.上海：上海科学技术出版社，1980.
[2] 任应秋.《内经》研究论丛.武汉：湖北人民出版社，1982.
[3] 范行准.中国医学史略.北京：中国古籍出版社，1986.
[4] 贾得道.中国医学史略.太原：山西人民出版社，1979.
[5] 李今庸.《黄帝内经》成书年代和成书地点考.河南中医，1981(3)：25.
[6] 余自汉.《黄帝内经》成书于齐考.河南中医，1982(6)：19.
[7] 马伯英.《黄帝内经》成书年代质疑补正.河南中医，1982(4)：21.
[8] 刘长林.《内经》的哲学和中医学方法.北京：科学出版社，1992.
[9] 吴文鼎.《黄帝内经》与"黄老学派".上海中医药杂志，1982(9)：36.
[10] 沅汀.从出土文物看《黄帝内经》的成书年代.河南中医，1983(2)：18.
[11] 傅幼荣.我对《内经》成书年代的看法.江西中医药，1984(1)：2.

第二章

《黄帝内经》学术发展概要

《黄帝内经》在中医学，犹如孔、孟书之与儒家，老、庄书之与道家，具有至尊地位，被视为“经”。它的成编，标志着中医学理论体系基本确立，不仅为中医学的发展奠定了理论基础，而且形成了异于西医学的医学知识和医疗实践体系，在世界医坛独树一帜。就《内经》的学术发展而论，由于中国古代独特的人文环境与传统，中医学术的发展也采取了经典引申式，即以《内经》为源头，在其开创的理论基础上和体系框架内，对中医学的基本论题、观察记录、研究论断进行诠释、论证和发挥。因此，从这种意义上说，《内经》学术发展就是中医学术的发展。本章所述，即按《内经》理论主线为纲所展示的历代研究成果，以此说明《内经》学术发展概况。《内经》学术发展研究，是高层次研究课题，既需要掌握详尽的学术资料，又要求高度概括其学术发展的脉络与纲目，诚非易事，因此，本章先对藏象学说，经络与针灸治疗理论，病因、病机学说的学术发展作初步探讨，其余诊法、论治、病证与养生学说的学术发展概要留待进一步研究。

第一节 藏象学说

藏象学说是研究脏腑、经脉、形体官窍的形态结构、生理活动规律及其相互关系的理论。藏象学说是《内经》理论的核心内容、其他各学说的基础，因而受到历代医家的重视，在解剖观察、脏腑和精气神理论方面作了充实和发挥。

一、《内经》解剖学的发展

解剖学是《内经》藏象学说的组成部分。《灵枢·经水》说：“夫八尺之士，皮肉在此，外可度量切循而得之，其死，可解剖而视之。”说明《内经》已有了基本的解剖学实践和知识。秦越人、王清任等在深入研究《内经》解剖学内容的基础上，又作了充实发展。

秦越人在《难经·四十二难》记述了人体五脏、五腑及口、舌、咽、喉、肛门等组织器官的周长、直径、长度、阔度、重量、容量等，除胃肠的长度、大小、容量与《灵枢》的记载一致外，其他均为首次记载。所述器官之长度、容量，以古今度量衡折合对照，与现代解剖学相近，这在解剖学发展史上是一项重要的成就。此外，《难经·四十四难》还记述了人体消化道的7个重要解剖部位：“唇为飞门，齿为户门，会厌为吸门，胃为贲门，太仓下口为幽门，大肠小肠会为阑门，下极为魄门。”对消化道解剖的认识相当深刻。《难经·三十六难》和《难经·四十二难》对脏腑的解剖形态也作了明确叙述，如肝有七叶，心有七孔三毛，肺有六叶两耳等，均从尸体解剖而得。尽管有些论述与现代解剖学的认识不一致，但对中医解剖学的发展作出了贡献。

清代医家王清任试图通过亲自察看人体解剖现象，探索人体的生理病理。他不避艰辛秽臭，入义冢墓地或刑场，观察尸体结构，绘成“亲见改正脏腑图”25 幅，载入《医林改错·脏腑记叙》中，对《内经》解剖学作了新的补充，主要是：①对膈膜作了详细记载。“人胸下膈膜一片，其薄如纸，最为坚实，前长与心口四处齐，从两胁至腰上，顺长如坡，前高后低，低处如池。”“膈膜是上下界物”，将人的体腔分为胸腔和腹腔，说明了膈膜的形态与功用。②正确记述了呼吸系统的形态结构。“肺两叶大面向背，上有四尖向胸，下有一片亦向胸，肺管下分为两杈，入肺两叶，每杈分九中杈，每中杈分九小杈，每小杈长数小枝，枝之尽处并无孔窍，其形仿佛麒麟菜，肺外皮无孔窍，其内所存，皆轻浮白沫。”是对肺、气管、支气管的明确记述。③正确记述了心血管系统中的主动脉（卫总管）、颈动脉、锁骨下动脉、腋动脉、肋间动脉、肠系膜动脉、肾动脉、髂动脉、腹动脉、下腔动脉（荣总管）；对于小动脉、小静脉之形态、位置及其走向，基本上与现代解剖学论述相一致。④对于消化系统，王清任记述了胃的解剖位置和形态，指出“咽之下胃之一物……古人画胃图，上口在胃上，名曰贲门；下口在胃下，名曰幽门。言胃上下两门，不知胃是三门。画胃竖长，不知胃是横长，不但横长，在腹是平铺卧长。上口贲门向脊，下底向腹；下口幽门亦在胃上偏右胁向脊；幽门之左寸许，另有一门，名曰津门”。此处“津门”相当于胆总管及胰管之开口处。王清任还发现了幽门括约肌，其形状为“胃之内，津门之左一分远，有一疙瘩，形如枣大，名曰遮食，乃挡食放水之物”。同时，他还描述了肝的形态和胆之位置：“肝四叶，胆附于肝右边第二叶，总提长于胃上，肝又长于总提之上，大面向上，后连于脊，肝体坚实。”此外，对胰的位置形态、胰管、肝管、胆囊管（津管）、大网膜（网油）、肠系膜（气府）等也均有描述，特别对“会厌”有遮盖喉门之功用，是首次提出的。王清任对消化系统各器官的解剖形态的观察与认识较《内经》更为具体而丰富。⑤关于泌尿系统，王清任观察到“两肾凹处有气管两根，通卫总管”，描述了两侧肾动脉通腹主动脉的相互联系，并指出肾的泌尿功能是主要的，男性尿道与精道是一个。⑥至于神经系统，王清任主要记述了脑的位置，与感觉器官的关系，并专以“脑髓说”为题加以论述。王清任对人体解剖学的探索，是中医学家受西方文化与西医学传入影响而从形态结构研究生命活动的新尝试，从这方面看王清任的精神是可敬的，但是，由于条件的限制和观察者本身观念和知识结构的制约，这种观察对中医学的发展影响并不大。

人体解剖学在中医学的地位如何，中医学之解剖学为什么未得到充分发展，以及如何将现代解剖学有机融入中医学理论体系，以促进中医学发展，都是值得探讨的问题。

二、《内经》脏腑理论的发展

（一）脏腑功能

1. 心

《内经》说心是“五脏六腑之大主”，为“生之本”，“藏神”和“主身之血脉”。

五脏六腑之大主，生之本：《内经》言心在十二脏腑关系中居主导地位，为生命的根本。王冰等医家对此作了充实与发展。王冰在注《素问·灵兰秘典论》指出：“心者君主之官，神明出焉。然君主者，万物系之以兴亡。故曰心者生之本，神之变也”。这是从心主神明来强调心具有协调全身生理功能的作用。张介宾以心的阴阳属性，说明心为生命根本的原理，如《类经·藏象类二》说：“心为君主而属阳，阳主生，万物系之以存亡，故曰生之本。”沈金鳌则认为心具有主持十二经脉和五脏六腑精神气血的作用，所以视心为脏腑之大主。如《杂病源流犀烛·卷六》说："十二经皆听命于心，故为君位。南方配夏令，属火，故为君火。十二经之气皆感而应心，十二经之精皆贡而养心，故为生之本，神之居，血之主，脉之宗。盖神以气存，气以精宅，惟心精常满，故能分神于四脏；心气常充，故能引精于六府。"现今中医学家认为心的生理功能，不仅包括心、血、脉在内的完整循环系统，而且还包括主宰精神、意识和思维的活动；不但使机体内部处于统一协调的环境，而且能调节机体与外部环境的平衡协调，所以，心在人体中占有极其重要的地位。这一观点对临床实践有重要意义，成为中医心理学的基础理论。

心主神明、主血脉：《内经》认为这是心的主要生理功能。张介宾在《类经·藏象类九》分析说：心所藏之神"即吾身之元神也。外如魂魄志意五神五志之类，孰匪元神所化而统乎一心？是以心正则万神俱正，心邪则万神俱邪。"说明心主神明与其他四脏所主魂魄志意的关系，总由心之所主元神而统率。张志聪以心主血脉，为心主神明的物质基础，如注《黄帝内经素问集注·六节藏象论》说："心主血，中焦受气取汁，化赤而为血，以奉生身，莫贵于此，故为生身之本。心藏神而应变万事，故曰神之变也。十二经脉三百六十五络，其气血皆上于面，心主血脉，故其华在面也"。现今医家认为，心气的充沛，是血液充盈和脉道通利的最基本条件，而心主神明是主持人的精神意识思维活动，这二者密切相关。正因为心具有主血脉的功能，所以才能主持神明。在临床上气血循行和神志失常的疾病，多与心的功能失调密切相关。

2. 肝

《内经》以肝为阴木，通春气而主升发，具有"敷和"、"条达"、"藏血"、"合魂"，为"罢极之本"等生理功能。

肝主升发条达：《内经》所说肝主升发，是指肝在人体生命活动中起着升阳发阴，启陈从新的重要作用，故《素问·诊要经终论》说："正月二月，天气始方，地气始发，人气在肝"。所言肝主条达，是指条达脏腑气机，使人体保持生机活泼，并能畅达机体的情志，故《素问·五常政大论》说："其性随，其用曲直"。朱震亨在《格致余论·阳有余阴不足论》概括为"司疏泄者肝也"，即现今所论的肝主疏泄。对于调畅气机的作用，历代医家充实阐发为具有助肺降，济心火，启肾脏，达中土等功用。清代陈士铎《石室秘录·论五行》说："肺金非木不能生，无木则金无舒发之气。"清代唐宗海《血证论·脏腑病机论》则指出："肝属木，木气冲和调达，不致遏郁，则心脉得畅"。肝木属相火位于下，是心君之火的根基，心火之功用，需赖肝木之升发资助，肝木条达，心火光明，使其神志正常，血脉循行通畅。肝的升发还具有升发元气的作用。肾中元真之气，有赖于肝气升发，使肾精疏达于各脏腑组织，从而激发推动了机体的生命活动，如张锡纯在《医学衷中参西录》中指出："人之元气自肾达肝，自肝达于胸中，为大气之根本"；"肝主疏泄，原为风木之脏，于时应春，实为发生之始，肝膈之下乘者，又与气海相通，故能宣通先天之元气，以敷布于周身，而周身之气化，遂无处不流通者"。肝的升发还能畅达中土，唐宗海《血证论·脏腑病机论》说："木之性主于疏泄，食气入胃，全赖肝木之气以疏泄之，而水谷乃化；设肝之清阳不升，则不能疏泄水谷，渗泄中满之症，在所不免。"现今认为，肝的疏泄功能，是脾胃升清降浊协调的重要条件。此外，肝的升发条达对调畅情志也有重要作用。人的精神情志，虽然由心所主，但需在肝的条畅通达情况下，才能心情舒畅，思维和情志正常。临床上以疏肝解郁治法,治疗急躁易怒等情志病变,多收良效。这方面的现代研究资料甚多。

肝主藏血:藏血,即贮藏血液和调节血量,后世医家将肝的藏血功能,作为制约肝的阳气升腾,以维护肝的疏泄功能,使之冲和条达的条件。如严用和谓"肝为血之库",柯琴谓肝为"血室",吴尚先谓"肝为血海"。近代恽铁樵还以西医解剖学的观点阐释之:肝"含血管最丰富,故取生物之肝剖之,几乎全肝皆血……故肝为藏血之脏器"(《生理新语》)。至于肝调节血量的功能,王冰首先进行发挥,他在注《素问·五脏生成》说:"肝藏血,心行之,人动则血运于诸经,人静则血归于肝藏。何者? 肝主血海故也。"现今也认识到,肝的调节血量功能,是以肝的贮藏血液为前提的,贮藏与调节密切配合,才能完成"肝藏血"的生理功能。

肝为罢极之本:《素问·六节藏象论》将此作为肝的基本功能提出,引发了后世医家的多方议论。王冰和吴崑等认为"罢极之本",即"疲乏劳困之本"。王冰在注《素问·六节藏象论》说:"夫人之运动者,皆筋力之所为也,肝主筋……故曰肝者罢极之本。"吴崑在注《素问·六节藏象论》亦说:"罢,音皮。动作劳甚,谓之罢极。肝主筋,筋主运动,故为罢极之本。"这是从病理的角度来阐释的。高世栻则从生理方面论述,认为肝具有耐受疲劳的生理功能。论据之一是《素问·六节藏象论》余四脏均论生理功能,"罢极之本",亦应从生理功能论。《素问直解·六节藏象论》说:"罢,作罴……如熊罴之任劳,故为罴极之本。"此注可通《尔雅翼》释"罴"谓:"熊之雌者,力尤猛。"《集韵》将"罴,或省作罢。"说明"罢"是"罴"之简写体。高世栻将"罢极"代表力量,意谓肝是人体力量的源泉,隐含耐受疲劳之义。近人李今庸亦同意高世栻之观点,认为"罢极之本的'罢'当为'能'字而读为'耐',其'极'字则训为疲困。所谓'能极',就是'耐受疲劳'。"[1]而杜廷贵却认为:"罢极之本"应注为"敷和之本"。肝之敷和即是肝脏通过敷布某种物质来调节人体脏腑阴阳气血,使其不协调状态趋于和谐的功能活动。[2]主要突出"罢极之本"是"肝主敷和"的具体表现,而其关键在于肝有藏血、主生发之功能,是人体脏腑组织活动的动力源泉,从而强调了肝在人身的重要性。

3. 肺

《内经》认为肺在五行属金,通于秋气,以"相傅之官,治节出焉",为"气之本","藏于右","五脏六腑之盖","通调水道","藏魄","主皮毛"等概括其生理功能。

肺为气之本:此言肺具有主持一身之气和呼吸之气的功能。所谓肺主一身之气的功能,尽管《素问·五脏生成》有"诸气者皆属于肺"的论述,但未能深入阐述其义。明代马莳注曰:"吾身之气,皆属于肺"。张介宾在《类经·藏象类一》更为明确地说:"肺主气,气调则营卫脏腑无所不治。"从而说明肺主一身之气,是指肺对全身之宗气、营气、卫气及脏腑之气均有主持和调节的作用,故为人体气的根本。近代医家张锡纯认为:"盖谓吸入之气,虽与胸中不相通,实能隔肺膜透过四分之一以养胸中大气"(《医学衷中参西录·升降汤》)。说明肺所吸入之自然清气与水谷之气相汇聚而生成宗气。卫气与营气的生成亦与肺气密切相关,盖脾胃中化生出的水谷精微只是合成营卫的原料,不经肺气化合,便不能称做营气。[3]这是倡导"营卫之气生成于肺"的观点,突出肺气化合是生成营卫的关键。对于宗气、卫气、营气的循行,现代医家认为均与肺气有直接关系。王洪图等指出:"宗气积聚于胸中,靠肺气宣降布达上下……以发挥贯心脉、行呼吸之作用"而"营卫需要肺气推动运行全身,营气循经脉,卫气走玄府孔窍,腠理油膜。"[4]从而使宗气、卫气、营气发挥正常的生理功能。所谓肺主呼吸之气,是指肺是体内外气体交换的场所，通过肺的呼吸，实现体内外气体的交换，保证人体正常的新陈代谢。后世的发挥，如明代赵献可说："喉下为肺，两叶白莹，谓之华盖 以复诸脏，虚如蜂窠，下无透窍，故吸之则满，呼之则虚，一吸一呼，本之有源，乃清浊之交运，人身之橐龠。"（《医贯·内经十二官论》）述及呼吸的具体形式。清末唐宗海《血证论·脏腑病机论》认为："肺开窍于鼻，主呼吸，为气之总司。盖气根于肾，乃先天水中之阳，上出鼻，肺司其出纳……凡气喘咳息，故皆主于肺。"从肺主呼吸之出纳，说明肺的功能。中医的现代研究认为肺司呼吸，除以肺为内外气体交换的场所，是主呼吸的主要方式外，在肺气作用下，皮肤亦有呼吸运动，当是肺司呼吸的组成部分，并以青蛙实验为证。[5]

肺主治节：是对肺具有治理调节人体各种生理功能之作用的高度概括。后世从肺主气佐心主血而论。张介宾《类经·藏象类一》说："肺与心，皆居膈上，位高近君，犹之宰辅，故称相傅之官。肺主气，气调则营卫脏腑无所不治，故曰治节出焉。"唐宗海则在《血证论·脏腑病机论》指出："肺之令主行治节，以其居高，清肃下行，天道下际而光明，故五脏六腑皆润利而气不亢，莫不受其制节也。"一是通过肺气宣发，使精微物质如"雾露之溉"滋养五脏；二是通过肺气肃降，平抑诸脏亢逆之气，使气机升降正常。以上作用主要体现在肺气推动心血的运行；肺之肃降制约肝气升发太过；肺将脾胃受纳消化的水谷精微转输全身；肺之治节能滋助肾脏，使之主水和纳气功能正常。此外，清代汪昂从人身肢体运动来阐发治节的含义，如他在《素问灵枢类纂约注》中说："风痹痿躄之人，心欲动而手足不随者，以肺病失其治节故也。"（注《素问·灵兰秘典论》）"人身之运动皆由于肺。肺热叶焦则气无所主而失其治节，故痿躄而手足不随也。"（注《素问·痿论》）及至现今，教材汇集诸家之说论肺主治节主要有 4 个方面：肺主呼吸，人体的呼吸运动是有节奏地一呼一吸；随着肺的呼吸运动，治理和调节着全身的气机，即是调节着气的升降出入的运动；由于调节着气的升降出入运动，因而辅助心脏，推动和调节血液的运行；肺的宣发和肃降，治理和调节津液的输布、运行和排泄。[6]

肺通调水道：《素问·经脉别论》以此说明肺参与水液代谢的生理功能。王冰注曰："金气通肾，故调水道，转注下焦，膀胱禀化，乃为溲矣。"认为肺主肃降，疏通调理水液运行的道路，然后辗转下输于膀胱，使水津变为尿液而排出体外。现代中医学者认为，肺"通调水道"的功能，是指肺能疏通调理全身水液输布、运行和排泄道路，主要有两大水道系统：一是由肺到皮毛和腠理，为外水道系统，由肺气宣发所主；二是由肺到中、下焦，为内水道系统，由肺气肃降所主。两大系统相辅并行，共同完成水液代谢，不可偏废。这一理论是后世提出"肺为水之上源"，"水肿治肺"的根据。

4. 脾（胃）

《内经》认为脾胃互为表里，五行属土，位居中焦，为"仓廪之官，五味出焉"；脾主升清，"为胃行其津液"；脾胃为"五脏六腑之海"，气血生化之源，强调脾胃对人体的重要性。

脾胃为气血生化之本：《内经》以脾胃纳入水谷，生化气血，营养全身脏腑及组织器官而重视之。金元李杲将脾胃之气与元气联系起来，提出脾胃为元气之根本的观点。在《脾胃论·脾胃虚则九窍不通论》中说："真气又名元气，乃先身生之精气，非胃气不能滋之。"在《内外伤辨·辨阴证阳证》中指出："夫元气、谷气、荣气、清气、卫气、生发诸阳上升之气，此六者，皆饮食入胃，谷气上行，胃气之异名，其实一也。"此所谓诸气胃所生，实际是概括了脾胃能生化气血而言。如果脾胃失调，元气虚弱，气血生化不足，则百病皆生，故他在《脾胃论·脾胃虚实传变论》中说:“脾胃之气既伤,而元气亦不能充,而诸病之所由生也。”明代薛己亦从脾胃生化气血的功能来突出脾胃在人体的重要性,认为人之脏腑在脾胃生化气血的滋养下,才能发挥正常生理功能。他在评语《明医杂著·补中益气汤》中说:“胃为五脏本源,人身之根蒂”“脾胃气实,则肺得其养,肺气既藏,水自生焉,水升则火降,水火既济而天地交泰,若脾胃一虚则其它四脏俱无生气。”明代李中梓,在李杲、薛己的基础上,将脾胃为气血生化之源的理论,概括为“脾为后天之本”的论点。他在《医宗必读·肾为先天本脾为后天本论》中说:“脾何以为后天之本?盖婴儿既生,一日不食则饥,七日不食,则胃肠涸绝而死。经云:安谷则昌,绝谷则亡……胃气一败,百药难施。一有此身,必资谷气,谷入于胃,洒陈于六腑而气至,和调于五脏而血生,而人资之以为生者也,故曰后天之本在脾,”将脾在生命活动中的地位提到与肾同等重要的高度,也为临床诊治重脾胃张本。

脾胃为升降之枢:《内经》认为脾胃居于中焦,对水谷有升清降浊作用。《素问·经脉别论》:“饮入于胃,游溢精气,上输于脾,脾气散精,上归于肺……水精四布,五经并行。”说明脾气具有将水谷所化营血和津液上注心肺,以营养全身的升清功能。金元李杲识其要,著《脾胃论》阐发脾气升发,谷气上行,才能使元气充足,生机活跃之理,他在《脾胃论·脾胃胜衰论》中说:“夫饮食入胃,阳气上行,津液与气,入于心,贯于肺,充实皮毛,散于百脉。脾禀气于胃,而浇灌四旁,营养气血者也。”并创制了升阳益气系列方剂,如补中益气汤、升阳益胃汤等治疗脾气不升的病证,重点使用升麻、柴胡、葛根升发脾之阳气。清代唐大烈亦认为:“脾主生化,其用在于无形。其属土,地气主上腾,然后能载物,故健行而不息,是脾之宜升也明矣。”(《吴医汇讲》卷七)这是从脾的五行属性,强调了脾主升清的重要性。现代中医学者将脾主升清的功能归纳为四个方面:一是脾气升清,卫气营血方能得以化生而上输心肺,营运全身;二是脾气升清,水谷精微方可上及头而营养诸窍;三是脾气升清,精微得运,四肢肌肉皆有所养;四是脾气升清,固摄脏腑,人体脏器乃可各安其位[4]。关于胃主降浊之说,《灵枢·五味》有“水谷入于胃……谷气津液已行,荣卫大通,乃化糟粕,以次传下”似可通。后世则明确提出胃降是其主要功能特性。明代喻昌在《寓意草·陆子坚调摄方论》中说:“中脘之气旺盛有余,必驱下脘之气入于大小肠,从前后二阴出。”民国张锡纯《医学衷中参西录》也认为:“胃主降浊,在上之气不可一刻不降,一刻不降则浊阴上逆。”脾升胃降,相反相成,以任全身升降之枢。此说阐发最力者首推李杲。他首先类比自然界气机升降,说明脾胃中土升降的重要性。《脾胃论·天地阴阳生杀之理在升降浮沉之间》说:“经言岁半以前天气主之,在乎升浮也……岁半以后地气主之,在乎降沉也……升已而降,降已而升,如环无端,运化万物,其实一气也。”其次从人体脏腑精气的升降运动,论述脾胃为精气升降之枢的机理。同篇又说:“盖胃为水谷之海,饮食入胃,而精气先输脾归肺,上行春夏之令,以滋养周身,乃清气为天者也;升已而下输膀胱,行秋冬之令,为传化糟粕,转味而出,乃浊阴为地者也。”其后有清代叶桂,感于李杲重脾而略胃,认为胃降与脾升同等重要,并指出:“脾宜升则健,胃宜降则和。”并提出“六腑以通为用”(《临证指南医案》卷三)使脾升胃降理论臻于完善。

胃主受纳腐熟:《灵枢·五乱》:“胃者,太仓也。”明代张介宾在《类经·藏象类一》明确为:“脾主运化,胃司受纳,通主水谷,故皆为仓禀之官。”胃主腐熟水谷之说,《内经》无明文,《灵枢·营卫生会》有“中焦如沤”可以当之。至《难经》,在三十一难即明确指出:“中焦者,在胃中脘,不上不下,主腐熟水谷。”明代赵献可《医贯》还对胃的腐熟过程作了推测,说:“饮食入胃，犹水谷在釜中，非火不熟。”这里的火是命门之火。而清代唐宗海还认为脾之阳气是胃之腐熟水谷之动力。现代研究认为：水谷的腐熟应主要依赖于胃阳、胃气的蒸腐，胃阴、胃津的濡润。胃受纳水谷腐熟后，下传于小肠，其精微经脾之运化而营养全身。

脾主为胃行其津液：《内经》认为胃腐熟水谷后，脾主为其行津液于全身。后世医家据此提出脾主运化的功能。《难经集注》记杨康候注曰：“脾，俾也。在胃之下，俾助胃气，主化水谷也。”明代喻昌《医门法律》引何柏斋语曰：“盖人之饮食，皆入于胃而运以脾。”脾主运化，除转输水谷外，还运化水湿。今人认为：“所谓运化水液功能，即是对被吸收的水谷精微中多余水分，能及时地转输至肺和肾，通过肺、肾的气化功能，化为汗和尿排出体外。”[6]

脾胃阴血说：《内经》以阴阳学说论脾胃，略而不详，后世在脾阴与胃阴在理论上有所发展，丰富了《内经》的脾胃理论。金元朱震亨重视阴精，保护脾土阴血，如在治疗噎膈时，力禁燥热，主张养血润燥，化瘀和胃。明代王纶进一步提出脾阴的概念，他在《明医杂著·枳术丸论》中说：“人之一身，脾胃为主。胃阳主气，脾阴主血；胃司受纳，脾司运化，一纳一运，化生精气，津液上升，糟粕下降，斯无疾矣。”反对过用辛燥之品，助火（胃）消阴（脾）。明代缪希雍则提出，在治疗中应以甘润脾阴为法。他在《医学广笔记》中说：“世人知香燥温补为治脾虚之法，而不知甘寒滋润益阴之有益于脾也。”创制的肥儿丸、资生丸，体现了甘而疏通，补而不燥，轻清柔润的特点。清代叶桂创造性地阐发了胃阴学说。他在《临证指南医案》中指出：“太阴湿土得阳始运，阳明燥土得阴自安，以脾喜刚燥，胃喜柔润也。”这样，《内经》脾胃阴阳学说，经李杲与叶桂的论述，日趋完善。

5. 肾

《内经》认为肾在五行属水为水脏，主藏精气，主发育、生殖和水液代谢，在人体生命中占有重要的地位。

肾主藏精气：《素问·六节藏象论》：“肾者主蛰，封藏之本，精之处也。”明确提出肾主藏精气。后世医家首先论肾藏的精气有生殖胚胎和发育脏腑经络的功能而称肾为先天之本。明代李中梓《医宗必读·肾为先天本脾为后天本论》说：“婴儿初生先两肾。未有此身，先有两肾，故肾为脏腑之本，十二脉之根，呼吸之本，三焦之源，而人资之以为始者也。故曰先天之本在肾。”现代中医学者认识更为具体：肾中精气，是机体生命活动之本，对机体各方面的生理活动均起着极其重要的作用。将肾中精气概括为肾阴肾阳，肾阴对机体各个脏腑组织器官起着滋养、濡润作用，肾阳对机体各个组织器官起着推动、温煦作用。肾阴肾阳，又称元阴和元阳、真阴和真阳，是机体各脏腑阴阳的根本，二者之间，相互制约、相互依存、相互为用，维护着各脏腑阴阳的相对平衡。其次，认为肾精可化生为血。明代李中梓在《医宗必读·乙癸同源论》中指出，肝肾同居下焦，肾藏精，肝藏血，精血之间有相互资生和转化的关系。清代张璐《张氏医通·诸血门》更明确认定：“气不耗归精于肾而为精，精不泄归精于肝而为清血。”

肾主生殖：《素问·上古天真论》说女子“二七而天癸至，任脉通，太冲脉盛，月事以时下，故有子。”男子“二八肾气盛，天癸至，精气溢泻，阴阳和，故能有子。”此肾主生殖之论，而生殖过程的关键在于天癸。关于天癸究为何物，如何作用，《内经》未明，后世有所发挥。唐代王冰注曰：“肾气全盛，冲任流通，经血渐盈，应时而下，天真之气降与之从事，故云天癸也。”以天癸为天真之气。明代张介宾认为天癸系元气。他在《类经·藏象类》中说：“人之未生，则此气蕴于父母，是为先天之元气；人之既生，则此气化生吾身，是为后天之元气。第气之初生，真阴甚微，及其既盛，精血乃旺，故女必二七，男必二八而后天癸至。天癸既至，在女子则月事以时下，在男子则精气溢泻，盖必阴气足而后精血化耳……然则精生于气，而天癸者，其即天一之气乎，无可疑矣。”现代有的学者认为天癸是指人体的生殖功能[7]。但一般认为，它是肾精中具有促进生殖作用的一种物质[8]。对于天癸的功用，除《内经》所述促进生殖功能成熟外，张景岳还提出天癸对形体的强弱亦关系密切。现代中医学者则注意到它与人的副性征的关系。如女子进入青春期，不仅有月事以时下，而且逐渐有肩背臀部丰满，乳房隆起，阴毛、腋毛生长等女性特征；男子二八以后，不仅有精气溢泻，而且逐渐出现胡须，腋毛、阴毛，阴茎增大，喉结突起等男性特征[4]。

（二）脏腑相关

1. 心与肾

《素问·五脏生成》：心“其主肾也”。又《素问·刺禁论》：“心部于表，肾治于里”。说明心肾有表里、制约关系。王冰从心肾五行属性进行注解，认为“心部于表者，阳气主外而象火也。肾治于里者，阴气主内而象水也”。金元朱震亨从心肾之气升降阐发，他在《格致余论·鼓胀论》指出：“心为火居上，肾为水居下，水能升而火能降，一升一降，无有穷已。”清代罗美则以心神与肾精关系为论，他在《内经博议·心肾论》中说：“精以养神，神藏于精，而以气行乎其间，惟其有以居之，有以藏之，而人道以应，此心肾所以为人之大主也。”心肾的这种水火、精神关系，现代中医学者概括为心肾相交。

2. 肝与肾

《素问·阴阳应象大论》：“肾生骨髓，髓生肝”，说明肾与肝有相生关系。金元朱震亨在《格致余论·阳有余阴不足论》中说：“主闭藏者肾也，司疏泄者肝也”，对肝肾的功能特点及相互制约的关系进行了概括，多用于说明女子的月经来潮和男子的泄精机理。明代李中梓将肝肾的密切相关，发挥为“乙癸同源”的理论。他在《医宗必读·乙癸同源论》中说：“肾应北方壬癸，于卦为坎，于象为龙，龙潜海底，龙起而火随之；肝应东方甲乙，于卦为震，于象为雷，雷藏泽中，雷起而火随之。泽也，海也，莫非水也，莫非下也。故曰乙癸同源。”实质上是说肝肾同居下焦，肝藏血，肾藏精，精血之间相互滋生和转化的关系。清代张璐则明确提出肾精与肝血相互转化，即精能生血，血能化精，称为“精血同源”。此外，叶桂在《临证指南医案·肝风》中认为：“肝为风木之脏，因有相火内寄，其性刚，主动、主升，全赖肾水以涵之。”在肝与肾关系的认识上明确而实用。

3. 脾与肾

《素问·五脏生成》：“肾之合骨也……其主脾也。”说明脾肾两脏有相互制约的关系。后世主要从二者相互为用的关系充实发挥。明代薛己认为，脾之化生水谷之精与肾之藏精的关系甚为密切。脾之健运，化生精微，须借助肾阳之温煦；肾中之精气亦有赖于脾化生水谷精微的培育充养。此后李中梓从人身之根本探讨，论述脾肾的关系，明确提出脾肾为人身先后天根本的观点。他在《医宗必读·肾为先天本脾为后天本论》中说：“先天之本在肾，肾应北方之水，水为天一之源；后天之本在脾，脾为中宫之土，土为万物之母。”盖人体由肾精而生成，胞胎在肾精作用下，逐步生成五脏、六腑、经脉、四肢百骸，成为呼吸之本、三焦之源。出生之后，在脾气后天水谷充养下，使脏腑功能完备、充实，生命力才能旺盛。脾肾的这种密切关系，对于脏腑虚损病证从先后天之本进行调治奠定了理论基础。

此外，历代医家对脏腑关系的其他方面亦有新发挥。如张介宾“肺为气之主，肾为气之根”，汪昂“肺为水之上源”；石芾南“肺主出气，肾主纳气”；柯琴“脾为生痰之源，肺为贮痰之器”；唐宗海“食气入胃，全赖肝木之气以疏泄之”等论点，是对《内经》肺与肾、脾与肺、肝与脾之间关系的发挥。

(三)三焦、命门、相火

1. 三焦

自《内经》提出三焦理论后，历代医家就三焦实质提出无形三焦说、腔子三焦说、胃部三焦说、油膜三焦说和三段三焦说等不同的学说，促进了三焦理论的发展。

(1)无形三焦说：秦越人首先提出三焦无形说，并阐发其生理功能。他在《难经·三十八难》中指出：“所以腑有六者，谓三焦也。有原气之别焉，主持诸气，有名无形，其经属手少阳。”说明三焦无具体形态，但有主持气化的重要功用。他还认识到三焦对水谷运化通行的作用，《难经·三十一难》曰：“上焦者，在心下，下鬲，在胃上口，主内而不出，其治在膻中。”“中焦者，在胃中脘，不上不下，主腐熟水谷，其治在脐旁。”“下焦者，在脐下，当膀胱上口，主分别清浊，主出而不内，以传导下，其治在脐下一寸。”说明饮食物消化、吸收、排泄是上、中、下三焦共同配合协作下完成的。对三焦的部位和功能的认识较《内经》详细而明确，而三焦之所以能协调五脏六腑的功能，是由于它为“原气之别使，主通行三气，经历于五脏六腑”(《难经·六十六难》)，又突出了三焦功能的重要性。明代孙一奎十分赞赏秦越人的观点，提出三焦有经无形之论点。他在《医旨绪余·难经正义三焦评》中说：“三焦为孤府，又为外腑，又为中清之腑。按渎者，水也，膀胱为津液之腑，亦水也，三焦为决渎之官，膀胱之用也。又为肾间原气之使，以其无形，故附膀胱而言之。”对于三焦功能，则在三焦为相火，为原气之别使，主持诸气，促进全身功能生生不息的作用等方面作了发挥。

(2)腔子三焦说：虞抟在《医学正传·医学或问》中指出：“三焦者，指腔子而言，包函乎肠胃之总司也。胸中肓膜之上曰上焦，肓膜之下脐之上曰中焦，脐之下曰下焦，总名曰三焦。其体有脂膜在腔子之内，包罗乎六腑五脏之外也。”认为三焦有形，更明确其体有脂膜在腔子内。张介宾在虞抟的基础上，作了进一步阐发，他在《类经附翼·求正录》中说：“夫所谓三者，象三才也，际上极下之谓也。所谓焦者，象火类也，色赤属阳之谓也。今夫人之一身，外自皮毛，内自脏腑，无巨无名，无细无目，其于腔腹周围上下，全体状若大囊者，果何物耶？且其著内一层，形色最赤，象如六合，总护诸阳，是非三焦而何。如《五癃津液别论》曰：‘三焦出气，以温肌肉，充皮肤。’固已显然指肌肉之内，脏腑之外为三焦也。又如《背腧》篇曰：‘肺腧在三焦之间，心腧在五焦之间……岂非以躯体称焦乎？’惟虞天民曰：‘三焦者，指腔子而言，总曰三焦，其体有脂膜在腔子之内，包罗乎五脏六腑之外也。’此说近之。”从无形之三焦说到腔子三焦说之有形，在认识上有新突破。

(3)三段三焦说：唐代杨玄操在《难经》的基础上，提出三段三焦说。其在《难经集注》注三十一难时指出：“自膈以上，名曰上焦，主出阳气，温于皮肤分肉之间……自脐以上名曰中焦，变化水谷之味，生血以营五脏六腑……自脐以下，名曰下焦……主通利溲便。”金元李杲赞同三段三焦说，认为下焦是糟粕的道路，中焦是津液的道路，上焦是宗气的道路，而中焦脾胃是元气生成的主要脏腑，因而脾胃虚弱，使元气虚衰，三焦功能失常，故在《脾胃论·三焦元气衰旺》中指出:“此三元真气衰惫,皆由脾胃先虚,而气不上行所致也。”

(4)胃部三焦说:清代罗美提出胃部三焦说。他在《内经博议·太冲三焦论》中说:“三焦者,特胃部上下之匡廓;三焦之地,皆阳明之地;三焦之所主,即阳明胃之所施,其气为腐熟水谷之用,与胃居太阴之前,实相火所居所游之地也。”“是以名为三焦者,特为两阳合明之胃,与相火之所职言之耳。其为后天谷神出化之本,以出营卫,以奉生身,使胃之气上升于肺,下输膀胱,后天之能事毕矣。”以三焦系阳明胃,为胃部上下之匡廓,并将三焦相火与胃的功能融合为说,似属另一种创说。

(5)油膜三焦说:清末唐宗海在《血证论·脏腑病机论》中说:“三焦古作膲,即人身上下内外相联之油膜也……按两肾中一条油膜,为命门,即是三焦之原。上连肝气胆气,及胸膈而上入心为包络,下连小肠大肠,前连膀胱,下焦夹室,即血室气海也。循腔子为肉皮,透肉出外,为包裹周身之白膜,皆是三焦所司。”唐宗海以三焦油膜,把脏腑联系在一起,与解剖观察及受西医学影响有关。

此外,清代沈又彭提出管子三焦说,指出三焦为三个管子,上焦出于胃上口,并咽以上贯膈,到此向上焦的管子已尽,为卫气出入之道;中焦为营气运行之道;下焦为水道,其管发于小肠下口与回肠会合,直对膀胱。高世栻提出三焦独尊说,他在《医学真传·三焦》中指出:“少阳主三焦,下焦将肾脏,上焦将肺腑,虽将两脏,职不离腑。”又说:“三焦为中渎腑……孤者,独也,谓使其上、中、下之化机也……三焦一腑,较之诸脏而独尊。”但影响不大。

近人对三焦的研究,亦是从形态及功能探讨。江中坚认为:“三焦概念的产生,是因于气化理论及其统一整体的系统观,决不是某个单一的解剖脏腑单位所能包含,而是像现代论中‘概念单元’一样,包括多器官系统的综合功能单位”“一旦离开上中下三焦所属诸脏腑,也是不存在的。”因而主张取消三焦[9]。蒋贤跃更为明确地指出:三焦“其功能是脏腑及气血津液运行功能的重复,更无实质结构,可从脏腑学说中去掉。”[10]但亦有认为三焦既有其形又有自己的功能,如庞近宜说:“三焦内则依借其它脏器,外则依借各个组织,以构成三焦本身之形体”“故三焦在内则是脏腑之间,在外则是组织之间的空隙之处,无问巨细,皆是一气相通,即为三焦之形,即元气津液所到达的地方,皆有三焦的分布”[11]。此外,还有三焦淋巴系统说[12];三焦胰腺说[13];以门静脉为主的腹腔内部分静脉说[14];体液平衡调节系统说[15];等等。我们认为,中医学的三焦是一个功能单位而不是一个具体的解剖形态,因而研究三焦以研究其功能是主要的。三焦是人体精气津液化生的场所和通道,亦是人体糟粕、尿液排泄的道路,其功能是与人体脏腑密切配合而完成的,体现人体生理功能之整体观。从现代医学观点探讨,“三焦的实质,可能是与携带氧气、各种营养物质、免疫物质以及各种酶、激素和代谢物的细胞外液的循环代谢有着密切联系的组织间隙和细胞间隙。将这种组织间隙和细胞间隙及其生理功能概括为一腑,即具有一定独立性的概念与功能单位,是中医学的创造”[4]。

2. 命门

《灵枢·根结》指出:“命门者,目也。”说明命门为眼睛,是脏腑精气集中体现的地方,是观察生命的门户。后世医家据此深入研究,提出就命门的部位、实质及功能与作用的多种学说。

(1)右肾为命门说:秦越人在《难经·三十六难》中说:“肾两者,非皆肾也。其左者为肾,右者为命门。命门者,诸精神之所舍,原气之所系;男子以藏精,女子以系胞。”说明右肾为命门，具有三大功能：一是原气所系，为生命活动的根本；二是藏精舍神，与精神活动相关；三是男子以藏精，女子以系胞，与生殖功能密切相关。在《难经·三十九难》还认为：命门“其气与肾通。”此后晋代王叔和、元代滑寿和明代李梴均崇尚秦越人的观点，如李梴在《医学入门·脏腑赋》中说：“命门下寄肾右，而丝系曲透膀胱之间，上为心包，而膈膜横连脂漫之外，配左肾以藏其精，男女阴阳攸分，相君火以系元气，疾病死生是赖。”并为之注曰：‘命门即右肾，言寄者，以其非正脏也……命门为配成之官，左肾收血化精运入，藏诸命门，男以此而藏精，女以此而系胞。”这不仅视右肾为命门，而且将命门与心包相联系，明确阐述命门的重要功用。

（2）两肾俱命门说：滑寿虽然同意右肾为命门的观点，但又认为命门其气与肾相通，故两肾俱为命门。明代虞抟赞同滑寿的论点，明确提出“两肾总号为命门”，他说：“夫两肾同为真元之本，性命之所关，虽为水脏，而实有相火寓乎其中，象水中之龙火，因其动而发也。愚意当以两肾总号为命门。”（《医学正传》卷一）张介宾亦认为“两肾皆属命门”。他在《类经附翼·求正录》中指出：“肾两者，坎外之偶也；命门一者，坎中之奇也。以一统两，两而包一。是命门总乎两肾，而两肾皆属命门。故命门者，为水火之府，为阴阳之宅，为精气之海，为死生之窦。”同时还认为命门除为生命之源外，因与肾关系密切，故主繁衍与生殖，与胞宫和精室有关：“夫身形未生之初，父母交会之际，男子施由此门而出，女子摄由此门而入。及胎元既足，复由此出……既知此处为命门，则男子藏精，女子系胞，皆有归着。”“命门之火，谓之元气，命门之水，谓之元精。五液充，则形体赖而强壮；五气治，则营卫赖以和调。此命门之水火，即十二脏之化源。”这不仅使命门的功能更为明确，而且给肾阴、肾阳的理论奠定了基础。

（3）两肾之间命门说：明代赵献可以命门独立于两肾之外，位于两肾之间，倡立两肾之间命门学说。首先他论述命门的部位及形态，认为命门在两肾之中，即脊柱中央，其左边有一小窍为真水之穴，右边一小窍为真火之穴。这里真水、真火均属无形，故命门有位而无形。他在《医贯·内经十二官论》中说：“命门在人身之中，对脐附脊骨，自上数下，则为十四椎，自下数上，则为七椎……此处两肾所寄，左边一肾，属阴水，右边一肾，属阳水，各开一寸五分，中间是命门所居之宫，即太极图中之白圈也。其右旁一小白窍，即相火也。其左旁之小黑窍，即天一之真水也。此一水一火，俱属无形之气。”其次，认为命门的功能，不仅主人的生长发育，还主持人体一身之阳气，为生命之主宰。“人之初生……惟命门先具。有命门然后生心，心生血。有心然后生肺，肺生皮毛。有肺然后生肾，肾生骨髓。有肾则与命门合，二数备，是以肾有二歧也。可见命门为十二经之主。”“命门为十二经之主，肾无此则无以作强，而技巧不出矣；膀胱无此则三焦之气不化，而水道不行矣；脾胃无此则不能蒸腐水谷，而五味不出矣；肝胆无此则将军无决断，而谋虑不出矣；大小肠无此则变化不行，而二便闭矣；心无此则神明昏，而万事不应矣。”并把命门喻为“走马灯”中之灯火，“火旺则运速，火微则动缓，火熄则寂然不动。”形象地说明全身脏腑功能，都须以命门之火为原动力的机理。赵献可的两肾之间命门说，对后世影响很大，如清代陈念祖、林珮琴、张璐、黄宫绣均赞同这一学说。

（4）肾间动气命门说：明代孙一奎从《难经·八难》所说的肾间动气即是命门得到启发，提出肾间动气命门说。他认为两肾中间为命门，但非水非火，而只是存在着一种原气发动之机，故命门并不是一个具有形质的脏器；他在《医旨绪余·命门图说》中指出：“细考《灵》《素》，两肾未尝有分言者，然则分之者，自秦越人始也。考越人两呼命门为精神之舍，原气之系，男子藏精，女子系胞者，岂漫语哉！是极归重于肾为言，谓肾间原气，人之生命，故不可不重也……越人亦曰：'肾间动气，人之生命，五脏六腑之本，十二经脉之根，呼吸之门，三焦之原'。命门之意，盖本于此。观铜人图命门穴，不在右肾，而在两肾俞之中可见也……命门乃两肾中间之动气，非水非火，乃造化之枢纽，阴阳之根蒂，即先天之太极，五行由此而生，脏腑以继而成。若谓属水、属火、属脏、属腑，乃是有形之物，则外当有经络动脉形于诊，《灵》《素》亦必著之于经也。"

(5)心包络命门说：清代程知提出心包络即是命门的观点。程知在《素问·奇病论》"包络者，系于肾"的基础上，认为"命门即包门也，又名子户，又名子宫，又名血室。道家谓之丹田，又谓玉房，其门居直肠之前，膀胱之后，当关元、气海之间。以精气由此出入，男女由此施生，故有门户之称。此其为生之门、死之门，故谓之命门。故命门即包门也。经谓之心包络者，以其络属之心也。后人谓之命门者，以其窍通乎肾也"(《医经理解·手心主心包络命门辨》)。将心包络之包门谓之命门，颇有见地。

此外，清代高世栻认为命门不是脏腑，而是通于肾与膀胱之经脉；唐宗海认为"两肾之中一条油膜，是为命门，即是三焦之原"，均系一家之言。

现代中医学者从中西医汇通入手，对命门的实质亦作了深入探讨。陈新生认为命门是肾上腺皮质及其功能[16]；赵棣华认为命门是下丘脑-脑垂体-肾上腺皮质系统[17]；何爱华认为命门是植物神经系统[18]；邵念方认为命门的物质基础就是环核苷酸[19]；萧佐桃认为命门位于第2、3腰椎间，是第三平衡系统的"真正君主"，联系第一、二、四平衡系统，共同完成统摄和维系人体生理平衡的功能[20]。

综上所述，历代研究命门学说，在形态上为有形与无形之别，在部位上系右肾与两肾之辨，在功能上有主火与非火之争。但对命门主要指生理功能认识是一致的，并与肾气息息相通。由于命门有命门之火和命门之水，是人身之根本，而肾为脏腑之本，肾阴肾阳又是脏腑阴阳之根本，因而肾与命门的功能和重要性基本一致。近代从多方面探讨命门的实质，促进了这一理论的发展。我们深信应用现代科学的方法去研究命门学说，将会使《内经》这一理论得到更大的发展。

3. 相火

《内经》在论述自然界五运六气与人体五脏六经之气相通应时，提出君火、相火之说，不仅说明自然界气候变化，而且阐明人体的生理、病理机制，如《素问·天元纪大论》说："君火以明，相火以位"。后世医家，深入研究，各有发挥，形成相火学说。

(1)肝肾相火说：朱震亨认为自然界及人体生命，均以动为常，而动之产生，是由于相火的作用。相火为人之动气，以肝肾精血为其物质基础，并与心包络、三焦、胆、膀胱等脏腑密切配合，完成并维持人体生理活动。其在《格致余论·相火论》中说：相火"具于人者，寄于肝肾二部，肝属木而肾属水。胆者，肝之腑；膀胱者，肾之腑；心胞络者，肾之配；三焦以焦言，而下焦司肝肾之分，皆阴而下者也，天非火不能生物，人非此火不能有生。肝肾之阴悉具相火，人而同乎天也。"如果相火妄动，则为人身之贼邪，使人发病。从而强调情志过极、色欲过度、饮食厚味等均能导致相火妄动，诸证发生。

(2)三焦、心包络、命门相火说：明代王肯堂从天地阴阳的相互关系研究《内经》相火学说，认为相火为人身之阴火，并提出三焦、心包络、命门相火说。他在《郁冈斋笔尘》中指出："丙丁君火，人之阳火也；三焦、心包络、命门相火，人之阴火也。阳火遇草而燃，得木而燔，可以湿伏，可以水灭；阴火不焚草木，而流金石，得湿愈焰，遇水益炽，以水折之，则火焰诣天，物穷方止，以水逐之，以灰扑之，则物性自消，光焰自灭。”他以心为君火阳火，用正治和降火方法治之；人之三焦、心包络、命门为相火阴火，用从治和升阳法治之。明确了相火的实质，并出具治疗方法，促进了相火理论发展。

(3)三焦包络相火说：孙一奎主张三焦包络为人之相火。他在《医旨绪余·丹溪相火篇议》中说：“命门不得为相火，三焦不与命门配”，当以“三焦包络为相火”。孙一奎所以认为三焦与包络为相火，是根据三焦与包络的表里关系和生理功能而决定的。其在《医旨绪余·难经正义三焦辨》中说：“三焦为气之父，包络为血之母。”手少阳三焦之经脉布膻中，散络心包，手厥阴心主之经脉，出属心包络，下膈历络三焦，二经上下交络互为表里，均属手经，故均为相火。孙一奎还认为三焦包络之相火，均为人之正火，不是邪火，主持人之气血生化，维护正常生理活动，仅次于心之君火的作用。如果因五志淫火而致邪火，系肝肾之火，而非三焦包络之相火。从而说明三焦包络之相火，属于正火，为人之生理功能，应当注重保养。

(4)肾为相火说：张介宾从人体阴阳水火为正常生理功能的观点出发，认为心为君火，肾为相火，君相二火均为人之正火，共同维持人体正常的生理功能。其在《景岳全书·传忠录》中说：“盖君道惟神，其用在虚；相道惟力，其用在实。故君子能神者，以其明也。相之能力者，以其位也。明者明于上，为化育之元主；位者位于下，为神明之洪基。此君相相成之大道，而有此天不可无此地，有此君不可无此相也明矣。”所以“君火之变化无穷，总赖此相火之栽根于有地。”说明肾为相火是君心火之根基，实质上是强调肾中阳气的作用，也就是命门之火的功用。

(5)胆三焦相火说：清代罗美在《内经博议·君相二火论》中指出：“人之相火，起于少阳，游行三焦，督属心包，为阳明胃腐熟水谷之功能，是火之能在少阳耳”。因为天之君火在夏，相火而主暑令，夏季主火应于心；相火主暑令而主长，而应少阳，故与少阳三焦相应，而心包代君行事，故亦具相火。

总之，历代医家对相火的论述，虽然见解不同，但均说明相火为人身的生理功能，即包括多个脏腑共同配合的功能活动。相火失常，人则为病，从而对指导临床有重要意义。

(四)奇恒之府

《素问·五脏别论》提出“脑、髓、骨、脉、胆、女子胞，此六者，地气之所生也，皆藏于阴而象于地，故藏而不泻，名曰奇恒之府。”说明“奇恒之府”是脏腑中的另一个系统。今就后世医家对脑与女子胞的研究，作一概述。

1. 脑

《内经》认为：“脑为髓之海”，“诸髓者，皆属于脑”，说明脑是由髓汇集而成。脑为“精明之府”，认为脑与眼、目、鼻、舌等头面部感官关系密切，主持人体五官感觉等功能。在病理上有“脑转耳鸣，胫酸眩冒，目无所见”等病理病症记载。后世医家对脑的理论提出新的见解。隋代杨上善认为：“头是心神所居”(《黄帝内经太素·厥头痛》)；宋代陈言亦认为：“头者，诸阳之会……百神所聚”(《三因极一病证方论》)，明确了脑为神之宅，与《内经》心主神明，为神之统率相得而益彰。明代李时珍又提出脑与精神活动的密切关系，他在《本草纲目·辛夷》指出：“脑为元神之府”。清代汪昂在《本草备要·辛夷条》也说：“人之记性皆在脑中，小儿善忘者，脑未满也，老人健忘者，脑渐空也。凡人外见一物，心有一形影留于脑中”。王清任赞同李、汪二氏观点，明确提出："灵机记性在脑者，因饮食生气血，长肌肉，精汁之清者，化而为髓，由脊髓上行入脑，名曰脑髓。两耳通脑，所听之声归脑；两目系如线长于脑，所见之物归脑；鼻通于脑，所闻香臭归于脑；小儿周岁脑渐生，舌能言一二字"(《医林改错·脑髓论》)。记忆及视听嗅味等感官功能皆归于脑，对脑的生理功能有新的认识。及至唐宗海、张锡纯则直接以西医之说来阐述脑的功能了。应当承认，《内经》对于脑及脑的功能，记述十分简略，既认为它很重要，划归奇恒之府而藏精气，但又不认识它的功能，即便是《素问·脉要精微论》说"头者，精明之府"，也仅认为头脑与头面感官功能有关，同主宰精神活动，与支配全身功能的现代认识相差极大。后世医家的阐发，李时珍、汪昂、王清任已受到西医学的影响，难以与中医沟通，而杨上善、陈无择"心神所居"、"百神所聚"之论值得研究。

2. 胞宫

《内经》奇恒之府"女子胞"指子宫，与冲脉、任脉、肾气有密切的关系，是月经生成与排泄和孕育胎儿的场所。明代张介宾在《类经·藏象类二十三》中说："女子之胞，子宫是也，亦以出纳精气而成胎孕者为奇。"并认为女子胞主持月经排泄，与心、脾、肝、肾四脏关系密切。亦有的医家认为"女子胞"系指子宫及输卵管。如金元朱震亨在《格致余论·受胎论》中说："阴阳交媾，胎孕乃凝，所藏之处，名曰子宫，一系在下，上有两歧，一达于左，一达于右。"与此相关涉，有的医家认为既然女子有胞宫，男子亦应有胞宫。如明代张介宾在《景岳全书》中所说男子藏精之所。近人祝谌予将男子睾丸视为胞，与女子的子宫统称为胞宫。哈孝贤亦赞同祝谌予的观点，认为睾为男子生殖器官，具有藏蓄精液的功能，具备奇恒之府的特点，故视睾丸为男子之胞[21]。但也有人认为《内经》论述女子胞与冲、任二脉关系密切，而冲、任二脉起于胞中或"中极"，未提及起于睾，故提出男子之胞应为前列腺。因为从部位上说，男子前列腺在直肠之前，膀胱之后，相当于女子胞的部位；从前列腺功能论，属于男子生殖器官，前列腺液亦是精液的主要组成部分，所以可称为男子之胞[4]。有关中医男子胞的说法尚待进一步研究。

三、《内经》精气神理论的发展

(一)精

《内经》认为精是构成人体和维持生命活动的基本物质，故有《素问·金匮真言论》"夫精者，生之本也"之论。精有广义与狭义之分，广义之精包括血和津液，狭义之精指肾中所藏之精；又有先后天之分，先天之精即生殖之精，后天之精为水谷之精、脏腑之精等。现代医家亦有阐发，如刘亚光认为生殖之精是生殖细胞中的核酸，先天之精与核酸功能密切相关，遗传信息由核酸携带，先天之精的本质可能是生殖细胞中的DNA；亦有人认为精包括精血津液，其中包括体液内分泌、消化液及营养物质的精微[22]。这些认识是将《内经》理论与西医学内容相结合，有助于对精的实质和功用的深入理解。《黄帝内经研究大成》总结前人研究的成果，提出精有四大功能：一是为生殖、发育之本；二是具有抵抗外邪功用；三是与脑髓、神志活动有关；四是能生血化血[4]。

(二)血

《内经》认为血同样为生命活动的基本物质，对人体具有营养和滋润的作用。后世医家对血的生成、循行、功能均有充实与发挥。在血的生成方面，除了《内经》提出中焦水谷精微、津液和营气共同气化、生成血液外，认为肺、肝、肾的功能亦参与血液的生戌。清代张璐说“精不泄，归精于肝而化为清血”（《张氏医通·诸血门》），说明肝肾精血可以互化。而脾胃化生的水谷精微、营气、津液，经过脾的转输，上注于肺，而与吸入之气相合，通过心肺的气化作用，化而为血，则肺的气化作用也参与血液的生成。在血液的循行方面，今人王玉川认为气血循行有 4 种：一是经络树学说之阴阳表里循环论，即以植物的根茎叶比喻人身经脉和络脉，气血循行是以阴出于阳、阳入于阴和里出于表、表入于里的方式，在阴阳经之间和形体表里之间出入循行流动着。二是经水云雨式的循环学说，以大地经水比喻为人体经脉，以云雨成水汇入河海比拟气血循行。人体气血皆由手足末端向头面躯干作向心性循行，脏腑的气血通过大络出于肤表，即十二经脉主入，脏腑大络主出。三是阴出阳入循环学说，阳经中气血源于四肢之末端，由四肢流向六腑而终于五脏；阴经中气血源于五脏，由五脏流向躯干，终于四肢末端，与阳经交接。四是十二经首尾衔接循环学说，即十二经脉循行路线，起于手太阴肺经，终于足厥阴肝经，复交于手太阴肺经。从而使血液循环理论更加明确而充实[23]。在血液的功用方面，秦越人在《难经·二十二难》中提出“血主濡之”，概括了血的营养功能。清代周学海在《读医随笔·气血精神论》中更为明确地指出：“夫血者，水谷之精微，得命门真火蒸化，以生长肌肉、皮毛者也。凡人身之筋骨、肌肉、皮肤、毛发有形者，皆血类也。”

（三）津液

《内经》认为津液是人体正常水液的总称，是转化精、血、髓、泪、涕、唾、汗、尿的基本成分，亦为人体维持生命活动的基本物质。后世主要对津液的生理功能作了发挥。清代周学海认为：“清者为津，以润脏腑、肌肉、脉络，使气血得以周行通利而不滞者此也……发于外者，泪、唾、汗皆其类也。”“液者，淖而极厚……藏于骨节筋会之间，以利屈伸者。其外出于孔窍，曰涕、曰涎，皆其类也”（《读医随笔·气血精神论》）。现代研究认为，津液功用主要有 5 个方面：一是营养全身和滋养脏腑、组织、经脉；二是填精补髓，滑利关节；三是能参与化生血液；四是具有调节机体阴阳的作用；五是具有抗病的作用[4]。对于抗病的作用，清代温病学家认为津液是排除邪气的载体，借津液的出入门户为道路，因而治疗热病要注重保护津液，提出清热保津的治疗大法，并强调“存得一分津液，便存得一分生机”的观点。

（四）气

气是中国古代哲学的一个概念，涉及天、地、人各个方面。在《内经》气是构成人体和维持人体生命的基本物质，并根据气的来源、聚散分布及发挥的作用，分为营气、卫气、宗气、真气、脏腑之气、经络之气等。

1. 营气与卫气

后世在营卫互根关系和营卫运行理论上，作了发挥。

（1）营气与卫气互根关系：明代汪机在《石山医案·营卫论》中指出：“分而言之，卫气为阳，营气为阴，合而言之，营阴不禀卫之阳，莫能营昼夜，利关节矣。”说明卫气和营气可分而不可离，是“一阴一阳，互为其根”的关系。现今我们对营气与卫气的互根关系认识更为明确：营主内守而属于阴，卫主外卫而属于阳，二者之间的运行必须协调，不失其常，才能维持正常的腠理开合，正常的体温，正常的昼精夜寐规律和正常的防御能力。

（2）营气与卫气的运行：《内经》认为“营行脉中，卫行脉外”，并对营气与卫气的具体运行分别论述，各有其不同运行路线及规律。后世医家对营卫之运行有不同的认识。首先秦越人在《难经·三十难》中指出:“阴阳相贯,如环无端,故知荣卫相随也。”张介宾在《类经·经脉类二十三》中亦认为“虽卫主气而在外,然亦何尝无血。营主血而在内,然亦何尝无气。故营中未必无气,卫中未必无营,但行于内者便谓之营,行于外者便谓之卫。此人身阴阳交感之道,分之则二,合之则一而已。”清代沈又彭《医经读》也认为,营卫之行不仅是并行的,按十二经脉循行的次序而运行,而且营卫之行有上下之分,卫气浮而上行者,为行于阳,营沉而下行者,为行于阴。上述医家的论述,均肯定了营卫并行的运行规律。其次,卫气有自己的运行路线和规律。今人袁立人认为卫气运行路线有3种:一为昼行于六阳经二十五周次,夜行于五脏二十五周次,卫气之出入阴阳以跻脉为通道;二为循行脉外与营气偕行,在宗气作用下,运于周身;三为散行于孙络、溪谷部分,弥散于皮肤分肉之间,无一定常规,而与脉中营气渗灌交通[24]。李志道亦认为卫气运行有3种形式:一是卫气运行基本形式,营卫相随,共周其度;二是白天加强在六阳经运行,夜间加强在五脏六腑运行;三是应激运行,如饮酒或热饮食下胃后,卫气不循其常道,先行于皮肤,充其络脉[25]。高伯正对卫气循行路线总结为6种:一是循行脉外,即心—离心脉—周身遍体—回心脉—心。二是浮经脉外,即肺—表里手足十二经—督—跻—肺。三是日阳经夜阴经,各二十五周,夜从阳经入肾经、注入肾—心—肺—肝—脾—肾。四是平旦睛明穴—日六阳经—夜自足少阴经至五脏六腑—平旦睛明穴。五是日四末、皮肤、分肉—夜胸腹、脏腑、肓膜—日同前。六是头顶风府穴—脊椎—冲脉—天突穴—内府穴。但无论何种循行,都是环行的[26]。上述诸论,以李志道为简明扼要。

2. 宗气

《灵枢·邪客》云:“宗气积于胸中,出于喉咙,以贯心脉,而行呼吸焉。”说明宗气为积于胸中之气,具有走息道以行呼吸和贯心脉以行气血的功用。明末清初喻昌在《内经》宗气理论的基础上,提出大气学说。喻昌认为大气是胸中之阳气,它聚于胸中,具有统摄全身各种生理功能的作用。他在《医门法律·大气论》中说:“五脏六腑,大经小络,昼夜循环不息,必赖于胸中大气,斡旋其间。”只有大气功能正常,才能“统摄营卫、脏腑、经络,而令周身无间,环流不息,通体节节皆灵。”反之,“大气一衰,则出入废,升降息,神机化灭,气立孤危”。民国张锡纯在喻昌大气论的基础上,更作了深入研究。他在《医学衷中参西录·大气铨》中指出:“大气积于胸中,为后天全身之桢干,《内经》所谓宗气也。”而大气之形成,是以人之原气为根本,水谷之气为养料,胸中之地为宅窟;大气主司呼吸的功能,是因“其呼吸原动力在元气……脐下之气渐充,上达胸中而生大气,大气渐满,能鼓舞肺脏使之呼吸”;大气推动血脉循行的作用,是由大气推动虚里使之血脉搏动,血液周流全身,“为大气之余波。”此外,张锡纯还认为大气具有“撑持全身,振作精神,以及心思脑力,官骸动作”等重要功能,从而将大气的功能概括为“能斡旋全身”,“为生命之宗主”,以说明大气在人身的重要意义。

3. 真气

《素问·上古天真论》以真气亦即肾气主持人的生长发育与生殖功能的盛衰,首先提出中医学先天之气的概念,但论述很少。秦越人在此基础上,提出元(原)气名称与概念,认为“生气之原者,谓十二经之根本也,谓肾间之动气也,此五脏六腑之本,十二经脉之根,呼吸之门,三焦之原,一名守邪之神。故气者,人之根本也”(《难经·八难》)。说明元气是人体生命的根本,是维持生命活动的基础。同时认为元气与肾和命门关系密切,他在《难经·六十六难》中说:“脐下肾间动气,人之生命也,十二经之根本也,故名曰原。”秦越人首创元气学说,是对《内经》先天学说的重大发展。

清代徐大椿对《内经》先天学说有系统的阐发，他着重论述元气的生理、病理及其保养等内容，从而提出元气存亡论。首先，在生理上，元气是生命存亡的根本。他在《医学源流论·元气存亡论》中指出："元气虽自所在，然实与脏腑相连属者也"，故"五脏之真精，此元气之分体也。""至于疾病之人，若元气不伤，虽病甚不死；元气或伤，虽病轻亦死。""故诊病决生死者，不视病之轻重，而视元气之存亡，则百不失一矣。"而分辨元气盛衰存亡，徐大椿从面色、脉象、二便等方面加以判断，如说："脏腑有生气，颜色有生气，脉息有生气，七窍有生气，四肢有生气，二便有生气，生气即神气，神自形生，何可不辨？"这种从多方面望神以辨元气的方法，是对元气理论研究的深入。其次，徐大椿强调注重保护元气，除在药物应用上补益元气外，还突出治未病预防元气的损伤，因而他说："若夫预防之道，惟上工能虑在病前，不使其势已横而莫救，使元气克全，则自能托邪外出；若邪盛为害，则乘元气未动，与之背城而一决，勿使事后生悔，此神明之术也。"

4. 气化功能

《内经》虽无"气化"一词，但许多篇章有论述，如《素问·阴阳应象大论》"人有五脏化五气"；《灵枢·本脏》"六腑者，所以化水谷而行津液者也"。这里的"化"是指气的运动变化，使五脏六腑发挥正常功能，因而中医将人体新陈代谢的过程，谓之气化生理。民国张锡纯在《内经》气化理论基础上，综合前人研究的成果，提出三焦气化的概念。他在论述肺劳喘嗽病证时说："此等证原因，肺脏气化不能通畅……治之当培养其肺中气化，使之翕辟有力……使之宣通无滞，原为治病之正规也"（《医学衷中参西录·肺劳喘嗽遗传性证》）。说明上焦肺有气化功能。其在论述胃气不降的病机时指出："阳明胃气以息息下行为顺。为其息息下行也，即时时借其下行之力，传递所化饮食达于小肠，以化乳糜；更传递所余渣滓，达于大肠，出为大便。此乃人身气化之自然，自飞门以至魄门，一气运行而无所窒碍者也。""夫胃居中焦，实为后天气化之中枢。故胃久失其职，则人身之气化必郁"（《医学衷中参西录·论胃气不降治法》）。说明中焦脾胃为气化之枢纽。他在论述肝肾的气化功能时，以"纳气归肾"为"下焦之气化"（《医学衷中参西录·肺劳喘咳》）。尤其应指出的是他认为肝为大气之本，是主持气化的主要脏器。因为人之元气自肾达肝，且由肝达于胸中。肝主疏泄，于时应春，为发生之始，肝又与气海相连，能宣通先天之元气，以敷布于周身，进而促进全身气化功能的发挥，因而肝为人身气化最主要的脏器。有鉴于此，张锡纯在调畅气化时，主要从肝脾胃着手。"脾气上行，则肝气自随之上升；胃气下行，则胆火自随之下降"（《医学衷中参西录·论肝病治法》），常用代赭石以引胃气下行，并配以麦芽、柴胡等以升发肝气，宣通气机，使气化功能得以协调而正常。张锡纯对气化功能阐发独树一帜，深为后人推崇。

5. 气机升降出入

《内经》认为生命的现象本源于气机升降出入运动，故《素问·六微旨大论》说："出入废则神机化灭，升降息则气立孤危，故非出入，则无以生、长、壮、老、已；非升降，则无以生、长、化、收、藏。是以升降出入，无器不有。故器者，生化之宇，器散则分之，生化息矣。"从而确立了气机升降出入的理论。

唐代王冰首先阐发。他注上文说："出入，谓喘息也；升降，谓化气也""故无是四者，则神机与气立者，生死皆绝"。金元对气机升降理论更为重视。李杲认为脾胃是精气升降的枢纽。他在《脾胃论·阴阳寿夭论》中指出:“盖胃为水谷之海,饮食入胃,而精气先输脾归肺,上行春夏之令,以滋养周身,乃清气为天者也;升已而下输膀胱,行秋冬之令,为传化糟粕,转味而出,乃浊阴为地者也。”说明脾胃不仅将水谷精气灌溉四脏,滋养全身,同时排泄废物,还推动脏腑精气的上下流行,循环化生,故将脾胃作为人体精气升降的枢纽。朱震亨认为气的升降运动,是人体生命活动的主要形式,阴阳、脏腑、水火、气血的升降贯穿于生命的全过程。在阴阳升降中,朱震亨注重阴升阳降,他在《局方发挥》中指出:人身之气,“阳往则阴来,阴往则阳来,一升一降,无有穷已。”说明只有阴升才能达到阳降,而阳降有利于阴升。这与他之“阳有余阴不足论”的观点是一致的。在五脏升降中,朱震亨因心肺居上属阳,肝肾居下属阴,脾居其中,故五脏在脾的斡旋下,促成心肺之阳下降,肝肾之阴上升,以达到阴阳交泰,阴平阳秘,保持五脏功能之协调正常。故他在《格致余论·鼓胀论》中说:“心肺之阳降,肝肾之阴升,而成天地之交泰,是为无病之人。”在气血升降中,朱震亨认为“气为阳宜降,血为阴宜升,一升一降,无有偏盛,是谓平人”(《局方发挥》)。至于水火之升降,朱震亨主张水升火降,如《格致余论·房中补益论》中说:“人之有生,心为火居上,肾为水居下,水能升,火能降,一升一降,无有穷矣,故生意存焉”。可见朱震亨将气的升降理论,扩大到阴阳、脏腑、气血等方面的作用,是难能可贵的。清代尤怡亦强调阴阳升降为气机升降之枢纽,认为“天道下济而光明,地道卑而上行,故上下升降而气乃和”(《医学读书记·制方用药必本升降浮沉之理》),而气机升降关键在乎中气,张琦在《素问释义·阴阳应象大论》注文中指出:“有阳必升,有阴必降;而阴阳升降,在乎中气。脾气左升,则肝肾随之上交;胃气右降,则心肺随之下济。”“三阴三阳……随中气而出入也。”周学海对气机升降出入从四时气候、人体生理、病理、疾病治疗等方面进行发挥,认为四时阴阳升降出入,为维持气候正常的基本条件,人体亦以升降出入作为气机运行之道路。他将人体升降出入之气分为里气与外气。里气即人身体内之气,其“升降者,里气与里气相回旋之道也”;外气即空气,其“出入者,里气与外气相交接之道也”。人之五脏以心肝主升散,肺肾主降敛,脾居中焦,而主斡旋。气机升降出入失常则是疾病发生的重要机理,“内伤之病,多病于升降,以升降主里也;外感之病,多病于出入,以出入主外也……此病机之大略也”。在疾病治疗,周学海提出“气之亢于上者,抑而降之;陷于下者,升而举之;散于外者,敛而固之;结于内者,疏而散之”,并作为常规治则。(以上周学海的观点均引自《读医随笔·升降出入论》)

现代将气机升降出入理论称为气机学说,认为它是精气学说与阴阳五行学说相结合形成的。这一理论对生理、病理和防治疾病等方面有重要的指导意义:气机升降出入是生理活动的基本形式;气机升降出入失调是病理变化的根本机理;调理气机是治疗疾病的重要法则;调顺气机是防病保健的主要措施[27]。

(五)气血精神关系

《灵枢·本脏》说:“人之血气精神者,所以奉生而周于性命者也”,并认为四者之间关系密切,具有相互化生的关系。

1. 精神气血关系

金元李杲说:“气乃神之祖,精乃气之子,气者精神之根蒂也……积气以成精,积精以全神。”(《脾胃论·省言箴》)认为气是生成精神之根本。朱震亨、李中梓、张璐等均曾论述精血同源互生之理。明代汪绮石进一步强调,精气神为人之三宝,互相生成,如《理虚元鉴·心肾不交论》说："以先天生成之体质论，则精生气，气生神；以后天运用之主宰论，则神役气，气役精。精、气、神，养生家谓之'三宝'，治之原不相离。"张介宾将精气相生的原理用于治则，如《景岳全书·传忠录》："善治精者，能使精中生气；善治气者，能使气中生精。"清代周学海则对精气神关系作了全面论述："道家以精气神谓之三宝。不言血者，赅于精也。是故气有三，曰宗气也、荣气也、卫气也。精有四，曰精也、血也、津也、液也。神有五，曰神也、魂也、魄也、意与智也、志也，是五脏所藏也。凡此十二者，为之大纲，而其变则通于天地万物，而不可以数纪""夫气者，精之御也；精者，神之宅也；神者，气与精之华也。"(《读医随笔·气血精神论》)对精气神关系的认识更为具体。

2. 气血关系

《灵枢·营卫生会》："夫血之与气，异名同类。"说明气血关系非常密切。宋代杨士瀛《仁斋直指方论·血营气卫论》在"气取诸阳，血取诸阴"基础上，提出"先阳后阴"的原则："气者血之帅也。气行则血行，气止则血止，气温则血滑，气寒则血凝，气有一息不运，则血有一息之不行。病出于血，调其气犹可以导达；病原于气，区区调血何加焉？故人之一身，调气为主，调血次之。是亦先阳后阴之意。"金元朱震亨(《格致余论·经水或紫或黑论》)亦强调气血二者以气为主，且气具有生血、行血、摄血的作用；血有藏气、荣气之功用，二者密切配合。气虚则血无化源而血虚，运血无力而血瘀，统血失权而出血。气滞则血行受阻而瘀滞，新血不得归经而出血。气逆则迫血妄行而出血。而血虚亦可致荣气不足而气虚，甚则血脱则气无所依附而散越。清代王清任则提出气通血活是保持身体健康的重要保障。因为只有元气充足，才能维护和推动人体血液的正常循行，使气通血活，发挥脏腑四肢百骸的正常生理功能。故他在《医林改错·痹证有瘀血说》中说："周身之气通而不滞，血活而不瘀，气通血活，何患疾病之不除？"为调理气血、活血化瘀等治法提供了理论依据。1984 年高等中医院校《中医基础理论》对气血的关系概括为 4 个方面：一是气能生血，血的生成是由水谷精气在气化的作用下形成的，故气旺则血旺，气虚则血虚。二是气能行血，血是由气推动而正常循行的，故气行则血行，气滞则血滞。三是气能摄血，气有固摄血液在血脉正常循行而不逸出脉外的功用，气不摄血则易出血。四是血为气之母，血既是气的载体，又给气以充分营养，故血虚则气亦虚，血脱则气亦脱。将气血的密切关系概括为："气为血之帅"，"血为气之母"。

第二节 经络与针灸理论

《内经》的经络学说，是研究人体经络系统的组成、生理功能、病理变化及其与脏腑关系的理论。经络具有通行气血、沟通表里、贯通上下、联系脏腑骨节，将人体联系为统一整体的生理功用。经络学说不仅对人体生理、病理、诊断和治疗等方面有重要作用，而且是针灸、按摩疗法的理论基础。后世医家的研究发挥，促进了经络和针灸理论的发展。

一、《内经》经络学说的发展

《内经》较为系统地论述了经脉、络脉的循行、主病等内容。历代医家对经络的功用、实质，奇经八脉的概念、循行和功用，络脉的功用和经筋的应用等方面作了发挥。

(一)经络的功用和实质

1. 经络的功用

《灵枢·本脏》："经脉者，所以行气血而营阴阳，濡筋骨，利关节者也。"后世从四方面发挥：

(1)通行气血，濡养机体：《难经·二十三难》："经脉者，行气血通阴阳，以荣于身者也。"现代学者概括说，人体各个脏腑组织器官，通过经络的传注，使气血通达全身，发挥营养脏腑组织器官，抗御外邪，保卫机体的功用。[6]

(2)沟通表里，联系整体：《灵枢·海论》："夫十二经脉者，内属于腑脏，外络于肢节。"现代学者提出，经络沟通全身组织器官，有4种联系：脏腑同外周肢节之间的联系，主要通过十二经脉、经筋和皮部，使皮肤、筋肉组织与内脏之间联系起来；脏腑同五官九窍之间的联系，通过经脉所循行的部位联系；脏腑之间的联系，通过相表里的经脉及相关经络，构成脏腑表里及脏脏、腑腑间的多种联系；经脉之间的联系，是通过十二经脉流注、正经与奇经之纵横间交错，构成经脉之间的密切联系。从而使人体构成一个表里、上下彼此间的紧密联系、协调共济的统一体(同前)。

(3)调节功能平衡：经络通过发挥沟通作用，协调阴阳。一旦阴阳气血遭到破坏而失调，则可通过经穴的配伍，用针灸治法来激发经气，调节阴阳气血的偏盛偏衰，使之恢复协调的正常状态。如针刺对血压的调整作用，血压高者，针刺足三里、曲池可以使之降低至正常；血压低者，可针刺内关使之升高至正常。经脉的调整作用是一种良性双向调整作用。[4]

(4)感应传导：《灵枢·九针十二原》："刺之要，气至而有效"，强调针刺关键是"得气"。后世医家认为，《内经》的"得气"和"行气"现象，是经脉传导感应功能的表现。人体作为一个自动调节系统，在生命的每一瞬间都有成千上万的信息变换过程在发生，无论这些信息变换过程如何复杂，信息的传递总是在经络中进行的，不过有的人呈"显性表现"，有的人呈"隐性表现"。无论是健康人还是病人都有循经感传出现，尤其在病理情况下显性表现更为突出。日本学者长滨善夫和丸山昌朗，早在1949年在1例经络敏感人身上发现十二经和奇经八脉的循经感传。[28] 309医院等单位在1971年连续发现8例经络敏感人。[29]此后国内按照统一标准进行了大规模的人群普查工作。1972～1978年间，共有30个单位普查了64228人，出现感传现象的12934人，达20.1%，其中显著型210人，占0.32%。[30]在普查中发现，循经感传有一定规律，即：感传路线基本与经脉循行路线一致；感传具有双向性，既可顺经传导，又可逆经传导；感传可阻滞，用压力或注射普鲁卡因能阻滞感传的继续；感传可回流，回流至原刺激点时消失；感传有趋病性，有"气至病所"的现象；感传可激发，通过气功、暗示等方法可激发循经传导。[4]这些研究，不仅发展了《内经》的"得气"理论，而且发展了经络的感应传导功用，将对深入研究经络的实质有重要意义。

2. 经络的实质

对经络的实质主要是从以下3个方面作了研究：

(1)形态学方面：主要有3种。一是认为经络的实质与神经系统有关。周沛华等发现在十二经脉及经脉324个穴位中，有神经支配的达323个，占99.6%[31]。国外学者C. C. Gunn等将临床最常用的70个穴位与神经解剖结构进行分析比较，归为3类：①位于肌肉运动点上，为肌肉神经最接近皮肤的部位，这一类占50%；②位于躯体中线，为两侧浅表神经会聚处，占20%；③位于浅表神经或神经丛上，占30%[32]。均说明经络穴部的神经较为丰富。文琛提出，植物神经的作用与经络气血的功能相似，如肾上腺素能神经和胆碱能神经遍及全身的小动脉及毛细血管前动脉，联系内脏与全身部位，提示交感神经可能是经络实质的重要组成部分[33]。日本等学者认为，经络活动是植物神经的活动，特别是交感神经的活动，甚至提出卫气在脉外，主要是交感神经分布的部位[34]。薛崇成认为，经络功能与中枢神经有关，如针刺肢体残端，其针感仍能传到被截肢体上，人体经络循经感传是大脑皮层功能的表现[35]。亦有人认为经穴主治似有神经节段性，因为躯体神经与植物神经的支配作用具有节段性，而中医认为躯干部的经穴，尤其是背俞、腹募、任脉穴，其主治的病候有一定的节段性，如任脉穴主治呼吸系统病变属胸 4，中脘主治脾胃病变属胸 8 等，提示经穴主治似有神经节段性[36]。

二是认为经络的实质与循环系统有关。《内经》的脉多指血管，经络理论的形成，一定程度上是依据人体血管（包括淋巴管）的形态结构，因而认为经络的实质必然与人体循环系统的血管、淋巴管相关。用 X 线造影术观察到血管和淋巴管与经络体表循行路线十分接近；在动物皮肤低电阻部位的组织形态结构中，发现穴位与血管符合率为 35.9%，淋巴管符合率为 17.9%[37]；用显微照相术观察电泳显穴法显示出皮肤低电阻处的脉管与浅表淋巴管扩张有关，其位置大部分在淋巴管引流丛处，或在淋巴管束上[38]。

三是认为经络的实质与人体其他组织有关。肖慕连等从人体解剖入手进行研究，得出人体浅层的肌肉、肌腱分布与十二经脉相一致的结论[39]。藤田六郎认为，考察经络实质，应以肌肉组织为主体，并联系管腔外流体、波动、通路膜系进行研究[40]。也有人提出经络的实质是以肌纤维为基础的，试图以肌肉组织的生理功能解释经络现象[41]。日本学者提出经络可能与结缔组织多水层有关；我国学者认为针刺皮下有沉重感或滞针现象，提针时皮肤出现“塔尖”样隆起，说明针刺诱导了纤维结缔组织游移针周、紧裹针尖所致，提示经络与结缔组织有关[37]。

总之，通过形态学多方面研究，发现经络的实质与人体神经系统、循环系统、肌肉系统、结缔组织都有密切关系，因而石井陶泊认为人体内的肌肉、骨骼、内脏、血管、神经等以浑然一体的姿态在维持着生命，经络就是综合这一切解剖系统来管理生命的综合系统[30]。

（2）分子细胞学方面的研究：有的学者认为，经络的实质并不存在于已知的组织中，有其特殊的结构，提出应从分子细胞水平探讨。崔会敏提出，“表皮传导”的缝隙连接通道就是客观的经络实体。在电子显微镜下，所谓缝隙连接由许多“连接子”组成，每个连接子由 6 个“缝隙连接”蛋白构成，其中有一个可以启闭的孔道为缝隙连接通道，内径 20Å，无机离子可以自由通过。这种实体其本身并无兴奋性，只有通过神经、血管、淋巴管等组织的参与才能产生经络感传现象[42]。Thomas 提出经络是一种既非神经又非血管，但又与神经、血管密切相关的第三系统，称为原始组织丛，它在电子显微镜下是一种间质内有小角形 C 细胞的网状组织[43]。说明国内外学者从分子生物学研究，对经络的特殊结构有一定的认识。

（3）经络的宏观研究：在经络实质微观研究的同时，学者们从宏观上加以指导，以清理思路，找出捷径。陈子富认为经络是人体内外的信息调控系统，即经络是人体生命信息的流通系统；经络对生命信息有协调和控制的作用；经络对人体内外信息的失控，便会产生疾病；针灸、按摩作用于经络信息调控系统，以激发经络对生命信息调控的恢复与增强[44]。姚立丹指出，经络是信息在生物场内外具有时值意义的一种运动状态[45]。孟昭威提出，经络传导约 0.1m/s，处于第二与第四系统之间，主管体表内脏平衡，应属第三平衡系统[46]。

(二)奇经八脉的概念、循行、功能和奇经理论的应用

1. 奇经八脉的概念

《内经》有任、督、冲、带、阴阳维、阴阳跻8种经脉循行及其主病的论述,但无奇经八脉的提法,更无其概念之表述。秦越人首次提出奇经八脉的名称并论其概念。《难经·二十八难》云:“脉有奇经八脉者……有阳维,有阴维,有阳跻,有阴跻,有冲,有督,有任,有带之脉,凡此八脉者,皆不拘于正经,故曰奇经八脉也”。说明奇经八脉与十二经脉正经相对而言。《难经·二十八难》又说:“比于圣人图设沟渠,沟渠满溢,流于深湖,故圣人不能拘通也。而人脉隆盛,入于八脉,而不环周,故十二经亦不能拘之。”提出奇经八脉储聚与调节十二经脉多余气血的概念。明代李时珍进一步明确了奇经概念。其在《奇经八脉考·奇经八脉总说》中云:“奇经凡八脉,不拘制于十二正经。无表里配合,故谓之奇。盖正经犹夫沟渠,奇经犹夫湖泽,正经之脉隆盛则溢于奇经。”今人裘沛然在《壶天散墨·奇经八脉的研究》中对奇经的概念进行了更明确的表述:“它既不同于一般的经脉性质,也不同于一般的络脉的性质,是一种比较离奇,具有经脉和络脉的双重作用的奇脉,所以叫它奇经。”因为经脉起着主导和干线的作用,络脉起着联系各条经脉及渗透和密布周身组织的作用,而奇经八脉主要有联系作用、渗灌作用、统辖作用、主导作用,因而奇经既非一般的经脉,又不同于络脉,是兼具双重特点和作用的特殊经脉。有人综合前人的研究,认为奇经是人体经络系统的重要组成部分,其在手足三阴三阳十二经外自成一系统,八脉阴阳互根,水火既济,整体协同。它们具有经和络的双重特性,没有明确的阴阳表里配合,不和特定的脏腑具有络属关系,由督脉、任脉、冲脉、带脉、阳维脉、阴维脉、阳跻脉、阴跻脉这8条经脉组成。[4]

2. 奇经八脉的循行

《内经》在论述奇经八脉的循行时,对督脉、任脉、冲脉、阴跻脉和阳跻脉均有具体的论述,但对带脉、阴维脉、阳维脉的循行却略而不详。后世医家对督脉循行有所争论,并充实了带脉、阴维脉和阳维脉的循行。

督脉循行:《内经》指出督脉由胞宫发出后,循行于背正中线和头顶正中线,并循行于腹正中线,与任脉路线并行。秦越人则说“督脉者,起于下极之俞,并于脊里,上至风府,入属于脑”(《难经·二十八难》)。实际是背正中线。隋代杨上善对《难经》持反对的意见,其在《黄帝内经太素·督脉》中指出:“旧来相传为督脉当脊中,唯为一脉者,不可为正也。”他说督脉有3条分支,督脉与膀胱经、肾经、任脉密切联系,其循行路线并非单纯背部正中线。”明代李时珍亦强调督脉循行于背腹正中线,其在《奇经八脉考·督脉主病》中说:“督脉行于背,而别络自长强走任脉者,则由少腹直上贯脐中,贯心入喉上颐环唇而入于目内眦。”

补充带脉的循行:《难经·二十八难》:“起于季胁,回身一周”。这种论述仍欠具体,以致引起后世诸多分歧。《黄帝内经研究大成》提出,根据不同的论述先定其循行点,而后连成循行线。具体是以《灵枢·经别》“足少阴之正、至腘中,别走太阳而合,上至肾、当十四椎,出属带脉”论述,定十四椎命门穴为一点,以《针灸甲乙经》“维道……足少阴带脉之会”,定维道为一点;王冰又提出带脉、维道、五枢为足少阳、带脉二经相会点,又增带脉穴、五枢穴两点;而李时珍将《难经》之起于季胁,定点在章门穴;史宇广据《素问·痿论》“阴阳总宗筋之会,会于气街……皆属于带脉”,补充带脉腹前点应在气冲穴。根据以上各点将带脉循行描述为:起于季胁端章门穴,沿腹连接带脉、五枢、维道,以气冲为前点,以平十四椎的命门为后点的如束带而前垂的一条路径。

补充阴维脉和阳维脉的循行：秦越人《难经·二十八难》："阳维起于诸阳会也，阴维起于诸阴交也。"明代李时珍则进一步明确了它的循行部位。《奇经八脉考》指出：阴维起于诸阴之交，其脉发于足少阴筑宾穴，上沿腿内侧向上进入少腹部，沿胁肋部循行，向上贯胸膈，在咽部与任脉相合，上行顶前；阳维起于诸阳之会，其脉发于足太阳金门穴，从金门穴上行，经外踝沿下肢外侧上行，经髋关节部行胁肋后侧，沿腋后上肩，经耳后，至前额，再至后项，合督脉于风府、哑门。

3. 奇经八脉的功能

《内经》对奇经八脉的功能论述少而不明确，仅提到冲脉、任脉为"经络之海"，冲脉为"五脏六腑之海""渗诸阳，灌诸阴"。后世医家在以下几方面有所发挥：

(1)奇经功能：一是调节十二经脉的作用。秦越人在《难经·二十八难》中说："人脉隆盛，入于八脉"。李时珍在《奇经八脉考·奇经八脉总说》中指出："十二经流溢之气入于奇经"。说明奇经有如深湖一样，可将十二经脉之气血蓄集起来，起着调节作用，表现在3个方面：①主导和整合作用。从经络的循行及主干方面来说，十二经脉是全部经络的主体，若从作用方面来说，奇经八脉则为十二经脉的主导和统率者。如督脉为阳脉之海，总摄阳经；任脉为阴脉之海，总承阴脉；冲脉为十二经之海，汇聚十二经脉气血；维脉之阳脉维于阳和阴脉维于阴，跻脉之交通阴阳，带脉之总束诸脉，共同对十二经脉起主导的整合作用，使之协同发挥生理功用。②联络作用。督脉之大椎穴为足三阳经之交会处，任脉之三阴交为足三阴经之交会处，带脉联络身上纵行诸经，阴阳维和阴阳跻均有联系诸阴经与阳经的作用，从而密切了十二经脉之间的联络作用。③渗灌作用。李时珍在《奇经八脉考·奇经八脉总说》中说，奇经"转相灌溉，内温脏腑，外濡腠理"，即任督二脉内运元阴元阳，分别滋养诸阴经，温养诸阳经；冲脉渗灌阴阳气血而温肌肉；阴阳跻和阴阳维灌注诸经，内运营卫之气。

二是冲、任、督、带主持生殖。清代傅山在《傅青主女科·带下》中指出："带脉者，所以约束胞胎之系也。"近代张锡纯在《医学衷中参西录·治女科方》中亦云："此八脉与血室，男女皆有。在男子则冲与血室为化精之所，在女子则冲与血室实为受胎之处。"说明奇经与内生殖器官有密切关系。又，隋代杨上善在《黄帝内经太素·经脉之三带脉》中说："冲脉与阳明二脉合于阴器，总聚于宗筋。宗筋即二核及茎也，复会于左右气街，以左右阳明为主，共属带脉，仍络于督脉，以带脉为控带也。"说明奇经与外生殖器官密切相关。

(2)八脉功能：《内经》所论非常简略，经过历代发挥，现代认识十分丰富。一般认为督脉总摄一身之阳气，卫外拒邪，督率诸阳之脉，主前后二阴和生殖，参与主持精神意识活动等；任脉主持一身之阴气，主导诸阴经，参与主持生殖活动，对妇女经带胎产有重要作用；冲脉调节十二经脉和脏腑的气血，统摄一身之血液，主生殖和性器官性征的发育，参与精神活动和肢体活动的调节；带脉约束诸脉，主持行经胎产，维持脏腑正常位置和关节正常活动；阴维脉和阳维脉为阴阳诸脉之纲维，维系阴阳，组合诸脉，调和营卫，沟通表里，参与维持精神活动和下肢正常运动；阴跻脉和阳跻脉交通阴阳，运行卫气，协调诸阴经和阳经之间的经气流注，主持目之开合，而辖人之寤寐和保持肢体运动矫健。

4. 奇经理论的应用

《内经》对奇经八脉的主病作了一些论述，但如何调治，未明确阐述。后世医家的发挥主要在以下几个方面：

(1)奇经虚损病证从脾胃肝肾调治：叶桂认为奇经虚损之病多使肝肾脾胃虚弱，而肝肾脾胃虚弱亦能导致奇经八脉之虚证，因而调治奇经虚损病证多从脾胃肝肾入手。详言之，生理上奇经依附于肝肾，肝肾内藏精血，灌输以入奇经，即《临证指南医案》所说"八脉隶乎肝肾。"病理上肝肾虚，精血耗乏，必令奇经受累，使人体收摄、护卫、维续、包举的功能低下，出现遗精、月经不调、崩漏、带下、内伤发热、下元衰惫、色夭神夺等病证，而以调补肝肾为总的治法。故《临证指南医案·虚劳》指出："余以柔济阳药，通奇经不滞，且血肉有情，栽培身内之精血，但王道无近功，多用自有益。"填补奇经，多选择血肉有情之品，如鹿茸、鹿角胶、紫河车、龟甲、鳖甲、淡菜等。此外，脾胃水谷精气之涵养，对奇经亦十分重要，特别是阳明经功能正常与否与奇经之盛衰密切相关。《临证指南医案·崩漏》说："夫奇经肝肾主司为多，而冲脉隶属阳明，阳明久虚，脉不固摄，有开无阖矣"，而多发生久泻、久痢、脱水、便血等病证，常用芡实、山药、金樱子、五味子等通补阳明而固冲任。

(2)奇经病证虚实论治：《临证指南医案·产后》："奇经之结实者，古人必用苦辛和芳香，以通经络；其虚者，必辛甘温补，佐以流行脉络，务在气血调和，病必痊愈"。奇经的实证，多因奇经气血痹阻造成，常见有男子病疝，女子月经不调、痛经、产后腹痛、恶露淋漓等，治以通为主，用苦辛芳香以缓通脉络，疏达宣痹，药如交加散、四失丹，常用鹿角、大小茴香、桂枝、郁金、延胡索等。奇经虚证，以补为主，但不同于一般虚损之补法。《临证指南医案·淋带》："医人不晓八脉之理，但指其虚，刚如桂、附，柔如地、味，皆非奇经之治法"，而主张用血肉有情之品填补，以壮奇经，常用龟甲、鳖甲、阿胶、淡菜以补奇经之精血。如产后体虚乃任脉为病，用龟甲以静摄，或用鹿茸、紫河车、肉苁蓉、羊肉等柔剂阳药，以温奇经之阳；若系督脉为病，则用鹿角以温煦；而逆气上冲，又用牡蛎、紫石英等以镇逆。

(3)八脉分治：叶桂的治法是，冲脉为病，强调以调畅气血为主，多选用川楝子、香附、郁金、乌药、延胡索、茺蔚子等药；或以通补阳明以治冲脉病证，加用半夏、厚朴、姜汁、茯苓等品。任脉为病，因其为阴脉之海，故以龟甲等有情之品补养之；兼有虚热者，加黄柏、知母、生地黄之类。督脉为病，阳气虚损，用阳剂柔药治疗，多选用鹿茸、鹿角胶、鹿角霜，配入补肾之品中。对于带脉为病，则下焦不固，带下淋浊，宜在补肾之品中，配入五味子、莲子肉、芡实、金樱子、山药、紫石英、龙骨、牡蛎等固涩之品。张锡纯认为，冲脉为奇经八脉之纲，有调节经脉气血之功用，故凡眩晕、呕吐、喘息、咯血、衄血、女子倒经、不育等病证，均可通过调冲脉治疗，并制订了镇摄汤、薯蓣半夏粥、参赭镇气汤、寒降汤、温冲汤、加味麦门冬汤等方剂。

(三)络脉的概念、数目、功用和络脉理论的应用

1. 络脉的概念与数目

《内经》以络脉为经脉支横别出的分支部分的统称，如《灵枢·脉度》："经脉为里，支而横者为络，络之别者为孙。"《灵枢·经脉》："诸脉之浮而常见者，皆络脉也。"近代认为络脉概念有广义及狭义之分。《中医大辞典·基础理论分册》："广义的络脉又包括十五络、络脉及孙络几部分，其中紧连十二正经及任督脉的分支共十四条，加上'脾之大络'，合称十五络；由十五络分出的网络全身的分支称络脉，即狭义的络脉；由络脉分出更细的分支称孙络。"对于十五别络，后世医家有不同看法。秦越人不同意《内经》以十二经及任、督之络及脾之大络为十五络脉，《难经·二十六难》将任、督之络易为阴、阳跻之络。明代马莳《黄帝内经素问注证发微》将胃之大络亦视为络脉，因而有十六络脉。

2. 络脉的功用

在《内经》论述的基础上，后世医家深入探讨了以下 4 个方面的功用：一是渗灌血气。明代张介宾说："十二经脉……外通络脉，则合孙络而渗皮毛。"(《质疑录·脏腑经络》)二是互渗津血。张志聪在《黄帝内经灵枢集注·营卫生会》中说："津液先和调于分肉孙络之间，变化而赤为血。血和而后孙络满溢，注于络脉经脉，故中焦之津液，化而为血。"说明津血在运行输布过程中，二者可以通过孙络互渗互化，即血渗络外为津，津还络中为血。三是贯通营卫。张志聪在《黄帝内经素问集注·气穴论》中说："盖大络之血气，外出于皮肤而与孙络相遇，是以脉外之卫，脉内之营，相交通于孙络皮肤之间。"孙络外通于皮肤，内连于经脉，以通营卫者也。"说明营卫二气通过络脉(主要是孙络)相互贯通，互根互用，共同发挥煦养脏腑组织及皮毛腠理的功用。四是保证经气环流不息。现代也认为络脉特别是大络，在保证经气环流中起着相当重要的作用，主要通过别络与其相表里的经脉交通，以此加强阴阳表里两经在体表四肢的联系，以贯通表里两经经气，使之环流不息，对于维持人体正常生命活动具有十分重要的意义[4]。

3. 络脉理论的应用

清代叶桂提出久病伤血入络的观点。他在《临证指南医案·疟》中指出："初病湿热在经，久则瘀热入络。""其初在经在气，其久入络入血。"常见症状有疼痛，痞闷不舒，癥瘕，宿痞，结聚，疟母，脉涩，血色紫或黯黑，腹胀等。治疗大法以通为主，分虚实论治。对于实证，以缓攻通络之法。如《临证指南医案·诸痛》云："积伤入络，气血皆瘀则流行失司，所谓痛则不通也。久病当以缓攻，不致重损。"《临证指南医案·胁痛》亦云："久病在络，气血皆窒，当辛香缓通。"对于络病虚证，主张"通补为宜"，在补药中加通络之品，常用桃仁、红花、归须、苏木、蒲黄、新绛、茺蔚子等活血通络之药。(《临证指南医案·木乘土》)在通络法中，叶桂强调以辛为治，即用辛温、辛润、辛咸等药物，使血络瘀滞得行，气机调畅，邪去正安。常用的有辛温通络法、辛润通络法、辛香通络法、清润通补法、温润通补法和虫类通络法等治法。尤其是虫类通络法，叶桂甚为推崇，认为"仲景于劳伤血痹诸法，其通络方法每取虫蚁迅速飞走诸灵，俾飞者升，走者降，血无凝者，气可宣通，与攻积除坚，徒入脏腑者有间"(《临证指南医案·积聚》)。因而他强调："邪留经络须以搜剔动物"(《临证指南医案·痹》)。

(四)经筋的特点和经筋理论的应用

经筋是十二经脉之气聚、散、结于筋肉关节的体系，是十二经脉的附属部分，《内经》称之十二经筋。《灵枢·经筋》对十二经筋的循行及主病作了较为具体的论述，后世医家主要对经筋的特点和临床应用有所阐发。

1. 经筋的特点

现代中医学者认为经筋的特点有 4 个方面：一是具有走行结、散、聚、著的特点。经筋均起于四肢末端，而后上行躯干，经过肌肉丰满处，结聚于大关节周围，如踝、膝、股、腕、肘、肩等关节，并能联系头、面、颈、胸、腹、背、脊等处，故其有结、聚、散、著等特点。二是具有分布较广，密切联系十二经脉的特点。如足太阳经结于肩髃，与手阳明经脉相联系，上结于完骨，又与足少阳经筋相连系。说明十二经筋与十二经脉在循行中有密切的联系。三是经筋具有刚柔、阴阳不同的特点。阳经之经筋属阳为刚，多分布于躯干的项背及四肢外侧；阴经之经筋属阴为柔，多分布于躯干的胸腹及四肢之内侧。正常情况下，阳筋刚劲有力，阴筋柔软和缓，刚柔相济，维持人体肢体和躯干的屈伸拮抗运动。四是具有维络周身，约束骨骸，利于关节的特点。经筋依靠脏腑经络气血的濡养，维络全身，联缀四肢百骸，使关节保持正常的屈伸活动。[4]

2. 经筋理论的应用

根据《内经》对经筋主治病证的论述，后世医家认为经筋的主病以肌肉疾患和运动功能异常病变为主，如筋脉的掣引、拘挛、转筋、强直、抽搐、肿痛等。明代医家马莳将经筋的主病分为阴阳寒热，如《黄帝内经灵枢注证发微·经筋》说："拘急有阴阳之分，背为阳，阳急则反折；腹为阴，阴急则俯不伸。故制为焠刺者，正为寒也。焠刺即燔针。彼热则筋纵不收，不得用此燔针。"对于经筋之病取穴的方法，杨上善本《灵枢·卫气失常》"筋病无阴无阳，无左无右，候病所在"，提出以筋病痛处，不拘经穴所限的观点。如《黄帝内经太素·身度》说："输，谓孔穴也，言筋，但以筋之所痛之处，即为孔穴，不必要须依诸输也，以筋为阴阳气之所资，中无有空，不得通于阴阳之气上下往来。然邪入腠袭筋为病，不能移输，遂以病居痛处为输。"即后世所称"阿是穴"。现代应用经筋的理论指导治疗小儿麻痹症、瘫痪、面神经炎、三叉神经痛、肋间神经痛、坐骨神经痛、腰肌劳损、腱鞘炎等疾患有了新的进展。如对小儿麻痹症的肌肉萎缩和肢体瘫痪者，或因麻痹肌肉萎缩导致肢体肌群牵拉出现畸形者，采取"主带次"、"上带下"的选穴原则，进行针刺加以矫正，取得尚好的疗效。

二、《内经》腧穴理论的发展

腧穴，亦称俞穴，《内经》又有节、会、骨孔、气穴、气府等称谓，认为它是脏腑经络气血输注于体表的部位，因而针灸、按摩腧穴，可以治疗疾病，成为针灸等施术的重要部位。后世医家对腧穴理论，发挥如下。

(一)腧穴数目方面

1. 十四经腧穴

《素问·气穴论》《素问·气府论》记载 365 穴，以应周天 365 度之数，但核其所载穴名仅得 160 穴左右。至晋代皇甫谧《针灸甲乙经》增为 349 穴，元代滑寿《十四经发挥》增为 354 穴，加单穴腰阳关、灵台，双穴膏肓俞、厥阴俞、青灵；明代杨继洲《针灸大成》增为 359 穴，加双穴眉冲、督俞、气海俞、关元俞、风市；清代李学川《针灸逢源》增为 361 穴，加单穴中枢、双穴急脉。现代所编《腧穴学》(上海科学技术出版社，1994 年)又增加单穴印堂、龙门，双穴太阳、胃管下俞、阑尾。

2. 经外奇穴

指原有经穴之外的经验有效穴，或者因其穴位不能直属于某一经者，概称为经外奇穴。《内经》有"刺十指间"、"刺舌下两脉"、"刺头上及两额两眉间"等论述，均为奇穴的最早提法。此后孙思邈《备急千金要方》、王焘《外台秘要》、张介宾《类经图翼》等均收集了民间发现的许多经外奇穴。现今常用的经外奇穴共计 60 余穴，其中头面部有四神聪、当阳、鱼腰、鱼尾、球后、耳尖、翳明、鼻穿、内迎香、聚泉、海泉、金津、玉液、挟承浆 14 穴；背腰部有百劳、新设、崇骨、喘息、四花、接脊、痞根、下极俞、腰眼、十七椎、夹脊、骑竹马穴 12 穴；胸腹部有脐中四边穴、胞门、子户、气门、子宫 5 穴；上肢部有肘尖、二白、中泉、外劳宫、内阳池、四缝、五虎、大骨空、小骨空、拳尖穴、八邪、虎口、中魁、凤眼、十宣15穴；下肢部有环中、髋骨、百虫窝、鹤顶、膝上、膝眼、膝下、内踝尖、外踝尖、女膝、八风、气端、独阴、里内庭14穴。

3. 阿是穴

又名天应穴、不定穴。是孙思邈根据《内经》"以痛为腧"之义命名的。《备急千金要方》说："人有病痛，即令捏其上，若里当其处，不问孔穴，即得便快或痛，即云'阿是'，灸刺皆验。"阿是穴是经穴和经外奇穴的补充。

(二)腧穴名称及取穴方法方面

《内经》的腧穴有的只有穴名而无穴址，有的只有穴址而无穴名，甚多缺漏。皇甫谧在《针灸甲乙经》中对十四经的腧穴名称、取穴方法作了全面的归纳、整理和补充。《针灸甲乙经·卷三》详细介绍了349个穴位的名称、穴位和取穴方法，其中单穴49个，双穴300个。对穴名，皇甫谧将每一穴的别名附于穴名之后，如"承泣"穴，又名"鼷穴"、"面髎"；"赞竹"，又名"员柱"、"始光"、"夜光"、"明光"等。对穴址，皇甫谧亦作了详细描述，如"内关，手心主络，在掌后去腕二寸"，"间使者，在掌后三寸，两筋间陷者中"等，一目了然。对取穴方法，皇甫谧叙述非常形象，如取风府穴，应"疾言，其肉立起，言休，其肉立下"；取下关穴，应"合口有空，张口即闭"等，提高了取穴的准确率。同时对穴位的排列按头、背、面、耳、颈、肩、胸、腹、手三阴三阳经、足三阴三阳经，由肢末向头面胸腹依次叙述。继皇甫谧之后，医家们对取穴的方法，又有新的发展。唐代孙思邈《备急千金要方》提出在"肌肉文理，节解缝会，宛陷之中，及以手按之，病者快然。"明代杨继洲主张取穴时，以经络循行部位为准绳，强调"宁失其穴，勿失其经"。《针灸大成·头不多灸策》并说："按经取穴者之所当究心也"；"灸穴须按经取穴，其气易连而病易除。"现今发展到骨度分寸定位法、自然标志取穴法、手指同身寸取穴法和简便取穴法等方法，使取穴方法更准确，提高了临床疗效。

(三)五输穴的阴阳属性及其主治方面

五输穴是指十二经脉分布在肘、膝关节以下的井、荥、输、经、合5个特殊穴位，其分布的次序是从四肢末端向肘膝方向排列的。《灵枢·九针十二原》说："经脉十二，络脉十五，凡二十七气以上下，所出为井，所溜为荥，所注为腧，所行为经，所入为合，二十七气所行，皆在五腧也。"由于十二经脉和十五络脉二十七气的上下游行出入，皆在肘膝以下的五输穴中进行，因而五输穴有着十分重要的意义，引起历代医家的关注和发挥。第一是心经和心包经的五输穴纠葛问题。《内经》手少阴心经的五输穴不在本经，而在手厥阴心包经。《难经·六十六难》已觉察此问题，指出："少阴之原出于兑骨"，兑骨即心经原穴之神门；但又说"心之原出于大陵"，大陵实为心包经原穴。说明《难经》时已有所认识，但尚未明确。皇甫谧《针灸甲乙经》始将手少阴心经的五输穴作了补充，使十二经脉的五输穴趋于完善，五输穴也由《内经》的55穴增加到60穴。第二是五输穴的阴阳五行配属。《灵枢·本输》仅言井穴在阴经者属木，在阳经者属金，所余荥、输、经、合未论。秦越人在《难经·六十四难》中说："阴井木，阳井金；阴荥火，阳荥水；阴俞土，阳俞木；阴经金，阳经火；阴合水，阳合土。""是刚柔之事也。阴井乙木，阳井庚金。阳井庚，庚者，乙之刚也；阴井乙，乙者，庚之柔也。"根据阴阳刚柔相济和五行生克制化的原理，完善了五输穴的阴阳五行配属，为五输治病取穴奠定了理论基础。皇甫谧在此基础上，又补充了手少阴心经五输穴的五行属性，促进了后世"子午流注"针法的诞生。第三是五输穴疾病主治。《灵枢·顺气一日分为四时》说："病在脏者，取之井；病变于色者，取之荥；病时间时甚者，取之输；病变于音者，取之经；经满而血者，病在胃及以饮食不节得病者，取之于合。”秦越人在《难经·六十八难》中作了补充，认为：“井主心下满，荥主身热，俞主体重节痛，经主喘咳寒热，合主逆气而泄。”使五输穴主治五脏病变更为具体而明确，在临床治疗中，发挥其独特的疗效。

三、《内经》针灸理论的发展

（一）关于针具

《内经》的原始针具是砭石，后逐步形成九针，并成为针刺的主要工具。后世医家对九针的功用及适应证作了深入研究。明代吴崑在《针方六集·尊经集》指出：镵针应浅刺，有泻热的作用，主治头身的热性病；员针以其针锋圆如卵，揩摩分肉之间，以泻其邪气，用以治疗分肉之间的病证；铍针可刺破患肤以排脓血，治疗痈疽化脓之疾患；鍉针以其针尖圆而微尖，不刺入皮肤，以针头按摩经脉，以达疏通经络恢复正气的功效，治疗经脉有病兼有气虚者；锋针可刺络放血，具有泻热之功用，用于治疗热毒痈疡或经络久痹之顽固疾病；员利针圆而且锐，针身中部微粗，用于治疗急性痹证；毫针具有“正气固之，令邪俱往”的作用，治疗邪气停留于络脉的痹痛；长针能祛除“虚风内舍于骨解腰脊节腠之间”，治疗邪气深重的痹证；大针治疗水气停留关节而浮肿的疾患。吴崑之论推动了九针理论的普及与应用。

（二）关于针刺大法

1. 静志候气

针刺治病，是通过腧穴借经穴之气的联系传导而发生其治疗作用的，因而《内经》强调针刺得气与疗效的关系，要求医者全神贯注，注意候气、得气、守气及其运针手法。强调静志候气是针刺手法的关键，后世医家对此十分重视。杨继洲《针灸大成·经络迎随设为问答》认为“用针之法，候气为先”，“宁失其时，勿失其气。”为了达到得气之目的，他提出激发针感的手法，如十二字手法中的“爪摄”法、“指捻”法、循法。又在《针灸大成·标幽赋》注中说：“气之未至，或进或退，或按或提，守之引之，候气至穴而方行补泻。”并施以留气法、提气法、中气法、五脏交经、通关交经、膈角交经、关节交经等手法，以候气、取气、得气。吴崑对静志候气亦有发挥。首先，他强调针刺必须候气，而掌握针刺时病气在阳在阴的时机，是候气的关键。其次，必须掌握见气、取气和置气的方法，并要做到行针之后，针已得气，应守而勿失，即“守形”、“守神”、“守机”之法。

2. 因时施治

《内经》因时而刺主要是因季而刺和因月而刺。马莳注《灵枢·四时气》提出：“春取络之血脉分肉之间，如手太阴肺经列缺为络之类……夏取盛经孙络处分间，盛经者如手阳明大肠经阳溪为经之类……秋取各经之俞穴，如手太阴肺经太渊为俞之类，若在腑，则取六阳经之合穴，如手阳明大肠经曲池为合之类。冬取井荥，冬气入深，必当深刺而久留之。”吴崑则提出“春刺井者，邪在肝；夏刺荥者，邪在心；季夏刺俞者，邪在脾；秋刺经者，邪在肺；冬刺合者，邪在肾”（《针方六集·尊经集》）。针对不同的季节易在不同脏发病的规律，明确提出针刺的穴位及深浅，较之《内经》既明确且实用。对于因月而刺的原则，张志聪认为“月乃阴水之精，故潮汐之消长，应月之盈亏。人之形体属阴，精血属水，故其虚实浮沉，亦应于月”（《黄帝内经素问集注·八正神明论》）。说明人体生理活动受到月球的影响，有月圆月缺时的气血盛衰变化，针刺亦应根据这一变化规律决定其补泻的手法。现在临床研究表明，人体经脉气血的盛衰有月周期节律的变化，是月球引力、月球磁场和月光强弱影响而造成的。在月廓圆时经脉气血充盛，月廓缺时经脉气血较弱，所以应根据月之圆缺决定针刺手法及补泻的方法是十分正确的。

3. 调治阴阳

吴崑在《内经》"从阴引阳，从阳引阴"和"病在上者，下取之；病在下者，高取之"等治法基础上，指出"阴深阳浅"和"先阳后阴"的原则。他在《针方六集·尊经集》中指出："病痛者阴也，痛而以手按之不得者阴也，深刺之。病在上者阳也，痒者阳也，浅刺之"；"病先起于阳后入于阴者，先取其阳，后取其阴。必审其气之浮沉而取之。"将调治阴阳按病位在阴在阳之不同，从针刺先后、深浅、取穴多少加以区别，对临床有一定的指导意义。

4. 针刺补泻

《灵枢·经脉》："盛则泻之，虚则补之，热则疾之，寒则留之，陷下则灸之，不盛不虚，以经取之。"《内经》补泻法有呼吸、迎随、徐疾开合等方法。后世医家不仅完善了这些补泻手法，还创新了几种。

提插补泻法：秦越人在《难经·七十八难》中说："推而内之是谓补，动而伸之是谓泻。"以指按针为补，提针为泻。后世医家将这种方法称为提插补泻法，并将其手法操作具体化。

捻转补泻法：明代汪机在《针灸问对》中作了论述。其手法要点是：针下得气后，以捻转角度大小，用力轻重，频率快慢，操作时间长短者分补泻。

九六补泻法：明代杨继洲根据《周易》奇数为阳，偶数为阴，阳数为九，阴数为六，提出补法行九或三九二十七阳数，病重者可至少阳(七七四十九)或老阳(九九八十一)数；泻法行六或三六一十八阴数，病重者可至少阴(六六三十六)或老阴(八八六十四)数。

子母补泻法：秦越人在《难经·六十九难》中提出"虚者补其母，实者泻其子。"应用肘膝以下的五输穴根据其与脏腑经脉之间的五行生克关系，配用母穴或子穴，使之起到补泻的作用。

烧山火透天凉法：《素问·针解》："刺实须其虚者，留针，阴气隆至，乃去针也。刺虚须其实者，阳气隆至，针下热，乃去针也。"后世基于这一理论，发展为烧山火、透天凉等手法。明代医家汪机、杨继洲、吴崑等，均有具体的论述，并有明确操作方法。

(三)关于灸法

《内经》对于施灸患者的体位论述较少，唐代孙思邈在《备急千金要方》中提出施灸时患者应采取端正、平直、舒适的体位，根据取穴的不同，应分别选用坐位、卧位或立位。对于施灸的次序，一般先阳后阴，先上后下，先背部，后腹部。所采用艾炷大小和壮数的多少，应根据患者的体质与不同的病情而灵活掌握，并创立了竹茹灸、加药灸，发明了灸筒，以及豆豉、附子、地黄、商陆、葶苈子、面饼、食盐、蒜薤、黄土等10余种隔物灸法。杨继洲在《针灸大成》中亦提出点火法、发灸疮、贴灸疮等施灸方法。现今临床有很多的灸法，如艾炷灸中的瘢痕灸、无瘢痕灸、隔姜灸、隔蒜灸、隔盐灸、隔附子灸、太乙针灸、雷火针灸、温针灸、灯草灸和白芥子灸等多种，大大丰富了《内经》的灸法。

对于灸法之禁忌，《灵枢·终始》指出："阴阳俱溢……因而灸之，则变易而为他病矣。"《灵枢·经水》亦云："灸而过此者得恶火，则骨枯脉涩。"现今中医学者总结实热证、阴虚发热证不能用灸法；对颜面、五官和有大血管部位的穴位，不用瘢痕灸；孕妇的腹部和腰骶部也不宜施灸，使《内经》灸法禁忌更为全面。

(四)针灸处方

《灵枢·厥病》："病注下血，取曲泉。"如此等等，一病一穴，处方十分简单。至皇甫谧，增加了大量的针灸处方，据统计《针灸甲乙经》记述了200多种病证500多个处方。他的针灸处方，有的一病一穴，如治霍乱泄注，取期门；亦有一病取多个穴治疗，先取近处穴位，后取远处穴位，如治疗龋齿痛，先取目窗、正营、浮白、完骨、颧髎、兑端、耳门、龈交、颊车、上关、下关、角孙等近处穴位，然后配伍温溜、三间、液门、阳谷、合谷等远处穴位，并认为远端穴位疗效更佳。杨继洲亦对针灸处方有很大的发展，他在《针灸大成》中对辨证用穴、按时用穴、历代医家用穴、杨氏家传用穴等内容，搜罗无遗，并结合临床实践，对300多种疾病，提出1000多个处方，为针灸处方学奠定了基础。

(五)针药并重与针药配合

《内经》提倡汤药、针灸、导引、按跻等多种治疗方法，"杂合以治，各得其所宜。"然而到了明代，出现尚药物弃针的倾向。有鉴于此，杨继洲、吴崑等医家，提出针药并重，不可偏废的观点。一是针药同理而并重。杨继洲在《针灸大成·诸家得失策》中说："疾在肠胃，非药饵不能以济；在血脉，非针刺不能以及；在腠理，非熨焫不能以达。是针灸药者，医家之不可缺一者也。"吴崑《针方六集·旁通集》中有"针药无二效"、"针药短长"、"针药犹兵"、"针药无过"等45论，详尽地阐发针药并重的原理。他根据《素问·阴阳应象大论》关于药物气味厚薄、阴阳属性、升降功用和五味所喜的理论，提出针刺也"有浮、有沉、有疾、有徐、有动、有静、有进、有退"的治疗功用与特点；通过针刺不同手法，可达到与药物阴阳升降作用同样的效果；取井荥输经合不同的穴位治疗五脏疾病，与药物酸、甘、苦、辛、咸的性味治疗五脏疾病的机理是一致的。对于针药治病各自优势和配合使用方面，吴崑认为："有穷年积岁，饮药无功者，一遇针家施治，危者立安，卧者立起，跛者立行，是药之多，不如针之寡也。然针不难泻实，而难补虚。一遇弱羸，非饮之甘药不可，是针之补，不如药之长也。上工以神良自期，必两者通明而时出之，始为金枝"(《针方六集·旁通集》)。说明针刺对于急救、肢体运动障碍之疾患的治效优于药物，而药物对虚弱之体补养效佳，二者配合使用，方为良医。二是论述针药各有短长而宜配合。吴崑根据十二经脉和奇经八脉主病理论总结针药并用方法：督脉、足太阳膀胱经、阳跻脉和手太阳小肠经的病证，宜刺后溪、申脉二穴，使上下阳气交通，其病皆愈；亦可配用麻黄、桂枝、葛根、小青龙汤治之。带脉足少阳胆经、阳维脉和手少阳三焦经的病证，宜刺临泣、外关二穴，使经气调和，表里得解，亦可配用三化、双解、大小柴胡、通圣、温胆诸方治疗。足太阴脾经、冲脉、阴维脉、足阳明胃经和手厥阴心包经的病证，宜刺公孙、内关二穴，使经气通利，三焦相通；亦可配用泻心、凉膈、大小陷胸、调胃承气诸方治之。任脉、手太阴肺经、阳跻脉和足少阴肾经的病证，宜刺列缺、照海二穴，通四经气血；并配以三黄泻心、二母宁嗽、犀角地黄、薄荷甘桔等诸方治之。

第三节 病因病机学说

病因学说是研究致病因素的性质、类别、产生与存在条件以及致病特点的理论；病机学说则是研究疾病发生、发展与传变机理和规律的理论。两者在《内经》均属病机理论。它们上承藏象、经络学说，下启诊法、论治学说，是《内经》理论的重要内容，备受后世医家关注，颇多发挥。

一、《内经》病因学说的发展

（一）古代医家对《内经》病因学说的阐发

1. 邪客说

东汉张机认为疾病的发生，以客气邪风为主，提出邪客为主病因说。他在《金匮要略·脏腑经络先后病脉证》中指出："客气邪风，中人多死，千般疢难，不越三条：一者经络受邪入脏腑，为内所因也；二者四肢九窍，血脉相传，壅塞不通，为外皮肤所中也；三者房室、金刃、虫兽所伤。以此详之，病由都尽。"这是根据脏腑经络感受客气邪风伤人先后病位不同的发病情况，归纳为脏腑、经络、皮肤血脉受伤三方面，突出病因的外来性质。

2. 内伤外感说

唐代王冰根据《内经》病发于阴、发于阳，发展为内伤外感病因说。他在注《素问·至真要大论》中说："夫病生之类，其有四焉。一者，始因气动而内有所感；二者，不因气动而外有所感；三者始因气动而病生于内；四者，不因气动而病生于外。"这里的"气动"指脏气不和、气机紊乱。"病生于内"是指脏气失常，乃因喜怒悲忧、饥饱劳损、留饮等内因所致之疾病，如癥瘕、积聚、结核、瘿瘤之类；"病生于外"，是指因外感风雨寒暑，或因虫兽蛇毒、跌仆坠堕之类外因所致的疾病，如体表之痈肿疮疡、痂疹疽痔等疾患。对临床具有直接指导意义。

3. 三因说

晋代陶弘景在《补阙肘后百一方·三因论》中提出疾病"一为内疾，二为外发，三为它犯"的论点，首次提出"三因病因说"。宋代陈言进一步明确阐发为外因、内因和不内外因的三因学说。其在《三因极一病证方论·三因论》中指出："六淫，天之常气，冒之则先自经络而入，内合于脏腑，为外所因；七情，人之常性，动之则先自脏腑郁发，外形于肢体，为内所因；其如饮食饥饱，叫呼伤气，尽神度量，疲极筋力，阴阳违逆，乃至虎狼毒虫，金疮骨折，疰忤附着，畏压溺等，有背常理，为不内外因。"将致病因素与发病途径结合起来，在学术史占有一定地位。

4. 温疫杂气说

隋代巢元方《诸病源候论》指出："此病皆因岁时不和，温凉失节，人感乖戾之气而生病，则病气转相染易，乃至灭门，延及外人。"对疾病之邪的传染性有了进一步认识。明代吴有性在此基础上提出了温疫杂气病因说。第一，他在《温疫论·原序》中指出："夫温疫之为病，非风非寒，非暑非湿，乃天地间别有一种异气所感"。《温疫论·原病》又进一步说："夫寒热温凉，乃四时之常，因风雨阴晴，稍为损益。假令秋热必多晴，春寒因多雨，较之亦天地之常事，未必多疫也。伤寒与中暑，感天地之常气；疫者感天地之疠气，在岁运有多寡，在方隅有厚薄，在四时有盛衰。此气之来，无论老少强弱，触之者即病。"对杂气的概念作了交待。第二，吴有性对杂气的传染性、流行性、散发性和多样性作了探讨。指出，杂气的传染途径是"自口鼻而入"；传染的来源有二，即从自然界直接感受，或与疫病患者接触而被传染；杂气的流行性，既可引起温疫大流行，"病遍于一方，延门阖户，众人相同"，又可不受时间、地区的限制；对于杂气致病的散发性，他在《温疫论·杂气论》中说："其时村落中偶有一二人所患者，虽不与众人等，然考其证，甚合某年某处众人所患之病，纤悉相同，治法无异。此即当年之杂气，但目今所钟不厚，所患者稀少耳。此又不可以众人无有，断为非杂气也。”关于杂气发病机理，吴有性沿袭《内经》以正气强弱为主之说，但又强调与杂气多少有关：“若某年气来之厉，不论强弱，正气稍衰者，触之即病。”巢、吴二氏对疫病之邪的认识非常深刻，丰富发展了《内经》病因学说，成为温病学的主要内容。

（二）近现代医家对《内经》病因学说的阐发

宋鹭冰主编的《中医病因病机学》把病因分为自然因素（天时、地理、生物因素）、生活因素（饮食、劳倦）、情志因素、体质因素、内生因素（痰饮、瘀血）和其他因素（外伤、中毒、社会因素）6类，有别于《内经》阴阳内外分类；成肇智认为，随着工业、科技进步和中医学的本身发展，传统的“阴阳”和“三因”病因学说已不适应中医临床的需要，建议分为六大类，即时气外感（各种外感病因）、情志过激、饮食不调、劳作失度、外物伤人（外伤和中毒）和先天遗传，并且指出：“随着物质生活条件的改善和卫生水准的提高，由天时气候因素引起的外感急性热病已大幅度减少，而由情志、饮食、劳作等失调所产生的疾病显著增加，一些古医籍未曾记载的化学制剂或射线、微波等伤害人体的病证逐渐增多。”[4]向中医工作者提出了病因研究的新课题。

二、《内经》发病学说的发展

（一）发病机理

《内经》主“正邪相搏”发病观。其基本原理是，正气虚是疾病发生的内在依据，外邪是疾病发生的必要条件，强调正气的主导作用。故《素问·刺法论》云：“正气存内，邪不可干。”《素问·评热病论》曰：“邪之所凑，其气必虚。”《灵枢·百病始生》亦云：“此必因虚邪之风，与其身形，两虚相得，乃客其形。”后世在此基础上有所发挥，使《内经》发病学说更加充实。

东汉张机在《金匮要略·脏腑经络先后病脉证》中指出：“若五脏元真通畅，人即安和……不遗形体有衰，病则无由入其腠理。”认为脏腑之气失调和虚弱是发病的关键所在。姚止庵对正气虚弱从体质因素加以阐发，认为体质强弱与失天禀赋和后天调养关系密切，他在《素问经注节解·通评虚实论》中说：“精气者，禀受于父母，父母之质强，则所受亦强，父母之质弱，则其子多弱，此精气之分于先天也。既生之后，所受虽弱，而能樽节其饮食，顺适其寒暑，以致情识开时，不敢妄动，竞业一生，则精气克全，外邪亦无自而入。若所受虽强，而不能保摄其天真，纵恣无度，精气日耗，经络空疏，外邪乘之而入于内，蟠踞充斥，似乎实也，而不知为精气内夺所致。”现代医家对《内经》的发病机理认识日趋明确，认为“正气不足是疾病发生的内在因素，外邪是构成疾病的重要条件，外邪必须通过内在因素才能发病”；同时也指出：“那些具有传染性的疫邪，在一定条件下能起重要的致病作用。”[47]《内经》发病理论，其基本原理同唯物辩证法的观点相吻合，基本上揭示了疾病发生的客观规律，能有效地指导疾病的防治。

（二）发病类型

《内经》所论发病类型，经后世医家的总结，归纳为4种：一是即发疾病，包括猝感发病、中毒发病、急性外伤发病、情志刺激突然发病和内外同感发病等形式；二是伏邪发病，是指邪气伏藏体内一段时间而后发生的疾病；三是继发疾病，指原有疾病未愈的情况下、又有新的疾病的发生；四是复发疾病，指因饮食失宜、劳伤过度、用药不当、情志失调、环境变化和重感邪气而致使原有疾病再次发作。[4]

对于伏邪发病，后世医家从外感与内伤两方面进行了深入探讨。在外感方面，主要探讨伏气温病。①伏邪性质：王叔和主“伏寒化温”；王肯堂主暑邪伏于体内；吴贞和吴瑭主暑湿之邪留伏于体内；刘吉人主六淫皆可为伏邪。近代何炳元明确提出是伏火，而有湿火与燥火之分。②伏邪部位：王叔和认为“寒毒藏于肌肤”；巢元方认为“寒毒藏于肌骨中”；庞安时等主张邪伏少阴；叶桂认为邪伏少阴而发于少阳；陆懋修认为邪伏阳明；吴有性倡导邪伏膜原；俞根初提出“实邪多发于少阳膜原，虚邪多发于少阴血分”（《通俗伤寒论》）；王士雄指出“若伏气温病自里出表，乃先从血分而后达于气分，”（《温热经纬·叶香岩外感温热篇》）；柳宝诒则曰：“邪伏少阴，随气而动，流行诸经，或乘经气之虚而发，或挟新感之邪而发。其发也，或由三阳而出，或由肺胃……是温邪之动，路经多歧，随处可发”（《温热逢源·详注灵枢素问伏气化温诸案》）。现今学者认为，伏邪发病说能很好地解释某些外感疾病的发病机制，如春温、伏暑等，由里达外，或新邪引动伏邪，初起即见高热、烦渴、尿赤乃至斑疹、出血、抽搐、神昏等里热重证，其治以清泄里热为主，能取得良好疗效，是这种学说对临床的指导。

在内伤方面，《内经》有“因加而发”发病说。现今也有中医学者注意到，某些疾病存在这种发病学现象。如哮喘病痰饮伏于肺部，在冬季感寒而诱发；有些痛证是因旧有外伤瘀血，在一定诱因下引发；也有的先天遗邪于脑，到达一定年龄后发作癫痫等，均可认为伏邪发病。这样便于分析病机、正确治疗。

三、《内经》病机学说的发展

后世医家对《内经》病机学说的发挥，主要在以下5个方面：

（一）阴阳失调病理

汉代张机首先提出将外感病分为阴阳两大类型，并以此作为辨别病机的纲领。如《伤寒论·辨太阳病脉证并治》：“病有发热恶寒者，发于阳也，无热恶寒者，发于阴也。”明代张介宾也以阴阳作为疾病病机总纲，他在《景岳全书·传忠录》中指出：“凡诊病施治，必须先审阴阳，乃为医道之纲领，阴阳无谬，治焉有差？医道虽繁，而可以一言以蔽之者，曰阴阳而已。”清代程国彭进一步将阴阳作为表里、寒热、虚实的总概括，如《医学心悟·表里寒热虚实阴阳辨》说：“病之阴阳，统上六字而言，所包者广。热者为阳，实者为阳，在表者为阳；寒者为阴，虚者为阴，在里者为阴。”以上是阴阳作为病机总括而言，然就阴精、阳气病机，现代中医教材分而名阴阳偏胜、阴阳偏衰、阴阳互损、阴阳格拒，以及阴阳亡失等几方面进行研究。[6]还有的中医学者分而为10类，即阴盛阳衰、阳盛阴衰、阴阳俱衰、阴阳相错、阴阳两感、阴阳之变、阴阳反作、阴阳交亏、阴阳胜复及阴阳离决。[48]以下从阴阳偏胜、阴阳偏衰、阴阳俱衰、阴阳格拒和阴阳离决5个方面分析历代医家的理论发挥。

1. 阴阳偏胜

《素问·阴阳应象大论》：“阳胜则阴病，阴胜则阳病，阳胜则热，阴胜则寒。”明代张介宾认为阴阳偏胜是寒热病证之病机总纲，其在《景岳全书·传忠录》中说：“寒热者，阴阳之化也……故阴胜则阳病，阴胜为寒也；阳胜则阴病，阳胜为热也。”清代程国彭《医学心悟》对阴阳偏胜的临床表现作了具体论述；现代中医教材对阴阳偏胜的研究作了总结，提出阴阳偏胜属于实证，是指人体阴或阳的一方的量超过正常范围而导致阴阳失调的病理状态。阳偏胜是机体在疾病过程中，出现阳气偏胜，功能亢奋，热量过剩的病理状态。多有热、动、躁的特点，出现阳实热证，如壮热、目赤、口渴欲饮、脉数等；阴偏胜是机体在疾病过程中出现的一种阴气偏胜，功能障碍或减退，产热不足，以及病理性代谢物积聚的病理状态，多有寒、静、湿的特点，出现阴实寒证，如形寒、肢冷、舌淡、脉沉等。[6]

2. 阴阳偏衰

《素问·调经论》："阳虚则外寒"、"阴虚则内热"。此虽提出阴阳偏衰的病机，但其所论均有特指，前者言外感恶寒，后者言气虚发热。后世则从"精气夺则虚"论"阳虚则寒，阴虚则热"。明代张介宾提出阴阳偏衰的病机根本为命门水火之亏虚，即肾阴肾阳之虚损。在《类经附翼·求正录》中指出："所谓真阴之病者，凡阴气本无有余，阴病惟皆不足。即如阴胜于下者，原非阴盛，以命门火衰也；阳胜于标者，原非阳盛，以命门之水亏也。水亏其源，则阴虚之病叠出；火衰其本，则阳虚之证迭生。"清代程国彭《医学心悟》对阴阳偏衰的临床表现作了具体阐发；现代中医教材对阴阳偏衰的研究总结为：阳偏衰是阳虚证，为机体阳气虚损，功能减退或衰弱，热量不足的病理状态，一般以脾肾之阳虚为主。其病理特点多表现为机体阳气不足，阳不制阴，阴相对亢盛的虚寒证，常见有面色㿠白，畏寒肢冷，舌淡，脉迟，小便清长，下利清谷等症状。阴偏衰是阴虚证，为机体精、血、津液亏耗，阴不制阳，导致阳相对亢盛，功能虚性亢奋的病理状态，一般以肝肾阴虚为主。其病理特点多表现为阴液不足及滋养、宁静功能减退，以及阳气相对偏盛的虚热证，有五心烦热，骨蒸潮热，面红升火，消瘦，盗汗，口燥咽干，舌红少苔，脉细数无力等临床表现。[6]

3. 阴阳俱衰

《灵枢·根结》有"阴阳气俱不足"的说法。明代汪绮石对阴阳俱衰的病机作了阐发，他在《理虚元鉴》中指出："阴虚之久者，阳亦虚，终是阴虚为本"；"阳虚之久者，阴亦虚，终是阳虚为本"。我们认为，导致此种阴阳变化的原因有两种情况：一是素禀阴阳俱虚，二是疾病过程中阴阳偏胜偏衰，互相削弱，终至阴阳俱虚。它的发生，多因肾阴肾阳受损。阴损及阳是以阴虚为主的阴阳两虚病理状态，如肝阳上亢进一步发展，由肝肾阴虚损及肾阳；阳损及阴是以阳虚为主的阴阳两虚病理状态，如水肿进一步发展，因无阳则阴无以生而日益亏损。

4. 阴阳格拒

《内经》将阴阳格拒称之为"关"、"格"，如《灵枢·脉度》说："阴气太盛，则阳气不能荣，故曰关；阳气太盛，则阴气弗能荣也，故曰格"。汉代华佗对阴阳格拒有新的认识，他在《中脏经·阴阳否格论》中指出："阳气上而不下曰否，阴气下而不上曰否；阳气下而不上曰格，阴气上而不下亦曰格。否格者，谓阴阳不相从也"。认为是阴阳升降出入否格失常。张机认为"阴阳气不相顺接"则产生阴阳格拒，其证候为真寒假热或真热假寒。明代张介宾在《景岳全书·传忠录》中还对阴阳格拒的临床表现作了分析。现代医家认为，阴或阳的一方偏盛至极，壅遏于内将另一方排斥于外，使阴阳之间不相维系，则出现真寒假热或真热假寒的复杂病理。阴盛格阳，是以阴寒内盛为本质，常见四肢厥冷的真寒症状，又有面红、烦热、口渴、脉大等假热之象；阳盛格阴，是以阳盛于内为本质，有内热症状的同时，见有四肢厥冷、脉沉伏等假寒现象。

5. 阴阳离绝

《素问·生气通天论》："阴阳离决，精气乃绝"。后世医学家称为亡阴亡阳。如清代徐大椿《医学源流论》有“亡阴亡阳论”一节专为阐发。我们认为，阴阳离决是体内的阴液或阳气突然大量地亡失，导致生命垂危的一种病理状态，主要有亡阳及亡阴两个方面。亡阳是由于阳气严重耗散，系虚阳外越所致；亡阴是邪热炽盛或其他因素，系大量阴液耗损所致，两者都是临床常见的病理转归。

(二)邪正盛衰病理

《素问·通评虚实论》：“邪气盛则实，精气夺则虚。”明代李中梓《内经知要》指出：“此二句为医宗之纲，万世之准绳”。

1. 虚实概念

《内经》的虚实有多种，清代周学海对《内经》种种虚实概念作了分析，他在《读医随笔·虚实补泻论》中说：“有以病者为实，不病为虚者，所谓内痛外快，内实外虚；外痛内快，外实内虚也。有以病者为虚，不病为实者，所谓阳盛阴虚，下之则愈，汗之则死；阴盛阳虚，汗之则愈，下之则死。有以病在气分无形为虚，血分有形为实者，白虎与承气之分也。有以病之微者为虚，甚者为实者，大小陷胸与泻心之辨也。有以病之动者为虚，静者为实者，在脏曰积，在腑曰聚是也。有以病之痼者为实，新者为虚者，久病邪深，新病邪浅也。有以寒为虚，以热为实者……有以气上壅为实、下陷为虚，气内结为实、外散为虚者，是以病形之积散空坚言之也。”这种分辨是必要的，否则会引起概念混乱，而现在讲虚实，一般系指邪正盛衰病理，但也有4种不同含义：一是从疾病矛盾的主要方面论虚实。如现代中医教材说“实，主要是邪气亢盛，是以邪气盛为矛盾主要方面的一种病理反映”；“虚，主要是指正气不足，是以正气虚损为矛盾主要方面的一种病理反映”[6]。二是从病理反应的亢抑论虚实，如宋鹭冰说“凡体质壮实，抗病力强，对邪气呈亢奋性反应者，属实；凡正气不足，功能衰退，抗病力低下，对邪气呈衰减性反应者，就不论其邪气盛衰如何，皆属于虚”[48]。三是从综合邪正力量对比论虚实，如中南五省《中医病机学》中说：实是指“虽然邪气亢盛，但正气并未虚衰，即以‘邪正俱盛’所形成的争持局面”；虚“表现为正气对于邪气的斗争无力，病证反应不足”。四是单从邪气的有无论虚实，如任应秋说：“凡有邪气之存在，无论其微与甚，皆为实证。凡无邪气之存在，只是精气的亏损，无论属气属血，在脏在腑，皆为虚证”。[49]

2. 虚实夹杂

清代周学海《读医随笔·虚实补泻论》分析认为：“脾气亏损，或久吐、或久利，中气不行，驯至腹满尿闭，此自虚而生实也”；“肾阴不足，下亏上盈，或潮热心烦，或血溢痰涌，亦是虚生实者也”；“肠癖赤滞，腹痛后重，如其失下，则病积依然，而津汁日泄，羸瘦日加，此自实生虚者也”；“肝气壅实，妄言妄怒，既而脾气受制，饮食减退，日就委顿，亦是实生虚者也”。判断要点是“相兼者与相因者，病之新久，胃之强弱，尤宜参伍加思，亦是诊处之大关键也”。徐大椿对于虚实夹杂的原因及机理亦作了深入探讨，他在《医学源流论》中指出：“然或人虚而症实，如弱体之人冒风、伤食之类；或人实而症虚，如强壮之人劳倦、亡阳之类；或有人本不虚，而邪深难出；又有人已极虚，而外邪尚伏，种种不同”。周、徐二氏的阐述，实发《内经》之未发。

3. 虚实真假

明代张介宾在《景岳全书·传忠录》中指出：“至虚之病反见盛势，大实之病反有羸状，此不可不辨也。如病起七情，或饥饱劳倦，或酒色所伤，或先天不足，及其既病，则每多身热、便闭、戴阳、胀满、虚狂、假斑等证，似为有余之病，而其实由不足，医不察因，从而泻之，必枉死矣！又如外感之邪未除而留伏于经络，食饮之滞不消而积聚于脏腑，或郁结逆气有不可散，或顽痰瘀血有所留藏，病久致羸，似乎不足，不知病本未除，还当治本，若误用补，必益其病矣。”对于真假虚实证候、病理要点以及产生原因，作了精辟分析。现代学者一般认为，真实假虚中假象出现，常常由于实邪结聚，阻滞经络，气血不能外达所致，多呈现肢冷、面色不华、脉沉细等假虚之象；真虚假实中假象的出现，常常是由于脏腑的气血不足，运化无力所致，多呈现胀满、喘急、二便不利等假实之象。必须透过现象看本质，才能把握疾病实质。

（三）精气神病理

1. 精血津液病理

(1)精的病理：此指肾精。《内经》认为房劳过度、情志过激和饮食失节及风、暑、热等邪所伤，均能导致精损亏虚。表现为生殖系统、脑髓神志和骨骼的病变。秦越人《难经·十四难》中指出："损其肾"，多致精虚，治疗应"益其精"。张机《金匮要略·血痹虚劳病脉证并治》有"失精家"和"精气清冷"的病证，补充了阴寒、无子、发落、梦交、少腹弦急、脉虚极芤迟等精虚临床表现。巢元方在《诸病源候论》中将精虚归纳为"七伤"和"虚劳"，并分无子、少精、尿精、失精、梦泄精、精出血等多种证候。张介宾在《类经附翼·求正录》中指出"命门之水，谓之元精"，把肾精与命门联系起来，认为肾精虚应分为阳虚(火虚)和阴虚(水亏)两个方面。叶桂在《临证指南医案》中把精病同肾肝和奇经八脉联系起来，把精虚分为精血不足和精气不足两种证候。现代医家将精的病证分为虚实，湿热下注而肾精失藏，房事强忍而败精阻窍，火腐精血而瘀浊内停等。[4]

(2)血的病理：《内经》认为主要有血虚、血瘀和血溢3个方面。血虚病机，兹不赘述。

对于血瘀的病机，清代医家有深入地研究。程文囿在《医述》中说："凡瘀血之证，今人但知闪挫则有瘀血，不知有因火载血上行，或吐或衄，病者自忍而蓄滞于中，或因医药寒凉而凝于内；或因忧思过度而致营血郁滞不行；或因怒伤血逆，上不得越，下不归经，而积留于胸膈之间者，此皆瘀血之因也。"对于瘀血病因卓有发挥。王清任《医林改错》明确血瘀产生的病机有3个方面：一是气虚推动无力而致血瘀；二是情志不畅，肝气郁结而致气滞血瘀；三是邪与血结，阻滞气机而为瘀血，如寒邪、温毒、热邪均可致瘀。同时还对瘀血的证候特点有深入探讨，指出有些症状一望可知，如皮肤局部青紫、积块、痛处不移，妇女月经色紫而黑，或有血块；亦有些是郁证，如胸任重物，夜不安寐，哭笑不休，骂詈歌唱，不避亲疏等；有些是顽证，如顽固的头痛、自汗盗汗，失眠，以及久泻、久不孕、久痹痛等；还有些是疑难杂症，如酒糟鼻子、白癜风、紫癜风、牙疳、劳病、疳证、夜寐多梦、急躁等。对血瘀证的辨证作出了贡献。

对于血溢的病机，明代张介宾在《景岳全书·血证》中认为："血本阴精，不宜动也，而动则为病。动者多由于火，火盛则逼血妄行"。其原因"有以七情而动火者，有以劳倦色欲而动火者，或外邪不解而热郁于经，或纵饮不节而火动于胃；或中气虚寒则不能收摄，而注陷于下；或阴盛格阳则火不归原，而泛溢于上。是皆动血之因"。说明各种原因导致的火热熏蒸和气虚不摄是血溢的主要病机。清代唐宗海《血证论》亦将血溢的病机总结为气机阻逆、脾失统血、火热炽盛和瘀血阻络4个方面。

(3)津液病理：《内经》主要从津液亏虚和津液停聚两个方面讨论，但较简要。

对于津液亏虚的病理，东汉张机《伤寒论》认为过度汗、下、吐、利是其主要途径；内伤津液不足常易招致外感病邪，而外感温热之邪又加重津液的亏耗，两者相互影响发病。金代刘完素指出过用辛温燥热之药可损伤津液，以及燥邪亦致津伤病变，并在《素问玄机原病式》中补充“诸涩枯涸，干劲皴揭，皆属于燥”的病机。明清温病学家认为温热之邪最易伤津耗液。吴瑭在《温病条辨·上焦篇》中说：“温热，阳邪也，阳盛伤人之阴也”。现代医家一般认为，津液不足有4种病理变化：一为津液不足，则气无所附，轻者津伤及气而气津两伤，或气液两伤；重者气随津脱而致津伤气脱、气津俱亡的危重病变。二为津液不足或损伤，可引起血虚、血燥和血瘀不行等病理。三为津液亏损可导致精髓不足或脏腑阴精亏虚。四为津液枯涸可因水不制火，出现阴虚火旺、虚阳上亢，甚或虚风内动；或者津液严重丧失，以致亡阴，继而出现阴竭阳亡，阴阳离决之危候。

对于津液停聚的病理，《内经》主要论及水肿与痰饮。后世医家论水肿，《金匮要略·水气病脉证并治》分为风水、皮水、正水、石水、黄水；巢元方《诸病源候论》论风湿毒气之脚气水肿；严用和在《济生方·水肿》论“年少，血热生疮，变为肿满。”系疮毒内攻，津液气化失常，形成肿胀的病机。明代张介宾《景岳全书·肿胀》对水肿的病机作了全面概括：“凡水肿等症，乃肺脾肾三脏相干之病。盖水为至阴，故其本在肾；水化于气，故其标在肺；水惟畏土，故其制在脾。今肺虚则气不化精而化水，脾虚则土不制水而反克，肾虚则水无所主而妄行。”现今则对风邪外侵，风湿相搏，疮毒内犯和饥馑劳伤均可使肺、脾、肾、三焦、膀胱功能失调，使气化不利，津液输布失常，导致水液潴留，泛溢肌肤，产生水肿的认识，写进普及的中医内科书中。[50]痰饮，张机在《金匮要略·痰饮咳嗽病脉证并治》中首先提出痰饮、悬饮、溢饮和支饮四饮的分类，并认为脾胃运化失健是痰饮形成的根本原因，因而指出治此者以“温药和之”。巢元方《诸病源候论·痰饮病诸候》论及热痰、冷痰、痰结实、鬲痰、诸痰等证候及其病机。孙思邈在《备急千金要方·痰饮》中有留饮、辟饮、痰饮、溢饮、流饮之说，并认为此“五饮者，由饮酒后及伤寒饮冷水过多所致。”清代喻昌《医门法律·痰饮门》指出，痰饮“浅者于躯壳之内，脏腑之外，其饮有四：一由胃而下流于肠，一由胃而傍流于胁，一由胃而外达四肢，一由胃而上入于胸膈。始不觉，日积月累，水之精华，转为混浊，于是遂成痰饮。必先因聚于呼吸大气难到之处，故由肠而胁，而四肢，至渐渍于胸膈，其势愈逆，则痰饮之患，未有不从胃起见者矣。”突出大气不行，水液气化不利而停聚，是痰饮形成的根本病机。

2. 气的病理

《内经》主要论及气虚和气机失调两个方面。

对于气虚病理，《内经》认为因先天禀赋不足，后天调养失宜，如劳作过度、久病重伤耗气等因素所致。金元李杲则更强调损伤脾胃是导致气虚的根本原因。

对于气机失调病理，《内经》有“百病生于气”之论，后世则从气滞、气闭、气脱3个方面作出发挥。①在气滞病理方面，《内经》将“气滞”称为“气郁”。明代李惺庵把气滞视为气机怫郁，他在《证治汇补》中指出：“气血冲和，百病不生。一有怫郁，百病生焉。郁者，结聚而不得发越也，当升不升，当降不降，当变化不得变化”“郁乃滞而不通之义，或七情之抑遏，或寒暑之交侵，而为九气怫郁之候；或雨雪之浸淫，或酒食之积聚，而为留饮湿郁之候。”现代医家一般认为气滞泛指一切气行不利而郁滞的病理状态。病因主要是情志内郁，或湿、痰、食积、瘀血等阻滞，影响气的流通，形成局部或全身的气机不畅或阻滞，从而导致某些脏腑、经络的功能障碍，常出现胀满、疼痛等症状，甚或引起血瘀、水停，形成瘀血、痰饮等病理产物。②在气闭病理方面,《内经》提出真心痛、厥证等是气闭的病理表现。现今对气闭病机的实质有了深刻认识,认为气闭是指全身气机郁闭或主要脏腑气机闭塞不行的严重病理状态,常因浊邪外阻,或气郁之极,甚至气的外出亦为所阻,如热盛闭厥,呼吸窒息,意识丧失,二便不通等严重症状。③在气脱病理方面,《内经》视其为严重的病候,表现在正气耗竭和经气衰竭。后世阐发更为系统,认为气脱是气虚至极濒于气绝的病理状态,一般出现于重病的晚期或死亡的前期,正气持续衰弱,气不内守而外脱,气血津液大量脱失,使生命处于危笃的阶段,表现有面色苍白,大汗淋漓,四肢不温,眩晕昏仆,口开手撒,全身软酸,二便失禁,脉微欲绝等症状,张介宾《景岳全书·传忠录》有细致描述。

3. 神的病理

《内经》论神的失常,主要是情志致病和情志病变两个方面,并强调神与五脏的关系。

对于情志致病的机理,汉代张机《金匮要略》认为,七情郁结,内伤五脏,产生变化不定的情志病变,如百合病、惊悸、梅核气和妇人脏躁病等。隋代巢元方《诸病源候论》提出情志所致病候有25种,其中鬼魅、中恶、卒忤、梦魇等病候,也与情志过激引起的脏腑功能失调联系起来。唐代孙思邈《备急千金要方》对七情所致各种证候作了归纳,如喜气为病,则不能疾行,不能久立;怒气为病,则上行不可当,热痛上冲心,短气欲死,不能喘息;忧气为病,则不能劳作,卧不安席;恚气为病,则聚在心下,不能饮食;愁气为病,则平居而忘,置物还取,不记处所,四肢浮肿,不能上举。宋代陈言在《三因极一病证方论》中对情志伤脏的不同病理作了概括,认为:喜伤心,其气散;怒伤肝,其气击;忧伤肺,其气聚;思伤脾,其气结;悲伤心胞,其气急;恐伤肾,其气怯;惊伤胆,其气乱。金元刘完素认为五志过激皆为火热。明代张介宾《类经·疾病类二十六》主情志"从心而发"、"互通为病"的观点,如"喜本属心,而有曰肺喜乐无极则伤魄,是心肺皆主于喜也。盖喜生于阳,而心肺皆为阳脏,故喜出于心而移于肺,所谓多阳者多喜也"。清代魏之琇在《柳州医活》中强调七情致病"皆在于肝"。现代中医学者一般认为,情志致病虽与五脏皆有关,但因心主神明而肝藏魂主谋虑,故心肝两脏在情志所致病机中发挥着主要的作用,并有直接伤及内脏、影响脏腑气机和情志异常波动加重病情的致病特点。有的学者将情志致病的病理过程分为病理前期阶段和病理阶段。病理前期特点是情志刺激出现气机变化,如喜则血脉流畅,怒则面红目赤,思则运化不行,悲则气急叹息,恐则颤抖汗出等,只要排除了情志刺激,气机可恢复正常。病理阶段分为脏腑功能失调期和病理持续期。脏腑功能失调期的病理:一是气机升降出入阻滞和紊乱;二是损伤脏腑气血阴阳,出现阴阳、气血的虚损;三是心理活动失调,出现感觉、情绪、思维、行为等异常或紊乱。在病理持续期,气机失调和五脏功能失调久不恢复,则病变虚实夹杂,痰、瘀等病理产物生成,进一步加重病情。[48]

对于情志病变,《内经》认为其机理是气血阻滞或逆乱,主要表现为情绪、感觉异常,思维混乱及意识障碍,并伴随多种形体证候,即形神俱病。现代中医学者的探讨更加系统和深入。有的学者将神、魂、魄、意、志五志的病机分别作了具体分析,认为:神病病机主要是神之乱,如癫狂和神志昏愦;魄病病机,一是感觉异常,如目盲耳聋,味觉缺乏,二是情志异常;魂病病机是魂魄同病,或者魄病及魂,表现为感觉异常和情志活动的障碍;意病病机,主要是意识丧失和意识不清;志病病机,是记忆力减退或丧失,或者处事不能果断。[48]还有的学者从五神脏分析,认为心不藏神而心神失舍,多见心悸,失眠,烦乱,多疑,神昏颠倒、癫狂等症;肝不藏魂,多见精神抑郁,烦躁易怒,抽搐瘛疭,寐不安宁,昏仆倒地,咽中如梗,狂乱无知等症;

脾不藏意，多见神志呆钝，多卧少寐，目神呆直，或心烦不安，狂乱谵妄等症；肺不藏魄，多见少气身倦，悲伤欲哭，多疑善感，寐而易醒，神识不清等症；肾不藏志，多见精神委靡，反应迟钝，多惊善恐，妄叫善忘，耳目不聪，智力低下等症。[51]

（四）六气病理

《内经》对风、寒、暑、湿、燥、火六气及其淫盛而致病（六淫）的机理、特点，作了原则性的论述。后世医家着重探讨六气的实质、致病的机理特点和六气之间的关系。

1. 六气及其淫盛的实质

《内经》将六气淫盛视为气候失常而致病的因素，近代中医学者对其实质进行了深入探讨。首先提出“六气”是6种典型的自然环境类型及其对人体相应的特定影响，如自然环境的气温、湿度、大气环流等状况，还涉及地势、地质、阳光、射线、磁场、生物圈等自然因素。其次认为六气致病包含不同时令、气候条件下的生物、物理、化学等致病因素的病理作用。如区永欣对火邪的论述，指出不仅包括高温物理性病因，也包括一些病毒、立克次体、细菌、原虫等病原体具有热源性致病作用的物质；又从火邪伤阴、耗气、发热等致病特征分析，烧伤、放射性损害及某些化学物质致人以热毒者，均系火邪的范畴。[52]我们认为，作为致病因素的六气是自然界气候变化同机体反应性相结合所呈现的6类特定的病理反应的分类概括。因为它之所以能反映疾病的本质，主要依靠患者的症状、体征综合分析，才能明其病机，如风的轻浮、向上、动摇和变幻，水湿的积滞、重坠、污秽和难于消散等。与西医学从实际测定物理、化学、生物学致病物质相比，在研究方法上有很大差异。

2. 六气的性质及其淫盛致病特点

在这方面，《内经》的论述简朴且不系统，后世医家则作了系统整理和多方面阐发，现归纳如下：

风气为阳邪，具有主动、轻扬、开泄、善行数变的特性。其致病特点是多犯阳位，出现面头、鼻咽、体表证候；易伤卫表，出现表虚及营卫不和证候；病变病位游走不定，病状变化无常；常致头目、肢体动摇不定的证候；为外感病邪气之首。

寒气为阴邪，具有清冷、凝滞、收引的特性。其致病特点有寒伤阳气，常致阴寒清冷，水液不化的证候；易闭腠理遏阳气，产生发热性疾病；易凝气血、缩筋脉，引起疼痛、胀满等病证。

暑气为阳邪，具有炎热、升散、开泄，易夹湿的特性。其致病特点是起病即见炎热燔灼之壮热、口渴、汗多烦渴等症状；易伤津耗气，出现津气亏乏的证候；易夹湿气，导致暑湿相兼的证候；易伤心神动肝风，出现神志、筋膜的病变。

湿气为阴邪，具有重坠、黏滞、污秽的特性。其致病特点有易阻气机损脾运，导致脏腑气滞和津液内停的证候；常致肢体沉重、强痛的证候；常致分泌、排泄物淫溢、秽浊的证候；病位难移，病程缠绵；易伤下肢及人体下部。

燥气为阴邪，具有干燥，清肃，劲急的特性。其致病特点为易伤津液，引起全身干燥的证候；易损肺卫，出现凉燥、温燥和肺燥津亏的证候。

火气为阳邪，具有炎热、上冲、急迫、妄动的特性。其致病特点是常见炎热、燔灼的证候；易损津耗气，导致气津亏乏的证候；易扰乱气血，引起脏腑气逆，迫血妄行的急性证候；易腐败血肉，产生局部红肿热痛的化脓性疾病。

3. 六气关系

《内经》有风为百病之始、诸气合邪致病说。后世医家的发挥，主要是刘完素的六气化火和石芾南燥湿总赅六气之论。

六气化火说：金元刘完素对火热邪气作了深入研究，认为风、湿、燥、寒皆可化生火热而致疾病的发生，而火热为病又易见风、湿、燥、寒等气为病的表现，从而形成六气皆化火热的学术观点。①风从火化。一是风木可以生火，风能助火之势，火热兼风气，使火热之证更为突出；二是火热过极可以生风；三是风与火热易于相兼伤人致病，即"风火皆属阳，多为兼化"（《素问玄机原病式·五运主病》）之意。②湿火相生。刘完素认为湿虽为阴邪属土，但火热可以生土湿。他在《宣明论方·水湿门》中说："湿本不自生，因于火热怫郁，水液不得宣通，即停滞而生土湿也。"而湿邪郁闭，阳气不得宣通，亦可化生为火热，即《素问玄机原病式·热类》所说："积湿生热"。由于湿热之邪多易相兼，故湿热之病临床多见。③燥生于火热。刘完素认为燥虽为阴邪，但"其性异于寒湿，反同于风火热也"，为火热所生，乃热甚津伤所致，故燥邪为病多兼火热，如"大便干涩，乃大肠受热，化成燥涩"；消渴乃"燥热郁甚而成"（《宣明论方·燥门》）。④寒邪化热。刘完素认为寒性收引，使阳气怫郁，故感寒之病亦可化为火热之病证，他在《宣明论方·诸寒》中说："冷热相并而阳气怫郁不得宣散，怫热内作，而成热证者"。而寒冷的症状，往往是火热所致。其在《素问玄机原病式·热类》中指出："心火热甚，亢极而战，反兼水化制之，故寒栗也。"

燥湿总赅六气说：清代石芾南认为，燥湿可以总赅六气。他说："风居乎始者，风因燥湿二气所由动也；寒暑居乎中者，寒暑因燥湿二气所由变也；火居乎终者，火又燥湿二气所由化也。"（《医原·百病提纲》下同）在风与燥湿关系方面，石芾南认为："东方湿气动必雨，故曰湿风；西方燥气动必旱，故曰燥风；南方暑气动必热而湿，故曰暑风；北方寒气动必冷而燥，故曰寒风。东南之风，湿兼暑也；东北之风，湿兼寒也；西南之风，燥兼火也；西北之风，燥兼寒也……动之太过，人物则感之而病。"说明风性善动数变，分为八方，两兼燥湿。在寒火二气与燥湿关系方面，石芾南认为燥可生寒，火可成燥，而寒则又易夹湿，寒郁也可发热而为温病，因而他说："夏月炎暑司权，物见风日，则津汁渐干，人出汗多，则津液渐耗，火胜则燥因也。秋冬寒凉司令，在草木则枯萎，在露则结为霜，在雨则化为雪，在水则冻为冰，在人则手足皴裂，两间皆寒燥之气所盘结也。冬在卦为坎，一阳居于二阴之中，寒冰外凝，而燥火内济，故寒燥之病，易化为燥热。《经》谓伤寒为热病，盖寒则燥，燥则热，理相因也。若冬月阳不潜藏，地湿不收，则寒又必挟湿。所以冬得秋病，如病疟、病痢、病温者，要皆兼乎湿邪耳。"在暑气与燥湿关系方面，石芾南认为暑即湿热二气互酿为害，而化为燥的，突出暑为阳邪，多夹湿邪，伤津化燥的病理。在火与燥湿关系方面，石芾南认为燥湿二气终归火化。因为"火藏于金木水土之中，而动之则出，又燥湿二气所归宿者也。"所以在临床上，肺与心动为燥火，若湿与热蒸又为湿火；肝动为燥火，若湿与热蒸又为湿火；肾火为水中之火，水亏火旺化为燥火，若与热蒸又为湿火；脾属土，故脾火多湿火，湿火伤及脾阴，又化为燥火。

（五）脏腑病机

《内经》藏象学说确立以脏腑为生命活动核心，在疾病机理分析中自然重视从脏腑论病变机理，从而开创了脏腑病机理论先河。后世医家代代发挥，使《内经》脏腑病机理论逐步系统而充实，至今脏腑病机理论渐臻完善与规范。

1. 古代医家的发挥

秦越人在《难经》首先整理五脏发病及其相互影响的理论，使五脏病机在系统、规范方面前进一步，如《四十九难》以心脏为例：感受暑邪，本脏得病则“身热而烦，心痛，其脉浮大而散”；风邪伤肝及心者，则“身热，胁下满痛，其脉浮大而弦”；饮食劳倦伤脾及心者，则“身热而体重嗜卧，四肢不收，其脉浮大而缓”，寒邪伤肺及心者，则“身热，洒洒恶寒，甚则喘咳，其脉浮大而涩”。继之，东汉张机也在《金匮要略》中以脏腑为中心论病。如首篇《脏腑经络先后病脉证》从五脏论传变，从五脏喜恶论护理；《五脏风寒积聚病脉证并治》从五脏论风寒积聚病等。而华佗《中脏经》“论五脏六腑虚实寒热生死逆顺之法”以五脏异常赅百病，说：“夫人有五脏六腑，虚、实、寒、热、生、死、逆、顺，皆见于形证脉气，若非诊察，无由识也。”以脏腑寒热虚实作为分析病机的纲领。以肝与胆为例，“肝中寒，则两臂痛不能举，舌本燥，多太息，胸中痛，不能转侧，其脉左关上迟而涩者是也；肝中热，则喘满而多怒，目疼，腹胀满，不嗜食，所作不定，睡中惊悸，眼赤视不明，其脉左关阴实者是也；肝虚冷，则胁下坚痛，目盲，臂痛，发寒热如疟状，不欲食，妇人则月水不来而气急，其脉左关上沉而弱者是也。胆者……虚则伤寒，寒则恐畏，头眩不能独卧；实则惊悸不宁，精神不守，卧起不宁……胆热则多睡，胆冷则无卧。”此后晋代王叔和以脉为纲，结合色诊与症状，论述脏腑虚实病证表现，其《脉经》卷六共 11 篇，分别对肝、胆、心、小肠、脾、胃、肺、大肠、肾、膀胱、三焦十一脏腑经脉的病机作了详述。

金元李杲对脾胃的病机作了深入发挥，著成《脾胃论》，提出“脾胃之气既伤而元气亦不能充，诸病之所由生也”的论点；朱震亨作《格致余论》，对心肾肝三脏的病机作了探讨，认为肾精难成易亏，肝肾相火易于妄动，提出了“阳常有余，阴常不足”病机理论；而明代薛己、赵献可对肾与命门之病机大加发挥，强调肾命亏虚是致病的主要机理；汪绮石对脾肺虚弱病机颇有阐发，在《理虚元鉴·理虚二统》中提出：“阴虚之证统于肺，阳虚之证统于脾”的观点。延至清代，王泰林在《西溪书屋夜话录》中，以气风火阐述肝病之病机，详述肝气、肝风、肝火等病机及治法，成为阐发肝脏病机的典范。

2. 现代中医学者的发挥

现代中医学者总结历代医家对《内经》脏腑病机理论的研究成果，对脏腑病机，从脏腑生理功能的太过、不及以及各生理功能之间的失调和脏腑本身的阴阳、气血失调来分析。其中气血阴阳虚实又可分为若干相对稳定的类型。今就近年来有关脏腑病机的学术论著所论，对每脏腑常见病机类型归纳如下。

心：主要病变是心脉运行失常和精神情志改变。病机类型有：心气虚，心血虚，心阴虚，心阳虚，心火亢盛，心脉瘀阻，瘀阻心窍，痰火扰心，水气凌心。

肺：主要病变是呼吸异常、气的生成和水液代谢障碍。病机类型有：肺气虚，肺阳虚，肺阴虚，肺卫失宣，肺热壅盛，痰浊阻肺，水饮射肺。

脾：主要病变是脾的运化功能障碍。病机类型有：脾气虚（包括脾气下陷、脾不统血），脾阳虚，脾阴虚，寒湿困脾，湿热蕴脾。

肝：病变特点是肝气、肝阳有余，肝阴、肝血不足。病机类型有：肝血虚，肝阴虚，肝气郁结，肝火上炎，肝阳上亢，肝风内动，寒滞肝脉，肝脉瘀阻，肝经湿热。

肾：主要病变是生长、发育、生殖的功能障碍，水液代谢功能障碍。病机类型有：肾精亏，肾气虚，肾阳虚，肾阴虚，肾虚水泛，肾不纳气，肾经寒湿。

胃：主要病变是受纳腐熟水谷功能异常。病机类型有：胃气虚弱，胃阴不足，寒邪犯胃，胃火炽盛，食滞胃脘。

小肠：主要病变是受盛、化物、泌别清浊功能失调。病机类型有：小肠虚寒，小肠气滞，小肠实热，虫积小肠。

大肠：主要病变是传导失司。病机类型有：大肠液亏，大肠虚寒，大肠湿热，大肠热结。

膀胱的病机：主要病变是膀胱气化功能失常的排尿障碍。病机类型有：膀胱虚寒和膀胱湿热。

三焦：主要病变是三焦气化失司，脏腑气机升降出入异常，水液代谢障碍。病机类型有：三焦气滞，三焦水停，三焦湿热。

胆：主要病变是胆汁排泄障碍和情志病变。病机类型有：胆气虚怯，胆郁痰阻，胆火痰扰，胆腑湿热。

四、《内经》病传学说的发展

《内经》将疾病的传变分外感病与内伤病两种，认为外感病的传变规律是由浅入深，由表传里，由阳入阴；内伤病传变规律是五脏生克乘侮传，其中相胜传、相侮传则病情恶化预后较差，相生传则预后较好。后世医家的发挥有两个方面：一是提高了对影响传变因素的认识。《内经》对于疾病传变的因素论述简略，概而言之大略是：正邪斗争与正邪盛衰决定着疾病的传变与否、传变的方向和速度。正盛邪衰，则传变缓慢或不生传变而趋于痊愈；邪盛正衰，则传变迅速甚至恶化；正邪俱盛，则传变多迅猛、剧烈，但恶化趋势较小；正邪俱衰，则传变缓慢，或处于稽留缠绵状态。正邪盛衰状况与人体素质、地理气候、生活状况（包括情志、饮食、劳逸、房事等）、医疗作用等因素密切相关。二是将传变类型模式化，从而加强了《内经》对疾病传变规律的认识。现对传变模式论述如下。

（一）外感病传变模式

六经传变模式：东汉张机《伤寒论》在《内经》六经热病传变论述的基础上，发展为六经传变模式。除继承《内经》由太阳依次传阳明、少阳、太阴、少阴、厥阴的循经传方式外，还根据临床实践观察，提出越经传、不传、直中、并病、表里传等多种传变方式。在循经传中，不仅有三阳热证，还有三阴寒证，并涉及虚实进退、病势发展与转归；在传变的诊断及六经病证的治疗方面，《伤寒论》弥补了《内经》的不足，从而使《内经》六经传变学说得以改进与完善，更适于临床运用。

温疫九传模式：明代吴有性对温疫的传变规律总结为 9 种，称之为“表里九传”。他在《温疫论·统论疫有九传治法》中指出：“盖温疫之来，邪自口鼻而感，入于膜原，伏而未发，不知不觉。已发之后，渐加发热，脉洪而数，此众所同，宜达原饮疏之。继而邪气一离膜原，察其传变，众人多有不同者，以其表里各异耳。有但表而不里者，有但里而不表者，有表而再表者，有里而再里者，有表里分传者，有表里分传而再分传者，有表胜于里者，有里胜于表者，有先表而后里者，有先里而后表者，凡此九传，其病则一。”吴有性深刻认识到温疫病邪毒力峻烈，传染性和流行性极强。他提出的九传模式及其诊治原则、方法，是对《内经》疫病传变认识的发展。

卫气营血传变模式：清代叶桂对于温热病的传变，提出卫、气、营、血的传变模式。认为温热邪气由呼吸感受，依循卫、气、营、血的浅深层次更相传变。其中由卫分而气分，再而营分至血分，依次传变者，为“顺传”；若病自卫分不经气分而直接传入营分、血分，或由肺卫而内陷心包者，是为“逆传”。叶桂所阐明的温热病卫气营血传变模式及其不同阶段的病证特点，不仅发《内经》所未发，而且指导临床，成为温热病辨证论治的依据。

三焦传变模式：清代吴瑭提出，包括湿热病邪在内的温热病邪的传变途径，是由口鼻感受而侵入肺胃，再及脾、肾，依三焦上下而递次传变。他在《温病条辨·中焦篇》中指出：“温病由口鼻而入，鼻气通于肺，口气通于胃。肺病逆传则为心包；上焦病不治，则传中焦，胃与脾也；中焦病不治，即传下焦，肝与肾也。始上焦，终下焦。”在传变过程中，由上焦而中焦再而下焦者，为“顺传”；由太阴肺陷入手厥阴心包者，为“逆传”。三焦辨证的传变模式是吴瑭对《内经》传变学说的发展，近代多用于湿热病证。

(二)内伤杂病传变模式

《内经》内伤杂病的传变主要以脏腑相传论，后世医家的发挥，集中归纳为气血传变与脏腑相传两种模式。

气血传变：《难经·二十二难》指出：“气留而不行者，为气先病也；血壅而不濡者，为血后病也。”提出病有气分、血分、深浅、先后之分。一般认为，初病在气分，为气机逆乱（气滞、气逆）；逐渐伤气、耗气，为气虚、气陷；病久则由气及血，伤血、耗血，而为血虚或失血，甚则气血瘀滞，络脉凝涩，而成癥瘕肿块。

脏腑相传：《难经·七十七难》中提出：“见肝之病，则知肝当传之与脾，故先实其脾气”，是对《内经》脏腑相胜传变方式的具体化。明代王肯堂主张，在以五行生克方式分析疾病传变时，需参照病变的邪正胜负来判断传变的方向与进展。如他在《郁岗斋医学笔尘》中说：“以五诊得之，谛视其邪正之分数，以定强弱胜负而知之。如肝病先从喘咳来，其为七传，所不待言；或从心痛来，即防其传脾而预实之，缘五脏受气于其所生，必传之于其所胜故也。”说明《内经》病传理论是非常复杂的，既要参考传变模式又需基于临床实际，不可胶柱鼓瑟。

（项　祺）

参考文献

[1] 李今庸. 读古医书随笔. 北京：人民卫生出版社，1984.

[2] 杜廷贵. “罢极之本”实义考辨. 河南中医，1990(1)：10.

[3] 陈明. “出三入一”别识. 河南中医，1987(4)：6.

[4] 王洪图. 黄帝内经研究大成. 北京：北京出版社，1997.

[5] 杨如哲. 古今论“肺合皮毛”及其在临床中的应用. 辽宁中医药杂志，1984(1)：12.

[6] 印会河. 中医基础理论. 上海：上海科技出版社，1984.

[7] 韩克起. “天癸”释义之我见. 吉林医学，1989(6)：48.

[8] 程士德. 内经讲义. 上海：上海科技出版社，1984.

[9] 江中坚. 从《内经》《难经》试探三焦学说. 福建中医药，1982(2)：6.

[10] 蒋贤跃. 三焦求实. 山西中医，1989(1)：13.

[11] 庞近宜. 我对三焦的认识. 中医杂志，1962(3)：10.

[12] 浙江省江阴县卫生局中西医结合科研小组. 我们对三焦的初步认识. 新中医，1974(5)：20.

[13] 赵棣华. 对“我们对三焦的初步认识”一文商榷. 新中医，1976(1)：19.

[14] 钱秉强.《内经》三焦新探. 新中医，1989(3)：12.

[15] 夏涵. 试论三焦. 上海中医药杂志，1958(10)：6.

[16] 陈新生. 试论命门. 哈尔滨中医,1965(8):6.

[17] 赵棣华. 命门探讨. 新中医,1974(1):49.

[18] 何爱华. 对"命门"学说的浅见. 山西中医,1985(2):36.

[19] 邵念方. 谈命门. 山东中医学院学报,1980(1):14.

[20] 萧佐桃. 论"命门"学说. 湖南中医学院学报,1989(2):1-2.

[21] 哈孝贤. 漫谈奇恒之府"女子胞"应包括"睾"及其临床意义. 天津中医学院学报,1983(2):15.

[22] 王洪图. 黄帝内经研究大成. 北京:北京出版社,1997:1118.

[23] 王玉川. 试论经脉气血循环理论的发展演变. 北京中医学院学报,1991(2)(3):6.

[24] 袁立人. 论卫气的循行出入. 黑龙江中医药,1985(2):10.

[25] 李志道. 卫气运行初探. 中医杂志,1985(11):852.

[26] 高伯正. 卫气含义之我见. 贵阳中医学院学报,1987(4):59.

[27] 项祺,李秉英. 对《黄帝内经》气机学说的探讨. 中国医药学报,1996(6):15.

[28] 长滨善夫. 经络之研究. 上海:上海卫生出版社,1956.

[29] 中国人民解放军309医院,中国科学院生物物理研究所,北京大学生物学系经络协作研究组. 经络敏感人. 北京:人民卫生出版社,1979.

[30] 李鼎. 经络学. 上海:上海科技出版社,1984.

[31] 周沛华. 经络俞穴与周围神经关系. 全国针灸麻醉学术讨论会论文摘要,1979.

[32] C. C. Gunn, et al. Acupuncture loci: a proposal for their classification according to their relationship to known neural structures. Receme Advances in Acupuncture Research. 1979:117.

[33] 文琛. 人的小血管壁神经分布及其与经络的关系. 中国针灸,1981(2):34.

[34] 王本显. 国外对经络和穴位的形态学方面的研究. 国外中医,1981(1):7.

[35] 薛崇成. 循经感传现象与大脑皮层. 中华神经精神科杂志,1985(13):357.

[36] 王洪图. 黄帝内经研究大成. 北京:北京出版社,1997:2264.

[37] 徐保国. 当代国外中医. 武汉:湖北科技出版社,1990.

[38] 龚启华,曹及人. 论经脉与淋巴管系的关系. 上海中医药杂志,1979(4):35.

[39] 肖慕莲,谭银章. 对十二经筋实质的探讨. //全国中医经络针灸学术座谈会秘书处. 全国中医经络针灸学术座谈会资料选编. 北京:人民卫生出版社,1959.

[40] 藤田六郎. 从脉诊到五行说. //中国科学技术情报研究所. 最新国外针灸文献汇编. 北京:中国科学技术情报研究所,1959.

[41] 高铎. 经络实质浅析. 中国针灸,1984(1)9.

[42] 崔会敏. 经络——特化的胚胎"表皮传导"量子系统. 上海针灸杂志,1988(3):44.

[43] Thomas. O. L. The autochthonous plexuses possible acupunture receptors. Am. J. Acupuncture, 1981,9(2):139.

[44] 陈子富. 经络是人体内外的信息调控系统. 福建中医药杂志,1987(2):14.

[45] 姚立丹. 生物场、信息、时值假说导论. 南京中医学院学报,1988(2):57.

[46] 孟昭威. 第三平衡系统——经络系统. 中国针灸,1983(1):1.

[47] 北京中医学院. 内经讲义. 上海:上海科学技术出版社,1964:76.

[48] 宋鹭冰. 中医病因病机学. 北京:人民卫生出版社,1987:25.

[49] 任应秋.《内经》研究论丛. 武汉:湖北人民出版社,1982.

[50] 方药中. 实用内科学. 上海:上海科技出版社,1985.

[51] 王洪图. 黄帝内经研究大成. 北京:北京出版社,1997:1914.

[52] 区永欣. 论火. 新中医,1981(8):1.

中篇　理论篇

第一章

《黄帝内经》的理论体系

体系，《辞海》的定义是“若干有关事物互相联系、互相制约而构成的一个整体。”那么，所谓理论体系就是一个学科中有关研究对象基本概念、原则、定律及其论证理论所构成的整体知识系统。作为研究人体生命活动、疾病诊断与防治的科学，与西医学相比，由于文化背景、哲学基础、实践环境和发展过程的不同，中医学有自己独特的理论体系。《内经》创建并论证了中医学理论体系，2000 年来始终指导着中医理论的发展和临床实践，被誉为“医家之宗”，是中医学赖以生存、发展的理论基础，人们对中医学的褒贬毁誉莫不归之。因此研究《内经》理论体系对于探讨中医理论之特点、实质及现代化发展途径，提高中医临床诊治水平，都是至关重要的。

有的学者认为，《内经》系先秦两汉医学论文汇编，其中学派不同，有的学术观点相左，不存在一个完整的理论体系。这种看法有一定道理。从《内经》的内容分析，各篇写作的年代不同，地区文化派系不同，作者个人的学识与实践环境不同，凡此种种，都是产生学术观点差异的原因，不足为奇，但从整个知识系统及其文化背景、哲学基础和由此而决定的研究思路、方法、价值观来看，又是一致的，尤其是对西医学而言；其中虽有学术观点的不同，但在思维模式、研究方法上却别无二致，仍属于一种体系包容之内。经过后世的扬弃，确立了学术主脉，有些观点被淘汰，也是自然的，从而完善了《内经》理论体系。因此，说《内经》存在一个医学理论体系，是就学术主体及其方法学而言的。

对于《内经》理论体系的研究，大致可分为 3 个时期：自隋至清，主要是分析《内经》理论的基本构架及其学术思想，此为第 1 个时期。这些研究仅限于本学科理论的阐释、医学知识的分类，缺乏比较，没有参比物。1922 年恽树珏《论医集》提出中医学理论体系的概念，继之杨则民在 1935 年《浙江中医专门学校校刊》“内经之哲学的检讨”[1]中指出，《内经》理论的方法论是辩证法，明确提出了以西医学为参比物研究中医理论的课题，但由于认识和条件所限，半个世纪以来，这种研究并没有深入，这是第 2 个时期。近 30 多年来，中医理论体系的研究日趋热烈，通过现代多学科知识和方法的探讨与论证，明确了中医学理论体系具有不同于西医学的独特内涵、科学价值和临床意义，基本上改变了中医学术的从属地位。虽然就理论体系的内涵、结构、特点与本质等学术问题尚在争论，但这无疑是良好开端，此为第 3 个时期。

第一节 《内经》理论体系的基本内容

《内经》理论体系的基本内容，包括有关研究对象的理论、认识形式和规律、方法论以及由此形成的医学特色和成就。

一、《内经》理论体系的内涵和结构

《内经》理论体系究竟由哪些相互联系、相互制约的理论所组成？其形式如何？古今认识有一个演变和深化过程。以前中医界普遍认为古代对《内经》的类分研究就是理论体系框架的探讨，从隋末唐初杨上善《黄帝内经太素》的19类，到清代沈又彭《医经读》的4类，虽然精粗不同，但都是对《内经》内容的分类，学术层次尚不明确。近代任应秋等《内经研究论丛》除沿用类分研究《内经》的几大学说作为理论体系的主要内容外，还着重提出其学术思想进行探讨，认为阴阳五行学说、统一整体观、恒动观与理论体系不可分割；程士德1984年《内经讲义》则以朴素的唯物辩证法思想、“四时五藏阴阳”的整体观作为理论体系的基本学术思想，可谓见仁见智，但理论体系的学科规范及构架并未得到统一。按一个学科理论体系的规范化结构，应当包括本体论、认识论、方法论3个方面。

(一)本体论方面

本体论是本学科关于研究对象的基本理论。《内经》理论体系本体论的具体内容，基本上可由历代对《内经》理论的分类来概括。历代医家对《内经》理论的分类，具有代表性的有以下几种。

隋唐杨上善《黄帝内经太素》：阴阳、人合、脏腑、经脉、输穴、身度、营卫气、证候、气论、风论、邪论、伤寒、寒热、杂病、诊候、摄生、设方、九针、补泻，计19类。

元代滑寿《读素问钞》：阴阳、运气、藏象、经络、病机、标本、色诊、脉要、治则、针刺、摄生，计11类。

明代张介宾《类经》：摄生、阴阳、藏象、脉色、经络、标本、气味、论治、疾病、针刺、运气，计11类。

明代李中梓《内经知要》：道生、阴阳、色诊、脉诊、藏象、经络、治则、病能，计8类。

清代薛雪《医经原旨》：阴阳、藏象、经络、病机、标本、色脉、治则、气味、摄生，计9类。

清代汪昂《素问灵枢类纂约注》：运气、藏象、经络、病机、生死、诊候、脉要、治则，计8类。

清代沈又彭《医经读》：平、病、诊、治，计4类。

上述分类，杨上善过繁，沈又彭过简，有些分类也太琐碎。根据学术内容的内在联系，我们认为归为藏象、精气神、经络、病机、诊法、论治、疗法、病证、摄生9类较为适宜。其中精气神本属藏象内容，既是脏腑活动的产物，又是脏腑活动的基础和主宰，但其活动又有本身规律，另具相对独立性，故专列为一部分；《内经》的病机，阐述疾病发生、发展变化及转归的机理和规律，包括病因、发病、病理、传变等内容，由于病因内容本在病机之中，故病因之名不列入类名；论治主要阐述《内经》论治特点、治疗原则与规范，强调因时、因地、因人制宜，所提出的协调阴阳、治病求本、虚实补泻、寒热温清、因势利导等治则，是指导临床应用各种疗法的原则，学术层次较高；疗法原归类于论治，但其内容也具有相对独立性，它阐述的是治疗原理、各种治疗工具的性能及其疗效、宜忌等内容，如药物、针灸、按跻导引、饮食、精神等诸疗法均为中医学所特有；病证作为本体论的独立部分，具有病机、诊法、论治、疗法的综合性质，除了阐述病证概念、命名、分类理论以及多种病证的诊治原则与方法外，还蕴涵着“证”这一中医学独特的诊断概念和辨证论治的学术思想，经后世发展与完善，成为具有鲜明特色的中医理论。至于阴阳五行，主要用于阐明理论体系的认识论、方法论，是形成和论证本体论各学说的哲学“工具”，故不宜再列为本体论的内容；运气学说不仅讨论气候变化规律同生物生存、人的生理病理关系，也探索论治、方药原理与原则，还富含藏象、病机、病证、诊法与摄生等内容，系综合性理论，应作为专题研究内容，亦不宜包括在本体论之内；辨证与诊法相关，但在《内经》实即辨病机，且病证学说中含有大量辨证内容，同时也与论治不可分割，所以合之为“辨证论治”作为理论体系的基本学术思想。

形式与内容必须统一。《内经》理论体系本体论的独特内涵也有其特有的表达形式，违反这一规律就会造成学术混乱。20世纪初、中叶，有的中医学者以“中医生理学”、“中医病理学”、“中医诊断学”、“中医治疗学”为名著书、刊文，欲使中医“科学化”，结果适得其反，不仅未能引导人们正确理解中医理论的科学内涵，指导医疗实践，反而有混淆中、西医基本概念之弊。研究认为，中、西医学虽然都以人体生命活动和疾病防治为研究对象，但由于各自形成的历史条件、文化背景、哲学体系、思维方式之不同，导致研究角度、认识思路、方法学上的差异，因而产生了各自的医学概念、原则和理论模式。西医学建立在欧州文化和“主客二分”式哲学基础上，以实体结构、物质变化的实验观察、分析，以及形式逻辑的因果推理为基本研究思路和方法，所以它侧重从解剖形态、物量变化出发研究人体生理活动、病理变化及其相互关系的机制和规律，必须遵守纯客观原则、逻辑推理原则，因而它看到的是器官、组织、细胞等形态结构系统，是生理功能、病理变化中的形态观察和物量测定改变，是物理、化学、生物等物质性致病因素对机体的干扰。中医学则建立在中华文化和“天人合一”式哲学基础上，从事物运动过程中的各种内部关系及其与周围事物的联系方面整体把握其变化，较多地运用辩证逻辑的基本原则，所以它侧重从生命现象反映的整体功能变化，动态地研究其内部及其与外环境的相互关系，进而了解生命活动的机制和规律，整体、动态、功能联系与调控等辩证综合原则乃其灵魂，因而它看到的是藏象、经络、精气神，是气机升降、气血虚实、邪正相争。中、西医学在基本概念、理论等方面的差异是客观的、全面的、深刻的，不能混淆，也不能简单地判定优劣是非。以藏象学说为例，它是通过生活、病痛与治疗的观察和体验获得的知识加以哲学概括的理论。中医的脏腑，虽有其解剖学基础，但主要是功能概括、归类及其相互关系的表述，因而五脏被视为生命活动的中枢，与西医学同名内脏的概念不可相提并论。精气神理论阐述人体生命物质及其不同存在方式（精、气）与生命现象（神）的活动规律及相互关系，着重研究的是生理物质的作用、能量的产生转换及信息的生理病理效应的方式、方法与规律，与西医学的血液、内分泌物质等不能简单、机械地对应。因此，中医学理论的表述方式反映其固有的学术内涵，体现中华民族独具特色的生命观和医学发现发明，直接指导中医的临床实践，与西医学理论的表达方式不能混同，更忌相互替代。

（二）认识论方面

任何学科都有其知识、理论之认识来源和依据。中医学之所以形成独特的医学概念、理论和别具一格的疾病诊治方法，与民族文化背景及其思维方式、医疗实践的特定条件有密切关系。在《内经》成编的时代，中国的生产力水平较世界其他地区高，与生产力发展水平同步，代表中华民族思维能力、方式与特点的自然哲学——精气论、阴阳五行论也已基本形成，但科学技术仍然处于萌芽和幼稚时期，对于动物和人体器官组织即使剖开也无法了解其功能，医学实践和研究只能在感觉直观、生命体验与医疗验证中进行，而医学理论也只能在医疗实践基础上，借助自然哲学的直接参与概括、总结而产生，这就形成了中医学理论体系的民族特色。因此，研究中医学理论的认识论根源与特点，对于理解中医理论的学术内涵是十分重要的。研究的重点应放在两方面：一是形成中医学概念、原则的思维方式、规律及其特点，以加深对中医理论、临床实践原则、方法的理解和把握，端正中医科研思路，指导中医教学改革，提高中医临床疗效，特别是在解决世界性重大疾病的研究中，把握中医学术特点开展探索而有所作为。二是事实求是地评议中医学的优势、不足及其认识论根源，确立信心和发展方向，为中医学的发展奠定基础。这些方面的研究，近年来颇有成果。如孟庆云从比较中西医认识角度提出："西医学是按构造性自然观开拓认识的，其建构模式是原子说，中医学则按有机论自然观发展认识的，其建构模式是元气论；西方思维重形式逻辑，中国人在古代则以辩证思维逻辑发展较为充分，这就决定了西医学以病为认识疾病的主要单元，其发展趋势是辨病而治，而中医学则以证为认识疾病的主要单元，以此走上了辨证论治的道路。"[2]刘长林认为，在科学技术十分不发达的古代，《内经》取得的高超成就是以古代东方的特殊思维方式为基础的，在认识论和逻辑上也做出了一定的贡献。[3]同时学者们也指出，由于历史条件所限，《内经》理论的认识论仍然处于朴素的辩证综合阶段，它"注意得更多的是运动、转变和联系，而不是什么在运动、转变和联系。"[4]这种不足要靠注入新的活力，在新的实践条件下应用现代科学技术进行研究来改变。

关于《内经》理论体系认识论的具体内容，我们将在"《内经》理论体系的认识论"一节进行研究。

(三)方法论方面

方法论是关于认识世界和改造世界根本方法的理论。中医学方法论即中医认识人体生理活动、疾病发生发展规律以及处理疾病和保健强身根本方法的概括。

关于中医学的方法，有具体的方法，如诊法中的望、闻、问、切四诊，疗法中的药物、针灸、饮食、推拿等治疗措施应用；也有抽象的方法，如精气学说、阴阳五行学说等；还有前两者结合而形成的中医学本身的特殊方法，如脏腑辨证、经络辨证、治则治法、养生原则等。孟庆云认为，中医学方法论有 3 个层次：第一是资料收集、整理和医疗工作的一般方法，包括观察、调查，收集整理文献，进行实验、分类、设定假说和进行系统研究等方法；第二是根据自身特点发展而成的特殊方法，如辨证论治、中药方剂修合、配制等方法；第三是哲学和逻辑学方法，如易学理论、阴阳五行和辩证逻辑等。[2]这种分类，基本反映了中医学方法论梗概。理论体系方法论研究的是抽象方法，即在中医学理论、理论体系形成中的方法论基础，理解与把握中医理论学术内涵的方法论基础，区别于西医学的中医药学特色的方法论基础。此外，方法论与认识论、世界观有必然联系，如思维方式影响方法论的内涵和形式，有什么样的世界观便有什么样的认识论和方法论，方法论也影响思维方式等，但方法论在概念、范畴和意义上又有其相对独立性，故将方法论和认识论分开讨论。

《内经》理论体系方法论也是近来中医界讨论的重要内容。有的内容，如系统方法、逻辑方法、文献学方法等，为论证中医学理论体系发挥了巨大作用；有些内容，如观察方法、医疗实践方法、数学方法等，几乎为人们所忽略，但在《内经》理论体系形成过程中起过重要作用，而且还是指导中医临床实践重要的方法论基础。因此，深入研究上述方法论内容，对于理解和把握《内经》理论体系的特点，运用现代科学技术发展中医学有重要意义。

关于《内经》理论体系方法论的具体内容，我们将在"《内经》理论体系的方法论"一节进行阐述。

二、《内经》理论体系的特点

特点，或称特色，是相对而言的。谈论中医特色，宜以西医学为参比物。中、西医学由于在文化背景、哲学基础、思维方式、实践条件、研究层次及方法等方面的差异，形成了各自的医学理论、诊疗方法，各有自己的医学发现与发明以及独特的自身发展形式。

与西医学相比较研究中医学理论体系的特点，始于中西医汇通学派。如恽树珏在《群经见智录》中说："西医之生理以解剖，《内经》之生理以气化……盖《内经》之五脏非解剖之五脏，乃气化之五脏……故《内经》之所谓心病，非即西医所谓心病。西医之良者能愈重病，中医治《内经》而精者亦能愈重病，则殊途同归也。"其在《论医集·对于统一病名建议书之商榷》中又说："中西医学基础不同，外国以病灶定名，以细菌定名，中国则以脏腑定名，以气候定名，此则中西文化不同之故……天下之真是，原只有一个，但究其真是方法，则殊途同归，方法却不是一个……故西方科学，不是学术唯一之途径，东方医学自有立脚点。"因而将中西医的差异概括为"学理不同"。虽然由于认识水平所限，观点尚显稚嫩，但许多重要课题提出来了，可引以为鉴。而今我们探讨中医学理论体系的特点就能运用历史唯物主义和唯物辩证法观点，借助现代科学研究成果，进行较为充分、深入地论证。

(一)独特的医学理论

中医学按自己的思维方式确立观察角度和研究方法，形成了独特的人体观、疾病观及疾病防治观。

1. 人体观

在"人与天地相参"思路的指引下，《内经》将人放在宇宙自然中来考察，认为人是自然界的产物和有机组成部分，提出"生气通天"的著名论断，形成了人天相互联系、相互制约的生命整体观，较之割裂人与自然有机联系的医学观念更符合生命活动的客观过程；在古代哲学"道器观"、"精气论"的影响下，《内经》将人视为精气聚合、离散之器，生命现象是精气升降出入运动的结果，主要不是研究其形质结构之器，而是从整体功能活动的方式、方法及其相互联系之道的方面，研究生命过程及其机制与规律，提出人"以四时之法成"的生命功能结构学说，"阴平阳秘"与五行生克制化的生命功能稳态学说，"奇恒"、"回转"的动态生命过程学说，集中体现在藏象、经络、精气神等理论中，较之从形质结构研究功能活动、从局部到整体的解剖生理分析方法，具有辩证综合的鲜明特点。

2. 疾病观

在人体观基础上，结合医疗实践，中医学根据"奇恒常变"观念确立了自己的疾病理论。《素问·玉机真脏论》说："天下至数，五色脉变，揆度奇恒，道在于一。神转不回，回则不转，乃失其机。"一就是有序、和谐、统一，在于神气正常运转，而这种有序、和谐的破坏，即神回失机就是疾病，后世医家从阴阳角度概括为："一阴一阳之谓道，偏阴偏阳之谓疾。"诸凡行卧饮食、情志思维等一切身心活动反生理之常者，均属阴阳失调而为病。它不以形质结构及物量变化的超标作为衡量疾病与健康的单一标准，而是更强调整体功能的紊乱失常。关于疾病的发生，中医学以"邪正相争"阐明其机理，提出六淫疫邪侵袭、七情饮食失调与劳伤概括其致病方式，从致病因素与机体抗病能力相互作用的结果审求其病理意义的病因学、发病学理论。孟庆云认为，这是一种"审证求因的有多元特征的系统决定论的病因学，"与西医学物理、化学、生物性因素致病的因果决定论还原模式不同。[1]关于病理变化的机制，中医学着眼于动态分析整体功能失调的方式、状态和过程，提出以脏腑、气血津液、经络病变为基础的表里出入、寒热进退、邪正虚实、气血运行紊乱和疾病传变等理论，同西医学从组织器官的形质异常论病理，自有特点。

3. 疾病防治观

在疾病观基础上，中医学提出"证"这一诊断概念，并作为治疗对象，是对疾病过程中致病因素与机体相互作用所产生的整体功能失调病候本质的概括，因时而异、因人而别，因而中医治疗学的基本特点是整体功能的动态、综合协调，即《素问·至真要大论》所说"谨察阴阳所在而调之，以平为期。"它将治疗个体化，强调治患病之人；它提倡各种方法配合应用，强调综合疗法；它的逆从求本、补虚泻实、寒热温清、因势利导等治则，颇似系统调控方法。后世将此概括为辨证论治，在中医学本身是对其早期对症治疗、分病论方的学术发展与提高；与西医学针对理化生物性病因、局部病灶治以特效药，革除有余、填充不足的替代疗法，重视群体共性病变处理的治疗观相比，在思路上有重人与重病、重个性与重共性、重整体与重局部，重功能与重形质的不同。对于疾病的预防，中医学根据自己的健康观与发病观，提出以增强体质为核心的健身防病思想，制定了外以适应自然变化，内以促进机体抗病能力、机体协调能力的养生原则，并有效指导各种自我健身法的实施，在世界保健医学上独树一帜。

（二）独特的临床诊治方法

受文化背景、思维方式与研究方法的影响，在长期的医疗实践中，中医学形成了自己的诊治方法。在收集疾病信息方面，没有仪器可资利用，中医充分发挥人体感官的自然功能，通过视觉、听觉、嗅觉、味觉、触觉以及详尽询问患者，最大限度地获取对辨别病情有意义的体征与症状。这些信息源于患病个体的自然流露，未受干扰，保持着真实性；这些信息是患病个体功能失调的动态、综合反应，容易避免诊断上的片面性。与西医学必查理化生物学致病因子和组织器官有形病灶，或物质代谢的异常变化相比，在诊察对象、内容、目的上有很大差异，诊察手段与方法当然也不同。尽管这些手段、方法在获取病变微观信息方面天然不足，与西医学不可比拟，但在全面、系统、深入、特异地获取宏观信息以及与治疗相配合方面，却是不可取代的。在治疗方法上，中医使用天然药物组成方剂，以及针灸、按摩、气功、饮食、精神诸疗法，与自己的疾病观、治疗观相契合，为辨证施治服务，经过千百年临床反复探索与验证，有卓越疗效。其方药天人合一作用原理、性味归经功效归纳，能发挥宏观、综合地功能协调效应；其针灸的信息综合调控效应、气功与精神疗法的心身相互作用调控效应等，均系中医学所独有，与西医学使用化学合成药物、手术疗法切除病灶相比，各有长短优劣，但其发挥的综合协调作用，特别是顾及致病因素与机体反应状态两个方面，强调促进机体自身抗病能力，在治疗方法的评价上具有鲜明特色和学术价值。

（三）独特的医学发现和发明

医学发现是指对于人类及其个体生理活动、病理变化方式、机制与规律的科学认识和阐发，即医学领域中对生命活动（包括生理、病理、生理病理之间相互转化以及死亡转归）客观规律的发现，表现为医学理论。在与疾病和衰老的漫长斗争中，中华民族根据自己的思维方式开展医学观察和研究活动，获得了独特的医学发现，经医学家们的整理，概括为藏象理论、经络理论、病机理论等。由于它们以特殊形式表述，长期以来难以为世界所认识和理解，直到近年才部分了解其学术内涵，如其中的人与自然对立统一关系、生命活动的系统法则、调控法则与节律现象、心身相互作用现象、经络现象、生命全息现象等。这些医学发现，虽然在科学形态上有待进一步提高，但它已被中医学在医疗实践中应用 2000 年，其客观实在性不容置疑，不能不说是中医学对生命科学和医学科学的伟大贡献。所谓医学发明，是针对诊疗防病方法而言的。与医学发现相同步，在医疗实践的推动下，中医学又有一系列的医学发明，如全息诊察法、系统诊察法、天然药物的识别、分类、炮制、配伍和辨证应用法，针灸疗法、导引按摩疗法、气功疗法、精神疗法、饮食疗法等，丰富了世界医学宝库，为人类的健康和繁衍做出了贡献。

(四)独特的自身发展形式

自《内经》创建中医学理论体系以来,中医学的发展采取了经典引申这一独特形式,即在遵经的前提下,通过注疏、专题发挥,发表新的见解,创立新的学派,完善医学理论,促进医学实践,而鲜有推翻经典,标新立异者。这种形式和方法之所以在中医界长期占据主导地位,是同我国漫长的封建社会崇古尊经的文化传统相呼应的。人们尊崇经典,未敢离经叛道、越雷池一步,但医疗实践的要求,经典理论的不完善或缺陷,强烈促使理论和实践的完善与发展,于是借经典注疏,阐发古义而参入新知新见,发展医学理论,满足实践要求,如李中梓、张介宾关于“少火”、“壮火”的注释,朱震亨关于“阳常有余阴常不足”的论说,明、清温病学家关于卫气营血和三焦的理论和应用,均广引《内经》为证,然所论之实已与《内经》原旨有别,而从理论发展角度来看,诸家阐发确有新义,在医学史上为发展中医病理学、治疗学和温病学做出了贡献。中医学经典引申式自身发展形式,对于中医学理论体系的巩固、完善和理论的统一及规范化自有其历史作用,但也束缚了人们的创新精神,成为阻碍中医学理论发展的原因之一。

第二节 《内经》理论体系的形成和完善

中医学理论体系以《内经》成编为形成标志,有其坚实的生活观察、医学实践、解剖学和文献学基础,并受到古代多学科知识的影响,再经后世的充实、发展才得以完善。

一、《内经》理论体系的形成

关于《内经》理论体系形成的原委,古代多论以三坟之典、圣人造医,间有通达者亦难以客观议论其源流。近些年来,人们运用历史唯物主义的观点进行分析,如程士德认为:“根据医药学的发展规律,以及《内经》理论内容的推断,形成这一理论体系的客观基础,是以古代的解剖知识为基础,古代的哲学思想为指导,通过对生命现象的长期观察,医疗实践的反复验证,由感性到理性,由片断到综合,逐渐发展而形成的。”[5]粗线条勾勒出理论体系形成的客观基础和过程。研究《内经》理论体系的形成,是一个极其复杂的课题,需要大量准确的文献、文物资料,具有深厚文、史、哲和医学理论功底的学者,并且有正确的指导思想,通过长期艰苦的努力才能完成。其中涉及:先秦两汉不同时期医疗实践活动的基本内容、医学文献和有关文物及其在理论体系形成过程中的地位和作用;诸子百家蕴涵的古代多学科知识、方法,特别是社会文化、哲学和逻辑学以及地域文化对理论体系形成的影响;《内经》各学派学术源流在理论体系中的地位和影响,等等,都需要专题进行研究。有关《内经》理论体系形成的探讨,对于理解和掌握中医理论的学术内涵,指导中医现代化研究思路,有重要价值。

中医学的产生可追溯到原始社会,甚至更早期人们的医疗活动。神农尝百草一日而遇七十毒的传说,反映了远古先民与疾病斗争的艰难历程。甲古文、金文有关文字形义,《山海经》、《诗经》有关药物的记载,体现了医学理论形成初期的医疗经验、知识的积累过程。在医药经验、知识不断丰富的基础上,进一步探索生命奥秘、疾病规律和治疗原理,整理成文,如长沙马王堆出土医帛书《五十二病方》,《内经》引证的《上经》、《下经》、《通天》等,以及师传口授的医学内容,说明在理论体系形成之前,先有片断医学理论的存在。及至《内经》成书,历史条件、科技发展、思维水平和社会对医药事业的要求,促使人们进行前所未有的大规模医学经验、知识和片断理论总结,于是形成系统理论。今就现有资料的粗略分析,对理论体系的客观因素分5个方面予以探讨。

(一)解剖学基础

我国古代,早就通过生活观察,以及战争、刑罚观看尸体和施行解剖的方法,了解人体形态结构。根据甲骨文、金文有关字形结构分析,夏、商、周三代对人体官窍躯体、骨骼内脏已有基本正确的认识。如“心”字的甲骨文为♡,金文为♡,均像人和动物的心脏之形,其中的点代表血液。《内经》也记载了古代解剖之举,并详细录有脏腑之大小、坚脆、容量,血脉之长短、清浊等。其中消化道与食管长度之比为55.8∶1.6=34.87∶1(《灵枢·肠胃》),同现代解剖学(斯巴德何辞《人体解剖图谱》为885∶25=34.64∶1)基本相等。同时《内经》还论述了针刺误中重要脏腑、器官招致医疗事故的症状。这些文献都以无可辩驳的事实说明中医学理论体系的形成有其坚实的解剖学基础。值得注意的是,《内经》成书之前曾存在精通解剖、擅长外科、以脏腑组织形态结构论医施术的学派。《素问·五脏别论》提到“以脑髓为脏”、“以肠胃为脏”的方士,《史记·扁鹊仓公列传》说“上古之时,医有俞跗,治病不以汤液醪酒、镵石、跻引、按抚、毒熨,一拨见病之应,因五脏之输,乃割皮解肌,诀脉结筋,搦脑髓,揲荒爪幕,湔浣肠胃,漱涤五脏,练精易形”可能就是这一学派的代表。《后汉书·方士列传》也说华佗“先以酒服麻沸散,既醉无所觉,因刳破腹背,抽割积聚。若在肠胃,则断截湔洗,除去疾秽,既而缝合,敷以神膏,四五日创愈,一月之间皆平复”,似为此学派传承的端倪。中国古人对于人体及其生命活动研究的方法,其初始阶段应以解剖学观察为主,所以中医学对内脏器官、组织的命名,多基于解剖学形态结构。在这一时期,形成上述学派,也是顺理成章的。可惜这一学派及其理论、技术没有流传下来,而自《内经》主流学派主张以理性思辨、实践验证论生理,从而确立理论体系后,中医学即走上了功能主体论的学术发展之路,解剖生理学方法遂被搁置,以至弃之不用,解剖学知识再未长进。其中的原因,部分学者归咎于封建礼教的束缚,固然有一定道理,然而学术发展自有其本身规律,依唯物史观分析,没有相当精密先进的观察手段与仪器,欲通过形体解剖途径了解活体隐秘的生命机制与病理变化,并指导针药治疗实践是不可能的。正因为这种方法及这一学派不能满足当时医学发展的需要,所以中医学才选择了另一条道路,并极尽所致,创建了自己独具特色的理论体系。

(二)长期的生活观察

长期、系统而细致地观察生活在自然变化中的人体生命现象,通过反复比较、思考,了解、认识并进而推测其机理,儒家称之为“格物致知”,不仅是医学知识的重要来源,也是理论体系认识论、方法论特点形成的重要因素。古人通过生活、生产活动对生命现象的观察,其广度与深度令人叹为观止,大到天体运行、气候寒暑、地域高下对人体的影响,小到情志喜怒、饮食寒温、劳逸动静给人体带来的变化,皆成为认识内脏气血活动机理、状态的信息。如天暑衣厚汗多尿少,天寒衣薄尿多汗少,为认识体内气血运行受气候寒暑变化的影响提供了依据;发怒时气满胸中胁胀、目赤眩晕,甚至昏厥吐血,恐惧时小腹胀满下坠、二便失禁,为认识体内气机升降受情志影响提供了依据。“藏象”中的“象”字,就是通过长期生活观察生命活动外现的正反两个方面的征象,与解剖脏腑及气血活动相联系,再经整理、归纳,使之规范化而确定下来的。这种象的实质,是生命活动的综合信息,很难与单一的解剖内脏或神经脉管实测的生理功能相对应,从而使中医藏象学说与西医生理学从形式到内涵均有显著差别。

(三)医疗实践的反复验证

通过观察、推论获取的医学知识和从医疗经验上升的理论,经过反复的临床实践验证,去粗取精、去伪存真,是中医学理论形成的基本过程。其中的艰难痛苦,付出的代价,由于这一过程的自发性而更加沉重，同时也造就了中医学经验、知识、理论的客观真实性。如肺与皮毛、鼻的内在联系，通过风寒感冒引起恶寒发热皮毛症状、鼻塞流涕症状、咳喘胸痛症状以及运用宣肺解表药治愈得到验证；实证中邪有出路、虚证中得能进食的预后良好判断，并由此引出相应治则，通过“浆粥入胃，泄注止则虚者活；身汗得后利则实者活”正反两方面的反复观察得以证实。2000多年的临床实践验证，不仅为中医学理论奠定了坚实的根基，也是中医学历经劫难而不灭的原因之一。

有人责难中医治病经不起重复，这是误解。中医对疾病的诊治有自己的理论、原则和方法。它的诊治对象是具有独特学术内涵的“证”，与西医学“疾病”概念有很大差异。“同病异治”关键在于一病数证，病同证异则治异，按西医学治“病”的观念，不分其证，一方通治，当然不灵。中医按自己理、法、方、药的原则治病千百年重复不爽，正是中医理论体系独具特色的有力证据。

（四）《内经》理论体系形成过程中古代哲学的作用

人们探索、研究事物规律的活动，总有一定的观念支配，并影响其方法，从而使这种探索、研究带上哲学特征。中国古人对生命规律的探索及其医学实践也是这样，具有中国古代哲学的特色。同时，在医学理论形成的过程中，片断的医疗经验、医学知识和理论上升为系统的理论，形成体系，需要相当的思维能力，有赖于医学家们深厚的哲学素养。在《内经》成书时代，生产力大发展，学术思想空前活跃，代表当时哲学先进水平的宇宙观、认识论和方法论——精气学说、阴阳学说、五行学说等，自然为医学家所接受，并以之分析、归纳整理传承的或自己的医疗经验、片断的医学知识、理论，这从《内经》推崇阴阳五行是分析生命体生杀变化、指导疾病治疗的根本法则可以证明。这种整理对于中医学发展的影响是全面的、深刻的，它不仅表现在《内经》绝大部分篇章均贯穿精气学说、阴阳五行学说，即深入到中医学理论的各部分，而且成为中医学的方法学基础。特别值得提出的是，由于《内经》成书时代各自然学科与哲学之间尚未分化，因而中医学借助了某些哲学术语表达医学概念，这在中国古代的其他自然科学学科中也是常见的现象，但它们一旦成为医学术语，便赋予特定的医学含义，与纯哲学概念大不相同，目前仍不具备运用医学自己的表述方式来置换的条件。如若从哲学角度看，中医哲学不仅有自己的特点，而且相当深刻，古代哲学家常以医学术语阐发哲学或社会命题，研究中国古代哲学的现代哲学家也非常重视《内经》，其原因就在这里。

中医的医疗经验、知识和片断理论，通过哲学的渗透及归纳、整理，在中医理论的体系化、规范化方面发挥了决定性作用，这种作用是任何其他方法所不能代替的。同时，它也使医疗经验、知识上升到理论层次，深化了人类对生命现象的认识，而且由于中国古代哲学在世界哲学中的特色，从而使中医学成为世界文化与医学宝库中光辉灿烂的人类遗产，至今仍堂堂立于世界医学之林。当然，哲学渗透的过程是漫长的，其中认识的差异、反复和精粗真伪在所难免，因为《内经》各篇的写作年代不一，对于同一论题的认识也存在各家学说，有的观点与实际不符而被后世所淘汰，但从总体而言，古代哲学在理论体系形成过程中的作用是不可抹杀的。

（五）《内经》理论体系形成过程中诸子百家多学科的影响

人类及其个体的生理、精神活动，是宇宙自然发展、演化的最高产物，它除具有生物的一般特性，即自然属性，还使自己的本质进入社会历史领域，即具有社会属性，表现出复杂的心理活动。因此，《内经》成书时代崇尚整体观的医学家们，在探索生命规律时常把人体与自然环境、社会生活、心理活动联系起来综合考察，运用古代多学科知识和方法，研究与丰富医学理论及实践。当时正值诸子百家学术争鸣之际，人文科学和自然科学的研究活动异常活跃，如儒家之社会学、墨家之逻辑学、兵家之军事学、农家之生态学、阴阳五行家之预测学等，对《内经》理论体系的形成都产生过重要影响。今就主要的几家简述之。

1. 道家

以老、庄为代表的道家，是《史记》中司马迁述其父司马谈所论先秦六家之一。道家将“道”作为自己自然观、社会观及哲学的中心，也是其学术思想的最高准则。《内经》也以道作为宇宙自然规律的概括、医学研究的最深学术层次，并结合医学理论具体探讨。道家对《内经》理论体系的影响：一是促进《内经》整体观的形成。《老子》主“道生一，一生二，二生三，三生万物”的宇宙演化论，宇宙万物一体，同源、同构、同律，《素问·著至教论》则说：“道上知天文，下知地理，中知人事。”为中医学从人与自然、社会的整体统一研究生命活动奠定了基础。二是《老子》“道法自然”思想对《内经》承认客观规律，追求人与自然、心身和谐的学术思想影响极大，如《素问·五常政大论》“化不可代，时不可违”，《素问·上古天真论》“形与神俱”，“和于阴阳，调于四时”，《素问·阴阳应象大论》：“圣人为无为之事，乐恬憺之能”等，就是这种思想的反映，不仅是《内经》养生学说的重要原则，也是论治必须遵守的基本精神。三是《老子》万物对待、统一、转化的辩证思想成为《内经》阴阳哲学的基础，有无、动静、刚柔、有余不足等对立范畴贯穿于《内经》基本理论和诊治原则之中。秦汉之际，道家又形成托名黄帝的学术派别，它保持老、庄精义，又发展了动静结合、刚柔相济、自强不息等思想，史称“黄老之学”，在政治上为西汉初中期的社会稳定、经济发展发挥了积极作用，《内经》约于此时汇编成书，受其影响可知。

2. 儒家

由孔、思、孟、荀奠定基本格调的儒家，注重治国、改造社会，对《内经》理论体系形成的影响有经文可证，如《素问·灵兰秘典论》君臣官职制度论脏腑功能所主及整体统一，将治国论医相比拟；西汉儒者引用阴阳五行论证儒家经典获得统治者的赞许，对于阴阳五行哲学渗透到中医理论之中起到重要作用。自“独尊儒术”后，特别是宋明理学对中医理论发展的影响愈见深刻。儒家思想对《内经》理论体系形成的影响，约有以下 4 个方面。一是儒家“天命观”承认自然规律对社会人生的主宰作用，促进医学家研究人体禀赋、体质类型，探讨生命活动的固有规律，故《内经》有人始生“以母为基，以父为楯”和天年期颐、寿夭面相之说（《灵枢·天年》），阴阳二十五人、五态人之论（《灵枢·阴阳二十五人》、《灵枢·通天》）。二是儒家本《周易》提出“三才”观，强调发挥天时、地利、人和的综合作用，《内经》有将人与天地自然、社会人事整体研究的三才医学模式。三是儒家崇尚中庸之道，以和为贵，调和人际关系，《内经》则注重人与自然、社会的和谐关系，脏腑、气血、阴阳贵和谐；以“生病起于过用”（《素问·经脉别论》）论病因，以太过、不及为虚实论病理，以调和阴阳、补虚泻实论治疗，两者之间的联系明显可见。四是儒家主君臣等级和王道霸道之理，对《内经》十二官相使、贵贱的脏腑病理观，君臣佐使的制方法则，药分上中下三品的药理学说，攻邪从速从暴、养正徐图的治疗原则等，在理论的形成及其学术内涵方面都产生重要影响。总之，儒家的社会学与中医学术之间有许多共通之处，故《内经》常将治病、治身与治国相提并论，儒医们在中医学中的成就也不可忽视。

3. 兵家

孙吴兵法中的军事哲学相当深刻，影响所及，使《内经》理论打上了深深的兵家烙印。《灵枢·逆顺》直接引用兵法论医，如说：“《兵法》曰：‘无迎逢逢之气，无击堂堂之阵’，《刺法》

曰：'无刺熇熇之热，无刺漉漉之汗，无刺浑浑之脉'"，即言掌握和运用兵家避实就虚、选择与抓住战机的道理。后世医家掌握了这一思想，清代徐大椿有"用药如用兵"之论，明代张介宾以兵阵分类方剂而有"新方八阵"等，使医、兵两家结下了不解之缘。兵家对于《内经》理论及理论体系形成的影响：一是兵家的敌我势力消长观促进了《内经》邪正相争病因、病机论的形成。二是兵家强调利用天时、地利、人和等多方面有利因素克敌制胜的思想，促进《内经》强调医师需有广博知识，必须四诊合参把握全面情况、治疗采取综合措施。三是兵家重视战略、战术研究，《内经》论治理论则提出毒药攻邪、食以养正，无代化、无违时，攻邪避实击虚、因势利导、给邪出路等原则与方法，并强调精研医术的重要性。

4. 墨家

墨家的创始人墨翟及其弟子都是能工巧匠，提倡实证分析，重视经验。《内经》记载的解剖实测的知识与方法，九针制作的规格与技术，药物疗法十三方代表的辨病论治方法以及大量刺灸取穴经验等，都与墨家思想有一定关系。此外，墨家开创的中国古代逻辑学对《内经》阐述医学理论的逻辑论法也有影响。如《墨辨》的"以名取实，以辞抒意，以说出故"，把概念、判断和推理联系起来阐述，而《素问·五脏生成》则有"诊病之始，五决为纪"，决即判断方法的应用；"五脏之象，可以类推"，推即推理方法的应用。有人认为，《素问·五常政大论》论述平气、太过、不及气候变化规律所使用的五行学说，就是一种逻辑归纳方法，与《墨辨》中的"假索"即以假说探索的逻辑方法有关。[6]它以五行五运自然循环作为抽象命题，大前提是春生、夏长、长夏化、秋收、冬藏，正常时的判断为敷和、升明、备化、审平、静顺；小前提中不及的判断为委和、伏明、卑坚、从革、涸流，太过的判断为发生、赫曦、敦阜、坚成、流衍；结论是，反天时的判断为胜生、胜常、减化、折收、反阳，合天时的判断为启陈、蕃茂、广化、收引、封藏。

5. 农家

中国古代农业领先于世界，从战国许行"为神农之言"(《孟子》)，战国后期《吕氏春秋》收录的《后稷农书》"上农"、"任地"、"辨土"、"审时"4 篇，到《汉书·艺文志》收载的《神农》20 篇、《野老》17 篇(均佚)，以及各文献记载的"农家之言"来看，我国早就有系统的农学。及至南北朝贾思勰《齐民要术》、明末徐光启《农政全书》，形成了蔚为可观的农学体系。它与西方以经典生物学为基础发展而成的农学不同，注重生物与环境的整体统一，是一种生态系统模式。它从生态环境研究农、林、牧、渔业，是生态学和系统方法；它重视天时、地理、气候、生物等环境因素对农作物、林木、鱼类的影响，是开放式农学体系。影响所及，《内经》强调为医需知天文、地理，运气七篇有"五类生态盛衰模型"，详论气候变化规律及其对人与生物的影响，还为认识天然药物的形成及其治病原理提供了理论依据。这种生态学研究方法，是中医学倡导"人体开放巨系统"的认识基础，并促使《内经》诊治学说重视天时致病因素、强调因时因地论治、讲究适时采药等。此外，农本思想对《内经》确立脾胃为后天之本、药食同源，提倡食养、食疗的学术思想发挥了决定性作用。

6. 阴阳五行家

司马谈《论六家要旨》将阴阳家置于六家之首，以重视先兆征象和顺应四时规律作为其主要思想，以邹衍为代表人物。邹衍将阴阳学说和五行学说联系起来，并创立了"终始五德论"。其后分为两支：西汉儒者用以解释和论证儒家经典，形成谶纬之学，预测社会人事变迁；术数家则将它泛用于人类一切预测领域，形成了卜筮星相学。阴阳五行家对于中医学的影响，除了促进疾病预测理论和方法的形成，如《内经》以四时昼夜阴阳消长、五行休王之时预测疾病间甚生死理论和方法以及九宫占术等，主要是吸取阴阳五行学说的基本精神与医疗实践相结合，形成研究人体生命活动的特有思路和方法，在确立藏象模型、经络模型、疾病辨证模型、五运六气模型、中药性味模型、子午流注与灵龟八法按时取穴针治模型等方面做出了贡献。

上述之外，法家、名家、杨朱之学对中医理论体系的形成也有一定影响。如《内经》脏腑贵贱等级观、各种模式化的理论框架，与法家追求社会结构、行为规范化思想有关；《内经》名词术语概念的模糊性、不确定性，需因时、因地、因人实际定出相对的名实，与名家强调运动不息的事物在实（信息）和名（概念）上的差别与相对性的思想，都显示出源流关系。名家与法家之间虽有对立之势，却在《内经》皆有反映。

二、《内经》理论体系的完善

虽说中医学理论体系是由《内经》创建的，但其结构形式和基本内容却隐含在《内经》各篇之中，需要分析、归纳整理；其理论内容、学术思想也有待于进一步论证、补充、发展以臻完善。中医学理论体系的这种完善工作，主要是后世医家通过以下 4 种形式完成的：

（一）医经注疏

古代医家将《内经》视同儒家的"四书五经"，历代注疏不辍。他们虽然都宣称尊经述古，不敢僭越，但在注疏内容上却各抒己见，赋予新思想，对于完善《内经》理论体系发挥了重要作用。从形式上，注疏分两种：一是类分注释。从杨上善《黄帝内经太素》19 类到沈又彭《医经读》4 类，其间 12 类、11 类、9 类、8 类不等，都是对理论体系本体论内容学术框架的认识，通过这种归纳整理，逐渐条理化、规范化，循此而有后世的藏象、经络、病机、诊治、治则、本草方剂及针灸等专著。二是章句注疏。据统计，下至清末，历代有关《内经》注疏研究的书目 261 种[7]，加之各种医著引注章句，诚然篇卷浩繁。由于《内经》文字古朴简略，更因传抄翻刻错误，流传版本差异，一字多义、古文通假、句读、虚词、修辞手法不同乃至各篇内容前后混淆颠倒等情况广泛存在，为经文注释产生歧义留下余地，加之注释者本身的学识素养、医疗实践条件与经验的差异，往往使注疏脱离经文简朴本义，以引申义的形式，充实、丰富和发展了《内经》理论。如《素问·汤液醪醴论》"去宛陈莝"有清除郁积的水液和去瘀血两解，为后世活血化瘀治水病开拓了认识与诊治水肿病的思路；杨上善、赵献可以《素问·刺禁论》"七节之傍，中有小心"为命门，丰富了《内经》藏象理论。

（二）专题发挥

中国医学史上有不少医家，就医疗实践中提出的或医家本人所长，选《内经》理论中一个或几个专题，倾其毕生精力研索，遂成传世之言，如秦越人著《难经》，发挥脉学理论；张机著《伤寒杂病论》，发挥外感病理论；皇甫谧著《针灸甲乙经》，发挥针灸理论；李杲著《脾胃论》，发挥脾胃理论，以及朱震亨的相火阴精论、张介宾的真阴真阳论、刘完素的火热论及其后明清温病学家们的温热病论，都对《内经》已经涉及但未深入探讨的相应课题与理论做出了历史性的贡献，可以说是对中医学理论体系的发展和完善。这种方法，近来颇受青睐，在整理和探讨中医学理论、理论体系学术内涵方面，发挥了不可替代的作用，值得重视。

（三）学派论争

作为中医学术界特有的现象，学术流派的形成及其论争，是中医理论深化、发展的动力之一。从论争的内容看，几乎全是《内经》言而未明、在理论体系中有重大理论或实践意义的课题。如命门、三焦名义之争，丰富和发展了《内经》藏象学说，形成极具学术价值的三焦理论、命门理论。又如外感病辨证论治，虽有《素问·热论》之篇，但大多论述散见于各篇，且简朴、欠系统，世医难以应用。张仲景继而论之，澄清了前世与当时的外感病诊治理论及方法的混乱状态，创建了六经分证论治体系，产生了第一次飞跃。但是《伤寒论》对温热病证论治的研究与论述十分简略，以致世医用伤寒法治温病弊端百出。刘完素力辟此弊，倡"热病只能作热治，不能从寒医"之说，创双解、清里等苦寒大法，使温病诊治从伤寒诊治体系中分离出来，再经吴又可、叶桂、吴瑭等人殚心研索，发展成为系统的温热学说。寒温之争沸沸扬扬历数百载，争论出一个外感病完备的诊治体系。其他如相火之争、补脾补肾之争、中风非风之争、眩晕痰虚之争等，都以不同形式对不同专题的学术内容予以充实，提高与完善了《内经》开创的理论体系。

（四）临床实践

临床实践既能验证医学理论，又是促进医学发展的动力。中医学发展的历史，就是不断发现、提出问题又不断解决问题的临床实践过程。如汉末伤寒病肆虐，到处是"白骨露于野，千里无鸡鸣"的惨状，即张仲景的家族在不到10年就有三分之二的人染病而死，伤寒病占十分之七。这类病的诊治，《内经》之法未备，俗医治误，难以数计，于是激发张仲景勤求古训，博采众方，深入实践，殚精竭虑，著成《伤寒论》，解决了难题，发展了《内经》外感病辨治理论与方法。又如朱震亨深感世医率用《局方》香窜燥烈方药之弊，痛惜家人殁于药误，于是精研《素问》湿热相火学说，发明"阴常不足而阳常有余"之论，力主滋阴降火，成为一派祖师，正如孙一奎《医旨绪余》所说："丹溪生当承平，见人多酗酒纵欲，精竭火炽，复用刚剂，以致于毙，因为此救时之说。"是临床实践推动了他的医学发明。再如瘟疫，从明代永乐六年到崇祯十六年（1408～1643）发生大的瘟疫流行十九次之多，其中1641年暴发遍及冀、鲁、江、浙等省，吴有性目睹百姓染疫死亡之惨状，对当时医师误以伤寒法杂治致死十分愤慨，遂"静心穷理，格其所感之气、所入之门、所受之处及其传变之体，平日所用历验之法"，著成《温疫论》一书，发明"戾气"学说，从病因、感染途径、分类、脉症、治法，丰富与发展了《内经》温热疫病理论。其中，医疗实践提出的多是重大疾病诊治的实际问题，而要解决这些问题，往往需要在理论上有所发现、发明，从而丰富和发展了中医学理论体系。

第三节 《内经》理论体系的认识论

《内经》理论体系中的概念、理论及其临床应用原则，其形成及内含的思维方式、方法和规律是什么？这些认识论的内容，古代学者议论甚多，也颇能给人以启发，但直至近来才开展严格意义上的认识论研究，而历史唯物论和唯物辩证法方法的运用，则使这方面的研究空前深入，对于认识和把握中医学理论的特点与本质很有价值。

一、《内经》理论体系认识论形成的文化背景

唐代孙思邈在《备急千金要方·大医习业》中开宗明义，要求为医者不仅熟悉医学知识，还要认真学习周易、老庄、三史五经；明代张介宾在《类经附翼·医易义》亦高谈阔论"不知易，不足以言太医"。其原因就在于《周易》等医学之外的著作蕴涵中医学理论赖以成立的"道"，必须掌握此道，才能深刻理解中医学术的精神实质，而此道就是建构中医学理论体系认识论的基础，是中华民族在长期的生存斗争中形成的认识世界的思维方式、方法及规律。

世界万物的复杂性决定了人们认识的多样化。中华民族有五千年文明史，在发展过程中，因自然环境、社会发展历程和水平等综合因素，形成了自己的文化体系，并具有独特的观

察、认识和研究世界的角度、侧面、方法与价值观。从春秋末期、战国延至两汉是其总结、定型时期。建立在天文历法、气象、物候、地理、生物、数学、社会、心理等学科知识基础上的哲学、逻辑学,如精气学说、阴阳五行学说等对中医学理论的形成影响很大。《周易》的宇宙生成论、动态整体观、象数思维模式以及道家、儒家、墨家、兵家、农家、阴阳家,乃至法家、名家等诸子的自然科学、人文科学思想,都对中医学理论的形成作出了具体贡献,是中医理论体系认识论的基础。具有深厚哲学素养的医学家们,在这样的认知思路和方式、方法指导下,整理医疗经验、知识和片断医学理论,各事所能,著文论篇,虽学派不同,间或抵触,但总其所论,建构而成中医学理论的学术框架之大体,即理论体系,为后世的扬弃发展以至最终完善,打下了基础。

二、《内经》理论体系认识论的唯物基础

(一)天人可知论

早在西周,人们对有关自然界和人类自身来源及其变化原因的神学观念就产生了怀疑。到战国,天人客观存在的思想得以论证。《荀子·天论》说:"天行有常,不为尧存,不为桀亡……强本而节用,则天不能贫;养备而动时,则天不能病。"并指出"天有常道",只要认识它就可以"制天命而用之",自然界和人类自身的奥秘是可以被认识的。如《左传》昭公元年:"六气曰阴、阳、风、雨、晦、明也,分为四时、序为五节。"僖公十六年:"陨石于宋……是阴阳之事,非吉凶所在"。又如《国语》:"阳瘅愤盈,二气震发……阳气俱蒸,土膏其动,阴阳分布,震雷出蛰";"阳伏而不能出,阴遁而不能蒸,阳失其所而镇阴,于是有地震"。运用阴阳学说解释了季节更替、陨石坠落、土壤变化、蛰虫出动、震雷及地震发生,承认这些现象的客观存在,其变化规律是可以认知的。医学首先坚定地接受了这种观念,作为学科建立的基础。

首先,《内经》认为自然界是独立存在之物,按自身规律"道"运动变化。《素问·宝命全形论》说:"道无鬼神,独来独往",不受任何意志所左右;而"至数之机,迫迮以微,其来可见,其往可追"(《素问·天元纪大论》),尽管"道"非常复杂微妙,但人们总可以通过对其各种征象的观察,加以分析认识,即后世儒学所谓"格物致知";"若夫法天则地,随应而动,和之者若响,随之者若影,"(《素问·宝命全形论》)用之于行动,就会收到立竿见影的效果;"敬之者昌,慢之者亡,无道行私,必得夭殃"(《素问·天元纪大论》),违背此道,就会受到惩罚。因此,自然界是可知的,在于知其"道",人亦如此。杨上善注《素问·宝命全形论》说:"盐之在于器中,津液泄于外,见津而知盐之有咸也;声嘶,知琴瑟之弦将绝;叶落者,知陈木之已尽。举此三物衰坏之征,以比声哕识病深之候,"论证了人的生理病理规律是客观存在,并可以认知的,只要掌握藏象病机,就能从病象知生死。

其次,在疾病发生与诊治方面,《内经》也坚持可知论。它反复批判鬼神作祟的疾病发生观念,如《灵枢·贼风》指出,疾病的发生都有客观原因,某些病证的发生,虽无明显感知的即时性邪气,但追溯病史就会发现患者有故邪留于体内,加之近来不易觉察的情绪变动或气候变化、饮食失调,内外呼应,气血受扰而失常,就会发病,与不可知的鬼神毫不相关。《素问·五脏别论》还发出"拘于鬼神者,不可与言至德"的宣言,说明《内经》天人可知的观念已经脱离感性、经验而提高到理性层次。正是基于这种观念,《内经》坚信任何病痛都是可以认识和治疗的,因而宣称"言不可治者,未得其术也"。2000多年来,这种观念一直激励着医学家们不懈地探索生命科学与医学科学的未知领域,促进了中医学的发展。

(二)唯物生命观

对于生命起源与主宰的认识,中国古代经历了"图腾"时代、神权时代,并出现过"巫医"。《逸周书·大聚》有"巫医"的记载,是用祝祷、占卜方法或兼用一些药物以治病为业者。他们掌握了某些医药经验和知识,是其所以能治愈某些疾病的原因。到《内经》成书,人们对生命起源和主宰的认识已有了本质的转变,确立了唯物的生命观,故任继愈指出:"通过《黄帝内经》这一部中国古代医学经典著作,说明中国医学理论基本上是符合唯物主义原则的",它"不仅指导了中国医学临床治疗方面的发展,也还促进了中国古代唯物主义哲学的发展,从而丰富了中国唯物主义哲学的内容。"[8]程士德也认为,《内经》"从整个理论体系来看,唯物的生命观是主导的。"[5]主要体现在以下3个方面:

人类是物质世界的产物,并依赖物质世界而生存。春秋战国盛行的宇宙本根认识论——精气学说,以唯物观念解释宇宙和自然万物的形成与其运动变化,也把人们对生命的认识引入唯物领域。《素问·天元纪大论》说:"太虚寥廓,肇基化元,万物资始,五运终天,布气真灵,揔统坤元,九星悬朗,七曜周旋,曰阴曰阳,曰柔曰刚,幽显既位,寒暑弛张,生生化化,品物咸章。"从宇宙布气谈到天地生成,从天地运转谈到大地四时递迁,再从阴阳刚柔谈到万物化生,描绘了物质世界的演化过程。《灵枢·本神》说:"天之在我者德也,地之在我者气也,德流气薄而生者也,"将人类看作大自然的产物,并依赖大自然而生存,故《素问·宝命全形论》说:"天地合气,命之曰人","人以天地之气生,四时之法成","人能应四时者,天地为之父母;知万物者,谓之天子。"虽然人在自然界中处于独尊地位,但必须尊重自然界客观规律,才能得到佑护,否则必受惩罚,即古人所说的"皇天无亲,唯德是辅。"(《左传》僖公五年)。

人体是精气聚合之"器",生命是精气运动的体现。《素问·六微旨大论》:"器者生化之宇",认为万物皆精气聚合成形之"器";《素问·六节藏象论》:"气合而有形,因变而正名",由于精气聚合的差异而赋予不同的名称。从这种意义看,人也是"器"物之一。由于精气具有无限生命力,所以精气聚散运动就构成生命过程,因而《内经》以精气作为医学的基本概念。如人之始生"以母为基,以父为楯"(《灵枢·天年》),由父母精气化合而成;"人始生,先成精,精成而脑髓生,骨为干,脉为营,筋为刚,肉为墙,皮肤坚而毛发长"(《灵枢·经脉》),因生殖精气发育而为人身。不仅如此,《内经》还以气机升降出入作为生理活动的基本方式分析各种生命现象,确立真气、宗气、营卫之气、脏腑经脉之气的概念,而阴阳盛衰、五行生克制化等医学名词术语也无不建立在精气基础之上。若摒弃精气概念,中医学便失去筋骨,难以成立。

神依形而生,精气是神志活动的物质基础。《灵枢·天年》自设问答:"黄帝曰:何者为神?岐伯曰:血气已和,荣卫已通,五脏已成,神气舍心,魂魄毕具,乃成为人"。《素问·六节藏象论》也说:"气和而生,津液相成,神乃自生。"明确指出神是在脏腑营卫气血基础上产生的,而非外来之客。同时,为把握神志活动对于精气的依赖关系及规律,《内经》还进一步提出五脏藏精化神的具体模式,即"五神脏"。《灵枢·本神》:"血脉营气精(神),此五脏之所藏也,至其淫泆离藏则精失,魂魄飞扬,志意恍乱,智虑去身",将神志活动的失常归于五脏精气盛衰病变,从而为探讨精神活动的临床证候及其诊治法则奠定了理论基础,说明在对物质与意识关系这一哲学问题分界线上,中医学坚持了唯物主义路线。

在研究中医过程中,人们发现,中医学的某些概念,如脏腑、精血津液,在西医学找不到相应的解剖、生理"物质基础";另有些概念,如经络、三焦、营卫气血,在西医学没有,更无"物质基础"可寻。据此,有人即认为中医学的这些概念没有"物质基础",是凭空想象。这是对中医学学术特征没有深入理解的缘故。从研究方法而论，中医学主要从生命过程中人与其生存环境及人体内各种生理功能之间相互关系探讨生命机制与规律，因而中医学上述基本概念系相关生理功能的整合与综合概括，与西医学从生命体的解剖形态、物量变化研究生命机制和规律而确立的基本概念自然不同。可以肯定，中医学的基本概念以医疗实践为基础，又经受了医学实践的反复验证，反映了生命活动的客观规律，是客观存在的。至于其“物质基础”，我们不应当拘泥于解剖形态系统，而需换一种思路和方法来探索，跨系统、多层次、多维向地研究。

（三）唯物反映论

关于医学知识的来源，由于时代的局限，《内经》也免不了归之于圣人，但在叙述具体知识形成时，却不再掩饰其客观过程。如《素问·汤液醪醴论》关于疾病治疗方法和药物剂型变迁的论述，说上古圣人发明汤液醪醴，中古服之万全，今世无效，“必齐毒药攻其中，镵石针艾治其外”，从中透出随生产力发展，人们交往日益频繁，病种增多，治法、制剂相应得到发展的端倪。治法与制剂的丰富，新治法与制剂的产生，源于历代医学家们适应新病种和治疗需要的发明创造，即主观意识（知识、理论）对于客观事物（病种发展、治法制剂的新需求）的能动反映。同时，《内经》特别强调在医疗活动中摆正认识主体（医者）与客体（患者）的关系，如同篇明确指出：“病为本，工为标，标本不得，邪气不服，”认为患者及其病情为认识客体，医者是认识主体，医者的诊断、治法必须符合客观情况，才能取得预期疗效，否则便是徒劳。《内经》这种符合唯物反映论的理性认识，已经成为中医学指导诊治疾病的基本原则。为了准确诊断病情，《内经》制定了围绕患者展开的诊法规范——望、闻、问、切四诊合参，坚持以客观、现实信息作为诊断依据，并制订相应的治疗方案，做到“言必有征，行必有验”。因此，不能取得功效都归咎于诊不符实、治不应病。以此观之，“病为本，工为标”的理论原则，是《内经》坚持唯物反映论的有力证据，也为中医临床医学的不断发展奠定了唯物认识论基础。

有人批评中医是“思辨医学”，并举出“医者意也，在人思虑”为依据，认为单凭想象、推理治病。其实这是误解。临床需要思维，但客观诊察、全面准确地捕捉现实病情是其基础。《素问》有《疏五过论》、《征四失论》两篇讨论诊治失误原因，除“不知道”、“受师不卒、妄作杂术”属于理论水平低，“医不能严，不能动神”属于医师态度不能取信于患者外，其余均属四诊不精而“不知病情”之类，如“不适贫富贵贱之居、坐之薄厚、形之寒温，不适饮食之宜，不别人之勇怯”，“诊病不问其始，忧患、饮食之失节，起居之过度或伤于毒”等。任何高明的医师都将客观、全面、准确的诊察作为辨证论治的基本条件。“医者意也”，只是突出临床理性思维的重要性而已。

（四）医学实践论

中医学是一门实践性很强的学科，它以患者为认识的唯一出发点和归宿。由于历史条件和科技水平所限，古人不可能进行实验室研究，因而直接的临床实践就成为其知识与理论形成、验证和发展的基本手段、途径。古代有神农尝百草一日而遇七十毒的传说，反映了医药学开创时期，先民们寻找治疗药物的艰难历程；《素问·腹中论》也记载“热中消中，不可服高梁芳草石药，石药发癫，芳草发狂”，是不知总结了多少误服、误治教训才得到的知识。毫无疑问，这些都是药物性味功效理论形成的基础。《素问·示从容论》有一段君臣讨论病例的文字：“雷公曰：于此有人四肢解堕，喘咳血泄，而愚诊之，以为伤肺，切脉浮大而紧，愚不敢治。粗工下砭石病愈，多出血，血止身轻。”此非伤肺而病在脾胃、阳明邪热盛实，粗工虽知少术劣，但以砭石放血病愈，必有至理。实践是检验理论的标准，所以黄帝不以人废理，以果推因，总结出新的认识，丰富了病理学知识。举例虽然具体，但这种直接的临床实践(实验)及千百年的重复，正是中医理论形成和完善的基本方法。值得一提的是，古代有以疗效与俸禄联系的医师考核制度，如《周礼·天官》记载："医师掌医之政令，聚毒药以共医事。凡邦之有疾病者、疕疡者造焉，则使医分而治之。岁终，则稽其医事以制其食。十全为上，十失一次之，十失二次之，十失三次之，十失四为下。"这种制度不仅能提高医师在医疗活动中钻研诊治技术的积极性，还可以通过医疗实践促进医学理论的发展。

医疗实践也是提高医术的基本途径。对于缺乏诊治经验的医师和病情复杂的病证，正确的诊断与用药往往不是一次就能完成的，治疗反应则成为每个医师修正诊断与用药不可忽视的客观信息。《素问·评热病论》据肾风用针刺泄邪使病情恶化的事实，提出其病本属虚的修正诊断，就是典型的例子。中医学诊断依据完全由医师本身感官直觉来提供，属于宏观把握，而感觉的灵敏程度相差较大，在病证定性、定量方面的误差在所难免，因此通过治疗反应，重揣其度，修正诊断与用药是十分必要的，这是诊治具体病证的需要；同时也能看出，医师个人的经验在医疗水平中占有重要地位，必须经过长期临床摸索与锤炼，才能缩小病证定性、定量方面的误差，得心应手，这也是中医成材较晚的基本原因之一。

三、意象思维方式

意象思维是人们在观察事物取得直接经验的基础上，依靠类比、联想等方法进行思维活动，运用客观世界具体事物的形象或其象征性符号进行表述，以反映事物普遍联系与规律的一种思维方法。由于它是直观、直感或直觉的，运用类比、联想方法，在思维过程中经历察其形象、形成意象、归类法象 3 个阶段，具有形象化、宏观性与整体性特点，因而又有直观思维、直感思维、直觉思维、具象思维、类比思维、整体思维等不同名称。最近有人建议统一称为形象整体思维。[9]作为中国传统的思维形式，它隐藏于古代自然哲学之中，深刻地影响着人们的生活、生产实践活动，促进了古代科技发明与创造，在《内经》理论体系形成和发展过程中也发挥了重要作用，至今仍是中医临床实践的基本方法。与西方医学运用逻辑推理及实验证明认识生命规律、指导诊治活动的思维模式不同，意象思维侧重于从相互关联的角度整理杂乱无章的感性经验与认识，使之成为条理化、规范化的理论，更接近于系统科学的认识方法。分析《内经》理论体系中直觉思维的认识论原则，有利于理解中医学理论的本质，也能为提高中医临床疗效提供灵感与启示，还可为中医理论的现代化研究在选题、设计、成果评议等方面提供科学的咨询。

《内经》意象思维方式的形成与《易经》有着密切关系。经研究及考古证明，"易"的起源可上溯至仰韶时期的伏羲时代，并产生了相应思维方式的端倪。继后至周代才有《周易》之"易经"(前期)、"易传"(后期)，将这种思维方式系统表述出来。《周易·系辞》说："仰则观象于天，俯则察法于地，观鸟兽之文与地之宜，近取诸身，远取诸物。"对自然界各种现象进行直观审察，运用现象之间的比附、类比方法认识其总体性与联系性，以八卦作为概括性形征符号构建事物整体联系体系，推演并把握事物现象的特征与属性，即所谓"以通神明之德，以类万物之情"。《内经》虽无八卦记载，但却有多篇论述这种思维方式，并以之论述医学理论、建构理论体系。如《素问·示从容论》"圣人之治病，循法守度，援物比类，化之冥冥""明引《比类》《从容》，是以名曰《诊轻(经)》，是谓至道也"；《素问·五运行大论》"天地阴阳，不以类推，以象之谓。"因此掌握这种思维方式，理解医学理论、研究新问题，是高层次医师必须具备的学术素质，故《素问·疏五过论》说："善为脉者，必以比类、奇恒，从容知之。为工而不知道，此诊之不足贵。"《素问·征四失论》也说:"不知比类,足以自乱,不足以自明。"这种思维方式所比附与推演的"类",是现象之间的相同状态、类似格局,因而它注意的是物象的功能性,把认识对象作为运动的、相互关联的生化整体来把握,这就形成了中医学强调整体功能而微观认识不足的学术特点。

《内经》意象思维有两种方式:一是取象比类,《素问·示从容论》"援物比类""别异比类"即是。《周易·系辞》说:"法象莫大乎天地,变通莫大乎四时,悬象著明莫大乎日月",以天地日月为法象,四时有序递迁为天地变化通泰的昭示,作为比类的法则范示。《内经》据此确立宇宙大天地-人体小天地的比类模式,提出"人以天地之气生,四时之法成"的生命功能结构模型。同时,还运用取象比类方法表述抽象的医学概念,通过具体的事物和现象,借其特征,使人领悟所要表达的含义。《内经》用以说明抽象概念的具体事物极为广泛,涉及天象、地象、气候象、生物象、颜色象、社会象、生活经验象等。如以日喻阳气,月廓盈亏喻血气消长,以天地藏泻喻脏腑功能特点,即借用天地之象;以物色晦明隐露喻气色善恶,即借用颜色之象;以官职制度喻脏腑分工合作与主次关系,即借用社会之象;以物态动变喻脉象,即借用生活之象。二是运数比类。它借天地、河洛、干支之数表征和推演自然界事物变化规律,认识人体功能活动及其联系。如《素问·上古天真论》中的人体发育与生殖基数女七男八,即阴阳进退之数;《素问·金匮真言论》中的五脏四时应数,即河图生成之数;《素问》运气七篇用的是干支之数。取象比类与运数比类是意象思维中不可分割的两种模式,《素问·金匮真言论》把它们有机联系起来,对众多的自然之象、人体之象统一于五行框架之中,阐发了天地人和谐的整体观。为说明意象思维方式对《内经》理论形成和临床应用的学术价值,中医学者进行了深入研讨,举例如下:

"五脏之象,可以类推":出自《素问·五脏生成》篇。王冰解释说:"象谓气象也。言五脏虽隐而不见,然其气象性用,犹可以物类推之。何者?肝象木而曲直,心象火而炎上,脾象土而安静,肺象金而刚决,肾象水而润下。夫如是皆大举宗兆,其中随事变化,象法傍通者,可以同类而推之尔。"古人对内脏的认识,虽有解剖方法,但只能睹其形质,它的功能是通过意象思维取象比类认识的。王注提到的木火土金水是经过象的直观、意象提取与泛化概括出来的"法象",是古人认识事物具有普遍意义的"类",五脏的"气象性用"即功能特性,便是从五行之象类推而得。今之所说肝主疏泄、心主神明、脾化水谷、肺气肃降、肾藏精主水概念即以此为源。此外,由五行之类又联系四时(五时)阴阳消长、生长化收藏之象,于是便形成藏象学说中"四时五脏阴阳"理论。

十二脉合十二水、十二月:出自《灵枢·经水》、《素问·阴阳别论》。此以天地之象类比十二经脉,借以体会经脉功能。以江河喻经脉,在于说明其"受血而营之""内外相贯,如环无端"之输运气血、营养全身与沟通表里上下的作用,而江河"有大小深浅广狭远近,"则血气多少"皆有大数",用于指导针刺深浅久暂、艾灸壮数多少。以十二脉应十二月,在于说明经脉血气周流与月份相应,指导刺灸时忌。杨上善《黄帝内经太素·阴阳杂说》注:"十二顺(经),谓六阴爻、六阳爻相顺也"。据此研究,认为乾卦六阳爻、坤卦六阴爻的套式在经脉命名由马王堆汉墓医帛书肩、齿、耳、足、臂十二脉向《灵枢·经脉》阴阳十二脉演变过程中起了决定性作用,显示了《周易》直觉思维方式对《内经》理论形式的影响。

病因病机类法天地:《素问·阴阳应象大论》说:"以天地为之阴阳,阳之汗以天地之雨名之,阳之气以天地之疾风名之,暴气象雷,逆气象阳,"通过天地自然变化现象的类比,说明病因与病理机制,是《内经》意象思维的成果。因此,中医学以 6 种气象现象命名外感病因,探讨其致病特点与证候；以徭役命名疫病邪气，明其传染性；以动摇不止的风命名肢体抽搐之类病证，研讨其机理；以树木质地差异、抗灾能力之不同，类比人体受邪发病情况之多样性，阐发体质病理学说。如此等等，形成中医病因病机学说鲜明的学术特色。反之，学习与掌握中医病因病机学说也应从此入手，往往能启发临床辨证的悟性，把握机要。如清代医家叶桂《临证指南医案・眩晕》中有“阳升风动”、“厥阳化风”、“阳气大动，变化内风”而成为肝阳化风病机的来源，就是从“阳之气以天地之疾风名之”悟得的。

治法天纪地理人事：《内经》论治理论，从治疗大法到方剂配制、药物性味与遣用，其形成过程无不渗透意象思维的润养；其表述方式也离不开天地人演化变迁现象与义理的比类喻指。如取法于自然界水火“五郁”的“木郁达之，火郁发之，土郁夺之，金郁泄之，水郁折之”，即后世汗、吐、下、利尿诸法之源；取法于兵法“善战者因其势而利导之”的“因其轻而扬之，因其重而减之”“其高者因而越之，其下者引而竭之，”就是发汗法、吐法、攻下法、灌肠导便法的使用原理；方剂君臣佐使类比于社会组织，汤液醪醴的制作选“得天地之和、高下之宜”的稻米，“伐取得时”的稻薪，则取法于天地阴阳五行成万物之理，成为后世制方大法以及分析、应用中药性味功效的基本原则。例如张介宾《类经》从《素问・阴阳应象大论》天地云雨形成的论述中悟出阴阳互根互济之义，提出“善补阳者，必于阴中求阳，则阳得阴助而生化无穷；善补阴者，必于阳中求阴，则阴得阳升而泉源不竭”，丰富了中医临床治疗学。

意象思维以宏观客体作为观察对象，据法象比类原则认识未知事物，用于医学，分析生理活动、病理变化，指导诊治。它从功能角度，整体认识事物，具有模糊性、领悟性和形象思维的某些特点，而对事物的精细内容了解不足；可将整个画面一览无余而不知细节，因而在认识的准确度、精密度方面很难深入，是形成中医学理论优长与不足的原因之一。所幸中医学崇尚实践验证可弥补缺憾，然而作为认识论导致的中医理论体系的弱点，阻碍了其本身的发展。

四、辩证思维方式

辩证思维，即思维的辩证法，反映客观事物固有的辩证发展规律，是人类认识事物本质的基本思维形式。中国古代的自然哲学里，蕴涵着丰富的辩证法思想，如《周易》的阴阳哲学，道家的精气学说与《老子》万物对待、统一、转化的认识，儒家与兵家的三才整体观，等等，都对《内经》理论、理论体系的形成发挥过重要影响，有的还被直接引用，成为表述医学理论的具体形式。就《内经》而言，我们在研究其理论、理论体系的形成及学术内涵中，也认定它在探索生命活动规律及其医学应用时，广泛地运用了辩证思维方式，成为中医学理论历经 2000 年不衰、至今仍有效指导医疗实践的认识论基础。只是因为文化传统的缘故而采用了独特的民族形式。

关于《内经》理论体系辩证思维的研究，早在 20 世纪 30 年代，杨则民就曾经在《浙江中医专门学校校刊》“内经之哲学的检讨”一文中指出：“欲研究而理解《内经》内容之精义，自以辩证法为最正确之途径。”20 世纪 50 年代，任继愈先生也肯定“《内经》具有丰富的辩证法思想。”[8]20 世纪 80 年代，任应秋先生著文“朴素的唯物辩证法是中医学的指导思想，”[10]各种中医杂志、医学哲学论著也进行过反复探讨。1984 年，程士德先生将其作为中医理论体系的基本学术思想写进高等中医院校教科书中，标志着学术界的公认。现对《内经》理论、理论体系中有关辩证思维的运用讨论如下。

(一)藏象、经络学说中的辩证思维

1. 整体观

《内经》理论体系认识论的整体观,包括天人一体、形神一体与心身一体3个方面。

天人一体,把人与其生存环境一起研究,是中医探索人的生命规律及其医学问题的基本认知思路。《周易》画卦,合天地人、初中末为一,不仅主空间上的人天整体,若以人为研究中心,则视人为开放的巨系统,与其生存环境,包括自然界(也包括社会环境)在内构成一个宏观整体;而且认为空间与时间不可分割,时空一体。中国传统观念从来不把时间看作是与空间无关的均匀流逝的客观存在。讲空间方位即寓含时序流变,讲时序即表征万物空间状态的盛衰变化,时间概念自身就蕴涵空间状态的周期变化,其根源在于观天计时、察地应时。中医学将这种天人时空合一的观念用于认识人的生理活动,集中体现在"生气通天"的论断中。《素问》的《金匮真言论》、《阴阳应象大论》、《六节藏象论》以及"运气七篇",将天之方位、时令、气候,地之州域水土、物候物产、饮食气味与人体脏腑生化活动联系起来,整体考察人的生命现象及其变化规律,认定人与自然界的关系,不仅在空间上进行阴精阳气的对流互化,以维持人体新陈代谢,而且在时间上还通过环境的物质、能量的周期变化,实现宇宙节律对人体的影响,并使人体形成适应这种节律变化的稳定的功能结构,故《素问·宝命全形论》说:"人以天地之气生,四时之法成。"四时,在这里即自然界时空变化年节律的概括;四时之法成,明确表述了古人以天人时空一体观念探讨人体生命功能结构的认识。《内经》既以五脏为生命活动之主体,因此中医五脏概念的时间内涵,即适应自然界时空节律变化的5类功能的概括;而时空一体也就成为《内经》中五脏的一般概念,是生命活动中5类功能的概括。《素问·阴阳应象大论》所说"天有四时五行,以生长收藏,以生寒暑燥湿风;人有五脏化五气,以生喜怒悲忧恐"阐述的就是这种概念,恽树珏称之为"四时的五脏"。

《内经》的整体观还体现在形神一体、心身一体。《内经》将无形的生命现象及其内在机理称为神,将肉眼可见的器官组织称为形,认为形神互依互存、互济互利,并按五行类属原则,以五脏为核心,把形神统一组合为五大类,构成形神一体模式,这就是《素问》的《阴阳应象大论》、《六节藏象论》、《五脏生成》、《宣明五气》,《灵枢》的《经脉》、《本神》等多篇论述的五脏合五腑、主五体、五官七窍、五气、五志七情等五脏功能系统的理论。因而五脏被视为生命中枢,外感邪气传入五脏则病危,内伤五脏衰败则病亡,无论形质疾病,还是功能或精神病证,都可以通过补泻五脏而取效。它与西医学从形态结构系统及其物质变化确定功能或精神活动所属,并以神经、内分泌、免疫等进行统一的整体观,在思路上有纵横取向的不同;《内经》的形神一体观,说明生命体存在多系统、多层次的功能结构统一序列,在研究思路上不宜拘一而论,应从多角度、多方面入手研究,反映生命活动的复杂规律。此外,在形神一体观中,《内经》还特别强调精神活动与躯体生理的辩证统一关系,我们称之为心身一体观。心身一体观有两个基本点:一是明确心身对立互化的关系,《内经》将这种认识融进其基本概念、理论模式和临床诊治体系,如五神脏理论;二是按形体形态特征、功能与精神活动特点进行心身特征的综合归类分型,如《灵枢·阴阳二十五人》篇的阴阳二十五人、《灵枢·通天》篇的五态人,为判断个体的心身特点、对不同病因的易感性、病理变化的倾向性服务,是辨证论治的重要依据。《内经》的心身一体观,特别是五神脏理论,把心身关系统一于五脏主导之下,有利于整体把握心理与生理相互影响的复杂规律。

2. 功能和谐观

由于历史条件和科学水平所限,古人只能从生活观察和医疗实践体验的生命现象出发,借助理性思维探讨生命活动的机制与规律，其着眼点是生命过程中的功能活动，唯功能是究。古人医学活动早期获得的人体解剖知识，在确立脏腑组织器官名称及其显而易见的功能活动，如目视、耳闻、鼻嗅、肺主呼吸等发挥过重要作用，但医学研究稍加深入，这种直观方法便无能为力，不得不让位于直观感察—理性思辨—实践验证的方法，从相关的生命现象为引导探索相关生理功能的联系方面，并以自然哲学所规定的思维模式概括与整理、规范这些知识。这种研究思路、方法所探究的只能是生命活动的方式、方法及各部分的相互关系，即功能活动规律。故清代医学家黄元御说中医五行生克制化之论“皆以气而不以质”(《四圣心源·五行生克》)；对于五脏概念所关注的也如王冰所说的“气象性用”，即五脏功能所主及其特性，实质是人体5类生理功能之整体组合与概括，恽树珏称为“气化之五脏”(《群经见智录》)。准此而观，经络概念也是以其输运血气、联络全身的功能而确立的，可称为“气化之经络”。

《内经》既以功能活动为研究的着眼点与基础，同时又强调生命过程中功能活动的天然和谐性，并运用两种方法分析各种功能活动间的和谐关系。一种是《素问·灵兰秘典论》类比于社会组织，通过各个脏腑间分工合作，心神统一协调，达到整体功能和谐。另一种是《素问·阴阳应象大论》等篇运用阴阳五行之理分析人与自然及体内各功能活动间的关系。据研究，被《内经》称为“神机”以维持整体功能和谐状态的，是极其复杂的非线性自我协调机制。其最高层次是阴阳对待、互用与平秘协调；其次是五行生克制化与胜复调控；而气机升降出入学说则用于具体分析生命过程中功能活动的形式、趋向及其相互作用的规律，其实质即机体内物质和能量运动方向、相互转化以及天人物、能量交换机制的概括。上述功能活动的和谐，无论哪一种，都是自发进行、自我调控的，所以《内经多学科研究》称“灵兰之秘在于自身组织”，因而中医学将“化不可代”作为论治的最高准则，强调启发、调动和协助人体自身的调控功能使之恢复和谐而愈病，与西医学替代、抑灭、革除疗法在思路上迥然不同。

3. 活体动态观

古人从观察日月运行，万物变迁，循环往复，永无休止，形成运动变化的观念，任应秋《内经研究论丛》称之为“恒动观”。以此研究生命现象，提出“神转不回”的著名论断。认为存在于生命体内的“神”，即其生机，永远循阴阳消长、五行休王方向有序运转，不可却回逆转；“回则不转，乃失其机”，失去生机即死亡，生命运动才归于静止，即《素问·六微旨大论》所说“不生不化，静之期也。”《内经》研究人体生命的动态观有两个特点值得重视：一是强调从活体考察、认知生命活动规律。认为主宰生命的“神机”只存在于活体之中，《灵枢·天年》说：“神气皆去，形骸独居而终”，死亡是生命结束，其标志是神机灭绝。至于其尸骸“舍小生化归于大化，以死后犹化变未已”(王冰注《六微旨大论》)，那只是另一种意义和研究范畴的运动变化。因此，中医理论是建立在活体观察基础上对生命规律的概括，研究中医理论也必须考虑这一前提。脏腑、经络、气血等概念实质应从活体进行无创伤性探索应成为中医理论现代研究的一条原则。二是强调生命活动的周期性，即生命节律。因而，《内经》并不把时间看做生命活动的外部参数，而是作为其内部演化的基因与机枢，孜孜不辍地研究人体气化活动的动态特征。《内经》多篇论述的脏腑之气递迁与四时昼夜阴阳消长节律同步，经络是动态气化活动的概念、随时衰旺，营卫气血运行不已，如环无端、与日月变化相关等，并融进中医学基本概念和理论模式中，以及辨证论治中证随疾病发展而变化、治随证转，诊疗医病变节律而定证定治等，都是活体动态观的反映。

总之，中医以人身活体作为观察对象，用整体、联系、变化的观念研究其生理机制和活动规律。这种思路强调生命体是有机和谐的整体，其活力在于其与外界环境永不休止地进行物质的、能量的交换运动中，在于其内部各种功能活动不断地互相合作又互相克制的自我组织与协调之中。无疑，这种思路以及以这种思路为指导形成的理论，对于探索生命运动的辩证过程有重要的学术价值。

(二)病因病机学说中的辩证思维

《内经》反复于邪正斗争、阴阳失调、五行乘侮、病邪传变等方面论述疾病发生与演化的机理和规律，其中蕴涵着丰富的辩证法思想。

1. 对立斗争发病观

《素问》的《阴阳应象大论》、《调经论》，《灵枢》、《口问》、《顺气一日分为四时》、《百病始生》等篇，以六淫侵袭人体，正不胜邪而发外感病；情志失和、饮食不节及心身劳倦扰动脏腑气血及其自调功能，脏腑气血失调不能自复而发内伤病，从致病因素与抗病能力双方对立斗争与胜负关系论疾病的发生机理，具有深刻的认识论意义和临床实用价值。一是《内经》直接以致病因素与抗病能力双方作为发病的必要条件，缺一不可，而疾病是它们相互作用的结果。因此中医学所说的病邪，是从致病因素与机体相互作用的结果即所形成的证候中探求的，叫"审证求因"。它既有致病因素，又含有机体反应的内容，故而中医的祛邪不仅能清除致病因素，还含有调节或增强机体抗病能力的作用；而所谓的抗病能力，即正气，则概括机体清除致病因素、抗损伤等生理功能与物质，是发病过程中的决定因素，从而引导人们从增强体内抗病能力方面探索疾病防治方法。二是认为导致疾病发生的双方互为消长，具有相对性质。六淫之邪只有在正气虚的情况下才能致病，而正气虚衰时正常的气候变化亦能致病；情志活动、饮食摄取、动静劳逸只有太过时才能致病，即《素问・经脉别论》所说："生病起于过用"，而其太过又是相对的，以脏腑气血的自调能力强弱为度。这种相对消长观念为增强体质预防疾病的养生活动提供了理论依据。以上所述，毫无疑问是《内经》辩证思维的成果，它不仅指导人们同疾病斗争的实践，而且还启迪后世医家进一步探索的思路。晋代葛洪《肘后备急方》用疯狗脑浆涂敷人的伤口防治狂犬病，宋代发明"人痘接种法"预防天花，明代万全《痘疹世医心法》提出让易感儿童主动接触症状较轻的患儿预防麻疹。这些预防措施的发明，从思路而言是基于邪正相互作用理论的。邪气既有致病的一面，在一定条件下又能刺激机体，使正气强化；反之，正气既有抗邪、避免发病的一面，而在机体的某些特殊状态下，过盛的正气也可能引起过强的抗邪反应，导致机体病损加剧的消极后果，如同时感受疫邪，某些身强力壮、正气充盛的患者病理损伤反比体弱者严重，其预后更为不良；某些实证极期，患者病情恶化或死亡率高于其他阶段。这种认识有助于中医发病学、病理学的完善及临床治疗学与预防医学的发展。

2. 关系失调病理观

面对纷繁复杂的病象，《内经》从人体各层次功能的紊乱、衰竭认识致病因素与抗病因素相互作用产生的病理变化，其中贯穿着全面分析、互相联系以及对立面斗争、消长、转化等辩证思维的原则和方法。如《素问・评热病论》阐述阴阳交争的病理，以阳热之邪为一方，精气津液即正气为另一方，一般热病"邪气交争于骨肉而得汗者，是邪却而精胜"则病愈，但阴阳交争精气津液已经大为耗伤，阳热之邪猖獗，出现汗出后仍然发热的局面，"汗出辄复热者，是邪胜也"，邪胜正衰，恶性发展，势必正气衰竭、邪气独留而死。在这里，《内经》运用邪正盛衰方式论病理变化，其实质就是刺激与应激、损伤与抗损伤、机体功能紊乱与自我协调双方相互作用的过程，为中医学所普遍采用，符合对立统一的辩证法基本原则。为进一步把握邪正衰竭的病变规律，《内经》提出阴阳失调、五行乘侮胜复、升降出入紊乱等具体分析方法，按不同层次逐步深入。阴阳失调法除具体分析机体阴精、阳气双方关系失调的状态、趋势外，还整体概括疾病过程中病变的部位、性质及邪正消长的状态、趋势，如寒热进退。“阴胜则阳病，阳胜则阴病，阳胜则热，阴胜则寒”，经文用“胜”字表明所述阴阳双方胜负关系，它将机体各种复杂的功能联系概括为阴阳对立双方，研究其关系失调的规律，提纲挈领，有利于对病证的宏观调控。五行乘侮法则较具体，《素问·五运行大论》说：“气有余，则制己所胜而侮所不胜；其不及，则己所不胜侮而乘之，己所胜轻而侮之”，运用五脏所代表的5类功能活动间的五脏克胜联系进一步分析病变机理，是辩证思维中从事物相互联系认识其本质的方法。至于升降出入失调法所富含的对立统一等辩证法思维更不待言，在此不赘。

3. 动态演化病传观

《内经》以运动变化的观念认识疾病，认为疾病是一个动态过程，将其演化称为传变或传化。《素问·生气通天论》说：“病久则传化”，说明传变是疾病的基本特征；《素问·玉机真脏论》说：“传，乘之名也”，说明传变的实质就是机体各部分、各种功能间相互影响的动态过程，而这个动态过程的方向是与生理活动的时序相反，即《素问·玉机真脏论》所说的神“回”却行；“病之且死，必先传行，至其所不胜，病乃死。此言气之逆行也，故死”，则这种次序相反的逆行运动可用五行之序的倒行逆转来表示。传变的方式，《内经》主要论及两类：一是经络传变，病邪通过经络阴阳，出入于表里之间，如伤寒病证的六经传变；二是脏腑传变，病变通过五行乘侮形式传移于脏腑之间，如肝病传脾、传肺、传肾，肝胆病互传，胃病传大肠等。上两类之间，又可相兼；传变过程又可受经络、脏腑之气盛衰影响，体质、精神刺激、饮食失调、劳逸偏颇等而变异。疾病的动态演化观集中体现于辨证论治的活动中，证随时转，永远不会停留在同一状态；治因证异，使中医治疗学呈现出丰富内容和鲜明特色。

（三）诊法学说中的辩证思维

《内经》理论体系的诊法学说，从其原理、原则到具体方法，都充满辩证思维的形式与内容。

1. 以外知内

直观方法对于认识体内脏腑气血病变的作用是极其有限的，于是《内经》提出“以表知里”（《素问·阴阳应象大论》）、“视其外应，以知其内脏，则知所病”（《灵枢·本脏》），以“司外揣内”（《灵枢·外揣》）的察象识病的识病思路。司，视察之意。发挥医者视、听、嗅、触等感官的作用，收集患者外见病象，依据内外整体、联系的道理，经过由表及里、由此及彼的思索，透过现象认识本质。如见喘息鼻张而知肺病，舌卷言謇颧赤而知心病等。它所制定的四诊规范就是运用的这种原理；它所收集的病候资料，是未经人为干扰的动态的整体综合性病变信息，是任何现代诊察方法不能取代的。

2. 三才并察，四诊合参

《内经》不是把疾病孤立于周围环境、事物之外，而是从患者所处的自然、社会环境及其自身的年龄、性别、职业、情志活动、饮食习惯、劳逸情况等，多方面考察致病原因及其对病变的影响，贯穿天、地、人“三才”，是整体观在诊法中的反映，也是全面调查以认识事物本质，反对孤立地看待事物，避免片面性的辩证思维的体现。而四诊合参则是将诊察内容“彼此反观，异同互证，而必欲搜其隐微”（《类经·脉色类一》），即通过去粗取精、去伪存真综合分析的功夫，为诊察内容的真实可靠性提供保证，为疾病本质的正确判断提供依据。诊断过程中对真热假寒、真寒假热、大虚似实、大实如虚的辨别就是这种原理的运用。

3. 知常达变

《素问·玉机真脏论》说："天下至数，五色脉变，揆度奇恒，道在于一"。恒为常，奇为变，知其常才能通其变，关键在于掌握人体内外和谐统一之道。色随寒暑而变化，脉因四时而沉浮，情志与社会人事相协调，饮食口味、声音气息等均有其常，相宜则平，相失则病，相逆则死。这种从天人、形神、心身关系整体和谐与失调确立的健康、疾病标准，有很高的学术价值。这是一种辩证的疾病诊断标准。被视为平人的正常标准有一宏观的波动范围，既含有机体自我调节的限度，又因时、因地、因人而异，具体情况具体分析；同时也是模糊的，《内经》根据大量调查确定了平人标准，而疾病的标准则是取法于自然灾变之太过、不及，如气色晦明、脉搏动静、体温高低、二便干溏等，其定量的模糊性固有弊病，但在复杂多变量的生命现象研究中能执简驭繁，便于宏观定性把握。总之，《内经》的这种活的诊断标准，不仅适于当时的科技发展水平，而且能有效地避免静止、机械地研究问题的尴尬。

4. 审证求因

古人判断病因，除外伤外，不可能看到致病实体或分别物理性、化学性、生物性致病因素；某些病因，如六淫疫邪，虽可参考气候现象、传染情况或患病经历，但不能满足治疗需要，于是根据《灵枢·外揣》"司内揣外"、"以近知远"的道理，利用机体对病邪反应的确定性原则，通过对病症，即邪正交争结果的辨析推求病因的性质，如察头身困重、四肢酸楚、口黏呕恶、便滞不爽，据湿性重浊腻滞的特点而知为湿邪所伤，无论其是否有过明显伤湿病史，更不深究水湿成分及其在体内的存在。它着眼从致病因素对人身整体的作用和影响，以及人体的整体反应，即从内外因相互作用认识具体病因，虽不能揭示致病因素理化的或生物学的本质，但据此制订的治法，既有驱除病邪的功能，又有调节与恢复人体功能的综合作用，显示出中医病因学说的学术特色与独有的优势。

5. 观其冥冥

《素问·八正神明论》所说的"观其冥冥"，即运用抽象的理性思维分析隐藏于体内的病理机要。如何探微索隐，观病机于冥冥之中？《内经》是通过从具体到抽象再到具体的辩证思路完成的。刘长林认为，《内经》应用了阴和阳、一和多、表和里等哲学范畴，辩证分析整体病理状态。[3]面对四诊收集的病象资料，以阴阳、明暗、动静等对立统一范畴归纳、分析其属性，确定为阴证、阳证，使人们能够整体把握疾病过程中的功能状态、变化机制，这是由感性具体上升为理性(思维)抽象的过程；而一和多范畴，又使《内经》认识到在高度概括的阴阳(一)中还有无数层次(多)，于是又有表证、里证、寒证、热证、虚证、实证6种证候，使人们了解疾病的部位、性质和趋势，这是由思维抽象到思维具体的过程。为更准确地把握疾病的具体本质，《内经》还提出脏腑辨证、经络辨证、气血津液辨证、六经辨证等，对具体疾病的特殊本质认识更深刻，在思维抽象到思维具体的过程中又进了一步。

(四)论治学说中的辩证思维

1. 治病求本，伏其所主

在《内经》中，本虽有多种含义，但作为疾病基本的、稳定的、原始的原因是一致的，而疾病之现象无论其真假、异同，疾病之变因无论如何复杂，都是派生的。张介宾在《类经》中称此二者为"受病之原根"与"目前之多变"，只要抓住"原根"而治，病象无论如何"多变"，均可迎刃而解。为此，《内经》提出"治病求本"、"伏其所主"的治疗原则，通过正治法、反治法，同病异治、异病同治，或观象知原直取其本，或辨识真假委曲治本，或析病异同径治其本，方法随病情而变，治本则一。辩证法认为，本质决定现象，但个别现象并非直接或全面反映本质，还有时可因复杂原因而出现假象，这就要求人们透过现象抓住本质制订相应的处理方法，解决本质问题。治病求本就是无论现象反映本质，还是出现假象；无论是现象相同而本质不同，还是现象不同而本质相同，都能排除纷扰，紧紧抓住本质，采取相应治法，说明《内经》对本质与现象辩证关系的认识达到较高水平。同时，《内经》在解决疾病本质问题时，还善于处理主要矛盾与次要矛盾、矛盾的主要方面与次要方面。《素问·标本病传论》说："病有标本，刺有逆从""谨察间甚，以意调之"，对于那些导致疾病基本的、原始的、稳定的病因病机，即其主要矛盾和矛盾的主要方面，抓住不放、全力处理，则派生的就不治自解，兼夹的也会失去依附而减轻，或隐伏起来，于是疾病得以痊愈或基本痊愈，此治本之法，适用于一般情况；但当某些派生的病因病机或病症发展为严重影响疾病过程，甚至危及患者生命时，即次要矛盾暂时上升为主要矛盾、矛盾的次要方面暂时上升为主要方面时，则必须紧急处理，此称"急则治标"。《内经》举出"先病而后生中满者"、"小大不利"先治其标，就是这种情况。因为腹胀和二便闭结均系浊邪壅塞，可导致脏腑精气"出入废"、"升降息"而危及患者生命，所以先治，说明《内经》已经认识和运用矛盾主次转变的辩证思维规律。

2. 调整阴阳，补虚泻实

由于致病与抗病两种因素的相互作用，致使机体处于阴阳失调的病理状态。通过祛邪补正、益虚损实，使阴阳之偏归于和平，即调整阴阳，其实质就是协调功能活动使之和谐，维持机体内部的相对统一。从思维逻辑而言，它运用了对立统一的辩证法则，使对立面在疾病过程中的胜负状态恢复新的协调统一状态，防止对立面的转化而出生入死。这种协调统一当然是相对的，在生理限度内仍有消长、转化，这是生命活动的特征，然而这也是维持生命活动中对立面斗争性质总体不变的统一，否则就没有生命的稳定状态。中医治则中的五脏五行调控、气机升降调控、气血虚实调控以及各种祛邪补正调控等治法，都可以视为调整阴阳的具体化，它运用辩证思维普遍联系的法则，解决疾病过程中的复杂矛盾，是临床取效的认识论原因之一。

需要指出的是，中医临床上的调整阴阳、虚实补泻治则中的任何具体治法，都是针对整体功能的病理状态采取的综合调控措施，决非"单打一"的病因治疗或营养性补充。以白虎汤为例，在传染性或感染性疾病治疗中，它既造成不利于病原体生存繁殖的体内环境，又能提高机体的免疫、抗损伤与病损恢复能力，并可促进机体排除病原体的代谢产物，发挥的是综合作用。这种综合作用，由于针对的是机体的病理功能状态，所以即使其组成药物中没有强大的抗病原体成分，也能发挥治疗功效；不仅如此，凡机体处于相同的病理功能状态，该方皆能调治，如某些非感染性疾病。

3. 因势利导，驱邪外出

根据病邪性质和部位造成的"势"，顺势引导驱之外出，从而达到治愈疾病的目的，《素问·阴阳应象大论》"因其轻而扬之，因其重而减之""其高者因而越之，其下者引而竭之"即是。轻、重指邪气的性质，轻者浮于上、外，重者沉于下、内，故用汗、下之法顺其浮、沉之势驱除之；病位的高、下也造成一种势，所以用吐、下之法就近引导驱出。因势利导作为治疗原则，是将随机用巧策略引入医学，其中蕴涵充分利用矛盾的辩证思维内容。一般来说，事物变化的机制由主要矛盾的具体情况所决定，而主要矛盾的空间位置，矛盾双方力量的对比、互相作用的方向与趋势，都是处理具体矛盾时必须考虑的，人们可以利用矛盾的这些特点，顺水推舟，达到控制事物变化的目的。根据病变中邪正交争的上下浮沉、内外出入的自然趋势，加以引导，既能驱邪外出又避免伤耗正气，事半功倍。

4. 异法方宜，个体治疗

《素问·异法方宜论》说："圣人杂合以治，各得其所宜，故治所以异而病皆愈者，得病之情，知病之大体也。"得病之情，即把握患者病情的特殊性；知治之大体，是掌握因地制宜的施治原则，引伸为治疗个体化。对于患者来说，病种或证型虽可与他人相同，但患病时令，地理环境，个人的性别、年龄、体质、职业、嗜好、社会经历、情绪状态、旧病新伤等却有各自的特殊情况，造成病证的个体化，因而治疗方法与措施亦应个体化，这就是《内经》因时制宜、因地制宜、因人制宜的治疗原则。辩证法认为，任何事物都是一般与特殊的统一。认识事物，既要把握其一般性，又要研究其特殊性，具体问题具体分析、具体处理。《内经》个体化的治疗原则，自发地运用了辩证思维的一般与特殊的辩证关系，成为中医临床治疗学的一大优势。

5. 预谋防范，治其未病

《内经》提出治未病的原则，其含义之一是已萌未发、治其萌芽，既病防变、早遏其路。如《素问·八正神明论》说："上工救其萌牙……下工救其已成，救其已败，"《素问·刺热论》举例："……肾病者颐先赤，病虽未发，见赤色者刺之，名曰治未病"。《灵枢·邪气脏腑病形》又说："身之中于风也，不必动脏，故邪入于阴经，则其脏气实，邪气入而不能客，故还之于腑"。《难经·七十七难》则举例："见肝之病，则知肝当传之与脾，故先实其脾气，无令得受肝之邪。"要求医者密切注意病情，洞察微萌，把握趋势，抓住时机，预谋防范，控制病情。它运用辩证法关于运动变化是事物根本属性的观点，在认识其发展规律的基础上，采取有效措施，防止矛盾向不利的方面转化，促使向有利方面转化。《内经》治未病的原则有力指导着中医临床实践，成为治疗学的重要内容，如叶桂《外感温热篇》说："若斑出热不解者，胃津亡也，主以甘寒……或其人肾气素亏，虽未及下焦，先自彷徨矣，必验之于舌，如甘寒之中加入咸寒，务在先安未受邪之地，恐其陷入易易耳。"

综上所述，《内经》在研究人体生理、病理和疾病诊治过程中，大量运用了辩证思维的原则，使主观认识符合于生命运动的客观辩证过程，成为中医学历千年而不败，在当今科学技术发达时代仍然不废的根本原因；同时，它的辩证思维采用的是独特的民族形式，融入中医学基本理论，其中丰富的学术内涵与科学价值值得现代认真研究。当然，限于历史条件和技术水平，其辩证思维的内容是朴素的，形成了它的"先天不足"。体现之一是在人类的逻辑思维中，辩证逻辑与形式逻辑即哲学与具体科学的辩证关系，前者与后者的关系是指导而不是代替，而《内经》理论恰是前者代替后者，从而使医学研究难以深入。二是它的思维内容建立在直观基础上，未深入生命体内部微观细节，使其结论长于宏观、模糊而欠准确、精密。这不是求全责备，只是说今天研究与发展中医理论，需要自知之明，既要充分肯定与发扬其长于辩证思维所形成的学术优势，又要深刻认识其"先天不足"，以便端正思路，在中医研究中少走弯路，取得长足进展。

第四节 《内经》理论体系的方法论

对于《内经》理论体系方法论的研究，古代医著涉及甚多，如张介宾《类经图翼》、《类经附翼》等，予近代和现代的研究以很大的启示。清末西方医学传入中国，给中医学以强大的冲击。为了中医学的生存，人们就中医学理论体系方法论的科学性与特点展开了激烈讨论。以恽树珏为代表的中医学家，从中西医学理差异进行对比研究，将讨论逐渐引向深入。如他说："天下之真是，原只有一个，但究其真是方法，则殊途同归，方法却不是一个"，"中西医学基础不同”,“西方科学,不是学术唯一之途径,东方医学自有立脚点”(《论医集·对于统一病名建议书之商榷》)。并提出“西医之生理以解剖,《内经》之生理以气化”的见解(《群经见智录》)。解剖、气化之说固然有将中西医理论体系方法论差异简单化之嫌,在今天看来也较肤浅,并未揭示问题的本质,但却为现代研究提供了有益的启示和借鉴。近30年间,这方面的专著、论文、访谈录不下百种,尤其是现代科学方法论的引入,使人们对中医学理论体系方法论的内涵和特点的认识达到空前深度。

方法论与认识论是统一的。中医学研究生命规律、形成医学理论、指导临床实践的方法与其思维模式密切相关,因而精气学说、阴阳五行学说也是《内经》理论体系方法论形成的基础,从普遍意义上与《周易》及诸子百家的方法论一脉相承。根据医学研究与实践的对象,《内经》的方法主要是直观察验与理性思辨。直观的观察与医疗验证既是方法论内容之一,又是理性思辨的客观基础。理性思辨体现出方法论的基本特色,主要是从整体角度、功能协调角度及活体动态角度把握生命规律、形成医学理论、指导临床实践;在内容上主要是具有独特表达形式的系统方法、逻辑方法与数学方法。

一、观 察 方 法

观察是获取知识的首要步骤。在科学研究中,通过有目的、有计划地对研究对象进行感知和考察,收集事实,为形成、发展或检验科学理论打下基础。《素问·五运行大论》说:“夫候之所始,道之所生,不可不通也。”候有探测、诊察、观测、察验之义,说明古人了解自然,研究人体生理、病变始于观察。《内经》通过观天文、气象、物候、地土方宜、社会人事,察体质禀赋、生活习惯、生理病象以及心理状态等,反复察验,理性思索,创建了中医学理论体系,同时也以这种方法收集同疾病有关的资料,为正确诊治打下基础。

(一)《内经》观察方法的特点

直观性:充分发挥感官固有功能,通过目视、耳闻、鼻嗅、体触、切脉,直接感知辨别;不能直接感知的情况,亦可由询问获得,均不出直观范畴。它以自然、社会、人体宏观现象为对象,观察容易而方便,且反映活体生命整体动态信息,这是任何方法都不能替代的。

功能性:虽然《内经》也曾以体内脏腑的解剖形态为观察对象,在理论体系形成过程中发挥过一定作用,但在医疗活动中,这种观察受到限制,且不能为诊治提供帮助而被废置不用。保留下来的是以非损伤性活体的自然信息作为观察内容的观察方法,如神态、气色、嗅味、声音、呼吸、脉象以及自身体验的生命现象。这些都是人体功能活动的整体反映、综合信息,因而《内经》观察方法具有功能性特点,能为医疗活动的最终目的即辨证诊断和协调治疗提供直接依据。

整体性:中医学观察方法的整体性特点,表现在观察范围上,凡涉及生命活动的一切因素都在了解之内。它源于世界整体性和人身整体性的认识,因此上及天文气候、下及地域水土、中及社会人事诸情况必察,人的食息二便、形体情志等情况必究,以便运用全面的资料,整体分析人体功能状态。如《素问·六节藏象论》说:“不知年之所加,气之盛衰,虚实之所起,不可以为工矣”,强调要了解气候变化;《素问·征四失论》说:“诊病不问其始,忧患饮食之失节,起居之过度,或伤于毒,不先言此,卒持寸口,何病能中!”批评忽视询问病史倾向。当然,这种整体性并非杂乱无章,混沌一片,而是具有系统的层次、有序与相关原则的。

动态性:《内经》重视神气的变化。神气只有活体才有,易受损伤性探测的干扰,且随时间而变化,并具有周期性,因此中医学观察方法强调在活体上进行,尽量减少创伤和干扰,注意观察的连续性。如经络现象只见于活体，并随四时昼夜而盛衰变化，就是动态观察的结果；《素问·阴阳应象大论》谓阳盛病“能冬不能夏”、阴盛病“能夏不能冬”，《伤寒论》六经欲解时，《素问·平人气象论》“诊法常以平旦”，《素问·调经论》针刺“因四时多少高下”等辨病机、论诊治重视时间因素，就是动态观察的应用。动态性观察方法获取的生命信息，较之解剖的静态观察和瞬时的“定格”观察更接近生命的自然真实状态。

特异性：医学研究的层次、角度、方法不同，决定其观察内容的特异性。就临床观察而言，中医学主要围绕诊治的中心“证”规范自己的诊法内容。《难经·六十一难》以望五色、闻五音、问所欲五味、切五脏脉象以概括、确定病变部位在何脏、性质之虚实，虽欠全面，但却能充分体现其特异性。五色、五味、五音及舌苔、脉象，对于中医诊病是重要的，而西医学则不然；即使是中西医共同观察的对象，如舌、脉，但考察的角度、对资料评价以及诊断意义却大相径庭。

以上观察方法的5个特点是统一的。直观性使获得的信息具有功能性、整体性和动态性；特异性又使观察目的有计划地进行，保证观察内容具有功能性、整体性和动态性特点，而动态性、整体性和功能性在观察方法上也是不可分割的，从而使观察的内容对诊治更有意义。

(二)《内经》观察方法的内容

孟庆云指出，中医学常用的观察方法有临床观察、分析观察、实验观察、系统观察和内景返观等5种[11]。这些在《内经》都有所体现。深入研究《内经》，可以发现在理论体系形成和临床实践中使用的观察方法很丰富，根据观察的对象、思路、手段等而分为多种。观察对象有天文、地理、人事之别，个体群体、整体局部之异；观察思路有元素分析和系统综合、现状考察和回顾调查的不同；观察手段也有自然与实验或解剖、徒观与仪器、客体调查与主体返观或体验的区别等。这些方法，虽然有的很原始、简陋，或仅处于萌芽状态而后世少有使用，如死后解剖法、圭表漏壶与仪器法等，但毕竟曾出现在中国医学史上。今举几种观察法以说明。

实验观察法在《素问·八正神明论》有所记载：“法往古者，先知《针经》也。验于来今者，先知日之寒温、月之虚盛，以候气之浮沉而调之于身，观其立有验也。”此乃以针刺验证“因天时而调血气”之古训的实验设计。具体方法是：“因天之序，盛虚之时，移光定位，正立而待之”以定天时；天时已定，人体气血应有相应浮沉，在此假设下以顺逆两种针法刺之，观其是否有预想的结果：顺之则“得天时而调之”而吉，逆之则“脏虚”、“重实”、“乱经”而凶，最后得出“天忌不可不知”的结论。当然，这种实验在条件的控制、针刺剂量的把握上无法与现代相比，但它无论在理论形成还是医学实验史上都是有意义的。

系统观察法是中医学所特有的。其内容：第一，把人放在自然、社会大系统中，观察气候变化、地域水土、人事变迁对人体影响的情况，以分析外环境与人体的关系及其对身心的正反作用，如《素问·疏五过论》所述诊法内容。第二，把人视为自然界或社会整体之缩影，观察机体内外、局整关系，如《内经》五脏合五体、五官七窍，面部色诊法以及后世发展的耳诊、面诊、目诊、鼻诊、手诊，四时脉法，病情间甚周期诊法等。第三，根据正反相关、以反求正等系统联系原则，《内经》提出“揆度奇恒”的观察方法。如《素问·玉机真脏论》“脾善恶，可得见之乎……善者不可得见，恶者可见”，即以变求常，以病推不病。通过平与病、太过与不及相较，把正反所见综合为最后结果，使认识更加全面，是藏象学说形成方法之一。如见肝病“在变动为握”推知肝主筋；病痨瘵多欲、神气昏馁，值事理稍繁则烦躁，推知肾者作强而出伎巧。

临床观察法是医学实践及医学研究的基本方法。由于医学对象是人，人的某些特性如精神活动、心身相互作用，某些疾病如精神失常、人类遗传疾病等，是动物所没有的，而且它所反映的是疾病过程中的整体、动态信息，因而是其他任何观察方法不能替代的。长期反复的、自觉或不自觉的病象与治疗反应观察，为理论形成奠定了基础，也是临床诊治所必需的，特别是观察治疗反应常为医学研究所采用。临床观察法主要包括诊断性观察与调查、疗效观察与调查、诊断性治疗的信息反馈观察等。

内景返观法也是中医学所特有的。内景即体内的脏腑、经络及其活动状态。返观即气功状态下的内视活动。李时珍说："内景隧道，唯反观者能照察之。"(《奇经八脉考》)古人在气功实践中，通过内视观察内脏、经络，对藏象、经络学说的形成发挥了一定作用。参见"医疗实践法"。

《内经》观察方法大部分为今所用。这些观察方法在活体上进行，获得的资料具有综合性质，较之在尸体上或使用各种刺激后观察、仅注意局部病灶的观察，容易避免孤立、静止、片面的弊病，然而同时由于它的直观性，也使之缺乏定性的准确性、定量的精密性，对病变实质的判断必然模糊，这是中医研究工作必须解决的问题。目前可以试用某些现代检查器械延长人体感官功能，如眼底镜、耳镜、喉镜、胃镜、膀胱镜、直肠镜以及各种造影、超声波扫描等，并将观察结果与临床观察资料综合分析，提高辨证水平，弥补中医学直观观察之不足。

二、医疗实践法

医疗实践是医学的出发点与归宿。从认识论讲，它是医学理论产生的不竭源泉、发展的永恒动力；从方法论讲，它不仅是医学现象、医学理论和诊疗手段、措施赖以发现、发明、形成与验证的基本方法，同时由于中医学理论的朴素性质，没有经过现代科学意义上的严格分析研究，因而它也是掌握中医学理论、提高医疗水平的基本方法。《周礼》、《左传》所说"医不三世，不服其药"、"三折肱知为良医"即其形象之论。以下介绍《内经》有关医学理论形成与医疗活动中的3种医疗实践方法。

(一)病理探查法

病理探查法是在疾病过程中或患者死亡后，通过各种方法，获取并直接观察病体的形质实物的方法，具有诊断意义。《内经》中已有这种方法的记载，如《灵枢·血络论》说："刺血络……久留而不写者，其血黑以浊"，从血络之血色清浊判断有无瘀血，并兼有治疗之义。又如《灵枢·癫狂》："治癫疾者，常与之居，察其所当取之处，病至视之，有过者写之，置其血于瓠壶之中，至其发时，血独动矣。不动，灸穷骨二十壮"。这段文字，诸注虽不甚明了，但其病发时取血探查以决定治疗方法的诊断学意义是可以肯定的。这种方法既是早期医疗实践中的诊法之一，对医学理论的形成也发挥过一定作用，如《灵枢·经水》"若夫八尺之士，皮肉在此，外可度量切循而得之，其死可解剖而视之"，既可知其生理解剖之"大数"，又可做病理解剖进行研究。只不过因后世封建礼教的禁锢而绝少施行。由于中医理论研究和临床实践以系统方法为主，所以病理探查法除中医理论形成早期及个别疾病诊断使用，且方法直观、简陋外，没有得到发展。

(二)治疗实验法

治疗实验法是以各种治疗手段加于患者，然后观察与分析结果，以达到研究目的的方法，具有验证理论、发现或确定治疗机理的作用。由于历史条件和科学水平的限制，《内经》

成书时代不可能有严格意义的治疗实验方法；但具有治疗实验性质的方法不仅存在，而且在中医理论形成过程中发挥了重要作用。如通过口尝药物、刺灸体验，用药物或刺灸治疗，使某些或某类症状缓解以至痊愈，则推知药物性味、归经、功效及腧穴作用；通过服用已知作用的药物，或刺灸已知功效的腧穴，治疗某些病证并使之缓解以至痊愈，则推知病证性质，同时验证某些理论。从中可以看出两个特点：一则这种方法是在人身进行的，代价太大，但结论真实；反复的试验、正反经验及其漫长的过程，使结论经得起重复及证实、证伪。二是实验条件无法严格控制，其结论在定量方面过于模糊，因此其临床应用难以把握，只能以长期反复的临证摸索、经验积累来弥补，从而使中医成材较晚。此外，古代有一种探病法，当病情复杂、寒热虚实在疑似之间难明时，可用和平而小剂方药试验治疗，从病情轻微变化测知病证属性，亦当归于治疗实验法一类。

(三)身心观控法

前述观察方法中的内景返观只是气功发挥的作用之一，而气功还有自我调控、防治疾病的作用，因此，研究者认为气功锻炼是一种以人体自身为实验室，运用意念从内部观测与调控生命活动，即自我身心观控的方法。自然辩证法学者指出，以往的科学研究总是宣布自己的理论是纯客观规律的反映。其实，客观世界的物质运动是纯客观的，但人们对它们的观控，即认识和实践所得结论，无论在宇观、宏观领域，还是在微观领域，都是研究对象与研究者相互作用的结果，并非纯客观的。也就是说，人的认识依赖于事物，同时人对事物的认识又能改变事物，二者相互调节、耦合为动态的整体，从而提出"观控相对论"的概念[12]。中医学把人看作小太极，认为生命活动即身心运动及其相互作用的过程，绝无排除心理作用的纯客观生理过程可言。故张介宾说："医者，心身之易也。"(《类经附翼·医易义》)《内经》也以大量篇幅阐明精、气、神互为一体，身心相互影响的生理、病理观，如《灵枢·本脏》说："志意者，所以御精神、收魂魄、适寒温、和喜怒者也。"特别指出精神意志对生理活动的作用与影响。气功正是依据身心相互作用的原理，充分发挥主观能动性，通过以调心为主导的"三调"(调心、调息、调身)，进入一种身心交融的状态，返观内景隧道(脏腑活动、经气运行路径及其状态)、调控功能活动的，因而气功锻炼具有激发、动员人体固有的生理功能与抗病能力，促进病理损伤的修复、调节紊乱的功能等治疗作用，以及强身防病、抗衰老等保健作用，成为中医学特有的一种医疗实践方法。这种方法在《内经》里也有记载，但其时尚无气功之名而与导引混而不分，因此气功界均将《内经》作为医疗气功的经典著作之一。气功以其自我身心观控方法进行医疗实践，通过返观内景、治病体验，对于藏象理论的形成、经络系统的发现以及病机学说的阐述等，起到了积极推动作用，并在临床治疗方法上开辟了新的途径，而在医学方法学所具有的科学价值值得深入研究。

三、系统方法

把研究对象作为系统整体进行研究的方法，称作系统方法。它以整体性、联系性、有序性、动态性和调控性作为基本原则，以实现整体最优化为目的，其内容包括系统论、信息论、控制论、协同论、耗散结构论、突变论以及泛系分析等。系统方法作为严格意义上的科学方法论只是20世纪以来的人类科学研究成果，但系统方法的思想及其应用，在古代就已存在。近来许多中医研究学者指出，《内经》创建的中医学理论与理论体系含有丰富的系统方法内容，从我们的研究看，甚至可以说系统方法是《内经》理论体系形成及其临床应用的方法论基础，主要体现在以下3个基本理论原则：

(一)天人内外整体性原则

刘长林提出,《内经》藏象学说在形成过程中,应用了朴素的分析方法和朴素的系统方法,而以后者为主。这是在直观基础上概括出来的关于人体生命活动的整体性规律,与近代以来主要应用分析方法并依靠实验手段建立的人体解剖生理学有着根本的差异,它们各自反映人体生命活动规律的不同侧面、不同层面。[13]雷顺群等进一步提出,《内经》在考察人体的时候,已经遵循系统方法的整体性原则,把人体放在系统的背景中,按照实际等级秩序关系,从人体内部的统一、人与自然界的统一、人与社会的统一、形体与精神的统一等方面,进行全面的研究。[14]一是把人放在自然或社会中,作为大系统中的一个要素来研究。《素问·六微旨大论》:"上下之位,气交之中,人之居也。故曰:天枢之上,天气主之;天枢之下,地气主之;气交之分,人气从之,万物由之",把人看做自然界有机组成部分,因而有"生气通天"之说;《内经》多篇论及"人事"、"人情",研究人与其所处的社会环境的密切关系及所产生心理活动状态对生命活动的影响,是生命活动中的基本参数。二是把人本身作为小系统,脏腑经络、形体官窍、精气神等均作要素来研究,即形神、心身相互作用的整体调控规律。三是生命活动的主体脏腑各有阴阳、气血,后世何梦瑶在《医碥》中提出的"五脏各具五行",则每脏又是一更小的系统。无论哪一级系统,《内经》都从整体的功能活动及其结构关系把握人体生命机制与规律,调控其异常变化。

(二)有机联系性原则

系统整体内各要素或子系统的有机联系,是系统方法研究的重要内容。《内经》对此主要以阴阳对立制约、依存互根、盈虚消长、相互转化,五行生克制化、乘侮胜复以及气机升降出入 3 种模式认识和把握。阴阳学说主要认识、把握人与自然界阳气、阴精对流互化运动,符合耗散结构理论关于人体开放系统与周围环境交换物质能量、随宇宙节律调节新陈代谢活动的原则;高度概括人体生命活动中相互对立、相互制约与调控的两大类生理功能的活动机制与规律,符合系统论各要素有机联系的原则。五行学说则以五脏为中心建立五大功能活动系统模式,表述了人体内外多级多路反馈联系,与控制论中的同构理论相似。气机出入是人与自然界交换物质、能量的具体形式;气机升降则是体内物质与能量的转化和耗散过程;只有气机升降出入调畅,人体才能从自然界摄取足够的负熵,并向自然界输出熵,以抵消本身的熵增趋势,保持新陈代谢能力,这显然与耗散结构理论的熵流学说是相通的。

(三)自组织原则

《素问·灵兰秘典论》通过"十二官相使贵贱",把人体视作一个自组织整体,其实质是自我调控稳定系统;而《素问·生气通天论》的"阴平阳秘"、《素问·六微旨大论》的"亢则害,承乃制"则是对复杂自我调控机制的概括。研究认为,阴阳协调,通过非线性正负反馈调节,如物质与能量的转化、动与静状态的互变等,维持系统的有序稳态等;而五行生克、胜复,则从多因素多层次间多维双向调控,达到这个目的,是阴阳相互作用的具体展开和补充。基于此,《内经》所谓偏盛偏衰,实际是耗散结构理论中偏离最佳适度稳态的涨落,是导致能量转化和利用障碍的疾病状态;五行太过与不及,则是五行调控机制的异常涨落行为,同样偏离了最佳适度稳态。因而各种扶正祛邪方法,从系统方法讲,就是协助人体自我调控机制,离开无序的病理状态,创造向有序转化的条件,进而跃迁到新的有序稳态,达到不同于以往的健康水平。如中药治疗可被看做是外部"噪声"造成人工涨落,动摇疾病的稳定性,进而扶助人体自我调控之正负反馈机制，离开这一稳定的疾病状态，恢复健康；针灸、气功、精神疗法则通过信息传导，使机体产生失稳涨落，离开疾病稳态，向健康的有序稳态转化。

在研究中医学的系统方法自组织原则达到的目的时，学者们注意到多年来人们常说的“阴阳平衡”、“动态平衡”，认为《内经》没有“阴阳平衡”之义，将“阴平阳秘”理解为阴阳平衡，混淆了“平衡”与“定态”两种不同概念。热力学的定态是指宏观上不随时间变化的恒定状态，表示系统的稳定性不因微小的涨落发生随机扰动以致导致整个系统状态的改变。它是开放系统的非平衡稳定状态，就生命体来说，是一种有序的稳定状态，但其内部随时都在进行成千上万个生化反应，而这些反应又必须相互制约并协同一致；而平衡则是定态的一种特例，指系统中各物理量一致，不仅其宏观之状态不随时间变化，系统与环境间不再有物质转移与能量传递，而且其内部也不再有任何宏观运动过程。生命体一旦变成平衡态，新陈代谢就会终止，其有序稳态就变为熵取最大值的混乱状态，即意味着死亡。《内经》以阴阳论脏腑藏泻、营卫气血输转营运，都说明古代医家追求人体最佳适度稳定状态，即阴阳和谐，而不是具有空间均匀性、时间不变性、绝对能抗拒干扰的平衡态。

系统方法是认识《内经》理论、理论体系的方法论基础，它的形成与观察方法、医疗实践方法密切相关，反过来又规范了其他方法的内容与特点，从而赋予中医学理论的功能性、整体性、有机联系性及自组织原则等学术内涵。尽管《内经》的系统方法没有经过严格的实验分析，仍属于直观的、朴素的，与现代系统方法不能归于同一层次，但它经过2000多年医疗实践的验证与锤炼，其科学意义与实用价值不容忽视，是认识、研究与发扬中医学的基础和前提。

四、逻辑方法

根据事实材料、遵循逻辑规律、规则形成概念，作出判断和进行推理，这种方法称逻辑方法或逻辑思维方法。它在科学研究中是不可缺少的，也是《内经》理论体系方法论基础之一。在古代缺乏现代科技手段的条件下，中医能取得卓越的临床疗效，善于进行逻辑思维是重要原因。

从中国古代逻辑学发展史考察，《内经》成编时代的逻辑思维已相当发达。许多思想家，如邓析、惠施、公孙龙以及孔丘、宋钘、尹文、韩非子等，都提出了自己的逻辑学说，特别是墨翟及其弟子建立的逻辑体系，老聃提出的自然逻辑，水平都较高。中医研究学者结合《内经》理论进行了较深的研究。王众指出：“中医继承和发展了这些逻辑思想，结合临床实践形成了相当完整、相当精辟的中医逻辑体系”。[15]如中医阴阳逻辑规律可分为阴阳微合律、阴阳互移律、阴阳匀平律三大内容。它们相互联系，贯穿作用于全部逻辑方法之中。所谓阴阳微合律，就是运用诊察手段把临床各种证候由模糊的整体分析为各个细微部分(微)，在此基础上再进行总体把握(合)，以确定其本质。这实际是分析和综合的逻辑思维过程。如《素问·方盛衰论》“诊合微之事”、“不知并合，诊故不明”即是。所谓阴阳互移律，就是阴阳互根和阴阳量、质变化相结合的逻辑规律；而阴阳匀平律则是《内经》“阴平阳秘”和老子“万物负阴而抱阳，冲气以为和”的逻辑概括，其核心是协调、和谐。中医学逻辑特点：一是具有医学逻辑的特色，与本学科密切结合，成为中医学理论体系的逻辑思维工具；二是以辩证逻辑为主；三是与形象思维有机结合。就方法论而言，刘长林认为，《内经》主要应用比较、类比、三段论、分析与综合等逻辑方法。[3]

(一)比较法

客观事物之间,既具有相同之处,又有差异,同中有异、异中有同。比较法就是考察其研究对象之间同与异,以认识事物本质与特点的逻辑方法,古代哲学家称"别同异"。对研究对象的相同点和差异把握得越多、越精细,对事物本质的认识就越全面、越深刻。《内经》运用"别同异"的逻辑方法论述了众多基本的医学原理与原则,并常与类比法相结合应用,称之为"别异比类"(《素问·示从容论》)。如阐述阴与阳、血与气"异名同类"(《灵枢·邪气脏腑病形》、《灵枢·营卫生会》),疾病有"同气异形"(《素问·至真要大论》),治疗有"同病异治"(《素问·五常政大论》);又如强调养生的"智者察同,愚者察异"及"同出而异名"(《素问·阴阳应象大论》)。其具体应用:一是别同异、论常变,通过比较法认识与阐明医学原理与基本概念。如《素问·金匮真言论》以脏为阴、腑为阳,而五脏中又有阴阳所属:"阳中之阳心也"、"阳中之阴肺也"、"阴中之阴肾也"、"阴中之阳肝也"、"阴中之至阴脾也",同中有异、异中有同,明五脏属性差别;《素问·阴阳应象大论》"以我知彼",《素问·平人气象论》"以不病调病人",确立知常达变的诊法原则与疾病标准。二是同中求异、异中求同、异同互证,成为辨病机的基本方法。如《素问·脉要精微论》言四诊合参,"以此参伍,决死生之分",张介宾说:"盖彼此反观,异同互证,而必欲搜其隐微之谓"(《类经·脉色类一》)。以《素问·至真要大论》举 19 条病症辨其病机之要旨而言,症异病机相同、症同病机相异就是运用比较法明析其病因、病位、病性的具体方法。三是运用比较法发现与解决新课题。如通过比较树木质地不同、抗灾能力差异的同因异果事实,发现"一时遇风,同时得病,其病各异",是因为"其骨节、皮肤、腠理之不坚固"各不同,提出体质学说(《灵枢·五变》)。

(二)类比法

亦称类比推理。《公孙龙子》"假物取譬"法、《墨经》援引事物类比法、《周易·系辞》"引而伸之,触类而长之"即此。它是根据两种对象的某些属性相同,推出它们的另外属性也相同的间接推理方法。《内经》称为"援物比类",是基于意象思维的一种逻辑方法,在探索和论证人体生理、病理规律以及进行疾病的诊断、治疗时被广泛应用(参见意象思维方式)。类比推理之所以有效,其根据是承认物质世界的统一性原则;尽管各领域、各层次的现象千差万别,其运动形式多种多样,但它们又在不同的等级和范围内、在不同的方面具有相同的属性和特点。然而类比推理是一种或然性推理,必须在属于同类意义上进行,其结论的真实性要经过实践证明,所以《内经》在采用类比方法说明事物时,并不以此作为唯一依据,总是再用其他直接方法或事实作进一步证明,如以树木类比人的体质,再以体质差异对发病的影响及其临床事实作具体分析;以十二月类比十二经脉,以针刺灸疗的时忌作验证,等等。从《内经》理论的形成分析,类比法在《内经》运用相当广泛,特别是 2000 年来的实践验证,使由这种逻辑方法参与而形成的中医理论与诊治方法成为独特的医学发现与发明。当然,《内经》在运用类比方法时,也有夸大世界统一性的倾向,加之对自然界了解欠深入,对各学科的分界模糊、研究难以精细,有的结论近于荒唐,如《灵枢·邪客》"天有十日,人有手十指;辰有十二,人有足十指,茎垂以应之,女子不足二节,以抱人形",显然源于这种错误的推理方法。

(三)三段论法

演绎推理中的三段论法,是从一般性的前提推出特殊性结论的推理形式。其公理是,凡对某类事物有所肯定或否定，则对该类事物中的任何个别事物的肯定或否定也是成立的。它反映了客观世界中属与种的包含关系。《内经》对这种推理形式的应用，主要是阴阳五行的推演。阴阳五行作为宇宙自然的总规律是大前提，在这个大前提下，通过三段论法以阴阳五行研讨与论证具体医学课题。如《素问·阴阳离合论》说："阴阳者，数之可十，推之可百，数之可千，推之可万，万之大不可胜数，然其要一也，"以"数"与"推"确认各种具体事物的阴阳属性及其对立统一关系。该篇又说："阴阳之变，其在人者，亦数之可数，"以人体作为小前提，推演其生命活动的阴阳法则，于是有身形阴阳、经脉阴阳、气血阴阳、病理阴阳，阴阳诊法总纲、治则阴阳等。阴阳推演如此，五行推演亦如此，并有以五行特性推论五脏"气象性用"、以五行法则推演五脏病变"间甚之时，死生之期"等。除阴阳五行外，三段论法还被《内经》用于其他多方面论证，如《素问·通评虚实论》说："滑则从，涩则逆"，"夫虚实者，皆从物类始，故五脏骨肉滑利，可以长久也"。这里的三段论法是，一切生物，其形体滑利者生命力强，枯涩者生命力弱；人是生物之一，所以人体脏腑、肌肤筋骨等，滑利润泽者长寿，既病而有生机，枯涩者命夭，既病难愈。三段论法的关键是大前提科学性强，推理形式准确，结论才能无误。《内经》写作时代，作为大前提的某些认识缺乏严格的科学论证，所以尽管推理形式准确，其结论有时却并非真实。

(四)分析法与综合法

分析与综合是彼此相反又相互联系的两种基本思维过程与方法。分析法是把整体分解为各种属性、各个部分与方面，分别加以研究；综合法则是将各种属性、各个部分与方面结合起来研究。任何事物本来都是相互联系的复杂的统一整体，而且在永不休止地运动变化着，使事物呈现一种模糊状态。为深入认识其本质，就不得不在思维中(或具体实施为实验)将各种联系切断，抽象出来，进行孤立、静止的考察，以便准确描述和精确测量，犹如摄像中的"定格"，这就是分析；然而要揭示事物本来的总体特性，还必须研究其各个方面间的固有联系及其运动规律，这就是综合。二者互为前提、相互促进、辩证统一。从方法论来看，《内经》理论体系形成过程中运用了分析与综合相统一的方法，如藏象学说的建立，最初人们对人体的认识是一个混沌的整体、杂乱感知现象的总和，通过解剖认识到各器官组织的形态，通过生活观察与临床体验将肢体官窍分开考察，并对生理现象、疾病症状分别积累了无数经验、知识，这就是分析研究的过程，为进一步综合思考准备了条件。在上述基础上，古人又对名个部分的经验、知识的内在联系进行研究，建立了以五脏为中心的功能系统，这就是综合研究，同时再对单个器官组织及生理、病理现象分别深入考察、研究，分析与综合反复交替进行，互相包含，随时接受医疗实践检验。

《内经》所说的诊断就是分析与综合统一的过程。《素问·方盛衰论》说："诊有十度，度人脉度、脏度、肉度、筋度、俞度，"分别从5个方面测察患者情况，此为分析；"诊合微之事，追阴阳之变，章五中之情，其中之论，取虚实之要，定五度之事，知此乃足以诊"，在掌握被分解考察的情况后，便需进一步综合，寻找其相互联系的关节，并作出总体思维判断，这就是综合。综合是辨疾病本质之举，更需要理论知识和联系思维能力，故该篇又说："不察逆从，是为妄行；持雌失雄，弃阴附阳，不知并合，诊故不明。"如"切阴不得阳，诊消亡；得阳不得阴，守学不湛；知左不知右，知右不知左，知上不知下，知先不知后，故治不久"，都是医师综合能力差，使诊断失误的基本原因，因而在综合思维的同时，有必要再行有针对性的单方面考察，从而做到分析中有综合，综合中有分析，两者统一。

《内经》分析与综合的逻辑方法，以唯物史观并结合现实状况评议，其分析方法停留在直观水平，对人体解剖观察、机体证候辨识都较简朴、粗糙，因而其综合方法还远不能算作科学方法论的高层次，这是历史形成的缺憾，为我们指示了发展方向，而不可过责古人。然而，由于反复细致地观察体验，以及有丰富的医疗实验经验作基础，特别是具有辩证法性质的哲学作指导，概括出辨证论治原则与方法，使其综合方法在科学成就和方法学意义上远比分析方法重要得多、丰富得多，同时也弥补了分析方法的不足。

《内经》的逻辑方法，除上述外，王众认为还有"神和悟"方法[16]，相当于顿悟的逻辑思维形式。《素问·八正神明论》所说的"慧然独悟"就是这种逻辑方法。从表面看，"悟"似乎是头脑里突然冒出来的、没有归纳判断推理的逻辑思维过程，实际却是经过长期苦心思索，达到神会程度，思维内容被高度浓缩，而后借某些诱发因素，以跳跃式的分析、综合形式取得顿然悟通的结论。中医学重视神和悟的逻辑方法，有的医著还以"心法"、"心悟"命名。它的应用，不仅在诊断治疗中有一定作用，而且对于提出科学预见、发展理论也是一种重要动力。

五、数学方法

数学是研究物质世界的空间形式和数量关系的科学，广泛地应用于科学技术的各个部门，被称为基础学科中的基础科学；一门科学只有成功地运用数学时，才能运到完善的地步。在生物学中，由于生物特性常以随机变量出现，具有多方面特征，同时生物系统中还大量存在无法用数值表示的特性，即非实数性，所以数学几乎无所作为。近百年来数学飞速发展，如概率论和统计数学的出现，集合论、微分方程、对策论和网络理论等系统数学的发展，以及数量分类学中的特性编码技术和分类分析法的建立，才使之在生物学以及医学领域展示其基础科学的地位。孟庆云认为："中医学理论中充满了数学语言和思维，在两千多年前就广泛地运用数学模型的方法来建造它的理论体系，并在辨证论治中得到了实际应用。当年恩格斯所说的'（数学）在生物学中等于零'的话，对于中医学来说是一个特例。古代中医学对数学一直在抽象与应用统一的道路上不断发展着。"[17] 从《内经》而论，主要体现在以下几个方面：

（一）以数学语言和思维论述中医学理论

《内经》主要以文章数学形式描述人与自然的关系和生命活动规律，符号数学运用较少。首先，古人对一至九自然数的基本内涵及其特性有深刻的研究。一为万物之始，同时身兼奇偶，具有对立统一的双重含义。它是天地最初最大而混沌未分的整体，由此才分出天地、化出阴阳而产生万物与人。二是偶数之始，三为奇数之始，二三既明确天圆地方的数理关系，又常以之代表阴阳，即阴阳两仪；"天地合气，命之曰人"而为三，是人处天地气交之中形成三才的数理基础。四即阴阳太少四象，乃分析四时形成及其特征的数学依据。五是天地之数的中间数，蕴涵阴阳交错的性质，又是五行之定数，同时在河图、洛书数学模型内居中而体现土生万物的作用。六数配三阴三阳以表阴阳之气的数量关系，以示风寒暑湿燥火之性质，合人体六经以明气血活动的时空变量及状态。此外，六、七、八、九之阴阳老少、进退，八方八卦九宫，等等，皆明古之数理，故《素问·三部九候论》说："天地之至数，始于一，终于九焉。"

《内经》对数的应用，主要是运用抽象的数学形式讲理，进行"天地之道"的数学描记与筹算。《素问·上古天真论》说："上古之人，其知道者，法于阴阳，和于术数"。术数的含义，除养生方术外，亦包括运数之学。《内经》运用数学原理使中医学理论的多种要素归于条理化，是论证中医学术内容的重要方法。如《素问·六节藏象论》说："其生五，其气三，三而成天，三而成地，三而成人。"此三并非3个不相关的1相加，而是"阴"、"阳"与其各含的"太乙所施生，造化之鼓铸"的一有机相合而成天、成地、成人和万物的。三即成立，五行布于其间，即罗美所说"三者一之用也，五者三之成也"。人在气交之中，"禀天之阳动为气，本地之阴静为精，而有神存乎其间，以立性命之基，是精气神三者合而不离也"；人之五脏本于五行，亦"各用夫三气"而成(《内经博议》)。后世将此概括为"三五归一"，以表述人与天地相合、人体精气神及五脏的整体观念。又如《素问·金匮真言论》说："东方青色，入通于肝……其数八"；《素问·五常政大论》也说："敷和之纪，木德周行，阳舒阴布……其政发散，其候温和，其令风，其脏肝……其应春……其数八"。其中八为肝木成数，是木的时(春)空(东)生数(少阳生发)三加脾土数五(五行无土不成)，以此演示时序、方位阴阳生化五行之理，并合之于人，说明五脏时空与功能特性，是《内经》据"象为主，数为用"原则，论证藏象的方法之一。

此外，《内经》中的后期著作还大量使用了天干、地支作为认识宇宙自然的时空标尺、天人相应的说理工具。干支是古人数素的基本内容。无论其原始意义如何，《内经》除用它作序列计数外，还表示时空结构和阴阳五行消长周期及其伴随出现的万物盛衰演变过程，并以此为数学工具探讨气候变化周期及其对人体生理病变影响规律。《内经》中的"运气七篇"、《平人气象论》、《脏气法时论》、《刺热》、《脉解》、《阴阳系日月》、《五禁》、《九针论》等篇所述脏腑经脉气血盛衰节律、疾病的时间诊治原则以及五运六气学说，就是其具体应用。

(二)以数学模型建构中医学理论框架

为使类比形成的中医理论系统、深化，《内经》采用数学模型的方法，从量的方面表述理论模型的本质关系和基本特征，具有抽象、简明的特点，还能外推求解。这样的数学模型主要有阴阳、五行、八卦、河图、洛书5种。

阴阳数学模型：《内经》以阴阳说明事物的对称性，以阴阳应象法则类推事物的属性。从进位制看，阴阳是双值数学、二进制，可以表示多种状态，但其离合本质则一致，具有互根互用、对待消长和转化之义。同时，《内经》又以阴阳表示数的奇偶性，从现代集合论观点看，自然数可用取模2的一次同余类把它分解成两个真子集的和，如此则"一阴一阳之谓道"(阴平阳秘)是人与自然正常发展的枢要；"偏阴偏阳之为疾"(阴阳盛衰)则是呈尖顶突变和连续变化而致突变过程的数学模型。

五行数学模型：五行学说在于通过诸要素间生克关系实现系统稳态，因而其实质是表述系统稳态规则的群论模型。它的合成效应有两种趋向：一种是实现稳态的平衡，即亢害承制；一种是乘侮失稳态。这种数学模型既可用于解释自然界的胜复调节，又可解释人体脏腑间的生理病理机制，并指导辨证用药。

八卦数学模型：《内经》无八卦之说，但阴阳四象、三阴三阳之开合枢等，却可说是八卦的具体内容。八卦的数学原则是阴阳爻的概率三元集合，含有二进制的思想。八卦的数学模型用先天八卦(伏羲八卦)和后天八卦(文王八卦)两个图像表示，有卦象、卦位、卦符和卦序4个要素。它既表示自然界的阴阳消长，又言二者的演化规律，包括时空气化、四季昼夜、寒暑变迁、月相盈亏、潮汐涨落等，并赋予中医学脏腑以时空、升降特性，可视为人体功能结构模型。如《素问·刺禁论》"肝生于左，肺藏于右"，《素问·阴阳应象大论》"天不足西北，故西北方阴也，而人右耳目不如左明也；地不满东南，故东南方阳也，故人左手足不如右强也"，以及《灵枢·岁露论》月满月空海水西盛东盛，人之血气、肌肤相应变化对受邪发病的影响等，均可以八卦数学模型推理求解。

河图与洛书数学模型：河图、洛书载于《周易·系辞》，是古人用图像形式表述的数学模型，均采用十进制。《内经》并未直接引用河图、洛书内容，但基本理论如五行生克及其时空特性、数理规律，五脏时空含义、功能特性及其相互关系等，均与河图、洛书数学模型有关。河图的模型意义有三：一是用数学为五行定方位；二是推演五行生成数；三是以大衍之数理对人与天地相应的整体观进行科学抽象，说明人与天地具有同一性，只是倍数关系。《内经》用河图数字排列之时空含义推论脏腑气化过程中的生克制化规律，如肝升肺降、心肾相交、脾主中宫以及五行生成数之阴阳互根、气化太过不及等，对中医学理论的形成和临床应用都有重要意义。洛书的模型意义也有三：一是定方位；二是表示五行生克；三是人与天地相应的另一个数学模型。它在《内经》中用以定四方、四季、二十四节气，并与后天八卦配合，演变为预测气候与疾病关系的"九宫八风图"，同时也具有说明五行机转的意义。

（三）以活的动态数学关系量化诊治指标

人的生理活动、病理变化以及疾病诊治需要大量的数学分析与量度，但由于皆属动态变量，且呈非线性性质，准确分析与真实描记非常困难。然而这方面《内经》的记载却十分丰富，除了数理逻辑、数理模型外，还有脏度、脉度、肉度、筋度、俞度、骨度、肠胃长度容量、营卫气血多少与运行速度以及呼吸脉搏速率、病症有余不足、方药针灸制度等涉及数学筹算的内容。其中有关诊治的数学方法体现三个特点：

活的相对定量标准：人的生理与病变受时空、体质影响，没有绝对不变的固定标准，因此在诊治中采用可变的定量标准，以符合动态机变，是十分必要的。如《素问·平人气象论》以呼吸与脉搏次数比例为参数，定脉象速率指标；以脉与四时相应为标准，定脉象态势指标；以脉证相应为标准，定邪正虚实推断预后。又如《灵枢》中的《脉度》、《骨度》、《肠胃》等篇以同身寸量度脉、骨、肠胃长短宽狭，定腧穴位置；按身体肥瘦、四时寒暑为标准，定针刺深度；用呼吸次数量度留针时间等。这种活的定量标准，方便、实用，又切合人体疾病过程中多种变量的综合状态，在方法学中有重要意义。

证候与治疗量化的模糊性：没有精密仪器，不可能对人体生理、病变中的多变量特征进行分别量度，因而促使《内经》对证候诊治中的量化方法采用综合性模糊处理。如《素问·玉机真脏论》脉证太过不及和死证死脉的量度，《灵枢·五色》色泽沉浮、夭泽的判断，《灵枢·终始》针刺补泻量的控制，《内经》多篇关于证候表里、寒热、虚实所表述的病变深浅、功能状态、邪正盛衰和方制大小的量化方法，以数学方法而论，都具有模糊数学的性质。

辨证论治中的数学导数观：《内经》动态观念视患者因年龄、体质、季节以及病变阶段的不同，证候表现也有很大差异，因而诊断时注意证随时变，处理时治随证变，以变应变。动态观念是辨证论治的灵魂。从数学方法看，同一疾病的证候差异与演变，其非线性变量是非常复杂的，辨证论治中的证变治变、随证立法、据法组方遣药，与数学中的导数观是一致的。

《内经》的数学方法具有高级形式，如阴阳八卦学说与离散数学，五行六经学说与集合论，四诊八纲与映射数学等，在方法论上都有一致性，蕴涵现代数学的雏形。当然，这种雏形是朴素的，在应用上难以避免主观臆测与粗略。如何运用现代数学对《内经》理论中的术数进行深入研究，是发展中医学的重要途径。

第五节 《内经》理论体系主要学术思想

形成系统的专门学问谓学术，理论认识即观念称思想。人们常把贯穿于本学科知识系统内的基本观念、原则叫作学术思想。《内经》理论体系的学术思想，是古代医学家在研究人体生理、病理规律及诊治方法过程中概括出来的。它既不同于具体的医学知识，又有别于认识论与方法论，而是具有中医学特色和内容的基本概念与原则。

一、"四时五脏阴阳"观

古今中医学者均承认藏象学说是中医学理论的核心内容，并认为藏象学说是以五脏为主体，联系内外，从而形成具有中医学特色的人体生理活动的理论。民国时期恽树珏还论证了《内经》的五脏概念，非血肉之五脏，乃四时之五脏、气化之五脏。20世纪80年代初，程士德提出，"四时五脏阴阳"是《内经》藏象学说的核心思想，也是中医理论体系的基本学术思想[18]，并写入1985年出版的高等医药院校教材《内经讲义》。

"四时五脏阴阳"一词见于《素问·经脉别论》，此虽仅论水饮在体内的气化输布合乎"四时五脏阴阳"规律，但《内经》全书基本上可视为"四时五脏阴阳"的注脚，而其概念与学术内容则见论于《素问》的《真匮真言论》、《阴阳应象大论》、《灵兰秘典论》、《六节藏象论》、《五脏生成》、《脏气法时论》、《宣明五气》，《灵枢》的《本神》、《决气》、《海论》、《本输》、《本脏》等篇。综合诸篇相关内容，可概括出《内经》论人体生命活动机制与规律的两个基本点：一，人是一个有机联系的整体，构成人体的各种脏腑组织之间，在功能上相互协调、相互为用，在结构上不可分割，在病理上相互影响；二，人类生活在自然界，无论在生理上或病理上，都不断受自然界的影响，人类就是在能动地适应自然和改造自然的斗争中维持着机体正常活动。如此，就从观念上把人体的局部与整体统一起来，把人与自然统一起来，形成天人内外的统一体。统一体的联系法则是以阴阳五行学说论证的：自然界以四时阴阳为中心概括五方、五气、五味等天地诸因素的类属、调控关系；人体以五脏阴阳为中心概括六腑、奇恒之腑以及五体、五官、五志、五脉、五病等形体、生理、病变诸因素的类属、调控关系；而"五脏应四时"，四时与五脏相收受、通应，从而构成以五脏为中心的五大功能活动系统，其活动共同遵循阴阳对待、协调，五行生克制化的法则，这就是"四时五脏阴阳"观的基本内涵。

"四时五脏阴阳"观是中医学藏象学说的基础。从藏象学说的形成条件和过程看，古人没有精密仪器与实验条件可资利用，只能采用直观考察、医疗实践体验方法积累"象"的素材，而要把握生命活动内在规律必须充分发挥理论思维的作用，借助哲学进行探索，因此，系统方法、逻辑方法也是藏象形成的基础。"四时五脏阴阳"观以系统功能为研究对象，强调整体、联系、动态地认识与分析生命活动，体现了中医学术的特色，也是正确理解《内经》医学概念、术语和理论的基础。

"四时五脏阴阳"观贯穿于《内经》理论体系本体论的各方面。由于它从人与自然统一关系的破坏、机体本身整体联系失调两个方面认识致病因素，因而自然气候异常变化、地土方域失宜，生活中情志、饮食、劳逸失调等，均是病因学说研究的内容；它突出五脏功能系统的内外阴阳协调、五行生克制化的生理观念，所以中医发病学认为疾病发生是致病因素伤及五脏及其所属，导致五脏功能活动系统内外联系紊乱的整体反映，而将错综复杂的病证归于五脏有余不足、五脏系统表里内外联系及相互之间的传变及自然界阴阳消长的影响。在疾病诊断方面，凡四时递迁、五方地宜与五志好恶，以及五色、五声、五味、五脉等五脏功能活动系统异常变化所反映的征象均需收集；辨证的基本法则也不离五脏气血阴阳虚实，各种辨证方法均以脏腑辨证为基础。对于中医治则治法，四时五脏阴阳观更强调考虑人与外在环境的协调、人的整体性以及病证的动态演变，为确立因时、因地、因人制宜之治疗原则奠定了学术基础。

近年来的研究资料表明，"四时五脏阴阳"观具有天文、气象、地理、地质、生物、物理、化学等多学科基础。我们的太阳系已经存在四五十亿年，人类生活的地球是经过漫长演化过程形成的。《素问·天元纪大论》说："天有五行，御五位，以生寒暑燥湿风"。由于太阳在天球上周年视运动的黄道与地球自转的天赤道有 23°27′的交角，形成地球纬度地带四时气候的周期变化，即四时阴阳消长变化的天文学基础，影响地球生物的生存环境，所以《内经》非常重视四时阴阳变化。《素问·四气调神大论》说："四时阴阳者，万物之根本也……万物之终始也，死生之本也。"人类作为生物之一，在进化中必然形成适应四时阴阳消长变化的生命机制，《素问·宝命全形论》称为"四时之法"。目前已有研究报告说明，光照、温度、湿度、多种射线、磁场等自然环境因素对生物体分子、细胞、组织器官以及整体各个层次，都有一定影响，并有各种周期性；包括人在内的各种有机生物体的生命活动也发生着周期性调节。生物学和医学的现代研究资料也证明，人体的细胞分裂、血液成分、直肠温度、尿量及尿成分等，都有昼夜、月或年的节律，并形成新的学科——时间生物学和时间医学。这就向人们提出一个新的课题：除西医学已经发现的生命活动规律以外，是否还存在着与自然界变化相适应的活动规律；还可设想，既然《内经》以时间节律作为生命本质的基本内涵，并得到现代科学的证实，那么对四时五脏阴阳观所阐述的相互联系、相互调控的生命机制与规律的研究，有可能使生命科学走进新的领域，有新的发现。

二、辨证论治观

辨证论治（或称辨证施治）一语，早在明末周之干《慎斋遗书》中即已出现，清末章楠《医门棒喝》亦提及。20 世纪 50 年代，著名的中医学家秦伯未等提倡以辨证论治作为中医基本诊治规律的概括，得到中医界的响应，并写进高等中医院校各版教材之中。然而时至今日，人们对辨证论治的概念尚有争论，其中的焦点是对证和辨证理解的差异。这种情况在几次全国中医诊断学术研讨会以及全国中医病名与证候规范研讨会上均有所反映。成肇智认为，自古以来，证与候二字都含征象之义，证候连用作为同义复词，其内涵近年在不断扩大，并进而成为证候类型的简称，看成中医诊断结论。其实，今之所谓辨析证候，是根据四诊收集的证候进行理性思维，以寻求和判断病机的过程，因此他提出辨证论治代之以"审机论治"更确切、更科学。它不仅符合中医诊治疾病的一般原则和方法，而且最能体现中医诊疗特点。[19]这种意见有可取之处。审机论治较科学地概括了中医临床诊治的实际过程，又是《内经》理论体系关于疾病诊断治疗的基本模式。至于是否易名，亦可未必，因为任何学科的概念、术语都有随学术发展而变化的现象，只要约定俗成有确切含义就行了。

《内经》无"辨证论治"一词，甚至"证"字也极少出现，仅在《素问·至真要大论》有"病有远近，证有中外"，这已是后期著作，其义为病象、证候。现今所称"辨证论治"，即《内经》辨析证候、审定病机、守机施治的疾病诊治指导思想和原则。

众所周知，中医治病自古就有辨病论治和辨证论治两种方法。其中辨病论治更原始，如长沙马王堆出土的医帛书《五十二病方》。辨病论治在《内经》也有记载，如《素问·腹中论》血枯用乌鲗骨藘茹丸、臌胀用鸡矢醴，《素问·病能论》酒风用泽泻饮等。由于科学技术条件的限制，这种方法很难得到进一步发展，加之前述理论体系形成的各种因素，因而使人们对于疾病诊治的方法逐渐转向以辨析证候内外联系的失调机理而施治的轨道，这就是《素问》所说的"守数据治"(《素问·疏五过论》)、"诊合微之事，追阴阳之变，章五中之情……取虚实之要，定五度之事"(《素问·方盛衰论》)。它比一病一方的诊治方法，无论在思维水平，还是在疗效方面，都跃升了一个层次，也是中医学发展的必然途径。从医帛书《五十二病方》到《内经》"十三方"，从《内经》"谨守病机""守数据治"到《伤寒杂病论》六经辨治外感病、脏腑辨治内伤病，再到后世的"圆机活法"，就反映了这种必然过程。

辨证论治观蕴涵了中医诊治基本原则。《素问·至真要大论》讨论如何提高疗效时，提出"审察病机，无失气宜"，并详为阐释说："谨守病机，各司其属，有者求之，无者求之，盛者责之，虚者责之，必先五胜，疏其血气，令其条达，而致和平"，乃《内经》审机论治的基本精神。病机是疾病发生、发展变化的机理；气宜，原义指六气主时规律，可引申为脏气法时、经脉气血协调规律，因而病机、气宜之说就是辨审病机、因机施治，恢复内外之气的和谐。所谓有、无、盛、虚、五胜的探求、责究，就是审机方法，涉及致病因素、病变部位与性质，强调察明五脏、五气间的相胜状态，如表里、寒热、邪正盛衰之辨，脏腑、经络、营卫气血病理及其传变之辨等；所谓疏血气、令条达、致和平，即论治的原则与目的，如协调阴阳、虚实补泻、寒热温清、标本逆从以及因时、因地、因人制宜等，该篇所举"寒者热之，热者寒之，微者逆之，甚者从之，坚者削之，客者除之，劳者温之""高者抑之，下者举之，有余折之，不足补之"以及"诸寒之而热者取之阴，诸热之而寒者取之阳"等，都是其注脚。审机是论治的前提和依据，论治又是审机的目的和结果；审机所得病机名就是诊断名称，即今所谓证候类型或证候名称；论治所确定的治疗原则、方法就是"立法"，并指导处方、遣药，两者有机衔接，就是诊治疾病的全过程。

辨证论治观是《内经》理论体系学术特征的集中体现。首先，辨证候审病机是遵循《内经》理论体系的思路、方法，认识临床病证本质并概括为诊断结论的过程。以发热为例，需辨外感、内伤，表里、虚实。《素问·热论》之热属外感，原于人体不适应外环境气候变化；《素问·逆调论》之热属内伤，原于体内阴阳失调。外感发热，三阳之热属表，三阴之热属里，单感多实，两感多虚；内伤发热，《素问·逆调论》"热而烦满"属虚，《素问·生气通天论》痈肿之热属实。同时还要准确判断其邪正发展趋势、推测预后，如《素问·评热病论》论阴阳交，以汗出热不退，且脉躁疾、狂言、不能食，诊为阴精衰竭、阳热之邪猖獗无制，是必死之病。这里的病因诊断从"审症求因"而来，外感之热虽涉及外环境气候变化，内伤之热虽涉及饮食、劳逸、情志，但均是从致病因素与抗病因素相互作用之结果，即机体反应状态推测而判断的；其病理诊断，无论是病变部位、性质，还是邪正盛衰态势，都是体内功能活动失调的动态、整体概括。这与西医学诊断发热性疾病，必从实验手段找到物理、化学、生物等特定致病物质，观察到形态结构的病理损伤或生理物质异常，在方法学上有着根本差异。中医的辨证诊断与西医的病名诊断是这种差异的集中体现。其次，据病机论治法，中医是运用《内经》理论体系的思路、方法，确立治疗法则与实施方案，使病体恢复健康。从学术思想而言，其相应的治疗法则具有综合协调功能失调的作用，以与功能失调的动态性整体性的"证"诊断一致，而所用的药物、针灸、按摩、食疗、气功等疗法，它们的治疗作用原理也都是针对功能活动的失调，是综合性的。同时，这些治疗法则与方法，其作用方式均是激发、协助机体本身抗病能力的恢复，并不越俎代庖，从而与西医学以排除致病因子、革除局部病灶、替代机体生理物质的不足等治疗观念显示出明显不同。

辨证论治是《内经》理论、理论体系在临床疾病诊治中的应用模式。它从生命活动的整体联系，动态地把握其功能失调状态与演化趋势，处理疾病，具有治病救人、治疗个体化、综合性功能调节等特点与优势，并为医疗实践所证明。同时由于《内经》理论体系自身的不足，辨证论治固有的缺陷也是不容忽视的。近些年来，中医界对于辨证论治的缺陷及其改进与提高进行了有益的探讨。主要内容是：辨证指标属于缺乏精确定量标准的模糊信息，加之方法多、不统一，现阶段仍依靠医师的感官获取、意向判断，从而使诊断欠准确，难免失误；有时临床中存在潜症，无证可辨，治疗无从下手；治疗用药和刺灸的定性、定量不易把握，经验成分较重。因而有人提出借用现代技术、仪器进行研究与辅助诊治。这些意见是可取的。辨证论治的不足与理论体系方法论的直观性密切相关，因而如何在中医理论指导下运用现代科学技术进行深入研究，即成为今后的重要课题。此外，辨证论治的研究还面临诊断标准化、客观化的要求，中医界已着手进行。鉴于中医理论体系的学术特征，这种研究必须与中医学基本概念、基本理论的研究同步进行，力避简单从事，强行标准化、规范化，以免引起学术混乱，欲速不达。

三、方药系统观

为了生存的需要，古人到大自然中寻找防治疾病的药物；没有精密的仪器，只能以临床实践作标准，从药物作用于人体后的整体反应判断其作用与功效，并用精气论、阴阳五行学说探讨其取效机理，指导其修治、调剂。这种研究思路与方法，同藏象、病因病机相一致，而不同于分析、提炼药物化学成分并组合应用的西医药理学，具有系统方法的特点。

(一)药物功效系统观

《素问·至真要大论》说："天地之大纪，人神之通应也"。认为物质世界由精气组成，具有统一的规律；人与万物同在宇宙自然中，它们之间存在着互生互济、相互制约的联系，将自然-万物-人视为一个大系统，从而为从自然万物中寻找治疗疾病的药物，并以系统方法认识药物治疗作用的形成及其机理奠定了理论基础。

"司岁备物"是《内经》阐述药物气味性用形成的学说。《素问·至真要大论》认为，当司岁主时之气而生者，则天地之专精聚之，否则精散，从而使自然万物的"气味有厚薄，性用有躁静，治保有多少，力化有浅深"，气味性用不同，治疗功效各异。如"厥阴在泉而酸化先"，是酸味药物产生的根源。王冰注云："专精之气，药物肥浓，又于使用，当其正气味"，厥明在泉则酸味药物专精聚之，别味必薄，余药仿此。如此则将药物气味差别、治疗作用各异与自然大生化联系起来了。

药物气味对人体的作用，《内经》也有论述。《素问·阴阳应象大论》说："阳为气，阴为味”,“阴味出下窍,阳气出上窍。味厚者为阴,薄为阴之阳;气厚者为阳,薄为阳之阴。味厚则泄,薄则通;气薄则发泄,厚则发热”。《素问·至真要大论》则说:“辛甘发散为阳,酸苦涌泄为阴,咸味涌泄为阴,淡味渗泄为阳。六者或收或散,或缓或急,或燥或润,或耎或坚,以所利而行之,调其气使其平也。”以阴阳理论分析药物的气味特性及其药理作用,然后“以所利而行之”,用药物阴阳之偏纠患者病理阴阳之偏,恢复机体阴阳和谐。此外,《素问·六元正纪大论》还将药物作用分属寒热温凉,指出“适气同异,多少制之……用寒远寒,用凉远凉,用温远温,用热远热”,即在六气临御之时,借助药物的寒热温凉之性反制疾病,其规律是“寒者热之,热者寒之,温者清之,清者温之”(《素问·至真要大论》),同时要顾及气候的寒热温凉,勿逆天时。后世以此概称药物四性或四气,是用药的基本依据;《素问·宣明五气》、《灵枢·九针论》又以“五味所入”、“五走”说明五味与五脏及其所属形体的特定联系,并通过五行生克之理把握其补泻作用,也是用药的基本依据。

《内经》之前已积累丰富的临床用药知识,但多属经验层次。在此基础上,《内经》深入探索其药理作用,并结合藏象经络、病因病机学说,形成了中医学独特的药理理论。在人与万物构成的大系统之中,万物与人均禀阴阳交感、五行制化而生。由于禀受不同,各具偏性,唯人最贵。人禀天地至和,病则生偏,故能借万物与人相互依赖、制约的关系,以天然之物调节病体之偏,使之恢复和谐。《内经》的气味论以及后世据此而论四气五味,就是古人论证人药调节方式和规律的中药药理学说。极其复杂的药物成分,非线性的作用机理、多组织多器官多系统的广泛治疗效应,说明天然药物治病发挥着综合作用。就每味药物而言,实际上也是一个“微方”(微型方剂),小的系统整体,它由众多的有效成分组成,各种成分亦均有特定属性,而中医治病指认的是整体水平的属性,这种整体属性当然与它的各种成分有关,同时也决定于各种有效成分之间的相互作用,以及进入人体内作用于具体病理状态发生的自组织变化。[20]《内经》没有条件分析上述细节,而以气味论整体认识与把握之,体现了系统方法的原理与原则。

(二)方剂组合系统观

随着医疗实践的发展和水平的提高,为处理复杂的病证,则在单味药的基础上采用两味以上药物组合、调剂的复方形式。《素问·至真要大论》说:“气有多少,病有盛衰,治有缓急,方有大小,愿闻其约奈何?岐伯曰:气有高下,病有远近,证有中外,治有轻重,适其至所为故也”。为此,《内经》制定了“七方”规范,北齐徐之才有十剂,后又有十二剂,以及现今的十八类等。尽管分类方法不同,但其组合均不离君、臣、佐、使之规矩制度。《素问·至真要大论》说:“主病之谓君,佐君之谓臣,应臣之谓使”。规定了方剂组制的基本原则。凡此君臣佐使,组成一个重点突出、作用全面的方剂,充分利用药物间促进、制约的关系,增强疗效,减少偏弊,最大限度发挥其治疗功效。以《素问·至真要大论》风淫制方为例,“风淫于内,治以辛凉,佐以苦,以甘缓之,以辛散之”,即以辛凉药为君,苦甘药为臣佐。风为春气属木,其气温,辛味性散疏风,凉能制温,二者均属秋金能制木气太过,是为君药,如金银花、连翘、薄荷之类;风邪属阳,淫胜多热化,苦味泄热,故为辅治,如黄芩、栀子之类;风性劲急,甘可缓之,且能制辛药发散过度与凉药伤脾胃之弊,亦为辅治,如甘草;另可适当选用使药;从而组成一个疏风解表,治疗风热袭表证的方剂。

《内经》君臣佐使方制,体现了系统方法的整体性原则。通过性味功效不同药物的组合,构成有机结合、完成特定主治的整体，而它的主治是各孤立的单味药不能完成的。韩新民对回阳救逆的四逆汤进行药理实验研究，发现单味附子虽有一定的强心升压效果，但不如四逆汤整方强，且易导致异位心律失常；单味甘草不能增大心脏收缩幅度，却有升压效果；单味干姜未能显示出任何有意义的生理效应，但与附子、甘草组成方剂，能增强它们的功效，从而形成整个方剂比单味药更优良的强心升压效应，且能减缓窦性心律。[21]这种各要素相互联系、相互作用产生整体大于各孤立部分总和的最佳效应，正是系统方法的显著特点。

《内经》君臣佐使方制，又体现了系统方法的联系性和有序性原则。系统整体内各要素的相互联系、相互作用多种多样，构成纵横交错的立体网络活动模式，产生有序的整体综合效应。《内经》认为，治病药物各有其"善恶之殊贯"，即治疗作用与毒副作用，配以臣佐可增强其治疗作用，减缓或消除其毒副作用。后世将药物之间的这种作用，归纳为"七情"，除单行外，其相须、相使、相杀、相畏、相恶、相反，均系相互联系之方式的代词，具有协同、制约、拮抗等作用。仍以四逆汤为例，附子大辛大热，散寒温里回阳，相须温中散寒的干姜，增强其回阳之力，是协同作用；又配甘草，"杀"附子、干姜燥烈之性，是制约作用。这种配伍决非杂乱拼凑，而是集约药力，突出主要治疗作用，显示了它的有序性。四逆汤以附子为君，姜草作为臣佐，或协助附子发挥主治作用，或缓解、消除附子毒副作用，于是就使整个方剂产生了最佳效应。

《内经》君臣佐使方制，又体现了系统方法的动态性原则。处方遣药依法而行，法据证出，而证则随时变化，因而治疗方剂必随证变以加减。这里的"时"，即指天时，又指病变发展之时相。对此，《内经》虽无直接论述，但从"时不可违"、"无失气宜"等治则可知，亦成为后世组方用药的基本原则。如金元时期李杲《内外伤辨惑论》有补中益气汤四时用药加减法；汉代张仲景《伤寒杂病论》治胃家实之承气汤，病在中上焦时用调胃承气，在中下焦时用小承气、大承气，药物在厚朴、枳实、芒硝、甘草间变化，方随证变，组成新的方剂系统，既保持了相对稳定，又体现了动态性。方剂的这种动态性原则，使之灵活多变，能有效地解决实际问题，生命力更强。

《内经》方药理论体现的系统方法之原则，说明中医学使用方药的依据是系统方法的思路，这是我们理解、研究中医药物、方剂学理论的关键所在。研究中医方药理论，改进其剂型、用法，必须以系统观为指导，探索新的方法。不可否认，《内经》方药系统观仍停留在朴素水平，单味药发挥疗效的复杂成分、剂量标准，配伍、煎制后的成分变化，进入人体内与病变相互作用的机理，都不得而知。这些都是中医方药学研究的基本任务，也是发展中医方药学的前提和基础。

第六节 对《内经》理论体系的评价

人类及其个体的生理、精神活动，是宇宙自然发展、演化的最高产物，它不仅经历了化学进化、分子自组织进化和生物进化3个阶段，包含着从低级到高级的所有物质运动形式及其演化、转化和进化的机制、过程，而且使自己的本质超出了自然界领域，进入社会历史领域。因此，与一般生命体相比，人类个体的生命活动有着最为复杂的机制和规律；以此作为研究对象和内容的医学科学的发展，也以相关学科的发展为前提和基础。数千年来，人们一直不懈地探索自身的奥秘，为防治疾病顽强斗争，产生了各具特色的民族医药学，如古希腊医学、阿拉伯医学、印度医学，中医学也是其中一种。随着生产力的发展，科学技术水平的提高，欧洲人乘“文艺复兴”的风帆，最先运用近代科学技术研究生命活动，不断更新医学理论与实践手段，将医学活动推到一个新的境界。在这种形势下，各民族医药学相继遭淘汰，或作为治病经验被研究吸收而同化，几乎形成西医学的一统局面。唯独中医药学经历了一个多世纪的冲击，不仅顽强地生存下来，而且还以其切实的非凡的临床疗效，引起了包括生物学界、医学界在内的多学科学者的关注。经过近一个世纪的探讨，人们关注的重点逐渐由治疗方法、经验转向理论实质的探求。在这种情势下，冷静而实事求是地、科学地评价中医药学理论体系，对于正确认识自身，把握其学术发展方向，探索其临床水平提高的途径是十分必要的。

一、世界两大医学理论体系之对立与统一

从科学研究方法学而言，客观世界的存在形式，不外乎物质及其运动，但人们探索其规律的角度，却有侧重于运动的物质和物质的运动的不同。中、西医学，由于它们形成的文化背景的差异，各自的哲学基础区别、实践环境和发展过程不同，因而研究人体生命规律的方法和侧重面各据一隅。前曾述及，西医学建立在欧洲文化和“主客二分”式哲学基础上，以实体结构、物质变化的实验观察、分析为研究的着眼点，侧重从解剖形态、物量变化出发研究人体生理活动、病理变化及其相互关系的机制和规律，因而它看到的是器官、组织、细胞等形态结构系统，是生理活动、病理变化中的形态、物量改变，是物理、化学、生物等物质性因素对机体的干扰；中医学则建立在中华文化和“天人合一”式哲学基础上，从事物运动过程中的各种内部关系及其与周围事物的联系方面整体把握其变化，侧重从生命现象反映的相关功能变化，整体、动态地研究其内部及其与外在环境的相互关系，因而它看到的是藏象、经络、精气神等功能活动系统，是气机升降、气血虚实、邪正相争等功能活动紊乱的状态、方式及其演变。民国时期医家恽树珏言此是“中西医学基础不同”，“西方科学，不是学术唯一之途径，东方医学自有立脚点”。并提出“西医之生理以解剖，《内经》之生理以气化”。现代学者傅景华则云有“实体论”与“过程论”不同。[22]赵季仁说：“中医学在对人体生命过程的探索中，由于与西医学在研究层次、思维方式、认识方法及时代背景、科学基础方面的不同，导致了科学发展过程、理论体系、实践内容与治疗方法的不同，形成了中西医学各自不同的特色和优势。”[23]表述了当前关于中西医学属于两种不同理论体系的普遍认识。中西两种医学体系的并存，提示研究生命规律，除了近代科学及西医学从生命体的解剖形态及其生理物质变化探索外，还可以从生命过程中各种生理功能之间及其与生存环境的相互关系来探索；人类个体的生命活动，除了已知的解剖生理系统及其功能调控规律外，还可能存在基于相关生命现象、整合为若干功能系统自我调控的规律。它注重研究生命体的功能结构，强调功能的整体、动态和谐，与中华民族的文化社会观、哲学义理观、科学技术观同辙共源，有效地指导疾病的诊断与防治，指导药物、针灸等疗法的应用，重复千百年，其客观实在性不容置疑，在生命科学研究的思路、方法上也有重要价值。当然，在我们讨论中西两种医学理论体系差异时，强调它们的对立方面，但在生命的物质性与运动性、物质结构与功能活动的关系不可分割意义上又是统一的，正像太极的两仪，虽可分析却不可分割，共同构成人类认识自身奥秘的完整的知识系统。

当前，基于近代科学研究思路和方法发展起来的西医学，借助现代科技手段对生命体的

物质结构、组织形态分析越来越细，促进了医学科学实践的飞速发展，但在生命活动的辩证综合研究方面却进展缓慢；在功能性疾病、多组织多器官多系统性疾病等需要宏观与综合调控治疗上却力不从心，这不是个人医疗水平和个别医疗技术的不足，而是其学术体系本身的弱点，它的完善需要相当长时间。而这些正是中医学之所长，应当给予足够认识。

二、中医学的科学形态和科学技术发展阶段定位

按照自然辩证法关于科学技术发展规律与思维逻辑一贯性相统一的原理，科学技术知识及其系统理论，是宇宙自然本质与规律的反映，它的形成和发展总是经历感性直观—知性分析—理性综合的辩证过程；而其研究方法，必须符合逻辑与历史相统一、抽象与具体相统一、分析与综合相统一的原则[24]。中医学在科学形态、科学技术发展阶段上的定位也适用这个原则。创始于《内经》的中医学理论体系，建立在生活、解剖和医疗实践的直观基础上，从这个意义上说，它处于思维的感性直观阶段；但作为医学实践的理论概括，它充分运用哲学研究成果，进行理论思维，将感性具体的“浑沌表象”，经过天才的演绎（阴阳五行等哲学定理的推导），省略了严格意义上的思维抽象，上升为“理性具体”（思维具体）；将感性综合的认识，同样经过天才的演绎，省略了方法论上严格的分析功夫（科学实验分析），上升为辩证综合的认识，从而使中医学理论摆脱了单纯感性综合阶段的科学形态，未经过严格意义的知性分析阶段，具备了理性综合阶段科学形态的某些特征。对中医学的科学形态和科技发展阶段作出这样的定位，原因之一是它经过医疗实践的反复、长期验证，有切实的临床指导作用；应用现代多学科方法进行研究，也证实它基本反映了人体生命活动的客观规律，与单纯感性综合的科学形态有明显区别，更非纯粹思辨知识。其二是现代科学综合方法论是自然科学、技术科学、人文科学综合贯通的结果，是科学技术整体化、综合化的集中表现，乃人类认识高度发展的标志，充分体现了辩证综合的哲学精神。它的研究成果表明，中医学不仅在理论上具有上述综合方法论丰富而深刻的内涵，而且在实践应用方面指导性很强。因此，不应将中医学理论体系简单地与古希腊医学理论体系等量齐观，它在科学发展史上有一定的特殊性。

以上是中医学理论体系的一个方面，还有其另一面。科学技术知识体系发展过程的知性分析阶段是不能超越的。所谓知性分析，就是以科学实验为基础，首先将自然过程中的某些因素加以简化、纯化，使对象表现为“理想状态”，进行定性、定量分析，然后运用数学方法和严密的逻辑推理，形成科学的认识，以揭示事物的本质规律。它要求结论具有绝对精确性和可证实性，这在实证科学中是绝对必要的。从逻辑思维方法上讲，这是从感性具体到思维抽象的过程。称之为抽象，是指它思想上的片面性，其结论并不反映事物固有的自然状态。然而只有这样的分析功夫，才能使人们的认识从表面深入到内部，从现象把握到本质，即马克思所说的从“完整的表象蒸发为抽象的规定”，作为辩证综合的基础与前提。中医学也必须经过这样的分析研究，方能使自己的理论升华为现代辩证综合的科学形态。从这个意义上说，中医学现阶段的科学形态又带有浓厚的朴素性质。举例说，“生气通天”的论断是正确的，但天人交换物质、能量、信息的途径、内容和规律，天人“相应”“相失”有哪些物理的、化学的、生物学的指征？不弄清这些问题，对生气通天的认识只能停留在直观意义上，其应用也难以突破低水平。又如，中医治疗疑难病有很好的疗效，但即使同样的辨证论治，甲医有效、乙医不效，甲医对 A 患者有效而对 B 患者不效，这些并非个别现象的存在，其原因是辨证论

治方法落实到具体患者时，其准确度与精密度多靠医者本人的经验和摸索来把握，此两“度”的难以捉摸性，主要应归咎于中医学理论缺乏严格的知性分析。“掐指一算”的内心忖度方法不能适应时代要求。再如临床用药，少则数味、多则十几味或数十味，药量一味少则数克、多则数十克，疗效慢、疗程长，其原因就在于未掌握单味药发挥疗效的成分及含量，复方合煎及进入人体后的成分变化、生效机理等，于是便大量使用生药，而真正发挥治疗作用的必要成分却含量很少。凡此都说明中医学理论缺乏知性分析这一发展阶段和研究过程，致使自己具有辩证综合性质的理论仍不免被打上“朴素”的烙印，产生致命缺陷和弱点。

三、运用现代自然科学、人文科学方法研究和发展《内经》理论体系

中医学关于生命科学、医学科学研究的成果及科学形态的定位，为其发展指示了方向，这就是坚持中医学理论体系的辩证综合的学术内涵和独具特色的民族形式，运用现代自然科学与人文科学的研究成果和方法，分析研究中医理论，以分析研究的资料和结果作为要素，充实、完善乃至变革中医理论，再进一步分析研究，如此反复多次，必然使中医理论出现质的飞跃，升华为完全的现代辩证综合的科学形态。其中《内经》成书是中医学理论体系形成的标志，因而应当把《内经》研究作为基础工作，具有追本溯源的作用。从目前情况看，研究取得了一定进展，但欲突破，仍需时日。其中的关键还是对中医理论的学术内涵、方法学特点认识不清，忽视中西医学两种理论体系的根本差异，以致在研究思路和方法上难以摆脱“西化”研究的模式，这种情况必须改变。

（烟建华）

参考文献

[1] 董汉良. 杨则民先生及其学术思想. 浙江中医杂志，1981(7)：293.

[2] 孟庆云. 中医学理论体系的组成、特点及发展. 中国医药学报，1989(3)：4.

[3] 刘长林.《内经》的哲学及中医学方法. 北京：科学出版社，1982.

[4] 恩格斯. 社会主义从空想到科学的发展. //中共中央马克思恩格斯列宁斯大林著作编译局. 马克思恩格斯选集(第三卷). 北京：人民出版社，1972：417.

[5] 程士德. 内经讲义. 上海：上海科技出版社，1985.

[6] 张义堂. 中医学术讨论资料汇编. 南京：江苏中医杂志社，1957：52.

[7] 高文铸. 黄帝内经书目汇考. //郭霭春. 黄帝内经词典. 天津：天津科学技术出版社，1991：979.

[8] 任继愈. 中医理论研究资料选集(第一辑). 北京：人民卫生出版社，1957.

[9] 吕嘉戈. 中国文化中的整体观方法论与形象整体思维. 中国文化研究. 1998，春之卷：25.

[10] 任应秋. 朴素的唯物辩证法是中医学的指导思想. 云南中医杂志，1980(1)：3.

[11] 孟庆云. 中医科学研究中的观察法. 中医医药学报，1987(1)：60.

[12] 刘奥生，烟建华. 关于生命活动自我观控的对话. 中华气功，1992(1)：10.

[13] 刘长林. 从方法论看《内经》藏象学说的形成与实质. //任应秋.《内经》研究论丛. 武汉：湖北人民出版社，1982：145.

[14] 雷顺群.《内经》多学科研究. 南京：江苏科学技术出版社，1990：1.

[15] 王众. 中医逻辑规律和渊源. 中国医药学报，1987(6)：57.

[16] 王众. 中医学逻辑的特点和方法. 中国医药学报，1987(5)：62.

[17] 孟庆云. 数学方法在中医学中的应用. 中国医药学报，1987(3)：61.

[18] 程士德.藏象学说初探.北京中医学院学报,1980(2):1.
[19] 成肇智.辨证论治和中医诊疗规律.中国医药学报,1989(2):53.
[20] 祝世讷,刘持年.中药方剂原理的现代认识.山东中医学院学报,1989(2):23.
[21] 韩新民.四逆汤对麻醉家兔低血压状态升高效应的初步拆方研究.中成药研究,1983(2):26.
[22] 傅景华,解达,洪梦浒.关于中医学术的特色与优势、现状与问题.中国医药学报,1987(2):3.
[23] 赵季仁.全国中医药学术发展战略研讨会述要.中国医药学报,1987(1):3.
[24] 邹甲申,邓浩.论马克思主义自然哲学.南京:江苏教育出版社,1991:257.

第二章

《黄帝内经》的医学原理

第一节 《内经》的生命观

所谓生命观，就是对生物体生命活动的基本的理性认识。《内经》的生命观，是《内经》的作者在当时的气一元论、阴阳学说、天人合一等哲学思想指导下，对自然界的生物和人体自身的生命活动的长期观察和研究中逐渐形成的。作为最高等生物的人，既具有一般生物生命活动的共同规律，同时又表现出比一般生物更为复杂丰富，也更具主动性、目的性和创造性的生命活动特点。为此，《内经》虽也对一般生物的生命活动有所论述，但其重点和落脚点则是对人体生命活动的阐明。

一、《内经》对生命活动的基本认识

(一)生命的起源

生命现象和有生命的物体(生物)不是宇宙一开始就有的，也不存在于宇宙的各个组成部分，而是自然界的物质运动发展到一定阶段、于某一特定的环境中才出现的。我国先秦时代的哲学家普遍认为：气是天地万物(非生物和生物)的本原，而气以弥散的“无形”状态和聚合的“有形”状态存在着，生命则是“有形”之气进化到一定程度的自然现象。《管子·内业》说：“凡物之精，此(比)则为生，下生五谷，上为列星，流行天地之间……是故此气也，不可止以力，而可安以德；不可呼以声，而可迎以音(意)。”这里所说的精气，是指客观存在于自然界中运动不息的精细物质。一切有形的物体均由无形之气变化而成，生物和人亦是如此。《庄子·知北游》说：“人之生，气之聚也。聚则为生，散则为死……故曰通天下一气耳。”明确指出人的生命活动是建立在聚合之气的物质基础之上的。另一方面，气又可根据其性质划分阴阳，生命活动的产生和维持则是阴、阳之气相互作用、有机结合的结果，如《周易》所说：“天地絪缊，万物化醇。男女媾精，万物化生”(《系辞下》)，“乾知大始，坤作成物”(《系辞上》)。这里的天地、男女、乾坤都代表阴阳。《内经》吸取了上述基本观点，同时结合人体的生命活动作了更为具体而深刻的阐述。

1. 产生生命的自然条件——天地合气

《素问·天元纪大论》说：“太虚寥廓，肇基化元，万物资始，五运终天，布气真灵，揔统坤元，九星悬朗，七曜周旋，曰阴曰阳，曰柔曰刚，幽显既位，寒暑弛张，生生化化，品物咸章。”这段文字的大意是说：广阔无垠的宇宙存在着“元”、“气”之类化生万物的原始物质，这种物质可依据其分布位置和性质划分为阴、阳两类，阴阳之气在适宜的自然环境下交互作用，便表现为多种多样的生命活动，生成形形色色的生物体。《素问·六节藏象论》说：“气合而有形，因变以正名。”指出了自然界的“有形”之物(包括生物)皆由天地之气聚合而成，由于气的聚

合有不同的形式，生物呈现出不同的形态，因而被冠以不同的名称，此即“生生化化，品物咸章”之意。

《内经》认为，生命的出现需要一定的自然条件，只有具备这些条件，生命才可能出现。《灵枢·本神》对此有精辟的论述：“天之在我者德也，地之在我者气也，德流气薄而生者也。”这就是说，天（阳）为生命的起源提供了生机（德），寓指阳光、空气及适宜的气候等；地（阴）为生命的诞生提供了必需的物质（气），诸如水、土壤及其他有利的地理环境等，于是生命便在天地阴阳精气的相互感应和紧密结合中自然地诞生了。《素问·天元纪大论》又说：“故在天为气，在地成形，形气相感而化生万物矣。”这是因为阳化气，阴成形，“形气相感”意味着阴阳精气交感、孕育而萌动，从而“万物”（包括微生物、植物、动物和人）应运而“化生”。这是自然界生化的一条规律，所以王冰注谓“此造化生成之大纪”。

气的运动变化和阴阳二气的交感、互用，不仅是产生生命的前提，而且贯穿于生命的全过程，是生命活动得以维持的基本因素。《素问·五常政大论》说：“气始而生化，气散而有形，气布而蕃育，气终而象变，其致一也。”表明精气的运动不息使自然界充满活力，勃发生机，既孕育、壮大着新的生命个体，又促使老的生命个体衰退乃至消亡。基于生命的产生和维持依赖于阴阳二气的对立统一，《素问·阴阳离合论》说：“阳予之正，阴为之主。”王冰注：“阳施正气，万物方生；阴为主持，群形乃立。”这就是说，阳化气，主要体现为生命活动的动力和能量；阴成形，主要体现为生物的形体结构和营养物质。《素问·阴阳应象大论》指出：“阳生阴长，阳杀阴藏。”这句话宜作互文理解，即是说无论生物的生长阶段还是杀藏阶段，都是阴阳两方配合而共同作用的结果，诚如张介宾所释：“盖阳不独立，必得阴而后成，如发生赖于阳和，而长养由乎雨露，是阳生阴长也；阴不自专，必因阳而后行，如闭藏因于寒冽，而肃杀出乎风霜，是阳杀阴藏也。此于对待之中，而复有互藏之道，所谓独阳不生，独阴不成也。”（《类经·阴阳类一》）

正因为认识到生命起源于天地阴阳精气的有机结合，《素问·宝命全形论》才提出了“夫人生于地，悬命于天，天地合气，命之曰人”的论断，并把天地和人比喻成父母和子女的关系。这一观点被后世概括为“人本天地”，并视为中医学中“天人相应”整体观的理论基石之一。

2. 原始的生命物质——精

生命是自然界的物质运动进展到一定阶段出现的，这“一定阶段”除了意味着“德流气薄”——适合或有利于生命诞生的自然条件已经形成外，还须有孕育、产生生命活动的物质——“精”的存在，所以《灵枢·本神》指出：“生之来谓之精。”即“精”是生命现象发生的物质基础，没有“精”便没有生命。

所谓“精”，有精华、精气、灵动之意。《吕氏春秋·季春纪》说：“精气之集也，必有入也。集于羽鸟与为飞扬，集于走兽与为流行，集于珠玉与为精朗，集于树木与为茂长，集于圣人与为敻明。精气之来也，因轻而扬之，因走而行之，因美而良之，因长而养之，因智而明之。”可见古人认为，“精”或“精气”不同于一般的静态的或“死”的物质，而是具有生命活力的精细物质，植物之所以能生长，鸟兽之所以能行动，人类之所以聪明智慧，无不因为其体内“精”或“精气”的作用。换言之，“精”是自然界物质运动进程中出现的一种高级物质形态，只有它才能产生比一般运动形式更为主动、复杂、玄妙的高级运动形式——生命活动。当然，“精”本身并非虚无缥缈的东西，而是自然界的阴阳之气在一定条件下结合的产物，《周易·系辞下》所谓“天地细缊，万物化醇。男女媾精，万物化生”，《内经》所谓“天地合气”、“德流气薄而生者也”等便是证明。以“精”作为原始的生命物质，用来解释生命的起源，摒除了生命与鬼、神相联系的唯心论，是一种朴素的唯物论观点，标志着认识论的一大进步。

“精”不仅视为解释生命起源的原始物质，而且也被看成是构成生物个体本身和繁衍后代的基本物质。《素问·金匮真言论》说：“夫精者，身之本也。”“本”有本源、基础之意，表明精既是生命起源的根本，又是生命个体的物质结构基础。对此，《灵枢·经脉》有更具体的描述：“人始生，先成精，精成而脑髓生，骨为干，脉为营，筋为刚，肉为墙，皮肤坚而毛发长。”明确指出，构成人的形体的各种组织，如脑髓、骨、脉、筋、肉、皮毛等，都是由精孕育、化生而形成的。同时，各种生物都具有生殖、繁衍后代的功能，以保持物种、延续生命，而这一基本功能也是通过精来完成的。《灵枢·本神》说：“两精相搏谓之神。”明确指出，男女两性的精结合就能产生新的生命个体。《灵枢·决气》亦说：“两神相搏，合而成形，常先身生，是谓精。”进一步指出化生形体、孕育胎儿的原始生殖物质就是精。精的生殖功能是生物个体生长发育到一定阶段才具有的，因此，《素问·上古天真论》记载：“女子……二七而天癸至，任脉通，太冲脉盛，月事以时下，故有子……七七任脉虚，太冲脉衰少，天癸竭，地道不通，故形坏而无子也。”这里，“有子”和“无子”意味着生殖功能的成熟与丧失，而“天癸”则是生殖之精的一部分，具有促进和维持生殖能力的作用。此外，作为生命活动的要素之一，精与气、神分工协作，共同保障着生命活动的健康进行，并贯穿于生命活动的始终，所以，《灵枢·本脏》高度概括说：“人之血气精神者，所以奉生而周于性命者也。”

综上所述，精是具有生命活力的精微物质，生命起源于精，任何生命个体的诞生、生命活动的维持及生物种族的延续，都离不开精的作用。

3. 自然界最高等的生物——人

在自然界生物进化的漫长历史中，生物界的演变经历了从简单到复杂、从低等到高等的发展过程，即由微生物到动物，最后才出现人类。《素问·宝命全形论》说：“天覆地载，万物悉备，莫贵于人。”强调人在自然界一切生物中最宝贵最重要。高世栻注此节曰：“万物皆在天地覆载之中，惟人超乎万物之上，参天两地，故莫贵焉。”(《素问直解》)所谓“超乎万物之上”，就是说自然界一切生物之中，人是最有能力、最高级的。所以《灵枢·玉版》指出：“且夫人者，天地之镇也。”镇，重也，压也，有重心、主宰之意。

为什么人被视为最高级的生物呢？根据《内经》的论述和一些医家的注释，主要有3条理由。其一，人是天地阴阳之气的结晶。《素问·宝命全形论》说：“夫人生于地，悬命于天，天地合气，命之曰人。”张介宾注曰：“形以地成，故生于地。命唯天赋，故悬于天。天，阳也。地，阴也。阴精阳气，合而成人，故人位乎中而为三才之一。”(《类经·针刺类九》)表明人体乃自然界最精华的阴阳之气有机结合的产物，因而具备产生较高级的生命活动的物质基础。其二，人具有比其他生物更高级、更复杂的生命活动。《素问·六节藏象论》指出：“天食人以五气，地食人以五味。五气入鼻，藏于心肺，上使五色修明，音声能彰；五味入口，藏于肠胃，味有所藏，以养五气，气和而生，津液相成，神乃自生。”正因为人体不断地吸取和利用“五气”、“五味”等天地精气，才使得人的生命活动比其他生物复杂而高级，诸如面色表情、声音语言、思维谋虑等“神”的活动，大大增强了人的自我调控能力和对不同环境的主动适应性，从而为人的生存和生活质量的提高提供了可靠的保障。正如《灵枢·本脏》所说：“志意者，所以御精神，收魂魄，适寒温，和喜怒者也……志意和则精神专直，魂魄不散，悔怒不起，五脏不受邪矣。”这里的“志意”是人的“神”的重要组成部分，也是人的生命活动高于其他生物的突出方面。其三，人既能认识客观规律，又能利用它来改造世界。《素问·宝命全形论》说：“人能应四时者，天地为之父母；知万物者，谓之天子。”吴崑注曰：“人能应四时和气而养生者，则天地恒生之，是为之父母也。知周万物，则能参天地、赞化育，是天之子也。”意为人不仅能够认识包括人体生命活动在内的客观规律，而且能利用这些规律为自己谋福利。所以，《素问·上古天真论》记载：“上古有真人者，提挈天地，把握阴阳，呼吸精气，独立守神，肌肉若一。”这就表明，人有能力认识和掌握自然界阴阳运动的客观规律，充分利用天地精气等有利的环境条件，独立自主地调节自己的生命活动，从而提高生活质量，达到健康长寿的理想境界。这正显示出人的活动富有主动性、目的性和创造性，是人的生命活动高于其他生物之处，也是人被称为“天之骄子”和“万物之灵”的根本原因。

(二)人体生命的内涵

生命是自然界物质运动发展到一定程度的产物，生命活动是比物理的、化学的现象更为复杂有序的自然现象，而人是最高等的生物，其生命活动最丰富而活跃，因此，人的生命不仅具有一般生命的内涵，如利用外界的物质形成自己的身体，繁殖后代，按照遗传的特点生长、发育、运动，以及对环境变化的适应能力等，《内经》还强调以下两点。

1. 生命活动的3个要素——精、气、神

所谓生物和非生物最突出的区别，就在于生物是“活”的，具有自主的生命活动，而非生物则是“死”的，即没有任何生命活动存在。而关于人的生命活动，《内经》归纳为精气神3个方面，正如《灵枢·本脏》所说：“人之血气精神者，所以奉生而周于性命者也。”明确指出，精(以血为代表)、气、神是维持生命并贯穿生命过程始终的三大要素。此即后世医家把精、气、神称为“人生三宝”的理论渊源。

所谓精，是指构成人的形体并供养全身以维持其生理功能的精微物质，包括先天之精、后天之精、血、脑、髓、津液等，乃生命活动的物质基础，因而《内经》有“生之来，谓之精”，“夫精者，身之本也”之说。所谓气，既指流行于全身上下内外的“无形”的精微物质，又指这些精微物质及其构成的脏腑、组织等所具有的能量和功能，如《灵枢·决气》所说：“上焦开发，宣五谷味，熏肤，充身，泽毛，若雾露之溉，是谓气。”此处“若雾露之溉”提示气是肉眼看不清的微细的流动物质，“熏肤、充身、泽毛”则表明气具有温养等功能。又如“脾气”、“肾气”、“经气”等，则主要分别指脾、肾、经络等的功能。所谓神，有广义和狭义之分，广义者泛指人的生命及其外在表现，如《灵枢·本神》“两精相搏谓之神”；狭义者专指在精和气基础上产生的最高级的生命活动，诸如意识、思维、情感、对外界变化的灵敏反应及对全身各部分功能活动的自我调控等，如《灵枢·本脏》所谓“志意者，所以御精神，收魂魄，适寒温，和喜怒者也……志意和则精神专直，魂魄不散，悔怒不起，五脏不受邪矣”。

简言之，在人的生命活动中，精是物质及其结构，气是功能与能量，神是信息及其调控，三者协调互用，缺一不可，共同保证人体生命的正常进行，并贯穿于生命活动的全过程。

2. 生命进程的基本规律——生长壮老已

人的生命过程，除了因意外事故或患危重病而夭折外，一般都要经历阶段分明的出生、成长、壮盛、衰老和死亡5个时期，《内经》简称为“生长壮老已”。

然而“生长壮老已”的生命历程对于每个人来说又有长短寿夭的差异，《内经》认为这种差异主要取决于3个因素：一是男女性别的不同，《素问·上古天真论》认为女性14岁左右生殖功能开始具备，21岁左右结束生长期而进入壮盛期，35岁左右进入衰退期，49岁左右丧失生殖功能；男性16岁左右开始具备生殖功能，24岁左右结束生长期而进入壮盛期，40岁左右进入衰退期，64岁左右丧失生殖功能。二是先天禀赋和体质的个体差别。《灵枢·寿夭刚柔》说：“形充而大肉䐃坚而有分者肉坚，肉坚则寿矣；形充而大肉无分理不坚者肉脆，肉脆则夭矣。此天之生命,所以立形定气而视寿夭者。”而《灵枢·天年》则从五脏的坚脆、使道长短、基墙高低等形体上的差异来判断人的生命过程的长短寿夭。三是是否善于养生。《素问·上古天真论》明确指出,善于养生者“春秋皆度百岁而动作不衰”,即能健康地活到100岁以上而无衰老之象,其生长期和壮盛期相对较长;不善于养生,即违背养生法则的人,则“年半百而动作皆衰”,甚至多病而致夭折早亡,所以自古以来就有“人过七十古来稀”的说法。

人体生命的内涵,在空间上表现为由精、气、神三要素构成的、自主活动的独立体,在时间上则显示出以先后顺序相衔接的生、长、壮、老、已5个时相。

(三)人体生命的特征

1. 生命活动的自我调控——神机

生物包括微生物、植物和动物三大类,就其生命活动的复杂性、主动性和适应性而言,动物是生物中最高级的。《素问·五常政大论》说:“根于中者,命曰神机,神去则机息;根于外者,命曰气立,气止则化绝。”张介宾注曰:“凡动物之有血气心知者,其生气之本皆藏于五内,以神气为主,故曰中根。凡植物之无知者,其生成之本悉由外气所化,以皮谷为命,故根于外。”“物之根于中者,以神为之主,而其知觉运动即神机之所发也,故神去则机亦随而息矣。物之根于外者,必假外气以成立,而其生长收藏即气化之所立也,故气止则化亦随而绝矣。所以动物之神去即死,植物之皮剥即死,此其生化之根,动植之有异也。”(《类经·运气类十五》)这就是说,动物之所以比植物高级,就在于动物体内具有更完善的自我调控机制——神机,从而使动物的生命活动表现出更加强大的主动性、灵活性和独立性。

在所有的动物之中,人又是最高等的,具有得天独厚的优势。王冰在《素问·五常政大论》的注语中说:“天地之间有生之物凡此五类也。五,谓毛、羽、裸、鳞、介也。故曰:毛虫三百六十,麟为之长;羽虫三百六十,凤为之长;裸虫三百六十,人为之长;鳞虫三百六十,龙为之长;介虫三百六十,龟为之长。”这5类动物中,裸虫身不披毛羽鳞介,最高级,而人又是裸虫中最高级者。为什么人在生物中地位如此之高,以致被称为“万物之灵”呢?这是因为人的自我调控机制——神机最丰富、最完备,正如《灵枢·天年》所说:“血气已和,荣卫已通,五脏已成,神气舍心,魂魄毕具,乃成为人。”人的思维、意识、情感、语言交流等精神活动水平远远高于其他动物,因此,人不仅能“知万物”,“知十二节之理”,“能达虚实之数”,即能认识客观规律,而且“能经天地阴阳之化”,“独出独入”(《素问·宝命全形论》),即利用客观规律改造世界为人类服务,甚至“能却老而全形”,“呼吸精气,独立守神,肌肉若一”(《素问·上古天真论》),即改变人体本身,使其健康长寿,青春久驻。可见,人的生命活动的一个突出特征,就是人的神机明显高于其他动物,因而人的一切行为具有目的性、预见性和创造性。

2. 生命动态的内外统一——生气通天

《内经》强调,人的生命活动的另一个特征是人与自然环境的整体联系,《内经》称之为“生气通天”。《内经》的作者认为,人生活于天地之间,必然与自然环境保持着不可分割的联系,人的生命活动时时受着自然界运动变化的影响,所以《灵枢·岁露论》说:“人与天地相参也,与日月相应也。”换言之,《内经》不是孤立地就人体自身来认识和研究人的生命活动,而是把人放在大自然或整个宇宙这个大背景中来看待人的生命活动的,诚如王冰在注《素问·六微旨大论》时所言:“以其身形包藏脏腑,受纳神灵,与天地同,故皆名器也。诸身者,小生化之器宇;太虚者,广生化之器宇也。”这里的“诸身”主要指人体,“太虚”则指宇宙。

《内经》“天人合一”的生命观,即“生气通天”的思想,主要体现在以下3个方面。一是人的生命活动的维持依赖于天地精气的不断供养，即人需要与自然环境进行物质和能量的交换。《素问·六节藏象论》说："天食人以五气，地食人以五味。五气入鼻，藏于心肺，上使五色修明，音声能彰；五味入口，藏于肠胃，味有所藏，以养五气，气和而生，津液相成，神乃自生。"指出呼吸、饮食是"生气通天"的基本途径。《素问·六微旨大论》进一步说明："出入废则神机化灭，升降息则气立孤危。故非出入则无以生长壮老已，非升降则无以生长化收藏。"表明气机的升降出入是人体内外环境相互沟通的基本形式，一旦这种沟通停止了，人的生命活动也就终结了。故张志聪注此句说："言人与万物生于天地气交之中，有生长老已，皆由乎升降出入之气化，是以无器不有此升降出入。凡有形之物，无不感此天地四方之气，而生而化。"(《黄帝内经素问集注》)二是人的生命活动与自然界运动变化同步，即人应天地。《素问·生气通天论》说："夫自古通天者，生之本，本于阴阳……故阳气者，一日而主外，平旦人气生，日中而阳气隆，日西而阳气已虚，气门乃闭。"《灵枢·顺气一日分为四时》又指出："春生、夏长、秋收、冬藏，是气之常也，人亦应之。"都提出人的阴阳和自然界的阴阳存在着同步变化的客观规律。此外，《内经》还认为，肝、心、脾、肺、肾五脏分别与春季风气、夏季暑气、长夏湿气、秋季燥气、冬季寒气相通应。三是人的异常生命活动程度不等地受到诸自然因素的影响。所谓异常生命活动就是人的病理变化。《素问·离合真邪论》说："夫邪之入于脉也，寒则血凝泣，暑则气淖泽。"说明气候的寒热对患病者气血的不同病理影响。《灵枢·岁露论》更具体地指出："故月满则海水西盛，人血气积，肌肉充，皮肤致，毛发坚，腠理郄，烟垢著，当是之时，虽遇贼风，其入浅不深；至其月郭空，则海水东盛，人气血虚，其卫气去，形独居，肌肉减，皮肤纵，腠理开，毛发残，膲理薄，烟垢落。当是之时，遇贼风则其入深，其病人也卒暴。"表明月廓盈满和亏缺的不同时令，对人体气血、肌肤、毛发、腠理、分泌物等产生着不同的作用，进而在一定程度上关系着是否发病及病情的浅深、缓急。这些观点同现代生物钟和时间医学的基本思想是一致的。

3. 生命个体的自然延续——阴阳合

人和其他生物一样，都具有生殖功能和遗传特性，通过繁衍后代以延续自己的族类。然而人类的生殖、繁衍活动远比其他生物(包括高等动物)更先进、更复杂。《内经》把人的生殖活动称为"阴阳合"(《素问·上古天真论》)，并对人的"阴阳合"的内涵和要求提出了自己的见解。

首先，《内经》认为"阴阳合"是男女两性发育到一定阶段的自然现象，是人体具有的一项十分复杂的功能。所谓"阴阳合"，即男女两性交合，一般发生在男女"肾气盛"、"天癸至，任脉通，太冲脉盛"，女子"月事以时下"，男子"精气溢泻"的年龄段。通过两性交合，男女之精相结合，在母体胞宫内经过一系列复杂的变化孕育成胎儿，分娩后成为新的生命个体，此即《灵枢·经脉》所说："人始生，先成精，精成而脑髓生，骨为干，脉为营，筋为刚，肉为墙，皮肤坚而毛发长。谷入于胃，脉道以通，血气乃行。"

其次，《内经》把"阴阳合"看做是符合人体需要但又必须自觉调节的活动，为此，提出了一系列具体的要求。例如，《内经》反复强调节制房事以"积精全神"，告诫人们"不妄作劳"，严禁"醉以入房，以欲竭其精"(《素问·上古天真论》)，等等。又如，《素问·阴阳应象大论》说："能知七损八益，则二者可调，不知用此，则早衰之节也。"据长沙马王堆汉墓出土的医简《养生方·天下至道谈》载，"七损"指7种有害于健康的性交方法，"八益"指8种有益于健康的性交方法，涉及性交前的准备，性交时的精神状态、身体状况，性交姿势及频率等具体要求。这里，不仅突出了节制性交、控制生育的思想，而且也寓优生优育的观点。《素问·奇病论》所谓“胎病”、“巅疾”，即痫病，“此得之在母腹中时，其母有所大惊”，便是妊娠期调养失当的先天性疾病。《内经》之所以对“阴阳合”的房事活动如此重视，并提出严格的要求，是因为它不仅关系着繁衍后代及后代的身体素质，而且直接关系着每个成年男女的健康长寿。鉴于性交失当、房事不节是许多疾病和早衰的常见原因，《内经》在论述“腰背痛而胫酸”（《灵枢·五癃津液别》）、“血枯”（《素问·腹中论》）、“寒厥”和“热厥”（《素问·厥论》）、“筋痿”和“白淫”（《素问·痿论》）等病时，都明确提到这一病因。

“阴阳合”是人的生命活动的重要组成部分，是人体生命延续的需要，但人的“阴阳合”高于别的生物，不仅在于其生殖活动的复杂、丰富和完善，而且在于它是人类自身可以自觉地调节、控制的行为，从而能够保证人类朝着改进素质、健康长寿的方向进化。

二、《内经》生命观的主要内容

《内经》的生命观主要体现在它对人体生命活动的4个理论中，即人体阴阳学说、脏腑学说、精气神学说和经络学说。

（一）人是阴阳对立统一的有机整体

1. 人生有形，不离阴阳

《内经》的作者把当时先进的哲学——阴阳学说引入医学领域，用阴阳既对立又统一的观点来认识人的生命活动，来阐释人体表现出来的各种生理功能及病理变化，这就是《素问·生气通天论》所谓“生之本，本于阴阳”的精神实质。

首先，就人体的形态结构而言，可从不同的层次和角度上划分为既对立又统一的两部分。《灵枢·寿夭刚柔》说：“人之生也，有刚有柔，有弱有强，有短有长，有阴有阳……是故内有阴阳，外亦有阴阳。在内者，五脏为阴，六腑为阳；在外者，筋骨为阴，皮肤为阳。”《灵枢·阴阳系日月》又说：“腰以上者为阳，腰以下者为阴。其于五脏也，心为阳中之太阳，肺为阳中之少阴，肝为阴中之少阳，脾为阴中之至阴，肾为阴中之太阴。”正因为阴阳的概念是相对的，阴阳的划分是有条件的，阴和阳的任何一方还可以再分阴阳，该篇进一步指出：“且夫阴阳者，有名而无形，故数之可十，离之可百，散之可千，推之可万。”因此，以阴阳观点认识人体及其生命活动，既有普遍性，又具规定性（条件性），既原则又灵活，能够发挥提纲挈领、辩证思维的作用。

就人体生命活动的整体而言，《内经》常归纳为阴精和阳气，或形和神（气）两方面。阴精和形，主要指人体的生命物质及其所构成的形体组织，如皮、肉、脉、筋、骨及脏腑、器官等，属阴；阳气和神，主要代表人体的生命功能及其活动表现，如元气、卫气、脏腑之气、经气及神志等，属阳。简言之，人体的物质、结构，有形而相对安静，属于人之阴；人体的功能、活动，无形而运行不息，属于人之阳。人的生命活动就是建立在人体阴阳的对立消长、互根互化、协调统一的基础之上的。因此，《内经》用“阴阳和调”（《灵枢·行针》）、“形与神俱”（《素问·上古天真论》）来概括健康即正常的生命活动，用“阴阳不和”（《灵枢·五癃津液别》）、“形气相失”（《素问·玉机真脏论》）来说明异常即病态的生命活动，而用“阴阳离决”（《素问·生气通天论》）、“神气皆去，形骸独居”（《灵枢·天年》）来阐释人的生命活动的终结。

2. 阴平阳秘，精神乃治

《内经》的阴阳理论来自于《周易》，而《周易》对阴阳的对立和统一两方面，明显地强调统一，即更看重阴阳的和调而不是抗争。因而《内经》应用阴阳理论认识人的生命活动时，便把阴阳和调作为其核心观点。《素问·生气通天论》指出：“阴平阳秘，精神乃治。”即人体的阴阳处于平衡协调状态，那么人的生命活动就正常——健康无病。相反，人体生病，都可视为阴阳失调的结果。因此，该篇又说："因而和之，是谓圣度。"认为和调人体阴阳，是治病和养生最好的法则。

至于"阴平阳秘"即阴阳和调的内涵，从《内经》的有关论述中，可以归纳为以下三点：一是阴阳双方在势力上的均衡、相称，即人体阴阳的任何一方都无太过或不及，从而使人的生命活动保持于相对稳定的常态之中。例如，《素问·调经论》说："阳注于阴，阴满之外，阴阳匀平，以充其形，九候若一，命曰平人。"平人，即健康无病的人。而患病往往是阴阳偏盛、偏衰的结果。《素问·至真要大论》说："谨察阴阳所在而调之，以平为期。"指出使失衡的阴阳重新达到平衡是治疗的基本原则。二是阴阳之间维持着互根互用、协调配合的关系。《素问·阴阳应象大论》所谓"阴在内，阳之守也；阳在外，阴之使也"，"阳生阴长，阳杀阴藏。阳化气，阴成形"等，都阐述了这一关系。三是阴阳双方在运动上的循序、顺畅。《素问·阴阳应象大论》说："清阳出上窍，浊阴出下窍；清阳发腠理，浊阴走五脏；清阳实四肢，浊阴归六腑。"此为人体阴阳之气的输布规律。《灵枢·营卫生会》说："营在脉中，卫在脉外，营周不休，五十而复大会，阴阳相贯，如环无端。"营气属阴，卫气属阳，营卫的运行规律从一个侧面反映了人体阴阳之气的运行特点。

《内经》在用阴阳理论研究人体生命活动时，突出阴阳的和调而不是阴阳的斗争，这一特点值得进一步探讨。

3. 阴阳离决，精气乃绝

《内经》认为，人体阴阳失调的病理变化恶化到极点，便可能出现有阳无阴或有阴无阳的垂危状态，即生命活动的终结，这就是《素问·生气通天论》所说的"阴阳离决，精气乃绝"，也即《素问·六微旨大论》"器散则分之，生化息矣"之意。"器散"指死亡而致的形体瓦解、败坏，"分之"就是阴和阳的彻底分离，"生化息"意即生命活动停止。

"阴阳离决"，一般意味着阳气离开了形体（阴），如《灵枢·本神》说："是故五脏主藏精者也，不可伤，伤则失守而阴虚，阴虚则无气，无气则死矣。"《内经》虽然认为对于人的生命活动来说，阴和阳、形和神都重要，但是二者的地位和作用并不完全等同，因为阳主动，生命在于运动，《内经》把阳气视为生命活力的代表，称人体的阳气为"生气"、"人气"（《素问·生气通天论》），并有"生阳"和"死阴"的说法（《素问·阴阳别论》），因此，阳气完全离开人的形体就意味着人的生命的停止——死亡，而没有阳气的形体就不再是活人，而只是一具尸体。

（二）人体生命功能的核心理论——脏腑学说

《内经》认为，人的生命活动主要是在脏腑中进行的，脏腑，尤其是五脏，是人体基本生命功能的主宰者和执行者。依据各个脏腑的功能特点及其在生命活动中的地位，《内经》建立起了以五脏为中心的人体生命功能的分类系统，进而形成了比较完整的脏腑学说。

1. 五脏为中心的整体功能系统

《素问·五脏别论》说："所谓五脏者，藏精气而不泻也，故满而不能实。"这是给"五脏"下的定义。这里，"藏"并非囿于贮藏之义，还有主宰、调节之意，例如"肺藏气"、"肝藏血"（《灵枢·本神》），又可说成"肺者气之本"（《素问·六节藏象论》）和解释成"故人卧血归于肝，肝受血而能视，足受血而能步，掌受血而能握，指受血而能摄"（《素问·五脏生成》），即肺具有主气功能，肝能调节循环血量，以应各部功能活动之需。"藏精气"的"精气"，实指精、气、神三者而言，因为在《内经》中"气"、"神"二字既可连用，又可互代，所以《灵枢·本脏》说："五脏者，所以藏精神血气魂魄者也"，《素问·宣明五气》亦明言："心藏神，肺藏魄，肝藏魂，脾藏意，肾藏志，是谓五脏所藏。”众所周知，精、气、神乃人体生命活动的三大要素，而五脏对此三要素的化生、藏蓄、运行和功能的发挥起着主导作用，因此，《内经》把五脏视为人的生命活动的核心、中枢和人体的最重要组成部分，就不难理解了。

五脏之所以极其重要，不仅由于五脏本身具有的生命功能，而且由于五脏与其他内脏、器官、组织的内在的密切联系，即以五脏为中心构成了人体内既相互促进、配合，又相互制约、协调的五大功能系统，从而保证了人体的生命活动稳定而有序地进行。例如，以肝脏为主导，包括胆、筋膜、眼、足厥阴肝经、足少阳胆经等在内，涉及两胁、少腹、巅顶等部位的肝系统，共同履行着藏血、舍魂、主疏泄（条达）、司运动、参与谋虑、情感等功能活动；同时，肝系统与心系统、肾系统在某些功能上存在着相互促进、配合的关系，与脾系统、肺系统在某些功能上则存在着相互制约、协调的关系。

2. 供应后天营养的六腑传化系统

五脏虽然在人体生命活动中居于主导地位，但它们的功能活动必须得到其他内脏、器官、组织的协助和配合，其中，六腑的功能尤为突出。《素问・五脏别论》给六腑下的定义是："六腑者，传化物而不藏，故实而不能满也。"此处，"传"寓受纳、消化、传导、排泻等多种含义；"化物"，指水谷及其消化后产物。《灵枢・本脏》"六腑者，所以化水谷而行津液者也"，《灵枢・卫气》"六腑者，所以受水谷而行化物者也"等句，皆表明六腑的功能是受纳和消化水谷，然后把水谷的营养成分（精气、津液）输送给五脏，把水谷的糟粕（残渣、废料）变成二便排出体外。

六腑功能活动的中心和基本目的是为五脏、进而为全身提供后天营养（水谷精气）。《素问・六节藏象论》说："五味入口，藏于肠胃，味有所藏，以养五气。"这里，"五味"代表饮食物，"肠胃"代表六腑，"五气"代表五脏精气。《素问・经脉别论》所谓"食气入胃，散精于肝，淫气于筋；食气入胃，浊气归心，淫精于脉"等，也是这个意思。而《素问・五脏别论》"此受五脏浊气，名曰传化之腑……魄门亦为五脏使"等句，同样旨在说明，六腑除胆之外的五腑，把水谷精气（浊气）授给五脏，以为五脏所利用。需要指出的是，胆在六腑中具有特殊性，它虽通过疏泄功能和排泄精（胆）汁而参与"化水谷而行津液"的传化活动，而归于六腑之列，但胆不直接受纳水谷及其化物，因而不属于传化之腑。

3. 辅助五脏功能的奇恒之腑

《内经》脏腑学说的另一部分是奇恒之腑的理论。《素问・五脏别论》说："脑、髓、骨、脉、胆、女子胞，此六者地气之所生也，皆藏于阴而象于地，故藏而不泻，名曰奇恒之腑。"这 6 个器官虽藏蓄阴精，但在人体生命活动中不及五脏重要，不能划归五脏之列；同时，它们不传化物，"藏而不泻"，又不同于传化之腑，因此称为"奇恒之腑"。从散见于《内经》多篇中关于奇恒之腑的零星论述来看，各奇恒之腑分别对五脏起着辅助、补充作用，并在功能上从属于五脏，或受五脏所支配。如脑与肾、心、肝之间，骨、髓（指脊髓）与肾之间，胆与肝之间，脉与心之间，女子胞与肾、肝之间，都存在着这种从属关系。尽管如此，奇恒之腑各自承担的生理功能是不可缺少或不可代替的，它们的协助和补充作用，对于以五脏为核心的生命功能系统的正常运行并非无足轻重。

应该指出，《内经》对奇恒之腑论述相对较少、较简略，而且概念上欠明确、欠规范。如"髓"的内涵是什么，与脑、骨是什么关系；骨、脉本属五体，又列入"腑"是否合适；男子没有女子胞，相应的器官是什么，等等。因此，奇恒之腑在脏腑学说中就显得不突出，而且限制了其在后世的发展。

(三)人体生命要素的集中概括——精气神学说

人的生命活动的存在和维持，是通过精、气、神体现出来的，因而此三者被视为人体生命三要素，又称为“人生三宝”。这些在“人体生命的内涵”一段中已作介绍，下面仅作简要的补充说明。

1. 产生和维持生命的物质基础——精

与气、神并列的精是广义之精，包括精(狭义)、血、髓、津液等。精的来源，一是禀受于父母的先天之精，一是化生于水谷的后天之精。精是在人体内产生以维持生命活动的主要物质，换言之，精是气和神的物质基础，其具体功能可归纳为四点。一是进行生殖而孕育新生命的原始物质，如《灵枢·决气》所说：“两神相搏，合而成形，常先身生，是谓精。”二是营养全身以维持各部分生命功能的重要物质，如《灵枢·营卫生会》所说：“乃化而为血，以奉生身，莫贵于此。”又如《素问·五脏生成》说：“肝受血而能视，足受血而能步，掌受血而能握，指受血而能摄。”三是神志活动的物质基础，精盈则神旺，精衰则神疲。《素问·解精微论》说：“夫水之精为志，火之精为神。”《素问·八正神明论》亦说：“血气者，人之神，不可不谨养。”四是维持人体阴阳相对平衡和抗御病邪的重要基础。精、气、神三者之中，精属阴而气、神属阳，因而精的盈亏必然关系着阴阳的平衡协调。《灵枢·五癃津液别》说：“天寒衣薄则为溺与气，天热衣厚则为汗。”这是通过津液的不同排泄方式来保持人体阴阳动态平衡的例证。同时，精作为人的正气的一部分，又具有抗御病邪的功能，所以，《素问·金匮真言论》说：“故藏于精者，春不病温。”

2. 生命动力和能量的动态表现——气

中国古代哲学的概念“气”主要指构成宇宙而运行不止的微细物质，《内经》把“气”引入生命科学和医学领域后，“气”便明显兼有微细物质和功能、能量的双重内涵，并且由于生命物质多归属于精的范畴，气的功能、能量的内涵在后世愈来愈突出。不过，在《内经》论述的人体之气中，有些以物质为主，有些以功能为主，有些则二义并重，如“营气”、“食气”、“水气”等主要指物质，“卫气”、“脾气”、“宗气”等主要指功能，而“真气”、“胃气”、“邪气”等则物质、功能二义并重。

人体之气的来源有三：一者禀受于父母，称为先天之气，如《灵枢·刺节真邪》说：“真气者，所受于天，与谷气并而充身也。”真气后世又称为元气。二者来源于水谷，运化于脾胃，称为水谷之气或胃气，如《灵枢·营卫生会》所说：“人受气于谷，谷入于胃，以传与肺，五脏六腑，皆以受气。”三者为吸入的自然界清气，如《素问·六节藏象论》说：“天食人以五气……五气入鼻，藏于心肺。”人体之气又统称为精气，是人体生命的动力和能量的动态表现，其在人的生命活动中的具体作用可归纳为4个方面。一为生命的原始动力，能激发全身脏腑、器官、组织的生长、发育和功能活动。《素问·上古天真论》说：“丈夫八岁，肾气实，发长齿更；二八，肾气盛，天癸至，精气溢泻，阴阳和，故能有子；三八，肾气平均，筋骨劲强，故真牙生而长极。”说明人的生命从诞生起直到形体生长、发育成熟，都依赖于肾气的激发、促进作用。如果年老肾气衰，则“形坏而无子”。二是温煦全身，卫外抗邪。《灵枢·本脏》说：“卫气者，所以温分肉，充皮肤，肥腠理，司关合者也。”《灵枢·刺节真邪》说：“虚邪之中人也……搏于肉，与卫气相搏，阳胜者则为热，阴胜者则为寒，寒则真气去，去则虚，虚则寒。”指出了卫气暖身和抗邪的两大功能。三是对精、血、津液的运行、排泄具有推动和固摄作用。《灵枢·刺节真邪》说：“宗气留于海，其下者注于气街……宗气不下，脉中之血，凝而留止。”意为积于胸中的宗气可助心行血，若宗气不足无力推动血液正常运行，则血行迟滞，即血瘀。《素问·灵兰秘典论》："膀胱者，州都之官，津液藏焉，气化则能出矣。""气化"是指肾气的作用，即对津液的蒸化——升清降浊的功能。四是气能化精、养神。《灵枢·邪客》说："营气者，泌其津液，注之于脉，化以为血。"这是气化为血的例子。《素问·阴阳应象大论》说："人有五脏化五气，以生喜怒悲忧恐。"这是脏气生神的例子。

3. 生命活动的整体调控和生命信息的集中反映——神

"神"字在《内经》中有多种含义，作为与精、气并列的神，主要指人具有的高级生命功能——神志，具体包括意识、思维、记忆、想象、情感、知觉及对全身各种生命活动进行自我调控的能力等，《内经》将其分为神、魂、魄、意、志五部分（后世称为"五神"），分别为五脏所主，而心则是最高主宰。因此《灵枢·邪客》说："心者，五脏六腑之大主也，精神之所舍也。"其中，对全身各种生命活动进行自我调控的能力或机制又称为"志意"或"神机"，诚如《灵枢·本脏》所说："志意者，所以御精神，收魂魄，适寒温，和喜怒者也……志意和则精神专直，魂魄不散，悔怒不起，五脏不受邪矣。"可见，"志意"又是"神"中最高级的部分，能够统摄精神、调节情志，使人体适应体内外环境的一切变化，对生命活动发挥着极为重要的协调、保护作用。张介宾注《素问·玉版论要》"神转不回，回则不转，乃失其机"句说："神者，阴阳之变化也。《易》曰：'知变化之道者，其知神之所为乎！'转，运行不息也。回，逆而邪也。神机之用，循环无穷，故在天在人，无不赖之以成化育之功者，皆神转不回也。设其回而不转，则至数逆、生机失矣，故曰神去则机息，又曰失神者亡也。"（《类经·论治类十四》）明确指出"神机"对于人的生命的极端重要性。

其次，"神"又指人的生命活动的重要外在表现，这些表现从不同的角度和程度提示生命活动的正常或异常，病理变化的轻重吉凶。如面色、表情、眼神、呼吸、语言、动作、脉象等，都是观察、判断"神"的着眼点。换句话说，在诊断上，"神"是生命信息的集中表现。所以，《素问·移精变气论》说："得神者昌，失神者亡"，并要求医者做到"理色脉而通神明"。

4. 精、气、神之间及其与脏腑之间的辩证关系

作为人体生命的三大要素，精、气、神分别代表了人的生命物质、生命能量（功能）和生命信息及对生命活动的自我调控，因此，三者的关系，在一定程度上，可视为物质、能量和信息的关系。而精作为构成形体和供养生命活动的物质基础，静而内守，属阴；气和神主要体现为人的各种生命功能及其调控机制，动而外运，属阳。因此，精与气、神之间又存在着阴、阳之间既对立又统一的关系，《内经》尤其强调它们之间的互根互用、互促互化，即统一和谐的一面，如"阴在内，阳之守也；阳在外，阴之使也"，"阳化气，阴成形"，"阳生阴长，阳杀阴藏"（《素问·阴阳应象大论》），"阴者，藏精而起亟也；阳者，卫外而为固也"，"阴平阳秘，精神乃治"（《素问·生气通天论》），等等。具体来说，气和神的活动必须以精为依托和物质基础，即《内经》所谓"精化为气"（《素问·阴阳应象大论》），"食入于阴，长气于阳"（《素问·病能论》），"血气者，人之神"（《素问·八正神明论》）之意，而精又为气所化所固，为神所使所驭，所谓"化生精"、"精归化"（《素问·阴阳应象大论》），"阳气者，烦劳则张，精绝"（《素问·生气通天论》），"气虚无精"（《素问·疏五过论》），"志去则神不守精，精神去目，涕泣出也"（《素问·解精微论》），"恐惧而不解则伤精，精伤则骨酸痿厥，精时自下"（《灵枢·本神》）等，皆寓此理。刘完素对此曾有深刻的论述："是以精中生气，气中生神，神能御其形也。由是精为神气之本、形体之充。"（《素问玄机原病式·六气为病》）。他又说："是知形者，生之舍也；气者，生之元也；神者，生之制也。形以气充，气耗形病；神依气立，气纳神存。"（《素问病机气宜保命集·原道论》）对精、气、神三者辩证关系的阐发可谓切中肯綮。然而三者之中，尤以气最

活跃、最关键，是人生三要素中的结合点或中心环节，所以，《素问·五常政大论》强调："气始而生化，气散而有形，气布而蕃育，气终而象变。"《灵枢·本神》则指出："无气则死矣"。对此，刘完素释曰："夫气者，形之主，神之母，三才之本，万物之元，道之变也……由是气化则物生，气变则物易，气甚即物壮，气弱即物衰，气正即物和，气乱即物病，气绝即物死。"(《素问玄机原病式·六气为病》)明确提出气在生命过程中起着主导作用。李杲亦说："气乃神之祖，精乃气之子，气者精神之大根蒂也。大矣哉！积气以成精，积精以全神。"(《脾胃论·省言箴》)

至于精气神同脏腑之间的关系，《灵枢·本脏》说："五脏者，所以藏精神血气魂魄者也；六腑者，所以化水谷而行津液者也。"这就是说，精气神的化生、储存、运行、使用及功能协调等是由五脏来管理的，而化生精气神的原材料则是由六腑传化水谷时产生的营养物质(精微)所提供。另一方面，脏腑本身又需要精气的不断充养才能维持正常的功能活动，而各脏腑功能活动的协调有序，则是受神控制的。所以，《素问·痹论》说："荣者，水谷之精气也，和调于五脏，洒陈于六腑。"《灵枢·本脏》说："志意和则精神专直，魂魄不散，悔怒不起，五脏不受邪矣。寒温和则六腑化谷，风痹不作，经脉通利，肢节得安矣。"这里的"志意和"、"寒温和"，是指神对全身的生命活动，包括五脏六腑的功能，能发挥正常的调节、控制作用。

(四)联络全身、运行气血的通道——经络学说

《内经》认为，人体是一个具有复杂生命活动的有机整体。这个整体的各个组成部分，如脏腑、器官、组织及在其中活动的精气神，不仅存在着功能上的密切联系，而且有广泛的结构系统在其间出入沟通。这个结构系统就是经络系统。换言之，经络是人体内传输生命物质、生命能量和生命信息，遍布全身内外上下的网状系统。其主要功能可以从下述3个方面理解：

1. 输送最重要的生命物质而营养全身

《内经》认为，人体最重要的生命物质是精和血。精(此指狭义)乃产生生命、孕育胎儿的原始物质，又是人体生长发育、性生殖活动及抗衰老的物质基础，一般藏于五脏，尤其是肾，不轻易外泄，所以《素问·上古天真论》说："肾者主水(此处"水"即精)，受五脏六腑之精而藏之，故五脏盛乃能泻。"《素问·六节藏象论》也说："肾者主蛰，封藏之本，精之处也。"而营气和血则是后天最宝贵的营养物质，各脏腑、器官、组织的生理功能的发挥均依赖其充足的供养；同时，营、血又能化精、生气、养神，所以只有它们"独得行于经隧"，正如《灵枢·营卫生会》所述："中焦亦并胃中，出上焦之后，此所受气者，泌糟粕，蒸津液，化其精微，上注于肺脉，乃化而为血，以奉生身，莫贵于此，故独得行于经隧，命曰营气。"当然，这并不意味着别的生命物质不能从经络中输送，而是强调经络是营、血输送的主要渠道。因此，《灵枢·经水》说："经脉者，受血而营之。"《灵枢·本脏》亦说："经脉者，所以行血气而营阴阳，濡筋骨，利关节者也。"

2. 散布生命能量以温煦形体而行使功能

人的生命能量，出生之前主要来自父母；出生之后，则主要来自水谷。但无论先天、后天，生命能量的散布，经络都是主要途径之一。《灵枢·刺节真邪》说："真气者，所受于天，与谷气并而充身也。"《素问·离合真邪论》又说："真气者，经气也。"可见，先天之真气通过经络散布、流行，即是经气。《灵枢·营卫生会》说："人受气于谷，谷入于胃，以传与肺，五脏六腑，皆以受气，其清者为营，浊者为卫，营在脉中，卫在脉外，营周不休。"指出水谷精气的一部分通过经脉、络脉输送至全身各处，发挥其温养作用。又如《灵枢·邪客》说："宗气积于胸中，出于喉咙，以贯心脉，而行呼吸焉。”说明宗气可进入心脉以推动血运。因而《灵枢·刺节真邪》说：“故厥在于足，宗气不下，脉中之血，凝而留止。”提示经脉中的宗气不足，血运乏力而不能达于下肢，下肢能量缺乏而寒冷。《灵枢·邪气脏腑病形》说：“十二经脉，三百六十五络，其血气皆上于面而走空窍，其精阳气上走于目而为睛，其别气走于耳而为听，其宗气上出于鼻而为臭，其浊气出于胃、走唇舌而为味。其气之津液皆上熏于面，而皮又厚，其肉坚，故天气甚寒不能胜之也。”表明由于经络把阳气传送至头面孔窍，才维持了五官的感觉功能；颜面得到阳气温煦，才具有较强的御寒能力。

3. 传递生命信息，对人体生命活动进行联络、调节和保护

经络系统网络全身，把人的形体的所有组成部分都联络成一个不可分割的整体。所以，《灵枢·海论》说：“夫十二经脉者，内属于腑脏，外络于肢节。”凡经脉达不到的部位，有络脉(别络、孙络、浮络等)分布，凡经脉、络脉皆不及之处，则有受经络支配的经筋、皮部。因此，全身上下内外，经络系统无处不在。

经络系统联络沟通全身的机制，除了以经络中的气血(又称经气、脉气)作为物质基础之外，主要取决于神的调控作用。《灵枢·本神》说：“心藏脉，脉舍神。”指出经络与神的内在联系。《素问·调经论》说：“夫十二经脉者，皆络三百六十五节。”《灵枢·九针十二原》又说：“所言节者，神气之所游行出入也，非皮肉筋骨也。”可见，经络上的腧穴乃神气游行出入的门户。《素问·灵兰秘典论》说：“心者，君主之官，神明出焉……主不明则十二官危，使道闭塞而不通，形乃大伤。”张志聪注：“心主不明，则十二官皆不安矣。心主包络为臣使之官，代君行令而主脉。脉者血脉也，血者神气也，神明昏乱则血脉凝泣而使道闭塞矣。”(《黄帝内经素问集注·灵兰秘典论》)这就是说，心主神明能主宰人体生命活动，主要在于它能通过其“使道”——经脉、络脉把信息传递至全身，从而及时、准确地由心神对相关的生命活动加以调整、协调，使人体能适应内外环境变化，保证生命活动稳定而有序地进行。《灵枢·本神》“所以任物者谓之心……因虑而处物”一段，便是谓此。

当人患病时，经络系统既是异常的生命信息的传递中介，又是正邪进退出入的通道。《素问·皮部论》说：“是故百病之始生也，必先于皮毛，邪中之则腠理开，开则入客于络脉，留而不去，传入于经，留而不去，传入于腑，廪于肠胃……其入于络也，则络脉盛色变；其入客于经也，则感虚乃陷下。”浮络色泽的改变，经脉的盛满或陷下，都属于异常的生命信息，而病邪从腠理入络脉、入经脉进而深入腑脏，则是外感病传变、加重的一般规律。《素问·调经论》指出：“神有余，则泻其小络之血，出血勿之深斥，无中其大经，神气乃平。神不足者，视其虚络，按而致之，刺而利之，无出其血，无泄其气，以通其经，神气乃平。”指出在有关络脉上施行针刺补泻可以调节神气，从而治愈心脏的虚、实病证。正是因为经络系统联络全身，传递生命信息，而通过在经络上施行治疗，可以达到调节和保护生命活动的效果，《灵枢·经脉》断言：“经脉者，所以能决死生，处百病，调虚实，不可不通。”

(成肇智)

第二节 《内经》的疾病观

疾病观，就是对人体患病的总的看法。《内经》的疾病观，是指《内经》作者对人体异常生命活动的基本理解和认识，具体包括疾病的概念及其形成、病因观、发病观、基本病机及疾病的演变和结局等内容。《内经》认识疾病，是从疾病的现象——各种临床表现入手，以人体正

气和致病邪气的斗争为主线，以五脏功能系统的定位和精气神失常的定性相互结合为基础，从整体上和动态中来理解和把握疾病的本质的。

一、《内经》对疾病的基本认识

（一）疾病的概念

疾病是指人体在生理上或心理上的不正常状态，或称非健康的状态。《说文解字·疒部》："疾，病也。""病，疾加也。"段玉裁注："析言之，则病为疾加；浑言之，则疾亦病也。"（《说文解字段注·第七篇下》）可见，疾病为同义复词，但详言之，则轻者为疾，重者为病。

1. 疾病是异常的生命活动过程

《内经》认为，人的生命活动正常进行，则健康无病，称之为"平人"。《素问·调经论》："阴阳匀平，以充其形，九候若一，命曰平人。"《素问·平人气象论》："人一呼脉再动，一吸脉亦再动，呼吸定息脉五动，闰以太息，命曰平人。平人者，不病也。"指出阴阳平衡协调之人就是平人，其脉象的重要标志就是三部九候的脉象调匀一致，而且每呼吸 1 次脉动 4～5 次。当然，脉象仅是判断"平人"或患病之人依据的一部分，更重要的是要看人的脏腑功能和气血运行等生命活动是否正常。《灵枢·天年》："五脏坚固，血脉和调，肌肉解利，皮肤致密，营卫之行，不失其常，呼吸微徐，气以度行，六腑化谷，津液布扬，各如其常，故能长久。"这是对人体正常生命活动诸要素的简明概括。

那么，"平人"是如何变成"病人"的？疾病的本质是什么？《内经》的回答是："夫百病之始生也，皆生于风雨寒暑，阴阳喜怒，饮食居处，大惊卒恐。则血气分离，阴阳破败，经络厥绝，脉道不通，阴阳相逆，卫气稽留，经脉虚空，血气不次，乃失其常。"（《灵枢·口问》）说明在各种病因的作用下，人体阴阳失衡，气血不和，脏腑经络失调，即人体生命活动"乃失其常"，从而导致疾病的发生，"平人"便转化为"病人"。

疾病既是"病人"生理上或心理上的异常现象，又是生命活动异常的过程。所谓过程，是指事物所经历的程序，这里涉及两个内涵：从时间上，每种（次）疾病都要经历发生、发展（变化）、结局，即初期、中期和末期 3 个阶段，如《素问·热论》便有热病"其死皆以六七日之间，其愈皆以十日以上"及整个病程划分为"三阴三阳"6 个阶段的记载；从表现特征和病机规律看，不同种类的疾病各不相同，例如《内经》所述的外感病和内伤病，外感的暑病和寒病，内伤的脾瘅和怒狂，在其主证、证型、病程经过诸方面都明显不同，从而得以相互区别。正因为疾病在其异常的生命活动过程中存在着质的差异，才划分为许多不同的疾病种类。

2. 疾病是可以认识的

《内经》从朴素的唯物论和辩证法出发，坚持任何疾病都是可以认识的。首先，疾病的发生不是无缘无故的，而是有其病因的，即任何疾病都是一定病因作用于人体的结果。《灵枢·百病始生》说："夫百病之始生也，皆生于风雨寒暑，清湿喜怒。"《素问·调经论》则把所有的病因分为阴阳两类，"夫邪之生也，或生于阴，或生于阳。其生于阳者，得之风雨寒暑；其生于阴者，得之饮食居处，阴阳喜怒。"即使是那些病因不明显或难以确定者，也总是可以通过详细的望、闻、问、切，从"蛛丝马迹"中探求其病因，所以《灵枢·贼风》在回答"其毋所遇邪气，又毋怵惕之所志，卒然而病者，其故何也"时，指出："此亦有故邪留而未发，因而志有所恶，及有所慕，血气内乱，两气相搏，其所从来者微，视之不见，听而不闻，故似鬼神。"表明有些疾病虽查不出一般的外感、内伤病因，却可能有心理上的病因，只不过这些病因渐积而发，不易察觉，但绝非无因，更非鬼神所为。所以，《素问·病能论》说"人不能悬其病也"。

从“有诸内必形诸外”的观点出发,《内经》认定内在的异常生命活动必然有外在征象表现出来,因此《灵枢·本脏》说:“视其外应,以知其内脏,则知所病矣。”所谓“外应”就是疾病的现象,又称为“病形”、“病状”,即后世所说的证候、症状、体征等。证候和疾病的关系,《灵枢·外揣》比喻为“夫日月之明,不失其影,水镜之察,不失其形,鼓响之应,不后其声,动摇则应和,尽得其情。”人患病与此同理,“五音不彰,五色不明,五脏波荡,若是则内外相袭,若鼓之应桴,响之应声,影之似形。故远者司外揣内,近者司内揣外。”这正是《内经》和中医学强调通过辨析疾病的现象(简称“辨证”)以探求疾病的本质(简称“求本”或“审机”)的诊断大法的原理所在。《灵枢·邪气脏腑病形》:“见其色,知其病,命曰明;按其脉,知其病,命曰神;问其病,知其处,命曰工。”不仅指出了望色、切脉、问证以认识疾病的诊法,而且强调不同的诊法可反映医者诊疗能力的高低。

3. 疾病是可以预防和治疗的

疾病不仅能够治愈,而且可以预防而不致发生,这是《内经》对待疾病一贯而鲜明的态度。

《内经》既反对疾病的不可知论,又反对疾病的不可治论。正如《灵枢·九针十二原》所说:“今夫五脏之有疾也,譬犹刺也,犹污也,犹结也,犹闭也。刺虽久,犹可拔也;污虽久,犹可雪也;结虽久,犹可解也;闭虽久,犹可决也。或言久疾之不可取者,非其说也。”这就是说,疾病非人体所固有的,而是在一定病因条件下产生的一种特定的、异常的生命活动状态及过程,犹如身上扎了刺,衣服被玷污,绳子打了结,江河遭淤塞,总是可以找到办法使其恢复正常的。那种认为久病、重病不能治好的观点是错误的。当然,由于人体生命活动的复杂多变,人们对疾病的认识总是由片面到全面,由肤浅到深入,不断进步的。因此,在某个时候,对某些疾病(如所谓疑难重病)的病机的认识还不清楚,或欠完整、准确,因而暂时还缺乏理想的治疗方法,是不足为奇的。但这并不意味着这些疾病是不能治疗的,反而提示对这些疾病存在着研究的广阔天地,激励医者去深入研究、探索,从而提出新的医学理论,创立新的治疗方法。故该篇明确指出“言不可治者,未得其术也”,就说明医师治不好病时,不要借口“病不可治”而推卸自己的责任,而应从自身的医学修养和诊疗技术上找原因,下工夫。

防病重于治病,是《内经》中很突出的一个指导思想。《素问·四气调神大论》提出了“圣人不治已病治未病,不治已乱治未乱”的著名论点,一方面因为“病已成而后药之”,“譬犹渴而穿井,斗而铸锥,不亦晚乎”,即已经给患者造成了痛苦和损害;另一方面,预防疾病的发生是完全可行的。《内经》认为防病对于养生来说仅是较低的要求,而健康长寿这一较高的要求也是做得到的。为此,《素问·上古天真论》等篇提出了许多行之有效的养生法则,如“法于阴阳,和于术数,食饮有节,起居有常,不妄作劳”,“虚邪贼风,避之有时,恬惔虚无,真气从之,精神内守,病安从来?”大量的实践结果表明,按照这些法则身体力行,坚持不懈地努力,不但可以预防一般疾病的发生,而且可以达到健康长寿的理想境界,明显提高人类的生活质量。

(二)疾病的形成

《内经》认为,疾病是人体生命活动的异常变化,是病邪同人体正气斗争所产生的反应,是人体内部环境及内外环境整体失衡的结果,绝非鬼神所为。这一朴实而科学的认识,奠定了《内经》乃至整个中医学理论体系的认识论基础,并使古老的中医学摆脱了鬼神、巫术等迷信的羁绊,长期保持着勃勃生机。

1. 疾病非鬼神所为

《内经》的作者在其所处的崇尚鬼神、巫医不分的时代和社会背景下，高举“道无鬼神，独来独往”（《素问·宝命全形论》）的科学旗帜，勇敢宣告“拘于鬼神者，不可与言至德”（《素问·五脏别论》），这种与鬼神、巫术彻底决裂的大无畏精神的确难能可贵，值得盛赞和发扬光大。

对于当时社会上盛行的“鬼神致病”说，《内经》运用所掌握的医学和科学知识，加以有理有力的驳斥。《内经》在论述病因时，完全摒弃鬼神致病的迷信，明确指出“贼风邪气之伤人也，令人病焉”（《灵枢·贼风》），而邪气之所以能够伤人，则在于人体正气的虚弱或失调，正如《素问·评热病论》所言：“邪之所凑，其气必虚。阴虚者阳必凑之。”《灵枢·禁服》所谓“审察卫气，为百病母”，也强调了人体卫气的不足或异常，是许多疾病发生的内在依据。在诊断治疗上，《内经》纯粹从医学理论的角度释疑解难，彻底杜绝巫祝、鬼神欺人之谈的传播途径。《灵枢·贼风》在回答“其祝而已者，其故何也”的疑问时，明确回答：“先巫者，因知百病之胜，先知其病之所从生者，可祝而已也。”说明有时巫师“祝”而病愈，这是因为巫师了解一些疾病的病因和病变规律，其预测和疾病的结局自会一致，这并非巫师或其“祝”语本身有什么特殊功能，或由鬼神所为。当然，《内经》亦有“按其脉知其病，命曰神”（《灵枢·邪气脏腑病形》）、“粗守形，上守神”（《灵枢·九针十二原》）等语，但这些“神”字或是对医术高明的赞叹，或是对人体神气、气血微妙变化的描述，而与“鬼神”之“神”在含义上完全不沾边。又如《素问·八正神明论》说：“神乎神，耳不闻，目明心开而志先，慧然独悟，口弗能言，俱视独见，适若昏，昭然独明，若风吹云，故曰神。”显然，这里的“神”是指人体内在的微妙的生命活动及高于常人的观察能力和领悟能力，即王冰所注的“神智通悟”，这是仅在少数人身上出现的特殊的聪明才智，同“鬼神”的无所不知、无所不能自然有真假、虚实的本质不同。

2. 正邪斗争贯穿于疾病的始终

《内经》的疾病观的一个突出特点，就是认为疾病是人体正气同外感或内生的邪气相互斗争的动态过程，换言之，正邪斗争是贯穿于疾病全过程的基本病理变化。正，即正气，《内经》又称为真气、精气，是对人体的精、气、神及在此基础上产生的抗病能力、康复能力的总称，它既指精、血、津液等生命物质，又指脏腑、经络之气及卫气等生命功能。邪即邪气，又称病邪，是同正气抗争而引起疾病发生、发展的致病势力和有害物质的总称，它既可来自体外，如六淫、蛇毒等，也可是体内产生的病理产物，如痰饮、瘀血及结石等；它不仅指通过感官能够直接感觉到的“有形”之物，如蛔虫、燥屎等，也指那些必须通过辨析证候和逻辑推理而认定的“无形”之邪，如风邪、热邪等。正和邪是一组相对的概念，二者不仅对立、斗争，而且共存、互化。例如，自然界的“六气”（属正气范畴）太过伤人则成为“六淫”（邪气），运行受阻的气、血、津液可转化为滞气、瘀血、痰、水等邪气，而如果治疗得当、正气渐旺，滞气、瘀血、痰、水等邪又可恢复正常运行，再次成为气、血、津液的一部分。

正邪斗争，《内经》称为“真邪相搏”（《灵枢·根结》）或“真邪相攻”（如《灵枢·口问》等），是患者疾病过程中自始至终都存在的一对基本矛盾，是直接决定疾病的发生、发展、变化、转归的主要因素之一。当邪从外侵或邪自内生之时，如果邪弱尚不足以同人体正气相抗衡，则邪气或被正气驱逐、消灭，或暂时潜伏体内，均不会发病；只有当邪气较重而能同正气抗争以引起较强的病理反应，从而呈现出证候（症状、体征等），即为发病。为此，《灵枢·刺节真邪》说：“邪气者，虚风之贼伤人也，其中人也深，不能自去。正风者，其中人也浅，合而自去，其气来柔弱，不能胜真气，故自去。”所谓“虚风”又叫虚邪，是致病力较强的外感邪气；“正风”又叫正邪，指致病力较弱的外感邪气。《灵枢·邪气脏腑病形》也说：“虚邪之中身也，洒淅动形；

正邪之中人也微，先见于色，不知于身，若有若无，若亡若存，有形无形，莫知其情。”表明邪气重而正邪斗争激烈，则产生“洒淅动形”（寒颤、发热、身痛等）之类的症状而发病；邪气轻而正邪斗争微弱，则仅有面色的细小改变而无明显的症状，介于发病和不发病之间。《素问·疟论》：“卫气之所在，与邪气相合，则病作。”《素问·痹论》：“风寒湿三气杂至，合而为痹也”、“营卫之气……不与风寒湿气合，故不为痹。”这里，都强调邪气必须与“卫气”、“营卫之气”相“合”才会发病。古代称交战曰合。《孙子·行军》：“兵怒而相迎，久而不合，又不相去，必谨察之。”可见，邪气与人体正气相互斗争而产生一定的病理反应是发病的主要机理。《灵枢·顺气一日分为四时》进一步指出：“气合而有形，得脏而有名。”即正邪斗争（“气合”）导致证候的出现（“有形”）而发病，依据正邪斗争的具体部位（“得脏”）便有了疾病证型的命名（“有名”）。

发病后，正气和邪气之间力量对比的动态变化决定着疾病的发展、传变和结局。一般来说，邪长正消、邪进正退则病情加重或深入，正长邪消、正进邪退则病情减轻或向愈，正邪势力均等则病情处于相持阶段，邪去正复则疾病痊愈，邪亢正竭导致阴阳离决则死亡。《灵枢·小针解》所谓“邪循正气之所出入也”，表明在疾病过程中，正邪斗争无时不有，随处可在。《灵枢·刺节真邪》：“为开通辟门户，使邪得出，病乃已。”指出邪去与病愈的内在联系。《灵枢·天年》：“五脏皆虚，神气皆去，形骸独居而终矣。”指出正气衰竭与死亡的内在联系。

3. 以整体失衡概括疾病的本质

疾病是生命活动失常的反映，而《内经》主要从阴阳的角度认识人体的生命活动，阴阳和调则健康，阴阳失调则生病，因而《素问·阴阳应象大论》“治病必求于本”的“本”就是指阴阳失调。然而《内经》强调从整体、宏观上去认识和把握疾病的本质，尽管“阴阳失调”高度概括了疾病的本质，而且与“整体失衡”义近，但后者似更能表述出《内经》的学术特色。

所谓“整体失衡”，是指人的生命活动在整体上失去了平衡协调，具体内涵有两个方面。一是指以五脏为中心、精气神为基本点的整体功能系统的平衡协调关系遭到破坏。在同一个功能系统内的脏腑、器官、组织之间在生理上、病理上都存在着密切的联系，而不同的功能系统之间的脏腑、器官、组织也存在着相互促进（相生）或相互抑制（相克）的影响。这样，任何一个局部的病变都可以视为整体失衡的局部表现，都与一定的脏腑、经络，特别是五脏的失调有着直接或间接的联系，这就是《内经》从整体失衡的角度认识疾病的第一方面内涵。同时，《内经》认为人的生命活动同其生活的自然环境、社会环境息息相关，因此，人的疾病也不能仅从人体本身去看待，而在一定程度上视为人的生命活动同其外在环境之间的整体统一、和谐关系受到破坏的结果。对此，《内经》论述颇多，其中最突出者，莫过于四时气候对人体生命活动的稳定而深远的影响。《素问·生气通天论》：“苍天之气，清净则志意治，顺之则阳气固，虽有贼邪，弗能害也，此因时之序。”阐明了人的生命活动与自然界时令气候的运动规律协调一致是人体健康的重要条件。《素问·四气调神大论》：“故阴阳四时者，万物之终始也，死生之本也。逆之则灾害生，从之则苛疾不起，是谓得道……从阴阳则生，逆之则死，从之则治，逆之则乱，反顺为逆，是谓内格。”这从正反两方面强调了人的生命活动必须同自然环境保持整体的协调一致，即顺应“四时阴阳”的变化规律就健康、长寿，违逆“四时阴阳”的变化就会产生“内格”之类的病理状态，从而患病乃至夭亡。

二、《内经》疾病观的主要内容

《内经》的疾病观主要包括病因学说、发病学说、总体病机、精气神病机、脏腑病机、经络病机、疾病的演变及病证的概念与分类等八部分。

(一)病因学说

1. 病因的阴阳分类

《内经》论述到的病因十分广泛，归纳起来，有以下7个方面。一是外感时邪(六淫和疫疠)，如《素问·阴阳应象大论》："风胜则动，热胜则肿，燥胜则干，寒胜则浮，湿胜则濡泻。"此处"胜"意味着时气太过变生淫邪侵入人体而致病。《素问·六元正纪大论》："疠大至，民善暴死。"疠，指急性传染病。二是情志过激，如《灵枢·本神》："是故怵惕思虑者则伤神，神伤则恐惧流淫而不止。因悲哀动中者，竭绝而失生；喜乐者，神惮散而不藏……"三是饮食不调，如《素问·痹论》："饮食自倍，肠胃乃伤。"《素问·脉要精微论》："溢饮者渴暴多饮，而易入肌皮、肠胃之外也。"《灵枢·五味》："故谷不入，半日则气衰，一日则气少矣。"四是劳逸失度，如《素问·宣明五气篇》："久视伤血，久卧伤气，久坐伤肉，久立伤骨，久行伤筋。"《素问·痿论》："意淫于外，入房太甚，宗筋弛纵，发为筋痿，及为白淫。"入房太甚，即性生活不节，亦属过劳的范围。五是起居无节，即日常作息缺乏规律，如《素问·生气通天论》："起居如惊，神气乃浮。"六是外物伤形，包括跌打损伤、虫兽咬伤等，如《素问·缪刺论》："人有所堕坠，恶血留内，腹中满胀，不得前后。"《素问·骨空论》："犬所啮之处，灸之三壮，即以犬伤病法灸之。"七是病气遗传，如《素问·奇病论》："人生而有病颠疾者……病名为胎病，此得之在母腹中时，其母有所大惊，气上而不下，精气并居，故令子发为颠疾也。""颠疾"即后世癫痫病。

《内经》对病因的分类基于三点认识：一是其病邪来自于体外环境，或是产生于体内；二是发病时的证候在体表或在内脏；三是所致病证的性质或特征。因此，《内经》把所有的病因分为两大类，凡外感邪气者病因属阳，内生邪气者病因属阴；发病时证候以表证为主者病因属阳，发病时以里证为主者病因属阴；病证具有升浮、燥热性质者病因为阳，具有沉降、寒湿性质者病因为阴。所以，《素问·调经论》说："夫邪之生也，或生于阴，或生于阳。其生于阳者，得之风雨寒暑；其生于阴者，得之饮食居处，阴阳喜怒。"这就是说，外感自然界邪气的病因统属阳，而内伤诸病的病因，包括饮食、起居、房事、情志等方面的病因，统统属于阴；前者病发于阳(表)，后者病发于阴(里)。同时，由于阴和阳乃相对而言，阳中可再分阴阳，阴中亦可再分阴阳。如《素问·太阴阳明论》："阳者，天气也，主外；阴者，地气也，主内……故喉主天气，咽主地气。故阳受风气，阴受湿气。"《素问·刺志论》："气盛身寒，得之伤寒；气虚身热，得之伤暑。"《灵枢·论疾诊尺》："故阴主寒，阳主热。"可见，外感邪气的病因属于阳，但细分之，感受风邪、暑(热)邪为阳中之阳，感受湿邪、寒邪为阳中之阴。《素问·阴阳应象大论》："暴怒伤阴，暴喜伤阳。"《素问·举痛论》："怒则气上"，"恐则气下"。提示情志过激病因属于阴，但不同的情志致病又有阴阳之别。

2. 病因与病位、病性的特定联系

《内经》病因理论的一个突出特点，就是对病因的认识与对病位、病性的认识紧密地联系在一起，换言之，病因不同，其病位、病性亦不相同，二者存在着一定的互为因果的特定联系。例如，《素问·阴阳应象大论》："故喜怒伤气，寒暑伤形。"提示情志过激损伤脏气而发病，外感时邪则外侵形体而发病。又说："寒伤形，热伤气"，"怒伤肝"，"喜伤心"，"思伤脾"，"忧伤肺"，"恐伤肾"。进一步指出，在外感淫邪中，寒邪易伤形体而热邪易损精气；在情志过激致病时，不同的情志损伤的内脏也不同。《灵枢·百病始生》也说："喜怒不节则伤脏，风雨则伤上，清湿则伤下，三部之气，所伤异类。"这就进一步指出，情志为病主要内伤脏气，而外感邪气中，来自天之"风雨"多伤人体上部，来自地之"清湿"多伤人体下部。《灵枢·邪气脏腑病形》："愁忧恐惧则伤心。形寒寒饮则伤肺，以其两寒相感，中外皆伤，故气逆而上行。有所堕坠，恶血留内，若有所大怒，气上而不下，积于胁下，则伤肝。有所击仆，若醉入房，汗出当风，则伤脾。有所用力举重，若入房过度，汗出浴水，则伤肾。"这就表明各种病因致病时，在病位上有一定的倾向性或"亲和力"。同时，不同种类的病因所致疾病的性质也各具特征。从总体看，外感病多实，内伤病多虚，诚如《素问・太阴阳明论》所说："故阳道实，阴道虚。故犯贼风虚邪者阳受之，食饮不节、起居不时者阴受之。"若进一步看，各种外感和内伤的具体病因在致病的性质上仍各有特点，如《素问・调经论》认为，在外感病因中，"风雨之伤人"为实，"寒湿之中人"为虚；在情志内伤中，怒则"阴气上逆"而多致实证，"悲则气消"而多致虚证。

为什么《内经》总是把病因同病位、病性联系起来论述？原因有三：一是《内经》的病因理论源于临床经验的总结，而临床实践显示，某些病因总是引起某些部位和性质的疾病，如气候因素所致的外感病发病时多出现表证及鼻咽证候，外感病初、中期以实证为主，饮食不调总是首先出现脾、胃、肠的症状等；二是疾病乃人的整体功能失衡的结果，而导致整体功能失衡的具体病因必定作用在人体的某一部位，并导致某种性质的病理反应才会发病，因而某种病因总是同一定的病位、病性相联系；三是中医病因的确定，是对患者发病时的证候同其发病前的个体生活状况及生活环境的某种动态变化之间的联系的认识，换句话说，中医的病因往往是医师对患者发病时呈现的证候进行分析的基础上，结合对患者发病前生活状况和环境的回顾性考察，所作出的一种推论，对病因作出推断的首要依据是患者的证候，而证候总要反映一定的病位和病性，所以对病因的认识就同病位、病性密切联系在一起了。

3. 生病起于过用

强调"过用"致病，是《内经》病因学说的另一特点。《素问・经脉别论》："春秋冬夏，四时阴阳，生病起于过用，此为常也。"明确提出，人类在日常生活中对自己的行为不加节制而用度太过，是最常见的病因或生病的一条规律。这一观点在《内经》中反复出现，并对后世医家和医学理论产生了深远的影响。其具体内涵可归纳为四点：①情欲无制致病。《素问・上古天真论》："以欲竭其精，以好(原作"耗"，据"新校正"改)散其真，不知持满，不时御神，务快其心，逆于生乐……故半百而衰也。"《灵枢・本神》："脾，愁忧而不解则伤意，意伤则悗乱，四肢不举""肾，盛怒而不止则伤志，志伤则喜忘其前言，腰脊不可以俛仰屈伸。"②饮食不节致病。《灵枢・小针解》："饮食不节，而病生于肠胃。"《素问・奇病论》："此人必数食甘美而多肥也，肥者令人内热，甘者令人中满。"《灵枢・五味论》："酸走筋，多食之令人癃；咸走血，多食之令人渴；辛走气，多食之令人洞心……"③劳逸过度致病。《素问・举痛论》："劳则喘息汗出，外内皆越，故气耗矣。思则心有所存，神有所归，正气留而不行，故气结矣。"《素问・腹中论》："若醉入房中，气竭肝伤，故月事衰少不来也。"分别指出劳力、劳心和房劳太过致病的机理。《素问・宣明五气篇》："久卧伤气，久坐伤肉。"则是过逸致病的例子。④药物滥用致病。《素问・五常政大论》："方有大小，有毒无毒，固宜常制矣。大毒治病，十去其六；常毒治病，十去其七；小毒治病，十去其八；无毒治病，十去其九。谷肉果菜，食养尽之，无使过之，伤其正也。"说明药性皆偏，不可久用，过则伤正而致病，即《素问・至真要大论》所谓"气增而久，夭之由也"之意。《内经》对当时统治阶级盛行服食芳草石药以延年益寿的不良风气持批判态度，指出这些药物"气急疾坚劲"，滥服可致"石药发瘨，芳草发狂"的严重后果。

《内经》之所以如此看重"过用"在病因中的作用，可能由于以下3个方面的道理：首先，过用致病是对养生和临床实践的高度总结。因为人们为了实现某种目的或满足一时的欲望，往往不节制自己的行为而超过了身心所能耐受的限度，即《素问・上古天真论》所批评的

“以酒为浆，以妄为常，醉以入房”，“务快其心，逆于生乐，起居无节”之类，正如王冰所注：“不适其性，而强云为，过即病生，此其常理。五脏受气，盖有常分，用而过耗，是以病生。”其次，打破人的整体平衡的病因虽有太过和不及两端，但太过者伤人急重而多见，不足者伤人轻缓而少见，因此过用致病远多于少用致病。如《素问·六元正纪大论》说：“太过者暴，不及者徐，暴者为病甚，徐者为病持”，而在论述病因时常常使用“过度”、“无节”、“不止”、“太甚”等词语，较少使用“不及”、“少用”等词语。最后，“过用致病”说反映了先秦道家、儒家思想的影响。《老子》提倡“清静无为”，与《内经》“恬惔虚无”理无二致，其“知足不辱，知止不殆，可以长久”之语同《内经》“志闲而少欲，心安而不惧，形劳而不倦”，“以恬愉为务，以自得为功，形体不敝，精神不散”等也一脉相承，而《左传·昭公元年》提出“淫以生疾”、“过则为灾”，同《内经》“生病起于过用”的观点更是如出一辙。由此可见，“过用致病”说有其历史的思想渊源。

(二)发病学说

发病是疾病过程的起始，标志着人体已从健康状态转化为病理状态。《内经》关于发病的主要观点有：邪气发病说，两虚相得说，正虚为本说及病发无常说。

1. 邪气发病说

《内经》认为，病邪的侵入或存在于人体是发病的重要条件。《素问·金匮真言论》：“八风发邪，以为经风，触五脏，邪气发病。”王冰注：“原其所起，则谓八风发邪，经脉受之，则循经而触于五脏，以邪干正，故发病也。”说明自然界的致病邪气侵袭人体，循经络而入脏腑，邪气扰动正气，引起机体产生某种病理反应而发病。对于“邪气发病”这一论点可从以下三点去理解：首先，邪气侵入人体或存在于人体是发病的前提，即凡病皆有邪，无邪不发病。其次，邪气和正气既对立又统一，凡邪之所在之处即正气相对虚弱之处，当邪气和正气的斗争达到一定的激烈程度而引发某些证候时，便会发病。《灵枢·口问》：“故邪之所在，皆为不足。”《素问·疟论》在阐释疟疾发病的机理时指出：“卫气之所在，与邪气相合，则病作。”“水气舍于皮肤之内，与卫气并居。卫气者昼日行于阳，夜行于阴，此气得阳而外出，得阴而内薄，内外相薄，是以日作。”这里所谓“相合”、“相薄”，都是邪正相搏斗的意思。第三，邪气的种类、性质和微甚在一定程度上决定着发病的表现、特点（病性、病位）和轻重缓急。《灵枢·岁露论》：“寒则皮肤急而腠理闭，暑则皮肤缓而腠理开。”《素问·刺志论》：“气盛身寒，得之伤寒；气虚身热，得之伤暑。”说明邪气不同，致病的临床表现各异。《素问·阴阳应象大论》：“故天之邪气，感则害人五脏；水谷之寒热，感则害于六腑；地之湿气，感则害皮肉筋脉。”提示邪气种类不同，致病的部位也不同。《灵枢·刺节真邪》：“有一脉生数十病者，或痛、或痈、或热、或寒，或痒、或痹、或不仁，变化无穷……此皆邪气之所生也。”表明邪气的微甚、浅深导致病证种类有别、病情轻重不等。

2. 两虚相得说

《内经》认为，人体发病非邪气一方的作用，而是正气虚弱失调与邪气侵袭共同作用所致，所以，《灵枢·百病始生》说：“此必因虚邪之风，与其身形，两虚相得，乃客其形。两实相逢，众人肉坚。”“两虚”，指致病力较强的自然界“虚邪”和人体正虚，“两实”，指致病力较弱的自然界“实邪”和人体正气充实。这段文字虽就外感发病而言，其原理也适用于内伤发病。这就是说，并非正邪斗争的任何状况都会发病。如果邪气虽强而正气不弱，正能胜邪，不会发病，如“卒然逢疾风暴雨而不病者，盖无虚，故邪不能独伤人”（《灵枢·百病始生》）。如果邪气弱而正气强，当然更不会发病，如《灵枢·刺节真邪》所说：“正风者，其中人也浅，合而自去，其气来柔弱，不能胜真气，故自去。”如果邪气不太强，正气也不太强，即正气尚未强大到驱邪外出或化解的程度，而邪气也没有能力严重损伤正气，或同正气激烈抗争而引起发病，就可能出现两种结果：一是邪气潜伏于体内，以后伺机而发病，如《素问·生气通天论》“夏伤于暑，秋为痎疟”之类；二是正邪斗争处于极低水平，没有明显症状、体征呈现，人体介于健康和发病两种状态之间，即所谓“临界状态”或“亚健康状态”，《灵枢·邪气脏腑病形》所谓“正邪之中人也微，先见于色，不知于身，若有若无，若亡若存，有形无形，莫知其情”，就是对这种状态的描述。上述3种情况均不属于发病的范畴。“两虚相得”则与此相反，即邪气相对较强，而正气相对较弱，邪正的力量对比达到或超过了足以引起发病的程度，当然就“乃客其形”而发病。在这种情况下，邪正力量对比的水平不等，其发病也就有轻重缓急的区别。《素问·八正神明论》所说“以身之虚而逢天之虚，两虚相感，其气至骨，入则伤五脏”，便是邪盛正衰较重，因而发病亦较重的例子；而《灵枢·岁露论》所说“乘年之衰，逢月之空，失时之和，因为贼风所伤，是谓三虚”，“三虚者，其死暴疾也”，则是邪盛正衰均极重，因而发病便急速恶化、死亡的例子。所以，“两虚相得”应视为《内经》对发病基本原理的概括。

3. 正气为本说

虽然发病离不开邪侵和正虚的结合，但是《内经》认为二者在发病中的地位和作用不是对等的，在绝大多数情况下，正气的强弱是发病的决定性因素，起着主导作用。《素问·刺法论(遗篇)》：“正气存内，邪不可干。”《素问·上古天真论》：“精神内守，病安从来?”《素问·金匮真言论》：“夫精者身之本也，故藏于精者春不病温。”可见，人体是否发病，主要取决于正气的盛衰，而邪气的微甚则起着相对次要的作用。在发病过程中正气为本的观点具体体现在：①正气不足或失调是邪气侵入或内生的前提，正如《素问·评热病论》所言：“邪之所凑，其气必虚，阴虚者阳必凑之。”②正气不虚，便能对邪气抑制、驱逐乃至消灭，从而使邪气不能发病，前述“藏于精者春不病温”便寓此理。③即使邪正相搏导致发病，正气较强则发病缓而轻，正气较弱则发病必急而重，如《灵枢·病传》说：“正气横倾，淫邪泮衍，血脉传溜，大气入脏，腹痛下淫，可以致死，不可以致生。”表明正气衰弱，必然导致邪气猖獗，深入内脏，发病严重而预后不良。

应该指出，正气和邪气在发病中的地位和作用不是一成不变的。虽然在一般或多数情况下，正气起着主导作用，但是在特定或少数情况下，邪气也可成为决定性因素。如《素问·刺法论(遗篇)》说：“五疫之至，皆相染易，无问大小，病状相似。”指出传染性极强的疫邪流行时，无论人们正气强弱皆被染易而发病，这时邪气便对是否发病起主导作用。所以，对于正和邪在发病中的作用应辩证地看待。

4. 病发无常说

鉴于人的生命活动十分复杂，而影响每一个体发病的诸多因素又参差不齐，因此，发病的状况具有多样性和易变性的特点。《灵枢·邪气脏腑病形》：“邪之中人，或中于阴，或中于阳，上下左右，无有恒常。”指出“邪之中人”而发病没有固定的模式。《灵枢·刺节真邪》在列举了邪气侵犯人体不同部位而发生不同的病证后，总结说：“凡此数气者，其发无常处，而有常名也。”“发无常处”即表明发病的形式变化多端，“有常名”则表明某一邪气在某一部位发病的病证名称则是相对固定的。

《内经》虽然认为发病的形式复杂多样，但又指出疾病的发生是有规律可循的，并非杂乱无章。首先，病邪的种类和性质同发病的部位、轻重之间存在着内在联系。《素问·阴阳应象大论》：“故喜怒伤气，寒暑伤形。”提示情志内伤发病即见脏气失调的证候，而寒暑外感发病首见肌肤、口鼻等形体的证候。该篇还说："怒伤肝"，"风伤筋"，"酸伤筋"（筋在此代指肝）；"喜伤心"，"热伤气"，"苦伤气"；"思伤脾"，"湿伤肉"，"甘伤肉"（肉在此代指脾）；"忧伤肺"，"热伤皮毛"，"辛伤皮毛"（皮毛在此代指肺）；"恐伤肾"，"寒伤血"，"咸伤血"。明确指出，无论时邪外感，还是情志、饮食内伤，致病的具体病邪不同，其发病的脏腑、气血病位也各异。《灵枢·九宫八风》："三虚相搏，则为暴病卒死；两实一虚，病则为淋露寒热；犯其雨湿之地，则为痿。"说明在外感发病中，不同邪气的致病力和损害人体的程度不等，其发病的轻重、缓急也有别。其次，《内经》对发病类型的论述可大致归为4类。一者为即发，指人体受邪后立即或经过极短暂的潜伏期后发病。《灵枢·邪气脏腑病形》："虚邪之中身也，洒淅动形。"《素问·阴阳应象大论》："故邪风之至，疾如风雨。"皆论述外邪侵犯人体后立即发病。王冰在注《素问·玉机真脏论》"忧恐悲喜怒，令不得以其次"句时指出："忧恐悲喜怒，发无常分，触遇则发，故令病气亦不次而生。"说明情志过激多为立即发病。二者为潜发，指人体受邪后经过一段较长的潜伏期后再发病。如《灵枢·贼风》说："此皆尝有所伤于湿气，藏于血脉之中，分肉之间，久留而不去，若有所堕坠，恶血在内而不去。卒然喜怒不节，饮食不适，寒温不时，腠理闭而不通。其开而遇风寒，则血气凝结，与故邪相袭，则为寒痹；其有热则汗出，汗出则受风，虽不遇贼风邪气，必有因加而发焉。"这段文字说明，若湿气、恶血作为"故邪"藏于体内"久留而不去"，一旦出现了诱因，如"喜怒不节，饮食不适，寒温不时"之类，引起正气不和或虚弱，则故邪与新感结合而发病。三者为继发，是指原发性疾病未愈时，又有新的疾病发生。如《素问·标本病传论》所说"先热而后生病者治其本，先热而后生中满者治其标"之类，"先热"为原发性疾病，"后生病"或"后生中满"为继发性疾病，两病之间存在着一定的内在联系，一般多为因果关系或"同源异流"关系。四者为复发，指某种疾病痊愈或基本痊愈后，该病又再次发作。如《素问·热论》说："热病少愈，食肉则复，多食则遗。"就是外感热病基本痊愈后，因饮食不当而致该病复发的例证。

（三）总体病机

病机是从整体上和动态中对患病机体所呈现的病理状态和病理变化的高度概括，是中医学对于疾病本质的综合性认识。而总体病机则是最高层次的病机类型，是对患者的病理状态和病理变化从全身的角度作出的最集中的表述，因此具有最广泛的适用范围。总体病机与后文将要论述的精气神病机、脏腑病机、经络病机等的区别在于，总体病机立足于患者全身的异常生命活动的总特征，而后三者则把病机认识的重点放在人体的某一个层面（精、气或神）或某一部分（脏、腑、经、络）。

1. 阴阳失调

《内经》认为，人体及其生命活动可从总体上划分为阴和阳两方面，这两方面既对立又统一。当阴阳双方处于相对平衡、协调而有序的状态时，人体就健康无病，此即《素问·生气通天论》"阴平阳秘，精神乃治"之意。一旦某种病因作用于人体，导致人体阴阳的相对平衡、协调而有序的状态遭到破坏，即《内经》所谓"阴阳不调"（《灵枢·根结》）、"阴阳不和"（《灵枢·五癃津液别》）或"阴阳相失"（《灵枢·论勇》）时，便会生病。阴和阳是相对的概念，因而"阴阳失调"一语所赅甚广。就病邪而言，风、热、暑、燥等邪属阳，寒、湿、痰、水等邪属阴；就病性而言，热、实、流属阳，寒、虚、滞属阴；就病位而言，表属阳，里属阴，腑属阳，脏属阴；就病势而言，外出、升浮属阳，内入、沉降属阴，等等。正因为"阴阳失调"容纳了多层次、多方面的病理内涵，能从宏观的、总体的、综合的角度概括出人体异常生命活动的本质特征，它理所当然地被视为病机的总纲。

阴阳失调具体表现在3个方面。一是人体阴阳在势力上的失衡，即阴阳任何一方的太过或不及，如《素问·调经论》说："阳虚则外寒，阴虚则内热，阳盛则外热，阴盛则内寒。"《素问·脉要精微论》又说："阳气有余，为身热无汗；阴气有余，为多汗身寒。"二是人体阴阳在相互关系上的失谐，即阴阳之间互根互用、和谐协同的关系受到破坏，如《素问·生气通天论》说："故阳强不能密，阴气乃绝。"意为阳气亢盛则不能固护阴精，则阴精耗泄而竭绝，此乃阳不能为阴所用之一例。该篇又说："阴阳离决，精气乃绝。"指出阴阳相互协调合作的关系遭到最严重的破坏，即全身阳气和阴精的完全分离，预示死亡的来临。三是人体阴阳在运动上的失序，即阴阳之气在运行的方向、部位、时令等方面的失常，如《素问·阴阳应象大论》说："清气在下，则生飧泄；浊气在上，则生䐜胀。此阴阳反作，病之逆从也。"此论人体清阳和浊阴之气升降逆行致病。《素问·调经论》说："气血以并，阴阳相倾，气乱于卫，血逆于经，血气离居，一实一虚。"此论气血阴阳运行部位失常的病理变化。此外，《内经》在论述阴阳失调的病机时，把阳气失调置于更为优先和突出的地位，如《素问·生气通天论》说："凡阴阳之要，阳密乃固"，"阳气者，若天与日，失其所则折寿而不彰"。《内经》之所以把阳气失调作为阴阳失调的主导方面，可能基于以下理由：①阳动阴静，而生命在于运动，因此，《内经》把阳气称为"生气"、"人气"(《素问·生气通天论》)，并有"生阳"、"死阴"(《素问·阴阳别论》)的说法，可见阳气代表着生命活力；②阳具有化(生精、化气、养神)、运(推动气、血、津液运行)、温(温煦脏腑、组织)和卫(卫护形体、抗御病邪)四大功能，比阴精充养形体的功能更广泛而关键，与此相应，阳气在致病上比阴精更具主动性和多发性；③《内经》这一重阳思想源于《周易》阳主阴从的学术观点。

2. 正邪盛衰

正邪盛衰，是对疾病过程中人体正气和邪气的斗争、消长及力量对比所产生的病理变化和病理状态的总称。《内经》认为，正邪斗争贯穿于疾病的始终，正邪盛衰，特别是二者的力量对比，在很大程度上决定着疾病的发生、发展、演变和结局。其要点为：正邪抗争则发病，邪气胜正则病进，正气胜邪则病退，正邪势均则病持，正虚邪恋则病延，邪去正复则病愈，邪亢正竭则病死。这些内容，前已论及，此不赘述。下面仅就正邪盛衰与虚实病机的关系作扼要介绍。

《素问·通评虚实论》说："邪气盛则实，精气夺则虚。"对此有不同理解。有从矛盾的主要方面论虚实者，有从患者呈现的病理反应的亢奋或抑制论虚实者，有从正邪的力量对比论虚实者，亦有从邪气的有无、微甚论虚实者。各种观点皆有一定的道理，可视为从不同的角度或侧面对虚实病机的理解。实际上，《内经》所论的虚实病机是着眼于正邪盛衰的一个综合的病理概念，主要来自于对患者的临床表现作出的关于疾病性质的一种总判断。因此，在理解《内经》虚实病机时，应抓住以下要点：①"虚"对正气而言，"实"对邪气而言，而虚实概念则是建立在对正邪力量对比的综合判断上。即"实"虽邪气盛，但同时正气亦不太虚，因而正气尚能同邪抗争而引起激烈的病理反应；"虚"虽正气衰，但同时邪气亦不太亢，因而正邪斗争引起的病理反应比较和缓。②对"虚"、"实"的判断依赖于对患者的症状、体征和其他临床资料的辨别、分析、推理、判断、归纳等辩证思维。换言之，病机的虚、实结论实际上是运用中医理论对疾病现象所作出的一种推论。例如，《素问·调经论》："实者外坚充满，不可按之，按之则痛"，"虚者聂辟气不足，按之则气足以温之，故快然而不痛。"③"虚"和"实"所指的两种对立的病理状态是相对的、动态变化的。这就是说，邪盛而正不衰的"实"乃"纯实"，正衰而邪不盛的"虚"乃"纯虚"，而临床实践中绝大多数患者都是处于从"纯实"到"纯虚"之间的过渡类型，或实中夹虚，或虚中夹实，或虚实并重；而每一个患者在病程中的虚实性质及程度亦处在不断的变化之中。为此，《内经》中有“两虚”、“两实”、“三虚”、“三实”、“两实一虚”等提法，而这些皆是对不同程度的正邪力量对比的表述。所以，张介宾说：“凡邪正相薄而为病，则邪实正虚皆可言也。”（《类经·疾病类十六》）

3. 升降出入失常

人体气、血、津液、神的升降出入是维持生命活动的重要条件，也是脏腑、经络功能的正常表现。《素问·六微旨大论》：“出入废则神机化灭，升降息则气立孤危。故非出入，则无以生长壮老已；非升降，则无以生长化收藏……四者之有，而贵常守，反常则灾害至矣。”既指出了升降出入的重要性，又提出升降出入的失常是导致疾病的常见病理变化。由于升降出入的主体是精、气、神，升降出入的运动范围涉及所有的脏腑、经络乃至全身，故升降出入失常属于总体病机。

人体升降出入失常，或因于时邪的外感，或因于情志的过激，或因于劳逸的失度，或因于饮食的不当，或因于正气的虚弱，总之，必须在一定的病因下，导致脏腑、经络的功能失调，精、气、神的升降出入运动才会反常而病。《灵枢·邪气脏腑病形》：“形寒寒饮则伤肺，以其两寒相感，中外皆伤，故气逆而上行。”这是外感寒邪、内伤寒饮共同导致肺气不降反升的例子。《灵枢·本神》：“喜乐者，神惮散而不藏；愁忧者，气闭塞而不行。”这是情志过激，导致心神散而不收、脏气滞而不行的例子。《素问·调经论》：“有所劳倦，形气衰少，谷气不盛，上焦不行，下脘不通。”这是劳倦过度，导致脾气虚而运化乏力，以致升降受阻的例子。虽然精、气、神三者的升降出入运动皆可失常而致病，但其中又以气的升降出入失常为主导者或始作俑者。因此，《内经》论述气的运动失常即气机失调最多，往往由气机失调而累及血、津液、神的升降出入失常。《素问·举痛论》：“百病生于气也。怒则气上，喜则气缓，悲则气消，恐则气下，寒则气收，炅则气泄，惊则气乱，劳则气耗，思则气结。”表明无论情志、劳逸或寒热致病，都首先引起人体气机升降出入失常而发病。该篇又说：“怒则气逆，甚则呕血及飧泄”，“惊则心无所倚，神无所归，虑无所定，故气乱矣”。上句言气的上逆导致血的上升和津液的下泄，下句言气的紊乱累及神魂散越失藏。至于升降出入失常的表现形式，可归纳为 3 种：一是升降出入的运动方向与正常相反，即当升反降，当降反升，当出反入，当入反出。如《素问·阴阳应象大论》“清气在下，则生飧泄；浊气在上，则生䐜胀”，是清阳、浊阴升降反向而生病；而《素问·评热病论》“有病温者，汗出辄复热……病名阴阳交，交者死也”，则指出温病中的这一危重证型，乃阴液本应内藏而反外泄，阳热本应外散而反内陷，故命名为阴阳交，交即阴阳交错其位之意。二是升降出入的速度迟缓，甚至停滞不通。如《素问·举痛论》说：“寒气入经而稽迟，泣而不行，客于脉外则血少，客于脉中则气不通，故卒然而痛。”此论寒邪侵入经络，导致脉中气血迟缓乃至停滞不通而产生疼痛。《灵枢·五癃津液别》：“邪气内逆，则气为之闭塞而不行，不行则为水胀。”此论邪阻气滞，津液内停而产生水肿。三是升降出入运动过于急速甚至外泄。如《素问·生气通天论》说：“阴不胜其阳，则脉流薄疾，并乃狂。”指出火热阳邪逼迫经脉中血液运行过于急迫。《素问·阴阳别论》：“阴争于内，阳扰于外，魄汗未藏，四逆而起，起则熏肺，使人喘鸣。”此指阴阳失和，阳气外扰则津液外泄而汗出过多，里邪内动则肺失宣降而喘鸣气促，这里的汗、喘提示津液、脏气的运行过于急迫而致外泄。

（四）精气神病机

精、气、神代表着人体生命的物质、能量和信息，是生命的三大要素，因此，三者中任何一方的异常，都可成为人体患病的基本病机。同时，三者在病理上相互影响，三者的病机与脏腑、经络病机也密切相关。

1. 精的病机

广义的精主要包括狭义之精与血、津液3种生命物质。它们的病理变化和病理状态各有特色，故分述于下。

狭义之精指肾精、髓等。《内经》认为，肾为"封藏之本，精之处也"，因此精的病变与肾的封藏失司直接相关，其病机重点为精亏。导致精亏的机理有四：一为房劳过度直接耗伤肾精。如《素问·上古天真论》说："醉以入房，以欲竭其精。"《素问·厥论》："此人者质壮，以秋冬夺于所用，下气上争不能复，精气溢下，邪气因从之而上也。"王冰注："夺于所用，谓多欲而夺其精气也。"二为风、暑、热、燥等阳邪损伤阴精。《素问·生气通天论》："风客淫气，精乃亡。"《素问·痿论》："肾气热，则腰脊不举，骨枯而髓减，发为骨痿。"说明热邪犯肾，必损肾精，精伤则髓减，骨失髓养而痿弱不用。三为饮食不调，精气乏源。《素问·厥论》在论述热厥的病机时说："胃不和则精气竭"，"此人必数醉若饱以入房……夫酒气盛而慓悍，肾气有衰，阳气独盛"。指出一方面饮食不当，脾胃受损，水谷精气不足可导致肾精亦不足；另一方面，酗酒生内热可直接耗伤肾精。四为情志过激引起脏气失调而内伤精气。《灵枢·本神》："恐惧而不解则伤精。"《素问·疏五过论》："故贵脱势，虽不中邪，精神内伤，身必败亡。"说明悲忧抑郁，日久亦可使精消神伤。精亏则损及肾、骨、脑等功能，产生以下三方面证候：一是性生殖功能失调的表现，如《灵枢·本神》："精伤则骨酸痿厥，精时自下。"精时自下，即后世遗精、滑精、白带、白浊之类。《素问·痿论》："入房太甚，宗筋弛纵，发为筋痿，及为白淫。"宗筋弛纵，应包括后世的阳痿在内，白淫则指白带、膏淋等。二是精亏髓减，骨骼痿弱的表现。《灵枢·五癃津液别》："阴阳不和，则使液溢而下流于阴，髓液皆减而下，下过度则虚，虚故腰背痛而胫酸。"意为房事不节则精液过耗，髓减骨枯而腰腿酸软疼痛。三是脑髓不足而耳目失聪及神志异常的表现。《灵枢·海论》："脑为髓之海……髓海不足，则脑转耳鸣，胫酸眩冒，目无所见，懈怠安卧。"《灵枢·本神》："肾藏精，精舍志……志伤则喜忘其前言"。

关于血的病机，《内经》论述甚多，归纳起来，不外血虚、血瘀和血溢3类。血虚的形成，一为血的耗失过多，如《素问·宣明五气》："久视伤血"，此为血的暗耗。《灵枢·寒热病》："身有所伤，血出多。"此为明耗。二为血的生成不足，如《灵枢·口问》："胃不实则脉虚。"胃不实即脾胃化生的营血不足，脉虚则意味着脉中血液亏虚。血虚主要导致脏腑、组织、器官失养，功能活动失常。《灵枢·决气》："血脱者，色白，夭然不泽。"此为血虚而致面色、肤色苍白无华。《素问·逆调论》："荣气虚则不仁。"指出营血不足，肌肤失养，可致感觉迟顿、麻木。《灵枢·阴阳二十五人》："血气皆少，则喜转筋，踵下痛。"说明筋失血养则挛急而痛。《素问·腹中论》在论述血枯病时说："此得之年少时，有所大脱血，若醉入房中，气竭肝伤，故月事衰少不来也。"表明血虚可致经少、经闭等妇科疾病。《素问·调经论》："血……不足则恐"，"血并于下，气并于上，乱而喜忘"。说明血虚可产生易恐、喜忘、神乱等神志症状。血瘀的形成机理，《内经》比较强调以下5个观点：①寒邪入脉使血液凝涩，如《素问·离合真邪论》："夫邪之入于脉也，寒则血凝泣。"②外伤致局部气滞血瘀或血溢脉外成瘀，如《灵枢·邪气脏腑病形》："有所堕坠，恶血留内"；《灵枢·百病始生》："起居不节，用力过度，则络脉伤……阴络伤则血内溢"。③情志失调而致气郁成瘀，如《素问·生气通天论》："阳气者，大怒则形气绝，而血菀于上，使人薄厥。"④饮食偏嗜导致血浓稠而凝泣，如《素问·五脏生成》："是故多食咸，则脉凝泣而变色。"⑤久病或年老气弱成瘀，如《素问·痹论》："病久入深，营卫之行涩"；《灵枢·营卫生会》："老者之气血衰，其肌肉枯，气道涩。"所谓"气道涩"，乃指营卫气血的运行涩滞不畅。血瘀的临床表现复杂多样，最常见者如疼痛，肿瘤，疮疡，局部的肿胀、麻木、厥冷，月经失调及色脉异常等，在《内经》中都有明确的论述。至于血溢，《内经》论述到的形成机理有五：一为火热迫血妄行，络伤血溢，如《灵枢·寒热病》："暴瘅内逆，肝肺相搏，血溢鼻口"，此为内火（瘅）上炎，络伤血溢；《灵枢·热病》："热病，头痛，颞颥目瘳，脉痛，善衄"，此为外感热邪伤络而血溢。二为外伤直接破损脉管而出血，如《素问·刺禁论》："刺跗上，中大脉，血出不止"；《灵枢·百病始生》："起居不节，用力过度，则络脉伤……肠胃之络伤，则血溢于肠外"。三为情志过激，气血逆乱而溢血，如《素问·举痛论》："怒则气逆，甚则呕血及飧泄。"四为气虚不能摄血而血溢，如《灵枢·邪气脏腑病形》："心脉……微涩为血溢"，心脉微涩提示心气不足，则统摄血运乏力导致血溢。五为瘀血阻络，迫血旁溢，如《素问·调经论》："孙络外（原作"水"，据《甲乙经》、《太素》改）溢，则经有留血。"指出经脉中有瘀血可迫使络脉之血溢于脉外。反过来，溢于脉外而尚未排出体外之血又成为新的瘀血。关于血溢的分类，《灵枢·百病始生》说："阳络伤则血外溢"，"阴络伤则血内溢"。血外溢指血液从体表络脉直接泄于体外，血内溢则指人体深部和脏腑的络脉破损，其血液溢于脉外而停留于体内，一部分可能最终经体窍排出体外，另一部分则成为瘀血而变生病证，或渐被化解吸收。血溢的另一种后果就是血虚，严重者可致血竭气脱而死亡。如《素问·刺禁论》："刺郄中大脉，令人仆，脱色……刺阴股中大脉，血出不止，死。"

《内经》对津液病机的认识可分为两类，一是津液亏损，二是津液内停，论述较详为后者。津液亏损的成因有三：一为感受暑、热、燥、风等邪内伤津液，如《素问·痿论》："脾气热，则胃干而渴"，乃热伤胃津所致；《素问·阴阳应象大论》："燥胜则干"，是燥邪伤津的例子。二为剧烈或大量的出汗、泄泻、呕吐、排尿及大失血等直接丧失津液，如《灵枢·营卫生会》："夺血者无汗。"提出大失血的患者不宜发汗，原因就在于津血同源互化，大失血者津液亦亏，再发汗必重伤津液而恶化病情。《素问·风论》："漏风之状，或多汗，常不可单衣，食则汗出，甚则身汗，喘息恶风，衣常濡，口干善渴，不能劳事。"此为伤风而汗出过多，导致津液大伤则"口干善渴"。三为过食苦辛温燥的药食可渐耗津液，如《素问·生气通天论》："味过于苦，脾气不濡，胃气乃厚。""不濡"指津液缺乏。津液内停总属津液的气化不行之故。《素问·灵兰秘典论》："膀胱者，州都之官，津液藏焉，气化则能出矣。"表明津液的输布、排泄依赖于脏腑的气化功能，所以，《灵枢·五癃津液别》在阐释水肿的形成机理时指出："阴阳气道不通，四海闭塞，三焦不泻，津液不化。"尽管五脏六腑都不同程度地参与了人体津液代谢的过程，但是《内经》特别强调肾、肺、脾三脏功能失调在导致津液内停而产生水肿、痰饮、湿病机理中的突出作用。首先，"肾者水脏，主津液。"（《素问·逆调论》）肾主津液的气化作用体现在三点：一是肾对膀胱津液的蒸化升腾作用，即《素问·水热穴论》所谓"地气上者属于肾，而生水液也"；二是肾主二阴窍而控制二便的排泄，即同篇所说"肾者胃之关也，关门不利，故聚水而从其类也"；三是肾脏化气行水的功能直接同膀胱和三焦二腑相关连，肾为水脏、膀胱为津液之腑、三焦为中渎之腑，所以《灵枢·本脏》说："肾合三焦膀胱"，就是肾脏统领两个水腑之意。其次，肺司"治节"，主"通调水道"（《素问·经脉别论》），即通过肺气的宣降作用以保持三焦水道的畅通，因此肺气不利可致津液运行受阻，同时，足少阴肾经"从肾上贯肝膈，入肺中"（《灵枢·经脉》），肾中水邪循经上犯，则肺气上逆而加重水停，所以，《素问·水热穴论》提出：水病"其本在肾，其末在肺"，"故肺为喘呼，肾为水肿，肺为逆不得卧，分为相输俱受者，水气之所留也。"第三，脾"为胃行其津液"（《素问·太阴阳明论》），"脾气散精，上归于肺"（《素问·经脉别论》），如果脾脏运输津液的功能失调，则津液内停，聚生痰、湿、水邪，故《素问·至真要大论》说："诸湿肿满，皆属于脾"。

2. 气的病机

气的病机可分为两大类，即气虚和气机失常，后者即气的升降出入运动失常，在上段"总体病机"中已论及，此不赘述。关于气虚的成因有四：一是饮食不当，气的化源不足，如《素问·刺志论》"谷虚气虚"之类；二是劳逸失度致精气暗耗，如《素问·举痛论》"劳则气耗"，《素问·宣明五气》"久卧伤气"之类；三是重病久病，邪伤正气，如《素问·刺志论》"气虚身热，得之伤暑"，《素问·太阴阳明论》"今脾病不能为胃行其津液，四肢不得禀水谷气，气日以衰"等；四是先天禀赋不足，则真气（元气）衰弱易患病或使病情加重，如《灵枢·寿夭刚柔》说："形充而脉小以弱者气衰，衰则危矣。"同时，《内经》对各个脏腑、经脉的气虚都有明确的论述，如《灵枢·本神》、《灵枢·经脉》、《素问·脏气法时论》等篇，此不一一列举。此外，气虚恶化到一定程度，便有气竭而危及生命的可能，称为"脱气"或"气绝"、"气终"。例如，《灵枢·血络论》："脉气盛而血虚者，刺之则脱气，脱气则仆。"《灵枢·经脉》："手少阴气绝则脉不通，脉不通则血不流，血不流则髦色不泽，故其面黑如漆柴者，血先死。"

3. 神的病机

《内经》论述神的病机有 4 个基本观点。

(1)神的病机以精、气的病理为基础：《内经》认为，神是产生于精、气的高级生命活动，因而精、气的失常亦可导致神的失常。《灵枢·本神》："血、脉、营、气、精、神，此五脏之所藏也，至其淫泆离脏则精失，魂魄飞扬，志意恍乱，智虑去身"，指出精（血、脉、营、气、精）失常（"淫泆离脏"），必然导致神的病变（"魂魄飞扬，志意恍乱，智虑去身"）。例如，《素问·调经论》："血并于阴，气并于阳，故为惊狂"，"血并于上，气并于下，心烦惋善怒；血并于下，气并于上，乱而喜忘。"都是血、气运行紊乱而产生神志病证的例子。

(2)神的病机与五脏的病机密切相关：《内经》认为，五脏藏神，主宰人的精神活动，而神的运行又对五脏的功能加以控制和协调。因此，在病理上，神志失调直接损伤脏气而发病，而五脏病变也有神志异常的表现。《素问·阴阳应象大论》有"怒伤肝"、"喜伤心"、"思伤脾"、"忧伤肺"、"恐伤肾"的记载，而《灵枢·本神》则有"肝气虚则恐，实则怒"，"心气虚则悲，实则笑不休"等论述。此外，胆和脑两腑也同神的病变有较密切的关系。如《灵枢·四时气》："长太息，心中憺憺，恐人将捕之，邪在胆"；《灵枢·大惑论》："故邪中于项，因逢其身之虚，其入深，则随眼系以入于脑，入于脑则脑转，脑转则引目系急，目系急则目眩以转矣。"

(3)强调情志过激的致病作用和致病特点：神涉及人的意识、思维、情感、记忆、感觉及自我调控等生命活动，然而《内经》认为只有情感过激和思虑过度（合称情志过激）才是常见的病因，并把这一病因同外感时邪并列，作为内伤的代表性病因和首要病因。如《灵枢·百病始生》："夫百病之始生也，皆生于风雨寒暑，清湿喜怒。"《素问·阴阳应象大论》："故喜怒伤气，寒暑伤形。"情志过激的致病特点有五：一是直接内伤脏气而发病，如《灵枢·寿夭刚柔》说："忧恐忿怒伤气，气伤脏，乃病脏。"二是情志不同，其过激所伤之脏和导致的气机失调的倾向也有区别，如《素问·举痛论》"怒则气上，喜则气缓，悲则气消，恐则气下"之类。三是触遇即发，发无常位，证候多变，《灵枢·大惑论》所谓"心有所喜，神有所恶，卒然相感，则精气乱，视误故惑，神移乃复"，便是一例。四是常致神志异常的病证，如《灵枢·癫狂》："狂言、惊、善笑、好歌乐、妄行不休者，得之大恐。"五是其病情因情绪波动而增减，如《素问·汤液醪醴论》："嗜欲无穷而忧患不止，精气弛坏，荣泣卫除，故神去之而病不愈也。"此为长期的不良情绪恶化了病情，因而疾病不愈的例证。

(4)对神失常表现的综合分类:神失常是组成神的诸要素(意识、思维、情感、记忆、感觉等)的病理改变的综合,因此,神失常病机可按这些要素的异常表现的性质、轻重来分类。归纳《内经》所述,可大致分为4类。一是神衰,主要表现为神情倦怠,目光少神,表情淡漠,嗜卧少动,反应迟顿等,如《素问·脉要精微论》:"头倾视深,精神将夺矣。"二是神躁,主要表现为烦躁,失眠,多梦,惊悸,易怒多言,手足躁扰等,如《素问·生气通天论》:"因于暑,汗,烦则喘喝,静则多言。"三是神乱,主要表现为神志错乱,或痴呆,或狂乱,哭笑无常,语无伦次,不辨善恶,不知羞耻,毁物骂詈等,正如《素问·脉要精微论》所言:"衣被不敛,言语善恶不避亲疏者,此神明之乱也。"四是神昏,主要表现为昏睡,昏迷,不省人事,二便失禁等,如《素问·缪刺论》:"邪客于手足少阴、太阴、足阳明之络……五络俱竭,令人身脉皆动,而形无知也,其状若尸,或曰尸厥。"

(五)脏腑病机

《内经》把五脏视为人体生命活动的核心,因此以五脏病机为重点的脏腑病机在《内经》的病机理论中占有突出地位,成为定位性病机的主体。《内经》脏腑病机理论具有以下4个明显的特点:一是强调以五脏病机为中心,将其同五腑、五体、五官九窍、十二经脉、五精、五神、五志等的病理变化紧密联系起来,这在《素问》的《金匮真言论》、《阴阳应象大论》、《五运行大论》和《灵枢》的《邪气脏腑病形》、《本脏》等篇论述甚详,此不列举了。二是以脏腑的功能失调为主要病理变化,而对其形态、结构的改变论述较少。《素问·五脏别论》:"所谓五脏者,藏精气而不泻也,故满而不能实;六腑者,传化物而不藏,故实而不能满也。"提示五脏的病机多为五脏精、气、神的不足,六脏的病机多属六腑气机的逆滞。《素问·五脏生成》:"诊病之始,五决为纪"、"五脏之象,可以类推;五脏相音,可以意识;五色微诊,可以目察。"《灵枢·本脏》也说:"视其外应,以知其内脏,则知所病矣。"均表明辨析疾病的外在征象以审察五脏的功能系统失调,是诊断疾病的基本法则。三是脏腑病机,特别是五脏病机,多以虚实作为病性的纲领。《内经》从正邪斗争的观点识别病机,脏腑病机也不出邪气亢盛的"实"和精气不足的"虚"两大类,诚如《灵枢·本神》所说:"五脏不安,必审五脏之病形,以知其气之虚实,谨而调之也。"为此,《素问》的《玉机真脏论》、《脏气法时论》、《调经论》和《灵枢》的《邪气脏腑病形》、《本神》、《本脏》等篇,皆对五脏的虚实病机及其临床表现作了具体而明确的论述。四是把五脏病机同自然环境的变化联系起来,尤其重视四时(春、夏、秋、冬)、五气(风、热、湿、燥、寒)对五脏病机的影响。《素问·五常政大论》:"敷和之纪……其类草木,其政发散,其候温和,其令风,其脏肝……其养筋,其病里急支满";"升明之纪……其类火,其政明曜,其候炎暑,其令热,其脏心……其养血,其病瞤瘛";"备化之纪……其类土,其政安静,其候溽蒸,其令湿,其脏脾……其养肉,其病否(通'痞')";"审平之纪……其类金,其政劲肃,其候清切,其令燥,其脏肺……其养皮毛,其病咳";"静顺之纪……其类水,其政流演,其候凝肃,其令寒,其脏肾……其养骨髓,其病厥。"指出了自然界的气候变化与人体五脏功能的内在联系,其中心环节为风、热、湿、燥、寒五气对五脏生理、病理的影响。《素问·四气调神大论》进一步指出:"逆春气,则少阳不生,肝气内变;逆夏气,则太阳不长,心气内洞;逆秋气,则太阴不收,肺气焦满;逆冬气,则少阴不藏,肾气独沉。"表明违背四时养生法则对相应脏气的损害。

五脏的基本病理变化及其证候表现可归纳为5个方面。①本脏的基本功能障碍或失调,如《素问·脏气法时论》:"肺病者,喘咳逆气……虚则少气不能报息"。②本脏功能系统内其他器官、组织、部位的病变,如《素问·痿论》:"肝气热,则胆泄口苦筋膜干,筋膜干则筋急而挛”，“肝热者，色苍而爪枯”；《灵枢·五阅五使》：“肝病者，眦青。”③本脏经脉及其所过部位的病变，如《素问·脏气法时论》：“心病者，胸中痛，胁支满，胁下痛，膺、背、肩甲间痛，两臂内痛。”④与本脏功能密切相关的脏腑的病变，如《素问·痹论》：“心痹者，脉不通，烦则心下鼓，暴上气而喘，嗌干善噫。”“暴上气而喘”显属心痹累及肺病。又如《素问·脏气法时论》：“脾病者……虚则腹满肠鸣，飧泄食不化”，“肠鸣，飧泄”乃脾虚失运，病及大小肠所致。⑤与本脏关系密切的经脉的病变，如《素问·脏气法时论》：“肝病者……气逆则头痛，耳聋不聪，颊肿”，耳和颊乃与肝经相表里的足少阳胆经所过；该篇又说：“肺病者……尻阴股膝髀腨胻足皆痛”，尻、阴、股、膝、髀、腨、胻、足乃足少阴肾经所过，而肾脉“入肺中”（《灵枢·经脉》），所以这些部位疼痛，乃“肺病则肾脉受邪”（王冰注语）之故。

（六）经络病机

经络病机，是指正邪斗争在经络系统所引起的经络气血盛衰和经气运行失常的病理状态和病理变化。经络病机没有脏腑病机那么复杂，归纳起来，不外4种基本类型，即经络运行阻滞、经络运行逆乱、经气不足和经气竭绝。鉴于十二正经、奇经八脉和络脉三者在病机上有所区别，下面分别简述之。

1. 十二经脉病机

十二经脉是经络系统的主体，因而十二经脉病机是经络病机中的核心部分。《内经》关于十二经脉病机的论述甚详，其内容和特点可归纳为以下五点：一是以经气不利或阻滞为基本病理变化，常见证候为局部的疼痛、肿胀、麻木、寒热（温度改变）及功能障碍等。如《灵枢·经脉》在叙述十二经脉的病状时，常用“痛”、“胀”、“肿”、“厥”、“热”、“不用”等术语来描述，而这些病状的产生主要由于邪气侵入经脉导致经脉中气血运行不畅或阻塞所致。《素问·举痛论》：“寒气入经而稽迟，泣而不行，客于脉外则血少，客于脉中则气不通，故卒然而痛。”“寒气客于经脉之中，与炅气相薄则脉满，满则痛而不可按也。”《灵枢·刺节真邪》：“虚邪之中人也……搏于肉，与卫气相搏，阳胜者则为热，阴胜者则为寒……留而不去，则痹；卫气不行，则为不仁。”二是以虚、实病机为纲，虚证以经脉气血不足为主，实证以邪客脉滞为主。《灵枢·经脉》在叙述每一经脉病证后都强调：“为此诸病，盛则泻之，虚则补之”，便证实了这一点。三是病位以各经脉循行部位为主，但常兼见各经脉所络属的脏腑功能失调的病变。例如，足太阴脾经的病证，除了有“舌本强”、“舌本痛”、“股膝内肿厥，足大指不用”等经脉循行部位的病理表现外，还有脾脏失运的“腹胀善噫，得后与气则快然如衰”，“溏瘕泄，水闭，黄疸”，和胃气逆滞的“食则呕，胃脘痛”等（《灵枢·经脉》）。四是可累及相联通的经脉和脏腑。例如，足少阴肾经“从肾上贯肝膈，入肺中……其支者从肺出络心”（《灵枢·经脉》），因此肾经有病，既可出现“咳唾则有血，喝喝而喘”的肺病和“目䀮䀮如无所见”的肝病，还可以出现“烦心，心痛”，“心如悬若饥状”的心病。五是经脉虚证恶化至极，称为“经脉之终”或经脉“气绝“，实际上是有关脏腑精气脱竭而濒临死亡的表现。如《素问·诊要经终论》说：“太阳之脉，其终也戴眼反折瘈疭，其色白，绝汗乃出，出则死矣。”《灵枢·经脉》也说：“足厥阴气绝则筋绝……故脉弗荣则筋急，筋急则引舌与卵，故唇青舌卷卵缩则筋先死。”

2. 奇经八脉病机

《内经》对奇经八脉病机的论述比较零散而欠完整。由于各奇经分别具有独特的功能，而且它们不像正经那样与脏腑存在着对应的表里络属关系，因而奇经在病机上也具有自己的特点。一是不同的奇经有各自不同的病变部位和疾病范围。《素问·骨空论》:"任脉为病,男子内结七疝,女子带下瘕聚。冲脉为病,逆气里急。督脉为病,脊强反折","此(指冲脉任脉)生病,从少腹上冲心而痛,不得前后,为冲疝。其女子不孕,癃痔遗溺嗌干。"《素问·痿论》:"阳明虚则宗筋纵,带脉不引,故足痿不用也。"《灵枢·大惑论》:"卫气不得入于阴,常留于阳。留于阳则阳气满,阳气满则阳跻盛,不得入于阴则阴气虚,故目不瞑矣","卫气留于阴,不得行于阳。留于阴则阴气盛,阴气盛则阴跻满,不得入于阳则阳气虚,故目闭也。"《素问·刺腰痛》:"阳维之脉令人腰痛,痛上怫然肿。"二是各奇经的病机分别同一定的脏腑、正经的病理变化联系在一起。例如,督脉病机与肾、脑、脊髓和足太阳、足厥阴经的病变关系密切,冲脉和任脉病机同肾、肝、肺、胞宫和足少阴、足阳明经的病变关系密切,带脉同胃、脾、肝、肾及冲脉、足阳明经的病变有关,阳跻、阴跻病机分别同足太阳、足少阴经脉的病变及与睡眠失常有关,阳维、阴维病机分别与诸阳经、诸阴经的阴阳失衡有关,等等。三是在奇经八脉中,各脉的病机在整个病机理论中的地位和重要性差别很大。任、冲、督三脉参与人体阴阳的调节、性生殖功能、生长发育、气血运行、智力等重要活动,因而此三脉的病机常见而重要。相反,其他奇经病机的重要性和临床实用价值相对小得多。

3. 络脉病机

络脉为经脉的多级分支,包括大络、浮络、孙络等,数量大,分布广,全身无处不到,因此,络脉的病机普遍而常见。但是,脏腑和器官的络脉病变多归属于脏腑和器官,如心络瘀阻属于心病,热客眼络则为眼病,而经与络同病时,则一般只着眼于经病,只有非脏腑、器官、经脉的络脉病变,即络脉病机处于突出地位时,才受到关注。这是后世医家对络脉病机较少研究、论述的主要原因。不过,《内经》对络脉的论述,相对还是比较多的,其所论络脉病机有3个特点。一是络血易瘀。由于络脉管道细窄迂曲,而推动血行之气在络脉中较之经脉中已明显减弱,因此一旦邪客络脉,极易导致络血瘀阻为病。《素问·气穴论》:"孙络三百六十五穴会,亦以应一岁,以溢奇邪,以通荣卫。荣卫稽留,卫散荣溢,气竭血著。"所谓"荣卫稽留"、"气竭血著",就点明了邪入络脉易致络中气血瘀滞的病机。二是初病和久病邪气多停留于络脉。疾病初期,邪气轻浅,浮络、孙络为人体浅表部位,故邪气与正气多搏结于络脉,对于外感病来说尤其如此。《素问·皮部论》:"是故百病之始生也,必先于皮毛,邪中之则腠理开,开则入客于络脉,留而不去,传入于经。"便是例证。久病多气衰,衰则行血乏力,因而血瘀首先从络脉表现出来。《素问·痹论》:"病久入深,荣卫之行涩"。"入深"寓病从气分深入血分,"荣卫之行涩"即气血运行阻滞之意。病在血分,常先从络脉瘀滞开始,所以《灵枢·禁服》说:"泻其血络,血尽不殆矣。"指针刺泄去络中瘀血,瘀血除尽则病情转愈。《素问·举痛论》:"寒气客于小肠膜原之间、络血之中,血泣不得注于大经,血气稽留不得行,故宿昔而成积矣。"此言络血为寒邪凝滞,久则成积,是久病而邪留络血之一例。三是络脉的病变直接导致局部组织或器官功能失调而产生多种"奇病"。《灵枢·小针解》:"节之交三百六十五会者,络脉之渗灌诸节者也。"可见络脉,尤其是孙络,直接把气血灌注、渗入组织、器官,因此,一旦络脉有病变就会引起所在组织、器官缺乏气血的足够供养,以致功能失调而产生多种病证。《素问·缪刺论》:"今邪客于皮毛,入舍于孙络,留而不去,闭塞不通,不得入于经,流溢于大络,而生奇病也。"所谓奇病,即一般所说的疑难怪病。该篇记载了许多奇病,如"邪客于足少阴之络,令人卒心痛暴胀,胸胁支满";"邪客于手少阳之络,令人喉痹,舌卷,口干心烦";

"邪客于足厥阴之络，令人卒疝暴痛"；"邪客于手阳明之络，令人耳聋，时不闻音"；"邪客于足阳明之络(络原作'经'，据《新校正》引全元起本与《针灸甲乙经》改)，令人鼽衄上齿寒"；"邪客于手足少阴、太阴、足阳明之络……五络俱竭，令人身脉皆动，而形无知也，其状若尸，或曰尸厥。"《灵枢·经脉》在论述十五大络的病证时也说："手太阴之别，名曰列缺……实则手锐掌热，虚则欠故，小便遗数"；"手少阴之别，名曰通里……实则支膈，虚则不能言"；"手太阳之别，名曰支正……实则节弛肘废，虚则生肬"；"足阳明之别，名曰丰隆……其病气逆则喉痹瘁喑，实则狂巅，虚则足不收胫枯"，等等。络脉生病虽然千奇百怪，但有规律可循：一是多发生在该络脉分布的部位；二是多与络脉所在的脏腑、器官、组织的功能失调有关。

络脉病机大致可归于3类：①络脉瘀滞。此指络脉中气血被邪气所阻而运行不畅乃至停滞不行。《素问·五脏生成》："卧出而风吹之，血凝于肤者为痹。""血凝于肤"，实指皮肤中浮络之血为风邪所袭而凝滞不行，引起皮肤麻木不仁。《灵枢·经脉》："足厥阴之别，名曰蠡沟……其病气逆则睾肿卒疝，实则挺长。"此言肝经的大络血气瘀阻，导致睾丸肿大、阴茎膨胀不收(即阳强)等病证。②络脉空虚。此指络脉中气血不足而致脉管不充盈的病理状态，其局部表现为浮络脉管凹陷不充、色淡不泽及相关组织、器官失养而功能障碍等。《灵枢·周痹》所说大络"虚而脉陷空者"便是谓此。《灵枢·经脉》："手少阳之别，名曰外关……虚则不收"；"足少阳之别，名曰光明……虚则痿躄，坐不能起"；"足太阴之别，名曰公孙……虚则鼓胀"；"足少阴之别，名曰大钟……虚则腰痛"等。③络脉损伤。此指络脉的管壁受到损伤而致血液或津液渗溢脉外的病理变化。《灵枢·百病始生》："卒然多食饮则肠满，起居不节、用力过度则络脉伤。阳络伤则血外溢，血外溢则衄血；阴络伤则血内溢，血内溢则后血。"此为外力而致络脉受伤。《素问·气厥论》："胞移热于膀胱，则癃，溺血。"此"溺血"乃热邪灼伤膀胱络脉所致。《灵枢·刺节真邪》："故饮食不节，喜怒不时，津液内溢，乃下留于睾，血道不通，日大不休，俛仰不便，趋翔不能，此病荥然有水，不上不下。"这里"血道"应理解为阴囊、阴茎中的络脉。本段论述了阴器中络脉不通和津液内停互为因果，即络瘀则津渗脉外加重水肿，而水肿压迫又加重了络瘀，这是脉中血液和脉外津液通过络脉互补、互化在病理上的表现。《素问·调经论》有"孙络外溢，则经有留血"之语，可与此段互参。

(七)疾病的演变

疾病的演变，是指疾病发生后的发展、变化和转归。对于疾病的演变，《内经》一方面认为它是复杂多样的，没有固定不变的模式，即所谓"邪气淫泆，不可胜论"(《灵枢·百病始生》)，"病之变化，不可胜数"(《素问·脉要精微论》)；同时，从总体看，不同种类的疾病的演变又是有其自身的规律可循的，即《素问·玉机真脏论》"移皆有次"及《素问·生气通天论》"因时之序"之意。下面就《内经》关于疾病演变的基本观点进行简要的讨论。

1. 疾病演变的具体过程取决于正邪的力量对比

《灵枢·刺节真邪》："虚邪偏客于身半，其入深，内居荣卫，荣卫稍衰，则真气去，邪气独留，发为偏枯；其邪气浅者，脉偏痛。"表明邪盛正衰，则病深而重；邪弱正强，则病浅而轻。又如《灵枢·邪气脏腑病形》说："故邪入于阴经，则其脏气实，邪气入而不能客，故还之于腑。"提示正气强盛，不仅能阻止邪气深入，还可使邪气退却而病情减轻。

2. 外感疾病的演变规律为由表传里、从浅入深、由经传脏和从阳转阴

《素问·皮部论》："皮者脉之部也。邪客于皮则腠理开，开则邪入客于络脉，络脉满则注

于经脉，经脉满则入舍于腑脏也。”《灵枢·邪气脏腑病形》：“腠理开而中于邪，中于面则下阳明，中于项则下太阳，中于颊则下少阳，其中于膺背两胁亦中其经……故中阳则溜于经，中阴则溜于腑。”指出外邪袭人的部位不同，邪气传行的经脉亦不同。《素问·阴阳应象大论》：“故邪风之至，疾如风雨。故善治者治皮毛，其次治肌肤，其次治筋脉，其次治六腑，其次治五脏。治五脏者，半死半生也。”说明外感疾病演变急速，深入五脏则病情凶险。《素问·热论》记载“伤寒”热病的顺传顺序为：太阳→阳明→少阳→太阴→少阴→厥阴，若无两感，其病情好转亦按此顺序进行；若“两感于寒”，“水浆不入，不知人”，或“三阴三阳、五脏六腑皆受病，荣卫不行，五脏不通，则死矣”。

3. 内伤疾病的演变以脏腑为重心

具体演变形式有以下4种。一是按五脏(腑)之间的生克乘侮关系传变，如《素问·玉机真脏论》：“五脏相通，移皆有次，五脏有病，则各传其所胜……传五脏而当死，是顺传所胜之次。”所谓“顺传”又称“相胜传”、“相乘传”，是较常见而预后较好的传变形式。该篇又说：“五脏受气于其所生，传之于其所胜，气舍于其所生，死于其所不胜。病之且死，必先传行至其所不胜，病乃死。此言气之逆行也，故死。”所谓“逆行”又称“逆传”、“子母传”，是少见而预后较差的传变形式。二是脏腑表里互传。《素问·咳论》：“五脏之久咳，乃移于六腑。脾咳不已，则胃受之……”此为脏病传腑。《素问·风论》：“胃风之状……食饮不下，鬲塞不通，腹善满，失衣则䐜胀，食寒则泄，诊形瘦而腹大。”这里“䐜胀”、“泄”提示胃病已波及脾。三是邻近脏腑相传。例如，《素问·气厥论》：“脾移热于肝，则为惊衄”；“心移热于肺，传为鬲消”；“膀胱移热于小肠，鬲肠不便，上为口糜；小肠移热于大肠，为虙瘕，为沈。”《灵枢·四时气》：“邪在胆，逆在胃，胆液泄则口苦，胃气逆则呕苦，故曰呕胆。”四是有经络直接相通的脏腑之间病邪互传。《素问·咳论》：“其寒饮食入胃，从肺脉上至于肺，则肺寒”，此为胃中寒邪沿手太阴经上传至肺。《素问·脉解》：“所谓上走心为噫者，阴盛而上走于阳明，阳明络属心，故曰上走心为噫也。”此言胃中阴盛，其邪沿阳明之支脉上传至心而发病，所谓“阳明络属心”是指“足阳明之正……属胃散之脾，上通于心”(《灵枢·经别》)，即足阳明胃经的别脉直接连通胃和心。

4. 疾病的轻重变化与时令推移之间的内在联系

这是“人与天地相参”，即“人应天地”的整体观在病机上的一种体现，其实质在于显示自然环境诸因素(时令、气候、日月运行等)对人体病理变化施加的一定影响。《素问·脏气法时论》：“夫邪气之客于身也，以胜相加，至其所生而愈，至其所不胜而甚，至于所生而持，自得其位而起。”这是说五脏之病分别在其我生、生我、我克、克我和所主的季节或时日呈现出好转、病持、受病、加重和病愈等不同病情变化。《灵枢·顺气一日分为四时》提出了疾病在一天之内的轻重变化规律，即“旦慧，昼安，夕加，夜甚”，但同时又指出，临床实际并不完全遵循这一规律，有“不应四时之气，脏独主其病”者，即自然环境对病机的影响是相对的、有限的，而脏腑本身的“真邪相搏”才是决定病情轻重吉凶的主导因素。

(八)病证的概念及分类

“病”和“证”在《内经》中原是两个术语，但因二者关系密切，有时还可互相代用，后世医家遂连用为“病证”，而成为中医学常用术语之一。现就《内经》病证的概念、命名和分类简述于下。

1. 病、证及病证的概念

病，又叫疾病，是指人体处于异常的生命状态，即健康的对立面，所以《素问·平人气象论》说“平人者不病也”。疾病是一种病理过程，一般都要经历发生、发展、变化、结局(病愈或死亡)等几个病程阶段。同时，每一种疾病都有自己特定的临床表现和病程经过，以与其他疾病相区别，例如“痹”和“咳”就是两种不同的疾病。

证，在《内经》中只出现过一次，即《素问·至真要大论》所说“气有高下，病有远近，证有中外，治有轻重”。吴崑注：“证候有中外。”考《辞源》(1983年修订第1版)“证”字条：“病况。通‘症’。”又“证候”条：“症状。南朝梁陶弘景《陶隐居集·肘后百一方序》：‘撰《效验方》五卷，具论诸病证候，因药变通。’”可见《内经》提到的“证”字即后世出现的“症”字，证或证候都是“症状”的意思，《内经》之所以仅有一次用到“证”字，原因在于《内经》作者习惯用“病形”、“病状”、“病之形能(态)”等表述同“证”一样的内涵。比《内经》稍晚的《难经·十六难》曰：“是其病有内外证……假令得肝脉，其外证善洁、面青、善怒；其内证脐左有动气，按之牢若痛。”表明“证”就是患病的证据，即症状、体征之类的临床表现。《伤寒论》中“证”字亦同此义。如《伤寒论·辨太阳病脉证并治上》：“太阳之为病，脉浮，头项强痛而恶寒。”显然，本句所“辨”的“证”就是“头项强痛”和“恶寒”。该篇第30条问句有“证象阳旦”，答语中为“病形象桂枝”，而“阳旦”和“桂枝”都是指桂枝汤，因而“证”必与“病形”同义。总之，以上考证都说明：《内经》的“证”字与“病形”、“病状”等同义，与后世的“证候”、“症状”一样，均为疾病的表现。

凡病必有证，凡有证候者必患病，而且《内经》多以主证给疾病命名，因而渐致病和证的界限比较模糊，如“风”、“痹”、“痿”、“厥”、“痛”既可称为病，也可称为证。同时，同一种病由于病机的不同，其证候表现就有差异，于是就出现了“证候类型”(有人称“证候群”，简称证型)的概念，如《素问·痹论》把痹病分为“行痹”、“痛痹”、“着痹”等证型，《伤寒论》的“太阳病”(实为证型)又分为“太阳中风”(桂枝汤证型)和“太阳伤寒”(麻黄汤证型)等。一个证型既可以出现在同一疾病的不同阶段，又可能出现在几种不同的疾病中，即病和证型可以交叉渗透。然而证型同证候一样，也被简称为“证”。基于上述“病”和“证”在概念上的密切联系，在《内经》以后的医学文献中出现了“病证”这一术语，乃至现在仍成为《内经》教材的重要组成部分的标题。这时的“病证”，不仅具有疾病及其证候分类的含义，而且也是《内经》中临床各科诸病证的因、机、证、治论述的汇编，即相当于《内经》中的临床医学部分。

2. 病和证的命名

《内经》中的“证”字即后世的“症”字，然而由于“证候类型”的简称“证型”也常被再简称为“证”，后世医家为了把“证候”(即症状)之“证”和“证型”之“证”区别开，有意识地把前者写成“症”字，把后者写成“证”字。这样，原作为“证”的俗字或通假字的“症”字便“占据”了“证”字的本义，而“证”字反被赋予了新的内涵。本段所说的“证”就不是症状而是证型。

在《内经》中，疾病和证型两者的界限不太明确，例如，“狂”或“癫狂”是一种精神性疾病，“怒狂”应是该病之中的一种证型；温病是一种外感疾病，“阴阳交”是该病过程中出现的一种危重证型，而《素问》的《病能论》和《评热病论》却分别把“怒狂”和“阴阳交”视作病名。因此，病和证(证型)在《内经》中的命名法则基本一致。一是以主证或主要症状命名，如热病、咳病、胀病、怒狂、漏汗、消渴、腰痛、头痛、飧泄、溲血等；二是以病因病机命名，如伤寒、暑病、风病、痹病、水病(水肿)、风水、寒中、肠风、肾痹、脾瘅、溢饮、积等;三是主证(症)与病因病机相结合命名,如痿躄、风痱、热厥、肝咳、濡泄、绝汗、肺胀等;四是以证候(症状)特点(比喻、形容)命名,如疟疾、鼓胀、石瘕、霍乱、关格、伏梁、奔豚、鼠瘘、兔啮等;五是证候特点结合病机(病位、病邪等)命名,如血枯、肉烁、寒疟、肠覃、脑烁、鼻渊、涌水、鬲消、心疟等。不过,细加考察,可见《内经》对疾病的命名,以主证(症)和病因病机为主,而对证型的命名,则以脏腑、经脉、五体等病位结合病名为主。如《灵枢·胀论》把胀病分为心胀、肺胀、肾胀、脉胀、肤胀等11种证型;《素问·风论》把风病分为寒热、肝风、胃风、首风、目风等20种证型,其中绝大多数是依据病位结合病名"风"命名的;而《素问·厥论》和《素问·热论》则分别把厥病分为"六经脉之厥",把外感热病分为"三阴三阳"6种证型,便是按经脉名称命名的。《灵枢·顺气一日分为四时》中"气合而有形,得脏而有名",其后句便指出按邪气侵犯的脏腑,即病位,给证型命名的法则。

3. 病证的分类

一般来说,一种疾病都可以按其病机和主要证候的差异,划分为若干证型,而有些证型又可出现在不同疾病的病程中。因此,证型不仅数量大,而且易重复。这里讨论的"病证的分类",重点放在《内经》疾病的分类。

《内经》对疾病的分类,基点是"发于阴"和"发于阳"的阴阳分类法,即将病因和发病时的表里证候结合起来划分。凡感受外邪、发病急而先见表证者,为外感性疾病;凡内伤致病、发病缓而先见里证者,为内伤性疾病。在这个基础上,外感病进一步按所感受的外邪的种类不同分类,内伤病主要按病变部位(尤其是脏腑)结合病因病机分类。必须指出,外感病和内伤病只是大体上分类,不少疾病是二者兼有的,如咳病、痿病、痈疽等,因此不能过于拘泥。现就《内经》述及的常见病及其证型分为五大类列举于下。

(1)外感类疾病

①风病:寒热、寒中而泣出、疠风、五脏六腑风、目风眼寒、偏风、脑风、漏风、内风、首风、泄风等。

②热病:伤寒、温病、阴阳交、风厥、劳风、太(巨)阳病、阳明病、少阳病、太阴病、少阴病、厥阴病、暑病、伤暑等。

③湿病:首如裹、湿热、湿毒、濡泄等。

④燥病:风燥、燥毒等。

⑤疫病:五疫、温疫、温疠、郁疠等。

⑥痹病:行痹(风痹)、痛痹(寒痹)、着痹(湿痹)、痹热、骨痹、筋痹、脉痹、肌痹、皮痹、众痹、周痹等。

⑦疟疾:风疟、寒疟、温疟、瘅疟、足太阳之疟、足少阳之疟、足阳明之疟、足太阴之疟、足少阴之疟、足厥阴之疟、肺疟、心疟、肝疟、脾疟、肾疟、胃疟等。

⑧痈疽:痈、疽、猛疽、夭疽、脑烁、疵痈、米疽、井疽、甘疽、败疵、股胫疽、锐疽、赤施、疵痈、兔啮、走缓、四淫、疠痈、脱痈、疔、丹熛等。

(2)脏腑类疾病:此指病位在脏腑或以脏腑病理变化为主的疾病。

①咳病:肺咳、心咳、肝咳、脾咳、肾咳、胃咳、胆咳、小肠咳、大肠咳、膀胱咳、三焦咳等。

②喘病:喘息有音、喘不得卧等。

③水病：风水、石水、涌水、溢饮、积饮、水胀、肾风等。

④胀病：鼓胀、心胀、肺胀、肝胀、脾胀、肾胀、胃胀、大肠胀、小肠胀、膀胱胀、三焦胀、胆胀、痞塞等。

⑤脏腑痹病：心痹、肝痹、肾痹、脾痹、肺痹、肠痹、胞痹等。

⑥积病：肥气、伏梁、息贲、息积、奔豚、肠瘤、瘕、水瘕痹、虙瘕、肠覃等。

⑦脏腑痈：大痈、内痈、胃脘痈、肠痈等。

⑧呕病：喜呕、呕酸、呕胆等。附：噫、哕、隔中等。

⑨泄病：飧泄、洞泄、溏泄、濡泄等。

⑩肠澼：暴注下迫、注下赤白、便脓血、下白沫等。

⑪不便：大便难、隔肠不便、不得前后、闭不通。

⑫黄疸：脾风、胃疸等。

⑬消渴（消瘅）：鬲消、热中、消中、肺消等。

⑭脏腑痛病：心痛、肾心痛、肺心痛、胃心痛、肝心痛、脾心痛、真心痛、胸中痛、胁痛、少腹痛、胃脘当心而痛、腹痛等。

⑮厥病：寒厥、热厥、煎厥、薄厥、暴厥、尸厥、大厥、六经脉之厥等。

⑯癫疾（痫）：脉癫疾、骨癫疾、筋癫疾、痫厥、痫眩等。

⑰狂病：怒狂、惊狂、惊骇等。

⑱善忘。

⑲眩晕：眩冒、掉眩、视歧、惑等。

⑳癃闭。

㉑淋溲：泾溲不利、淋闷、小便赤、白淫等。

㉒遗溺。

㉓目不瞑（失眠）。

㉔多卧（嗜睡）。

㉕梦病。

㉖虫病：蛕蛸腹热、蛟蛕肠痛、蛊等。

㉗汗病：多汗、寝汗、漏泄、炅汗、灌汗、绝汗、汗出偏沮等。

（3）形体类疾病：指皮、肉、脉、筋、骨等组织上所发生的疾病。

①痿病：痿躄、肉痿、脉痿、筋痿、骨痿、四肢不用、阴痿、风痿、辨等。

②痉病：瘈疭、痓、强直、拘挛、风痉、身反折（反戾）等。

③形体胀病：脉胀、肤胀等。

④形体肿瘤：骨疽、骨蚀、瘰疬、马刀侠瘿、筋溜、昔瘤、肿根蚀、瘃、肬、肉疽等。

⑤皮肤疮疡：痤、疿、皶、苛轸鼻、寒疡、隐轸、浸淫、鼠瘘、指痂疥等。

⑥皮肤不仁：痹、肉苛、皮痛等。

⑦头痛：厥头痛、真头痛、脑逆（厥逆）、头半寒痛、头脉痛、头重痛等。

⑧腰痛：足太阳腰痛、足少阳腰痛、足阳明腰痛、足少阴腰痛、足厥阴腰痛、阳维脉腰痛、肾病腰痛等。

⑨形体寒热病：皮寒热、肌寒热、骨寒热、寒栗、肉烁等。

⑩形体消瘦病：善食而瘦、偏枯、破䐃脱肉等。

⑪形态改变：大偻、偻附、振掉、头倾、背曲肩随、尻以代踵、脊以代头等。

⑫局部瘀肿、出血：肿鼠仆、血出不止。

(4)官窍类疾病：此指五官、九窍所发生的疾病。

①目病：目不明(目𥆨𥆨)、泪出、眼寒、目赤、目瞤瘛、目痛、目翳等。

②耳病：耳鸣、耳聋、耳聋血溢、耳痛、耳中有脓、耳焦枯、耳薄不坚等。

③鼻病：鼽、嚏、鼻渊、鼻息肉、鼻槁、鼻闻焦臭、衄血等。

④口病：口糜、口疮、齿痛、龋齿、口僻(口㖞)、唇胗、齿寒、齿长、舌痛、舌本强、舌卷、舌纵、重舌、涎下、欠等。

⑤咽喉病：咽肿、喉痹、喉吤、嗌塞、喑、猝然无音等。

⑥前阴病：阴缩、阴痿(阴器不用)、阴茎挺长、阴暴痒、阴器扭痛(卵痛、茎痛)、精时自下、白淫(出白)等。

⑦后阴病：痔、瘘、便血、门户不要等。

⑧疝病：卒疝暴痛、睾肿、㿉疝、狐疝、冲疝、厥疝、五脏风疝等。

(5)妇女疾病

①月经病：不月(月事不来)、血枯、血崩等。

②带下病：白淫、出清液等。

③妊娠病：不孕、九月而喑等。

④产后病：乳子中风热、乳子热病等。

⑤妇女癥瘕：石瘕、血瘕等。

(成肇智)

第三节 《内经》的疾病诊治观

《内经》受历史条件、思维方式和研究方法等的影响，在长期的医疗实践中形成了独特的疾病诊治观。

一、《内经》的疾病诊断观

诊断，即对疾病进行诊察和判断，是一个收集病情、病史等资料，并运用中医理论进行分析判断的过程。《内经》的诊断观十分丰富，并具有与现代医学完全不同的特点。

(一)独特的诊断理论

《内经》限于当时的历史条件和研究方法，在收集病情的信息方面，没有依靠仪器设备，而是利用人体的感官功能，以望、闻、问、切四诊，来全面获取疾病的各种症状和体征。此种诊法的优点是不仅重视患者的客观体征，同时又不忽视患者的自觉症状；在症状上重视机体功能失调的综合反应，而最大限度地保持其真实性，避免片面性。

四诊在《内经》中已有全面论述，《素问·阴阳应象大论》说："善诊者，察色按脉，先别阴阳。审清浊，而知部分；视喘息，听音声，而知所苦；观权衡规矩，而知病所主；按尺寸，观浮沉滑涩，而知病所生。"以上便包括了望、闻、问、切等四诊的内容。

1.望诊

《内经》望诊包括望神、望色、望形态和望舌等方面内容。望神水平的高低，可以作为判断医师诊断水平的重要标准。如《灵枢·邪气脏腑病形》说："见其色知其病，命曰明。"《难经》则说："望而知之者，谓之神。"

(1)望神：神，既是生命活动的主宰，又是生命活动的体现，因此《内经》非常重视神在人体生命活动和诊断疾病、判断预后中的作用及意义，如《素问·移精变气论》说："得神者昌，失神者亡。"

望神的内容，主要包括人体的精神状态、形体盛衰、面色泽夭和目的神采。其中，《内经》更重视望目的神采和面色的泽夭。《灵枢·大惑论》说："五脏六腑之精气，皆上注于目而为之精。"望眼神，可以判断五脏六腑精气的盛衰。如果目光明亮，精采含蓄，炯炯有神，视物敏锐，这是有神的表现；反之，目光晦暗，瞳神呆滞，视物昏糊，则是失神之象。故《素问·脉要精微论》指出："精明者，所以视万物，别白黑，审短长。以长为短，以白为黑，如是则精衰矣。"张介宾说："视目睛明，诊神气也。"五色是脏腑精气的外华，《素问·脉要精微论》说："精明五色者，气之华也。"《灵枢·师传》说："五脏之气阅于面。"所以望面色可以诊察神气的盛衰。色之神主要反映在泽夭上，《灵枢·五色》说："五色各见其部……察其泽夭，以观成败。"一般来说，色明润光泽为有神气，晦黯枯槁为无神气。有神气则生，无神气则死。故《灵枢·五色》又说："五脏已败，其色必夭，夭必死矣。"

(2)望色：望色，是指望人体肌肤的色泽变化来诊察疾病的方法。《内经》认为，精明五色，是脏腑之气的外华，所以脏腑精气的盛衰能够从五色的变化上反映出来，而望色可以测知内脏的病变。《内经》关于望色的论述，其内容十分丰富，重点讨论了望色的要点、望色的具体内容等方面。

根据《灵枢·五色》和《素问·脉要精微论》、《素问·五脏生成》等篇记载，其望色要点包括以下5个方面：

第一，察色之蓄露。蓄，为五色隐然皮下，含蓄不露；露，为五色暴露无遗，毕现于外。前者示精气未衰，胃气尚充，预后良好；后者为精气已衰，胃气已败，预后多不良。毕露之色，又称为真脏色。真脏色见，预后多凶险，如《素问·脉要精微论》说："五色精微象见矣，其寿不久也。"

第二，察色之泽夭。泽，指五色明润光泽，示精气未衰，预后良好；夭，指五色晦黯枯槁，示精气已衰，预后不良。故《灵枢·五色》说："察其泽夭，以观成败。"

第三，察色之浮沉。浮，指五色浅显易见，示病位浅而易治；沉，指五色沉滞难察，示病位深而难治。故《灵枢·五色》说："察其浮沉，以知浅深。"

第四，察色之散抟。散，指色淡而散漫，示病程短而病情较轻；抟，指色深而结聚，示病程长而病情较重。故《灵枢·五色》说："察其散抟，以知远近。"

第五，察色之部位。脏腑之气荣于面而各有分部，察五色所见之部位，便可以判断其病变的脏腑。故《灵枢·五色》说："视色上下，以知病处。"

望色，《内经》有望面色、望目色、望络色等不同。

面部皮肤分属于各个脏腑，而成为脏腑之气的外候。其分属方法有两种：一是以明堂居于中央而分，如《灵枢·五色》说："五官之辨奈何？黄帝曰：明堂骨高以起，平以直，五脏次于中央，六腑挟其两侧，首面上于阙庭，王宫在于下极，五脏安于胸中，真色以致，病色不见，明堂润泽以清，五官恶得无辨乎?”又说:“明堂者鼻也，阙者眉间也，庭者颜也，蕃者颊侧也，蔽者耳门也。”二是以五方五行位置来分，如《灵枢·五阅五使》说:“五色之见于明堂，以观五脏之气……腑脏之在中也，各以次舍，左右上下，各如其度也。”《灵枢·五色》说:“庭者，首面也；阙上者，咽喉也；阙中者，肺也；下极者，心也；直下者，肝也；肝左者，胆也；下者，脾也；方上者，胃也；中央者，大肠也；挟大肠者，肾也；当肾者，脐也；面王以上者，小肠也；面王以下者，膀胱子处也。……此五脏六腑肢节之部也，各有部分。”

望面部分部之色，便可诊察内脏之病。如《素问·举痛论》说:“五脏六腑，固尽有部，视其五色，黄赤为热，白为寒，青黑为痛，此所谓视而可见者也。”《灵枢·五色》又说:“以五色命脏，青为肝，赤为心，白为肺，黄为脾，黑为肾。”此外，五脏之病色还可反映于相应的官窍等部位上，如《灵枢·五阅五使》说:“黄帝曰:以官何候? 岐伯曰:以候五脏。故肺病者，喘息鼻张(胀，当为“张”)；肝病者，眦青；脾病者，唇黄；心病者，舌卷短，颧赤；肾病者，颧与颜黑。”

望目除了望目神之外，望目之色亦属其望诊的重要内容。《灵枢·小针解》说:“所以察其目者，五脏使五色循(循，当作“修”)明。”《灵枢·邪客》又说:“因视目之五色，以知五脏而决死生。”一般来说，目两眦色赤，病在心；两眦及眼睑色白，病在肺；两眦及眼睑色青，病在肝；白睛色黄，病在脾；上下眼睑色黑，病在肾。如《灵枢·论疾诊尺》说:“目赤色者病在心，白在肺，青在肝，黄在脾，黑在肾。黄色不可名者，病在胸中。”

望络色属于望色的内容之一。络脉内属于脏腑经脉，循行于肌表，浅而易察，故视络色的变化可诊察脏腑经络的病变。《灵枢·经脉》指出:“经脉者常不可见，其虚实也以气口知之，脉之见者皆络脉也。”诊察络脉，可以辨别疾病的寒热性质及其病变部位等变化。首先，病邪的性质不同，络色的变化各异。一般来说，络色青或白主寒，色黄赤主热。《素问·皮部论》说:络色“黄赤则热，多白则寒。”《灵枢·经脉》亦说:“凡诊络脉，脉色青则寒且痛，赤则有热。”其次，脏腑经脉的病变，多反映于相应部位的络色变化上。如《灵枢·经脉》说:“胃中寒，手鱼之络多青矣；胃中有热，鱼际络赤；其暴黑者，留久痹也；其有赤有黑有青者，寒热气也。”说明察手鱼际络色的变化，就可以诊断胃的病变。

(3)望形态:形体动态是人体生理、病理的客观反映。望形态，能够测知脏腑的强弱盛衰及其病变等情况。《灵枢·本脏》说:“视其外应，以知其内脏，则知所病矣。”

望形体以候脏腑，在《灵枢·本脏》、《灵枢·师传》及《素问·脉要精微论》、《素问·玉机真脏论》等篇中均有详细记载。其总的精神是通过对脏腑所主的五体、五官及其所在部位形体组织的观察，来判断脏腑的强弱和病变。兹择其要者概括如下:

肝开窍于目，肝居胁下，视目形大小及胁部形状，可以测知肝的大小坚脆。心居胸中，视背的形状、剑突的形状和位置、两锁骨内侧端的距离，可以测知心的位置、大小、强弱和病变。脾居大腹，主肌肉四肢，开窍于口，其华在唇，视腹的形状、四肢肌肉的形状和肥瘦以及口唇的形状，可以测知脾的大小、强弱和病变。肺居胸中，开窍于鼻，视背的形状、肩的宽窄厚薄、喉头的高低凸凹，可以测知肺的大小、强弱和病变。肾居腰部，主骨，开窍于耳，视腰的形状、骨的粗细、耳的外形，可以测知肾的大小、强弱和病变。头为精明之府，视头的形状、五官的外形，可以测知五脏及脑的强弱和病变。此外，还可从颊、颈、胸的形状，判断胃的强弱；从鼻隧的长短，判断大肠的强弱；从人中长短、唇的厚薄，判断小肠的强弱；从下眼胞的大小，判断胆的强弱；从鼻孔的大小，判断膀胱的强弱；从鼻柱的高矮，判断三焦的强弱。故《灵枢·师传》说："本脏以身形支节䐃肉，候五脏六腑之小大焉。""五脏六腑者，肺为之盖，巨肩陷咽，候见其外。""五脏六腑，心为之主，缺盆为之道，骷骨有余，以候髑骬。""肝者主为将，使之候外，欲知其坚固，视目大小。""脾者主为卫，使之迎粮，视唇舌好恶，以知吉凶。""肾者主为外，使之远听，视耳好恶，以知其性。""六腑者，胃为之海，广骸、大颈、张胸，五谷乃容。鼻隧以长，以候大肠；唇厚、人中长，以候小肠；目下果大，其胆乃横；鼻孔在外，膀胱漏泄；鼻柱中央起，三焦乃约。此所以候六腑者也。"

望形体的动态，可以测知脏腑的病变及其轻重预后。如《素问·脉要精微论》说："头者精明之府，头倾视深，精神将夺矣；背者胸中之府，背曲肩随，府将坏矣；腰者肾之府，转摇不能，肾将惫矣；膝者筋之府，屈伸不能，行将偻附，筋将惫矣；骨者髓之府，不能久立，行则振掉，骨将惫矣。得强则生，失强则死。"此外，还可根据身体整体状态，以测知疾病的预后，如《素问·玉机真脏论》说："大骨枯槁，大肉陷下，胸中气满，喘息不便，其气动形，期六月死……脱肉破䐃……肩髓内消，动作益衰……目眶陷，真脏见，目不见人，立死。"说明肾精衰竭，脾气败绝，真脏之气耗尽，则病多危重，必不免于死。

此外，望形体还可测知人的气质和特性。如从形体肥瘦可判断人的体质类型，《灵枢·卫气失常》说："膏者多气，多气者多热，热者耐寒；肉者多血则充形，充形则平；脂者其血清，气滑少，故不能大。此别于众人者也。"从形体外候可推知人之勇怯，《灵枢·论勇》说："勇士者，目深以固，长衡直扬，三焦理横，其心端直，其肝大以坚，其胆满以傍，怒则气盛而胸张，肝举而胆横，眦裂而目扬，毛起而面苍，此勇士之所由然也。""怯士者，目大而不减，阴阳相失，其焦理纵，髑骬短而小，肝系缓，其胆不满而纵，肠胃挺，胁下空，虽方大怒，气不能满其胸，肝肺虽举，气衰复下，故不能久怒，此怯士之所由然者也。"

(4)望舌：《内经》中舌诊的内容较少，但仍为后世的舌诊奠定了基础。心开窍于舌，舌为心之外候。此外舌还与其他脏腑经脉有着密切联系。如手少阴之别系舌本，足少阴之脉挟舌本，足厥阴之脉络舌本，足太阴之脉连舌本散舌下。所以，望舌可以诊察五脏六腑的病变。

《内经》望舌的内容，主要包括望舌面润燥、舌质情况、舌的动态变化和舌苔等方面。舌面润燥，可以反映津液的盈亏，如《素问·热论》说："伤寒……五日少阴受之……故口燥舌干而渴。"说明舌干是津亏的特征之一。此外，心热炽盛，可见舌体糜烂；真阴耗竭，还可见舌焦燥有如干肉之象。如《灵枢·热病》说："舌本烂，热不已者死。"《灵枢·刺节真邪》说："阴气不足则内热，阳气有余则外热，内热相搏，热于怀炭……舌焦唇槁，腊干嗌燥。"舌的动态变化，有助于诊察疾病及其轻重。如《灵枢·经脉》说："足厥阴气绝则筋绝，厥阴者肝脉也，肝者筋之合也，筋者聚于阴气，而脉络于舌本也，故脉弗荣则筋急，筋急则引舌与卵，故唇青舌卷卵缩。"《灵枢·寒热病》说："舌纵涎下，烦悗，取足少阴。"《素问·大奇论》说："胃脉沉鼓涩……舌转可治。"对于舌苔的望诊，《内经》亦有记载，如《素问·刺热》说："肺热病者……舌上黄身热。"此舌上黄，即指舌上之苔色黄。黄主热，肺热熏蒸，故舌苔黄。

2. 闻诊

《素问·阴阳应象大论》说："视喘息，听音声，而知所苦。"说明闻诊是《内经》诊断疾病的重要方法之一。《内经》关于闻诊的记载，包括听音声，嗅气味、察呼吸等方面。

(1)听音声：《素问·六节藏象论》说："天食人以五气，地食人以五味，五气入鼻，藏于心肺，上使五色修明，音声能彰。"说明音声是脏腑之气的外在反映。声由气发，主于心，发于肺，根于肾，所以声音与心、肺、肾的关系最为密切。《内经》认为五脏合五行，配五音，如肝属木，其音为角；心属火，其音为徵；脾属土，其音为宫；肺属金，其音为商；肾属水，其音为羽。以上为五脏之五音，和则为常，变则为病。

情志变动时，其音声亦随之而变。如肝志为怒，在声为呼；心志为喜，在声为笑；脾志为思，在声为歌；肺志为忧，在声为哭；肾志为恐，在声为呻。临床上，从呼、笑、歌、哭、呻的异常变化，便可诊察相应内脏的病变。

《内经》还讨论了异常音声变化的病变机理。如《素问·脉要精微论》说："五脏者，中之守也，中盛脏满，气胜伤恐者，声如从室中言，是中气之湿也。言而微，终日乃复言者，此夺气也。衣被不敛，言语善恶不避亲疏者，此神明之乱也。"可见，从音声的高低强弱及其变乱情况，可测知病变的虚实、寒热及脏腑。再如《灵枢·口问》说："人之欠者，何气使然？……故阴气积于下，阳气未尽，阳引而上，阴引而下，阴阳相引，故数欠。""人之哕者，何气使然？……今有故寒气与新谷气，俱还入于胃，新故相乱，真邪相攻，气并相逆，复出于胃，故为哕。""人之唏者，何气使然？……此阴气盛而阳气虚，阴气疾而阳气徐，阴气盛而阳气绝，故为唏。""人之噫者，何气使然？……寒气客于胃，厥逆从下上散，复出于胃，故为噫。""人之嚏者，何气使然？……阳气和利，满于心，出于鼻，故为嚏。""人之太息者，何气使然？……忧思则心系急，心系急则气道约，约则不利，故太息以伸出之。"说明欠、哕、唏、噫、嚏、太息等音声的发出，均是人体脏腑气机变动所致，在诊断时可作为重要参考。

(2)嗅气味：嗅气味是闻诊的重要内容之一。虽然《内经》关于嗅气味诊病的记载较少，但仍对后世医家具有一定的启发意义。

邪气入侵，熏蒸体内，浊气泛溢肌肤、孔窍，就会出现一种异常气味。根据不同的气味，便可诊察相关脏腑的病变。如《素问·金匮真言论》中便有肝病"其臭臊"，心病"其臭焦"，脾病"其臭香"，肺病"其臭腥"，肾病"其臭腐"等记载。《素问·腹中论》说："有病胸胁支满者，妨于食，病至则先闻腥臊臭。"张介宾注："肺主气，其臭腥，肝主血，其臭臊，肺气不能平肝，则肝肺俱逆于上，浊气不降，清气不升，故闻腥臊而吐清液也。"临床上，患者的口气及汗、涕、痰、经带、二便等排泄物均属于闻诊内容。

(3)察呼吸：察呼吸是闻诊中不可忽视的内容之一。《灵枢·五味》说："其大气之抟而不行者，积于胸中，命曰气海，出于肺，循喉咽，故呼则出，吸则入。"肺主气，司呼吸，宗气积于胸中，助肺行呼吸，因此呼吸与肺及宗气的功能密切相关。如果肺和宗气等发生病变，便可从呼吸的快慢、强弱、声响等方面反映出来。如《灵枢·海论》说："气海有余者，气满胸中，悗息面赤；气海不足，则气少不足以言。"《灵枢·本神》说："肺藏气，气舍魄，肺气虚则鼻塞不利少气，实则喘喝胸盈仰息。"说明肺气虚或气海不足，多表现为少气，呼吸无力；肺气实或气海有余，则表现为气满胸中，喘喝，胸盈仰息。

3. 问诊

问诊，是通过询问患者或家属以了解病情的一种诊察方法。《内经》十分重视问诊的重要作用，如《素问·征四失论》指出："诊病不问其始，忧患饮食之失节，起居之过度，或伤于毒，不先言此，卒持寸口，何病能中？妄言作名，为粗所穷，此治之四失也。"说明《内经》反对不问只切的不良诊断作风。

(1)问诊的态度：《素问·移精变气论》说："闭户塞牖，系之病者，数问其情，以从其意。"

便概括了对问诊态度的基本要求。“闭户塞牖”，就是说问诊的环境要安静，同时要尽量减少旁听者，对于某些疾病的问诊内容还要注意其保密性。“系之病者”，就是医者要精神专注，对患者诚恳关心。“数问其情”，就是要反复询问，注意每一个细节，做到全面正确。“以从其意，”就是在问诊时要照顾患者的心态，情绪，注意开导引导，使其尽吐真情。总之，问诊要有一个良好的环境和气氛，做到融洽和谐，亲如家人，从而达到探微索隐，全面掌握病情的目的。

(2)问诊的内容：凡是与疾病有关的各方面情况，均属问诊的内容。《素问·三部九候论》说：“必审问其所始病，与今之所方病，而后各切循其脉。”指出了问诊的主要内容是询问起病时情况以及现在的症情，也就是要掌握疾病的发生、发展和现在症等全过程的情况，从而为辨证打下坚实的基础。故《素问·疏五过论》亦强调说：“凡诊者，必知终始，有知余绪，切脉问名，当合男女。”

此外，还要询问患者的生活环境、精神状况及各方面的喜恶情况。患者的生活环境、精神状态对疾病的发生和发展均起着直接或间接的作用，因此是问诊中不可忽视的内容之一。如《素问·疏五过论》说：“凡欲诊病者，必问饮食居处。暴乐暴苦，始乐后苦，皆伤精气，精气竭绝，形体毁沮。”又说：“凡未(“未”字疑衍)诊病者，必问尝贵后贱，虽不中邪，病从内生，名曰脱营。尝富后贫，名曰失精，五气留连，病有所并。医工诊之，不在脏腑，不变躯形，诊之而疑，不知病名。”不仅如此，不同的精神情志因素还可导致不同的疾病，其治疗方法也各有别。如《素问·血气形志》说：“形乐志苦，病生于脉，治之以灸刺；形乐志乐，病生于肉，治之以针石；形苦志乐，病生于筋，治之以熨引；形苦志苦，病生于咽嗌，治之以百药；形数惊恐，经络不通，病生于不仁，治之以按摩醪药。”由此说明问生活起居及精神状况在诊治疾病中具有较大的指导意义。

病人的喜恶是机体生理和病理的客观反映，对于诊断疾病有着重要参考价值。如《灵枢·师传》说：“岐伯曰：入国问俗，入家问讳，上堂问礼，临病人问所便……夫中热消瘅则便寒，寒中之属则便热。”从患者的寒热喜恶等情况，便可了解其病的寒热等性质。

4. 切诊

切诊是《内经》诊法的一个重要组成部分，它包括切脉和按诊两大部分内容。

(1)切脉：切脉诊病，是中医诊断学中最具神秘面纱而又难以把握的一部分内容。然而它的确客观科学地存在着，并具有坚实的理论和实践基础。《素问·五脏别论》说：“帝曰：气口何以独为五脏主？岐伯曰：胃者，水谷之海，六腑之大源也。五味入口，藏于胃以养五脏气，气口亦太阴也。是以五脏六腑之气味，皆出于胃，变见于气口。”气口，即寸口。寸口属于手太阴肺经之动脉，肺主气朝百脉，其脉起于中焦脾胃，脾胃为五脏六腑精气之源，所以脾胃之精气及五脏六腑经脉气血的盛衰常变，均可从寸口上体现出来。基于同样的道理，各脏腑经脉气血的情况，也可从其相应的部位反映出来。所以，切脉可以诊察五脏六腑、经络气血的病变。

《内经》的脉诊法，根据其所诊部位的不同而分为 4 种：

第一，三部九候诊脉法。其诊脉部位涉及头面、足部和全身，分别诊察脏腑及相关部位的病变，又称遍诊法。《素问·三部九候论》说：“故人有三部，部有三候，以决死生，以处百病，以调虚实，而除邪疾。帝曰：何谓三部？岐伯曰：有下部，有中部，有上部，部各有三候，三候者，有天有地有人也，必指而导之，乃以为真。上部天，两额之动脉；上部地，两颊之动脉；上部人，耳前之动脉。中部天，手太阴也；中部地，手阳明也；中部人，手少阴也。下部天，足厥阴也；下部地，足少阴也；下部人，足太阴也。故下部之天以候肝，地以候肾，人以候脾胃之气。帝曰：中部之候奈何？岐伯曰：亦有天，亦有地，亦有人。天以候肺，地以候胸中之气，人以候心。帝曰：上部以何候之？岐伯曰：亦有天，亦有地，亦有人。天以候头角之气，地以候口齿之气，人以候耳目之气。”由此可见，遍诊法是将人体分为上、中、下三部，每部又分为天、地、人三候。上部天，即两额之动脉（太阳穴），以候头角之气；上部人，即耳前之动脉（耳门穴），以候耳目之气；上部地，即两颊之动脉（巨髎穴），以候口齿之气。中部天，即手太阴经脉（寸口部），以候肺；中部人，即手少阴经脉（神门穴），以候心；中部地，即手阳明经脉（合谷穴），以候胸中之气。下部天，即足厥阴经脉（五里、太冲穴），以候肝；下部人，即足太阴经脉（箕门、冲阳穴），以候脾胃；下部地，即足少阴经脉（太溪穴），以候肾。

第二，人迎寸口诊脉法。这是一种将人迎脉与寸口脉进行比较的诊脉方法。如果人迎脉与寸口脉相一致，且与四时气候相应，则为正常。《灵枢·禁服》说：“寸口主中，人迎主外，两者相应，俱往俱来，若引绳大小齐等。春夏人迎微大，秋冬寸口微大，如是者命曰平人。”相反，人迎脉与寸口脉不相一致，或与四时气候不相应，则属病态。如《素问·六节藏象论》说：“人迎一盛病在少阳，二盛病在太阳，三盛病在阳明，四盛已上为格阳；寸口一盛病在厥阴，二盛病在少阴，三盛病在太阴，四盛已上为关阴。人迎与寸口俱盛四倍已上为关格，关格之脉赢，不能极于天地之精气，则死矣。”《灵枢·经脉》说：手足少阳经脉之病，“盛者人迎大一倍于寸口；虚者人迎反小于寸口也”。手足厥阴经脉之病，“盛者寸口大一倍于人迎；虚者寸口反小于人迎也”。

第三，寸口诊脉法。寸口，又称脉口、气口。张介宾说：“气口之义，其名有三：手太阴肺，肺经脉也，肺主气，气之盛衰见于此，故曰气口；肺朝百脉，脉之大会聚于此，故曰脉口；脉出太渊，其长一寸九分，故曰寸口。是名虽三，其实则一耳。”由于寸口部位诊察方便，诊察寸口脉象能够全面反映脏腑气血的情况，所以寸口诊法沿用至今。

诊寸口脉，主要是察其浮沉、迟数、虚实等变化，以辨别疾病的表里、寒热、虚实等情况。如《素问·平人气象论》说：“欲知寸口太过与不及，寸口之脉中手短者，曰头痛；寸口之脉中手长者，曰足胫痛；寸口脉中手促上击者，曰肩背痛；寸口脉沉而坚者，曰病在中；寸口脉浮而盛者，曰病在外；寸口脉沉而弱，曰寒热及疝瘕少腹痛；寸口脉沉而横，曰胁下有积，腹中有横积痛；寸口脉沉而喘，曰寒热。脉盛滑坚者，曰病在外；脉小实而坚者，病在内。脉小弱以涩，谓之久病；脉滑浮而疾者，谓之新病。脉急者，曰疝瘕少腹痛。脉滑曰风，脉涩曰痹，缓而滑曰热中，盛而紧曰胀。”《素问·脉要精微论》亦说：“夫脉者，血之府也，长则气治，短则气病，数则烦心，大则病进，上盛则气高，下盛则气胀，代则气衰，细则气少，涩则心痛，浑浑革至如涌泉，病进而色弊，绵绵其去如弦绝，死。”可见，疾病的内外、寒热、虚实、气血、脏腑等，均可从寸口脉的变化上反映出来。

第四，脏腑经脉诊脉法。脏腑经脉诊脉法，是切按十二经脉各自的动脉处，以分别诊察十二经脉和十二脏腑病变的一种方法，属《内经》脉诊法的一个重要内容。由于其诊脉部位广泛而全面，所以又称为脏腑经脉遍诊法。众所周知，对于寸口脉，《内经》并无三部九候之区分，而将寸口分为寸关尺三部则首见于《难经》。《难经·十八难》说：“脉有三部九候，各何主之？然，三部者，寸关尺也；九候者，浮中沉也。”《难经》借鉴了《内经》的三部九候诊法，而将其演变为寸口脉寸关尺三部的浮中沉取法。那么，《内经》又如何通过切脉来全面具体地诊察五脏六腑和十二经脉的病变呢？这就是在切寸口脉的基础上，再辅以三部九候诊脉法和脏腑经脉诊脉法。也可以这样理解，三部九候诊脉法、寸口诊脉法和脏腑经脉诊脉法3种诊脉法同时并存，诊脉时根据临床需要而决定取舍。如《素问·病能论》说：“帝曰：有病怒狂者……何以知之？岐伯曰：阳明者常动，巨阳、少阳不动，不动而动大疾，此其候也。”张介宾注：“巨阳、少阳不动者，谓巨阳惟委中、昆仑，少阳惟听会、悬钟，其脉虽微动，而不甚也。”从委中、昆仑诊巨阳，听会、悬钟诊少阳，便是脏腑经脉诊法在怒狂病中的运用。

《内经》对诊脉的时间、调息方法等作了具体讨论。《内经》认为，诊脉宜于安静时，以平旦为佳。《素问·脉要精微论》说：“是故持脉有道，虚静为保。”又说：“诊法常以平旦，阴气未动，阳气未散，饮食未进，经脉未盛，络脉调匀，气血未乱，故乃可诊有过之脉。”切诊的时间，必须候脉跳满五十动以上，其道理正如《灵枢·根结》所说：“一日一夜五十营，以营五脏之精，不应数者，名曰狂生。所谓五十营者，五脏皆受气。”说明满五十动则五脏皆受气而可诊候五脏六腑之气的盛衰情况。调息是切脉的基本要求之一，一般是以医者所调之呼吸以候患者之脉数，亦如《素问·平人气象论》所说：“常以不病调病人，医不病，故为病人平息以调之为法。”

(2)按诊：按诊，是以手触按患者胸腹、肌肤、手足以及其他部位的一种诊断方法。《内经》中主要讨论了按胸腹、按尺肤、按手足等方法。

第一，按胸腹。按胸部，主要是按虚里，亦称虚里诊。虚里，位于左乳下，第4、5肋间心尖搏动处，候之可诊察宗气的盛衰和病变。《素问·平人气象论》说：“胃之大络，名曰虚里，贯鬲络肺，出于左乳下，其动应衣（衣，当为“手”），脉宗气也。盛喘数绝者，则病在中；结而横，有积矣；绝不至曰死。乳之下其动应衣，宗气泄也。”虚里按之应手，动而不紧，缓而不急，是为正常。如按之动微而不显，为不及，是宗气内虚；若动而应衣，为太过，是宗气外泄；若搏动绝止，为宗气已尽，是危重之证。

按腹部，主要用于肿胀、积聚等的诊断。如《灵枢·水胀》说：“肤胀者……按其腹，窅而不起，腹色不变，此其候也。”“水始起也……足胫瘇，腹乃大，其水已成矣。以手按其腹，随手而起，如裹水之状，此其候也。”此即以手按腹，视其腹之窅而不起或随手而起，来区别水胀和肤胀。此外，《灵枢·水胀》还有肠覃“按之则坚，推之则移”的记载，均是《内经》腹部按诊的范例，对后世具有一定启发意义。

第二，按尺肤。按尺肤，是指按患者两臂肘关节以下至掌后横纹处的肌肤，以诊察疾病的一种方法。具体是将尺部皮肤分别归属于各个脏腑，从而诊候相关脏腑之病变。尺肤的脏腑分部是，“尺内两旁，则季胁也，尺外以候肾，尺里以候腹。中附上：左外以候肝，内以候鬲；右外以候胃，内以候脾。上附上：右外以候肺，内以候胸中；左外以候心，内以候膻中。前以候前，后以候后。上竟上者，胸喉中事也；下竟下者，少腹腰股膝胫足中事也”（《素问·脉要精微论》）。尺肤诊法，主要是审察尺肤的缓急、大小、滑涩等来推测病变。故《灵枢·论疾诊尺》说：“审其尺之缓急、大小、滑涩，肉之坚脆，而病形定矣。”对具体病变的诊察，《内经》亦有多处论述，如《灵枢·邪气脏腑病形》说：“诸急者多寒，缓者多热，大者多气少血，小者血气皆少，滑者阳气盛微有热，涩者多血少气微有寒。”《灵枢·论疾诊尺》又说：“尺肤滑而泽脂者，风也。尺肤涩者，风痹也。”“尺肉弱者，解㑊；安卧脱肉者，寒热不治……尺肤粗如枯鱼之鳞者，水泆饮也。”以上均是从尺肤的缓急、大小、滑涩及肉之坚脆诊察疾病之例。此外，《内经》强调，在运用尺肤诊法时，应注意与色、脉合参，如《灵枢·邪气脏腑病形》说：“夫色脉与尺之相应也，如桴鼓影响之相应也，不得相失也……色脉形肉不得相失也，故知一则为工，知二则为神，知三则神且明矣。”

第三，按手足。按手足的寒温可以测知病证的寒热，如《灵枢·论疾诊尺》说：“掌中热者，腹中热，掌中寒者，腹中寒。”对小儿，按手足寒热还可辅助判断疾病的预后，如《灵枢·论疾诊尺》说：“婴儿病……大便赤瓣飧泄，脉小者，手足寒，难已；飧泄，脉小，手足温，泄易已。”

此外，《内经》中还有按腧穴以诊治疾病的记载，如《灵枢·背腧》说：“欲得而验之，按其处，应在中而痛解，乃其腧也。”脏腑的病变通过经络的作用可以反映于相应的穴位上，按压这些穴位，就能够诊察相关脏腑的病变。

(二)《内经》的诊法特点

《内经》诊法的内容十分丰富，概括起来，仍不外望、闻、问、切4个方面，后世称之为“四诊”。用四诊察病，有别于现代医学用仪器诊病的方法，它具体有以下几个显著特点。

1. 从外知内，以象察脏

人体是一个有机整体，体表的皮肉脉筋骨及五官等组织，与体内的脏腑经络息息相关，整体相连。一旦发生疾病，局部的可以影响全身，全身的也可影响局部而从局部显现出来；内部的可以牵连外部，外部的也可传入于内。因此，人体只要有病，均可通过不同的途径，或以不同的方式反映于外，诊察外部的表现就能够测知内部的病变。正如《丹溪心法》所说：“欲知其内者，当以观乎外；诊于外者，斯以知其内。盖有诸内者，必形诸外。”

藏象学说认为，所谓“藏”，是指藏于体内的脏腑；“象”，则指脏腑反映于外的生理、病理征象。张介宾说：“象，形象也。藏居于内，形见于外，故曰藏象。”可见，尽管脏腑藏于内，但其生理病理的形征必见于外。那么，脏腑的形征怎样反映于外，其规律又如何呢？众所周知，人体由脏腑、经络、形体、官窍和精气血津液等组成，虽然它们各有不同的生理功能，但是它们相互配合，相互联系，构成了一个以五脏为中心的五大功能系统。根据《素问·阴阳应象大论》、《素问·金匮真言论》等篇记载，人体的五体、五官、五华、五色、五音、五声、五味、五志等，均分属于以五脏为中心的五大功能系统，而本系统中各脏腑的生理病理变化又分别反映在所合的五体、五官、五华、五色、五音、五声、五味、五志等外应上，从而为疾病的诊察提供了依据。所以，《灵枢·本脏》说：“视其外应，以知其内脏，则知所病矣。”如肝合胆，在体为筋，开窍于目，其华在爪，在色为苍(青)，在音为角，在声为呼，在味为酸，在志为怒。若见筋病、目病、爪病、色青、呼声、味酸、多怒等，则多为肝(胆)病之征。上述征象均是通过四诊而获得的，故《素问·五脏生成》说：“夫脉之大小滑涩浮沉，可以指别；五脏之象，可以类推；五脏相音，可以意识；五色微诊，可以目察。”由此可见，运用四诊从外知内，以象察脏，是《内经》诊法的一大特点。

2. 四诊合参，全面诊察

望、闻、问、切四诊，在诊断中各有各的作用，它们之间是不能相互替代的，四者合之则全，失之则偏。《内经》历来强调四诊合参，反对独重某诊的片面做法。如《素问·阴阳应象大论》说：“审清浊，而知部分；视喘息，听音声，而知所苦；观权衡规矩，而知病所主；按尺寸，观浮沉滑涩，而知病所生，以治无过，以诊则不失矣。”“审清浊”，指察色的泽夭；“视喘息”，指视呼吸状态，均属于望诊范围。“听音声”，指听呼吸所发出的声音，属于闻诊范围。“观权衡规矩”、“按尺寸”，指切脉和按尺肤，属于切诊范围。“喘息”、“音声”的诊察，还应当包括问诊的内容。望、闻、问、切四者参合以诊，就能收集到完整的病理资料，从而得出正确的诊断结论，避免失误，故原文强调“以治无过，以诊则不失矣”。

对于独重某诊的做法，《内经》提出了尖锐的批评。如《素问·征四失论》说：“诊病不问其始，忧患饮食之失节，起居之过度，或伤于毒，不先言此，卒持寸口，何病能中?”这说明要想作出正确的诊断，就必须充分运用医者的感知器官，做到四诊合参，形神并察。故《素问·五脏别论》说：“凡治病，必察其下，适其脉，观其志意，与其病也。”《素问·玉机真脏论》亦强调：“凡治病，察其形气色泽，脉之盛衰，病之新故，乃治之，无后其时。”

(三)关于“证”的内涵

中医学的“证”字，首见于《内经》。《素问·至真要大论》说：“病有远近，证有中外。”此“证”即指疾病的症状、体征等各种临床表现。在《内经》中，“证”又有病能、病形、病之形能、形、状等多种称谓。

关于“证”的内涵，后世在《内经》认识的基础上经历了一个发展和演变的过程，从而使其具有多元化色彩。它的具体内涵主要包括以下两个方面：

1.“证”指疾病症状、体征等各种临床表现

由于这些临床表现是多方面症状、体征的综合体，所以“证”又称为“证候”。也就是说，“证”是一系列相关症状的总称。历代医著中，除《内经》之“证”属于此种含义外，《难经》、《伤寒论》、《金匮要略》和《诸病源候论》等书中之“证”，也是指症状、体征等疾病的表现。如《难经·十六难》说：“是其病有内外证……其外证善洁、面青、善怒；其内证脐左有动气，按之牢若痛。”这里的外证，指善洁、面青、善怒等症状；内证，则指脐左有动气，按之牢若痛的体征。《伤寒论》和《金匮要略》篇目的“辨××病脉证并治”之“证”，与“脉”并列，显然是指症状、体征而言。再如《伤寒论》说：“伤寒中风，有柴胡证，但见一证便是，不必悉具。”柴胡证，指“口苦、咽干、目眩”及“往来寒热，胸胁苦满，嘿嘿不欲饮食，心烦喜呕”等症状和体征；后“一证”，则指上述症状中的任何一个或数个症状。

2.“证”指对疾病病机性质的高度概括

此说肇始于“辨证论治”的提出和运用。“辨证论治”大约提出于明末，当时称为“辨证施治”，经20世纪50年代著名中医学家秦伯未、任应秋等的大力提倡，才被普遍运用并成为中医学术的两大特点之一。中医学界对“辨证论治”之“证”的理解亦出现了分歧，秦伯未20世纪50年代在“中医‘辨证论治’概说”一文中明确指出：“‘辨’是分辨、鉴别，‘证’是证据、现象。”说明“辨证”之“证”的原始含义仍是指疾病的临床表现，即“证候”之义。随着对“辨证论治”含义的深入理解，慢慢将“证”字与病机联系起来，从而使其深深地打上了病机的烙印。如此一来，“辨证论治”即是辨别证候，找出具有某种病机性质的“证”，然后据“证”论治。现代中医院校教材多持此种观点，如1995年上海科学技术出版社《中医基础理论·绪论》说：“证，既不是疾病的全过程，也不是疾病的某一项临床表现。所谓证，是指在疾病发展过程中，某一阶段的病理概括。它包括病的原因(如风寒、风热、瘀血、痰饮等)、病的部位(如表、里、某脏、某腑、某条经络等)、病的性质(如寒热等)和邪正关系(如虚、实等)，反映了疾病发

展过程中，该阶段病理变化的全面情况。"由此可见，这里的"证"是一个病理（病机）概念，与证候、病、症的概念不同。

综上所述，"证"在《内经》中只是一个证候的概念，而在后世则包含了证候和病机双重概念。证候，包括疾病的症状、体征，属于疾病的外在表象；而病机则包括病因、病机、传变、转归、预后等内容，属于疾病的内在实质。由于一定的病机必有相应的证候表现出来，而这个证候又可用"证"来概括，因此在一定意义上，"证"是对病机的高度概括，同时又是对一定病机所反映出的症候群的概括。

二、《内经》的疾病治疗观

疾病的治疗观是《内经》理论体系的重要组成部分，它包括论治的基本思想、治疗原则、治疗大法和治疗手段等内容。

（一）《内经》论治的基本思想

论治，就是根据辨证的结果确立相应的治则、治法的过程。论治的基本思想主要体现在审机论治和整体调治两个方面。

1. 审机论治

病机，指疾病发生、发展和变化的机制，它是辨析病证的基础和论治的前提。《内经》十分重视病机在论治中的作用，在《素问・至真要大论》中指出："余欲令要道必行，桴鼓相应，犹拔刺雪污，工巧神圣，可得闻乎？岐伯曰：审察病机，无失气宜，此之谓也。"又说："谨守病机，各司其属，有者求之，无者求之，盛者责之，虚者责之，必先五胜，疏其血气，令其调达，而致和平。"说明要想取得"桴鼓相应"、"拔刺雪污"的治疗效果，就必须"审察病机"、"谨守病机"，然后依据病机，审机论治。

审机论治，是《内经》论治的一大特色。由于不同的病机可出现于同一疾病之中，而不同的疾病又可具有相同的病机，因而有"同病异治"和"异病同治"的说法。《素问・五常政大论》说："西北之气，散而寒之，东南之气，收而温之，所谓同病异治也。"西北地域，地势高峻，气候寒凉，人体皮肤腠理致密，饮食多热，故治疗宜散宜寒；东南地域，地势低下，气候温热，人体皮肤疏松，腠理开泄，饮食多凉，故治疗宜收宜温。此指地域的不同而出现的"同病异治"情况，亦即《素问・异法方宜论》"一病而治各不同，皆愈"的道理。对病的"同病异治"，《内经》亦开其先河。如《素问・病能论》说："有病颈痈者，或石治之，或针灸治之，而皆已，其真安在？岐伯曰：此同名异等者也。夫痈气之息者，宜以针开除去之，夫气盛血聚者，宜石而泻之，此所谓同病异治也。""同名异等"，谓同患颈痈，而其病有在气在血之不同。"痈气之息者"，是病以气分为主；"气盛血聚者"，则病由气分深入血分。病在气分，病在血分，其病机迥异，因而其治疗亦不相同，故曰"此所谓同病异治也"。

《内经》虽未见到"异病同治"的提法，但"异病同治"的思想却得到了充分体现。如《素问・至真要大论》中"病机十九条"便是"审机论治"的范例，文中充分体现了"同病异治"和"异病同治"的精神。关于"异病同治"，如属热邪的四条——"诸腹胀大，皆属于热"；"诸病有声，鼓之如鼓，皆属于热"；"诸转反戾，水液浑浊，皆属于热"；"诸呕吐酸，暴注下迫，皆属于热"。四条的证候虽异，然因其病机均为热邪内扰所致，故其治疗的大法均不离"清热"二字。

以上体现了《内经》"审机论治"的思想，由于"治随机立"、"治随机转"，而一定的病机可以用相关的“证”来概括，所以又有“同病异治”和“异病同治”的认识。

2. 整体调治

基于“整体观念”，《内经》在论治中始终贯串了整体调治的思想。

(1)天人整体调治观：从人与自然这个整体出发，在治疗上重视因时因地因人制宜。《内经》认为，地理环境、气候变化、生活习惯和生活条件等因素，对人体的生理、病理等均发生着相应的影响，所以在治疗上必须注意因时因地因人制宜。如《素问·八正神明论》强调“因天时而调血气”，《素问·痿论》对痿证“各以其时受月”之治则，《素问·六元正纪大论》之“用寒远寒，用凉远凉，用温远温，用热远热”等，均是因时制宜的体现。《素问·异法方宜论》论述了五方异法异治的方法和手段，则体现了因地制宜的思想。此外，人体是一个有特定地域、时空的个体，天时地理条件影响着人的体质和疾病，因此，在某种意义上说，因人制宜亦属于天人整体调治观的一个组成部分。

(2)形神整体调治观：《内经》认为，人体是一个以脏腑为中心，经络气血相联系的形神合一的统一体，它主要表现为形体与神气、脏腑与组织器官之间的相互联系、相互影响。因此，在临床上就必须利用上述整体联系为治疗服务。具体的思路主要有三：其一，局部病变调治脏腑。《内经》认为，局部分属于脏腑，其病变往往是脏腑功能失调的反映，所以可从其所属的脏腑来进行治疗。如肝“开窍于目”，肝“虚则目䀮䀮无所见”，治当补肝之阴血。其二，本脏病变调治他脏。脏腑之间存在着正常的生克关系，并且以此维持着人体正常的生命活动，一旦脏腑发生病变，也可利用其生克关系来治疗。这一思想在《素问·阴阳应象大论》中体现得十分突出，其“怒伤肝，悲胜怒；风伤筋，燥胜风”等，便是用生克关系进行心理、药物治疗的范例。此外，脏病治腑，腑病治脏，亦是《内经》的常用法则之一。其三，此处病变调治彼处。由于人体阴阳、气血、内外、左右相互贯通，经络内外、上下、左右纵横交叉，所以此处病变可以调治彼处。调治的方法主要有：一是上病下取，下病上取，中病旁取。此法见于《内经·五常政大论》，它本义是论述气反的治疗原则，但实际上却正是整体治疗思想的反映。上病、下病、中病，因为经络气血等联系，而分别与下部、上部、四肢密切相关，所以可采用下取、上取及旁取之法治疗。他如《灵枢·终始》“病在头者取之足，病在腰者取之腘”等均属此列。二是从阴引阳，从阳引阴。本句语出《素问·阴阳应象大论》。它不仅可以指导针刺的治疗，即取阴经之穴以疏通阳经之气，来治疗阳经之病，或取阳经之穴以疏通阴经之气，来治疗阴经之病；同时，还可指导药物治疗，如用入阴经之药以治阳经之病，用入阳经之药以治阴经之病，或从五脏来治疗六腑之病，从六腑治疗五脏之病等。三是以右治左，以左治右。本法则亦由《素问·阴阳应象大论》提出，它是指取右侧的穴位，以治疗左侧的病变，或取左侧的穴位，以治疗右侧的病变。在临床运用上还有巨刺与缪刺的区别，这是《内经》从整体上确立的一种针刺法则。

(二)《内经》的治疗原则

治疗原则，简称治则，是治疗疾病所必须遵循的总法则。《内经》的治则具体包括早期治疗、治病求本、协调阴阳、扶正祛邪、因势利导、三因制宜等内容。

1. 早期治疗

《素问·四气调神大论》说：“是故圣人不治已病治未病，不治已乱治未乱，此之谓也”。《灵枢·逆顺》亦说：“上工治未病，不治已病，此之谓也”。可见，“治未病”是《内经》的一个重要治疗思想，而早期治疗，又是《内经》“治未病”的一个重要组成部分。

所谓早期治疗，就是在疾病发生的初期阶段，及早发现，及时治疗，并预防其传变。它包括有病早治和病后治传两方面内容。

(1)有病早治：《内经》认为，疾病一旦发生，其变化是迅速而复杂的。因此，在治疗上必须抓住时机，早期诊断，早期治疗，将疾病消灭在萌芽状态和初期阶段。《素问·阴阳应象大论》说：“故邪风之至，疾如风雨。故善治者治皮毛，其次治肌肤，其次治筋脉，其次治六腑，其次治五脏。治五脏者，半死半生也。”外邪侵入人体，始于皮毛，然后沿经络顺次深入脏腑。邪在皮毛、筋脉，病位表浅而易治；邪在六腑、五脏，则病位深沉难已。因此在治疗上宜早不宜迟，能在皮毛治之者，是为上工；在五脏治之者，则属下工。故《灵枢·逆顺》说：“上工救其萌芽，必先见三部九候之气，尽调不败而救之，故曰上工。下工刺其已成，求其已败。”病先发于脏腑的内伤杂病，亦当诊于始发，救于萌芽，方可立于不败之地。

(2)病后治传：《内经》不仅提倡有病早治，而且强调病后要治其所传，以预防疾病的发展，这是早期治疗的又一重要内容。《内经》认为，疾病的传变有着自身固有的规律，一般来说，外邪伤人，多由表入里。如《素问·皮部论》说：“邪客于皮则腠理开，开则邪入客于络脉，络脉满则注于经脉，经脉满则入舍于腑脏也，故皮者有分部，不与而生大病也。”所谓“不与”，就是不预先治其传变。张介宾谓：“若不预为之治，则邪将日深，而变生大病也。”七情内伤，多先病脏，五脏有病，多各传其所胜。《素问·玉机真脏论》说：“五脏相通，移皆有次，五脏有病，则各传其所胜。”因此，在治疗上就必须把握上述传变次序，治其传变，以阻止疾病的蔓延和发展。但是，《内经》又指出：“然其卒发者，不必治于传”，这又是常中之变，说明在治传时应该具体问题具体分析，不可囿于机械的传变次序而不知变通。

2. 治病求本

《素问·阴阳应象大论》说：“治病必求于本。”强调治病必须首先探求疾病的根本，然后针对根本进行治疗。这里的“本”，即指阴阳而言。如张志聪说：“本者，本于阴阳也。人之脏腑气血，表里上下，皆本乎阴阳，而外感之风寒暑湿，四时五行，亦总属阴阳之二气。至于治病之气味，用针之左右，诊别色脉，引越高下，皆不出乎阴阳之理。”张志聪将阴阳之本贯串于人体的生理、病理、诊断和治疗之中，颇有深义。

本，《说文》谓“木下也”。其本义是指树木之“根”，乃与“枝”相对而言。故《类经·论治类一》说：“本者，原也，始也，万事万物之所以然也。世未有无源之流、无根之木，澄其源而流自清，灌其根而枝乃茂，无非求本之道。”对于疾病而言，“本”当指导致疾病发生的本原，即病因、病机。然其病因病机亦有阴阳之分，故仍脱离不了阴阳的范围，或曰“本”具体指病因病机之阴阳。由于一定的病因病机，临床上可用相应的“证”来概括，因此在某种意义上，“本”即指“证”。

要想探求疾病阴阳之本，这就要求用阴阳学说来指导四诊和辨证，所谓“察色按脉，先别阴阳”(《素问·阴阳应象大论》)，进而辨明疾病的病因是阴邪还是阳邪，病位在阴分还是阳分，病性属阴还是属阳等，从而求出阴阳之本。阴阳之本已定，还要循本而治，但总不外协调阴阳的偏盛偏衰，使之重新恢复平衡。故《景岳全书·求本论》说：“直取其本，则所生诸病，无不随本而退”。

《内经》治病求本的内容十分丰富，在临床运用时要注意正反逆从和标本缓急两个方面。

(1)正反逆从:《素问·至真要大论》说:“逆者正治,从者反治。”指出了正治法和反治法的运用原则。“逆者正治”,是指逆疾病证候性质而治的治法,称为正治法。此法用于疾病单纯、疾病的征象与本质一致而无假象出现的病证,所谓“微者逆之”。如“寒者热之”、“热者寒之”、“虚则补之”、“实则泻之”之类。“从者反治”,是指顺从疾病证候中假象的性质而治的治法,称为反治法。此法用于病情复杂、疾病的部分征象与本质不一致而有假象出现的病证,所谓“甚者从之”。如“热因热用,寒因寒用,塞因塞用,通因通用”之类。此外,药物反佐法也属反治法范围。使用反佐药时,其反佐药量的多少应视病情而定,故《素问·至真要大论》说:“从多从少,观其事也。”

正治法与反治法,从其本质而言,均是针对疾病的本质施治,二者无根本的区别。正如《素问·至真要大论》所说:“必伏其所主,而先其所因,其始则同,其终则异。”因此,二者均是“治病求本”治则的具体体现。

(2)标本缓急:标本是一个相对的概念,所包含的内容非常广泛。如以医病关系言,则病者为本,医者为标;以邪正关系言,则正气为本,邪气为标;以病因与症状言,则病因为本,症状为标;以先病后病言,则先病为本,后病为标;以表病与里病言,则里病为本,表病为标;以脏病腑病言,则脏病为本,腑病为标,等等。因此,标本在《内经》中有主次、源流、因果、先后等含义,是治疗时所必须掌握的。正如《素问·标本病传论》说:“病有标本,刺有逆从……知标本者,万举万当,不知标本,是谓妄行。夫阴阳逆从标本之为道也,小而大,言一而知百病之害;少而多,浅而博,可以言一而知百也。以浅而知深,察近而知远,言标与本,易而勿及。”

标本理论运用于临床,有从本治、有从标治、有标本兼治等情况。如《素问·标本病传论》说:“有其在标而求之于标,有其在本而求之于本,有其在本而求之于标,有其在标而求之于本。故治有取标而得者,有取本而得者,有逆取而得者,有从取而得者。”

1)标不急时先治其本:《素问·标本病传说》说:“先病而后逆者,治其本;先逆而后病者,治其本;先寒而后生病者,治其本;先病而后生寒者,治其本;先热而后生病者,治其本……先病而后泄者,治其本;先泄而后生他病者,治其本……先中满而后烦心者,治其本……先小大不利而后生病者,治其本。”以上标本之病并存,但标病均不急,故宜先治其本,本病愈则标病自解。

2)标急则先治其标:《素问·标本病传论》说:“先热而后生中满者,治其标……先病而后生中满者,治其标……小大不利,治其标。”“中满”、“小大不利”,均为标急之症。“中满”,反映脾胃不运,枢机不利,化源受阻,故必须首先解决。“小大不利”,乃危急之候,否则可危及人体生命,尤当先行治疗。

3)标本俱缓或俱急时宜标本兼治:《素问·标本病传论》说:“间者并行。”意即标本俱缓者,宜标本同治。文中虽未见到标本俱急而兼治的论述,但根据篇中原文的精神,标急治标,本急治本,若标本俱急,亦当采取标本同治之法。

此外,某些病证在单治本、单治标均不能获得最佳效果,或治本妨标,治标碍本的情况下,还应当采取标本先后治法,或先治其标,后治其本,或先治其本,后治其标。如《灵枢·师传》说:“春夏先治其标,后治其本;秋冬先治其本,后治其标。”此处内为本,外为标。其标本施治之先后,以气血的浮沉衰旺为转移,乃借正气以提高疗效之意。春夏气血浮于外,故先治其标,后治其本;秋冬气血沉实于内,故先治其本,后治其标。又《灵枢·病本》说:“病发而有余，本而标之，先治其本，后治其标；病发而不足，标而本之，先治其标，后治其本。”此以邪正之强弱为准则，来决定标本治则的先后，旨在防止其病的传变，而提高疗效。“有余”者，邪盛，则必传其他脏腑经脉，先病为本，后病为标，为了阻断其病邪的继续扩散，故先治其本，后治其标。“不足者”，正虚，则其他脏腑经脉必乘虚而侮之，正虚病于先为本，乘虚侮于后为标，为了阻止乘侮之病气的继续传变，故先治其标，后治其本。

标本确定之后，并非固定不变，它可随着病情的发展而变化，“标本相移”就是这个意思，正反映了在运用标本治则时的灵活性。

3. 协调阴阳

《内经》认为，阴阳失衡是导致疾病的根本原因。《素问·生气通天论》说：“阳强不能密，阴气乃绝；阴平阳秘，精神乃治；阴阳离决，精气乃绝。”因此，协调阴阳，使之恢复平衡，是治疗疾病的重要原则。故《素问·至真要大论》说：“谨察阴阳所在而调之，以平为期。”协调阴阳的法则，《内经》从不同的角度进行了论述，但总的可概括为“阴病治阳，阳病治阴。”

“阴病治阳，阳病治阴”，张介宾注：“阳胜者阴必病，阴胜者阳必病。如《至真要大论》曰：诸寒之而热者取之阴，热之而寒者取之阳。启玄子曰：壮水之主，以制阳光；益火之源，以消阴翳。皆阳病治阴，阴病治阳之道也。”张介宾从阴阳偏虚的角度，解释了“阴病治阳，阳病治阴”的道理，而阴阳偏胜方面尚未涉及。全面地理解，“阴病治阳，阳病治阴”，还应当包括阴阳偏胜的治则在内。即由阳胜导致的阴虚，可用泻阳法治疗；由阴胜导致的阳虚，可用泻阴法治疗。阴阳虚损之治疗，除了直接补其阴阳之外，根据阴阳互根的原理，还可在补阴时辅以补阳，或在补阳时辅以补阴。诚如张介宾所说：“善补阳者，必于阴中求阳，则阳得阴助而生化无穷；善补阴者，必于阳中求阴，则阴得阳升而泉源不竭”（《景岳全书·新方八略·补略》）。

4. 扶正祛邪

疾病的发生，是阴阳失调的结果，同时也是正气与邪气相互斗争的必然结果。故《内经》强调指出：“正气存内，邪不可干”；“邪之所凑，其气必虚”。疾病变化的全过程，是正气与邪气相互斗争的过程，而邪正斗争的胜负，决定着疾病的进退和虚实。《素问·通评虚实论》说：“邪气盛则实，精气夺则虚。”说明邪气盛（正气不衰）则出现实证，精气夺（邪气不盛）则出现虚证，虚实证的形成取决于邪正相争的态势和力量对比。因而治疗疾病的首要任务，就是使用一切办法，扶助正气，祛除邪气，改变邪正双方的力量对比，使之向着有利于疾病痊愈的方向转化。所以扶正祛邪是《内经》治疗疾病的又一重要法则。

扶正祛邪，又称为养正攻邪，其治则的确立抓住了疾病中矛盾的两个三要方面，而最终目的是驱除病邪，恢复正气的正常水平和功能。由于邪去则正安，祛邪有助于扶正，而正复则邪退，扶正亦有助于祛邪，扶正与祛邪之间具有辩证关系，所以在运用扶正祛邪治则时，要把握二者的主次先后，使之恰到好处。一般而言，以正气虚为主的虚证，宜扶正为主；以邪气实为主的实证，宜祛邪为主。正虚、邪实并重，或正虚、邪实均不盛时，宜扶正祛邪同用，或扶正祛邪先后使用，即先扶正后祛邪，或先祛邪后扶正。

毒药针石，可以攻邪；药食果菜，可以养正。但是，扶正和祛邪均不可太过，要注意度的把握，否则还会带来不良后果。正如《素问·五常政大论》说：“无盛盛，无虚虚，而遗人夭殃；无致邪，无失正，绝人长命。”对祛邪的度，《内经》要求更为严格，如《素问·五常政大论》说：

"大毒治病，十去其六；常毒治病，十去其七；小毒治病，十去其八；无毒治病，十去其九。谷肉果菜，食养尽之，无使过之，伤其正也。"《素问·六元正纪大论》亦说："妇女重身，毒之何如？岐伯曰：有故无殒，亦无殒也。帝曰：愿闻其故何谓也？岐伯曰：大积大聚，其可犯也，衰其大半而止，过者死。"说明使用毒药攻邪尤其要留有余地，讲究法度。

5. 因势利导

因势利导，其本义是顺应事物发展的自然趋势，而加以疏通引导的意思。在《内经》中是指顺应病理自然趋势，及时疏通引导，以驱邪外出。《灵枢·逆顺肥瘦》说："临深决水，不用功力，而水可竭也，循掘（掘，当作"堀"）决冲，而经可通也。此言气之滑涩，血之清浊，行之逆顺也。"张介宾注："水有通塞，气有滑涩，血有清浊，行有逆顺。决水通经，皆因其势而利导之耳。宜通宜塞，必顺其宜，是得自然之道也。"（《类经·针刺类二十》）原文的意思是说，从最深处挖堤放水，不用很大功力，就能把水放尽；循着地下的孔穴来挖水道，也较容易将水道开通。体现了《内经》因势利导的思想。其好处主要有以下两点：一是用力小而收效大，即原文所谓"不用功力，水可竭也"；二是能够及时导邪外出，祛邪而不伤正。疾病过程中自然形成的"势"，是正气抗邪的反映，亦是人体自我调控能力和抗病能力的体现，治疗时应当重视并利用这一趋势，抓住有利时机，促进疾病向好转或痊愈方向转化。故《素问·疟论》说："方其盛时必毁，因其衰也，事必大昌。"

（1）因病理之势利导：疾病在发展过程中，各自表现出一定的病理趋势，如有盛有衰，有进有退，有出有入等。这些趋势均是邪正双方斗争中力量变化的结果，亦是正气抗邪的自然反映。在治疗时，应该把握这些病理趋势，顺其势而利导之，从而提高治疗效果。《素问·阴阳应象大论》说："病之始起也，可刺而已；其盛，可待衰而已。故因其轻而扬之，因其重而减之，因其衰而彰之。"病始起，邪气不盛，正气未衰，故可立即用针刺治疗；病盛时，邪气方盛，正气亦旺，急攻其邪则易伤正，故可待病势稍衰而针刺之。病邪轻浅的，治宜用轻扬宣散法；病邪深重的，治宜用逐步削减之法；病邪衰减的，治宜用乘胜追击之法，以除邪务尽。以上均是《内经》针对病理发展的不同阶段和不同趋势，而分别确立的不同利导之法。

（2）因病位之势利导：邪气客于不同的部位，亦是病理趋势的客观反映，治疗时可使用相应的治法，及时就近驱邪外出，以提高治疗效果，缩短疗程。《素问·阴阳应象大论》说："其高者，因而越之；其下者，引而竭之；中满者，泻之于内；其有邪者，渍形以为汗；其在皮者，汗而发之。"邪居上焦，因其上越之势，而用吐法等使邪气上越；邪居下焦，因其下趋之势，而用下法等使邪气下出；邪居中焦，中脘痞满，而无上越下趋之势者，则用消法等使邪气分消于内；邪在皮表，因其在外之势，而用汗法等使邪气排出于外。病位不同，立法各异，正是《内经》因病位之势以利导治疗法则的体现。

此外，从广义的角度来看，顺应天时地理之势和顺应患者情志之势，也可属于因势利导的范围。如《灵枢·顺气一日分为四时》说："顺天之时，则病可与期，顺者为工，逆者为粗。"《灵枢·师传》又说："顺者，非独阴阳脉论（"论"字疑衍），气之逆顺也，百姓人民皆欲顺其志也。"

6. 三因制宜

三因制宜，包括因时制宜、因地制宜和因人制宜，是指在治疗疾病时，要根据天时气候、地域环境及患者的年龄、性别、体质等不同特点，制订适宜的治疗法则。它充分体现了中医学整体观念和辨证论治的特点。

《素问·宝命全形论》说:“人以天地之气生,四时之法成。”人生活在天地之间,天时气候、地理环境无时无刻不对人体发生相应的影响,因而治疗上必须考虑上述影响,从而制订出相应的治疗法则,这就是因时、因地制宜。因时制宜,《内经》中有因年、因时、因月、因日等情况。运气学说认为,由于五运六气的变化,使得周年的气候变化表现为60年的周期性,而各年分别有其不同的时令病和多发病,所以治疗法则也有所区别。如寅申年,厥阴风木之气在泉,风邪淫胜于内,多风病,治宜辛凉为主,佐以苦甘之药,故《素问·至真要大论》说:“诸气在泉,风淫于内,治以辛凉,佐以苦,以甘缓之,以辛散之。”一年四时的气候,有温热凉寒的变化,人体的脏腑阴阳气血与之相通应,亦发生着相应的变化,治疗上应注意“以时调之”(《素问·八正神明论》)。如《素问·六元正纪大论》说:“用寒远寒,用凉远凉,用温远温,用热远热,食亦同法”,就是指此而言。针刺亦遵循因时取穴的原则,如《灵枢·本输》说:“春取络脉诸荥大经分肉之间,甚者深取之,间者浅取之;夏取诸腧孙络肌肉皮肤之上;秋取诸合,余如春法;冬取诸井诸腧之分,欲深而留之。”因月施治,亦是《内经》治疗的重要内容之一。如《素问·八正神明论》强调“因天时而调血气”的原则,具体是“月生无泻,月满无补,月郭空无治”,能做到这一点,就是“得时而调之”。治疗时还要注意一日昼夜气候对人体疾病的影响,采取因昼夜施治之法,以提高疗效。正如《灵枢·顺气一日分为四时》说:“顺天之时,而病可与期”。

因地制宜,是指根据不同地区的地理特点,而制订适宜的治疗法则。《内经》在《素问·异法方宜论》中提出了“异法方宜”的原则,即是因地制宜的具体体现。如文中说:“医之治病也,一病而治各不同,皆愈何也?岐伯对曰:地势使然也。”由于五方地域不同,患病各异,其治则治法和治疗手段亦有区别。

地理环境对人体的影响,除了生活习惯、饮食特点之外,还包括特定的气候因素在内。气候与人的体质、寿夭、疾病等密切相关。《素问·五常政大论》说:“天不足西北,左寒而右凉;地不满东南,右热而左温,其故何也?岐伯曰:阴阳之气,高下之理,太少异也。东南方,阳也,阳者其精降于下,故右热而左温;西北方,阴也,阴者其精奉于上,故左寒而右凉。是以地有高下,气有温凉,高者气寒,下者气热,故适寒凉者胀,之温热者疮,下之则胀已,汗之则疮已,以腠理开闭之常,太少之异耳。”说明由于地域有东南与西北之异,气候有温热与寒凉之别,所以其生病有疮疡与腹胀等不同,而其治法又有汗之与下之的区别。

根据患者的年龄、性别、体质、职业及生活习惯等不同特点,来确定治疗原则和方法,这是《内经》因人制宜的内容。《内经》在这方面的论述较为丰富。如《灵枢·逆顺肥瘦》说:“年质壮大,血气充盈,肤革坚固,因加以邪,刺此者,深而留之,此肥人也……瘦人者,皮薄色少,肉廉廉然,薄唇轻言,其血清气滑,易脱于气,易损于血,刺此者,浅而疾之……刺壮士真骨,坚肉缓节监监然,此人重则气涩血浊,刺此者,深而留之,多益其数;劲则气滑血清,刺此者,浅而疾之……婴儿者,其肉脆血少气弱,刺此者,以豪针,浅刺而疾发针,日再可也。”此处讨论了肥人、瘦人、壮士、婴儿等的针刺原则和手法,说明不同年龄、不同体质的患者,其针刺取穴、浅深、手法均有所区别。用药也要注意个体差异,如不同体质的人对毒药的耐受程度不一,“胃厚、色黑、大骨及肥者,皆胜毒,故其瘦而薄胃者,皆不胜毒也”(《灵枢·论痛》)。所以,治疗用药亦有不同,正如《素问·五常政大论》说:“能毒者以厚药,不胜毒者以薄药”。此外，形志苦乐的不同，其生病和治疗方法也各异。如《素问·血气形志》说："形乐志苦，病生于脉，治之以灸刺；形乐志乐，病生于肉，治之以针石；形苦志乐，病生于筋，治之以熨引；形苦志苦，病生于咽嗌，治之以百药；形数惊恐，经络不通，病生于不仁，治之以按摩醪药。"以上均体现了《内经》因人制宜的治疗思想。

(三)《内经》的治疗大法

治疗大法，简称治法。治法是与治则不同的两个概念，二者既有区别，又有联系。治则，是指导疾病治疗的总原则，它对各种治法的运用具有普遍指导意义。治法，是在治则指导下产生的对病证的具体治疗立法。治法可分为两个层次：一是对各类病证的总体立法，如表证用汗法；二是在总治法指导下确立的具体治疗大法，如汗法中的辛温发汗、辛凉发汗等。《内经》对治法的理论论述，已涉及到汗、吐、下、和、温、清、消、补诸方面，但在具体治法的讨论上尚未明确提出"和法"来。

1. 寒热温清

疾病有寒证、热证两类，依其寒热轻重的不同，又可将上证分为寒证、凉证、热证、温证4种。它们的治法分别是：寒证宜热，凉证宜温，热证宜寒，温证宜清。如《素问·至真要大论》说："寒者热之，热者寒之，温者清之，清者温之。"

以上是实热、实寒证，治以寒热温清是其常。如果属虚寒、虚热证，则又当别论。《素问·至真要大论》说："诸寒之而热者，取之阴；热之而寒者，取之阳。"说明阴虚而热的虚热证，治当补其阴虚而平其阳热；阳虚而寒的虚寒证，治宜补其阳虚而平其阴寒。虚寒、虚热证，是由于阴阳虚损，而阴阳失衡所致，所以治疗的关键是通过补益虚损一方的阴阳，使其恢复正常水平，从而达到阴阳平衡的目的。

另有一类发热，为气虚所致，其治疗既不能寒，亦不能清，反而宜于"温"，可用甘温补虚法以退其热，即《素问·至真要大论》："劳者温之"、"损者益之"之意。

寒热温清治法的运用，应根据病情，把握分寸，适度而止。故《素问·至真要大论》说："寒热温凉，衰之以属，随其攸利，谨道如法，万举万全。"

2. 虚实补泻

证分虚实，治有补泻。《素问·厥论》说："盛则泻之，虚则补之。"《灵枢·通天》说："审有余不足，盛则泻之，虚则补之。"《素问·三部九候论》说："实则泻之，虚则补之。"《素问·调经论》说："有余泻之，不足补之。"均说明补虚泻实是治疗疾病的重要法则。

《内经》对虚实补泻的论述非常丰富，如《素问·至真要大论》说："坚者削之，客者除之，劳者温之，结者散之，留者攻之，燥者濡之，急者缓者，散者收之，损者温之，逸者行之，惊者平之，上之下之，摩之浴之，薄之劫之，开之发之，适事为故。"《素问·阴阳应象大论》亦说："故因其轻而扬之，因其重而减之，因其衰而彰之。形不足者，温之以气；精不足者，补之以味。其高者，因而越之；其下者，引而竭之；中满者，泻之于内。其有邪者，渍形以为汗；其在皮者，汗而发之；其慓悍者，按而收之；其实者，散而泻之……血实宜决之，气虚宜掣引之。"

实者邪实，邪实当泻。"其实者，散而泻之"，即为泻邪之总要。因邪实性质、部位等不同，而有不同的立法：邪实于表，可用汗法使其表散，"因其轻而扬之"，"其有邪者，渍形以为汗"，"其在皮者，汗而发之"等，均属此类。邪实于里，可用泻法使其排出，具体治法又因其病位不同及邪结性质各异而有区别。如邪实于上而有上出之势者，宜用吐法，即"其高者，因而越之”之意；邪实于下而有下出之势者，宜用下法，即“其下者，引而竭之”之意；邪壅于中，无上越下趋之势者，宜用消法，即“中满者，泻之于内”之意。它如“坚者削之”、“客者除之”、“结者散之”、“留者攻之”等，亦属于对癥块结聚、痰饮蓄血、饮食积滞等病证的消导或攻下之法。对于气实血实之证，《内经》还立有“血实宜决之”、“宛陈则除之”之法，对脏腑气机郁滞之证，则提出了“五郁治法”，即“木郁达之，火郁发之，土郁夺之，金郁泄之，水郁折之”，以顺其势而治之。

虚则补之，然其补有气血阴阳之别。如《素问·阴阳应象大论》说：“形不足者，温之以气；精不足者，补之以味”；“气虚宜掣引之。”《素问·至真要大论》说：“散者收之”、“燥者润之”、“脆者坚之，衰者补之”、“劳者温之”、“燥者濡之”、“散者收之，损者温之”；“诸寒之而热者取之阴，热之而寒者取之阳”。说明阳气不足者，治宜温阳益气；阴精不足者，治宜滋阴益精。阴虚阳亢者，治宜滋阴潜阳；阳虚阴盛者，治宜补阳抑阴。气虚者，治宜益气；气虚而下陷者，治宜益气兼升提。津亏血燥者，治宜益津补血润燥。精气耗散者，治宜补精益气，兼以收敛。脏气虚损者，治宜补脏益气，使之坚固等。以上均依其脏腑气血阴阳之虚损，而施以相应的补虚之法。

补法泻法的运用，一定要因证而施，切不可孟浪乱投，否则就会犯“虚虚”、“实实”之戒。所以《素问·奇病论》强调指出：“无损不足益有余。”《素问·五常政大论》亦告诫说：“无盛盛，无虚虚，而遗人夭殃；无致邪，无失正，绝人长命。”施用补泻时，要注意适度，故《灵枢·五禁》说：“补泻无过其度。”《素问·三部九候论》亦说：“实则泻之，虚则补之。无问其病，以平为期。”补虚泻实，恢复脏气平衡，是治疗的根本目的，所以“以平为期”是治疗时必须遵循的总原则。

3. 表里异治

病位有表里，邪客有浅深，因此其治疗亦有表里的区别。如《素问·至真要大论》说：“调气之方，必别阴阳，定其中外，各守其乡，内者内治，外者外治。”说明确定病位的表里，然后分表里施治，这是治疗疾病的又一重大法则。邪气在表，可散可汗，如《素问·热论》对未满三日在表之热病，提出“可汗而已”，《素问·阴阳应象大论》则指出：“其有邪者，渍形以为汗；其在皮者，汗而发之。”可见，邪气客表，当以汗法为主进行治疗。邪气在里，则病变十分复杂，治疗亦颇多变化，如《素问·阴阳应象大论》提出的“越之”、“引而竭之”、“泻之于内”及《素问·热论》的“其满三日者，可泄而已”等，均属治里之法。治里之补法，见前“虚实补泻”中，在此不赘述。

在表里异治时，还要注意表里间的相互影响，从动态上把握其治疗的先后缓急。如《素问·至真要大论》说：“病之中外何如？岐伯曰：从内之外者，调其内；从外之内者，治其外；从内之外而盛于外者，先调其内而后治其外；从外之内而盛于内者，先治其外而后调其内；中外不相及，则治主病。”反映了《内经》在表里异治上的辩证思想，也符合治病求本的治疗原则。

分层次治疗，是《内经》的一贯思想。人体从总体上可分为表、里两大层次，具体又可分多个层次，层次不同，其治法也各不同。如《素问·调经论》说：“五脏者，故得六腑与为表里，经络支节，各生虚实，其病所居，随而调之。病在脉，调之血；病在血，调之络；病在气，调之卫；病在肉，调之分肉；病在筋，调之筋；病在骨，调之骨。”病有在脉、在血、在气、在肉、在筋、在骨的区别，故其治疗亦有调血、调络、调卫、调分肉、调筋和调骨的不同。

(四)《内经》论治疗手段

治疗疾病,除了要确定治则、治法外,还要根据治则、治法而选用相应的治疗手段,才能取得满意的治疗效果。《内经》中所论述的治疗手段十分丰富而全面,它包括针灸疗法、药物疗法、饮食疗法、精神疗法、导引按跻疗法、手术疗法等多种方法。

1. 针灸疗法

由于历史条件的限制,《内经》在治疗疾病时以砭石针灸为主,如《灵枢·玉版》说:"故其已成脓血者,其唯砭石铍锋之所取也。"《素问·血气形志》说:"形乐志乐,病生于肉,治之以针石。"说明砭石等石针在当时主要用于排脓消肿、疏通经脉,治疗痈肿疮疡和肌肉疼痛等病证。杨继洲《针灸大成》称赞此法道:"盖针砭所以通经脉,均气血,蠲邪扶正,故曰捷法最奇者哉。"

针灸,尤其是针刺治病,在《内经》中得到了广泛应用。《灵枢·九针十二原》便提倡多用针刺而少用毒药、砭石,谓:"余欲勿使被毒药,无用砭石,欲以微针通其经脉,调其血气,营其逆顺出入之会,令可传于后世,必明为之法。"由此可见,古人在治疗中尽量避免或减少药石对人体不良反应的良苦用心。《灵枢》在《九针十二原》、《官针》和《九针论》中,还介绍了镵针、员针、鍉针、锋针、铍针、员利针、毫针、长针和大针等九针的形态和作用,为临床治疗各种病证提供了方便。如《灵枢·官针》说:"凡刺之要,官针最妙。九针之宜,各有所为,长短大小,各有所施也,不得其用,病弗能移。"

用针必先明经络、腧穴。《灵枢·经脉》说:"经脉者,所以能决死生,处百病,调虚实,不可不通。"《素问·气穴论》说:"脏俞五十穴,腑俞七十二穴……凡三百六十五穴,针之所由行也。"其次要明确虚实补泻,并遵循补虚泻实的法则。如《灵枢·九针十二原》说:"凡用针者,虚则实之,满则泄之,宛陈则除之,邪胜则虚之。"还要运用整体观指导治疗,方可取得良好的治疗效果。如《素问·阴阳应象大论》说:"故善用针者,从阴引阳,从阳引阴,以右治左,以左治右……用之不殆。"

灸法常用于补虚和祛寒。如《灵枢·官能》说:"针所不为,灸之所宜……阴阳皆虚,火自当之……经陷下者,火则当之,结络坚紧,火所治之。"此处之"火",即指灸法。针亦可补,然对于虚寒或血寒证来说,灸法更为适宜,故均用灸法,以艾灸之火温阳散寒。《内经》的灸法,是灸腧穴处,以壮数为度。如《素问·骨空论》说:"灸寒热之法,先灸项大椎,以年为壮数,次灸橛骨,以年为壮数。"这里的"以年为壮数",即马莳所云"如十岁灸十壮之谓。"

2. 药物疗法

《内经》治病,多以针刺为主,而略于方药。但在药物的内服外用方面,均开其先河,堪为后世之师。

(1)药物内服:在《内经》所谓十三方中,大多属于内服方药,如汤液醪醴、生铁洛饮、左角发酒、泽泻饮、鸡矢醴、乌鲗骨藘茹丸、兰草汤、豕膏、蔆翘饮、半夏秫米汤、小金丹 11 方。这 11 方,从剂型来看,则有煎剂、丸剂、丹剂、酒剂等不同;就其药物来说,已包括了植物、动物、矿物三大类;以其功能来说,有用于治疗和预防的区别。

(2)药物外用:《内经》时代,已开始重视外治之法,并将之运用于疾病的治疗。如《内经》十三方中的"马膏膏法"和"寒痹熨法",即属外治之例。前者治疗口眼㖞斜之面瘫证,用马膏熨其急侧,用白酒和桂,复加桑钩涂其缓侧,以温阳散寒,通络和血,正其缓急;再加桑炭火烤，另辅以酒、肉、燔针等劫寒补虚。诸药合用，则寒邪去，气血复，经络通，筋脉舒，故病能愈。后者用棉布浸药酒熨贴以治寒痹，是中医最早的一种外治法。方中用蜀椒、干姜、桂心之温补，复借酒和炭火之热力，透皮达里，使寒邪除，营卫通，气血行，而病自愈。

3. 饮食疗法

饮食是人体赖以生存的必要条件，饮食疗法是治疗疾病的重要手段。《内经》的饮食疗法，主要反映在运用饮食调养以扶正祛邪和利用饮食性味以助药疗病两个方面。

(1)运用饮食调养以扶正祛邪：《内经》认为，毒药是攻邪的，因其性味偏颇，故不可过用，主张在毒药攻邪之余，再用食养扶正以袪余邪，从而达到邪去而正不伤的目的。《素问·脏气法时论》说："毒药攻邪，五谷为养，五果为助，五畜为益，五菜为充，气味合而服之，以补益精气。"《素问·五常政大论》亦指出："大毒治病，十去其六……无毒治病，十去其九。谷肉果菜，食养尽之，无使过之，伤其正也。"均体现了用食养扶正却病的思想。

(2)利用饮食宜忌以助药疗病：《内经》十分重视饮食的宜忌，主张运用饮食的不同性味，以纠正脏腑阴阳气血的偏盛偏衰，来辅助药物治疗疾病。首先，可利用饮食五味之相宜，以益脏去病。一是宜食脏腑所主之本味及相生之味。如《素问·五脏生成》说："心欲苦，肺欲辛，肝欲酸，脾欲甘，肾欲咸。"《素问·脏气法时论》又说："肝色青，宜食甘，粳米、牛肉、枣、葵皆甘。心色赤，宜食酸，小豆、犬肉、李、韭皆酸。肺色白，宜食苦，麦、羊肉、杏、薤皆苦。脾色黄，宜食咸，大豆、豕肉、栗、藿皆咸。肾色黑，宜食辛，黄黍、鸡肉、桃、葱皆辛。"前者谓食本脏所主之味，后者言食本脏相生之味，均可以助本脏之气，脏气强则其病易愈。二是宜食顺本脏性能之味。如《素问·脏气法时论》指出：肝苦急欲散，宜食甘、辛；心苦缓欲耎，宜食酸、咸；脾苦湿欲缓，宜食苦、甘；肺苦气上逆欲收，宜食苦、酸；肾苦燥欲坚，宜食辛、苦。利用饮食"辛散，酸收，甘缓，苦坚，咸软"之性，顺应脏腑特性之苦、欲，就能起到益脏去病的作用。

其次，要注意饮食禁忌，勿伤脏助病。《内经》认为，饮食禁忌是治疗中不可忽视的内容，强调病后应当禁忌过食本脏所主及相克之味。如《素问·宣明五气》说："辛走气，气病无多食辛；咸走血，血病无多食咸；苦走骨，骨病无多食苦；甘走肉，肉病无多食甘；酸走筋，筋病无多食酸。"《灵枢·五味》亦说："肝病禁辛，心病禁咸，脾病禁酸，肾病禁甘，肺病禁苦。"前者是言禁本脏所主之味，后者则谓禁本脏相克之味。

此外，《内经》还提出了心病禁温食，脾病禁饱食，肺病禁寒冷饮食，热病禁多食肉食，怒狂病宜"夺其食"的治疗观，实为后世饥饿疗法的端始。

4. 精神疗法

精神疗法，又称情志疗法，是《内经》治疗疾病的重要手段之一。它主要包括以下几个方面内容。

(1)开导治神法：所谓开导治神，就是用医师的语言去影响患者的精神情志和行为，以为治疗服务。如果不能调动患者的精神情绪，疗效就会受到影响，故《素问·汤液醪醴论》说："精神不进，志意不治，故病不可愈。"开导治神，可从以下3个方面着手。

第一，对患者做针对性的思想工作，使其配合治疗。《灵枢·师传》指出：要利用"人之性莫不恶死而乐生"的共同心理，对患者"告之以其败，语之以其善，导之以其所便，开之以其所苦"，即做针对性的说服、劝慰、疏导等工作，使患者能够遵从医嘱，积极配合治疗。

第二，让患者尽情倾诉，以减轻或解除精神负担。《素问·移精变气论》说："闭户塞牖，系之病者，数问其情，以从其意。”此段原文不仅论述了问诊的方法及要求，实际上还包括了让患者尽情倾诉的心理治疗方法。

第三，使患者懂得疾病的治疗规律，保持乐观积极的精神状态。《素问·五常政大论》说：“无代化，无违时，必养必和，待其来复。”意思是说，正气的恢复，疾病的治疗，均有一定的规律，患者必须保持良好的心态和乐观情绪，不急不躁，加强调养，配合治疗，促进康复。

(2)移精变气法：通过祝由，移易精神，改变气机，来治疗疾病，是《内经》精神疗法中的又一重要内容。《素问·移精变气论》说：“毒药不能治其内，针石不能治其外，故可移精祝由而已。”说明移精祝由，主要用于治疗单纯用药物、针石而疗效欠佳的某些疾病，尤其是精神刺激所导致的心身疾病。移精祝由的方法，是通过祝说发病的原由，转移患者的精神情绪，解除或减轻心理压力，从而达到调整气机、治疗疾病的目的。正如王冰所说：“移谓移易，变谓变改，皆使邪不伤正，精神复强而内守也。”

(3)以情相胜法：以情相胜，是一种以某种情志刺激去克服或转移患者异常情绪的治疗方法。《素问·阴阳应象大论》说：“悲胜怒”，“恐胜喜”，“怒胜思”，“喜胜忧”，“思胜恐”。便是利用七情之间的五行制约关系，以协调情绪的平衡，来治疗疾病的范例。亦可视为中医学最早的心理疗法。

(4)其他情志疗法：除了以情相胜之法外，还有以大惊治哕之情志转移法和借针药诱导的心理暗示法等。如《灵枢·杂病》说：“哕……大惊之，亦可已。”这就是运用突然剧烈的情志刺激，诱发一系列的心理、生理改变，从而调整全身和局部气机，以治疗疾病的方法。又如《素问·调经论》说：“按摩勿释，出针视之，曰我将深之，适人必革，精气自伏，邪气散乱，无所休息，气泄腠理，真气乃相得。”《新校正》注：“按杨上善云：革，改也。夫人闻乐至，则身心忻悦，闻痛及体，情必改异，忻悦则百体俱纵，改革则情志必拒，拒则邪气消伏。”说明此法是借针刺并运用暗示以调动患者的精神情绪，使精气守于内，而邪气散于外的方法，仍属情志疗法范围。

5. 导引按跻疗法

导引，是一种肢体运动与呼吸运动相结合的防病治病方法。属于现代“气功”范围。《素问·异法方宜论》说：“中央者，其地平以湿……故其病多痿厥寒热，其治宜导引按跻。”导引，张志聪注：“导引者，擎手而引欠也。”王冰注：“导引，谓摇筋骨，动支节。”《庄子·刻意》“此导引之士”下注：“导气令和，引体令柔。”说明导引是调理呼吸，引导气机，使气机调畅，运动肢体，强筋壮骨，使气血畅通，肢体轻柔的一种疗法。此外，导引还可用于脏腑病证的治疗。如《素问·刺法论(遗篇)》便有以导引治疗肾虚久病的记载，谓“肾有久病者，可以寅时面向南，净神不乱，思闭气不息七遍，以引颈咽气顺之，如咽甚硬物。如此七遍后，饵舌下津令无数”。此净神、闭气、咽气、吞津等法，实为后世“气功”之导源。

按跻，又称按摩，是通过举动患者肢体，或揉按患者某些部位、经穴以保健或治疗疾病的方法。王冰注《素问·异法方宜论》说：“按，谓抑按皮肉；跻，谓捷举手足。”《灵枢·九针论》说：“形数惊恐，筋脉不通，病生于不仁，治之以按摩醪药。”说明按摩主要用于治疗筋脉不通，气血失荣之形体疾病。

6. 手术疗法

《内经》已有切开排脓、穿刺放腹水及脱疽截指、截肢等记载，反映了重视手术治病的思想。但由于历史条件的限制,《内经》的手术疗法尚处于初期阶段,其方法原始而单一。尽管如此,它仍然对后世医家具有较大启迪作用。如《灵枢·玉版》说:“故其已成脓血者,其唯砭石铍针之所取也。”砭石,即石针,可作排脓放血之用。铍针,《灵枢·九针十二原》说:“锋针者,刃三隅,以发痼疾。铍针者,末如剑锋,以取大脓。”因此,砭石、锋针、铍针均是《内经》切开排脓术的器械,而此处所论亦属切开排脓术的最早记载。又如《灵枢·痈疽》还讨论了脱疽病的截指截肢法,谓:“发于足指,名脱痈,其状赤黑,死不治;不赤黑,不死。不衰,急斩之,不则死矣。”反映《内经》对脱痈(脱疽)病的深刻认识。腹水积留不去,除了用药物治疗外,《内经》还提出了用筩针穿刺放腹水的方法,如《灵枢·四时气》说:“徒㽷,先取环谷下三寸,以铍针针之,已刺而筩之,而内之,入而复之,以尽其㽷,必坚来(来当为“束”),缓则烦悗,来(宜作“束”)急则安静,间日一刺之,㽷尽乃止。饮闭药。“㽷,同水。徒㽷,即单纯性腹水,而无周身浮肿之症。放腹水的方法是:取环谷(即脐中)下三寸的关元穴处,先用铍针针刺该处,然后用筩(筩,音义同“筒”,指中空如筒的针)针刺入腹腔积水处,使腹水从筒针流出体外。视病情,可隔日放腹水一次,不可一次放净,放腹水后宜急用布带坚束腹部,同时配合服用通闭之药来调养正气,兼去水湿,以防复肿。《内经》在2000多年前,就能提出截指截肢术和筩针穿刺放腹水术,并应用于临床实践,实属难能可贵,为中国临床医学史增添了光辉的一页。

7. 其他疗法

除上述几种主要疗法之外,《内经》中还有醪酒、渍浴、烧针、药熨、冷疗、束指、吹耳、刺鼻、饥饿等治疗方法。

(1)醪酒疗法:用药物与酒制成酒剂治疗疾病的方法,称为醪酒疗法。如《素问·玉版论要》说:“其见大深者,醪酒主治,百日已。”《素问·血气形志》亦说:“病生于不仁,治之以按摩醪药。”醪酒疗法,集药、酒之长,既可内服,也可外用,既能扶正,亦可袪邪. 正如王冰所说:“醪药者,所以养正袪邪,调中理气。故方之为用,宜以此焉。”

(2)渍浴疗法:渍浴疗法,是用药物煎水浸泡或熏洗身体,以治疗疾病的方法。《素问·阴阳应象大论》说:“其有邪者,渍形以为汗”,《素问·至真要大论》所说的“浴之”等,均属渍浴疗法。本法主要用于治疗邪在筋骨皮肉的体表疾病。

(3)烧针疗法:烧针疗法,包括燔针和焠针两种。如《素问·调经论》说:“病在筋,调之筋;病在骨,调之骨。燔针劫刺其下及与急者;病在骨,焠针药熨。”吴昆注:“燔针者,内针之后,以火燔之煖耳,不必赤也。”张介宾注:“此言焠针者,用火先赤其针而后刺之,不但煖也,寒毒固结,非之不可。”说明燔针是用针刺入穴位后再用火烧烤针柄使暖气内传之法,现代一般用艾炷穿于针柄,然后点燃艾炷,使其热力内传病所。焠针,即火针,是先将针烧至赤热而后刺入穴位的一种治疗方法,意欲借火热之力治病。因此,上两法一般只宜用于身体壮实而肌肤筋骨有寒冷痼疾之患者。

(4)药熨疗法:药熨疗法,在前“药物疗法”中已有涉及,它是将药物加热后,用布包裹,趁热熨敷肢体患部的一种治疗方法。《内经》主要用于治疗肢体麻痹诸证。如《灵枢·周痹》说:“刺痹者……熨而通之。”《素问·玉机真脏论》亦说:“或痹不仁肿痛,当是之时,可汤熨及火灸刺而去之。”《灵枢·寿夭刚柔》又说:“刺大人者,以药熨之。”

(5)冷疗疗法:冷疗,是通过饮用寒冷之物或外处寒冷环境以降低患者体温的一种治疗方法。与现代物理降温法类同。主要用于治疗急性热病热势居高不降之证。如《素问·刺热》说："诸治热病，以饮之寒水，乃刺之；必寒衣之，居止寒处，身寒而止也。"

(6)束指疗法：束指疗法，是用线束扎手指或足趾，来治疗某些疾病的方法。主要用于治疗疟疾。如《素问·疟论》说："疟之且发也，阴阳之且移也，必从四末始也。阳已伤，阴从之，故先其时坚束其处，令邪气不得入，阴气不得出，审候见之，在孙络盛坚而血者皆取之，此真往而未得并者也。"此即用束指之法，使邪气不能与真气相并，而控制疟疾发作。

(7)吹耳疗法：吹耳疗法，是用竹管向两耳中吹气来治疗"尸厥"的一种方法。《素问·缪刺论》说："邪客于手足少阴太阴足阳明之络，此五络皆会于耳中，上络左角，五络俱竭，令人身脉皆动，而形无知也，其状若尸，或曰尸厥。刺其足大指内侧爪甲上……不已，以竹管吹其两耳。"通过吹耳，促进经气流通，气机畅达，故可帮助尸厥复苏。亦如王冰所说："言使气入耳中，内助五络，令气复通也。"

(8)刺鼻疗法：刺鼻疗法，是用某种工具或药物刺激鼻黏膜而取嚏来治疗疾病的方法。如《灵枢·杂病》说："哕，以草刺鼻，嚏而已。"哕，即呃逆，由于胃气上逆所致。通过刺鼻取嚏，疏通气机，调理升降，使胃气和，而哕可自愈。

(9)饥饿疗法：饥饿疗法，是通过限制或禁止患者饮食，来治疗疾病的方法。主要可用于实热证和饮食积滞等病证。如《素问·病能论》说："有病怒狂者，此病安生？……岐伯曰：夺其食即已。夫食入于阴，长气于阳，故夺其食即已。"怒狂，属阳热之证，由于饮食进入体内后，其化生的阳气充实于四肢，能助阳热邪气，故用"夺其食"以削减阳热邪势，辅助药物治疗。

综上所述，《内经》创造了丰富多彩的治疗方法，但总括起来不外内治法和外治法两类，临床上应全面掌握，灵活运用，使之"各得其所宜"(《素问·异法方宜论》)，以提高治疗效果，决不能囿于某种治疗方法而坐失机宜，有失医责。

(邱幸凡　钱汉云)

第四节　《内经》的养生康复观

养生与康复是两个不同的概念。养生是保养生命的意思，主要研究病前的保养原则及方法。康复则是恢复健康的意思，主要研究病后的复健原则及方法。二者既有区别，又有联系。《内经》对养生和康复的论述均十分丰富，然而相比较而言，是详于养生而略于康复，对于养生的论述更为全面而具体。

一、《内经》的养生观

《内经》的养生观，是在中医学整体观指导下建立起来的独特理论。它探讨的内容包括人体衰老及寿夭的原因、保养生命的基本原则和大法等方面，是《内经》学术思想的重要组成部分，受到了历代医家的高度重视。

(一)生命发展规律与人类寿限

1. 生命发展规律

《内经》对人体生命发展规律有着深刻的认识，分别在有关篇章中作了详细阐述。

《素问·上古天真论》说："女子七岁，肾气盛，齿更发长；二七而天癸至，任脉通，太冲脉盛，月事以时下，故有子；三七，肾气平均，故真牙生而长极；四七，筋骨坚，发长极，身体盛壮；五七，阳明脉衰，面始焦，发始堕；六七，三阳脉衰于上，面始焦，发始白；七七，任脉虚，太冲脉衰少，天癸竭，地道不通，故形坏而无子也。丈夫八岁，肾气实，发长齿更；二八，肾气盛，天癸至，精气溢泻，阴阳和，故能有子；三八，肾气平均，筋骨劲强，故真牙生而长极；四八，筋骨隆盛，肌肉满壮；五八，肾气衰，发堕齿槁；六八，阳气衰竭于上，面焦，发鬓颁白；七八，肝气衰，筋不能动；八八，天癸竭，精少，肾脏衰，形体皆极，则齿发去。”

原文以七、八为期，描述了人体的生长壮老过程及其各年龄阶段的形态变化和生理特点。具体是：女子七岁至二七，男子八岁至二八为生长期。此期肾气渐盛，‘齿更发长’，人体各组织器官发育较快，变化明显，各项功能渐趋成熟，始有生殖能力。女子三七至五七，男子三八至五八为壮盛期。此期肾气充盛，各组织器官发育健全，形体壮盛，生殖功能旺盛，而有“发长极”、“真牙生而长极”和“筋骨隆盛，肌肉满壮”等表现。女子五七至七七，男子五八至八八为衰老期。此期肾气及脏腑之气渐衰，经脉气血虚少，失去生殖能力，而出现“面焦，发鬓颁白”、“发堕齿槁”及“形体皆极”、“行步不正”等衰老表现。

《灵枢·天年》说：“人生十岁，五脏始定，血气已通，其气在下，故好走。二十岁，血气始盛，肌肉方长，故好趋。三十岁，五脏大定，肌肉坚固，血脉盛满，故好步。四十岁，五脏六腑十二经脉，皆大盛以平定，腠理始疏，荣华颓落，发颇斑白，平盛不摇，故好坐。五十岁，肝气始衰，肝叶始薄，胆汁始灭，目始不明。六十岁，心气始衰，苦忧悲，血气懈惰，故好卧。七十岁，脾气虚，皮肤枯。八十岁，肺气衰，魄离，故言善误。九十岁，肾气焦，四脏经脉空虚。百岁，五脏皆虚，神气皆去，形骸独居而终矣。”

原文以十岁为阶段，论述了人体生长壮老已的过程及其表现。具体可分为4个阶段：从十岁至二十岁，为生长阶段。此阶段生理变化是从“五脏始定，血气已通”，发展为“血气始盛，肌肉方长”，生理特点是生机旺盛，生气勃勃，故其特征表现为“好走”、“好趋”。从三十岁至四十岁，为壮盛阶段。此阶段生理变化是“五脏大定，肌肉坚固，血脉盛满”，反映人体发育完全成熟；另一方面又表现出由盛转衰的变化，可见到“腠理始疏，荣华颓落(“颓落”当作“稍落”)，发颇斑白”，“好步”，“好坐”等初衰现象。从五十岁至九十岁，为衰老阶段。此阶段五脏精气渐次虚衰，故先后相应出现“目始不明”，“善忧悲”，“好卧”，“皮肤枯”，“言善误”，“经脉空虚”等明显的衰老变化。百岁，为终结阶段。此阶段生理变化是“五脏皆虚，神气皆去”，故“形骸独居而终”。

由此可见，生长壮老已是生命发展的基本规律。《素问·上古天真论》中以七岁八岁为期讨论，重点突出了肾脏精气在人体生长壮老已中的主导作用；《灵枢·天年》则以十岁为期论述，着重探讨了五脏精气(血气)对生长壮老已的决定性作用。二者所论大同小异，正好相互印证、发明。至于具体年龄阶段的划分，属于古人通过长期生活观察和医疗实践验证总结出来的约数，虽然具有普遍性，然而它随个体禀赋、地域环境和后天调养等不同而存在着一定的差异，因此不可刻板对待。正如《类经·藏象类十四》所说：“然则人之气数，固有定期，而长短不齐者，有出于禀受，有因于人为。故惟智者不以人欲害其天真，以自然之道养自然之寿，而尽终其天年，此圣智之所同也。”

2. 人类寿限

人的生命有一定的限度，而并非是无限的，所谓长生不老之说，只是人们美好的愿望而已。寿限，是指自然寿命可以活到的年龄，又称为“天年”。人的寿命到底有多长，其寿限究竟是多少？这是一个十分复杂的问题，它与先天、后天的诸因素有关。

《内经》通过观察总结，得出人类寿限为“百岁”的结论。如《灵枢·天年》说：“百岁……形骸独居而终矣。”《素问·上古天真论》亦说：“故能形与神俱，而尽终其天年，度百岁乃去。”但是，此“百岁”具体指多大年龄，却有不同的看法。今人认为，“百岁”即指100岁，而王冰则认为，“百岁”当指120岁，谓：“度百岁，谓至一百二十岁也”。古人的看法多支持120岁的观点，如《尚书·洪范》说：“一曰寿，百二十岁也。”许浚《东医宝鉴·内景篇·身形》亦说：“人者物之灵也，寿本四万三千二百余日。”原注谓：“即一百二十岁”。以上说明，人的寿限当为100～120岁，也可以这样理解，常人的寿命为100岁，而上寿之人可达120岁。

人不仅可以活到120岁，《内经》认为其上寿仍可突破，即所谓“天寿过度”的意思。东汉王充《论衡·气寿篇》亦赞同此说，谓：“百岁之寿，盖人年之正数也。犹物至秋而死，物命之正期也。物先秋后秋，则亦如人死或增百岁或减百岁也……物或逾秋不死，亦如人年多度百至于三百也。传称老子二百余岁，邵公百八十，高宗享国百年，周穆公享国百年，并未享国之时，皆出三十、四十岁矣。”从现代的实际来看，突破百岁之寿的老人并非罕见。据1982年全国第3次人口普查所见，百岁老人有3851位，120岁以上的老人有34位，最高年龄达130岁。《长寿》杂志1983年第4期载：被称为“巴蜀第一寿星”的四川省北川县农村妇女唐述华，在121岁时不但能生活自理，而且体力、听力、记忆力、思维能力都不错，还能做一些轻微的家务劳动。

（二）人体寿夭的原因

寿，《说文解字》：“久也，从老省。”寿有长短的不同，《庄子·盗跖》说：“人上寿百岁，中寿八十，下寿六十。”能寿达百岁以上，享尽天年者，称之为上寿；不及百岁，达八十以上者，称之为中寿；不及八十，达六十以上者，称之为下寿。六十岁以下，便与寿无缘，而称为夭。影响寿夭的原因十分复杂，它涉及先天禀赋、后天调摄和气候环境诸多方面。

1. 先天禀赋

人的生命源于父母，《灵枢·决气》说：“两神相搏，合而成形，常先身生，是谓精。”说明父母之精结合在一起，才能构成新的生命，所以精是生命产生的本源。《灵枢·天年》对父母之精在形成生命中的具体作用作了进一步的阐述，指出：“以母为基，以父为楯”。意思是说，在人体的胚胎形成过程中，是以母之精血为基础，以父之精气为活力，阴阳相合，相互激荡所致。正因为父母之精气构成了新的生命，所以新生命的质量及其寿命的长短均与禀赋的质量密切相关。如果父母精血充盛，禀气深厚，则子女的禀赋强盛而多寿；反之，父母精血虚衰，禀气浅薄，则子女的禀赋薄弱而易夭。《论衡·气寿篇》说：“强弱寿夭，谓禀气渥薄也……夫禀气渥则其体强，体强则其命长；气薄则其体弱，体弱则命短。”《东医宝鉴·内景篇·身形》亦说：“人之寿夭备有天命存焉。所谓天命者，天地父母之原气也。父为天，母为地，父精母血盛衰不同，故人之寿夭亦异。其有生之初受气两盛者，当得中上之寿；受气之偏盛者，当得中下之寿；受气之两衰者，能保养仅得下寿，不然多夭折。”

2. 后天调摄

人出生之后，先天禀赋已有定数，然而通过后天调摄仍可对寿数发生相应影响。也就是说，后天调摄可使先天禀赋充足者增寿，亦可使先天禀赋不足者同登寿域。《素问·上古天真论》说："上古之人，其知道者，法于阴阳，和于术数，食饮有节，起居有常，不妄作劳，故能形与神俱，而尽终其天年，度百岁乃去。今时之人不然也，以酒为浆，以妄为常，醉以入房，以欲竭其精，以耗散其真，不知持满，不时御神，务快其心，逆于生乐，起居无节，故半百而衰也。"说明后天调摄的好坏，直接影响着人体的健康和寿夭。后天调摄对寿命的影响主要是通过以下两个方面来实现的：一是影响先天肾的精气。调摄后天，节制房事，可避免对先天肾精的耗损，同时后天精气旺盛又能以后天资先天，从而保持先天精气的盈满。二是影响五脏六腑的精气。脏腑精气的盛衰是寿夭的重要条件之一，调摄后天，既可以保护脏腑精气不受伤耗，又能够强壮后天之本，充实气血生化之源，保持脏腑精气旺盛不衰。肾精充，脏精旺，故能体健寿长；相反，若后天失调，则肾精虚，脏精衰，因而多病易夭。

3. 气候环境

《内经》已认识到气候环境因素对人体寿夭有着重要的影响。如《素问·五常政大论》说："天不足西北，左寒而右凉，地不满东南，右热而左温……阴精所奉其人寿，阳精所降其人夭。"说明我国的地域特点是西北地势高，气候寒冷，东南地势低，气候温热，而寒冷的气候环境可使寿命延长，炎热的气候环境可使人的寿命缩短。为什么会这样呢？原文作了进一步的阐释，指出："高下之理，地势使然也。崇高则阴气治之，污下则阳气治之．阳胜者先天，阴胜者后天，此地理之常，生化之道也……高者其气寿，下者其气夭，地之大小异也，小者小异，大者大异。"意思是说，由于地势高低不同而气候寒暖各异，地势高而气候寒冷者，阴寒之气用事，致使生化较慢而万物晚成晚衰；地势低而气候炎热者，阳热之气用事，致使生化较快而万物早成早衰，所以生活在高寒地区的人，其寿命比生活在低热地区的人要长一些。这一论断，在我国第3次人口普查中得到了证实，从人群中百岁老人的比例及老人寿龄来看，新疆、西藏、青海等高寒地区都明显高于国内其他地区。

(三)养生的基本原则

人体是一个有机的整体，其生命的活力表现在形与神、天与人的协调统一上，因此养生必须从形与神、天与人的关系入手，遵循形神合一、天人相应的基本原则。

1. 动静结合，形神共养

先秦时期，在养生的原则与方法上，存在着两种完全不同的见解，一种主张"静"，另一种则主张"动"。强调静养的，以老子为代表，如《道德经》第十六章指出："致虚极，守静笃。"《庄子·在宥》亦说："必清必静，无劳汝形，无摇汝精，乃可以长生。"主张动养的，则首推《吕氏春秋》，如《吕氏春秋·尽数》说："流水不腐，户枢不蝼，动也。形气亦然，形不动则精不流，精不流则气郁。"

《内经》博采众长，从"形神合一"的生命观出发，主张在养生中把"动"与"静"有机地结合起来。因为"静"与"动"对人体各有不同的作用，二者缺一不可。一般来说，静能养神，动可养形，形神共养，生命活动统一协调，就能健康长寿。故《素问·上古天真论》明确指出："故能形与神俱，而尽终其天年，度百岁乃去。"

神气是生命活动的主宰和集中体现，所以养生首当养神。《素问·灵兰秘典论》说："心者，君主之官也，神明出焉……故主明则下安，以此养生则寿，殁世不殆。"《灵枢·天年》亦说："失神者死，得神者生。"均强调了神气对于养生的重要性。那么，如何保养神气呢？《内经》认为主要应针对神气的特性进行保养。《素问·痹论》说："静则神藏，躁则消亡。"说明神气的特性是喜静恶躁。然而，神气属阳，在生命活动中易于动而耗散，难于清静内守，因此只有通过静养来保养神气，才能维护其清静内守之常态。神气清静内守，精气亦随之和顺充满，从而就会健康无病，故《素问·上古天真论》说："恬惔虚无，真气从之，精神内守，病安从来？"

形体是生命活动的宅宇，生命活动依附于形体而存在。《素问·六微旨大论》说："器者生化之宇，器散则分之，生化息矣。"可见，养生必须养形。由于形体属阴，易静而难动，所以养形以运动为贵。通过运动锻炼，活动肢体，展舒筋骨，流通气血，可以使形体得到调养。《素问·六微旨大论》说："成败倚伏生乎动，动而不已，则变作矣……故非出入则无以生长壮老已，非升降则无以生长化收藏。"《灵枢·脉度》亦说："气之不得无行也，如水之流，如日月之行不休。"均说明了形体有赖运动，气血必须流通的道理。《内经》历来重视运动锻炼，强调要"和于术数"，主张用导引、按跻、广步于庭等方法来运动形体，促进健康。

2. 综合调摄，顺时为先

影响身体健康的因素十分复杂，它涉及气候、环境、精神、饮食、起居等多方面，因此《内经》认为，要想健康长寿，必须综合调摄。《灵枢·本神》说："故智者之养生也，必顺四时而适寒暑，和喜怒而安居处，节阴阳而调刚柔。如是，则僻邪不至，长生久视。"说明《内经》主张从顺应四时、调和情志、安定居处、节制房事等方面来保养身体。由于人体是一个复杂的有机整体，只有综合调理，全面摄养，才能达到健康长寿的目的。

《内经》不仅倡导综合调摄，而且在众多的养生法则中独重四时，主张顺时为先。从"天人相应"的整体观出发，《内经》把顺应四时放在诸法之首，认为顺时摄养是养生防病的首要措施和先决条件。故《素问·四气调神大论》说："阴阳四时者，万物之终始也，死生之本也，逆之则灾害生，从之则苛疾不起，是谓得道。"

《素问·宝命全形论》说："人以天地之气生，四时之法成。"人类不仅依赖自然界而生存，同时在漫长的岁月中还形成了与四时气候相应的生理节律，四时气候的变化无时无刻都影响着人体，使之发生着相应的变化。如四时有阴阳消长节律，由春至夏为阳长阴消，从秋至冬为阳消阴长，而人体亦与相应，表现出"春夏则阳气多而阴气少，秋冬则阴气盛而阳气衰"（《素问·厥论》）的变化。一日有类似四时的变化，人体阳气受其影响也发生着相应的改变，出现"平旦人气生，日中而阳气隆，日西而阳气已虚，气门乃闭"（《素问·生气通天论》）的变化。正因为如此，所以《内经》提出了"顺时养生"的思想，并将其置于诸法之首，反复强调养生必须"服天气而通神明"，"顺四时而适寒暑"，先后确立了"四气调神"，"春夏养阳，秋冬养阴"等养生防病原则，为养生学的发展作出了积极的贡献。

（四）《内经》论养生大法

《内经》不仅确立了养生的基本原则，而且还全面论述了养生大法。这些大法涉及四时环境、饮食起居、运动锻炼、精神情志、劳逸房事等方面，属于《内经》养生学说的重要内容。

1. 法于阴阳，顺应四时

人生活在大自然中，阴阳四时是人类赖以生存的必要条件。《素问·宝命全形论》说："人能应四时者，天地为之父母。"所以，养生必须首先取法于阴阳的消长变化，顺应四时的生长收藏规律。

（1）顺时摄养：《灵枢·岁露论》说："人与天地相参也，与日月相应也。"由于四时阴阳之气在一年中具有生长收藏的规律性变化，因此要求人们也要效法四时阴阳之气的变化，顺应生长收藏的自然规律来养生。

《素问·四气调神大论》讨论了顺时养生的原则和方法，指出："夫四时阴阳者，万物之根本也，所以圣人春夏养阳，秋冬养阴，以从其根，故与万物沉浮于生长之门。""春夏养阳，秋冬养阴"，即春夏养生、养长，秋冬养收、养藏，这是顺时摄养所必须遵循的基本原则。具体方法，是根据四时变化来调整起居作息，开展运动锻炼，调摄精神情志，以顺应生长收藏之气的变化。其目的是增强人体对外在环境的适应能力，减少疾病的发生，以促进健康长寿。

不仅要注意四时摄养，还要进行晨昏防护。《素问·生气通天论》说："故阳气者，一日而主外……是故暮而收拒，无扰筋骨，无见雾露，反此三时，形乃困薄。"晨起阳气初生而未盛，为了资助阳气的发生，应当多活动，以运动来舒展筋骨，流通气血，旺盛生机；傍晚日落，阳气开始潜藏，卫外功能减弱，所以应当减少活动，注意防寒保暖，避免邪气的侵扰，以助阳气的潜藏。

(2)避邪防病：四时气候的异常变化，是邪气产生的重要条件，因此避邪防病则是顺时摄养的又一重要内容。《灵枢·九宫八风》说："风从其所居之乡来为实风，主生，长养万物。从其冲后来为虚风，伤人者也，主杀主害者。"可见，四时气候对万物的影响具有两重性，正常气候可以长养万物，而异常气候则主杀主害，是导致疾病的重要原因，因此原文又告诫人们："谨候虚风而避之"，"避虚邪之道，如避矢石然"。

对邪气的防避，要做到"虚邪贼风，避之有时"(《素问·上古天真论》)，也就是要把握邪气产生的时间和规律，预先采取防范措施。气候的变化是否正常，可根据时与气的是否一致来进行判断。《素问·六微旨大论》说："至而至者和；至而不至，来气不及也；未至而至，来气有余也……应则顺，否则逆，逆则变生，变则病。"说明时至气亦至是正常和平的气候，一般不会致病；若时至气未至，或时未至而气先至，则是逆时的反常气候，往往使人生病。其预防的方法，主要是防寒保暖、顺时而动，以提高机体的卫外抗邪能力；对于疫疠之气，应避免与其接触，所谓"避其毒气"，以减少感染机会。

2. 调摄精神，和调情志

人体是一个形神合一的有机体，精神情志活动是生命活动的一个重要组成部分，因此调摄精神，和调情志，对于保养生命具有重要意义。

(1)顺时调神：《内经》认为，人体的神志变化应与四时之气保持一致，才能有益于健康。《素问·四气调神大论》专篇讨论了四时调神的方法，指出："春三月，此谓发陈，天地俱生，万物以荣，夜卧早起，广步于庭，被发缓形，以使志生，生而勿杀，予而勿夺，赏而勿罚，此春气之应，养生之道也……夏三月，此谓蕃秀，天地气交，万物华实，夜卧早起，无厌于日，使志无怒，使华英成秀，使气得泄，若所爱在外，此夏气之应，养长之道也……秋三月，此谓容平，天气以急，地气以明，早卧早起，与鸡俱兴，使志安宁，以缓秋刑，收敛神气，使秋气平，无外其志，使肺气清，此秋气之应，养收之道也……冬三月，此谓闭藏，水冰地坼，无扰乎阳，早卧晚起，必待日光，使志若伏若匿，若有私意，若已有得，去寒就温，无泄皮肤，使气亟夺，此冬气之应，养藏之道也。"这说明春季应当晚睡早起，运动肢体，舒缓形体，使神志萌生、舒展，以应生发之气；夏季应当晚睡早起，增加运动，使神志充沛而旺盛于外，以应盛长之气；秋季应当早睡早起，适当运动，促进精神内敛，情志安宁，以应收敛之气；冬季应当早睡晚起，减少运动，避寒就温，使神志内藏而不外露，以应闭藏之气。以上充分体现了《内经》因四时而调神气的思想。

(2)恬惔虚无："恬惔虚无"，是指思想安闲清静而无杂念的状态。古人多倡导这种思想境界，如老庄均提出了"清静无为"的主张，但是从摄生防病角度提出这种观点的则首推《内经》。《素问·上古天真论》说："恬惔虚无，真气从之，精神内守，病安从来?"可见，思想清静，内无杂念，则精气神能够守持于内而不散失，抗病能力得到加强，因而健康无病，神气清静，符合人之本性，也是一种正常的生理状态，《淮南子·原道训》说："人生而静，天之性也。"并指出："夫精神气志者，静则日充者以壮，躁则日耗者以老。"说明神气清静是有益于健康长寿的。要想保持思想清静，首先必须排除杂念，减少嗜欲，保持心安理得的精神状态，正如《素问·上古天真论》所说："是以志闲而少欲，心安而不惧，形劳而不倦，气从以顺，各从其欲，皆得所愿……所以能年皆百岁而动作不衰者，以其德全不危也。"

(3)保持乐观：乐观是健康长寿的重要条件之一。《素问·上古天真论》说："以恬愉为务，以自得为功，形体不蔽，精神不散，亦可以百数。"说明安静乐观能够促使形体健壮，精神内守，享尽天年。乐观为什么能促进健康呢?《素问·举痛论》说："喜则气和志达，营卫通利。"乐观情绪对人体生理的促进作用主要表现在以下两个方面：一是喜能调济精神，摒弃不利于人体的悲忧怒恐等精神情志因素，有利于神气和畅；二是喜能促进气机的流通，改善营卫气血的循环，从而确保脏腑组织的营养。神气调，气血畅，则生机旺盛，身心健康不衰。

(4)调和七情：情志活动是人体生理活动的一个重要组成部分，《素问·阴阳应象大论》说："人有五脏化五气，以生喜怒悲忧恐。"情志和调一般不会致病，只有在七情过激时，才会影响健康或导致疾病。如《素问·举痛论》说："余知百病生于气也，怒则气上，喜则气缓，悲则气消，恐则气下……惊则气乱……思则气结。"说明大怒则伤肝，可导致肝气上逆；过喜则伤心，可导致心气涣散；大悲则伤肺，可导致肺气耗散；大恐则伤肾，可导致肾气下陷；大惊则伤心，可导致心气散乱；过思则伤心脾，可导致心脾之气郁结。七情过激是导致脏腑气机失调的重要原因之一，要想保持健康，就必须调和七情，使七情中和适度，所以《灵枢·本神》将"和喜怒"作为养生大法来提倡。

3. 和于术数，勤于锻炼

《内经》在强调神气清静的同时，还十分重视运动对于养生的重要意义，主张通过运动锻炼来增强体质，预防疾病，促进健康。《素问·上古天真论》指出：要"和于术数"。马莳注："术数所赅甚广，如呼吸、按跻及《四气调神大论》养生养长养收养藏之道，《生气通天论》阴平阳秘，《阴阳应象大论》七损八益，《灵枢·本神》长生久视和下文饮食起居之类。"可见，"术数"已包括了吐纳、导引、按跻等多种养生保健方法。

(1)散步：《素问·四气调神大论》说："春三月……广步于庭。""广步"，就是散步、漫步的意思。古人对散步运动十分重视，有"安步当车"之说。《老老恒言·散步》指出："步主筋，步则筋舒而四肢健"；饭后"缓行数百步，散其气以输其食，则磨胃而易腐化"；闲暇"散步所以养其神"；睡前散步"是以动求静"，有助于入睡。可见，散步有流畅气血，舒利筋骨，促进消化，调济精神等作用，是一个老少皆宜的运动方法。

(2)导引按跻：《素问·异法方宜论》说："中央者……其治宜导引按跻。"王冰注："导引，谓摇筋骨，动支节。按，谓抑按皮肉。跻，谓捷举手足。"据《三国志·华佗传》记载，华佗首创

"五禽戏","以当导引"。再结合《万寿仙书》载录"五禽戏"的功法中有"闭气"、"引气入腹"、"使气两旁胁"、"更运神气,吞入腹内"等语来看,古代的"导引"应是一种以肢体运动与呼吸运动相结合的健身方法。

导引按跻对人体的作用是多方面的。宋代《圣济总录·导引》指出:导引能"斡旋气机,周流营卫,宣摇百节,疏通凝滞,然后气运而神和,内外调畅,升降无碍,耳目聪明,身体轻强,老者复壮,壮者益治。"清代徐文弼《洗心篇·修养宜行外功》亦说:"外功有按摩导引之法,所以行血气,利关节,辟邪于外,使恶气不得入吾身中耳","故延年却病,以按摩导引为先"。由此可见,导引按跻具有行气活血,流通营卫,舒筋健骨,通利关节,聪耳明目,轻身健体等作用。

(3)呼吸吐纳:呼吸吐纳,是运用呼吸精气强身却病的一种锻炼方法。《素问·上古天真论》:"呼吸精气,独立守神",《庄子·刻意》:"吹呴呼吸,吐故纳新"等均是指此而言。从其锻炼方法来看,类属于现代气功中的内功。呼吸吐纳不仅能强身,而且还能治疗疾病,如《素问·刺法论(遗篇)》便有用养气还精法以治疗慢性肾病的记载,谓:"所有自来肾有久病者,可以寅时面向南,净神不乱,思闭气不息七遍,以引颈咽气顺之,如咽甚硬物。如此七遍后,饵舌下津令无数"。显然,文中所述已包括了调身、调心、调息及吞津咽气等内容,说明后世的气功术与《内经》的吐纳导引是一脉相承的。

4. 食饮有节,谨和五味

民以食为天,饮食是人们不能离开的生生之本。饮食对人体的作用具有两重性,如《素问·生气通天论》说:"阴之所生,本在五味;阴之五宫,伤在五味。"说明饮食五味和调能够化生精气,充养脏腑;相反,若饮食五味失调,则又可损伤脏腑,导致疾病。因此,《内经》非常重视饮食在维护生命活动中的重要作用,提出了"食饮有节"、"谨和五味"等饮食调养原则。

"食饮有节",是说饮食要有节制,不可过饥过饱、过冷过热,尤其要避免暴饮暴食。"谨和五味",是指要五味调和,避免五味偏嗜。这两句话包括了对饮食的质、量、时及冷热等方面的要求。

(1)饮食的质:《内经》对饮食的质有科学的要求。一是反对过食肥甘厚味。《素问·奇病论》说:"肥者令人内热,甘者令人中满。"《素问·生气通天论》亦说:"高梁之变,足生大丁。"说明过食肥甘厚味,往往会阻碍气机,壅滞脾胃,化生内热,甚至发生疔疮等疾病。后世在《内经》有关论述的基础上有所发挥,提出了"淡食"的思想,如唐代孙思邈《备急千金要方·道林养性》说:"故每学淡食","每食不用重肉,喜生百病"。元代朱震亨《格致余论》中有"茹淡论"专篇,主张少食肉,多食天赋之味和自然之物,认为"天之所赋者,若谷、菽、菜、果,自然冲和之味,有食人补阴之功"。

二是提倡多样化饮食,反对偏嗜五味。《素问·脏气法时论》说:"五谷为养,五果为助,五畜为益,五菜为充,气味合而服之,以补精益气。"所谓"五",即代表多种饮食物。多样化饮食,可使人体获得全面而充足的营养,以满足生理上的各种需求。五味偏嗜,可造成内脏损伤,导致多种疾病,如《素问·生气通天论》说:"是故味过于酸,肝气以津,脾气乃绝;味过于咸,大骨气劳,短肌,心气抑;味过于甘,心气喘满,色黑,肾气不衡;味过于苦,脾气不濡,胃气乃厚;味过于辛,筋脉沮弛,精神乃央。"五味偏嗜不仅引起疾病,长此以往,还会使人缩短寿命,故《素问·至真要大论》说:"久而增气,物化之常也,气增而久,夭之由也"。因此,《素问·生气通天论》强调指出："是故谨和五味，骨正筋柔，气血以流，腠理以密。如是则骨气以精，谨道如法，长有天命。"说明"谨和五味"是健康长寿的重要条件之一。

(2)饮食的量：《内经》主张饮食适量，反对太过和不及，尤其反对暴饮暴食。饮食过量会造成正气的损伤，暴饮暴食对人体的危害性更大，《素问·痹论》说："饮食自倍，肠胃乃伤。"《素问·生气通天论》亦说："因而饱食，筋脉横解，肠澼为痔；因而大饮，则气逆。"可见，暴饮暴食可导致肠胃受损，筋脉受伤，气机逆乱，后患无穷。

(3)饮食的时间和寒热：古人对饮食的时间十分重视，强调饮食必须定时，如《论语·乡党》说："不时不食。"《吕氏春秋·尽数》亦说："食能以时，身必无灾。"说明古人早就认识到按时进餐能减少疾病，有益健康的道理。《灵枢·五味》说："故谷不入，半日则气衰，一日则气少矣。"亦指出了不按时进餐的危害性。

饮食的冷热也是饮食科学中必须注意的问题之一。《内经》提倡"寒温中适"，反对过寒过热。《灵枢·师传》说："食饮者，热无灼灼，寒无沧沧。寒温中适，故气将持，乃不致邪僻也。"意思是说饮食不可过热，也不可过凉，寒温适中，脾胃之气就可保持平衡而无偏盛偏衰之弊，邪气也就无从发生。因此，注意饮食的寒温也是养生中不可忽视的一环。

5. 起居有常，不妄作劳

"起居有常，不妄作劳"，是《内经》提出的又一养生大法。意思是说生活作息要有规律，劳作要有限度。

"起居有常"，首先反映在一日的作息时间上。《素问·生气通天论》说："故阳气者，一日而主外，平旦人气生，日中而阳气隆，日西而阳气已虚，气门乃闭。是故暮而收拒，无扰筋骨，无见雾露，反此三时，形乃困薄。"说明人的作息规律是随阳气的盛衰而昼作夜息。平旦始作，以应阳气的生发；至暮而息，以顺阳气的收藏。如果作息时间与此相违背，就会影响阳气在一日中的生长收藏规律而损害人体健康。故《素问·上古天真论》说："逆于生乐，起居无节，故半百而衰也。"

除了一日要按照阳气的盛衰而作息外，《内经》还强调一年的作息也要符合四时的生长收藏规律。如《素问·四气调神大论》指出：春三月，要"夜卧早起，广步于庭"；夏三月，要"夜卧早起，无厌于日"；秋三月，要"早卧早起，与鸡俱兴"；冬三月，要"早卧晚起，必待日光"。否则，起居时间与四时规律违逆，就会戕伐人体生气，甚至导致疾病，引起早衰。

"不妄作劳"，是说劳作要有一定的限度，既不过劳，也不过逸，要做到劳而不倦，即有劳有逸，劳逸结合。过劳对人体的损伤是多方面的，它往往是疾病发生的重要原因。《素问·经脉别论》说："故春秋冬夏，四时阴阳，生病起于过用，此为常也。"程士德《内经理论体系纲要·病机学说》认为："过用"，是《内经》中"过度"、"不节"、"偏嗜"、"妄为"、"放纵"、"强力"、"长期不止"等的同义语。人体的脏腑功能，有其一定的常度，如果由于各种内在的或外在的因素，突然地、剧烈地、长期地过度作用，使机体本来固有的生理功能超越常度的活动或过度消耗，就能破坏阴阳的平衡状态，导致疾病的发生。这种发病的原因，是由于"过用"所致。《素问·举痛论》说："劳则气耗"。《素问·宣明五气》还说："久视伤血……久立伤骨，久行伤筋。"说明过劳能损伤人体精气，尤其是耗伤肺脾之气，而且因其劳作原因不同对人体的脏腑和组织的损伤亦各异。

不仅过劳有害于健康，过逸对人体健康同样不利。《素问·宣明五气》说："久卧伤气，久坐伤肉。”可见，“久卧”、“久坐”之类的过逸会导致气血郁滞，使生命力减弱。晋代葛洪亦赞同此观点，他在《抱扑子·极言》强调：“坐不至久，卧不及疲”。由此说明要保持动与静的适度和动与静的平衡，才能有益于健康。故《养性延命录·教诫》载曰：“能动能静，所以长生”，“能中和者，必久寿也”。

6. 节制房事，保养肾精

提倡房事有节，主张节欲保精，这是《内经》养生学一大特点。《灵枢·邪气脏腑病形》说：“若入房过度……则伤肾。”肾藏精，为先天之本，节制房事，就可避免对肾精的耗伤，体现了《内经》对先天之本的高度重视。《灵枢·本神》指出：“智者之养生也……节阴阳而调刚柔，如是，则邪僻不至，长生久视。”这里的“节阴阳而调刚柔”，即指节制房事、调和阴阳而言。房事有节，肾精盈满，就能长生久视；相反，若房事无节，甚至“醉以入房，以欲竭其精，以耗散其真，不知持满”(《素问·上古天真论》)，则是“半百而衰”的根本原因之一。

《素问·阴阳应象大论》还探讨了“七损八益”与人体健康的关系，指出：“能知七损八益，则二者可调；不知用此，则早衰之节也。”“七损八益”，历来注说纷纭，据马王堆出土竹简《养生方·天下至道谈》记载，当属古代的房中术。房事当节，既不可纵，也不可绝，知七损八益则阴阳和调，不知则会导致早衰，故原文又说：“知之则强，不知则老”。

二、《内经》的康复观

康复，就是恢复健康或平安的意思。《尔雅·释诂》说：“康，安也。”《尔雅·释言》又说：“复，返也。”《内经》虽未明确提出“康复”一词，然而有关康复医疗的思想书中却有充分的体现。如《素问·五常政大论》对于“久病”而“不康”，“病去而瘠”者，主张“必养必和，待其来复”，便反映出康复医疗的思想。

(一)康复医疗的理论基础

康复医疗，属于普通性医疗的一个重要组成部分，只不过其治疗对象及运用阶段有所不同而已。因此，康复医疗仍以阴阳五行学说、脏腑经络学说、病因病机学说等作为理论基础。在临床上充分体现了整体康复和辨证康复的基本原则。

阴阳五行学说是中医学的思想方法，也是康复医学的思想方法。康复，主要是指正气的恢复。从阴阳五行的角度来说，就是要运用康复方法和手段，恢复人体的阴阳平衡，具体仍不外“阳病治阴，阴病治阳”，“补其不足”，“泻其有余”。正如《素问·至真要大论》所说：“谨察阴阳所在而调之，以平为期。”《素问·五常政大论》说：“复其不足，与众齐同。”

康复医疗的治疗方法也受阴阳五行学说的指导。如心理治疗中的“以情相胜法”，便是在五行学说指导下产生的。它是一种通过医师的言行或某种事物，以激发患者的某种情绪变化，来达到控制某种病态情绪的方法。如《素问·阴阳应象大论》便有“怒伤肝，悲胜怒”，“喜伤心，恐胜喜”，“思伤脾，怒胜思”，“忧伤肺，喜胜忧”，“恐伤肾，思胜恐”等记载。他如培土生金、滋水涵木、扶土抑木等也均是康复医疗中常用的治疗法则。

藏象经络学说和病因病机学说是中医学理论体系的核心内容，康复医学对人体生理、病理和疾病的认识，均不能脱离藏象经络学说和病因病机学说的指导。脏腑经络是人体生命活动的中心，精气神是维持生命活动的基本物质和具体体现。《灵枢·天年》说：“血气已和，荣卫已通，五脏已成，神气舍心，魂魄毕具，乃成为人。”还说：“五脏坚固，血脉和调，肌肉解利，皮肤致密，营卫之行，不失其常，呼吸微徐，气以度行，六腑化谷，津液布扬，各如其常，故能长久。”说明人体的生成和健康的维持，均以脏腑经络和精气神的功能正常作为前提。如果脏腑经络、精气神虚衰或功能失调，就会导致疾病，甚至病后难复。如《灵枢·本脏》说：“五脏皆坚者，无病”，“五脏皆脆者，不离于病”。《灵枢·根结》亦说：“五脏无气，予之短期”；“血气皆尽，五脏空虚，筋骨髓枯，老者绝灭，壮者不复矣”。这说明疾病的发生和康复均与脏腑、精气神的盛衰密切相关。所以，《素问·脉要精微论》强调指出：“五脏者，中之守也”，“得守者生，失守者死”。

康复，是运用多种康复措施和手段，使得各种疾病所导致的脏腑组织功能衰退或障碍得以改善或恢复的医疗行为，它是普通性医疗的一个不可忽视的重要环节和补充。由于康复对象涉及病残、伤残、慢性病和老年虚衰多病者，而康复内容又包括形体、精神诸多方面，所以《内经》的康复观具有整体康复和辨证康复两个显著特点。上述两个特点正是在整体观和辨证论治的理论基础上形成的。

机体是形神合一的统一体，形体与神气的统一是生命活动正常的体现。形体与神气关系的破坏就会导致疾病，其平衡关系破坏后的未修复，特别是神败不复，是病后难以康复的重要原因。如《素问·汤液醪醴论》指出：“形弊血尽而功不立者何？岐伯曰：神不使也……精神不进，志意不治，故病不可愈。”可见，《内经》在康复医疗中重视对形神和形神关系的修复，主张通过康复，使患者的形神均恢复到“与众齐同”的正常生理状态。

人生活在自然界中，四时气候和地理环境对疾病的康复也有较大影响。《素问·宝命全形论》说：“人以天地之气生，四时之法成。”《灵枢·岁露论》亦说：“人与天地相参也，与日月相应也。”因此，顺应自然环境变化开展康复治疗是促进疾病康复的重要条件之一。如日月和寒温对气血的运行有着相应的影响，《素问·八正神明论》说：“天温日明，则人血淖液而卫气浮，故血易泻，气易行；天寒日阴，则人血凝泣而卫气沉。月始生，则血气始精，卫气始行；月郭满，则血气实，肌肉坚；月郭空，则肌肉减，经络虚，卫气去，形独居。”所以，在康复治疗时，必须遵循“因天时而调血气”的原则，做到“天寒无刺，天温无疑。月生无泻，月满无补，月郭空无治”，所谓“得时而调之”。

地理条件的差异，既可影响疾病的发生，又能影响疾病的康复治疗。《素问·异法方宜论》说：“医之治病也，一病而治各不同，皆愈何也？岐伯对曰：地势使然也。”说明地势对疾病和治疗方法均有较大的影响。在治疗上应当“杂合以治，各得其所宜”，即首先把握患者所居地的方域、天时、地理及生活习惯等情况，然后因地制宜，采取相应的方法综合治疗，才能取得满意的效果。康复疾病在治疗中，也必须遵循因地制宜的原则。

辨证论治是中医临床医学的精髓，康复医疗仍然受着辨证论治理论的指导，从而形成了辨证康复观。辨证康复观，在不忽视辨病的同时，更重视辨证，强调病同证异，康复亦异，病异证同，康复亦同。《内经》对此虽无直接文字表述，但在有关原文中却充分体现出辨证康复的精神。如耳鸣是康复对象之一，《内经》对耳鸣的辨证十分细致，认为耳鸣有虚实之分。属虚的，如《灵枢·口问》说：“耳者，宗脉之所聚也，故胃中空则宗脉虚，虚则下溜，脉有所竭者，故耳鸣。”又说：“上气不足，脑为之不满，耳为之苦鸣。”《灵枢·海论》说：“髓海不足，则脑转耳鸣。”《灵枢·决气》亦说：“液脱者……脑髓消，胫酸，耳数鸣。”由此说明，同属虚证，具体还有胃气虚、上气虚、脑髓虚和肾液虚的不同，因此其康复施治原则亦各有别。属实的，多为风火激荡所致,《素问·脉解》说:太阳"所谓耳鸣者,阳气万物盛上而跃,故耳鸣也"。《素问·至真要大论》说:"厥阴之胜,耳鸣头眩。"《素问·六元正纪大论》说:"少阳所至,为喉痹耳鸣呕涌。"说明其风火的产生,与厥阴、少阳、太阳等经密切相关,所以其治疗用药亦各有不同。再如,《素问·生气通天论》说:"湿热不攘,大筋緛短,小筋弛长,緛短为拘,弛长为痿。"可见,此处筋之拘急和痿软均由湿热之邪伤筋所致,因此其康复治疗法则基本相同。

(二)康复医疗的基本原则

康复医疗由于其主要医疗对象及医疗阶段与普通医疗有所不同,所以康复医疗的基本原则,亦具有与普通医疗不同的特点。

1. 扶正祛邪,扶正为主

中医康复医疗的对象,主要是病残伤残者、老年病患者、恶性肿瘤患者及某些慢性病患者等。上述患者未能康复的原因:一是因伤病致残而丧失某些功能,二是因病致损而导致正气日久未复,三是病久正虚无力驱邪而余邪残留未去。以上三方面的原因中,究其根本仍在于正虚未复,因此在康复医疗中运用扶正祛邪之法时,当以扶助正气为主。通过扶正,可以改善或代偿其丧失的功能;扶正还可以驱除余邪,即所谓"扶正即所以祛邪"之意。

《内经》十分重视正气在抗邪中的主导作用,强调"正气存内,邪不可干"、"邪之所凑,其气必虚"的道理,在治疗上念念不忘固护正气。如《素问·五常政大论》在论述"毒药"攻邪的原则时指出:"无使过之,伤其正也。"《素问·六元正纪大论》还提出了"大积大聚,其可犯也,衰其大半而止,过者死"的告诫。由此亦可悟出康复患者在扶正祛邪时当以扶正为主的道理。张介宾对此有十分精辟的论述,如《类经·论治类四》说:"《通评虚实论》曰:'邪气盛则实,精气夺则虚。'此虚实之大法也。设有人焉,正已夺而邪方盛者,将顾其正而补之乎?抑先其邪而攻之乎?见有不的,则死生系之,此其所以宜慎也。夫正者本也,邪者标也。若正气既虚,则邪气虽盛亦不可攻,盖恐邪未去而正先脱,呼吸变生,则措手不及。故治虚邪者,当先顾正气,正气存则不致于害。且补中自有攻意,盖补阴即所以攻热,补阳即所以攻寒,世未有正气复而邪不退者,亦未有正气竭而命不倾者。"张介宾所论正符合康复医疗中扶正祛邪的实际,正虚邪盛,当以扶正为主,兼以祛邪;若正虚邪微,则可重在扶正,使正气复而邪自去。

2. 治养结合,调养为重

任何疾病的治疗都有一个医师用药和患者调养的问题,而对于康复医疗来说,因其治疗对象和阶段的特殊性,患者的自我调养显得尤为重要。《素问·汤液醪醴论》说:"患者为本,工为标,标本不得,邪气不服。"说明在医患的关系上,患者是根本,如果没有患者对疾病的正确认识和积极调养相配合,任何疾病的治愈和康复均是非常困难的。所以,同篇又发出了"精神不进,志意不治,故病不可愈"的感慨。

中医治病历来提倡"三分治疗,七分调养",对于康复患者更是如此。调养是康复医疗十分重要的一环,受到历代医家的推崇。如《红炉点雪·序》说:"既病之后,有调护攻治之法。"俞根初《通俗伤寒论》中载有"调理诸法"专论,将患者的自我调护摆到了相当重要的位置。《医学心悟·医门八法》曰:"药既补矣,更加摄养有方,斯为善道。"亦反映出程国彭对病后调养的高度重视。

《内经》认为疾病的康复有一定的规律性,必须通过"必养必和",才能达到目的。如《素问·五常政大论》说："其久病者，有气从不康，病去而瘠，奈何？岐伯曰：昭乎哉圣人之问也！化不可代，时不可违。夫经络以通，血气以从，复其不足，与众齐同，养之和之，静以待时，谨守其气，无使倾移，其形乃彰，生气以长，命曰圣王。故《大要》曰：无代化，无违时，必养必和，待其来复。"这里的"待其来复"，主要是通过"必养必和"来实现的。养与和，此处主要是指患者自身的调养行为，张介宾指出："养者，养以气味。和者，和以性情。"诚然，养性情、和气味，属于调养的重要内容之一，但是它未能囊括其全部内容，准确地说，病后的一切综合调养措施，都属于养与和的范围，如调情养神，调节饮食，节制房事，调适寒温，劳逸适度，起居有常和运动锻炼等均是。治疗与调养的有机结合及其有针对性的运用，有助于加速病体的康复，符合《内经》"无代化，无违时"和"杂合以治"的精神。

(三)《内经》论康复医疗大法

《内经》论述的康复医疗大法十分丰富，涉及安神定志、综合治疗、饮食调理、运动锻炼、起居保养等方面。

1. 安神定志

康复医疗一般疗程较长，心理上应有充分的准备。在患病之后，宜保持乐观的情绪和平和的心态，避免情绪过激，这是战胜疾病的重要一环。故《素问·汤液醪醴论》说："嗜欲无穷，而忧患不止，精气弛坏，荣泣卫除，故神去之而病不愈也。"《素问·刺法论(遗篇)》也告诫病后"慎勿大怒"、"勿大悲伤"，以免不利情绪影响疾病的治疗和病后的康复。

明确疾病康复规律，有利于保持良好的心态。《素问·五常政大论》反复强调："化不可代，时不可违"，"无代化，无违时"。说明疾病的康复治疗有其自然规律和一定的疗程，对于医患双方来说，均应明确和遵循这一规律，按自然规律办事，做到不急不躁，"待其来复"。作为患者，更应注意安神定志，既来之则安之，积极配合治疗，促进疾病早日康复。

2. 综合治疗

基于疾病康复期的特点，在康复医疗时多采用综合方法治疗，以修复脏腑组织的病变，改善其功能状态，达到身心全面康复的目的。《素问·异法方宜论》说："故圣人杂合以治，各得其所宜。"体现了《内经》综合治疗的思想。《内经》所述用于康复医疗的综合治疗方法有药物、针灸、按摩、祝由等方面。

(1)药物：《内经》仅载药方 13 首，其治疗对象不少属于康复病证。如用四乌鲗骨一藘茹丸治疗血枯病。《素问·腹中论》说："帝曰：有病胸胁支满者，妨于食，病至则先闻腥臊臭，出清液，先唾血，四肢清，目眩，时时前后血，病名为何？何以得之？岐伯曰：病名血枯，此得之年少时，有所大脱血，若醉入房中，气竭肝伤，故月事衰少不来也。帝曰：治之奈何？复以何术？岐伯曰：以四乌鲗骨一藘茹二物并合之，丸以雀卵，大如小豆，以五丸为后饭，饮以鲍鱼汁，利肠中及伤肝也。"血枯闭经是妇科病中康复治疗的主要病证之一，所以原文提出："治之奈何？复以何术？"由于精血有形不能速生，故用乌鲗骨、藘茹、雀卵、鲍鱼以补益精血，调肝养肾，活血通经，并以丸剂缓收其功。

药物除了内服外，还可外用治疗有关需要康复的病证。如马膏膏法之治口眼㖞斜症。《灵枢·经筋》说：足阳明之筋，"其病……卒口僻，急者目不合，热则筋纵，目不开。颊筋有寒，则急引颊移口；有热则筋弛纵缓，不胜收故僻。治之以马膏，膏其急者，以白酒和桂以，涂其缓者，以桑钩钩之，即以生桑炭置之坎中，高下以坐等，以膏熨急颊，且饮美酒，噉美炙肉，不饮酒者，自强也，为之三拊而已。”《素问·至真要大论》说：“急者缓之。”方中用马膏之甘平，以缓其急；马膏热熨、桑炭火烤，以劫其寒；噉炙肉，以补其虚；白酒、官桂和气血，以通经络；桑钩牵引，以校正喎僻，故病能愈。

再如，寒痹熨法亦开药熨康复治疗痹证之先河。《灵枢·寿夭刚柔》说：“寒痹之为病也，留而不去，时痛而皮不仁……用淳酒二十斤，蜀椒一升，干姜一斤，桂心一斤。凡四种，皆㕮咀，渍酒中。用绵絮一斤，细白布四丈，并内酒中。置酒马矢煴中，盖封涂，勿使泄。五日五夜，出布绵絮，曝干之，干复渍，以尽其汁。每渍必晬其日，乃出干。干，并用滓与棉絮，复布为复巾，长六七尺，为六七巾。则用之生桑炭炙巾，以熨寒痹所刺之处，令热入至于病所。寒复炙巾以熨之，三十遍而止。汗出以巾拭身，亦三十遍而止。起步内中，无见风。每刺必熨，如此病已矣。”寒痹，证属寒凝血脉，经络痹阻不通之证。方中用蜀椒、干姜、桂心之温热，复借助酒辛热走窜之性、马矢煴火热之力，使药达病所，俾营卫通、经络畅而寒痹自愈。

(2)针灸：《内经》限于当时的历史条件，在施治时以针灸为主。如《内经》对痹证、痿证的康复治疗均采用了针灸方法。《灵枢·周痹》说：“黄帝曰：刺之奈何？岐伯对曰：刺此者，痛虽已止，必刺其处，勿令复起……故刺痹者，必先切循其下之六经，视其虚实，及大络之血结而不通，及虚而脉陷空者而调之，熨而通之。”周痹主要表现为全身筋骨肌肉游走性疼痛，针刺治疗则采用病变部位上下刺的方法，以阻断传变，去其邪气。若痛已止，仍须继续刺其处，预防复发。《素问·痿论》讨论了痿证的针刺法则，曰：“各补其荥而通其俞，调其虚实，和其逆顺，筋脉骨肉，各以其时受月，则病已矣。”意谓对于痿证的康复治疗首先要辨明虚实，虚者应针刺十二经荥穴以补之，实者可针刺十二经输穴以泻之，针刺时还必须贯彻“因时制宜”的原则，则病易于康复。

再如，《灵枢·癫狂》对癫狂病的康复治疗提出了针刺出血及施灸的方法。原文指出：“癫疾始生……取手太阳、阳明、太阴，血变而止”；“狂而新发，未应如此者，先取曲泉左右动脉，及盛者见血，有顷已；不已，以法取之，灸骨骶二十壮。”癫狂病临床实证居多，可用针刺出血治疗，病久由实转虚，由热转寒，则可施灸。

(3)按跻：按跻，俗称“按摩”，是一种以抑按肢体与肢体活动相结合的一种防治疾病、强身健体的方法。《灵枢·九针论》说：“形数惊恐，筋脉不通，病生于不仁，治之以按摩醪药，是谓形。”说明按跻主要用于筋骨肌肉等形体方面疾病的康复治疗。按摩的作用是多方面的，如《圣济总录·按摩》说：“养生法，凡小有不安，必按摩挼捺，令百节通利，邪气得泄。”可见，按摩具有流通血气，舒筋活络，通利关节，驱除邪气，却病延年的作用。

(4)祝由：祝由，属于古代的精神疗法。通过祝由可以治疗精神情志方面的疾病，还能促进形体方面疾病的康复。《素问·移精变气论》说：“余闻古之治病，惟其移精变气，可祝由而已。”祝由在康复医疗中的作用，主要表现在以下3个方面：

第一，祝说病由，移精变气。《灵枢·贼风》说：“先巫者，以知百病之胜。先知其病之所生者，可祝由而已也。”说明祝由是通过分析疾病的原由，改变患者的精神情绪，调理脏腑的气机活动，从而治愈疾病。此种疗法，对于心身疾病效果显著，对于一般形体疾病，也能解除患者的异常心态，稳定精神情绪，促进疾病的康复。

第二，开导患者，配合治疗。在医患关系上，患者是主体，用语言开导患者，使之配合治疗，是治疗能否成功的关键之一。《灵枢·师传》说：“人之情，莫不恶死而乐生，告之以其败，语之以其善，导之以其所便，开之以其所苦，虽有无道之人，恶有不听者乎？”康复治疗时间一般较长，若无患者的密切配合，是难以达到最佳效果的，所以应当运用“其败”、“其善”、“其所便”、“其所苦”来开导患者，使其配合治疗。

第三，以情胜情，调治脏腑。人体五脏之间存在着生克制化的生理关系，病理上可利用其生克关系来调治精神情志病变。如《素问·阴阳应象大论》说：“怒伤肝，悲胜怒”；“喜伤心，恐胜喜”；“思伤脾，怒胜思”；“忧伤肺，喜胜忧”；“恐伤肾，思胜恐”。便是以五志相胜规律治疗情志病的实例。

3. 饮食调理

饮食是人体赖以生存的必要条件，由于饮食五味对人体的作用具有双重性，所以在康复医疗中应当趋利避害，充分利用饮食的作用来促进疾病的康复。

饮食调理在康复医疗中的作用主要体现在能养能治上，也就是说饮食能补益精气，还能治疗疾病，因此饮食调理的法则也反映在养和治两个方面。

(1)以食养正：久伤久病，人体正气大都受损而未复，亟待从饮食中获得补充，所以康复、患者的饮食应当注意多样化而富有营养。《素问·脏气法时论》说：“毒药攻邪，五谷为养，五果为助，五畜为益，五菜为充，气味合而服之，以补精益气。”五，代表多种饮食物。谷、肉、果、菜，饮食多样，五味均衡，从而保证了人体全面而充足的营养。

(2)以食疗病：药食同源，以药食性味之偏可以纠正人体病理之偏，从而达到康复治疗的目的。首先，利用饮食之相宜，以益脏祛病。一方面要注意饮食之性的寒热，遵循“寒者热之，热者寒之”的原则，用寒凉饮食治热性病，用温热饮食治寒性病。另一方面，还要注意以五味的相宜来益脏祛病。如《灵枢·五味》便载有五脏病患者的“五宜”方案，指出：“脾病者，宜食粳米饭、牛肉、枣、葵；心病者，宜食麦、羊肉、杏、薤；肾病者，宜食大豆黄卷、猪肉、栗、藿；肝病者，宜食麻、犬肉、李、韭；肺病者，宜食黄黍、鸡肉、桃、葱。”以上便是以本味补本脏的食疗之法。其次，了解饮食禁忌，以免加重病情。如《素问·宣明五气》说：“辛走气，气病无多食辛；咸走血，血病无多食咸；苦走骨，骨病无多食苦；甘走肉，肉病无多食甘；酸走筋，筋病无多食酸。”

4. 运动锻炼

运动锻炼，尤其是功能锻炼，是康复医疗的重要手段之一，受到历代医家的高度重视。《内经》多次倡导的“导引”之法，便具有良好的康复医疗作用。《素问·异法方宜论》说：“中央者……故其病多痿厥寒热，其治宜导引按跻。”张志聪注：“导引，谓摇筋骨，动肢节，以行气血也……病在肢节，故用此法。”《素问·阴阳应象大论》说：“气虚宜掣引之。”王冰注：“掣，读为导，导引则气行条畅。”程士德《内经理论体系纲要·治则》指出：“导引法是通过一定的呼吸，引导气机，使之和调通畅，运动肢体，使之轻柔灵活，畅通血脉的一种疗法。《素问·上古天真论》有‘呼吸精气，独立守神’语，《素问·刺法论(遗篇)》也有‘肾有久病者，可以寅时面向南，净神不乱，思闭气不息七遍，以引颈咽气顺之，如咽甚硬物。如此七遍后，饵舌下津令无数’。这都是指导引疗法而言的。”可见，古之导引所赅甚广，它包括了炼神、炼气、炼形等多种运动锻炼方法在内。具体可根据不同疾病而选用相应的导引法，来进行康复锻炼和治疗。

此外，古人还在《内经》有关论述的基础上，对运动可以提高肢体的代偿功能有了一定的认识。如《石室秘录》说:“始成偏废,久则不仁之症成也,成则双足麻木,乘其尚可动之机,因而活动之。从来足必动而治,血始活。”说明当肢体或脏腑的功能受损而活动发生部分障碍时,应当及时利用残存的部分功能,加强活动,促进代偿,改善功能状态,达到逐步复健的目的。

临床上,《内经》所述的中风偏枯、痹证、痿证等疾病,均伴有不同程度的肢体功能障碍,可分别选用五禽戏、天竺国按摩法、婆罗门导引十二法、易筋经、太极拳等方法进行锻炼,促进肢体功能的恢复。脏腑有久病者,亦可运用上述方法以导引行气,改善脏腑功能状态。

5. 起居保养

患者在伤病或致残之后,正气受到了不同程度的损伤,抗病能力有所下降,所以其起居尤当谨慎,保养应符合科学,以免复感致伤,甚至发生新的疾病。康复患者的起居保养应遵循以下原则:

(1)起居有常:《素问·上古天真论》提倡“起居有常”,反对“以妄为常”和“起居无节”。说明人的生活起居必须有一定的规律,才能有益于健康。康复患者更要注意这一点,应根据各自的病情和身体状况,制订相应的作息制度,安排好工作和休息时间,使人体的功能保持在良好的状态中,从而有利于疾病的治疗和康复。

(2)起居顺时:起居顺时是《内经》养生的重要法则之一,也是康复保养的重要原则。《灵枢·本神》强调要“必顺四时而适寒暑”。《素问·四气调神大论》则指出:要按四时之气的规律,来调整人体的起居动静,以顺应生长收藏之气。康复患者由于功能低下,对四时气候的适应能力较差,所以更应注意四时的调理和保养。

(3)防寒保暖:《素问·上古天真论》说:“虚邪贼风,避之有时。”康复患者往往正气未复,抗病力低下,所以防寒保暖是防避虚邪所伤必不可少的重要措施之一。防寒保暖,要注意在气候变化,尤其是气候骤变之时,及时添衣加被,做到先寒而衣,后暖而减,切不可暴着暴脱。此外,晨昏的气温变化较大,也要注意防寒保暖。

(邱幸凡)

第三章

《黄帝内经》的哲学思想

第一节 《内经》哲学的基本内容

《内经》的哲学思想，不外天人、气、阴阳五行、别异比类等方面的内容。

一、天　　人

天人之辨涉及思维与存在的关系问题，是先秦哲学的中心课题，也是《内经》哲学的一个重要命题。在先秦时期，天有两重意义：一是指有人格的上帝，二是指自然界的天空。对天人关系的争辩，或者从前者引伸出天命、天志等观念，或者从后者引伸出自然、规律的认识。这两种不同的观念和认识，决定着医学截然相反的两种命运和结果，直接影响着医学的存在与发展。天人关系，是研究《内经》的人应当认真对待，不能回避的重大哲学问题。

(一)先秦的天人之辨

天，最早出现在甲骨文中，是中国古代哲学的一个重要概念。殷周时期，人们认为天有意志，有目的，能赏善罚恶，是主宰一切的至高无上的神，人间的一切都要受到它的摆布，这就是天命观。《尚书》中的“天命不易”、“皇天上帝”等记载，都是这种天命观的反映。随着生产斗争和阶级斗争的发展，传统的天命观日益受到怀疑。春秋时子产首先提出了“天道远，人道迩”的著名观点，揭开了天人之辨的序幕。

春秋战国时代，儒家的孔子“畏天命”，曾经发出“道之将行也与？命也；道之将废也与？命也”(《论语·宪同》)的感叹。但是，孔子更重视人为，企图通过主观的努力去改变命运，提出“未能事人，焉能事鬼”(《论语·先进》)的观点，对鬼神持大胆否定的态度。孟子继承孔子的思想，第一次将“人性”作为独立的问题进行讨论，提出了性善说，并且认为性根于心，又是天赋的，所以“尽其心者，知其性也；知其性，则知天矣。”(《孟子·尽心》)将心、性、天统一起来，提出天人合一的思想。孟子的天人合一思想，对天人关系作出了独特的回答，完成了从西周初年以来天人关系认识的转变。天不再是具有人格上帝的天，不必通过祈祷、占卜，只要尽心、知性，通过理性思维去唤醒善性，就可以知天，达到天人合一的目的。

道家与儒家的观点不同。老子主张天道自然无为，人只要顺应自然，就能把握天道。“人法地，地法天，天法道，道法自然。”(《老子·二十五章》)这种尊重客观自然法则的思想，具有一定的合理性。但是，老子这种顺从自然规律的思想，在他的许多其他文字里却表现为人在自然面前无能为力的一面，又具有消极的作用和影响。庄子承袭了老子天道自然无为的思想，赞美自然的完美，十分鄙视人的作为，主张“不以心捐道，不以人助天”(《庄子·大宗师》)，叫人“安时而处顺”(同上)，由此去追求“天地与我并生，万物与我为一”(《庄子·齐物论》)的逍遥境界，将老子消极无为的思想向前大大推进了一步。

战国末年，荀子考察了先秦诸子关于天人关系的言论，指出天就是“列星随旋，日月递炤，四时代御，阴阳大化，风雨博施”(《荀子·天论》)的自然界，是独立于人们意识的客观存在，由此提出“明天人之分”(《荀子·天论》)的思想，而人“最为天下贵也”(《荀子·王制》)，具有认识自然和改造自然的能力，由此提出“制天命而用之”(《荀子·天论》)的主张。荀子之前，孟子片面地夸大了理性的能动作用，以为通过理性思维就能“知天”，达到神秘的“天人合一”的境界。庄子完全抹杀了人的主观能动性，主张一切顺应自然，“安之若命”。荀子的“明天人之分”和“制天命而用之”的思想，既反对了孟子的神秘主义的天人合一论，又反对了庄子抹杀人的能动性的宿命论，从而在某种程度上对先秦天人之辨作了朴素唯物主义的总结。

(二)《内经》的天人合一思想

《内经》对天人及其关系的看法基本上是承袭先秦诸子思想的唯物主义成分，特别是秉承荀子的“明天人之分”和“制天命而用”的思想而来的。《素问·脉要精微论》说：人“与天地如一，得一之情，以知死生。”作为一部医学理论著作，《内经》是从人的需要去考察天，研究人，并把天和人作为一个统一体看待的，建立了自己的天人合一观。

1. 天

天字在《内经》中总共出现了199次，含义有14种之多，真正与哲学有关的只有两种：一是指天空、自然界。例如《素问·离合真邪论》“天有宿度”的“天”是指天空，《素问·生气通天论》“自古通天者，生之本，本于阴阳”的“天”是指自然界。另一种是指有意志的神，万物的主宰。例如《灵枢·本神》“天之罪与？人之过乎”的“天”是指有意志的神。

天，作为天空或自然界，首先是独立于人的意志的客观存在。《素问·天元纪大论》说：“太虚寥廓，肇基化元，万物资始，五运终天，布气真灵，揔统坤元，九星悬朗，七曜周旋，曰阴曰阳，曰柔曰刚，幽显既位，寒暑弛张，生生化化，品物咸章。”马莳注：“太虚者，元极也；寥廓者，无有边际之义。”太虚寥廓，是指天空无穷而广大。广阔无际的天空，是宇宙造化的原始基础，万物资生的开始。天有五运、九星、七曜，而五运是布施天地真元之气，总领大地万物生长的基础；九星悬朗、七曜旋转是产生阴阳、柔刚、昼夜、寒暑的根本原因，于是万物呈现生生不息之机。可见，《内经》的天不是空洞无物的，而是充满着物质的气，并呈现出五运循行，九星悬朗，七曜周旋等天象，表现为昼夜、寒暑的阴阳变化，是宇宙造化，万物资生的根源。

《内经》的天还是无意志、无目的的。虽然《内经》中常有有意志、有目的的“天”字出现，但主要是用于为了否定那些有意志、有目的的“天”的反诘问句。例如：“黄帝问于少俞曰：……奇邪淫溢，不可胜数，愿闻其故。夫同时得病，或病此，或病彼，意者天之为人生风乎，何其异也？少俞曰：夫天之生风者，非以私百姓也，其行公平正直，犯者得之，避者得无殆，非求人而人自犯之。”(《灵枢·五变》)这段问答之辞中出现了两个“天”字，前一个“天”字似乎具有“为人生风”的意志和目的的含义，但后一个“天”字紧接着强调风邪不是有意志的上帝制造出来的，而是天地自然的产物，它对人的侵袭不存在厚此薄彼的私心，也没有预先确定的目的，从而对“意者天之为人生风乎？何其异也”的问句中有意志、有目的的“天”进行了否定的回答。“非求人而人自犯之”再一次肯定“天”没有意志、没有目的，不干预人事，把天和人的界限彻底划分开来。

老子说：“天地不仁。”(《老子·五章》)认为天是自然的无意志的物质性的天空。庄子说：“无为为之之谓天”(《庄子·天地》)，认为天是人以外的自然界，否定了人格化的天的存在。荀子说：“天行有常，不为尧存，不为桀亡”(《荀子·天论》)，而且明确指出天没有意志、没有目的，天就是列星、日月、四时、阴阳、风雨、万物等客观存在的自然界。《内经》把天看成是无意志、无目的的客观存在的自然界的说法，和先秦以荀子为代表的唯物论观点是完全一致的。

2. 人

人字在《内经》中总共出现了 655 次。因为人是医学的主要研究对象，所以《内经》对他浓墨重抹，进行了详尽的论述。从哲学的意义上来说，《内经》对人的考察主要是从人的起源、形神和人性 3 个方面进行的。

(1)人的起源：《内经》探求人的起源，首先是把人放在宇宙中的特定空间进行的，这个宇宙中的特定空间就是“气交”。它说：“言人者求之气交。曰：何谓气交？曰：上下之位，气交之中，人之居也。”(《素问·六微旨大论》)气交就是上升的地气和下降的天气的交会之处，也就是人所生活的空间。这个空间颇同于现代地理学所说的生物圈及其有关的大气圈、岩石圈和水圈。在这个空间环境中，由于日光的照射和阴阳的推移，不仅有着充足的热、光、水、土资源，而且还有风、寒、暑、湿、燥、火六气的变化，木、火、土、金、水五行生克的作用，这些资源、变化和作用正是人的起源、生存必不可少的环境和条件。

人是在特定的“气交”环境中，由天地两气结合生成的。《素问·宝命全形论》说：“人以天地之气生，四时之法成。”“天地合气，命之曰人。”《灵枢·本神》也说：“天之在我者德也，地之在我者气也，德流气薄而生者也。”德，指包括阳光、雨露在内的自然气候。《庄子·天地》说：“未形之分，物得之以生，谓之德也。”可见，德也是一种气，是一种有利于生命起源的物质。根据现代生命科学研究的揭示，生命是由组成地球的某些化学元素在阳光、水等条件下产生的。如果把“德”理解为阳光、雨露，把“气”理解为组成地球的某些化学元素，《内经》的作者不仅仅认识到生命是天地阴阳两气相感的产物，是物质自然界有规律地变化的结果，而且已经朦胧地触及生命起源的问题。

《内经》时代还没有生物进化的概念，根本不懂得劳动创造人的道理。因此，它对人的起源的论述主要是对生命起源的论述，而对人的起源没有给予正面的回答。但是，它对生命起源的论述却有力地驳斥了上帝创造人的谬论。

(2)人性：人性，先秦学者称“性”，有天性、本性等含义。孔子说：“性相近，习相远也。”(《论语·阳货》)认为人的本性都是相近的。孟子说：“生之谓性。”(《孟子·告子》)把性看作是人生来就有的本性，并提出性善说。荀子也认为：“凡性，天之就也，不可学不可事”(《荀子·性恶》)，“生之所以然者谓之性。”(《荀子·正名》)主张人性本恶。董仲舒还用阴阳的观点解释人性的贪和仁。“天两有阴阳之施，身亦两有贪仁之性”(《春秋繁露·深察名号》)，认为阳性仁，阴性贪，人的贪仁是由阴阳的作用决定的。

《内经》对人性的认识有独特的见解。《灵枢·师传》说：“人之情，莫不恶死而乐生。”人有天生的共同的本性。但是，《内经》重点是探讨人所具有的各自不同的诸如道德、气质、性格、人品等人性问题。例如：

“黄帝曰：何谓重阳之人？岐伯曰：重阳之人，熇熇高高，言语善疾，举足善高，心肺之脏气有余，阳气滑盛而扬，故神动而气先行。黄帝曰：重阳之人而神不先行者，何也？岐伯曰：此人颇有阴者也。黄帝曰：何以知其颇有阴也？岐伯曰：多阳者多喜，多阴者多怒，数怒者易解，故曰颇有阴，其阴阳之离合难，故其神不能先行也。”(《灵枢·行针》)“言语善疾，举足善高”、“多喜”、“多怒”，属于人的气质的表现。通过解释不同人的针刺效果，探讨了人的气质问题。《内经》依据人体阴阳二气比例多少的差别，把人分为 5 种气质类型，并着重分析了重阳之人的气质特点。又例如："太阴之人，贪而不仁，下齐湛湛，好内而恶出，心抑而不发，不务于时，动而后之，此太阴之人也。少阴之人，小贪而贼心，见人有亡，常若有得，好伤好害，见人有荣，乃反愠怒，心疾而无恩，此少阴之人也。太阳之人，居处于于，好言大事，无能而虚说，志发于四野，举措不顾是非，为事如常自用，事虽败而常无悔，此太阳之人也。少阳之人，諟谛好自贵，有小小官，则高自宜，好为外交而不内附，此少阳之人也。阴阳和平之人，居处安静，无为惧惧，无为欣欣，婉然从物，或与不争，与时变化，尊则谦谦，谭而不治，是谓至治。"（《灵枢·通天》）《通天》将人划分为太阴、少阴、太阳、少阳、阴阳和平 5 种类型。太阴之人贪婪、阴险，少阴之人嫉妒心重、幸灾乐祸、忘恩负义，太阳之人狂妄、自大，少阳之人自尊心强、好虚荣，阴阳和平之人无为而谦逊，凡此涉及人的道德、气质、人品、性格等多种社会品性。

此外，《灵枢·阴阳二十五人》按照五行理论，结合五色、五音，把人分为木、火、土、金、水 5 类，又根据角、徵、宫、商、羽的阴阳太少和左右上下将每一类再分成 5 种，共成 25 种类型的人，并对 25 种类型的人的社会属性进行了广泛而细致的描述。以木形之人说明如下："好有才，劳心，少力，多忧劳于事……佗佗然。大角之人……遗遗然。左角之人……随随然。钛角之人……推推然。判角之人……栝栝然。"（《灵枢·阴阳二十五人》）属于木形的人，有才智，好用心机，体力不强，多忧劳于事物，柔美而安重。大角一类的人，逶迤而美长。左角一类的人，随和而顺从。钛角一类的人，努力而进取。判角一类的人，刚正而不阿。这里涉及人的气质、性格、人品等问题。没有对人性的深刻观察与研究，阴阳二十五人的分类与描述简直是不可能的事。

不仅如此，《内经》还对造成人的各自不同的人性的原因进行了探讨。这种探讨是把人性问题放在人体脏腑结构位置不同的基础上进行的："五脏皆高者，好高举措；五脏皆下者，好出人下……五脏皆端正者，和利得人心；五脏皆偏倾者，邪心而善盗，不可以为人平，反复言语也。"（《灵枢·本脏》）"勇士者，目深以固，长衡直扬，三焦理横，其心端直，其肝大以坚，其胆满以傍，怒则气盛而胸张，肝举而胆横，眦裂而目扬，毛起而面苍，此勇士之由然者也……怯士者，目大而不减，阴阳相失，其焦理纵，髑骬短而小，肝系缓，其胆不满而纵，肠胃挺，胁下空，虽方大怒，气不能满其胸，肝肺虽举，气衰复下，故不能久怒，此怯士之所由然者也。"（《灵枢·论勇》）"邪心而善盗"，是道德范畴问题。"好高举措"、"好出人下"、"和利得人心"是修养问题，与性格有关系。《内经》认为，人性的这些不同属性完全决定于五脏结构的位置高下和大小。人体的脏腑结构特点是天生的，固定不移的。企图从人体脏腑结构和位置的特点寻找造成不同人性的物质根源，这就认定人性的不同是与生俱来的，不可改变的。孟子提出性善说，然而"求则得之，舍则失之。"（《孟子·告子上》）荀子提出性恶论，但是"涂之人可以为禹"（《荀子·性恶》），仍然肯定人人可以为善。《内经》对人性的看法比先秦孟子和荀子的认识略逊一筹。显然，《内经》没有认识到人性的一些基本要素，诸如道德、气质、性格、修养等，是在个人的生理素质的基础上，在社会实践的过程中逐渐形成、发展与变化的，与个人的生活经历、经济状态、文化程度以及人生观有着密切的关系。《内经》重视人性形成的人体结构原因，轻视人性形成的社会因素，混淆了生理学和社会学的界限，必然导致以生理学去解释人性的社会属性的后果。

(3)形神：形神，指人的形体与精神的关系。形神问题，是先秦诸子论述较多的一个问题。庄子提出"精神生于道，形体生于精"（《庄子·知北游》）之说，认为形神统一于道。后期墨家认为生命现象为"生，刑(形)与知处也。"（《墨子·经上》）强调形神不可分离，但没有指出两者孰为根本的问题。荀子明确指出："形具而神生，好恶、喜怒、哀乐藏焉。"（《荀子·天论》)在中国哲学史上第一次肯定精神依赖形体的关系,对建立唯物主义形神一元论做出了贡献。《内经》继承了荀子的形神观,并且充分利用了当时的医学以及其他自然科学的成就,丰富和发展了先秦以来的形神说,建立了具有自身特色的形神观。

神,《内经》中有多种涵义,归纳起来主要有3种:一是指人体的精神意识,二是指物质世界的运动,三是指机体的生理功能。刘长林以为,《内经》的形神观包括物质与运动、机体与功能、肉体与精神3个方面的关系[1]。这是对《内经》形神观的基本概括,兹分别论述如下。

1)物质和运动的关系:对于形神的"神",《内经》首先是把它当作阴阳的对立统一的矛盾运动看待的。例如:"阴阳不测谓之神,神用无方谓之圣"(《素问·天元纪大论》),阴阳的对立统一的矛盾运动,是事物运动变化的动力和原因。阴阳的对立统一的矛盾运动玄妙无形,难以把握,所以说:"阴阳不测谓之神,神用无方谓之圣。"荀子说:"万物各得其和而生,各得其养以成,不见其事而见其功,夫是之谓神。"(《荀子·天论》)神就是隐蔽于事物内部的阴阳的对立统一的矛盾运动。从神的这一含义来看,形与神的关系就可以表述为物质与运动的关系。

物质的运动,首先是气与形的运动。气构成万物,而万物各具形体。构成宇宙万物的气以及由气所构成的宇宙万物都处在永恒的运动变化之中。《灵枢·脉度》说:"气之不得无行也,如水之流,如日月之行不休。"《素问·六节藏象论》"气合而有形,因变以正名。"气处于永不停息的运动变化之中。由于"气"的这种运动变化,由它所构成的宇宙万物才呈现出千姿百态的容貌。不仅如此,《内经》还进一步揭示了形或器的"升降出入"和"生化"的矛盾运动:"是以升降出入,无器不有。故器者生化之宇,器散则分之,生化息矣。"(《素问·六微旨大论》)形是器的空间抽象,器必具形。升降出入是物质运动的基本形式,而生化是万物产生、成形与变化的内在动力。因此,生化就是神,神就是生化。升降出入和生化是形或器存在的方式,凡是有气有形的地方,必然有升降出入,有生化。有了生化,也就有了神。所谓形神关系,就是形器和生化的关系,形器和升降出入的关系。

2)机体与功能的关系:对于形神的"神",《内经》还有第2种认识,就是把它当作机体的生理功能看待。例如:"根于中者,命曰神机,神去则机息;根于外者,命曰气立,气止则化绝。"(《素问·五常政大论》)刘长林说:"依据呼吸营养方式的不同,《内经》把生物分为'根于中者'和'根于外者'两大类。'根于中者'是指把食物吞进体内再消化吸收的动物;'根于外者'是指通过显露于外的根吸收营养的植物……动物有生有知,所以其生命机能称'神机',植物有生无知,所以称其为'气立'……人属于'根于中者'人的生命活动机能也称之为神机。"[1]认为神机就是人的生命活动功能。

神机是双音词,是以神为主,而机是神的功能显现。《说文》:"机,主发之谓机。"段注:"机之用主于发,故凡主发者谓之机。"神机即神发,与气立相对。所以张介宾说:"物之根于中者,以神为主,而其知觉运动,即神机之所发也。故神去则机亦随而息矣。"(《类经·运气类十五》)神机主要是指神而言,而神就是功能。从神的这一含义来看,形与神的关系就是机体与功能的关系。

《内经》认为,人的机体是由"精"所构成的,而精是产生人体机体功能的基本物质。《灵枢·经脉》说:"人始生,先成精,精成而脑髓生。骨为干,脉为营,筋为刚,肉为墙,皮肤坚而毛发长,谷入于胃,脉道以通,血气乃行。"这里的精,有先天之精和后天之精的不同。先天之精禀承于父母,后天之精来源于水谷,它们共同构成人的脑、骨、脉、筋、肉、皮肤等形体。精不仅构成人的形体,还是产生人的形体功能的基本物质。《灵枢·本神》说:"故生之来谓之精，两精相搏谓之神。”这里的精是先天之精。由于父母两精的交合、搏结，不仅产生了新的生命，而且新的生命机体的功能也相应地出现了。“天食人以五气，地食人以五味。五气入鼻，藏于心肺，上使五色修明，音声能彰。五味入口，藏于肠胃，味有所藏，以养五气，气合而生，津液相成，神乃自生。”(《素问·六节藏象论》)五气、五味是后天之精的主要来源。后天之精也是产生机体功能的重要物质基础。可见，人的生理功能是以人的形体作为基础，而人的形体必须依赖先天父母之精产生，又要摄取自然界的物质才能生存。一方面，自然界的清气和水谷进入人体后经过一定的生化过程转化为机体各部分的生命物质和生命功能；另一方面，机体在发挥生命功能的过程中不断地消耗自己，产生废物，排出体外。《内经》正是利用医学科学的成就，论证了形体与功能的关系。

《内经》认为，形体和功能的关系还可以运用阴阳的对立统一关系来说明：“阴在内，阳之守也；阳在外，阴之使也。”(《素问·阴阳应象大论》)“阴者，藏精而起亟也；阳者，卫外而为固也。”(《素问·生气通天论》)物质为阴，功能属阳。在内的生命物质阴是在外的生命功能阳的物质基础，在外的生命功能阳又是在内的生命物质阴的功能显现。形体为阴，功能为阳。健全的形体是功能旺盛的物质保证，功能的旺盛又是形体强健的根本条件。形体与功能的关系，就是阴与阳的关系，它们彼此依存，相互影响，对立而统一。

3)人体与精神的关系：在《内经》中，形神的“神”主要是指人的精神意识：“神无营于众物者，静志观病人，无左右视也。”(《素问·针解》)这里的神即精神思维。强调针刺患者时必须精神集中，思维专一。从神的这一含义来看，形与神的关系包含着人体与精神的关系。

人体与精神的关系，首先是形体决定精神，精神是形体的产物。人的精神包括思维、情志、感觉等的精神意识活动。这些精神意识活动都是在五脏、特别是心的功能基础上产生出来的。《素问·宣明五气》说：“五脏所藏，心藏神，肺藏魄，肝藏魂，脾藏意，肾藏志，是谓五脏所藏。”这里的神是指精神思维，魂、魄、意、志是精神思维以外的其他精神意识形式。作为人的精神思维及其表现形式，神与魂、魄、意、志都是在五脏生理功能的基础上产生的，所以五脏又称五神脏。《素问·阴阳应象大论》又说：“人有五脏化五气，以生喜怒悲忧恐。”喜、怒、悲、忧、恐5种情志，是人对外界刺激反应出来的一种精神活动。5种情志分别由五脏产生，即心生喜、肝生怒、肺生悲、脾生忧(《素问·天元纪大论》为思)、肾生恐。五脏精气是情志活动的物质基础。

此外，《灵枢·邪气脏腑病形》说：“十二经脉，三百六十五络，其血气皆上于面而走空窍，其精阳气上走于面而为睛，其别气走于耳而为听，其宗气上出于鼻而为臭，其浊气出于胃，走唇舌而为味。”视、听、嗅、味等感觉是依赖于眼、耳、鼻、舌等器官产生出来的感觉功能活动。这些感觉功能是属于初级认识活动和心理过程的精神现象。肉体感官和充盛的气血是感觉的物质基础。

人的精神意识活动是在五脏功能的基础上产生的，但主要是由“心”来主管，心是产生和主管精神意识的主要器官。对此，《内经》有深刻的论述，如“心藏神”(《素问·宣明五气》)，“心者，神之舍也”(《灵枢·大惑论》)，“心者，五脏六腑之大主也，精神之所舍也”(《灵枢·邪客》)，人的精神意识活动都是通过心来进行的，所以心藏神。在此基础上，《内经》进一步论述了心之所以具有精神意识活动的原因，《灵枢·本神》说：“所以任物者谓之心，心有所忆谓之意，意之所存谓之志，因志而存变谓之思，因思而远慕谓之虑，因虑而处物谓之智。”任物，指认识事物，反映事物。在认识事物、反映事物的基础上，心对外界事物的感知和回忆产生初步的印象和意念(意)；初步的印象和意念积累加强形成决定的认识(志)，认识经过综合分析产生一定的思考(思),在思考的基础上由近及远的推想形成计划(虑),按照这个计划对外界事物做出恰当的处理(智)。可见,人的精神意识活动是心在认识客观事物的过程中产生的。

《内经》在认定形体决定精神的同时,还强调精神意识对形体的反作用。这种反作用主要表现在干扰气的运行,损伤脏腑的功能。如《素问·疏五过论》说:“暴乐暴苦,始乐后苦,皆伤精气。精气竭绝,形体毁沮。暴怒伤阴,暴喜伤阳。厥气上行,满脉去形。”突然过激的情志,都会损伤精气,毁坏形体。而气运失常,脏腑受损,就会引起“厥气上行,满脉去形”等类的疾病。《内经》中类似的例子很多,在此不一一赘述。

《内经》主张五脏皆藏神,而过激的神志活动又能损伤五脏的观点已经触及物质和精神辩证关系的实质,肯定物质是第一性的,精神是第二性的,物质和精神是辩证的统一。

3. 天人合一

根据以上论述,《内经》认为天是自然界,是独立于人的精神意识的客观存在;而人有人性,有精神意识,具有认识自然、改造自然的能力;而人“与天地如一”(《素问·脉要精微论》),人和天地有着统一的本原和属性,这就是“天人合一”思想。

《内经》的天人合一思想,主要表现为天与人的相互为用、天与人的规律相通和天与人的结构类似3个方面。

(1)人与天相互为用:这里的天,指自然界。《内经》说:“人与天地相应”(《灵枢·邪客》),“人者,天地之镇也”(《灵枢·玉版》),人与天之间存在着随应而动和制天而用的统一关系。

首先,人体的功能活动随着自然界的运动而发生相应的变化。《灵枢·顺气一日分为四时》说:“春生、夏长、秋收、冬藏,是气之常也。人亦应之。”人的生理功能活动,随着春夏秋冬四季的变更而发生生长收藏的相应变化。《素问·八正神明论》说:“天温日明,则人血淖液而卫气浮,故血易泻,气易行;天寒日阴,则人血凝泣而卫气沉。”天晴温和,人体气血运行就流畅浮疾;天阴寒冷,人体气血运行就缓慢沉迟。《素问·异法方宜论》说:“故东方之域,天地之所始生也,鱼盐之地,海滨傍水,其民食鱼而嗜咸,皆安其处,美其食。鱼者使人热中,盐者胜血,故其民皆黑色疏理,其病皆痈疡,其治宜砭石,故砭石者,亦从东方来。”这里仅引用了《素问·异法方宜论》全篇原文中的一段。通过这段原文可以看出,五域地势不同,人的习俗、疾病、治法存在着很大的差异,而人的体质随着五域地势的不同而产生“黑色疏理”之类相应的变化。

其次,《内经》不仅看到人能适应自然环境,随自然界的运动而发生相应变化的一面,同时还认识到人在自然面前是有所作为的,人能够认识自然、顺从自然、改造自然。列宁曾经说过:“当我们不知道自然规律的时候,自然规律是在我们的意识之外独立地存在着并起着作用,使我们成为‘盲目的必然性的奴隶’。一经我们认识了这种不依赖于我们的意志和我们的意识而起作用的(马克思把这点重述了千百次)规律,我们就成为自然的主人。”[2]规律是现象中稳固的东西,是事物发展过程中的本质联系和必然趋势。规律具有必然性和重复性。人在规律面前不能随心所欲,必须遵循规律活动。“敬之者昌,慢之者亡,无道行私,必得夭殃。”(《素问·天元纪大论》)谁能遵循客观规律,就能驾驭自然;谁不遵循客观规律,必然遭到规律的惩罚。

规律是可以认识的。《素问·天元纪大论》说:“至数之机,迫迮以微,其来可见,其往可追”。至数,天地自然(包括人)运动变化的常数、规律。至数虽然深邃细微,但是人是可以认识它的。《素问·标本病传论》则说:“夫阴阳逆从,标本之为道也,小而大,言一而知百病之害;少而多,浅而博,可以言一而知百也。以浅而知深,察近而知远。”把握规律,就能以小知大,以少知多,以浅知深,察近知远,达到驾驭复杂事物的目的。因而,《素问·气交变大论》说:“宣明大道,通于无穷,究于无极也。”

规律是事物的纲要,人能认识规律,就可以统率起无限多样的事物。《灵枢·玉版》称“人者,天地之镇也。”可见,《内经》已经在一定的程度上察觉到,人掌握了客观自然界的规律,就能役使自然、改造自然,成为自然的主人。这一点,可以从《内经》对疾病的治疗、预后及摄生的大量论述得到证实。

(2)人与天规律相通:人与天的规律有两种:一种是人体与自然界的共性运动规律,另一种是人体与自然界的具体运动规律。《内经》认为,人体与自然界不仅共同受阴阳五行规律的制约,而且在许多具体的规律上也是相互通应的。例如《灵枢·通天》说:“天地之间,六合之内,不离于五,人亦应之,非徒一阴一阳而已。”作为宇宙事物的总规律,阴阳五行不管是对自然界,还是对人体错综复杂的运动变化,都具有普遍的指导意义。以自然界云雨形成为例:“故清阳为天,浊阴为地。地气上为云,天气下为雨;雨出地气,云出天气。”(《素问·阴阳应象大论》)雨生成的地气,受温热的蒸腾上升为云;云产生的天气,受寒凉的凝聚下降为雨。天地云雨互变蕴涵着阴阳互根的道理。人体精气互生也存在着阴阳互根的枢机,它们在规律上是相互通应的。诚如张介宾所说:“可见天地之升降者,谓之云雨;人身之升降者,谓之精气。天人一理,此其为最也。”(《类经·阴阳类一》)

由于人体和自然界有着共同的规律,因而可以为“类”。《内经》利用这个“类”的关系,从已知的自然界的事物去认识未知的人体脏腑形骸的生理功能。在这个基础上,《内经》提出了比类的方法,并谆谆告诫我们:“及于比类,通合道理……子务明之,可以十全。”(《素问·示从容论》)

(3)人与天结构类似:《内经》认为,人与天的结构类似,这种类似表现在人的身体体现了天地的结构。例如《灵枢·邪客》说:“天圆地方,人头圆足方以应之。天有日月,人有两目;地有九州,人有九窍;天有风雨,人有喜怒。”总之,人体的结构都可以在自然界中找到相对应的东西,人体仿佛是天地的缩影。对人与天的关系进行这种机械的比附,往往导致错误的结论。但是,将人体看做是天地的缩影这种思想却包含着生物全息的科学道理,又使它能够提出一些正确的结论。生物全息律,就是生物体的任一相对独立的部分,都和整体上所对应的部位具有较大程度的相似性。《灵枢·五色》说:“庭者,首面也。阙上者,咽喉也。阙中者,肺也。下极者,心也。直下者,肝也。肝左者,胆也。下者,脾也。方上者,胃也。中央者,大肠也。挟大肠者,肾也。”庭、阙上、阙中、方上、中央等,都是人体面部的部位名称。这些部位与人体的五脏、六腑、肢节都具有一一对应的关系,面部仿佛是人体脏腑肢节的缩影。通过面部各部位色泽的变化,可以推测人体相应内脏的生理活动和病理变化。《内经》应用人与天结构类似的原理,建立了面部全息诊法、尺肤全息诊法。

《内经》对天人关系的看法,是对先秦天人之辨的承袭与发展。它否认人格、意志的天,取代以自然、无意的天;它批驳上帝造人的谬论,强调人具有精神意识,是自然的产物。这就从根本上坚持了物质第一性,精神第二性,物质决定精神的观点。有了这个观点,《内经》的作者才有可能从自然界及人体本身去研究医学问题,从而把医学研究建立在扎实的唯物论基础上。《内经》说:“拘于鬼神者,不可与言至德”(《素问·五脏别论》),“道无鬼神,独往独来”(《素问·宝命全形论》),表明了和鬼神彻底决裂的态度。《内经》又说:“圣人之为道者,上合于天,下合于地,中合人事”(《素问·举痛论》),从唯物论出发,从自然界和人体本身去研究医学问题,因而它的医学理论具有极其强大的生命力,历经数千年而不衰,为中华民族的昌盛作出了积极的贡献。

二、气

气是《内经》哲学的重要概念,而气的学说则是《内经》理论的基石。《内经》的气具有特定的性质和作用,其学说也经历了长期的形成、演变与发展的过程。根据历史的线索追踪理论的形成,往往能对实质问题提供更为深刻的理解。因此,了解《内经》气的理论形成过程,对于把握《内经》气的本质、性质和作用,无疑具有非常重要的意义。

(一)气的渊源

1. 老子的道

《内经》的气,是从老子的“道”演变、发展而来的。

关于道的原始观念,早在道家学派形成以前就已经存在,例如人伦的“道”、宗教的“神道”、术数的“天道”,等等。以老子为代表的道家为了解释天地万物的本原,就在当时人们认识的基础上抽象出一个新的高于一切范畴的道。

老子哲学以“道”为最高范畴,是中国古代哲学的重大进步。在老子以前已经出现了以水、火、木、金、土5种事物说明世界的原始五行说。随着农业生产的发展,西周末年史伯进一步认识到土是5种事物中最基本的事物,提出“以土与金木水火杂以成百物”(《国语·郑语》)的思想。与此同时,还出现了伯阳父以阴阳之气解释地震等自然现象的学说。但是,无论是用5种事物还是两种“元素”作为世界的本原都有局限性,很难说明有限的东西如何能够成为万物的本原。老子提出“道”,并把“道”看成是无限的,这就解决了原始五行说和阴阳说以具体的东西说明万物本源所面临的困难,大大提高了中国古代哲学的抽象思维水平。

老子的“道”具有世界本原、世界存在和事物发展规律3种含义。

(1)世界本原:老子认为“道”是天地之始,是物质世界的开端,万物产生的根源和始基。他说:“道生一,一生二,二生三,三生万物。万物负阴而抱阳,冲气以为和。”(《老子·四十二章》)这里阴指地,阳指天。万物在天地之中,由天地两气交感冲气合和,遵循道、天地、气、万物的发生顺序而生。“道”作为本原的范畴,与天地万物构成了本原与派生的关系。

(2)世界存在:老子认为,道又是世界存在自身。他说:“有物混成,先天地生,寂兮寥兮,独立不改,周行而不殆,可以为天下母。吾不知其名,字之曰道。”(《老子·二十五章》)道生成万物,包裹天地,独立存在,运行不休。道作为存在范畴,一方面与天地万物构成了整体与部分的关系,另一方面又是人类认识的客观对象。

(3)事物发展规律:老子认为,道又是事物矛盾运动的普遍法则和规律。他说:“反者,道之动。”(《老子·四十章》)“上士闻道,勤而行之;中士闻道,若存若亡;下士闻道,大笑之。不笑不足以为道。故建言有之:明道若昧,进道若退,夷道若颣。”(《老子·四十一章》)马克思说:“辩证法在对现存事物的肯定的理解中同时包含对现存事物的否定的理解。”[3]老子正是在常人眼里作肯定理解的事物中,指出其中所包含的否定的理解,例如把“明道”看做暗昧,把“进道”看做后退,把“夷道”看做坎坷不平,而把“反”理解为矛盾的双方各向其反面的转化,都包含着对肯定事物的否定理解。否定了所肯定的事物中的否定因素,就是对原有事物的肯定,而矛盾双方向其反面的转化,就产生了“道”的运动。可见,道是事物矛盾运动的普遍法则,是人所必须遵循的事物发展的规律。

老子"道"的这3种含义，具有双重意义。老子说："道之为物"(《老子·二十一章》)，"有物混成"(《老子·二十五章》)，道是物质本原的物质世界存在自身。又说"天下之物生于有，有生于无"(《老子·四十章》)，"道生之，德畜之。长之，育之，亭之，毒之，养之，复之。生而不有，为而不恃，长而不宰，是谓玄德。"(《老子·五十一章》)道又是非物质的精神本原和存在，并具有人格伦理的属性。老子认为，道是世界万物运动的总规律，称"常"、"一"或"天道"、"大道"，又是事物发展的特殊规律，称"明道"、"进道"和"夷道"。但是，不管是世界万物运动的总规律，还是事物运动的特殊规律，老子都用"道"的范畴来概括，缺乏具体的区别和规定。这表明，老子哲学不仅由于取消本原与派生共同的基础而割裂一般和个别，并且由于对事物发展普遍规律和特殊规律的混同而突出一般抹杀个别，从而使老子的辩证法思想包含了浓厚的形而上学色彩。

老子"道"的哲学范畴的提出，表明古人的认识已从感性具体上升到了抽象的阶段，是中国哲学的真正开始。然而老子"道"的哲学又存在两个缺陷：一是哲学体系的唯物主义与唯心主义并存的倾向及辩证法中包含有浓厚的形而上学色彩；二是"道"的范畴的芜杂性，即"道"既是本原和存在，又是规律，一个"道"就构成了一个无所不包的哲学体系。老子企图通过"道"的哲学范畴来说明世界的统一性，只能是一种抽象单调的统一，而不是具体丰富多样的统一。

庄子"明老子之术"(《史记·老庄申韩列传》)，认为"道"是"有情有信，无为无形，可传而不可受，可得而不可见。自本自根，未有天地，自古以固存"(《庄子·大宗师》)，也是以"道"作为最高哲学范畴。然而庄子把"道"看成是矛盾否定的消极结果，是虚无，因而误入相对主义的歧途。

老子以后哲学的发展，不仅要克服老子哲学的二元倾向，而且必须逐渐消除老子"道"范畴的芜杂性，提出新的范畴，使"道"从作为哲学范畴所包含的多种含义分离出来，从而形成以具有相对单一内涵的若干主要或基本范畴构成的哲学范畴体系结构。

这一工作是从黄老哲学开始的。

2. 黄老哲学对老子"道"的改造与发展

黄老之学始于战国，盛行于西汉初年，在汉代被称为道家，实为道家的一支。该派学说见于《庄子》外杂篇《天道》诸篇，《管子》的《心术》上下和《白心》、《内业》四篇，马王堆汉墓出土帛书《老子》乙本卷前古佚书《黄帝四经》。黄老之学初步建构成了气(道)、天地、道和理的哲学范畴结构体系。这个体系结构的基本范畴和内容有3个方面：

(1)气与道：气与道的关系，老子认为道产生气，是本原和派生的关系，而黄老之学则将气与道同一，看做是构成世界万物的始基和本原。黄老之学对气的特性和作用作了明确的阐述，如《管子·内业》说："凡物之精，化(原作'比')则为生。下生五谷，上为列星，流行于天地之间谓之鬼神，藏于胸中谓之圣人"，"精也者，气之精也"，精就是气。气是无形的物质存在状态，也可以化生出具体有形的物体。气具有无形和化生万物两个特点。无形是指物质存在没有固定的形状，与老子的物质乌有的"无"有本质的不同。因此，从老子"道"的虚无属性到黄老之学中"气"的无形属性，表现出哲学在本原问题上唯心主义向唯物主义的过渡，是对老子"道"本原说中唯心主义倾向的克服。

黄老之学也对"道"进行了生动的描述，《黄帝四经·道原》说："恒先之初，迵同太虚。虚同为一，恒一而正。湿湿梦梦，未有明晦，神微周盈，精静不熙。舌(故)未有以，万物真以。舌(故)无有刑(形)，大迵无名。天弗能复(履)，地弗能载。小以成小，大以成大。盈四海之内，又包其外。在阴不腐，在阳不焦。一度不变，能适规（蚑）侥（蛲）。鸟得而飞，鱼得而流（游），善得而走。万物得之以生，百事得之以成。人皆以之，莫知其名。人皆用之，莫见其刑（形）。”这里讲的就是道。道同于太虚，无形无名，但已经同气一样，能够直接化生万物。大至宏观天体，小至微观之极，万事万物无不由“道”直接化生而成，与老子的“道”要经过几个环节的过程化生万物截然不同。因此，道的虚无，就不再是绝对的精神实体，而是气物质存在的一种相对形态；道不再是万物的主宰，而是构成万物的最基本的物质元素。

黄老之学认为，气或道的虚无形是气或道的本原特征和化生万物的必要条件。《管子·心术上》说：“天之道，虚其无形，虚则不屈，无形则无所位赶，无所位赶，故遍流万物而不变。”无所位赶，就是无所阻碍。无形才能超越规定，打破限制，流动不居，贯通一切，充实一切，并通过向有形的转化，化生一切。无形是道或气物质本原的特征，这一特征是它生化万物的基本前提和条件。这就从根本上克服了以往用具体、有限、个别的有形事物作为生化万物的本原在理论上存在着的无法克服的矛盾和困难。

(2)天地与道：对于天地与道的关系，老子认为天地只是道的派生物，天地在道之间，而黄老之学把二者的位置倒转了过来，认为道在天地之间。《黄帝四经·经法》说：“有物始□，建于地而洫（溢）于天，莫见其刑（形），大盈终天地之间而莫知其名。”《管子·心术上》也说：“道在天地之间也，其大无外，其小无内。”道是充盈于天地之间的一种气物质形态。因为只有气才能“其大无外，其小无内”。黄老之学“道在天地之间”的认识，说明道或气作为最一般的物质形态构成了天地物质世界存在的本质属性，而道作为世界存在的种种特点已经转移到天地身上，例如天地是万物的父母和归属，天地是清静无为的，天地动静有一定的规律。黄老之学以物质性的天地作为世界的存在和认识的对象取代道，解决了老子哲学中“道”既是世界的存在又是世界运动规律的矛盾和混乱。

(3)理与道：黄老哲学秉承了早期道家对事物运动规律的认识，不仅将理、道作为同一类型的范畴推出，而且对道、理这两个表示事物运动规律的范畴，作了大致的区分，如《管子·心术上》说：“以无为之谓道，舍之之谓德。故道之与德无间，故言之者不别也。间之理者，谓其所以舍也。”道与德没有什么区别，但道与理则相间有别。道是理所以舍的东西，道包括理。理与道不同，《管子·心术上》说：“义者谓各处其宜也……理也者，明分以谕义之意也。”义指事物按照适宜的特殊条件存在，而理不仅是指事物各依其条件而存在，而且事物是有差别的。理相当于现代所说的事物存在与运动的特殊规律。

黄老之学以气同道，以天地取代道，客观上使“道”范畴中的世界本原与世界存在的含义移植了出去，初步纯化和确认了“道”为规律的含义。同时又以“理”的概念作为“道”的补充，从而深入到对事物发展规律的内部层次的认识。从此，哲学开始从老子哲学基本范畴贫乏和内涵混乱的状态中逐步解脱出来，并且初步明确了在本原、存在和规律等不同方面运用相对独立的不同基本范畴或概念。这种哲学范畴体系结构化的转变，对《内经》气、天地、道等哲学范畴的建立产生了深刻的影响。

(二)气的概念

《内经》承袭了黄老之学气或道的思想，在当时自然科学，特别是在大量医学实践观察的基础上，建立了自己的“气”哲学范畴。

气字，在《内经》全书中总共出现过2952次，有关气字的词目有996条，而气的种类不外物之气、功能之气和病症之气3种。仅就物质之气而言，气是一种人的肉眼看不见的极其微小的物质颗粒，《内经》通过对疾病病因的解释阐述了这一观点。《灵枢·贼风》说：“今夫子之所言者，皆病人之所自知也。其毋所遇邪气，又毋怵惕之所志，卒然而病者，其故何也？唯有因鬼神之事乎？……此亦有故邪留而未发，因而志有所恶，及有所慕，血气内乱，两气相搏。其所从来者微，视之不见，听而不闻，故似鬼神。"《内经》时代，没有显微镜等科学实验手段和条件，不可能发现细菌、病毒等微生物，只能使用"邪气"这一概念来概括说明客观存在的致病因素。邪气作为一种"气"，极其细微，人的肉眼无法看见，所以"其所从来者微，视之不见，听而不闻，故似鬼神"。可见，《内经》的气具有无形的特点。为了进一步说明气的特点，《内经》从最一般的意义上进一步申述说："气合而有形，因变以正名。"（《素问·六节藏象论》）气首先是无形的物质存在，而无形的物质存在是生成有形的具体事物的必要条件。《内经》将无形的气生成有形的具体事物的过程用"气合而有形"这一精练的说法描述，但对无形的气生成有形的具体事物的原因没有说明。事实上，黄老之学对这一问题早有详尽论述。"虚其无形"、"无所位赶，故遍流万物而不变"，虚则没有穷尽，但不是没有；无形才能自由流通，向有形转化。《内经》没有对"气合而有形"的原因进行说明，但包含着黄老之学对这一问题的精辟见解，正好说明它对气无形的认识完全是秉承黄老之学的思想而来的。显然，《内经》肯定"气"不是绝对的精神实体，而是物质存在的相对形态；气具有无形的特点，而无形这一特征体现了"气"作为物质本原的抽象的无限共性，但又在客观实在性的基础上同万事万物有限的具体个性统一起来。

《内经》对"气"的认识，尽可能地避免了老子"道"的范畴内涵芜杂性的缺陷，直接承袭了黄老之学对气或道是物质存在的相对形态的观念，提出了对"气"这一哲学范畴的认识与理解。

（三）气的性质和作用

《内经》继承了黄老之学气（道）与天地、道与理关系的思想，提出气是天地万物的本原，具有运动性，并存在着形气转化的规律。

1. 气是天地的本原

老子把"道"作为天地万物的本原，其生化的顺序是道生天地，天地生气，气生万物。黄老之学则相反，以气为天地万物的本原，其逻辑顺序是气（道）生天地，天地生万物。《内经》对天地万物本原于气的看法基本上承袭了黄老之学的思想。

（1）气是天地的本原：什么是天地？天地有多大？《内经》对这些问题提出了自己的看法，《灵枢·经水》说："天至高不可度，地至广不可量……此天之高、地之广也，非人力之所能度量而至也。"尸子曾经对宇宙下了一个定义："天地四方曰宇，往古来今曰宙。"（《尸子·卷下》）宇指东、南、西、北、上、下6个方向的三维空间，宙是包括过去、现在、未来的时间。宇宙是空间和时间的无限和统一。按照尸子对宇宙下的定义，《内经》所说的天地就是宇宙，并以素朴直观的形式表述了宇宙空间无限的思想。

广袤的宇宙不是空洞无物的，而是充满了气，我们生存的地球就是被"气"托举而悬浮在宇宙之中的。《素问·五运行大论》说："地之为下否乎？……地为人之下，太虚之中者也……冯乎？……大气举之也。"地球这个天体之所以悬浮在宇宙，是依靠气的托举。宇宙中充满着气，没有气的存在，地球悬浮在宇宙中是完全不可能的。

充满着宇宙的"气"是天地的本原。《素问·阴阳应象大论》说："清阳为天，浊阴为地。"按照气的功能和作用，《内经》将气分成阳气和阴气两种。阳气清轻，主热、主燥、主动，所以浮散形成天空；阴气浊重，主寒、主湿、主静，因而凝聚生成大地。《内经》的这一认识，强调气存在于天地之中，与《管子》"道在天地之间"的说法完全一致。承认气在天地之中，也就承认了气物质存在与天地物质世界之间的内在联系。作为最一般的物质存在形态，气构成了天地物质世界存在的本质属性，气的种种特点便转移到天地身上，因而由气构成的天地必然也是物质性的客观存在，而且通过"天地合气"(《素问·宝命全形论》)生成世界万物。

(2)气是万物的始基：气不仅能够生成天地，还通过天地生成万事万物。《素问·阴阳应象大论》说："天有精，地有形，天有八纪，地有五里，故能为万物之父母。"八纪，指立春、立夏、立秋、立冬、春分、秋分、夏至、冬至，是地球在围绕太阳运行过程中因接受太阳辐射能量不同形成的8个节气。五里，指地面东、西、南、北、中五方各有相异的地形、物产和气候。八纪、五里是气的变化的结果，因而天地都是气物质属性的显现和反映。天地在不同节气和复杂的地理状况影响下，产生了世界上的万事万物。天地是万事万物的父母，旨在强调天地通过存在于其中的气物质，成为万事万物的本原。《素问·宝命全形论》说："天地合气，别为九野，分为四时，月有小大，日有短长，万物并至，不可胜量。"九野，指天的九方。不管是四时，还是月之大小，日之长短，万事万物都是天地之气和合而产生的。

万事万物都是天地之气和合而生的产物，人也不例外。《素问·宝命全形论》说："人生于地，悬命于天，天地合气，命之曰人。"人也是天地自然合乎规律的产物。

《内经》在论述气生成万物(包括人在内)的时候，总是和天地牵扯在一起，这是由《内经》以气存在于天地之中的观点决定的。《内经》以气存在于天地之间的观点实质上是对黄老之学道(气)存在于天地之间观点的继承。天地物质世界与气物质存在之间的内在联系，主要表现为"气"作为最一般的物质存在状态，构成了天地物质世界存在的本质属性。气作为世界存在的种种特点已经转移到天地身上。天地生万物，天地是人类的父母和归属，《内经》所谓天地"为万物之父母"、"天地合气，命之曰人"，正是这一认识的反映和体现。

2. 气的运动原因

《内经》认为气不是僵死的东西，而是充满活泼生机的物质存在。因此，由气构成的天地万物也是处在不停息的运动变化之中。《素问·六微旨大论》说："气之升降，天地之更用也。"天地之间高下相合，更迭为用，是由于气的升降运动引起的。《素问·五常政大论》又说："气始而生化，气散而有形，气布而蕃育，气终而象变，其致一也。"王冰注："始谓始发动，散谓流散于物中，布谓布化于结成之形，终谓终极于收藏之用也。"指出气始、气散、气布、气终，是气不同状态的运动变化。天地之间，无论是有生命体的生育繁衍，还是无生命体的形气聚散，无一不是根源于气的运动变化。

气具有运动的性质，由于气的运动变化，天地万物都处在不停息的运动变化过程中。引起气的运动变化的原因不在气的外部，而在气的内部，在于气内部的阴阳双方的对立统一的矛盾斗争。《素问·阴阳应象大论》说："阴阳者……变化之父母，生杀之本始，神明之府也。"父母，根源。神明，事物运动变化的内在力量。《淮南子·泰族训》："其生物也，莫见其所养而物长，其杀物也，莫见其所丧而物亡，此之谓神明。"阴阳是事物运动变化的内在力量，当然也是天地万物运动变化的内在动力。

《内经》有时还用"胜复"说明气的运动变化的原因。如《素问·六微旨大论》说："气有胜复，胜复之作，有德有化，有用有变。"胜气是指太过之气，复气是与胜气性质相反的克制之气。由于气的内部存在克制与反克制两种力量的矛盾斗争，推动了气的运动变化。

实际上，阴气和阳气可以概括各种各样的胜气和复气。对于阴气和阳气来说，胜气和复气只是特殊形式下的存在于气的内部的对立统一的矛盾。气的运动的根源，不管是阴气还是阳气，胜气还是复气，都足以说明运动是气的内在属性。

3. 气的运动形式

气具有运动的性质,而气的运动的基本形式是形与气之间的相互转化。《内经》认为,形与气之间的相互转化的过程存在于天地万物之中。如《素问·六节藏象论》说:“气合而有形,因变以正名。”《素问·六微旨大论》则说:“器散则分之。”形指形体,器指用具。《易传·系辞上》说:“形乃谓之器。”王弼注:“成形曰器。”形和器都是指具体的东西。任何形器,有生成必有毁灭。形器毁灭以后又分散为气。形气转换存在于天地万物之中,是气的运动的基本形式。

天地万物存在形气转换的过程,但是气本身没有生成,也没有毁灭。

《内经》不仅认识到气的运动形式是形气转换,而且指出形气转换的原因是阴阳动静的相互作用。《素问·阴阳应象大论》说:“阳化气,阴成形。”张介宾注释说:“阳动而散,故化气;阴静而凝,故成形。”(《类经·阴阳类一》)由于阴阳动静的作用,就产生出气化为形和形散为气两种方向相反的气的运动过程。

刘长林说,《内经》形气转化的观点“力图描绘宇宙间的一切物质存在和运动的基本形式,蕴涵着深刻的思想内容。承认形气相互转化就意味着承认器物都是可以相互过渡的,从而否认万物之间存在不可逾越的界限。可以说,这一观点已潜藏着现代科学关于自然界物质形态相互转化和物质既不能创生也不能消灭的思想的萌芽和猜测。”[1]

4. 气的运动规律

气的运动变化不是杂乱无章的,而是遵循一定的规律,这个规律就是阴阳五行。有关阴阳五行的问题,下面将作详尽的论述,此处不予讨论。值得注意的是,《内经》用“道”来表示规律的含义,体现了黄老之学的思想。例如《素问·阴阳应象大论》说:“阴阳者,天地之道也。”《素问·上古天真论》:“有圣人者,处天地之和,从八风之理。”这里的道,已经不是老子那个内涵芜杂的道,而是将世界本原,世界存在等内涵移植出外,纯化为规律含义的道。这里的理则是指事物存在与运动的特殊规律。《内经》在表述事物运动的规律时,用道来表示普遍的规律,用理来表示特殊的规律,这种严格区分道与理的界线表示规律的思想,显然是对黄老之学道与理两个范畴概念的应用与继承。

三、阴 阳 五 行

阴阳五行是《内经》哲学的重要组成部分。翻开《内经》,不难发现它的整个医学理论体系都是以阴阳五行为基本骨架建立起来的。如果说哲学能够指导自然科学,《内经》的阴阳五行便是哲学与医学结合的典范。从这一意义上来说,掌握阴阳五行是把握《内经》医学理论体系的关键。《内经》明言告诫说:“何谓日醒?岐伯曰:明于阴阳,如惑之解,如醉之醒。”(《灵枢·病传》)懂得了阴阳的道理,对复杂事物的认识就不会感到迷惑,而是头脑清醒,豁然开朗。阴阳是如此,五行也是这样。

但是,阴阳五行的理论极其玄妙,难以用语言表达清楚。《灵枢·通天》说:“天地之间,六合之内,不离于五,人亦应之,非徒一阴一阳而已也,而略言耳,口弗能遍明也。”五指五行。对于阴阳五行理论,《内经》只能进行概略的介绍,不能作出系统的说明。因此,单纯从《内经》的内容很难窥见阴阳五行理论的全貌。

从先秦哲学发展的历史看,阴阳五行是阴阳家研究的主要对象。阴阳家是最早出现于古代传说中唐尧时执掌天文、历数和机祥的官吏,后为战国末齐国人邹衍所提倡的学派。这个学派对《内经》阴阳五行哲学的影响是直接的、深沉的。因此,按照历史发展的顺序去追踪它的形成与发展过程,更能深刻揭示阴阳五行的实质。

(一)阴阳五行的渊源

阴阳五行范畴的形成,经历了早期阴阳家言、《周易》哲学的成熟和邹衍思想的形成3个阶段。

1. 早期阴阳家言

在先秦学术思想史上,早期阴阳家言是存在的,而且还是《周易》经传演变和邹衍思想形成的基础。[4]在早期阴阳家的言论中,阴阳和五行是两个不同的学术思想派别,它们分别起源于阴阳数度和五行生胜两途。

(1)阴阳数度:阴阳数度是早期阴阳家研究的内容之一,对此先秦文献记载颇多。《庄子·天下》说:“其明而在数度者,旧法世传之史,尚多有之。”《庄子·天运》也说:“惜夫而夫子其穷哉,孔子行年五十有一而不闻道,乃南之沛见老聃。……老子曰:子恶乎求之哉?曰:吾求之于度数,五年而未得也。老子曰:子又恶求之哉?曰:吾求之于阴阳,十有二年而未得。”(《庄子·天运》)数度或度数,指事物存在和发展的规模和程度用数来表示的量。王夫之《庄子解》卷三十三王敔增注引方以智曰:“盖‘数’自有‘度’,因而制之,秩序变化,尽于河图、洛书矣。故曰‘数’为藏本末之端几,而‘数’中之‘度’,乃统本末之适节也,道之度也。”《庄子·天下》把“旧法世传之史”所讲求的“数度”之学,看做是儒墨之前出现的学术派别,而《庄子·天运》所说的孔子向老聃求道之“数度”、“阴阳”正是早期阴阳家研究的重要内容。

阴阳、数度是古代天文、星占、筮卜实践活动的产物。班固曾说:“阴阳家者流,盖出于羲和之官,敬顺昊天,历象日月星辰,敬授民时,此其所长也。及拘者为之,则牵于禁忌,泥于小数,舍人事而任鬼。”(《汉书·艺文志》)羲和之官,指尧舜时代羲氏、和氏两个“世掌天地四时之官”(《尚书·尧典》孔传),是古代的天文学家。数即数术。《汉书·艺文志》说:“数术者,皆明堂羲和史卜之职也。”因此,羲、和两氏不仅深谙天文、历算,还懂星占、筮卜。他们通过仰观俯察,积累了大量的天文、历法知识,有可能总结出带有自然哲学性质的阴阳数度之学。但是,这种阴阳数度之学是“从意识的宗教形态中挣扎出来”的,不可避免地带有宗教迷信的痕迹与色彩。因此,羲和之官只能是“泥于小数,舍人事而任鬼”的早期阴阳家。

阴阳数度之学在其形成与发展的过程中,一直存在着科学思维与宗教迷信的抗争,而且科学思维最终必然战胜宗教迷信并摆脱其束缚,实现阴阳范畴向哲学的转变,这个转变是从周代开始的。周朝史官伯阳父说:“夫天地之气,不失其序;若过其序,民乱之也。阳伏而不能出,阴迫而不能蒸,于是有地震。”(《周语·国语上》)这里的阴阳,是“天地之气”,是自然界两种相互区别又相互联系的基本物质。由于这两种既相互区别又相互联系的基本物质的作用和反作用,产生了地震。这是迄今为止所见到的最早具有哲学范畴意味的阴阳概念。不过伯阳父认为,阴阳失序引起的地震是周朝将要衰亡的征象,带有天人感应的神秘色彩。尽管如此,阴阳开始摆脱了宗教迷信的束缚,揭开了阴阳范畴哲学化的新篇章。自此以后,阴阳范畴哲学化的进程大大加快,并广泛用于解释各种自然现象。例如《左传·鲁僖公十六年》记载:“传十六年春,陨石于宋五,陨星也;鹢退飞,过宋都,风也。周内史叔兴聘于宋,宋襄公问焉,曰:是何祥也?吉凶焉在?对曰:今兹鲁多大丧,明年齐有乱,君将得诸侯而不终。退而告人曰:君失问,是阴阳之事,非吉凶所生也。吉凶由人,吾不敢逆君故也。”鲁僖公十六年(前644),有五块陨石落在宋国,六鹢退飞于宋都,宋襄公怀疑是吉凶的征兆,而叔兴认为是“阴阳之事,非吉凶所生也。”类似的例子还有很多。鲁昭公二十四年(前518)夏五月发生日食。梓慎认为是阳不克阴,将有火灾。昭子却认为过了春分阳还不能克阴,必有旱灾。鲁昭公元年(前541),秦国名医医和把阴阳与风、雨、晦、明看做是六气,并用它来解释疾病产生的原因。这些例子足以说明阴阳范畴不仅摆脱了宗教迷信的束缚，没有了天人感应的色彩，而且被认为是事物变化普遍和基本的原因，阴阳愈来愈脱离具体的物质而成为抽象的东西。

先秦道家深谙辩证法，对阴阳数度之学的发展做出了重要的贡献。《老子·四十二章》说："万物负阴而抱阳，冲气以为和。"一切事物都包含相互对立的两个方面。阴阳不仅是气，而且是一切事物普遍具有的属性。庄子进一步提出："至阴肃肃，至阳赫赫。肃肃出乎天，赫赫发于地，两者交通成和，而物生焉。"(《庄子·田子方》)阴阳是万物的本原，阴阳的相互作用产生万物。经过道家的改造，阴阳的概念更加抽象，含义更加丰富。它不仅是一种具体物质，而且是一种普遍属性；不仅是万物的本原，而且是万物变化的原因，是宇宙间两种相互对立的势力。正因为老子对阴阳范畴的发展做过如此重要的贡献，《庄子·天运》才记载了孔子向老子请教阴阳数度的事迹。

早期阴阳家思想的另一个内容是四时教令思想。所谓"四时教令"是根据早期农业生产以至人类生活不能违背的"四时阴阳"这一"天道之大经"和"天下纲纪"而制定的人们应该遵守的规定禁忌。在属于阴阳家的著作《黄帝四经》中，四时教令思想是以敬授民时和阴阳刑德为主要内容。

敬授民时，是按阴阳四时规律规范人事活动，如"极而反，盛而衰，天地之道也，人之理也"(《经法·四度》)，"天地有恒常，万民有恒事，贵贱有恒位，畜臣有恒度，使民有恒道。天地之恒常：四时、晦明、生杀、柔刚。万民之恒事：男农女工。贵贱之恒位：贤不肖不相方。畜臣之恒道：任能毋过其所长。使民之恒度：去私而立公"(《经法·道法》)。这里以阴阳四时之道规范人事，如民事、贵贱、畜臣、使民。

阴阳刑德，即文武征伐之道，如"因天之生以养生，谓之文；因天之杀以伐死，谓之武；文武并从，则天下从也"(《经法·君正》)。社会的治理和国与国之间的战争也是受阴阳四时的规范的。

下面列举《吕氏春秋》中关于敬授民时与阴阳刑德的有关内容作为参考：

季月	政令人事
孟春	王布农事，禁止伐木，杀鸡鸟胎卵，无兴土木，一称兵。祈欲谷于上帝，祀山林川泽，牺牲无用牝
仲春	令有司省囹圄，去桎梏，同度量，钧衡石，角斗桶，正权概，无作大事以妨农工
季春	发仓口，赐贫穷，修堤防，导沟渎，开道路，劝蚕事，百工咸理，大合乐，荐鞠业于上帝
孟夏	习合礼乐，赞杰俊，遂贤良，无起土功，无发大众，无伐大树，劳农，劝民无或失时，政茧税
仲夏	祀山川百原，大雩帝，用盛乐，无烧炭，门闾无闭，关市无索，挺重囚，益其食，游牝别其群
季夏	令渔师伐蛟取鼍，命虞人入材苇，无发令而干时，以妨神农之事，令民养牺牲以祭皇天上帝名山大川四方之神，宗庙社稷之灵
孟秋	选士历兵，以征不义，决狱讼，严断刑，始收敛，完堤防，修宫室，补城郭
仲秋	申严百刑，斩杀必当，筑城郭，修囷仓，趣民收敛，劝种麦，易关市，来商旅，入货贿，以便民事
季秋	令百官贵贱无不务入，农事备收，举五种之要，藏帝籍之收于神仓，大飨帝，尝牺牲，告备于天子，趣狱刑，无留有罪
孟冬	赏死事，恤孤寡，备边境完要塞，饬丧祀，办衣裳，天子祈来年于天宗，飨先祖五祀
仲冬	土事无作，无发盖藏，祈祀四海大川名原渊泽井泉。去声色，禁嗜欲，安形性，戈林木，取竹箭
季冬	命渔师始鱼，告民出五种，命司农计耦耕事，修耒耜，具田器，饬国典，论时令

阴阳家之学，非徒穷理，亦欲以致治。早期阴阳家在四时阴阳的基础上，阐述春生、夏长、秋收、冬藏之理，并据之设定诸多政令宜忌的“四时教令”。其中“四时教令”的不少宜忌符合生态和环保思想，也有一些宜忌是不科学和不合理的规定，特别是它大书特书遵循或违背所设政令将造成“顺之则昌，逆之者死则亡”的截然不同的后果，令人战战兢兢，如履薄冰。

(2)五行生胜：五行也是早期阴阳家研究的内容，其起源甚早。荀子说：“略法先王而不知其统，犹然而材剧志大，闻见杂博。案往旧造说，谓之五行，其僻远而无类，幽隐而无说，闭约而无解。案饰其辞而祗敬之曰：‘此真先君子之言也。’子思唱之，孟轲和之，世俗之沟犹瞀儒嚾嚾然而不知其所非也，遂受而传之，以为仲尼子游为兹厚于后世，是则子思、孟轲之罪也。”(《荀子・非十二子》)荀子认为五行“僻远而无类，幽隐而无说，闭约而无解”未免言之偏颇，认定五行“子思唱之，孟轲和之”恐非事实。但以五行“略法先王而不知其统”，却证明五行起源久远的事实。

1)五行是早期阴阳家的创说。创说的初衷，史书甚少记载，于是引起学者们的纷纷猜测。综合起来，约有五说：

①神的启示：《易传・系辞上》说：“河出图，洛出书，圣人则之。”以河图、洛书解释《周易》八卦和《尚书》五行的来源，这就承认八卦和五行的隐秘思想是黄河龙马、洛水神龟禀承上帝旨意透露出来的。

②源于星历考定：顾颉刚在《〈尚书・甘誓〉校释译论》一文中指出，五行一词的最初含义是指五星的运行。

③源于地理方位观念：我国所处地域，春东温、夏南热、秋西燥、冬北寒，年年如此，终而始复，呈现多样性与单一性的统一，变动性与周期性的统一，决定了五行的内容。

④源于五工：奴隶社会初期，农业与手工业已经出现 5 种基本生产活动，攻金、攻木 2 种手工业生产活动与治土、治水、治火 3 种或与农业密切相关的生产活动称五工。出于管理五工的需要，国家设置了“五工正”(《左传・昭公十七年》)、“职官工五”(《左传・定公四年》)，称五行之官。《尚书・说命中》说：“非知之艰，行之惟艰。”行有工作、行为之义。可见，五行最初的含义指 5 种工作，5 种行为。

⑤源于农业生产：《尚书・洪范》说：“五行：一曰水，二曰火，三曰木，四曰金，五曰土。”古代农业生产社会，土即稼穑是最重要的一种农业生产活动。进行农业生产活动必须以水为首，重视水患与灌溉；其次为火、木、金，即火种、耒耕、刀耕等生产活动。《尚书・大禹膜》有“水、火、金、木、土、谷”六府之说，正是《尚书・洪范》五行合乎逻辑排列的反映。

以上说法都有一定的道理，但是从空间上的生产分工和时间上的生产程序来看，从生产实践的关系考察五行的起源更为科学。

2)早期的五行说企图以 5 种简单的自然物说明世界的构成及其关系，主要包括五行属性、五行相杂、五行相胜、五行相生等内容。

①五行属性：五行二字最早见于《尚书》，是以“惟天阴骘下民，相协厥居”的形式出现的，具有天人感应的神秘色彩。商大师箕子说：“我闻在昔，鲧陻洪水，汩陈其五行，帝乃震怒……五行：一曰水，二曰火，三曰木，四曰金，五曰土。水曰润下，火曰炎上，木曰曲直，金曰从革，土爰稼墙。润下作咸，炎上作苦，曲直作酸，从革从辛，稼穑作甘。”(《尚书・洪范》)水向下渗透，火向上燃烧，木弯曲伸展，金熔铸变形，土生化百谷；而润下的水味咸，炎上的火味苦，弯曲伸展的木味酸，熔铸的金味辛，生化百谷的土味甘。箕子已经认识到水、火、木、金、土 5 种自然物的属性及其滋味。这种无形的属性及其滋味是从有形的 5 种自然物提炼出来

的，体现了人们抽象思维能力的提高，为后来五行哲学的发展、成熟奠定了坚实的基础。但是，箕子把这种抽象思维能力提高的表现看做是不可违背的“上帝”意志的显现，又使它重新陷入唯心主义的泥坑。

②五行相杂：五行相杂说企图以5种简单的自然物说明万物的本源。西周末周太史史伯说：“夫和实生物，同则不继。以他平他谓之和，故能丰长而物归之。若以同裨同，乃弃耳。故先王以土与金、木、水、火杂以成百物。”（《国语·郑语》）史伯说了两个问题。首先，土、金、木、水、火不仅是5种对人类有用之材，而且是构成万物的有形之材。其次，用“和”与“同”的范畴，论述五行之间的关系。所谓和，是指不同的“实”的和合；所谓同，指相同的“实”的简单相加。“若以同裨同”，事物只有简单的重复而没有变化，新事物无从产生。“以他平他”，事物才能发生变化，新的事物也将层出不穷。史伯从原理和形式上论述了万物本原的问题。但是，这种以具体的自然物去说明万物的本原和统一，在理论上存在着难以逾越的障碍或鸿沟。

③五行相胜：五行相胜是讲五行之间相互制约、相互限制的关系。晋太史史墨说：“火胜金，故弗克。”（《左传·昭王三十一年》）“水胜火，伐姜则可。”（《左传·哀公九年》）史墨提出了“火胜金”、“水胜火”的认识，说明五行相胜的思想在春秋末期已经出现。

④五行相生：五行相生是讲五行之间相互资生、相互促进的关系。战国初期，墨子提出了“五行毋常胜”（《墨子·经下》）的观点，对五行之间单一的制约关系进行了大胆的否定。管子比较完整地提出了五行相生关系的认识，他说：“东方曰星，其时曰春，其气曰风，风生木与骨……南方曰日，其时曰夏，其气曰阳，阳生火与气……中央曰土，土德实辅四时入出，以风雨节土益力……西方曰辰，其时曰秋，其气曰阴，阴生金与甲……北方曰月，其时曰冬，其气曰寒，寒生水与血……”（《管子·四时》）五行分别与五方、四时相配，并按四时节序流变，明确体现出了木生火、火生土、土生金、金生水、水生木的五行相生关系。

早期阴阳家认为，阴阳五行是两个不同源流的学派。阴阳起源于天文、星占与筮卜，五行起源于古人生产活动的实践，并且都是从宗教迷信的营垒中挣扎出来而形成的具有哲学意味的两个范畴。

2.《周易》哲学的成熟

《周易》包括《易经》和《易传》。《易经》形成于殷周之际，《易传》产生于战国末年，基本属于筮卜性质的著作。基于天文、星占和生产实践而形成的早期阴阳家言，对《周易》的筮卜框架赋予了新的解释，阴阳与五行两个不同派别的范畴开始融合，推动了阴阳家思想哲学化的进程。

(1)阴阳范畴的发展：《庄子·天下》说：“《易》以道阴阳。”《易经》中只有一处提到“阴”字，义为覆蔽，没有哲学的意义。《易传》中提到“阴阳”的文字共有12处，内容亦多局限。仅从文字难以理解庄子的论断，只有通过意象思维发现隐含于物象或卦象背后的阴阳意蕴，才能理解“《易》以道阴阳”的含义。

《周易》的阴阳概念孕育在阴爻和阳爻的演变过程及其关系中。考古材料证明，阴爻和阳爻是由数学的奇偶抽象而来的。公元1118年（宋重和元年），湖北省孝感县出土的一件西周时期（约昭王时）的铜器，其铭文末尾有𠅬、𡘲奇字。此后，有类似奇字的金文、甲骨文、陶文陆续出土。长期以来，学者们都不能解释、破译它们的含义。1980年，张政烺根据商周时代记数符号的特征，认为这些奇字是数字卦，并按照奇数是阳爻，偶数是阴爻的原则标出相应的卦画和卦名。[5]数字卦是数卜的记录形式，而数卜是以蓍草的随意组合人为制造兆象，并以超自然的力量解释人为兆象和所要决疑事物之间联系的一种决疑形式。张政烺的这一研究成果不仅揭示了易卦起源于数字卦的事实，而且发现了阴爻“--”和阳爻“—”起源于早期阴阳家的筮卜活动和抽象思维的事实。

但是，自然科学并不能自发地摆脱与之孪生的宗教的束缚，也不能直接升华为哲学理论。哲学家们需要自觉地排斥宗教意识，消化科学成果，锻炼和发展自己的哲学思维，建立和琢磨自己的哲学体系。《易传》正是充分吸取了百家争鸣的学术思想，特别是总结了阴阳数度之学的研究成果，丰富和发展了阴阳数度之学的内容，实现了阴阳范畴哲学的飞跃。阴阳两爻最初仅是一种数学的抽象，而阴阳的字源“昜”和“侌”只有气象学的意义。“既景乃冈，相其阴阳”(《诗经·公刘》)反映了日光的向背，“惟兹三公，论道经邦，燮理阴阳”(《尚书·周官》)仅是政治经验的总结，没有哲学的含义。阴阳只是人们观察事物，总结经验的一对概念。西周末年，阴阳数度之学开始把“阴阳”作为概括各种矛盾现象的哲学范畴。伯阳父把阴阳归结为“天地之气”，并用“阳伏而不能出，阴迫而不能蒸”(《国语·周语上》)的阴阳相互作用解释地震，形成一种阴阳消长论。越国大夫范蠡以“阴至而阳，阳至而阴”、“赢缩以为常”(《国语·越语》)的阴阳赢缩关系解释战争，形成一种阴阳转化论。老子不仅吸收阴阳消长论和阴阳转化论的积极成果，建立“反者道之动”(《老子·四十章》)的矛盾转化观，还提出“万物负阴而抱阳，冲气以为和”(《老子·四十二章》)的思想，建立了阴阳和谐论。正是在这样一些哲学成果的基础上，《易传》的作者才有可能对《易经》原有的构架基石“—”和“--”两爻给予哲学的规定，使它成为真正具有普遍意义的哲学符号，同时把阴阳矛盾的对立、转化及其相互作用看成是宇宙的普遍规律，建立了以“阴阳”范畴为基石，以“一阴一阳之谓道”为核心的辩证法体系，从而实现了先秦阴阳哲学发展的重大飞跃。

(2)五行哲学的发挥：《易传》不仅讲阴阳，也讲五行，而且很有特色。为了说明这个问题，先介绍后天八卦图。《易传·说卦传》记载：“帝出乎震，齐乎巽，相见于离，致役于坤，说言乎兑，战乎乾，劳乎坎，成言乎艮。万物出乎震。震，东方也。齐乎巽。巽，东南也，齐也者，言万物之絜齐也。离也者，明也，万物皆相见，南方之卦也，圣人南面而听天下，响明而治，盖取诸此也。坤也者，地也，万物皆致养焉，故曰致役乎坤。兑，正秋也，万物之所说也，故曰：说言乎兑。战乎乾。乾，西北之卦也，言阴阳相薄也。坎者，水也，正北方之卦也，劳卦也，万物之所归也，故曰：劳乎坎。艮，东北之卦也，万物之所成终，而所成始也，故曰：成言乎艮。”这段文字主要是以方位、季节说明八卦的排列顺序，宋代学者据此绘成后天八卦图。《易传·说卦传》又以“乾为金”、“坤为地(土)”、“巽为木”、“离为火”、“坎为水”、“艮为地(土)”，将八卦分属于五行。虽然没有提到震、兑两卦与五行的关系，但震居东为木，兑居西为金是一个常识问题，不言不喻。据此，后天八卦与五行的关系可以用后天八卦五行关系图(图1)表示。

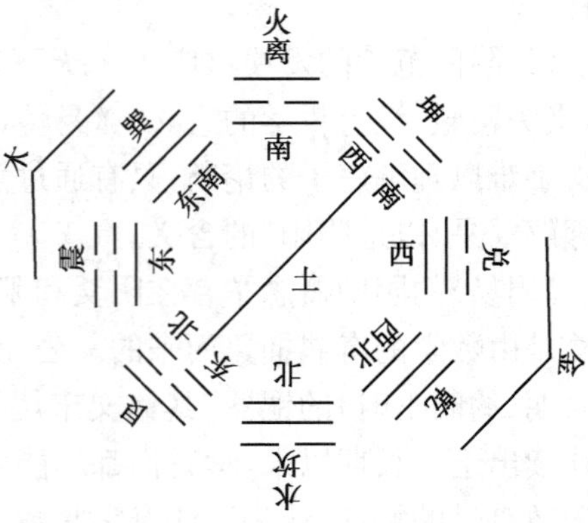

图1 后天八卦与五行关系图

八卦五行关系图包含着深层的哲学见解：一是揭示了五行相生的原理。图中震、巽、离、坤、兑、乾、坎、艮八卦依据春夏秋冬季节流变次序自东向南向西顺时针方向排列。与此相应，木、火、土、金、水五行也是按照春夏秋冬季节流变次序自东向南向西依次相生。木生火、火生土、土生金、金生水、水生木的相生关系，是由自然界的阴阳消长、物候变化的规律决定的。二是明确了五行与阴阳的关系。春夏属阳，而木表示阳气始生，火表示阳气已盛；秋冬为阴，而金表示阴气始生，水表示阴气已极。土介于夏秋之间，含阴阳二气，主养育万物。五行是对阴阳二气消长量变过程阶段性的划分，而阴阳是对五行属性的功能归纳。阴阳与五行密切联系，不可分割。

《易传》以前的文献，都没有触及五行相生的原理，对阴阳和五行也是分开论述的。《易传·说卦传》从四时阴阳流变阐述五行相生的原理，并开始将阴阳和五行联系起来看待，对五行范畴的哲学进行了开创性的发挥。

3. 邹衍思想的形成

邹衍，战国末齐国人，公认的先秦阴阳数度之学的总结性集大成者，是把此前并行发展的阴阳说与五行说结合起来并加以创造性发挥的思想家。

据《汉书·艺文志》记载，邹衍的著述有《邹子》四十九篇、《邹子终始》五十六篇，均已失传，其学说的一些片断，见于《史记》。有人认为《礼记·月令》也属阴阳家的著作。邹衍传承四时教令而作《终始》，深观阴阳消息而作《主运》，《终始》和《主运》集中反映了他对早期阴阳家思想的继承与发展。

(1)传承四时教令而作《终始》：邹衍承袭四时教令思想，以五行相胜理论说明朝代更替兴废的历史而作《终始》。据文献记载："邹衍睹有国者益淫侈，不能尚德，若《大雅》整之于身，施及黎庶矣。深观阴阳消息而作怪迂之变，《终始》、《大圣》之篇十余万言……称引天地剖判以来，五德终始，治各有宜，而符应若兹。"(《史记·孟子荀卿列传》)这段文字有两个意义：

首先，《终始》为尚德而作。邹衍创立五德终始说，是出于"尚德"的需要，是希望有国者闻其"怪迂之变"之论而感到恐惧，从而谨修其德，"整之于身，施及黎庶"。

其次，是五德终始。邹衍的"五德终始"是以四时教令为思想基础，以五行相胜理论说明朝代更替兴废的社会历史观。根据《史记·封禅书》裴骃《集解》引段如淳语"今其书有《五德终始》，五德各以所胜为行。秦谓周为火德，灭火水，故自谓水德"，《终始》所论乃是说明朝代更替兴废的历史观。终始又称五德终始，也叫五德转移。五德，是指五行所代表的德。一行一德，故有五德，即土德、金德、木德、火德、水德。五德按照五行相克的模式此起彼伏地循环运转，就是五德转移。

根据文献记载，认为邹衍的"五德终始"历史观是："凡帝王之将兴也，天必先见祥乎下民。黄帝之时，天先见大螾大蝼，黄帝曰'土气胜'，土气胜，故其色尚黄，其事则土。及禹之时，天先见草木秋冬不杀，禹曰'木气胜'，木气胜，故其色尚青，其事则木。及汤之时，天先见金刃生于水，汤曰'金气胜'，金气胜，故其事则金。及文王之时，天先见火赤乌衔丹书集于周社，文王曰'火气胜'，火气胜，故其色尚赤，其事则火。代火者必将水，天且先见水气胜，水气胜，故其色尚黑，其事则水。"(《吕氏春秋·应同》)

据此，五德终始的内容有三个：一是"应符"，即天人有感应，新的帝王将兴之时，上天必然会先显祥瑞，这就是司马谈所讲的"祥"，即先兆征象；二是"五德转移"，即黄帝以降各朝帝王的德属为黄土德，大禹得木德，商汤得金德，文王得火德，秦代得水德，他们依次相胜；三是"治各有宜"，即新德兴盛建朝以后，一切文物制度、旌旗服色都必须要按五行的属性而变更。

这里要强调的是，先兆征象的"祥"，包含着同类相应的原理。所谓同类相应，就是同类事物相互作用、相互反应关系的概括，表现为同类相从、同类相召、同类相感、同类相助等多种形式。对此，先秦学者不乏论述，如《史记·乐记》说："万物之理，各以类相动也。"《庄子·徐无鬼》说："以阳召阳，以阴召阴。"《淮南子·览冥训》说："阴阳同气相动也。"《吕氏春秋·应同》说："类固(同)相召，气同相合，声比相应。"同类相应是中国古代学术普遍承认的思想。古代哲学家把同类相应看成是事物之间的必然联系，是"万物之理"，是世界万物的规律。根据同类相应的原理，阴阳是类似水火属性两类事物的概括，而五行是类似木火土金水属性五大类事物的概括。通过先兆征象的"祥"，邹衍将同类相应的原则应用于阴阳五行的研究，成为阴阳家的代表人物。

(2)深观阴阳消息而作《主运》：邹衍承袭四时教令思想，以阴阳四时与五行相生的理论规定政令和生活起居而作《主运》。据文献记载："自灭齐、宣之时，邹子之徒，论著终始五德之运，及秦帝而齐人奏之，故始皇采之……邹衍以阴阳主运显于诸侯。"(《史记·封禅书》)《主运》是邹衍深观阴阳消息写的一本书。《史记·封禅书》裴骃《集解》引如淳的话说："今其书有《主运》，五行相次转用事，随方面为服"；《史记·孟子荀卿列传》司马贞《索隐》也说："按刘向《别录》云邹子书有《主运篇》。"《汉书·郊祀志》曰："邹衍以阴阳主运显于诸侯"，颜师古注引晋灼语："燕昭王筑宫师之，故作《主运》之篇也"。可见，《史记·封禅书》"邹衍以阴阳主运显于诸侯"句中"主运"两字应该是《邹子》书中一篇的篇名。邹衍的"五德终始"历史观只是以五行相胜说解释朝代更替兴废的历史，既没有涉及五行相生说，也没有阴阳的痕迹，当然更谈不上阴阳与五行的结合，而要是没有这些内容，邹衍怎么能够成为阴阳家的代表人物呢？阴阳家怎么能够称得上是提倡阴阳五行思想的学派呢？

根据《史记·封禅书》和如淳的言论，应该从三方面理解《主运》的内容。

首先是阴阳五行合流。在邹衍以前，讲五行的《洪范》没有涉及阴阳，而讲阴阳的《易传》很少谈到五行，阴阳与五行是两个没有联系的独立学说。阴阳家的四时教令的阴阳说是偶数系列，邹衍的五德终始的五行说是奇数系列。阴阳说要与五行说合流，必须解决奇数列和偶数列搭配的问题。邹衍深观阴阳消息，认为阴阳说要与五行说合流，五行与时令结合是结合的关键。邹衍选择了五方作为五行与时令结合的突破口，明确地使中央土德成为与春夏秋冬四季并列的一个季节，称为"季夏"。五方与时令的结合，成功地实现了阴阳与五行的合流，从而使五德的用事按照五行相生的顺序依次进行。

梁启超在《阴阳五行说之来历》一文中说："春秋、战国以前，所谓阴阳，所谓五行，其语甚罕见，其义极平淡，且此二事从未尝并为一谈，诸经及孔、老、墨、孟、荀、韩诸大哲皆未尝齿及，然而造此邪说以惑世诬民者谁邪？其始盖起于燕齐方士，而其建设之，传播之，宜负罪责者三人焉，曰邹衍，曰董仲舒，曰刘向。"梁启超的观点虽然过于武断，但认为阴阳五行二事并为一谈可能起于燕齐方士而由邹衍等建设与传播的观点，不是没有根据的。

其次是五行相次转用事。"五行相次转用事"，是指五行按相次的顺序转相用事，转到哪一行，便用哪一行之事。所谓"事"，是指按照四时教令思想，君主发布的各种政令必须合于"四时之大经"，并按照东南中西北与木火土金水相配的程式，依四时之序，详细规定不同季节应发布的各种政令。

第三是随方面用服。"随方面用服"，指与五方相配，"随"五行的运转而改换方位，转到哪一"方面"，便随哪一方面"为服"。这种转移也是以四时相随即五行相生为序的。为服是指不同季节对君主的服饰、饮食、起居等诸种方物所作出的具体规定。

五德终始说与阴阳主运说在列国称帝之战犹酣的形势下，直接可以成为称帝的理论依据，故在当时受到强国统治者的欢迎。《史记·封禅书》、《汉书·郊祀志》皆有"邹衍以阴阳主运显于诸侯"之说。《史记·孟子荀卿列传》言之较详:"是以邹子重于齐。适梁,惠王郊迎,执宾言主之礼。适赵,平原君侧行撇席。如燕,昭王拥帚先趋,请列弟子之座而受业,筑碣石宫,身亲往师之。作《主运》。其游诸侯见尊礼如此,岂与仲尼菜色陈蔡,孟轲困于齐梁同乎哉!"

(二)阴阳五行的内容

《内经》继承了先秦阴阳家的思想,并加以充实、整理、提高,对阴阳五行理论的发展作出了重要的贡献。

1. 阴阳

(1)阴阳的概念:对于阴阳,先秦阴阳家没有给予明确的定义。《内经》的高明之处,就在这一点上超越了先秦阴阳家的认识,提出了对阴阳的认识和看法。《灵枢·阴阳系日月》说:"且夫阴阳者,有名而无形。"名指概念,与实相对。《墨子·经说上》说:"所以谓名也,所谓实也。"这里的"有名"是针对具体事物的特殊的规定性而言,而"无形"显然是对事物共有的东西的思考。可见,阴阳是对事物共有的特殊规定性的抽象的概念。

《内经》对具体事物共有的特殊规定性的抽象是受邹衍"机祥度制"思想的影响,采用"同类相应"的原则进行的。《素问·阴阳应象大论》说:"水火者,阴阳之征兆也。"水火是昭示阴阳属性的征兆,具有"机祥度制"的特点。水火也是对事物进行阴阳分类的标准和依据。水性寒凉、阴暗、柔顺、向下;火性温热、光明、刚强、向上;水与火具有对立的特定属性和对立的运动趋向。按照事物功能、行为相似或相同可以为类的原则,凡是与水的属性和运动趋向相似或相同的事物可以归属于阴;凡是与火的属性和运动趋向相似的事物可以为阳。《内经》的作者正是借助于水与火这种对立的属性和趋向来认识阴阳,抽象阴阳的。例如:"天为阳,地为阴;日为阳,月为阴"(《素问·阴阳离合论》),"阳为气,阴为味"(《素问·阴阳应象大论》),"去者为阴,至者为阳;静者为阴,动者为阳;迟者为阴,数者为阳"(《素问·阴阳别论》),"阴静阳躁。阳生阴长,阳杀阴藏。阳化气,阴成形"(《素问·阴阳应象大论》)。《内经》中类似的例子很多,无法一一列举。仅就以上数条原文可以看出,凡是具有外在、温热、明亮、前进、向上、无形、急速、运动、功能等火的特性与状态的事物为阳;凡是具有内在、寒凉、阴暗、后退、向下、有形、迟缓、安静、物质等水的特性与状态的事物为阴。阴阳是对具有对立性质的事物双方的抽象与概括。《内经》所讲的阴阳不是主观虚构的,而是对客观自然界实际存在的许多特殊矛盾现象的概括。

《内经》认为,事物的阴阳属性具有相对性,必须灵活对待。事物的阴阳属性不是绝对的,而是在与自己的对立面的比较中确定的,并随着时空条件的变化而改变。如说:"夫言人之阴阳,则外为阳,内为阴;言人身之阴阳,则背为阳,腹为阴;言人身之脏腑中阴阳,则脏者为阴,腑者为阳。肝、心、脾、肺、肾五脏皆为阴,胆、胃、大肠、小肠、膀胱、三焦六腑皆为阳……故背为阳,阳中之阳,心也;背为阳,阳中之阴,肺也;腹为阴,阴中之阴,肾也;腹为阴,阴中之阳,肝也;腹为阴,阴中之至阴,脾也。"(《素问·金匮真言论》)《内经》是通过对人体阴阳的划分来阐明阴阳具有相对性的思想。按功能划分阴阳,五脏藏精而不泻,所以五脏皆为阴;六腑传化水谷而不藏,所以六腑皆为阳。但是如果按照部位、季节关系划分五脏阴阳,心、肺居于膈上,心又通夏气,本属于阴的心肺也可以为阳。可见,阴阳的划分具有变动性和灵活性,但在变动中包含着不变,在灵活中又不违背原则。但是,在每一特定的情况下,阴阳的划分必须是确定的,不变的,不允许随意改变。

《内经》还认识到,物质世界纵横交错的复杂关系,还使事物表现出多层次性和可分性的特点。如说："阴中有阴，阳中有阳。平旦至日中，天之阳，阳中之阳也；日中至黄昏，天之阳，阳中之阴也；合夜至鸡鸣，天之阴，阴中之阴也；鸡鸣至平旦，天之阴，阴中之阳也。"(《素问·金匮真言论》)白昼为阳，黑夜为阴。白昼日中之前阳气渐隆，为阳中之阳；日中之后阳气渐消，为阳中之阴。黑夜鸡鸣之前阴气渐隆，为阴中之阴；鸡鸣之后阴气渐消，为阴中之阳。不仅如此，任何事物都可以分解为阴阳两个方面，而对阴阳的每一方面又可以继续找出它们所包含的阴阳关系。阴阳之中复有阴阳，这是《内经》认识客观事物深层次错综复杂关系所确立的原则。

(2)阴阳的辩证关系：阴阳是对事物所具有的水火属性双方的抽象和概括。阴阳双方对立但不孤立，而是相互联系，相互影响，存在着对立而又统一的辩证关系。

1)阴阳的对立：阴阳的对立，主要表现在阴阳之间的排斥和制约。所谓排斥，就是阴阳之间的相互斥逐。所谓制约，就是阴阳之间的相互限制。《灵枢·胀论》说："阴阳相逐。"《素问·脉解》说："阴阳相薄。"阴阳相逐，就是阴阳之间的相互排斥。阴阳相薄，就是阴阳之间的相互制约。又，《素问·阴阳应象大论》说："阴胜则阳病，阳胜则阴病。"此句是在"气味辛甘发散为阳，酸苦涌泄为阴"句后，马莳以药食阴阳为注："用酸苦涌泄之品至于太过，则阴胜矣。阴胜则吾人之阳分不能敌阴品，而阳分斯病也。用辛甘发散之品至于太过，则阳胜矣。阳胜则吾人之阴分不能敌阳品，而阴分斯病也。"其中"敌"字显然具有排斥、制约的意思。吴崑干脆注为"水胜则火灭，火胜则水灭"，使阴阳之间相互排斥、相互制约的意思更加明显。《内经》本来就是以水火作为阴阳的征兆的，吴崑的注释无可挑剔。阴阳具有对立的性质。

2)阴阳的依存：阴阳之间不仅相互排斥、相互制约，还相互依存、相互为根。阴阳所具有的属性和状态，诸如寒与热、静与动、迟与数、地与天等，都是各自以自己的对立的一面作为存在的条件，离开了对方，自身就不能存在。对此，《内经》已有精辟的论述。《素问·阴阳应象大论》说："阴在内，阳之守也；阳在外，阴之使也。"阴守于内，以支持阳；阳运于外，而保护阴。阴阳彼此维系，相互为用。"阳中有阴，阴中有阳。"(《素问·天元纪大论》)阳中具有阴的成分，阴中具有阳的因素，阴阳相互包含，并在对方的母体中孕育生长。"阳生阴长，阳杀阴藏。"(《素问·阴阳应象大论》)张介宾注："阳生阴长，言阳中之阴阳也；阳杀阴藏，言阴中之阴阳也。盖阳不独立，必得阴而后成，如发生赖于阳和，而长养由乎雨露，是阳生阴长也。阴不自专，必因阳而后行，如闭藏因于寒冽，而肃杀出乎风霜，是阳杀阴藏也。"种子的萌生有赖于阳和之气(阳)的发动，而幼芽的长养需仰仗雨露(阴)的滋润；禾木的闭藏死亡是由于寒冽(阴)的固凝，而肃杀枯槁是因为风霜(阳)的侵袭。事物的运动，无论是生长发育，还是敛藏死亡，都是阴阳双方协同作用的结果。独阳不生，独阴不长。离开了阴阳双方的共同协作，事物不可能存在，也不可能变化、发展。

但是，《内经》认为处于相互依存、相互为根的阴阳双方有主有从，不是处于同等重要的地位。《素问·生气通天论》说："凡阴阳之要，阳密乃固……阳强不能密，阴气乃绝。"阴阳双方的作用，以阳气的致密最为重要。阳气亢盛，不能固密，阴气就会竭绝。唯物辩证法认为，事物矛盾的主从关系，应该由具体情况决定，不能人为规定。《内经》强调"阴阳之要，阳密乃固"，对阴阳双方的地位进行了具体的规定，使阴阳的概念具有了某种特殊性和规定性。

3)阴阳的消长：阴阳之间不仅相互对立、相互为根，还处在相互消长的过程中。对阴阳的消长关系，《内经》有多种表述，例如："阴阳往复"(《素问·气交变大论》)，"阴阳卷舒"(《素问·六元正纪大论》)，"阴阳相移"(《灵枢·根结》)。阴阳的双方，当一方处于往、舒的增长移动过程，另一方相应处于复、卷的减缩移动过程。往复、卷舒、相移，都是表示阴阳消长过程的概念。

阴阳消长是对事物量变过程的表述。《素问·脉要精微论》说:“是故冬至四十五日,阳气微上,阴气微下;夏至四十五日,阴气微上,阳气微下。”冬至一阳生,冬至到立春四十五天,阳气微升,阴气微降;夏至一阴生,夏至到立秋四十五天,阴气微升,阳气微降。四时阴阳处在阴阳消长的量变过程中。当阴阳消长处于量变过程的阶段,阴阳双方的性质没有发生变化。

4)阴阳的转化:相互对立的阴阳双方,不仅相互依存、相互消长,而且还相互转化。《灵枢·论疾诊尺》说:“四时之变,寒暑之胜,重阴必阳,重阳必阴。”“重阴必阳,重阳必阴”,指出阴阳消长的量变过程达到极限时,便向其相反的方向转化。《内经》经常应用阴阳转化的道理说明危重病症的逆转和伏邪发病的机理。

《内经》对阴阳转化的条件有了某种程度的觉察。除了前面提到的“重阴”、“重阳”的“重”外,还多处提到这个问题。例如:“动复则静,阳极必阴。”(《素问·六元正纪大论》)动反复进行之后才能转化为阴,阳达到极限时就转化为阴。强调阴阳的转化必须以一方发展到一定必要的程度才能实现,在某种程度上以一般性的形式表达了阴阳转化需要一定条件的思想。但是,《内经》过分强调阴阳转化的内部条件,忽略阴阳转化的外部条件,并且这种转化仅仅限于阴阳的相互取代,具有循环论的缺点。

值得注意的是,《内经》在论述阴阳的转化关系时,开始触及质变与量变的问题。《素问·天元纪大论》说:“物生谓之化,物极谓之变。”《素问·六微旨大论》也说:“夫物之生从于化,物之极由乎变,变化之相薄,成败之所由也。故气有往复,用有迟速,四者之有,而化而变。”事物内部存在两种相互对抗的力量和因素,一种是起肯定作用,即事物形成、发育、生长过程的化,一种是起否定作用,即事物开始衰败,走向死亡,处于极变过程的变。事物内部所包含的这两种肯定和否定,即化与变的因素相互斗争,决定事物的成败与兴衰。

《内经》的化变观开始触及量变、质变问题。对于事物量变过程为化,质变过程为变的问题,先秦著作多有论述。荀子说:“状变而实无别而为异者,谓之化”(《荀子·正名》),“变化代兴”(《荀子·不苟》)。“变化代兴”,杨倞注:“改其旧质谓之变。”荀子认为形改叫做化,质改叫做变。化就是事物处于相对统一、相对平衡的“状变而实无别”的生化过程,而变就是事物相对统一、相对平衡被破坏,“改其旧质”的过程。所以化就是量变,变就是质变。化在一定质的限度内进行,不影响质的安定性。化超过一定的限度,质的安定性就会受到破坏,引起质的改变,于是旧质消亡,新质产生,这就是事物成败的原因。

(3)阴阳是事物运动变化的源泉和总规律:古代哲学家认为世界万物处于不停息的运动变化之中,并且对世界万物运动变化的源泉和总规律进行了长期艰辛的探索。但是,《内经》在运动源泉和宇宙总规律这个重大的哲学问题上,比它以前的哲学家们的研究有了重大的发展。《素问·阴阳应象大论》说:“阴阳者,天地之道也,万物之纲纪,变化之父母,生杀之本始,神明之府也。”这里的“道”和老子的“道”不同,已经从老子的“道”所具有的世界本源、世界存在和事物发展规律3种含义中分离出来,只具有法则、规律的意义。神明,指自然万物运动变化的内在动力。《淮南子·泰族训》:“其生物也,莫见其所长养而物长,其杀物也,莫见其所伤而物亡,此之谓神明。”《内经》的这段原文明确指出:阴阳的对立统一是世界万物运动变化的源泉,也是世界万物运动变化的规律。

《内经》将世界万物运动变化的源泉归结为阴阳的对立统一,是一种非常高明的哲学见解。在此以前,老子曾经提出“反者道之动”(《老子·四十章》),认为对立面各向其反面转化是“道”的运动。荀子也提出“阴阳接而变化起”(《荀子·礼论》)的见解,肯定运动变化的原因是阴阳，但是没有明确指出阴阳与世界万物的关系。唯独《内经》把“变化之父母，生杀之本始，神明之府”归结于阴阳，归结于阴阳的对立统一的矛盾运动。不仅如此，《内经》还认识到由于阴阳双方作用与反作用力量的较量，推动了世界万物的运动变化。《素问·天元纪大论》说：“阴阳相错，而变由生也。”阴阳交错，就是阴阳之间作用和反作用两种力量、两种因素的相互斗争，斗争的结果推动世界万物的运动变化。恩格斯曾经说过：“我们不能追溯到比对这个相互作用的认识更远的地方，因为正是在它背后没有什么要认识的了。”[6]《内经》把阴阳之间的相互作用、相互斗争看做是世界万物运动变化的终极原因，坚持从物质世界本身来说明物质世界，从而奠定了《内经》哲学的唯物主义基础。

《内经》把阴阳看做是世界万物运动变化的总规律，是对中国古代哲学发展的重大贡献。能与之相媲美的只有《周易》的“一阴一阳之谓道”(《易传·系辞上》)，但是它的文字简单，没有任何明确和具体的解释，命题具有笼统性和模糊性。《内经》把阴阳看做是“天地之道，万物之纲纪”，肯定阴阳是世界万物运动变化的总规律、总纲领，也就承认阴阳具有普遍性，阴阳的对立统一关系是普遍存在的。世界万物千变万化，错综复杂，都可以用阴阳的范畴去演绎说明。《素问·阴阳离合论》说：“阴阳者，数之可十，推之可百，数之可千，推之可万，万之大不可胜数，然其要一也。”阴阳矛盾存在于世界万物，世界万物都是阴阳矛盾的展开。阴阳驾驭世界万物，统率世界万物，是世界万物的总规律，这种哲学见解对于指导人们分析错综复杂的事物，提纲挈领地把握事物的本质具有重要的意义。正因为如此，《内经》才谆谆告诫：“明于阴阳，如惑之解，如醉之醒。”(《灵枢·病传》)

(4)阴阳平衡：作为世界万物的总规律，阴阳不仅处于相互消长、相互转化的运动变化状态，有时也处于相对平衡状态。所谓相对平衡，就是阴阳双方暂时共处于一个统一体中，表现出相对稳定的状态。《素问·调经论》说：“阴阳匀平，以充其形，九候若一，命曰平人。”阴阳匀平，就是阴阳双方处于暂时的均势、相持、平衡。只有阴阳匀平，物质世界才能产生出各种类别的物质和运动形式。对于人体来说，阴阳匀平是保证人体气血形骸协调，九候脉象一致，健康无病的基本条件。恩格斯说：“物质相对静止的可能性，暂时平衡状态的可能性，是物质分化的根本条件，因而也是生命的根本条件。”[6]恩格斯的这段话，可以看做是对《内经》观点的肯定和支持。无论任何事物的运动都要采取平衡和不平衡两种状态，平衡和不平衡都是事物存在和发展不可缺少的环节。没有不平衡，矛盾统一体不会破裂，事物就不会转化、发展。但是没有平衡，事物就会处于不停息的相互转化的过程中，不可能有质的规定性，因而世界万物变成瞬息万变，不可捉摸的一片混沌。

《内经》强调，阴阳平衡不是绝对的，而是相对的，是充满了矛盾和运动的平衡。《素问·六微旨大论》说：“升降出入，无器不有。”器作为有形有质相对静止的客观存在，不停息地进行着“升降出入”的矛盾运动。“无器不有”，说明局限在“器”中进行的这种“升降出入”的矛盾运动不是个别的现象，而是普遍的规律。这是一种具有哲学意义的认识与见解。

事物内部的这种矛盾和运动既是维持事物平衡，也是打破事物平衡的根本原因。《素问·六微旨大论》说：“成败倚伏生乎动，动而不已则变作矣。”成败倚伏，就是平衡与不平衡的矛盾转化，而平衡与不平衡矛盾转化的根本原因是“动”，即事物的矛盾和运动。恩格斯曾经说过：“在活的机体中我们看到一切最小的部分和较大的器官的继续不断的运动，这种运动在正常的生活时期是以整个机体的持续平衡为其结果，然后又经常处在运动之中，这是运动和平衡的活的统一。”又说：“在地球上，运动分化为运动和平衡的交替，个别运动趋向于平衡，而整体运动又破坏个别的平衡。”[6]对照一下恩格斯的观点，不难发现《内经》对平衡不平衡与运动的关系认识得多么深刻。

阴阳的相对平衡是通过某种自我调节机制实现的。以人体为例，人体的结构是一个阴阳相互作用的对立统一体。从这种观点出发，这种自我调节机制表现在两个方面：一是阴阳相互依存、相互作用。例如“阴者，藏精而起亟也；阳者，卫外而为固也”（《素问·生气通天论》）。当阴邪侵害阳气时，阴气就会“起亟”，化为阳气，补充阳气；当阳邪侵害阴精时，阳气又会担当起卫固阴精的作用。二是阴阳之间相互排斥、相互制约。例如“阴胜则阳病，阳胜则阴病”（《素问·阴阳应象大论》）。如果病邪使阴阳某一方过于旺盛，另一方就会担当起抵消其偏胜的作用。通过阴阳的这种相互调节、相互制约的能力，增强了机体的抗病能力，从而达到阴阳相对平衡的目的。

《内经》的阴阳理论，包含着许多对立统一的重要原则，不仅是对先秦西汉阴阳哲学的继承，而且是对先秦西汉阴阳哲学的重要发展。《内经》的医学理论正是在阴阳理论的指导下，经受起数千年临床实践的检验，具有强大的生命力。

2. 五行

(1)五行的概念：如同整个中国古代学术研究的情形一样，《内经》往往缺乏严格意义上的科学概念，五行也是这样。《内经》仅在一处有涉及五行概念的文字：“五行者，金木水火土也，更贵更贱，以知死生，以决成败，而定五脏之气，间甚之时，死生之期也。”（《素问·脏气法时论》）五行就是金木水火土，具有确定五脏功能，测知疾病发生及其预后的作用。作为《内经》的哲学思想，五行应该是对具体事物的共性抽象，而不应该是金木水火土 5 种具体物质形态。马克思说：“最一般的抽象总只是产生在最丰富的具体的发展的地方，在那里，一种东西为许多东西所共有，为一切所共有。这样一来，它就不再只是在特殊形式上才能加以思考了。”[7]根据马克思的见解，《内经》对五行的定义是一个尚存疑问的定义。

但是，从中国传统文化的特征来看，《内经》对五行的看法又是正确的。《内经》对五行的认识，基本上是对先秦阴阳家思想的继承，是按往旧造说。《尚书》记载了商纣的诸父箕子关于五行的一段话可以看做是《内经》五行思想的直接来源。《尚书·洪范》说：“五行：一曰水，二曰火，三曰木，四曰金，五曰土。水曰润下，火曰炎上，木曰曲直，金曰从革，土爰稼穑。”这里也把五行看成是水火木金土，但是紧接着又说，水曰润下，火曰炎上，木曰曲直，金曰从革，土爰稼穑，即水性寒润、下行，火性温热、上炎，木性生发、伸展，金性清肃、坚劲，土性长养、变化。如同“水火者，阴阳之征兆也”（《素问·阴阳应象大论》）的说法一样，水、火、木、金、土是昭示五行属性的先兆，具有“机祥度制”的特征。五行就是指水、火、木、金、土 5 种具体物质形态的属性。

《尚书·洪范》对五行的论述，可以运用意象思维的方法理解。意象思维是《内经》固有的思维方法，它主要是通过象的直观，体悟意象，泛化意象，而意象是蕴涵抽象道理的象，是事物的特性与规律，以及人的经验与认识同象的可感性特点融合、统一的形态。从意象思维的方法分析，润下、炎上、曲直、从革、稼穑是水、火、木、金、土所蕴涵的抽象道理的象。五行是人的经验与认识，同水、火、木、金、土 5 种具体物质形态的可感性特点融合、统一的形态。从这一意义来说，“五行者，金木水火土也”是符合意象思维的一种表述。懂得了意象思维，就能够运用“慧然独悟”（《素问·八正神明论》）的功夫去把握五行所蕴涵的润下、炎上、曲直、从革、稼穑等抽象含义以及经验、认识和规律。所以，五行可以看做是对水、火、木、金、土 5 种具体物质形态属性的抽象。

五行不仅是指 5 种具体物质形态的属性，而且是指事物运动的基本动向。由于个人的经历、经验与认识的不同，人们在进行意象思维活动的时候，往往对同一事物得出不同的意象。这种不同的意象与传统的意象不仅没有矛盾，而且是对传统意象的补充和发展。例如我们可以认为五行是事物的5种基本动态。此种不断调整过程中之“行”的动态，有时需向上(以“火”有炎上之性为代表)，有时需向下(以“水”有润下之性为代表)，有时需伸展(以“木”有向四方伸展之性为代表)，有时需收敛(以“金”有凝集、结晶之性为代表)，有时需中和(以“土”之平而不倾之性为代表)，称之曰“五行”。五行即是宇宙间5种不同的基本行动。此种动态“相生相长”、“相克相消”、“相制约、相调和”，即是宇宙万物“变动不居”的法则。五行的“行”是中国传统文化对静文化的否定，动文化的肯定。把五行看成是事物的5种基本动态，是对五行为5种具体物质形态属性抽象的重要补充。严格来说，五行应该包含两重含义：它既是对木、火、土、金、水5种具体物质形态属性的抽象，也是对事物变化5种基本动态的概括。

不仅如此，《内经》还发现五行具有普遍性，是世界万物的普遍规律。《灵枢·阴阳二十五人》说：“天地之间，六合之内，不离于五，人亦应之。”五指五行。世界万物包含五行，五行存在于世界万物之中。天地、日月、季节、人体、动植物等世界万物，无一例外地包含着木、火、土、金、水5种功能属性的成分或因素，5个方面又按照一定的规律相互联系，成为一个整体功能结构。运用五行思维，杂乱无章的世界万物才能从无序走向有序，变成可以掌握、驾驭的规律性的东西。中国人自古以来习惯于运用这种方式去看待世界，看待周围事物，看待自身，难怪顾颉刚无限深情地说：“五行是中国人的思想律，是中国人对宇宙系统的信仰，二千年来它有极顽固的势力。”[8]这种势力遍及古代社会科学和自然科学的各个领域，而对《内经》的影响尤其巨大。

(2)五行归类：《内经》应用五行思维，使杂乱无章的世界万物转变成为规律性的五行模式，从而成为可以驾驭、掌握的东西，这一转变是通过“类”的划分实现的。

“类”是先秦名家名辩逻辑中的基本概念，是建立五行归类的基础。类有相似的意思。《说文》说：“同类相侣”、“侣，像也”。段注：“相像曰相似。”类还有相同的意思。《庄子·渔家》说：“同类相从。”类既可以指相似，又可以指相同。凡具有某种相似或相同的事物都可以成为一类。

类是以邹衍为首的阴阳家“机祥度制”的逻辑基础。阴阳家认为一个新王朝产生时，必然有相应的自然现象出现，是由于同类相应规律作用的结果。事物的类不是按照物质元素结构，而是根据具体事物功能、行为的相似或相同进行划分的。具体的标准有4条：

1)功能行为的相应：事物的功能、行为彼此相互作用，相互影响，相互反应，都可以成为一类。例如《易传·说卦传》说：震“为玄黄，为旉，为大涂……为苍筤竹，为萑苇。”震卦初生阳气代表春来临，草木吐芽生长，欣欣向荣，呈现玄黄。震卦、玄黄、旉、大涂、苍筤竹、萑苇皆因功能、行为相互作用，相互反应成为一类。

2)功能行为的相同：以功能、行为的相同为归类的标准。例如《易传·说卦传》说：“乾为天，为圆，为君，为父。”乾卦象征天，天是圆的。天主宰万物，而君为一国之主，父为一家之长，皆因功能、行为的相同成为一类。

3)动态属性的相同：动态属性主要指事物的运动方式和特点。例如《易传·说卦传》说：“乾为马，坤为牛，震为龙。”乾卦性质刚健，而马健行；坤卦性质柔顺，而牛顺从；震卦性质活动，而龙善腾飞：皆因运动方式的相同或相似成为同类。

4)静态属性的相同：静态属性主要指事物静止状态的特征，如形状、颜色、位置等。例如《易传·说卦传》说：“乾为天，为圆”、“乾为赤”、“乾为首”。乾卦象天，在上方，而头为人身之巅，是圆的；乾为纯阳，象征旺盛的大红色彩：皆因静止状态的特征相同或相似成为一类。[9]

《内经》按照阴阳家“类”的划分标准，以五行的属性特征对自然界的各种事物包括人体进行了结构的划分，建立了天地人的五行图式。通过这种图式的建立，纷繁复杂的世界万物成为步调相应、秩序井然的世界图景。《内经》通过五行归类建立的世界图景集中体现在《素问·金匮真言论》、《素问·阴阳应象大论》中。例如：“帝曰：五脏应四时，各有收受乎？岐伯曰：有。东方青色，入通于肝，开窍于目，藏精于肝，其病发惊骇，其味酸，其类草木，其畜鸡，其谷麦，其应四时，上为岁星，是以春气在头也，其音角，其数八，是以知病之在筋也，其臭臊。”(《素问·金匮真言论》)原文较长，未能全引。仅以五行中的木行为例说明五行归类的原理和方法：

东方青色，其类草木，其味酸，入通于肝，开窍于目，是以知病在筋也，其畜鸡，是基于功能、行为的相应建立的类的联系。东方性温，草木荣发，果实酸味，呈现青色，彼此相互作用、相互反应。肝开窍于目，主筋，是生理上的相互联系。鸡属巽为木，巽卦性质是号令，而鸡司晨报晓，是功能、行为的相应关系。

其音角，角音象木气而伸展，归为木行，是基于功能、行为的相同建立的类的联系。

其病发惊骇，惊骇象木屈伸而动摇，归为木行，是基于动态属性的相同建立的类的联系。

是以春气在头也，其数八，上为岁星，是基于静态属性相同建立的类的联系。春季万物荣发于上，八居河图东方木位，岁星于春季最为明亮，所以把头、八和岁星归为木行。

理解了五行中木行归类的原理和方法，其他四行归类的原理和方法也就清晰可见。《内经》应用五行归类的方法，并吸收当时天文学、地理学、气象学、生物学等知识，以四时为中心，把五行、五季、五方、五气、五色、五味、五音、五星，以及人体的五脏、七窍、五体、五声、五志等统一起来，形成一个“人与天地相参”的理论体系。兹据《素问·金匮真言论》和《素问·阴阳应象大论》五行归类的内容制成人体内外相应的系统结构表如下(表1)：

根据事物功能行为动静态特征的相同或相似，《内经》将现代人看来风马牛不相及的事物纳入木、火、土、金、水5个系统中。通过五行归类，世界万物由复杂变得简单，由杂乱无章变成有规律可循的5个大的系统，体现了人类认识水平的提高。

(3)五行的圜道特征：圜道，即循环之道。如同阴阳具有圜形特征一样，《内经》认为五行也具有圜道的典型特点。《素问·六节藏象论》说：“五运之始，如环无端。”《素问·五常政大论》也说：“太虚寥廓，五运回转。”如环无端、五运回转，都是对五行圜道的形象表述。五行循序而生，相间而克，终而复始，呈现圜道。圜道是五行的重要特征。《灵枢·营气》说：“终而复始，是谓天地之纪。”认为世界万物莫不体现圜道思想，遵循圜道规律。圜道是宇宙事物的普遍形式。

根据《内经》的有关记载，五行的圜道呈现河图布列和五行时相胜布列两种形式。《素问·金匮真言论》将五行与生成数对应起来，使五行的圜道呈现河图布列形式(图2)。《素问·六节藏象论》说：“春胜长夏，长夏胜冬，冬胜夏，夏胜秋，秋胜春，所谓得五行时之胜。”王冰注：“春应木，木胜土；长夏应土，土胜水；冬应水，水胜火；夏应火，火胜金；秋应金，金胜木，常如是矣。四时之中，加之长夏，故谓得五行时之胜也。所谓长夏者，六月也。土生于火，长在夏中，既长而旺，故云长夏也。”据此，五行的圜道又呈现五行时相胜布列的形式(图3)。五行圜道的两种布列形式是对先秦阴阳家思想的继承和发展。中医学术界长期通行五行圜道的五行时相胜布列形式，而河图布列形式没有引起人们的注意。实际上，这两种布列形式在《内经》中是相辅相成，并行不悖的，应该受到同等的对待。

表 1 人体内外相应的系统结构表

类别	物象 \ 阴阳五行	神(阴阳莫测的变化)				
		阳(天、上、气、火)		阴(地、下、血、水)		
		木	火	土	金	水
天	五方	东	南	中	西	北
	五季	春	夏	长夏	秋	冬
	五气	风	热	湿	燥	寒
	五星	岁星	荧惑星	镇星	太白星	辰星
	生成数	3＋5＝8	2＋5＝7	5	4＋5＝9	1＋5＝6
地	五材	草木	火	土	金	水
	五畜	鸡	羊	牛	马	彘
	五谷	麦	黍	稷	稻	豆
	五音	角	徵	宫	商	羽
	五色	青	赤	黄	白	黑
	五味	酸	苦	甘	辛	咸
	五臭※	臊	焦	香	腥	腐
人	五脏	肝	心	脾	肺	肾
	九窍	目	耳 舌※※	口	鼻	二阴 耳※※
	五体	筋	脉	肉	皮毛	骨
	五声	呼	笑	歌	哭	呻
	五志	怒	喜	思	忧	恐
	病变	握	忧※	哕	咳	栗
	病位	颈项※	胸胁	脊	肩背	腰股※
备注	※臭可作气	※颈项可作头	※忧或作嚘(气逆)			※腰股可作四肢

※※系《素问·阴阳应象大论》内容。

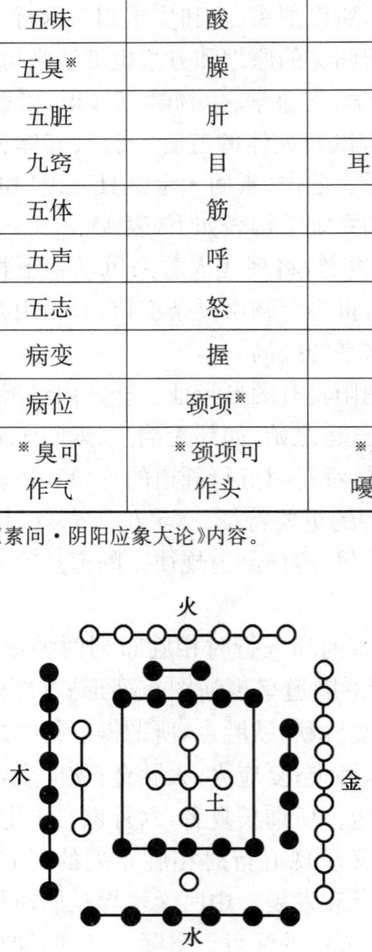

图 2 五行的河图布列形式

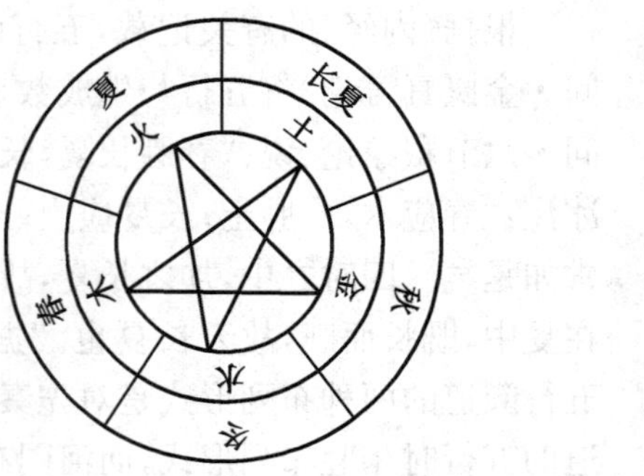

图 3 五行的五行时相胜布列形式

在五行的圜道结构中，其中的每一行并非孤立，而是密切联系的。这种密切联系主要是建立在五行的"平气"、"太过"和"不及"的基础上，并且表现为五行的生克乘侮关系。

1)五行相生：五行相生是木、火、土、金、水之间的依次资生和助长。五行相生的关系，先秦阴阳家和墨家已经确立，《内经》更臻完善。不过，《内经》对五行相生的次序没有直接的文字表述，而是通过五行归类，在四时阴阳流变的过程中呈现出来的。从人体内外相应的系统结构简表可以看出，木、火、土、金、水分别与春、夏、长夏、秋、冬归为一类，则木、火、土、金、水必然按照春、夏、长夏、秋、冬时节阴阳流变的次序相生，即木生火、火生土、土生金、金生水、水生木(图 3)。

《内经》将五行相生的次序看成是四时阴阳流变的必然结果，可能是受《易传·说卦传》八卦分属五行思想的影响。对五行相生原理，《五行大义》有一段解释："木生火者，木性温暖伏其中，钻灼而出，故生火。火生土者，火热故能焚，木焚而成灰，灰即土也，故火生土。土生金者，金居石依山津润而生，聚土成山，山必生石，故土生金。金生水者，少阴之气温润流泽，销金亦为水，所以山之而以润，故金生水。水生木者，因水润而生，故水生木。"(《五行大义》引《白虎通》)这里，对木生火、水生木的解释贴近生活，令人信服，而对火生土、土生金、金生水的解释的确勉强。这恐怕是《内经》没有以类似说法作为五行相生原理的理由。

2)五行相胜：五行相胜是木、火、土、金、水之间的依次限制和限约。对五行相胜的依序和原理，《内经》比先秦阴阳家的表述更为明确，《素问·宝命全形论》说："木得金而伐，火得水而灭，土得木而达，金得火而缺，水得土而绝。万物尽然，不可胜竭。"伐、灭、缺、绝，都有限制、制约的意思。"土得木而达"也是木对土发挥主宰、督导作用，是相胜的另义。五行相胜的次序是木克土、土克水、水克火、火克金，金克木。五行相胜的原理来源于古人"以土与金、木、水、火杂以成百物"(《国语·郑语》)的生活实践、生产实践的观察和总结。五行相胜的次序是以五行相生的关系为基础的。"万物尽然，不可胜竭"，肯定了五行生胜关系具有普遍性，是规律和法则的体现。

在五行生胜的圜道关系中，每一行都与其他四行发生联系，从而具有相生方面的"生我"、"我生"，相克方面的"克我"、"我克"的关系。生我者为母，我生者为子，所以五行的相生关系又称母子关系。我克者为我所胜，克我者为我所不胜，所以五行的相克关系又称"所胜""所不胜"的关系。这说明，五行中的各行不是孤立的，而是密切联系不可分割的。

五行除了生克关系外，还有乘侮关系。《素问·五运行大论》说："气有余，则制己所胜而侮所不胜。其不及，则已所不胜侮而乘之，己所胜轻而侮之。"乘，即乘虚侵袭。侮，即恃强凌弱。相乘，就是相克太过，超过正常制约的程度。例如，木气太过，则乘虚乘土，并恃强反侮金；木气不及，则金乘虚乘，而土恃强反侮木。五行之间的乘侮，是事物的关系失去正常协调的一种表现，属于事物发展变化的反常现象。

(4)五行圜道的动态平衡：五行，又称五运。行、运两字都有运转的含义。《内经》认为，五行圜道是一种周期循环的运动。《素问·五常政大论》说："太虚寥廓，五运回转。"五行存在于世界万物之中，它不是静止的圜道，而是处于永不停息的周期循环的运动之中。刘长林说："循环运动乃是具体事物整体动态平衡的一种主要表现形式。"[1]认为五行的周期循环运动处在相对稳定的状态，是一种动态的平衡运动。这样，《内经》的哲学必须对五行循环运动的动力和动态平衡的机制两个问题进行回答。

《内经》认为，五行周期循环运动的动力肯定是五行结构内部的矛盾运动。张载说："凡圜转之物，动必有机，既谓之机，则动非自外也。"(《正蒙·参两》)《内经》说得更加清楚："阴阳者……变化之父母，生杀之本始，神明之府也。”（《素问·阴阳应象大论》）阴阳无所不在，具有普遍性。它既然是世界万物运动变化的动力，当然也是五行循环运动的原因。恩格斯说：“这就是说，它们是相互作用的，并且正是这种相互作用构成了运动。”[6]阴阳两个方面相互依存又相互斗争，促进了事物的发展和变化，五行内部的相互作用推动了五行的周期循环运动。

《内经》在解释五行周期循环动力的基础上，进一步阐述了五行动态平衡的机制，提出了两套自行调节机制解释五行循环运动的动态平衡。一套是正常情况下的生胜机制，另一套是反常情况下的胜复机制，而这两套调节机制都是建立在五行内部两种力量相互作用的基础之上的。从正常情况下的生胜机制来说，五行中的每一行处于正常“平气”状态下，五行中任何两行之间都存在相生或相胜的关系，所以五行处于不平衡的运动状态。但是从五行的整体关系来看，任何一行都存在生我、我生或胜我、我胜的关系，受作用者往往通知某些中间环节，反作用于作用者而产生相互作用，进行反馈调节，实现五行的动态平衡。可见，五行的动态平衡是通过生胜的动态均势取得的，而生胜的动态均势是通过反馈机制实现的。以火为例说明：五行中的水制约火，而火通过火生土的中间环节制约水，表现出水与火之间胜与反胜相互作用的动态均势；木生火，而火通过火生土、土胜水、水不生木的中间环节，限制木生火的作用，表现出木与火之间生与反生相互作用的动态均势。反馈是相互作用的一种特殊形式，是五行相生和相胜彼此协调，密切配合的结果。没有相生，事物不可能发生和生长；没有相胜，事物也不可能变化和发展。必须生中有胜，胜中有生，并在总体上表现出相对的均势，事物才能正常生化。诚如张介宾所说：“盖造化之机，不可无生，亦不可无制。无生则发育无由，无制则亢而为害。生克循环，运行不息，而天地之道，斯无穷已。”（《类经图翼·运气》）在反常情况下的胜复机制，是针对太过、不及时五行之间出现乘侮异常现象产生的自行调节机制。《素问·至真要大论》说：“有胜之气，其来必复也。”胜指胜气，复指复气。这里的胜气是指由于五行中的某行太过或不及所引起的过度克制力量。复气是由于胜气所产生的限制自身偏胜的相反力量。胜气的出现，破坏了由五行生胜关系形成的五行循环运动的动态平衡状态，表现为相乘、相侮的反常现象。这种反常现象如果不能及时调整、纠正，必然造成强者愈强，弱者愈弱的混乱局面。复气的产生，阻断了强者愈强、弱者愈弱的循环怪圈，有利于五行循环运动的整体动态平衡的重新建立。复气的产生，遵循两个调节原则：

一是胜复轻重相同原则。如说：“胜复盛衰不能相多也，往来小大不能相违也，用之升降不能相无也，各从其动而复之耳。”（《素问·气交变大论》）又说：“微者复微，甚者复甚，气之常也。”（《素问·五常政大论》）复气的轻重与胜气的大小相适应，胜气轻，复气就轻；胜气重，复气就重。

二是太过不及相随原则。如说：“形有盛衰，谓五行之治，各有太过不及也。故其始也，有余而往，不足随之；不足而往，有余从之。”（《素问·天元纪大论》）复气是按“有余而往，不足随之；不足而往，有余随之”相随而产生的。不及则胜己的胜气被相生的复气克制；太过则胜气被胜己的复气克制。例如，木不及，金偏胜而为胜气，但木不及引起土太过，土太过引起水不及，水不及引起火太过，火太过对胜气金进行报复而成为复气；木太过是胜气，但木太过引起土不及，土不及引起水太过，水太过引起火不及，火不及引起金太过，金太过对胜气木进行克制而成为复气。有胜气必有复气，胜复相当，维持着五行周期循环运动的动态平衡。《内经》对五行的这种自稳机制给予了高度的评价，《素问·气交变大论》说：“夫五运之政，犹权衡也。高者抑之，下者举之，化者应之，变者复之，此生长化收藏之理，气之常也。”五行的周期循环运动，正是通过权衡的机理维持着动态的平衡。

3. 阴阳和五行的关系

阴阳和五行本来是两个起源不同的学术流派。从《易传》开始，这两个不同的学术派别开始结合。战国末的邹衍将阴阳和五行完全融合起来，成为阴阳家的创始人。司马迁说："邹衍以阴阳主运显于诸侯。"(《史记·封禅书》)又说：邹衍"乃深观阴阳消息，而作怪迂之变，《终始》《大圣》之篇，十余万言。"(《史记·孟子荀卿列传》)司马谈将阴阳家列于儒、墨、名、法、道五家之首，并评价说："尝窃观阴阳之术，大祥而众忌讳，使人拘而多所畏。然其序四时之大顺，不可失也。"(《史记·太史公自序》)邹衍怎样把阴阳和五行两个不同派别的哲学思想结合起来？它们之间有什么必然的联系？因为没有著作流传下来，一直是一个谜。

《内经》中亦有类似情形，往往以阴阳概括五行。例如《素问·阴阳应象大论》篇的内容涉及阴阳和五行两个方面，却以"阴阳应象"名篇。马莳解释说："自太极分而为阴阳，阴阳分而为五行，故五行一阴阳，阴阳一太极，则是阴阳者，所以代太极而总五行者也。"(《黄帝内经素问注证发微》)这是最早揭示阴阳和五行的关系，以阴阳总括五行理由的文献。

近人刘长林潜心研究了这个问题，并且在《中国系统思维》一书中专门讨论了阴阳和五行关系的问题。他认为："阴阳学说与五行学说在理论上又有许多重要的相同之点，如：它们都以气的理论为基础，认为物质性的气是宇宙的始基，它们都着重从功能方面、关系方面、整体方面研究和把握客体，强调动态平衡对于事物正常发展的重大意义，认为系统整体具有自我调节以维持动态平衡的一定能力，等等。这些共同之点是阴阳学说和五行学说能够统一起来并同时应用于医学的根据。"[9]

根据刘长林的意见，阴阳和五行的关系具体表现在以下两个方面：

(1)五行是在阴阳的基础上衍化而来的：宇宙的本源是气，由气分化为阴气和阳气，阴气和阳气的交替作用形成世界万物及其五行规律。司马迁说邹衍"乃深观阴阳消息，而作怪迂之变，《终始》《大圣》之篇，十余万言"，恐怕是以此为依据的。《素问·脉要精微论》说："是故冬至四十五日，阳气微上，阴气微下；夏至四十五日，阴气微上，阳气微下。"阴阳的消长，形成四时。少阳春木，太阳夏火，少阴秋金，太阴冬水。至阴为土，或主长夏，即农历六月。《素问·六节藏象论》有"至阴类，通于土气"之说，《素问·太阴阳明论》有"脾者土也，治中央，常以四时长四脏，各十八日寄治，不得独主于时"的见解。五行源于阴阳消长的衍化，并形成五行时相胜布列和河图布列两种形式。

(2)五行是阴阳关系的延伸和展开：恩格斯说："相互作用构成了运动。"[6]但是，世界万物的运动不一定只是两个方面在相互作用，还有两个以上的方面交替地发生作用。但是两个以上方面交替地发生作用，其实质是一个具有复杂结构的反馈系统，最终还是两个方面的作用。五行的胜复理论就是证明。例如火不足，水乘火而成为胜气，但是火通过其不足引起金太过，金太过引起木不及，木不及引起土太过，土太过对胜气水进行报复成为复气。作为受作用者，火通过某些中间环节仅作用于水，从而保持了五行周期循环运动的动态平衡。可见，五行的生克胜复是阴阳关系相互作用延伸和扩展的具体表现，而阴阳是对五行生克胜复关系的更高概括。

从以上两点来看，在说明事物的运动变化规律时，阴阳具有普遍性，而五行具有特殊性；阴阳可以概括五行，而五行通过反馈机制显现阴阳的相互作用。这就是把研究阴阳五行的学派称为阴阳家，把《内经》讨论阴阳五行的篇章冠以"阴阳应象大论"的理由。

四、别异、比类、正名

别异、比类、正名是《内经》的3个重要的逻辑概念。在先秦著作中，别异称别同异，正名又叫正名实，而比类是从属于别同异的。

《内经》的哲学不仅要研究自然规律，还要探讨思维活动的规律。作为思维规律的基本逻辑概念，别异、比类、正名不仅是中国古代名辩学的基础，也是《内经》逻辑的核心。因此，了解别异、比类、正名与中国古代名辩学的关系，对于揭示《内经》理论形成的过程和方法，无疑具有十分重要的理论意义。

（一）名辩的含义

名辩两字，是从英文 Logic 一词翻译过来的。Logic，音译是逻辑。清末民初严复将 Logic 意译为"名学"，王国维把 Logic 意译为"辩学"。张岱年说："这些关于命名立辞的方法论学说与西方古希腊所谓逻辑约略相当……在中国则称为'名辩之学'。"[10]可见，名辩具有逻辑的含义，是研究思维形式及其规律的学问。

我国古代把对名（概念）、辞（判断）、说（推理）、辩（论证）等内容的研究称"名学"、"辩学"或"名辩之学"，把研究这些学问的人称为"辩者"、"辩士"。在汉代，这类人统称为名家，代表人物是惠施和公孙龙。司马谈对名家作过如下评价："名家苛察缴绕，使人不得反其意，专决于名，时失人情，故曰使人俭而善失真。若夫控名责实，参伍不失，此不可不察也。"（《史记·太史公自序》）名辩是认识论中的一个基本问题，也是先秦哲学家共同关心的问题。对名辩研究的人当然不能限于名家，儒、墨、道、法等家的重要人物几乎都参与了对这一问题的讨论，并作出了积极的贡献。《内经》应用了先秦名辩之学的许多研究成果，并对别异、比类、正名提出了自己的见解，从而使中国古代名辩学的内容更加丰富而多采。

（二）别异、比类、正名是古代名辩学的基础

对别同异、正名实与古代名辩学的关系，先秦学者多有论及。《墨辩》说："夫辩者，将以明是非之分，审治乱之纪，明同异之处，察名实之理，处利害，决嫌疑。"（《小取》）这段话的关键词是明同异和察名实。同异明、名实察，才能明是非，审治乱，处利害，决嫌疑。后期墨家是把别同异、正名实看做是古代名辩学的基础的。

1. 别异

(1)别异的含义：在中国名辩学史上，第一个直接提出同异问题并明确给予论述的学者是战国的惠施。惠施在"历物"十事中说："历物之意曰：至大无外，谓之大一；至小无内，谓之小一。无厚，不可积也，其大千里。天与地卑，山与泽平。日方中方睨，物方生方死。大同而与小同异，此之谓小同异；万物毕同毕异，此之谓大同异。南方无穷而有穷。今日适越而昔来，连环可解也。我知天下之中央，燕之北、越之南是也。泛爱万物，天地一体也。"（《庄子·天下》）"万物毕同毕异，此之谓大同异"，实是"历物"十事的核心。对这个核心命题，杨俊光有一段独特的解释："'大同而与小同异'应是'大同'和'小同'之间一种相异的关系"；"'小同异'应该是'小同'和'小异'的一种简称，同时包含有'同'和'异'"；"关于'万物毕同毕异，此之谓大同异'，这是从共相、自相的关系说的。因万物各有自相，所以'毕异'，又都有一个共相，所以'毕同'。"因此，这个命题的意思是："同一属的大物和小物之间既有同又有异，这是一般的'同异'关系；任何不同事物之间都有同又都有异，这是更为重要的'同异'关系。"[11]

过去学术界几乎一致认为惠施是取消同异的合同异派，这是不符合事实的。不仅"历物"十事中的"毕同毕异"是讲同中有异，异中有同，而且"历物"十事的大部分命题也是讲同

中有异，异中有同的。从“历物”十事的大部分命题看，表面上似乎都是在讲同，但是它讲的是不同事物的统一（如“天与地卑，地与泽平”）和同一事物所包含的差异（如“日方中方睨，物方生方死”）。惠施的“历物”十事不仅包含着辩证法的因素，而且阐明了万物既和自己同一又和自己区别的思想。惠施的所谓同，是异中有同，同中有异，不是有同无异，更不是取消同异的合同异，对同一性内部的差异性进行了深刻的考察。

战国时的公孙龙也对别同异的问题进行了论述。《淮南子·齐俗训》说：“公孙龙，析辩抗辞，别同异，离坚白，不可与众同道也。”所谓离坚白，就是一块坚白石，由于人的视觉和触觉互不相关，视石知其白不知坚，抚石知其坚不知白，从而将石之“坚”和“白”各自分离，包含着别同异的思想。公孙龙的观点还有“白马非马”、“鸡三足”等，其用意均在别同异，同时涉及概念的内涵和外延问题。

（2）别异与名辩的关系：别异是名辩的基础。同异概念的提出和同异关系的研究，是中国古代名辩学的发端。别异是人类认识的起点和最一般的目的。恩格斯说：事物“与自身的同一，从一开始起就必须有与一切别的东西的差异作为补充。”[6]同与异相对存在，是客观事物的本来面目。“逻辑规律就是客观事物在人的主观意识中的反映。”[12]因此，事物相对的同一是形式逻辑的客观基础，也是同一规律的哲学依据。对认识对象进行比较，找出同异，进行分类，才能形成概念，构成判断，提出推理。例如杨俊光说：“把‘别同异’的原则应用于思维形式的研究就是所谓正名实。”[11]

惠施别同异的思想和公孙龙别同异的观点有一定的差异。惠施在逻辑上的独特之处是异中有同，同中有异，是具体的同一性，不是抽象的同一性。他不仅没有把形式逻辑的同异分立理解为绝对的对立，而是突破了形式逻辑的局限，从事物客观辩证法的研究走向了辩证逻辑。这一点，对《内经》名辩思想的形成具有深刻的影响。

2. 比类

（1）类的含义：人类生存的自然界，万物杂陈，却是有规律可以依循，这个可以遵循的规律就是以“类”为基础建立的。对事物性质、关系同异的比较，世界万物可以区分为不同的类群。《墨辩》说：“有以同，类同也……不有同，不类也。”（《经说下》）凡性质、关系相同的事物同属于一类，性质、关系不同的事物不属于一类。类是对性质、关系相同事物的归纳与总括。《墨辩》又说：“方尽类。俱有法而异，或木或石，不害其方之相合也。尽类犹方也，物俱然。”（《经说下》）凡是方的东西俱为一类，而方的标准是90°的角。尽管物象的质料有木有石的不同，但不影响90°角而为方这一规定。像“方尽类”一样，世界万物的分类都是如此。后期墨家对“类”的本质进行了深刻的揭示。

（2）比类与名辩的关系：先秦学者在“类”的基础上提出了正名、立辞、说辩的原则。

判断是表达思想的。《墨子·小取》说：“以辞抒意。”但是，用判断表达思想必须遵循“类”的原则。《墨辩》说：“立辞而不明于其类，则必困矣。”（《大取》）类是正确判断所必须遵循的原则。不懂得类，认识混乱，判断必然陷入错误。《墨子·小取》又云：“以说出故。”“说”是说明正确判断理由的推理形式，是把一个辞所以成立的理由揭示出来的过程。“故”是理由，是一个判断所以确立的前提和依据。先秦学者将“类”与“故”相提并论，指出“知类”是为了“明故”，“明故”才可以“知类”，把“类”看成是“明故”之“说”的基础。对此，《墨辩》有一段非常生动的描述说明这个问题：“今逻还夫好攻伐之君，又饰其说以非子墨子曰：子以攻伐之为不义，非利物与？昔者禹征有苗，汤伐桀，武王伐纣，此皆立为圣王，是何故也？子墨子曰：子未察吾言之类，未明其故也，彼非所谓攻，谓诛也。”（《非攻下》）人类的战争有两种：正义的战争为诛，非正义的战争为攻。以“诛”的正义性去推论“攻”的合理性，显然是把两类不同性质的战争混淆，因此推理是不能成立的，判断是错误的。推理的过程，注意对事物“类”的区分，事物“类”界限分明，不产生悖乱，才能得出正确的判断。类是说的基础。

荀子对名、辞、说辩的定义，包含着以“类”为基础的理解，《荀子・正名》说：“名也者，所以期累实也；辞也者，兼异实之名以论一意也；辩说也者，不异实名以喻动静之道也。”名是对同类事物的实的抽象。辞是对两个不同实的名所表示的事物的过程关系的肯定。辩说是对同一对象而展开的是非然否的争论。荀子对名、辞、说辩的定义都涉及类的概念。可见，整个名辩学都是以类为基础的。

3. 正名

(1)名的含义：对于名的认识，中国古代学者经历了一个由浅入深的发展过程。最初，名是用来指实的，先有实后有名。《墨辩》说：“所以谓名也，所谓实也。”(《经说上》)“有之实也，而后谓之；无之实也，则无谓也。”(《经说下》)实指客观存在的对象。名是对客观存在对象的称谓。有客观存在的对象，才产生对客观对象的称谓；没有客观存在的对象，不能产生对客观对象的称谓。名是用来“摹略万物之然”(《墨子・经说上》)的。

在后期墨家对名的认识的基础上，荀子对名的本质有了更进一步的认识。如前所说：“名也者，所以期累实也。”期，约也，引申为概括；累，积也，引申为众多；实，指客观存在的事物。荀子认为，名是用来约要地称谓许多客观事物对象的，是概括同类对象的一种思维形式，是对客观事物共同属性的抽象反映。概念具有间接性、抽象性、普遍性的特征。概念所具有的这些特征，在荀子对名的定义中得到了一定程度的体现和反映。荀子的定义，深刻地揭示了名的本质。

后期墨家将名分为达名、类名和私名 3 种。达名是对一切客观存在事物的称谓，类名是指一类具体对象的称谓，私名是对单独对象的称谓。荀子进一步提出了共名和私名的分类、别名到共名的概括和共名到别名的限定等方法，丰富和发展了古代的名辩学思想。

(2)正名的理论：正名，就是辨正名称、名分，使名实相符。孔子首先提出正名。此后，正名问题扩大为辨正一切事物的名称。第一个从名辩理论的角度论述正名原则的是公孙龙，《公孙龙子・名实论》说：“其正者，正其所实也。正其所实者，正其名也。其名正则唯乎其彼此焉。”只有合乎“唯乎其彼此”，才是正名。所谓“唯乎其彼此”，就是彼名限彼实，此名限此实。彼此之名各专指彼此之实。这是公孙龙提出的正名原则。

先秦时期，流行 3 种正名的方法：一是以名定实，即以不变的名去纠正已变的实，如孔子的“名不正则言不顺”(《论语・子路》)；二是按实定名，即用名实相符的实去纠正名实不符的实，如公孙龙的“以其所正，正其所不正”(《公孙龙子・名实论》)；三是以尹文为代表的“以形正名”、“以名正形”，既坚持实对名的作用，又强调名对实的反作用，颇有唯物辩证法思想的特点。

对于正名的作用，先秦学者曾各抒己见，而以荀子的观点最为明确。《荀子・正名》说：“故知者为之分别制名以指实，上以明贵贱，下以辨同异。贵贱明，同异分，如是志无不喻之患，事无困废之祸，此所为有名也。”聪明的人制定各种名称指明事物，上能指明贵与贱，下能辨别同与异。贵贱分明，同异有别，表达思想就没有困难，事业也不会陷于困境而失败。正名的作用是显而易见的。

(3)正名与古代名辩的关系：中国古代名辩学的体系，包括正名、立辞、说辩等主要内容，而正名是这个体系的基础。作为概念，名是表达思想，进行思维的基本单位。离开了名的作用，立辞、说辩将无法进行。《荀子·正名》说："辞也者，兼异实之名以论一意也；辩说也者，不异实名以喻动静之道也。"辞是联结不同的对象的名表达一个思想的语言形式，辩说是对同一对象的名进行的是非然否的争论。不管是辞还是说辩，名是最根本的基础。如果将中国古代名辩学比为一座宝塔，名是这座宝塔的基础。这样比喻名在中国古代名辩学中的地位，并不过分。杨俊光的一段话可以作为这个问题的小结："在我国古代，相当于'逻辑'的学问被称为'辩'，其学者即称为'辩者'。它的研究对象——开始主要是概念.被称为'名'；因而其学者又称为'名家'。它的内容，按照古代名辩的集大成者后期墨家和以研究墨辩著称的晋代学者鲁胜的看法，就正是这个'别同异'和'正名实'。"[11]

（三）《内经》正名、别异、比类的名辩学内容及其特征

翻开《内经》全书，关于中国古代名辩学的基本范畴，仅仅出现正名、别异、比类等概念，几乎见不到对名辩体系的系统阐述，这不是偶然的逻辑现象。先秦的名辩思想是创见性的，《内经》的名辩思想是继承性的。由于《内经》是一部医学理论著作，它对先秦名辩思想主要是应用式的继承，是作为医学研究的思维方法、思维工具而应用的。《内经》毕竟不是一本名辩学专著，没有必要全面复述先秦名辩学的理论，但是作为一本最早的医学理论著作，却完全有必要通过正名、别异、比类去阐明它的理论形成的方法和过程，并在阐述理论形成的方法和过程中表现出对这些名辩学基础的独特认识与理解。

1.《内经》的正名及其辩证特征

在先秦名辩学正名理论的基础上，《内经》提出了对正名的辩证理解："气合而有形，因变以正名。"(《素问·六节藏象论》)天地万物都是由气聚合而成。"(气)聚而成形，散而归于太虚。"(《张子正蒙篇注·太和篇》)气的聚合产生形，形是实的空间存在形式，所以形、实对举互用。有形、实，才有对它们的反映和称谓，因而形成名。但是，客观存在的事物是变动不居的，对形、实反映和称谓的名也应该相应的变化。作为概念，名是相对的，不是僵死的东西。

先秦名辩学的正名理论遵循"其名正则唯乎其彼此"(《公孙龙子·名实论》)的原则，要求彼、此之名专指彼、此之实，使名具有确定性。使名具有确定性的思想无疑是正确的。黑格尔说："知识起源于理解当前的对象而得到其特定的区域。"[13]概念是理论思维的一种形式。把名看成是概念明确、内容确定的形式，是我们分析问题的一个有用的辅助工具。但是把名的内容同一性看做是绝对的、抽象的，不承认名的内容的流动性和矛盾性，还不能保证全面、客观地反映事物。事物内部是包含矛盾的，因而反映它的名也必须包含内在的矛盾运动。辩证逻辑研究概念，除了要求概念明确、内容确定外，还要求研究概念所包含的丰富具体的内容及其概念的矛盾运动。"气合而有形，因变以正名"，既重视名的概念明确、内容确定，又强调正名与把握事物的对立统一及其变化的统一，符合辩证逻辑的思想。

《内经》对名的辩证逻辑的认识，可能受惠施"历物"十事所包含的辩证逻辑萌芽思想的影响。"同而有异"和"毕同毕异"是一种辩证思维。十事中的"今"与"昔"、"不可积"与"大千里"、"中"与"睨"、"生"与"死"、"无穷"与"有穷"的统一，以及天与地"卑"、山与泽"平"、燕北越南皆为"中央"等，说的也是概念所包含的对立统一及其变化的辩证本性。列宁说："一般说来，辩证法就在于否定第一个论点，用第二个论点去代替它(就在于前者转化为后者，在于指出前者和后者之间的联系等等)。后者可以成为前者的宾词。"[12]"历物"十事的概念具有辩证逻辑的特征，而正是这一特征影响了《内经》对名的辩证认识。

2.《内经》的别异及其逻辑意义

别异是《内经》在继承先秦逻辑思想的基础上提出的一个重要概念。它说："别异、比类，犹未能以十全,又安足以明之。”(《素问·疏五过论》)异与同对,相对存在。别异就是别同异,就是辨别同异、比较同异的意思。别同异,是人类认识的起点和最一般的目的。抛弃比较,不辨同异,就不可能认识事物,从事医学研究。

《内经》别异的思想发端于惠施,继承于后期墨家。惠施“历物”十事的中心思想,就是肯定客观事物的同中有异,异中有同。《墨子·大取》说:“有其异者,为其同也;有其同也,为其异也。”认为客观事物的同与异是相互渗透、相互包含的。《内经》对此深信不疑,也提了对同异关系的看法:“智者察同,愚者察异;愚者不足,智者有余。”(《素问·阴阳应象大论》)所谓“智者察同,愚者察异”,是说聪明的人善于体察同一现象背后的差异,愚蠢的人看不到差异背后的同一。按照先秦学者的意见,同和异是对立的统一。同是相对于异而言,异是相对于同而言。没有同就没有异,没有异也就没有同。同总是异中之同,异总是同中之异。这是客观事物的辩证法。《内经》将善于发现同一背后有差异、差异背后有同一的人称为智者,而把不能发现同一背后有差异、差异背后有同一的人称为愚者,这本身就是对同异是对立统一的肯定。《内经》对同异关系的研究,已经不再局限于不同的对立物的同一,而是达到了同一性自身的差异的认识。

辨别同中之异、异中之同,坚持同异的对立统一,是科学研究的基本要求。黑格尔说:“假如一个人能看出当前即显而易见的差别,譬如,能区别一支笔与一头骆驼,我们不会说这个人有了不起的聪明。同样,另一方面,一个人能比较两个近似的东西,如橡树和槐树,或寺院与教堂,而知其相似,我们也不能说他有很高的比较能力。我们所要求的,是要能看出异中之同和同中之异。”[13]科学研究要求我们对复杂的人体生命现象的异中之同和同中之异进行锲而不舍的探求,而且对其相同点和差异点把握得越多,了解得越精细,就越能触及人体生命的本质。

辨别客观事物的同中之异、异中之同,是从事医学研究的人所必须具备的逻辑方法。按照刘长林的观点,它在《内经》中大致起5种作用。[1]

第一,确认事物的正常与异常。为了确定事物的正常与异常,《内经》总结出一套“揆度奇恒”的方法,《素问·玉版论要》说:“黄帝问曰:余闻揆度奇恒,所指不同,用之奈何?岐伯对曰:揆度者,度病之浅深也。奇恒者,言奇病也。”揆度,是以正常人为尺度去衡量异常人病变的所在和程度。奇恒,是以一般情况(恒)与特殊情况(奇)比较,确定异常所在。揆度、奇恒,作为一种确认事物正常和异常的方法,包含着对人体生理与病理、健康与疾病同异对立统一关系的比较与研究。

第二,对具有相同特征但本质不同的事物加以鉴别。许多事物的本质不同,却有着相同的外部特征。对事物进行同中求异的分析,便能把握事物的不同本质。例如《素问·咳论》:“黄帝问曰:肺之令人咳,何也?岐伯对曰:五脏六腑皆令人咳,非独肺也。”肺的宣降功能失常的外部特征是咳嗽,但是引起咳嗽的原因不仅是肺,与五脏六腑都有关系。从咳嗽这一共同症状入手,从相伴出现的五脏六腑的症状辨别出引起咳嗽的脏腑,就能发现咳嗽的不同本质。这是同中求异法的应用。

第三,对本质相同,但程度不等的事物加以鉴别。有些事物,虽然有相同的本质,但是在数量、程度上存在着差异,也需要将它们区别开来。例如《素问·病能论》:“有病颈痈者,或石治之,或针灸治之,而皆已。其真安在?岐伯曰:此同名异等者也。夫痈气之息者,宜以针开除去之。夫气盛血聚者,宜石而泻之。此所谓同病异治也。”颈痈的病机(本质)是气滞血瘀,但气滞血瘀的程度有两种:气结而正不散为“痈之气息”,气盛血凝聚为“气盛血聚”。本质相同，但程度不等，《素问·至真要大论》表述为"质同而异等"，也是同中求异的体现。

第四，寻找不同事物的共同本质和根源。许多事物完全不同，却有共同的本质和根源。运用异中求同的方法，可以发现它们。例如："夫血之与气，异名同类，何谓也？岐伯答曰：营卫者，精气也。血者，神气也。故血之与气，异名同类焉。"（《灵枢·营卫生会》）血与气，形态不同，作用有别，但都是由水谷精微通过气化作用生成的。所以有"夺血者无汗，夺汗者无血"的说法。《内经》的这一发现是通过异中求同法实现的。

第五，促进发现和认识新的领域。相同事物，同一原因，引出不同结果。运用异中求同的方法，可以发现新的理论。例如《素问·至真要大论》说："论言治寒以热，治热以寒……有病热者，寒之而热；有病寒者，热之而寒。二者皆在，新病复起，奈何治？岐伯曰：诸寒之而热者取之阴，热之而寒者取之阳，所谓求其属也"。"治寒以热，治热以寒"，这是公认的治疗原则。但是在应用的过程中却出现了"有病热者，寒之而热；有病寒者，热之而寒"的新情况。前提相同，原因不变，结果殊异。《内经》应用异中求同的方法，提出"诸寒之而热者取之阴，热之而寒者取之阳"的新的治疗原则，对传统的治疗原则进行了补充和发展，从而使对寒证和热证的治法更臻完善。

3.《内经》比类的说辩艺术

《说文》："比，密也。"段注："其本义谓相亲密也。"比类，就是类的比附，类的联系，其核心仍然是类。

类概念的渊源与阴阳家的"机祥度制"有关。类的划分则是根据具体事物功能、行为的相似或相同原则进行的，具体内容在阴阳五行部分已经进行了详尽的讨论。

类是中国古代名辩学中的一个非常重要的概念，不管是正名、立辞以及说辩，都离不开类这个概念。《内经》全面继承了先秦的逻辑成就，不仅提出了比类的思想，而且在比类的基础上建立起同类相推、异类不比的说辩理论。

（1）比类的明故作用：明故是一个判断得以确立的理由或根据。通过推理提出判断，确立判断，这就是比类的明故作用。

对于比类的明故作用，《内经》给予极高的评价，《素问·示从容论》说："及于比类，通合道理……子务明之，可以十全。"《素问·征四失论》也说："不知比类，足以自乱，不足以自明。"《内经》认识到比类具有认识复杂事物的规律，保证思维不陷于混乱的重要作用，但是没有对实现这种作用的机制进行阐述。

认识复杂事物，思维不陷于混乱，必须遵循名辩逻辑的规律，进行正确的推理。名辩逻辑主要是研究说即推理的形式和规律的学问，而说是把辞即判断得以确立的理由揭示出来的过程，这个过程必须以类作为基础，以比类作为保证。《墨辩》说："三物必具，然后辞以生。夫辞以故生，以理长，以类行也……夫辞以类行者也，立辞而不明于其类，则必困矣。"（《大取》）三物悉具，一个判断才能产生。判断是由"故"（理由、根据）产生，由"理"（推论形式）呈现，依"类"来推演的。只有认识事物的比类关系，才能找到立辞的依据"故"，并用适当的形式"理"表现。比类为了明故，而明故才能思维清晰，明晓事理。

（2）比类的说辩形式：说是由一个或几个已知的判断推出一个新判断的思维形式或思维过程。对这种思维形式或思维过程，《内经》有种种不同的表述。如《素问·阴阳应象大论》说："以我知彼，以表知里，以观过与不及之理，见微得过，用之不殆。"根据已知推出未知，根据显现的现象推知隐蔽的情况，这是从特殊到特殊的类比推理。又如《素问·标本病传论》说："少而多，浅而博，可以言一而知百也；以浅而知深，察近而知远。"从个别的事物推知对众多事物的认识，从浅显的事物推知对复杂事物的认识，从眼前的事物推测对未来事物的认识，这是从个别到一般的归纳推理。再如《灵枢·阴阳二十五人》说："天地之间，六合之内，不离于五，人亦应之。"五即五行，是世界万物的普遍规律。从具有普遍意义的五行推知对人体生理病理的认识，这是从一般到特殊的演绎推理。

《内经》中关于"说"的类似表述还有很多，此处不一一赘述。

综观以上《内经》的3种推理形式，几乎都是遵循"法同则观其同"(《墨子·经上》)和"异类不比"(《墨子·经下》)的原则。凡对一类事物的本质有所肯定，对具有这种本质的同类事物必然有所肯定；对不具有这种本质的异类事物必然有所否定。这颇同后期墨家所提出的或、假、效、辟、援、推等推理形式，但以效式推论最为典型。《墨辩》说："效者为之法也，所效者所为之法也。故中效则是，不中效则非也。此效也。"(《小取》)效，呈也，提供之意。法，标准。提供的东西作为立辞的标准，所提供的那个东西就用来作标准的。凡符合标准的东西就肯定它，不符合标准的东西就否定它。可见，效式推论总是以一个说明事物本质属性的概念作为大前提和法，去推论两类事物是同类还是异类的思维方法。例如"五脏之象，可以类推"(《素问·五脏生成》)就是效式推论的典型例子。王冰深得先秦名辩的奥旨，通过注释将其效式推论的实质清晰地揭示了出来，其注云："象，谓气象也。言五脏虽隐而不见，然其气象性用，犹可以物类推之。何者？肝象木而曲直，心象火而炎上，脾象土而安静，肺象金而刚决，肾象水而润下。夫如是皆大举宗兆，其中随事变化，象法傍通者，可以同类而推之尔。"其形式是(仅举肝象木而曲直为例)：木的属性是曲直，肝与木的属性同，所以，肝象木而曲直。王冰所说的"象法傍通"的"法"，就是说明事物属性的，作为"中效"或"不中效"的标准，木性曲直这个概念，由于肝与木的属性相同，属于同类，故"可以同类而推之"，得出肝象木而曲直的推论。

效式推论和亚里士多德三段论式形式相似，但在对中词的理解有根本不同，需要区别。亚里士多德三段论式的形式是：

M—P	凡M类事物具有P属性
S—M	S属于M类事物
S—P	因此：S具有P属性

将《内经》效式推论与亚里士多德的三段论式比较，形式上都是三段论式，但在对中词的理解上存在着根本的分歧。《内经》的效式推论的中词是说明本质属性，以作为"中效"或"不中效"的标准的那个概念，而亚里士多德三段论式的中词是本身被包括于另一名词，又包括另一名词的名词。可见，《内经》的效式推论是从概念内涵的可类比性，赋予中词以内涵类比的推理职能，而亚里士多德是从概念外延的可传递性赋予中词以外延传递的推理职能。所以，《内经》效式推论的"中词首先是充当'法'(标准)，成为中效或不中效的类比尺度，而且在亚里士多德的三段论式中，中词起着小词和大词之间类的包含关系的中介作用。"《内经》的效式推理，"从实际上看是类比推理。不过这种类比，并不是现在逻辑教科书里的类比含义，而是类的同异关系的演绎类比。确定一类事物的本质属性作为类的标准，获得事物是同类还是异类的认识，这是效式推论三段式的类比性。揭示一类事物的本质属性(规律)作为一般性的大前提，获得关于某一事物性质的认识，这又是效式推论三段式的演绎性。"[14]

(3)比类的意象特征：比类形成推理，通过推理建立判断，运用判断表达思想。《墨辩》说："以辞抒意。"(《小取》)辞的本质是判断，其表现形式是语句。意是思想。意在人的大脑里，要通过言才能表达出来，而言的表现形式是语句，言的逻辑形式是判断。因此，"以辞抒意"就表现为通过言来表达思想。但是，先秦学者提出了一个与此不同的看法，认为言不能完整准确地表达思想。例如《庄子·天道》说："意之所随者，不可以言传也。"《易传·系辞上》也说："书不尽言，言不尽意。"所谓"意之所随"，即成玄英注所说的"意之所出，从道而来。"《庄子·天道》认为道可意随，不可言传，含有"言不尽意"的意味。

《内经》也有上述看法。《素问·八正神明论》认为，人体是一个活的生化整体，脏腑气血深藏体内，"不形见于外，故俱不能见也，视之无形，尝之无味，故谓冥冥，若神仿佛"。对于这个"冥冥"的认知对象，"口弗能言"，是不能用有限的语言表达、描述的。思维必须借助概念表达，而概念作为抽象思维的细胞，有它不可克服的局限性。黑格尔说："造成困难的永远是思维，因为思维把一个对象在实际里紧密联系着的诸环节彼此区分开来。"[1]黑格尔的认识是深刻的。"气合而有形，因变以正名。"(《素问·六节藏象论》)《内经》认为概念是运动变化的，而思维对概念及其运动变化的描述总是粗糙的、僵化的、片断的。因为不把活的生化的整体割碎，简单化，使之僵化，就不可能想象、表达、描述运动的事物。借助于语言文字，以概念描述运动变化的事物，总是难以将对象的生动全貌，即整体表达出来。

为了克服语言文字难以生动、整体描述运动变化事物的困难，《周易》企图通过"立象以尽意"(《易传·系辞上》)的办法表达思想。《内经》受到《周易》思想方法的影响，立足于"象"的别异比类，描述事物，表达思想，具有典型的意象特征。所谓意象，是蕴涵抽象道理的象，是对实际紧密联系着的生化整体进行生动反映的一种非逻辑的思维。意象能够生动地反映世界万物，因而具有一种超越自身原有价值的意义与趋势，而这种对自身原有价值的超越可以通过"慧然独悟"去把握。例如对于那个"口弗能言"，不能用有限的语言表达的"冥冥"的认知对象，《素问·八正神明论》正是从意象入手，以"日之寒温，月之虚盛，四时气之浮沉，参伍相合"，达到对人体形气营卫规律"俱视独见"的深沉理解与把握的。

可见，《内经》的"比类"源于古代名辩之学，又不完全同于古代名辩之学，具有意象的特点；《内经》的"比类"不等同于传统形式逻辑的推理，在对中词的认识上存在着很大的差异。只有这样去认识《内经》的比类，才能谈得上真正继承与发展《内经》的学术思想。

(黄自元)

第二节 《内经》哲学思想在建构理论体系中的作用

不管是在中国医学史上还是在世界医学史上，《内经》的医学理论体系都是首创的。由于缺乏科学实验的条件，只能在直观事实和经验的基础上，借助当时流行的哲学思想建构医学理论体系，在这个过程中，哲学在其中所起到的整理经验、论证学术、建构理论框架作用，决不可少。今从方法论启示和原理借鉴两方面作一分析，同时也对《内经》哲学的不足作简要评价。

一、方法论的启示

任何一门学科的建立都离不开一定的逻辑形式，《内经》理论体系的形成也是这样。《素问·示从容论》曾经断言："不知比类，足以自乱，不足以自明。"但是《内经》的逻辑形式是建立在先秦名辩逻辑基础之上的逻辑形式，具有不同于传统逻辑形式的特点。它重视正名，但缺乏概念的确定性；提出推理，却对比类更感兴趣；对于医学理论的研究，往往是通过审察于物、别异比类，并以心智的直接悟解来进行，明显具有意象思维的特征。

(一)意象思维的含义

意象思维是通过对“象”的直接观察和别异比类，并运用心智的体悟认识被研究对象的一种思维活动。意象的“象”字，源出于《周易》，有两重含义：一指事物可见的现象，例如《易传·系辞上》说：“见乃谓之象”，凡肉眼可以感知的物象都可以称象；二指摹拟物象的像，例如《易传·系辞下》说：“易者，象也。象也者，像也。”象又是对事物进行摹拟的一种象征性符号。“意”字，《周易》专指“圣人之意”(《易传·系辞上》)，汉魏学者释“圣人之意”为“性与天道”。“性者，万物之一源”(《正蒙·诚明》)，“天道者，五行阴阳而已”(《原善》)。意是“象”所蕴涵的事物共有的特性和规律。由于“意之所随者，不可以言传也”(《庄子·天道》)，一落言荃，就会把不间断的东西割断，使活生生的东西僵化，就无法将对象的生动全貌整体地表达出来。《易传·系辞上》提出“立象以尽意，设卦以尽情伪”说，企图在综合直观经验事实的基础上，通过对“象”的别异比类来贯通经验，显现思维的整体。意象思维是对古代哲学的继承，它在先秦名辩逻辑思想的启发下，以意象为契机，以别异、比类为手段，通过体悟把握人体的生理功能和病理变化。例如《素问·八正神明论》认为，人体是一个活的生化整体，脏腑气血深藏于体内，“不形见于外，故俱不能见也，视之无形，尝之无味，故谓冥冥，若神仿佛”，对于这个“冥冥”的认知对象，“口弗能言”，不能用有限的语言表达，只能从意象入手，以“日之寒温，月之虚盛，四时气之浮沉，参伍相合”，达到对人体形气营卫规律“俱视独见”的深沉理解与把握。因此，意象思维与传统逻辑不同，与分析思维迥异，往往倾向于对“象”的整体思考，忽略形质的分析，重视心智的悟解，轻视逻辑的推理，具有经验性、整体性、功能性和非逻辑性等重要特征。

(二)意象思维的过程

意象思维的过程，包括审察于物、别异比类和慧然独悟 3 个过程。

1. 审察于物

“审察于物”见于《灵枢·逆顺肥瘦》，指对事物之象和符号之象的直接观察。事物之象和符号之象对经验事实具有极大的依赖性，必须以客观的存在作为基础。例如《素问·八正神明论》所说的“日之寒温，月之虚盛，四时气之浮沉”与“形气营卫”的联系，一定是以生活经验的长期观察和医疗经验的丰富积累作为基础的。不仅如此，这种事物之象或符号之象还有体用的区别，轻体重用的特点。孔颖达说：“圣人作《易》，本以教人欲法天之用，不法天之体。”(《周易正义》)唐宗海也认为：“西医剖割视验，止知其形，不知其气，以所剖割，只能验死尸之形，安能见生人之气化哉！”(《中西医汇通医经精义·人身阴阳》)显然，事物之象或符号之象是功能之象，不是形质之象。审察于物，就是从直观经验入手，着重于物象或符号的功能和行为的审察。

2. 别异比类

“别异比类”语出《素问·示从容论》，指通过对“象”的别同异和以类行的方法。别同异是惠施“历物”十事思想的中心，主张异中有同、同中有异，而异中有同、同中有异是客观世界的本来面目。科学的研究主要是不断深入地研究认知对象的异中之同和同中之异。对认知对象的异中之同和同中之异认识得越多，就越能触及事物的本质。作为医学科学的重要典籍，《内经》必然承袭惠施别同异的观点，并把别同异看做是意象思维不可缺少的逻辑环节。

别同异的结果是以类行。《墨子·大取》说:“夫辞以类行者,立辞而不明于其类,则必困矣。”先秦名辩学对“类”非常重视。类是表示事物同异范围与界限的范畴。有了事物的类,才能同类相推,而异类则不比,从而建立推理,这就是以类行。《管子·白心》说:“同则相从,反则相距。”同类事物之间有相互增益的作用,异类事物之间有相互减损的作用。《内经》的“象”是以经验事实为基础,而经验论习惯“以往知来,以见知隐”(《墨子·非攻中》)、“以近知远,以一知万,以微知明”(《荀子·非相》),建立“类”的联系。这里的“类”,不是根据物质元素的构成来实现,而是通过事物功能行为的相同或相似来建立。例如,“东方生风,风生木”(《素问·阴阳应象大论》),东方阳升,风和日丽与植物开始萌生,因功能行为的相互作用,相互反应成为一类。根据这种相同或相似原则,《内经》将形式上不相关联的事物联系起来成为一个整体,只要把握了整体中某些物象的特征,其他物象的功能便可以推衍出来。与此相反,性质相反的事物往往相互制约,相互排斥。《素问·阴阳应象大论》提出阳胜病“能冬不能夏”、阴胜病“能夏不能冬”的病机理论,《素问·三部九候论》建立“实则泻之,虚则补之”的治法原则,体现了“反则相距”的原理。别异比类对于《内经》理论的形成非常重要,《素问·示从容论》曾经断言:“不知比类,足以自乱,不足以自明。”

3. 慧然独悟

《素问·八正神明论》说:“神乎神,耳不闻,目明心开而志先,慧然独悟。”这里的慧然独悟指对意象的体悟,即置心于物中,以便与其中独特而难以表达的东西结合起来。

意象 imagery,《简明不列颠百科全书》定义为“人脑对事物空间形象和大小的信息所作的加工和描绘。”艾兹拉·庞德《意象派诗歌》一书则表述为“在一刹那时间里呈现理智和情感的复合物”。与此不同,《内经》的意象是蕴涵抽象道理的象,是事物的特征与规律,以及人的经验与认识同“象”的可感性特点融合、统一的形态。由于这种形态有着“性与天道”的深刻内涵,因而具有一种超越自身原有价值的意义与趋势,慧然独悟即是对这种“性与天道”非逻辑的理解与把握。作为宇宙事物的共性特征和规律,“性与天道”统摄万物,万物又以它自身独特的功能体现“性与天道”。因此,置心于物象之中不仅可以体悟到蕴涵于“象”中的深刻道理,而且可以超验把握宇宙的最高真理。事物的特性与规律,人的经验与认识,一旦融合在具体的“象”中,不仅给思维想象力以极大的回旋余地,同时也以它自身的存在实现体悟意象的价值。基于这样的一种理解,《素问·阴阳应象大论》将阴阳互根的观念融合在“天气上为云,地气下为雨,雨出地气,云出天气”的云雨互变的自然现象中。而张介宾从云雨互变这一自然现象,慧然悟出“天地之升降谓之云雨,人身之升降谓之精气。天人一理,此其为最也”(《类经·阴阳类一》)的见解。他还说:“医者,意也,合阴阳消长之机”(《类经附翼·医易义》),认为医为心术,医学的观点旨在追求意象,并以心智实现天道在自身的完成,以进入完美、和谐的天人合一的境界。

(三)意象思维的应用

《内经》应用意象思维,有两种模式。

1. 取象比类

取象比类,是以物象或符号表示抽象意义,并通过意象的体悟提出理论的方法。取象比类的方法,在中医理论中的各个方面有着广泛的运用。

首先,《内经》中不少概念的建立都是符合意象思维取象比类的特征的。关于五行的定义,《内经》中只有《素问·脏气法时论》一处提到它:“五行者,金木水火土也”。严格来说,这个定义是不符合形式逻辑中概念的要求的。一般认为，定义是通过列出一个事物或者一个物件的基本属性来描写或者规范一个词或者一个概念的意义。然而在这里，五行是金木水火土五种事物，显然是不符合定义的要求的，但是从意象思维取象比类的角度看，可以从金木水火土五种事物之象体悟出它们各自的属性和联系，又是可行的一种思维方法。对于藏象理论的形成，《素问·五脏生成》提出“五脏之象，可以类推”的原则。根据这一原则，《素问·金匮真言论》从直观经验入手，按照功能行为的相同或相似，将自然界的五方、五气、五味、五色，以及人体的五脏、六腑、五官、五体、五志等事物或现象，统一在五行的框架中，然后运用慧然独悟的功夫体悟意象，发掘出蕴涵于“象”中的深层的藏象理论。首先，以五行比类五脏，类推五脏的功能作用。例如王冰注《素问·五脏生成》：“象，谓气象也。言五脏虽隐而不见，然其气象性用，犹可以物类推之。何者？肝象木而曲直，心象火而炎上，脾象土而安静，肺象金而刚决，肾象水而润下。”其次，以五脏与同类物象的联系，类推五脏外合体窍，通于自然的规律。例如五脏的肝与六腑的胆、五官的目、五体的筋、五志的怒、五季的春，同属五行的木，因而有肝在志为怒，在体合筋，其华在爪，开窍于目，与胆相合，通于春气的理论。通过以上两个步骤，提出藏象理论的大致轮廓，《内经》作者以及历代医家在医疗经验事实的基础上，充分利用触类旁通的比类、联想和运思的艺术，修补这一大致轮廓，使藏象理论的内容日臻完善。

《素问·至真要大论》有“惊者平之”之说，金元四大家张从正应用意象思维取象比类的方法，从临床治疗角度进行了如下演绎：“卫新德之妻，旅中宿于楼上，夜值盗劫人烧舍，惊坠床下。自后每闻有响，则惊倒不知人。家人辈皆蹑足而行，莫敢冒触有声，岁余不痊……乃命二侍女执其两手，按高椅之上，当面前下置一小几。戴人曰：‘娘子当视此’，一木猛击之，其妇大惊。戴人曰：‘我以木击几何以惊乎？’伺少定击之，惊也缓。又斯须，连击三五次，又以杖击门，又遣人划背后之窗。徐徐惊定而笑曰：‘是何治法？’戴人曰：‘《内经》云惊者平之。平者常也，平常见之必无惊。’是夜使人击其门窗，自夕达曙。夫惊者，神上越也。从下击几，使之下视，所以收神也。一二日虽闻雷亦不惊。”（《儒门事亲·惊》）小事物包含大道理，医理寓意于物理。少见多怪，多见不怪，这是显而易见的生活常识。张从正利用反复刺激的方法达到“平者常也，平常见之必无惊”的道理，治愈卫新德妻惊证的医案，正是意象思维取象比类方法在临床治疗上的运用和体现。

2. 运数比类

《左传·僖公十五年》说：“物生而后有象，象而后有滋，滋而后有数。”数源于物象，是对事物情理的数学抽象，严格来说也是一种象。因此，运数比类是以易数表示抽象意义，并通过意象的体悟提出理论的方法。易数的主要代表是河图数图和洛书数图。《易传·系辞上》郑注的河图数图是：一六居下，二七居上，三八居左，四九居右，五十居中。一、二、三、四、五与六、七、八、九、十，分别为生数和成数，而生数和成数都是对五行之象的数学抽象。《灵枢·九宫八风》载有上九下一，左三右七，二四为肩，六八为足，五居中央的九宫图，是洛书数图的最早记载，具有方位、节气和八卦的丰富内涵。运数比类，首先用于建立五脏阴阳的系统结构。《素问·金匮真言论》援用五、六、七、八、九说明“五脏应四时，各有收受”的整体联系，正是基于生数与成数是对五行之象的数学抽象考虑的。其次，运数比类是阐释五运六气的常变规律。《素问·六元正纪大论》以运有常，按“太过者其数成，不及者其数生，土常以生也”进行比类；气无常，按数的生克胜复之理进行推理。例如丁卯年、丁酉年，木运不及，灾害位于东方震三宫；木运不及，金气大行，火气报复，有“清化热化”的反常气候。阳明燥金司天逢清化，所以“燥化九”；少阴君火在泉逢热化，所以“热化七”。《易传·系辞下》说：“简则易从。”通过运数比类，60年气候的变化规律及其与人体疾病的关系彰然可见。

二、原 理 借 鉴

《内经》的哲学包括天人合一、气和阴阳五行。作为思维形式的规律，别异比类也属于哲学的范畴。《内经》的“天”是物质的天，基本上是对人格上帝的天的否定。有了对天的这种认识，《内经》才有可能把注意力从人格上帝的天转移到物质世界本身，从而以客观的眼光去审视自然，审视社会，审视自身，形成自己的哲学思想。

天人合一主要表现为天与人的相互作用、天与人的规律相通和天与人的结构类似，其中包含着对气、阴阳五行哲学的理解。作为思维形式的规律，别异比类是人与自然统一的方法论体现，而天人合一则构成别异比类的哲学基础。

《内经》医学理论系统庞大，从杨上善的《黄帝内经太素》分为18类，到沈又彭的《医经读》分为4类不等，其中以藏象、病机、诊法、治则、养生诸学说为其医学理论的框架内容，在它们形成过程中，都深深受当时哲学的影响，欲深刻理解和把握它们的学术内涵，亦必须从哲学原理的借鉴入手。今从下述几方面分别介绍《内经》基本理论对哲学原理的借鉴。

(一)《内经》哲学与藏象理论的形成

藏象一词，张介宾注释说：“象，形象也。藏居于内，形见于外，故曰藏象。”(《类经·藏象类二》)藏象是以“藏”为基础，而“藏”的内容包括脏腑、精气血津液神和经络。《灵枢·经水》说：“若夫八尺之士，皮肉在此，外可度量切循而得之，其死可解剖而视之。其脏之坚脆，腑之大小，谷之多少，脉之长短，血之清浊，气之多少，十二经之多血少气，与其少血多气，与其皆多血气，与其皆少血气，皆有大数。”《内经》曾经利用解剖的方法研究过藏于体内的脏腑和血脉的形态和位置，为其理论体系的建立奠定了坚实的形态学基础，但《素问·八正神明论》又认为这些深藏于体内的脏腑、精气血津液神和经络，“视之无形，尝之无味”，“口弗能言”，只能以“日之寒温，月之虚盛，四时气之浮沉，参伍相合”来认识，并在哲学思想的指导下构建藏象理论。

1. 以天人合一观念认识藏象

《素问·脉要精微论》说：人“与天地如一”，《素问·举痛论》说：“善言天者，必有验于人。”尽管脏腑、气血、经络深藏于体内，仍有现象显现于外，可以通过已知的自然现象去推知隐蔽的内脏功能。

(1)推知脏腑的功能特点：《内经》对脏腑的认识，其中一个方法就是以天人合一为基础进行推论。例如《素问·五脏别论》说：“脑、髓、骨、脉、胆、女子胞，此六者地气之所生也，皆藏于阴而象于地，故藏而不写，名曰奇恒之腑。夫胃、大肠、小肠、三焦、膀胱，天气之所生也，其气象天，故写而不藏。此受五脏浊气，名曰传化之腑，此不能久留输写者也。”《内经》以前，人们对脏腑功能的认识，曾经有过“或以脑髓为脏，或以肠胃为脏，或以为腑”认识混乱的时期。天是动的，地是静的。借助于对天地动静的认识，以象天动的胃、大肠、小肠、三焦、膀胱为腑，主泻而不藏；以象地静的心、肝、脾、肺、肾为脏，主藏而不写；脑、髓、骨、脉、胆、女子胞中空似腑，但又象地静而主藏，所以称奇恒之腑。借助于天人合一的思想，脏腑认识混乱的局面才趋于统一。又如《素问·六节藏象论》说：“心者……为阳中之太阳，通于夏气；肺者……为阳中之太阴，通于秋气；肾者……为阴中之少阴，通于冬气；肝者……为阳中之少阳，通于春气；脾胃……此至阴之类，通于土气”（据《新校正》，文中太阴当作少阴，少阴当作太阴，阳中之少阳改为阴中之少阳）。心与夏季通应，主阳气旺长；脾与长夏通应，与土盛长万物有关；肺与秋季通应，主阳气肃降；肾与冬季通应，主阴气旺盛。通过与五季的类比，大致确定了五脏的功能特点。

（2）推知精神气血津液的活动规律：人体的精气血津液神，微观的成分多，而且都是深藏于人体的内部，难以直接观察，《内经》认为也可以通过天地四时寒温进行认识。例如《灵枢·卫气行》说：“天周二十八宿，而一面七星，四七二十八星。房昴为纬，虚张为经，是故房至毕为阳，昴至心为阴，阳主昼，阴主夜。故卫气之行，一日一夜五十周于身，昼日行于阳二十五周，夜行于阴二十五周……是故日行一舍，人气行一周与十分身之八……日行十四舍，人气二十五周于身有奇分与十分身之二。阳尽于阴，阴受气矣……是故夜行一舍，人气行于阴脏一周与十分脏之八，亦如阳行之二十五周，而复合于目。”《灵枢·营卫生会》又说：“营在脉中，卫在脉外，营周不休，五十而复大会，阴阳相贯，如环无端。卫气行于阴二十五度，行于阳二十五度……如是无已，与天地同纪。”这里所引原文，都是以太阳的视运动作为认识人体营卫运行规律的依据。太阳视运动的轨道分阴阳，太阳昼行于阳十四舍，夜行于阴十四舍，人身亦有阴阳，营卫日行于阳（身）二十五度，夜行于阴（脏）二十五度。太阳在黄道的运行循环不已，终而复始，人身营卫运行“阴阳相贯，如环无端”。总之，营卫的运行“与天地同纪”，体现了天人合一的思想。

除此而外，《内经》还根据月亮盈亏消长推论人体气血的盛衰变化，如《素问·八正神明论》说：“月始生，则血气始精，卫气始行，月郭满，则血气实，肌肉坚；月郭空，则肌肉减，经络虚，卫气去，形独居。”《灵枢·岁露论》也说：“月满则海水西盛，人血气积，肌肉充，皮肤致，毛发坚，腠理郄，烟垢著。当是之时，虽遇贼风，其入浅不深。至其月郭空，则海水东盛，人气血虚，其卫气去，形独居，肌肉减，皮肤纵，腠理开，毛发残，腠理薄，烟垢落。当是之时，遇贼风则其入深，其病人也卒暴。”人体气血盛衰是有规律可循的，这个规律是以天人合一的思想为基础，以古代天文学的知识作为推论的依据的。

（3）推知经脉的长短：经脉，是经络中直行而深在的主干。人身经脉有手足三阴三阳十二脉，左右两侧合二十四脉，加上阴跻、阳跻、任脉、督脉各1条，共计二十八脉。二十八脉视之不见，扪之不及，也是以天人合一为基础进行推论的。如《灵枢·五十营》说：“日行二十八宿，人经脉上下、左右、前后二十八脉，周身十六丈二尺，以应二十八宿，漏水下百刻，以分昼夜。”人身二十八脉是来自日行二十八宿的推论。周身十六丈二尺是根据《灵枢·五十营》提供的“一万三千五百息气行五十营于身”、“呼吸定息，气行六寸”等数据计算出来的，即 $13500\times0.6\div50=162$ 尺 $=16$ 丈 2 尺。姑且不论这个数据的真实性如何，但确实说明人身二十八脉的总长度是从天人合一的思想出发推论出来的结果。

2. 以气的观念认识藏象

用“气”来解释人体的生命现象，是《内经》理论的重要特点，如说“人以天地之气生”（《素问·宝命全形论》）。“夫精者，身之本也”（《素问·金匮真言论》）。《管子·内业》说：“精也者，气之精者也。”精是气中的精粹部分，合称为精气。藏象理论中气的名称繁多，具有物质和功能的双重意义。仅就物质意义的气而言，它是构成人体的基本物质，是生命活动的基础，与人体的生长、发育、生殖和衰老有密切的关系。

精气是一种具有概括性的，难以直接感知的极其细微的原始物质。《内经》时代，生产力水平低下，也没有延伸人体感官的仪器设备实验条件，精气概念的提出本身就是一种超越时代水平的见解。它是借鉴当时流行的道家和黄老哲学道气理论，并通过理论思维提出的对构成人体微观物质的一种猜测。有了这种猜测，《内经》才能更合理地说明生命的物质统一性，更好地解释人体的构成、差异和变化。

3. 以阴阳五行的观念认识藏象

《灵枢·通天》说："天地之间，六合之内，不离于五，人亦应之，非徒一阴一阳而已也。"阴阳五行不仅是世界万物的普遍规律，也是人的生命活动的总规律。建构藏象理论，当然需要借鉴阴阳五行理论，主要体现在以下几方面：

（1）推知脏腑功能：对于脏腑功能的认识，离不开阴阳五行理论的指导。《素问·金匮真言论》说："言人身脏腑中阴阳，则脏者为阴，腑者为阳。肝、心、脾、肺、肾五脏皆为阴，胆、胃、大肠、小肠、膀胱、三焦六腑皆为阳。"阴主静，阳主动。脏者为阴，所以藏精而不写；腑者为阳，所以传化物而不藏。《灵枢·阴阳系日月》也说："心为阳中之太阳，肺为阴中之少阴，肝为阴中之少阳，脾为阴中之至阴，肾为阴中之太阴。"根据《黄帝内经·太素》，"肺为阴中之少阴"前"阴"应为阳。前边的阳或阴指人体部位的阴阳属性，后边的太少指阴阳消长的4个量变阶段。少阳为阳之生，象征肝的疏泄；太阳为阳之盛，象征心的阳盛；少阴为阴之生，象征肺的肃降；太阴为阴之极，象征肾的封藏。至有往复运转的含义。至阴运转于太少之间，象征脾的运化。阴阳具有涵盖事物的作用和意义，《内经》以阴阳推论脏腑的功能，应该是顺理成章的事。

由于一个十分明显的原因，阴阳揭示人体脏腑功能的特殊性不够清晰，就要借助于五行进一步刻画脏腑功能的细节。《素问·五脏生成》说："五脏之象，可以类推。"类是先秦名辩学的基础。离开了事物的类及其关系，就无法运用名辩逻辑进行推理。五脏之象很多，有内脏功能反映于体表的征象，也有自然界天地万物的现象。通过审察于物、辨别同异，按照事物功能行为的相同或相似进行五行归类，然后以类相推。例如《素问·金匮真言论》和《素问·阴阳应象大论》将天之五方、五季、五气、五星，地之五行、五畜、五谷、五音、五色、五味、五臭，人之五脏、九窍、五体、五声、五志、五变和病位，按功能行为的相同或相似归为木、火、土、金、水五大类。凡属同类的事物，必然具有同一的道理、同一的性质和规律。类是推论的基础，所以五脏之象，可以类推。王冰对"五脏之象，可以类推"的注释是："象，谓气象也。言五脏虽隐而不见，然其气象性用，犹可以物类推之。何者？肝象木而曲直，心象火而炎上，脾象土而安静，肺象金而刚决，肾象水而润下。夫如是皆大举宗兆，其中随事变化，象法傍通者，可以同类而推之尔。"这是一个典型的效式推论。肝、心、脾、肺、肾分别与木、火、土、金、水同类。运用类的知识，根据同类已知事物木、火、土、金、水的属性，推出未知的事物肝、心、脾、肺、肾也具有相同或类似的性质，由此得出五脏功能的看法。显然，五脏功能的确立，哲学的借鉴和推演扮演着重要的角色。

（2）推论经络理论：经络主要指经脉和络脉。经脉的命名与完善，是借鉴阴阳理论完成的。经脉的数量和名称，长沙马王堆医帛书《阴阳十一脉灸经》、《足臂十一脉灸经》与《灵枢·经脉》的记载均有出入。见表2：

从3种文献的记载分析，马王堆医帛书少一条手厥阴经，肩脉、耳脉、齿脉不仅分布于肩部、耳部和齿部，而且和《灵枢·经脉》中的手太阳、手少阳、手阳明3条经脉的循行路线大体一致，应该是手三阳经的原始名称。而《灵枢·经脉》对经脉的命名已经严格遵循人体左右阳经与阳经、阴经与阴经，前后阳经与阴经，人体前后左右对称的原则，并且增补了手厥阴经，显然是借鉴了阴阳理论的结果。

表 2　十二经脉数量、名称比较表

类别	经脉名称＼书名	《阴阳十一脉灸经》	《足臂十一脉灸经》	《易纬·通卦验》	《灵枢·经脉》
手	三阴	钜阴脉	臂太阴脉	手太阴脉	手太阴经
		（缺）	（缺）	手心主脉	手厥阴经
		少阴脉	臂少阴脉	心主脉	手少阴经
	三阳	齿脉	臂阳明脉	手阳明脉	手阳明经
		耳脉	臂少阳脉	手少阳脉	手少阳经
		肩脉	臂太阳脉	手太阳脉	手太阳经
足	三阴	太阴脉	足泰阴脉	足太阴脉	足太阴经
		厥阴脉	足厥阴脉	足厥阴脉	足厥阴经
		少阴脉	足少阴脉	足少阴脉	足少阴经
	三阳	阳明脉	足阳明脉	足阳明脉	足阳明经
		少阳脉	足少阳脉	足少阳脉	足少阳经
		钜阳脉	足泰阳脉	足太阳脉	足太阳经

经脉与脏腑具有络属的关系，经脉与脏腑络属的理论，也体现了阴阳哲学的应用。脏为阴，腑为阳。根据同类相从原则，阳经属腑而阴经属脏。五脏的心、肺、心包三脏居膈上为阳，肝、脾、肾三脏居膈下为阴，手在上为阳而足在下为阴，所以手阴经配心、肺、心包三脏，足阴经配肝、脾、肾三脏。六阴经按循行部位划分太、少、厥，然后再与同性的六阴脏配属，于是形成了手少阴经属心，手厥阴经属心包，手太阴经属肺，足少阴经属肾，足太阴经属脾，足厥阴经属肝的关系。六腑居腹中，与六脏具有表里相合关系，其经脉均为阳经，而手足的划分与其相表里的六脏相同。六阳经按照循行部位划分太、少、阳明，然后与同性的六阳腑相配属，于是形成了手少阳经属三焦，手太阳经属小肠，手阳明经属大肠，足少阳经属胆，足太阳经属膀胱，足阳明经属胃的关系。这就是手足阴阳十二经脉分属六脏六腑的关系的确定式。至于十二脉络十二脏腑的关系，则是根据脏腑阴阳表里关系而定的，阴经属脏则络与其相合的腑，阳经属腑则络与其相合的脏。如手少阴经属心则络小肠，足太阳经属膀胱则络肾，等等。十二经脉与脏腑络属关系的理论，主要是通过阴阳对指方式建立起来的。

（二）《内经》哲学与病机理论的形成

病机无形，颇有神秘的色彩。《灵枢·贼风》说："其毋所遇邪气，又毋怵惕之所志，卒然而病者，其故何也？唯有因鬼神之事乎？岐伯曰：此亦有故邪留而未发，因而志有所恶，及有所慕，血气内乱，两气相搏。其所从来者微，视之不见，听而不闻，故似鬼神。"这段话涉及发病和病因的问题，因"其所从来者微，视之不见，听而不闻"，难以直观，只能在临床观察的基础上，借鉴哲学原理来推论研究，主要体现在以下几方面：

1. 以天人合一观念认识病机

（1）推论发病：疾病的发生，决定于致病因素与机体本身条件即正气和邪气力量的对比。这种认识部分源于对自然现象的观察和推理。《灵枢·五变》说："黄帝曰：一时遇风，同时得病，其病各异，愿闻其故。少俞曰：善乎哉问！请论以比匠人。匠人磨斧斤砺刀，削斲材木。

木之阴阳，尚有坚脆，坚者不入，脆者皮弛，至其交节，而缺斤斧焉。夫一木之中，坚脆不同，坚者则刚，脆者易伤，况其材木之不同，皮之厚薄，汁之多少，而各异耶……凡此五者，各有所伤，况于人乎？”从木材质地差异所产生的刀斧砍削的不同效果，推论出不仅外邪与疾病的发生有关，而正气状态也决定疾病的发生，并影响疾病的性质和轻重的观点。而《素问·评热病论》所说：“邪之所凑，其气必虚”，则更侧重内因的发病作用。显然，这是以天人合一思想为基础建立起来的一种发病学观点。

不仅如此，《内经》还借鉴天人合一的哲学提出发病的条件和时间的看法。《灵枢·岁露论》说：“三虚者，其死暴疾也；得三实者，邪不能伤人也……乘年之衰，逢月之空，失时之和，因为贼风所伤，是谓三虚……逢年之盛，遇月之满，得时之和，虽有贼风邪气，不能危之也。”年衰、月空和时不和三虚时，天地气虚，人体之气亦衰，易受病邪且死暴疾；年盛、月满和时和三实时，天地气盛，人体之气亦盛，邪不能伤人。这是以天人合一哲学为基础建立的发病条件理论。《素问·咳论》说：“五脏各以其时受病，非其时各传以与之。人与天地相参，故五脏各以治时感于寒则受病，微则为咳，甚者为泄为痛。乘秋则肺先受邪，乘春则肝先受之，乘夏则心先受之，乘至阴则脾先受之，乘冬则肾先受之。”《素问·四时逆从论》也说：“是故邪气者，常随四时之气而入客也，至其变化不可为度，然必从其经气。”脏腑经络与五季均有相对应的关系，人体脏腑经络均在其相对应的季节时间受病，这是以天人合一哲学为基础建立的发病时间理论。

(2)推论病因：《内经》认为疾病的发生是从致病因素侵袭人体开始的。《灵枢·顺气一日分为四时》说：“夫百病之所始生者，必起于燥湿寒暑风雨，阴阳喜怒，饮食居处。”《内经》将致病因素分为六淫、七情、饮食劳 3 个方面。其六淫邪气主要是从天人合一哲学为基础推论出来的。西汉时代，限于科学实验条件的缺乏，不可能对微观的致病实体（如细菌、病毒等）进行实验研究，但从直观生活经验认识到风、热、火、湿、燥、寒 6 种气候的太过或不及会引起相应的病证。有病证的出现，必定有相应的病因存在。《内经》运用“以表知里”（《素问·阴阳应象大论》）、“司外揣内”（《灵枢·外揣》）的原理，从人体对病邪侵袭的反应来推知病因，这就是审证求因或辨证求因。六淫概念的形成实质上是一个类推的过程。风、热、火、湿、燥、寒既是气象的因素，又是一种各具特性的自然现象，例如风性善行数变、主动，热与火温热、上炎，湿性重浊、黏腻，寒性凝滞、收引。“同则相从”（《管子·白心》），凡是与风、热、火、湿、燥、寒的特性相同或相似的病证，分别各归其类，从而形成六淫。这样形成的六淫有外内两种，包含致病因素和人体的反应，是病因和临床症状密切联系的概念，临床上只要是能消除病症的药物就能消除病因。这仅仅是一种理论上的推论，实际情况要比叙述的复杂得多，形成的过程也相当漫长。尽管如此，天人合一的哲学思想是贯穿始终的。

(3)推论病变：病变相当复杂，不外疾病的性质与传变。对此，《内经》也是通过天人合一的哲学去认识的。例如《灵枢·百病始生》说：“清湿袭虚，则病起于下；风雨袭虚，则病起于上。”《素问·金匮真言论》也说：“东风生于春，病在肝，俞在颈项；南风生于夏，病在心，俞在胸胁；西风生于秋，病在肺，俞在肩背；北风生于冬，病在肾，俞在腰股；中央为土，病在脾，俞在脊。”不同性质、不同季节的病因往往侵袭与之同类的部位，体现了天人合一的思想原则。此外，《灵枢·顺气一日分为四时》说：“夫百病者，多以旦慧昼安，夕加夜甚，何也？岐伯曰：四时之气使然。黄帝曰：愿闻四时之气。岐伯曰：春生夏长，秋收冬藏，是气之常也，人亦应之。以一日分为四时，朝则为春，日中为夏，日入为秋，夜半为冬。朝则人气始生，病气衰，故旦慧；日中人气长，长则胜邪，故安；夕则人气始衰，邪气始生，故加；夜半人气入脏，邪气独居于身，故甚也。”人体正气盛衰决定疾病的进退，而人体正气的盛衰与昼夜四时阴阳消长同步，因此疾病的进退也随昼夜四时阴阳消长发生相应的变化，充分体现了天人合一的思想。

2. 以气的观念认识病机

庄子说：“人之生，气之聚。聚则为生，散则为死。”(《庄子·知北游》)先秦哲学既以气作为构成天地万物的始基物质，也是构成人体的基本物质，那么气的聚散失常，也必然是病变的基本形式，故《素问·通评虚实论》说：“邪气盛则实，精气夺则虚。”盛，壅滞、亢盛。病理产物的堆聚则影响正常生理功能的发挥，形成实证；夺，脱失、损伤、衰败、减少。精气脱失、损伤、衰败、减少，也会影响正常生理功能的发挥，形成虚证。实证、虚证概念的产生，源于气哲学的启示。

3. 以阴阳五行观念认识病机

(1)推论发病：《内经》认为疾病的发生不仅与外来因素有关，还决定于机体自身的状况，在某些情况下机体自身的状况更加重要。这种认识的形成，与阴阳五行的圜道特征有关。张载说：“凡圜转之物，动必有机，既谓之机，则动非自外也。”(《正蒙·参两》)圜道，即循环之道。阴阳消长，穷极必返，是圜道；五行循序而生，相间而克，终而复始，也是圜道。正是从阴阳五行的圜道特征出发，《内经》才有可能重视内省，从事物内部认识疾病的发生，提出重视内因的发病学观点。

(2)认识病因：《内经》对病因的认识，是和阴阳五行的观点联系在一起的。例如《素问·调经论》说：“夫邪之生也，或生于阴，或生于阳。其生于阳者，得之风雨寒暑；其生于阴者，得之饮食居处，阴阳喜怒。”这是对病因的阴阳分类。所谓阴阳，即属于阳的病因多冒犯人体肌表，属于阴的病因多侵袭人体内脏。此外，《素问·阴阳应象大论》将五气、五脏分别归属于五行，并根据同类事物相互作用、相互影响的规律，提出风、热、湿、燥、寒分别侵袭肝、心、脾、肺、肾的认识，这也是借鉴哲学思想进行演绎推演的结果。

(3)认识病证：病证不外表里寒热虚实六纲，阴阳两类。以阳证统率表证、实证、热证，以阴证统率里证、虚证、寒证，更能执简驭繁，分析复杂病情。不仅如此，《内经》还借鉴阴阳哲学提示寒热的本质。《素问·阴阳应象大论》说：“阳胜则身热，腠理闭，喘粗为之俛仰，汗不出而热，齿干以烦冤，腹满死，能冬不能夏。阴胜则身寒汗出，身常清，数栗而寒，寒则厥，厥则腹满死，能夏不能冬。此阴阳更胜之变，病之形能也。”《素问·逆调论》则说：“黄帝问曰：人身非常温也，非常热也，为之热而烦满者何也？岐伯对曰：阴气少而阳气胜，故热而烦满也。帝曰：人身非衣寒也，中非有寒气也，寒从中生者何？岐伯曰：是人多痹气也，阳气少，阴气多，故身寒如从水中出。”阴阳处于相对平衡状态，则人体健康无病。阴阳的相对平衡被破坏，阴阳偏胜或阴阳偏衰，是形成寒证或热证的本质。阳主热，阴主寒。阳胜则热，产生身体发热，无汗，喘促、齿干烦闷的实热证；阴胜则寒，产生汗出、恶寒战栗的实寒证。阴虚则阳胜，阴气少而阳气多，产生热而烦闷的虚热证；阳虚则阴胜，阳气少而阴气多，产生身寒如从水中出的虚寒证。寒热的本质是通过阴阳之间的辩证关系认识的。

对于疾病，不仅可以借鉴阴阳哲学认识它的寒热性质，还可以借鉴五行哲学认识它的传变和预后。《素问·玉机真脏论》说：“五脏受气于其所生，传之于其所胜，气舍于其所生，死于其所不胜。”五脏疾病的传变和预后，遵循五行的生克规律。疾病从我所生之脏受来，传于我所克之脏，留止于生我之脏，死于我所不胜之脏，按五行我生、生我、我克、克我的关系进行，是五行哲学的典型应用。

(三)《内经》哲学与诊法理论的形成

《内经》的诊法理论,包括望、闻、问、切 4 个内容,是古代医学家临床经验的积累和总结。囿于诊断手段的局限,不能深入体内探察疾病的本质,《内经》大量借鉴古代哲学思想整理古代医学家的临床经验,形成了富有特色的诊法理论。主要体现在两个方面:一是用天人合一的观念认识诊法,尤以脉诊为典型。如《素问·三部九候论》说:“帝曰:愿闻天地之至数,合于人形,血气通,决死生,为之奈何?岐伯曰:天地之至数,始于一,终于九焉。一者天,二者地,三者人,因而三之,三三者九,以应九野。故人有三部,部有三候,以决死生,以处百病,以调虚实,而除邪疾。”人有三部,指人的头、手和下肢三部。部有九候,指每一部又分天、地、人三处脉候。这种三部九候全身遍诊法是受天地人三才思想的启示而建立的。又如《素问·脉要精微论》说:“万物之外,六合之内,天地之变,阴阳之应,彼春之暖,为夏之暑,彼秋之忿,为冬之怒。四变之动,脉与之上下,以春应中规,夏应中矩,秋应中衡,冬应中权。是故冬至四十五日,阳气微上,阴气微下;夏至四十五日,阴气微上,阳气微下。阴阳有时,与脉为期,期而相失,知脉所分,分之有期,故知死时。”脉随四时阴阳的变动而上下浮沉,表现为春规、夏矩、秋衡、冬权的四时脉象。脉象与四时不符,根据异常脉象与四时的关系,可以判断疾病所在和死亡时间,明显具有天人合一的色彩。二是以阴阳五行的观念认识诊法。《素问·阴阳应象大论》说:“善诊者,察色按脉,先别阴阳。”将阴阳五行作为诊法的纲领。无论是望、闻、切,还是问诊,无不围绕病证阴阳本质的诊察判断,收集资料,故该篇又说:“审清浊,而知部分;视喘息,听音声,而知所苦;观权衡规矩,而知病所主;按尺寸,观浮沉滑涩,而知病所生,以治无过,以诊则不失矣。”气色的清浊、音声的高低、脉象的浮沉与尺肤的滑涩,皆可属之阴阳,以判断病证阴证、阳证的本质,故张介宾明确指出:“此言脉色之阴阳,皆医家之最要者,故曰先别阴阳,以见其不可缓也。”(《类经·论治类八》)在五行原理的借鉴方面,主要用于面部色诊部位的确立和推论五官、五体、五色主病。《素问·刺热》说:“肝热病者,左颊先赤;心热病者,颜先赤;脾热病者,鼻先赤;肺热病者,右颊先赤;肾热病者,颐先赤。”左颊、颜、鼻、右颊、颐在面部的位置,与五行的河图布列形式相同:左颊为木,与肝对应;上颜为火,与心对应;中鼻为土,与脾对应;右颊为金,与肺对应;颐居下为水,与肾对应。面部的色诊分部与五行理论有关。又,《素问·金匮真言论》说:“东方青色,入通于肝,开窍于目……其类草木……南方赤色,入通于心,开窍于耳……其类火……中央黄色,入通于脾,开窍于口……其类土……西方白色,入通于肺,开窍于鼻……其类金……北方黑色,入通于肾,开窍于二阴……其类水。”《内经》按照功能行为相同或相似的程度,将体表的五官、五体、五色与体内的五脏分别归属于五行,凡同行的事物在生理上相互联系,在病理上相互影响。据此,《内经》建立了以五色体窍主病的诊法。

(四)《内经》哲学与治疗理论的形成

1. 提出杜渐防微的预防医学思想

杜渐防微,要求未病先防,既病防变。《内经》是从哲学的高度立论的,《素问·四气调神大论》说:“是故圣人不治已病治未病,不治已乱治未乱,此之谓也。夫病已成而后药之,乱已成而后治之,譬犹渴而穿井,斗而铸锥,不亦晚乎?”重视未病先防,而未病先防的观点源于渴而穿井、斗而铸锥的启示。从先秦名辩学的观点看,这是一条譬式推论。譬式推论的本质是以类同为推论基础的。

2. 提出三因论治的思想

三因论治,即因时因地因人论治,是天人合一哲学的应用与体现。《素问·五常政大论》

说:“必先岁气,无伐天和。”《素问·异法方宜论》说:“黄帝问曰:医之治病也,一病而治各不同,皆愈何也?岐伯曰:地势使然也。”

第一条强调因时论治的道理。凡用药论治,必须顺应四时节令,不可违时妄治。或顺应天地寒温、月亮盈亏而论治,或根据四时之气所在而论治,或根据天时宜忌而论治,《内经》均有详尽的记载。诚如李杲所说:“夫时禁者,必本四时升降之理,汗下吐利之宜。”(《脾胃论·用药宜禁论》)第二条突出了因地论治的道理。五方地势不同,体质、发病各异,治疗手段相应有别。不言而喻,三因论治是以天人合一作为思想基础的,故《素问·阴阳应象大论》说:“治不法天之纪,不用地之理,则灾害至矣。”

3. 提出逆正从反的治法

所谓逆正从反,就是《素问·至真要大论》所说“逆者正治,从者反治。”对逆正从反治法的原理,《素问·五常政大论》有一段论述说:“六气五类,有相胜制也,同者盛之,异者衰之,此天地之道,生化之常也。”同,指六气五类的五行属性相同;异,指六气五类的五行属性不同。同者同其气,所以相互增益;异者异其气,所以相互减损。通过“同者盛之”而相互增益,才能补其不足;通过“异者衰之”而相互减损,才能逆其病性而治,去其有余。“逆者正治”正是通过“异者衰之”实现的。然而不管是“同者盛之”,还是“异者衰之”,都是渊源于阴阳家“同则相从,反则相距”(《管子·白心》)的思想。

4. 建立五味性用理论

根据对疾病表里寒热虚实的辨证,对药味的厚薄和作用也要进行相应的分类,才能适应逆正从反、补虚泻实的治法需要。《素问·至真要大论》说:“帝曰:善。五味阴阳之用何如?岐伯曰:辛甘发散为阳,酸苦涌泄为阴,咸味涌泄为阴,淡味渗泄为阳。六者或收或散,或缓或急,或燥或润,或耎或坚,以所利而行之,调其气使其平也。”药物的五味源于五行,辛属金,入肺;甘属土,入脾;酸属木,入肝;苦属火,入心;咸属水,入肾;各有所归。药物的五味又分属阴阳,辛甘味较薄而能向外发散宣泄,故属阳味;酸苦味较厚而能引起涌吐泻下,故属阴味;咸味厚重,亦属阴味。借鉴阴阳五行的哲学,对药物进行阴阳五行的分类,有利于调整五脏之气,使五脏的功能协调。

(五)《内经》哲学与摄生理论的形成

《内经》的摄生理论涉及阴阳家和道家的哲学思想。

1. 顺天守时摄生理论对阴阳家思想的借鉴

顺天守时是《内经》摄生理论的基本原则。《素问·四气调神大论》说:“夫四时阴阳者,万物之根本也,所以圣人春夏养阳,秋冬养阴,以从其根,故与万物沉浮于生长之门。逆其根,则伐其本,坏其真矣。故阴阳四时者,万物之终始也,死生之本也,逆之则灾害生,从之则苛疾不起,是谓得道。道者,圣人行之,愚者佩之。从阴阳则生,逆之则死,从之则治,逆之则乱。反顺为逆,是谓内格。”顺应四时阴阳,是人们行为的最高准则,是养生长寿的基本要求,这一思想最早为阴阳家所倡导。司马谈在《论六家要旨》中说:“尝窃观阴阳家之术,大祥而众忌讳,使人拘而多所畏。然其序四时之大顺,不可失也。”又说:“夫春生、夏长、秋收、冬藏,此天道之大经也,弗顺则无以为天下纲纪,故曰四时之大顺不可失也。”(《史记·太史公自序》)阴阳家把阴阳四时看做是支配天地万物变化的最基本规律,不可违背和抗拒;人作为天地万物之一,也必须顺从阴阳四时的规律。“阴阳四时者,万物之终始者,死生之本也,逆之则灾害生,从之则苛疾不起,是谓得道”,正是阴阳家思想在摄生理论中的具体运用与体现。

2. 保精养神摄生理论对道家思想的借鉴

精是构成人体的生命物质，神指人体的精神思维活动和生命活动的主宰，对于维持人体的健康长寿特别重要，历来受到养生家的高度重视。保精养神，首要的是要做到恬惔虚无、精神内守。《素问·上古天真论》说："夫上古圣人之教下也，皆谓之虚邪贼风，避之有时，恬惔虚无，真气从之，精神内守，病安从来。是以志闲而少欲，心安而不惧，形劳而不倦，气从以顺，各从其欲，皆得所愿。故美其食，任其服，乐其俗，高下不相慕，其民故曰朴。是以嗜欲不能劳其目，淫邪不能惑其心，愚智贤不肖不惧于物，故合于道。所以能年皆度百岁而动作不衰者，以其德全不危也。"恬惔虚无、精神内守的根据、原则和方法见于老子言论。老子说："五色令人目盲，五音令人耳聋，五味令人口爽（伤），驰聘畋獵令人心发狂。"（《老子·十二章》）人生存于人欲横流的社会，凡人之心往往为外界的"色相"所诱惑，使"精气竭绝，形体毁沮"（《素问·征四失论》），这是讲恬惔虚无、精神内守的根据。老子说："治人事天莫若啬"（《老子·五十九章》）、"见素抱朴，少私寡欲，绝学无忧"（《老子·十九章》），这是讲恬惔虚无、精神内守的原则。又说："甘其食，美其服，安其居，乐其俗"（《老子·八十章》），这是讲恬惔虚无、精神内守的方法。老子的有关恬惔虚无、精神内守的根据、原则和方法，都被《内经》完整地继承下来，形成了保精养神的摄生理论。

《内经》的理论体系肯定是医学实践经验的积累和总结，但是离开了哲学的指导就无法上升为理论。《内经》理论的主要内容，是在哲学思想的指导下建立的对人体功能的一种认识。恩格斯说：在整个古代，"生理学只要超出最显而易见的事情（例如，消化和排泄），便是纯粹的猜想。"[6]西汉时期，尽管《内经》的人体解剖实验取得了辉煌的成就，并遥遥处于世界的领先地位，它的理论体系却没有完全建立在由质料构成的实体器官的基础之上，而只能是一种在哲学思想的指导下概括了人与自然、社会在内的由质料构成的多器官的综合功能模型。

三、对《内经》哲学思想的评价

《内经》的哲学思想渊源于先秦，形成于西汉，是与先秦、西汉生产力和医学实践及研究条件相适应的哲学，带有古希腊哲学原始的、素朴的性质。恩格斯在评价古希腊哲学时曾说："当我们深思熟虑地考察自然界或人类历史或我们的精神活动的时候，首先呈现在我们眼前的，是一幅由种种联系和相互作用无穷无尽地交织起来的画面，其中没有任何东西是不动的和不变的，而是一切都在运动、变化、产生和消灭。所以我们首先看到的是总画面，其中各个细节还或多或少地隐在背后，我们注意得更多的是运动、转变和联系，而不是什么在运动、转变和联系。"[16]同时他还说："在希腊人那里——正因为他们还没有进步到对自然界的解剖、分析——自然界还被当作一个整体而从总的方面来观察。自然现象的总联系还没有在细节方面得到证明，这种联系对希腊人来说是直接的直观的结果。这里就存在着希腊哲学的缺陷，由于这些缺陷，它在以后就必须屈服于另一种观点。但是在这里，也存在着它胜过它以后的一切形而上学敌手的优点。如果说，在细节上形而上学比希腊人要正确些，那么，总的说来希腊人就比形而上学要正确些。"[6]恩格斯对古希腊哲学的评价，基本上也适用于《内经》的哲学。因为《内经》哲学和古希腊哲学形成的历史背景基本相同，人们一直将恩格斯的这两段话作为评价《内经》哲学的准则和经典名言。

（一）对《内经》天人关系理论的评价

《内经》的天人关系主要是天人合一。《内经》的天人合一与神秘的"天人感应"有着原则的区别。天人感应肯定天有意志，天能够主宰人事，属于宗教神学。《内经》的天人合一则否认天有意志，认为自然界是客观的存在，人是自然界的产物，阴阳五行作为法则和规律统率自然界和人，因而得出天人合一的结论。尽管《内经》对天人合一的某些具体的论述缺乏科学性，但是在强调物质世界的统一性这一根本观点上，包含着合理的因素。

《内经》处在人类认识史的直观时期，自然科学的细节不够清晰，自然科学和哲学还没有真正分化，人们总是习惯于把一切认识对象当做一个直观的整体，综合地考察各类现象之间的统一性和一般性。现代科学随着分化越来越细，综合性也越来越强，在更高阶段体现了向古代自然科学整体性、综合性的复归，而古代科学的整体性、综合性可以看做是现代自然科学综合性的“原始形态”。通过这种现代科学综合性的“原始形态”到古代科学综合性的复归，可以清晰地认识到《内经》天人合一哲学的优点和缺陷。优点是把表面上看来是孤立的自然界诸事物以及人体看做是一个相互联系的统一的整体，注意研究它们之间的普遍联系和共同规律。这无疑是正确的，因为客观世界的本来面目就是如此。缺陷是限于直观的研究方法，不可能深入了解自然界诸事物以及人体的细节。对自然界诸事物以及人体的细节缺乏了解，也就不可能理解客观世界的普遍联系和共同规律，其结果必然是以“理想的、幻想的联系来代替尚未知道的现实的联系，用臆想来补充缺少的事实，用纯粹的想象来填补现实的空白，”[17]容易产生夸大事物同一性和一般性的倾向。如说：“天有日月，人有两目；地有九州，人有九窍；天有风雨，人有喜怒；天有雷电，人有音声；天有四时，人有四肢；天有五音，人有五脏；天有六律，人有六腑；天有冬夏，人有寒热；天有十日，人有手十指。”(《灵枢·邪客》)自然界有什么现象，人身也必然有相对应的东西，这种夸大事物同一性的倾向不仅牵强附会，表现出理论的不彻底性，而且最终必然陷入天人感应的神学泥坑。《内经》的所谓“天将厌之”(《灵枢·阴阳二十五人》)等说法就是证明。

(二)对《内经》气哲学的评价

世界万物的构成和本原，是古代哲学家冥思苦想的古老课题。中国古代哲学家曾经“以土与金、木、水、火杂之，以成百物”(《国语·郑语》)，而古希腊哲学家认为是水、火或空气构成万物。他们都企图以具体的东西说明世界万物的构成和本原。恩格斯说：他们都“十分自然地把自然现象的无限多样性的统一看作是不言而喻的，并且在某种具有固定形体的东西中，在特殊的东西中去寻找这个统一。”[6]然而以具有固定形态的东西解释世界万物的本原，在理论上存在着难以逾越的鸿沟。《内经》继承了老子的“道”和黄老哲学“气”(道)的观念，用理想的一般物质“气”解释世界万物的本原，克服了用某种具体物质解释世界带来的困难。气是无形的极其细微的颗粒，肉眼无法直观感知，在科学实验条件十分落后的西汉时期，气概念的提出无疑是一个超越当时科学水平的见解，是通过理论思维作出的哲学概括。这是中国古代朴素自然观的杰出成就，是对宇宙本原的天才的猜测。有了这种猜测，《内经》才有可能以精气去阐明人体生命活动的物质基础，以理想的微观物质概念去揭示生命现象的奥秘。

《内经》的气不仅是一个物质概念，还是一个功能概念。《灵枢·九针论》说：“五脏气：心主噫，肺主咳，肝主语，脾主吞，肾主欠。六腑气：胆主怒，胃为气逆哕，大肠小肠为泄，膀胱不约为遗溺，下焦溢为水。”这里的五脏六腑之气的“气”，不仅仅是一个物质概念，更重要的是一个功能概念。一定的脏腑有区别于其他脏腑的特殊的功能活动，正是脏腑本身的物质决定的。老子的道既是本原和存在，又是规律，具有概念的芜杂性。黄老哲学对老子的道进行了改造，以气作为世界的本原，以天地作为世界的存在，以道作为规律，消除了老子基本范畴贫乏和内涵混乱的状态，这本身是哲学的一种进步。《内经》在继承先秦哲学的基础上，对纯化了的本原的气又加进了功能的内涵，使气具有物质和功能的双重含义，这本身是哲学的一种倒退。对此，应该有清醒的认识。

《内经》在气哲学的基础上，提出了形气转化的理论。它代表了当时中国哲学的最高水平，是古代哲学的辉煌成就。但是，它把物质存在的基本形式归结为形气两大类，把物质运动的基本形式归结为形和气的循环转换，把各种不同的器物内部运动的差别归结为"化有小大，期有近远"(《素问·六微旨大论》)，仅从量上观察，不从质上加以区别，因而不能科学地解释物质世界及其运动的无限多样性。现代科学认为，运动是物质不可分离的特性，物质运动和存在的形式是无限多样的，它们之间能够在一定条件下相互转化。《内经》的缺点在于把物质和运动简单化，把物质的存在仅仅归结为形和气两种形态的转化。由于直观的局限，《内经》把气理解为世界永恒本体，而且幻想"真人"的气化活动"与道合同"、"不生不化"(《素问·六微旨大论》)，这就陷入了神秘主义。[1]

(三)对《内经》阴阳哲学的评价

《内经》在对先秦阴阳家思想继承的基础上，对阴阳哲学的阐述和发挥是系统的，并达到了历史的最高水平。阴阳作为自然界相互关联的某些事物和现象对立双方的抽象和概括，具有对立、依存、消长、转化的性质，是事物运动变化的源泉和总规律。阴阳学说的这一成就，对于指导人们提纲挈领地认识世界万物，执简驭繁地把握客观事物的矛盾运动，深刻地揭示事物的本质具有积极的意义。但是，由于时代背景的不同和认识基础的差别，《内经》的阴阳学说与现代的矛盾法则有着质的差别。阴阳学说是先秦时代的产物。由于生产力水平低下，也没有建立在严密实验基础上的自然科学，限制了人们的眼界和抽象思维的能力，因此阴阳学说不可能超出时代直观的深度和广度，不可能进行最一般的抽象，总是带有特殊的规定性。只有在近代科学技术的条件下，人们的认识或实践才有可能延伸到自然和社会，深入到微观和宏观的领域，从而发现一切矛盾事物对立统一这一共性，并提出最一般的抽象——矛盾范畴。

阴阳的属性具有特殊的规定性，缺乏最一般的抽象，因而适用的范围有限，不能无限推广。阴阳属于一类具体的矛盾，例如"天为阳，地为阴"(《灵枢·经水》)、"水为阴，火为阳"(《素问·阴阳应象大论》)，"静者为阴，动者为阳"(《素问·阴阳别论》)。《内经》总是对阴阳的属性进行了某种规定，从而失去了普遍意义。阴阳只能在有限的范围内应用，难以推广到无限的领域，一旦被引入无限的领域，就会表现为无能为力。在社会领域，它不能概括生产力和生产关系，经济基础和上层建筑；在自然界，一旦超出直观所能达到的界限，如分子、原子、基本粒子，阴阳便失去效力。《内经》把阴阳看做是"天地之道"(《素问·阴阳应象大论》)，把它当做宇宙的最高法则和普遍规律，显然是夸大了阴阳的一般性和普遍性。

《内经》夸大阴阳的普遍意义，势必束缚人们对事物深度和广度的认识。《内经》把阴阳看做是宇宙普遍存在的矛盾，又把它看做是具体事物的矛盾。阴阳既是个别，又是一般，歪曲了普遍和特殊的辩证关系。不以理智的态度对待《内经》的阴阳学说，不仅不利于从更广泛的领域去研究事物的一般性，而且必然限制从多方面去揭示事物矛盾的特殊性，妨碍对事物深刻本质的探索。

《内经》的阴阳学说对矛盾的依存、转化和斗争的关系已经涉及，但始终没有达到现代辩证法的高度。现代辩证法提出了同一性和斗争性等具有严格规定的哲学概念，并且认为对立面的转化是螺旋式的上升。但是，《内经》的阴阳学说却缺乏概念的明确性和逻辑的严密性，对对立转化的条件缺乏充分的认识，因而对对立面的否定最终又以对立面的面貌出现。

这种终而复始的圜道特征，使《内经》的阴阳学说难以揭示事物之间辩证否定的关系。

（四）对《内经》五行哲学的评价

《内经》的五行学说有两大特点：一是按照功能行为的相同或相似，对事物进行五行归类，凡同行的事物相互作用、相互影响；二是通过五行的生克乘侮，维持事物的动态平衡。按照五行学说，人体局部与局部，局部与整体，以及人与生活环境是一个有机的整体。通过五行生克乘侮的关系，这个整体维持着相对的动态平衡。五行学说对于研究和整理先民的医疗实践经验，对于《内经》理论体系的形成具有决定的作用和影响。

但是，《内经》的五行学说是先秦时代的产物。由于缺乏严密的科学实验条件，人们总是把自身以及自身所生存的环境当做一个统一的整体，并从类的关系去把握它们的联系，这在一定的程度上反映了事物整体的联系和规律。但是，《内经》的五行学说是一种朴素的理论，缺乏对细节的认识和了解，"正象自发的唯物主义'在自己的萌芽时期就十分自然地把自然现象的无限多样性的统一看作是不言而喻的，并且在某种具有固定形体的东西中，在某种特殊的东西中去寻找这个统一一样，自发的辩证法从一开始就自然而然地把整个世界看作是大大小小的系统整体，并且在某种固定的简单数字排列中，在特殊的物质属性（木、火、金、土、水）和特殊关系（相胜相生，相乘相侮）中，去寻找系统整体普遍适用的一般结构模型，系统模型犹如把水、火、气等看作是世界的本原一样，不可能是科学的。事实上，它只能在一很狭小的范围内，说明事物的某些关系，而不能科学地反映所有系统的一般关系和一般规律。"[1]《内经》把本来表示特殊关系的五行系统当做普遍的规律使用，必然限制、束缚人的思想，既妨碍在更广泛领域去概括事物的一般性，也影响了对各种具体事物内部特殊规律的探索。

《内经》五行学说的五行归类是以功能行为的相同或相似为依据，缺乏对事物本质实质的了解，不可能反映世界的结构。因此，《内经》在通过直观构筑理论体系时，避免不了主观杜撰的现象。同时，通过生克乘侮建立的五行的相对平衡也只是终而复始的周期循环的封闭圆圈。和阴阳学说一样，《内经》的五行学说具有历史的局限所造成的不可避免的缺陷和不足。

（五）对《内经》比类的评价

比类是《内经》的主要推理方法，也是《内经》进行判断的主要逻辑形式。《内经》比类的基础是事物的类及其相互关系。"有以同，类同也。"（《墨子·经说上》）《内经》的"类"是以天人合一为基础，根据事物的功能行为的相同或相似建立的。在自然界，尽管世界万物纷陈杂现，千姿百态，但是在不同层次上存在着统一性和相似性，有着多种必然的联系。正是这种统一性、相似性和多种必然联系，构成了《内经》比类的基础。比类就是"以类为推"，即运用类的联系，从同类的已知事物推出对未知事物的认识。所以《内经》极力推崇比类，并运用比类的方法取得了医学研究的丰硕成果。

但是，《内经》的比类基本上是效式推论，属于三段论式范畴。这种三段论式和亚里士多德的三段论式在对中词的理解上有着根本的不同。亚里士多德认为那个本身被包括于另一名词，又包括另一名词于其中的名词叫中词，属于M包含在P中，S包含在M中，所以S必包在P中的关系。[14]《内经》的中词则被理解为作为中效或不中效的标准的那个概念。《内经》的比类，总是首先确定类的标准，以此获得事物是同类还是异类的认识。可见，《内经》的比类不同于传统逻辑的类比含义，而是类的同异关系的类比。由于类的标准不一定真实可靠，类的同异关系也只是建立在天人合一基础上的功能行为的相同或相似，缺乏对自然界的深入了解，有夸大世界同一性的倾向，往往得出并不真实的结论，或者陷于荒唐的逻辑推理。例如《素问·离合真邪论》说："夫圣人之起度数，必应于天地。故天有宿度，地有经水，人有经脉。"以人和自然的统一性作为基础进行类比，在原则上是正确的。但是忽视自然界的宿度、经水与人的经脉属性的差异，仅从表面现象的相同或相似进行比类，得出的结论必然不真实。有时得出的结论真实，但是这种真实的结论却往往来自临床经验的总结。

（黄自元）

参考文献

[1] 刘长林. 内经的哲学和中医学的方法. 北京：科学出版社，1982.

[2] 中共中央马克思恩格斯列宁斯大林著作编译局. 列宁选集（第二卷）. 第 2 版. 北京：人民出版社，1972：192.

[3] 中共中央马克思恩格斯列宁斯大林著作编译局. 资本论（第一卷）. 第 2 版. 北京：人民出版社，1953：18.

[4] 肖萐父.《易传》与早期的阴阳家言. 江汉论坛，1984(5)：4.

[5] 张政烺. 试释周初青铜器铭文中的易卦. 考古学报，1980(4)：404.

[6] 恩格斯. 自然辩证法. //中共中央马克思恩格斯列宁斯大林著作编译局. 马克思恩格斯选集（第三卷）. 北京：人民出版社，1972.

[7] 马克思. 神圣家族. //中共中央马克思恩格斯列宁斯大林著作编译局. 马克思恩格斯全集（第二卷）. 第 2 版. 北京：人民出版社，1972：107.

[8] 顾颉刚. 古史辨（五）. 上海：上海古籍出版社，1982：404.

[9] 刘长林. 中国系统思维. 北京：中国社会科学出版社，1990.

[10] 周云之. 先秦名辩逻辑指要. 成都：四川教育出版社，1993.

[11] 杨俊光. 惠施公孙龙评传. 南京：南京大学出版社，1992.

[12] 列宁. 黑格尔"逻辑学"一书摘要. //中共中央马克思恩格斯列宁斯大林著作编译局. 列宁全集. 北京：人民出版社，1959.

[13] 黑格尔. 小逻辑. 香港：三联书店，1957.

[14] 陈孟麟.《墨辩》逻辑范畴三题议. 哲学研究，1978(11)：53.

[15] 黑格尔. 哲学史演讲录（第一卷）. 贺麟，王太庆，译. 北京：商务印书馆，1959：290.

[16] 恩格斯. 社会主义从空想到科学的发展. //中共中央马克思恩格斯列宁斯大林著作编译局. 马克思恩格斯选集（第三卷）. 北京：人民出版社，1972：417.

[17] 恩格斯. 路德维希·费尔巴哈和德国古典哲学的终结. //中共中央马克思恩格斯列宁斯大林著作编译局. 马克思恩格斯选集（第四卷）. 北京：人民出版社，1972：242.

第四章

《黄帝内经》理论专题发挥

第一节 《内经》的天文历法思想

中国古代，天文历法关系密切，不可分割。《内经》也是如此。因此在阐述《内经》的天文历法思想时，必须将这两部分内容放在一起来讨论，在介绍天文时联系历法，在讲解历法时涉及天文。

一、《内经》的古天文学内容

《内经》记载古天文的文字不多，但基本涉及宇宙结构以及日月星辰等天体在天空分布与运行的现象，这里所说的日月星辰主要指北斗七星、二十八宿和日月五星等天体。

(一)《内经》的宇宙结构理论

我国古代的宇宙结构理论，有天圆地方说、盖天说、浑天说和宣夜说诸种。天圆地方说产生于人类社会的早期，是一种古老的宇宙结构模型。这种宇宙结构理论主张"天圆如张盖，地方如棋局"(《周髀算经》)，把大地看做是一个平直静止的，每边为81万里的正方形，天顶是高度8万里，向四周下垂的圆形，日、月、五星在天穹上随天旋转。盖天说形成于西周初年，是在天圆地方说的基础上提出的一种宇宙结构模型。《晋书·天文志》说："天像盖笠，地法覆盘。天地各中高外下。北极之下，为天地之中，其地最高，而滂沲四隤。三光隐映，以为昼夜。"认为这种宇宙模型的天穹像一个斗笠，大地像一个倒扣着的盘子。北极是天的最高点，四周下垂。天穹上有日月星辰交替出没，在大地上产生昼夜的变化。

随着古天文学的进一步发展，宇宙结构理论出现了浑天说。浑天说产生于战国时期，而对它的典型描述见于东汉张衡的《浑天仪注》。该书记载："浑天如鸡子。天体圆如弹丸，地如鸡子黄，孤居于内，天大而地小。天表里有水。天之包地，犹壳之裹黄。周旋无纬，其形浑浑，故曰浑天。"(洪颉煊：《经典集林》卷二十七)根据这段记载，浑天说的天体结构是一个中空的圆球，其中一半贮有水，圆形的地球浮在水面上，天和地犹如鸡蛋壳和鸡蛋黄的关系。中空的圆球如车轱辘般旋转，日、月、星辰附丽在圆球的内壳上运行。宣夜说的历史渊源，可以上溯至战国时代的《庄子》，而详载于《晋书·天文志》，认为"天"并没有一个固体的"天穹"，而是无边无际的气体，日月星辰就在气体中飘浮游动。

对于宇宙的结构，《内经》中有天圆地方说的孑遗，浑天说和宣夜说的描述。《灵枢·邪客》说："天圆地方，人头圆足方以应之"。不仅承认了天圆地方说，还把它应用来作为阐述人体头圆足方的推理依据。《素问·五运行大论》说："帝曰：地之为下否乎？岐伯曰：地为人之下，太虚之中也。帝曰：冯乎？岐伯曰：大气举之也"。认为大地悬浮于宇宙之中，但不是凭借水的作用维系，而是依靠大气的力量支撑。显然，《内经》的浑天说不仅类同于张衡《浑天仪注》的说法，而有宣夜说的成分了。

（二）《内经》的天球思想

《内经》的天球思想隐含在天圆地方说和浑天说的观念中。天圆地方说作为一种最原始的、朴素的、直观的宇宙图式，可以作为盖天说的雏型，属于盖天说的范畴。天圆地方说和盖天说的根本不同在于，前者以大地是平整的四方形，而后者把大地看做是一个拱形。从平整的大地到拱形的大地的认识，是人类认识的一个巨大进步，因为只有在这个认识的基础上才有可能提出大地是一个球形的观点。较之盖天说来说，浑天说宇宙结构模型的最大成就就在于认识到大地是一个悬浮于宇宙空间的圆球，并且被一个浑圆的犹如鸡蛋壳的天球包裹着。《内经》的伟大贡献在于以无形的气取代了有形的蛋壳，从而孕育着天球无限的思想。

从浑天论的观点出发，我们可以认为“天球是一个假设的以观测者所在的地球为中心的球形天空”，这个天球不是宇宙的界限，但是它的“存在”对于观察天体的视位置和视运动，客观上提供了行之有效的天文背景。

为了研究天体的视位置和视运动，天文学家假想天球上存在一些点和圈，把地球轴线无限延长的线与天球的交点称天极，其中在北方上空的与天球的交点称北天极；地球赤道无限延长的平面与天球相交的大圆圈称天赤道；地球公转轨道平面与天球相交的大圆圈称黄道；地平面与天球相交的大圆圈称地平圈（图4）。地平圈被十二地支划分为12个方位，就是十二辰。十二辰以正北为子，向东、向南、向西依次是丑、寅、卯、辰、巳、午、未、申、酉、戌、亥。其中正东为卯，正南为午，正西为酉。《灵枢·卫气行》所说的“子午为经，卯酉为纬”，即指此而言。天球上有了这些基本的点和圈，天体的视位置和视运动才能够得到精确的表述。

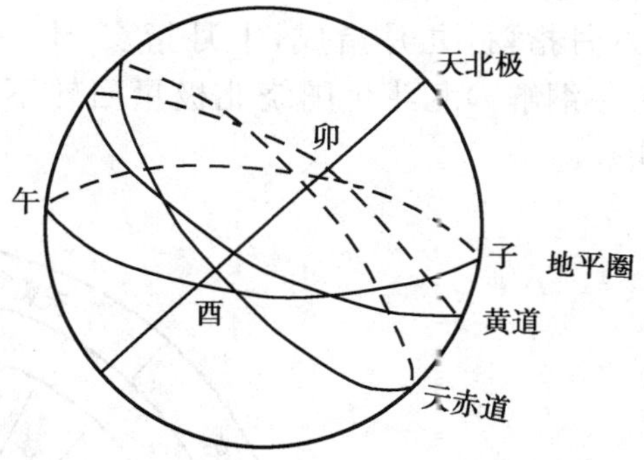

图4 天球上的基本点和圈

由于地球自西向东自转和公转，《内经》所涉及的天体在天球上呈现两类运动：天体的周年视运动，二十八宿在赤黄道带、北斗七星在恒显圈内各自东向西左旋，日、月、五星在黄道自西向东右旋；全部天体的周日视运动，自东向西左旋。

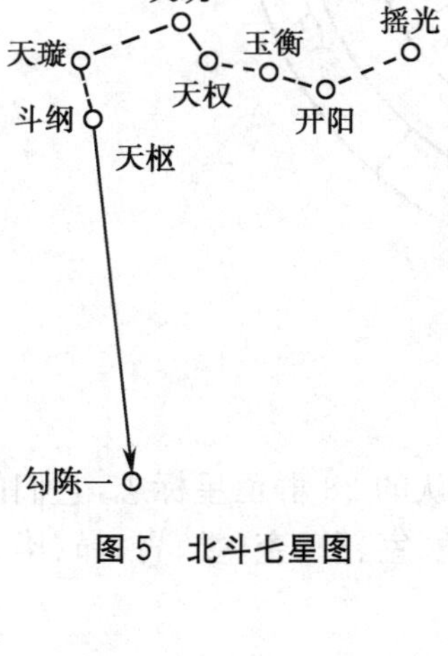

图5 北斗七星图

（三）北斗星

北斗星是由北方天空恒显圈内天枢、天璇、天玑、天权、玉衡、开阳、摇光7颗较亮的恒星组成，古人用假想的线把它们连接起来，像酒斗的形状，所以称为北斗（图5）。其中，天枢、天璇、天玑、天权四星组成方形像斗，叫斗魁，又称璇玑。玉衡、开阳、摇光三星组成斗柄，叫斗杓，又称玉衡。天枢、天璇两星之间画一条连线并延长至5倍处，靠近北极星。北极星又称“北辰”，是北方的标志，所以这两颗星又称指极星。目前的北极星叫勾陈一。

北极星居中，北斗星自东向西运转于外，旋指十二辰。《史记·天官书》说："斗为帝车，运于中央，临制四乡，分阴阳，建四时，均五行，移节度，定诸纪，均系于斗。"北斗星主要用来指示方向，确定时节。

《内经》中多处提到北斗星和北极星的名称。《灵枢·九宫八风》有"太一"、"招摇"的记载，《素问·天元纪大论》还有"九星悬朗"的说法。这里的"太一"即指北极星。《史记·封禅书》"天神贵者太一"《索隐》："天一、太一，北极神之别名。""招摇"，北斗星斗柄的代名词。《淮南子·时则训》说："孟春三月，招摇指寅。"高诱注："招摇，斗建。"公元前2000年前，北斗星靠近北极，北斗七星连同斗柄延伸下去的玄戈（牧夫座λ）、招摇（天龙座λ）都在恒显圈内，所以有"九星悬朗"的说法。说招摇所指而不说斗建所指，当是"九星"观念的孑遗。

《内经》还有北斗星围绕北极星回转不息的描述，如《灵枢·九宫八风》说："太一常以冬至之日，居叶蛰之宫四十六日，明日居天留四十六日，明日居仓门四十六日，明日居阴洛四十五日，明日居天宫四十六日，明日居玄委四十六日，明日居仓果四十六日，明日居新洛四十五日，明日复居叶蛰之宫，曰冬至矣。"这里所叙述的"太一"依次移居九宫，术语称为"太一游宫"。实际上，"太一游宫"是北斗星围绕北极星回转不息，旋指十二辰的运动（图6）。张介宾说："一岁四时之候，皆统于十二辰。十二辰者，以斗纲所指之地，即节气所在之处也。正月指寅，二月指卯，三月指辰，四月指巳，五月指午，六月指未，七月指申，八月指酉，九月指戌，十月指亥，十一月指子，十二月指丑，谓之月建。"（《类经图翼·斗纲解》）北斗星围绕北极星回转不息，旋指十二辰，具有指示方向，规定节气的作用。

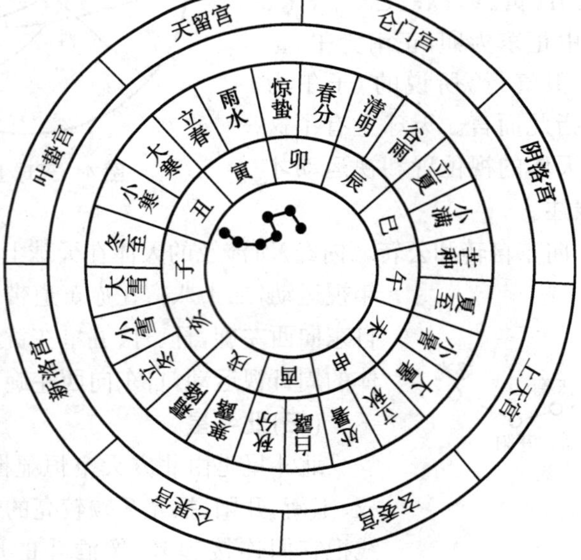

图6　太一游宫图

（四）二十八宿

二十八宿，是古天文学为了观测日、月、五星的运行所确认的28群恒星标志，它们的名称自西向东依次是角、亢、氐、房、心、尾、箕、斗、牛、女、虚、危、室、壁、奎、娄、胃、昴、毕、觜、参、井、鬼、柳、星、张、翼、轸。

传统的二十八宿是和四象结合起来，并且根据战国以来流行的五色、五方配五行的观念，把东方的七宿称苍龙，南方的七宿称朱雀，西方的七宿称白虎，北方的七宿称玄武，即：东方苍龙，包括角、亢、氐、房、心、尾、箕七宿；南方朱雀，包括井、鬼、柳、星、张、翼、轸七宿；西方七宿，包括奎、娄、胃、昴、毕、觜、参七宿；北方七宿，包括斗、牛、女、虚、危、室、壁七宿。《灵枢·卫气行》说："天周二十八宿而一面七星，四七二十八星，房昴为纬，虚张为经。"显然，《内经》不仅有了二十八宿的概念，而且认为二十八宿分列四方，每方七宿，七宿的中心宿分别为房、昴、虚、张四星，和传统的二十八宿的四象方位一致。

二十八宿的划分，主要是以土星的视运动作为依据的。《素问·八正神明论》说："星辰者，所以制日月之行也。"这个"制日月之行"的星辰就是分布在赤黄道带上的恒星群。为了观测日、月、五星的运行，古天文学以土星的视运动对赤黄道带上的恒星进行了区域划分。土星28年一周天，每年镇行一宿，自西向东将赤黄道带附近的恒星划分为二十八宿。此外，又根据木星12年一周天，每年行经一次，自西向东把二十八宿重新划分为十二次。十二次的名称是星纪，玄枵、娵訾、降娄、大梁、实沈、鹑首、鹑火、鹑尾、寿星、大火、析木。《汉书·律历志》说："指牵牛之初，以纪日月，故曰星纪。"十二次是以牛宿所在的星纪作为首次的。根据长沙马王堆三号汉墓帛书"岁星居维，宿星二"、"岁星居中，岁星三"的文字，岁星所在的四正之次含三宿，岁星所在的四隅之次含两宿，十二次与二十八宿具有对应的关系，并体现了古老的天圆地方说的天体格局（图7）。

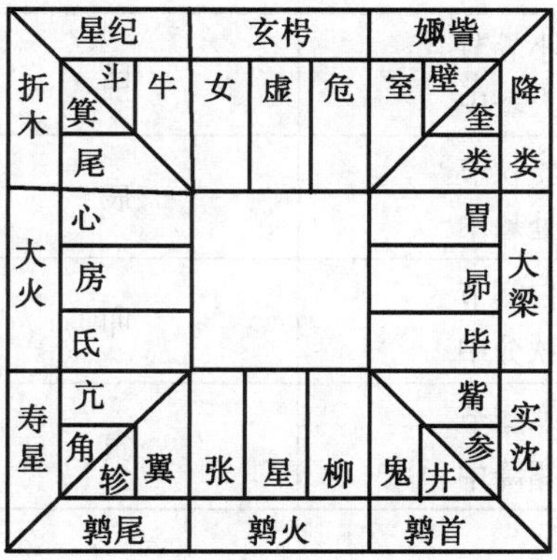

图7 十二次、二十八宿对应关系图

此外，十二次与二十四节气的形成有着渊源的关系。二十四节气产生于十二次。《汉书·历律志》说："凡十二次，日至其初为节，至其中[为中]。"二十四节气是根据太阳周年视运动划分的，太阳在每一次的初度为节气，在每一次的中间为中气。十二次共有12个节气和12个中气，它们的名称是立春、雨水、惊蛰、春分、清明、谷雨、立夏、小满、芒种、夏至、小暑、大暑、立秋、处暑、白露、秋分、寒露、霜降、立冬、小雪、大雪、冬至、小寒、大寒。《汉书·律历志》说："牵牛初，冬至。"定牛初为冬至，这是战国初期的实际天象。

《内经》是以虚宿为冬至，反映的是夏代的天象。《素问·脉解》说："太阴子也，十一月万物皆藏于中。"张介宾注："阴极于子，万物皆藏，故曰太阴子也"，"一阳下动，冬至候也。"（《类经·疾病类十一》）根据"子午为经"和"虚张为纬"的说法，《内经》的冬至点是在虚宿。虚宿至牛宿，相距30°左右。按照岁差密率，每71年8个月，冬至点西移1°。冬至点西移30°所需的时间是：

$$30 \times 71\frac{2}{3} = 2150 \text{年}$$

冬至点在牵牛初度是战国初期的实际天象。据此推算，《内经》的天象应当是公元前19世纪夏代的天象。

根据《内经》的天象，二十八宿、十二次、二十四节气具有反旋的对应关系（表3）：

表 3 二十八宿、十二次、二十四气反旋对应关系表

二十八宿		十二次	二十四节气	十二辰
北方玄武	斗 牛	星纪	立冬节 小雪中	丑
	女 虚 危	玄枵	大雪节 冬至中	子
	室 壁	娵訾	小寒节 大寒中	亥
西方白虎	奎 娄	降娄	立春节 雨水中	戌
	胃 昴 毕	大梁	惊蛰节 春分中	酉
	觜 参	实沈	清明节 谷雨中	申
南方朱雀	井 鬼	鹑首	立夏节 小满中	未
	柳 星 张	鹑火	芒种节 夏至中	午
	翼 轸	鹑尾	小暑节 大暑中	巳
东方苍龙	角 亢	寿星	立秋节 处暑中	辰
	氐 房 心	大火	白露节 秋分中	卯
	尾 箕	折木	寒露节 霜降中	寅

这种反旋关系也可以用图 8 表现出来。

张汝舟对这种反旋的对应关系持有否定的看法，并依据陈遵妫先生《天文图表》中宋人黄裳《星图》二十八宿的次序，将十二辰以子午为经旋转 180°，使二十八宿、十二次、二十四节气与十二辰呈现出正旋的对应关系[1]（图 9）。二十八宿、十二次、二十四气和十二辰反旋向对应关系是以二十八宿的四象方位作为基础的，在《内经》中被广泛应用着。然二十八宿、十二次、二十四气和十二辰的正旋向对应关系也在《内经》的原文中有所体现出来。

（五）日月五星

对于日、月、五星的运动，《素问·天元纪大论》表述为“七曜周旋”的形式。七曜，即日、月和金、木、水、火、土五星。五星，《内经》又称太白、岁星、辰星、荧惑、镇星。七曜周旋，是指古人站在地球上所见到的日、月、五星等天体在黄道上的视运动。

1. 太阳的视运动

太阳的视运动有周日视运动和周年视运动两种。太阳的周日视运动自东向南向西左

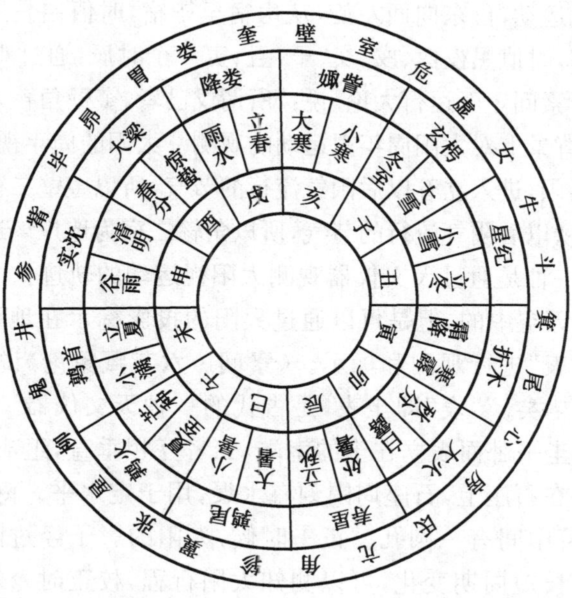

图 8 二十八宿、十二次、二十四气与十二辰反旋向对应关系图

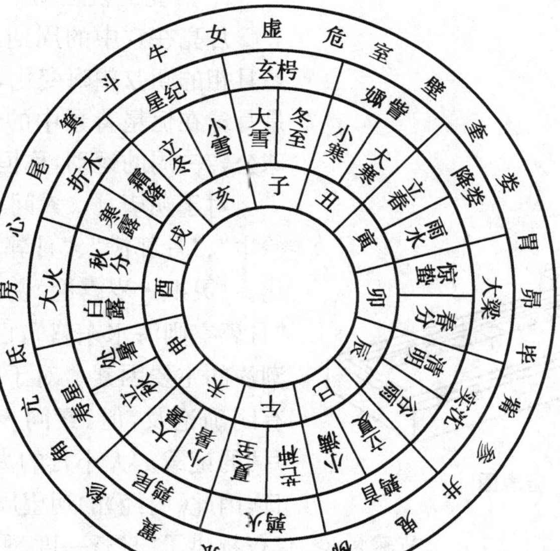

图 9 二十八宿、十二次、二十四气与十二辰正旋向对应关系图

旋，太阳的周年视运动自西向南向东右旋。《内经》对太阳视运动的描述是和昼夜四时相联系的，例如《灵枢·卫气行》所说的“昼日行于阳二十五周，夜行于阴二十五周”，是说太阳的周日视运动；《素问·阴阳应象大论》所说的“天有八纪”，是指太阳的周年视运动中，太阳在黄道上的立春、春分、立夏、夏至、立秋、秋分、立冬、冬至 8 个不同的位置而言。《内经》观测太阳视运动的方法有两种。一种是肉眼直接观测，例如《灵枢·卫气行》说：“是故房至毕为阳，昴至心为阴。”这是指在二十八宿的恒星背景上对太阳的周日视运动的观测。从图 4 可

以看出，太阳的周日视运动，自东向西左旋，从房宿至毕宿，时值白昼卯、辰、巳、午、未、申 6 个时辰；从昴宿至心宿，时值黑夜酉、戌、亥、子、丑、寅 6 个时辰：通过观象授时，显示昼夜阴阳节律之象。又例如《素问·五运行大论》说："所谓戊己者，奎壁角轸，则天地之门户也。"这是指在二十八宿恒星背景上对太阳周年视运动的观测。太阳的周年视运动，由西向东右旋。日躔奎壁二宿，由阴出阳，进入立春以后阳气流行的节气，所以奎壁二宿为天门；日躔角轸二宿，由阳入阴，进入立秋以后阴气流行的节气，所以角轸二宿为地户。通过观象授时，显示四时阴阳流变之象。另一种是通过天文仪器观测太阳视运动的轨迹。太阳视运动的轨迹是没有办法直接显示在天空中的，但是可以通过太阳的投影标示在地面上。对于太阳的投影，《内经》使用了"圭表"进行观测和标示。《素问·六节藏象论》说："立端于始，表正于中，推余于终，而天度毕矣。""表"即圭表，是古代的一种天文仪器。表是直立的竿子，圭是和表相连的底座。圭平卧而表立在圭的南端，二者互相垂直，组成简单的天文仪器（图 10）。圭有刻度，平卧在石座上，石座周围刻有水渠，用于定水平。南端立表，表的上端有一景符向外弯曲，景符中间有一圆孔。正午时候，太阳的影子经过圆孔射到圭面上。观察日影投射在圭面的长短周期变化，可以测知太阳行程，校正时令节气。例如中午日影最长的位置为冬至，日影最短的位置为夏至，而两个冬至或夏至之间的时间长度为一个回归年。

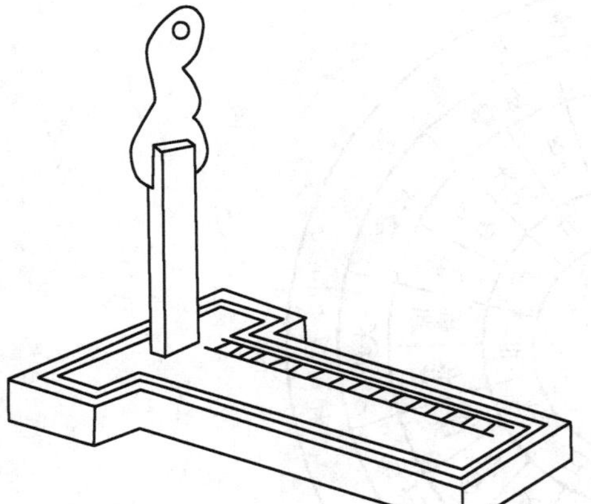

图 10　圭表图

2. 月亮的视运动

月亮在空中的周期运动规律有两种：一种是月相的朔弦望晦变化，称朔望月周期；另一种是月球在恒星背景中的位置变化，即月球绕地球公转一周的运动，称恒星月周期。

对于朔望月，《素问·八正神明论》提到"月始生"、"月郭满"、"月郭空"的月相盈亏盛衰变化。《灵枢·岁露论》说："故月满则海水西盛"、"月郭空则海水东盛"，已经认识到月亮是引起潮汐的主要因素。对于朔望月周期，《内经》没有明确论及，但《素问·六节藏象论》有"大小月"的记载。大小月的大月是 30 日，小月是 29 日，因此《内经》的朔望周期应该是 29.5 日。

对于恒星月周期，《素问·六节藏象论》仅仅提供了"日行一度，月行十三度而有奇"的数据。"月行十三度而有奇"，即月亮每日在周天运行的度数。《内经》以周天为 $365\frac{1}{4}$度，每日行 $13\frac{7}{19}$度，则恒星月周期应该是 $365\frac{1}{4}\div 13\frac{7}{19}=27.32$ 天。

3. 五星的视运动

五星围绕太阳运行，观察者从地球上看行星在天球上的位置移动，叫做五星的视运动。对于五星的视运动，《内经》有一段精细的描述："帝曰：其行之徐疾逆顺何如？岐伯曰：以道留久，逆守而小，是谓省下；以道而去，去而速来，曲而过之，是谓省遗过也；久留而环，或离或附，是谓议灾与其德也；应近则小，应远则大；芒而大倍常之一，其化甚；大常之二，其眚即发也；小常之一，其化减；小常之二，是谓临视，省下之过与其德也。德者福之，过者伐之，是以象之见也；高而远则小，下而近则大，故大则喜怒迩，小则祸福远。岁运太过，则运星北越；运气相得，则各行以道。故岁运太过，畏星失色而兼其母，不及则色兼其所不胜。”（《素问·气交变大论》）《内经》的这段原文主要讨论了五星的视运动、亮度和颜色的变化，同时还掺杂了一些占星术的内容。

（1）五星的视运动：此段原文已经认识到行星的视运动有徐、疾、逆、顺、留、守的运动变化规律和“以道留久，逆守而小”、“以道而去，去而速来，曲而过之”以及“久留而环，或离或附”3种运动轨迹。“以道”，指行星向前进方向的视运动。“留”，指行星似乎在某处不动。“逆”，指行星的后退运行。“守”，指留超过一特定的长时间，如20天以上。“环”，指由逆行转为顺行，但不是沿着原来的路线，而是画出了一个环的轨迹。对于行星视运动的规律，我国古代天文学已经有了一定的认识。长沙马王堆三号汉墓帛书《五星占》对金星有“逆留”的描述，《汉书·天文志》有“古历五星之推，无逆行者，至甘氏石氏经，以荧惑、太白为有逆行”的说法。《隋书·天文志》记载：“古历五星并顺行，秦历始有金、火之逆。又甘、石氏时自有差异。汉初测候乃知五星皆有逆行。”说明汉初已经知道三星都有逆行的规律。尽管如此，中国古代天文学（包括《内经》）并没有对行星的视运动现象作出理论上的说明。

根据现代天文学的知识，行星的这些复杂的视运动是由于行星（P）和地球（E）在围绕太阳（S）运行时各自运动速度不同以及相对位置变化造成的（图11）。在太阳系中，以地球轨道为界，在其内的水星和金星，称为地内行星；在其外的火星、木星、土星，称为地外行星。行星（P）、地球（E）和太阳（S）之间的夹角PES叫“距角”。处在地球轨道以外的地外行星的距角可以为0°～180°，而处在地球轨道以内的地内行星则不能超过某一个最大值，如金星为48°，水星为28°。当地内行星达到东偏最大角度时叫东大距，在西偏最大角度时叫西大距。当距角∠PES＝0°，并且行星和太阳又在同一个方向时，称合。对于地内行星来说，比太阳远的那个合称上合，比太阳近的那个合称下合。对地外行星而言，当距角∠PES＝180°时，并且行星、太阳处于相反方向时称冲。据此，我们可以讨论行星在恒星背景上的运动状态。

古天文学认为，行星在恒星背景上自西向东的运行称顺行，自东向西的运行称逆行。由于行星的轨道速度各不相同，它们同太阳和地球之间的相对位置时刻都在改变，呈现顺行、逆行的各种情况。对地内行星来说，由于它的公转速度快于地球的公转速度，所以上合以后地内行星出现在太阳的东侧。由于天球的周日旋转，地内行星在太阳之后落入地平，表现为夕始见，在天空呈现顺行，并离太阳越来越远。东大距以后不久，地内行星与太阳之间的角距逐日减小，经过“留”的阶段转变为逆行。过下合后再逆行一段，又表现为顺行，直至西大距以至上合，周而复始，在恒星背景上所走的轨迹呈柳叶状（图12）。这就是《素问·气交变大论》所说的“久留而环，或离或附”的实质。宋代科学家沈括在《梦溪笔谈·卷八》中对这种现象有

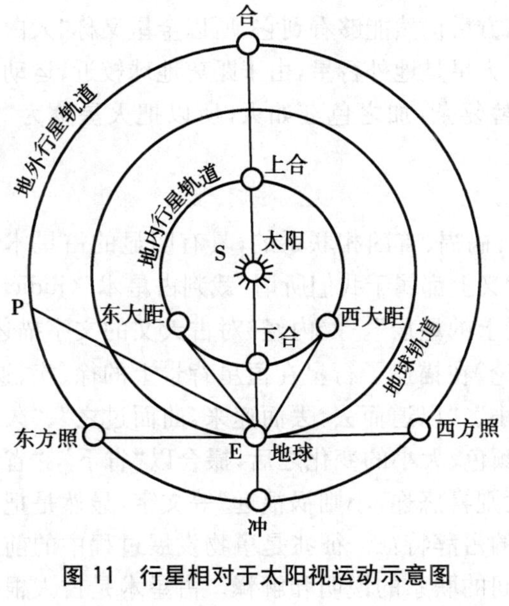

图11 行星相对于太阳视运动示意图

过这样的描绘:“予尝考古今历法五星行度……其迹如循柳叶,两末锐,中间往还之道,相去甚远。”这进一步说明了《内经》描述的正确性。

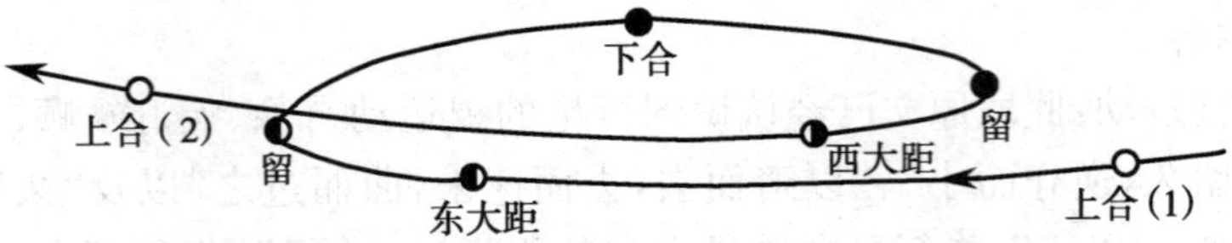

图 12 一个会合周期内行星在恒星背景上的移动情况(柳叶形)示意图

和地内行星不同,地外行星在合以后,由于地外行星的公转速度小于地球的公转速度而偏于太阳的西侧,由于天球的旋转,表现为晨始见。因为地外行星的速度比地球小,运行过程中离太阳越来越远,结果它在恒星背景上呈现“之”字形的运动轨迹(图 13)。这就是《素问·气交变大论》所说的“以道而去,去而速来,曲而过之”的轨迹。

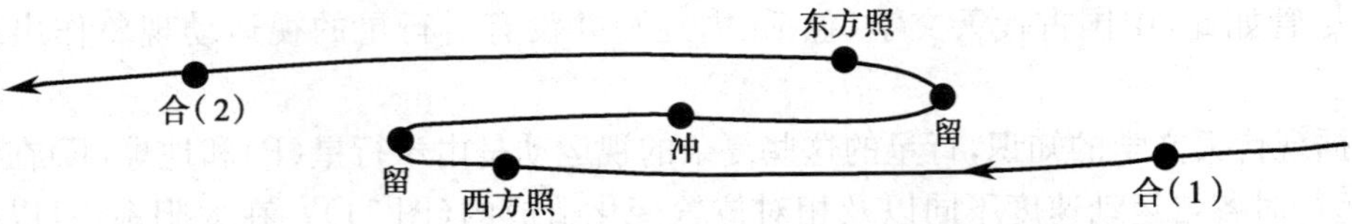

图 13 一个会合周期内地外行星在恒星背景上的移动情况(“之”字形)示意图

(2)行星的亮度与颜色的变化:五星在运动轨迹的各个位置上,亮度和大小有着不同的变化,尤其是地外行星在冲前后,也就是逆行时,往往显得最亮。郝葆华认为,《素问·气交变大论》所说的“应近则小,应远则大”,是指地内行星在上合与下合时的亮度与大小变化的情况,而“高而远则小,下而近则大”这句描述,是关于地外行星,也就是火、木、土三星在冲与合时亮度与大小的变化情况[2]。

有趣的是,我国古天文学对行星的命名,也反映了它们的亮度与颜色的变化。例如金星是地内行星,距角为 48°,大部分时间里同太阳有较大的角距离,很容易看到它,颜色呈青白色,是全天最亮的星,有时太阳下山前或晨出东方后仍然能够看到它,所以金星又称“太白”,古天文学把金星的这一现象称为“太白昼见”。火星是地外行星,由于距离地球较近,运动显得十分迅速,光度变化很大,顺行和逆行的交替复杂,加之色红如火,所以把火星称为“荧惑”。

(六)《内经》古天文的占星术内容

《内经》对天文现象的描述,往往是与善恶、祸福、吉凶相联系的,具有明显的占星术色彩。李约瑟说:“他们所有观星的技巧在某种意义上都属于我们所谓‘裁判占星术’(judiciall asttology),即把地面上的事物设想为决定于天上的星辰”。[3]《内经》对古天文的文字描述,证实了李约瑟的这一论断。《素问·气交变大论》在描述了行星在恒星背景上的徐、疾、逆、顺、留、守等的视运动现象,“以道留久,逆守而小”、“以道而去,去而速来,曲而过之”、“久留而环,或离或附”3 种视运动轨迹,以及行星的颜色、大小的变化之后,撮合以“省下”、“省遗过”、“议灾与其德”、“德者福之,过者伐之”、“大则喜怒迩,小则祸福远”等文字,显然是把天象作为征兆现象看待的,而这些文字具有浓厚的占辞特征。征兆是事物发展过程中的前期现象,而占辞是对征兆现象和未来人事祸福之间的联系的说明和解释。占星术是古人根据星象活动的变化来判断和预测人事的方术体系。因此,《内经》的天文学不是具有独立意义上的天文学,而是有着占星术的浓厚气息。

此外,李约瑟的论断还可以通过西汉占盘与《灵枢·九宫八风》的比较研究得到进一步的证明。1977年7月,在安徽省阜阳县罗在大队汉汝阴侯墓中发现了两具占盘。其中一具为太乙九宫占盘,因其形与《灵枢·九宫八风》的九宫图酷似,将两者对照研究,从考古学揭示了《灵枢·九宫八风》古天文内容的占星术性质。

1.《灵枢·九宫八风》的占盘结构和性质

太乙九宫占盘分天地两盘(图14)。下盘扁平正方,有一正方形线框,线框外四正四隅分列九宫八节名称和日数,与九宫八节名称相应的位置有"当者有忧"、"当者病"、"当者有喜"、"当者有僇"、"当者显"、"当者死"、"当者有盗争"、"当者有患"等字。上盘扁平圆形,经过圆心有4条直线连接四正四隅,并将圆分为八等分,线端分别有"一君"、"六"、"七将"、"二"、"九百姓"、"四"、"三相"、"八"等字。在"六"与"七将"间近中心位置有一"摇"字,在"二"与"九百姓"间近中心位置有一"招"字,在"一君"与"八"间近中心位置有一"五"字,在"四"与"三相"间近中心位置有一"吏"字。

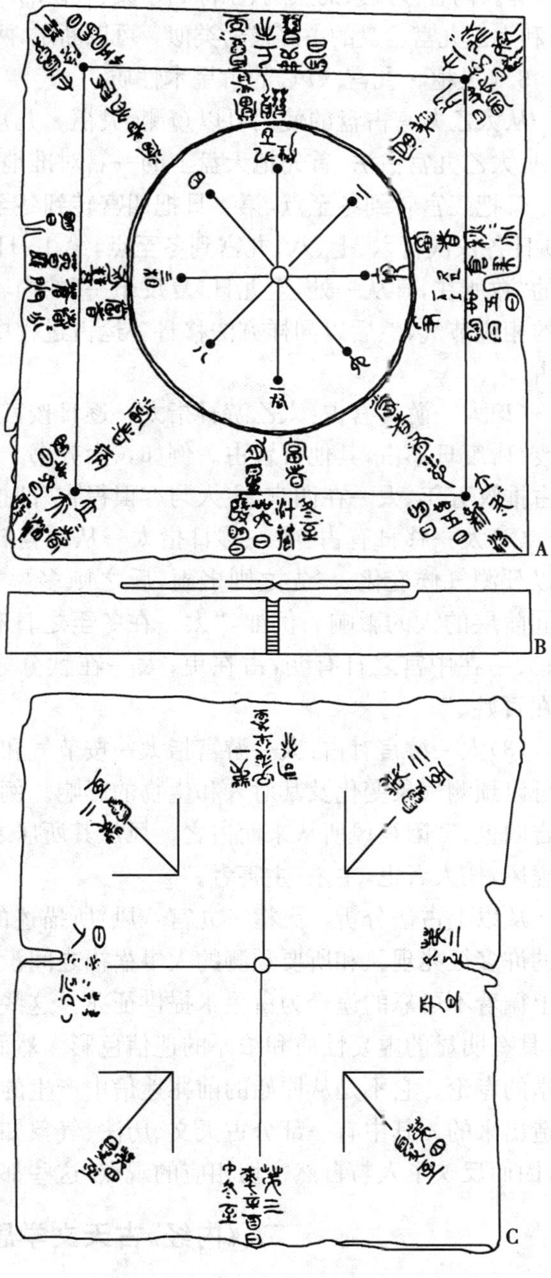

图14 太乙九宫占盘

A. 正面;B. 侧视;C. 背面

下盘背面有"第三七年辛酉日中冬至"3行10字。据殷涤非按《颛顼历》推算,系指汉文帝七年(前173)。准此,太乙九宫占盘是西汉初年的文物。

《五行大义》说:"太乙主风、雨、水旱、兵革、饥疫、灾害。"太乙九宫占盘以九宫、节气作为征兆的时空标志,并标有"忧"、"喜"、"病"、"死"、"显"、"患"等占辞,可以肯定,它是以天象预测人事祸福的占星工具。

2.《灵枢·九宫八风》的占盘特征

《灵枢·九宫八风》的九宫图与太乙九宫占盘的图形比较,两图要素相似,格局大体一致。若结合原文理解,九宫图明显具有占盘的特征。

(1)征兆特征:征兆指事物发展过

程的前期现象。《灵枢·九宫八风》列出的征兆现象有"太一移日,天必应之以风雨"、"其日风雨"、"先之"、"后之"、"视风所从来"、"太一入徙立于中宫,乃朝八风"、"太一在冬至之日有变"、"太一在夏至之日有变"等,内容涉及风雨的时间先后,气候的暴变,八风方位,并与时间和空间有密切关系。九宫图以太一(北极星古称)为定向标准,北斗旋转指示节气和方位、节气,为征兆现象的出现提供时间和空间的条件,明显具有占盘的征兆特征。

(2)占辞特征:占辞是对征兆现象和未来人事祸福之间的联系的说明和解释。《灵枢·九宫八风》载有"吉岁"、"民安少病"、"多雨"、"多旱"、"占在君"、"占在相"、"占在百姓"、"占吉凶"等占辞。内容涉及人的疾病、庄稼的年成、气候的风雨旱以及灾害性气候对不同阶层的人的影响,和太乙九宫占盘的占辞极为类似。可以断定,两者是古代占星术的不同表现形式。

3.《灵枢·九宫八风》的占星术性质

从太乙九宫占盘的使用可以窥测《灵枢·九宫八风》的星占方法。据《后汉书·张衡传》注引,太乙九宫占法,首先把天盘上的一君对准地盘上的冬至点,第2日把二宫转到冬至点,第3日把三宫转到冬至点,第4日把四宫转到冬至点,第5日复以一宫转到冬至点,第6、7、8、9日各依次行六、七、八、九宫到冬至点,第10日又周而复始,这就是《灵枢·九宫八风》所说的"数所在,日从一处,至九日,复反于一"的内容。从一宫转到另一宫,则以一君对准地盘上的相应节气,然后以同样方法移日。运占过程中,太一游日有占,太一移日有占,太一游宫有占。

(1)太一游日有占:太乙游日指太一逐日按宫旋转至所在节气。5个来复共45日,46日为废日,废日不占,其他日皆占。例如,《南齐书·高帝本纪》记载占例若干,其一是"太一九宫占推汉五年,太一在四宫,主人与客俱得吉"即指此而言。

(2)太一移日有占:太一移日指太一从一宫转向下一宫的第1天。根据该日风雨先后可以预测气候变化。"先之则多雨,后之则多旱。"也可以根据不同节气气候暴变预测对不同阶层的人的影响。例如,"太一在冬至之日有变,占在君;太一在春分之日有变,占在相;太一在中宫之日有变,占在吏;太一在秋分之日有变,占在将;太一在夏至之日有变,占在百姓。"

(3)太一游宫有占:太一游宫指太一按节气和方位顺序从一宫转到另一宫。根据风的来路可以预测气象变化及其对人和生物的影响。例如,"是故太一入徙立于中宫,乃朝八风,以占吉凶也。""因视风所从来而占之。风从其所居之乡来为实风,主生,长养万物;从其冲后来为虚风,伤人者也,主杀、主害者。"

从以上占法分析,《灵枢·九宫八风》所描述的是一种人为复杂化了的天文、气象占术。它的许多征兆现象和所要预测的人事祸福之间没有必然的因果联系,实际上是在臆造的前提上循着不可靠的途径为占星术提供征兆。这些征兆被附加了许多人为的条件和复杂的道理,具有明显的虚妄性质和浓厚的迷信色彩。然而,《灵枢·九宫八风》却是古代占星术用于医学的专论。它不是从原始的前兆迷信中产生的,而是由具有丰富天文、气象知识的医学家创造出来的。其中有一部分古天文、历法、气象知识,也有一部分具有必然因果联系的征兆观,因而反映了人与自然密切相应的观点,这些都是我们应当继承的。

二、《内经》古天文学思想的医学意义

《素问·脉要精微论》说:人"与天地如一"。《内经》古天文的医学意义,应当沿着"天人合一"的思路进行考察,发掘出《内经》理论与古天文的一些渊源关系。

(一)二十八宿的医学意义

1. 二十八宿与人身经脉长度、营卫行度的确立

根据《灵枢》提供的日行28宿,经过12时辰,水漏下100刻,卫气行身50周,呼吸13500息以及一息脉行0.6尺的基本数据,推算人身28脉的总长度和营卫行度。

(1)推算人身28脉的总长度:日行28宿,昼夜呼吸13500息,一息脉行0.6尺,卫气行身50周,则人身28脉的总长度为:

$$13500\times0.6\div50=162\text{尺}=16\text{丈}2\text{尺}$$

所以,《灵枢·五十营》说:“气行十六丈二尺,气行交通于中,一周于身,下水二刻,日行二十五分。”

(2)推算人身营卫行度:《内经》中人身营卫的行度,主要有日行一舍卫气行度和水下一刻脉气行度2种。

日行一舍卫气行度:日行28宿,卫气行身50周,则日行一舍的卫气行度为:

$$50\div28=1.7857\text{周}$$

按四舍五入法,将1.7857周拟定为1.8周,卫气昼夜各行14舍,则昼行于身,夜行于脏各25.2周,比实际周数各多出0.2周。所以,《灵枢·卫气行》说:“阴阳一日一夜,合有奇分十分身之四与十分脏之二,是故人之所以卧起之时有早晏者,奇分不尽故也。”

水下一刻脉气行度:卫气行身50周,水下100刻,则水下一刻的脉气行度为:

$$50\div100=0.5\text{周}$$

《灵枢·五十营》认为:水下1刻,脉气行身半周;水下2刻,脉气行身1周计16丈2尺;水下100刻,脉气运行50周。人的脉气经常保持昼夜运行50周,则身体健康无病,能活到天赋的寿命。

此外,《内经》还提出水下一刻,卫气行于手足太阳经;水下二刻,卫气行于手足少阳经;水下三刻,卫气行于手足阳明经;水下四刻,卫气行于足少阴肾经;水下五刻,卫气复行于手足太阳经。行完三阳与阴分,水下四刻,日行1.12宿。按四舍五入法,将1.12宿拟定为1宿。100刻连续行完三阳与阴分25次。这就是《灵枢·卫气行》所说的“常以日之加于宿上也,人气在太阳,是故日行一舍,人气行三阳与阴分,常如是无已,天与地同纪,纷纷肦肦,终而复始,一日一夜,水下百刻而尽矣。”

2. 二十八宿与十干统运

十干统运,又称中运、岁运、大运,通主一年的气运,是推算客运的基础。十干统运的规律是:“甲己之岁,土运统之;乙庚之岁,金运统之;丙辛之岁,水运统之;丁壬之岁,木运统之;戊癸之岁,火运统之。”(《素问·天元纪大论》)凡此十干统运的规律,均与二十八宿有关系。《素问·五运行大论》说:“丹天之气,经于牛、女戊分;黅天之气,经于心、尾己分;苍天之气,经于危、室、柳、鬼;素天之气,经于亢、氐、昴、毕;玄天之气,经于张、翼、娄、胃。”(图15)丹、黅、苍、素、玄,即赤、黄、青、白、黑五色。传说古人仰观天象,发现五色之气横贯周天二十八宿,而二十八宿又与天干地支方位对应,根据五色之气所在的宿位便可以确定十干统运的原则。丹天象火气,经牛、女两宿,为戊癸所统;黅天象土气,经心、尾两宿,为甲己所统;苍天象木气,经危、室、柳、鬼四宿,为丁壬所统;素天象金气,经亢、氐、昴、毕四宿,为乙庚所统;玄天之气象水气,经张、翼、娄、胃四宿,为丙辛所统。五运由五气所化,所以五天之气为五运之

本。《玄珠密语·五运元通纪》云："太极始判，横五运于中，轮流至今，终而复始，圣人望而详之。自开辟乾坤，望见青气横于丁壬，故丁壬为木运也；赤气横于戊癸，故戊癸为火运也；黄气横于甲己，故甲己为土运也；白气横于乙庚，故乙庚为金运也；黑气横于丙辛，故丙辛为水运也。"

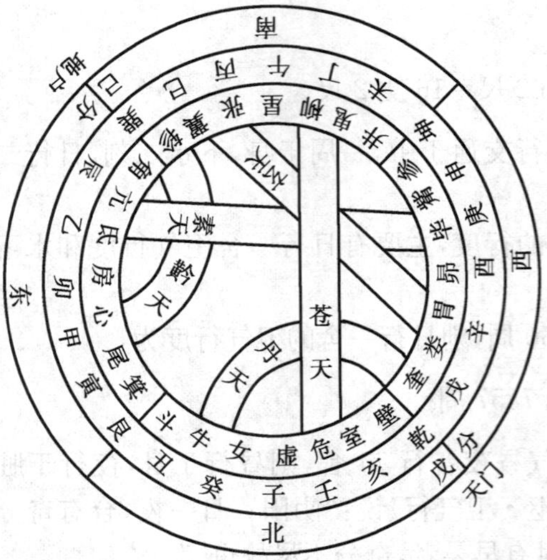

图 15　五气经天图

(二)北斗星的医学意义

《内经》通过北斗星斗柄指示方向，确定时节，主要有两个方面的医学意义。一是以北斗指向推知四时阴阳变化来解释六经证候的病理机转。例如《素问·脉解》说："太阳所谓肿腰脽痛者，正月太阳寅，寅太阳也，正月阳气出在上而阴气盛，阳未得自次也，故肿腰脽痛也。"正月为一年之首，太阳为诸阳之首，故正月属于太阳，而月建在寅，是阳气升发的季节，但是阴寒之气尚盛，阳气当旺不旺，病及于经，所以腰肿、臀部疼痛。二是以北斗指向推知四时气候变迁，八方气象变化对人体的影响。例如《灵枢·九宫八风》说："太一移日，天必应之以风雨，以其日风雨则吉，岁美民安少病矣。先之则多雨，后之则多旱"。太一从一宫转向下一宫的第1天，也就是交换节气的日子，如果风调雨顺，是吉利的象征，这样的年景必然谷物丰收，民众安居，很少疾病。假若交节之前有风雨，是气候有余，就会多雨；假若交节之后多风雨，是气候不足，就会多旱。

(三)日、月、五星的医学意义

1. 日的医学意义

日的医学意义，首先表现在太阳的能量对人体阳气的影响上。《素问·生气通天论》说："阳气者，若天与日，失其所则折寿而不彰。故天运当以日光明。是故阳因而上，卫外者也。"人体的阳气，就像天空中的太阳一样，具有维持生命功能，保卫机体和抗御外邪的作用。其次是形成与周日视运动相应的生理节律。该篇又说："故阳气者，一日而主外，平旦人气生，日中而阳气隆，日西而阳气已虚，气门乃闭。是故暮而收拒，无扰筋骨，无见雾露，反此三时，形乃困薄。"平旦、日中、日西、暮，是太阳周日视运动的不同位置所确立的昼夜时间。当人体处在太阳周日视运动的不同位置时，人体中的阳气也会发生与之相应的盛衰变化：清晨阳气开始活跃并趋向于外，中午阳气最旺盛，太阳偏西时阳气逐渐减少，晚上阳气收敛于内。当阳气拒守于内时，不要扰动筋骨，不要接近雾露，避免邪气的侵袭，这是养生所必须注意的基本法则。

2. 月的医学意义

月的医学意义，主要体现在月人相关的思想上。《灵枢·岁露论》说："人与天地相参也，与日月相应也。"月人关系是《内经》天人相应观点的反映。在这一观点的指导下，《内经》提出了月人相关的生理、发病、诊断和治疗的认识。

对于月人相关的生理，《素问·八正神明论》说："月始生，则血气始精，卫气始行；月郭满，则血气实，肌肉坚；月郭空，则肌肉减，经络虚，卫气去，形独居。"认为月相盈亏的变化对人体血气、肌肉、经络的生理活动产生周期性的影响。《灵枢·岁露论》进一步提出:“月满则海水西盛,人血气积……至其月郭空,则海水东盛,人气血虚”,从月亮对地球的引潮现象考察了产生这种影响的原因。

对于月人相关的发病,《灵枢·岁露论》的认识是:月满则人血气积,故“肌肉充,皮肤致,毛发坚,腠理郄,烟垢著。当是之时,虽遇贼风,其入浅不深”;至其月郭空则人气血虚,“其卫气去,形独居,肌肉减,皮肤纵,腠理开,毛发残,腠理薄,烟垢落。当是之时,遇贼风则其入深,其病人也卒暴。”临床诊治疾病或判断预后时,应该结合天时月相。为此,《灵枢·岁露论》提出了“三虚”原则。三虚,即“乘年之衰,逢月之空,失时之和”。逢三虚,则发病急暴,“其死暴疾”;因而“论不知三虚,工反为粗”。《素问·至真要大论》也指出“遇月之空,亦邪甚也”。总之,月亮的变化对于人体的发病具有重要的作用和影响。

对于月人相关的治疗,《内经》论述颇多。《素问·八正神明论》指出:针刺应该“法天则地,合以天光……凡刺之法,必候日月星辰,四时八风之气”,必须“先知日之寒温,月之虚盛,以候气之浮沉,而调于身”,而相应的治疗原则是“月生无泻,月满无补,月郭空无治。”因为“月生而泻,是谓脏虚;月满而补,血气扬溢,络有留血,命曰重实;月郭空而治,是谓乱经。”针刺的具体手法,是“泻必用方”,“补必用圆”。所谓“泻必用方”即“以气方盛也,以月方满也,以日方温也”。与此相应,《内经》对于针刺的痏数也有明确的规定。《素问·刺腰痛》说:“以月生死为痏数。”王冰注曰:“月初向圆为月生,半月向空为月死,死月刺少,生月刺多。”《素问·缪刺论》具体规定为“月生一日一痏,二日二痏,渐多之,十五日十五痏,十六日十四痏,渐少之。”姑且不论这种治法是否合理,究其立意,是源出月人相关的思想的。

王洪琦对月人相关说进行了研究,提出几点看法。首先是月相与人体的关系是相关还是因果?从现有的材料看,还没有看到证明因果联系的强而有力的证据。目前的研究水平只能描述伴随关系而不是因果联系。把相关关系直接推论为因果关系,并进一步设想是由于月球引力、磁力甚至光照作用于人体,这是不慎重的。因为通过物理量的计算恰好否定了月球能影响人体的观点——几个达因的月球引力很难直接使人体的生理功能发生改变。第二,研究月人相关,应该从进化论和遗传的角度考虑。在人和外界因素(包括日月运行)的影响下,人类在长期进化过程中形成了具有遗传特性的按自身频率震荡的固有节律,即使是某种节律现象与月相变化有同步联系,也难以断定是月相变化的结果。但是,抛开进化和遗传的前提,完全否认月相变化的影响也是不正确的。这种影响有多大,现在尚未清楚。第三,从现阶段来看,研究月节律的规律比研究月亮如何影响人类更为重要。月节律类型周期长短不一,与月相变化同步的月节律是一种特殊的朔望月规律。应当借用月相变化作为参照系来探讨朔望月节律的客观规律,而不必深究月亮的影响有多大。[4]

3. 五星的医学意义

五星的医学意义,是和五行与五运联系起来的。《内经》认为,天上的五大行星是地上金、木、水、火、土五行应天之气的表征。《素问·金匮真言论》说:“东方青色……其应四时,上为岁星”;“南方赤色……其应四时,上为荧惑星”;“中央黄色……其应四时,上为镇星”;“北方黑色……其应四时,上为辰星”。认为五大行星是由五行之气构成的。《内经》还认为,岁运和五大行星的视运动有关。《素问·气交变大论》说:“岁运太过,则运星北越;运气相得,则各行以道。”岁运太过,则主岁的运星向北偏行;如果没有太过与不及,就在正常轨道上顺行。不仅如此,岁运还与五大行星颜色的变化有关。《素问·气交变大论》说:“故岁运太过,畏星失色而兼其母;不及,则色兼其所不胜。”五大行星的颜色有正常、兼其母和兼其所不胜3种颜色。所谓兼其母的颜色，如岁星为木行的青色，兼有水行的青黑色；所谓兼其所不胜的颜色，则兼有金行的白色。显然，这3种颜色都与岁运有关系，体现了五星对医学的影响。

三、《内经》的历法思想及其医学意义

历法是以年、月、日计算时间的方法。年、月、日等时间需要借助天体的运动测定，而天体的运动只有在恒星的背景上才能被显现出来。

《内经》的古天文认为，恒星背景可以作为天空区划看待，这就是《素问・八正神明论》所说的"星辰者，所以制日月之行也。"这个"制日月之行"的星辰即是分布在赤黄道带上的二十八宿。天空寥廓无垠，天体的视运动必须以相对不动的二十八宿标定。根据长沙马王堆三号汉墓帛书记载的秦王政元年(前246)至汉文帝三年(前177)土星视运动的位置以及"岁星居维，宿星二"、"岁星居中，宿星三"的文字，最初的二十八宿距度悬殊，最宽的井宿达33°，最狭的觜宿只有2°；最初的十二次宽狭不等，有的含两宿，有的含三宿，均不能构成标准的时间尺度，只能作为标定日、月、五星运行位置的天空区划，用于观象授时，而不能成为制定历法的依据。

制定历法，必须以恒星背景作为时间标尺。《素问・六节藏象论》说："天度者，所以制日月之行也。"这个"制日月之行"的天度是根据二十八宿不等的距度将天际划分为365 $\frac{1}{4}$度的度数。为了提供太阳运行的准确标尺，古天文学又把十二次与二十八宿的具体星象分开，按照木星实际运行的度数将天球赤黄道带自西向东划分为十二次。根据《汉书・律历志》的记载，十二次的次度分别是：星纪29.25°、玄枵30°、娵訾31°、降娄30°、大梁30°、实沈31°、鹑首30°、鹑火31°、鹑尾30°、寿星31°、大火30°、折木31°，接近十二次的平均值30.44°。从按具体星象区划天空到按无形的标志点均匀区划天空，是人类认识事物方法的一次飞跃。通过这一飞跃，抽象的天度和十二次开始具有时间标尺的作用，并使年、月、日的计算进入量化的阶段。至此，观象授时退出历史舞台，历法的时代才真正到来。

《内经》的历法有两种，即六十干支历和四分历。

(一)六十干支历

六十干支历，即《素问・六微旨大论》所说的"天气始于甲，地气始于子，子甲相合，命曰岁立"的历法。

六十干支历形成于太岁纪年，与岁星纪年有着渊源的关系。远在春秋初期，星历家苦于太阳与月亮的运行周期不能谐调，不得不考虑以另一个天体作为纪年的标准。在长期的观察中，发现木星的运行周期约为12年，于是定木星为岁星，并以岁星所到的"次"作为纪年的标准，这就是春秋时代曾经一度行用的"岁星纪年"。例如，某年木星运行到十二次的星纪范围，这一年就叫做"岁在星纪"。次年，木星运行到十二次的玄枵范围，这一年就叫做"岁在玄枵"。12年周而复始轮换纪年。《国语・周语》"昔武王伐纣，岁在鹑火"的记载可证。由于木星的运行周期并非12整年，而是11.8622年，纪年较实际天象1周期要浮0.1378年，所以每80余年(木星7个周期)便要先行1次，纪年走在实际天象的前面，这就是所谓的岁星超次，如《左传・襄公二十八年》记载："岁在星纪而淫于玄枵。"为此，古天文学便设想一个与岁星运行方向相反的"太岁"按十二辰的方向运行，代替岁星纪年，这就是太岁纪年，如"岁在星纪"是"岁在丑"，"岁在玄枵"是"岁在子"。太岁纪年本为地支纪年，由于有岁阳和岁阴的

不同，就逐步过渡到干支纪年。《尔雅·释天》说："太岁在甲曰阏逢，在乙曰旃蒙，在丙曰柔兆，在丁曰强圉，在戊曰著雍，在己曰屠维，在庚曰上章，在辛曰重光，在壬曰玄黓，在癸曰昭阳。"《尔雅·释天》又说："太岁在寅曰摄提格，在卯曰单阏，在辰曰执徐，在巳曰大荒洛，在午曰敦牂，在未曰协洽，在申曰涒滩，在酉曰作噩，在戌曰阉茂，在亥曰大渊献，在子曰困敦，在丑曰赤奋若。"前者是指岁阳而言，后者是指岁阴来说的。岁阳和岁阴相互配合，组成60个年名，形成干支纪年，如阏逢摄提格是甲寅年，旃蒙单阏是乙卯年，60年周而复始。张汝舟考证："《历术甲子篇》所称'甲寅元'(阏逢摄提格)就是公元前427年周考王十四年甲寅，是中国'干支纪年'之始。"[1]纪年的干支可以按以下方法推算：[5]首先确立十天干、十二地支的代数关系(表4)：

表4 十天干、十二地支代数关系表

代数	1	2	3	4	5	6	7	8	9	10	11	12
天干	甲	乙	丙	丁	戊	己	庚	辛	壬	癸		
地支	子	丑	寅	卯	辰	巳	午	未	申	酉	戌	亥

有了这个代数关系，就可以进行纪年干支的推算。具体的推算方法是：用公元年数减3，除以60，取余数。余数的个位即是年干的代数。用余数减12的倍数，差为年支的代数。再按确立的十天干、十二地支的代数关系索求干支。这一具体的推算方法简化为下列公式：

$$(\text{公元年}-3)\div 60\rightarrow\text{余数}\begin{cases}\text{个位即是年干代数(0代表10)}\\\text{减12的倍数即是年支代数(0代表12，大于12的才减)}\end{cases}$$

例如：求1998年的干支：

$$(1998-3)\div 60\rightarrow 15\begin{cases}\text{个位5即戊}\\15-12=3\text{即寅}\end{cases}$$

所以1998年的干支是戊寅，1998年即戊寅年。

需要特别说明的是，凡求天干，大于10的数只看个位；凡求地支，大于12的数应先减去12的倍数。

运气理论以十天干配合五运推算每年的岁运，以十二地支配合六气推算每年的岁气，并根据年干支推算60年天时气候变化及其对人体生命活动的影响，正是对干支纪年历法的应用。

(二)四分历

四分历，即岁实$365\frac{1}{4}$日，朔策$29\frac{499}{940}$日，岁余$\frac{1}{4}$日，通过置闰调整岁实与朔策的长度，是一种既重视月相盈亏，又照顾二十四节气，年、月、日均依据天象的历法。岁实，也叫岁周，相当于回归年。朔策，也叫朔实，相当于朔望月。对此，《素问·六节藏象论》有两段重要的论述："故大小月三百六十五日而成岁，积气余而盈闰矣。""五日谓之候，三候谓之气，六气谓之时，四时谓之岁。""大小月"的大月30日，小月29日，朔策29.5日，一年计有354日或355日，属于以12个朔望月为标度的太阴历。"岁"是由二十四节气组成的岁实，圭表测出的长度为 365 日，战国初期行用的四分历已经精确到 $365\frac{1}{4}$ 日，属于以二十四节气为标度的太阳历。《内经》实际是采用岁实为 $365\frac{1}{4}$ 日的数据。《素问·六微旨大论》说："所谓步者，六十度而有奇，故二十四步积盈而成日也。""六十度而有奇"是指岁实 $365\frac{1}{4}$ 日六步分之的 60.875 度的数据，而"盈"为 0.25 度，四年积盈正好是一日百刻的总数。根据岁实 $365\frac{1}{4}$ 日和 19 年 7 闰的原则，可以按以下算式推出朔策：

$$19\times365\frac{1}{4}\div(19\times12+7)=19\times365\frac{1}{4}\div235$$

$$=29\frac{499}{940}\text{日}$$

岁实、朔策均是分数，太阳和月亮的运行周期显然不是日的整倍数。也就是说，朔望月平均约 29.5 日，节气平均约 15 日，每月相当于 2 个节气，因而月份常不足，节气多有余。"积气余而盈闰"，旨在通过置闰实现年、月、日的谐合，月份与节气的一致。

汉代有"六古历"之说。六古历，即黄帝、颛顼、夏、殷、周、鲁 6 种历法。张汝舟认为："战国时代各国都是四分法的《殷历》——即假殷历，真夏历的《历术甲子篇》。"[1]《历术甲子篇》采用四分法，以年前十一月朔夜半冬至为历元，建寅为正，与干支纪年同创于周考王十四年，即公元前 427 年。《素问·脉解》说："正月太阳寅。"《内经》的历法不仅具有岁实 $\frac{1}{4}$ 这个斗分，也是以建寅为正，与《历术甲子篇》的四分法一脉相承。至于它的置闰规律，因处于战国"归余于终"、秦朝"岁末后九月"以及西汉"朔不得中，谓之闰月"的过渡时期，没有明确的规定，但是这并不影响它的四分历的本质。

《内经》的历法包含着对日、月、年时间节律的认识，为人体生命节律的研究奠定了坚实的科学基础。人体的生命活动存在于时空之中，与时间节律有着密切的联系，表现出生命活动的日节律、月节律和年节律。对此，《内经》不乏精辟的论述。例如，人体生命活动的日节律，《素问·生气通天论》有"故阳气者，一日而主外，平旦人气生，日中而阳气隆，日西而阳气已虚，气门乃闭"的描述；人体生命活动的月节律，《素问·八正神明论》有"月始生，则血气始精，卫气始行；月郭满，则血气实，肌肉坚；月郭空，则肌肉减，经络虚，卫气去，形独居"的描述；人体生命的年节律，《素问·四气调神大论》有"夫四时阴阳者，万物之根本也。所以圣人春夏养阳，秋冬养阴，以从其根，故与万物沉浮于生长之门"的描述。"以从其根"道出了历法对医学理论的重要意义。

（黄自元）

第二节 《内经》的地理医学思想

地理医学是研究人体生理、病理及疾病治疗与地理环境之间关系的一门科学。虽然它是近代发展起来的一门新兴学科，但是早在成书于 2000 多年前的《内经》中，就有比较丰富的关于地理环境与人类健康关系的内容。

《内经》认为，人与自然息息相关，人体受地理环境的直接或间接影响，可以反映出各种相应的生理病理变化，故《灵枢·邪客》说："人与天地相应"；《素问·宝命全形论》也说："人以天地之气生"。因此十分强调，医学不仅要研究人文社会因素与人体健康的关系，而且还要研究天文和地理等自然因素与人体健康的关系，只有"上知天文，下知地理，中知人事"，医学理论才"可以长久"（《素问·气交变大论》）。

一、《内经》的地理医学内容

（一）地理与气候

不同的地理，形成不同的气候特点。《素问·阴阳应象大论》记载了我国五方气候的基本特点，即东方生风，南方生热，西方生燥，北方生寒，中央生湿。《素问·异法方宜论》还进一步论述了我国五方气候与地理的关系，指出："东方之域，天地之所始生也，鱼盐之地，海滨傍水"；"西方者，金玉之域，沙石之处，天地之所收引也，其民陵居而多风，水土刚强"；"北方者，天地所闭藏之域也，其地高陵居，风寒冰冽"；"南方者，天地所长养，阳之所盛处也，其地下，水土弱，雾露之所聚也"；"中央者，其地平以湿，天地所以生万物也众"。这些记载，不仅说明了地区方域不同，地势高下之异，因而有着不同的水土性质、气候类型；而且也大体符合我国东南纬度低、气候温暖多湿，西北纬度高、气候寒凉多燥的气候特点。这些认识虽然还比较粗浅，但它与现代地理、气候区划思想颇为相似，而且地势地貌、地质土壤、水质水温、气象要素等与人类健康的关系，已成为现代地理医学研究的重要课题。

《素问·五常政大论》还指出，南北高下之地，之所以有寒热温凉的气候差异，主要是由于"阴阳之气，高下之理，太少之异也"的缘故。因为"东南方，阳也，阳者其精降于下，故右热而左温；西北方，阴也，阴者其精奉于上，故左寒而右凉。是以地有高下，气有温凉，高者气寒，下者气热。"从而科学地运用古代的朴素辩证法思想——阴阳五行学说，解释了地域不同，气候亦异的自然现象。

（二）地理与体质

人们的生活习惯、体质差异，与地理环境密切相关。《素问·异法方宜论》记述了我国五方之人的生活习惯及体质特点，指出东方之人"食鱼而嗜咸……皆黑色疏理"；西方之人"不衣而褐荐，其民华食而脂肥"；北方之人"乐野处而乳食"；南方之人"嗜酸而食胕……皆致理而赤色"；中央之人"食杂而不劳"。明确提出了"因地异质"的问题。

刘安《淮南子·坠形训》也认识到在不同地理环境生活的人，具有不同的体质特点，指出："坚土人刚，弱土人肥（肥，《孔子家语》作"柔"为是），垆土人大，沙土人细，息土人美，秏土人丑。"垆土，黑刚土；息土，肥沃的土地；秏土，贫瘠的土地。也说明人们生活在不同地理环境条件下，受着不同水土性质、气候类型、生活条件、生活习惯的影响，在生理上形成了某些特殊的体质。一般来说，北人喜食麦面，南人喜食稻米；北人怕热，南人怕冷；北人身材相对高大，南人身材相对矮小。由于南北之人的体质差异，一旦南北易居，常常不能适应新的地理环境，与久住当地的人们相较，不仅会出现过于怕寒或怕热的现象，而且还会产生不服水土之病证。巢元方《诸病源候论·不伏水土候》指出："不伏水土者，言人越在他境，乍离封邑，气候既殊，水土亦别，因而生病。病之状：身体虚肿，或下利而不能食，烦满气上是也。"《诸病源候论·不伏水土痢候》说："夫四方之气，温凉不同，随方嗜欲，因以成性，若移其旧土，多不习伏，必因饮食，以入肠胃，肠胃不习，便成下痢。""不伏水土"即"不服水土"。可见古代医家对因异地而居所发生的"不伏水土"之证已有较深的认识。

《内经》还认为，不同地区的地理环境，对人的寿命也有一定的影响。因为"人乃地产，资禀与山川之气相为流通，而美恶寿夭亦相关涉。金石草木尚随水土之性，而况万物之灵者乎！”(李时珍《本草纲目·井泉水》)即是说人们寿命的长短与地理环境密切相关。既然有“因地异质”，那么就有“因地异寿”，故《素问·五常政大论》进一步说明了人之寿命因地而异的道理，指出：“一州之气，生化寿夭不同，其故何也？岐伯曰：高下之理，地势使然也……高者其气寿，下者其气夭。”西北地高气寒，元气不易耗散，所以长寿；东南地低气热，元气容易发泄，所以多夭。虽然目前尚无确切可靠的资料证明生活在炎热地区的人平均寿命低于生活在寒冷地区的人，但是可以肯定地理环境对人的生命过程是有影响的。

此外，元代虞裕《说选》还认识到地理环境与人的智慧德行有关，指出：“太平之人仁，东方也；丹穴之人智，南方也；太蒙之人信，西方也；崆峒之人武，北方也。此四方地气形之不同也。”这种东人多仁，南人多智，西人多信，北人多武的记载，既是前人实际观察的结果，又是对《内经》“因地异质”思想的丰富和发展。

(三)地理与发病

不少疾病的发生是因地而异的，即存在某些地方性疾病，这已为客观实际所证明。《素问·异法方宜论》说：东方之人易患痈疡，西方之人其病生于内，北方之人脏寒生满病，南方之人易病挛痹，中央之人易病痿厥寒热。上述所言各方之多发病虽未必尽然，但说明了地区方域不同，确实易于发生某些地区性疾病。因为致病因素、体质特点因地而异，所以多发疾病也是因地而异。吴有性《温疫论·诸家温疫正误》根据《内经》“因地异病”思想进一步认识到：“西北高厚之地，风高气燥，湿证稀有；南方卑湿之地，更遇久雨淋漓，时有感湿者。”虞裕《说选》也说：“西北之地，山广土厚，其俗所食黍麦粱肉，故其禀若壮，而多风痹之疾；东南之地，土薄水深，其俗所食粳稻鱼虾，故其禀受差弱，而多脾胃之病。”都说明了“因地异病”是客观存在的事实。

《吕氏春秋·尽数》作者发现，不同地区的不同水质，被人们长期饮用后，可以影响人们的健康，并且易患某些疾病，因而指出：“轻水所多秃与瘿人；重水所多尰与躄人；甘水所多好与美人；辛水所多疽与痤人；苦水所多尪与伛人。”这些疾病的发生，可能与饮水中矿物质的种类及其含量的多寡有关。《淮南子·坠形训》则进一步指出：“土地各以其类生，是故山气多男，泽气多女，障(障，《酉阳杂俎》作“水”)气多喑，风气多聋，林气多癃，木气多伛，岸下气多肿，石气多力，险阻气多瘿，暑气多夭，寒气多寿，谷气多痹，丘气多狂(狂，《酉阳杂俎》作“尪”)，衍气多仁，陵气多贪，轻土多利，重土多迟，清水音小，浊水音大，湍水人轻，迟水人重。”上述地区性的多发病，都与当地的水土性质、气候类型密切相关。

根据现代流行病学资料表明，不少疾病与地理环境有关。与病区微量元素缺乏有关者，如地方性甲状腺肿与病区缺碘有关，克山病与病区缺硒有关；与病区营养物质缺乏有关者，如维生素 B_1 缺乏病多见于以大米为主食的地区，烟酸缺乏病多见于以玉米为主食的地区；与病区环境条件有关者，如某些微生物、寄生虫在某些特殊的环境条件下易于繁殖和传播疾病，故在某些地区可以流行某些疾病，如森林脑炎之疫区仅限于森林地区，流行性出血热则大多分布于湖沼、河湾、沼泽和易受淹涝的半垦区，血吸虫病则流行于长江两岸及其以南的地区，包虫病则多见于西北畜牧地区等。

(四)地理与治疗

《内经》认为，在临床上如能根据地理环境的不同来辨别病证，并随机应变地治疗疾病，其效果就会桴鼓相应，如影随形之迅捷。所以《素问·宝命全形论》说：“若夫法天则地，随应而动，和之者若响，随之者若影。”《内经》的这一思想受到了历代医家的广泛重视，如喻昌在

《寓意草·与门人定议病式》中，就把“辨高卑燥湿，五方异宜”作为“议病式”的重要内容之一。《素问·异法方宜论》所载的来自东方的砭石，西方的药物，北方的灸焫，南方的九针，中央的导引按跻等，就是我国古代劳动人民在同疾病作斗争的过程中，根据各地人们的体质及其多发病的特点，创造出来的适宜于各种不同情况的医疗方法。《素问·五常政大论》还根据“高者气寒”，“适寒凉者胀”的情况，指出“下之则胀已”；根据“下者气热”，“之温热者疮”的情况，指出“汗之则疮已”。还指出：西北之地“气寒气凉”，人们多因寒邪外束而热郁于内，故治宜“散而寒之”，“治以寒凉，行水渍之”；东南之地“气温气热”，人们多因阳气外泄而内生虚寒，故治宜“收而温之”，“治以温热，强其内守”。这些治疗原则虽然不可生搬硬套，但说明了《内经》在治疗上是十分重视“因地异治”的。

总之，《内经》很重视地理环境与人类健康的关系。虽然由于时代的限制，它的认识还是朴素、简略而不完善的，但对于我们进一步认识地理环境与人类健康之间的关系提供了一定的思路。因此，深入研究《内经》中的地理医学思想，有助于促进现代地理医学的发展。

二、《内经》地理医学思想在中医学理论体系中的意义

（一）在辨证论治中的意义

成无已继承了《内经》的地理医学思想，他在《注解伤寒论·伤寒例》中说：“医之治病，当审其土地所宜。”张睿《医学阶梯》也说：“善疗疾病者，必先别方土。”都明确提出了“因地施治”的问题。就我国而言，西北地区地势高而寒冷少雨，其病多燥寒，治宜辛润；东南地区地势低而温热多雨，其病多湿热，治宜清化。不仅地区不同而患病各异、治法有别，即使是患有相同的疾病，治疗用药也要考虑不同地区的特点。如用辛温解表药治疗伤寒，在高寒地区用量可稍重，而在温热地区用量应减轻。故孙思邈《备急千金要方·治病略例》指出：“凡用药皆随土地所宜，江南岭表，其地暑湿，其人肌肤薄脆，腠理开疏，用药轻省；关中河北，土地刚燥，其人皮肤坚硬，腠理闭塞，用药重复。”徐大椿《医学源流论》指出：“人禀天地之气以生，故其气体随地不同。西北之人，气深而厚，凡受风寒，难于透出，宜用疏通重剂；东南之人，气浮而薄，凡遇风寒，易于疏泄，宜用疏通轻剂。”张锡纯《医学衷中参西录·用麻黄汤之变通法》在论述麻黄的用量时更为具体地指出：“如大江以南之人，其地气候温暖，人之生于其地者，其肌肤浅薄，麻黄至一钱即可出汗，故南方所出医书有用麻黄不过一钱之语；至黄河南北，用麻黄约可以三钱为率；至东三省人，因生长于严寒之地，其肌肤颇强厚，须于三钱之外再将麻黄加重始能得汗，此因地也。”充分说明了“因地施治”之必要性。

兹录清代《余听鸿医案·湿温》一例，以说明因地辨证施治的重要意义。

“曹秋霞……庚申移居太平洲，其母年逾六旬，发热不休，面红目赤，进以芩、栀等，热仍不解。再以生地、石斛大剂寒凉，其热更甚，彻夜不寐，汗出气喘，症已危险，邀吾师诊之。吾师曰：‘治病宜察气候土宜，此处四面临江，低洼之乡，掘地不及三尺即有水出，阴雨日久，江雾上腾，症由受湿化热，湿温症也……《内经》云：燥胜湿，寒胜热。湿淫所胜，平以苦热，以苦燥之，以淡泄之。进以茅术二钱，干姜一钱，厚朴一钱，赤苓一两，薏仁一两，黄柏钱半，猪苓三钱，桂枝一钱，车前二钱，滑石五钱。必须多服尽剂，方能退热。’病家因热甚，不敢服。吾师曰：‘热而不烦，渴而不饮，舌苔黄腻而润，脉来模糊带涩不利，皆湿热之明征也。若再服寒凉，必致发黄，或吐呕，或下利，则不可救药矣。’促而饮之，日晡时饮尽一大碗，至天明，热退身安，即能安寐。”

从上案可以看出，在临床诊治过程中，注意审察地理环境对人体的影响，用药因地制宜，

往往可收立竿见影之效。[6]

(二)在防病保健中的意义

由于各地区的地理环境、气候条件、生活状况不同,所以对人体的影响、疾病的发生也不同。为了预防疾病,保持健康,必须根据不同地区的地理环境、气候条件等,采取不同的预防保健措施。因此,"因地施防"同"因地施治"一样重要。例如,西北方气候寒凉干燥,在秋冬季节易使人冻伤、皮肤皲裂,可用加厚衣被鞋袜保暖、涂抹滋润脂膏护肤等措施防病保健;东南方气候温热潮湿,在春夏季节易使人中暑、皮肤生疮,可穿透气好的衣服、住通风好的居室、服清凉饮料等措施防病保健。缺硒地区易发克山病,可增加富硒食物;缺碘地区易发地方性甲状腺肿,可供食含碘食盐;血吸虫流行地区需要消灭血吸虫中间宿主钉螺;出血热流行地区要消灭疫鼠以切断其传染源;疟疾、流行性乙型脑炎系由蚊子传播,故要在其流行季节进行灭蚊。所有这些,都是"因地施防"的重要措施。因此,"因地施防"在预防疾病、保持健康中具有重要的意义。

三、《内经》地理医学思想在疾病诊治中的应用

(一)在体质诊断中的应用

《素问·异法方宜论》明确指出了不同地域环境,使人们形成了不同的体质特点。一般而言,久处寒冷地区的人们,形成了适应寒冷气候、不适应温热气候的耐寒体质特点;久处温热地区的人们,形成了适应温热气候、不适应寒冷气候的耐热体质特点。所以,耐寒体质多见于西北之人,耐热体质多见于东南之人。

西北地区的人们多食肉类、乳酪、杂粮,蛋白质食物充足,形成了较为高大壮盛的体质特点;东南地区的人们多食鱼类、青蔬、大米,蛋白质食物相对不足,形成了较为矮小瘦弱的体质特点。所以,高大壮盛体质多见于西北之人,矮小瘦弱体质多见于东南之人。

东南地区日照时间较长,西北地区日照时间相对较短,所以阳盛之体多见于东南之人,阴盛之体多见于西北之人。

(二)在疾病治疗中的应用

《内经》地理医学理论反映在疾病的治疗中,就是根据不同地区的地理环境特点,来考虑治疗用药原则,也就是"因地施治"。例如风寒感冒,东南之人患风寒感冒,因其地阳气升发,人体腠理疏松,不宜过用辛温发散药物,以免开泄太过,耗伤气阴,宜用辛温解表轻剂,常用荆防;而西北之人患风寒感冒,因其地阴气沉降,人体腠理致密,宜用辛温解表重剂,常用麻桂,否则,寒邪便难发散于外。

又如风寒湿痹,东南地域之人患此证,因其地域温热,人体阳气较旺,只用荆芥、防风、苍术等温和辛散之品即可奏效;而西北地域之人患此证,因其地域寒冷,人体阴气较盛,需用麻黄、桂枝、附子、肉桂等大辛大热之品才可收功。

(周安方)

第三节 《内经》的气象医学思想

气象医学作为生物气象学的分支,是研究气象因素对人体生理、病理的影响,并为诊断和防治疾病服务的一门边缘学科。

对气象医学的研究起源很早。公元前4世纪希腊的希波克拉底曾对气象医学有过论

述。18世纪以后，一些国外学者对气象医学开始有了深入的研究和探讨。自1956年国际上陆续召开了专门的学术会议以来，气象医学开始形成为一门独立的学科。但是，2000多年前的中国古代医学典籍《黄帝内经》对气象医学早有论述，其内容之丰富、理论之系统、时间之持久，均为世人所瞩目，是研究气象医学不可多得的宝贵资料。

一、《内经》的气象学内容

(一)《内经》古气象学研究的对象和特点

《内经》的古气象学主要是以人所生存的自然环境中的大气现象，如云、雨、风、寒、暖、湿、燥等气象因素和气候的划分作为研究对象的。《内经》成书的年代，科学实验条件十分缺乏，对大气的物理现象和物理过程不可能进行定量的观测，只能通过肉眼直观和经验积累进行认识。例如：《素问·四气调神大论》："云雾不精，则上应白露不下。"精，通晴。露形成或不形成，仅凭肉眼直接观察天空有云或无云判断，因为没有涉及对大气物理过程的定量分析，纯粹是经验的东西。如同古代其他自然科学一样，《内经》的古气象学缺乏对研究对象精确的认识与了解，具有直观、经验的特点。

(二)《内经》古气象学的内容

《内经》的古气象学，主要有气交、气交中的大气现象和季节气候划分3个方面的内容。

1. 气交

(1)气交的含义：人类所赖以生存的地球是被大气包裹着的。《素问·五运行大论》说："帝曰：地之为下，否乎？岐伯曰：地为人之下，太虚之中者也。帝曰：冯乎？岐伯曰：大气举之也。"位于人之下，宇宙之中的地球包裹着一层厚厚的大气。根据现代气象学的观点，包裹地球的大气称大气圈。大气圈的高度大约有2000～3000km，分为对流层、平流层、中间层、暖层和散逸层5层。对流层是大气圈最低的一层，平均厚度12km左右。对流层厚度虽薄，却集中了3/4的大气质量和几乎全部的水汽，主要的大气现象都在这一层中发生，是与人类生活关系最为密切的大气空间。

人类生活在大气的底层，它与人类的生活息息相关，称为气交。《素问·六微旨大论》说："上下之位，气交之中，人之居也。"气交是天气与地气的交会之处，也就是人类生存的空间。气交不是一个寂静单一的世界，存在着各种气象因素的活动。《素问·五运行大论》说："燥以干之，暑以蒸之，风以动之，湿以润之，寒以坚之，火以温之。故风寒在下，燥热在上，湿气在中，火游行其间，寒暑六入，故令虚而生化也。"风、寒、暑、湿、燥、火六气，是活跃在气交之中的6种气象因素。各具特点和性质的6种气象因素下临大地，影响着万物的生化和人类的生存。《内经》气交的观点，颇同于现代气象学对大气圈对流层的认识，但缺乏对细节的了解，具有直观朴素的特点。

(2)气交的特征：《内经》从直观出发，发现了气交的两个重要特征。一个是大气的升降运动。气交之中，大气处在升降不息的运动状态。《素问·六微旨大论》说："帝曰：其升降何如？岐伯曰：气之升降，天地之更用也。帝曰：愿闻其用何如？岐伯曰：升已而降，降者谓天；降已而升，升者谓地。天气下降，气流于地；地气上升，气腾于天。故高下相召，升降相因，而变作矣。"《内经》将大气分为阴阳两类：阳气有运动、发散、清轻和温暖的特性；阴气有静止、凝结、沉浊和寒冷的特性。"清阳为天，浊阴为地。"(《素问·阴阳应象大论》)由于阴阳两气的作用，引起气流的上升或下沉的运动。空间因素和地面因素的相互作用，上升与下降互为因果，产生复杂的气象变化。《内经》对大气运动的原理及其形式进行了朴素的解释。现代气象学认为，大气直接接受太阳辐射的能力很弱，主要靠地面热量的向上传播而获得热量。下层空气因受到强烈增温的地表面的热辐射而有较剧烈的增温，密度变小而上升，此时别处的冷空气流随之补充，同样受到地面的热辐射而增温上升，但上升的热气流因绝热膨胀消耗了内能而冷却，到了一定的高度之后便转为辐射下沉气流，形成气的升降，产生气的对流。大气中气的升降与对流，对于其中水汽的凝结、蒸发以及与此有关的云、雨、雾等天气现象的形成有着极密切的关系。这就是“高下相召，升降相因，而变作矣”的局地热力对流原理，它对于大气中气的升降运动进行了科学的解释。

另一个是温度的垂直分布。气交中大气的温度随高度的增加而递减，这是气交的另一个特征。《素问·五常政大论》说：“地有高下，气有温凉，高者气寒，下者气热。”《素问·六微旨大论》则说：“至高之地，冬气常在，至下之地，春气常在。”大气中的温度随地面位置的高低而有不同，高的地方气温反低，低的地方气温反高。这一现象可以应用现代气象学的层结理论进行解释。大气中的温度随高度分布称大气层结。对流层中由于太阳辐射首先主要加热地面，再由地面把热量传递给空气，因而靠近地面的空气受热多，远离地面的空气受热少，产生气温随高度递减的气温垂直分布现象。大气温度的层结一般是温度随高度而降低，但是有时也可以在某一层次发生温度随高度不变或增加，出现逆温层。逆温层的存在必然压抑对流的发展，阻挡水汽、尘埃向上传送，容易产生雾、云等天气现象，对天气的影响很大。

现代气象学认为，对流层也有两个最主要的特征：一是除个别情形外，气温随高度的增加而降低；二是空气具有强烈的对流运动[7]。这是现代气象学的基本观点，与气交的两个特征雷同。《内经》的古气象学仅凭直观和经验提出了气交中的两个重要现象，实在是一个了不起的发现。

2. 气交中的大气现象

基于天人合一的指导思想，《内经》在阐述人体生理功能和病理现象时必然涉及气交中的云、雨、雾、露、雪、霜、雷、雹、风和寒温等气象因素。

(1)寒温：寒温是气交之中的一个重要气象因素，《内经》经常提及。例如《素问·离合真邪论》：“天地温和，则经水安静；天寒地冻，则经水凝泣；天暑地热，则经水沸溢。”寒温是气温的表现。《内经》将气温分为温、热、凉、寒4个等级，分属于阴阳。温热为阳，凉寒为阴，而温为少阳，热为太阳，凉为少阴，寒为太阴。气温不仅具有垂直分布的特点，还具有日变化和年变化的规律，而这两种气温变化具有相互对应的特点，如《灵枢·顺气一日分为四时》：“以一日分为四时，朝则为春，日中为夏，日入为秋，夜半为冬。”朝与春对应，主温；日中与夏对应，主热；日入与秋对应，主凉；夜半与冬对应，主寒。

不仅如此，气温的分布还有地域的差别。根据《素问·异法方宜论》的观点，东方之域为“天地之所始生”，主温；西方之域为“天地之所收引”，主凉；北方之域为“天地所闭藏”，主寒；南方之域为“天地所长养”，主热。《内经》对气温的日月规律和地域分布的认识，服从于阴阳的规律。朝、春与东为少阳，故主温；日中、夏与南为太阳，主热；日入、秋与西为少阴，主凉；夜半、冬与北为太阴，主寒。按现代气象学的解释，气温来源于太阳辐射的能量。由于纬度的不同，获得太阳辐射的能量的不一致，气温呈现北寒南热的形势；由于大气的热量主要来自地面，而地面地势有不同，尤其存在海陆的差异，气温呈现东温西凉的布局。

(2)风：风也是气交中的一个重要的气象因素。《灵枢·九宫八风》将风分为实风和虚风两种，并有八风之说，是论述风最详尽的篇章。

按《灵枢·九宫八风》的观点，实风从所居之乡来，是每一季节所出现的当令的风向，如春多东风，夏多南风，秋多西风，冬多北风，为实风。虚风从其冲后来，是时令与风向的互相对冲，如十一月（子位）刮南风（午位）为子午相冲，二月（卯位）刮西风（酉位）为卯酉相冲。八风是来自8个方向的风："风从南方来，名曰大弱风"；"风从西南方来，名曰谋风"；"风从西方来，名曰刚风"；"风从西北方来，名曰折风"；"风从北方来，名曰大刚风"；"风从东北方来，名曰凶风"；"风从东方来，名曰婴儿风"；"风从东南方来，名曰弱风"。八风属于虚风。实风主生长，养育万物，而虚风伤人致病，摧残万物。

对于风产生的原因，《内经》几无论述。现代气象学认为，风是空气的运动，而水平面上存在的气压差异是空气产生水平运动的直接原因。

（3）云雾、霜露、雨雪：对于云雾、霜露、雨雪等气象现象，《内经》记载颇多，并进行了解释。例如《素问·阴阳应象大论》说："地气上为云，天气下为雨；雨出地气，云出天气。"《素问·六元正纪大论》的"阳明所至，为收为雾露。"《素问·气交变大论》的"雨水雪霜不时降。"《素问·脉解》的"秋气始至，微霜始下，而方杀万物。"等等。这种解释，是从直观、经验获得的认识，总体上是正确的，但过于笼统，具有朴素的性质。

从现代气象学的观点看，发生在气交中的云雾、霜露、雨雪等气象现象，都是由存在于大气中的水汽经过凝结造成的。水由气态变成液态的过程称为凝结。水汽凝结必须以大气中的水汽达到或超过饱和状态并有凝结核的存在为前提。当空气与冷的地面或物体接触时，若贴近地面或物体上的气层温度下降至零点时，气层中的水汽便达到饱和。如果温度再继续下降，多余的水汽便开始在地面或物体表面上凝结起来，形成露或霜。当近地面或高空空气中有降温或增湿的过程存在时，空气中的水汽压大于其饱和水汽压，气层中有水汽凝结，便形成雾或云。从云中降到地面的液态或固态水，称为降水。常见的降水形式有雨、雪、冰雹等。现代气象学的解释，证实了《内经》对云雨雾露气象生成原因的天才猜测。

对于气交中的诸气象因素，《内经》还用阴阳的相互作用进行说明。它将"寒、湿、燥、热、风、火"六气分属阴阳，论及"寒湿相遘，燥热相临，风火相值"时，提出"气有胜复，胜复之作，有德有化，有用有变"（《素问·六微旨大论》）的见解；论及寒、湿、燥、热、风、火相遇时，指出斗争中有主动的抑制作用，也有被动的反抗作用，于是呈现各种变化。"物之生从于化，物之极由乎变，变化之相薄，成败之所由也。"（《素问·六微旨大论》）这就是《内经》古气象学各种气象因素的发生、发展和消亡的基本原因。尽管这种见解具有自然哲学的性质，却与现代气象学理论粗合。锋面理论就是一个例子。锋面理论认为，大气层里存在着水平方向上物理属性（主要指温度、湿度、稳定度等）比较均匀的水平范围可达几百到几千千米，垂直范围可达几千米到十几千米的大块空气团。两个具有不同性质的气团相互接触，它们中间所形成的狭窄的过渡地带叫锋。锋面是多种矛盾交汇的地带，各种气象要素和天气现象变化异常激烈。在锋面上，冷、暖、干、湿等属性不同的气团交遇，发生气流抬升、下沉、水汽凝聚、冻结乃至空气分子电离，从而导致云块生消，刮风下雨，降雪落雹，电闪雷鸣等天气现象。现代气象学的锋面理论证实了《内经》古气象学基本理论的正确性。

3. 季节气候的划分

《内经》对气候的划分，主要有四时、五季、六季和二十四节气4种方案。

（1）四时：四时，指春、夏、秋、冬四季。四季最初采用确定四季中点的办法划分，这些中点分别是仲春、仲夏、仲秋、仲冬，即春分、夏至、秋分、冬至。从四仲日向前后外延45天或46天，便是四季开始的立春、立夏、立秋、立冬四立。四时主要反映气温的变化：春季气候温和，夏季气候炎热，秋季气候凉爽，冬季气候寒冽。

(2)五季:五季又称五运,是按照气候的特征将一年划分为5个阶段的季节方案。每个阶段各主73日零5刻,每年约从大寒开始为初运木,主风;春分后13日起为二运火,主热;芒种后10日起为三运土,主湿;处暑后7日起为四运金,主燥;立冬后4日起为终运水,主寒。五季是一种既考虑温度,又照顾湿度的季节划分方案。

(3)六季:六季又称六气,也是按照气候特征将1年的气候划分为6个阶段的季节方案。《素问·六微旨大论》说:"显明之右,君火之位也;君火之右,退行一步,相火治之;复行一步,土气治之;复行一步,金气治之;复行一步,水气治之;复行一步,木气治之;复行一步,君火治之。"显明的本义是日出的意思,在此是指正东方卯位,自东而南迤,即为右行。按五行相生之序,分为6步,每步约主60日又87刻半,包括4个节气。以厥阴风木为初气,主春分前60日有奇,斗建从丑中至卯中,为春木方生,风气化行之候。木生火,故少阴君火为二气,主春分后60日有奇,斗建从卯中至巳中,为春末夏初,火热益升之候。君火相火,同气相随,故少阳相火为三气,主夏至前后各30日有奇,斗建从巳中至未中,为火热盛极,火暑日蒸之候。火生土,故太阴湿土为四气,主秋分前60日有奇,斗建从未中至酉中,为炎暑渐消,湿土蒸郁之候。土生金,故阳明燥金为五气,主秋分后60日有奇,斗建从酉中至亥中,为湿土潜消,燥金肃降之候。金生水,故太阳寒水为终气,主冬至前后各30日有奇,斗建从亥中至丑中,为水气日盛,冬寒凛冽之候。

(4)二十四节气:二十四节气是根据太阳的周年视运动,将1周年365$\frac{1}{4}$天分成24等分,用来表示季节的交替和气候变化的季节方案。早在西周、春秋时期,古人就用圭表测定日影的方法,测定冬至和夏至,春分和秋分,往后又测出立春、立夏、立秋、立冬4个节气,二十四节气遂逐步完善。二十四节气反映季节变化,表示气温高低,说明降水情况,显示物候规律,内容非常丰富。张介宾《类经图翼·运气上》有二十四气七十二候及其物候的整理资料,兹录如下:

立春:初候,东风解冻;二候,蛰虫始振;三候,鱼陟负冰。

雨水:初候,獭祭鱼;二候,候雁北;三候,草木萌动。

惊蛰:初候,桃始华;二候,仓庚鸣;三候,鹰化为鸠。

春分:初候,玄鸟至;二候,雷乃发声;三候,始电。

清明:初候,桐始华;二候,田鼠化为鴽,牡丹华;三候,虹始见。

谷雨:初候,萍始生;二候,鸣鸠拂其羽;三候,戴胜降于桑。

立夏:初候,蝼蝈鸣;二候,蚯蚓出;三候,王瓜生。

小满:初候,苦菜秀;二候,靡草死;三候,麦秋至。

芒种:初候,螳螂至;二候,鵙始鸣;三候,反舌无声。

夏至:初候,鹿角解;二候,蜩始鸣;三候,半夏生。

小暑:初候,温风至;二候,蟋蟀居壁;三候,鹰始挚。

大暑:初候,腐草为萤;二候,土润溽暑;三候,大雨时行。

立秋:初候,凉风至;二候,白露降;三候,寒蝉鸣。

处暑:初候,鹰乃祭鸟;二候,天地始肃;三候,禾乃登。

白露:初候,鸿雁来;二候,玄鸟归;三候,群鸟养羞。

秋分:初候,雷始收声;二候,蛰虫坯户;三候,水始涸。

寒露:初候,鸿雁来宾;二候,雀入大水为蛤;三候,菊有黄花。

霜降：初候，豺乃祭兽；二候，草木黄落；三候，蛰虫咸附。

立冬：初候，水始冰；二候，地始冻；三候，雉入大水为蜃。

小雪：初候，虹藏不见；二候，天气上升，地气下降；三候，闭塞而成冬。

大雪：初候，鹖鴠不鸣；二候，虎始交；三候，荔挺出。

冬至：初候，蚯蚓结；二候，麋角解；三候，水泉动。

小寒：初候，雁北乡；二候，鹊始巢；三候，雉雊。

大寒：初候，鸡乳；二候，征鸟厉疾；三候，水泽腹坚。

4. 五运六气的天气预报

五运六气根据纪年干支推算60年的气候周期变化，是《内经》古气象学进行长期天气预报的工具。它的基本概念是五运、六气、十天干、十二地支和六十甲子，其基本数字是5、6、10、12和60，这是天文、气象学上的一些重要周期数字。例如《计倪子》一书中有“天下六岁一穰，六岁一康，凡十二年一饥”的记载。这是著名的“计然之术”。穰，庄稼丰收。庄稼丰收、生活安定与饥荒发生遵循6年与12年的周期规律。根据现代天文学的观察，太阳黑子消长的平均周期是11.4年；英国马绍姆家族祖孙5代连续记载诺尔福克地方物候的变化，平均周期为12.2年，均接近12的数字。日本京都地方樱花开放的1100多年的记录中，最早开花期与最迟开花期的周期为62年，与60的数字接近[8]。因此，应用纪年的天干地支与五运六气的结合进行推算，有可能反映气候的周期性变化，从而作出长期天气预报。至于五运六气的推算方法，60年气候变化规律，本章第8节有详尽介绍，此不赘述。

二、《内经》气象医学思想与中医学理论体系的形成

基于天人合一的观念，《内经》在建构自己的理论体系时，总是考虑到气象因素对人体生理、病理的影响而立论的。

(一)《内经》气象医学思想与藏象

1. 对五脏功能的认识

《内经》明确提出“五脏应四时，各有收受”(《素问·金匮真言论》)的观点，强调五脏的功能必须与四时气候规律保持一致。例如《素问·六节藏象论》说：“心者，生之本……为阳中之太阳，通于夏气；肺者，气之本……为阳中之太阴，通于秋气；肾者，主蛰，封藏之本……为阴中之少阴，通于冬气；肝者，罢极之本……为阳中之少阳，通于春气。”(按《新校正》，引文中的“太阴”应为少阴，“少阴”应为太阴，“阳中之少阳”的“阳”应为阴)心与夏季的太阳之气一致，是生命的根本；肺与秋季的少阴之气一致，是一身之气的根本；肾与冬季的太阴之气一致，是真阳蛰藏的根本；肝与春季的少阳之气一致，是人身体力的根本。总之，五脏功能的确定，是考虑了气候影响的，具有适应气候的内涵，故《素问·刺禁论》说：“脏有要害，不可不察，肝生于左，肺藏于右，心部于表，肾治于里，脾为之使，胃为之市。”王冰注释说：“肝象木，王于春，春阳发生，故生于左也。肺象金，王于秋，秋阴收杀，故藏于右也。阳气主外，心象火也。阴气主内，肾象水也。”可见，脏腑的功能不完全是来自对脏腑形态结构的观察，而是与五方的气候特征密切相关的。

2. 对精气神的认识

精气神包括精、气、血、津、液、神6个方面的内容。由于精气神的内容比较抽象，所以它们的活动机理，在很大程度上需要依赖气象的因素去认识。例如《素问·阴阳应象大论》说：“东方阳也，阳者其精并于上，并于上则上明而下虚，故使耳目聪明而手足不便也。西方阴

也，阴者其精并于下，并于下则下盛而上虚，故其耳目不聪明而手足便也。”东方气候温和，属阳，其气易升，所以人体的精气聚合于上部；西方气候凉寒，属阴，其气沉降，所以人体的精气聚合于下部：由此导致人体左右耳目手足功能的差异。人体精气的状态，是受自然界气候的制约的。又如《素问·生气通天论》说：“故阳气者，一日而主外，平旦人气生，日中而阳气隆，日西而阳气已虚，气门乃闭。”阳气视之不见，扪之不及，嗅之无味，但是它的活动规律与自然界气候温热的消长变化同步。自然界气候气温的消长变化呈现平旦生、日中隆、日西虚的盛衰规律，人身的阳气也具有平旦生、日中隆、日西虚的消长变化。再如《素问·八正神明论》说：“是故天温日明，则人血淖液而卫气浮，故血易泄，气易行；天寒日阴，则人血凝泣而卫气沉。”《素问·脉要精微论》说：“春日浮，如鱼之游在波；夏日在肤，泛泛乎万物有余；秋日下肤，蛰虫将去；冬日在骨，蛰虫周密，君子居室。”血液在人身经脉运行的状态，也受气候因素的影响。自然界气温的变化不仅影响血液运行的迟速，还使脉象呈现春规、夏矩、秋衡、冬权的季节特征。《灵枢·五癃津液别》也说：“天暑衣厚则腠理开，故汗出……天寒则腠理闭，气湿不行，水下留于膀胱，则为溺与气。”春夏阳气发泄，皮肤松弛，所以疏泄多汗；秋冬阳气收藏，皮肤致密，所以少汗多溺。人体津液代谢的过程，也是在气候因素的影响下。

可见，《内经》讨论气象问题的目的，是构建理论的需要，欲认识精气神的活动规律，必须研究气象问题。

3. 对经脉的认识

《内经》对经脉的认识，也同样离不开古气象的知识。《素问·四时刺逆从论》说：“春气在经脉，夏气在孙络，长夏气在肌肉，秋气在皮肤，冬气在骨髓中……春者，天气始开，地气始泄，冻解冰释，水行经通，故人气在脉。夏者，经满气溢，入孙络受血，皮肤充实。长夏者，经络皆盛，内溢肌中。秋者，天气始收，腠理闭塞，皮肤引急。冬者盖藏，血气在中，内着骨髓，通于五脏。”春季气候温暖，阳气升浮，经气主要运行在经脉；夏季气候炎热，阳气盛大，经络满溢，经气主要运行在孙络。自长夏以后，循着自然界阳热之气的收藏，经气沿着经络主要运行于肌肉、皮肤、骨髓。人身经脉之气的运行及所在的位置，是随四时气候的更迭而变化的。《灵枢·阴阳系日月》说：“寅者，正月之生阳也，主左足之少阳；未者六月，主右足之少阳。卯者二月，主左足之太阳；午者五月，主右足之太阳。辰者三月，主左足之阳明；巳者四月，主右足之阳明。此两阳合于前，故曰阳明。申者，七月之生阴也，主右足之少阴；丑者十二月，主左足之少阴。酉者八月，主右足之太阴；子者十一月，主左足之太阴。戌者九月，主右足之厥阴；亥者十月，主左足之厥阴。此两阴交尽，故曰厥阴。”一年之中上半年为阳，下半年为阴，所以前6个月主阳经，后6个月主阴经。左为阳，右为阴。正月、二月、三月阳气渐盛，为阳中之阳，分主左足阳经；四月、五月、六月阳气由盛渐衰，为阳中之阴，主右足阳经；七月、八月、九月阴气渐进，为阴中之阴，主右足阴经；十月、十一月、十二月阴气渐退，阳气渐生，为阴中之阳，主左足之阴经。1年12个月，阴阳寒热具有消长转化的关系，以12个月与十二经配合，旨在通过气候寒温的变化认识经脉脉气衰旺的规律。

(二)《内经》气象医学思想与发病

发生在气交之中的气候变化，不仅与人体的生理活动有关，还是影响人体发病的重要因素。

1. 对病因的认识

(1)气候病因的相对性：《内经》十分重视气候变化对发病的影响，《素问·至真要大论》说：“夫百病之生也，皆生于风寒暑湿燥火，以之化之变也。”认为气候的急剧变化是引起疾病发生的外部原因，并称为六淫。但是六淫的致病作用是相对的，不是绝对的，它是否能够引起疾病的发生，还要决定于人体抗病能力的大小，即正气的强弱。《灵枢·百病始生》说："风雨寒热，不得虚，邪不能独伤人，卒然逢疾风暴雨而不病者，盖无虚，故邪不能独伤人。此必因虚邪之风，与其身形，两虚相得，乃客其形……其中于虚邪也，因于天时，与其身形，参以虚实，大病乃成。"气候的致病作用是相对于人体的抗病能力来说的。同样的气候条件，对于抗病能力强的人不是致病因素，而对于抗病能力弱的人就成为致病因素。这种辩证看待气候变化与发病关系的观点，无疑是正确的。

(2)气候病因的辨证作用：气候变化包括风、寒、暑、湿、燥、火6种气象因素，它们各有自己的特点。《素问·五运行大论》说："燥以干之，暑以蒸之，风以动之，湿以润之，寒以坚之，火以温之……故燥胜则地干，暑胜则地热，风胜则地动，湿胜则地泥，寒胜则地裂，火胜则地固矣。"气候特征是温度与湿度的综合反映，表现有风、寒、暑、湿、燥、火的不同。严格来说，气候变化还不是真正的病因，而只是发病的一种条件。《内经》既然把疾病的发生看成是六淫邪气和人体正气相互斗争的结果，就可以利用机体对病邪所作出的反应作为确定病因的依据。例如《素问·风论》说："风之伤人也，或为寒热，或为热中，或为寒中，或为疠风，或为偏枯，或为风也"；"风者，善行而数变"；"故风者，百病之长也，至其变化乃为他病也。无常方，然致有风气也"。《素问·骨空论》也说："风从外入，令人振寒，汗出头痛，身重恶寒。"风邪侵袭人体，可以引起许多疾病，并且产生善动不居、变化多端的临床症状，具有易于侵犯体表皮毛的致病特点。据此得出风为百病之长，善行数变，易侵犯体表皮毛等风邪致病特点的认识。然后再以风邪致病的这些特点作为标志，把临床上具有相似特点的病证统统归结为风，这就是所谓的辨证求因或审证求因。可见，气候变化只是一个发病条件，不具有病因的意义。气候变化只有在与临床证候联系起来，和人体抗病能力对病邪的侵袭作出的反应联系起来时，才具有病因的意义。气候病因具有辨证的作用。

2. 对发病的认识

(1)四时气候与发病：四时气候各有不同的特点，容易引起相应部位的疾病。《灵枢·四时气》说："四时之气，各不同形，百病之起，皆有所生。"这是四时气候与疾病部位相关的一条原则。与四时阴阳两气的消长盛衰相应，春季病变多在经络，夏季病变多在孙络，秋季病变多在六腑，冬季病变多在人体深部。

《内经》还观察到，在四时气候变化的影响下，容易发生季节性疾病。《素问·金匮真言论》说："春善病鼽衄，仲夏善病胸胁，长夏善病洞泄寒中，秋善病风疟，冬善病痹厥。"《素问·阴阳应象大论》说："冬伤于寒，春必病温；春伤于风，夏生飧泄；夏伤于暑，秋必痎疟；秋伤于湿，冬生咳嗽。"前者是季节性多发病，后者是伏邪发病，都与四时气候的变化有关。

此外，《内经》对疾病季节性的分类也进行了论述。《素问·热论》说："凡病伤寒而成温者，先夏至日为病温，后夏至日为病暑。"这是以夏至日作为病温和病暑的分界。有了这个分界，才便于确定相应的治法。

(2)异常气候与发病：异常气候能够引起疾病的发生，这是不言而喻的。对于异常气候，《内经》略有论述，《素问·五运行大论》说："五气更立，各有所先，非其位则邪，当其位则正。"《素问·六微旨大论》也说："其有至而至，有至而不至，有至而太过……至而至者和；至而不至，来气不及也；未至而至，来气有余也。"前者讲五方之气交替，先期而至的气候若与时令不符，为邪气，与时令符合为四时正气；后者讲六气有应时而至的，有时至而气不至的，有先时而至的。应时而至的是和平之气，时至而气不至的是气不及，时未至而气先至的是气有余。

总之，非时之气都是异常的气候。

在异常气候条件下，某些疾病容易发生，而疾病的性质往往和气候因素的阴阳五行属性有关。例如《素问·六元正纪大论》说："水郁之发，阳气乃辟，阴气暴举，大寒乃至，川泽严凝，寒雰结为霜雪，甚则黄黑昏翳，流行气交，乃为霜杀，水乃见祥。故民病寒客心痛，腰脽痛，大关节不利，屈伸不便，善厥逆，痞坚腹满。"川泽严凝，寒雰结为霜，甚则黄黑昏翳，为大寒的气象。寒性凝滞，易伤阳气，所以民病寒客心痛，腰脽痛，关节屈伸不利，善厥逆，痞坚而腹满。

(3)地域气候与发病：由于地理条件不同所形成的气候特征，称地域气候。我国地域辽阔，具有多种气候类型，容易产生某些地方性疾病。对此，《内经》有清醒的认识。例如《素问·异法方宜论》将九州地理划分为东、南、西、北、中五域，并且在五方五域地势特征、气候特点、民风习俗的基础上，提出了东方人多病痈疡、西方人多病于内、北方人多病胀满、南方人多病挛痹、中部人多病痿厥寒热的认识，是地域气候与发病相关的典型例子。

(4)超年气候与发病：气候的变化，除了因季节的递迁而不同外，还有超年的气候特点，与疾病发生的关系异常密切。超年的气候特点可以应用五运六气推算中运的方法进行预报。甲己为土运，乙庚为金运，丙辛为水运，丁壬为木运，戊癸为火运。凡此十干所统之运，可候气交全年的气候特点及其发病规律。例如甲己年同为土运，凡逢六甲年均为土运太过，凡逢六己年均为土运不及。《素问·气交变大论》曰："岁土太过，雨湿流行，肾水受邪，民病腹痛，清厥意不乐，体重烦冤……甚则肌肉萎，足痿不收，行善瘈，脚下痛，饮发中满食减，四肢不举……岁土不及，风乃大行……民病飧泄霍乱，体重腹痛，筋骨繇复，肌肉瞤酸，善怒。"病气中金气来复，则胸胁暴痛，下行少腹，善太息，食少失味。

三、《内经》气象医学思想与临床应用

(一)气象与疾病的诊断

1. 对色脉的认识

《内经》很重视气象与疾病诊断的关系，并从色脉与预后两个方面阐明其机理。例如《素问·移精变气论》说："色脉者，上帝之所贵也，先师之所传也。上古使僦贷季，理色脉而通神明，合之金木水火土四时八风六合，不离其常，变化相移，以观其妙，以知其要，欲知其要，则色脉是矣……夫色之变化，以应四时之脉，此上帝之所贵，以合于神明也，所以远死而近生。生道以长，命曰圣王。"色脉具有观察死生、决断疑难的重要作用，是诊断疾病的基本功。然而要掌握色脉这一重要的诊断方法，必须结合阴阳五行、四时八风的变化和规律，方能把握它的微妙和要领。如《素问·经络论》说："阴络之色应其经，阳络之色变无常，随四时而行也。寒多则凝泣，凝泣则青黑；热多则淖泽，淖泽则黄赤。此皆常色，谓之无病。五色具见者，谓之寒热。"《素问·脉要精微论》说："天地之变，阴阳之应，彼春之暖，为夏之暑，彼秋之忿，为冬之怒，四变之动，脉与之上下……阴阳有时，与脉为期，期而相失，知脉所分，分之有期，故知死时。"色脉变化的季节气候宜忌也是诊断的重要依据。

2. 对疾病预后的认识

对于四时气候变化与疾病预后的关系，《内经》亦不乏论述。例如《素问·三部九候论》说："帝曰：冬阴夏阳奈何？岐伯曰：九候之脉，皆沉细悬绝者为阴，主冬，故以夜半死；盛躁喘数者为阳，主夏，故以日中死。是故寒热病者，以平旦死。热中及热病者，以日中死。病风者，以日夕死。病水者，以夜半死。"将九候之脉皆沉细悬绝、盛躁喘数以及寒热病、热中、病

风、病水诸病按寒热虚实性质分属阴阳，结合昼夜阴阳消长规律，按“同者相加”以定死时，这是极为典型的结合气象判断疾病预后的例子。

(二)气象与疾病的治疗

《内经》根据四时气象特点，提出“必先岁气，无伐天和”(《素问·五常政大论》)的法时而治的思想，内容非常丰富。

1. 因时用药原则

气候特点对人体的生理有着必然的联系和影响，而使用药物时一定要遵循因时用药原则，避免药物性质与气候性质的相同。《素问·六元正纪大论》说：“用寒远寒，用凉远凉，用温远温，用热远热，食宜同法。有假者反常，反是者病。”一般来说，春夏两季气候由温渐热，阳气升发，人体腠理开泄，即使外感寒热，也不宜用辛温发散的药物，以免开泄太过，耗伤气阴；秋冬两季，气候由凉变寒，阳气收藏，人体腠理致密，若非大热之证，当慎用凉寒药物，以防伤阳。否则即“不远热则热至，不远寒则寒至。寒至则坚否腹满，痛急下利之病生矣；热至则身热，吐下霍乱，痈疽疮疡，瞀郁注下，瞤瘛肿胀，呕鼽衄头痛，骨节变肉痛，血溢血泄，淋闭之病生矣。”(《素问·六元正纪大论》)用药违背时忌，必然加重病情，后果严重。

治疗疾病，除了遵循因时用药原则外，还要遵循因时用针原则。例如《素问·诊要经终论》说：“春夏秋冬，各有所刺，法其所在。春刺夏分，脉乱气微，入淫骨髓，病不能愈，令人不嗜食，又且少气……冬刺秋分，病不已，令人善渴。”春夏秋冬，四时寒热相异，人气浮沉、邪气所在的部位不同，各有相应的刺法，应该根据人气所在确定针刺的部位。用针违背时忌，必然加重病情，产生严重的后果。

2. 地域气候不同的用药原则

气候的特点与地势密切相关，使用药物时宜尽量考虑气候条件的影响。《素问·五常政大论》说：“东南方，阳也，阳者其精降于下，故右热而左温；西北方，阴也，阴者其精奉于上，故左寒而右凉……西北之气散而寒之，东南之气收而温之。”东南方气候温热，气泄于外，寒生于内，故宜收其外泄，温其内寒。西北方气候凉寒，寒固于外，热郁于内，故宜散其外寒，清其内热。地势不同，气候差异亦大，对疾病的影响迥异，务必因地域气候用药，方有成效。

3. 六淫所胜用药原则

《内经》根据六淫致病的特点，提出治在五味的规律。例如《素问·至真要大论》说：“风淫所胜，平以辛凉，佐以苦甘，以甘缓之，以酸泻之。热淫所胜，平以咸寒，佐以苦甘，以酸收之。湿淫所胜，平以苦热，佐以酸辛，以苦燥之，以淡泄之。湿上甚而热，治以苦温，佐以甘辛，以汗为故而止。火淫所胜，平以酸冷，佐以苦甘，以酸收之，以苦发之，以酸复之，热淫同。燥淫所胜，平以苦湿，佐以酸辛，以苦下之。寒淫所胜，平以辛热，佐以甘苦，以咸泻之。”这是《内经》根据“五味入胃，各归其所喜”(《素问·至真要大论》)和五行生克原则，并结合大量医疗实践总结出来的六淫所胜的五味用药规律，这一规律一直有效地指导着临床实践。

(三)气象与养生

《灵枢·本神》说：“故智者之养生也，必顺四时而适寒暑，和喜怒而安居处，节阴阳而调刚柔，如是则僻邪不生，长生久视。”认为养生的方法有多种，其中重要的一种与气象有关，就是顺应四时寒暑。例如《素问·四气调神大论》说：“夫四时阴阳者，万物之根本也，所以圣人春夏养阳，秋冬养阴，以从其根，故与万物沉浮于生长之门。逆其根，则伐其本，坏其真矣。”

所谓“春夏养阳，秋冬养阴”，就是顺应春生夏长的规律保养阳气，顺应秋冬收藏的规律保养阴气，乃养生根本原则。违背了这个原则，就是违逆阴阳之根，削伐机体的真元之气，导致疾病的发生。其具体做法就是从生活起居、精神调摄等方面进行调节。如《素问·四气调神大论》说：“春三月……夜卧早起，广步于庭，被发缓形，以使志生，生而勿杀，予而勿夺，赏而勿罚，此春气之应，养生之道也”。“夏三月……夜卧早起，无厌于日，使志无怒，使华英成秀，使气得泄，若所爱在外，此夏气之应，养长之道也。”“秋三月……天气以急，地气以明，早卧早起，与鸡俱兴，使志安宁，以缓秋刑，收敛神气，使秋气平，无外其志，使肺气清，此秋气之应，养收之道也。”“冬三月……早卧晚起，必待日光，使志若伏若匿，若有私意，若已有得，去寒就温，无泄皮肤，使气亟夺，此冬气之应，养藏之道也。”其基本精神，就是顺应春季阳气的生发以养肝气，顺应夏季阳气的旺盛以养心气，顺应秋季阳气的收敛以养肺气，顺应冬季阳气的闭藏以养肾气，维护人和自然的统一，达到健康长寿的目的。

四、对《内经》气象医学思想的评价

《内经》的气象医学思想，在天人合一观念的指导下，把人与自然看做是一个密不可分的统一整体，充分认识到季节、昼夜更迭及其气候的常变和地域气候的差异等与人体生理、病理、诊断、治疗和养生的密切关系，包含了许多可贵的科学见解。现代气象学借助于精密的科学实验仪器，认识到大气现象的物理变化过程，揭示了风、云、雨、雪、寒、暖、燥、湿等气候因素的形成的原因和变化的本质。

长期以来，气象学只能为生活和生产服务，医学则把人体看做是一个独立的王国，细胞的联邦，与气象学无涉，只是近50年来才发现彼此的联系，产生气象医学。可是，早在2000多年前的《内经》就已经注意到医学与气象学的关系，把它们看做是一个不可分割的统一体。认识到生命的节律和周期现象与气候变化的密切联系，初步建立起内容丰富的气象医学的框架，并对医学理论的形成产生了巨大影响，这不能不说是对人类的伟大贡献。但是，限于生产力水平低下，科学实验条件落后，《内经》对自然现象和人体都缺乏细节的认识和了解，气象因素究竟在哪些环节对人体产生作用、发生影响，不能提供准确的实验依据，因而《内经》的许多气象医学观点只是一种天才的猜测，然而这并不影响对《内经》气象医学科学性的评价。诚如恩格斯所说：“在希腊人那里——正因为他们还没有进步到对自然的解剖、分析——自然界还被当作一个整体而从总的方面来观察。自然现象的总联系还没有在细节方面得到证明，这种联系对希腊人来说是直接的直观的结果。这里就存在着希腊哲学的缺陷，由于这些缺陷，它在以后就必须屈服于另一种观点。但是在这里，也存在着它胜过它以后的一切形而上学敌手的优点。如果说，在细节上形而上学比希腊人要正确些，那么，总的说来希腊人就比形而上学要正确些。”[9]

（黄自元）

第四节 《内经》的时间医学思想

时间医学是研究生物生命节律，并用以指导临床诊断、治疗、预防、保健的一门新兴学科。《内经》虽无“时间医学”、“生命节律”等名词，却包含着丰富的关于生命节律和时间医学的内容。

一、《内经》的时间医学内容

(一)亚日节律

亚日节律是指一日内重复两次到数次,即每个周期的发生小于 20 小时的节律变化。《灵枢·五十营》认为,经脉之气一日一夜在人体循环运行 50 周次,指出:"气行五十营于身,水下百刻……漏水皆尽,脉终矣。"这是采用一日一夜水下百刻的百刻计时法,说明经脉之气运行全身一周需两刻时间。按现今的计时方法计算,经脉之气每隔 28 分 48 秒就会出现一个高潮。根据《灵枢·逆顺肥瘦》关于"手之三阴,从脏走手;手之三阳,从手走头;足之三阳,从头走足;足之三阴,从足走腹"的论述,经脉之气循环贯注的每一周次均是从手太阴肺经开始,依次循行到手阳明大肠经、足阳明胃经、足太阴脾经、手少阴心经、手太阳小肠经、足太阳膀胱经、足少阴肾经、手厥阴心包经、手少阳三焦经、足少阳胆经、足厥阴肝经,复循行到手太阴肺经,如此往复,无有休止。当经脉之气运行到某经时,某经经气便出现一个高潮。每出现一个经气高潮,人体功能就随之发生一个周期性变化。《灵枢·卫气行》说:"阳主昼,阴主夜。故卫气之行,一日一夜五十周于身,昼日行于阳二十五周,夜行于阴二十五周。"说明不仅经脉之气是一日一夜 50 周于身,营卫之气的运行也是如此,亦即存在亚日节律变化。

(二)周日节律

周日节律是指以 24 小时或接近 24 小时为 1 个周期的节律变化,又称昼夜节律变化。地球上有昼夜交替,故生物也显示出相应的节律变化。《素问·金匮真言论》说:"阴中有阴,阳中有阳。平旦至日中,天之阳,阳中之阳也;日中至黄昏,天之阳,阳中之阴也。合夜至鸡鸣,天之阴,阴中之阴也;鸡鸣至平旦,天之阴,阴中之阳也。故人亦应之。"随着自然界阴阳之气的周日节律变化,人体的阳气也随之发生相应的改变。如《素问·生气通天论》说:"阳气者,一日而主外,平旦人气生,日中而阳气隆,日西而阳气已虚,气门乃闭。"在人体发生疾病后,也是随着这种节律性变化而有"慧、安、加、甚"之不同。故《灵枢·顺气一日分为四时》说:"夫百病者,多以旦慧昼安,夕加夜甚,何也? 岐伯曰:四时之气使然……春生夏长,秋收冬藏,是气之常也,人亦应之。以一日分为四时,朝则为春,日中为夏,日入为秋,夜半为冬。朝则人气始生,病气衰,故旦慧;日中人气长,长则胜邪,故安;夕则人气始衰,邪气始生,故加;夜半人气入脏,邪气独居于身,故甚也。"临床上,我们也常常见到某些慢性疾病患者的病情在上午减轻而下午转甚,或在白天减轻而夜晚转重的情况。肺结核、风湿热等病,往往在夜间发作或加重[10]。由此可见,《内经》对于阴阳之气的周日节律变化周期的认识,是从大量实践中总结出来的。

人体卫气的运行除了存在亚日节律的周期性变化外,还存在周日节律的周期性变化。《灵枢·大惑论》说:"夫卫气者,昼日常行于阳,夜行于阴,故阳气尽则卧,阴气尽则寤。"明确指出了卫气的运行是随着昼夜交替而存在节律性变化。在日常生活中,人们常体会到穿着同样的御寒衣服,在白天醒时不觉寒冷,而在夜间睡时则觉寒冷,并易着凉感冒。这就是因为白天醒时卫气行于阳,以温煦体表、抗御外邪;夜间睡时卫气行于阴,则体表的卫外功能相对减弱,故不胜风寒之邪。

(三)周月节律

周月节律是指以 1 个恒星月或 1 个朔望月为 1 个周期的节律变化。海水受日月引力的影响而有定期的潮汐涨落。日月引力不仅直接影响着海水潮汐涨落,而且还直接影响着人体气血运行的盛衰变化。如《灵枢·岁露论》说:"人与天地相参也,与日月相应也。故月满则海水西盛，人血气积，肌肉充，皮肤致……至其月郭空，则海水东盛，人气血虚，其卫气去，形独居，肌肉减，皮肤纵。”明确认识到海水受月球引力的影响而有涨有落，人体生命活动受月球引力的影响而有周月节律变化。生物机体某些有关节律的周期性变化是以周月为基础的，并同某一特定的月相(如新月、上弦月、满月、下弦月)有关。如妇女的月经周期，就是有规律地每月来潮1次(30日±5日/月经周期)。在月经周期中，体温、代谢、激素、性器官状态、心理状态、病理变化等方面也有周月节律变化。有人观察到在满月时为患者做手术，常易发生出血；有的周期性出血也是有规律地在满月时发作[10]。此外，人的出生率也有周月节律，在满月时出生率最高，新月前后出生率最低。

《素问·八正神明论》指出："凡刺之法，必候日月星辰，四时八正之气，气定乃刺之……月始生，则血气始精，卫气始行；月郭满，则血气实，肌肉坚；月郭空，则肌肉减，经络虚，卫气去，形独居。是以因天时而调血气也……月生无泻，月满无补，月郭空无治，是谓得时而调之。”既指出了人体某些生理活动存在着周月节律变化，又提出了“因月施治”的时间治疗学问题。并且认为，若治反天时，就会导致变证丛生，造成不良后果。故该篇接着指出：“月生而泻，是谓脏虚；月满而补，血气扬溢，络有留血，命曰重实；月郭空而治，是谓乱经。阴阳相错，真邪不别，沉以留止，外虚内乱，淫邪乃起。”对于失时而治的变证，虽未必尽然，但这种防患于未然的积极思想是难能可贵的。

(四)周年节律

人体某些节律是以年度为周期的。如《灵枢·五乱》说：“经脉十二者，以应十二月……分为四时。四时者，春秋冬夏，其气各异。”《素问·诊要经终论》说：“正月二月，天气始方，地气始发，人气在肝。三月四月，天气正方，地气定发，人气在脾。五月六月，天气盛，地气高，人气在头。七月八月，阴气始杀，人气在肺。九月十月，阴气始冰，地气始闭，人气在心。十一月十二月，冰复，地气合，人气在肾。”《素问·四时刺逆从论》说：“春气在经脉，夏气在孙络，长夏气在肌肉，秋气在皮肤，冬气在骨髓中。”《素问·平人气象论》还有春季脏真散于肝、夏季脏真通于心、长夏脏真濡于脾、秋季脏真高于肺、冬季脏真下于肾之说。现代医学认为，冬季人的体表血管收缩而体内血管扩张，夏季人的体表血管扩张而体内血管收缩，因而血液的分布随着不同的季节而有其侧重部位，说明人体气血的分布确实存在着周年节律。

不仅脏腑气血与四时相应，脉象亦随四时的更替而发生相应的变动。《素问·脉要精微论》说：“四变之动，脉与之上下。以春应中规，夏应中矩，秋应中衡，冬应中权。”所谓规、矩、衡、权，即指弦、洪、浮、沉4种脉象。明确指出了脉象的周年节律变化的主要特点是春弦、夏洪、秋浮、冬沉。从目前的研究资料分析，脉象存在着季节性差异，是毋庸置疑的事实。

人体发生疾病后，其轻重转归也存在着周年节律。如《素问·脏气法时论》说：“病在肝，愈于夏，夏不愈，甚于秋，秋不死，持于冬，起于春。”“病在心，愈在长夏，长夏不愈，甚于冬，冬不死，持于春，起于夏。”“病在脾，愈在秋，秋不愈，甚于春，春不死，持于夏，起于长夏。”“病在肺，愈在冬，冬不愈，甚于夏，夏不死，持于长夏，起于秋。”“病在肾，愈在春，春不愈，甚于长夏，长夏不死，持于秋，起于冬。”认为五脏的一些慢性病，具有至其所生之时而愈、至其所不胜之时而甚、至其生己之时而持、至其自旺之时而起的年节律变化。

在《内经》中，有大量篇幅论述了五运六气，而运气学说认为历年气象存在着5年、6年、10年、12年及60年等节律性周期变化，由此而带来的水灾、旱灾、虫灾、流行病等也同样具有超年节律性变化。据近两个世纪来对太阳黑子的观测和研究，发现太阳黑子活动具有平均为11年的周期。近年来还发现太阳黑子的变化存在4.8年、8.3年、33.3年及80年等周期性变化。太阳黑子的变化对气象具有一定的影响，说明气象的变化确实存在着超年节律。[10]

二、《内经》时间医学思想在中医学理论体系中的意义

(一)病情预测

《灵枢·顺气一日分为四时》说："夫百病者，多以旦慧昼安，夕加夜甚。"指出了病情在一天中的变化规律，示人在临床上可根据病情变化的时间节律来作病情预测。临床上我们常见到一些慢性疾病的病情在上午减轻而下午转甚，或在白天减轻而夜晚转甚的情况；肺结核、风湿热等病，往往在夜间发作或加重。钱永益统计107例重症肝炎死亡病例中，以午时死亡数最少(3例)，亥时及子时死亡数最多(分别为14例与12例)[11]。张宗岐报道59例肿瘤死亡病例中，从午时至夜半子时死亡数共46例，占77.96%(其中以子、午、未3个时辰死亡数最高，共26例，占44.06%)，而清晨丑时至上午巳时内死亡数仅13例，占22.04%[12]。肖珙等统计616例心脏病死亡病例中，以戌时死亡数最高，共77例，占12.5%，而寅时最低，共37例，占6.06%[13]。

很多疾病的发病及死亡时间具有明显的年节律。黄慕君分析了154例肺源性心脏病死亡病例，发现冬季病死率占53.9%，显著高于其他季节(春季占22.1%，夏季占11.0%，秋季占13.0%)[14]。钱永益统计了336例慢性肾炎死亡病例，发现冬季死亡率最高，而秋季最低[11]。肖珙等统计了616例心脏病死亡病例，发现亦是冬季死亡率最高[13]。

(二)疾病治疗

因时施治是《内经》治疗学思想的一个重要组成部分。择时治疗，可以提高很多疾病的治疗效果。王维亮分析了106例急性左心衰竭患者的发病时间规律，发现大部分病例的发病时间是夜晚23时至2时(81例)，于是对急性左心衰竭的患者在20时给予长效扩管药硝异梨酯和口服速尿进行治疗，取得了较常规治疗更为显著的疗效[11]。张宗岐认为，恶性肿瘤患者的病情出现节律性加重的时刻，有可能是肿瘤细胞增殖速度最快的时刻，并据此提出了在这一时刻或稍稍提前进行药物治疗，从而更有效地发挥药物作用，最大限度地杀伤正在增殖中的肿瘤细胞，以达到较为理想疗效的设想[12]。

(三)养生防病

1. 因时养生

《内经》认为，四时阴阳变化为万物生长收藏之本，只有顺应四时阴阳消长变化节律，才能保持身体健康。因此，《素问·四气调神大论》提出了"春夏养阳，秋冬养阴"的"因时养生"法则，并指出了具体的方法，即春三月"夜卧早起，广步于庭，被发缓形，以使志生，生而勿杀，予而勿夺，赏而勿罚"；夏三月"夜卧早起，无厌于日，使志无怒，使华英成秀，使气得泄，若所爱在外"；秋三月"早卧早起，与鸡俱兴，使志安宁，以缓秋刑，收敛神气，使秋气平，无外其志，使肺气清"；冬三月"早卧晚起，必待日光，使志若伏若匿……无泄皮肤，使气亟夺"。这种春养生、夏养长、秋养收、冬养藏的"因时养生"方法，对于保持健康、延年益寿具有重要意义。

2. 因时避邪

《素问·六元正纪大论》说："夫百病之生也，皆生于风寒暑湿燥火，以之化之变也。"六淫的产生，与时气及年运的太过、不及有关，而时气、年运的太过与不及则存在着一定的时间节律性。时气年运太过则本气亢而为邪，如春季时气(木运)太过多为风邪，夏季时气(火运)太过多为暑邪，长夏时气(土运)太过多为湿邪，秋季时气(金运)太过多为燥邪，冬季时气(水

运)太过多为寒邪;时气年运不及则为胜己之气相临为邪,如春季时气(木运)不及多为燥邪,夏季时气(火运)不及多为寒邪,长夏时气(土运)不及多为木邪,秋季时气(金运)不及多为火邪,冬季时气(水运)不及多为湿邪。太过不及均为邪气,因此《素问·上古天真论》强调养生必须顺应四时之气的常与变,做到"虚邪贼风,避之有时。"

三、《内经》时间医学思想在疾病治疗中的应用

(一)择时用药

1. 某些药物的择时用药

某些药物在某些时刻使用,或者疗效更好,或者毒性更大。因此,治疗用药时,除了要考虑药物剂量外,还要考虑给药时间,也就是说要选择既能提高疗效,又能减轻毒性的用药时间。如李杲《内外伤辨惑论》说:"凡用药,若不本四时,以顺为逆。四时者,是春升、夏浮、秋降、冬沉,乃天地之升浮化降沉,化者脾土中造化也,是为四时之宜也。但言补之以辛甘温之剂,及味之薄者,诸风药是也,此助春夏之升浮也……但言泻之以酸苦寒凉之剂,并淡味渗泄之药,此助秋冬之降沉者也",并强调"用药者宜用此法度,慎毋忽焉。"李杲《脾胃论·用药宜忌论》还指出:"凡治病服药,必知时禁……冬不用白虎,夏不用青龙"。《脾胃论·脾胃将理法》说:"夫诸病四时用药之法,不问所病,或温或凉,或热或寒,如春时有疾于所用药内加清凉风药,夏月有疾加大寒之药,秋月有疾加温里药,冬月有疾加大热药,是不绝生化之源也。"李浩然认为,助阳药宜在午前、清晨、黎明之际服,以寅末卯初尤佳;补阴药则宜在午后、晚间服,尤以申末酉初为善;清热药则宜趁午后阳气始衰,一阴初生之际服用较好[15]。

抗肿瘤药物毒性、疗效的敏感性存在节律性的昼夜差异,如环磷酰胺在18时给药的疗效比9时给药高14倍。为了提高抗肿瘤药物的疗效,减少其不良反应,还可在敏感性强的时间给予小剂量,敏感性弱的时间给予大剂量,从而获得安全、稳定的治疗效果。

2. 某些疾病的择时用药

某些疾病在某些时间用药,则疗效更好;在其他时间用药,则疗效较差。因此,为了提高某些疾病的治疗效果,要选择最佳的给药时间。孙思邈《备急千金要方》说:"病在四肢血脉者,宜空腹而在旦;病在骨髓者,宜饱满而在夜。"张璐《张氏医通》说:"冷哮,灸肺俞、膏肓、天突,有应有不应,夏月三伏日用白芥子涂法往往获效。"一般来说,肾阳虚衰证宜在平旦时服药,阴血亏虚证宜在入夜前服药,中气下陷证宜在午前服药,心神不宁证宜在卧前服药等。孟景春[16]择时治愈一例大腹奇胀症:张某,女,42岁,工人。10年前开始患大腹胀满症,且胀满甚奇,白昼一如常人,饮食与二便正常,但每至下半夜两三点钟便突发腹胀,且胀势辄以少腹、小腹上逆,冲至大腹部,在睡梦中辄因此而醒,致不能入寐,挨至天明即渐舒,每晚如此,影响睡眠,甚为痛苦。10年来四处求医,迭经治疗,均未获效,索观前医所进方大多为理气、顺气或补脾理气之类。察其面部尚无明显病容,舌质偏红,两边较甚,脉象右濡,左部弦劲;询知平时感情易于激动。细思腹胀服理气之类以消胀,本属正常治法,进补中之品从久病多虚论治,也不为谬,何以总不见效?便从发病的时间上着眼。考夜半2~3时以时辰计正属丑时,而丑时为气血流注肝经之时辰,腹胀当其时发作,当与肝有关;且其气常从小腹、少腹上逆,此处为足厥阴肝经所过之路;左脉弦,平时感情易于激动,属肝气旺盛之象;舌质偏红,乃肝阴不足,肝火内郁之征。肝气旺盛易于横逆犯脾,大腹属脾所司,故此证病所虽在脾而病本实在肝。治宜养阴柔肝以抑肝之逆而顺其气,补脾之虚以治其胀。方予:生杭芍15g、清炙草10g、生麦芽10g、代赭石30g、旋覆花10g、沉香片3g、南沙参10g、苏梗10g、云

苓12g。方中之所以重用杭芍、甘草者，是因肝为刚脏，非柔养不克；肝苦急，急食甘以缓之，芍药、甘草合用，酸甘养阴为柔肝之要药。用生麦芽者，取其能疏肝气也；代赭石、旋覆花平肝降逆，使上逆之肝气下行；沉香既能理气消胀，又能降气，配以沙参有养阴之用。此外，在服药方法上，取迎而夺之之意，嘱其白昼停服，临晚6时服头煎，晚9～10时服二煎。患者服药后泰然入睡。服5剂后复诊，据述服至2剂，夜半已不再腹胀，患者十分欣喜，药既中病，再以原方加健脾之白术10g，嘱其再服5剂，以巩固疗效。

(二)择时针刺

择时针刺是以子午流注针法为代表。子午流注针法以十二经脉气血循环盛衰的时间作为开穴的主要条件，它要求按时开穴，选择最佳针刺时间，以利于调整气血，扶正祛邪，促使阴阳恢复平衡，从而获得最佳治疗效果。王凤仪等用子午流注针法治疗222例急慢性疾病，其治愈率为20.7%，而对照组为10.8%[11]。司徒铃用子午流注针法治疗417例痛证，总有效率为93.29%，对照组则为89.24%。均说明择时针刺的疗效优于非择时针刺的疗效[17]。

（周安方）

第五节 《内经》的体质医学思想

体质医学是专门研究群体中个体的各种生理病理特点，并以此分析疾病的反应状态，以及病变的性质和发展趋向，用以指导疾病的预防和治疗的学科。它是一门新兴的学科，近年来逐渐受到医学界的关注和重视，并展现了广阔的研究前景。中医体质理论渊源于《内经》，《内经》是医学史上论述人类体质现象最早、论述最全面的医学文献。在《内经》中，对个体及不同群体的体质特征、体质的形成、体质的分型及其与疾病发生发展的关系、疾病的防治等问题，均有较详细的阐述。对这些内容的发掘、整理、研究，并结合现代临床实践加以深入的探索，逐步形成具有中医特色的体质医学，是一项十分迫切，且极具学术价值的重要工作。

一、《内经》体质医学的基本内容

(一)体质的含义及其形成的客观基础

1. 体质的含义

《内经》蕴藏着丰富的体质医学思想，但却没有“体质”一词，常被简称为“质”。如《素问·厥论》说：“此人者质壮”。“质”即指体质。后世又称为“气质”、“禀质”、“资质”等。较早提出“体质”一词的是明代医家张介宾，他在《景岳全书·杂证谟·饮食门》中说：“矧体质贵贱尤有不同。”但在历代中医文献中对体质的含义尚无明确的说法。

近代关于体质的定义亦不尽一致，但比较公允的说法是：“人类体质是人群及人群中的个体在遗传的基础上，在环境的影响下，在其生长、发育和衰老过程中形成的代谢、机能与结构上相对稳定的特殊状态。这种特殊状态往往决定着他对某种致病因子的易感性及其所产生的病变类型的倾向性。”[18]在中医学看来，“体”指形体，包括外在可见的筋骨皮肉及藏于内不可见的脏腑经脉、精血津液，而中医的“藏象”含义是形体和功能的综合体，因此，体质的“体”既包含形体结构，又赅括生理功能；“质”即特性。因此，体质着重指人的形体结构及生理功能的特性。

应该指出的是，在古代中医文献中“气质”与“体质”概念常常混称。而在现代心理学中，气质是人的心理特征之一，是指人在生长发育过程中所形成的思维、认识、情感等方面的个体特性，它是人的高级神经活动类型在人的行为和活动中的表现。早在公元前5世纪由古希腊医学家希波克拉底首先提出，后来经罗马医师盖仑作出整理，提出了人类的4种气质类型。查《内经》所讨论的体质内容，常将生理特性及心理特性混在一起叙述，亦即《内经》中体质与气质的内容常融合为一体，并没有截然分开，这一思想也体现了"形神合一"的精神。

2. 体质形成的客观基础

从总体上说，体质是先天禀赋与后天因素相互作用的"合金"。具体来说，大致有以下数端：

(1)先天禀赋：人在胎儿期，新机体在形态结构逐渐形成的同时，由于获得了父母的遗传特性，而形成了机体的一般性和特殊性。一般性是机体一般的生理功能，特殊性就是体质。对此，东汉的王充在《论衡·命义》中就有明确的论述：人"亦有三性，有正、有随、有遭。正者，禀五常之性也；随者，随父母之性；遭者，遭得恶物之象故也。"此所谓"正性"即是指机体的一般性。"随性"、"遭性"同指机体的特殊性，但两者尚有区别："随性"为随父母而得，提示了体质与遗传的关系；"遭性"为胎儿期母体遭受非常之变而影响了子代的体质。如《素问·奇病论》有记载："人生而有病颠疾者，病名曰何？安所得之？岐伯曰：病名为胎病，此得之在母腹中时，其母有所大惊，气上而不下，精气并居，故令子发为颠疾也。"此乃孕妇受惊，其子得先天性颠疾的缘由。以上三性，皆形成于胎儿期。宋代《妇人良方》指出："具天地之性，集万物之灵，阴阳平均，气质完备，成其形尔。然而奇偶异数，有衍有耗，刚柔异用，或强或羸，血气营卫，不能逃于消息盈虚之理，则禀质之初，讵可概论耶。"这里的"气质"、"禀质"，均是指"体质"。体质的形成及其差异性，与先天禀赋密切相关，且形成于胎儿期。因此，《灵枢·寿夭刚柔》说："人之生也，有刚有柔，有弱有强，有短有长，有阴有阳"。说明了人在出生之时，已经初步具备了体质特性。

现代遗传学研究结果表明：一个人从他的双亲那里继承下来的全部物质及其遗传信息都包含在卵子和精子里面。人类一切遗传性状都是在遗传信息的控制下，在发育过程中，在环境的影响下，从受精卵开始直到死亡，经过一系列的演变而形成的。现代研究证明生殖细胞中的染色体载负着遗传信息。染色体是细胞核里的"线形"结构，能被碱性染料着色，并载有直线排列、能自我复制的基因，因而有储存和传递遗传信息及控制细胞分化发育的作用。人类个体体质差异的遗传学因素是，在含有几百万对碱基的DNA分子中，4种碱基可以出现无穷无尽的排列方式，世界上也没有两个人的DNA会有完全相同的碱基排列次序[19]。

(2)年龄因素：人体的结构、功能、代谢常随着年龄的变化而变化，从而形成体质差异。机体降生之后，在婴幼、儿童时期，机体的基本特点是"五脏六腑成而未全……全而未壮"，"易为虚实……服寒则生冷，服热则生热"(钱乙《小儿药证直诀》)，"稚阳未充，稚阴未长"，"脏腑薄，藩篱疏，易于传变；肌肤嫩，神气怯，易于感触"(吴瑭《温病条辨·解儿难》)，故体质具有多变不稳定的特点。《灵枢·营卫生会》也对不同年龄的生理特点作了描述："老壮不同气……壮者之气血盛，其肌肉滑，气道通，荣卫之行，不失其常……老者之气血衰，其肌肉枯，气道涩。"

《素问·上古天真论》对人体结构及功能随着年龄而变化的规律曾有较详细的记述："女子七岁，肾气盛，齿更发长；二七而天癸至，任脉通，太冲脉盛，月事以时下，故有子；三七，肾气平均，故真牙生而长极；四七，筋骨坚，发长极，身体盛壮；五七，阳明脉衰，面始焦，发始堕；六七，三阳脉衰于上，面皆焦，发始白；七七，任脉虚，太冲脉衰少，天癸竭，地道不通，故形坏而无子也。丈夫八岁，肾气实，发长齿更；二八，肾气盛，天癸至，精气溢泻，阴阳和，故能有子；三八，肾气平均，筋骨劲强，故真牙生而长极；四八，筋骨隆盛，肌肉满壮；五八，肾气衰，发堕齿槁；六八，阳气衰竭于上，面焦，发鬓颁白；七八，肝气衰，筋不能动，天癸竭，精少，肾脏衰，形体皆极；八八，则齿发去。肾者主水，受五脏六腑之精而藏之，故五脏盛乃能写。今五脏皆衰，筋骨解堕，天癸尽矣。故发鬓白，身体重，行步不正，而无子耳。”《灵枢·天年》亦有类似记载。上述经文说明，人体体质盛衰与年龄有关。在生长、发育、壮盛、衰老的过程中，肾气的盛衰，影响着人的生理活动，决定着人们体质的强弱。

人体生、长、壮、老的过程是一个极为复杂的生命过程，它既与遗传因素有关，又与在环境因素作用下的自我调节机制有关。由于两者共同的作用，构成了不同年龄阶段的体质特征。

(3)性别因素：在上一节中我们引证的《素问·上古天真论》的原文中，除了说明年龄的体质差异外，同时也揭示了男女性别不同的体质差异。在《灵枢·五音五味》中也指出：“妇人之生，有余于气，不足于血。”对妇女的体质特点作了概括的说明。清代医家沈金鳌在《妇科玉尺》中提出了男子以精为主、女子以血为主的体质特点。他说：“男子之为道也以精，妇女之为道也以血”，“盖以男子之病，多由伤精；女子之病，多由伤血。”男女体质特点不同，故其发病倾向也不一样。

(4)地理因素：我国幅员辽阔，各地区人体体质差异十分明显，《素问·异法方宜论》说：“东方之域，天地之所始生也。鱼盐之地，海滨傍水，其民食鱼而嗜咸，皆安其处……故其民皆黑色疏理”；“西方者，金玉之域，沙石之处，天地之所收引也。其民陵居而多风，水土刚强，其民不衣而褐荐，其民华食而脂肥”；“北方者，天地所闭藏之域也，其地高陵居，风寒冰冽，其民乐野处而乳食”；“南方者，天地所长养，阳之所盛处也，其地下，水土弱，雾露之所聚也，其民嗜酸而食胕，故其民皆致理而赤色”；“中央者，其地平以湿，天地所以生万物也众，其民食杂而不劳……”由于地理环境、气候条件、人民的饮食生活习惯等不同，形成了五方地域人的体质差异。

生态学认为，生物体中所存在的全部化学物质都来自土壤、空气和水。由于不同地区之地壳中所含的化学成分不同，因此水质与植物成分也随之不同，动物与人的体质也因此而不同。现代环境地质学研究指出：在地质历史的演变过程中，逐渐形成了地壳表面化学元素分布的不均一性。这种不均一性在一定程度上控制和影响世界各地区人类、动物和植物发育，造成了生物生态的明显地区性差异[19]。

(5)气象因素：《内经》认为，人类生活在大自然中，与自然界息息相关。《素问·六微旨大论》说：“上下之位，气交之中，人之居也。”《内经》已经认识到气象变化与人的生理病理变化之间的密切关系。在《素问·金匮真言论》中提出了“五脏应四时，各有收受”的观点。《素问·八正神明论》叙述了外界气象变化对人体气血运行的影响：“天温日明，则人血淖液而卫气浮，故血易泻，气易行；天寒日阴，则人血凝泣而卫气沉”。气候对气血运行的影响进一步引起脉象的变化。《素问·脉要精微论》曾经对四季脉象的变化作了生动的描述：“四变之动，脉与之上下，以春应中规，夏应中矩，秋应中衡，冬应中权……阴阳有时，与脉为期”。《灵枢·五癃津液别》对四时气候变化与人体水液代谢的调节作了细致的观察：“天暑衣厚则腠理开，故汗出……天寒则腠理闭，气湿不行，水下留于膀胱，则为溺与气。”说明春夏阳气发泄，气血容易趋向于表，表现为皮肤松弛、疏泄多汗等；秋冬阳气收藏，气血容易趋向于里，表现为皮肤致密、少汗多溺等，以维持和调节人与自然的统一。

我们在上面一节讨论地理因素与体质形成的关系时，谈到不同地域，其气象变化也不相同，人长期生活在某一气象环境中，逐渐形成了特殊的体质，如果改变这一环境有人就容易发生“水土不服”，这是问题的一个方面；另一方面，医学家们观察到不同体质的人，对气象变化的敏感性不同。有些“气象敏感人”，则容易因气象变化而罹病。《内经》把风、寒、暑、湿、燥、火六淫作为致病的因素，而养生防病中特别强调“虚邪贼风，避之有时”。有关内容可参考本章第3节“《内经》的气象医学思想”。

(6)饮食因素：合理的饮食，充足而全面的营养，可增强人的体质；反之，如果长期营养不足，或饮食失调，必然改变人的体质。《内经》曾多次谈到饮食偏嗜对机体的危害，如《素问·生气通天论》说：“味过于酸，肝气以津，脾气乃绝；味过于咸，大骨气劳，短肌，心气抑；味过于甘，心气喘满，色黑，肾气不衡；味过于苦，脾气不濡，胃气乃厚；味过于辛，筋脉沮弛，精神乃央”。《素问·五脏生成》也说：“多食咸，则脉凝泣而变色；多食苦，则皮槁而毛拔；多食辛，则筋急而爪枯；多食酸，则肉胝䐢而唇揭；多食甘，则骨痛而发落，此五味之所伤也。”这些都是因五味偏嗜而引起人体脏气偏胜偏衰，久之可改变体质，也超越了生理限度而致病。

我们在日常生活中还观察到，不同地区的人民饮食习惯各不相同，如四川、湖南好辣味，江浙一带嗜甜食，山西人爱喝醋；再如，北方人嗜面食，南方人爱米食。不同地区的食物种类与习惯对不同地区人群体质有十分密切的关系。

(7)社会因素：社会因素包括社会的经济、政治、文化等各种因素。人生活在社会中，社会的生产力水平、经济条件、生活水平、精神状态、文化素质等，对人的体质变化产生一定的影响。一般来说，战争连年、社会动乱、灾荒饥饿、人民流离失所等对人的体质必然带来不利影响。如金元时代，中原人民颠沛流离，饥馑劳倦，脾虚病证特别多。而社会安定，人民安居乐业，生活得到保障，人的体质必然趋于强壮。另外，在现代工业化社会里，环境的污染又是危害人类生存环境的重要因素，人类的体质状态由于环境污染的日渐加重而日益下降。

(二)体质的藏象学说基础

如前所述，体质是一种生理特性，而这种生理特性的产生离不开脏腑经络与精气神的活动，《内经》的体质医学思想是以藏象学说为理论基础的。

脏腑、气血在功能、形态上的特殊性，都决定着体质的差异。人类最早认识体质，首先是从个体脏腑、气血的功能特点开始的，如《内经》所谓的体质“刚柔”、“强弱”、“阴阳”等，较多是指功能特点而言。再如，形体的肥瘦，也是由气血的强弱多少而造成，如《灵枢·阴阳二十五人》说：“其肥而泽者，血气有余；肥而不泽者，气有余，血不足；瘦而无泽者，气血俱不足。”即便同是肥胖之体，也可因气血的功能不同而有“肥”、“膏”、“肉”之分。如《灵枢·卫气失常》说：“膏者多气，多气者热，热者耐寒。肉者多血则充形，充形则平。脂者，其血清，气滑少，故不能大。此别于众人者也。”又说：“众人皮肉脂膏不能相加也，血与气不能相多，故其形不小不大，各自称其身，命曰众人”。又如对针刺反应的个体差异，也是取决于阴阳的偏差和五脏功能的强弱。如《灵枢·行针》说：“重阳之人，其神易动，其气易往也”，“多阴而少阳，其气沉而气往难，故数刺乃知也”，“心肺之脏气有余，阳气滑盛而扬，故神动而气先行”等。

此外，脏腑、气血在形质上的个体差异，也是产生不同体质的根源。这在《内经》中有不少论述，如《灵枢·逆顺肥瘦》说：“其血黑以浊，其气涩以迟，其为人也，贪于取与”，“壮士真骨……此人重则气涩血浊……劲则气滑血清。”说的是体质与血质的清浊有关。《灵枢·本脏》则进一步认为体质的差异更产生于脏腑的形态、质地、位置的特异，该篇说：“五脏者，固有小大高下坚脆端正偏倾者，六腑亦有小大长短厚薄结直缓急。”接着指出：“五脏皆小者，少病，苦燋心，大愁忧；五脏皆大者，缓于事，难使以忧；五脏皆高者，好高举措；五脏皆下者，好出人下；五脏皆坚者，无病；五脏皆脆者，不离于病；五脏皆端正者，和利得人心；五脏皆偏倾者，邪心而善盗，不可以为人平，反复言语也”。又说：“脾应肉，肉䐃坚大者胃厚；肉䐃么者胃薄，肉䐃小而么者胃不坚；肉䐃不称身者胃下，胃下者下管约不利”。《灵枢·论勇》说：“勇士者……其心端直，其肝大以坚，其胆满以傍”；“怯士者……肝系缓，其胆不满而纵，肠胃挺，胁下空”。上述引文都反映了《内经》以脏腑形态大小及坚脆等作为区分不同体质的重要依据。体质是形态结构和功能的综合体。机体的各种各样生理功能和对外界刺激的反应与机体的形态结构之间有着密切的关系，一定的形态结构，必然表现为一定的生理功能。从藏象角度讲，脏腑的形态结构及其功能活动是产生不同体质的基本物质基础。不过，《内经》的描述是极其朴素和直观的，其关于脏腑结构与人格特征的联系，往往带有臆测的成分，这方面的内容实质尚有许多未知数，值得今后进一步深入考察和研究。

（三）体质的分类及特点

《内经》是世界医学史上最早对体质类型进行观察、总结并作出分类的医学文献，即使在今天仍然对我们研究体质医学有很大参考价值。

1. 体质综合分类

（1）五行分类：《灵枢·阴阳二十五人》运用阴阳五行学说，结合人体肤色、体形、禀性、态度以及对自然界变化的适应能力等方面特征，归纳总结出木、火、土、金、水 5 种不同的体质类型。然后又根据五音太少、阴阳属性以及手足三阳经的左右上下，气血多少差异，将上述每一类型再推演为 5 类，即五五 25 种体质类型。该篇虽冠之以阴阳两字，但并没有真正按阴阳的属性去分类，而是主要以五行属性进行分类。如该篇云：“先立五形金、木、水、火、土，别其五色，异其五形之人，而二十五人俱矣。”这一分类综合考虑了形态特征及心理人格特征等内容，因此是《内经》最系统而全面的分类方法（表 5）。

表 5 体质五行分类表（《灵枢·阴阳二十五人》）

体质特点							五音分类		
类型	地区	肤色	形态特征	举止	心理特征	时令适应能力	五音	阴阳上下属性	性格
木形	象东方地区的人	苍色	小头、长面、大肩背，直身，小手足（身材修长俊秀）	少力	有才，劳心，多忧，劳于事	能春夏，不能秋冬	上角 大角 钛角 左角 判角	足厥阴 左足少阳之上 右足少阳之上 右足少阳之下 左足少阳之下	佗佗然（雍容自得貌） 遗遗然（退让貌） 推推然（勇于进取貌） 随随然（柔顺随和貌） 栝栝然（方正端直貌）
火形	象南方地区的人	赤色	广朋、锐面、小头、好肩背、髀腹，小手足（身材不高，面尖，但肩背肌肉丰满）	行安地、疾心、行摇	有气轻财，少信多虑，见事明，好颜，急心	能春夏，不能秋冬	上徵 质徵 右徵 少徵 质判	手少阴 左手太阳之上 右手太阳之上 右手太阳之下 左手太阳之下	核核然（真诚朴实貌） 肌肌然（浮躁貌） 鲛鲛然（活跃爽快貌） 慆慆然（乐观喜悦貌） 支支颐颐然（怡然自得貌）
土形	象中央地区的人	黄色	圆面、大头、美肩背，大腹、美股胫、小手足、多肉、上下相称（肥胖丰满，上下匀称）	行安地、举足浮	安心，好利人、不喜权势、善附人也	能秋冬，不能春夏	上宫 太宫 少宫 左宫 加宫	足太阴 左足阳明之上 右足阳明之上 右足阳明之下 左足阳明之下	敦敦然（诚实忠厚貌） 婉婉然（婉转和顺貌） 枢枢然（灵活敏捷貌） 兀兀然（勤奋自主貌） 坎坎然（端庄持重貌）

续表

类型	地区	肤色	形态特征	举止	心理特征	时令适应能力	五音	阴阳上下属性	性格
	体质特点						五音分类		
金形	象西方地区的人	白色	方面、小头、小肩背、小腹、小手足，如骨发踵外、骨轻(身小精干)		身清廉，急心，静悍、善为吏	能秋冬，不能春夏	上商 钛商 左商 少商 右商	手太阴 左手阳明之上 右手阳明之上 右手阳明之下 左手阳明之下	敦敦然(敏厚诚实貌) 廉廉然(洁身自好貌) 监监然(善于辨察貌) 严严然(严肃庄重貌) 脱脱然(潇洒超脱貌)
水形	象北方地区的人	黑色	面不平、大头、廉颐、小肩、大腹、下尻长，背延延然(面背皆瘦，肚大而尻背修长)	动手足、发行摇身	不敬畏，善欺绐人，戮死	能秋冬，不能春夏	上羽 桎之人 大羽 众之人 少羽	足少阴 左足太阳之上 右足太阳之上 右足太阳之下 左足太阳之下	汗汗然(行为不洁貌) 安安然(心胸坦荡貌) 颊颊然(得意貌) 洁洁然(性情坦白貌) 纡纡然(纡曲不爽貌)

(2)阴阳五态分类:《灵枢·通天》以阴阳多少把人分为太阴之人、少阴之人、太阳之人、少阳之人、阴阳和平之人5种体质类型，并分别叙述了每一类型人的性情、形态等，指出:“凡五人者，其态不同，其筋骨气血各不等。”认为由于阴阳多少的差异导致个体间在形态、功能及外界适应能力的差异性，是一种曾为后世医家所沿用的体质分型方法(表6)。

表6　体质阴阳五态分类表(《灵枢·通天》)

类型	阴阳含量	生理特性	心理特征	行为特征
太阴之人	多阴而无阳	其阴血浊，其卫气涩，阴阳不和，缓筋而厚皮	贪而不仁，下齐湛湛，好内而恶出，心和而不发，不务于时，动而后之(阴险，深藏不露，贪婪)	黮黮然黑色，念然下意，临临然长大，䐃然未偻(皮肤黑，个大而卑恭)
少阴之人	多阴少阳	小胃而大肠，六腑不调，其阳明脉小，而太阳脉大	小贪而贼心，见人有亡，常若有得，好伤好害，见人有荣，乃反愠怒，心疾而无恩(幸灾乐祸，嫉妒，无同情心)	清然、窃然，固以阴贼，立而躁崄，行而似伏(行为鬼祟、阴险，贼头贼脑貌)
太阳之人	多阳而少阴		居处于于，好言大事，无能而虚说，志发于四野，举措不顾是非，为事如常自用，事虽败而常无悔(随遇而安，说大话。自信，失败而不追悔)	轩轩储储，反身折腘(形容趾高气昂，挺胸撅肚)
少阳之人	多阳少阴	经小而络大，血在中而气在外，实阴而虚阳	諟谛好自贵，有小小官，则高自宜，好为外交而不内附(精细，自己抬高自己，好外交而不能踏实做事)	立则好仰，行则好摇，其两臂两肘则常出于背
阴阳平和之人	阴阳气和	血脉调	居处安静，无为惧惧，无为欣欣，婉然从物，或与不争。与时变化，尊则谦谦，谭而不治，是谓至治(举止泰然，不慕名利，婉转谦逊)	委委然、随随然、颙颙然、愉愉然、䁥䁥然、豆豆然，众人皆曰君子

2. 体型体质分类

《灵枢·逆顺肥瘦》着眼于体形之肥瘦、年之壮幼进行体质分类(表7)。《灵枢·卫气失常》将肥胖的人分为膏、脂、肉3种类型,并指出这3种人的体态结构、气血多少、寒温的生理特征,各有差异(表8)。

表7 肥瘦、壮幼体质分类表(《灵枢·逆顺肥瘦》)

类型	体质特征
肥人	年质壮大,血气充盈,肤革坚固
壮人	广肩腋,项肉薄,厚皮而黑色,唇临临然,其血黑以浊,其气涩以迟,其为人也,贪于取与
瘦人	皮薄色少,肉廉廉然,薄唇轻言,其血清气滑,易脱于气,易损于血
肥瘦适中	端正敦厚者,其血气和调
壮士	坚肉缓节,监监然,此人重则气涩血浊,劲则气滑血清

表8 肥胖体质分型(《灵枢·卫气失常》)

类型	形态特征	生理特征	气血多少
膏型	肌肉不坚,皮纵缓,纵腹垂腴	肉淖而粗理者身寒,细理者身热	多气
脂型	肌肉坚,皮满,其身收小	其肉坚、细理者热,粗理者寒	血清,气滑少
肉型	皮肉不相离,身体容大	充形则平	多血

从形神合一的整体观点分析,形态结构与功能活动是相统一的,《内经》正是基于这一观念,从人群的体形结构及生理特性两大方面来判别体质类型,有其科学的内涵。

3. 人格体质分类

心理学认为,人格是人群中的个体在某种环境中形成的气质、性格和能力等心理功能的特征。人格体质分类是指侧重于人格特征来对体质进行分类。《内经》中主要有勇怯分类和形志苦乐分类。

(1)勇怯分类:《灵枢·论勇》从人格心理特征在勇怯方面的差异,划分为勇、怯两种体质类型,并对两型的外部特征及与内在脏腑功能的关系作了阐述(表9)。

表9 体质勇怯分型表《灵枢·论勇》

类型	外部特征	与内在脏腑功能关系
勇	目深以固,长衡直扬,三焦理横	其心端直,其肝大以坚,其胆满以傍,怒则气盛而胸张,肝举而胆横,眦裂而目扬,毛起而面苍
怯	目大而不减,阴阳相失,其焦理纵,䯏骬短而小	肝系缓,其胆不满而纵,肠胃挺,胁下空,虽方太怒,气不能满其胸,肝肺虽举,气衰复下,故不能久怒

(2)形志苦乐分类:《素问·血气形志》论述了形志苦乐的5种类型人。所谓苦,在形体方面指过度劳役或逆形体功能活动而动作;在精神方面指忧虑苦闷、抑郁不快。所谓乐,形体方面指形体安逸,精神方面指心情舒畅、愉悦;或指形体过于安逸,精神过于兴奋。从5种

形志特征可以分为形乐志乐、形苦志乐、形苦志苦、形乐志苦、形数惊恐5种体质类型(表10)。

表10 体质形志苦乐分类表(《素问·血气形志》)

形志苦乐	发 病	治 疗
形乐志苦	病生于脉	治之以灸刺
形乐志乐	病生于肉	治之以针石
形苦志乐	病生于筋	治之以熨引
形苦志苦	病生于咽嗌	治之以百药
形数惊恐	病生于不仁	治之以按摩醪药

有关体质分类的内容还可以举出一些,但主要的即以上诸种分型。综观以上《内经》的种种分型,似可归纳为以下几个特点:其一,《内经》的体质分型建立在对人群活体观察的基础之上,这与西方医学依靠解剖来分析病理体质的方法有着显著的区别。因此,其观察的结果体现了中医整体的特色,但也难免失之粗糙和笼统,有时甚至荒谬。其二,坚持形神合一的观点,认为外部体形与内脏结构相统一,形态结构与生理功能的统一,心理与生理的统一。《内经》从体形、内脏结构和生理功能两大方面来考察人群体质的类型特征是科学的,这一方法值得称道。其三,把体质、气质融为一体进行分类。从古代中医文献看(包括《内经》),体质与气质的概念混用不分。从现代的观点分析,体质侧重于形体结构及功能等生理特征,气质侧重于情绪和行为等心理特征。如从这一观点出发讨论,《内经》体质分型的内容中包容了大量气质方面的内容,如阴阳五态人分类、勇怯分类、形志苦乐分类等,这也体现了《内经》形神合一的思想。其四,生理性体质与病理性体质不分。如我们前文所述体质的概念是指人群中的个体在形态结构及功能上的特异性,这实际上是指生理情况下的个体特异性,即指正常人的体质。所谓病理性体质,顾名思义已经带有病理演变倾向,至少属于亚健康状态下的体质类型。如《灵枢·逆顺肥瘦》中关于肥瘦、壮幼的体质分类,实际是指生理性体质;而《灵枢·卫气失常》的肥胖体质分型,实际是指病理性体质。其五,《内经》的体质分类密切联系临床实际,除指出某一体质特点之外,同时又叙述了发病的易感性和倾向性,还列举针对不同体质的治疗方法。这一思路对于今天研究体质医学具有深刻的启迪和指导作用。

二、《内经》体质医学思想在中医理论体系形成中的意义

体质医学研究的是人类体质与健康、疾病的关系等问题,其与一般医学的区别是:一般医学研究的是人类生命活动的一般规律,而体质医学研究的则是人群中个体生命活动的特殊规律。《内经》体质医学是中医理论体系的重要组成部分,从其内容的结构来看,仍然离不开中医学基本理论这个主体。《内经》医学理论所揭示的是古代医学家对生命活动规律的认识,而体质医学是探讨上述一般规律中的特殊性。两者有机的结合,构成中医学完整的理论体系。

《内经》体质医学思想体现了"形神合一"、"心身统一"以及人与自然相统一的整体观念,在这一思想指导下,各种方法在对各体质分类时,不仅考虑了个体的形态结构特征和功能特征,而且还结合考虑到了个体的心理特征,以及对自然、社会环境的适应性和反应性等方面的特点,即从人类生命活动中所表现出来的各种生命现象上,加以系统分析,综合地对群体

中各种体质现象加以归纳，然后作出分类。这一整体观念体现了《内经》理论体系的学术特征。

“脏气有强弱，禀赋有阴阳”，体质医学是建立在藏象学说基础之上的。体质作为人群中的个体特性最主要体现在个体脏腑气血生理功能的特异性上。内脏形态和功能活动是产生不同体质的物质基础。

《内经》认为，人的体质特异性在很大程度上决定着疾病的发生发展、转归、预后上的差异。体质的强弱决定着人体是否感受外邪，个体特异的体质类型又决定着具体的疾病类型与性质，可见体质医学为《内经》病因病机学说的形成奠定了充实的基础。《内经》有“正气存内，邪不可干”的论断，从本质上讲，“正气”的强弱乃是“体质”的强弱。《灵枢·五变》还以斧斤伐木为喻生动地说明了体质强弱与发病的关系。《素问·风论》也认识到，不同体质的人，同样感受风邪，由于对病邪的不同反应而发为不同的病证。《灵枢·论勇》、《灵枢·本脏》还描述了不同体质对不同致病因子的易感性不同和对不同疾病的倾向性不同。这些记载有的比较朴实，有的似乎简单，但其根本的意义在于，《内经》通过体质与疾病发生、发展、转归、预后等关系的叙述，道出了《内经》的病因病机理论始终强调内因（包括正气、体质）在病理演变中的重要作用，并由此而导出中医学的治疗特色——把调整人体本身的功能作为治病的着眼点。

至于体质医学在《内经》诊治理论中的意义，可参阅“《内经》体质医学思想的临床应用”。

三、《内经》体质医学思想的临床应用

体质医学思想的强大生命力就是在于能指导临床实践。疾病诊断不可忽视个体差异，辨证首先要辨明患者的体质，治疗要“因人制宜”（实际是因体质制宜）；养生的宗旨在于强健体质，在临床的各个环节都必须把握患者的体质状况。可以这样说：临证不明体质，开口动手便错。

（一）体质与诊断

《内经》论体质在诊断中的作用颇多。如《素问·经脉别论》说：“诊病之道，观人勇怯骨肉皮肤，能知其情，以为诊法也”。《素问·脉要精微论》说：“观五脏有余不足，六腑强弱，形之盛衰，以此参伍，决死生之分。”《素问·疏五过论》曰：“圣人之治病也……从容人事，以明经道，贵贱贫富，各异品理；问年少长，勇怯之理，审于分部，知病本始”，“必问饮食居处，暴乐暴苦，始乐后苦，皆伤精气，精气竭绝、形体毁沮……”《素问·风论》说：“风者善行而数变，腠理开则洒然寒，闭则热而闷”，“其人肥则风气不得外泄，则为热中而目黄；人瘦则外泄而寒，则为寒中而泣出。”以上引文提示：在诊察疾病时应考虑到年龄、体型、勇怯、经历等体质因素。体质与症状是本与标的关系，证候随体质而变化，故诊断疾病时，先辨体质，其次才是辨证候。

“证”是中医诊断中的特有概念，从体质医学角度看，“证”是致病因素作用于人（体质）以后的体质反应特征和脏腑器官功能紊乱的综合表现，是一种以临床功能变化为主的整体反应形式。可以说“证”的特征包含着体质的特征。故凡辨证必先辨体质，然后确定“证。”

中西医学诊断疾病的不同之处在于：中医确定为某病以后，尚需进一步确定为何证，才能对治疗制订出指导性意见。同一种疾病，由于个体体质差异，因而对致病因素的反应性各不相同，因而其临床表现各异，于是形成了不同的“证”。近代匡调元教授提出了“质化”的新概念：“质化是指致病因子侵入人体以后，其原有属性随病人的体质类型而转化的过程”。他

把“因”、“病”、“证”、“质”的关系理解为：

$$\text{病因}\xrightarrow{\text{致病过程}}\text{人（各型体质）}\xrightarrow{\text{病变过程}}\text{病、证}$$

“质化”是一种新的病理机制，是迄今为止西方医学还没有发现和尚未深入研究过的新原理。“质化”概念的提出，对我们进一步理解“证”的本质以及“异病同证”、“同病异证”的机理具有十分重要的意义[18]。《内经》作为一本古代医学典籍，已经初步认识到体质在诊断中的作用以及体质在既病之后病证演化过程中的特殊作用。那么，近年来关于体质问题的深入研究对于进一步探讨“证”的实质以及辨证规律，找到了良好的突破口。

（二）体质与治疗

《内经》认识到体质与治疗的关系十分密切，所谓“治病必求其本”，也可以理解为“本”于体质；“因人制宜”，实质上是因体质制宜；后世所讲的“辨证论治”，从体质医学角度理解，可以认为是“辨质论治”，体质是“同病异治”、“异病同治”的物质基础。

1. 治病必求其本，本于体质

《素问·阴阳应象大论》提出了著名的“治病必求于本”的论断。关于“本”的理解，按吴崑注：“天地万物，变化生杀而神明者，既皆本于阴阳，则阴阳为病之本可知。故治病必求其本，或本于阴，或本于阳，必求其故而施治也”。疾病的形成，不外乎阴阳失调，病机亦不外乎阴阳的偏盛偏衰，治疗的目的无非是协调阴阳。诚如《素问·至真要大论》所说：“必察其阴阳所在而调之，以平为期”。

从体质医学角度讨论，“治病求本”，本于体质。我们在前面一节中已经论及，体质在疾病的发生、发展、转归和预后等各个方面具有十分重要的作用。体质决定着既病之后的证候、类型及其演变趋势。疾病由许多症状组成，而体质与症状之间是本与标的关系，如张介宾所说：“证随人见”，这个“人”即指人的体质，也即症状随人的体质类型不同而表现不同。故凡治病必须抓住体质这个根本，才算执其牛耳。

我们再回过头来分析一下吴崑关于“治病求本”的注释，从前后文意看“本于阴阳”之说完全正确。但这个“阴阳”，也包含着对体质阴阳属性的概括。清代医家吴德汉曾以阴阳来类分体质。他说：“要知易风为病者，表气素虚；易寒为病者，阳气素弱；易热为病者，阴气素衰；易伤食者，脾胃必亏；易劳伤者，中气必损”（《医理辑要·锦囊觉后篇》）。由于体质的阴阳偏颇，其病变倾向有寒热之别，故凡治病若能把握其体质之本，治疗效果必然得心应手。

2. 因人制宜，实际是因体质制宜

《内经》治病强调“因人制宜”，内容包括年龄、性别、禀赋、职业、生活习惯等，而这些均与体质有关。“因人制宜”实质上是指因体质制宜。

如《灵枢·逆顺肥瘦》说：“愿闻人之白黑肥瘦小长，各有数乎？岐伯曰：年质壮大，血气充盈，肤革坚固，因加以邪，刺此者，深而留之，此肥人也。广肩腋，项肉薄，厚皮而黑色，唇临临然，其血黑以浊，其气涩以迟，其为人也，贪于取与，刺此者，深而留之，多益其数也。”“瘦人者，皮薄色少，肉廉廉然，薄唇轻言，其血清气滑，易脱于气，易损于血，刺此者，浅而疾之”。“刺常人……视其白黑，各为调之，其端正敦厚者，其血气和调，刺此者，无失常数也”。“刺壮士真骨，坚肉缓节监监然，此人重则气涩血浊，刺此者，深而留之，多益其数；劲则气滑血清，刺此者，浅而疾之”。“婴儿者，其肉脆血少气弱，刺此者，以豪针，浅刺而疾发针，日再可也”。以上大段引文提示，《内经》时代的医家在施行针刺时，已经十分注意针对“年质壮大”、“瘦人”、“壮士真骨”、“婴儿”等不同体质差异，采用不同的针刺方法。《素问·示从容论》也强调年龄不同，体质各异，其治疗侧重点也不同。它说："夫年长则求之于腑，年少则求之于经，年壮则求之于脏。"王冰注曰："年之长者甚于味，年之少者劳于使，年之壮者过于内。过于内则耗伤精气，劳于使则经中风邪，甚于味则伤于腑，故求之异也"。

清代医家徐大椿在《医学源流论》中说得更明确："天下有同此一病，而治此则效，治彼则不效，且不唯无效，而反有大害者，何也？则以病同而人异也。夫七情六淫之感不殊，而受感之人各殊。或身体有强弱，质性有阴阳，生长有南北，性情有刚柔，筋骨有坚脆，肢体有劳逸，年龄有老少，奉养有膏粱藜藿之殊，心境有忧劳和乐之别，更天时有寒暖之不同，受病有深浅之各异，一概施治则病情虽中，而于人之体质迥乎相反，则利害亦相反矣"。徐大椿明确提出因体质的不同，治疗方法迥然有别。

3. 辨证论治与辨质论治

辨证论治是中医学的基本特色之一，从体质医学角度言，体质在证的形成中起着重要的作用，体质特征左右着证型。因此，辨质被视为辨证论治中的重要环节，有人就此而提出了"辨质论治"的概念。

《灵枢·卫气失常》把人的体质分为肥、膏、肉 3 型，并指出"必先别其三形，血之多少，气之清浊，而后调之"。实质上强调了辨质论治的精神。匡调元教授在继承前人的基础上提出了 6 种病理体质，进而又提出"调质六法"：正常质用平补阴阳强质法、迟冷质用壮阳祛寒温质法、燥红质用滋阴清热润质法、倦㿠质用益气生血健质法、腻滞质用除湿化滞利质法、晦涩质用行血消瘀活质法[19]。这是对《内经》体质理论的发挥。

"同病异治"和"异病同治"是中医治疗上的辨证观和灵活性的具体体现。体质是"同病异治"、"异病同治"的物质基础。同一疾病由于体质不同，证候各异，故治疗亦不一样；不同疾病由于体质相似，证候相似，故治疗亦大致相同。因此，"同病异质"是"同病异治"的基础；"异病同质"是"异病同治"的前提。例如：伤寒邪入少阴的寒化证，用四逆汤治疗；热化证，则用黄连阿胶汤治之，这是体质差异的缘故，此为同病异质，表现为异证，故治各不同。又如：一些气虚体质者，可以患冠心病、结肠炎、慢性胃炎、慢性支气管炎等不同疾病，但均可出现气虚证候，治疗均可用补中益气汤加减，这是异病同质，表现为同证，故治疗亦相同。这些乃是辨证论治的精髓。

4. 急则治其标，缓则治其质

标本缓急是中医的重要治则，《素问·标本病传论》说："知标本者，万举万当；不知标本，是谓妄行"。《内经》中的标本概念甚多，后世在《内经》的基础上提出"急则治其标，缓则治其本"，对临床实践具有深远意义。

从体质医学角度研讨，病症是标，体质是本。病急则首先解决标症，待病缓解后则从调治体质着手，常能收到良好疗效。如以痢疾为例，急性发作时，则重点以清理肠中湿热为法控制腹痛、里急后重、大便脓血相夹等症状，待症情缓解或迁延至慢性痢疾阶段，则重点调理体质，脾虚者健脾，肝脾失和者和木土，气虚者益气等，随体质之偏颇而调之。此即"急则治其标(改善症状)，缓则治其质(纠正体质偏颇)。"

5. 体质与治疗反应

体质差异与针刺和药物的耐受性及反应性有很大关系，明确并掌握这一点，对于指导临床实践是十分重要的。《灵枢·论痛》说："人之骨强筋弱肉缓皮肤厚者耐痛，其于针石之痛、火焫亦然"，"坚肉薄皮者，不耐针石之痛，于火焫亦然"。经文说明，人有筋骨之强弱，肌肉之坚脆，皮肤之厚薄等不同，故对针刺、火灸的反应就有耐痛、不耐痛的差异。《灵枢·行针》

说:“百姓之血气各不同形,或神动而气先针行,或气与针相逢,或针已出气独行,或数刺乃知,或发针而气逆,或数刺病益剧,凡此六者,各不同形”。“百姓之血气各不同形”是指个体的体质差异。由于体质不同,行针后有 6 种不同的反应情况:①“神动而气先针行”,针刺后立即就有反应;②“气与针相逢”,反应与针刺同时发生;③“针已出气独行,”出针后反应仍然存在;④“数刺乃知”,经过数次针刺后,反应才逐渐产生;⑤“发针而气逆”,针刺后发生气逆等不良反应;⑥“数刺病益剧”,虽屡经针刺,病情反而加重。故古人强调针刺时必须根据患者的不同体质采用不同的针刺方法。故《灵枢·通天》说:“古之善用针艾者,视人五态乃治之”。

体质差异与药物耐受性及反应性的关系《内经》也有记载,如《灵枢·论痛》说:“胃厚色黑大骨及肥者,皆胜毒;故其瘦而薄胃者,皆不胜毒也”。

正是由于不同体质对针艾和药物刺激的反应性不同,所以《内经》在行针艾药物时十分注意其方法宜忌,前引《灵枢·逆顺肥瘦》即属于此类情况,而《灵枢·根结》也说:“刺布衣者,深以留之;刺大人者,微以徐之”。布衣为百姓,大人乃贵族,两者体质不同。

这些论述虽较粗略,但含义十分深刻,对现代临床实践具有重要指导价值,值得进一步深入研究。

(三)体质与养生

养生就是保养生命,从本质上讲就是强健体质。《内经》有关养生的内容十分丰富,归纳起来不外乎养形和养神两个方面,而体质的内容包含形、神两端。养形就是强健形体,养神就是强健生理功能,包括精神康泰、适应自然、社会环境的变化等方面。具体内容不赘。

四、对《内经》体质医学思想的评价

《内经》不愧为中医学的经典之作,它不仅奠定了中医学理论体系,而且也是医学史上最早较为系统研究体质理论的专著。尽管有些论述比较朴实,甚至带有臆测的成分,但其学术价值并不仅仅在于这些论述的本身,我们可以透过朴实的论述,窥视其深刻的内涵及其对临床实践的指导价值。

众所周知,提出一个问题往往比解决一个问题更重要。因为解决一个问题也许仅是一个数学上或实验上的技能而已,而提出新的问题,新的可能性,从新的角度去看旧的问题,却需要有创造性的想象力,而且标志着科学的真正进步。《内经》的作者在 2000 余年前已经认识到人类的体质问题,这是难能可贵的。这就意味着《内经》时代的医学家们在探索人类群体生命活动规律的同时,对生命个体的生理活动规律也作了认真的研究和探讨。近几个世纪以来,现代生物学和医学是把人拆成系统、器官、组织、细胞、大分子等进行研究的,这是当代西方文明中得到最高发展的技巧之一,即把问题分解成尽可能小的一些部分,以致竟时常忘记把这些细部重新装到一起,最后,“人”不见了。人体体质医学就是将已被拆成碎片的人重新装到一起,人作为“人”在医学中开始复活了。《内经》体质医学从整体观念出发,把人体体质的形成、变化及发展,置于自然、社会这个大环境中加以考察和研究,将形与神、身与心作为统一的整体,综合分析生命个体的特异性,这些思想充分显现了东方文化的特色和优势,也使中医体质理论的起步建立在充满着辩证和唯物的观念之上,因而呈现出科学的价值。

《内经》对体质现象的观察、总结和分类,促进了中医体质理论的形成和发展,其分类的思想与方法,对今天的体质研究具有重要的指导意义和参考价值。如依据形态结构的外在特征和功能、心理活动的外在反应特性来分类的方法;又如根据阴阳五行学说的分类方法,先将体质类分为5种主型,然后根据实际情况又将每型分成若干亚型的思路和方法,对后世乃至现代体质类型的分类方法,仍有一定的借鉴价值。例如,明清时期医家对体质分类一改《内经》五行分类方法,转为重点对临床体质病理学的分类法,但其分类的理论依据,大多医家基本上仍以阴阳学说为基础,如张介宾、陈念祖的藏象阴阳分类法,叶桂、华岫云的阴阳属性分类法,章楠的阴阳虚实分类法等。可以认为是对《内经》体质分类方法的发展。即使在目前中医界,研究体质的医家仍不乏侧重从阴阳角度类分体质。

在传统中医文献中"气质"可以认为是"体质"的代名词,两者互相混用。这一方面说明了古代医家对"气质"与"体质"的概念未能加以深究,另一方面也提示气质与体质的概念确实不可截然分割。这在《内经》的体质理论中可以充分体现出来。但从现代角度讨论,气质是心理学概念,而体质则主要是医学和生理学的概念。心理学和医学是两门不同的学科,虽然两者所研究的对象都是人,但他们各自研究的目标、内容和方法都是不同的。从哲学观点看体质与气质的关系,实质上是物质与精神的关系。从世界的物质统一性的角度来讲,物质与精神不应看做是二元论的。《内经》的体质医学实质上准确地说属于"体质气质学说"。从阴阳二十五人到五态之人的具体描述中,都将体质与气质融为一体加以讨论。这也是"形神合一"、"心身统一"思想的产物。这些观点对我们今天研究体质与气质的关系颇有启迪作用。一方面体质与气质概念不可混淆,另一方面研究具有中医特色的体质医学不应将体质与气质截然分割。如何将两者有机结合,正是今后深入研究的重要课题。

体质医学是介于基础医学与临床医学的桥梁。它一方面要研究个体生理的特殊性,另一方面要研究这种个体特异性在疾病表现中的倾向性和影响整个病理过程的情况,从而制订出如何根据不同的体质防治疾病的方案。《内经》体质医学一开始就与临床实践紧密联系,在诊断、治疗、预防中提出不少真知灼见。体质医学源于临床,也将从临床实践中获得发展。现代体质研究表明,中医体质医学的发展要以临床应用为突破口,实现自我发展,建立体质辨证学、体质治疗学以及养生体质学。总之,现代临床存在的许多问题,可望通过临床体质的研究得以解决和推动发展。

诚然,应该指出的是,《内经》所阐发的体质理论毕竟产生于科技很不发达的2000余年前,其立足点在于直观而又模糊,有些记载仍带有臆测的成分,因此《内经》关于体质的认识应该说尚处于"朴素"阶段。其内容中虽然部分揭示了一些具有科学含义的观点,但实用性较差,故后世沿用者不太多。诸如对体质的概念究竟是什么?不同体质类型在病理情况下的演化规律,如何根据不同体质进一步指导实践等问题,缺乏深入、系统的阐述,所以其对临床的实际价值受到一定的影响。《内经》所涉猎的内容往往有浅尝辄止之感,所记载的也比较零星。说明古代医家已经观察到某些体质现象,限于当时的医学水平,未能深入阐发。当然,我们不能用今天的眼光来苛求古人,因为即使在今天,体质医学这块领地的开发应该说尚处于"初级阶段",在生命科学中还有大量的未知数。也正因为这样,体质医学的研究在一开始便展示了无限广阔的前景。

笔者认为,建立中医体质医学,离不开在继承前人经验基础上去深入探索这一原则,即中医特色应该始终把握,具体方法上必须多学科联合作战,采用先进的微观技术与经典的宏观方法相结合,定性研究与定量研究相结合。相信中医体质医学的崛起之日,就是中医学术有质的飞跃之时。

(王庆其)

第六节 《内经》心理医学思想

心理学是研究人的心理过程和人格发生发展规律的科学。心理医学是心理学和医学科学的结合所产生出来的一门学科，也是心理学应用于医疗实践的产物。

中医学对心理现象的论述是非常丰富的。早在2000多年前，《内经》就有对心理学中最基本问题的细致观察和探讨。可以这样认为，现代心理医学所涉及的基本范畴，《内经》中大都有不同程度的论述，成为中医学理论的重要组成部分，并为后世医家所继承和发展，始终是中医临床实践的指南。因此，发掘和研究《内经》心理医学思想，不仅有利于中医学术的发展和临床疗效的提高，而且对现代心理医学的发展具有重要意义。

一、《内经》心理医学的基本内容

(一)神与心理

心理是感觉、知觉、记忆、思维、情感、意志和气质、能力、性格等心理现象的总称，是客观事物以及它们之间的联系在脑中的反映。人的心理是人类社会实践的产物。《内经》无"心理"这一概念。但心理的含义包容在"神"的范畴。当然"神"不等于"心理"，因为《内经》中的"神"有许多含义。

1. 指自然界神妙莫测的变化

《素问·阴阳应象大论》说："阴阳者，天地之道也，万物之纲纪，变化之父母，生杀之本始，神明之府也"。神寓于阴阳之中，而阴阳运动所产生的万事万物变幻莫测的各种现象，则是神的表现。《素问·天元纪大论》说："阴阳不测谓之神"。《荀子·天论》说："不见其事，而见其功，夫是之谓神"。《淮南子·泰族训》诠释得更清楚："其生物也，莫见其所长养而物长；其杀物也，莫见其所伤而物亡，此之谓神明。"在古代由于科技水平尚不发达，先人们无法深入理解自然界万物变化的机理，唯以"神"来概括之。

2. 神是生命功能活动的总称

《灵枢·天年》说："何谓神？岐伯曰：血气已和，荣卫已通，五脏已成，神气舍心，魂魄毕具，乃成为人。"这里提出神的概念问题，而岐伯却回答形成神的基本条件和过程：气血流通，脏腑形成，具备魂魄等神的活动。可见"神"是生命功能活动的概称。所谓"得神者生，失神者死"，说明"神"不可须臾离开人体而独立存在。神是脏腑气血功能活动和精神活动的总称。

3. 指人的精神(心理)活动，包括意识、思维、情感、悟性、智慧、能力等

《素问·八正神明论》说："请言神，神乎神，耳不闻，目明心开而志先，慧然独悟，口弗能言，俱视独见，适若昏，昭然独明，若风吹云，故曰神"。什么叫神呢？岐伯是这样诠释的：虽未听到，但一见就会心明眼亮而智慧出，独自明白并领悟其中的道理，妙不可言传，就好像大家共同观察一个东西，而唯有我能看见，如在昏暗之中，而我却明明白白，就像乌云被风吹走而日光重新显露出来，这就是神。这里描写了神的活动过程，包括了认知、悟性和智慧。

《内经》中神的概念还有其他一些含义，但就总体而言，主要包括上述三方面内容。其中第3种含义基本上是指人的心理活动，与第2种有包含和相互作用的密切联系。

心理过程是指人类心理活动现象的发生、发展规律的过程。心理过程包括认知过程、情感过程和意志过程。《内经》在描述人的精神活动过程中，对上述三方面也有过较为细致的

观察和记载。

认知过程是人的最基本的心理过程，它主要包括感觉、知觉、记忆、想象、思维等方面。《灵枢·本神》有一段十分精彩的记载："所以任物者谓之心，心有所忆谓之意，意之所存谓之志，因志而存变谓之思，因思而远慕谓之虑，因虑而处物谓之智"。在《内经》看来，"心"承担了反映客观世界的重任，是心理活动的载体。人的一切心理活动是客观事物在"心"的反映。《内经》已经认识到心理的源泉在客观世界。人的心理活动，首先是客观事物作用于人的感官，然后反映在人的"心"里而产生了映像，这便是感知过程。进而对识记的客观事物进行分析、综合、归纳，找出其特征，这便是人的思维过程。然后通过反复思考并将其付诸于实践，妥善处理各种事物的矛盾，体现出聪明智慧。这一段经文较为朴实地记载了人的感知、记忆、想象、思维的认知过程。

情感是人对客观事物是否适合人的需要所产生的体验。《内经》将喜、怒、忧、思、悲、恐、惊，称为"七情"。为了适应五行归类的需要，有时又把喜、怒、忧、思、恐列为"五志"。五志分属五脏，它们在生理病理变化中有着千丝万缕的联系。其实，无论七情或五志，都是人对客观事物的体验和反映，概括了人的全部情感活动。《内经》从医学的角度，把人的情志变化因素作为重要的致病原因，倡导养生首要养神，这乃是古代医家将心理学知识运用于医学实践的产物。

意志是自觉地确定目的并根据目的来支配和调节自己的行动，克服困难的心理过程。《灵枢·本神》说："意之所存谓之志，因志而存变谓之思"。张介宾注曰："谓意已决而卓有所立者曰志。"意思是主意已定，决心贯彻的意志过程。《灵枢·本脏》又说："志意者，所以御精神，收魂魄，适寒温，和喜怒者也。"可见意志具有驾驭精神活动、控制情感、适应外界环境的作用。现代心理学认为，人为了满足某种需要，组织自己的力量，支配自己的行动，去改造客观世界。它是人主观能动性的动力，受人的主观意识所支配，对人的意向、愿望和行为具有调节作用。《内经》的经文提示：人的意志对内有调节情感、驾驭精神活动之功，对外有促使人体适应外界环境变化的作用。

心理过程是一个运动、变化和发展的过程。它首先是认识过程，包括从感觉到思维的感性认识和理性认识阶段；其次是情感过程，即人们对客观事物表示自己态度的过程；第三是意志过程，即自觉地确定目的，并根据目的来支配和调节自己的行动，以超越障碍克服困难的心理过程。这三者不是彼此孤立的过程，而是由客观事物引起的心理活动的不同方面，它们在具体的人身上总是存在着个性差异。能力、气质、性格等称为个性心理特征，其总和构成人格的重要部分，人格表现了人与人之间的差异性。《灵枢·论勇》专章讨论了勇怯的人格心理特征，并作为"诊病之道"的重要依据；《灵枢·通天》及《灵枢·阴阳二十五人》等篇章对人的气质分类作了较为详细的描述，还对各种不同气质心理特征的人的发病倾向作了叙述。

以上提示，《内经》在"神"这一大概念中概括了人的心理活动过程及个性心理特征等丰富内涵，值得我们仔细玩味及深入体察。

(二)《内经》心理理论的藏象学说基础

现代心理学认为，心理是脑的功能，是大脑皮质最高形式的产物。《内经》藏象理论认为，心理活动不是凭空产生的，它一方面有赖于外界刺激，更重要的是它属于脏腑气血活动的产物，有着生理基础。中医学在整体观念指导下，对人体心理活动的认识有其独特的理论基础，概括起来有形神合一论、心主神明论、五脏神志论、人格体质论等，现分述如次。

1. 形神合一论

形神关系，在中国古代哲学史上一直是重要的世界观问题，是唯物主义和唯心主义争论的焦点之一。《内经》汇集了秦汉以前的医学成就对形神关系作出了辩证和唯物的诠释，同时也为心理、生理关系提供了理论依据。

心理和生理的关系从本质上讲也是形和神的关系。所谓形指形体、形态，它包括皮肉、筋脉、内脏、精血津液等。所谓神，其概念比较复杂，这在前文已经述及。在心理医学中，神泛指人的精神(心理)活动。《内经》关于形神关系的基本观点是：形为神之体，神为形之主，形神合一乃成为人。

(1)形为神之体：《内经》认为，神以精气血津液为活动的物质基础。《灵枢・本神》说："故生之来谓之精，两精相搏谓之神"。男女两精的结合产生新的生命机体，于是产生神。《素问・八正神明论》说："血气者，人之神"。《灵枢・平人绝谷》说："血脉和利，精神乃居，故神者，水谷之精气也。"水谷精气的滋养，血脉运行的和畅，是神正常活动的前提。《素问・六节藏象论》描述得更有说服力："天食人以五气，地食人以五味。五气入鼻，藏于心肺，上使五色修明，音声能彰；五味入口，藏于肠胃，味有所藏，以养五气，气和而生，津液相成，神乃自生"。五气指天之清气，五味指地之食物，它们滋养脏腑气血，而神的产生则依赖于脏腑气血津液。

形为神之体，不仅说明了神本于形而生，而且提示神不能离开形体而独立存在。《素问・上古天真论》有"形体不敝，精神不散"之说，相反，"形弊血尽"则"神不使也"(《素问・汤液醪醴论》)。

以上可见，《内经》的形神观坚持了物质第一性、意识第二性的唯物主义观点，否认了脱离形体的精神实体的存在，有力地批判了"灵魂不死"的神学观念。

(2)神为形之主：神在形的基础上产生，但对形有主宰作用。人体各脏腑组织器官的生理活动，是在神的支配和调节之下协调有序地进行着的。

《素问・灵兰秘典论》采用了比拟的手法，形象地用"君相臣使"分别列举了脏腑的功能，但其主要精神在于说明，五脏六腑的职能虽然分工不同，但必须相互协调，"不得相失"，这样才能保证人体的正常生理活动，而主导着这个重要调节作用的便是"神"，神藏于"君主之官"的心，故经文进一步指出："主明则下安……主不明则十二官危"。意思是如果失去了心神的主宰作用，十二官就会失去协调，发生紊乱，进而影响生命功能。

人生存于自然和社会中，就必然会受到自然及社会环境变化的影响，人为了维护健康就必须与自然、社会环境的变化相适应，这就必须有赖于神的调节。《灵枢・本脏》说："志意者，所以御精神，收魂魄，适寒温，和喜怒者也……志意和则精神专直，魂魄不散，悔怒不起，五脏不受邪矣。"说明神(意志)是人体适应自然变化、缓冲社会因素引起的情绪波动，从而成为维护内脏功能、保障生命健康的可靠保证。反之，在病理情况下，神一旦失去了这一主宰及调节作用，就有可能危及生命，如《素问・五常政大论》说："神去则机息"，《灵枢・天年》说得更明确："失神者死，得神者生"。

(3)形神合一乃成为人：《内经》认为，形神俱备，乃成为人。《灵枢・天年》说："黄帝曰：何者为神？岐伯曰：血气已和，荣卫已通，五脏已成，神气舍心，魂魄毕具，乃成为人"。血气、荣卫、五脏，皆形之类也；神气、魂魄，皆神之类也。经文提示，生命的构成，不外形神两端，只有形神兼备，乃成为人；同时，唯有当血气"和"、荣卫"通"、五脏"成"、心藏神气、魂魄和谐时，才是一个具有生命活力的健康人。说明形神和谐是健康的保证。诚如《素问・上古天真论》

所说:"能形与神俱,而尽终其天年。"这里"形与神俱",隐含形神协调的意思,唯有形神保持和谐,才能确保"尽终其天年"。如果形神失谐或形神分离,那么预示着病情危笃,甚至危及生命。如《素问·汤液醪醴论》载:"精气弛坏,荣泣卫除,故神去之"。"五脏皆虚,神气皆去,形骸独居而终矣"(《灵枢·天年》)。根据上述观点,《内经》主张大凡养生,形神兼养,保持形神若一,是健康长寿的要旨。如《素问·上古天真论》记载:"上古有真人者,提挈天地,把握阴阳,呼吸精气,独立守神,肌肉若一,故能寿敝天地,无有终时。"诚然,长生不老,与天地同寿,仅仅是一种幻想。但主张保持形神和谐,人天和谐,以维护健康的观点,无疑是正确的。

形神合一论是中医整体观念的重要组成部分,其中充满着辩证唯物的观点,可以概括为:形者神之体,神者形之用;无神则形不可活,无形则神无以生。这是中医学对生命观的绝妙概括,也是诠释心理现象生理基础最重要的理论依据。

2. 心主神明论

心主神明论是《内经》以藏象学说一元化阐述人体复杂生命活动规律的假说。《素问·灵兰秘典论》说:"心者,君主之官也,神明出焉"。《内经》将心比拟一国之君主,为全身之主宰,"神明出焉"的意思,张介宾注曰:"心为一身之君王,禀虚灵而含造化,具一理以应万几,脏腑百骸,惟所是命,聪明智慧,莫不由之,故曰神明出焉"(《类经·藏象类一》)。说明了神明就是进行思维和统率全身生理功能的特殊能力,能产生这种能力的器官就是心。《内经》把人体看成一个能进行自我控制和调节的系统。这个系统中"心"是控制中枢。《内经》在《素问·灵兰秘典论》中将五脏六腑(加膻中)以古代统治机构的各个职能作比喻,形象地指十二官的生理分工,"凡此十二官者,不得相失也。"体内各器官的功能必须协调而不能相互脱节。《内经》的这一观点,充分说明了人体内脏之间既分工又合作的关系,突出了人的整体性。在同一篇章中,《内经》又指出,"故主明则下安……主不明则十二官危,使道闭塞而不通,形乃大伤。""使道"是指气血往来的通路。《内经》虽然没有具体指出什么是使道,不过有"诸血者,皆属于心"(《素问·五脏生成》),"心藏脉,脉舍神"(《灵枢·本神》),"心主身之血脉"(《素问·痿论》),张介宾说:"心主血脉,应火之动而运行周身也"(《类经·疾病类二十五》)。心火推动血液运行,濡养五脏六腑、形体官窍。而《灵枢·本脏》说:"经脉者,所以行血气。"因此,推断使道即是经脉,为气血往来的通道,传达心神指令。各脏腑在心的统一协调下,功能活动正常,则人体能够抵御各种疾病。如果心发生病变,失去主导的能力,就会使属下各脏腑的功能失调而受损,使道闭塞不通,形体就会受到严重损害。故《灵枢·口问》说:"心者,五脏六腑之主也。"人类的生命活动有两类,即生理和心理活动,在这十二官职中,既包括了生理活动,也有属于心理活动的。尽管十二官概括得尚不够全面,却突出了《内经》对人的心理和生理活动都统一在心神的主导下的认识。

心主神明,说明心还有进行思维的能力。《灵枢·本神》说:"所以任物者谓之心","任物"就是通过与外界事物相接触来认识事物。因此,心是思维的主要器官。《灵枢·五色》说:"积神于心,以知往今。"意思是说心具有认知和思考的能力。《内经》对人的意识思维活动的论述,集中在《灵枢·本神》中:"心有所忆谓之意,意之所存谓之志,因志而存变谓之思,因思而远慕谓之虑,因虑而处物谓之智"。"心有所忆",是指心神对所接收的客观事物映像的回忆;"意之所存",是指心神把多次接收的客观事物的映像的记忆材料存贮起来;"因志而存变",是指心神对存贮的材料进行思维加工,抽象概括,形成概念,即由感性认识上升到理性认识;"因思而远慕",是指心神利用已形成的概念,对眼前未及的客观事物进行判断、推理的过程;"因虑而处物",是指经反复思虑,周密思考,并形成智慧去处理事物。这一思维过程，从“所以任物”，到“因虑而处物”，提示《内经》的认识论，坚持了认识的本源是“物”，认识的目的仍然是“物”的物质第一的观点。同时也说明了认识的过程是由感性认识发展到理性认识，从认识的低级阶段发展到高级阶段的全部过程，而心神是人类思维活动的中枢。

《内经》认为，人身之神的活动是十分复杂的，精神意识活动可以分为神、魂、魄、意、志5种，这5种神识都统属于心，由心神所支配。而魂、魄、意、志都是在心神之后派生出来的。按五行分类，五神分属五脏，各司其职，故中医又将五脏称为“五神脏”。这并不是说五脏均是思维的器官，而是讲五神的活动是以五脏的生理活动为基础的，这也体现了“形神合一”的思想。神、魂、魄、意、志分之曰五，可以认为对人身之神活动的不同侧面或阶段的概括而已；合之曰一，皆属于神的范畴，均归心所统辖，都是在心神主导下进行的生命活动。故张介宾说：“人身之神，唯心所主。故本经曰：心藏神。又曰：心者君主之官，神明出焉，此即吾身之元神也。外如魂魄志意五神五志之类，孰匪元神所化而统乎一心?”(《类经·藏象类九》)喻昌亦说：“心为五脏六腑之大主，而总统魂魄，兼赅志意。”(《医门法律·先哲格言》)

现代医学认为，大脑才是主导全身生理功能和精神活动的实质性器官，《内经》所论述的“心”，实际上已概括了脑的功能。诚然，中医所讲的“心”与现代解剖学中的“脑”，不能画等号。此外，现代科学近年来的研究也证实了心脏有直接参与机体神经内分泌调节的作用，发现由心脏分泌的激素——心钠素族中的BNP，由脑内分离纯化得到。通过RNA印迹法发现：BNP的mRNA在心房和心室有大量表达，在脑内却没有表达。由此推论：BNP也许可以作为神经递质通过类似于神经反馈的途径到达脑部，以调节脑内的神经活动，这似乎为中医理论中“心主神明”提供了物质基础[20]。但《内经》所说的“心”是藏象之心，不同于解剖学之心。

人的生命活动可以分为心理和生理两大功能活动，它们既各成系统，又互相关联，维系成一体。心理活动是以生理功能活动为基础，同时又能对生理活动产生一定的影响。《内经》通过心主神明，为五脏六腑之主的理论，不仅揭示了心理和生理的统一，而且说明了通过“心”的作用，把生理和心理两大功能有机地整合为一体。《内经》的作者在“形神合一”思想指导下，对心理、生理关系作出了天才的洞察，不仅为中医心理医学作出了贡献，而且对临床实践具有重要的指导作用。

3. 五脏神志论

五脏神志论，是指五脏藏五神、生五志的意思。它是在中医“形神合一论”的基础上，进一步阐述神志与内脏的相互关系。

《灵枢·本脏》说：“五脏者，所以藏精神血气魂魄者也。”《素问·宣明五气》说：“心藏神，肺藏魄，肝藏魂，脾藏意，肾藏志”。魂，《灵枢·本神》说：“随神往来者谓之魂。”张介宾注曰：“神之与魂皆阳也……魂随乎神，故神昏而魂荡”，两者的区别在于“神为阳中之阳，而魂则阳中之阴也”。①魂是比神层次低的精神活动，与睡眠及夜梦有关：张介宾说：“魂之为言，如梦寐恍惚，变幻游行之境皆是也”(《类经·藏象类九》)，唐宗海也说：“夜则魂归于肝而为寐，魂不安者梦多”(《中西汇通医经精义·五脏所藏》)。②魂与随意运动有关：张琦说：“人之运动，皆神魂之所为，肝藏魂，故为罢极之本”(《素问释义·六节藏象论》)。③魂与精神情绪调节有关：方药中说：“魂的作用就是人体在心的指挥下所表现的正常兴奋或抑制作用。”[21]④魂与视觉及“勇怯”有关：唐宗海说：“昼则魂游于目而能视”，“魂不强者虚怯”(《中西汇通医经精义·五脏所藏》)。总之，魂可泛指后天逐渐形成发展起来的精神性机能活动[22]。

魄，《灵枢·本神》说：“并精而出入者谓之魄”，魄是指某些与生俱来的本能活动。唐代孔颖达《五经正义》说："初生之时，耳目心识，手足运动，啼呼为声，此则魄之灵也。"张介宾说："魄之为用，能动能作，痛痒由之而觉也。"(《类经·藏象类九》)

总之，"神"是各类心理活动的总称，不同的心理活动又可以分为阴阳两大类：与身俱来的、本能性的、较低级的神经精神活动，如新生儿啼哭、吮吸、非条件反射性动作和四肢运动，以及耳听、目视、冷热痛痒等感知觉，大抵属于魄的范畴；魂相对于魄而言，主要是指非本能性的、较高级的心理活动，类似思维、想象、评价、决断和情感等[23]。从阴阳动静来区分之，"魂阳而魄阴，魂动而魄静。"

意，《灵枢·本神》说："心有所忆谓之意"。张介宾注曰："忆，思忆也。谓一念之生，心有所响，而未定者曰意。"(《类经·藏象类九》)宋代陈言《三因极一病证方论》曰："意者，记所往事"，也就是记忆。意有时也指注意，表现出对一定事物的指向和集中。从现代心理学看，注意和记忆有着内在联系，它们都是进行思维活动的前提，故"意"可理解为心感知事物后产生的思维活动的初级阶段。

志，《灵枢·本神》说："意之所存谓之志。"杨上善注曰："所忆之意，有所专存，谓之志也。"(《黄帝内经太素·脏腑之一》)张介宾说："志为意已决而卓有所立者。"(《类经·藏象类九》)"志"可以看做是有着确定目标的意向性心理过程。

对于人的情感活动，《内经》主要以"五志"的形式进行归纳表述，并把人的情志活动与人的内脏生理联系起来，以更深刻地认识情志活动的生理基础。如《素问·阴阳应象大论》中说："人有五脏化五气，以生喜怒悲忧恐。"同篇又载有：肝"在志为怒"，心"在志为喜"，脾"在志为思"，肺"在志为忧"，肾"在志为恐"。当然，人在接触、认识客观事物时，以及人体本能的需要，总会对客观事物作出种种反应，实际上人类的情感活动是极其复杂的，决不止于"五志"、"七情"的表现，常常是忧中有悲，恐中有惊，喜中有忧等，所以我们决不能局限于具体的数字，应该理解为泛指人类全部的情感活动。

"五神"重点在于对人的认知过程和意志过程的表述，"五志"则主要指人的情感活动。五神、五志分属五脏，其活动均与脏腑气血的生理活动密切相关。《三因极一病证方论》中明确指出："七情，人之常性，动之则先自脏腑郁发，外形于肢体。"说明情志活动乃人之常情，当内外情景触动时，机体发生相应变化而产生了情绪。所以只有在脏腑功能活动正常的情况下，人的情志活动才能正常，才能表现出正常的情感。《内经》作者从生理变化出发认识情志的产生，可谓卓见。五脏藏精化气生神，神接受客观事物的刺激而产生各种变化，神动于内，情发于外，这便是五脏主五神产生情志活动的全部过程。五脏是五神、五志产生的生理基础，当五脏发生虚实盛衰的变化时，往往对外界的刺激极为敏感，会直接影响人的情志活动，产生相应的变化。如肝的阳气亢盛，则稍有刺激，即易激怒；肺气虚时，机体对外来非良性刺激的耐受性就会下降，容易产生悲伤情绪。另外，肾藏志，脾藏意，当脾肾气虚时，除出现神疲乏力，腰酸耳鸣，纳呆便溏等症状外，往往伴有记忆力减退，思维反应迟钝，办事效率下降等情况，用健脾补肾方药治疗后，上述症状可以得到改善。中医学正是运用形神合一的观点，把五神、五志的变化作为内脏功能活动的反映，同时也认识到神志活动对脏腑生理活动具有反作用，并因此而指导临床实践的防治工作。

巴甫洛夫所创立的条件反射学说和他的学生贝柯夫共同创立的"皮层内脏相关学说"，第一次用科学的客观证据，明确指出人体的生理功能是一个统一的整体。在大脑皮层(高级神经活动中枢)统率下保持心身平衡，机体内、外环境的联系和稳定。皮层内脏相关学说的大量实验资料证实，大脑皮层与内脏活动密切相关，并具有统率作用。从而奠定了心身医学和心身疾病的发病机理的科学基础。《内经》在2000余年前已经认识到人的心理活动与脏腑气血密切相关，心理活动是以生理活动为基础，并对生理活动具有反作用，心神在调节人的心理和生理活动中具有统率作用，这一见解洞开心理医学之先河，确乎难能可贵。

4. 人格体质论

《内经》无“人格”、“体质”二词的记载，但当时医家已经认识到不同个体之间存在着种种差异，并根据体型、人格、体质等特点对这种个体差异进行了若干分类，这是《内经》作者对人的生理、心理差异的朴素而直观的观察和把握，对于我们今天研究心理医学的理论基础，有重要启迪。

(1)人格与体质的概念：人格，是心理学词汇，也是医学心理学研究的重要内容。它包括个性倾向性和个性心理特征两个方面。个性倾向性即指个人对现实社会事物的选择方式或态度，包括需要、动机、兴趣、理想、信念、世界观等；个性心理特征包括人的气质、能力、性格等。其中气质是指人的高级神经活动类型在人的行为和活动中的表现，它不以活动的时间、条件和内容为转移，在一切活动中都表现出它典型的、稳定的心理特点；能力是指完成某种活动所必需而且直接影响活动效率的个性心理特征；性格是指一个人在生活过程中形成的对现实稳固的态度以及与之相适应的习惯化了的行为方式。无论个性倾向性或个性心理特征，都会对人的身心健康及疾病的发生产生一定的影响。

体质，属生理病理学概念。体质的概念目前学术界比较倾向于：“是人体在先天禀赋和后天生长发育基础上，所表现出来的生理机能上相对稳定的特性”。一般来说，体质在生理状态下可表现为机体对各种外界刺激反应的差异性；在发病过程中表现为对某些疾病的易罹性；在疾病发展过程中表现为特有的转归倾向性[23]。

(2)人格与体质的关系：从中医藏象学说角度讨论，体质是指在人的生长发育过程中所形成的脏腑、气血、经络、筋骨、肌肉、精、津液等诸方面及其功能的个体特殊性。人格则与精、神、魂、魄、意、志、思、智等各种心理过程相联系。体质与人格的关系实质上是形与神、身与心、体与用的辨证关系，即张介宾所说“形为神之体，神为形之用”。体质为人格的形成提供了生理学基础；人格特征的形成是体质基础上的产物，同时它又在一定程度上影响了体质的演化过程。体质与人格共同维系着人的身心活动，使之协调有序地进行。这也是形神合一观的具体体现。《内经》正是基于这一形神合一的思想，所以在具体讨论人格、体质分型时，将两者合在一起讨论，并不截然分开。

关于《内经》对人格体质的分类，在体质医学一节中已作了阐述，现仅举《灵枢·通天》中的“阴阳五态人”分类法为例，体现人格体质合一(形神合一)的观点。

太阴之人

体质：多阴而无阳，其阴血浊，其卫气涩，阴阳不和，缓筋而厚皮。

人格：贪而不仁，下齐湛湛，好内而恶出，心和而不发，不务于时，动而后之。

少阴之人

体质：多阴少阳，小胃而大肠，六腑不调，其阳明脉小，而太阳脉大。

人格：小贪而贼心，见人有亡，常若有得，好伤好害，见人有荣，乃反愠怒，心疾而无恩。

太阳之人

体质：多阳少阴。

人格：居处于于，好言大事，无能而虚说，志发于四野，举措不顾是非，为事如常自用，事虽败而常无悔。

少阳之人

体质：多阳少阴，经小而络大，血在中而气在外，实阴而虚阳。

人格：谌谛好自贵，有小小官，则高自宜，好为外交，而不内附。

阴阳和平之人

体质：阴阳气和，血脉调。

人格：居处安静，无为惧惧，无为欣欣，婉然从物，或与不争，与时变化，尊则谦谦。

以上分型大致建立在直观基础之上，有不少臆测成分，难免显得粗糙，故后世沿用较少。但从中我们可以寻觅到古代医家已经认识到人群中的个体在体质与人格方面存在的差异性。这种差异性对疾病的发生、发展、转归及预后有着深刻的影响，因此在制订治疗方案时，力求做到"因人制宜"，从而有利于提高防治疾病的功效。

（三）心理与病因病机

1. 心理因素的致病作用

《内经》认识到个体的欲望或需求不能得到满足时，会加剧心理的冲突，影响生理功能，导致疾病的发生。《灵枢·贼风》说："因而志有所恶，及有所慕，血气内乱"。说明了由于情感上有所变化，如遇厌恶之事，或有所怀慕，而不能遂心愿，引起体内气血逆乱。《素问·痿论》说："有所失亡，所求不得，则发肺鸣，鸣则肺热叶焦……发为痿躄"。"有所失亡"，"所求不得"，指的是欲望理想未能得到实现或满足。

生活中的意外事件，也能使人产生心理应激反应，进而影响脏腑气血紊乱而致病。《素问·疏五过论》说："离绝菀结，忧恐喜怒，五脏空虚，血气离守。"离者失其亲密，绝者断其所怀，菀谓思虑抑郁，结谓深情难解等生离死别造成悲苦抑郁，以及过度的忧、恐、喜、怒都能使五脏气血空虚受损致病。

《内经》中还记载了由于政治经济地位骤变、境遇改变影响情志导致发病。如《素问·疏五过论》说："故贵脱势，虽不中邪，精神内伤，身必败亡。始富后贫，虽不伤邪，皮焦筋屈，痿躄为挛"。意思是说，原来身为权贵的人，一旦失势，虽无外邪入侵，由于精神上的创伤，使正气内耗，身体逐渐衰败，甚至死亡。先富后贫的人，虽未感受外邪，由于精神焦虑，阴精暗耗，以致皮肉憔悴，筋脉屈曲不利，发为痿躄，拘挛不能行走。故汪绮石《理虚元鉴·虚证有六因》也说："或富贵而骄佚滋甚，或贫贱而窘迫难堪，此甚能乱人情志，伤人气血"。

《内经》认为人际关系协调与否与疾病的发生有一定关系。《灵枢·逆顺肥瘦》指出，人要"上合于天，下合于地，中合于人事"。"人事"是指社会人际诸事，包括家庭关系、亲属关系、邻里关系、同事关系、干群关系等。人际关系协调，使人身心愉快，有促进身心健康的作用，反之则易引起心理矛盾和冲突。在《格致余论》中朱震亨指出了乳癌的发生，"夫不得于夫，不得于舅姑，忧怒郁闷，昕夕积累，脾气消阻，肝气横逆，遂成隐核，如大棋子……数十年后，方为奶岩"。就是因人际关系的不协调，引起情志不和，以致久蓄而演变为癌症。

欲求未遂，生活中的意外事件，境遇变异，人际关系不和谐及社会动荡变迁等刺激，均可影响人的情志变化。至于能否致病，取决于这些刺激的强度、频度和时限是否超越了人体所能负荷的限度，另一方面也取决于人的生理与心理素质对这些刺激的敏感性和耐受度。

2. 心理因素的致病机理

现代心身医学认为，长期持续的不良情绪体验和心理矛盾，主要是通过自主神经系统、内分泌系统和免疫系统作为中介机制而影响躯体内脏器官的功能。《内经》对情志因素致病的机理作了阐述，现归纳如下。

(1)情志因素先伤气机，继伤脏腑：《素问·举痛论》说："百病生于气"，认为许多疾病的发生，都是由于气机失调而引起的，情志刺激是导致气机失调的主要原因之一。《素问·阴阳应象大论》说："喜怒伤气"。张琦《素问释义》注曰："喜怒赅五志言……喜怒从内发，故伤气"。七情由内而发，影响脏腑气机升降出入的功能，使气机逆乱，由气机逆乱，进而伤及脏腑。《灵枢·寿夭刚柔》说："忧恐忿怒伤气，气伤脏，乃病脏"。情志为五脏各有所主，因此，情志过激一般损伤的是所主本脏的气机，不同情志刺激造成气机失调的病理各不相同，如《素问·举痛论》说："怒则气上，喜则气缓，悲则气消，恐则气下……惊则气乱……思则气结"。又进一步解释其病证病理，如："怒则气逆，甚则呕吐及飧泄，故气上矣"。《灵枢·邪气脏腑病形》也说："有所大怒，气上而不下，积于胁下则伤肝"。肝在志为怒，肝主疏泄，大怒伤肝，肝气上逆，血随气逆，出现面红目赤，头痛头晕症状，甚则迫血妄行，溢于脉外，则见呕吐，或肝气横逆犯脾而出现腹胀纳呆，泄泻等症状。关于怒则气上的病证，《素问·生气通天论》中即举出"大怒则形气绝，而血菀于上，使人薄厥"。"薄厥"就是因大怒而迫使气血上逆所致的昏厥证。临床上因激动、紧张、忿怒等，人体肾上腺素分泌增加，往往出现头痛、眩晕乃至中风等。因忿怒导致飧泄的例子，在《景岳全书·泄泻》中也有记述："凡遇怒气便作泄泻者，必先以怒时夹食，致伤脾胃，但有所犯，即随触而发，此肝脾二脏之病也。盖以肝木克脾土，脾受伤而然。"此外，怒则气上也可引起失音，在《灵枢·忧恚无言》中提出了"人之卒然忧恚，而言无音"的例子，与现代"癔病性失音"有类似之处。

"喜则气和志达，荣卫通利，故气缓矣"。适度的喜能使气和志达，喜太过则又导致气涣散。喜为心志，过喜伤心，心藏神，主神明，喜悦过度则如《灵枢·本神》所说"神惮散而不藏"。这是心气弛缓，出现狂笑的心神异常的症状。《灵枢·癫狂》中指出了因暴喜心气涣散失收而发狂证："狂者多食，善见鬼神，善笑而不发于外者，得之有所大喜"。

"悲则心系急，肺布叶举，而上焦不通，荣卫不散，热气在中，故气消矣"。悲忧为肺志。肺主一身之气，主宣发、肃降。悲忧过度，使肺失宣发肃降，上焦随之闭塞不通，营卫之气得不到布散，热气郁闭于中而耗损肺气，所以说是气消。《灵枢·本神》也指出："愁忧者，气闭塞而不行"。《素问·通评虚实论》也说："隔塞闭绝，上下不通，则暴忧之病也"。即因暴忧而引发膈证。

"恐则精却，却则上焦闭，闭则气还，还则下焦胀，故气不行矣"。肾在志为恐，恐伤肾，肾藏精，主纳气。《内经》认为，恐惧过度，就会出现肾精下却。精气下却，则升降不交，故上焦闭塞。上焦闭塞则气还归于下，气郁于下则下部胀满，所以说是气不行。《灵枢·本神》说："恐惧而不解则伤精，精伤则骨酸痿厥，精时自下"。指的是长期生活在恐惧之中所引起的遗精、阳痿之证。《灵枢·本神》又说："恐惧者，神荡惮而不收"。恐也能引起狂证，如《灵枢·癫狂》说："狂言、惊、善笑、好歌乐，妄行不休者，得之大恐"。狂病患者，出现言语狂妄、善惊、好笑、喜欢歌唱、乱动不休，此乃受大恐而伤神志，使神不守舍所致。

"惊则心无所倚，神无所归，虑无所定，故气乱矣"。意思是受到惊吓则心悸动无所依附，神志无所归宿，思虑无所决定，所以说是气乱。惊与恐常混称不分，但从"恐则气下"，"惊则气乱"，损伤气机的不同，可见两者有区别。张从正说："惊者为自不知故也，恐者自知也"。(《儒门事亲·内伤形·惊》)惊是突然遭受意外的非常事故，因发突然，超越了机体对外界事物的适应限度，故致"气乱"。恐多因害怕曾遭受过的事或耳闻可怕的经历而产生，故"气下"。作为一种情绪刺激，惊来自外界，恐多发自内心。惊是突然而短暂的情志波动，如气机平定，则惊亦可平，若未及时平定则亦可成恐；恐是长期累积形成的，因此，惊恐多并提。心胆气虚是惊恐致病的前提。若心胆之气强盛，虽然突遇险恶，也不致于产生惊骇。若心胆气虚，遇惊则气机逆乱，甚则伤及心胆。正如《银海指南》所说："凡人惊者，起于猝然，心主震动，遂伤及胆。"惊则气乱出现的病证，如《类证治裁·癫狂》所述之癫"多由心脾郁结，志愿不遂，更或因惊恐，致神不守舍者有之"。突遇惊恐，惊则气乱，恐则气下，神不守舍，致成癫证。

"思则心有所存，神有所归，正气留而不行，故气结矣"。脾在志为思，主运化，有升清之功。思虑过度，气机郁滞则脾气不运。《内经》还认为，思虑过度，淫欲不遂，又可导致男子滑精，女子带下。如《素问·痿论》说："思想无穷，所愿不得，意淫于外，入房太甚，宗筋弛纵，发为筋痿，及为白淫"。张从正对此作了深刻的阐发，他说："思气所至，为不眠，为嗜卧，为昏瞀，为痞满闭塞，为咽膈不利，为胆瘅呕苦，为筋痿，为白淫，为得后与气则快然而衰，为不嗜食"（《儒门事亲·九气感疾更相为治衍》）。此外，《丹溪心法》说："健忘由精神短少者多，亦有痰者，此证皆由忧思过度，损及心包，以致神舍不清，遇事多忘"。说明思虑过度可引起多种病变。

（2）情志因素直接损伤五脏：《灵枢·百病始生》说："喜怒不节，则伤脏"，指出了情志过激可直接损伤内脏。由于情志在五脏各有所主，所以情志为病，大多数伤及本脏。正如《素问·阴阳应象大论》所说"怒伤肝""喜伤心""思伤脾""忧伤肺""恐伤肾"。但人体是一个有机的整体，脏腑之间有内在联系，因此，在有些情况下，情志不伤本脏，而伤及他脏，或伤本脏而累及他脏。如《灵枢·本神》"心怵惕思虑则伤神，神伤则恐惧自失，破䐃脱肉，毛悴色夭。"心藏神，惊恐或思虑太过会损伤心神，心神受伤则心怯恐惧，失去主宰自身的能力；心虚则脾弱，肌肉消瘦，皮毛憔悴，颜色枯槁。又如清代尤怡《金匮翼·胁痛统论》"肝郁胁痛者，悲哀恼怒，郁伤肝气"。说明胁痛的发生是由多种情志郁伤及肝而引起的。托名华佗所著的《中藏经》说："气痹者，愁思喜怒，过则气结于上，久而不消则伤肺。"则是多种情志同时损伤肺脏。

（3）情志因素先伤心，继而损及五脏六腑：《灵枢·邪客》说："心者，五脏六腑之大主也，精神之所舍也"。情志变化由心所发，情志太过伤人也先伤心，故张介宾说："情志之伤，虽五脏各有所属，然求其所由，则无不从心而发"（《类经·疾病类二十六》）。而且多种情志均可直接损伤心神，如《灵枢·邪气脏腑病形》说："愁忧恐惧则伤心"。心神一旦受损即失去主宰自身的能力，继而影响到其他脏腑，如《灵枢·口问》所言"悲哀愁忧则心动，心动则五脏六腑皆摇"。并可以引起全身性疾病，如石芾南在《医原》中指出：悲忧思虑过度，郁损心神。心主血，诸脉皆属于心，心气结而诸脉中营气自不能循其常度，将见始也气结，既也血结。结则隧道拘挛，往往腹中有硬块成形之患，肝胆经脉所过部位，有瘰疬成串之患，甚有生乳岩、结核、内疽、附骨、对口、发背等证。

（4）情志因素耗伤精血：情志因素可以致使精血日渐耗散，邪气得以积并，表现为"身体日减，气虚无精，病深无气，洒洒然时惊。"（《素问·疏五过论》）这是因为情志因素在外耗损了卫气，在内劫夺了营血所致。这类因情志而耗伤精血的病证，主要是由于社会地位和生活条件的变化而引起的，正如《素问·疏五过论》中所描述的："尝贵后贱，虽不中邪，病从内生，名曰脱营；尝富后贫，名曰失精，五气留连，病有所并"。脱营是因原来地位高贵，失势之后，情志抑郁不舒而血少脉减之证。吴崑注此云："贵者尊荣，贱者屈辱，既屈且辱，虽不中邪，忧惶内生，则心志不乐，血无以生，脉气虚减，名曰脱营"（《黄帝内经素问注证发微》）。失精则是先富后贫的人，因情志抑郁，营养不足而精气虚少之证。张介宾注云："尝富后贫者，忧煎日切，奉养日廉，故其五脏之精，日加消败，是为失精。"（《类经·论治类十八》）这些疾病虽未伤于邪气，也会发生皮毛憔枯，筋脉拘屈，足痿弱拘挛不能行走的病症。

此外，《素问·疏五过论》还说："暴乐暴苦，始乐后苦，皆伤精气，精气竭绝，形体毁沮。"说明精神上的突然极度波动，忽乐忽苦都能损伤精气，使精气竭绝，形体败坏。《景岳全书·不寐》也指出："劳倦思虑太过者，必致血液耗亡，神魂无主，所以不眠"。

（四）心理与诊断

《内经》有关心理诊断方面的内容有一些较为散在的记载，包括望、闻、问、切等诸方面，尚不够系统。现择要归纳如下：

1. 强调望神气

《内经》论诊法重视望神气，而"得神者昌，失神者亡"是望神气的基本纲领，脏腑精气是神气的重要物质基础，神气是精气的外在表现。

有人从人的精神状态角度对望神进行了分类，对心理诊断有一定参考价值（表11）。

表11 心理诊断望神表

分类	得神	失神
精神	精神抖擞，神识清朗，思维敏捷，形体健美，动作矫健，语言洪亮，目光有神	精神委靡，神识昏迷，动作迟缓，形体衰弱，语言细微，思维反应迟钝，目无神采
神志	意识清楚，欣然自得，语言自然、流畅，呼吸正常，神采奕奕	意识不清，狂躁妄动，或抑郁沉默不语，表情淡漠，呼吸异常
神情	喜、怒、悲、思、恐，表情于面，情绪稳定，神情自若，和颜悦色，双目灵活，表情自然生动	喜、怒、悲、思、恐，败露于面，情绪异常，表情极端，双目暗淡
神气	神气十足，目光炯炯有神，行动敏捷，精力充沛，精气旺盛	神气委顿，目无光采，行动迟缓，形衰神疲，气短少言
神形	精盛力足，形体健美，生长发育正常，动作矫健灵活	精力衰败，形体衰惫，生长发育不良，动作迟钝
神色	神色调和，光泽活润，光亮明亮含蓄	神色衰败，面色晦黯，五脏邪气露于表面
神态	神态自若，姿态体位正常，动中有静，静中有动，肢体活动灵敏	神态痛苦，姿态体位异常，动中烦乱，静中疲惫不堪，肢体活动强直

（摘自1985年全国首届中医心理学学术讨论会《中医心理学论丛》第18页）

2. 重视问七情

问诊，是心理诊断中最为重要、最为直接的方法。医师通过与患者或家属进行有目的的交谈，可以了解患者的起病缘由、发病经过、自觉症状、思维意识、情绪变动、生活环境、人格气质等诸多有关心理活动的情况。《内经》在这方面十分重视，有许多记述。如《素问·征四失论》说："诊病不问其始，忧患饮食之失节，起居之过度，或伤于毒，不先言此，卒持寸口，何病能中"。所以《素问·疏五过论》明确指出："凡欲诊病者，必问饮食居处，暴乐暴苦，始乐后苦"。《灵枢·师传》还提出："人国问俗，入家问讳，上堂问礼，临病人问所便"。这些要求有利于全面了解病情，提高诊治水平。《素问·移精变气论》还对问诊的技巧提出了要求："闭户塞牖，系之病者，数问其情，以从其意"。这对于消除患者顾虑，获取病情真实资料，建立患者良好的心理状态，大有帮助。《素问·疏五过论》还说："诊有三常，必问贵贱，封君败伤，及欲侯王。故贵脱势，虽不中邪，精神内伤，身必败亡"。"离绝菀结，忧恐喜怒，五脏空虚，血气离守，工不能知，何术之语”。

现代心理医学中的“会谈法”，是临床医师或临床心理医师通过与患者谈话的过程，了解患者心理异常的情况、性质、产生的原因，以达到确定诊断的目的。显然，《内经》已经注意到与患者谈话的环境、内容、礼节等，这对于了解病情，确定诊断，从而指导治疗，大有裨益。

3. 把握人格特征

现代心身医学认为，人格缺陷是使心理矛盾冲突诱发心身障碍的重要内在基础，是心身疾病易患素质中最主要的因素。《内经》已认识到心身疾病的发生与发展，除了社会心理因素的刺激外，人的人格体质因素也有决定性作用。不同的人格类型具有不同的发病倾向，同时对某些致病因素的易感性也不同。《素问·经脉别论》说：“……度水跌仆，喘出于肾与骨，当是之时，勇者气行则已，怯者着而为病也”。提出勇者与怯者的易感性不同，勇敢的人能通过自我调节而不致患病，怯懦的人却不能自我调节而发病。因此，在心理诊断时把握患者的人格特征对心身疾病的诊断极为重要。知道谁生了病，有时比了解生了什么病更为重要。知道患者的人格特征，有利于分析病情，把握疾病的性质，因为每个患者总是按照各自的人格去体验病状的。

《内经》中《灵枢·通天》、《灵枢·阴阳二十五人》等篇章中，对人体的人格体质的类型作了描述，从心理诊断角度可以帮助我们寻找发病的根源，确定诊断，具有重要意义。

（五）心理与治疗

心理治疗是一种应用心理学的理论和技术，治疗精神及躯体疾病的方法。它主要通过医者的言、行、情、态等影响病者的认知、情感和行为等，以达到治疗目的，又叫做精神疗法或意疗。《内经》历来强调“治神”，《素问·宝命全形论》说：“一曰治神，二曰知养身，三曰知毒药为真，四曰制砭石小大”。把“治神”列于诸法之先。《灵枢·本神》也专题讨论了“凡刺之法，先必本于神”的问题。

《素问·汤液醪醴论》有一段精彩的论述：“帝曰：形弊血尽而功不立者何？岐伯曰：神不使也。帝曰：何谓神不使？岐伯曰：针石，道也。精神不进，志意不治，故病不可愈……何者？嗜欲无穷，而忧患不止，精气弛坏，荣泣卫除，故神去之而病不愈也。”这里的“神”，指神机，是说治疗不奏效的原因是由于机体已经失去抗病能力。由此可见，针刺、砭石不过是一些具体的治疗方法而已，取效的关键在于“神”。《素问·针解》以针刺为例，生动地描述了“神”的作用：“必正其神者，欲瞻病人目制其神，令气易行也”。这是说，经气的运行要靠神气的驱使和推动，神气不能发挥作用则治疗终归失败。张介宾对此有深刻的阐发：“凡治病之道，攻邪在乎针药，行药在乎神气。故施治于外，则神应于中，使之升则升，使之降则降，是其神之可使也。若以药剂治其内，而脏气不应；针艾治其外，而经气不应，此其神气已去，而无可使也”（《类经·论治类十五》）。那么，神气不能发挥作用的原因是什么呢？《内经》认为是“精神不进，志意不治”，即消极的或病态的心理因素是造成“精坏神去，荣卫不可复收”的后果。《内经》还认识到，患者的心理是十分复杂的，若不针对性解决患者的某些心理问题，则难以收到良好效果。在《素问·五脏别论》中，岐伯说：“凡治病必察其下，适其脉，观其志意，与其病也。拘于鬼神者，不可与言至德。恶于针石者，不可与言至巧。病不许治者，病必不治，治之无功矣”。可见，患者的心理状态与治疗的成败关系十分密切。

《内经》还将许多心理疗法，广泛应用于临床实践，现归纳如下：

1. 祝由

《素问·移精变气论》：“黄帝曰：余闻古之治病，惟其移精变气，可祝由而已。今世治病，毒药治其内，针石治其外，或愈或不愈，何也？岐伯对曰：往古人居禽兽之间，动作以避寒，阴居以避暑，内无眷慕之累，外无伸宦之形。此恬憺之世，邪不能深入也。故毒药不能治其内，针石不能治其外，故可移精祝由而已。当今之世不然，忧患缘其内，苦形伤其外，又失四时之从，逆寒暑之宜，贼风数至，虚邪朝夕，内至五脏骨髓，外伤空窍肌肤，所以小病必甚，大病必死，故祝由不能已也”。这段经文提示，古今人体的心理体质有差异，所以治疗的效果不一样。同时说明，祝由的适应范围是对“邪不能深入”的情况奏效良好。

祝由，实际上是以语言开导为主的心理疗法。其主要内容是，通过祝说病由，转移患者的精神，而达到调整患者气机，使精神内守以愈病的方法，所以又称为“移精变气”法。诚如清代医家吴瑭所说：“吾谓凡治内伤者，必先祝由，详告以病之所由来，使病人知之，而不敢再犯。又必细体变风变雅，曲察劳人思妇之隐情，婉言以开导之，庄言以振惊之，危言以悚惧之，必使之心悦诚服，而后可以奏效如神”（转引自日人丹波元简《灵枢识・贼风篇》）。

2. 劝说开导

劝说开导，即针对患者不同思想实际和个性特征，正确运用“言语”这一工具，对患者采取启发诱导、劝慰开导，以解除患者的思想顾虑，提高其战胜疾病的信心，使之主动积极地配合医师进行治疗，从而促进心身的康复。如《灵枢・师传》说：“且夫王公大人，血食之君，骄恣从欲，轻人而无能禁之。禁之则逆其志，顺之则加其病，便之奈何？治之何先？岐伯曰：人之情，莫不恶死而乐生，告之以其败，语之以其善，导之以其所便，开之以其所苦，虽有无道之人，恶有不听者乎？”这段经文的意思是说，有些王公贵族，生活奢侈淫逸，性情骄恣纵欲，自高自大，任意妄为，不听劝阻。阻止其不当的情趣行为，则违反了其意志；顺其意志而胡作非为，则又会加重其病情。对于这种情况，《内经》认为，人的情感没有哪一个不是厌恶死亡而乐于生存的，如果能告诉患者怎样做不利，怎样才有益，引导劝慰他，就是再不讲道理的人，也不会不听从的。这是一种劝慰开导式的心理疗法。具体分析，包含4个方面内容：一是“告之以其败”，即指出疾病的危害，引起患者的注意，使患者对疾病有正确的认识和态度；二是“语之以其善”，即指出只要与医务人员配合，治疗措施得当，是可以康复的，以增强患者战胜疾病的信心；三是“导之以其所便”，即告诉患者如何进行调养，指出治疗的具体措施；四是“开之以其所苦”，即解除患者的消极心理，放下思想包袱，克服焦虑紧张情绪。要之，劝说开导式的心理治疗，就是通过说服、解释、鼓励、劝慰、保证等方法，动之以情、晓之以理、喻之以例、明之以法，以达到宽慰情怀、神情康复的目的。

3. 暗示

暗示疗法指采用含蓄、间接的方法，对患者的心理状态施加影响，诱导患者不经理智考虑和判断，直觉地接受医师的治疗性意见，主动树立某种信念，或改变其情绪和行为，从而达到治疗目的。暗示一般多采用语言，也可用手势、表情及暗示性物体（包括药物）来进行。《素问・调经论》中就有一段生动的叙述：“按摩勿释，出针视之，曰我将深之，适人必革，精气自伏，邪气自乱”。前述“祝由”法也在一定程度上暗示愈病的原理。

4. 情志相胜

《素问・阴阳应象大论》、《素问・五运行大论》中依据五脏主五志应五行的理论，结合五行生克的规律，倡导情志相胜疗法，即怒伤肝，悲胜怒；喜伤心，恐胜喜；思伤脾，怒胜思；忧伤肺，喜胜忧；恐伤肾，思胜恐。《内经》的作者巧妙地运用以偏纠偏的原理，用一种情志活动去纠正另一种情志刺激引起的疾病，从而达到愈病的目的。诚如吴崑在《医方考》中所说：“情志过极，非药可愈，须以情胜，《内经》一言，百代宗之，是无形之药也”。金元医家张从正最得

《内经》要旨，娴熟地应用情志相胜疗法，疗效卓著。他说："悲可以治怒，以怆恻苦楚之言感之；喜可以治悲，以谑浪亵狎之言娱之；恐可以治喜，以恐惧死亡之言怖之；怒可以治思，以辱侮欺罔之言触之；思可以治恐，以虑彼忘此之言夺之"（《儒门事亲·九气感疾更相为治衍》）。《内经》情志相胜法在心理医学及其临床实践中的意义不可低估。

5. 导引吐纳

导引吐纳，今称之为"气功"。从本质上看，气功疗法也属于心理疗法，即通过静心调神，结合调整呼吸，进而达到调身的目的。《素问·上古天真论》中所说的"恬惔虚无，真气从之"，"精神内守"，"呼吸精气，独立守神"等均是导引吐纳法。《素问·刺法论（遗篇）》记载了具体的演示："肾有久病者，可以寅时面向南，净神不乱，思闭气不息七遍，以引颈咽气顺之，如咽甚硬物，如此七遍后，饵舌下津令无数"。导引吐纳法着重于调神、调息、调身，"导气令和，引体令柔"，从而调整、协调和改善心身功能状态，可治疗和预防心身病证。

6. 修身养神

《内经》崇尚养生，强调"治未病"，而养生离不开养形和养神，尤其重视精神调养。而修身养神在心理疾病防治中具有重要意义，从这一含义上讲，修身养神也是一种重要的心理疗法。

至于养神的方法，在《素问·上古天真论》和《素问·四气调神大论》等篇章中阐述颇多。如"四气调神"、"积精全神"、"独立守神"、"精神内守"等，归纳起来大致有适四时、节情欲、葆精气、慎房室、心淡泊、保德全、勿妄劳等数端。此法提示，人必须遵循自然和人生之理，加强自身身心和道德修养，陶冶情性，正确认识人生和社会，提高自身对自然和社会环境的调适能力，以有效地防范疾病和配合治疗。

二、《内经》心理医学思想在中医理论体系形成中的意义

《内经》心理医学思想中融合了中医学的整体观、形神合一观、心身统一生命观等思想，它贯穿于《内经》藏象学说、病因病机学说、诊法、论治、养生学说等理论体系中，在《内经》理论体系形成中占有极为重要的地位。

《内经》对人的生理活动的认识核心是藏象学说。藏象学说强调人是一个有机的整体，人的各种功能活动是以五脏为中心的，所有的组织器官都与五脏发生联系，都可以包括在以五脏为中心的5个子系统中。这些子系统虽各有独特的功能活动，承担着不同的生理功能，但相互间却是密切相关，互相维系的。其中又以心的功能占据独特的地位。因此，《内经》的生理学说可被描述成一个由5个子系统所组成的，子系统间存在着生克制约等关系，并由心起着主导或主宰作用的系统结构。人的生命活动可以分为心理和生理两大功能活动。这两者既是各成系统，又是相互关联、错综地维系成一体的。这一方面表现为躯体结构和生理功能是心理活动及其过程的物质基础，生理和心理之间既存在着普遍性联系，又有着某些特殊的对应关系；另一方面还表现在通过"心"的作用，生理和心理两大功能被有机地整合成一体。张介宾说："形为神之体，神为形之用"。心理和生理的关系实际上是神与形、心与身、用与体之间的关系，两者互相维系、互相制约。正是这种朴实而又深邃的辩证法思想，使《内经》藏象学说始终保持着强大的生命力，不仅在理论上独辟蹊径，有别于西方医学，形成中医学的特色，而且在临床上历千年而不衰，一直作为防治疾病的准绳。

《内经》将心理（情志）因素作为疾病发生、发展、转归的重要原因，在《素问·阴阳应象大论》、《素问·玉机真脏论》、《素问·举痛论》及《灵枢·本神》等篇章中较为系统地阐述了情

志致病的部分规律。还认为，七情伤脏具有“不以次入”的传变特点。王冰解释说：“忧恐悲喜怒，发无常分，触遇则发，故令病气亦不次而生”。另一方面，在有些疾病中，复因情志所伤，会导致病情加重或缠绵难愈。如《素问·汤液醪醴论》指出：“嗜欲无穷，而忧患不止，精气弛坏，荣泣卫除，故神去之而病不愈也”。可见保持良好的情绪，有利于脏腑气血阴阳恢复协调，促进病情转愈。《内经》的病因学说把病因分为内伤和外感两大类，而情志（心理）因素所伤是内伤病因的主要内容。可见心理医学为《内经》病因病机理论的重要支柱。

《内经》诊法理论中，一方面强调医师在诊察患者时要做到全神贯注，认真审察患者的神气，如《素问·五脏别论》说：“凡治病必察其下，适其脉，观其志意，与其病也”。另一方面重视对患者的心理症状进行收集和辨析，例如，望诊中尤重望神色，察形态，《素问·脉要精微论》：“诊病之道，观人勇怯，骨肉皮肤，能知其情，以为诊法也”。问诊中当问及患者的精神状态，包括“离绝菀结，忧恐喜怒”，“暴乐暴苦”，“尝贵后贱”，“尝富后贫”等内容。切诊中崇尚脉贵有神。在“四诊合参”过程中，始终将“得神者昌，失神者亡”作为诊察疾病的纲领。

《内经》论治的要旨是“治神”，也即将心理治疗置针、药治疗之先，强调“病为本，工为标”，调整患者的神机是决定治疗成败的关键，否则“标本不得，邪气不服”。《内经》已经认识到医师的言谈举止、对待患者的态度等，无不给患者以各种不同的心理影响，而心理治疗不仅对情志所伤的疾病具有直接的治疗作用，即使对某些躯体疾病，进行必要的心理治疗，也是大有裨益的。这些见解在《内经》的许多治则治法中都是一以贯之的。

《内经》养生学说与现代西方医学预防疾病理论的不同之处，就是在于《内经》更重视人自身品性的修养，强调全德善性，提高自身的心身素质，以防御疾病的发生和延年益寿。因此，在《内经》养生理论中，养神更重于养形，形神和谐才是健康长寿的保证。这些观点在养生保健中颇有特色，且意义深远。

三、对《内经》心理医学思想的评价

《内经》心理医学思想是古代心理学知识和医学相结合的产物，这些思想对中医学术的发展及临床实践具有重要价值，因此值得我们发掘和研究。

（一）促进医学模式转变

《内经》已经基本奠定了中医学的模式，其基本精神是建立在中国传统文化和方法论基础之上的，体现了中医学的特色。

《内经》认为，它所探究的对象，不是光具身躯形质的人体，而是“形神合一”的“人”，也即形（生物形质）、神（精神心理）活动有机结合的人，形神两者缺一便不成为“人”。由于人生活在天地之间，时空之内，形神功能活动不可避免地受到周围环境（自然环境和社会环境）的影响。因此，置人于自然、社会环境的变化中，以分析考虑其功能状态；并结合环境变化诸因素，进行诊断、治疗、预防等一系列医疗实践活动，是中医学的基本原则。这一原则不仅完整地体现于《内经》的学术思想中，也仍在今日的中医理论体系中占主导地位[24]。

故《内经》指出，凡为医，当“上知天文，下知地理，中知人事”。天文、地理概指自然环境中种种影响因素，“人事”则泛指社会人际诸事。医师必须从“天、地、人”三方面去考察人的心身活动情况及其疾病的病因病机，从而制订出防治疾病的种种方案和措施。后世称《内经》的这一医学原则为“天地人三才”医学模式。

在这一医学模式中，人被视为形神合一、生理和心理活动相互协调统一的“人”。这一精神促使人们认识到建立良好的医患关系，调动患者的健康心理活动可以促使疾病的康复。

令人惊诧的是,《内经》这一医学模式与现代社会—心理—生物医学模式在基本观点上十分相似。这表现在两者都不把"人"视为一个超然独立、与世无关的实体,而是看做自然、社会环境中的一员。因此认识健康与疾病,不仅着眼于独立的个体,更注意人与周围环境的相互联系、相互影响。其次,两者都注意到精神心理因素在健康和疾病中的作用。第三,两者都敦促医学工作者把他的注意力,从单纯注重"病"转移到首先注重生病的"人",其次再考虑他所患的"病"。因为病常因人而异,知道谁生了病,有时比了解生了什么病更为重要。这些将显著提高医疗卫生事业的社会效益和诊治活动的实际效果。

总之,从《内经》心理医学思想上折射出来的中医学模式,虽然尚有朴素及简陋之嫌,但却含有丰富的、科学的内核,对未来医学的发展具有启迪和借鉴作用。

(二)促进病因学研究

《内经》认为,情志因素能否致病,一方面取决于这些刺激的强度、频度和时限,另一方面则取决于患者对该刺激的敏感性与耐受度。每个人对刺激的敏感性和敏感度都有所不同,这是由于个人的素质不同的缘故。素质包括了体质与气质,由于体质气质的形成过程非常复杂,因而形成个体的素质差异性很大,因此,人体患病时,虽病因相同,却因个体素质之不同而表现不同的证。从《内经》强调情志因素与疾病发生发展的关系,并进而深入研究其内在机制及其演变的规律,以完善病因学的研究,对于深入了解疾病的本质,具有重要学术价值。

(三)提高诊治疾病效果

近年来,人们发现疾病的发生率与治愈率并未随着医疗保健费用的升高而改善。其中主要原因是人们忽视了现今人类有着极为丰富而复杂的心理活动,许多疾病的发生、发展与转归都和心理因素相关。许多心身相关的疾病单纯采取药物来治疗,往往是不够的,甚至是无效的。而采用或配合运用心理治疗,却可发挥积极作用。

《内经》心理医学思想提示人们,不仅要重视针灸、药物、按摩等方法的治疗作用,更重要的是强调社会和心理治疗的效能,若将《内经》诊治方法运用于医疗实践,改进诊治疾病的措施,必能提高诊治疾病的效果。

(四)加强心理保健,提高心身素质

人的健康必须包括身体和精神方面的完好状态和良好的社会适应性。《内经》心理医学思想强调养生防病的目标是"尽终其天年"。在《内经》的一系列养生防病原则和措施中,特别强调精神调摄,做好心理保健,如"心安而不惧";"以恬愉为务","恬惔虚无","精神内守","和喜怒而安居处","嗜欲不能劳其目","淫邪不能惑其心"等,通过人的自觉心理修养,注意心理卫生,达到心理健康,利用积极的心理作用影响生理,以提高心身素质。

(五)创立具有中医特色的心理医学体系

近年来,心身疾病呈逐年上升的趋势,医务工作者目前正面对大量的心身疾病。现代心身医学体系的建立,迄今不过60年左右的历史,已促使了医学模式的转变,而具有2000多年历史的中医学理论,已经将心理因素可以致病的思想,作为其整体医学理论体系中不可分割的一部分而加以阐述,明确地将"七情"定为三大致病因素之一。中医学面对社会发展的趋势与其拥有的理论基础的条件,创立具有中医特色的心理医学体系是完全必要的。

以《内经》为标志的中医学理论体系的奠基之作,其中隐含的心理医学思想、理论和防治疾病的方法,已经初露端倪,也为中医心理医学体系的建立奠定了一定基础。历代医学文献包括大量的防治疾病的医案,又续《内经》之绪余,在理论上深入开拓,在实践中积累了许多经验，为构建具有中医特色的心理医学体系提供了可能。

创立具有中医特色的心理医学体系是中医学术发展的需要，是迎合科学发展潮流的需要，是满足医疗市场的需要，也是提高诊治疗效的需要。无数事实证明，深入开展中医心理医学的研究，前景广阔。

（王庆其）

第七节 《内经》的社会医学思想

社会医学就是从社会角度研究医学问题，即研究社会因素同人类群体或个体健康、疾病发生发展及其防治的关系。社会医学（social medicine）一词，虽由西方学者在19世纪首先提出，但有关社会医学的一些内容早在中国古代的医学著作中即有所体现。特别是《内经》，以其成书之早，所载社会医学内容之丰，而独树一帜，值得深入剖析。

一、《内经》社会医学的基本内容

（一）《内经》中的社会分期及医学源流说

《内经》中许多篇章描述了古代社会与医学起源及其最初发展的情况。与此相联系，《内经》将古代分为上古（远古）、中古和暮世3个历史阶段。为论证这种分期，我们引述两段经文。

《素问·移精变气论》："往古人居禽兽之间，动作以避寒，阴居以避暑，内无眷慕之累，外无伸宦之形，此恬憺之世，邪不能深入也。故毒药不能治其内，针石不能治其外，故可移精祝由而已。当今之世不然，忧患缘其内，苦形伤其外，又失四时之从，逆寒暑之宜，贼风数至，虚邪朝夕，内至五脏骨髓，外伤空窍肌肤，所以小病必甚，大病必死，故祝由不能已也。"《素问·汤液醪醴论》："自古圣人之作汤液醪醴者，以为备耳，夫上古作汤液，故为而弗服也。中古之世，道德稍衰，邪气时至，服之万全。帝曰：今之世不必已何也？岐伯曰：当今之世，必齐毒药攻其中，镵石针艾治其外也。帝曰：形弊血尽而功不立者何？岐伯曰：神不使也。帝曰：何谓神不使？岐伯曰：针石，道也。精神不进，志意不治，故病不可愈。今精坏神去，荣卫不可复收，何者？嗜欲无穷，而忧患不止，精气弛坏，荣泣卫除，故神去之而病不愈也。"

从上述两段经文可知，远古人穴居野处，为了生存和健康，人们"动作以避寒，阴居以避暑"。氏族部落过着群居生活，劳动果实很少，大家分享后并无剩余，私有观念尚未萌生，堪称"恬憺之世"。当时危害人们健康的主要是外邪和外伤，情志伤脏的内在因素很少，故邪气难于深入，疾病轻浅单纯。另一方面，由于上古时期生产力极不发达，人们很难掌握自己的命运，屈服于自然力，遂令巫术盛行。巫术深入到社会生活的各个方面，"可移精祝由而已"，便是对先人治病采用巫术的记载。马王堆汉墓出土帛书《五十二病方》中有大量"祝词"，至后汉张机《伤寒杂病论》序中谓"卒然遭邪风之气，婴非常之疾，患及祸至，而方震栗，降志屈节，钦望巫祝，告穷归天，束手受败"，说明"祝由"之术在中国历史上延续了很长时间。值得称道的是，《内经》作者很早就看到了医药科学必然战胜巫术的历史趋势，断然称"当今之世"，疾病复杂深重，"祝由不能已也"。其次，上古酿酒术可能还未发明，待其发明时，或已接近中古。酒从饮料而渐渐介入医疗，在很长一段时间内，酒剂应用并不广，即所谓"为而弗服也"，"以为备耳"。再次，上古人的寿命，据《内经》作者的描绘是很长很长的。认为懂得养生之道者，可"度百岁乃去"；而那些得道的"真人"、"至人"等，则会有不可思议的超常寿命，这恐是作者的一种理想寄托。

中古之世，人们的私有观念渐浓，原始公社式的“天下为公”意识已趋淡薄，“道德稍衰”，疾病种类有所增多，但似不那么深重，醪醴等酒剂正可大显身手，即所谓“服之万全”。此期治病，还采用砭石、汤液及药物治疗，祝由疗法仍在通行。

我们据《内经》描述推测，“上古”，似指炎黄之前及其后的很长一段历史时期，私有制尚未产生。“中古”当指禹之后的夏、商及西周时期。由于作者的崇古思想，认为“中古”还不是一个很糟糕的社会，王冰也附会说：“虽道德稍衰，邪气时至，以心犹近道，故服用万全。”实则“中古”已是黑暗的奴隶制社会，残暴的统治者“心犹近道”是不可能的。如果说《内经》所描绘的“上古”、“中古”的社会面貌，皆出自传说或推测，那么对“暮世”的记述则近于写实。“暮世”，即作者所处的时代，故又称为“当今之世”，相当于春秋战国及秦汉时期。《内经》所反映的社会状态及科学文化包括医疗的成就，大多是对“暮世”阶段的写照。

“暮世”是一个多战乱的社会。春秋战国时期国家基本处于分裂状态，诸侯争霸，弱肉强食，战争不断。秦汉是统一的国家，但也经历着王朝的更迭及削平异姓王、同姓王之战。于是《内经》中便有“两军相当，旗帜相望，白刃陈于中野者，此非一日之谋也。能使其民，令行禁止，士卒无白刃之难者，非一日之教也，须臾之得也”之类描述战争场面的句子。甚至言针具亦以兵器相喻：“夫大于针者，惟五兵者焉。五兵者，死之备也，非生之具。且夫人者，天地之镇也，其不可不参乎！夫治民者，亦唯针焉。”(《灵枢·玉版》)战争除使士卒遭白刃之难，战伤累累外，还会改变部分统治者的地位。所谓“封君败伤”、“始富后贫”，说的就是一些王侯失势，顷刻间权势化为乌有，沦为奴隶或平民的情形。“暮世”是一个灾害频发的社会。除战乱外，灾害饥馑也不时威胁着国家和人民。《灵枢·岁露论》说：“正月朔日，风从南方来，命曰旱乡，从西方来，命曰白骨，将国有殃，人多死亡。正月朔日，风从东方来，发屋，扬沙石，国有大灾也。正月朔日，风从东南方行，春有死亡。正月朔日，天和温不风，籴贱，民不病；天寒而风，籴贵，民多病。此所谓候岁之风，残伤人者也。”自然灾害影响国民的程度，除自然灾害本身的破坏力外，社会抵御灾害的能力也起着重要作用，籴贵及饥馑必然会使疾病更易发生和流行。“暮世”是一个道德沦丧的社会。在劳苦大众只能以菽藿充饥的同时，一些王公大人却过着“以酒为浆，以妄为常，醉以入房，以欲竭其精，以耗散其真，不知持满，不时御神，务快其心，逆于生乐，起居无节”(《素问·上古天真论》)的生活，他们的寿命缩短，往往“半百而衰”，中寿而亡。不可否认，《内经》崇古贱今，但从其描述中却透露出暮世是医学发展的快速时期，证实了时代要求是医学发展动力的真理。

(二)《内经》有关社会状况与人群疾病的记载

1. 经济生活与疾病

《灵枢·九针十二原》说：“余子万民，养百姓，而收其租税。余哀其不给，而属有疾病。”这里“百姓”与“万民”对举，百姓仍有百官之意，万民即社会底层的劳苦大众。在土地上耕作的农民，由于要缴纳繁重的租税，饱受压迫和剥削，虽终日劳作而不得温饱，普遍营养不良，难以抵御病邪，而接连发生疾病。由于居住和饮食条件较差，劳动者所患多为外感病，特别是受灾年月，温疫容易在这一群体中发生和流行。

2. 生活方式与疾病

《内经》中多次提到的君王、公侯、群臣，则是属于压榨劳苦大众的另一群体。“王公大人，血食之君，骄恣从欲，轻人而无能禁之”(《灵枢·师传》)。他们高高在上，养尊处优，骄奢淫泆，易患中风、消渴、痈疽、虚损之类的疾病。其原因正如《素问·生气通天论》所说：“高梁厚味，足生大丁。”《素问·通评虚实论》所说：“消瘅仆击，偏枯痿厥，气满发逆，甘肥贵人，则高梁之疾也。”还有，纵欲会“竭其精”、“耗其真”，是多种疾病之源，还会损寿，即前已提及的“半百而衰”。正如《吕氏春秋·孟春纪·本生》所说：“贵富而不知道，适足以为患……出则以车，入则以辇，务以自佚，命之曰招蹷之机；肥肉厚酒，务以自强，命曰烂肠之食；靡曼皓齿，郑卫之音，务以自乐，命曰伐性之斧。三患者贵富之所致也。”

3. 社会心理与疾病

自私有制出现以来，人们告别了往古的“恬惔之世”，失去了质朴无邪的天性。物欲横流，权位纷争，“嗜欲无穷，而忧患不止”，遂令疾病越来越多，越来越复杂深重。忧患，患得患失，倾慕高官，企踵富贵。若“伸宦”而未得，名利未能求，则怀抱悒悒，神思恍惚，“忧患缘其内”，令疾病从内而发。如《素问·通评虚实论》说：“隔绝闭塞，上下不通，则暴忧之病也。”《素问·疏五过论》也说：“离绝菀结，忧恐喜怒，五脏空虚，血气离守。”张介宾注：“离者失其亲爱，绝者断其所怀，菀谓思虑抑郁，结谓深情难解，忧则气沉，恐则气怯，喜则气缓，恚则气逆，凡此皆伤其内，故令五脏空虚，血气离守。”（《类经·论治类十八》）五脏空虚及气血失常会变生许多疾病，如《素问·示从容论》所谓“肝虚肾虚脾虚，皆令人体重烦冤”，《灵枢·邪气脏腑病形》所谓各脏脉“微小为消瘅”等，皆是其例。

4. 社会风气与疾病

《素问·腹中论》说：“热中消中，不可服高梁芳草石药。石药发瘨，芳草发狂。”这是针对古代上流社会的一种服食之风而说的。服食，亦称服石，即服用玉石一类矿物药以及一些有香气的草药，寒食散（即五石散，由钟乳石、紫石英、白石英、硫黄、赤石脂 5 种石药组成）为其代表方剂。服食与神仙之术一样，为历代统治者所崇尚。先秦即已兴起的求仙和服食之风，发端于帝王，风靡于士大夫，流毒于民间。《史记》载秦始皇派徐市、卢生等人赴海上求仙及长生不死之药，汉武帝所宠信的方士李少君、栾大等为之“化丹沙诸药剂为黄金”。服石的结果，往往事与愿违，长寿自是无望，反增诸多疾病。《史记》仓公“诊籍”之二十二已记载了服五石发痈疽而死的案例，谓“中热不溲者，不可服五石。石之为药精悍”，“刚药入则动阳，阴病益衰，阳病益著，邪气流行，为重困于俞，忿为发疽”。《内经》也认为“芳草之气美，石药之气悍”，但是由于劝阻不住那些服石者而只能发出无奈之叹：“夫热中消中者，皆富贵人也。今禁高梁，是不合其心；禁芳草石药，是病不愈”。《内经》所反对的服石之风，一直延续至隋唐以后。《晋书》记载晋哀帝司马丕，后魏开国皇帝道武帝拓跋珪等皆死于寒食散。魏晋时期医学家皇甫谧，“久婴笃疾”，又服散失度，致“隆冬裸袒食冰，当暑烦闷，加以咳逆”，险些丧命。他致力医学，除撰《针灸甲乙经》外，另著《论寒食散方》二卷。其后各种“解散”方书纷纷问世，至《隋书·经籍志》收录解散方达 20 家之多，大型方书如隋代巢元方《诸病源候论》、唐代王焘的《外台秘要》和日本人丹波康赖的《医心方》也有解散专卷。可见，古时的服食和现代吸食鸦片等毒品一样，已成了严重的社会问题。

5. 社会地位变迁与疾病

国家的统一与分裂，国与国之间的征战与吞并，加之天灾频发，必然导致社会的动荡，严重影响人们的物质生活和精神生活。国破家亡者，丢官失势者，穷困潦倒者，其精神上的创伤尤甚于财产的损失。《素问·疏五过论》所说的“故贵脱势，虽不中邪，精神内伤，身必败亡”，就是这种情况。显然，社会因素致病，范围之大，程度之重，都是不可低估的。

6. 区划风土与疾病

中华古国，幅员广阔，民族众多，四方水土有别，民俗各异，发病趋向也多有不同。《素问·异法方宜论》指出：东方临海，居民食鱼嗜咸，"其病皆为痈疡"；西方为沙漠，"水土刚强"，其民食肉类而肥胖，"其病生于内"；北方为高寒地带，"其民乐野处而乳食，脏寒生满病"；南方气候炎热潮湿，"水土弱"，"其民嗜酸而食胕"，"其病挛痹"；中央为肥沃平原，物产丰富，"其民食杂而不劳"，"其病多痿厥寒热"。此中简要总结了由于地理环境及风俗习惯的不同，而易发生具有地方特点的疾病。实则地域之别不止有五，患病种类亦五花八门，此仅举例而已。

（三）《内经》关于医患关系社会意义的讨论

《内经》素有以人为本，以患者为本的思想。这种思想明确地写进了《素问·汤液醪醴论》中："病为本，工为标。"即患者及病证为本，医工及诊疗技术为标。这个结论源于长期的医疗实践，篇中又通过具体病例进行了论证。"帝曰：夫病之始生也，极微极精，必先入结于皮肤。今良工皆称曰病成，名曰逆，则针石不能治，良药不能及也。今良工皆得其法，守其数，亲戚兄弟远近音声日闻于耳，五色日见于目，而病不愈者，亦何暇不早乎？岐伯曰：病为本，工为标，标本不得，邪气不服，此之谓也。"这是一个病一发作即已成为重症逆症的病例，缺乏起病时病情单纯轻浅的一般过程，可以判定不是外感病，而是个积渐日久而又一朝暴发的内伤病。患者有亲戚朋友相拥，又有延请众多高明医师的能力，表明病家系望族大户，患者为富贵之人。面对这样的病例，众多良医束手无策，遂令人感到患者是根本，医师只居从属地位，再高明的医术在这样的患者面前也没有用武之地。那么，患者何以能居"本"位呢？王冰的解释是："言医与病不相得也。然工人或亲戚兄弟该明，情疑勿用，二先备识，不谓知方，针艾之妙靡容，药石之功匪预，如是道虽昭著，万举万全，病不许治，欲奚为疗！《五脏别论》曰：拘于鬼神者，不可与言至德；恶于针石者，不可与言至巧；病不许治者，病必不治，治之无功。此皆谓工病不相得，邪气不宾服也。"王冰着眼于医患关系，认为患者失于配合是邪不除、病不愈的主要原因，这是切题之语，但尚不能包括"病为本"的全部内涵。"病为本"，理应包括患者的多方面情况，诸如患者所处的自然、社会及家庭环境，患者的经济状况、职业、经历、嗜好、体质、人格特点以及对健康与疾病的态度，等等。医工之标，必须随这个病本而转移。否则，仅仅看到疾病的一般表现，不深察患者所固有的特定情况，必然会发生误诊、误治或贻误诊疗时机的严重后果。《素问·移精变气论》所说的"逆从倒行，标本不得，亡神失国"，就是指的这种结局。

患者之本，因人而异。时代、社会及人的政治经济地位和行为因素都是构成"本"的重要基础。如上所举的病例，"病成，名曰逆"是其本的外在表现，究其源，该病即当属于同篇所谓"神不使"一类的疾病。篇中交代，当今之世，人们的道德堕落，"形弊血尽而功不立者何？岐伯曰：神不使也"，"嗜欲无穷，而忧患不止，精气弛坏，荣泣卫除，故神去之而病不愈也"。即有些疾病是由于纵欲及忧患所致，精血暗耗，初始不显，一俟病成，则如大厦之将倾，势难挽回。若早期发现，或可设法补救，使其神气回复；而防止其发生，规范其社会行为，方是识本治本的有效方法。

二、《内经》社会医学思想的学术价值

（一）丰富了中医病因学理论

《内经》从自然和社会两大方面来探究疾病的发生，不仅认为"人与天地相参也，与日月相应也"（《灵枢·岁露论》），更主张"道上知天文，下知地理，中知人事，可以长久，以教众庶，亦不疑殆。医道论篇，可传后世，可以为宝"（《素问·著至教论》）。《灵枢·逆顺肥瘦》说：

“圣人之为道者，上合于天，下合于地，中合于人事，必有明法，以起度数，法式检押，乃后可传焉”。这就是说，《内经》将知天地人视为理论基石，置于法规的高度，并作为医事教育的准绳。天和地，为自然界；人事，指人类社会状态及社会成员的行为，包括社会的政治、经济、文化教育、道德、法律、民俗及人的个体差异（性别、年龄、体质、人格、心理等）。可见，《内经》理论体系源于对人与自然、人与社会关系的认识。

人具有自然（生物）属性，也具有社会属性。谓上古、中古、暮世之人即不同时代的人；谓“君王众庶”、“卑贱富贵”、“愚智贤不肖”，即社会各色人等。人的健康在受多种自然界因素影响的同时，也受到社会诸多因素的影响。全面审视《内经》关于疾病发生的内容，现将其病因系统归纳如下，而后据《内经》的记载作一简论。

《内经》的病因系统

- 致病因素
  - 自然环境
    - 天气：风、雨、寒、暑、湿、燥、雾、露等
    - 天象：天宿失度，日月薄蚀，月郭圆缺
    - 地理：地域，地势
  - 社会环境
    - 政治：政体，战争，阶级地位
    - 经济：经济制度，人之贫富
    - 道德：嗜欲无穷（物欲、权欲、色欲）
    - 心理：喜、怒、忧、思、悲、恐、惊等
    - 信仰：崇拜、迷信
    - 民俗：生活习俗等
    - 饮食：嗜食，偏食，饱食，冷食
    - 劳伤：体劳，房劳
    - 中毒：毒物（包括药物），醉酒

气候异常：《内经》多篇有“百病之始生”的话题。《灵枢·百病始生》曰百病“皆生于风雨寒暑，清湿喜怒”，《灵枢·口问》曰“皆生于风雨寒暑，阴阳喜怒，饮食居处，大惊卒恐”。《灵枢·顺气一日分为四时》曰“必起于燥湿寒暑风雨，阴阳喜怒，饮食居处”。其中的风、雨、寒、暑、湿、燥，属于气候因素。与此相类，《素问·生气通天论》又有“无见雾露”，《素问·阴阳应象大论》概括为寒、暑、燥、湿、风五气，运气诸篇则依三阴三阳律为风、寒、暑、湿、燥、火六气，后世多宗之，而谓之“六淫”。

天象异常：天象包括天体中日月星辰的运动及发光等。《灵枢·痈疽》说：“天宿失度，日月薄蚀，地经失纪，水道流溢，草萱不成，五谷不殖，径路不通，民不往来，巷聚邑居，则别离异处，血气犹然。”《灵枢·岁露论》则说：“月满则海水西盛，人血气积，肌肉充，皮肤致，毛发坚，腠理郄，烟垢著。当是之时，虽遇贼风，其入浅不深。至其月郭空，则海水东盛，人气血虚，其卫气去，形独居，肌肉减，皮肤纵，腠理开，毛发残，膲理薄，烟垢落。当是之时，遇贼风则其入深，其病人也卒暴”。天宿失度，是古人所说的日月星辰有不正常运行，如彗星、流星等。日月薄蚀，即日食月食。日月星辰运行中发生一些奇异现象，出现日食和月食，以及月亮的朔望圆缺等，都会对疾病的发生有一定的影响。这是古人观察事物的入微处，也反映了中国古代天文学的成就。

地理因素：地理包括地域和地势。东西南北中五方，地域不同，水土有别，会有不同的多发病，如前文引述的《素问·异法方宜论》之所载。《吕氏春秋·季春纪·尽数》也有“轻水所多秃与瘿人，重水所多尰与躄人，甘水所多好与美人，辛水所多疽与痤人，苦水所多尪与伛

人。”说明早在战国年间就已看到了各地水质对人健康的不同影响，已萌生“地方病”之概念。关于地势高低及地形变化，经中亦不乏记载，如《素问·五常政大论》：“地有高下，气有温凉，高者气寒，下者气热，故适寒凉者胀，之温热者疮……此腠理开闭之常，太少之异也”，“崇高则阴气治之，污下则阳气治之。阳胜者先天，阴胜者后天，此地理之常，生化之道也……高者其气寿，下者其气夭，地之小大异也”。篇中所言地势与疾病及寿命的关系，基本是符合实际的。

政治：包括国家政体、治乱状态及人的阶级地位等。中国古代的国家政体都是王权统治的奴隶制或封建制，就战国至秦汉而言主要为封建制国家，但有中央集权与诸侯割据之别。《内经》诸篇所反映的既有统一的国家，也有多个小国的分裂状态。国家政权的状态，关系到社会的稳定与否，动荡的社会往往造成疾病的高发。频仍的战事带来的社会问题更多，军士的伤亡，家园的毁坏，以及领土和财富再分配的战争结局，更令失势者精神遭到重创，引发严重的心身疾病。至于阶级地位，经中多次提到的君王公侯、各级官吏，属于统治阶级，即所谓“大人”；万民、众庶、布衣、黔首，则是被统治阶级，即所谓“小人”。“膏粱菽藿之味，何可同也”（《灵枢·根结》），前者富贵，后者贫贱，两者有着不同的体质状态和疾病谱，即使患同样疾病，其临床表现也会有许多不同。

经济：“王公大人，临朝即位之君”（《灵枢·师传》），人数虽少，却占有全国绝大部分土地和财富。“养百姓，而收其租税”，大小封建领主把土地出租给农民，向农民收取高额的租税。农民衣食不足，贫病交加，就是被剥削压榨的恶果；剥削者饱食终日，除膏粱厚味带来的疾病外，一旦破产，“虽不伤邪，皮焦筋屈，痿躄为挛”，所发亦多为心身疾病。

道德：《素问·上古天真论》勾画出的道德标准是：“嗜欲不能劳其目，淫邪不能惑其心”，“志闲而少欲，心安而不惧”，“高下不相慕，其民故曰朴”，“适嗜欲于世俗之间，无恚嗔之心，行不欲离于世，举不欲观于俗，外不劳形于事，内无思想之患，以恬愉为务，以自得为功”，如此则“德全不危也”。道德堕落者，“嗜欲无穷，而忧患不止”，私欲膨胀，患得患失，唯名利是务，纵欲贪色，皆伤精伤神，致“精气弛坏，荣泣卫除”，“神去之而病不愈也”。道德衰落，每易罹患疾病，且病情严重复杂，不易治愈。

心理：导致疾病的异常心理因素多与社会有关，《素问·疏五过论》等篇所说的损伤精气之“暴乐暴苦”、“始乐后苦”，伤阴之“暴怒”，伤阳之“暴喜”，令“五脏空虚，血气离守”之“离绝菀结，忧恐喜怒”，以及“忧患不止”，“眷慕之累”，“伸宦之形”等，皆源自国破家亡、权位跌落、仕途坎坷、穷困潦倒、亲人离散等社会事件或个人平生遭际。诸多社会心理因素可概括为喜、怒、忧、思、悲、恐、惊七情过激。情志失和则伤害藏神的五脏导致精神与躯体病证，如《灵枢·本神》说：“心怵惕思虑则伤神，神伤则恐惧自失，破䐃脱肉，毛悴色夭，死于冬；脾愁忧而不解则伤意，意伤则悗乱，四肢不举，毛悴色夭，死于春；肝悲哀动中则伤魂，魂伤则狂忘不精，不精则不正当人，阴缩而挛筋，两胁骨不举，毛悴色夭，死于秋；肺喜乐无极则伤魄，魄伤则狂，狂者意不存人，皮革焦，毛悴色夭，死于夏；肾盛怒而不止则伤志，志伤则喜忘其前言，腰脊不可以俯仰屈伸，毛悴色夭，死于季夏。”《素问·血气形志》也说：“形乐志苦，病生于脉”，“形乐志乐，病生于肉”，“形苦志乐，病生于筋”，“形苦志苦，病生于咽嗌”“形数惊恐，经络不通，病生于不仁”。七情伤人致病之广、之深、之重，于此可见一斑。

信仰：《内经》虽未明确记载某种宗教信仰，但提到了“拘于鬼神者”，还有“真人”、“至人”等“道者”的提法。其实，上古时代是一个充满着原始宗教氛围的社会，部族图腾，自然崇拜、祖先（灵魂）崇拜，使先民形成了根深蒂固的迷信思想和鬼神观念。随着时代的进步，生产的发展，迷信崇拜的市场会逐渐缩小，但不能大范围消除。占卜的普遍应用，方术之士的到处游说，特别是帝王兴师动众的求仙、封禅、祭天、祭祖活动，都为巫术迷信保留了市场，有时还会兴风作浪。迷信阻碍了人们对客观世界的认识和改造。在医学领域里，它阻碍着对疾病的正确认识和治疗。《灵枢·贼风》真实地记载了这种认识疾病的误区："其毋所遇邪气，又毋怵惕之所志，卒然而病者，其故何也？唯有因鬼神之事乎？"古代医家痛感于此，遂奋起与之抗争。《史记》载战国名医扁鹊（秦越人），把"信巫不信医"作为"六不治"之一。《内经》也庄严声明："拘于鬼神者，不可与言至德。"（《素问·五脏别论》）说明许多医家已清醒地看到，患者的迷信鬼神不仅会影响治疗，也会因其"疑神疑鬼"而增加一些疾病本身本不应有的症状，使病情更为复杂。

民俗：即民间的风俗，历代相沿积久而成。《汉书·地理志下》："凡民函五常之性，而其刚柔缓急，音声不同，系水土之风气，故谓之风；好恶取舍动静亡常，随君上之情欲，故谓之俗。"谓由自然条件不同而形成的习尚叫"风"，由社会环境不同而形成的习尚叫"俗"。《内经》所载五方地域之水土及生活习俗有异而引发不同疾病，已如前述；"随君上之情欲"而兴起服石之风，其后果为明显的药物中毒，又见于中毒项中。

饮食习惯：饮食为病，可因嗜食、偏食、饱食和冷食等所致。如《素问·生气通天论》说："味过于酸，肝气以津，脾气乃绝。味过于咸，大骨气劳，短肌，心气抑。味过于甘，心气喘满，色黑，肾气不衡。味过于苦，脾气不濡，胃气乃厚。味过于辛，筋脉沮弛，精神乃央。"《素问·五脏生成》也说："多食咸，则脉凝泣而变色；多食苦，则皮槁而毛拔；多食辛，则筋急而爪枯；多食酸，则肉胝䐢而唇揭；多食甘，则骨痛而发落。"嗜食、偏食固然为个人好恶，但自然区划、社会时尚也是其中重要因素，并且有群体性质，如《素问·异法方宜论》所说，东方之域"其民食鱼而嗜咸……鱼者使人热中，盐者胜血，故其民皆黑色疏理，其病皆为痈疡"。余者西方、北方、南方、中央皆有各自的生活条件、饮食习惯、体质特点及好发病证。《素问·上古天真论》则述及没落贵族"以酒为浆"，《素问·通评虚实论》也有"消瘅仆击，偏枯痿厥，气满发逆，甘肥贵人，则高梁之疾也"的记载，说明在特定时代，某些社会群体有其特殊的（良好的或不良的）饮食方式，影响病发特点。

中毒：应包括食物中毒和药物中毒等。食物中毒是容易发生的，惜《内经》未予明确记载，然多次提到的霍乱病则不能完全除外食物中毒。药物中毒之典型案例即前所提到的"石药发癫，芳草发狂"，实为服食不当中毒所致。故《素问·征四失论》有"或伤于毒"之问。另外，醉酒的某些后果亦可视为中毒。《灵枢·论勇》记载了行为反常的"酒悖"："酒者，水谷之精，熟谷之液也，其气慓悍，其入于胃中，则胃胀，气上逆，满于胸中，肝浮胆横。当是之时，固比于勇士，气衰则悔。与勇士同类，不知避之，名曰酒悖也。"《素问·病能论》也记载了"酒风"之病："有病身热解堕，汗出如浴，恶风少气，此为何病？岐伯曰：病名曰酒风。"

（二）完善了中医学防治理论

防治疾病，《内经》也同样从天地人大视角出发，既重视驱除自然界的致病因素，也重视纠正社会性致病因素造成的后果。《素问·疏五过论》说："圣人之治病也，必知天地阴阳，四时经纪，五脏六腑，雌雄表里，刺灸砭石，毒药所主，从容人事，以明经道，贵贱贫富，各异品理，问年少长，勇怯之理，审于分部，知病本始，八正九候，诊必副矣。"从容，指举动行为。这里是说，治病的最高法度须将"天地阴阳"和"从容人事"并举，二者相合方能涵盖和指导整个防治理论，任何一方皆不可或缺。这是《内经》的一个基本认识。

自然与社会并重的医学思想，贯穿于《内经》防治理论和实践中。在疾病的预防上，《内经》主张"虚邪贼风，避之有时，恬惔虚无，真气从之，精神内守，病安从来"(《素问·上古天真论》)。虚邪贼风是来自天地自然之邪气，要及时避开它，以免伤形；思想要恬惔，摒除由于社会不良影响而滋生的一切私欲杂念，以免伤神。从这两方面进行养生防病，肯定会收到良好的效果。又，《素问·宝命全形论》说："针有悬布天下者五，黔首共余食，莫知之也。一曰治神，二曰知养身，三曰知毒药之真，四曰制砭石大小，五曰知腑脏血气之诊。"本段文字是诊治疾病的纲领，其中治神与养身，是治病的着眼点。治神以调节情志，解除悲哀忧愁的困扰；养身可以壮形体，令气血和调而驱邪外出。治神并养身非常适于心身疾病的需要，也可视为治病的一般性原则。关于治神的方法，《内经》提出了以情胜情和语言疏导等多种方法。如《素问·阴阳应象大论》按五志之五行相胜规律，谓"悲胜怒"，"恐胜喜"，"怒胜思"，"喜胜忧"，"思胜恐"，后世医家曾依法用之而获效。《灵枢·师传》记载了语言疏导法："人之情，莫不恶死而乐生，告之以其败，语之以其善，导之以其所便，开之以其所苦，虽有无道之人，恶有不听者乎？"这些都是社会医学思想在疾病诊治中的应用。

三、《内经》社会医学思想的应用

(一)诊病须察社会因素

由于六淫之邪伤人多立即发病，且病变明显，易被察知，而社会因素致病多缓渐，且隐微不显，加之患者之"本"又各不相同，故诊病时必须有意识地询问相关情况，即重视问诊。《素问·征四失论》说："诊病不问其始，忧患饮食之失节，起居之过度，或伤于毒，不先言此，卒持寸口，何病能中，妄言作名，为粗所穷"，"不适富贵贫贱之居，坐之薄厚，形之寒温，不适饮食之宜，不别人之勇怯，不知比类，足以自乱，不足以自明"。这是长期经验之积累，教训之总结，令人警醒地领悟到问诊是不可忽视的，所问的要点，诸如富贵贫贱、忧患悲喜、饮食及中毒、起居之失度，以及体质等个体差异，皆需悉数了解清楚。

《内经》认为，把握社会大环境是非常重要的，医师虽不居官位，但也要用心观察社会，观察人生，以知晓患者发病的社会原因。《灵枢·师传》说："入国问俗，入家问讳，上堂问礼，临病人问所便。"问俗、问讳、问礼、问所便，能够了解到患者所在国度的政治气候、风俗习性、家庭及宗族信仰情况，以及患者的痛苦及好恶。战国时的秦越人可称得上是入国问俗的先驱。《史记·扁鹊仓公列传》载："扁鹊名闻天下。过邯郸，闻贵妇人，即为带下医；过雒阳，闻周人爱老人，即为耳目痹医；来入咸阳，闻秦人爱小儿，即为小儿医，随俗为变。"随俗而更换医科，只为俗的一种，《内经》所指的俗当比扁鹊所随之俗要广得多，国家治乱等多种情况皆已包括在内。

在诊病过程中，《内经》要求医师行为要端庄，精神要集中，即《素问·方盛衰论》"诊有大方，坐起有常，出入有行，以转神明，必清必净，上观下观，司八正邪，别五中部"，如此才能明察秋毫，外可知邪气的侵袭，内可知五脏的变化。《素问·移精变气论》还设计了一个理想的诊病环境："闭户塞牖，系之病者，数问其情，以从其意，得神者昌，失神者亡。"在幽静的环境里，在平和的心态中，耐心地了解发病的全过程，包括发病的背景因素，乃至患者的隐情等，这样才能作出全面而正确的诊断，才能制订出针对全部证候和具体患者的治疗原则和方法。

(二)社会因素相关疾病

疾病是复杂的，就致病因素而言，有些是单纯的六淫疾病，有些由社会因素而引起，有些则是二者兼而有之。我们将后两者称之为社会因素相关疾病。《内经》许多篇章载有社会因素相关疾病，现摘其要者。

1. 脱营、失精

《素问·疏五过论》:"尝贵后贱,虽不中邪,病从内生,名曰脱营。尝富后贫,名曰失精,五气留连,病有所并。"脱营与失精皆为精神气血严重耗伤之病,由于"不在脏腑,不变躯形",使诊断十分困难,即"诊之而疑,不知病名"之谓。这就需要仔细询问病史,调查疾病的发生、发展全过程。通过问诊得知,二病发于政治失势、经济破产,属于严重的社会心理疾患。显然,对这类心身疾病,若不调理好心灵创伤和心理失衡,再好的补益药物也是不会奏效的。

2. 痿病

痿是一组大病,病因非常复杂,治疗颇为棘手。《素问·疏五过论》指出单一情志因素也可以致痿:"始富后贫,虽不伤邪,皮焦筋屈,痿躄为挛。"《内经》论痿专篇《素问·痿论》认为五痿之中,痿躄起于"有所失亡,所求不得";脉痿起于"悲哀太甚";筋痿生于"思想无穷"及"入房太甚";肉痿多见于"以水为事"之人;骨痿生于"远行劳倦,逢大热而渴",涉及情志失和、纵欲、职业及劳动强度等多种社会因素,从而为痿病的防治提示了多种方法和手段。

3. 痹病

痹虽因外邪风寒湿三气所致,但某些类型,或者是痹邪深入脏腑者,每多与社会因素有关。《素问·痹论》说:"阴气者,静则神藏,躁则消亡。饮食自倍,肠胃乃伤。"指出了痹入脏腑的先决条件,如"淫气忧思,痹聚在心",愁苦忧思是发展成心痹的具体原因,故《素问·五脏生成》也说:"名曰心痹,得之外疾,思虑而心虚,故邪从之"。此外,《灵枢·厥病》则指出了久痹情志障碍的严重预后:"风痹淫泺,病不可已者,足如履冰,时如入汤中,股胫淫泺,烦心头痛,时呕时悗,眩已汗出,久则目眩,悲以喜恐,短气不乐,不出三年死也。"故痹病不能仅以疏风散寒祛湿通络为治,还须虑及心理状态的改善,思想行为的端正。

4. 厥病

《内经》中称"厥"或"厥逆"病证者有十数种之多,通常多指昏厥和肢厥。《素问·生气通天论》的"阳气者,烦劳则张,精绝,辟积于夏,使人煎厥","阳气者,大怒则形气绝,而血菀于上,使人薄厥",是"暴不知人"的昏厥之类;《素问·厥论》的"阳气衰于下,则为寒厥;阴气衰于下,则为热厥",是肢厥之类。其寒厥表现为手足寒,热厥表现为手足热。煎厥的起因为过劳,薄厥的起因为大怒。寒厥的起因,《素问·厥论》说:"此人者质壮,以秋冬夺于所用","精气溢下","阳气日损,阴气独在,故手足为之寒也"。热厥的起因,《素问·厥论》说:"此人必数醉若饱以入房,气聚于脾中不得散,酒气与谷气相薄,热盛于中,故热遍于身,内热而溺赤也","肾气有衰,阳气独胜,故手足为之热也"。烦劳、大怒和嗜酒纵欲也属于社会行为因素,其所以频作,恐与社会环境及一定阶级、阶层的不良生活积习有关。

5. 积

积为有形肿物,致病因素并非单一。《灵枢·百病始生》认为,积的发生除了寒气入乘,"厥乃成积"外,"卒然多食饮"、"起居不节,用力过度"及"内伤于忧怒"等与社会行为有关的因素,也是重要的促发因素。特别是将"忧怒"这一异常心理状态与顽症肿物联系起来,可谓独具慧眼,对该病发生的认识和进行防治,皆有指导意义。

另外,《内经》所谓"隔",即后世所称的噎膈病,依习所论,多为肿瘤疾患,其发生与情志因素也不无关系。《素问·通评虚实论》说:"隔塞闭绝,上下不通,则暴忧之病也。"暴忧为强烈的精神刺激,严重损害人的身心,在肿瘤的发生发展过程中起一定作用,是可能的。

6. 消渴

消渴病在《内经》中又称为"消瘅"、"消中",或简称为"消"。消渴之发,《内经》认为与饮食有直接关系，且多发于生活优越的肥胖之人。《素问·奇病论》："帝曰：有病口甘者，病名为何？何以得之？岐伯曰：此五气之溢也，名曰脾瘅。夫五味入口，藏于胃，脾为之行其精气，津液在脾，故令人口甘也。此肥美之所发也，此人必数食甘美而多肥也。肥者令人内热，甘者令人中满，故其气上溢，转为消渴。"《素问·腹中论》："夫热中、消中者，皆富贵人也。"《内经》还认为，消渴易发于刚强易怒之人。《灵枢·五变》："黄帝曰：人之善病消瘅者，何以候之？少俞答曰：五脏皆柔弱者，善病消瘅……夫柔弱者，必有刚强，刚强多怒，柔者易伤……怒则气上逆，胸中畜积，血气逆留，腹皮充肌，血脉不行，转而为热，热则消肌肤，故为消瘅。"其中五脏柔弱是消渴病的体质基础，而饮食甘肥、情志刚怒是其诱发因素，确与社会行为相关。故消渴病的治疗，亦当须节饮食，调情志，而变五脏柔脆为坚强则是治愈收功的落脚点。

7. 偏枯

偏枯或仆击偏枯，即《金匮要略》以降所称之中风，主症为半身不遂，重者突然昏倒，有如突然被打击而倒地。在发病原因上，《内经》既认为多风邪偏中所致，如《灵枢·刺节真邪》称"虚邪偏客于身半"，"大风在身，血脉偏虚"，《素问·风论》谓"各入其门户，所中则为偏风。"同时又实实在在地见到偏枯患者多肥胖，故《素问·通评虚实论》有"凡治消瘅仆击，偏枯痿厥，气满发逆，甘肥贵人，则高梁之疾也"的记载，而将中风一病的起因与饮食、情志、体质等因素联系起来，从而指导了中风的防治，也有助于后世医家对中风认识的深化。

8. 癫疾和狂病

《内经》中癫狂包含两种疾病——癫疾和狂病。癫疾，又作颠疾，实即后世所称的癫痫病，《内经》中已出现痫瘛、痫惊等病名。狂病，即后世所称的癫狂，是以发狂为主症的一组疾病。

《内经》载癫疾的各篇，包括专篇《灵枢·癫狂》，多未提及致病之因，唯《素问·奇病论》说："人生而有病颠疾者……此得之在母腹中时，其母有所大惊，气上而不下，精气并居，故令子发为颠疾也。"婴儿生后不久就出现癫痫发作，遂疑为胎中受惊，病属先天，应该说这是古人的真知灼见。当今临床在诊察婴儿痉挛等婴幼儿癫痫时也需考虑孕期感染和发育畸形等先天性因素。至于孕期中遭受突发性精神刺激是否会引起婴儿癫痫，亦可在临床实践中观察和验证。

狂病的发生多与精神因素有关。如《灵枢·癫狂》说："狂始生，先自悲也，喜忘苦怒善恐者，得之忧饥"，"狂言、惊、善笑、好歌乐，妄行不休者，得之大恐"，"狂者多食，善见鬼神，善笑而不发于外者，得之有所大喜"。《素问·病能论》说："帝曰：有病怒狂者，比病安生？岐伯曰：生于阳也。帝曰：阳何以使人狂？岐伯曰：阳气者，因暴折而难决，故善怒也，病名曰阳厥"。这样，狂病的治疗除针药外，还需改变引发疾病的精神环境。

9. 喘

《内经》认为喘出于肺，也关乎五脏和情志。《素问·经脉别论》："人之居处动静勇怯，脉亦为之变乎？岐伯对曰：凡人之惊恐恚劳动静，皆为变也。是以夜行则喘出于肾，淫气病肺。有所堕恐，喘出于肝，淫气害脾。有所惊恐，喘出于肺，淫气伤心。渡水跌仆，喘出于肾与骨。当是之时，勇者气行则已，怯者则著而为病也。"夜行、堕恐、惊恐、渡水等，都属于行为范畴，同临床观察到的哮喘的致病因素及诱发因素相合。

10. 血枯经闭

经闭为月经不调之一种，血枯经闭又为经闭的一个严重类型。《素问·腹中论》："有病胸胁支满者，妨于食，病至则先闻腥臊臭，出清液，先唾血，四肢清，目眩，时时前后血，病名为何？何以得之？岐伯曰：病名血枯。此得之年少时，有所大脱血，若醉入房中，气竭肝伤，故月事衰少不来也。”

《内经》载妇科病不多，此例为叙述较详者，同样重视饮酒房事等社会行为因素在发病中的作用。

11. 痈疽

痈疽或称疮疡，是一大组外科疾患，仅《灵枢·痈疽》一篇就记载痈疽18种之多。其发病原因，除“客于经络”之寒邪等外邪外，情志、饮食亦参与其中，前所引述的“高粱厚味，足生大丁”即是其例。《灵枢·玉版》也说：“病生之时，有喜怒不测，饮食不节，阴气不足，阳气有余，营气不行，乃发为痈疽。阴阳不通，两热相搏，乃化为脓。”

还可以举出很多。据粗略统计，《内经》所载30余种内科杂病中，约半数与社会因素密切相关，外科病妇科病亦如此，即使是外感热病，在其发生和传变过程中，社会因素也起着特定的作用。许多误诊和误治的病例，往往是忽略了社会因素的作用。故《素问·疏五过论》举出5种过失后，称“凡此五者，皆受术不通，人事不明也”；《素问·征四失论》举出4种失误后，称“不明尺寸之论，诊无人事”，皆为一语中的之论，突出了“人事”即社会因素的重要性。

(三)以人为本，强调治疗个体化

“病为本，工为标”，是《内经》的一个重要原则。中医临床治疗，其最终的落脚点是生活在自然环境中的患者，社会人群中的个体。辨证论治就是以患者为本的集中体现。其中证候的形成具有十分复杂的个体性因素，在这些个体性因素中又富含社会学内容，如政治制度、经济状况、文化修养、宗教信仰、人格类型、心理状态、社会经历与体验等，都使患者的证候有别于其他个体，而在治疗时不仅针药的方与法不同，在综合治疗措施的选用上也决不应千篇一律，因而是各有所重，并且因人而异。如同样用针刺疗法，对“身体柔脆，肌肉软弱，血气慓悍滑利”的“王公大人，血食之君”，其手法要轻，勿深刺；对筋强骨硬，肌肤粗糙，血气涩滞的“布衣匹夫之士”，可深刺，并留针，即“刺布衣者，深以留之；刺大人者，微以徐之”（《灵枢·根结》）。同发寒痹之病，也有“刺布衣者，以火焠之；刺大人者，以药熨之”（《灵枢·寿夭刚柔》）的差别。熨法比较温和，达官显贵及一些读书人易于接受；火针峻猛，去病快捷，饱经风霜的劳动者多能耐受。药治亦当如此。对那些骄奢淫泆危及身体而不自省，又不能配合医师治疗者，则以开导为先，进行必要的心理治疗，而后再投针药。

另外，关于肥胖人、瘦人、平常人以及婴儿的浅深之刺，皆有不同标准，见于《灵枢·逆顺肥瘦》等篇。

四、对《内经》社会医学思想的评价

(一)《内经》社会医学思想的历史作用

《内经》深刻阐发了中医学的社会医学思想，为中医学天地人三才整体医学模式奠定了理论基础。历代著名医家多予继承，从而使古代中医学的特点和优势能够延续下来。

张机《伤寒杂病论》成功地运用了《内经》的社会医学思想及原则，从后人为其整理的《金匮要略方论》中，可以充分看出张机对社会因素在疾病发生和防治上的作用有着全面的把握。《金匮要略·脏腑经络先后病脉证》：“夫人禀五常，因风气而生长，风气虽能生万物，亦能害万物，如水能浮舟，亦能覆舟。若五脏元真通畅，人即安和，客气邪风，中人多死。千般疢难，不越三条：……三者，房室、金刃、虫兽所伤。以此详之，病由都尽”，“更能无犯王法、禽兽灾伤，房室勿令竭乏，服食节其冷热苦酸辛甘，不遗形体有衰”。饮食、房劳、外伤等，这些因素的致病作用体现于书中所论的多种疾病中。如《中风历节》篇谓“盛人脉涩小，短气，自汗出，历节痛，不可屈伸，此皆饮酒汗出当风所致”，盛人即肥胖之人；《血痹虚劳》篇谓“尊荣人骨弱肌肤盛”，易患血痹之病；“五劳虚极羸瘦”之重症，则是“食伤、忧伤、饮伤、房室伤、饥伤、劳伤”至极的结果。还认为，奔豚气“皆从惊恐得之”；黄疸病之谷疸发于饮食不节，酒疸发于饮酒过度，女劳疸发于房劳伤肾，等等，皆符合各病发生的实际情况，对治疗也有指导价值。

隋代巢元方《诸病源候论》载证候详而叙病因少。其所涉社会医学条目，如其卷七《伤寒病诸候·伤寒候》：“是以辛苦之人，春夏必有温病者，皆由其冬时触冒之所致，非时行之气也”；其卷三《虚劳病诸候·虚劳风痿痹不随候》：“其人苦筋骨痿枯，身体疼痛，此为痿痹之病，皆愁思所致，忧虑所为”；其卷五《消渴病诸候·渴利候》：“渴利者，随饮随小便故也。由少时服乳石，石热盛时，房室过度，致令肾气虚耗，下焦生热，热则肾燥，燥则渴”；其卷三十一《瘿瘤等病诸候·瘿候》：“瘿者，由忧恚气结所生。亦曰饮沙水，沙随气入于脉，搏颈下而成之”等，已论及有关疾病的职业、心理、行为及中毒等因素，并为唐宋医家所宗。

唐初医家孙思邈，承前人之论并结合己验，写成《备急千金要方》30卷、《千金翼方》30卷，书中颇多医论。其卷一《治病略例》对病因进行了概括：“有冷热劳损，伤饱，房劳，惊悸，恐惧，忧恚怵惕；又有产乳落胎，堕下瘀血；又有贪饵五石，以求房中之乐，此皆病人根源，为患生诸枝叶也。不可不知其本末。”对外感病的发生，也十分注意患者的身分与经历。卷九《伤寒上·伤寒例》：“人生天地之间，命有遭际，时有否泰，吉凶悔吝，苦乐安危，喜怒爱憎，存亡忧畏，关心之虑，日有千条，谋生之道，时生万计，乃度一日。是故天无一岁不寒暑，人无一日不忧喜。”他如论脚气，除承前人风毒致病说外，特别注意到：“古人少有此疾，自永嘉南度，衣缨士人，多有遭者”，“中国士大夫，虽不涉江表，亦有居然而患之者，良由今代天下风气混同，物类齐等所致之耳”。永嘉南度，说的是西晋末永嘉年间，中原部分士族和民众，为避战乱而迁移至长江流域。孙思邈将移民这一社会现象同脚气病联系起来，指出易患脚气病的群体是士人、士大夫，即知识阶层，为官者。瞩目于风气和物类，可视为发现脚气病真正原因的先导。再如，论消渴的病因证治，视野宽阔，颇具独到之处。其卷二十一《消渴》：“凡积久饮酒，未有不成消渴。然则大寒凝海而酒不冻，明其酒性酷热，物无以加。脯炙盐咸，此味酒客耽嗜，不离其口，三觞之后，制不由己，饮啖无度，咀嚼酢酱，不择酸咸，积年长夜，酣兴不解。遂使三焦猛热，五脏干燥，木石犹且焦枯，在人何能不渴。治之愈否，属在病者。若能如方节慎，旬月而瘳，不自爱惜，死不旋踵。方书医药，实多有效，其如不慎者何！其所慎者有三：一饮酒，二房室，三咸食及面，能慎此者，虽不服药，而自可无他；不知此者，纵有金丹，亦不可救。深思慎之。”此不仅剖析了消渴的病因，还指出了防治的关键，充分体现了“病为本，工为标”的治疗思想。

宋代医家陈言著《三因极一病证方论》，综合前人病因理论，提出致病三因说：“六淫天之常气，冒之则先自经络流入，内合于脏腑，为外所因；七情之常性，动之则先自脏腑郁发，外形于肢体，为内所因；其如饮食饥饱，叫呼伤气，尽神度量，疲极筋力，阴阳违逆，乃至虎狼毒虫，金疮踒折，疰忤附着，畏压溺等，有背常理，为不内外因。”所述内因和不内外因中，有不少社会心理及行为因素。全书以三因说为纲，论治各科疾病，其影响至为久远。

金元时期，战乱频仍，民族压迫剥削严重，水旱疫疠不断发生，百姓颠沛流离，这就是刘完素（刘河间）、张从正（张子和）、李杲（李东垣、李明之）、朱震亨（朱丹溪）等医家身处的社会环境。面对着严重的时疫(鼠疫等)和杂病,河间主火,子和攻下,东垣补土,丹溪滋阴,学派分争,皆缘于社会变动及所治群体的不同。宋元间江浙名医葛应雷说:“医当视时之盛衰为损益。刘守真、张子和辈,值金人强盛,民悍气刚,故多重用宣泄之法;及其衰也,兵革之余,饥馑相仍,民劳志困,故张洁古、李明之辈,多加补益;至宋之季,大抵务守元气而已。”李中梓《医宗必读·富贵贫贱治病有别论》说:“尝读张子和《儒门事亲》,其所用药,惟大攻大伐,其于病也,所在神奇。又读《薛立斋十六种》,其所用药,惟大温大补,其于病也,亦所在神奇。何两公之用药相反,而收效若一耶?”“大抵富贵之人多劳心,贫贱之人多劳力。富贵者膏粱自奉,贫贱者藜藿苟充……故富贵之疾宜于补正,贫贱之疾利于攻邪,易而为治,比之操刃。子和所疗多贫贱,故任受攻;立斋所疗多富贵,故任受补。”

明末医家张介宾和李中梓皆精研《内经》,各有专著行世。他们对《内经》的重人事思想领悟很深,对经旨多有阐发。张介宾在《类经·脉色类·诊有大方》中,详析《内经》“诊有十全,不失人情”之论,谓“人情之说有三,一曰病人之情,二曰傍人之情,三曰同道人之情,”并述病人之情”有“素禀之情”、“好恶之情”、“富贵之情”、“贫贱之情”、“得失之情”、“习俗之情”、“成心之情”及“讳疾而不肯言者”、“隐情而不敢露者”等多种,囊括了患者自身及所处环境的全面情况。所论“傍人之情”和“同道人之情”,则进一步剖析了医患关系及医疗行业里的人际关系。各方面情况皆可影响诊疗的正常实施乃至对患者的救治,故须全面虑及。其后10多年,李中梓在所著《医宗必读》中专立“不失人情论”一题,踵张介宾之说,亦称人情有“病人之情”、“傍人之情”和“医人之情”。其于“病人之情”,谓“动静各有欣厌,饮食各有爱憎;性好吉者危言见非,意多忧者慰安云伪;未信者忠言难行,善疑者深言则忌,此好恶之不同也。富者多任性而禁戒勿遵,贵者多自尊而骄恣悖理,此交际之不同也。贫者衣食不周,况乎药饵?贱者焦劳不适,怀抱可知,此调治之不同也。有良言甫信,谬说更新,多歧亡羊,终成画饼,此无主之为害也。有最畏出奇,惟求稳当,车薪杯水,难免败亡,此过慎之为害也。有境缘不偶,营求未遂,深情牵挂,良药难医,此得失之为害也”,皆为深得经旨之言。

清代以来,医家专著甚多,医论中涉及社会医学思想者亦复不少,此不更多引述了。

总的看来,历代有成就的医家在《内经》的启发引导之下,对社会因素致病皆有所重视,然就直陈社会问题与医学关系而言,皆不如《内经》之深刻与广泛。但由于众多医家实践日丰,对某些疾病如消渴、脚气等的认识,已有所超越,应视为历史发展的必然。

(二)《内经》社会医学思想的现实意义

《内经》集中体现了中国古代生命科学的成果,它重视人与自然和人与社会的关系,充分阐释了生存于自然环境和社会环境中的人的生命运动包括疾病发生发展的规律,并以此为基础构建了涵盖自然、社会和形神的医学模式。西方中世纪以后,医学家广泛采用物理学、化学等学科的先进理论和技术,对人体进行了深入的研究,从系统、器官、细胞以至深入到分子水平,在防治疾病特别是传染病上取得了突破。但经典的西方医学习惯将人看成是生物的人,忽视了人的社会属性,很少注意行为和心理过程,忽视社会心理因素对人体的作用,有关这种医学的模式,被称为生物医学模式(biomedical model)。近年来,人们逐步认识到,生物医学模式已不足以阐明人类健康和疾病的全部本质。大量资料证明,许多疾病如心脏病、恶性肿瘤、脑血管病等严重危害人类健康的疾病,其发生除了生物因素外,还与社会因素及心理因素密切相关。于是,新的生物-心理-社会医学模式(biopsychosocial medical model)被提出来。这种医学模式,要求医学把人看成是一个完整的统一体,人不仅是生物的人,而且是社会的人。患者是有心理活动的,心理活动通过神经、内分泌机制与躯体、系统、细胞、分子水平的生物活动相联系，从而影响这些水平的生理功能。心理活动又与社会环境相互影响。这种医学模式，能够更全面、更正确地认识人，认识健康和疾病。[25]

再看《内经》中的医学模式。自然界孕育着有生命的物质，《素问·四气调神大论》："天地俱生，万物以荣。"《素问·宝命全形论》："天覆地载，万物悉备，莫贵于人"，人是万物之尊，生灵之首，人的生物属性即人的自然属性。故中医学模式的"天地自然"，即等于西医学模式中的"生物"。两个模式中的"社会"，意义无差别。至于西医学模式的"心理"，则与情志或神志相通。这就是说，《内经》医学模式与西医学新近改进的医学模式理念一致，应该说这是2000年前的中国古代医家的真知灼见。但这并不仅是《内经》的超前意识，而且是中国古代灿烂的科学文化的必然反映，如同火药、指南针、造纸术等率先产生于中国一样。

由于《内经》合于生命真实的医学模式，故能在诊察疾病时做到自然因素与社会因素并重，发现一些难于察知的病因，有利于早期诊断疑难病，即所谓"诊合微之事，追阴阳之变，章五中之情"（《素问·方盛衰论》）。如对积证的发生，《内经》将饮食、劳伤和忧怒等视为致病因素，而晚近西医对恶性肿瘤，通过流行病调查，也显示了精神创伤及焦虑、绝望等不良情绪在发病上的重要作用。再如糖尿病，现代学者已重视社会心理因素，认为生活与工作中的重大变故、挫折和心理冲突等，与糖尿病的发生及加剧关系密切，而《内经》对消渴病（其中大部分为糖尿病）的发生，早已将饮食和不良情绪视为重要的原因。《内经》的有关结论显然得之于长期的、大量的医疗实践，这些结论经反复验证，进而上升为医学思想。

（赵明山）

第八节 《内经》的运气学说

运气，即五运六气的简称，是我国古代研究气候变化及其对生物和人体影响的一种学说。人生活在大自然中，自然界气候等变化，无时无刻不对人体产生影响，而人体亦随自然界气候的改变发生着相应的变化。运气学说基于这种"天人相应"的学术观点，从整体的角度和宇宙的节律探讨气候变化与人体健康和疾病发生的关系，因而对疾病的预防和治疗具有较大的指导意义，值得进一步发掘和研究。

一、运气学说的基本内容

运气学说是运用阴阳、五行、六气等理论，并以天干、地支等作为演绎工具符号，来推论气候变化、生物生化和疾病流行之间关系的理论。其基本内容包括干支甲子、五运、六气和运气同化等方面，在《内经》主要见于《素问》的《六节藏象论》及《天元纪大论》、《五运行大论》、《六微旨大论》、《气交变大论》、《五常政大论》、《六元正纪大论》和《至真要大论》7篇大论中。

（一）干支甲子

干支甲子，是十天干、十二地支及天干和地支相配合的简称。它是古代计算年、月、日、时和方位的符号，也是推算五运六气的工具。

1. 干支甲子的概念

干支，即指十天干和十二地支。干支的发明和运用，其历史十分悠久，任应秋说："十天干，十二地支，又称十干，十二支。《史记》称十干为十母，十二支为十二子。又简称干支或干枝。都是相对而言的。从历史的发展来看,大概是先发明十干,再发明十二支,再发明甲子。早在公元前1562~前1066年殷商时期,便已经有干支甲子了。十干首先被用于商王朝世系的名号……后来有了十二支和甲子,随着历史的发展,便普遍被用于历法方面来了。”[26]说明干支甲子大约始于殷商之际,并不断发展,推广应用。

干,单个的意思。《汉书·食货志》颜师古注:“干,犹个也。”干有十个,即甲、乙、丙、丁、戊、己、庚、辛、壬、癸。古人是用以纪天日次序的,所以又称天干或十天干。天干的数字不仅仅是一个数码符号,它还包含着万物的生长规律和征象在内。方药中说:“干支的次第先后,并不是随便排列的,它不等于一、二、三、四,仅仅是指一个数字符号,它还包含着万物由发生或少壮,而繁盛,而衰老,而死亡,而更始的涵义在内。”[27]《史记》和《汉书》均具体讨论了天干的内在蕴涵,如《史记·律书》说:“甲者,言万物剖符甲而出也。乙者,言万物生轧轧也。”“丙者,言阳道著明,故曰丙。丁者,言万物之丁壮也。”“庚者,言阴气庚万物,故曰庚。辛者,言万物之辛生,故曰辛。”“壬之为言妊也,言阳气任养万物于下也。癸之为言揆也,言万物可揆度,故曰癸。”《汉书·律历志》亦说:“出甲于甲,奋轧于乙,明炳于丙,大盛于丁,丰楙于戊,理纪于己,敛更于庚,悉新于辛,怀妊于壬,陈揆于癸。”由此可见,甲为嫩芽将破甲壳而出的形象;乙为初生之芽尚乙屈的形状;丙为阳气旺盛,生长显著之象;丁为幼苗不断成长壮大;戊为幼苗日益茂盛;己为幼苗长大并完全成熟;庚为果实收敛,生命将从此更换;辛为果实收杀后,新的生机又开始酝酿;壬为新的生命开始孕育;癸为第二代新生命的开始。

支,分支的意思。支有十二,即子、丑、寅、卯、辰、巳、午、未、申、酉、戌、亥。古人用以纪月,所以又称地支或十二地支。地支的排列次序也有其特定意义,具体反映了生物生长收藏及再生长的含义在内。正如任应秋所说:“这十二支的次第,与十干可谓具有同一意义,主要仍在说明万物发展的由微而盛,由盛而衰,反复变化进展的过程。十一月冬至一阳复苏,生命潜藏于地,已渐有滋生之机(孳萌于子),故建之以子。十二月,阴气尽,阳气生,新的生命已将解脱阴纽而出土(纽牙于丑),故建之以丑。正月为孟春,三阳开泰,生机已螾然活泼(引达于寅),故建之以寅。二月仲春,阳气方盛,生物的成长渐茂(卯言茂也),故建之以卯。三月季春,春阳振动,生物越发长得茂美(振美于辰),故建之以辰。四月阳气益为盛壮(已盛于巳),故建之以巳。五月阳盛阴生,生物的成长,萼繁叶布(阴阳交,萼布),故建之以午。六月生物盛长,果实成熟(物成有味),故建之以未。七月凉秋初至,生物成熟渐收(申贼万物),故建之以申。八月阴气益盛,阳气益衰,生物衰老(万物之老),故建之以酉。九月季秋,生物尽收(万物尽灭),故建之以戌。十月阴气渐盛于外,阳气潜藏于内(阳气藏于下),故建之以亥。”

地支的正常次序是始于子而终于亥,其建月以后的次序则是始于寅终于丑。对此,张介宾《类经图翼·气数统论》作了阐释,谓:“朱子曰:冬至前四十五日属今年,后四十五日属明年。子时前四刻属今日,后四刻属明日……然而一岁之气始于子,四季之春始于寅者何也?盖以建子之月,阳气虽始于黄钟,然犹潜伏于地下,未见发生之功,及其历丑转寅,三阳始备,于是和风至而万物生,萌芽动而蛰藏振,遍满寰区,无非生意。故阳虽始于子,而春必起于寅,是以寅卯辰为春,巳午未为夏,申酉戌为秋,亥子丑为冬,而各分其孟仲季焉。”根据阴阳消长转化的道理,阴阳可以互为消长转化,十一月为阴消阳长之始,即阴气开始消退,阳气开始发生,阳生于阴中,故以子为始。月建以寅为始,是因为阳气从子开始发生,而至寅乃臻完备,正月为三阳始备、纯阳主事之时,故正月建寅(表12)。

表 12 四季与地支配属表

春			夏			秋			冬		
正月	二月	三月	四月	五月	六月	七月	八月	九月	十月	十一月	十二月
寅	卯	辰	巳	午	未	申	酉	戌	亥	子	丑

甲子，是以天干与地支配合起来纪日纪月纪时纪年的一种方法。《素问·六微旨大论》说："天气始于甲，地气始于子，子甲相合，命曰岁立，谨候其时，气可与期。"具体配合方法是：天干在上，地支在下，上下相互配合。由于甲为干之始，地支之气始于子，然后，在上的甲与在下的子相配，在上的乙与在下的丑相配，则成甲子、乙丑，余可顺次类推。因为天干之数为十，地支之数为十二，阴阳相合则成五、六之数，天干周转 6 次，地支周转 5 次，合成六十甲子（表 13）。六十甲子顺次而转，周而复始，如环无端，故《素问·六节藏象论》说："天为阳，地为阴。日为阳，月为阴。行为分纪，周有道理……五日谓之候，三候谓之气，六气谓之时，四时谓之岁，而各从其主治焉。五运相袭，而皆治之，终期之日，周而复始，时立气布，如环无端。"古人用甲子来纪年、纪月、纪日，并推算四时节气，运气学说则是用甲子作为工具，来演绎推算运气盛衰和气候变化。

表 13 六十甲子表

甲子	乙丑	丙寅	丁卯	戊辰	己巳	庚午	辛未	壬申	癸酉
甲戌	乙亥	丙子	丁丑	戊寅	己卯	庚辰	辛巳	壬午	癸未
甲申	乙酉	丙戌	丁亥	戊子	己丑	庚寅	辛卯	壬辰	癸巳
甲午	乙未	丙申	丁酉	戊戌	己亥	庚子	辛丑	壬寅	癸卯
甲辰	乙巳	丙午	丁未	戊申	己酉	庚戌	辛亥	壬子	癸丑
甲寅	乙卯	丙辰	丁巳	戊午	己未	庚申	辛酉	壬戌	癸亥

2. 干支与阴阳五行及三阴三阳六气的关系

天干、地支分别具有阴阳、五行属性，即天干、地支与阴阳、五行均有相配合的关系。以天干地支配阴阳，则天干为阳，地支为阴。以天干地支的本身论阴阳，则天干中的甲、丙、戊、庚、壬属阳，又称阳干，乙、丁、己、辛、癸属阴，又称阴干；地支中的子、寅、辰、午、申、戌属阳，又称阳支，丑、卯、巳、未、酉、亥属阴，又称阴支。上述阴阳划分的理由，主要有两种解释：一是以干支的排列次序作释，如刘完素《伤寒直格》说："凡先言者为刚为阳，后言者为柔为阴也。"这种说法显然缺乏依据，因为先后只是相对而言，如乙比甲后，但又比丙先，其阴阳属性便很难确定了。二是以干支排列次序的奇偶数作释，如任应秋、程士德、方药中等持此观点。程士德说："天干地支的阴阳属性，是以奇偶数为依据的，奇数为阳，偶数为阴。"[28]方药中也作了深入探讨，谓："为什么干支单数为阳、双数为阴呢？……一般仍然没有说清楚。作者意见要解释这个问题仍应从阴阳本身来解释为好。前章已述及，自然界的一切事物和现象都可以用阴阳加以归类，而一切事物也只有有了阴阳之间的运动才能产生无穷的变化。干支本身既然包含有万物生长、繁盛、衰老、死亡、更生的含义在内，因此它本身必然就有阴阳的区分，否则它就不可能发生变化，这是一方面；另一方面干支本身也有数字的含义，而数字不论大小，但总不出奇偶两数，因此自然也就可以以奇偶区分阴阳，我们认为这就是干支单数为阳、双数为阴的理由。”[27]从数的奇偶及所包含的生长收藏意义上解释，十分正确而全面。

干支配五行，是以天干中的甲乙配木，丙丁配火，戊己配土，庚辛配金，壬癸配水；地支中的寅卯配木，巳午配火，申酉配金，亥子配水，辰未戌丑配土。

为什么存在上述配合关系呢？天干配五行一般有以下两种解释，即如方药中所说：“其一，十天干本身次序的排列是按每年生长收藏的次序来排列的，而五行相生的次序，也正是生长收藏的次序，因此也就按次序与木、火、土、金、水五行相配。其二，在方位上甲乙属东方，东方是木位，所以甲乙属木；丙丁属南方，南方是火位，所以丙丁属火；戊己属中央，中央是土位，所以戊己属土；庚辛属西方，西方是金位，所以庚辛属金；壬癸属北方，北方是水位，所以壬癸属水。”[27]这两种解释均顺理成章，结合理解则更为全面。从《内经》的论述来看，也体现了把五季、五方、五脏等统一于五行属性之中来划分天干的思想。如《素问·藏气法时论》说：“肝主春，足厥阴少阳主治，其日甲乙……心主夏，手少阴太阳主治，其日丙丁……脾主长夏，足太阴阳明主治，其日戊己……肺主秋，手太阴阳明主治，其日庚辛……肾主冬，足少阴太阳主治，其日壬癸。”王冰注：“甲乙为木，东方干也”；“丙丁为火，南方干也”；“戊己为土，中央干也”；“庚辛为金，西方干也”；“壬癸为水，北方干也”。程士德对此论述颇详，谓：“天干的五行所属，是以五行之气的性质，结合五时生物生长的情况为依据的。如肝气应于春，春主木气，木气生长，万物萌芽，甲乙为万物破甲乙屈初生之貌，故在日为甲乙。王冰说：‘甲乙为木，东方干也。’又如心气应于夏，夏主火气，火主长养，万物丰茂，丙丁为万物生长明显壮大之貌，故在日为丙丁。王冰说：‘丙丁为火，南方干也’。”[28]

关于地支配属五行的道理，任应秋、程士德、方药中等均有明确解释。一般认为，地支的五行属性主要是根据方位与月建（北斗星的斗纲所指）来确定的。根据月建所指，每年农历正月属寅，二月属卯，三月属辰，四月属巳，五月属午，六月属未，七月属申，八月属酉，九月属戌，十月属亥，冬日属子，腊月属丑。由于木是东方之气，旺于春，寅卯建于正月、二月，位于东方，所以寅卯属木。火是南方之气，旺于夏，巳午建于四月、五月，位于南方，所以巳午属火。金是西方之气，旺于秋，申酉建于七月、八月，位于西方，所以申酉属金。水是北方之气，旺于冬，亥子建于十月、十一月，位于北方，所以亥子属水。土为中央之气，寄旺于四维，在四季之末各18日寄治，辰未戌丑建于三月、六月、九月、十二月，位于四季之末，所以辰未戌丑都属于土。

此外，地支除了分属五行之外，还配属三阴三阳六气。三阳，指一阳（少阳）、二阳（阳明）、三阳（太阳）；三阴，指一阴（厥阴）、二阴（少阴）、三阴（太阴）。六气，指风、寒、暑、湿、燥、火。由于六气中的火与暑同类，所以一般无暑，而将火分为君火与相火两种，以与三阴三阳相配。具体相配的方法是：子午配少阴君火，寅申配少阳相火，丑未配太阴湿土，卯酉配阳明燥金，巳亥配厥阴风木，辰戌配太阳寒水。如《素问·五运行大论》说：“子午之上，少阴主之；丑未之上，太阴主之；寅申之上，少阳主之；卯酉之上，阳明主之；辰戌之上，太阳主之，巳亥之上，厥阴主之。”《素问·天元纪大论》亦说：“厥阴之上，风气主之；少阴之上，热气主之；太阴之上，湿气主之；少阳之上，相火主之；阳明之上，燥气主之；太阳之上，寒气主之。”

地支与三阴三阳六气的配属关系，历代主要有两种解释。一种是从阴阳五行作释。以地支中前六支为阳，后六支为阴，阴阳依次前后配合，即成子午、丑未、寅申、卯酉、辰戌、巳亥6对；再按五行相生次序将其排列，就构成了上述配属关系。另一种就是王冰《素问六气玄珠密语》提出的正、对化之说。《素问六气玄珠密语·天元定化纪篇》说：“厥阴所以司于巳亥者何也？谓厥阴木也，木生于亥，故正司于亥也，对化于巳也。少阴所以司于子午者何也？

少阴为君火，君火尊位，所以正得南方离位也，即正化于午、对化于子也。太阴所以司于丑未者何也？谓太阴为土也，土主中宫，寄卦于坤，坤位西南，居未分也，即正化于未、对化于丑也。少阳所以司于寅申者何也？谓少阳为相火之位，卑于君火也，虽有午位君火以居之，即火生于寅也，故正司于寅、对化于申也。阳明所以司于卯酉者何也？谓阳明为金，酉为西方金位，即正司于酉、对化于卯也。太阳所以司于辰戌者何也？谓太阳为水，水虽有于子位，谓君火对化也，水乃复于土中，即六戊在天门，即戌是也；六己在地户，即辰是也。故水归土用，正司于戌、对化于辰也。"刘温舒、张介宾、任应秋等均赞同此说。尽管上两说均可通，但是正、对化之说则具体明白，说服力更强。任应秋作了更详细的分析，指出："所谓正化，不是取其方位的所在，即为含有阴阳五行相生的意义。如子与午均为君火，但午之方位在南，在月建为五月，南方与五月仲夏均属火，所以午为正化；子为十一月月建，居正北方，与正南方的午遥遥相对，故子为对化。未与丑均为湿土，未为六月月建，六月为长夏，正当湿土旺季，所以未为正化；丑为十二月月建，未在西南方，丑在东北方，东北方十二月的丑，与在西南方六月的未遥遥相对，故丑为对化。寅与申均为相火，正月建寅，在时令为孟春，正当木气旺时，木能生火，为火之母，所以寅为正化；申为七月月建，七月初秋属燥金，是下半年的第一月，与上半年的第一月正月遥遥相对，故申为对化。酉与卯均为燥金，酉为八月月建，正是西方金气旺盛的季节，所以酉为正化；卯为二月月建，八月仲秋，二月仲春，仲春卯月与仲秋酉月遥遥相对，故卯为对化。戌与辰均为寒水，九月建戌，为秋金隆盛之时，金能生水，为水之母，所以戌为正化；辰为三月月建，三月为季春，与季秋戌月遥遥相对，故辰为对化。亥与巳均为风木，十月建亥，为水令之孟冬月，水能生木，为木之母，所以亥为正化；巳为四月月建，属孟夏月，与孟冬月遥遥相对，故巳为对化。"[26]由此可见，正化，是指产生六气本气的一方；对化，是指对面受其作用或相互影响的一方，任何事物的变化均是主次相从，阴阳相合而发生的，所以地支与六气的相配，亦反映出一正一对、一阴一阳而施化六气的道理。

(二)五运

五运，是木运、火运、土运、金运、水运的简称。五行与四季气候的关系是，春温属木，夏热属火，长夏湿属土，秋燥属金，冬寒属水。因此，五运实质上概括了一年四季的气候变化特征。此外，五运还可表示不同年份的气候变化。五运具体有大运、主运、客运的不同。

1. 大运

大运，又称岁运、中运，主管着全年岁气的变化。由于它可以反映全年的气候特征、物化特点等情况，所以称之岁运。五行之气处于天地气机升降之中，故亦称中运。如《素问·六元正纪大论》说："天气不足，地气随之，地气不足，天气随之，运居其中而常先也。"大运可使当年的气候变化表现出相应的五行特性，同时亦影响相关脏腑的生理病理，亦使之表现出相应的五行特点。

大运的确定，是以十干统运为依据的。《素问·六元正纪大论》说："先立其年，以明其气。"意思是说，先明确当年的干支甲子，然后再据其年干确定大运之气。这种据天干配五行以定大运的方法，就叫"十干统运"，又称"十干纪运"。天干化生五运的结果是：凡甲己之年，大运为土；乙庚之年，大运为金；丙辛之年，大运为水；丁壬之年，大运为木；戊癸之年，大运为火。如《素问·五运行大论》说："首甲定运，余因论之。鬼臾区曰：土主甲己，金主乙庚，水主丙辛，木主丁壬，火主戊癸。"

十干统运的道理，主要有两种解释。一是《内经》提出的五气经天说。《素问·五运行大论》说："臣览《太始天元册》文，丹天之气经于牛女戊分，黅天之气经于心尾己分，苍天之气经于危室柳鬼，素天之气经于亢氐昴毕，玄天之气经于张翼娄胃。所谓戊己分者，奎壁角轸，则天地之门户也。夫候之所始，道之所生，不可不通也。"可见，十干化运是由二十八宿在天体上的方位来确定的。文中丹、黅、苍、素、玄，即红、黄、青、白、黑气；牛、女、心、尾等即古代二十八星宿名。据五气经天图(图 16)所见，牛、女二宿在北方偏东之癸位，奎、壁二宿当西北方戊位，"丹天之气经于牛女戊分"，所以戊癸主火运；心、尾二宿当东方偏北之甲位，角、轸二宿当东南方己位，"黅天之气经于心尾己分"，所以甲己主土运；危、室二宿当北方偏西之壬位，柳、鬼二宿当南方偏西之丁位，"苍天之气经于危室柳鬼"，所以丁壬主木运；亢、氐二宿当东方偏南之乙位，昴、毕二宿当西方偏南之庚位，"素天之气经于亢氐昴毕"，所以乙庚主金运；张、翼二宿位于南方偏东之丙位，娄、胃二宿位于西方偏北之辛位，"玄天之气经于张翼娄胃"，所以丙辛主水运。[28]二是明代张介宾提出正月建干、五行相生而化之说。如《类经图翼·运气下》说："月建者，单举正月为法，如甲己之岁，正月首建丙寅，丙者火之阳，火生土，故甲己为土运；乙庚之岁，正月首建戊寅，戊者土之阳，土生金，故乙庚为金运；丙辛之岁，正月首建庚寅，庚者金之阳，金生水，故丙辛为水运；丁壬之岁，正月首建壬寅，壬者水之阳，水生木，故丁壬为木运；戊癸之岁，正月首建甲寅，甲者木之阳，木生火，故戊癸为火运，此五运生于正月之建者也。"张介宾的解释亦言之成理，但《内经》"五气经天说"则更为直接、明晰。

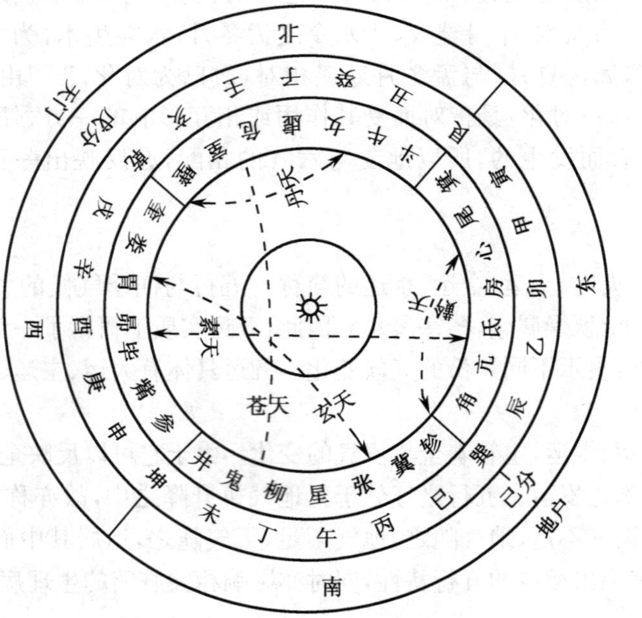

图 16 五气经天图

大运中的每运均主管一年之气的变化，各年的大运以五行相生的次序轮转，每 5 年循环一周。

2. 主运

主运，指分别主治一年四时的五运之气。它反映每年气候的一般常规变化，年年如此，固定不变，故称主运。每年的主运分为木运、火运、土运、金运、水运 5 种，按五行相生次序循环，始于木而终于水。五运分主五时，每运主 73 日零 5 刻，合计 365 日零 25 刻，与周天之数相合。主运的交运时间是：初运木运在大寒节当日，二运火运在春分节后13日，三运土运在芒种后10日，四运金运在处暑后7日，终运水运在立冬后4日(图17)。

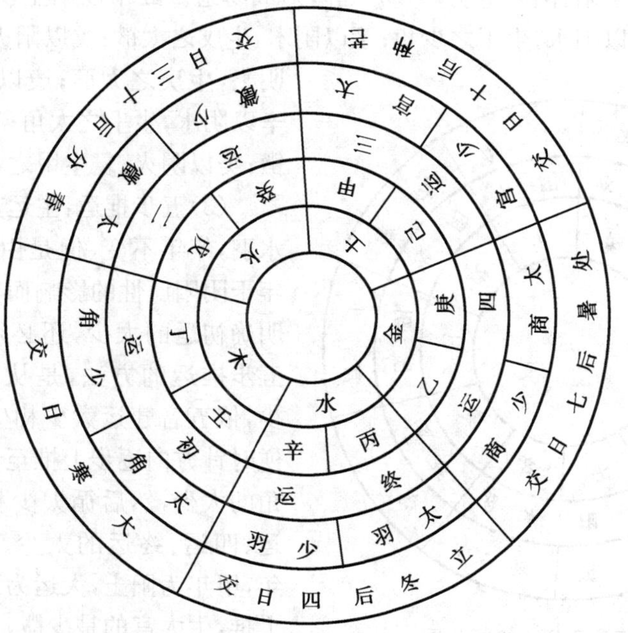

图17 五运主运图

主运的意义，诚如方药中所说："各运的特点与五行的特性一致。这一年中的某一段时间是属于哪一个主运主事，这段时间的气候变化和人体脏腑的变化也就会表现出与它相关的五行特性。例如，这段时间是属木运主事时，这段时间在气候变化上就与风的作用密切相关，在人体脏腑上就与肝的作用密切相关。"[27]

主运主五时，虽常年不变，但主运五步则有太过不及的变化，具体可用"五音建运"、"太少相生"和"五步推运"来进行推算。

(1)五音建运：五音，即角、徵、宫、商、羽。角为木音，徵为火音，宫为土音，商为金音，羽为水音。将五音分别建于五运(主运)之上，并根据五音的太、少来推求主时五运的太过或不及，这就是五音建运。至于五音的意义及其建运情况，《类经图翼·五音建运图解》作了具体讨论，谓："《运气全书》云：五音者，五行之音也。土曰宫，金曰商，水曰羽，木曰角，火曰徵。《晋书》曰：角者触也，象诸阳气触动而生也，其化丁壬。徵者止也，言物盛则止也，其化戊癸。商者强也，言金性坚强也，其化乙庚。羽者舒也，言阳气将复，万物将舒也，其化丙辛。宫者中也，得中和之道，无往不离。"说明五音性同五行，可以代表五运，并用以推算主运的有关情况。

(2)太少相生：太，太过、有余；少，不及、不足。以五运的十干分阴阳，凡阳干属太，阴干属少。五音建于五运之上，亦有太、少之分，五音的太、少分属是：甲己土运主宫音，甲属阳土为太宫，己属阴土为少宫；乙庚金运主商音，乙属阴金为少商，庚属阳金为太商；丙辛水运主羽音，丙属阳水为太羽，辛属阴水为少羽；丁壬木运主角音，丁属阴木为少角，壬属阳木为太角；戊癸火运主徵音，戊属阳火为太徵，癸属阴火为少徵。太少相生，就是建于五运之上的五音太少，按照五行相生的关系发生变化。其顺序是：少角(阴木)$\xrightarrow{生}$太徵(阳火)$\xrightarrow{生}$少宫(阴土)$\xrightarrow{生}$太商(阳金)$\xrightarrow{生}$少羽(阴水)$\xrightarrow{生}$太角(阳木)$\xrightarrow{生}$少徵(阴火)$\xrightarrow{生}$太宫(阳土)

$\xrightarrow{生}$少商(阴金)$\xrightarrow{生}$太羽(阳水)$\xrightarrow{生}$少角(阴木)。如此太少相生,以衍成运气阴阳的变化(图 18)。张介宾对此作了具体解释,如《类经图翼·五音五运太少相生解》说:“盖太者属阳,少者属阴,阴以生阳,阳以生阴,一动一静,乃成易道。故甲以阳土,生乙之少商;乙以阴金,生丙之太羽;丙以阳水,生丁之少角;丁以阴木,生戊之太徵;戊以阳火,生己之少宫;己以阴土,生庚之太商;庚以阳金,生辛之少羽;辛以阴水,生壬之太角;壬以阳木,生癸之少徵;癸以阴火,复生甲之太宫”。

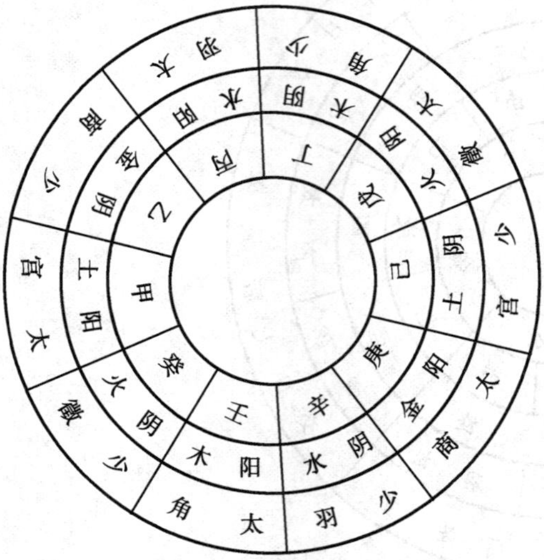

图 18 五音建运太少相生图

(3)五步推运:主运虽然始于木角,终于水羽,年年不变,但是由于主运受司岁大运年干阴阳属性的影响而其阴阳太少有别,要明确初运的太少,还必须用五步推运之法。五步推运的方法,是从当年年干的五音太少,依五音建运太少相生图(表 14)顺序,按逆时针方向逐步上推至角,便可推出初运木角的太少,然后循太少相生而确定二运、三运、四运、终运的太少。如 1984 年为甲子年,甲年为阳土,大运为太宫用事,即从太宫上推,生太宫的是少徵,生少徵的是太角,所以当年主运的初运为太角。太少相生,二运为少徵,三运为太宫,四运为少商,终运为太羽。余此类推。

表 14 主运五步推运太少相生表

年干	初运		二运		三运		四运		终运
甲	[木]	→太生少→	火	→少生太→	[土]	→太生少→	金	→少生太→	[水]
乙	[木]	→太生少→	火	→少生太→	[土]	→太生少→	金	→少生太→	[水]
丙	[木]	→太生少→	火	→少生太→	[土]	→太生少→	金	→少生太→	[水]
丁	木	→少生太→	[火]	→太生少→	土	→少生太→	[金]	→太生少→	水
戊	木	→少生太→	[火]	→太生少→	土	→少生太→	[金]	→太生少→	水
己	木	→少生太→	[火]	→太生少→	土	→少生太→	[金]	→太生少→	水
庚	木	→少生太→	[火]	→太生少→	土	→少生太→	[金]	→太生少→	水
辛	木	→少生太→	[火]	→太生少→	土	→少生太→	[金]	→太生少→	水
壬	[木]	→太生少→	火	→少生太→	[土]	→太生少→	金	→少生太→	[水]
癸	[木]	→太生少→	火	→少生太→	[土]	→太生少→	金	→少生太→	[水]

注:有□的为太,没有□的为少。

程士德说:“从上表可以看出:①主运的太过不及,是 5 年一转,10 年一周期。②各年主运的太过不及,与该年岁运的太过不及是一致的,如戊年岁运为火运太过,则该年主运二运火运也是太过。又如辛年岁运为水运不及,则该年主运终运水运也是不及。掌握了这个规律,推算主运的太过不及有一个简便的方法。这个方法是:看该年的岁运是什么运,是太过还是不及，则该年的主运与岁运是一致的，再前后太少一推便得。如丙年，岁运为水运太过，则该年的主运终运水运也是太过，前推四运金运为不及，三运土运为太过，二运火运为不及，初运木运为太过。”[28]程士德提出的五步推运的简便方法，简明扼要，应用方便。

综上所述，主运的推算要点是：其一，各年主运次序不变，均起于角终于羽，以五行相生为序。其二，根据各年年干的阴阳属性确定其五音太少。其三，以当年年干的太少，依五音建运太少相生图，逆时针方向逐步上推至角，便得出初运木角的太少，然后循太少相生而定余下各运的太少。

3. 客运

客运是与主运相对而言，但 10 年之内每年不同，如客之来去，故称客运。每年的客运也分为木运、火运、土运、金运、水运 5 种。客运的意义亦如方药中所说：“各运的特点也与五行的特性一致，这个运季是哪一个客运主事，这个运季中的气候变化和人体脏腑的变化也就会表现出与它相关的五行特性。例如这个运季的客运是土运时，这个运季在气候变化上就与湿的作用密切相关，在人体脏腑上就与脾的作用密切相关。”[27]

《素问·六元正纪大论》中载有客运定局的程式。具体如下：

壬年：太角（初正） 少徵 太宫 少商 太羽（终）

戊年：太徵 少宫 太商 少羽（终） 少角（初）

甲年：太宫 少商 太羽（终） 太角（初） 少徵

庚年：太商 少羽（终） 少角（初） 太徵 少宫

丙年：太羽（终） 太角（初） 少徵 太宫 少商

丁年：少角（初正） 太徵 少宫 太商 少羽（终）

癸年：少徵 太宫 少商 太羽（终） 太角（初）

己年：少宫 太商 少羽（终） 少角（初） 太徵

乙年：少商 太羽（终） 太角（初） 少徵 太宫

辛年：少羽（终） 少角（初） 太徵 少宫 太商

客运的推算方法，可分为两步进行。第一步是先立年干，确定出大运的阴阳太少。第二步是以当年的大运为初运，依据五行太少相生的顺序，分作五步，行于主运之上。例如 1993 年是癸酉年，癸火（阴）少徵为其大运，所以当年客运的初运便为少徵（火），二运为太宫（土），三运为少商（金），四运为太羽（水），终运为少角（木）。其余各年依此类推（图 19）。

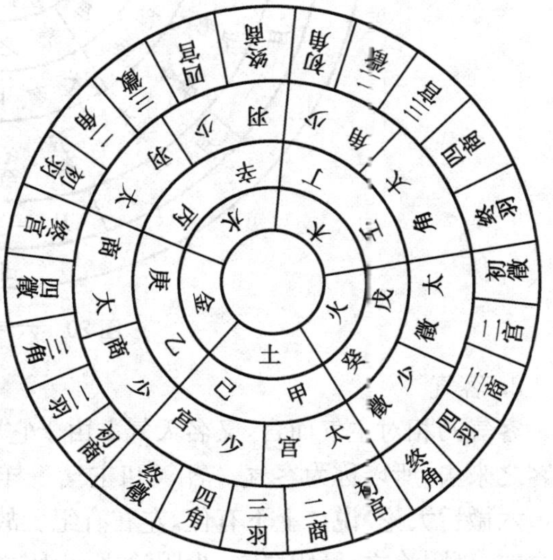

图 19 五运客运图

客运与主运的异同是：其五运分主一年之五时，阴干、阳干互为起运，依五行相生次序太少相生，五步推运，这是相同点。不同之处是，客运随着大运而变，年年不同；而主运则始于春角，终于冬羽，年年不变。

(三)六气

六气，即风、寒、暑、湿、燥、火的简称。

在运气学说中是结合十二地支，配属三阴三阳来演绎六气的变化。具体内容包括主气、客气和客主加临3个方面。

1. 主气

主气，又称地气，即主时之六气。主气包括风木、君火、相火、湿土、燥金、寒水6种，按五行相生次序排列，年年如此，固定不变。主气的意义，正如方药中所说："各气的特点，也可用五行加以归类。这一个节序是哪一个主气主时，这一个节序便会表现出与它相关的五行特点。"[27]

主气的推算，是将一年24个节气分属于六气六步之中，主气一年分为六步，一步主4个节气，也就是60天87刻半，始于厥阴风木，终于太阳寒水，年年不变。一年四季春为始，因此初之气为厥阴风木，从大寒节到春分节；木生火，二之气为少阴君火，从春分节到小满节；君火相火同气相随，三之气为少阳相火，从小满节到大暑节；火生土，四之气为太阴湿土，从大暑节到秋分节；土生金，五之气为阳明燥金，从秋分节到小雪节；金生水，终之气为太阳寒水，从小雪节到大寒节(图20)。亦即《素问·六微旨大论》"显明之右，君火之位也；君火之右，退行一步，相火治之；复行一步，土气治之；复行一步，金气治之；复行一步，水气治之；复行一步，木气治之；复行一步，君火治之"之谓。

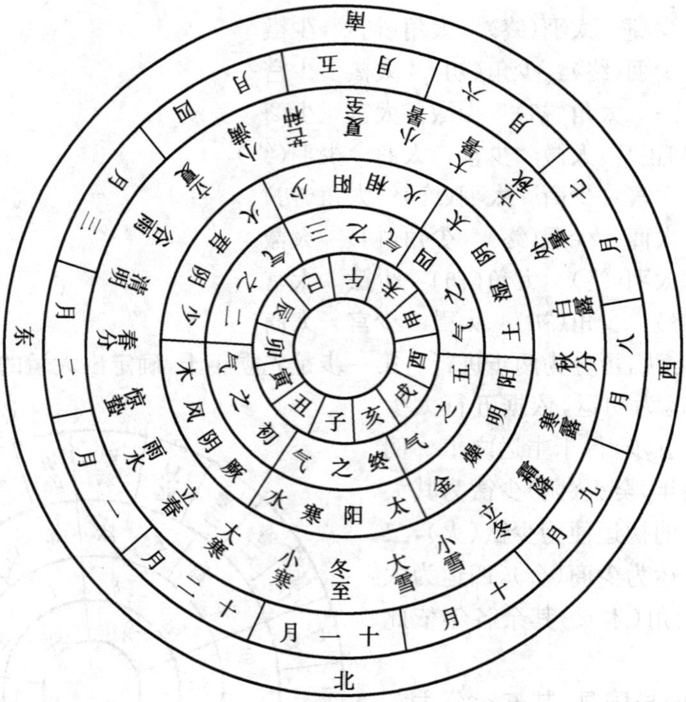

图20 六气主时节图

2. 客气

客气乃相对主气而言，又名天气。由于它所主治的节气年年转移，在12年中各年不同，如客之来去，所以称为客气。客气和主气一样，也分为风、湿、燥、寒、相火、君火6种。《素问·六微旨大论》说："上下有位，左右有纪。故少阳之右，阳明治之；阳明之右，太阳治之；太阳之右，厥阴治之；厥阴之右，少阴治之；少阴之右，太阴治之；太阴之右，少阳治之。"可见，客气六步的次序是先三阴，后三阳。依次为：一阴厥阴风木，二阴少阴君火，三阴太阴湿土，一阳少阳相火，二阳阳明燥金，三阳太阳寒水。

客气随各年纪年的地支而变化，与主气的年年不变不同。客气包括司天之气、在泉之气、左右四间气六步，三阴三阳六步之气依次分布于上下左右，互为司天，互为在泉，互为间气，从而构成6年1个周期的变化。

(1)司天在泉：司天和在泉，是值年客气在这一年主事的统称。轮值主司天气的称为“司天”，司天之气位于正南主气的三之气上。与司天相对之气叫“在泉”，在泉之气位于正北主气的终之气上(图21)。司天主管上半年，在泉主管下半年。故《素问·六元正纪大论》说：“岁半之前，天气主之；岁半之后，地气主之。上下交互，气交主之，岁纪毕矣。”其“天气”、“地气”，即指司天、在泉。

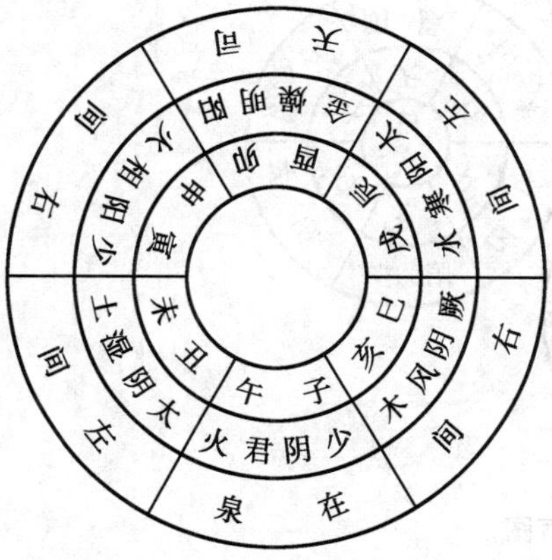

图21 司天在泉左右间气位置图

司天之气的轮值是以纪年的地支来推演的。凡逢子午年为少阴君火司天，丑未年为太阴湿土司天，寅申年为少阳相火司天，卯酉年为阳明燥金司天，辰戌年为太阳寒水司天，巳亥年为厥阴风木司天。司天之气确定后，在泉之气就容易确定了。方药中指出：“司天与在泉之间有下列的关系，即：阳司天，阴就在泉，阴司天，阳就在泉。司天在泉的阴阳，在它们阴阳的多少上也是相应的，即：司天是一阴(厥阴)，在泉必定就是一阳(少阳)，司天是二阴(少阴)，在泉必定就是二阳(阳明)，司天是三阴(太阴)，在泉必定就是三阳(太阳)。与此相反也是一样，司天是一阳(少阳)，在泉一定就是一阴(厥阴)，司天是二阳(阳明)，在泉就一定是二阴(少阴)，司天是三阳(太阳)，在泉就一定是三阴(太阴)。”[27]

(2)间气：客气除司天、在泉之外，其余四气均为“间气”。《素问·至真要大论》说：“帝曰：间气何谓？岐伯曰：司左右间，是谓间气也。帝曰：何以异之？岐伯曰：主岁者纪岁，间气者纪步也。”可见，间气主要是纪客气六步的。

由于司天、在泉有南北方位的不同，故间气有司天左间右间和在泉左间右间的区别。司天的左间，在主气的四之气上，右间在主气的二之气上；在泉的左间，在主气的初之气上，右间在主气的五之气上。《素问·五运行大论》说：“厥阴在上，则少阳在下，左阳明，右太阴；少阴在上，则阳明在下，左太阳，右少阳；太阴在上，则太阳在下，左厥阴，右阳明；少阳在上，则厥阴在下，左少阴，右太阳；阳明在上，则少阴在下，左太阴，右厥阴；太阳在上，则太阴在下，左少阳，右少阴。所谓面南而命其位，言其见也。”这是言在泉的左右间气。又说：“诸上见厥阴，左少阴，右太阳；见少阴，左太阴，右厥阴；见太阴，左少阳，右少阴；见少阳，左阳明，右太阴；见阳明，左太阳，右少阳；见太阳，左厥阴，右阳明。所谓面北而命其位，言其见也。”这是言司天的左右间气(图22)。

总之，客气的推算可分为3步：第一步是依据当年的岁支确定司天之气。第二步是根据六步之气的阴阳属性及顺序，通过司天之气推算出在泉之气及左右四间气。第三步是根据司天、在泉、四间气的位置，结合六气的变化，推测气候特征。《素问·至真要大论》说：“六气分至，司天地者，其至何也？岐伯曰：厥阴司天，其化以风；少阴司天，其化以热；太阴司天，其化以湿；少阳司天，其化以火；阳明司天，其化以燥；太阳司天，其化以寒……帝曰：地化奈何？岐伯曰：司天同候，间气皆然。”可见，六气与三阴三阳配合后，随着三阴三阳的顺序轮转，表

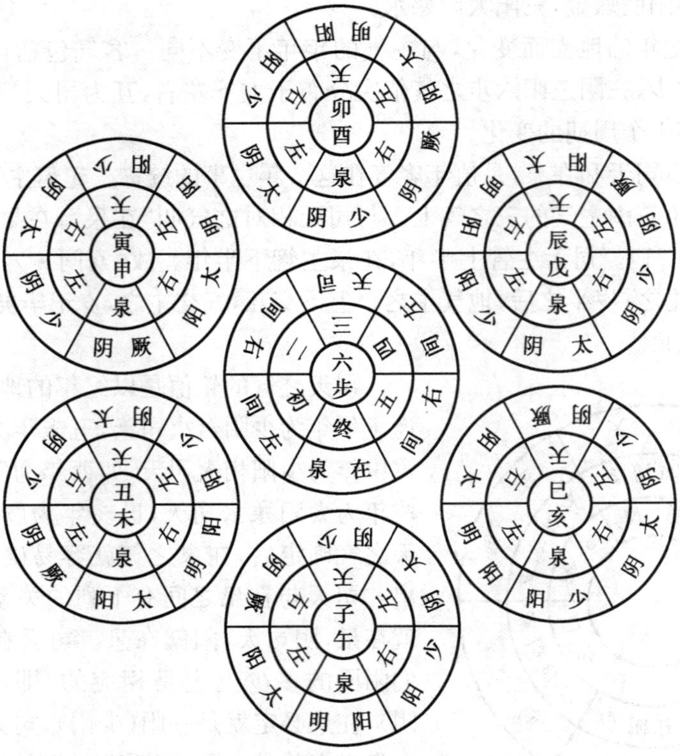

图 22 司天在泉左右间气图

现出与六气相应的气候特征。还应指出的是，客气司天还有两种异常变化情况：一是客气的胜复变化，即司天的上半年有超常的胜气，下半年则随之发生相反的复气以克之，有胜有复则为常，有胜无复即为害；二是客气的不迁正或不退位。《素问·刺法论(遗篇)》提出"不迁正"、"不退位"的说法。所谓不迁正，就是应值司天之气不及，不能按时主值；不退位，就是旧的司天之气太过，应退位而未退位。在这种情况下，左右四间气也应升不升，应降不降，致使整个客气规律失常而发生变乱。

3. 客主加临

客主加临，是将每年轮值的客气六步，分别加于每年不变的主气六步之上。由于主气概括一年气候的常规变化，而客气则决定一年气候的具体变化，只有二者结合才能全面反映气候的实际变化情况。客主加临对气候的影响，是根据客主之间的相得不相得及顺和逆的关系表明的。如《素问·五运行大论》说："气相得则和，不相得则病。"《素问·至真要大论》说："主胜逆，客胜从。"《素问·六微旨大论》亦说："君位臣则顺，臣位君则逆。"由此可见，凡客主之气五行相生，或客主同气为顺，顺则气候平和，人体不病；若客主之气五行相克为逆，逆则气候反常，人体多病。客气胜主气，或君气位于臣位为顺，顺则当年气候变化不大，人体发病轻微；主气胜客气，或臣气位于君位为逆，逆则当年气候变化较大，人体发病多重而急。

客主加临的推算，是把客气加于主气之上，具体是：将值年司天的客气加于主气的三之气上，在泉之气加于主气的终之气上，其余四间气则依次相加。由于主气的初之气是厥阴风木，二之气是少阴君火，三之气是少阳相火，四之气是太阴湿土，五之气是阳明燥金，终之气是太阳寒水，故值年司天的客气加于主气的三之气上，实际上就是加于少阳相火之上，在泉之气加于主气的终之气上，也就是加于太阳寒水之上。相加之后，主气六步不动，客气六步则每年按一阴、二阴、三阴、一阳、二阳、三阳的次序，依次推移，6年一转，运行不息(图23)。

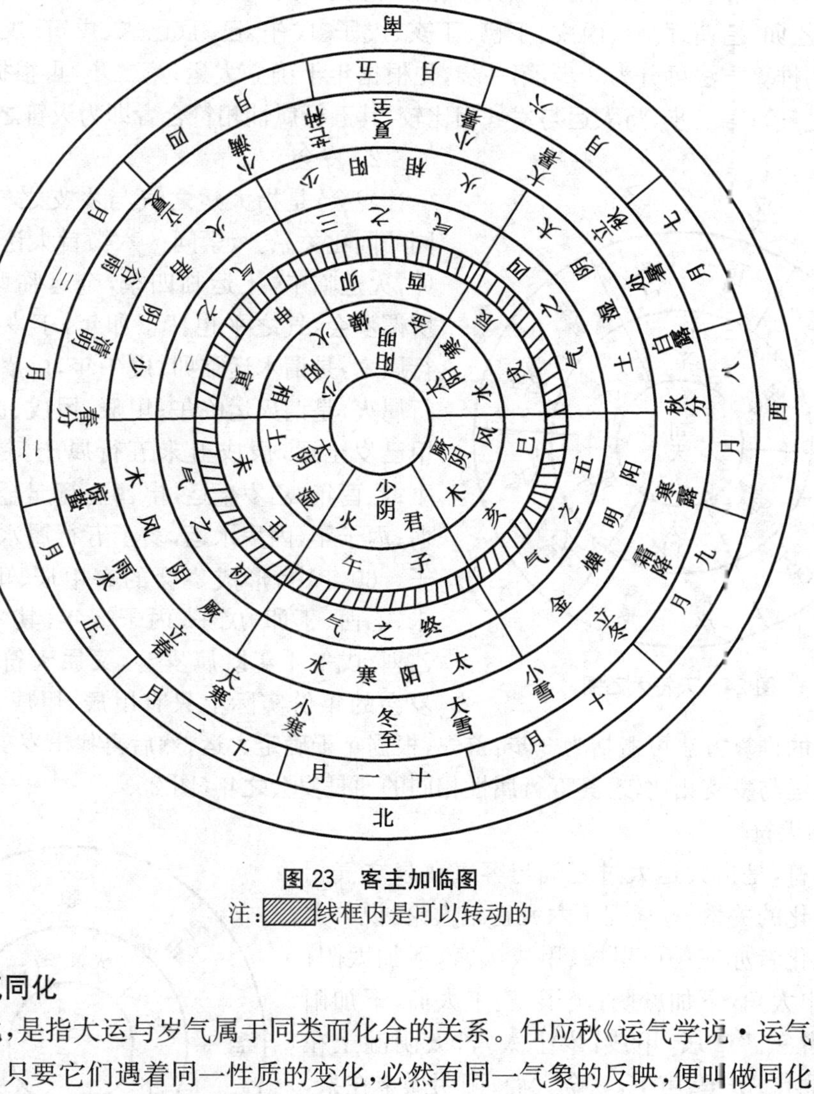

图23 客主加临图

注：▨线框内是可以转动的

(四)运气同化

运气同化，是指大运与岁气属于同类而化合的关系。任应秋《运气学说·运气同化》说：“无论运或气，只要它们遇着同一性质的变化，必然有同一气象的反映，便叫做同化。如木同风化，火同暑热化，土同湿化，金同燥化，水同寒化之类。”

主运客运，主气客气，在60年的变化中有20多年的同化关系发生。《素问·六元正纪大论》说：“愿闻同化何如？岐伯曰：风温春化同，热曛昏火夏化同，胜与复同，燥清烟露秋化同，云雨昏暝埃长夏化同，寒气霜雪冰冬化同。此天地五运六气之化，更用盛衰之常也。”

运气同化有太过、不及和同天化、同地化的不同。《素问·六元正纪大论》说：“太过而同天化者三，不及而同天化者亦三；太过而同地化者三，不及而同地化者亦三，此凡二十四岁也。”具体表现为下述5个方面。

1. 天符

天符，是指大运之气与司天之气五行属性相符合的同化关系。《素问·六微旨大论》说：“帝曰：土运之岁，上见太阴；火运之岁，上见少阳、少阴；金运之岁，上见阳明；木运之岁，上见厥阴；水运之岁，上见太阳。奈何？岐伯曰：天之与会也，故《天元册》曰天符。”土运之岁，上见太阴，即己丑、己未年，土湿同化。火运之岁，上见少阳、少阴，即戊寅、戊申、戊子、戊午年，火与暑热同化。金运之岁，上见阳明，即乙卯、乙酉年，金燥同化。木运之岁，上见厥阴，即丁巳、丁亥年，木风同化。水运之岁，上见太阳，即丙辰、丙戌年，水寒同化。说明 60 年中，形成天符的有乙卯、乙酉、丙辰、丙戌、丁巳、丁亥、戊子、戊午、己丑、己未、戊寅、戊申 12 年。总之，天符的推算方法可分为 3 步：第一步，先根据年干确立大运；第二步，再根据岁支定其岁气（司天之气）；第三步，将大运与岁气相比较，其五行属性相符合者即为天符之年（图 24）。

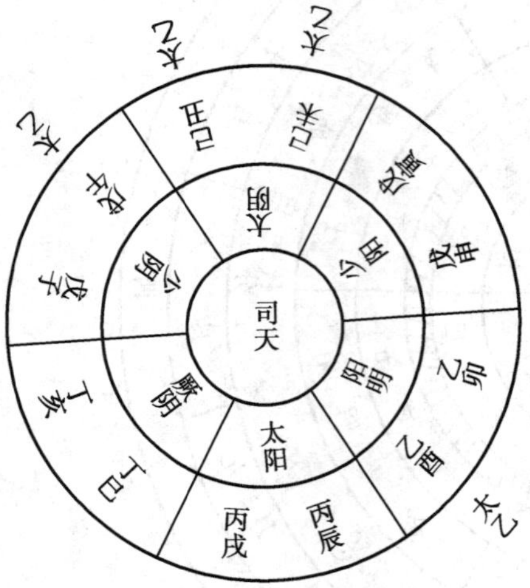

图 24 天符太乙图

2. 岁会

岁会，是指大运之气与岁支之气五行属性相同的同化关系。《素问・六微旨大论》说："木运临卯，火运临午，土运临四季，金运临酉，水运临子，所谓岁会，气之平也。"丁卯年，丁岁木运，寅卯五行属木，是谓木运临卯；戊午年，戊岁火运，巳午五行属火，是谓火运临午；甲辰、甲戌、己丑、己未年，甲己岁土运，辰戌丑未五行属土，是谓土运临四季；乙酉年，乙岁金运，申酉五行属金，是谓金运临酉；丙子年，丙岁水运，亥子五行属水，是谓水运临子。60 年中，形成岁会的有甲辰、甲戌、己丑、己未、乙酉、丁卯、戊午、丙子 8 年，其中己丑、己未、乙酉、戊午 4 年既属岁会，又属天符，因此单纯是岁会的年份实际上只有甲辰、甲戌、丁卯、丙子 4 年。岁会的推算方法可概括为 3 步：首先，根据年干确定大运；然后再找出岁支的五行属性；最后将大运与岁支相比较，其五行属性相同的便是岁会之年（图 25）。

3. 同天符

同天符，是指大运太过之气与客气在泉之气相符合而同化的关系。《素问・六元正纪大论》说："太过而同地化者亦三……甲辰、甲戌太宫，下加太阴；壬寅、壬申太角，下加厥阴；庚子、庚午太商，下加阳明，如是者三。"甲辰、甲戌，岁土太宫，太阴湿土在泉，土湿同化；庚子、庚午，岁金太商，阳明燥金在泉，金燥同化；壬申、壬寅，岁木太角，厥阴风木在泉，风木同化。上 6 年，岁运太过与在泉之气同化，均为同天符。60 年中，属同天符的有甲辰、甲戌、庚子、庚午、壬寅、壬申 6 年。其中甲辰、甲戌 2 年既属同天符，又属岁会，因此单属同天符者只有庚子、庚午、壬寅、壬申 4 年。同天符的推算方法可概括为：一是根据阳干求出太过之大运；二是依据岁支先定司天之气，再从司天之气求出在泉之气的属性；三是把太过的大运与在泉之气相比较，二者相合而同化即是同天符（图 26）。

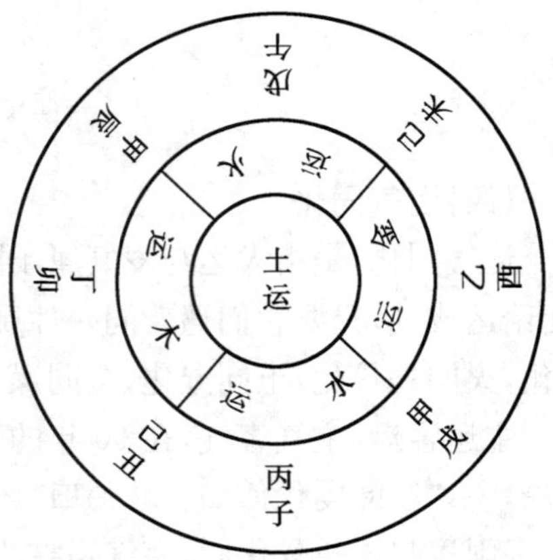

图 25 岁会图

4. 同岁会

同岁会，是指大运不及之气与客气在泉之气相合而同化的关系。《素问・六元正纪大论》说："不及而同地化者亦三……癸巳、癸亥少徵，下加少阳；辛丑、辛未少羽，下加太阳；癸

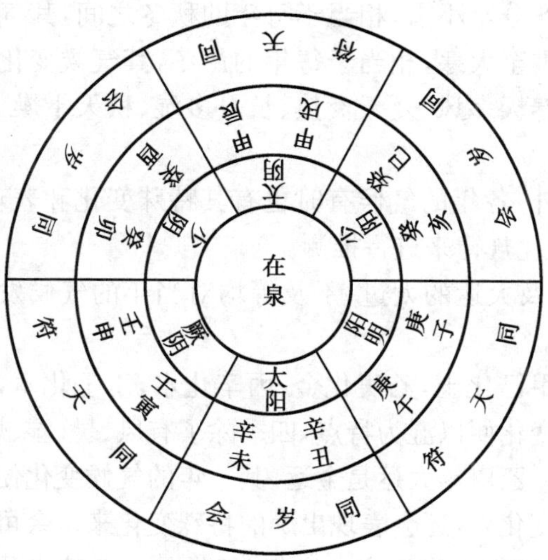

图 26 同天符同岁会图

卯、癸酉少徵，下加少阴，如是者三。”癸巳、癸亥、癸卯、癸酉，岁火少徵，巳亥少阳相火在泉，卯酉少阴君火在泉，是皆同气相化合；辛丑、辛未，岁水不及，太阳寒水在泉，水寒同化，因此均属同岁会。在 60 年中，逢同岁会者有辛未、辛丑、癸卯、癸酉、癸巳、癸亥 6 年。同岁会的推算方法：首先根据阴干求出不及之岁运；然后再按岁支确定司天之气，并从司天之气求出在泉之气的属性；最后将大运与在泉之气相比较，二者相符而同化者就是同岁会(图 26)。

5. 太乙天符

太乙天符，是指既是天符，又是岁会的情况。《素问·六微旨大论》说：“天符岁会何如？岐伯曰：太乙天符之会也。”说明太乙天符是司天之气、大运之气和岁支之气的会合，即《素问·天元纪大论》“三合为治”之谓。如戊午年，既是“火运之岁，上见少阴”的天符，又是“火运临午”的岁会，故为太乙天符。太乙天符的推算可分两步进行：首先确定大运、岁支和司天之气；然后把大运、岁支以及司天之气相比较，如三者均相符合，便是太乙天符之年。在 60 年中，属太乙天符的有己丑、己未、乙酉、戊午 4 年(图 24)。

二、运气学说在中医学中的应用

运气学说在中医学中的应用，主要包括推测每年的气候变化、预测疾病的发生和流行、指导对疾病的预防等方面。

(一)推测每年的气候变化

每年的气候变化均有一定的规律可循，这个规律性变化，一般可用运气中的主运主气变化规律来进行推测。

以五运而言，各运所主季节的气候均不相同。《素问·天元纪大论》说：“天有五行御五位，以生寒暑燥湿风。”五运中，初运木的时间是从每年的大寒至春分，相当于每年的春季，由于木“在天为风”，所以春季的气候特点以风为主。二运火的时间是从每年的清明至芒种，相当于每年的夏季，由于火“在天为热”，所以夏季的气候特点以热为主。三运土的时间是从每年的夏至至处暑，相当于夏秋之间，由于土“在天为湿”，所以夏秋之间的气候特点以湿为主。四运金的时间是从每年的白露至立冬，相当于每年的秋季，由于金“在天为燥”，所以秋季的气候特点以燥为主。五运水的时间是从每年的立冬至大寒，相当于每年的冬季，由于水“在天为寒”，所以冬季的气候特点以寒为主。

以六气而言，其气候变化的特点与五运相似。《素问·至真要大论》说：“厥阴司天，其化以风；少阴司天，其化以热；太阴司天，其化以湿；少阳司天，其化以火；阳明司天，其化以燥；太阳司天，其化以寒。”在六气中，厥阴风木为初之气，时间是从大寒至春分，相当于每年的初春，其气候变化为多风。少阴君火为二之气，时间是从春分至小满，相当于每年的春末夏初，其气候变化为多热。少阳相火为三之气，时间是从小满至大暑，相当于每年的夏季，其气候变化为多火(热)。太阴湿土为四之气，时间是从大暑至秋分，相当于每年的暮夏初秋，其气候变化为多湿。阳明燥金为五之气，时间是从秋分至小雪，相当于每年的秋冬之间，其气候变化为多燥。太阳寒水为终之气，时间是从小雪至大寒，相当于每年的严冬，其气候变化为多寒。由此可见，每年气候变化的一般规律是春天多风、夏天炎热、长夏多湿、秋天干燥、冬天寒冷。

以上是每年气候变化的一般情况，除此之外，各年的气候有时也有其特殊变化和表现，这种特殊变化可以根据各年值年大运及客气变化规律来进行推测。

1. 从各年的值年大运来看，其大运的主气及大运的太过、不及等均对当年的气候发生直接影响

首先，可从各年大运的五行属性来推算。甲已化土，乙庚化金，丙辛化水，丁壬化木，戊癸化火。如甲已年大运是土运，其一年的气候变化便以湿为特点，四季除了有风、暑、湿、燥、寒的一般变化外，还会表现出湿的特殊变化来。乙庚年大运是金运，其一年的气候变化便以燥为特点，四季除了有风、暑、湿、燥、寒的一般变化外，还会表现出燥的特殊变化来。余可类推。其次，根据各年大运的太过、不及和平气来推算。大运太过之年，气候的一般特点是本气流行，同时还会克制所不胜之运而表现出所不胜之运气候的特殊变化。《素问·气交变大论》说："岁火太过，炎暑流行……收气不行，长气独明。""岁土太过，雨湿流行……藏气伏，化气独治之。""岁金太过，燥气流行……收气峻，生气下。""岁水太过寒气流行……"如甲辰年为土运太过之年，本年在气候变化上便以湿为特点；同时，土能胜水，因此除了湿气偏盛外，还要考虑到寒气的特殊影响。

大运不及之年，全年气候表现为本气不足、所不胜之气偏胜的特征。《素问·气交变大论》说："岁木不及，燥乃大行，生气失应……岁火不及，寒乃大行，长政不用……岁土不及，风乃大行，化气不令……岁金不及，炎火乃行，生气乃用，长气专胜……岁水不及，湿乃大行，长气反用。"如乙巳年为金运不及之年，本年的气候特点便应以燥为主，同时其所不胜之气火气也有流行的变化，因此乙巳年的气候主要表现为燥气不及、火气偏胜。此外，由于在某气太过或不及时，会有复气产生以制约其过度的偏胜之气，因此在具体分析时还应考虑这种复气的影响。

平气之年，是因运太过而被抑制，或运不及而得助所形成。平气之年其气候表现为本气特征且气候平和。如《素问·五常政大论》说："愿闻平气何如而名，何如而纪也？岐伯对曰：昭乎哉问也！木曰敷和，火曰升明，土曰备化，金曰审平，水曰静顺。"敷和、升明、备化、审平、静顺，均是五运平气气候和平、生化正常之象。如辛亥年，大运水运不及，但由于亥子属水，可以资助水运不及，因而使之成为平气之年，气候特征则是寒冷平和而无太过、无不及。

2. 从各年值年的客气来看，各年的值年司天在泉之气与气候的变化密切相关

一般来说，司天之气主管上半年，在泉之气主管下半年，所以其气候变化则上半年反映司天之气的特点，下半年反映在泉之气的特点。如庚子年的年支是子，子午年为少阴君火司天，阳明燥金在泉，所以庚子年的司天之气是火气（君火），在泉之气是燥气，而庚子年的上半年是火气主事，下半年是燥气用事。以当年的气候特征来看，则上半年较平常为热，下半年较平常为燥。但是，由于司天之气又可影响在泉之气及四间气而主管全年，因此下半年往往以燥热为主要表现。

（二）预测疾病的发生及流行

六淫是发病的重要因素之一，疾病的发生和流行与四时气候的变化密切相关。因此，运用运气学说在测知气候变化的同时，亦可以推测疾病的发生与流行。

1. 以主运主气的变化规律来推测每年疾病发生的一般情况

从五运来说，木为初运，风为春季主气，风气通于肝，故春多肝病。火为二运，火为夏季主气，火气通于心，故夏多心病。土为三运，湿为长夏主气，湿气通于脾，故长夏多脾病。金为四运，燥为秋季主气，燥气通于肺，故秋多肺病。水为终运，寒为冬季主气，寒气通于肾，故冬多肾病。

从六气来说，与五运基本相同。如初之气为厥阴风木，多易患或流行肝病、风温病。二之气为少阴君火，多易患或流行心病、火热病。三之气为少阳相火，多易患或流行心病、暑病。四之气为太阴湿土，多易患或流行脾胃病、湿温病。五之气为阳明燥金，多易患或流行肺病、燥病。终之气为太阳寒水，多易患或流行肾病、骨关节寒性病。

由此可见，人生活在大自然中，与四时之气息息相通，四时之气的变化可直接影响相关脏腑而导致疾病的发生和流行。

2. 以值年大运及司天在泉之气来推测各年发病的特殊情况

春多肝病，夏多心病，长夏多脾病，秋多肺病，冬多肾病，这是疾病发生和流行的一般情况，年年不变，大致相同。但是，疾病的发生和流行还有自己的特殊变化情况，这些特殊变化受着气候特殊变化的影响，可以用值年大运及司天在泉之气的变化来预测。

各年大运的五行属性不同，其疾病则表现出相应的特点。如甲己化土，逢甲逢己之年大运为土，疾病则以湿病、脾病较多，且四季均可在其一般病变的基础上，表现出湿的变化或发生脾病。金、水、木、火之年可类推。除了大运五行属性本身的影响之外，还要考虑各年大运的太过、不及等因素。大运太过之年，除了本气之病外，还可病及所胜之脏；大运不及之年，除了本气之病外，还可病及所不胜之脏。如戊子年是火运太过之年，多患心病、热病，同时火可胜金，还易患肺病、燥病。辛丑年是水运不及之年，多患肾病、寒病，同时水不胜土，还易患脾病、湿病。此外，无论是大运太过还是不及之年，均还要考虑胜复之气等对疾病的影响。

各年值年的司天在泉之气对疾病的特殊变化亦有着相应的影响。司天之气主管上半年，上半年的疾病多受司天之气的影响；在泉之气主管下半年，同样亦影响着下半年的疾病。如癸未年为太阴湿土司天，太阳寒水在泉，所以上半年为湿气主事，表现为脾病湿病较多，下半年为寒气主事，表现为肾病寒病较多。但是，由于司天之气除主管上半年之外，还可通过影响在泉之气和左右间气而主管全年，因此对下半年的疾病还要考虑湿气的影响。此外，司天在泉之气的五行相胜关系的影响也是应该考虑的。

总之，运气对疾病的影响是多方面的，它既要考虑五运的影响，又要考虑六气的影响，同时还要考虑运气合治的影响，只有通过综合判断，才能得出比较准确的结论。

(三)指导疾病的预防和治疗

《内经》历来强调“不治已病治未病”，《素问·上古天真论》告诫人们“虚邪贼风，避之有时”。如何才能做到这一点呢？这就必须借助运气学说预测疾病的发生和流行，从而事先采取有针对性的预防措施。如《素问·气交变大论》说：“岁木太过，风气流行，脾土受邪。民病飧泄食减，体重烦冤，肠鸣腹支满……甚则忽忽善怒，眩冒巅疾……反胁痛而吐甚。”说明岁木太过之年，人体疾病的发生和流行规律是肝脏及其所克之脾脏受病。肝木之气太过，则见善怒、眩冒巅疾、胁痛等症；木胜克脾土，则可见飧泄食减、肠鸣腹满、呕吐等症。预防上，则应从调理肝脾之气入手，和七情，慎饮食，辅药物，防止肝气太过，避免脾气受制。总之，应根据当年气候和疾病流行的大致情况，采取各种相应的防范措施，以减少或控制疾病的发生和流行。

在疾病的治疗方面，运气学说将气候变化与治疗用药有机联系起来，使得治疗用药有规律可循。如《素问·六元正纪大论》指出：太阳司天之年，“岁宜苦以燥之温之”；阳明司天之年，“岁宜以咸以苦以辛，汗之清之散之”；少阳司天之年，“岁宜咸辛宜酸，渗之泄之，渍之发之”；太阴司天之年，“岁宜以苦燥之温之，甚者发之泄之”；少阴司天之年，“岁宜咸以耎之，而调其上，甚则以苦发之，以酸收之，而安其下，甚则以苦泄之”；厥阴司天之年，“岁宜以辛调上，以咸调下”。说明由于司天之气对疾病的影响，而治疗用药上亦有相应区别。《素问·至真要大论》还对司天在泉及六气胜复所致疾病的治疗规律进行了探讨，如谓：“诸气在泉，风淫于内，治以辛凉，佐以苦，以甘缓之，以辛散之……寒淫于内，治以甘热，佐以苦辛，以咸泻之，以辛润之，以苦坚之。”“司天之气，风淫所胜，平以辛凉，佐以苦甘，以甘缓之，以酸泻之……寒淫所胜，平以辛热，佐以甘苦，以咸泻之。”“厥阴之胜，治以甘清，佐以苦辛，以酸泻之……太阳之胜，治以甘热，佐以辛酸，以咸泻之。”“厥阴之复，治以酸寒，佐以甘辛，以酸泻之，以甘缓之……太阳之复，治以咸热，佐以甘辛，以苦坚之。”可见，运气学说根据五运六气的变化，总结出了一整套治疗用药的规律，对于临床具有一定的指导意义。

三、正确对待运气学说

运气学说是我国的一门古老科学，它是古人在生活、生产和医疗实践中逐步认识和总结出来的理论，并经过了长期的生活、生产和医疗实践的验证，具有一定的科学基础。尽管它与今天的气候学、气象学等相比还相当朴素，然而它对生活、生产及医疗方面的指导作用却不容忽视。

对待运气学说，自古以来便有两种不同的认识和态度。以刘温舒、沈括等人为代表，笃信运气学说，正如谢利恒所说：“医家新说始于金元而实起于北宋。有刘温舒者，始撰《素问入式运气论奥》三卷，而以‘内经·素问遗篇’附刊其后，是为言运气之始。沈括之徒深信之。又有寇宗奭者，撰《本草衍义》二十卷，始论及运气，前此所未有也。”[29]如沈括《梦溪笔谈·象数一》说：“医家有五运六气之术，大则候天地之变，寒暑风雨，水旱螟蝗，率皆有法，小则人之众疾，亦随气盛衰。”充分肯定了运气学说在推测气候变化和疾病流行中的重要意义。虞抟《医学正传·医学或问》说：“以天之六气，加临于岁之六节，五行胜复盈亏之理，无有不验。传曰：天之高也，星辰之远也，苟求其故，千岁之日至可坐而致也。”李梴《医学入门·运气总论》亦说：“医之道，运气而已矣，学者可不由此入门而求其蕴奥耶。”均视运气为千年不易之理和医家必通之道。

持怀疑和否定态度的，如清代张倬《伤寒兼证析义·运气》说：“四时有非时之化，百步之内，晴雨不同，千里之外，寒暄各异，岂可以一定之法而测非常之变耶。”徐大椿《医学源流论·司天运气论》亦说：“当时圣人不过言天地之气运行旋转如此耳，至于人之得病，则岂能一一与之尽合，一岁之中不许有一人生它病乎。”便均怀疑运气学说的理论价值和实践意义。明代缪希雍《神农本草经疏》则认为运气学说属于杂学，非医家治病之书，而予以否认，曰：“予少检《素问》中载有是说。既长游于四方，见天下医师与学士大夫在谈论其义，于时心窃疑之。又见性理所载，元儒草庐吴氏于天之气运中，亦备载之。予益自信其为天运气数之法，而非医家治病之书……杂学混滥，贻误后人，故特表而书之，俾来学知所决择云。”

以上对于运气学说采取完全肯定或否定的态度均是不正确的。运气学说不是古人的臆测，而是在阴阳五行学说指导下，通过长期的实践产生出来的理论，因此它有自身的理论依据和实践基础，并受到了几千年的检验，从“实践是检验真理的唯一标准”这一原则出发，我们决不能轻易否定其科学价值。古代科学家沈括在《梦溪笔谈》中曾载述了一则验证运气学说的实例，谓："熙宁中，京师久旱，祈祷备至，连日重阴，人谓必雨，一日骤晴，炎日赫然，予因事入对，上问雨期，予对曰：雨候已见，期在明日。众以为频日晦暗，尚且不雨，如此旸燥，岂复有望！次日果大雨。是时湿土用事，连日阴者，从气已效，但为厥阴所胜，未能成雨，后日骤晴者，燥金入候，厥阴当折，厥阴当折，则太阴得伸，明日运气皆顺，是以知其必雨，此亦当处所占也。"近年来，各地学者相继运用当地的气象资料与运气测算进行印证，其中北京、沈阳、天津、吉林、杭州、成都、山东等地的气象资料表明，二者的符合率或基本符合率均在70%左右。田文等对烟台地区1978～1980年3年的中运、司天、在泉、间气十八步气候一一作了对照考察，其符合率竟高达90%以上。[30]

在医学资料方面，古今医家均做了大量的工作。任应秋认为，《素问·脏气法时论》即是阐述气候节律与五脏系统发病规律的典范。[26]吴瑭《温病条辨·原病篇》亦应用运气学说预测温病的流行情况。1956年丙申，少阳相火司天，乙型脑炎猖獗，多数都用白虎汤加减治愈。医学杂志的有关报道更具有说服力，如何金新报道了麻疹的流行情况，指出：麻疹每隔1年有1次较大范围的流行，而且流行均在阳干所主中运太过的年份。[31]林朗晖撰文讨论了福建地区气候对疾病的影响关系，发现运气对流行病的影响明显，如火运太过之年，呼吸系统疾病、肝病、神经系统疾病、痢疾的发病相对增多，与《素问·气交变大论》所言"岁火太过"的发病规律基本一致。[32]

运气学说也非尽善尽美，我们应在肯定的前提下，一分为二地看待它。第一，由于历史条件的限制，运气学说还较直观和笼统，尚有待进一步研究提高。第二，在运用运气学说时应灵活分析，切忌机械对待。如《素问·至真要大论》明确指出："时有常位，而气无必也。"《素问·六元正纪大论》说："行有逆顺，至有迟速……至高之地，冬气常在，至下之地，春气常在，必谨察之。"说明气候变化受着地理等方面因素的影响，在应用时要结合当时的各方面情况来综合分析。

任应秋说："当然，我们也要承认，运气学说本身，由于受到历史条件、科学水平的种种局限，仅凭直觉的观察，不可能对复杂的气候变化，得出完全符合客观现实的规律来。尽管说什么'五运相袭'，'六气分治'，五六之说虽辩，究嫌其过于简单化，不足以尽气流运动之穷，实有待于运用先进科学方法整理提高。因此，对运气学说持完全否定或完全肯定的态度，都是不正确的。"在前人的评价中，任应秋认为，唯汪机、张介宾持论较为公允。如汪机《运气易览·序》说："运气一书……岂可徒泥其法，而不求其法外之遗耶！如冬有非时之温，夏有非时之寒，春有非时之燥，秋有非时之热，此四时不正之气，亦能病人也，又况百里之内，晴雨不同；千里之邦，寒暖各异，此方土之候，各有不齐，所生之病，多随土著，乌可皆以运气相比例哉！务须随机达变，因时识宜，庶得古人未发之旨，而能尽其不言之妙也。"张介宾《类经·运气类》亦说："读运气者，当知天道有是理，不当曰理必如是也……余自有知以来，常以五六之义，逐气推测，则彼此盈虚，十应七八，即有少不相符者，正属井蛙之见，而见有未至耳，岂天道果不足凭耶？今有昧者，初不知常变之道，盛衰之理……故每凿执经文，以害经意，徒欲以有限之年辰，概无穷之天道，隐微幽显，诚非易见，管测求全，陋亦甚矣……故善察运气者，必当顺天以察运，因变以求气。故杜预之言历曰：'治历者当顺天以求合，非为合以验天，知乎此，则可以言历矣。'而运气之道亦然，既得其义，则胜复盛衰，理可窥也。随其机而应其用，其有不合乎道者，亦之有也。"[26]

任应秋还对汪、张的论点作了进一步的分析，谓："第一，认为运气学说，十之八九是有征验的，不能完全否定。第二，当知天道有是理，不当曰理必如是，故不能拘泥其法。第三，对待运气学说，应该是随机应变，因时识宜，顺天以察运，因变以求气，也就是要灵活地掌握和应用。第四，对运气学说既不知不谕，便云乌有而不信，这种态度，只能说明他下愚无知。第五，'欲以有限之年辰，概无穷之天道'，也就是过分夸大运气学说的作用，这也是不科学的。第六，运气虽有一定的征验，但亦必须结合人体本身的强弱来因几辨理，不能一概而论。"[26]任应秋的剖析透彻入微，全面客观，这正是我们对待运气学说的正确态度。方药中亦赞同上述见解，他在《黄帝内经素问运气七篇讲解·总论》中说："我们对于运气学说的正确态度应该是认真研究，但对其中的具体运用，又不能机械地对号入座……一定要把理论和实践结合起来。总之，我们认为机械地运用运气学说，把它视为千年不变的至理，或者断然抹杀，把它视为迷信，无益于医，无疑都是片面的认识。"[27]

综上所述，运气学说是中医学的一个重要组成部分，对于医学具有较大的指导意义，应当继承研究和发扬光大，不容轻易否定。在肯定的同时又要辩证地对待，特别是在临床上切不可胶柱鼓瑟，刻板应用。

（邱幸凡）

参考文献

[1] 张汝舟. 二毋室古天文历法论丛. 杭州：浙江古籍出版社，1987.

[2] 郝葆华.《素问·气交变大论》中"变星"问题的探讨. 陕西中医学院学报，1983(1)：47.

[3] 李约瑟. 中国科学技术史(第四卷第二分册). 北京：科学出版社，1975：657.

[4] 王洪琦.《内经》"月-人相关"理论及现代的研究. 广州中医学院学报，1988(1)：57.

[5] 君子兰. 也谈年月日时干支的快速推算法. 新中医，1983(10)：53.

[6] 周安方. 略论《内经》中的医学地理学思想. //王琦. 黄帝内经专题研究. 济南：山东科学技术出版社，1985：211-217.

[7] 中山大学，兰州大学，西北大学地理系. 气象学与气候学. 北京：人民教育出版社，1979：11.

[8] 林乾良. 有关中医气象学的研究进展. 福建中医药，1985(5)：2.

[9] 恩格斯. 自然辩证法. //中共中央马克思恩格斯列宁斯大林著作编译局. 马克思恩格斯选集(第三卷). 北京：人民出版社，1972.

[10] 周安方. 试论《内经》中的生物钟思想. //王琦. 黄帝内经专题研究. 济南：山东科学技术出版社，1985：218-223.

[11] 刘豫淑，周安方. 国内时间生物医学研究概况. 华中师范大学学报，1986(1)：121-127.

[12] 张宗岐. 恶性肿瘤节律性问题初探. 上海中医药杂志，1982(11)：26-27.

[13] 肖珙，邢鲁光，张继宗，等. 时间医学病死时间的研究. 山东中医学院学报，1983(4)：5-13.

[14] 黄慕君，乐锦茂，李冠贤. 试论病死与节气的关系. 上海中医药杂志，1984(7)：44-46.

[15] 李浩然. 浅谈中医时间治疗学之贡献. 辽宁中医杂志，1985(6)：11-13.

[16] 孟景春. 应用子午流注学说治愈大腹奇胀症一例. 广西中医药，1981(3)：5-6.

[17] 司徒铃. 子午流注取穴法治疗 417 例痛证疗效观察. 中国针灸，1984(5)：35-36.

[18] 匡调元. 中医病理学研究. 第 2 版. 上海：上海科学技术出版社，1989.

[19] 匡调元. 人体体质学. 上海：上海中医学院出版社，1991.

[20] 孔令伟，景乃禾. 试论心素钠与中医心肾水火. 上海中医药杂志，1997(10)：2.

[21] 方药中. 辨证论治研究七讲. 人民卫生出版社，1984.

[22] 王克勤. 中医神主学说. 北京：中医古籍出版社，1988.

[23] 何裕民，叶锦先. 心身医学概论. 上海：上海中医学院出版社，1990.

[24] 何裕民.中医学导论.上海:上海中医学院出版社,1987.
[25] 姜乾金.医学心理学.杭州:浙江大学出版社,1988:9-11.
[26] 任应秋.运气学说.第2版.上海:上海科学技术出版社,1982.
[27] 方药中.黄帝内经素问运气七篇讲解.北京:人民卫生出版社,1984.
[28] 程士德.内经讲义.上海:上海科学技术出版社,1985.
[29] 谢观.中国医学源流论.福州:福建科学技术出版社,2003:38.
[30] 田文等.脑血管猝发意外与运气学说的关系.山东中医学院学报,1984(1):26
[31] 何金新.试从运气学说探讨麻疹流行的病机.中医杂志,1962(1):38-39.
[32] 林朗晖.运用"五运六气"学说浅证流年病种.福建医药杂志,1983(1):48-50.

下篇　原文导读

《素问》部分

上古天真论篇第一

【篇解】

天真，先天真气。本篇论先天真气在人生命过程中的重要作用及调养先天真气摄生防病、防止早衰的道理，因托于上古，故名篇。

【提要】

1. 先对比古今长寿早衰之不同，强调养生重要性；继论养生原则与具体方法，以为养生活动之指导；再论先天真气在人体生长衰老过程和生育能力变化中的主导作用，以为养生的理论基础；末举四种养生方法与成果，说明养生之本在于调养先天真气。

2. 本篇所论的从内、从外调养先天真气的养生原则和方法，先天真气在人体生长衰老和生育能力变化中的主导作用，天癸的概念、作用及肾气、冲任与月经、生殖的关系，肾藏先天之精与脏腑后天之精的辩证关系以及形神统一等观点，是中医学相关理论的学术基础。

【原文】

昔在黄帝，生而神灵，弱而能言，幼而徇齐，长而敦敏，成而登天(1)，乃问于天师曰：余闻上古之人，春秋皆度百岁而动作不衰；今时之人，年半百而动作皆衰者，时世异耶？人将失之耶？岐伯对曰：上古之人，其知道者，法于阴阳，和于术数(2)，食饮有节，起居有常(3)，不妄作劳(4)，故能形与神俱(5)而尽终其天年，度百岁乃去。今时之人不然也，以酒为浆，以妄为常，醉以入房，以欲竭其精，以耗散其真，不知持满，不时御神(6)，务快其心，逆于生乐，起居无节，故半百而衰也。

夫上古圣人之教下也，皆谓之(7)：虚邪贼风(8)，避之有时；恬惔虚无，真气从之，精神内守，病安从来？是以志闲(9)而少欲，心安而不惧，形劳而不倦，气从以顺，各从其欲，皆得所愿。故美其食，任其服，乐其俗，高下不相慕，其民故曰朴。是以嗜欲不能劳其目，淫邪不能惑其心，愚智贤不肖不惧于物，故合于道。所以能年皆度百岁而动作不衰者，以其德全不危也。

【校注】

(1)昔在黄帝……成而登天：丹波元坚曰："以上六句，疑王氏所补，非古经之文……其文取之于《史记》、《大戴礼》及《孔子家语》。"

(2)术数：此指专为增强体质，预防疾病，延缓衰老而创制的养生方法和技术。张志聪云："调养精气之法"，如本篇真人呼吸精气、独立守神、肌肉若一，贤人辨列星辰、逆从阴阳之类，以及导引按跻、食饵等。

(3)食饮有节，起居有常：《新校正》云："按全元起注本云：'食饮有常节，起居有常度'……《太素》同。"

(4)不妄作劳：妄，乱也，违背法度。作劳，丹波元坚谓“力作勤劳”，主要指体劳过度，后世引申包括心劳、房劳。

(5)俱：偕也，有共存、协调之意。

(6)不时御神：时，善也。胡澍云：“谓不善御神也。”又，《新校正》云：“按别本‘时’作‘解’。”

(7)上古圣人之教下也，皆谓之：《新校正》云：“按全元起注本云：‘上古圣人之教也，下皆为之’。《太素》同。”杨上善并注云：“上古圣人使人行者，身先行之，为不言之教。”

(8)虚邪贼风：《灵枢·九宫八风》：“风从其所居之乡来为实风，主生，长养万物；从其冲后来为虚风，伤人者也，主杀主害。”则虚邪贼风为导致人体外感病的四时不正之气的总称。

(9)志闲：谓节制情志。闲，《说文》：“阑也，从门中有木”；《广韵》：“防也，御也。”

【释义】

本段运用对比手法讨论养生的重要性，并提出基本的养生原则和方法。养生原则，一是适应气候等外环境的变化，二是保持健康的生活方式。养生方法可概括为以下6个方面：①“法于阴阳”，“虚邪贼风，避之有时”，适应气候变化，防止外邪侵袭；②“饮食有节”，注意饮食调养；③“起居有常”，调适起居作息，使之规律化；④“不妄作劳”，主张适度劳逸；⑤“和于术数”，掌握专门养生技术；⑥“恬惔虚无”，“精神内守”，强调精神调养。

【理论研究】

1. 形神统一观

本段提出养生的目标是“形与神俱，尽终其天年”。其中“形与神俱”涉及健康标准。形指包括各种组织器官在内的有形可见的躯体，神则指无形的生命能力，表现为思维情志、感觉与运动本能及各种基本生理功能等。形因神而活，神为形之主，神能御形；神得形而存，形壮则神旺且和，形神互存互济，协调统一。因此，《内经》认为的健康是形体无病痛之扰、情思无偏造之苦，身心和谐的生理状态。这种健康观念已为现代人所接受。生长壮老已是生命的必然过程，衰老当然不可避免，自有天年之限，但可以通过养生活动保持身心和谐，尽终天年，这便是生理性衰老，古人称之为“寿而康”，届时虽然形神皆不及少壮之人，但仍可维持相应水平，生活自理、精神不败。欲达到这个目标，关键是预防早衰。《内经》认为早衰是疾病造成的，多因环境不良、妄行不节而扰动脏腑、耗伤精气，于是淫邪内生、外邪侵袭，以致“真邪相攻，乱而相引”(《灵枢·天年》)精气衰败，疾病丛生，形虽存而神已衰，形神相失，衰老早至，即所谓病理性衰老。因此，《内经》“形与神俱”理论，是对中医学健康观念、心身一体学说的概括，对于中医养生学说和老年病学的建立也有重要指导意义[1]。

2.《内经》的养生原则

基于《内经》关于人体生理活动和疾病发生规律的认识，本段从适应外环境的变化和保持健康的生活方式两个方面确定基本的养生原则。认为生命之气通于天，人与自然是一个整体；人体脏腑、经络及精气神的活动相互协调，也是一个整体；从而构成和谐有序的生命活动及其过程。因此，凡自然环境的异常变化和人类自身的身心活动均可影响其生理活动。当这两种影响超出人体自我调节的限度时，即可破坏有序的生命活动而致病，疾病耗伤人体赖于生存的脏腑、经络及精气神，就会导致病理性衰老，故《素问·阴阳应象大论》说：“喜怒不节，寒暑过度，生乃不固。”分而论之，《灵枢·天年》指出先天禀赋不足，后天又“数中风寒”，必致“中寿而尽”，从外邪之害强调适应外界环境异常变化进行外养的重要性，因此应“法于阴阳”，“虚邪贼风，避之有时”；本段则又断言，“以酒为浆”、“醉以入房”、“不时御神”、

"起居无节"等"以妄为常"、"逆于生乐"则半百而衰，从不良生活方式对人体的摧残强调内养的重要性，因此应"食饮有节"、"起居有常"、"不妄作劳"。在《内经》看来，危害人体生命、导致病理性衰老的主要是外感与内伤两类疾病。包括传染性疾病在内的外感病，在过去是使中国人平均寿命低的主要威胁，而今随着社会的进步，生活和科技水平的提高，心脑血管疾病、恶性肿瘤、呼吸系统疾病等内科病已上升为威胁人们长寿的主要原因，这些内科病没有特效药物，原因复杂，与人们不良的生活方式有密切关系，从提倡健康的生活方式来预防这些疾病，是提高预期寿命的主要途径。总之，养生当从内外两个方面"治未病"，防病于先即能预防病理性衰老，顺生命自然盛衰之道，尽终天年。

3. 关于精神调养

精神活动是人类特有的生命现象，它使人类个体的生命本质从生物领域进入社会历史领域，又对生命活动发挥重要作用。从某种意义上说，人的生命就是心身相互作用的统一体。这种观念，只到近些年才得到科学界的承认和重视，而早在二千多年前的《黄帝内经》就有系统论述，并应用于医学实践。《素问·灵兰秘典论》说："心者，君主之官也，神明出焉……主明则下安。"认为心对脏腑的功能活动有协调作用；《灵枢·本脏》则说："志意者，所以御精神、收魂魄、适寒温、和喜怒者也。""志意和则精神专直、魂魄不散、悔怒不起、五脏不受邪矣。"认为精神活动能够影响脏腑生理。在心身相互作用的方式上，《内经》认为精神活动通过精气的有序运动发挥其生理效应，亦通过精气的无序运动，即气机失调伤害脏腑功能活动，并提出五脏藏五神生五志，神志与五脏相互调控的模式。这些理论，不仅贯穿于病因病机、诊法治则诸学说中，还成为养生学说的学术基础之一，而调养精神则成为养生的第一要义。故《素问·灵兰秘典论》说："主明则下安，以此养生则寿，殁世不殆"."主不明则十二官危……以此养生则殃。"主明，就是心神清明，从调养而来。准此，历代医家、养生家论养生，无不以调养精神为首为要。诚如张介宾所说："欲得其门(圣人养生之道)，当自养心保身始"(《类经·阴阳类·二》)；李中梓亦云："不根于清净者，即是邪道"(《内经知要·摄生》)。调神之道在养生学说中应用广泛，它不仅指导一般精神活动的颐养调节，而且用于各种养生活动，同时在历代养生实践中还创编了多种专门养神功法和技术，成为中国养生文化的重要内容。

【临证指要】

1."法于阴阳"

法于阴阳即效法阴阳之道指导养生活动。效法阴阳，范围甚广，除"虚邪贼风，避之有时"外，亦包括适应四时与昼夜阴阳消长规律和特点实行衣食起居精神活动的调节，如《素问·四气调神大论》"春夏养阳，秋冬养阴"诸法和《素问·生气通天论》昼夜三时养阳气法等。元代丘处机《摄生消息论》有"四时摄生消息"法；明代冷谦《修龄要旨》有包括顺时导引在内的"四时调摄"法等，今已纳入中医时间养生学[2]。此外，"法于阴阳"还指人的基本生存活动要贯彻阴阳和谐、刚柔相济的原则，即《灵枢·本神》所说："节阴阳而调刚柔"。张介宾注之曰："节阴阳调刚柔二句，其义最精，其用最博，凡食息起居，病治脉药，皆有最切于此而不可忽者。"这就是说，无论饮食劳作、起居作息，还是精神活动等，都应做到中和适宜，无太过不及。如饮食宜和五味、温凉中适、忌饥忌饱；诸劳常作而不倦、劳逸结合；情思必不免，唯使节宣得宜等。

2."和于术数"

和于术数，就是正确掌握和实行各种养生术。养生术的种类繁多，分类复杂，门派不同。

有以自我修炼为主的，如气功、导引、自我按摩、各种拳术等。其中有以精神修养为主的，如各种静养功；有以形体锻炼为主的，如拳术、导引、按摩功法。有借助外力外物的，如保健针灸、食饵药补等。和于术数，一是各种养生术均有各自的宗旨、特点和针对性，要根据这些养生术的原理、特点和要求，结合本人的情况，如身体素质、文化基础、环境与经济条件等，因人、因时、因地选择养生方法为宜。以药补为例，阳虚者宜补阳，素体阴亏者非其所宜。二是各种养生术都有特定的方法、要领，掌握其方法和要领至关重要，需要指导。以气功修炼为例，意守丹田宜若有若无，太过则着相，极易出偏，甚至走火入魔。

3.“食饮有节”

饮食是人体阴精化生的唯一来源，生理活动的物质基础，维持生命活动的基本环节。饮食合理能补精益气，反之则伤害人体，成为致病因素，影响生命过程，导致早衰。因此，本篇提出养生当“食饮有节”，并指出“以酒为浆”等可致早衰，强调饮食调养。《内经》强调饮食调养主要包括合理的饮食结构与和谐的饮食方式两个方面。第一，饮食结构要求五味调和，忌偏嗜，即《素问·生气通天论》所谓“谨和五味”。中华民族的饮食习惯讲究各种食物品味杂合。《周礼·天官冢宰》即有“食医”、“膳夫”；《论语·乡党》亦云：“肉虽多，不使胜谷。”诚如《素问·脏气法时论》所说：“五谷为养，五果为助，五畜为益，五菜为充，气味合而服之，以补精益气。”谷肉果菜合理搭配，油盐酱醋巧为烹调，既能保证充足均衡的营养，又宜于人体消化吸收，发挥其综合的生理效应。为此，中医既不拒绝蛋白脂肪，又反对恣食肥甘厚味；既认为少量饮酒能活通经脉，又禁忌嗜酒成癖。近来，研究人体营养的国内外专家竞相发表文章，力辟“三高饮食”(高蛋白、高脂肪、高热量)之害，称颂中国人饮食习惯之利。过去认为食物中的纤维素是无用之物，今则以其能刺激胃肠蠕动和分泌，防止便秘，促进食欲，而变得不可缺少。第二，进食要适量、适时、方法得宜。“食饮有节”，节，一指节制，不饥便食、未饱便止，如孙思邈《备急千金要方·道林养性第二》所说：“饱中饥，饥中饱”，尤其重视节制饮食，不可过饱，忌暴饮暴食。二指节律，饮食要定时，以适应机体消化食物的生理节律，同时还要将进食时间与食物的质、量结合起来，民间“早晨吃好，中午吃饱，晚上吃少”的谚语有其合理性。人体在午前能量消耗大，生理机能也较旺盛，要保持充足的营养供应，并不易引起肥胖，不吃早餐则无疑是坏习惯；夜晚人体活动较少，不需更多能量，多食、美食则使能量过剩，易致肥胖。此外，进食方法也是古人一再强调的，食勿多言、勿思虑、勿动情，坐而食、食伴乐，食则着意于食、不事旁务等均应提倡。

4.“起居有常”

人体生理活动固有自身节律，以适应宇宙自然的变化规律，人的生活作息亦当顺其节律，以保护和维持机体的生命力。“起居无节”则干扰这种节律，削弱生命能力，导致生理功能紊乱，抗病能力下降，发生疾病。起居之常法，一是适应四时阴阳消长特点，按季节调整作息时间。春夏应晚睡早起，秋季应早睡早起，冬季应早睡晚起。婴幼儿形神未充、老年人形神已衰，尤其要遵循之。对于青壮年也不应忽视规律化生活而“以妄为常”，自伤元气。二是适应昼夜阴阳消长特点，傍晚以后尽量减少形神劳作，避免冒风寒霜露。此外，随着国际交往频繁，不适应“时差”现象逐渐突出，人们一方面应坚持按季节调整作息时间，增强机体自身的调节能力，另一方面有条件者可以有计划地逐步调整，或服用药物协助调整。

5.“不妄作劳”

无论形体劳动，还是运心思虑、男女房事，既为生存所必需，也是人的生理需要，但过劳则耗伤精气致病，关键在于一个“妄”与“正”。《素问·经脉别论》有“生病起于过用”之说，

《素问·宣明五气》有“五劳所伤”之诫,《素问·生气通天论》有烦劳致煎厥之例,本篇则云“以欲竭其精,以耗散其真,不知持满,不时御神”,均是妄为作劳之训。正,指正当、适度。以形体劳动为例,一是心之所愿,保持饱满的热情和欢愉的心态,则“形劳而不倦”;二是适度,谨防太过。《备急千金要方》云:“人体欲得劳动,但莫使疲及不堪耳”,因而提出“小劳术”,正是领会了《内经》“不妄作劳”的精髓。

6.“恬惔虚无”,“精神内守”

此为精神调养的两个重要方面。“恬惔虚无”,主要是调和情绪,保持心态的安闲清静,排除杂念,防止情绪的剧烈变动,干扰气机的正常运动,以维护体内气化活动的良好环境。本篇列举的“志闲而少欲,心安而不惧”“美其食,任其服,乐其俗,高下不相慕”等,就是古人理想的做法。这里的“虚无”,其本义固有消极一面,但主要精神是排除如狂喜、恚怒、悲忧、恐惧等不良情绪,况且古人还强调保持心态欢愉、积极向上的一面,因此应全面理解,不应“死于句下”。“精神内守”,与本篇的“独立守神”和《素问·生气通天论》“传(抟)精神”同义.多数医家认为是古代进行精神修炼之专门功夫的要领之一。中国古代养生学派有动、静之大分,道家主张的静养其神有专门的功法,如《老子》、《庄子》的精神静养法和《周易参同契》开拓的气功养生法;儒家,特别是宋代理学大师二程、朱熹后亦讲究静坐养神功夫。其要领就是入静、意守,神不外驰,通过颐养意志,充实元气,提高健康水平,预防疾病,延缓衰老。

【原文】

帝曰:人年老而无子者,材力尽邪?将天数然也?岐伯曰:女子七岁,肾气盛,齿更发长。二七而天癸至[1],任脉通,太冲脉盛,月事以时下,故有子[2]。三七,肾气平均[3],故真牙[4]生而长极。四七,筋骨坚,发长极,身体盛壮。五七,阳明脉衰,面始焦,发始堕。六七,三阳脉衰于上,面皆焦,发始白。七七,任脉虚,太冲脉衰少,天癸竭,地道[5]不通,故形坏而无子也。丈夫八岁,肾气实,发长齿更。二八,肾气盛,天癸至,精气溢泻,阴阳和[6],故能有子。三八,肾气平均,筋骨劲强,故真牙生而长极。四八,筋骨隆盛,肌肉满壮。五八,肾气衰,发堕齿槁。六八,阳气衰竭于上,面焦,发鬓颁白[7]。七八,肝气衰,筋不能动。天癸竭,精少,肾脏衰,形体皆极[8]。八八则齿发去。肾者主水,受五脏六腑之精而藏之,故五脏盛,乃能泻[9]。今五脏皆衰,筋骨解堕,天癸尽矣,故发鬓白,身体重,行步不正而无子耳。

帝曰:有其年已老而有子者,何也?岐伯曰:此其天寿过度[10],气脉常通[11],而肾气有余也。此虽有子,男不过尽八八,女不过尽七七,而天地之精气[12]皆竭矣。

帝曰:夫道者,年皆百数,能有子乎?岐伯曰:夫道者,能却老而全形,身年虽寿,能生子也。

【校注】

(1)天癸至:天,先天;癸,十干之一,配五行属水,此指癸水。至,达到,成熟的意思。天癸是精水一类物质,源于先天,而藏于肾,乃男女生殖机能盛衰的基础。

(2)有子:与上文的“无子”指生育能力的具备和丧失。

(3)平均:充足的意思。

(4)真牙:尽头齿,亦即智齿。真,通“齻”,音 diān。

(5)地道:通行月经之道。

(6)阴阳和:指男女两性交合。一说指阴阳气血调和。

(7)颁白:黑白相杂。颁,通“斑”。

(8)天癸竭,精少,肾脏衰,形体皆极:此十二字,据丹波元坚《素问绍识》之说当移于“筋不能动”句下，可参。

(9)五脏盛，乃能泻：五脏精气充盛，便泻藏于肾。一说五脏精气充盛，肾才能泻精。

(10)天寿过度：天赋精力超过常人限度。天寿，天赋年寿，此指先天赋予的精力。

(11)气脉常通：经脉气血仍能保持通畅。常，通“尚”，仍然之意。一说久也。

(12)天地之精气：男女的天癸。

【释义】

本节论述男女生殖功能的盛衰过程及其规律。

1. 女子生殖功能的变化以七岁为一阶段，二七具备生殖能力，五七由盛转衰，七七衰竭；男子生殖功能的变化以八岁为一阶段，二八具备生殖能力，五八由盛转衰，八八衰竭。这种盛衰过程以天癸为主导，而天癸的成熟与衰竭又以肾气即先天真气的自然盛衰规律为基础，与脏腑后天的功能活动也有密切关系。

2. 人体的生理发育与生殖功能盛衰有同步相关的特点。

3. 人体生殖功能的超常与先天禀赋强壮和养生有关。

【理论研究】

1. 生殖功能变化的阶段，女七男八

关于七、八生殖功能变化基数，诸注不一，王冰、张介宾皆以七为少阳之数、八为少阴之数，男为阳体当合少阴，女为阴体当合少阳为解，体现阴阳气和乃能生成形体的道理。沈祖绵《读素问臆断》则认为合洛书兑少女其数七，艮少男其数八的道理。笔者认为，上述所论属于理论解释，而其所得必源于长期观察，故合于中国温带人的实际，而寒带、热带人则与此略有不同，不能一概而论。

2. 天癸

本篇提出天癸这一概念，作为生殖功能盛衰的决定因素，为中医学性生殖生理、病理及其疾病诊治奠定了理论基础。今就有关问题讨论如下。

(1)天癸的生理作用：一是制约人体生殖功能的成熟与衰竭，体现在月经的来潮与闭结、精气溢泻等。二是决定性功能的强弱。王孟英对《沈氏女科辑要》有按云：“孩提能悲能喜，能怒能思而绝无欲念。其有情窦早开者，亦在肾气将盛，天癸将至之年。可见肾气未盛，癸水未足，则不生欲念也。迨肾气衰，癸水绝，则欲念自泯矣。”故男子二八天癸至能“阴阳和”，天癸是人性欲形成的重要基础。三是促进第二性征的发育。天癸通过冲任，下至阴器，上荣口唇。女子泄血不荣口唇，故有月经而不生须；男子则上荣口唇为须，而无月经。《灵枢・五音五味》举出宦官去其宗筋(阴器，包括睾丸)，伤冲脉、竭天癸，故不生须，而天宦(天阉)则是“天之不足”，即天癸异常，冲任不盛，唇口不荣的缘故。

(2)天癸与肾、冲任的关系：肾属水藏精，化生天癸，这从原文“二七而天癸至，任脉通，太冲脉盛，月事以时下”，“七七，任脉虚，太冲脉衰少，天癸竭”，以及“二八，肾气盛，天癸至”，“八八天癸竭，精少，肾脏衰”(按丹波元简《素问识》意见改)可知。冲为血海，任主胞胎，任脉通、太冲脉盛，不仅月经以时下，亦关乎男子精气的疏导，而冲任通、盛的前提是天癸成熟。因此，天癸、肾、冲任三者，肾主天癸的产生与成熟，冲任司天癸的通行，与生殖器官相连，三者协同作用，维持人的性生殖功能。

(3)天癸与其他脏腑的关系：天癸是肾藏先天之精化生而成，但有一个从微至盛、蓄积成熟的过程，这个过程，必由五脏六腑滋养方能完成，故本节说：“肾者主水，受五脏六腑之精而藏之，故五脏盛，乃能泻。”其中最主要的是脾胃，需其化生的水谷精气培育也。肝主疏泄，亦名血海，与冲任关系密切，天癸的通畅需借助肝的疏泄功能。

天癸究属何物，现代研究认为与性腺产生的性激素密切相关，而性腺的分泌又受制于腺垂体，腺垂体又受上位中枢下丘脑的调节。随着研究的深入，又发现松果体分泌褪黑激素与性生殖功能相关，而性生殖功能归根到底又有基因根源。因此，天癸的实质仍需进一步探讨。

3. 生理发育与性生殖功能盛衰过程同步相关

本节论题是性生殖功能的盛衰过程及其规律，但在论述中又与人体的生理发育相提并论，主要表现在齿、发、筋骨的生长衰老，面部的荣枯等形体方面。随着天癸成熟，月经来潮、精气溢泻，男女在性生殖功能上趋于完备，生理发育也见身体盛壮；而后渐衰，以至天癸竭，经绝精竭，丧失生育能力，同时发齿堕、筋骨解、面部焦槁等身体衰老征象明显呈现出来，以见两者同步相关。这是《内经》的一个重要观点。其机理是，无论是性生殖功能盛衰还是生理发育，均源于先天精气。此精气来于父母生殖精气结合体，作用有二：一则发育为人体脏腑经络组织器官，《灵枢·经脉》："人始生，先成精，精成而脑髓生。骨为干，脉为营，筋为刚，肉为墙，皮肤坚而毛发长。"就是这一过程的描述。二则用于性生殖活动，并专含后代的生殖之精，统称天癸，即本节所述。由于先天精气源于父母，藏于肾，新的个体出生后复为先天精气藏于肾，故本篇又称肾气，具有同其他物种相似的自然盛衰规律，从而制约生理发育和性生殖功能同步盛衰。《内经》这一观点为中医学从性生殖功能状况判断衰老进度以及节欲保精养生防衰的方法奠定了理论基础。

4. 肾藏先天之精，与其他脏腑的辩证关系

本节"肾者主水，受五脏六腑之精而藏之，故五脏盛乃能泻"句，提出了中医学三个重要理论雏形。

(1)"肾者主水"与肾为先天之本："肾者主水"，上承男女生殖功能盛衰及生理发育过程的论述，下接"受五脏六腑之精而藏之"句，这里的水字无疑指精。盖古人以"万物生于水"推及人体，肾位最下、在五行属水，结合先秦精气学说，于是提出肾藏先天精气，主持人的生殖功能及生理的发育，正如姚止庵所说："男女之壮也，并始于肾气之壮实。其后(弱)也，亦由肾气之衰微。人之盛衰，皆本原于肾，此故总以肾结之。"这就是后世以肾为先天之本的依据。然而就《内经》全书而论，其理论重点在后天，肾为五脏系统中的一脏，并无特殊之处，而言及肾藏先天之精的仅本篇而已。由此可见，《内经》关于生命的先天理论尚处于初期阶段，并未充分论述。及至《难经》，将《内经》命门概念转义，以本篇肾主先天诸义属之命门，云："命门者，诸神精之所舍，原气之所系也，男子以藏精，女子以系胞"(《难经·三十六难》)。又云："此五脏六腑之本，十二经脉之根，呼吸之门，三焦之原。一名守邪之神。"(《难经·八难》)进一步发展了《内经》生命的先天理论。后世重《内》轻《难》，《难经》先天论几遭湮没，也造成肾先天、后天概念的混淆，实有辨明之必要。

(2)肾与其他脏腑的辩证关系："受五脏六腑之精而藏之"句，表述肾不仅藏先天之精，而且还藏纳脏腑活动化生的后天之精，这种认识成为后世论肾与其他脏腑的先后天辩证关系的依据。盖肾藏先天之精，经胚胎阶段发育为脏腑组织，出生后又化为维持生命的基本物质，润养脏腑组织。而它之所以源泉不竭，又全在于其他脏腑的后天活动化生精气进行培育，才得以不断滋生，两者是相互依赖、相互为用的辩证关系。先后天之精的关系即是如此，肾脏与其脏腑的关系也是如此。临床上先后天同养、以后天养先天的养生原则，补后天以实先天、补先天以长后天的治疗原则就是这种理论的应用。

在肾与后天脏腑的关系中,《内经》重视脾胃。后天化生的精气对先天之精的培育,以脾胃化生的水谷精气为主。因此讲先天后天关系,往往指脾肾关系。它们的关系是相辅相成的。后世曾有"补脾不如补肾"、"补肾不如补脾"的争论,依本论而言,除临证视病情定夺外,当并重而行。

(3)肾主性生殖功能活动:"五脏盛乃能泻",此"泻"字指肾泻精气,包括男子泻精,女子行经、排卵等,是人性生殖功能的主要表现。这就为肾主性生殖功能的理论奠定了基础,对男科、妇产科的影响很大。此外,由于肾泻的精气来源于先后天精华,所以中医强调节欲保精,从防止精气过度丧失而养生防病。如若纵欲滥泄,就会损伤身体,这就是中医将房劳作为基本病因的缘故。

【临证指要】

冲、任与妇科月经、胎孕病证

本节论云:"(女子)二七而天癸至,任脉通,太冲脉盛,月事以时下,故有子","七七,任脉虚,太冲脉衰少,天癸竭,地道不通,故形坏而无子也。"提出冲、任与女子月经、胎孕关系的理论:①冲任充盛、通畅则月经按时来潮,具备孕育胎儿的生殖能力;冲任虚衰则月经闭止,丧失孕育胎儿的生殖能力。②冲任虚盛、通否是影响月经产生、胎孕能力的直接因素,它又受天癸成熟、衰竭的制约,而天癸之源在肾藏的先天精气,如此形成"肾气—天癸—冲任—月经、胎孕"的性生殖轴。后世据此论女子月经、胎孕生理,如陈自明《妇人大全良方》说:"冲为血海,任主胞胎,二脉流通,则经月渐盈,应时而下。"张志聪《黄帝内经素问集注》(以下简称为《素问集注》)说:"冲脉任脉,奇经脉也,二脉并起于少腹之内胞中,循腹上行,为经血之海,女子主育胞胎。""女子之天癸,溢于冲任,充肤热肉,为经水下行而妊子也;男子二八精气满溢,阴阳和合,乃泄其精,故能有子也。"皆论月经形成、受孕养胎是冲任的功能。即因于此,冲任的盛衰、寒热、流涩、通闭是产生月经、胎孕病证的主要机理,临床上癥瘕、经闭、痛经、经多经少、崩漏、不孕小产等,多从冲任治。如《医宗金鉴·妇科心法要诀》说:"女子不孕之故,由伤其任冲也……若为三因之邪伤其冲任之脉,则有月经不调、赤白带下、经漏、崩漏等病生焉。或因宿血积于胞中,新血不能成孕;或因胞寒胞热,不能摄精成孕;或因体盛痰多,脂膜壅塞胞中而不孕。皆当细审其因,按证调治,自能有子也。"张锡纯制理冲汤、丸治妇女经闭不行或产后恶露不尽,结为癥瘕;安冲汤治妇女经水行时多而且久,过期不止或不时漏下;固冲汤治妇女血崩;温冲汤治血海虚寒不育,均本于此。有人认为现行治妇人病方多从脏腑气血论而不言冲任,是不必论及冲任,这种说法只论表不及里。因为虽然脉气根在脏腑、冲任精气源于肾,但冲任二脉直入胞中,气血固而流通于胞内才成月经、孕育胎儿,若仅论脏腑而忘冲任,终是隔一层,不如直言冲任或言脏腑而及冲任,其理畅达,机理准当。

【原文】

黄帝曰:余闻上古有真人[1]者,提挈天地,把握阴阳,呼吸精气,独立守神,肌肉若一[2]。故能寿敝天地,无有终时,此其道生。

中古之时有至人者,淳德全道,和于阴阳,调于四时,去世离俗,积精全神,游行天地之间,视听八达之外[3]。此盖益其寿命而强者也,亦归于真人。

其次有圣人者,处天地之和,从八风之理,适嗜欲于世俗之间,无恚嗔之心,行不欲离于世、被服章[4],举不欲观于俗,外不劳形于事,内无思想之患,以恬愉为务,以自得为功,形体不敝,精神不散,亦可以百数。

其次有贤人者,法则天地,象似日月,辩列星辰[5],逆从阴阳,分别四时,将从上古,合同于道，亦可使益寿而有极时。

【校注】

(1)真人：与下文至人、圣人、贤人四者，均系作者心目中养生达到不同境界的人，真人为上，至人、圣人、贤人顺而次之。《淮南子·精神训》："真人者，性合于道也……此精神之所以能登假于道也"，言精神返于至真。又胡澍云："《庄子·天下篇》曰：'不离于真，谓之至人'。不离于真，犹下文言'亦归于真人'也，故居真人之次。"

(2)肌肉若一：王冰注："肌肤若冰雪，绰约若处子。"言肌肤保持青春而不衰老。一说系气功"调身"，使全身筋骨肌肉保持高度协调统一。

(3)游行天地之间，视听八达之外：达，余刻本及《黄帝内经素问注证发微》(以下简称为《素问注证发微》)均作"远"。高世栻注："形体游行于天地之间，聪明视听于八达之外。"言至人养生"去世离俗"，广涉天地山水，视听于海内外。一说系自我控制精神的练功方法，使精神开放，驰骋于广阔的自然界，将视听注意于邈远的八方之外。

(4)被服章：丹波元简注："此三字，《新校正》为衍文，当然耳。"

(5)象似日月，辩列星辰：辩，同"辨"。仿效日月昼夜盈亏之道，推步天象运行之理，用于指导养生。

【释义】

本节遥承第一节，举例说明养生方法。一是把握天地阴阳变化规律，强调顺应四时节序。二是重视摄养精神，或离世修养，或处于世俗，均需保持恬惔虚无的精神状态。三是施行专门养生技术，如"呼吸精气，独立守神"、"游行天地之间，视听八达之外"、"象似日月，辩列星辰"等。三者主旨均在于保养真气，与篇名"天真"之义合。

【理论研究】

1.《内经》养生思想与道家

以老、庄为代表人物的道家，是先秦诸子中的重要学术派别。《史记》称为"道德家"，《汉书》始称"道家"。本节"德"、"道"源于《老子》，"真人"、"至人"首见于《庄子》；不仅精气、守神、积精全神等系道家习用术语，有些语句，如"美其食，任其服，乐其俗"亦似抄于《老子》(八十章：甘其食，美其服，安其居，乐其俗)，可见《内经》与道家的渊源关系。就养生思想而言，《内经》受道家影响最深，再加信奉道家的王冰的编次注释，更加突出。①在养生观上，本于道家的天道观，养生法道，道法自然，奉养天真，返本还原。道家的天道观讲宇宙生成、演化与秩序，自然无为，人的天性亦然，因此养生就要"合于道"、"淳德全道"，谨于修养，归真返璞，以达"道生"。②在养生原则上，法道清静，颐养天真之气，如保持精神上的恬愉淡泊，排除一切世俗及物欲所累，行为动止不妄行无益之事；适中为德，和谐阴阳延寿，无论饮食、起居，都要"节阴阳而调刚柔"。③在养生方法上，重视"术数"。道家虽是学术流派，但却十分重视养生，并讲究专门技术。如《庄子》即有"心斋"、"坐忘"与"吹呴呼吸，吐故纳新，熊经鸟申"等养生方术的记载，本节"呼吸精气，独立守神，肌肉若一"，"游行天地之间，视听八达之外"，后世多认为与气功修炼有关，而贤人的"象似日月，辩列星辰"亦道家讲的特殊养生方法。当然，本篇所论主要是养生"术数"，然就术数概念而言，不止于此。《汉书·艺文志》列出天文、历谱、五行、蓍龟、杂占、形法六种，是观察自然界可注意的现象来推测人和国家气数、命运的方术，后世竟专指各种迷信方法，与此不同。总之，《内经》养生思想受道家影响是广泛而深刻的，对于我们今天强调自身保健，建立健康的生活方式，以协调机体内外环境，增强自身的抗病能力与协调能力，发扬中华民族的养生传统是有现实意义的。

2.《内经》与气功养生

气功是运用调身、调息、调心相结合的、以内练为主的自我身心锻炼的方法。因其功法本于气的理论，练功时气的流通变化与效应明显而得名。气功名称最早见于唐代，现在流行的“气功”一词是20世纪50年代推广内养功时命名确定的。据研究，《内经》虽无“气功”词语的记载，但却精辟论述了气功原理的功法要领。第一，关于气功原理。本篇说：“形与神俱而尽终其天年”，《素问·阴阳应象大论》也说：“阴平阳秘，精神乃治”，认为生命活动是身心相互作用的过程。在身心相互作用过程中，精神意志活动既是躯体生理活动的产物，又可以影响躯体生理活动，故《灵枢·本脏》说：“志意者，所以御精神、收魂魄、适寒温、和喜怒者也。”“志意和则精神专直、魂魄不散、悔怒不起、五脏不受邪矣。”气功正是依据这种原理，充分发挥精神意志的能动作用，通过调心为主导的功法锻炼，加强和调节真气的运行而发挥生理效应。第二，功法要领。气功功法，无论何派、何类，都不越调心、调息、调身，只是重点不同或技巧不同而已。本篇“恬惔虚无”、“精神内守”、“呼吸精气，独立守神，肌肉若一”，《素问·生气通天论》“传(抟)精神，服天气而通神明”，正是论此三要领。其中调心，首先要做到“恬惔虚无”，通过排除杂念而入静，而后“精神内守”，通过“传精神”、“独立守神”使精神专一而进入意守；调息即“呼吸精神”、“服天气”，通过调节呼吸、增强呼吸功能和清浊之气的交换，促进真气的运行；调身即“肌肉若一”，通过调整形体，放松全身，以利于真气的运行。三者必须协调进行，才能进入身心交融的状态，发挥综合的生理效应。三者缺一，便不能奏效；三者失和，多致出偏，甚至走火入魔。

（烟建华）

参考文献

[1] 宋传荣.《内经》“形与神俱”思想在防治疾病中的意义.安徽中医学院学报，1988，(3)：3.

[2] 程士德.中医时间证治学纲要.北京：人民卫生出版社，1994：199-243.

四气调神大论篇第二

【篇解】

“四气”，指春、夏、秋、冬四时正常的气候。“调”，调理、调摄。“神”，指精神情志活动。因本篇主要告诫人们要顺应四时气候的变化以调摄精神情志，保持机体内阴阳的相对平衡，达到身体健康防病的目的，故名篇。

【提要】

1. 论述了春温、夏热、秋凉、冬寒四时气候变化的特点及自然界相应的征象，提出人与四时阴阳消长变化相适应的养生方法。并强调“春夏养阳，秋冬养阴”的重要养生原则。

2. 列举了违反四时气候变化规律对人体造成的危害，从而突出了“治未病”预防为主的思想。

【原文】

春三月，此谓发陈。天地俱生，万物以荣，夜卧早起，广步于庭，被发缓形，以使志生，生而勿杀，予而勿夺，赏而勿罚，此春气之应，养生(1)之道也。逆之则伤肝，夏为寒变，奉长者少。

夏三月，此谓蕃秀。天地气交，万物华实，夜卧早起，无厌于日，使志无怒，使华英成秀，使气得泄，若所爱在外，此夏气之应，养长之道也。逆之则伤心，秋为痎疟[2]，奉收者少，冬至重病[3]。

秋三月，此谓容平[4]。天气以急，地气以明，早卧早起，与鸡俱兴，使志安宁，以缓秋刑，收敛神气，使秋气平，无外其志，使肺气清，此秋气之应，养收之道也。逆之则伤肺，冬为飧泄，奉藏者少。

冬三月，此谓闭藏。水冰地坼，无扰乎阳，早卧晚起，必待日光，使志若伏若匿，若有私意，若已有得，去寒就温，无泄皮肤，使气亟夺[5]，此冬气之应，养藏之道也。逆之则伤肾，春为痿厥[6]，奉生者少。

【校注】

(1)养生：此"养生"指保养生发之气，与下文"养长"、"养收"、"养藏"对称。

(2)痎疟：此处泛指疟疾。

(3)冬至重病：丹波元简云："据前后文例，四字恐剩文。"当删之。

(4)容平：容，指万物的容貌；平，平定。

(5)使气亟夺：亟，频数，多次的意思。夺，耗夺，剥夺。

(6)春为痿厥：痿厥，复词偏义，义指痿证，即四肢痿软无力。如马莳注："逆冬气则伤肾水，肾水不能生肝木，而至春之时，有痿厥之病。正以肝主筋，筋不能举者为痿"。但亦有注家认为痿厥应包括痿证和厥证，如张介宾注："肾伤则肝木失其所生，肝主筋，故当春令而筋病为痿；阳欲藏，故冬不能藏则阳虚为厥"。其义亦通。

【释义】

本段论述了春夏秋冬四季的养生方法。①从人的机体内在环境与外在环境统一的基础上，根据四时气候"发陈"、"蕃秀"、"容平"、"闭藏"的特点，提出养生应当顺从其主时，做到春养生，夏养长，秋养收，冬养藏。这是"法于阴阳"的具体体现。②阐明了顺应四时保养精神情志的方法。指出除顺应四时注意生活起居调养外，要注重精神情志调养。春三月应"以使志生"，即要保持情志充满生机；夏三月应"使志无怒"，"若所爱在外"，即保持情志充沛旺盛；秋三月应"使志安宁"，"无外其志"，即保持情志安逸宁静；冬三月应"使志若伏若匿"，即保持情志伏匿而安静。③强调了顺应四时养生的重要性。能够按照四时气候变化的规律，在本季做好调神养生之道，不仅能使身体健康，而且为下一季节预防疾病打下基础，否则会发生疾病。这充分说明《内经》预防思想和养生方法密切相关，也体现了"天人相应"的整体观。

【理论研究】

1. 因时养生的原则

本段提出四时养生的方法，是因时养生法则的具体应用，是《内经》养生学说的重要原则之一。《内经》的养生学说特别重视生命的时间节律与养生方法的关系，如《素问·上古天真论》指出："和于阴阳"，"调于四时"。因时养生，就是根据"四时五脏阴阳"的整体观。顺应四季的气候特点，调养五脏系统的功能活动，使其调控能力增强，达到健康防病的目的。《内经》认为人体生命不只是解剖所见的实质器官的组合，而是由以五脏为主体的五大功能活动系统所组成，并通过经脉的络属，气血的流注等得以联系、调节和控制的有机整体。五脏系统的不同功能活动和不同的阴阳属性，与不同的时令节气相应，构成"天人一体"的以五脏为主联系六腑、人体组织器官、五时、五方、五气的生理活动系统，故《素问·脏气法时论》说："合人形以法四时五行而治。"五脏为主体的五大功能系统，与四时阴阳消长运动统一起来，维持生命活动的正常进行，所以因时养生是十分重要的保健摄生原则。

2. 四时养生的方法

《内经》认为顺应自然界阴阳消长规律的养生方法，实际上是充实人体真元之气，保持机体的阴阳协调，取得人与自然的统一，从而达到健康防病的目的，故《素问·宝命全形论》说："人以天地之气生，四时之法成。"《内经》的养生有因时起居，因时调神，因时锻炼，因时调节饮食等方法，本段重点论述了因时起居和因时调神之法。

3. 违背四时养生的危害性

在论述四时养生方法的前提下，本段较为具体地阐述了违背四时养生的危害性，并能使人体发生的疾病。例如春天违背了保养"生气"之理，由于肝旺于春，肝受到损害，春之"生气"不足，夏天"长气"力量亦不够，阳气虚衰则发生虚寒之病变。夏天违背保养"长气"之理，由于心旺于夏，夏失所养则伤心。心伤则暑邪乘虚侵及，至秋则暑邪内郁，金火相争，则发痎疟。正因为人在夏季养"长气"不足，至秋则奉还"收气"力量亦不足，故使人发病。秋天违背了调养"收气"之理，由于肺旺于秋，必然伤肺。"肺伤则肾水失其所生，故当冬令而为肾虚飧泄"(《类经·摄生类·四》)。秋季"收气"不足，至冬则奉还"藏气"力量亦不足，故为飧泄。冬天违背了调养"藏气"之理，由于肾旺于冬，必然伤肾。肾伤则不能生精养肝木之筋，筋失其养则至春为痿厥。冬天"藏气"不足，至春则奉还"生气"之力量亦虚，故为痿厥。

由此可见，本季节做到调养，不仅使本季所旺之脏功能正常，而且为下一季节防病健身打下良好基础。否则，使阴阳失调，生长收藏的规律失常，使身体虚弱，诸疾发生。从而说明了《内经》预防思想和养生方法是密切相关的。

【临证指要】

1. 因时调神的临证应用

由于五脏分旺于四季，根据五脏阴阳虚实和四季阴阳消长变化的规律，在其相应的季节调神治疗，不仅能使身体健康，而且对慢性病有重要的治疗作用。这一因时调神的方法，是对《内经》养生学说的发展。

根据本篇四季调神的论述，后世医家广泛地应用于养生与康复医学中。

春季是人体阳气生发之时，肝气条畅之际，应顺养生气，宜振奋精神，舒畅情志，时常春游，使情志畅达。切忌情志沉闷忧郁。元代丘处机曰："春日融和，与眺园林亭阁虚敞之处，用摅滞怀，以畅生气。"(《摄生消息论》)明代高濂亦曰："时值春阳，柔风和景。芳树鸣禽，邀朋郊外。踏青载酒，湖头泛棹。"(《遵生八笺·起居安乐笺》)这是应用郊游踏青的方法和怡神悦目的康复方法。由于肝旺于春，肝肾阴亏，肝阳易亢的眩晕症，肝气火旺的胁痛、呕恶，情绪烦躁易怒等症的患者，往往春季发病或者病情加重。春季宜保持情志欢愉，防止或避免动怒，及时消除造成不良情绪的精神因素，肝气条达使疾病易于康复。

夏季是人体阳气旺盛，心气长旺的季节，应顺养长气，做到精神上积极进取，心情平静淡泊，不生烦躁及暴怒，保持精神愉快。由于心旺于夏，对于因心气虚弱，痰血瘀阻之心痹心痛患者，夏天应使情绪欢畅，鼓舞心气，避免过喜或过怒，耗散心之气血，使病情加重。对于心肝火旺，心火上炎或痰火上蒙心窍者，或喜怒无常，情志失常者，要保持心情舒畅，避免情志过激变化的刺激，是治疗康复的理想措施。

秋季是人体阳气收敛，肺气清肃的季节，应顺养收气，应做到精神上安心静养，宜乐观，勿暴怒狂喜悲忧，使神气收敛。由于肺旺于秋，是慢性咳喘好发的季节，可应用"精神诱导配合调整呼吸，如郭林'新气功疗法'中度风呼吸法，天海蓉'吐纳功'等"[1]有利于肺气恢复，使疾病痊愈。

冬季是人体阳气闭藏，肾气内藏之季节，应顺养藏气，做到精神内藏，含蓄宁静，愉快充实，勿恐惧惊吓，以避免损伤肾气。由于冬季是闭藏之季，五脏精气藏蓄于肾。对于一切虚损痨怯之证，尤其肾阴肾阳亏虚之病证，从精神上加以调养，做到精神内向，安静清闲，尽量避免人事的烦扰，防止精气耗散，对于固养肾气，康复虚证有重要的作用。

2. 因时调摄起居和形体锻炼的应用

起居是人体生活的重要内容，注重起居规律，顺应四时调节起居，是养生康复的重要方法。调摄起居应做到三个方面：一是顺应四时调节起居规律；二是“起居有常”，劳逸结合；三是节欲养精。对于形体锻炼亦应顺应四时而进行。这是因为人体是一个有机的整体，肢体运动能促进气血的运行，加强五脏功能活动，是养生的重要内容。根据本篇的精神，在养生和康复医学中广泛地应用。

在起居调节方面，春季宜晚睡早起，睡前以少许盐温水洗脚，晨起多梳头，随气温冷暖增减衣着，不可过早脱去棉衣，老年人注意背部保暖，以防感受外邪发病。夏季宜晚睡早起，午睡不可太久。可适当进行日光浴，切忌过于避热趋凉。元代丘处机曰：“夏三月……平居檐下、过廊、弄堂、破窗皆不可纳凉。此等所在虽凉，贼风中人最暴。惟宜虚堂净室、水亭木阴、洁净空敞之处，自然清凉”（《摄生消息论》）。这些是夏季养生的好方法。秋季宜早睡早起，不宜熬夜和懒睡。清晨应到室外呼吸新鲜空气，室内保持一定湿度，避免感受燥邪。并应早晚随凉增衣，以避秋凉之邪。冬季宜早睡晚起，避免外寒侵袭。居室应防寒保温，但不宜过热，免生积热。冬季肾精闭藏，应节制房事，免生疾病。对于身体欠佳的老人，应注重防寒保暖，减少沐浴。

在形体锻炼方面，春季宜早晨外出散步或慢跑，或打拳练功，使机体阳气生发。夏季宜坚持户外活动，多到海滨或高山森林之处活动与疗养，多见阳光，促进机体气血旺盛。秋季宜早起到室外进行适当的体育活动，但避免剧烈运动，造成汗多伤其肺卫。可做吐纳调气方面的气功，以增强肺的功能。冬季宜早睡晚起，待太阳出来后到室外活动，如遇天气太冷，可在室内活动，均以不出汗为度，或做一些内养功，以保持人体阳气密固，肾精内藏而旺盛。

【原文】

天气清净光明者也，藏德不止，故不下也(1)。天明则日月不明(2)，邪害空窍(3)，阳气者闭塞，地气者冒明，云雾不精，则上应白露不下，交通不表，万物命故不施，不施则名木多死，恶气不发，风雨不节，白露不下，则菀槁不荣。贼风数至，暴雨数起，天地四时不相保，与道相失，则未央绝灭。唯圣人从之，故身无奇病(4)，万物不失，生气不竭。

【校注】

(1)藏德不止，故不下也：藏，蓄也，此处有隐隐而不显露之义。德，指自然界赋予万物生化的力量与条件，如空气、雨露等。《庄子·天地》云：“物得以生谓之德”。不下，是言万物凭借所藏之德，永不泯灭之谓。张介宾注云：“天德不露，故曰藏德；健运不息，故曰不止。惟其藏德，故应用无穷；惟其健运，故万古不下”。

(2)天明则日月不明：“天明”之“明”通“萌”，即昏暗之义。此句意为天气昏暗，阴霾四布，则辰不见日，夜不见月，此为天气反常。

(3)邪害空窍：空窍，即孔窍，指天地之间。邪害空窍，邪气充满天地之间。亦说空窍指人之两目，古人常以日月比喻二目，《灵枢·邪客》云：“天有日月，人有两目。”

(4)奇病：胡澍注：“奇当为苛字，形相似而误。苛亦病也，古人自有复语耳，字本作‘疴’。《说文》：‘疴，病也’”（《素问校义》，即《黄帝内经素问校义》）。奇病，即疾病。

【释义】

本段强调了适应四时规律养生的重要性。文中举恶劣气候变化为例，说明自然四时气候失常，万物不能正常生长发育，中途便会夭折。人不按四时规律养生，便会生病，甚至夭亡。如能适应四时阴阳变化而养生，则不会生病，可以健康长寿。

【原文】

逆春气，则少阳不生，肝气内变；逆夏气，则太阳不长，心气内洞；逆秋气，则太阴(1)不收，肺气焦满；逆冬气，则少阴(1)不藏，肾气独沉(2)。

夫四时阴阳者，万物之根本也。所以圣人春夏养阳，秋冬养阴，以从其根，故与万物沉浮于生长之门。逆其根，则伐其本，坏其真矣。故阴阳四时者，万物之终始也，死生之本也，逆之则灾害生，从之则苛疾不起，是谓得道。道者，圣人行之，愚者佩(3)之。从阴阳则生，逆之则死；从之则治，逆之则乱。反顺为逆，是谓内格(4)。

是故圣人不治已病治未病，不治已乱治未乱，此之谓也。夫病已成而后药之，乱已成而后治之，譬犹渴而穿井，斗而铸锥，不亦晚乎！

【校注】

(1)太阴，少阴：丹波元简说："以太阳、少阳例推之，此以时令而言之，乃太阴、少阴，疑是互误。"

(2)肾气独沉：独沉，《甲乙经》、《太素》(即《黄帝内经太素》)均作"浊沉"。浊，乱也，引申作失常；沉，坠也，引申作下泄。肾气独沉，即肾气失藏而下泄为病。

(3)佩：吴崑云："佩与悖同，古通用。愚者性守于迷，故与道违悖也。"《释名》谓："佩，倍也"。《说文》云："倍，反也。"

(4)内格：指人体脏腑气血活动与自然界的阴阳变化不相协调。

【释义】

本段是《内经》阐明"四时阴阳"与人体关系的重要部分，其论有三：第一，进一步论述了顺应四时阴阳变化而养生的重要性。第二，论述了"春夏养阳，秋冬养阴"的原则。第三，以疾病与战乱相比拟，说明养生对预防疾病发生的积极意义，即"治未病"的预防医学思想。

【理论研究】

1. 违反四时养生致病的机理

本篇对于违反四时养生规律致病的机理有两处论及，历代医家作了较为深入研究。张志聪认为："首论所奉者少，而所生之脏受病。次论四时之气逆，而四时所主之脏气，亦自病焉。"(《素问集注·卷一》)。说明违犯四时阴阳，不仅可以导致下一季节相应脏气发病，本段还强调，当值季节所主之脏，也可以立即发生疾病。本段所言发病机理，张介宾等论述甚为精辟。他根据《素问·脏气法时论》的观点，认为肝主春，足厥阴少阳主治。故逆春气，则少阳之令不能生发，肝气内郁，内变为病。心主夏，手少阴太阳主治。故逆夏气，则太阳之令不长，而心虚内洞，诸阳之病生矣。肺主秋，手太阴阳明主治。故逆秋气，则太阴之令不收，而肺热叶焦，为胀满也。肾主冬，足少阴太阳主治。故逆冬气，则少阴之令不藏，而肾气独沉，藏者藏于中，沉者沉于下，肾气不蓄藏，则注泄沉寒等病生矣。

2."春夏养阳，秋冬养阴"理论的研究

"春夏养阳，秋冬养阴"是《内经》顺应四时调神养生的重要原则，引发了历代医家的研究兴趣。由于立论的角度不同，各家认识尚不一致。其主要观点有以下四种。

(1)依顺应四时养生规律立论：以马莳和高世栻为代表。马、高二人认为，四时阴阳是万物之根本。因为万物皆生于春,长于夏,收于秋,藏于冬,人亦应之。所以春夏当顺其生长之气,即养阳也;秋冬当顺其收藏之气,即养阴也。故马莳云:"所以圣人春夏而有养生养长之道者,养阳气也。秋冬而有养收养藏之道者,养阴气也。正以顺其根耳,故与万物沉浮于生长之门"(《素问注证发微·卷一》)。高世栻亦曰:"所以圣人春夏养阳,使少阳之气生,太阳之气长;秋冬养阴,使太阴(当作'少阴')之气收,少阴(当作'太阴')之气藏"(《素问直解·卷一》)。他们的观点符合《素问·上古天真论》之"法于阴阳"的养生原则,亦符合本篇之原意。

(2)依阴阳互制原理立论:以王冰为代表。王氏认为养,即制也,春夏阳盛,故宜食寒凉以制其阳;秋冬阴盛,故宜食温热以抑其阴盛。因为"阳气根于阴,阴气根于阳。无阴则阳无以生,无阳则阴无以化。全阴则阳气不极,全阳则阴气不穷"(《黄帝内经素问·卷一·第二》)。所以借药食寒热温凉之性,以制四时阴阳之胜,通过互制,达到互养,使阴阳不偏,平衡协调,以保持身体的健康。

(3)依阴阳互根理论立论:以张介宾为代表。张氏认为阳为阴之根,养春夏之阳是为了养秋冬之阴;阴为阳之基,养秋冬之阴是为了养春夏之阳。故张氏明确指出:"所以圣人春夏则养阳,以为秋冬之地,秋冬则养阴,以为春夏之地,皆所以从其根也"(《类经·摄生类·六》)。其所以强调这一观点,主要是顺其时令,调养阴阳,使之平衡协调,防患于未然。因为"有春夏不能养阳者,每因风凉生冷,伤此阳气,以致秋冬多患疟泻,此阴胜之为病也;有秋冬不能养阴者,每因纵欲过热,伤此阴气,以致春夏多患火证,此阳胜之为病也"(《类经·摄生类·六》)。所以只有按照"春夏养阳,秋冬养阴"的原则养生,才能健康无病。

(4)依人体阴阳四时内外盛衰立论:以张志聪为代表。张志聪认为,春夏阳盛于外而虚于内,故当养其内虚之阳;秋冬阴盛于外而虚于内,故当养其内虚之阴。故其在《素问集注·卷一》中指出:"故圣人春夏养阳,秋冬养阴,以从其根而培养也。"张氏所谓之"根",是指人体内部,通过调养使内虚恢复,就不易发病,起到防病保健的作用。

此外,"春夏养阳,秋冬养阴"这一原则,近人阐发甚多,除对上述的观点赞同或发挥外,还提出许多新观点。如春夏温补阳气,秋冬滋养阴液说;冬病夏治,夏病冬治说;体质偏颇补救说;春夏祛湿以养阳,秋冬润燥以养阴说;春夏顾护六腑,秋冬调补五脏说;春夏调理心肝,秋冬调理肺肾说等[2]。这些观点各有论据,充实、发展了这一原则,为临床应用打下良好的理论基础。

3."治未病"预防思想重要性

本段以"渴而穿井、"斗而铸锥"为比喻,说明未病先防的重要性,提出了"治未病"的重要原则,反映了《内经》的预防保健思想。

《内经》的"治未病"思想是吸收先秦诸子哲学中防患虑患的先进思想而提出来的[3],其有两种含义:一是防病于未然,二是既病之后防其传变,即未病先防和既病防变两个方面。

未病先防,是指在疾病未发生之前,积极做好各种预防工作,以达到防止疾病的发生,延年益寿的目的,是《内经》养生学中的重要观点之一。除了本篇的论述外,《素问·上古天真论》亦指出:"夫上古圣人之教下也,皆谓之:虚邪贼风,避之有时,恬惔虚无,真气从之,精神内守,病安从来。"这是以《内经》发病学的"正邪相搏"的观点,提出从防止六淫之邪的侵袭和避免精神情志妄动两个方面,做好预防工作,实际上也起到增强体质,延缓衰老进程的作用。

既病防变,是指疾病已经发生,则争取早期诊断、早期治疗,防止疾病的发展与传变。如《素问·八正神明论》说:"上工救其萌芽……下工救其已成,救其已败。"《灵枢·逆顺》亦曰:"上工刺其未生者也,其次刺其未盛者也……"这里的"救其萌芽"和"刺其未盛者"均指疾病刚刚发生，及时加以治疗。又如《素问·刺热》曰："肝热病者左颊先赤……病虽未发，见赤色者刺之，名曰治未病。"这是说明欲发生疾病出现的先兆症状，及时用针刺治之，可防止疾病的发展。对于因外邪侵袭的疾病，每每会由表入里，由轻变重，步步深入，以致侵犯内脏，造成不良后果，所以《素问·阴阳应象大论》强调："故邪风之至，疾如风雨。故善治者治皮毛，其次治肌肤，其次治筋脉，其次治六腑，其次治五脏。治五脏者，半死半生也。"此后《难经·七十七难》对于处理内脏疾病，防止疾病传变提出了治疗法则，明确指出："所谓治未病者，见肝之病，知肝当传之于脾，故先实其脾气，无令得受肝之邪。故曰治未病焉。"这是对《内经》已病防渐法则的进一步发挥。

现代医者对此理论亦作了深入研究，提出己见。有人认为未病先防，是言未病与已病相对而言时指无病，治未病即无病时养生、防病于先。已病防渐，是指欲发生疾病的先兆，治未病为治其先兆以防微杜渐[3]。基于上述认识，提出治未病首重精、气、神，养生治未病；次论治皮毛，早期治疗，防微杜渐。亦有人认为"治未病"本义是"病前状态"，即一种既非健康，也非疾病，而是健康与疾病之间的中介状态。并提出以微观辨证来开拓"治未病"新路。如对血瘀证的症状不甚明显，但做甲皱微循环检查障碍者，经用活血化瘀治疗，微循环障碍明显消失，防止病情发展。又如哮喘的患者，做内分泌功能检查，发现肾上腺皮质功能偏低，采用温肾法预防哮喘的发作。从而提示通过检测找出肾上腺皮质功能偏低的微观指征，就可辨为肾阳虚证，并给予温肾法治疗其"未病"之哮喘[4]。这些论述均值得借鉴。

【临证指要】

1."春夏养阳，秋冬养阴"理论的临床应用

"春夏养阳，秋冬养阴"理论，不仅是顺应四时，调理人体阴阳的重要养生原则，而且经过历代医家的不断研究与发挥，在临床上有广泛的应用指导价值。

(1)指导顺时养生方法：本篇顺应四时在生活起居、精神调养方面作了详细阐述，其对于饮食的顺时养生法，亦有很大的指导意义。春天是阳气生发，肝气条畅的季节，饮食调养宜多食蔬菜、豆制品，不宜食用油腻辛辣烹煎动火之品。夏季是阳气盛长，心气旺盛之季，饮食摄养宜清淡忌油腻，多食营养丰富的蔬菜、瓜果之品，不宜过凉。秋天是阳气收敛，肺气清肃之季，饮食摄养宜多食柔润食物，如芝麻、乳品、糯米、蜂蜜等滋阴润肺食物，亦可食用润燥之水果。冬季是阳气闭藏，肾气固藏之季，饮食调摄，宜食温而不燥不腻之食物，如牛、羊、鸡、犬之肉，龙眼、葡萄、大枣等果品，亦可稍饮醇酒，以助肾气，活血通脉。

(2)指导临床因时论治：四季气候的变化，使人体发生相应的变化，故因时用药与辨证立法是中医治疗中的重要原则。

因时辨证立法：系根据四时气候的特点，顺应人体阴阳的变化规律而确定治疗方法。张仲景首倡"春宜吐，春夏宜汗，秋宜下"的因时立法的治疗观点。李东垣对此进一步阐释，认为："必本四时升降之理，汗、吐、下、利之宜。大法春宜吐，象万物之发生，耕、耨、科、斫，使阳气之郁者易达也。夏宜汗，象万物之浮而有余也。秋宜下，使万物之收成，推陈致新，而使阳气易收也。冬周密，象万物之闭藏，使阳气不动也"(《脾胃论·卷上·用药宜禁论》)。这是李东垣对仲景所论又发展了冬天应用"闭藏"的治法。仲景和东垣因时立法之原理，主要是根据人体阴阳之气四季生长收藏的规律而确定的。因为春季人体阳气生发，有助于吐法作用的发挥，应用吐法在春季也不会干扰正常生理活动。夏季人体阳气升发向外，有助于汗法发挥作用，应用汗法更能促进人体阳气祛邪于外之目的。秋季人体阳气收敛而沉降，故用下法以借秋天主降之性以发挥作用，故宜用下法。冬季人体阳气闭藏，故宜用温养之法使阳气

旺盛而内藏[5]。

因时选择用药：李时珍倡导“顺时气而养天和”之观点。他根据四季气侯变化的特点，以春夏养阳和秋冬养阴为立论的依据，在总结归纳东垣等人因季用药经验的基础上，指出“升降浮沉则顺之，寒热温凉则逆之。故春月宜加辛温之药，薄荷、荆芥之类，以顺春升之气；夏月宜加辛热之药，香薷、生姜之类，以顺夏浮之气；长夏宜加甘苦辛温之药，人参、白术、苍术、黄柏之类，以顺化成之气；秋月宜加酸温之药，芍药、乌梅之类，以顺秋降之气；冬月宜加苦寒之药，黄芩、知母之类，以顺冬沉之气。所谓顺时气而养天和也”(《本草纲目·卷一·序例上·四时用药例》)。这是顺时选药法，临床上可根据辨证随时用药，加入治疗的方剂之中。

(3)冬病夏治，夏病冬治：这一疗法同样是对“春夏养阳、秋冬养阴”的临床应用。“冬病夏治”是根据“春夏养阳”提出治疗法则。人体阳气春夏多生发旺盛，秋冬多收敛衰弱，即使在病理情况亦处于这一状态。对于阳虚之患者，尽管四季均为阳气不足，因受夏季自然界阳气隆盛的影响与促进，有使体内阳气由虚弱趋于好转之态势，体内阴寒之邪易于祛解。乘其势而治之，可收到事半功倍之佳效。可见，“冬病夏治”一方面借助自然界夏季阳旺阳升，人体阳气有随之欲升欲旺之趋势，体内凝寒之气易解的状态，对阳虚者用补虚助阳之药，更好地发挥扶阳祛寒之治疗作用；另一方面为秋冬使阳气充足则冬季不易被寒伤而发病，有预防疾病复发之功效。如对于慢性支气管炎，多因肾阳不足，阴寒内凝所致，因不耐冬季阴寒隆盛之时，故好发病于冬季。临证时在夏季阳旺之时，乘人体阳气欲盛之势，运用补阳药物或贴敷，或针灸等疗法，均取得良好的效果。福建等地均有治验报道。常用的方药有金匮肾气丸、参蚧散、苓桂术甘汤，亦有用白芥子等贴敷肺俞、膏肓、天突等穴位。福建中医学院以细辛、甘遂、白芥子、元胡、法夏、沉香、桂心等研末加入少许麝香，用鲜姜汁调成糊状，分别贴敷在大椎、肺俞等穴位上，盖上消毒纱布，胶布固定，成人贴20～24小时，小儿贴10～20小时后弃去，于上、中、末三伏，每伏贴敷一次。共治疗608例，有效454例，占74.67%[5]。

“夏病冬治”是根据“秋冬养阴”的原理提出的治疗法则。阴虚之疾患，尽管一年四季均为阴不足的表现。但是，可借助自然界秋冬阴气较甚，人体阴气滋生，阳气内藏之趋势，使体内的阴精易于滋生，对于阴虚的患者用滋阴之法，以达到阴生制阳之目的。同时秋冬养阴，为春夏阳旺之季蓄备物质基础，避免春夏之季阴虚火旺之病的复发。如对于阴精亏损，阳气偏亢之眩晕病证，每每夏季气候炎热，病情反复加重。在冬天加以治疗，给予滋阴柔肝之药物，借助时令闭藏之际，培植人体真阴，用以弥补夏时阴精不足，预防或减轻病证之发作。

2.“治未病”预防思想的实践应用

《内经》的“治未病”预防思想，历代医家甚为重视，从不同的角度和方法加以应用。主要有以下两个方面。

(1)增强体质，提高抗病能力：正气的强弱是发病的关键，而体质的强弱又是决定正气强弱的根本，因而“治未病”很大程度是增强体质，提高抗病能力。首先应健全先天，优生优育。做到晚婚、晚育，严禁近亲婚配。如《周礼·地官司徒下》说：“令男三十而娶，女二十而嫁”；“礼不娶同姓”。妊娠期间要注意养胎和胎教，即调养心神，保持舒畅宁静；调理饮食，做到营养适度；分房静养，保持胎禀充足；谨慎起居，注意劳逸结合；慎寒温，避虚邪，慎施药治等，以保持先天禀赋健壮。其次要重视后天，全面调理。一要做到调理饮食，固护脾胃，即注意饮食卫生，不食不洁之食物；饮食有节，不宜恣纵；合理营养，切忌偏嗜等。二要注意调摄精神，避免七情过激，即培养乐观、开朗、豁达的性格，克服不正当的欲念，善于自我解脱，使心情愉快。三要锻炼身体，增强体质，如汉代医学家华佗创造的“五禽戏”，后世的太极拳、八段锦、易筋经，各种武术健身体育活动，均为强健体质的有效方法。在锻炼时做到循序渐进，持之以恒；动静结合，形神兼顾，以养形神。四要起居有常，劳逸适度，即《素问·上古天真论》所说："食饮有节，起居有常，不妄作劳，故能形与神俱，而尽终其天年"。五要以药物、施灸、气功来强身防病。六要人工免疫，增强抗病能力，如接种牛痘，预防天花；接种卡介苗，预防结核病等，是防止传染病发生，增强体质的有效方法。同时，应防止病邪侵害。应注意两个要点：一是顺应四时，避免邪气侵袭发病。如《素问·刺法论》指出："五疫之至，皆相染易"，应"避其毒气"。李时珍《本草纲目》应用蒸气消毒法，对疫疠病人穿的衣服进行消毒，指出"初病人衣，蒸过，则一家不染"（《本草纲目·卷三》）。我们现在的全民卫生运动，亦是防病和切断传染病传播途径的有力措施。更为重要是应按照四时气候变化规律调养身体，从精神、衣着、起居和饮食等方面调节，以增强体质，防止邪气侵袭发病。二是使用药物，祛邪防病。《素问·刺法论》有服小金丹预防疫疠的记载。《本草纲目》总结出130余种预防传染病的中草药。近年来用贯众、板蓝根、大青叶以预防流感和腮腺炎（痄腮）；用茵陈、栀子、虎杖、板蓝根预防肝炎；用大蒜、马齿苋预防痢疾，都是行之有效之方法。

（2）采取有效措施，防止疾病传变，达到既病防渐：首先要做到早期诊治，外感病应在初期及萌芽阶段及时治疗，阻止其深入和防止其传变，如温热病在卫分阶段，为防止邪传气分，及早采用辛凉药物清气透表散邪。内伤疾患，应注重调畅气机，早期控制病情的发展。传染病应及早采取有效隔离、消毒措施，阻止传染和流行。其次要根据疾病的传变规律，先安未受邪之地。张仲景说："夫治未病者，见肝之病，知肝传脾，当先实脾。"（《金匮要略·脏腑经络先后病脉证第一》）这是运用五行乘侮规律的理论，采用治病防变的措施。因为脏腑相关，有病必然相互传变。治疗时必须照顾整体，治其未病之脏，以防止疾病的传变。由于肝属木，脾属土，肝木最易乘克脾土，故治疗肝病时，常配用适当的健脾和胃的药物。后世对于肝实证，在泻肝之时，要顾护脾胃。如逍遥散以疏肝解郁为主，方中所用的白术、炙甘草等，即是泻肝顾脾之法。对于肝虚证，尤需顾脾，选用白芍、五味子、山萸肉、酸枣仁、当归、丹参、地黄等药，配以炙甘草、淮小麦、大枣之品，可治疗头目眩晕、视力减退、失眠多梦、舌光红、脉弦细之肝虚证。叶天士在治疗温热病时告诫说："务必先安未受邪之地"（《温热论》）。因为温热病感受温热之邪，温邪易于耗伤阴津，治疗时要顾护阴液，以防止邪气深入。所以叶氏在温热病伤及胃阴后，若病情进一步发展，可能耗及肾阴时，主张在甘寒养胃的方药中加入一些咸寒滋肾之品，以防其阴耗竭。章楠认为："加咸寒如玄参、知母、阿胶、龟板之类，所谓壮水之主以制阳光也"。以上为防止疾病传变之典范，值得推广应用。

（项　祺）

参考文献

[1] 程士德. 中医时间证治学纲要. 北京：人民卫生出版社，1994：209.

[2] 张年顺. 对"春夏养阳，秋冬养阴"的探讨. 中国医药学报，1993，(3)：4.

[3] 尹雪萍. 论《内经》治未病之预防观. 中医函授通讯，1993，(3)：11.

[4] 江乐. 浅析"治未病"研究之难点及出路. //王洪图. 内经新论. 北京：中国医药科技出版社，1991：107.

[5] 胡剑北，胡仲英. 中医时间医学. 合肥：安徽科学技术出版社，1990.

生气通天论篇第三

【篇解】

“生气”，即人体的阳气；“通”，相应、贯通的意思；“天”，指自然界。由于本篇阐发了人身阳气与自然界相应贯通的理论，故篇名为“生气通天论”。

【提要】

1. 借天之日以喻人之阳气，说明阳气在人体生理功能中的重要性，以及阳气失常的病变及其机理。

2. 从天人相应的观点出发，探讨了外界贼风邪气伤人所引起的病变。

3. 强调了阴精与阳气的相互关系，指出阴阳协调是人体健康的关键，阴阳失调则发生疾病，阴阳离决则生命终止。

4. 讨论了四时气候变化与五味摄取不当导致五脏发病的规律。

【原文】

黄帝曰：夫自古通天者，生之本，本于阴阳。天地之间，六合之内，其气九州(1)、九窍、五脏、十二节，皆通乎天气，其生五(2)，其气三(3)，数犯此者，则邪气伤人，此寿命之本也。苍天之气，清净则志意治，顺之则阳气固，虽有贼邪，弗能害也，此因时之序。故圣人传精神(4)，服天气，而通神明(5)。失之则内闭九窍，外壅肌肉，卫气散解，此谓自伤，气之削也。

【校注】

(1)九州：王冰注：“九州，谓冀、兖、青、徐、扬、荆、豫、梁、雍也”。俞樾《内经辩言》谓：“九州即九窍……古谓窍为州”。此处“九州”与下面之“九窍”重复，属于衍文。

(2)其生五：其，指自然界的阴阳。五，即木火土金水五行。生，化生、衍生之意。此句意为天之阴阳二气衍生金、木、水、火、土五行，即“天布五行”之理，故言其生五。

(3)其气三：指阴阳之气各分为三，即三阴三阳之气。

(4)传精神：传，《内经辨言》注云：“传，读为抟，聚也。”《太素》将“传”作“抟”。抟精神，即聚精神，也就是精神专一之意。

(5)通神明：通，此处作统一解。神明，是指阴阳的变化。通神明，即使人体阴阳之气与自然界的阴阳变化统一起来。

【释义】

本段主要论述个人的生命活动与自然界阴阳运动变化相通应的“天人相应观”，说明两点：一是通过“生之本，本于阴阳”，来阐明人与自然界阴阳的密切关系。指出人生存在自然界，必须适应四时六气的变化，否则就会生病，从而说明阴阳是人的生命之根本。二是说明养生的方法在于顺从“四时之序”。认为人体能顺应四时气候变化规律，注重精神情志调养，才能使“阳气密固”而邪不能侵袭发病。如果违犯时序，则外邪易伤人体，疾病发生，影响人体健康。从而突出了阳气的主导作用。

【理论研究】

1. 人与自然密切相关

本段提出“生之本，本于阴阳”的论点，是“天人相应”整体观的主要内容之一。人的生命活动本源于自然界阴阳二气。张介宾曰：“凡自古之有生者，皆通天元之气以为生也。天元者，阴阳而已。故阴阳为有生之本。”(《类经·疾病类·五》)人是在天地阴阳二气作用下维持生命活动的，故《素问·宝命全形论》说："人生于地，悬命于天，天地合气，命之曰人。"又曰："人以天地之气生，四时之法成。"《素问·六节藏象论》亦云："天食人以五气，地食人以五味。"这说明自然界阴阳二气相互作用产生万物，人类从自然界不断地获取赖以生存的物质，如食物、空气等，才能维持生命。人的脏腑组织生理活动皆与自然界阴阳变化规律相通应，即本文所曰："九窍、五脏、十二节，皆通乎天气"。张志聪认为："盖节乃神气之所游行，故应天之岁月。脉乃血液之所流注，故应地之经水。九窍乃脏气之所出入，五脏乃阴阳二气之所舍藏，故皆通乎天气"(《素问集注·卷一》)。从而说明人的精神、气血、津液、脏腑、经络等运行与活动，都与自然界阴阳四时的变化规律密切相关。人体只有适应四时阴阳气候的变化，才能更好地维持生命活动。如《灵枢·五癃津液别》说："天暑衣厚则腠理开，故汗出……天寒则腠理闭，气湿不行，水下留于膀胱则为溺与气。"这是人体天暑出汗少尿，天寒少汗多尿的调节功能，是人与自然求得统一的生理活动表现。不仅如此，人体还必须随着自然界阴阳二气的消长运动，及时地进行适应性调整，才能维持生存，防止病邪的侵害。"故阳气者，一日而主外，平旦人气生，日中而阳气瘴，日西而阳气已虚，气门乃闭。"这是在一日中，人体阳气所以有升降出入的运动，就是对自然界阳气运动的一种适应性调节活动，实质也是人与自然在对立中求得统一的表现形式。由此可见，人体的构成及其生命活动是整个大自然的一部分，它与天地阴阳四时的变化是以气相通、相合相应、息息相关的，自然界发展变化的一般规律，也就是人体生命变化的基本法则[1]。这就是"天人相应"整体观的基本含义，也是人体生命之本在于阴阳四时变化规律的精神实质。

2. 人体必须适应自然

人作为自然界的高级动物，不只是消极地适应自然界的阴阳四时气候的变化规律，更应该积极地抵御自然的影响，使"阳气密固"，少生疾病。文中所言之"传精神，服天气，而通神明"，就是教导人们采取积极的养生方法，适应自然而与之相协调。故张介宾说："人能法天道清净，则志意治而不乱。阳气固而不衰，弗失天和，长有天命。"(《类经·疾病类·五》)张志聪亦云："人能顺此清净之气，而吾身之阳气外固，虽有贼邪，勿能为害，此因时之序而能调养者也。"(《素问集注·卷一》)适应四时气候变化规律，主动地调养身体，是《内经》一贯主张的养生防病思想，除本文从天时气候和精神调养论述外，在《素问·四气调神大论》等篇作了十分具体的讨论，《素问·四气调神大论》说："故阴阳四时者，万物之终始也，死生之本也。逆之则灾害生，从之则苛疾不起"。又说："春夏养阳，秋冬养阴，以从其根，故与万物沉浮于生长之门。"这是要求人们随着四时气候阴阳变化，从饮食起居、精神情志和形体锻炼等方面调养身体，使之健康长寿，避免疾病的发生。如果违背了"四时之序"，就会损害人体的正气，使阴阳之气失调，阳气不固，抵抗力减弱，即"生气"削弱，易受邪气侵袭，而发生"内闭九窍"，"外壅肌肉"等多种病变。这是由于未能适应自然养生的结果。文中特别注重对于阳气的保养，这是《内经》一贯主张阴阳二气中，阳气占主导地位的观点。张介宾作了较为明确的解释，他认为："九窍通于内，肌肉卫于外。其行其固，皆阳气为之主也。失之则失其清阳化气，故九窍肌肉，皆为闭壅矣。人之卫气，本于天之阳气，阳虚则卫虚，卫气散解，则天真失守。故本篇所重者特在卫气，正所以重阳气也。"(《类经·疾病类·五》)由此可见，顺应自然变化，调养阴阳，是养生的最高法则，亦是"寿命之本"。

【临证指要】

人气与天气相互通应，是通过"气"的作用来实现的。气周流于全身，内则温养脏腑，外则统摄营血，入于经隧则行气血，使人协调统一，保持生命活动正常。自然界的阴阳之气升降消长四时变化，亦与人体相适应，保持人与自然界的相互协调。这种“天人相应”的整体观，不仅对生理、病理、诊断、养生有密切的关系，而且指导了治疗中的针灸及择方用药。我国古代医家创立的子午流注针法，即是以自然界时间周期变化为条件，根据阴阳气血变化规律，配合十二经脉气血流注次序，逐日选定穴位的针刺疗法。这种疗法，充分体现了人之气血运行与自然界周期同步运行不息的关系。对于择方用药，后世提出时间医学和择时用药的理论，有力地指导着临床实践。例如患者，胡某，女。疟疾10年，每日午后发作。值戊戌日丁巳时，取列缺(灵龟八法开穴)、照海(飞腾八法开穴，亦为列缺的配对穴)，大陵(纳甲法开穴)为主穴；大都(纳子法补母穴)为辅穴；大椎、陶道(病穴)为配穴，留针58分钟，加灸，后即不再发[2]。又如叶天士提出早温肾阳，晨滋肾阴，晨补肾气等时间服药的方法。其机理是足少阴肾经旺于酉时，衰于卯时(晨5～7时)。在其患者为虚证，在其患病肾经之相对衰减之时，投以扶正之品，及时补其不足，使疾病缓解或加速痊愈。叶氏曾治虚劳一病，脉细属脏阴之损。平素畏寒怯冷，少气，阳气未得充长，夏令暴泻，是时令湿热，未必遽然虚损若此。今谷减形瘦，步履顿加喘息，劳怯显然，当理脾肾。早服加减八味丸，晚服异功散。(摘自《临证指南医案·虚劳门·时案》)早服八味丸，是肾衰于晨起卯时，故早服补肾之方；晚服异功散，是脾衰于晚戌亥之时，故晚服补脾之品。这些均是应用天人相应原理取得良好疗效例证。值得借鉴。

【原文】

阳气者，若天与日，失其所则折寿而不彰(1)。故天运当以日光明。是故阳因而上，卫外者也。因于寒，欲如运枢(2)，起居如惊，神气乃浮(3)；因于暑，汗，烦则喘喝，静则多言，体若燔炭，汗出而散；因于湿，首如裹，湿热不攘，大筋緛短，小筋弛长(4)，緛短为拘，弛长为痿；因于气(5)，为肿。四维相代(6)，阳气乃竭。

【校注】

(1)折寿而不彰：折，损也，有减少之意。不彰，不显著。折寿而不彰，即寿命夭折而不彰著于人世。

(2)欲如运枢：运，转动，运行。枢，有二义，一为门枢，一谓北斗第一星，称天枢。二者皆主运动不止，并通。欲如运枢，是喻人体阳气的卫外作用，有如户枢那样主司肌表的开阖。

(3)神气乃浮：神气，张志聪注：“神脏之阳气也”。浮，浮越，耗散。此接上文，意即生活作息没有一定规律，会导致神气不安于内而浮越于外，因而邪气容易侵袭。按吴崑将“欲如运枢，起居如惊，神气乃浮”移至“阳因而上，卫外者也”句下，并将“体若燔炭，汗出而散”移至“因于寒”句后。如此，则文义通顺，切合临床，可从。

(4)大筋緛短，小筋弛长：緛，音软，即收缩。弛，同“弛”，即松懈之意。此两句为互文，意为大筋、小筋或者收缩变短，或者松弛变长。此因湿热灼伤筋脉，筋脉失养所致拘挛和肌肉痿弱之病症。

(5)因于气：气，其义有三，一是指人体的正气，如张介宾云：“因于气，凡卫气营气脏腑之气，皆气也，一有不调，均能致疾”。二是指邪气，如张志聪云：“因外淫之邪，有伤于气，则为肿矣”。三是指“风气”，如高世栻注：“气犹风也。《阴阳应象》云：‘阳之气以天地之疾风名之。’故不言风而言气”。观上文有因于寒、因于暑、因于湿，则高注风气为是。

(6)四维相代：四维，其注不一。王冰谓“筋骨血肉”，马莳注谓“四肢也”。本文承上文之结语，四，指上文风、寒、暑、湿四种邪气；维，则维系；代，即更代之意。该句意为寒、暑、湿、风四种邪气更替伤人。

【原文】

阳气者，烦劳则张，精绝，辟积于夏，使人煎厥[(1)]。目盲不可以视，耳闭不可以听，溃溃乎若坏都，汩汩乎不可止。阳气者，大怒则形气绝，而血菀于上，使人薄厥[(2)]。有伤于筋，纵，其若不容[(3)]。汗出偏沮[(4)]，使人偏枯，汗出见湿，乃生痤疿。高梁之变，足生大丁[(5)]，受如持虚。劳汗当风，寒薄为皶，郁乃痤。

【校注】

(1)煎厥：古病名，是阳气亢盛，煎熬阴精，虚火上炎，阴精竭绝而致气逆昏厥的一种病证。

(2)薄厥：古病名。薄，迫也。薄厥，是因大怒而迫使气血上逆的昏厥之证。

(3)不容：容，通"用"。不容，即肢体不能随意活动。张志聪注："阳气伤而血逆于上，则有伤于筋矣。筋伤而弛纵，则四体若有不容我所用也"(《素问集注·卷一》)。

(4)汗出偏沮：沮，阻止。汗出偏沮，意为应汗而半身无汗。张志聪注："是阳虚不能充身则偏"(《素问集注·卷一》)。

(5)高梁之变，足生大丁：高，通"膏"，即脂膏类食物。梁，通"粱"，即精细的食物。变，灾变，害处。足，胡澍《素问校义》注："足，当作是字之误也。是，犹则也"。丁，通"疔"。此句是说过食膏粱厚味，就会使人发生疔疮。

【原文】

阳气者，精则养神，柔则养筋[(1)]。开阖不得，寒气从之，乃生大偻；陷脉为瘘，留连肉腠，俞气化薄[(2)]，传为善畏，及为惊骇[(3)]；营气不从，逆于肉理，乃生痈肿；魄汗[(4)]未尽，形弱而气烁，穴俞以闭，发为风疟。

故风者，百病之始也。清静则肉腠闭拒，虽有大风苛毒，弗之能害。此因时之序也。故病久则传化，上下不并[(5)]，良医弗为。故阳畜积病死，而阳气当隔[(6)]，隔者当泻，不亟正治，粗乃败之。

故阳气者，一日而主外，平旦人气生，日中而阳气隆，日西而阳气已虚，气门乃闭。是故暮而收拒，无扰筋骨，无见雾露，反此三时，形乃困薄[(7)]。

【校注】

(1)精则养神，柔则养筋：精，聪慧也，指精神爽慧。柔，即柔和，指肢体运动自如。此句作"养神则精，养筋则柔"理解。

(2)俞气化薄：俞，通"腧"，为经脉气血输注之处。化，传化，有传入之意。薄，迫也。俞气化薄，是言邪气从经腧传入而内迫五脏。

(3)传为善畏，及为惊骇：发展为易恐及惊骇之证。吴崑注谓"乃阳气被伤，不能养神之验"。

(4)魄汗：丹波元简注："魄、白，古通……《战国策》鲍彪注：'白汗，不缘暑而汗也'"。即自汗。

(5)上下不并：并，王冰谓"气交通也"。上下不并，言人体上部与下部之气不相交通，即后文之"阳气当隔"。

(6)阳畜积病死，而阳气当隔：畜，音义同"蓄"。"阳畜积"是由"上下不并"所致之阳气蓄积阻塞不通之证。

(7)形乃困薄：吴崑云："劳扰阳气，则阳气失养，形乃劳困衰薄矣"。

【释义】

本段主要论述了阳气失常的多种病证及其机理，并说明阳气在人体的重要性。

1. 阐明阳气的重要及其主要生理功能。文中把人体中的阳气，比作天体中的太阳，从而突出了阳气在人体的重要性。认为阳气主要生理功能是：具有护卫肌表、抗御外邪及“精则养神，柔则养筋”的温养功用。从而说明人体的一切生命活动，都离不开阳气的卫外和温养的功能。

2. 论述了阳气不固或开阖不得而失常，皆可招致外邪的侵袭而发病。如因阳虚不固，感受暑邪后的汗多伤气而烦渴，感受寒邪后的发热汗出而解，感受湿邪后的首如裹而筋急痿弱，感受风邪后之浮肿等；因阳气开阖而不得其宜感邪发病者，如寒邪伤筋之大偻，寒邪内陷血脉之瘘疮，寒邪由腧穴内迫五脏之善畏、惊骇，寒伤营卫血脉之痈肿；风邪重伤阳气之风疟，风邪郁于肌腠之痈、痤、皶等。

3. 指出内伤阳气导致阳气紊乱，亢盛为病。如因烦劳过度，阳亢伤阴，阴虚火旺之煎厥；因大怒伤肝，气血上逆，肝之阳气逆乱于上的薄厥。

4. 论述了阳气失常病变的预后及其治疗。指出“病久则传化”，由浅入深而内传。其实证为“阳气蓄积之证”，其虚者为“阳气乃竭”。其实证当以散邪为主，用下法泻其有余，即“隔者当泻”之意。

5. 指出人要随自然界阴阳变化来调节起居，以保持阳气充沛，是防病的重要方面。要求人们做到“因时之序”，和按照人体阳气与自然界昼夜阴阳气消长变化通应的规律，来合理安排生活起居，保持阳气的“清静”，发挥正常生理功能，防止病变的发生。

【理论研究】

1. 阳气在人体的重要性

本文以取类比象的方法，说明阳气在人体的重要性。天体的运行不息，是靠太阳的光明，人的生命活动，是赖阳气的固密。若失去它的正常活动规律，就会使体力衰败，发生疾病，甚至缩短寿命。因而保持阳气充沛，在防病保健中有重要的作用。这些认识，为后世重视阳气的学派提供了理论依据。故张介宾说：“天之大宝，只此一丸红日；人之大宝，只此一息真阳”（《类经附翼·卷三·大宝论》）。

《内经》所以重视人体的阳气，是由阳气的生理功能决定的。本论指出阳气的生理功能有两个方面：

(1)阳气的气化温养功能：原文“阳气者，精则养神，柔则养筋”，概括了阳气在人体发挥气化温养功能。人体阳气能温养全身，推动人体一切脏腑、组织、器官的功能活动，把来自外界的物质，如水谷、空气等，化生为人体自身的物质，不断地生化成气、精、血、津液，以温养全身，产生一切生命活动。人之“神”得到阳气温养，才能保持正常的思维敏捷，精力充沛。“筋”得到阳气的温养，才能柔和而肢体活动自如。形得阳气温养，则肢体温暖。脉得阳气温养，则气血流畅，布于周身。脑得其养则五官灵敏，耳目聪明。诚如李中梓所说：“天之运行，惟日为本。天无此日，则昼夜不分，四时失序，晦冥幽暗，万物不彰矣。在于人者，亦惟此阳气为要。苟无阳气，孰分清浊，孰布三焦，孰为呼吸，孰为运行，血何由生，气何由化？与天之无日等矣，欲保天年，其可得乎！”（《内经知要·阴阳》）从而说明人体的一切生命活动都离不开阳气的气化温养功能，失此就会导致“折寿而不彰”的不良后果。

(2)阳气的卫外御邪功能：文中之“阳因而上，卫外者也”，和下文“阳者卫外而为固也”，均说明阳气的卫外御邪功能。这里的阳气，实指卫气。由于阳气具有向上向外，行于体表，温养皮肤、肌肉，主管汗孔的开阖的功用，即《灵枢·本脏》所说："卫气者，所以温分肉，充皮肤，肥腠理，司开阖者也"之意。所以，卫阳之气具有保卫肌表，抗御外邪的作用。如果卫阳之气虚弱，卫外功能低下，就容易导致六淫病邪侵袭而发生疾病。故王冰说："阳因而上卫外者"，"明阳气运行之部分辅卫人身之正用也"（《黄帝内经素问·卷一》）。

2. 阳气失常招致外邪侵袭的病证

本篇从阳气不固和阳气开阖不得两个方面，论述了阳气失常外邪侵袭发病的机理及其临床表现。

（1）阳气不固的外感邪气病证：当人体摄养不慎，或起居失常，使人体阳虚不足，表阳相对虚弱不固，外邪乘虚侵入而为病，故张介宾曰："阳气不固者，四时之邪，皆得以伤之也"（《类经·疾病类·五》）。具体来说，四时感邪不同，发生的病证亦异。寒邪为病，出现恶寒发热表实证。暑邪为病，出现汗多、烦躁、喘喝、多言的暑热证。湿邪为病，出现头重、肢体拘挛或痿弱的病变。风邪为病，出现浮肿病变。这是由于感受风邪，客于肌表，正邪相搏，营卫郁滞，水湿不利，故为浮肿，即后世所说之"风水"证。

（2）阳气开阖不得邪气侵袭的病证：当阳气功能失常，开阖失司，则邪气侵袭。由于侵袭病位不同，出现不同病症：大偻系寒邪侵犯经脉所致；痔瘘系寒邪深入血脉所致；善畏、惊骇系寒邪由腧穴内迫五脏之所致；痈肿为寒邪侵袭营卫之病；风疟为外感风寒表卫不固之病；痱、痤、皶系风寒邪气郁于皮肤为患。

3. 内伤阳气而致的病证

内伤阳气而致的病证，本篇主要论及煎厥和薄厥。《内经》对于厥的含义有多种：一指突然昏厥，不省人事；二指手足厥冷和厥热；三指气机逆上。而此处是言阳气失常气逆的突然昏厥的病证，进而从病理上反证阳气的重要性。

煎厥是阴虚火旺，阴精竭绝而致气逆昏厥的一种病证。张介宾说："此下言起居不节，致伤阳气也……人以阳气为生，惟恐散失。若烦劳过度，则形气弛张于外，精神竭绝于中。阳扰阴亏，不胜炎热，故病积至夏，日以益甚，令人五心烦热，如煎如熬，孤阳外浮，真阴内夺，气逆而厥，故名煎厥"（《类经·疾病类·五》）。张氏之注进一步说明煎厥是烦劳导致阴虚阳亢的病证。《内经》论述煎厥，亦有肝郁化热伤阴所致者。《素问·脉解》云："所谓少气善怒者，阳气不治，阳气不治则阳气不得出，肝气当治而未得，故善怒，善怒者，名曰煎厥。"这是由于怒气伤肝，郁结于里，肝木失于条达，肝气久郁化热伤阴，阳盛阴虚，而致气逆昏厥，亦发为煎厥之证。吴崑注云："煎厥者，怒志煎熬煎逆也"（《素问吴注·卷一》）。由此可见，煎厥从病因而论，本篇所言系烦劳所致，《素问·脉解》所论为郁怒所致。从症状而言，本篇之煎厥，病变在肾，证见目盲、耳聋，甚则昏厥不省人事；《素问·脉解》之煎厥，病在肝，证见心烦、少气、善怒。所以二者应当加以区别。本篇所述之"煎厥"，究竟属于后世的何种厥证，历代医家论述亦多，唯张介宾之论更为贴近原意。张氏云："煎厥者，即热厥之类，其因烦劳而病积于夏，亦今云暑风之属也"（《景岳全书·厥逆》）。

薄厥系因大怒而致气血上逆的昏厥之病。本篇未言其发病时之症，据《甲乙经·卷六·阴阳清浊顺治逆乱大论》有"乱于头则为厥逆头痛眩仆"的症状描述，可以视为薄厥发生后，即出现头痛、眩仆、不省人事的症状。由于肝主筋，气血上逆郁积于上，阻滞经脉，筋脉失去阳气的温煦和血液的濡养，导致筋脉弛纵，四肢不能随意运动，甚则出现半身不遂的症状。本论所述薄厥，与《素问·调经论》所述的大厥，同属肝气血上逆之病证，只不过大厥发病更为严重，即原文所述："血之与气并走于上，则为大厥，厥则暴死，气复反则生，不反则死"。张锡纯认为："亦即西人所谓脑充血之证也"(《医学衷中参西录》)。

煎厥与薄厥从病机而论有虚实之分，煎厥为虚，薄厥为实，临床应加以区别。

4. 阳气失常之病变、预后及其治疗

本段阳气失常的各种病证，若治不及时，若治不得法，则病变深入，变化多种疾患。而实证以"阳畜积"为例，虚证以"阳气乃竭"论述，均预后不良。因为"阳畜积"证系阳亢无阴，故需及时治疗，急以泻法，消散邪气，使人体上下通利，阳气恢复正常。从而体现《内经》"实者泻之"的原则。至于虚证之"阳气乃竭"未言治则，据《素问·至真要大论》之"劳者温之"、"损者温之"的精神，可用温补法以恢复阳气。

5. 以"因时之序"来调养阳气

本段强调保养阳气必须做到"因时之序"。而"因时之序"是要求人们应按着自然界四时，昼夜阳气的消长规律，合理安排调节生活起居，就能保持阳气"清静"，发挥其正常的生理功能。这样，邪气就不易侵犯人体，也不会使阳气失常而发病。文中提出"是故暮而收拒，无扰筋骨，无见雾露"的养生方法，是因阳气的循行规律决定的。《灵枢·营卫生会》曰："卫气行于阴二十五度，行于阳二十五度，分为昼夜"。是言卫气白天行于肌表，夜晚行于体内，故傍晚之时卫气相对收敛，腠理闭拒，阳气固密。此时应减少活动，以避免因过度活动影响阳气闭藏而出现失调与虚弱。掌握这一规律对研究人体的生命活动节律，进而养生防病，针灸用药都具有重要意义。

【临证指要】

1. 重视阳气理论的临床应用

《素问·生气通天论》强调阳气是人体生命之本的理论，对后世医学的发展有深远的影响，有力地指导临床实践。张介宾首先以此原理，提出人之生成及生长发育均以阳气为本的观点。他在《类经附翼·求正录·大宝论》中曰："夫阴以阳为主，所关于造化之源，而为性命之本者"，"夫形气者，阳化气，阴成形。是形本属阴，而通体之温者，阳气也；一生之活者，阳气也；五官五脏之神明不测者，阳气也。及其既死，则身冷如冰，灵觉尽灭，形固存而气则去，此以阳脱在前，而阴留在后，是形气阴阳之辨，非阴多于阳乎？"说明人体的形成，是在阴阳二气的相互作用下形成新的生命，但阳气是主导地位；出生之后，五脏六腑、五官九窍等各种生理功能，均是在阳气温化的作用下发挥的；人之死亡亦是阳气消亡的结果。所以张氏总结为"凡物之死生，本由阳气"(《类经附翼·求正录·真阴论》)。赵献可亦认为阳气是主要的，他在《医贯·阴阳论》中曰："夫言阴阳者，或指天地，或指气血，或指乾坤，此对待之体。其实阳统乎阴，天包乎地，血随乎气"。李中梓在治疗原则中仍然强调阳气的重要性，在《医宗必读·水火阴阳论》强调说："故气血俱要，而补气在补血之先；阴阳并需，而养阳在滋阴之上"。明代医家对阳气重要性理论的发挥，创立了温补学派，注重调补脾肾之阳气治疗疾病。

在分析疾病的病机中，亦突出阳气不足的病理。阳气不足，使生理机能减退而发生病变。张介宾认为：下焦肾阳虚衰，清阳失养之神气昏沉，动履之困倦者；上焦阳虚，清阳不升之头目眩晕，呕恶气短者；中焦阳虚，运纳失常之饮食不化，吞酸反胃，痞满膈塞，水泛为痰者；下焦阳衰，肾失温煦之肠鸣滑泄，阳痿精寒，脐腹冷痛者；心阳不足，不能御寒之肢冷畏寒者；肝阳不足，筋失温养之拘挛疼痛者；肺气不足之身寒自汗，寒嗽虚喘者。此均系"阳不足以胜阴"所致。如果阳气虚弱过甚，心肾阳虚，出现四肢厥冷，大汗淋漓，脉微欲绝之危症，当予以参附之类，温阳救脱。

基于阳虚致病的认识，温补学派主张以金匮肾气丸、补中益气丸温补脾肾之阳，发展了中医学术水平。例如薛己曾治儒者张克明咳嗽，用二陈、芩、连、枳壳，胸满气喘，清晨吐痰，加苏子、杏仁，口吐痰涎，口干作渴。薛曰：清晨吐痰，脾虚不能消化饮食，胸满气喘，脾虚不能生肺金，涎沫自出，脾虚不能收摄，口干作渴，脾虚不能生津液，遂用六君加炮姜、肉果，温补脾胃，更用八味丸，以补土母而愈。（《名医类案·卷三·咳嗽》）此案系脾虚不能生金之咳喘，非苦寒之所能取效。薛氏以六君培土生金，以八味丸补火生土，滋其化源，温补元阳，其病遂愈。

2. 阳气失常而致病证的临床应用

本篇所述阳气失常而致病证的理论，对后世临床应用有很大指导意义，历代医家作了诸多发挥，取得满意的疗效。兹举煎厥、薄厥二病以例之。

煎厥：《内经》之煎厥，有因郁怒而发的。有因烦劳过度而致者，本论所述属于后者。后世医家对此证治作了具体的论述。骆龙吉《增补内经拾遗方论·卷之一》曰："阳气者，烦数房劳，则身体弛张懈惰，由阴精绝灭故也。若然，则阳亢阴衰，偏辟而为病矣。精至于夏，则火愈盛而水愈亏，使人煎熬而厥逆也。外证目盲不明，耳闭不聪，难以叫声，病势大坏"。对煎厥病因症状作了较为深入的探讨。在治疗中主张用人参固本丸（人参、天冬、麦冬、熟地、生地），以养阴益气。例如叶天士《临证指南医案·卷七·痉厥》载："王某，经云：烦劳则张，精绝，辟积于夏，令人煎厥。夫劳动阳气弛张，则阴精不司留恋其阳，虽有若无，故曰绝。积之既久，逢夏季阳正泄，五志火动，风生，若煎熬者然，斯为举厥耳。治法以清心益肾，使肝胆相火，内风不为暴起，然必薄味静养为稳。连翘心、元参心、竹叶心、知母、细生地、生白芍。"说明叶氏认为此证因过劳而致阳盛阴绝，治以壮水制火，即滋阴泻火之法。

薄厥：本论所言属于内伤阳气之危急证。是因气血逆乱，上迫清阳之昏厥证。后世医家虽然不叫薄厥，但对其病理及证治多有发挥，其理论有力地指导临床实践。张锡纯对煎厥发挥甚详，疗效甚好。《医学衷中参西录·七卷内外中风方》指出："内中风之证，曾见于《内经》。而《内经》初不名为内中风。亦不名为脑充血，而实名之为煎厥、大厥、薄厥。"又曰："盖肝为将军之官，不治则易怒，因怒生热，煎耗肝血。遂致肝中所寄之相火，掀然暴发，挟气血而上冲脑病，以致昏厥……即知其为肝风内动，以致脑充血也。"张氏基于这种认识，主张以育阴平肝，镇静息风之法治之，方用镇肝熄风汤（怀牛膝、生赭石、生龙骨、生牡蛎、生龟甲、生白芍、玄参、天冬、川楝子、生麦芽、茵陈、甘草）。《医学衷中参西录》举例湖北天门崔兰亭，曾治"张港杨新茂粮行主任患脑充血证，忽然仆地，上气喘急，身如角弓，两目直视。全家惶恐，众医束手，殓服已备，迎为诊治。遵先生五期建瓴汤（生怀山药、怀牛膝、生赭石、生龙骨、生牡蛎、生怀地黄、生杭芍、柏子仁）加减治之，一剂病愈强半。后略有加减，服数剂，脱然全愈。"此建瓴汤加减即为镇肝熄风汤，二方皆可治脑充血证，即薄厥证。

3. "阳畜积"的机理对临床指导意义

本段所论阳气失常，邪气深入，形成上下阻隔不通的严重病证，应以泻法，泻其阳热之邪。《伤寒论》根据这一原则，对于阳明腑实证，大便秘结，甚则神昏谵语的危重病变，急以大承气汤清热攻下。根据《素问·标本病传论》之"小大不利治其标"的原则，和本文之要求及早治疗原则，在阳明篇提出急下存阴三法，少阴篇的少阴热化证亦提出急下存阴三法，均为泻其阳热，保护阴精之急治法。目前，应用这一原理，治疗急腹症，如肠梗阻等均取得良好的疗效。

【原文】

岐伯曰：阴者藏精而起亟(1)也；阳者卫外而为固也，阴不胜其阳，则脉流薄疾，并乃狂(2)；

阳不胜其阴，则五脏气争，九窍不通。是以圣人陈阴阳，筋脉和同，骨髓坚固，气血皆从。如是则内外调和，邪不能害，耳目聪明，气立如故[3]。

风客淫气[4]，精乃亡，邪伤肝也。因而饱食，筋脉横解[5]，肠澼为痔[6]，因而大饮，则气逆[7]。因而强力，肾气乃伤，高骨乃坏。

凡阴阳之要，阳密乃固。两者不和，若春无秋，若冬无夏，因而和之，是谓圣度。故阳强不能密，阴气乃绝；阴平阳秘[8]，精神乃治；阴阳离决，精气乃绝。

因于露风[9]，乃生寒热。是以春伤于风，邪气留连乃为洞泄；夏伤于暑，秋为痎疟；秋伤于湿，上逆而咳，发为痿厥；冬伤于寒，春必病温。四时之气，更伤五脏。

【校注】

(1)起亟：亟，频数。起亟，指阴精不断地起而与阳气相应，说明阴为阳之基。

(2)并乃狂：并，交并、合并，引申为重复、聚合的意思。对于并乃狂之病机，诸家看法不一。有指阳邪并于阳分，如张介宾注；有谓阳并于四肢的，如王冰注；亦有的认为阳热之邪加重的，如姚止庵注。三种看法其义皆通，但以阳热之邪入于阳分的认识较为全面。

(3)气立如故：立，《吕氏春秋·贵因》高诱注："立，犹行也。"气立如故，意为脏腑经络之气运行如常。一说"气立"，谓人必须依靠天地四时阴阳之气而有此生命。吴崑注："气立者，人受天地之气以立命，故有生谓之气立。"

(4)风客淫气：淫，乱也。淫气，即乱气。风客淫气，是言风邪客于人体而为淫乱之气。一说淫气是指脏腑经络之气逆乱而言。

(5)筋脉横解：横，放纵也；解，通"懈"，松弛也。筋脉横解，即筋脉纵弛不收。

(6)肠澼为痔：肠澼，即下利脓血之痢疾等病。为，犹与也。痔，即痔疮。

(7)因而大饮，则气逆：这里指过多饮酒或水，导致水逆证；酒挟风邪，味辛走肺，引起气逆上奔喘急之证。

(8)阴平阳秘："阴平"与"阳秘"是互文，即阴阳平秘。平秘，有平和协调之意。此句意为阴气和平，阳气密固，阴阳协调。

(9)露风：露，此处可作触冒解。露风，即感受风邪。一说指风寒之邪。皆可从。

【释义】

本段主要论述了阴精与阳气的辩证关系，说明以下四个方面的论点。

1. 说明阴精与阳气的互根互用的关系

指出了阴为阳之基，阳为阴之用。并列举了阴精与阳气协调的关系被破坏后出现的偏胜偏衰的病变，从而说明阴阳协调，内外调和是使人体"气立如故"的基本条件。

2. 说明人体阴阳失和的病理表现

虽然病因酒、色、劳、食过之为害和外邪所伤的不同，其病机总以阴精、阳气两方面的失调、不和、受损、过亢等有关。

3. 说明人体阴阳协调平衡的重要意义

本段在论述阳气为主的基础上，进一步指出阴阳两方面的协调与离决，是直接关系到人体健康与疾病，生存和死亡的。从而强调调和阴阳在保持健康，防止疾病发生和发展方面有重要的意义。

4. 论述了阴阳失调，感受四时邪气，而发新感与伏邪的病变

认识到人体感受邪气后不一定立即发病，要经过一段时间发生，这对后世创立"伏邪"学说有很大启发意义。

【理论研究】

1. 阴精与阳气的互根互用关系

阴精与阳气的互根互用关系，是阴阳学说的主要内容之一。本文以“阴者藏精而起亟也，阳者卫外而为固也”的论点，精辟地阐述这一关系。《素问·阴阳应象大论》亦有“阴在内，阳之守也；阳在外，阴之使也”。《素问·阴阳离合论》还指出：“阳予之正，阴为之主。”这些均强调了阴阳互根互用的密切关系。在正常的情况下，人体的阴精及时地为阳气提供物质基础，阳气要发挥应有的作用，需要阴精的支持，所以阴精要不断地输送精气于全身，以供给阳气的需要。阳气对阴精有固摄的作用，阴精要藏守于内，需要阳气固密于外，所以阳气要不断敷布于体表，固密阴精，抗御外邪。从而说明人体的阴精和阳气必须互相支持、互相作用，才能维持生命活动规律。如果阴阳二气双方因某种原因出现一方的偏胜或偏衰，即成为病理的状态，如文中所言之因阳气偏亢，阴不胜阳之“脉流薄疾，并乃狂”；因阴气偏盛，阳不胜阴之“五脏气争，九窍不通”。因此，调和阴阳，维持动态的平衡协调是人体健康的根本。

历代医家对《内经》阴阳互根理论作了深入研究。吴崑认为：“阴静，故为阳之镇守；阳动，故为阴之役使，见阴阳相为内外，不可相离也”(《素问吴注·卷一》)。赵献可指出：“阴阳又各互为其根，阳根于阴，阴根于阳，无阳则阴无以生，无阴则阳无以化”(《医贯·阴阳论》)，说明阴阳双方各以对方为依存的条件，若阴阳失去协调，而不能互为其根，则会“孤阳不生，独阴不长”。张介宾更为明确地指出：“阴阳之理，原自互根，彼此相须，缺一不可，无阳则阴无以生，无阴则阳无以化”(《景岳全书·本神论》)。明代医家们对阴阳互根理论的阐发，丰富和发展了《内经》的这一理论。

对于阴阳偏胜的病理表现，本段论述亦详。当阴阳相互为用的关系受到破坏，使阴阳相对平衡协调关系失常，出现阴阳偏胜的疾病。故《素问·阴阳应象大论》曰：“阴胜则阳病，阳胜则阴病”。文中例举“阴不胜其阳”和“阳不胜其阴”的病变来说明这一问题。“阴不胜其阳”，是阴虚不能制约阳气，形成阳热内盛，迫使脉流疾急；甚则热邪并入阳分，心神受扰出现奔走狂乱之症状。故王冰曰：“四支者诸阳之本也，阳盛则四支实，实则能登高而歌也。热盛于身，故弃衣欲走也。夫如是者，皆为阴不胜其阳也”(《黄帝内经素问·卷一》)。“阳不胜其阴”，是阳虚不能制约阴气，形成的阴寒内盛，五脏气机升降失调的病变。故张琦曰：“清阳出上窍，浊阴出下窍，阳微阴盛，清阳不升，浊阴填塞，五脏之气纷争奔乱，故上窍不通而下窍亦塞”(《素问释义·卷一》)。这一理论为后世分析寒证热证的病机奠定了理论基础。

2. 阴阳失和的病理表现

文中指出由于外感邪气、饮食不节、酒色所伤、劳伤过度等因素，导致阴阳失和，出现阴阳失调、不和、过亢和受损的病变，使脏腑、筋骨、气血发病。故张介宾曰：“皆失调和之道，所以为筋骨气血之病也”(《类经·疾病类·五》)。分析其发病机理，后世医家作了较为深入的研究。对于风邪伤肝使阴精受损之机理，张介宾注云：“风木生火，淫气化热，热则伤阴，精乃消亡。风邪通于肝，故必先伤肝也”(《类经·疾病类·五》)。这一病变属于阴阳失调的病理表现。对于饮食不节而致痿证及痔疮的病机，是因饮食过饱，损伤肠胃，不能生化水谷精微，充养筋骨肌肉，故出现痿证，此即《素问·痿论》“阳明虚则宗筋纵，带脉不引，故足痿不用也”之意。若饮食过饱，食滞肠胃，气血不畅，郁而化热，灼伤阴络，迫血下行，则下利便脓血的痢疾及痔疮发生。此证系阴阳不和的病理表现。饮酒过度伤肺气逆之病机，因酒味辛辣，辛能入肺。饮酒过度，则肺气受损，肺伤气不能正常宣降，则出现肺气上逆症状。此为阳气过亢上逆之病理表现。由于过度劳累或房劳过度，而致脊骨败坏之病机，系劳伤过度伤肾，肾精耗伤，不能生髓充骨，以致腰脊酸痛。此为阴阳受损之病理表现。尽管此处以论述阴阳失和的病机为主，但亦提示人们，为了保持人体的阴阳平调，身心健康，必须注意酒、色、劳、食，过之则为害。

3. 阴阳平衡协调的重要意义

本段主要论述人体阴阳平衡协调的重要意义，实质上是阐明生命活动的对立统一观点。主要说明三点：

(1)阴阳动态平衡的重要性：文中以“阴平阳秘，精神乃治”来说明这一论点。人体只有在阴精宁静不耗，阳气固密不散，阴阳双方保持动态的平衡状态，才能使精神旺盛，维持正常的生命活动。故李中梓说：“阴血平静于内，阳气秘密于外，阴能养精，阳能养神，精足神全命之曰治”(《内经知要·阴阳》)。例如，生理活动中营养物质与功能的转化，就是阴阳由平衡到不平衡，再求得新的平衡的阴阳对立统一过程。物质属阴，能量属阳。物质是功能的基础，功能是物质能量的发挥。能量(阳)的发挥，必然要消耗一定的营养物质(阴)，而各种营养物质的代谢，虽然产生了能量，但也消耗了一定的能量(阳)。因此，功能与物质之间的阴阳消长变化，由平衡到不平衡，再由不平衡求得新的平衡，从而维持正常的生理活动。这说明人体阴阳不是绝对的平衡，而是动态的相对平衡，即阴阳协调，从而体现了《内经》阴阳学说的恒动观。祝世讷在《山东中医学院学报》1989年第五期撰文指出：中医学阴平阳秘的生理状态不等于阴阳平衡，阴平阳秘反映着阴与阳全部作用关系，是机体阴阳对立制约、消长转化的最佳状态，是人的有序稳定，反映着人的生命活动中物质、能量、信息流变的全部复杂情况，把它概括为阴阳平衡，阉割了阴平阳秘的精髓与灵魂。由此可见，“阴平阳秘”是指阴阳动态协调平衡，是维持正常生命活动的根本。

(2)阳气在阴阳平衡中的重要作用：文中以“凡阴阳之要，阳密乃固”来论述阳气在阴阳平衡协调中的重要作用。在正常的生理活动中，只有阳气致密，阴气才能固守，从而保持阴阳的协调平衡。如果“阳强不能密”，则“阴气乃绝”，而阴阳平衡协调关系就被破坏了。这是本篇重视阳气思想的再次体现。正如姚止庵所说：“本篇专重阳气，至阳气者卫外为固，阴者藏精起亟一段，始平论阴阳，及至阴阳之要阳密乃固一段，则仍归重于阳矣。”(《素问经注节解·卷一》)。张介宾对重视阳气的作用，论述更为精辟，指出：“夫阴以阳为主，所关造化之源，而为性命之本者，惟斯而已”(《类经·疾病类·五》)。石寿棠对此作了进一步阐述，指出：“然就二气而权衡之，阴承阳，阳统阴，阳气一分不到即病，阳气一分不尽不死，人自当以阳气为重”(《医原·阴阳治法大要论》)。正因为《内经》重视阳气的理论为后世医家所重视，因而在临床上重视温养阳气，成为温补学派的理论依据。

(3)阴阳平衡失调的病理：人体的阴阳失调，失去相互依存或者对立统一的关系，就会产生疾病。本段在阴阳失调的病理中，论述两种情况。一种是“阳强不能密，阴气乃绝”。这是因为阳气过于亢盛，不能卫外固密，使阴气损伤。例如《伤寒论》之阳明病热盛于内，而出现汗出过多之证；温病学中暑温热伤气分，壮热、喘渴、多汗之证，均属阳热亢盛，灼伤阴津，汗出伤阴之证，治以清热益气生津，方用白虎加人参汤。所以张介宾曰：“孤阳独用，不能固密，则阴气耗而竭矣”(《类经·疾病类·五》)。一种是人体阴精和阳气受到病理的损害，使阴或阳的一方耗损太过，不能相互维系的时候，也就是失去互根互用的关系后，出现亡阴或亡阳的危及生命的重证，即本文所说的“阴阳离决，精气乃绝”之机理。例如温热病由于邪热过盛，高热不退，汗多伤阴，进而由阴及阳，出现亡阴阳亦亡之证，表现为大汗淋漓，脉微欲绝，四肢厥冷等危症，应当急救回阳，用参附桂枝汤治之。《内经》的“阴阳离决”的病理表现，多处论及。《灵枢·本神》曰："阴虚则无气，无气则死矣"。《灵枢·经脉》亦云："六阳气绝，则阴与阳离，离则腠理发泄，绝汗乃出，故旦占夕死，夕占旦死。"这均说明阳衰不能固护阴精，以致绝汗出而加速阴阳的离决，终致死亡。

4. 阴阳失调与感受四时邪气发病的关系

人体由于阴阳失调，感受四时邪气，因感邪种类、时间不同，人体之正气和体质强弱的不同，而有感而即发和伏而后发的两种情况。从而论及四时不同的多发病。本段着重讨论了伏而后发的发病情况，为后世温病"伏邪"学说奠定了理论基础。

本段所述阴阳不固之四时病变，不仅说明了季节的多发病与上一季节的养生有关，而且还提示出外邪致病的潜伏期的机理。四时发病的规律本篇论述甚详。如冬天感受寒邪，感而即发出现体若燔炭之风寒表证；如果邪气留连，伏而不发，郁久寒邪化热，至春阳气开泄，再感新邪，引动伏热发病，如春温之患。初起即现高热、口渴、心烦、小便短赤等阳明气分症状。夏天感受暑邪，立即发生汗多、心烦、喘喝、多言之暑病；如果伏而后发，秋天出现疟疾。此系体阳不固，夏伤于暑，伏于体内，到了秋天复感风寒，外邪引动内邪，正邪相争，出现寒热交作之疟疾。秋天感受湿邪，立即会发生头重的表湿证，或者肢体痿软、拘挛的湿郁筋脉病证。如果湿伏不发，困伤脾阳，运化失司，寒湿停留而痰生，阻滞肺气，则冬天发生咳嗽。亦可因湿邪下侵，郁久化热，湿热损伤筋骨，出现痿厥。春天感受风邪，可发生发热恶寒之外感证。如果邪气伏而不发，风气通于肝，伤肝则肝气横克脾土，肝脾不和，运化失职，出现洞泄，常在夏季而发病。由此可见，感邪后的发病与不发病的原因，与正气强弱和感邪轻重有直接的关系，即感邪轻，正气不甚虚，多半是感而即发；感邪重，正气虚弱，多为伏而后发。同时还说明六淫发病，感而即发多伤害本脏；伏而后发可伤害他脏。

历代医家根据本篇伏邪发病的观点，对伏邪学说作了深入的研究。主要从伏邪温病是否存在、伏邪的性质和邪伏部位进行探讨，形成了伏邪学说大争论，促进这一学说的发展。明代以前的医家，视温病为"伏气温病"，以王履为代表，指出："温病、热病后发于天令暄热之时，怫然自内而达于外"，称之谓"后发之温病热病"（《医经溯洄集·伤寒温病热病说》）。明代汪机首先提出新感温病的概念后，吴有性等人对伏邪温病持否定的观点。到了清代温病学说渐趋成熟，叶天士的《温热论》所谓"温邪上受，首先犯肺"等是言新感温病；《三时伏气外感篇》所述"春温一证，若因外邪先受，引动在里伏热"就是讨论伏邪温病的。近代对伏邪温病亦有存废之争。中医统编二版教材《温病学讲义》未提伏邪温病，如改为伏暑是"先感受暑湿病毒，后为秋冬时令之邪所诱发"。1979年的统编教材《温病学讲义》增入了伏邪发病的内容，认为此系前人临床实践从温病初起发病的症状、表现不同，进行分析比较得出"新感和伏邪"不同发病类型，这是客观的存在。关于"伏邪"的性质，首先王叔和提出"伏寒化温说"，其后王肯堂提出暑邪亦可内伏人体说，吴坤安和吴鞠通认为留伏体内的是暑湿之邪，吴有性认为是一种"异气"，刘吉人认为六淫皆可伏邪，他在《伏邪新书》中曰："感六淫而不即病，过后方发者，总谓之曰伏邪"，"夫伏邪有伏燥、有伏寒、有伏风、有伏湿、有伏暑、有伏热。"近代何廉臣则明确指出："凡伏气温热皆是伏火"，"同一伏火，而湿火与燥火判然不同"（《重订广温热论·温热总论》）。从而揭示了伏邪温病的病理实质。至于伏邪的部位，众说不一，王叔和认为"寒毒藏于肌肤"，巢元方视为"寒毒藏于肌骨中"，庞安常、喻昌等认为邪伏少阴肾，张璐、叶天士提出邪伏少阴而发于少阳，陆九芝认为邪伏阳明，吴有性言邪伏膜原，王孟英从卫气营血的深浅层次立论。柳宝诒强调以邪伏部位与外发部位而论，即论邪之伏，伏在少阴，论邪之发，则以证候为凭。柳氏的看法比较符合临床实践。我们认为，《内经》的伏邪学说虽然论述较为简略，后世研究争鸣亦多，说明它有实践的价值。今天研究伏邪学说，主要是从疾病初起的证候特点去区分发病类型，判断其浅深轻重及其复杂程度，以便作出准确的诊断，为治疗提供有力的依据。

【临证指要】

1. 阴阳互根互用理论对临床的指导意义

《内经》的阴阳互根理论，对临床辨证论治有很大的指导价值。由于在生理上阴阳之间相互资生，所以在病理也相互影响，必然导致阴阳偏胜或偏衰的病理变化。本文对阴阳偏盛的病理论述，后世医家广泛应用这一理论。对阳热偏胜之狂证，此系阳热过盛，灼伤心神之情志失常的火热证，治宜苦寒泄热，清心安神。王洪图《黄帝医术临证切要》载阴虚火旺之狂病案：吴某，女，20 岁，于 1987 年 2 月 5 日以“情感性精神病躁郁症、抑郁状态”收住某精神病研究所。入院 3 天后，开始转入“兴奋状态”，手舞足蹈，高声歌唱，大声喊叫，语言无序，哭笑无常，兴奋不安，时而打骂其母，以大量碳酸锂、常温冬眠灵治疗，无效。2 月 19 日会诊，除上述症状外，尚见言语不休，滔滔不绝而零乱，交谈无法深入。口干多欲，睡眠差，大便干，1 周未解。形体消瘦，舌红绛起刺无苔，脉弦细数。询问发病之由，家属谓因参加“知识竞赛”，昼夜查阅和熟悉材料，2 周时间内未能很好休息所致。证属心阴大亏，火热内扰，正是阳邪并于阳位(心)，所谓“并乃狂”者。治以滋阴补血，清心安神之法，用三甲复脉汤加减：犀牛角粉 1g(分冲)、生龙牡各 12g、炙龟甲 12g、鳖甲 12g、川黄连 5g、赤芍药 12g、胡麻 10g、牡丹皮 10g、生地黄 10g、连翘 10g、麦门冬 10g、炙甘草 10g，水煎服。进退出入计 12 剂，症状悉除，脉象渐缓，舌红有减，见少量白苔。该例系素体阴虚，加之用心太过，心火亢盛，阴阳失其协调互根之关系，以致心神失常而狂证发生，给予滋阴清心安神之剂，使阴阳平调，其病则愈(犀牛角粉当以适量替代药物代替)。可见临床上能够调节阴阳，便能收效满意。

阴寒偏胜之“五脏气争，九窍不通”病证，后世认为属于寒证。多因阳虚不能制约阴寒之邪，形成阴寒内盛，五脏功能失调的病变。《中藏经》曾载有病证举例：“暴哑卒寒，一身拘急，四肢拳挛，唇青面黑，目直口噤，心腹满痛，头颔摇鼓，腰脚沉重，语言謇涩”。其所述之证与现今之“寒厥”相似，多用四逆汤之类方剂治疗，以达辛温祛寒，温里回阳之功。

阴阳偏衰的病理，如阴精亏虚，不能内守，就会出现亡血失精的内伤精血阴液的病证，属于阴虚证。如果阳气虚弱，不能卫外，除发生外感病证外，主要是出现阳气不足的病证，属于阳虚证。如果阴虚或阳虚进一步发展，可出现阴损及阳，或阳损及阴，最终导致阴阳俱虚证。张介宾根据《内经》阴阳互根的原理，对阴阳偏衰的病证，从阴阳互根互化的原则调理，把治疗的重点转到利用机体自身阴阳的相互化生上来。《景岳全书·补略》提出‘善补阳者，必于阴中求阳，则阳得阴助生化无穷；善补阴者，必于阳中求阴，则阴得阳升而泉源不竭”的观点，并创制左归丸、右归丸作为治疗的主方。对于精气两虚、气血两虚证，张氏亦以精气互化、气血互相资生的原理，提出“气因精而虚者，自当补精以化气；精因气而虚者，自当补气以生精”(《景岳全书·补略》)。基于这一认识，张氏在所创之左归丸中用鹿角胶，右归丸中用熟地、山萸等均是体现“阳中求阴”“阴中求阳”的治则。例如张氏治虚损喉痹病例：“来宅女人，年近三旬，因患虚损，更兼喉癣疼痛，多医罔效。余诊其脉则数而无力，察其证则大便溏泄，问其治则皆退热清火之剂，然愈清火而喉愈痛。察之即确，知其本非实火，而且多用寒凉，以致肚腹不实……遂专用理阴煎(熟地、当归、炙甘草、干姜或加肉桂)及大补元煎(人参、炒山药、熟地黄、杜仲、枸杞子、当归、山茱萸、炙甘草)之类出入间用，不半月而喉痛减，不半年而病全愈。”本案系久病虚损，由阴虚而导致阳亦不足，张氏以补阴为主，用熟地、杜仲、枸杞、山萸等，兼以补阳，配用干姜、肉桂之品，以达“阴得阳升而泉源不竭”之目的，阴精恢复，虚火自熄，其病则愈。

2. 阴阳失调理论的临床应用

“阳强不能密，阴气乃绝”和“阴阳离绝，精气乃绝”，均为临床严重的病变。这一理论对后世临床治疗有较大的应用价值。现举例说明之。

“阳强不能密，阴气乃绝”，是指阳热过亢之温热病，导致热迫汗出，使阴津耗伤。例如《全国名医验案类编》介绍钱苏斋治阳明伏暑案：相缏业，年四十余，住苏城装驾桥巷。患阳明伏暑。其因忍饥耐寒，操作勤劳，故暑邪内伏而不觉。至岁暮天寒，乃一发而不可遏，时小除夕，风雪严寒，天将薄暮，病起方三日也。症状见有袒胸卧，床无帏帐，大渴恶热气粗，遍身汗如雨淋。诊断：脉洪大而数，舌薄黄无苔垢，此即仲景伤寒论中之阳明热病也。但病在经而不在腑，邪在气而不在营，风雪严寒中，见此大热大寒之症，其人阳气素盛，邪气向外而欲自解也。疗法：用竹叶石膏汤加减，以驱阳明经气分之暑邪，虽在天寒，药能对症，无庸顾虑也。二剂后，即热退身凉，稀粥调养，未再服药而竟愈。何廉臣认为：“阳明伏暑，较之潜伏阴经者易治。今用竹叶石膏汤加减，二剂后即热退身凉者，重用三两石膏之效力也。”说明此证以清解阳明气分伏热，阳热清，则汗出止，阴阳和调，则诸症皆愈。

“阴阳离决，精气乃绝”，系阴阳相互关系难以维系，相互脱失的危证，是后世医家救治的重点病证。例如《全国名医验案类编》载庄虞卿治伤寒戴阳证案：病者戴刘氏，年逾五稔，形肥，病名：伤寒戴阳。原因：平时气逆痰多，近日复感暴寒。症候：初起发热恶寒，舌苔黑润，口虽渴而饮水不多，越三日气急痰鸣，头面嫩红，神昏不语，手足厥冷，大汗淋漓。诊断：脉两寸浮滑而细，两尺豁大而空，脉症合参，此伤寒戴阳证也。寒邪激动水饮，以致水饮泛滥，故痰声辘辘，阴霾四布，真阳飞越，故面赤汗流，手足如冰，舌黑口渴者，乃真阳式微，如釜底无薪，津液不能升腾之象，病势至此，一发千钧，急救之法，其唯挽正回阳乎。疗法：先用黑锡丹，以镇其上脱之阳，复用参、附、芪、术、炙草，以固其表里之衰，更加法夏、茯苓、生牡蛎，化痰收涩以为佐，俟其汗止阳回，手足温和，再加龟甲、鳖甲、生芍、熟地之类以潜之，盖阳气以潜藏为贵，潜则可久，易道也。越三日，诸症悉退，月余康健如常矣。何廉臣评价说：先用黑锡丹，以镇上越之虚阳，固属急救之良法，继用参附、芪附、术附三方，合二陈去广皮加牡蛎，挽正回阳，蠲痰固脱，法亦细密周到，妙在终加龟、鳖、芍、地、枣仁、红枣潜镇摄纳，深得“阴平阳秘，精神乃治”之经旨，真精心结撰之佳案，吾无间然矣。

【原文】

阴之所生，本在五味；阴之五宫，伤在五味。是故味过于酸，肝气以津，脾气乃绝(1)；味过于咸，大骨气劳，短肌，心气抑(2)；味过于甘，心气喘满，色黑，肾气不衡(3)；味过于苦，脾气不濡，胃气乃厚(4)；味过于辛，筋脉沮弛，精神乃央(5)，是故谨和五味，骨正筋柔，气血以流，腠理以密，如是则骨气以精(6)，谨道如法，长有天命。

【校注】

(1)味过于酸，肝气以津，脾气乃绝：以，犹乃也。津，溢也，有过盛之义。绝，衰竭。酸味本有滋养肝的作用，但过食酸味，则导致肝气偏亢，肝木乘脾土，进而使脾气衰竭。

(2)味过于咸，大骨气劳，短肌，心气抑：大骨，指腰间脊骨。劳，咸伤肾，骨气劳伤。短肌，即肌肉瘦削、萎缩。气抑，有抑郁不畅之意。过食咸味伤肾，肾主骨而导致骨气劳伤，侮土则肌肉短缩，凌心则心气抑郁。

(3)味过于甘，心气喘满，色黑，肾气不衡：甘，《太素》作“苦”。喘，此指心跳急促。满，通懑，烦闷也。衡，平也。苦入心，味过于苦则伤心，心气受伤则心跳急促而心中烦闷；黑为水色，火不足则水气乘之，故仅见黑色；心火虚衰而肾水偏盛，故“肾气不衡”。

(4)味过于苦，脾气不濡，胃气乃厚：苦，《太素》作“甘”，且无“不”字。濡，湿也。厚，即胀满。甘能入脾，味过于甘则伤脾，脾伤不能运化则湿盛。湿邪阻胃则胀满。

(5)味过于辛，筋脉沮弛，精神乃央：沮，败坏。央，通“殃”。辛入肺，过于辛则肺气乘肝，肝主筋，故筋脉沮弛。辛散气，则精神耗伤，故曰“乃央”。

(6)骨气以精：骨气，泛指上文之骨、筋、气、血、腠理。精，强盛。骨气以精，是言骨、筋、气、血、腠理均得五味的滋养而强盛不衰。

【释义】

本段主要论述了饮食五味与人体的关系。首先说明饮食五味是人体阴精物质的来源，饮食五味正常，能滋养人体五脏及各种组织器官，使生命健康。其次说明五味太过伤害内脏的一般道理和造成的一系列的病理表现。从内脏相关的整体观，申述过食五味，不仅损伤相应的内脏，而且还会影响到其他内脏，这对临床有一定的指导意义。最后强调调和五味，注重饮食调节，是养生的重要内容。

【理论研究】

1. 饮食五味与阴阳平衡的关系

本段指出：“阴之所生，本在五味；阴之五宫，伤在五味。”是说明人体阴精的化生，来源于饮食五味，而五味偏嗜又能损伤五脏阴精，使阴阳失调而发病，犹如水能浮舟亦能覆舟，从而反映了古人“过犹不及”的朴素的辩证法思想。姚止庵说：五脏阴精“虽因五味以生，亦因五味以损”(《素问经注节解·卷一》)。其所以强调饮食五味对人体阴阳的关系，是因为饮食五味亦有阴阳属性可分，因其属性不同，其各作用亦因之有异。如《素问·至真要大论》云：“辛甘发散为阳，酸苦涌泄为阴，咸味涌泄为阴”。人体是以饮食五味为滋养，某些药物五味为资助，故五味的阴阳偏属不同，不仅是维持或协调恢复人体阴阳平衡所不可缺少的一个重要因素。而且，五味偏嗜，亦成为破坏人体阴阳平衡的一个必然因素。

近代不少医家作了深入研究，翁维健在《中医饮食营养学》中认为：食物与药物一样，都有寒热温凉之气，辛甘酸苦咸之味。食物的性味决定食物对人体的作用特点。一般而言，温热性食物为阳，寒凉性食物为阴。王自强在《中医防治学总论》中指出：《素问·阴阳应象大论》之“阴味出下窍，阳气出上窍”，是指食物性味属阴，其质较浓的，善走人体下部、内部；性味属阳，其质较轻的善走人体的上部和外部。如生姜辛温，能外行肌表；梨子甘凉，能内生津液；雀肉甘温，能益气壮阳；鱼肉甘咸，能滋阴补血等。食物不仅有四气之异，而且还有五味的不同，其不同味的食物作用各异。如辛味食物具有宣散之功，甘味食物具有补益缓急之功，咸味食物具有软坚散结补益之功，酸味食物具有收敛固涩之功，苦味食物具有清热消食之功等。为此，孙桐、蔡建伟指出：在进行具体的饮食活动时，须注意调阴阳，和五味，使食物既充分发挥其对人体的补益、滋养作用，又不至于损伤人体。如食物有阴阳之分，人体体质有阴阳之别，四时气候亦有阴阳之异，应把三者有机结合起来。这样做可以达到“谨和五味”，使饮食对人体阴阳平调起到应有的作用。

如果不辨别食物性味的阴阳属性，而盲目地追求营养价值和个人的嗜好，可形成偏嗜饮食五味，例如阴虚之人偏嗜大蒜或辛辣之食物，使阴虚加重，产生阳热之病证；阳虚之人偏嗜猪肉或螃蟹，因二者皆性寒，使阳气受损，产生阴寒之病证，从而导致阴阳失调。由此可见，饮食五味与人体阴阳平衡的关系非常密切。

2. 偏嗜饮食五味伤人之机理

文中例举偏嗜饮食五味伤人的病理表现。由于饮食五味对人体具有“养”和“伤”的双重作用，所以，当饮食五味太过，则损伤五脏，破坏五脏之间的相互关系，破坏人体的阴阳平衡关系，导致疾病的发生。《素问·至真要大论》曰：“夫五味入胃，各归所喜。故酸先入肝，苦先入心，甘先入脾，辛先入肺，咸先入肾。久而增气，物化之常也；气增而久，夭之由也。”《灵枢·五味》亦云：“五味各走其所喜，谷味酸，先走肝；谷味苦，先走心；谷味甘，先走脾；谷味辛，先走肺；谷味咸，先走肾。”这均说明饮食五味中之每一味分别与五脏中的某一脏具有特殊的亲和力。正常情况下，它先入所喜之脏，再滋养其他脏腑。因此，当五味太过时，首先导致所喜之脏的脏气失调，而发病，并按乘侮规律引起脏腑间的一系列病变。本文所述就是先伤本脏，相应地损伤他脏而发病。酸入肝，过食酸，则肝气过胜，横克脾土则脾气衰弱，使转输功能失常。咸入肾，过食咸，则肾伤不能生髓充骨，发生腰骨病变；咸能伤心气使血脉凝涩，气血不能濡养肌肉，病久出现肌肉消瘦，心气抑郁不舒。苦入心，过食苦，使心气不足，鼓动无力，则心胸喘满；心火不足，肾水乘之，心肾阳虚，阴寒过盛，血脉凝涩，出现面色黑暗无泽。甘入脾，过食甘，使脾气滞缓，运化失常，湿壅胃胀。辛入肺，过食辛，则发散过度，津液耗伤，不能润养筋脉，发为挛急或弛缓病变，此为金乘肝木。久则肺气耗伤，精神受到影响。

对于偏嗜五味损伤人体发病的论述，《内经》有多处涉及。如《素问·五脏生成》云：“是故多食咸，则脉凝泣而色变；多食苦，则皮槁而毛拔；多食辛，则筋急而爪枯；多食酸，则肉胝胎而唇揭；多食甘，则骨痛而发落，此五味之所伤也。”这是言本脏导致被克之脏的脏气失常而发生的病变。《素问·宣明五气》亦曰：“五味所禁：辛走气，气病无多食辛；咸走血，血病无多食咸；苦走骨，骨病无多食苦；甘走肉，肉病无多食甘；酸走筋，筋病无多食酸。是谓五禁，无令多食。”这是指五脏不可多食某一味的食物，否则会导致脏气失调，影响疾病的治疗，甚则加重病情。这些论述，均可互参。

《内经》所论偏嗜饮食五味对人体健康危害性，大量的实践研究证实这一机理，有其科学的道理。如摄盐过量能影响血液成分和血液循环，是形成高血压病的因素之一，亦使人衰老。偏嗜辛辣之品，能耗伤人之津气，易引起大便秘结，有溃疡病或痔疮者更易导致出血。这些均证明偏嗜饮食五味对人体危害极大，应当引起高度重视。

【临证指要】

《内经》的五味入五脏的理论，对后世医学影响很大，成为养生学和饮食疗法的理论基础。陶弘景《养性延命录》：“春宜食辛，夏宜食酸，秋宜食苦，冬宜食咸，此皆助五脏益血气，痒诸病。食酸咸甜苦，即不得过食。”这是结合四时与五脏之所旺规律，按照五脏配五味的属性，提出的饮食养生法。现代广泛地应用这一原理，注重饮食疗养。研究证明，谷类食物含有糖类和一定数量的蛋白质，肉类食物中含有蛋白质和脂肪，蔬菜、水果中含有丰富的维生素和矿物质，只有做到各种食物合理调配，即粗细粮、荤素菜结合，才能供给人体各种不同的营养，满足生命活动的需要。现代营养学家认为，新鲜蔬菜、干果、浆果等食物的生物活性极高，多食之除能预防疾病的发生，还能延年益寿。这都强调饮食宜适中，五味宜搭配，切不可偏嗜。

对于偏嗜五味的危害，《内经》十分重视。除本文论述外，《灵枢·五味论》云：“酸走筋，多食之，令人癃；咸走血，多食之，令人渴；辛走气，多食之，令人洞心；苦走骨，多食之，令人变呕；甘走肉，多食之，令人悗心”。是言偏嗜五味可伤五脏，发生不同的疾病。陶弘景亦认为：“春不食肝，夏不食心，秋不食肺，冬不食肾，四季不食脾，故不能食此五脏，尤顺天理”（《养性延命录》)。《金匮要略·禽兽鱼虫禁忌并治第二十四》也曾指出:"春不食肝者,为肝气王,脾气败,若食肝,则又补肝,脾气败尤甚,不可救……若非王时,即虚,以肝补之佳。余脏准此。"说明以脏补脏系治虚证,其脏之所旺之时,非虚证不需补之,故不宜食,同样指出偏食之害处。现代观察,饮食的偏嗜亦是发病的主要原因之一。如高脂肪饮食,与高血压、冠心病、糖尿病、胆石症、肥胖病有关。在治疗疾病中亦注意饮食调养,以配合药物,促进痊愈。丁世芹曾治徐某,女,36岁。1986年6月患淋证,屡治屡发。询其平素饮食言喜食辣椒,每餐无辣椒即饮食无味。《内经》曰:"辛入肺"。过食辛则伤肺,肺伤宣降失职,直接影响着通调水道之功能,所以淋证反复发作。嘱其戒食辣椒,服清热利湿剂调理1周,病愈[3]。这是因为淋证本为湿热下注之疾病,患者过食辛辣,助热生湿,不利疾病痊愈,是偏嗜五味的恶果。当戒去偏嗜辛辣之物之嗜好,辅以药物治疗,邪去正复,久病即愈。可见,《内经》的五味偏嗜致病的理论对分析病机,治疗疾病有指导意义。

(项　祺)

参考文献

[1] 杨传薪.《内经》天人相应说初探.新疆中医药,1985,(3):12.

[2] 麻福昌.子午流注开穴治疗277例急慢性疾病疗效观察.山西中医,1987,(4):43.

[3] 丁世芹.《内经》中的饮食调节.//王洪图.内经新论.北京:中国医药科技出版社,1991:275.

金匮真言论篇第四

【篇解】

"金匮",古帝王藏书之所。"真言",至真至要的言论。由于本篇是重点阐发"四时五脏阴阳"理论的重要篇章,须藏之于金匮,故篇名为"金匮真言论"。正如高世栻所说:"然此真言者,非其人勿教,非其真勿授,藏之心意,不可轻泄,犹以此言,藏之金匮者然,故曰'金匮真言'也。"

【提要】

1. 论述了四时气候与五脏的关系以及四时气候所致的病变。

2. 阐发了天之阴阳与人体脏腑组织的阴阳属性,进一步体会人体生命活动的对立统一观点。

3. 阐明了人之五脏应五行,合五方、五音、五味等五脏与四时各有收受的理论。

【原文】

黄帝问曰:天有八风(1),经有五风(2),何谓?岐伯对曰:八风发邪(3),以为经风(4),触五脏,邪气发病。所谓得四时之胜者,春胜长夏,长夏胜冬,冬胜夏,夏胜秋,秋胜春,所谓四时之胜也(5)。

【校注】

(1)八风:指东、东南、南、西南、西、西北、北、东北的八方之风。这八方之风,如果时至而至,为正常气候,主生长万物,称谓实风。如果不依时令而至,就成为邪风,使人致病,称为虚风。

(2)经有五风:五风,指五脏之风病。经有五风,谓外风伤经脉,内犯五脏,而成肝风、脾风、心风、肺风、肾风之证。

(3)发邪:发,即发生。邪,病患。发邪,有致病、发病之意。此言八方之风可以成为发病之因。

(4)经风:指经脉感受风邪。

(5)得四时之胜者……所谓四时之胜也:王冰注:“言五时之相胜者,不谓八风中人则病,各谓随其不胜则发病也。”又丹波元简论:“按以下三十二字,文义不顺承,恐他篇错简。此一节,又见《六节藏象论》,王氏补文中。”

【原文】

东风生于春,病在肝,俞在颈项[1];南风生于夏,病在心,俞在胸胁[2];西风生于秋,病在肺,俞在肩背[3];北风生于冬,病在肾,俞在腰股[4];中央为土,病在脾,俞在脊[5]。故春气者,病在头[6];夏气者,病在脏[7];秋气者,病在肩背[8];冬气者,病在四支[9]。故春善病鼽衄[10],仲夏善病胸胁[11],长夏善病洞泄寒中[12],秋善病风疟[13],冬善病痹厥[14]。故冬不按跻[15],春不鼽衄,春[16]不病颈项,仲夏不病胸胁,长夏不病洞泄寒中,秋不病风疟,冬不病痹厥,飧泄而汗出也[17]。夫精者,身之本也,故藏于精者,春不病温[18];夏暑汗不出者,秋成风疟。此平人脉法也[19]。

【校注】

(1)俞在颈项:俞,通“腧”,即腧穴。腧穴是经气输注之处,亦是邪气入侵的门户。张介宾注:“春气发荣于上,故俞应颈项。”张琦注:“肝胆之经,颈项皆无俞穴,下言春病在头,颈项即头之变文。”

(2)俞在胸胁:张介宾注:“火气应于心,心脉循胸出胁,而南方之气主于前,故俞在胸胁。”

(3)俞在肩背:张介宾注:“肺居上焦,附近肩背,故俞应焉。”

(4)俞在腰股:张介宾注:“腰为肾之府,与股接近,故俞应焉。”

(5)俞在脊:张介宾注:“脊居体中,故应土也。”

(6)春气者,病在头:王冰注:“春气为肝也,各随其藏气之所应。”

(7)夏气者,病在脏:脏,指心脏。张介宾注:“在藏言心,心通夏气,为诸脏之主也。”

(8)秋气者,病在肩背:王冰注:“肺之应也。”

(9)冬气者,病在四支:支,即“肢”。马莳注:“上文言腰股,而此言四肢者,以四肢为末,如木之枝得寒而凋,故不但腰股为病,而且四肢亦受病也。”

(10)鼽衄:鼽,鼻塞流涕;衄,鼻出血。吴崑注:“亦阳气上升之故。”

(11)仲夏善病胸胁:农历五月为夏季之中,称为仲夏。夏气者病在心脏,心之脉循胸胁。故仲夏善病胸胁。

(12)长夏善病洞泄寒中:洞泄,即泄泻无度。寒中,即内寒。中央为土,病在脾,脾主运化,脾阳衰微,故长夏善病洞泄寒中。

(13)秋善病风疟:风疟,疟疾的一种。夏宜疏泄,逆之则汗不出,则暑邪内伏,遇秋风凄切,金寒火热相战成为疟。

(14)冬善病痹厥:痹厥,指关节痹痛,手足麻木,逆冷等症。张志聪注:“四肢为诸阳之本,冬时阳气下藏,经气外虚,风入于经,故手足痹厥也。”

(15)按跻:即按摩、气功、健身操等养生方法。王冰注:“按,谓按摩。跻,谓如跻捷者之举动手足,是所谓导引也。”

(16)春:吴崑删。

(17)飧泄而汗出也:《新校正》云:"详'飧泄而汗出也'六字,上文疑剩"。

(18)藏于精者,春不病温:张介宾注:"人身之精真阴也,为元气之本。耗精则阴虚,阴虚则阳邪冒犯,故善温病。此正谓冬不按跻,则精气伏藏,阳不妄生,则春无温病,又何虑乎鼽衄颈项等病哉!"

(19)此平人脉法也:脉法,这里统指诊法而言。《新校正》认为:"详此下(指夏暑汗不出以下三句)义与上文不接。"张琦亦说:"此三句他经脱文。"

【释义】

本段主要讨论了四时气候与五脏发病的关系。具体说明三点:

1. 首先提出自然界四时不正之气,可以影响人体经脉进而为害五脏,成为致病的因素,从而为五脏合应五时各有收受的理论奠定基础。

2. 其次根据人与自然统一的"四时五脏阴阳"的理论,论述了四时八风之邪所致五脏病变的一般规律,即春时多肝病,病位在头,腧穴在颈项,病变为鼽衄;夏时多心病,病位在心,腧穴在胸胁,病变为胸胁之患;长夏多脾病,病位在脾,腧穴在脊,病变为洞泄寒中;秋时多肺病,病位在肺,腧穴在肩背,病变多风疟;冬时多肾病,病位在四肢,腧穴在腰股,病变为痹厥。其所论内容与《素问·四气调神大论》的精神是一致的。

3. 最后论述了冬天保养肾气的重要性。突出了肾的精气对四时发病的重要意义。是对《素问·上古天真论》中保养天真的进一步发挥。其中"藏于精者,春不病温"的理论,为后世温热病伏气学说奠定了理论基础。

关于"冬不按跻,春不鼽衄……"一节,李治《古今黈》认为春、夏、秋、冬四时,皆宜导引,但勿使发泄至于汗出。如汗出则外邪易中,因而发生如《素问·生气通天论》所谓"春伤于风,邪气留连,乃为洞泄;夏伤于暑,秋为痎疟;秋伤于湿,上逆而咳,发为痿厥;冬伤于寒,春必温病"等病变。所以他怀疑本篇所云,应是"冬不按跻,春必鼽衄,或病颈项;春不按跻,仲夏必病胸胁,长夏必病洞泄寒中;夏不按跻,秋必风疟;秋不按跻,冬必痹厥。"李氏的认识,与现代实际情况基本相符,可参。

【理论研究】

1. 四时发病的机理

本段以"天人相应"的理论,指出四时气候失常,可导致经脉脏腑发生疾病。其所以能使人发生疾病,主要是气候之失常所致。正常情况下,春季温和,夏季暑热,秋季凉燥,冬季寒冷,长夏湿润,对万物和人体的生长发育是有益的,也根据五脏与五时相应的原理,各因其所属而奉养于五脏,即春养肝,夏养心,长夏养脾,秋养肺,冬养肾。如果四季气候的失常,即出现"八风",即从八方而来的反常的气候变化,便成为致病的因素。其侵犯人体的途径,先侵犯经脉,而后由经脉深入相应的五脏而发病,即原文"八风发邪,以为经风,触五脏,邪气发病"之意。故张志聪曰:"风气虽能生万物,亦能害万物,如水能浮舟,亦能复舟。"(《素问集注·卷一》)

对于反常的气候变化导致疾病的发生,本文提出"得四时之胜"是其主要的机理。"得四时之胜",是指在某一季节见到克制该季节的气候,如长夏见春天气候,冬天见长夏气候,夏天见冬天气候,秋天见夏天气候,春天见秋天气候,是气候变化较大的现象,多能使相应脏腑发生疾病。这是因为四时与五行相应,五行之间有相互制胜(相克)关系,因此气候也会出现相应的制胜变化。当一个季节见到相应克制的季节的气候,是气候剧烈变化,人体很难适应它,必然发生疾病。现代研究证明,许多疾病的发生、反复加重与气候变化因素密切相关。

如寒冷的气候变化，引起外感发生，诱发慢性气管炎、冠心病的反复或加重；久旱、高温的气候每每可导致传染病的流行等。《内经》的因时致病的观点，为后世时间医学和气象医学奠定了理论基础。

2. 四时五脏的发病规律

四时五脏的发病规律，主要论述季节的多发病，是根据五行配五时、五脏的理论提出的。由于每个季节所应的五脏不同，五脏的发病亦有病位、腧穴、病变的区别。其途径是先由腧穴侵犯经脉，由经脉深犯内脏。对于发病的机理，后世医家作了深入探讨，现综合分析之。

(1)春季发病：春旺于肝，风气通于肝。若肝虚风邪侵入，首犯其腧。肝之腧在颈项，故病颈项。又因肝应于春，风为阳邪，故病在头部。邪气由经侵犯肝脏，风从热化，肝热迫血妄行，则病鼻衄；若风伤于肝，卫阳被束，鼻窍不通，则鼻流清涕。

(2)夏季发病：心旺于夏，夏为火热，火气通于心。若心气不足，火热之邪乘之，心少阴之脉循胸出胁，故首犯其腧穴部位，出现胸胁病变。如果邪气深入，内犯于脏，心火亢盛，则发生胸胁闷热等疾患。

(3)长夏发病：脾旺于长夏，长夏为湿土。湿气通于脾，脾虚则湿邪侵犯，使脾病。脾腧穴在脊部，故可伤及脊部之经脉。甚则由经及脾，湿邪内盛，脾阳不振，水湿不运，则为寒中洞泄。

(4)秋季发病：肺旺于秋，秋为燥金。燥气通于肺，肺气不足则燥邪侵犯。背为胸中之府，故先犯其腧肩背。邪气由腧穴经脉深入体内，则肺受邪。由于暑邪内伏，汗出受风，暑被凉迫，寒热交争则发风疟。故张志聪曰："秋时阳气内收，阴气外出，《疟论》云：'风气留其处，疟气随经络，风入于经，即欲内薄，经脉之阴气外出，邪正相持，故成风疟也。'"(《素问集注·卷一》)

(5)冬季发病：肾旺于冬，冬为寒水，水气通于肾。肾气虚则寒邪侵之。由于腰为肾之府，与股相连，故病腰股之腧穴，甚则由经入侵于肾。由于肾主骨，寒邪侵犯骨骼，则发生肢体疼痛之痹证。寒甚阳虚四肢失其温煦，则现四肢手足厥冷。故张介宾曰："冬善病痹厥，寒邪在四肢也。"(《类经·疾病类·二十七》)

从上所述，四季发病的规律，有的病发于外，有的病发于内脏，从体表之经脉腧穴可以内传脏腑，亦可由内脏影响体表之经脉腧穴发病，从而说明了人是一个统一的整体。

《内经》论述四时气候与发病的关系，除本文外，尚有多处。如《素问·生气通天论》说："是以春伤于风，邪气留连，乃为洞泄；夏伤于暑，秋为痎疟；秋伤于湿，上逆而咳，发为痿厥；冬伤于寒，春必温病。四时之气，更伤五脏。"《素问·阴阳应象大论》亦云："冬伤于寒，春必温病"；"夏伤于暑，秋必痎疟"；"春伤于风，夏生飧泄"；"秋伤于湿，冬生咳嗽"。在运气学说中，《素问》的七篇大论，都作了详细的讨论，均可参考。

由此可见，《内经》从人与自然界的密切关系出发，注意研究自然变化与疾病的关系，掌握防治疾病的主动权，是十分可贵的。同时所论四时五脏发病的部位，正体现出王冰所说的"各随其脏气之所应"的观点。

3. 保养精气在发病学中的意义

本文提出"藏于精者，春不病温"的理论，为后世温病伏邪学说提供了理论基础。强调冬天能保养肾中精气，身体抵抗力强，不会发病。相反，冬天不能保养肾中精气，寒邪乘虚侵犯，伏藏体内，遇春则发病，即《素问·阴阳应象大论》之"冬伤于寒，春必温病"之意。后世医家作了进一步的研究，认为精气虚弱是发病的内因，亦是邪气潜伏于体内的重要条件。陈平伯在《外感温热病篇》中云："《内经》云：冬不藏精，春必病温。盖谓冬令严寒，阳气内敛，人能顺天时而固密，则肾气内充，命门为三焦之别使，亦得固腠理而护皮毛。虽当春令升泄之时，而我身之真气，则内外弥强，不随升令之泄而告匮，纵有客邪，安能内侵"（《温热经纬·卷四》）。陈氏强调精气充沛是防病的关键。柳宝诒在《温热逢源》中亦云："经曰：'冬伤于寒，春必温病'，又曰：'冬不藏精，春必病温'。分而言之，一言其邪之实，一言其王之虚。合而言之，则惟其冬不藏精而肾气先虚，寒邪乃得而伤之。""原其邪之初受，盖以肾气先虚，故邪乃凑之而伏于少阴。逮春时阳气内动，则寒邪化热而出。其发也，有因阳气内动而发者，亦有时邪外感而发者。"柳氏明确了新感温病与伏邪温病发病不同，取决于机体精气充盈与否和其对病邪的反应状态，这对温病的辨证论治有指导意义。

至于如何保养使冬天的精气充沛，文中提出"冬不按跻"的观点。对于这一观点有两种不同的看法。张介宾等认为："此正谓冬不按跻，则精气伏藏，阳不妄生，则春无温病。"（《类经·疾病类·二十七》）这是说明冬天阳气内藏，减少按跻等体育活动，可以强精防病。李治等认为四季皆宜导引，但勿使发泄汗出。这是主张冬季可以进行按跻等体育活动，促进阳气生发，精气充沛，防御疾病发生。但不要过度按跻，否则耗伤精气。我们认为这二种看法各有其理，应当是采取积极的保养精气的方法，从饮食起居、精神情志和体育活动等方面进行，做到《素问·上古天真论》所要求的养生方法，即"法于阴阳，和于术数，食饮有节，起居有常，不妄作劳，故能形与神俱，而尽终其天年"，和"虚邪贼风，避之有时，恬惔虚无，真气从之"等。对于按跻等体育锻炼，要做到适中，勿使太过，因为太过则耗伤精气；但不能不参加锻炼，因为活动有利精气的化生，气血流通，身体健康，防病延年。

【临证指要】

本段从天人相应的观点出发，重点论及人体疾病发生与外界环境、四时气候变化的相关性，揭示了不同季节的气候变化对人体的影响，从而阐明了季节性多发病的发病规律。这是古人长期与疾病作斗争的实践经验的总结，符合临床实际，至今对临床根据季节掌握疾病的发生及治疗有指导意义。一般认为，春季气候温暖多风，人体易感受风邪，多见头痛、鼻塞流涕，发热，咽痛等症，属于外感风热证，可治以疏风清热，用辛凉解表的银翘散、桑菊饮加减。由于风气通于肝，风阳上犯，肝热迫血伤络，出现鼻衄，治宜清肝散风宁络，用上方去杏仁、桔梗，加入白芍、丹皮、茅根、藕节之品，或用龙胆泻肝汤（龙胆草、栀子、黄芩、泽泻、木通、车前子、当归、柴胡、生地、甘草）加羚羊角、玫瑰花。

夏季气候炎热，与心气相通。手少阴心经循胸出胁，故夏季暑热之邪最易内伤于心，病变多表现为胸胁之疾患，如身热，多汗，心烦，口渴，倦怠少气，脉大无力，甚则气喘等伤暑证，治宜清暑益气，方用清暑益气汤（西洋参、石斛、麦冬、黄连、竹叶、荷梗、知母、西瓜翠衣、粳米、甘草）。

长夏之季气候潮湿，与脾气相通，脾为湿困，运化失职，水湿停留，故多见洞泄寒中等脾之寒湿证。治宜健脾利湿，方用胃苓汤（苍术、厚朴、陈皮、甘草、桂枝、白术、云苓、猪苓、泽泻）。若系内寒较甚的泄泻腹痛，可治以温运脾阳，用理中汤或附子理中丸治之。

秋季干燥，内通于肺，肺感受凉燥之邪，可见痃疾。然而临床上最常见的是口鼻干燥，干咳无痰，恶寒发热，头痛无汗，舌红苔白而燥之凉燥证，治宜辛开温润，方用杏苏散（杏仁、紫苏、半夏、陈皮、前胡、甘草、桔梗、枳壳、茯苓、生姜、大枣）加减。如系温燥之气所伤，症见鼻燥咽干，干咳无痰，发热恶风，头胀咽痛，舌红苔薄黄而干等之温燥证，治宜辛凉甘润，轻透肺卫，方用桑杏汤（桑叶、杏仁、沙参、象贝、豆豉、栀皮、梨皮）加减。

冬季气候寒冷，内通于肾，寒邪伤肾，肾阳受损，温煦功能减弱，使经脉气血涩而不行，故多见四肢厥逆，或者腰股骨节疼痛之症。对于四肢厥逆者，治宜温阳救逆，方用四逆汤。对于腰股骨节冷痛者，治宜温阳行痹，方用麻黄附子细辛汤（麻黄、附子、细辛）加减。

【原文】

故曰：阴中有阴，阳中有阳。平旦至日中，天之阳，阳中之阳也；日中至黄昏，天之阳，阳中之阴也；合夜[1]至鸡鸣[2]，天之阴，阴中之阴也；鸡鸣至平旦，天之阴，阴中之阳也，故人亦应之。

【校注】

(1)合夜：日暮而合于夜也。即黄昏之时。

(2)鸡鸣：指夜半。

【原文】

夫言人之阴阳，则外为阳，内为阴；言人身之阴阳，则背为阳，腹为阴；言人身之脏腑中阴阳，则脏者为阴，腑者为阳，肝、心、脾、肺、肾五脏皆为阴，胆、胃、大肠、小肠、膀胱、三焦六腑皆为阳。所以欲知阴中之阴，阳中之阳者何也？为冬病在阴，夏病在阳[1]，春病在阴，秋病在阳[2]，皆视其所在，为施针石也。故背为阳，阳中之阳心也[3]；背为阳，阳中之阴肺也[4]；腹为阴，阴中之阴肾也[5]；腹为阴，阴中之阳肝也[6]；腹为阴，阴中之至阴脾也[7]。此皆阴阳表里内外雌雄相输应[8]也，故以应天之阴阳也[9]。

【校注】

(1)冬病在阴，夏病在阳：张志聪注："冬病在肾，肾为阴中之阴，故冬病在阴。夏病在心，心为阳中之阳，故夏病在阳。"

(2)春病在阴，秋病在阳：张志聪注："春病在肝，肝为阴中之阳，故春病在阴。秋病在肺，肺为阳中之阴，故秋病在阳。"

(3)阳中之阳心也：王冰注："心为阳脏，位处上焦，以阳居阳，故为阳中之阳也。"

(4)阳中之阴肺也：王冰注："肺为阴脏，位处上焦，以阴居阳，故谓阳中之阴。"

(5)阴中之阴肾也：王冰注："肾为阴脏，位处下焦，以阴居阴，故谓阴中之阴。"

(6)阴中之阳肝也：吴崑注："肝属木，位处下焦，以阳居阴，故为阴中之阳。"

(7)阴中之至阴脾也：王冰注："脾为阴脏，位处中焦，以太阴居阴，故为阴中之至阴也。"

(8)雌雄相输应：雌雄，指脏腑的属性。相输应，相互接受的意思。

(9)应天之阴阳也：张志聪注："盖脏腑之经脉，互相连络，表里内外，循环无端，与天之昼夜四时，出入相应，故以应天之阴阳也。"

【释义】

本段以人之阴阳应天之阴阳的"天人相应"的理论，具体论述了自然界昼夜阴阳的可分性和人体形态结构的阴阳属性，是阴阳学说应用于人体的主要内容之一。首先论述昼夜分为阴阳，昼夜之中再分为阴阳，不仅说明阴阳在昼夜的可分性，而且说明昼夜阴阳消长变化运动规律。其次，论述了人体内外、上下、脏腑及各个组织结构的阴阳属性，既说明了人体阴阳的可分性，又指出了人体阴阳的相对性，更阐明了五脏阴阳属性的归属，这对五脏的生理、病理以及辨证，都具有重要的意义。

【理论研究】

1. 昼夜阴阳消长变化与人体的关系

本文对昼夜阴阳消长变化与人体的关系作了明确的论述，这种认识实质上是对人体生命周日节律的认识。太阳周日视运动，是反映地球绕轴自转一周的一种宇宙现象。昼夜晨昏的交替往复，就是由于太阳周日视运动的作用，所形成的自然昼夜阴阳运动规律。《内经》时代医家在生活和医疗实践中，已经认识到人体所具有的一系列生理现象和病理的变化，与这种天体运动规律有着相应的同步变化，故曰："人亦应之"。人身存在着以一日四分法划分人体阴阳消长的周日节律。即白昼为阳，夜晚为阴。详分之，平旦至日中为阳中之阳，阳气由生到盛；日中至黄昏为阳中之阴，阳气由盛渐衰；合夜至鸡鸣为阴中之阴，阴气由生到盛；鸡鸣至平旦为阴中之阳，阴气由盛渐衰，从而形成一个周日阴阳消长的节律。

由于生理上昼夜变化与自然界昼夜变化关系密切，故在病理上亦是密切相关。如《灵枢·顺气一日分为四时》曰："夫百病者，多以旦慧昼安，夕加夜甚……朝则人气始生，病气衰，故旦慧；日中人气长，长则胜邪，故安；夕则人气始衰，邪气始生，故加；夜半人气入脏，邪气独居于身，故甚也。"说明人体的阳气随着昼夜阳气衰盛消长而变化，病情亦随着发生相应的慧、安、加、甚的变化。实践证明绝大多数疾病在早晨和上午症状较轻，下午和夜间逐渐加重，对于危重的病人，多在午夜前后死亡，充分说明这一理论是符合临床实际的。为此在诊断治疗中，亦应以昼夜阴阳消长与人体阴阳消长关系为依据，进行辨证论治。就是参照脏腑气血的盛衰节律，择时用药，以加强临床疗效。

近期，许多学者从动物实验和临床观察一些疾病的死亡时间等方面，对人体阴阳消长变化规律进行研究，积累了不少有关免疫学、生物化学的数据及临床资料，论证了昼夜节律的存在，有利于阐明其原理。

2. 人体脏腑组织结构阴阳属性的机理

本段在论述人与自然界息息相关的阴阳消长规律后，详述了人体脏腑组织的阴阳属性，并指出人体脏腑与自然界四时息息相通的关系。

人体脏腑的阴阳属性的区分，可从三个方面判定。一是根据脏腑总的生理功能特点确定，由于五脏主贮藏精气属阴，六腑主传化水谷属阳，此即《素问·五脏别论》所述："所谓五脏者，藏精气而不泻也"，"皆藏于阴象于地"；"六腑者，传化物而不藏"，"其气象天"之意。所以五脏为阴，六腑为阳。二是以五脏所在的部位分阴阳，由于心肺居于膈以上，故为阳；肝脾肾居于膈以下，故为阴。三是以各脏的生理特征、五行属性和所旺之时为依据，区分五脏之阴阳属性。由于心位居上焦胸中，属火喜动，外应于夏，故为阳中之阳；肺位居上焦胸中，属金主肃降，外应于秋，故为阳中之阴；肾位居下焦腹部，属水主藏精，外应于冬，故为阴中之阴；肝位居下焦腹部，属木主升发，外应于春，故为阴中之阳；脾位居膈下，属土，外应长夏，由阳入阴之季，主运化，故为阴中之至阴。

以上人体脏腑组织虽然区分为阴阳两大类型，但必须是表里、内外、五脏、六腑等各个部分，都具有阴阳对立统一的关系，并通过经脉的联系，气血的贯注，与自然界四时昼夜阴阳变化相通相应，才能使人体阴阳与自然界阴阳变化保持有序的、高度的动态平衡，维持正常的生理功能。从而说明人体与自然界阴阳的对立统一关系，以及人体本身阴阳的对立统一关系。掌握这一理论，对于概括解释人的生理，分析病理变化，确定病证阴阳属性，调整阴阳的治疗，都提供了客观依据，具有重大实践意义。

【临证指要】

1. 人体适应昼夜阴阳消长变化规律的临床运用

由于昼夜阴阳消长变化规律与人体的关系，无论在生理活动或病理变化等方面，都有相互通应关系，因而这一理论被历代医家甚为重视，被广泛地应用到临床实践中。

(1)昼夜阴阳消长节律的辨证方法：自然界昼夜阴阳消长变化节律，人体与之相同步。应用这一机理来加以辨证，一般认为，上午症状出现和加重者，大多属于阳气盛实或阴虚病人。因为此时阳气始盛，对于本来阳盛或阴虚的患者，在值此阳盛之时，会使阳热更甚或阴虚加重，使病势更重。症状消失或减轻者，大多属于阳虚或阴盛之证，因为阳虚者得到阳盛之气资助，阴盛者受到阳盛之气的制约，故使病势见减。下午症状出现或者加重者，大多属于阳虚或阴盛之证。因为此时阳衰而阴生之时，阳虚证得不到阳气扶助，阴盛者又值阳虚不能制约，故使病势加重。如果症状消失或减轻者，大多属于阳盛或阴虚之证。因为阳盛者得到阴生之气制约，阴虚者得到阴生之气资助，故病势见减。前半夜症状出现或加重者，可考虑为阴盛或阳虚之证。如症状减轻或消失者，可考虑为阴虚或阳盛。后半夜症状加重或出现者，可考虑为阴虚或阳盛；症状减轻或消失者，可考虑为阳虚或阴盛。正如赵养葵所说："阳病则昼重而夜轻，阳气与病气交旺也。阴病则昼轻而夜重，阴气与病气交旺也。若夫阳虚病则昼轻，阴虚病则夜轻，阴阳各归其分也。"(《医贯·阴阳论》)在临证均可参考应用，每获良效。

(2)昼夜阴阳消长节律的用药方法：根据昼夜阴阳消长节律来合理地使用药物，讲究服药的时间，对于治疗疾病，提高疗效是十分有利的。程士德认为，从清晨、午前、午后、入夜的时间服药法来看，大体上有下列三种规律：①大凡升提外透的药物，宜于午前服用；沉降下行之品，宜于午后服用。②大凡温阳补气之药，宜于清晨至午前服用；而滋阴养阴的药物，宜于入夜服用。③大凡祛除阳分、气分之邪的药物，宜于清晨、午前服用；而清泄阴分之邪的药物，宜入夜服用。程氏还认为不同时间服药不同的机理有三：①符合机体阴阳气的消长盛衰的规律：人体内阴阳两种物质在昼夜中存在着较大范围的生理性波动，平旦、上午迫切需要阳气的激发功能以适应日间的各种活动，入夜则迫切需要阴气的强盛作用来对某些生理功能进行抑制，以保证正常的休息和睡眠。故温补阳气之药于清晨午前服用，滋养阴精之药需于入夜服用，以适应人体阴阳消长运动的时间性，从而增强疗效。②利用机体营卫的运行规律：《内经》认为卫气白天行于阳分，夜间行于阴分。水湿之邪，多停留在阳分和气分，若于平旦进服行水利湿之药，既可借助卫气行阳之际，直达病所，又可因卫行阳分而增强气化，更好地发挥药物的温阳利水之作用。而夜寐不安、身热夜甚、积聚、痰浊为患之阴分病变，入夜进服安神、滋阴降火、逐瘀、化痰等药，亦能凭借卫气行于阴分之际，以助引阳入阴，导神归舍，或载药直达阴分，祛除邪气。③借助人体气机升降之势：清晨为人体气机上升之际，是服此药之最有利时机。午前是人体之气升浮于外，趋向于表，腠理易开，外邪易达之时。故发汗透表之药宜于午前服用，以凭借阳气升浮于外之势加强药物透邪之力。午后是人体气机下降，此时服泻下之药，因势利导，可以得到气机下降之功，使药物之力与机体气机趋势在祛邪下行作用下，相得益彰[1]。程氏之论述甚为精辟，有力地阐述了《内经》的昼夜阴阳消长规律对用药时间的意义。

2. 人体脏腑组织结构阴阳属性对临床的指导意义

本段对脏腑组织结构的阴阳属性的划分，结合自然界五时五气的阴阳属性，形成"四时五脏阴阳"的整体观，对临床有很大的指导意义。

首先用此理论便于确定五季多发病的病位。原文指出："冬病在阴，夏病在阳，春病在阴，秋病在阳。"又曰："阴中之至阴脾也"。这是由于肝应春，故春季病位多在肝；心应夏，故夏季病位多在心；长夏应脾，故长夏病位多在脾；肺应秋，故秋季病位多在肺；肾应冬，故冬季病位多在肾。不仅如此，《内经》将五脏与经脉相配合，亦与四时相应，如《素问·脏气法时论》曰："肝主春，足厥阴少阳主治……心主夏，手少阴太阳主治……脾主长夏，足太阴阳明主治……肺主秋，手太阴阳明主治……肾主冬，足少阴太阳主治……"这种经脉主时的节律，更有利于确定季节多发病的病位。

其次用该理论确定辨证论治。原文提出："皆视其所在，为施针石也"。这是要求按照五季发病的规律，进行辨证论治。由于五季与五脏密切相关，所以在五季之中，其发生疾病后，应当结合其相应五脏加以辨证论治。如咳嗽一证，虽有肺与五脏六腑之异，然五脏系统皆与五时更替密切相关。春季发生咳嗽，病位多在肝肺，因肝旺于春，肝木旺反侮肺金，肝肺气逆，治宜润肺抑肝。夏季发生咳嗽，病位在心肺，因心旺于夏，心火上炎易刑肺金，治宜清心降火，肃肺化痰。长夏发生咳嗽，病位在脾肺，因脾旺于长夏，长夏湿胜困脾，脾失健运，聚湿生痰，湿痰阻肺，上逆而咳，治宜燥湿健脾，宣肺祛痰。秋季发生咳嗽，病位在肺，因秋为肺之主时，秋之燥邪伤肺，上逆而咳，治宜润肺止咳。冬季发生咳嗽，病位多在肾肺，因肾旺于冬，冬季寒冷，寒邪束表，肺失宣降则发咳嗽，久则由肺及肾，肾气不足，纳气失司，加重咳嗽，治宜滋肾纳气，止咳化痰。

【原文】

帝曰：五脏应四时，各有收受[(1)]乎？岐伯曰：有。东方青色，入通于肝，开窍于目，藏精于肝，其病发惊骇，其味酸，其类草木[(2)]，其畜鸡[(3)]，其谷麦[(4)]，其应四时，上为岁星[(5)]，是以春气在头也，其音角[(6)]，其数八[(7)]，是以知病之在筋也，其臭臊[(8)]。

【校注】

(1)收受：即通应的意思。张介宾注："收受者，言同气相求，各有所归也。"

(2)其类草木：类，比类也。马莳注："肝性柔而能曲直，故其类为草木。"

(3)其畜鸡：鸡，及下文羊、牛、马、彘(猪)，谓之五畜。张介宾注："《易》曰巽为鸡，东方木畜也。"鸡味辛，辛味走通发散，有助于肝气疏泄，肝以散为补，其畜为鸡。

(4)其谷麦：麦，及下黍、稷(俗称小米。粳者为稷，糯者为黍)、稻、豆，共称为五谷。张志聪注："麦为五谷之长，故东方应之。"

(5)上为岁星：岁星，即木星，与下文荧惑星、镇星、太白星、辰星，合称五星。《五行大义》云："岁星，木之精，其位东方，主春，以其主岁，故名岁星"。

(6)其音角：角，与下文之徵、宫、商、羽，合称五音。《礼记·月令》曰："孟春之月，其音角"。王冰注："角谓木音，调而直也。""徵谓火音，和而美也。""商为金音，轻而劲也。""羽为水音，沉而深也。"古代的五音分别归属五行五脏，主要在于说明不同的音调，对于人体不同脏腑器官(包括情志)有着直接影响的关系。

(7)其数八：八，与下文之七、五、九、六，为五行之成数。《易·系辞》郑注云："天一生水于北，地二生火于南，天三生木于东，地四生金于西，天五生土于中。阳无偶，阴无配，未得相成。地六成水于北，与天一并；天七成火于南，与地二并；地八成木于东，与天三并；天九成金于西，与地四并；地十成土于中，与天五并。"

(8)臊：一种难闻之气味，如尿臊气、狐臭。《新校正》云："详臊，《月令》作膻。"马莳注："膻与臊同。"下文焦、香、腥、腐，合称五臭，亦称五气。王冰注："凡气因木变，则为臊"；"凡气因火变，则为焦"；"凡气因土变，则为香"；"凡气因金变，则为腥膻之气也"；"凡气因水变，则为腐朽之气也。"

【原文】

南方赤色，入通于心，开窍于耳[(1)]，藏精于心，故病在五脏[(2)]，其味苦，其类火，其畜羊，其谷黍，其应四时，上为荧惑星，是以知病之在脉也，其音徵，其数七，其臭焦。

中央黄色，入通于脾，开窍于口，藏精于脾，故病在舌本，其味甘，其类土，其畜牛，其谷稷，其应四时，上为镇星，是以知病之在肉也，其音宫，其数五，其臭香。

西方白色，入通于肺，开窍于鼻，藏精于肺，故病在背。其味辛，其类金，其畜马，其谷稻，其应四时，上为太白星，是以知病之在皮毛也。其音商，其数九，其臭腥。

北方黑色，入通于肾，开窍于二阴，藏精于肾，故病在溪(3)，其味咸，其类水，其畜彘(4)，其谷豆，其应四时，上为辰星，是以知病之在骨也，其音羽，其数六，其臭腐。

【校注】

(1)开窍于耳：王冰注："舌为心之官，当言于舌，舌用非窍，故云耳也。《缪刺论》曰：手少阴之络，会于耳中，义取此也。"张介宾云："舌本属心，耳则兼乎心肾也。"

(2)故病在五脏：张介宾注云："心为五脏之君主，心病则五脏应之。"

(3)故病在溪：张志聪注："谿(溪)乃小分之肉，连于筋骨之间，是肾主骨，而谿(溪)乃骨气所生之分肉也。"

(4)其畜彘：彘，即猪。扬雄《方言》说："猪，北燕朝鲜之间谓之豭，关东而或谓之豭。"《易》曰："坎为豕"。

【原文】

故善为脉者(1)，谨察五脏六腑，一逆一从，阴阳表里，雌雄之纪，藏之心意，合心于精(2)，非其人勿教，非其真勿授，是谓得道也。

【校注】

(1)善为脉者：脉，义同"诊"。马莳注："此结上文而言，善脉者之必察脏腑也。反四时者为逆，顺四时者为从，善为脉者，必察脏腑之逆从及阴阳、表里、雌雄相应之化。"

(2)精：即精微深妙。高世栻注："藏之心意，谓其理至微，难以语人也。合心于精，谓之心意，合心而归于精密也。"

【释义】

本段运用阴阳五行的理论，以五脏为中心，阐明了人体之五脏，外应五方、五时、五味等五脏与四时各有收受的理论，所以本篇也是重点阐发"四时五脏阴阳"理论的重要篇章。这些理论至今仍然有效地指导着临床实践。

【理论研究】

1."四时五脏阴阳"的理论体系

《内经》根据"天人相参"的观点，把人体的脏腑组织与自然界的有关事物密切联系起来，形成"四时五脏阴阳"的理论体系。这种理论体系，基本上是符合现代系统论的原则的。因为人体是一个有机的整体，按其各个脏器组织功能活动上的一定规律和一定层次的联系，组成以五脏为主体的五个功能活动系统。而这五个系统各具有不同的阴阳五行属性，并分别相应于不同的时令节气，所以，构成了"天人一体"的以五脏为主体的内系五(六)腑、五体、五官、五华、五音、五色、五志等，外应五时、五气、五方等的生理结构系统。本段提出"五脏应四时，各有收受"的论点，是形成"四时五脏阴阳"理论体系的指导思想。由于《内经》强调人与自然相应的整体观，所以研究藏象学说，必须研究人与自然界的关系，正如恽铁樵所说："《内经》之五脏，非血肉之脏，乃四时之脏。不明此理，则独处荆棘，《内经》无一语可通"(《群经见智录》)。由此可见，《内经》的"四时五脏阴阳"整体观，不仅是《内经》主要理论体系的学术思想，而且为后世的时间医学奠定了理论基础。

（1）五脏与自然界的关系：自然界是一个有机的整体，其构成与运动也是完全连续的，而且是交递变化着的。生命是自然界的组成部分，当然也离不开时间和空间。正是在时间上持续不断地自我扬弃中，生命才得以更新前进；时间上的节律变化，是生命存在的基本形式。故《素问·天元纪大论》说："太虚寥廓，肇基化元，万物资始，五运终天，布气真灵，总统坤元，九星悬朗，七曜周旋，曰阴曰阳，曰柔曰刚，幽显既位，寒暑弛张，生生化化，品物咸章。"这说明宇宙时空运动创造生物的过程和规律。在广阔的宇宙中，只有天体在运动，时间在流逝，日月星辰的周期性运转，才能形成四时寒暑、昼夜幽显等节律性的变化，为大地万物的生化创造了条件。人是自然界的万物之一，同时是宇宙时空运动的产物。四时气候的变化，是维持人类生命活动的必然条件。人类在漫长的生命活动实践中，不仅不断地从自然界索取生命赖以生存的物质，如五味、五谷、五畜等，而且也逐步适应了四季之风、暑、湿、燥、寒等气候的变化节律。古人把这些生命活动的节律用阴阳五行学说加以概括，上升到理性上，即形成了"四时五脏阴阳"的整体观，亦即时藏象学说。

1）五脏与五行、五时的关系：由于东方为日出之方位，阳气升腾，与木之升发特性相类，春天气候温暖多风，肝主升发，故肝与东方、春季、温、风、木关系密切；由于南方炎热，与火之炎上特性相类，夏季气候炎热，心阳主温煦，故心与南方、夏季、暑、热、火关系密切；由于中央地平湿润，生长万物众多，与土之生化特性相似，长夏气候多阴雨潮湿，脾主运化，故脾与中央、长夏、湿、土关系密切；由于日落西方，燥盛于西方，与金之肃降特性相类，秋季气候干燥，肺主肃降，故肺与西方、秋季、燥、金的关系密切；由于北方凛冽，与水的寒凉之性相类，寒盛于北，冬季气候寒冷，肾主水而藏精，故肾与北方、冬季、寒、水的关系密切。这种五脏与五方、五时、五气的关系，在本文及《素问·阴阳应象大论》等篇均有论及。

2）五脏与五星的关系：本段有"上为岁星"、"上为荧惑星"、"上为镇星"、"上为太白星"、"上为辰星"之论述，是指五脏外应四时五行，内系五脏、五官、五体等的五脏系统，每一个系统各上应一个星座，即木应岁星、火应荧惑星、土应镇星、金应太白星、水应辰星，合为五星。五星与五行密切联系，卢央认为："将五大行星与五行或五运联系起来，把天上的五大行星看成是地上金、木、水、火、土五行应天之气的表征。这一点有好几处提到，如《金匮真言》说：'东方青色……其应四时，上为岁星'，'南方赤色……其应四时，上为荧惑星'，'中央黄色……其应四时，上为镇星'，'西方白色……其应四时，上为太白星'，'北方黑色……其应四时，上为辰星'。由此可以认为，《内经》认为五星各由五行之气组成。"对于五大行星在天空中的运行情况，《素问·气交变大论》从两个方面加以论述。一是论及了五星运行有"徐疾逆顺"情况，认为五星在天空的运行有顺行（指行星向前进方向视运动），有留（行星在某处不动），有逆（行星的后退运行），有守（留超过一特定的长时间，如二十天以上），有环（逆行转为顺行，但不是沿原来的路线，而是轨迹画出了一个环）等情况，故《素问·气交变大论》曰："以道留久，逆守而小，是谓省下。以道而去，去而速来，曲而过之，是谓省遗过也。久留而环，或离或附，是谓议灾与其德也。应近则小，应远则大。"这段原文描述了三种行星视运动情况，解释为行星在省察人世间的德和过。二是讨论行星的亮度和颜色的变化与岁运的关系，把五星的亮度共分五等，即正常亮度，比正常亮度亮一倍，亮两倍，比正常亮度弱一倍（即正常亮度的二分之一）和正常亮度的四分之一。《素问·气交变大论》说："芒而大倍常之一，其化甚；大常之二，其眚即发也。小常之一，其化减；小常之二，是谓临视，省下之过与其德也。"这说明行星亮度变化是与五行的化运有关，例如岁星亮一倍，木气的化运就要比平常来得大一些，充分一些；如果岁星特别亮，有平常亮度的两倍，那么木的化运就特别厉害，就会走向反面，而引起木运的灾变。反之，暗弱一些，化运也要减弱，暗得厉害，只有原来四分之一那么亮，那是行星在省察人间之过德而分别给予祸福。由此可见，五星运行的顺逆，正是反映出天体运行的规律，而天体运行规律，决定了四时气候的变化，四时气候的变化，又直接关系到德华政令，以及人体疾病的发生与流行，这就是《内经》之所以将五星与五行五脏系统联系起来的原因。《内经》将天体星辰变化与人体五脏和自然界五行结合起来。是"天人相应"思想的体现，是难能可贵的。

3)五脏与五色的关系：本段对五色与五行五脏的密切关系论述甚详。《内经》对五色与五脏的关系从两个方面加以论述。一是从天之五色与五脏密切相关来阐明，张志聪说："天之五方气色，入通于藏，以养五脏之精"(《素问集注·卷一》)。《内经》根据《太始天元册》的内容，说明天上28宿间有似云非雾的五色气，即黄色土气，红色火气，白色金气，苍色木气，黑色水气的所谓五天之气，这五色之气各流布于有关各宿，如黄土气流布心尾角轸四宿之上等。28宿又与地上以干支和乾坤巽艮排列的24方相对应，所以黄色土气流行于甲己的方位，因而有甲己土运。按照这样相对应，就有了甲己化土，乙庚化金，丙辛化水，丁壬化木，戊癸化火的五运。五运的变化与五时的正常气候形成密切相关，为五脏的生理功能创造条件，故五色与五脏、五行密切相关。二是从五脏之病理面色与五色的关系加以论述。从临床上观察，肝病多出现面色发青，心火过旺之患者面色赤，脾虚之患者多面色萎黄，肺气不足之证多见面色皖白，肾精亏虚之证多见面色黧黑。这些论述为五脏从望色上进行辨证有指导意义。

4)五脏与五味、五谷、五畜的关系：本段提出五谷、五畜、五味与五脏关系密切。因五畜、五谷能够化生五味，是维持人体生命的必需物质，故《素问·六节藏象论》说："地食人以五味"。"五味入口，藏于肠胃"的五味，实质上包括了五畜、五谷在内。由于五畜、五谷化生的五味，是人们生存的营养物质的来源，故对人体有营养和治疗的作用。《素问·脏气法时论》指出："毒药攻邪，五谷为养，五果为助，五畜为益，五菜为充，气味合而服之，以补益精气"。由于药物、五谷、五畜、五果、五菜均具有酸、甘、苦、辛、咸五味属性的不同，对五脏各有亲和性，故对人体不同的脏腑起着不同的作用。如《素问·宣明五气》曰："五味所入，酸入肝，辛入肺，苦入心，咸入肾，甘入脾，是谓五入"。这说明酸能化阴入肝，苦能泻火入心，甘能调脾益气，辛能发散入肺，咸能滋阴入肾，故酸甘苦辛咸五味分别归属于肝心脾肺肾五脏。具体在选择食物时，亦应按五味归属五脏的关系进行选择，即本文所述之肝"其味酸"，"其畜鸡，其谷麦"；心"其味苦"，"其畜羊，其谷黍"；脾"其味甘"，"其畜牛，其谷稷"；肺"其味辛"，"其畜马，其谷稻"；肾"其味咸"，"其畜彘，其谷豆"。《灵枢·五味》亦曰："脾病者，宜食秔米饭牛肉枣葵；心病者，宜食麦羊肉杏薤；肾病者，宜食大豆黄卷猪肉栗藿；肝病者，宜食麻犬肉李韭；肺病者，宜食黄黍鸡肉桃葱。"从上所述，足以说明五畜、五谷、五味用五行归类，既说明五畜五谷的生态关系，又说明五畜、五谷、五味与人体五脏的滋养与治疗的密切关系。

5)五脏与五音的关系：五音之名，最早见于《玉篇》。五音是中国古代五声音阶中的角、徵、宫、商、羽五个音阶。《内经》应用五行学说将五音配属五脏，从病人发出声音的高亢、低沉、重浊等推测五脏的病变。即肝音角，心音徵，脾音宫，肺音商，肾音羽，从而说明人体的五脏与五音关系甚为密切。

古代的五音，大致相当于现代1、2、3、5、6五个音阶，将五音分别归属五行五脏，主要在于说明不同音调，对人体不同脏腑器官有着直接影响的关系。张介宾认为："《晋书》云：角者触也，象诸阳气触动而生也，其化丁壬。徵者止也，言物盛则止也，其化戊癸。商者强也，言金性坚强也，其化乙庚。羽者舒也，言阳气将复，万物将舒也，其化丙辛。宫者中也，得中和之道，无往不畜。又总堂室奥阶谓之宫，所围不一。盖以土气贯于四行，王于四季，荣于四脏而总之谓也，其化甲己。”(《类经图翼·卷二·运气下》)这是将五音与五行、五方密切配合起来。对于五音的高低强弱，张介宾亦作了具体论述，指出：“宫音，五音之首，其声极长极下极浊。徵音宫所生，其声次短次高次清。商音徵所生，其声次长次下次浊。羽音商所生，其声极短极高极清。角音羽音所生，其声在长短高下清浊之间”(《类经附翼·卷二·律原》)。这是五音高低清浊的具体分辨。

五音与脏腑的密切配合，主要是说明人体的生理变化规律和病理变化表现。《内经》认为在生理上，不同的音调对脏腑有不同的影响。如《灵枢·阴阳二十五人》中根据五音的清浊高低的变化，每一音调中有五种变化，五音有五五二十五种变化，形成各种不同的体质。例如角音属肝木，有正偏和太少的区别，可分为上角、大角、左角、钛角、判角五种名称。由于体质的不同，可以分析各类人的生理情况。《灵枢·五音五味》按照阴阳二一五人的不同，把五音归属各种类型之人，从性质和部位上，分别说明与手足阳经和五脏阴经的密切关系。并指出在调治方面所应取其相应经脉，以及五音对调和五脏及经脉之气的重要作用。现代医家研究亦证实五音对人体生理、病理、诊断、治疗有重要的意义。邹学熹等指出：“律吕数常按五行原理，将五音与五脏气化结合起来分析问题，不仅可以了解社会的各种心理活动，而且还可以测知人体的生理、病理变化。”“中医的闻诊，就是根据五音之理发展而来，其气化的数理就是从律吕数而来”。(《中国医易学》)目前不少医家开展音乐诊断疾病和治疗疾病，且取得尚好的疗效。

由此可见，五脏配五音是客观的存在，对人体有直接的影响。例如曲调优美，感情丰富，思想健康的乐曲，不仅可使人感到轻松和愉快，消除疲劳，而且能增强脏腑生理功能，达到健康长寿之目的。相反，过多地收听节奏强烈，感情枯燥，精神委靡的音乐，不仅会使人的意志消沉，而且对内脏及神经系统，均可造成一定的损害，甚至导致疾病的发生。同时，将五音与五脏配属，既能说明五脏有病后之声音的改变，又能根据其改变情况来诊断疾病，并可选择合适的音乐加以治疗。因此说，《内经》的五音配属五脏的理论，成为现今音乐疗法的理论渊源，值得我们深入研究。

(2)五脏与五体、五志、五官九窍的关系：以五脏为中心，按照五行的理论加以归类，将人体的五脏与五体、五志、五官九窍分别归入五脏，成为五个系统，共同协调。维持正常的生理功能。

1)五脏与五体：本文在论述五脏的发病时，提出五体的病位，从而说明五脏与五体的密切关系。《内经》的这一理论，在许多篇章均可见到论述。《素问·痿论》曰：“肺主身之皮毛，心主身之血脉，肝主身之筋膜，脾主身之肌肉，肾主身之骨髓”。这说明五体与五脏在生理上的关系。由于皮毛有赖于卫气的温养，而卫气是靠上焦肺气的宣发而布散于皮毛，故肺主皮毛，此即《灵枢·经脉》之“太阴者行气温于皮毛者也”之意。由于血脉与心相通，有赖于心气的鼓动才能发挥其营运气血的作用，故《素问·平人气象论》曰：“心藏血脉之气也”。由于筋膜依赖肝之精气滋养，故“肝主筋”，为“罢极之本”。由于肌肉有赖于气血的充养，而脾为气血生化之源，故“脾主肌肉”，“血气有余，肌肉坚致”。由于骨是肾精化生而成，且又依赖于肾精充养，故“肾主骨”。在病理上亦关系密切，五脏有病，五体因受影响而发病；五体有病亦会影响五脏发病。如肺气虚则皮毛失养，面色皮肤憔悴，卫外功能减弱；心气不足则血脉空虚，面无血色，皖白不华；肝血不足，筋弱无力，爪甲软薄；脾虚化源不足，则肌肉消瘦，肢体痿软无力；肾精亏虚，则骨髓失养，腰膝酸软，足痿不用等。由于五脏与五时的通应，所以本段指出，五体的发病多在五脏相应的季节之中，体现"天人相应"的整体观。

2）五脏与五志的关系：本段指出藏精于五脏，绝大多数注家认为这里是指五脏精气化生的五志，即神、魂、魄、意、志。《内经》认为人体的精神意识思维活动，与五脏存在着内在联系，如《素问・宣明五气》曰："心藏神，肺藏魄，肝藏魂，脾藏意，肾藏志。"《灵枢・本神》亦曰："肝藏血，血舍魂"；"脾藏营，营舍意"；"心藏脉，脉舍神"；"肺藏气，气舍魄"；"肾藏精，精舍志"。这说明五脏所藏之精气是五志产生和维持功能活动的物质基础，五志的功能正常是五脏功能正常发挥的表现，两者协调，身体健康。五志的过激变化和情志上的刺激，不仅使相应五脏发生疾病，而且会导致情志失常的病变。如《灵枢・本神》指出："心怵惕思虑则伤神，神伤则恐惧自失，破䐃脱肉"；"脾愁忧而不解则伤意，意伤则悗乱，四肢不举"；"肝悲哀动中则伤魂，魂伤则狂忘不精"；"肺喜乐无极则伤魄，魄伤则狂"；"肾盛怒而不止则伤志，志伤则喜忘其前言"等情志失常伤及五脏的表现。

3）五脏与五官九窍的关系：本段指出五脏与五官九窍的关系是十分密切的。因为五脏的精气充养五官九窍，使之发挥正常的生理功能，故《灵枢・脉度》说："五脏常内阅于上七窍也"。这里"阅"是相通之意，指五官七窍，由五脏内藏之精气，通过经脉上通颜面诸窍，使之发挥目、耳、口、鼻、舌的正常功能。而二阴是指前阴之尿道与外生殖器官，后阴即肛门，是由肾所主。这样五脏分别与九窍的关系为：心主舌、耳，肝主目，脾主口，肺主鼻，肾主耳、二阴。综观《内经》对九窍与五脏关系的论述，一般一脏主一窍，如肝主目、脾主口、肺主鼻，唯心与肾独各主二窍。即心、肾各主的二窍分别是，心主舌、耳，肾主耳、二阴。为什么要出现这一所主？历代注家多有发挥。王冰认为："舌为心之官，当言于舌，舌用非窍，故云耳也。《缪刺论》曰：手少阴之络，会于耳中。义取此也"（《黄帝内经素问・卷一》）。马莳注："《阴阳应象大论》曰：心在窍为舌，肾在窍为耳，而此又以耳为心之窍，可见心之窍，不但在舌，而又在耳也。《缪刺论》曰，手足少阴太阴足阳明之络皆会于耳中，上络左角，则耳信为心之窍也"（《素问注证发微・卷一》）。张介宾注："《素问・阴阳应象大论》曰，心在窍为舌，肾在窍为耳。可见舌本属心，耳则兼乎心肾也"（《类经・藏象类・四》）。张志聪注："《邪气脏腑》篇曰，十二经脉，三百六十五络，其气血皆上于面而走空窍，其别气走于耳而为听。别气者，心主之气也。此篇以心气开窍于耳，肾气开窍于二阴者，谓五脏之气通于九窍，九窍五脏皆通乎天气也。"（《素问集注・卷一》）姚止庵说："五脏之中，一窍者三，而心肾独各二窍者何也？夫心者火也，牡脏也；肾者水也，牝脏也。水火者，天地之正气，阴阳之妙用，气血之本源，生死之关键也。所系者重，故二脏独有此牡牝之名，为用至博，故心肾更有兼通之窍。火性炎上，其气上通，是以正窍在舌，而旁窍在耳；水性润下，其气由上而达下，是以上窍在耳，而下窍在二阴。然分之有水火升降之形，合之乃阴阳互根之妙，故肾在窍为耳，而心亦开窍于耳，是耳者心肾之所交通，水火之所际会，学者不可不察也"（《素问经注节解・卷一》）。

综上所述，诸家之注解各有独到见解，可参考。我们认为，心开窍于耳的机理有二：一是舌本非窍，而手少阴之络会于耳，故耳又为心之窍，此即汪昂所谓"心亦寄窍于耳"之意。二是耳兼心肾，即姚止庵等注家之见解。由于心肾相交，水火既济，故耳的功能正常，与心肾的关系密切。由此可见，《内经》中五脏九窍理论，有一窍为二脏所主者，即耳兼心肾两窍；有一脏主二窍者，为心兼舌、耳，肾兼耳、二阴。其所以如此，是因经络相互交通，使内脏与九窍密切联系的结果。

2. 五脏与生成数

生成数，是古人用来描述事物变化与其物质数量相关的一个专门名词。生是发生、生长，成是成熟、成就，数就是数量。生成数学说，是建立在阴阳五行学说的基础上，用以揭示人体及世界万物的统一性和规律性。《内经》广泛地应用这一数学模式，来探讨人体生理、病理、诊断、治疗等理论。

生成数的形成，王玉川认为有两种：最早的生成数是阴阳学说的理论，是在观察了天地日月的运动与万物生长收藏相关的现象而提出来的。认为时间和空间，跟天地万物阴阳之气的盛衰有着不可分割的关系。这种学说是《周易》理论发展而产生的。《易·系辞上》说："天一地二，天三地四，天五地六，天九地十。天数五，地数五，五位相得，而各有合。"这是把自然数划分为两类，一三五七九是奇数、天数、阳数，二四六八十称为偶数、地数、阴数。将阴数与阳数组合来分析事物的变化。如《易纬河图数》说："龟取生数，一三五七九；筮取成数，二四六八十。一与六同宗，二与七为朋。东方南方，生长之方，故七为少阳，八为少阴，西方北方，成熟之方，故九为老阳，六为老阴。"这里的七八九六，即东南西北，即春夏秋冬。可见这是运用阴阳生成数，描述时间、方位、阴阳气盛衰以及万物生长收藏相关的一种方法[2]。

后来起源于五行学说理论的生成数，与阴阳学说有不同之处，是以《尚书·洪范》的五行学说为基础，以一至五为生数，六至十为成数。例如东汉经学大师郑玄注《系辞》曰："天一生水于北，地二生火在南，天三生木在东，地四生金在西，天五生土在中。然而阳无耦，阴无妃，未相成也，于是地六成水于北，与天一并；天七成火于南，与地二并；地八成木于东，与天三并；天九成金于西，与地四并；地十成土于中，与天五并。"这就是说，五行是由天地阴阳之数耦合而生成的，天生则地成，地生则天成；阳生则阴成，阴生则阳成。同时说明，用一、二、三、四、五分别代表水、火、木、金、土五行的生数。由于土能生万物，故而在各生数上加土数五，即得六、七、八、九、十，则分别代表水、火、木、金、土的成数。所谓"成"，即由一、二、三、四、五分别加五而成的意思。

以上所述，生成数是以阴阳学说为理论基础的，以天数一、三、五、七、九为生数，地数二、四、六、八、十为成数，在具体应用中一般只取六、七、八、九这四个数字。而五行学说的产生，则以一至五为生数，六至十为成数，根据《尚书·洪范》的一水二火三木四金五土的次序，有了一六为冬为水，三八为春为木，二七为夏为火，四九为秋为金，五十为中央为土之论。由于阴阳五行学说的相互渗透，就产生了阴阳五行、五行各含阴阳的生成数学说，这是本段所述的五行生成数。

生成数的配合，是根据天为阳，地为阴，奇数为阳，偶数为阴，在五行中每一行都有一个生数（阳数）和一个成数（阴数）相配，构成一对阴阳消长的关系，以说明水有阳水、阴水；火有阳火、阴火；木有阳木、阴木；金有阳金、阴金；土有阳土、阴土等阴阳配伍关系，从而说明阴阳的对立统一关系。

《内经》应用生成数非常广泛，主要有用于解释人体生长发育规律；说明五脏与四时万物的通应关系；用于预测病理变化，用于预测判断病死日期等。而本段所言生成数，主要是说明五脏与四时万物的通应关系。由于五脏与四时相应，四时与五行生成数相配合，故五脏与生成数的关系亦为密切。故庞春生说："《内经》中不但五行受易数的影响，藏象亦同样受此影响。《内经》根据易数五行的取象比类思维方法，建立了中医学理论体系的核心，即以五脏为主体，外应五方、五时、五气，内系五脏、五体、五官等五个功能活动系统，以此来阐明人体生命活动的整体性及与周围环境的统一性。[3]《内经》五脏与生成数之配合密切，除本篇论述外，《素问·五常政大论》亦有记载："敷和之纪，木德周行……其脏肝……其应春……其数八；升明之纪，正阳而治……其脏心……其应夏……其数七；备化之纪，气协天休……其脏脾……其应长夏……其数五；审平之纪，收而不争……其脏肺……其应秋……其数九；静顺之纪，藏而勿害……其脏肾……其应冬……其数六。"这是生成数与五行、藏象学说的密切关系的具体论述。因而，《内经》应用生成数是象数学中的一个方面，其他方面应用得更多，值得深入研究，探究其精神实质。

【临证指要】

本段讨论的"四时五脏阴阳"的理论体系，对于临床辨证论治有重要的指导意义。文中关于五脏与五体、五华、五志、五官九窍、五味、五色等关系的临床意义，将在藏象、病证及治则等篇章加以讨论。现就五脏与五时、五音、生成数的关系，在实践中的应用意义加以阐发。

1. 五脏与五时关系的应用意义

五脏与五时相应的密切关系，是"时脏学说"的核心。这一理论不仅沟通了中医学与现代科学对人体生命的认识，而且对"因时辨证"和"因时治疗"有重要的实践意义。

本段指出，五时五脏发病的病位各有不同，即春季发病为肝，其病位为头和筋；夏季发病为心，其病位为脏和血脉；长夏发病为脾，其病位为脊和肉；秋季发病为肺，其病位为肩背和皮毛；冬季发病为肾，其病位为溪（腰股）和骨，从而将五季与五脏、五体等相应，说明其发病的规律性。我们应用这一观点，指导临床实践，每获良效。

首先用于分析病理，加强诊断，准确治疗。由于疾病的发生与季节关系密切，有其明显的节律周期。在诊治时，通过观察疾病发生发作的季节和时辰，结合相应的病发脏腑及部位，分析和诊断疾病，使之获得良好疗效。例如陈士铎在《辨证奇闻·头痛》中载有阳气不能随春气而上升于头之头痛昏闷案："人有遇春而头痛者，昼夜不得休息，昏闷之极，恶风恶寒，不喜饮食，人以为中伤寒风之故，而不知非也。《内经》云：'春气者病在头。'气弱之人，阳气不能随春气而上升于头，故头痛而昏闷也。凡有邪在头者，发汗以散表邪，则头痛可愈，今因气微而不能上升，是无表邪也，无邪而发汗，则虚其虚矣，而清阳之气，益难上升，气即不升，则阳虚而势难外卫，故恶风寒；气弱而力难中消，故憎饮食耳。治法补其阳气，则清气上升而浊气下降，内无所怯而外亦自固也。方用升清固外汤：黄芪，人参，炙甘草，白术，陈皮，当归，白芍，柴胡，蔓荆子，川芎，天花粉，水煎服。一剂而痛减，再剂而病愈。此方即补中益气之变方，去升麻而用柴胡，以柴胡入肝提其木气也。木主春升，以应春气，使不陷于肝中，自然清气上升，况参芪归芍，无非补肝气之药，气旺而上荣外固，又何头痛之不愈哉？"陈氏掌握肝旺于春，春天肝之阳气不升，清阳失养，则头痛昏闷之病机，给予益气升阳之剂，取得佳效。

又如虞抟在《医学正传·燥证》中介绍手足枯燥，遇深秋而甚之病案："予仲兄怀得处士，年四十五，平生体瘦弱血少，值庚子年岁金太过，至深秋燥金用事，久晴不雨，得燥证皮肤坼裂，手足枯燥，搔之屑起血出痛楚，十指甲厚，反而莫能搔痒。予制一方，名生血润肤饮，服数十贴，其病如脱，后治十数人皆验。"该案系秋季肺之阴液不足，不能滋润肌肤所致，肺旺于秋，其病多发于皮毛，故治以养阴生血滋肺润肤则愈。

其次要因时施治，加强临床疗效。由于五脏所旺之季节不同，在一日之中所旺之时不同，因而选择不同的服药时间，其疗效不同。例如程士德《中医时间证治学纲要》介绍，清代张意田治一妇人，产后发热，已及半载，诸医咸作劳损阴亏，治之不效。张氏察其热于五更而发，力排群议，指出："五更发热者，寅卯木旺之时，肝火挟邪，随时而动也"。治以小柴胡汤，转动枢机，藉少阳之生气，由内而外，自上而下，散解木中之伏邪，服之果效。此案从发病时间五更为寅卯之时属肝，分析出五更发热属肝木伏邪，故以小柴胡汤而愈。临床时不仅以发病之时与脏腑关系辨证施治，更重要的是因时用药。

此外，五脏与五时的关系，在养生和护理康复中亦有指导意义，此处不再赘述，可参阅《素问·四气调神大论》的有关内容。

2. 五脏与五音关系的临床意义

应用本段五脏与五音相关的理论，调节人体精神情志，不仅可以养生保健，而且可以防病治病，成为现代音乐疗法的理论基础。

据胡献国介绍"音乐处方巧选择"指出：在现代人们的生活节奏现代化，使之生活步伐加强，身心负担加重，常会使人们心情烦闷、浮躁不安，有时会出现不眠多梦，食欲不振，头昏头痛等症状。我们能够应用音乐疗法，加强身心的调节，可收较好的效果。应用时可根据不同的表现，分别为与五脏的关系，然后选用不同的音乐加以调节。一般的选用方法为：催眠选听《二泉映月》《平湖秋月》《独影摇江》《军港之夜》《杨翠喜》《出水莲》《春思》《银河会》《仲夏之梦》。镇静选听《塞上曲》《春江花月夜》《平沙落雁》《仙女放羊》《小桃红》，这些乐曲均有安心镇静之功用。解除肝气郁滞者，选听《苗岭春早》《喜洋洋》《春来了》《啊，莫愁》。消除疲劳选听《假日的海滩》《矫健的步伐》及海顿组曲《水上的音乐》。振奋精神选听《娱乐生平》《步步高》《狂欢》《金蛇狂舞》。增进食欲选听《花好月圆》《欢乐舞曲》。如能应用这些舞曲和音乐，对五脏有调节之作用，使心情舒畅。尤其是选听《江南好》《春风得意》《百鸟朝凤》乐曲，对调畅心情效果更好。所以，音乐疗法值得推广应用(见《中医药信息报》1997 年 9 月 13 日第四版《音乐处方巧选择》一文)。

也有的人应用五脏与五音相关的理论，提出音乐探病的方法。李韦介绍，音乐探病常灵活地运用"五声调式"的音乐，以其"角、徵、宫、商、羽"主"肝、心、脾、肺、肾"五脏，化"青、红、黄、白、黑"五色，且应"风、暑、湿、燥、寒"五气，合"怒、喜、思、忧、恐"五志。如运用"宫调式"的音乐，就长于探测脾胃方面的疾病，而其中"宫"音在调式中最稳定，"纯正值"反馈也最高，利于对脾胃方面疾病的分析和判断。"羽调式"则长于探测腰肾及生殖系统方面的疾病，其"羽"音的"纯正值"也最高。其余角、徵、商仿此。[4]

3. 五脏与生成数的关系应用举例

《内经》对数字的应用是十分广泛的，生成数的应用是其中的一个方面。首先应用生成数来说明人体生长发育的规律。如《素问·上古天真论》曰："女子七岁，肾气盛，齿更发长；二七而天癸至，任脉通，太冲脉盛，月事以时下……丈夫八岁，肾气实，发长齿更；二八肾气盛，天癸至，精气溢泻……"王冰注云："老阳之数极于九，少阳之数次于七，女子为少阴之气，故以少阳之数偶之，阴阳气和，乃能生成其形体……老阴之数极于六，少阴之数次于八，男子为少阳之气，故以少阴之数合之。"(《黄帝内经素问·卷一》)这是以生成数的原理，以阴阳互生的关系，阐明女子、男子以七岁和八岁作为生长发育一个节律的意义。

其次从生成数推演五脏特点及用药原则。孟庆云认为：古人以五为始于一终于九的中和之数，把这个参数看成是合阴阳之数的本始，是一个标准参数。又以九为最高的终数，是为黄钟数。《内经》和以后的医学著作，根据各脏腑的生成数，按其达到"现九会五"的加减比例，便可推演出脏腑的某些特点和相应的用药原则，推导过程见下表(下篇表-1)。

下篇表-1 从生成数推演五脏特点及用药原则表

五脏	五行	生数	成数	现九会五	加减比例	五脏特点及用药原则
肝	木	三	八	(8)+1=9 (8)-3=5	加少减多	肝不可轻补。李中梓《医宗必读》:"东方之木,无虚可补,补肾即所以补肝"
心	火	二	七	(7)+2=9 (7)-2=5	加减相等	加减相等,水火相济,心肾相交。徐灵胎《神农本草经百种录》:"黄连宜为泻心之药,反而补心"
脾	土	五	五	(5)+4=9 (5)+0=5	有加无减	脾主升,有升无降
肺	金	四	九	(9)+0=9 (9)-4=5	有减无加	肺主肃降,降逆而不提升
肾	水	一	六	(6)+3=9 (6)-1=5	加多减少	肾实证少,不可轻泻。李中梓《医宗必读》:"北方之水,无实不可泻,泻肝即所以泻肾"

从上表可以看出,应用"河图"数为原始推演出的五脏特点虽然不尽全面,但已成为历代医家分析五脏病机的原则[4]。

(项 祺)

参考文献

[1] 程士德.中医时间证治学纲要.北京:人民卫生出版社,1994:170-172.

[2] 王玉川."生成数"与《素问》经注.北京中医学院学报,1992,(4):9-11.

[3] 庞春生.浅谈《周易》数中的医理.亚洲医药,1996,(10增刊):642.

[4] 李韦.音乐探病与《周易》.亚洲医药,1996,(10增刊):348.

[5] 王洪图.黄帝内经研究大成.北京:北京出版社,1997:2162.

阴阳应象大论篇第五

【篇解】

阴阳是中国古代哲学的一对范畴,是对自然界相互关联的某些事物和现象对立双方的概括,含有对立统一的概念。应,即相应、对应。象,事物可见的现象或摹拟物象的像。阴阳应象,即阴阳在自然界和人体有象相应,正如马莳所说:"此篇以天地之阴阳,万物之阴阳,合于人身之阴阳,其象相应。"

【提要】

1. 阴阳的基本概念及医学阴阳学说的主要内容。

2. 用取象比类的方法,按照功能、行为相应或相似的原则,将天地人三个领域中的各种事物进行五行归类的联系,提出了以五脏为中心的内外相应整体观的系统结构。

3. 取法天地阴阳变化规律,论证人体生理、病理特点及养生原则。

4. 邪气犯人可伤及表里内外不同部位,医者应该遵循阴阳理论选取适当的诊治原则和方法。

【原文】

黄帝曰：阴阳者，天地之道[1]也，万物之纲纪，变化之父母，生杀之本始，神明之府也，治病必求于本[2]。

故积阳为天，积阴为地，阴静阳躁，阳生阴长，阳杀阴藏[3]，阳化气，阴成形，寒极生热，热极生寒[4]。寒气生浊，热气生清。清气在下则生飧泄，浊气在上则生䐜胀。此阴阳反作，病之逆从也。故清阳为天，浊阴为地。地气上为云，天气下为雨，雨出地气，云出天气[5]。故清阳出上窍，浊阴出下窍；清阳发腠理，浊阴走五脏；清阳实四肢，浊阴归六腑。

水为阴，火为阳。阳为气，阴为味。味归形，形归气；气归精，精归化。精食气，形食味；化生精，气生形。味伤形，气伤精，精化为气，气伤于味[6]。阴味出下窍，阳气出上窍。味厚者为阴，薄为阴之阳；气厚者为阳，薄为阳之阴。味厚则泄，薄则通；气薄则发泄，厚则发热。壮火之气衰，少火之气壮[7]；壮火食气，气食少火；壮火散气，少火生气。气味辛甘发散为阳，酸苦涌泄为阴。阴胜则阳病，阳胜则阴病[8]。阳胜则热，阴胜则寒。重寒则热，重热则寒[9]。

寒伤形，热伤气，气伤痛，形伤肿[10]。故先痛而后肿者，气伤形也；先肿而后痛者，形伤气也。风胜则动，热胜则肿，燥胜则干，寒胜则浮，湿胜则濡泻[11]。天有四时五行，以生长收藏，以生寒暑燥湿风；人有五脏化五气，以生喜怒悲[12]忧恐。故喜怒伤气，寒暑伤形[13]，暴怒伤阴，暴喜伤阳，厥气上行，满脉去形，喜怒不节，寒暑过度，生乃不固。故重阴必阳，重阳必阴。故曰：冬伤于寒，春必温病[14]；春伤于风，夏生飧泄；夏伤于暑，秋必痎疟；秋伤于湿，冬生咳嗽。

【校注】

(1)阴阳者，天地之道：天地，泛指自然界。道，即法则和规律。言阴阳是自然界的一般法则和规律。正如张介宾《类经·阴阳类·一》所说："道者，阴阳之理也。阴阳者，一分为二也。太极动而生阳，静而生阴，天生于动，地生于静，故阴阳为天地之道。"

(2)治病必求于本：本，这里指阴阳。承上文阴阳为自然界的一般法则和规律，因此人的生理、病理，医事的诊断与治疗皆不能离开阴阳，故治病必以阴阳为本。张志聪《素问集注》云："本者，本于阴阳也。人之脏腑气血，表里上下，皆本乎阴阳。而外淫之风寒暑湿，四时五行，亦总属阴阳之二气。至于治病之气味，用针之左右，诊别色脉，引越高下，皆不出乎阴阳之理，故曰治病必求其本。谓求其病之本于阳邪、本于阴邪也，求其病之在阳分、阴分、气分、血分也。审其汤药之宜，用气之升、味之降、温之补、苦之泻也。此篇论治道当取法乎阴阳，故首提曰：治病必求于本。"

(3)阳生阴长，阳杀阴藏：即四时春生、夏长、秋收、冬藏的正常规律。四时分阴阳，则春夏为阳，秋冬为阴，但阴中复有阴阳，阳中亦有阴阳。如马莳《素问注证发微》云："然天虽主阳，而阳中有阴，故其于万物之生长也，阳生之而阴长之；地虽主阴，而阴中有阳，故其于万物之杀藏也，阳杀之而阴藏之"。张介宾《类经·阴阳类》亦从太少阴阳"四象"注云："此即四象之义。阳生阴长，言阳中之阴阳也；阳杀阴藏，言阴中之阴阳也。盖阳不独立，必得阴而后成，如发生赖于阳和，而长养由乎雨露，是阳生阴长也；阴不自专，必因阳而后行，如闭藏因于寒冽，而肃杀出乎风霜，是阳杀阴藏也。此于对待之中，而复有互藏之道，所谓独阳不生，独阴不成也。如《天元纪大论》曰：'天以阳生阴长，地以阳杀阴藏'，实同此义。"

又一说，生与长，杀与藏，为临文避复修饰格限制下互换使用的相对同义词。意为阳生阴亦生，阳杀阴亦杀，阴阳两个方面协调统一，相辅为用。亦通。

(4)寒极生热，热极生寒：以寒热互变的现象，说明阴阳在一定的条件下相互转化的关系。张介宾《类经·阴阳类》注云:“阴寒阳热,乃阴阳之正气。寒极生热,阴变为阳也;热极生寒,阳变为阴也……如人伤于寒,则病为热,本寒而变热也;内热已极,而反寒栗,本热而变寒也。故阴阳之理,极则必变。”推之于四时气候,冬寒之极变生春温,夏热之极变生秋凉,亦属阴阳极变之理。

(5)地气上为云,天气下为雨,雨出地气,云出天气:地为阴受天阳之气蒸腾,上升而为云;天为阳受地气之寒凝,下降而为雨。说明阴阳互根、相互转化;也说明阳气下降,阴气上升,阴阳相交而化生万物之理。马莳《素问注证发微》云:“地虽在下,而阴中之阳者升,故其上也为云;天虽在上,而阳中之阴者降,故其下也为雨”。

(6)味归形……气伤于味:用阴阳学说论事物之间的转化关系。归,有滋养和仰求两义。药物饮食的味能滋养人的形体,而形体又仰求元气的充养;药物饮食之气生成人体的阴精,而人体的阴精又仰赖气化产生。但是五味太过又能损伤形体,同时也能损伤人体的元气。正如马莳所说:“夫味归形而形食味,则凡物之味,固所以养形也,然味或太过,适所以伤此形耳……气归精而精食气,则凡物之气,固所以养精也,然气或太过,适所以伤此精耳。”

(7)壮火之气衰,少火之气壮:壮火,指药物饮食气味纯阳的作用。少火,指药物饮食气味温和的作用。气,指正气。之,使、令之意。此句言药物饮食气厚,作用纯阳,能使人的元气衰减;药物饮食气薄,作用温和,可使人体的元气壮盛。

(8)阴胜则阳病,阳胜则阴病:阴盛,指酸苦涌泄太过,故可损伤人体阳气;阳盛,指辛甘发散太过,故能耗伤人体阴精。

(9)重寒则热,重热则寒:重,重复、重叠。酸化木,苦作火,久服酸苦之味,易从木火热化。辛化金,甘化土,久服辛甘之味,易从凉湿寒化。《素问·至真要大论》所谓:“久而增气物化之常也,气增而久夭之由也。”

(10)寒伤形,热伤气,气伤痛,形伤肿:形,指形体。气,指气分。寒邪侵袭令血流凝涩,形体收引拘急。热邪伤人则迫气行逆乱或阻滞,形体松缓,皮肤不收而气外泄,所谓暑热伤气。血行涩滞,气亦不行,水不得化而为肿。气机逆乱,营血壅阻而为疼痛。

(11)风胜则动……湿胜则濡泻:风邪太过,使肢体振掉动摇或头目眩晕,故谓动。热邪太过,迫使营血逆乱,壅阻而为疮疡,故谓肿。寒邪太过,气血涩滞不畅,水气不化而浮肿,故谓浮。湿邪太过,困遏脾气,运化失司而为湿泻,故谓濡泻。

(12)悲:《新校正》云:“按《天元纪大论》,‘悲’作‘思’。”

(13)喜怒伤气,寒暑伤形:喜怒,概指七情。寒暑,概指六淫。七情太过,损伤五脏气机;六淫伤人,首先侵犯肌表形体。

(14)冬伤于寒,春必温病:冬季感受寒邪而不能藏蓄阴精,至春季阳气发越,阴精亏而不制阳,故易发生温热性疾病。《素问·金匮真言论》所谓“藏于精者,春不病温”正可说明冬伤于寒,至春而生温病的机理。

【释义】

本段论述了“阴阳”的基本概念,重点阐述了医学阴阳学说的基本内容。在指出“阴阳者,天地之道也,万物之纲纪,变化之父母,生杀之本始,神明之府也”这一阴阳的基本概念之后,用“治病必求于本”一语,将阴阳直接引入医学领域,进而形成为医学阴阳学说,并讨论了医学阴阳学说的主要内容:①阴与阳的性质及人体的基本生理与病理。②阴与阳相互转化及药食气味作用。阴与阳在一定条件下可以相互转化,即“重阴必阳,重阳必阴”,以及“重热则寒”、“重寒则热”、“气生形”、“精化为气”等。饮食和药物的气味,是人体所能利用的重要物质，其气味有阴阳厚薄之分，而有“泄”、“通”、“发泄”、“发散”不同的作用。③阴阳与五行以及病因病机。医学阴阳学说在应用中与五行相联系，融为医学阴阳五行学说，用以分析病因与病机。

此外，邪气伤人情况是复杂的，如以寒热言之，热邪虽然易伤营血而导致痈肿，同时也可以损伤阳气而引起疼痛；寒邪虽然易伤阳气，但也可以伤人形体（阴），而均可导致浮肿。

【理论研究】

1. 对“壮火”、“少火”的认识

本段中谈少火、壮火之文，在论药食气味阴阳厚薄之下，则从前后文义分析此“火”当指气味作用而言，正如马莳所说：“气味太厚者，火之壮也。用壮火之品，则吾人之气不能当之而反衰矣，如用乌附之类，而吾人之气不能胜之，故发热。气味之温者，火之少也。用少火之品，则吾人之气渐尔生旺，血益壮矣，如用参归之类，而气血渐旺者是也”。（《素问注证发微·阴阳应象大论》）不过，多数注家，如王冰、李中梓、张介宾、张志聪等，则将少火解为人体少阳之气，即正常的生理之火，或谓阳气，而将壮火解为壮烈之火邪，即阳气过亢而为火邪，亦即“气有余便是火”之类。如张介宾注云：“火，天地之阳气也。天非此火，不能生物；人非此火，不能有生。故万物之生，皆由阳气。但阳和之火则生物，亢烈之火反害物，故火太过则气反衰，火和平则气乃壮。壮火散气，故云食气，犹言火食此气也。少火生气，故云食火，犹言气食此火也。此虽承气味而言，然造化之道，少则壮，壮则衰，自是如此，不特专言气味者”（《类经·阴阳类·一》）。张介宾之说显然是对《素问·阴阳应象大论》理论的补充和发挥，其发挥虽与本节经文并不相合，但却与《内经》理论体系中“太过”即为邪的基本观点相符，故其说不仅可以成立，而且是对医学理论发展作出了贡献。

2. 对“阴盛则阳病，阳盛则阴病”的认识

此句是承“气味辛甘发散为阳，酸苦涌泄为阴”而言，如是则其原意当指：酸苦涌泄之药食过用则人体的阳气受损，而辛甘发散之气味过用则机体阴精耗伤。正如马莳注云：“用酸苦涌泄之品至于太过，则阴胜矣，阴胜则吾人阳分不能敌阴品，而阳分斯病也。用辛甘发散之品至于太过，则阳胜矣。阳胜则吾人之阴分不能敌阳品，而阴分斯病也”。（《素问注证发微·阴阳应象大论》）但是，吴崑、张介宾等医家，将此句与下文相联，而泛指阴阳偏胜而致偏衰的病机。张介宾注：“此下言阴阳偏胜之为病也。阴阳不和，则有胜有亏，故皆能为病”。（《类经·阴阳类·一》）吴崑云：“水胜则火灭，火胜则水干”。认为阴气偏胜，则阳气亏损；阳气偏胜，则阴气亏损。这种观点演化为人体阴阳寒热盛衰的病理原则。显然，这些发挥使原文的适用范围不仅仅局限于药物饮食气味的阴阳寒热，更发展到对人体病理的认识了。近年关于阴阳五行学说的研究，又常引用“阴胜则阳病，阳胜则阴病”之语，作为“阴阳消长”的依据，即阴长则阳消，阳长则阴消。将其引申成为古代哲学的概念。不论从药食气味的作用，还是从阴阳盛衰的病理原则，以及从哲学角度，上述对“阴胜则阳病，阳胜则阴病”的解释都是符合《内经》理论体系基本学术思想的，因而都可成立，并且是各自从不同角度，阐释发挥了《内经》的理论，标志着学术的发展与进步。

3. 阴阳升降与同气相求

本节经文不仅指出阳主上升、阴主下降，所谓“清阳出上窍，浊阴出下窍”，“阴味出下窍，阳气出上窍”。同时还说明阳亦有下降之势，阴也有上升之性。如云：“地气上为云，天气下为雨”。阳中有阴，阴中有阳，升中有降，降中有升，才构成阴阳交泰，才能化生万物。不能片面地认为阳只有上升、阴只能下降。张介宾注云：“此下言阴阳精气之升降，以见天地人一理

也。天地者，阴阳之形体也。云雨者，天地之精气也……云因雨而出也；阳在上者为气，气者云也，气降则化为精，雨由云而生也。自下而上者，地交于天也，故地气上为云，又曰云出天气；自上而下者，天交于地也，故天气下为雨，又曰雨出地气。《六微旨大论》曰：'升已而降，降者谓天；降已而升，升者谓地。天气下降，气流于地；地气上升，气腾于天。'可见天地之升降者，谓之云雨；人身之升降者。谓之精气。天人一理，此其为最也"(《类经·阴阳类·一》)。

就邪气伤害正气而言，阳热之邪最易耗伤人体阴精，而阴寒之邪最易损伤人体阳气，与"阴胜则阳病，阳胜则阴病"之理相符。但是，阴阳还有"同性相求"的一面，性质相同的事物易于接近，也是一种客观规律。因此，本节云："寒伤形，热伤气"。寒为阴，形亦属阴，同气相求，故寒邪先伤人之形体；热为阳，气亦属阳，同气相求，故热则伤人之气。同样，《素问·太阴阳明论》亦有"伤于风者上先受之，伤于湿者下先受之"之论。上为阳部，风为阳邪，故风邪先伤于上；下为阴部，湿为阴邪，故伤于湿者下先受之。临床最常见的病理现象燥伤阴液，也是同样道理。燥本秋金之气，其性属阴，而其所易伤者正是人体的阴液，以致本节经文又总结说："燥胜则干"。津伤液枯，故其病证的基本特点为"干"。"物以类聚"也是"同气相求"规律在客观世界的一种反映。

【临证指要】

1."味归形……精化为气"

药食气、味与人体的形、精、气、化之间的相互转化关系，体现了阴阳互根和阴阳转化的辩证关系，对后世精气互根理论的产生与发展有重要影响，在养生治病方面起到了指导作用。如在老年养生中，孙思邈认为"人年五十以上，阳气日衰，损与日至"(《千金翼方·养老大例》)，故当节制情欲、适当运动、适时摄生、调气食养，尤其强调饮食调养。谓："精以食气，气养精以荣色；形以食味，味养形以生力……精顺五气以为灵也，若食气相恶，则伤精也；形受味以成也，若食味不调，则损形也。是以圣人先用食禁以存性，后制药以防病也。"(《备急千金要方·食治》)陈直认为老年病的主要机理是"真元耗竭，五脏衰弱"，其在《养老奉亲书·饮食调治》中云："主身者神，养气者精，益精者气，资气者食……高年之人，真元耗竭，五脏衰弱，全仰饮食以资气血，若生冷无节，饥饱失宜，调停无度，动成疾患"。均在《内经》精气理论基础上进一步阐发并应用于临床实践。

精生于气，气生于精，精气互化理论在临床应用甚广，如王焘《外台秘要》治疗虚劳失精，载药方三首，皆以补气助阳之法，方如人参丸、黄芪汤等。张介宾重视精气互根的关系，并以此作为论治的基础。其在《景岳全书·新方八阵》说："善补阳者，必于阴中求阳，则阳得阴助而生化无穷；善补阴者，必于阳中求阴，则阴得阳助而泉源不竭。"《景岳全书·传忠录》又云："善治精者，能使精中生气；善补气者，能使气中生精。"对虚损性疾病，运用阴中求阳，阳中求阴的原则指导方剂配伍，可以提高治疗效果。如张羹梅治一人，中年结婚，行房阳痿，起则早泄，脉虚细，苔白腻。证属命门火衰，以赞育丹加减治之。药用：大熟地12g、淮山药9g、山萸肉9g、菟丝子9g、巴戟肉9g、仙灵脾9g、仙茅9g、茯苓9g、肉苁蓉9g、阳起石9g、锁阳9g、鹿角片9g、黑附块9g、肉桂3g。服用20余剂，性生活恢复正常。该案用鹿角、仙茅、仙灵脾、巴戟天、阳起石、锁阳、菟丝子、肉苁蓉、附子、肉桂温肾助阳，补下元不足，更用熟地、山药等药滋补肾阴，于阴中求阳，所以治疗效果颇佳[1]。

2. 气味理论的应用

"气味辛甘发散为阳，酸苦涌泄为阴"，"味厚者为阴，薄为阴之阳；气厚者为阳，薄为阳之阴。味厚则泄，薄则通；气薄则发泄，厚则发热。”论述了药食气味的阴阳属性及其功效。该理论对中医组方治病，具有很大的指导作用。例如张仲景《伤寒论》选药组方至为精当，而其方剂之气味配伍，悉本《内经》。以治太阳中风之桂枝汤言之，成无己《注解伤寒论》分析云：“桂枝辛热，用以为君……是犹辛甘发散为阳之义。盖发散风邪必以辛为主，故桂枝所以为君也。芍药味苦酸微寒，甘草味甘平，二药用以为臣佐者，《内经》所谓‘风淫所胜，平以辛，佐以苦，以甘缓之，以酸收之’，是芍药为臣，而甘草为佐也。生姜味辛温，大枣味甘温，二物为使者，《内经》所谓“风淫于内，以甘缓之，以辛散之’，是以姜枣为使者也。姜枣味辛甘，固能发散，而又不特专于发散之用，以脾主为胃行其津液，姜枣之用，专行脾胃之津液，而和营卫者也”。成氏之分析，正说明桂枝汤之组方原则悉本《内经》气味理论。又如《伤寒论》之涌吐剂——瓜蒂散，用酸味之赤小豆与苦味之瓜蒂相配伍，亦是本此段经文“酸苦涌泄为阴”之理。仲景所创桂枝甘草汤，亦是“辛甘”为阳应用之体现，用以治疗发汗吐下后，其人叉手自冒心，心下悸，欲得按之心阳不足证候。

金元医家张元素，是易水学派的开山者，他十分重视《内经》气味理论，在《医学启源》中列有“药类法象”一节，依照药物气味厚薄，将药物分为风升生、热浮长、湿化成、燥降收、寒沉藏五类。风升生者，是“味之薄者，阴中之阳，味薄则通，酸苦咸平是也”；热浮长者，是“气之厚者，阳中之阳，气厚则发热，辛甘温热是也”；湿化成者，是“戊土，其本气平，其兼气温凉寒热，在人则以胃应之。己土，其本味淡，其兼味辛甘咸苦，在人以脾应之……”对药物分类，均以《内经》气味理论为依据。

温病学派叶天士、吴鞠通等医家，立法组方选药，除宗《素问·阴阳应象大论》气味阴阳理论外，更重视对《素问·至真要大论》等篇关于“六气”用药理论的应用。如吴鞠通《温病条辨·银翘散》方论云：“本方遵《内经》风淫于内，治以辛凉，佐以苦甘；热淫于内，治以咸寒，佐以甘苦之训”。

古今医家应用《内经》气味理论的验案颇多，兹举“辛甘为阳”理论应用仲景桂枝甘草汤案：钟育衡治疗姚某，女，26 岁，产后十日发热，头痛，项背痛，自服止痛片两片，汗出症减。又服止痛片两片，大汗淋漓，继而精神恍惚，身倦乏力，气短心悸，经西医抢救好转，但心悸不止，病发距今已半月余。现症心悸，夜寐欠佳，畏寒，脉虚数，舌质淡，苔白。辨证属产后气血不足，复因大汗伤及心阳，拟温扶心阳法。处方：桂枝 15g，炙甘草 10g。服三剂后心悸大减，畏寒已无，睡眠好转，投益气温阳法，以善其后。处方：黄芪 15g、桂枝 10g、白芍 15g、炙甘草 10g、生姜 3g、大枣 9 枚[1]。此案用《内经》气味理论，效如桴鼓。

3.“冬伤于寒，春必温病”

本段经文指出：“冬伤于寒，春必温病；春伤于风，夏生飧泄；夏伤于暑，秋必痎疟；秋伤于湿，冬生咳嗽”。《素问·生气通天论》有类似记载。从文义分析，此节承上文“重阴必阳，重阳必阴”而言感受外邪后的病机变化。以冬为阴季，寒为阴邪，冬感寒邪，是谓重寒。温病为阳热之病，正是重阴必阳的证明；春为阳季，风为阳邪，重阳必阴，故夏生洞泄寒中之阴病；夏为阳季，暑为阳邪，重阳必阴，则秋生痎疟。吴崑云：“痎，音皆。痎，亦疟也。夜病者谓之痎，昼病者谓之疟，方言书夜市谓之痎市，本乎此也。”则将痎疟视为夜发者，其性属阴可知；秋为阴季，湿为阴邪，重阴必阳，则伤上焦之肺气，故冬生咳嗽。既知此理，则当注意四时调摄，勿受外邪侵犯，防其寒暑过度，以固正气。

不过，“冬伤于寒，春必温病”一语，被后世医家作为“伏气”温病的理论根据，而伏气说在温病学发展中占有一定的地位。其临床依据是一部分温热病，初起即见里热（营分、血分）症状。但对“伏气”说历来有不同见解，主要反映在对邪伏“部位”上有歧见，如王叔和《伤寒例》首先提出了“寒毒藏于肌肤”之后，王冰在次注《素问·阴阳应象大论》时支持此说，吴崑《素问吴注·阴阳应象大论》亦表赞同。但是，又有邪伏少阴的观点，如叶天士《临证指南医案》云：“春温一证，由冬令收藏未固，昔人以冬寒内伏，藏于少阴，入春发于少阳”。柳宝诒《温热逢源》亦云：“邪伏少阴”。

也有否认“伏邪”存在者，如吴有性《温疫论》说：“风寒暑湿之邪，与吾身之营卫，势不两立，一有所中，疾苦作矣。苟或不除，不危即毙……今冬时严寒所伤，非细事也，反能藏伏过时而发耶？”

张琦更认为“冬伤于寒”其实质是“冬不藏精”而“内热郁积”。连“寒”邪都不是，更无寒邪藏伏存在。其《素问释义·生气通天论》注“冬伤于寒，春必温病”云：“冬主蛰藏，必应乎肾。《金匮真言论》：藏于精者，春不病温。此伤于寒，即冬不藏精之义也。严寒封藏之时，相火燔腾，反行炎赫之令，内热郁积，一交春气，木火司权，又遇风露闭其皮毛，内热莫宣，遂成温病，以其火盛精枯，故内外皆热……非如王叔和冬时感寒不病，至春变为温病之说也。”

不论从养生角度，还是从病因角度，“冬伤于寒，春必温病”一节都有重要意义。但也可以看到“伏气”说确有待完善之处。

【原文】

帝曰：余闻上古圣人，论理人形，列别脏腑，端络经脉，会通六合，各从其经；气穴所发，各有处名；溪谷属骨，皆有所起；分部逆从，各有条理；四时阴阳，尽有经纪；外内之应，皆有表里。其信然乎？(1)

岐伯对曰：东方生风，风生木，木生酸，酸生肝，肝生筋，筋生心，肝主目。其在天为玄，在人为道，在地为化。化生五味，道生智，玄生神。神在天为风(2)，在地为木，在体为筋，在脏为肝，在色为苍，在音为角，在声为呼，在变动为握，在窍为目，在味为酸，在志为怒。怒伤肝，悲胜怒；风伤筋，燥胜风(5)；酸伤筋，辛胜酸(6)。

南方生热，热生火，火生苦，苦生心，心生血，血生脾，心主舌。其在天为热，在地为火，在体为脉，在脏为心，在色为赤，在音为徵，在声为笑，在变动为憂(3)，在窍为舌，(4)在味为苦，在志为喜。喜伤心，恐胜喜；热伤气，寒胜热(5)；苦伤气，咸胜苦(6)。

中央生湿，湿生土，土生甘，甘生脾，脾生肉，肉生肺，脾主口。其在天为湿，在地为土，在体为肉，在脏为脾，在色为黄，在音为宫，在声为歌，在变动为哕，在窍为口，在味为甘，在志为思。思伤脾，怒胜思；湿伤肉，风胜湿(5)；甘伤肉，酸胜甘(6)。

西方生燥，燥生金，金生辛，辛生肺，肺生皮毛，皮毛生肾，肺主鼻。其在天为燥，在地为金，在体为皮毛，在脏为肺，在色为白，在音为商，在声为哭，在变动为咳，在窍为鼻，在味为辛，在志为忧。忧伤肺，喜胜忧；热伤皮毛，寒胜热(5)；辛伤皮毛，苦胜辛(6)。

北方生寒，寒生水，水生咸，咸生肾，肾生骨髓，髓生肝，肾主耳。其在天为寒，在地为水，在体为骨，在脏为肾，在色为黑，在音为羽，在声为呻，在变动为栗，在窍为耳(4)，在味为咸，在志为恐。恐伤肾，思胜恐；寒伤血，燥胜寒(5)；咸伤血，甘胜咸(6)。

故曰：天地者，万物之上下也；阴阳者，血气之男女也；左右者，阴阳之道路也；水火者，阴阳之征兆也；阴阳者，万物之能始也(7)。故曰：阴在内，阳之守也；阳在外，阴之使也。

【校注】

(1)帝曰：余闻上古圣人……其信然乎：本节黄帝问语中所提出的问题，岐伯仅谈及四时五行等个别方面，问和答不相符合，似属他经脱文。林亿《新校正》云：“详帝曰至其信然乎，全元起本及《太素》在上古圣人之教也上”。但张琦《素问释义》认为：“问辞与下岐伯对文义不合，他经错简也。林云：全元起本在上古圣人之教也上，亦不相次”。张氏之说可从。

(2)其在天为玄……神在天为风：此句在论“东方生风”之下，文例和下文“南方生热”、“中央生湿”、“西方生燥”、“北方生寒”各项不一致。对此前人有两种看法：一认为此句概言五方，并非单指东方，如张介宾《类经·藏象类》云：“在天为玄至此（玄生神）六句，他方皆无，而东独有之。盖东方为生物之始，而元贯四德，春贯四时，言东方之化，则四气尽乎其中矣。此盖通举五行六气之大法，非独指东方为言也。观《天元纪大论》有此数句，亦总贯五行而言，其义可见”。二认为此属衍文，如丹波元简《素问识》云：“据下文例，在天以下二十三字，系于衍文，且与肝脏不相干，宜删之”。两说均可参，以张注义长。

(3)在变动为忧：忧，嚘之假字，气逆之意。于鬯《香草续校书·内经素问》云：“此忧字盖当读为嚘。心之变动为嚘，与下文言肺之志为忧者不同。忧既为肺之志，自不应复为心之变动也……嚘训气逆，则与脾之变动为哕，肺之变动为咳，义正相类。是知此忧字，必嚘字之借”。

(4)在窍为舌，在窍为耳：此篇云心开窍于舌，肾开窍于耳，而《素问·金匮真言论》则谓：“南方赤色，入通于心，开窍于耳”，“北方黑色，入通于肾，开窍于二阴”。是心、肾各有两窍。对此，姚止庵《素问经注节解》云：“舌之职有二，一司辨五味，一司协音声，而实内根于心，舌为心之苗是也……苟非有窍焉，则内之何能通心液，外之何能辨五味、别音声乎……今试取舌而视之，细若针毫，津出若泉者，非孔乎？孔之大者窍也，孔之小者亦窍也，谁谓舌非通窍哉！抑又有说焉，《金匮真言论》曰：‘南方赤色，入通于心，开窍于耳’。而此又言在窍为舌，是心有二窍也。虽然，肾亦有二窍焉，肾在窍为耳，又《金匮真言论》曰：‘北方黑色，入通于肾，开窍于二阴’。五脏之中，一窍者三，而心肾独各二窍者，何也？夫心者火也，牡脏也；肾者水也，牝脏也。水火者，天地之正气，阴阳之妙用，气血之本原，生死之关键也，所系至重，故二脏独有此牝牡之名，为用至博，故心肾更有兼通之窍。火性炎上，其气上通，是以正窍在舌，而旁窍在耳；水性润下，其气由上而达下，是以上窍在耳，而下窍在二阴。然分之有水火升降之形，合之乃阴阳互根之妙，故肾在窍为耳，而心亦开窍于耳。是耳者心肾之所交通，水火之所际会，学者不可不察也。”

(5)风伤筋，燥胜风；热伤气，寒胜热；湿伤肉，风胜湿；热伤皮毛，寒胜热；寒伤血，燥胜寒：言五气太过伤人以及五气相互制胜，但以五行学说及其配属关系分析，则前后不尽一致。其中肝属木，主筋，通于风气，而燥气属金，则是气太过而自伤，五行所不胜之气制之；脾属土，主肉，通于湿气，而风气属木，也是气太过自伤，所不胜之气制之。心属火，主脉，通于热气，虽太过而不伤脉，反伤气；肾属水，主骨，通于寒气，而燥属金气，此寒不伤骨而谓伤血，又不云湿（土）胜寒（水）而谓燥胜寒；肺属金，主皮毛，通于燥气，此不云燥伤皮毛而云热伤皮毛。则五方（脏）之中，有两脏为气太过自伤，所不胜之气制之，另三脏各不统一。若按五行正序，此“热伤气”，当作“热伤脉”；“热伤皮毛，寒胜热”当从《太素》，林亿《新校正》云：“按《太素》作‘燥伤皮毛，热胜燥’”；其“寒伤血”句，《新校正》云：“按《太素》‘血’作‘骨’”，而五行之理当“湿胜寒”才符合五行之序。若以阴阳之理推之，当作“热胜寒”。经文“燥胜寒”，似有衍误。

(6)酸伤筋，辛胜酸；苦伤气，咸胜苦；甘伤肉，酸胜甘；辛伤皮毛，苦胜辛；咸伤血，甘胜咸：此言五味太过自伤，以及五味之相胜。其中“苦伤气”、“咸伤血”虽符合临床实际和五味所伤之理，但在本段经文以五行之序推理则欠顺，又与前后文例不合。本段所伤者为“五体”，即如酸伤筋、甘伤肉、辛伤皮毛。故当作“苦伤脉”、“咸伤骨”,《新校正》云:“按《太素》‘血’作‘骨’”。不过,《新校正》又云:“详此篇论所伤之旨,其例有三:东方云风伤筋、酸伤筋,中央云湿伤肉、甘伤肉,是自伤者也。南方云热伤气、苦伤气,北方云寒伤血、咸伤血,是伤己所胜。西方云热伤皮毛,是被胜伤己,辛伤皮毛,是自伤者也。凡此五方所伤,有此三例不同,《太素》则俱云自伤。”若依《太素》于文理通顺,医理亦通。但现存本《太素》此内容“缺”。

(7)阴阳者,万物之能始也:能,胎之借字。能始,即元始、本始的意思。孙诒让《札迻》说:“能者,胎之借字。《尔雅释诂》云:‘胎,始也’。《释文》云:‘胎,本或作台’。《史记·天官书》:‘三能’,即‘三台’。是胎、台、能,古字并通用。”有阴阳而后生万物。万物之能始,即万物的最终本元。王冰注云:“谓能为变化生成之元始”。

【释义】

根据阴阳五行学说,应用取象比类的方法,按照功能、行为相应或相似的原则,将天地人三个领域中的各种事物进行五行归类的联系,提出了以五脏为中心的内外相应整体观的系统结构,这一系统结构,可归纳为下表(下篇表-2)。

下篇表-2 人体内外相应的系统结构表

类别 \ 物象 \ 阴阳五行		神(阴阳莫测的变化)				
		阳(天、上、气、火)		阴(地、下、血、水)		
		木	火	土	金	水
天	方位	东	南	中	西	北
	气候	风	热	湿	燥	寒
地	品类	木	火	土	金	水
	五味	酸	苦	甘	辛	咸
	五色	青	赤	黄	白	黑
	五音	角	徵	宫	商	羽
人	五脏	肝	心	脾	肺	肾
	七窍	目	舌	口	鼻	耳
	五体	筋	脉	肉	皮毛	骨
	五声	呼	笑	歌	哭	呻
	五志	怒	喜	思	忧	恐
	病变	握	嚘	哕	咳	栗

表内显示事物五行属性的两种关系:一是相生关系。既有五行之间的相生,也有同行事物之间的相生,而同行事物之间的相生关系按功能行为的相应和功能行为的相似两种原则建立。二是相克关系。主要是五行之间的相互制胜。通过五行相生和相克的关系,描述出人体脏腑之间,脏腑与体表,以及人体与自然之间的密切联系。

【理论研究】

1.“四时五脏阴阳”观

“四时五脏阴阳”一语,首见于《素问·经脉别论》,它是《内经》基本学术思想之一。该学术思想概括了人体生命活动规律的两个基本特点：其一，人是一个有机联系的整体。构成人体的各种组织器官之间，在结构上不可分割，在功能上相互协调、相互为用，在病理上相互影响；其二，人类生活在自然界，无论在生理上或病理上，都不断受着自然界的影响，人类在改造和适应自然的斗争中维持着机体正常活动。这样，就把人体局部与整体统一起来，把人与自然统一起来，形成天人内外的统一体。统一体的联系法则是以阴阳五行学说论证的：自然界以四时阴阳为中心，概括五方、五气、五味等天地诸因素的类属关系；人体以五脏阴阳为中心，概括六腑、五体、五官、五志、五声、五病等形体、生理、病变诸因素的类属关系。而"五脏应四时"，四时与五脏相通、相应，从而构成以五脏为中心的五大功能活动系统，其活动共同遵循阴阳对峙、协调，五行生克制化的法则。

本段是体现"四时五脏阴阳"观的重要文字，除此之外，《素问·金匮真言论》、《素问·宣明五气》、《素问·六节藏象论》、《素问·五脏生成论》、《素问·脏气法时论》以及《灵枢·决气》、《灵枢·海论》、《灵枢·本输》、《灵枢·本脏》等篇，均反映着"四时五脏阴阳"的学术思想。

"四时五脏阴阳"观反映在《内经》理论体系的各个方面。如藏象学说的三个特点中，无一不渗透着"四时五脏阴阳"观。其特点之一，以五脏为核心的"象系统"。而本段所述正是这一特点，如前"人体内外相应的系统结构"表，便可看作是"象系统"的重要组成部分。其特点之二，以生理功能为特点。"四时五脏阴阳"观中的五脏，正是功能的五脏，如其性属火，其应南方，其味为苦，在声为笑等内容，显然并非"形态"的心脏。其特点之三，强调时间与方位。本段所述之五脏，无一不是与时间和方位相联系的，如东方生风，反映的是东方与春季，其脏应于肝；南方生热，反映的是南方与夏季，其脏应于心等。其他脉象应四时、治疗中的因时制宜等，都贯穿着"四时五脏阴阳"的学术思想。

2. 阴阳互根互用

阴阳的互根互用，是阴阳学说的内容之一，属于阴阳对立双方的统一性。《内经》有关论述颇多，本段"阴在内，阳之守也；阳在外，阴之使也"以及《素问·生气通天论》"阴者，藏精而起亟也；阳者，卫外而为固也"，是有代表性的论述。阴与阳互为根据，彼此促进，人体内的阴精和阳气，也必须相互支持、相互为用，才能维持人的生命活动规律。一旦阴阳失于互根互用而分离，则意味着统一体的瓦解，而生命结束。正如《素问·生气通天论》所说："阴阳之要，阳密乃固，两者不和，若春无秋，若冬无夏……阳强不能密，阴气乃绝；阴平阳秘，精神乃治，阴阳离决，精气乃绝。"说明阴阳两个方面相互依存，任何一方不能脱离另一方而单独存在。

后世医家对《内经》阴阳互根互用的内容颇多发挥，如吴昆《素问吴注》云："阴静，故为阳之镇守；阳动，故为阴之役使，见阴阳相为内外，不可相离也"。赵献可《医贯·阴阳论》更明确地指出："阴阳又各互为其根，阳根于阴，阴根于阳，无阳则阴无以生，无阴则阳无以化"，强调阴阳双方互为其根，若失去互为依存的条件，则会成为孤阴、独阳而危及生命。张介宾《类经附翼·真阴论》云："阴不可以无阳，非气无以生形也；阳不可以无阴，非形无以载气也。故物之生也生于阳，物之成也成于阴"。对阴阳互根互用的关系阐发深刻，对《内经》理论有所发展。

【临证指要】

1. 五志过激伤脏

前段经文云："人有五脏化五气，以生喜怒悲忧恐，故喜怒伤气……"言情志过激，伤害五脏之气。本段云：怒伤肝、喜伤心、思伤脾、忧伤肺、恐伤肾。情志各有所属之脏，其过激最易伤及相关脏之气机而致病。不同情志导致气机紊乱的情况各有特点，即如《素问·举痛论》所说：怒则气上，喜则气缓，悲则气消，恐则气下，惊则气乱，思则气结。因而临床治疗各种情志所致病证的方法亦随之而异。因怒而肝气上逆或横逆者，治当疏肝降气凉血；因喜而心气涣散者，当养血安神以收心气；因思而脾气结滞者，当理气醒脾以化痰浊；因悲而肺气消耗者，当益气敛肺而兼清郁热；因恐而肾气下陷者，当补益肾气以固其精。《北京市老中医经验选编·祝伯权医案》载：一女性，因纠纷被殴打，精神失常，哭笑不止，自语谩骂，两目直视，不食不眠，出门游走，二便不调，症已十余日。舌苔白厚，脉沉伏不定。病机属大怒伤肝，横逆犯脾，生化乏源，心失所养。以甘麦大枣汤、四七汤和龙胆泻肝汤等方加减治之。处方：龙胆草10g、柴胡10g、黄芩10g、生地10g、半夏6g、茯苓12g、厚朴6g、苏梗10g、小麦15g、甘草6g、炒枣仁10g、木香6g。服8剂，痊愈。王洪图治恐伤肾病例：其一，一位40岁男电工，在井口修理抽水马达，而坐在转动带上。旁人在不知情况下冒然合闸，突然马达轰鸣，将电工从转动带上抛起，险些落井，因而大惊猝恐。事后阳痿不举，数年不愈。以金匮肾气丸（为汤剂）加减，二十余剂治愈。又治一例41岁男子，因见同事中有数人患尿毒症，病情危笃，遂恐惧自己有肾炎。虽经检查证明无病，但恐惧心理不除，大便每日3～4次，小便每昼7～8次、夜3～4次，腰酸痛，睡眠不安，乏力。舌红苔薄白腻，脉弦细数。治以益肾清热祛湿之法。方用女贞子10g、旱莲草10g、玄参12g、生地黄10g、生苡仁15g、猪苓15g、生龙骨30g、木通6g、枳壳10g、琥珀粉1g（冲），2剂。并告之以其病极微，调摄自愈，以解除其精神负担。二日后再诊，病情大减，再用上方加减：女贞子10g、旱莲草10g、玄参12g、川断15g、菟丝子10g、生地黄12g、生龙骨20g、萆薢12g、丹参12g，3剂。病愈[2]。

情志致病虽多先伤相应内脏，但又非特定专伤某脏，故《灵枢·本神》有“心怵惕思虑则伤神”，“脾愁忧而不解则伤意”，“肺喜乐无极则伤魄”，“肝悲哀动中则伤魂”，“肾盛怒而不止则伤志”之论。

2. 以情相胜法

以情相胜法是《内经》情志疗法的一个方面，其原理是根据不同的情志活动各有其阴阳或五行属性，利用其属性的相互对立、克制的作用，治疗某些因情志过激而引起的疾病。本段悲胜怒、怒胜思、思胜恐、恐胜喜、喜胜忧（悲），即典型记载。后世医家将这一基本理论广泛应用于临床实践。例如：

恐胜喜：喜属心而为火，恐属肾而为水，五行之中水能克火。张子和《儒门事亲》载：“昔庄先生治一人以喜乐之极而病者。庄切其脉，为之失声。佯曰：吾取药去。数日更不来。病者悲泣，辞其亲友曰：吾不久矣。庄知其将愈，慰之。诘其故，庄引《素问》曰：惧胜喜。”

怒胜思：怒属肝而为木，思属脾而为土，五行之中木能克土。《续名医类案》载：一女丧母，因思成疾，精神短少，倦怠嗜睡，胸膈烦闷，日常恹恹，药不应。患者相信巫医。于是，医生请其丈夫买通巫医，通过巫医之口假传其母遗言：“生则为母女，死则为寇仇。”病人听后大怒说：“我因母病，母反害我，我何思之。”于是病愈。

喜胜忧（悲）：喜属心而为火，悲忧属肺而为金，五行之中火能克金。《续名医类案》载汪石山医案：一县差，拿犯人，以铁索锁犯，行至中途投河而死。犯家告解差人，索骗威逼致死。解差脱罪，未免费财，忧愤成疾，如醉如痴，谬言妄语，复无知识。汪石山诊之曰：“此由费财而忧，心得喜乃愈，药岂能治哉。”令其家属熔锡作银数锭，置其侧。病者见之，果喜，握视不置，后病遂愈。此以喜胜忧也。

思胜恐：思属脾而为土，恐属肾而为水，五行之中土能克水。《晋书·乐广府》载："尝有亲客，久阔不复来，广问其故，答曰：'前在坐，蒙赐酒，方欲饮，见杯中有蛇，意甚恶之，既饮而疾'。于是河南（乐广担任河南尹）听事（听事堂）壁上有角（弓），添画作蛇，广意杯中蛇即角影也。复置酒于前处，谓客曰：'酒中复有所见否？'答曰：'所见如初'。广乃告其所以，客豁然意解，沉疴顿愈。"深思之则解恐。

悲胜怒：悲属肺而为金，怒属肝而为木，五行之中，金能克木。怒则气上逆，而悲则气消，气消则不能上逆。日常可见盛怒之人，突放悲声后，其怒自止，是悲能胜怒之验。

【原文】

帝曰：法阴阳奈何？岐伯曰：阳胜则身热，腠理闭，喘粗为之俯仰，汗不出而热，齿干以烦冤(1)，腹满，死，能冬不能夏(2)；阴胜则身寒，汗出，身常清，数栗而寒，寒则厥，厥则腹满，死，能夏不能冬(2)。此阴阳更胜之变，病之形能也。

帝曰：调此二者奈何？岐伯曰：能知七损八益(3)，则二者可调；不知用此，则早衰之节也。年四十，而阴气自半也，起居衰矣；年五十，体重，耳目不聪明矣；年六十，阴痿，气大衰，九窍不利，下虚上实(4)，涕泣俱出矣。故曰：知之则强，不知则老，故同出而名异耳。智者察同，愚者察异。愚者不足，智者有余。有余则耳目聪明，身体轻强，老者复壮，壮者益治。是以圣人为无为之事，乐恬憺之能，从欲快志于虚无之守，故寿命无穷，与天地终。此圣人之治身也。

天不足西北，故西北方阴也，而人右耳目不如左明也；地不满东南，故东南方阳也，而人左手足不如右强也。帝曰：何以然？岐伯曰：东方阳也，阳者其精并于上，并于上则上明而下虚，故使耳目聪明，而手足不便也；西方阴也，阴者其精并于下，并于下则下盛而上虚，故其耳目不聪明，而手足便也。故俱感于邪，其在上则右甚，在下则左甚，此天地阴阳所不能全也，故邪居之。

故天有精，地有形；天有八纪，地有五里(5)，故能为万物之父母。清阳上天，浊阴归地，是故天地之动静，神明为之纲纪，故能以生长收藏，终而复始。惟贤人上配天以养头，下象地以养足，中傍人事以养五脏。天气通于肺，地气通于嗌(6)，风气通于肝，雷气通于心，谷气通于脾，雨气通于肾(7)。六经为川，肠胃为海，九窍为水注之气。以天地为之阴阳，阳之汗，以天地之雨名之；阳之气，以天地之疾风名之。暴气象雷；逆气象阳。故治不法天之纪，不用地之理，则灾害至矣。

【校注】

(1)烦冤：冤，《太素》作"悗"。悗与冤古通用。烦悗，即心胸烦闷。张琦《素问释义》注："君相燔腾，神明内扰，故烦冤"。

(2)能冬不能夏，能夏不能冬：能，通耐。阳胜之病必伤阴，而冬为阴、夏为阳，病人阳胜阴虚，得冬季阴气之助，尚能耐受，逢夏季阳热之气，病势将加剧，故谓"能冬不能夏"。阴胜之病"能夏不能冬"，道理相同，总是天人相通、阴阳相应之故。张介宾《类经·阴阳类》云："阴竭者，得冬之助，犹可支持，遇夏之热，不能耐受矣。""阳衰者，喜煖恶寒，故能夏不能冬也。"

(3)七损八益：历代注解不一。杨上善《太素·阴阳》认为"八益"是指上文"阳胜"之身热、腠理闭、汗不出等八个症状，"七损"是指"阴胜"之身寒、汗出、厥等七个症状。王冰认为七损是指女子月经贵以时下，八益是指男子精气贵乎充满。张介宾《类经·阴阳类》认为七为阳、八为阴，而"生从乎阳，阳不宜消也；死从乎阴，阴不宜长也"，即阳常不足之意。张志聪《素问集注》观点正与张介宾之说相反，而谓"言阳常有余而阴常不足也"。丹波元简《素问识》认为女子七岁、二七、三七、四七为四益，男子八岁、二八、三八、四八为四益，共八益；女子从五七至七七、男子从五八至八八，共有七损。1973年从长沙马王堆出土竹简《养生方·天下至道谈》载："气有八益，有七孙（损），不能用八益去七孙，则四十而阴气自半也……"是房中养生术的内容。因而近年发表的文章多从房中术解释。尽管诸说纷纭，但其基本观点则均是调整人体阴阳，勿使紊乱，才是健康之本。

（4）下虚上实：肾气衰于下，浊阴填塞于上。肾气衰故可见上文所说"阴痿"、二便不利或不固；浊阴不化而填塞上窍，可见涕泣俱出或耳鸣、耳聋等症。即上文所云"九窍不利"。

（5）天有八纪，地有五里：八纪，即八节之纪，指立春、立夏、立秋、立冬、春分、秋分、夏至、冬至。里，通理。五里，即五方五行之理。高世栻《素问直解》云："东南中西北，五方之道理也"。马莳《素问注证发微》注："天有八节之纪，地有五行之理，故天以精，地以形，形气相感而化生万物，所以为万物之父母。"

（6）天气通于肺，地气通于嗌：天气，即寒暑燥湿风之气，亦即清气。地气，饮食水谷五味之气。《素问·六节藏象论》云："天食人以五气……五气入鼻，藏于心肺"，"地食人以五味……五味入口，藏于肠胃"。清气从喉入肺，地气从咽入胃。

（7）谷气通于脾，雨气通于肾：谷气，即山谷之气，亦即土气。山谷能容众物，土气化生万物，正与脾脏化生气血为后天之本相通应。雨气，即水气。肾为水脏，故与自然界之雨气相应。

【释义】

以天地阴阳与人体阴阳相应的法则，论述生理、病理特点，以及协调阴阳的养生方法。就生理特点而言，人之上下左右分阴阳，而天地之东南西北分阴阳，天人相应，故人之右耳目不如左明，左手足不如右强；天之气通于肺，地之气通于嗌，风气通于肝，雷气通于心，谷气通于脾，雨气通于肾；人汗如天地之雨，人阳气如天地之疾风。人上部为阳而右侧为阴，下部为阴而左侧为阳，故从病理言之，上部阴不足而其病右甚，下部阳气虚而其病左甚。天地阴阳影响人身之阴阳还突出表现在阴胜病"能夏不能冬"，阳胜病"能冬不能夏"。

天地阴阳，上下相交，才能化生万物。人体若要健康长寿，防止早衰，同样应注意"七损八益"的养生方法，而保持体内阴阳协调。

【理论研究】

阴阳更胜之变。本段在阳胜之病"能冬不能夏"，阴胜之病"能夏不能冬"之后，总结云："此阴阳更胜之变，病之形能（态）也。"更，更迭变换之意。自然界四季之阴阳更迭变换，以冬阴寒、夏暑热最为突出。因为天人阴阳相应，故天地之阴阳盛衰，影响人体之阴阳变化。尤其在病理状态下，体内阴阳本已失衡，阳胜之病阴已衰，再感天地之阳热，其病必剧，阴盛之病阳已虚，再受天地之阴寒，病必危殆；相反，阴虚者得天地之阴气相滋，阳虚者得天地之阳气相助，可使体内阴阳失衡状态，得到相对缓解，故有"能冬不能夏"、"能夏不能冬"之论。此论的理论意义不仅在于强调人与自然相统一，同时还提示在养生以及诊治疾病时，应重视病证与自然的关系，应该因时调养、因时而治，要法天之纪、用地之理，则可以免除灾害。

【临证指要】

"腹满"在辨证中的意义。

本段指出由于阳胜病与阴胜病的病机不同，因而临床表现相差悬殊，甚至相反。如阳胜病见身热、汗不出，而阴胜病身寒、汗出。但无论阳胜与阴胜，两者在危重阶段，却都可以出现"腹满"这个同一症状。经文在"腹满"之后，均接"死"字，说明病势严重，难以救治。《内经》将“腹满”一症，作为病情危急标志，还见于《素问·标本病传论》和《灵枢·病本》，而这两篇皆称“中满”。认为一切病证均应先治其本病，唯独出现“小大不利”和“中满”两组症状时，则无论其属标、属本，皆应先治。

腹满一症之所以在辨证中如此重要，关键是该症状的出现，反映了脾胃功能失调或衰竭。脾胃既是后天之本，气血化生之源，同时又是一身气机转运之枢。脾胃竭，后天生化无源，则诸病难复，所谓“有胃则生，无胃则死”；脾胃失调或衰竭，则导致全身气机不能正常运转，阴胜病、阳胜病气机本已失调，若出现脾胃运转衰竭，则气机越发不能运行，病势必然加重无疑。故当病情危重时，若出现“腹满”症状，急需先予解除，否则更将危殆，乃致死亡。

【原文】

故邪风之至，疾如风雨，故善治者治皮毛，其次治肌肤，其次治筋脉，其次治六腑，其次治五脏。治五脏者，半死半生也。故天之邪气，感则害人五脏；水谷之寒热，感则害于六腑；地之湿气，感则害皮肉筋脉。

故善用针者，从阴引阳，从阳引阴(1)，以右治左，以左治右，以我知彼，以表知里，以观过与不及之理，见微得过，用之不殆。

善诊者，察色按脉，先别阴阳；审清浊而知部分；视喘息、听音声而知所苦；观权衡规矩，而知病所主；按尺寸、观浮沉滑涩，而知病所生。以治无过，以诊则不失矣。

故曰：病之始起也，可刺而已；其盛，可待衰而已。故因其轻而扬之，因其重而减之(2)，因其衰而彰之。形不足者，温之以气(3)；精不足者，补之以味。其高者，因而越之；其下者，引而竭之；中满者，泻之于内(4)；其有邪者，渍形以为汗；其在皮者，汗而发之；其慓悍者，按而收之；其实者，散而泻之。审其阴阳，以别柔刚，阳病治阴，阴病治阳(5)，定其血气，各守其乡。血实宜决之，气虚宜掣引之(6)。

【校注】

(1)从阴引阳，从阳引阴：引，指引经络之气来调节虚实。由于人身的阴阳气血外内上下交相贯通，所以针刺阳分或阴分，能够调节相对一方经脉的虚实盛衰。张志聪《素问集注》云：“阴阳气血，外内左右，交相贯通，故善用针者，从阴而引阳分之邪，从阳而引阴分之气”。杨上善《太素·阴阳》又举例说：“肝脏足厥阴脉实，肝腑胆足少阳脉虚，须泻厥阴以补少阳，即从阴引阳也。若少阳实，厥阴虚，须泻少阳以补厥阴，即从阳引阴也。余例准此”。

(2)因其重而减之：重，指病邪重着。减，逐步减轻。由于病邪性质重着，难以速去，须采取逐渐衰减之法。如积块病应渐消之，湿滞病渐化之之类。

(3)形不足者，温之以气：形不足，指形体畏寒、乏力、表虚自汗之类病症，其病机为阳气虚，故当用温法以补少火，气充则形足。

(4)中满者，泻之于内：前人注释不一，吴崑《素问吴注》谓：“消其坚满”。张介宾《类经·论治类》云：“中满二字，最宜详察，即痞满大实坚之谓”。姚止庵《素问经注节解》云：“气壅胸腹，满闷不行，是谓中满，然有虚实之别。实者多兼痰火，清而利之是矣。虚则呼吸喘胀，多涎少痰，似热无火，调其气而满自除，潜消默运，是谓泻之于内也。张景岳以中满兼大实坚言，误矣。如下文实者，方是坚实。盖中满只在上中二焦，其云泻者，不过调而利之，非若治肠胃实坚者之以攻下为泻也”。姚氏驳张介宾、吴崑“坚实”、“坚满”颇为有理。但以“中满”为上中二焦之病症，似亦欠妥。此段“其高者”当指上焦。而此“中满”则非上非下，当指中焦之病症。通观前后文“中满”正是《伤寒论》所谓“心下痞”。“泻”即辛开苦降之法，以通畅气机，正是仲景“泻心汤”之“泻”。

(5)阳病治阴,阴病治阳:可从三方面理解。一是如上文之"从阴引阳,从阳引阴"之意。二是针对前文"阴胜则阳病,阳胜则阴病"而设治疗法则。其阳病者,源于阴胜,"治病必求于本",故当治阴。同理,阴病者源于阳胜,故当治阳,亦从本而治。三如《素问·至真要大论》"诸寒之而热者取之阴,热之而寒者取之阳",即因阳虚而寒者当用温热补阳药治疗,而由阴虚致发热者,当用补阴法为治。

(6)气虚宜掣引之:掣,《甲乙经》作"掣"。掣引,即升提补气之法。张介宾《类经·论治类》:"掣,《甲乙经》作掣,挽也。气虚者,无气之渐,无气则死矣,故当挽回其气而引之使复也。如上气虚者升而举之,下气虚者纳而归之,中气虚者温而补之,是皆掣引之义"。

【释义】

本段主要内容是根据表里、上下、内外、左右分阴阳的原则,论述诊治疾病的法则。其一,外邪袭人先中皮表,其病易治,否则,邪气渐次内传,病愈深治之越难。因此,早期诊断和及时治疗,是衡量医生水平的重要标志之一。疾病所在部位,不仅与病程发展变化有关,也与致病因素的性质和特点有密切关系,如天、地、饮食之邪气,分别伤人五脏、肠胃、皮肉筋脉。其二,针灸治疗,可以从阴而引阳分之邪,从阳而引阴分之气;以左治右,以右治左,如巨刺以治经病、缪刺以治络病之类。能以医生之神,知晓针刺作用发挥的情况;能从患者微小的反应和变化,而知其体内的经气状态。根据其有余不足,而随时调整针刺深浅、疾徐、迎随等技术,所以用之不殆,疗效突出。其三,在诊断方面,医生当根据各种临床表现,着重分辨证候的阴阳性质。在治疗法则方面,则要审察阴阳刚柔,阳病可治阴,阴病可治阳。同时还可根据病证之在血、在气,在上、在下、在中,属盛、属衰,有形、无形而采取相应治法,才能达到阴阳协调、气血和平而恢复健康的目的。

【理论研究】

1. 善治者治皮毛

本段"善治者治皮毛……治五脏者,半死半生也",说明了外邪致病有由表入里、由浅入深的发展趋势。病邪越深,越难治疗。因而高明的医生必然抓住时机,在病邪轻浅时便予施治,所以疗效卓著。否则,待邪气深入,必将更多地损伤人体正气,治疗效果必定不佳。这个"早期治疗"的观点,在《内经》中曾多次论述,并且作为治疗原则——"治未病"提出来。

治未病的原则,包括未病先防和已病防变两个方面,本段"善治者治皮毛"即属已病防其传变的内容。《素问·离合真邪论》:"夫邪之入于脉也……卒然逢之,早遏其路。"《灵枢·官能》:"上工之取气,乃救其萌芽;下工守其已成,因败其形"。《素问·刺热》:"肝热病者左颊先赤,心热病者颜先赤,脾热病者鼻先赤,肺热病者右颊先赤,肾热病者颐先赤,病虽未发,见赤色者刺之,名曰治未病。"这些记载都反映了《内经》"见微得过"、"早遏其路"治未病的思想。张仲景继承《内经》之理而于《金匮要略》开宗明义说:"上工治未病何也?师曰:夫治未病者,见肝之病,知肝传脾,当先实脾"。使"早遏其路"更加具体化,而为历代医家所宗。

2. 因势利导治疗原则

"因势利导"作为《内经》的治疗原则之一,以本段记载最为突出,它包含两个方面的含义。

一是根据邪气的部位施治,尤其是以实邪为主的病证,应根据邪气所在部位和性质而采取相应措施,使之从最简捷的途径,以最快的速度排出体外,以免病邪深入而过多地损伤正气。如本段所云:"因其轻而扬之,因其重而减之……其高者因而越之,其下者引而竭之,中满者泻之于内,其有邪者渍形以为汗,其在皮者汗而发之。"说明因邪气的性质轻,而用扬散之法，如风邪宜散之类；邪气性质重浊者，当用逐渐衰减之法，如湿邪可淡渗、癥瘕宜消坚之类；邪之部位在上焦(高)者，因其在上之势，越而出之，如涌吐之类；邪居下焦(下)者，因其在下之势，引而下出，如利尿、攻逐、导便、灌肠之类；中脘痞满者，则分消于内而泻之，如仲景泻心汤之类；邪气在皮、在表，则因其在外之势，而或用汤渍或用药物取汗，如发散风寒表邪之类。

二是根据邪正盛衰而择时治疗。尤其是对于某些周期性发作的疾病，应在其未发病之前治疗，因为这个阶段的邪气较弱，正气相对旺盛。如能给以适宜的治疗，则可收到良好的治疗效果。如《素问·疟论》说："方其盛时必毁，因其衰也，事必大昌"。《灵枢·逆顺》篇："无刺熇熇之热，无刺漉漉之汗，无刺浑浑之脉"，"方其盛也，勿敢毁伤，刺其已衰，事必大昌。"言邪气猖厥之时，暂勿施治，待其势衰再行治疗，才能取得好的效果。本段也说："其盛，可待衰而已"。当然，"待衰"而治只是特指病症具有反复发作、时轻时重特征者而言。

【临证指要】

张仲景对"因势利导"治则的运用

医圣张仲景"勤求古训，博采众方"，撰著《伤寒杂病论》而为后世垂范。于今所见《伤寒论》和《金匮要略》二书之各种治病原则，皆本于《黄帝内经》，尤以对《素问·阴阳应象大论》本段所载"因势利导"的运用最为突出。

"汗而发之"。应用于在皮、在表之病，张仲景凡用汗法，必有表证存在。如《伤寒论》51条云："脉浮者，病在表，可发汗"。根据病情分别设有麻黄汤、桂枝汤、葛根汤等方。

"其高者，因而越之"。实邪停于上焦，应用吐法使之上越而出。仲景书中论及吐法者虽仅数条，却明确地指出了邪气所在部位、病邪性质及临床症状特点，并以瓜蒂散为催吐代表方剂。《伤寒论》171条云："……寸脉微浮，胸中痞硬，气上冲咽喉不得息者，此为胸有寒(邪)也，当吐之，宜瓜蒂散。"实邪位居胸中，因其"高"而用吐法，其配伍正是运用本篇前文所说"酸苦涌泻为阴"之理，而以味苦之瓜蒂、味酸之赤小豆组成。

"其下者，引而竭之"。实邪位于下焦，因其在下之势，用通利二便之法以排除之。如《伤寒论》381条云："伤寒哕而腹满，视其前后，知何部不利，利之即愈。"其用内服药从大便泻出者，包括胃肠中有燥屎之承气汤证、有下焦蓄血之抵当汤证、有邪气由阳入结于里的大陷胸汤等证、有"留饮"不去的甘遂半夏汤等证。利小便之法，有膀胱蓄水的五苓散证。药物"引"导，从下排出实邪法，制有蜜煎导(坐药)，土瓜根、猪胆汁及醋灌肠法。

"中满者，泻之于内"。中焦气机转枢不利，引起心下胀满痞闷，治疗当调畅气机以消除痞满。仲景据《内经》这一原则，又结合痞满的寒热虚实不同性质，而制有诸"泻心汤"。方名称"泻"者，正取本段经文"泻之于内"的"泻"；"心"，即是"心下"，亦即指胃脘，而属于中焦。仲景以泻心汤治疗心下痞，正是本《内经》"中满者，泻之于内"之旨。

"因其衰也，事必大昌"。主要用于周期发作性疾病，在病未发之前，亦即邪气较弱之时施治。《伤寒论》54条云："病人脏无他病，时发热自汗出而不愈者，此卫气不和也。先其时发汗则愈，宜桂枝汤。"《金匮要略》用蜀漆散治牡疟，于"未发前，以浆水服半钱"；治温疟，于"临发时，服一钱匕"，皆属此意。

（王洪图）

参 考 文 献

[1] 董建华. 中国现代名中医医案精华. 北京：北京出版社，1990：886.

[2] 王洪图,詹海洪. 黄帝医术临证切要. 北京:华夏出版社,1993:105.

灵兰秘典论篇第八

【篇解】

灵台、兰室是传说中黄帝藏书之所,本篇讨论十二脏腑的功能、地位及相互关系,内容至关重要,值得珍藏秘传,因而以“灵兰秘典”名篇。

【提要】

1. 首先分别简述十二个脏腑的主要功能及其在人体的地位;次论它们相互之间保持协调的重要性和心的主导作用;最后慨叹医学理论的博大精深,强调应该珍藏秘传。

2. 本篇所论十二个脏腑的功能及其相互关系,是《内经》乃至后世中医藏象学说的核心内容;本篇对人体内脏既分工又协作的整体功能联系的强调,充分体现出整体观是《内经》的一个突出学术特征。

【原文】

黄帝问曰:愿闻十二脏之相使,贵贱何如? 岐伯对曰:悉乎哉问也! 请遂言之。心者,君主之官(1)也,神明出焉。肺者,相傅之官,治节出焉。肝者,将军之官,谋虑出焉。胆者,中正(2)之官,决断出焉。膻中者,臣使之官,喜乐出焉。脾胃者,仓廪之官,五味出焉。大肠者,传道之官,变化出焉。小肠者,受盛之官,化物出焉。肾者,作强之官,伎巧出焉。三焦者,决渎之官,水道出焉。膀胱者,州都(3)之官,津液藏焉,气化(4)则能出矣。凡此十二官者,不得相失也。故主明则下安,以此养生则寿,殁世不殆,以为天下则大昌。主不明则十二官危,使道闭塞而不通,形乃大伤,以此养生则殃,以为天下者,其宗大危,戒之戒之!

【校注】

(1)君主之官:君主,古代国家的最高统治者。官,能也,职能、功能之意。《孟子·告子上》:“心之官则思。”由此而把人体内具有某些特定功能的部分(器官)亦称为官,如《荀子·天论》:“心居中虚,以治五官。”“五官”,即耳、目、口、鼻、形。《灵枢·五阅五使》把鼻、目、口、舌、耳亦称为“五官”。可见,官有器官、脏器之义。本篇“十二官”,应释作十二个器官或脏器,所谓“君主之官”,是说心脏是人体内具有“君主”一样作用和地位的器官;“受盛之官”,则是说小肠是受纳从胃中传来的水谷化物的器官,余皆仿此。若把本篇的“官”释作官职名称,则只适用于一小部分称谓,而“仓廪”、“传道”、“作强”等大多数称谓并非古代官名。

(2)中正:正直无私,不偏不倚。胆藏精汁,司勇怯而主决断,故称中正。

(3)州都:州,水中陆地。都,《水经注·文水》:“水泽所聚,谓之都,亦曰潴。”州都,水液积聚之处。张介宾注:“膀胱位居最下,三焦水液所归,是同都会之地,故曰州都之官,津液藏焉。”

(4)气化:此指肾气(阳)对膀胱所藏津液的蒸化和升清降浊功能,包括津液的升腾、输布和尿液的形成、排泄两方面。后世医家则把“气化”内涵逐渐扩展,引申为一切脏腑、经络功能活动的基本形式,涉及精、气、血、津液等生命物质、能量的化生、输布、排泄及其相互转化等。

【释义】

本段用简明的文字结合形象的比喻,论述了十二个脏器在人体的主要功能和地位,并从正反两方面阐明了十二个脏腑之间保持协调统一的重要性。

心主宰全身生命活动，通过神明来协调各脏腑的功能，被喻为“君主”，地位最高。肺主气司呼吸，调节全身气机，辅助心血运行，且位高近心，喻为宰相，地位仅次于心主。肝藏血舍魂，职司谋虑，又主筋司运动，性急易怒，喻为“将军”，为武官之首。膻中（心包络）护卫心脏，最接近“君主”，犹如内臣，能传达心主的情志、命令。脾胃受纳水谷，运化精微供养全身，犹如粮仓，被称为后天之本。肾藏精，主生殖发育，又化髓养骨充脑，是形体强壮的基础和智慧聪明的源泉，名“作强”而出“伎巧”。胆性勇敢正直，号称“中正”，参与谋虑，而善决断。小肠受纳胃中初步消化的食物，并进一步分别清浊，其精微在脾的转输作用下被吸收而运送至五脏，其水液经下焦渗入膀胱，其残渣向下进入大肠，这就是“化物出焉”之义。大肠将水谷残渣继续向下传送，称为“传道之官”，同时，将残渣中部分水分吸收（即“燥化”）而形成粪便排出，因而谓“变化出焉”。三焦化气行水，维持津液在全身的输布畅通无阻，因而职司“决渎”而出“水道”。膀胱是津液汇聚之处，而名为“州都之官”，在肾的气化作用下，其中有用的部分升腾输布至全身，无用的废料则成为尿液经前阴窍排出，故说“气化则能出矣”。

“十二官”乃人体内十二个最重要的脏器，它们在人的生命活动中发挥的作用和所处的地位虽不同，但它们的功能必须协调统一，即“不得相失”，而在对脏腑功能活动的调节、控制过程中，心作为一身之主起着主导或指挥作用。人体就像一个国家，君主英明则国家繁荣昌盛，君主昏庸则百姓遭殃。

【理论研究】

1. 关于心为“君主之官”

《内经》认为五脏是人体生命活动的核心，而心脏又是五脏之首，如本篇称心为“君主之官”，《素问·六节藏象论》谓“心者，生之本”，《灵枢·师传》则说：“五脏六腑，心为之主”。为什么心在人体的地位如此重要？据《内经》的有关论述，可归纳为两点。

（1）心主血脉：《素问·痿论》：“心主身之血脉”。其具体内涵可从三方面去理解：一为心参与血液的生成。《素问·阴阳应象大论》：“心生血”。营气输出于中焦，“上注于肺脉，乃化而为血”（《灵枢·营卫生会》），张志聪注此曰：“化其精微，上注于肺脉，奉心神化赤而为血。”指出营气在上输肺脏经脉的过程中，由于心神的作用而变为红色液体生成血。二为心气推动血液的循环运行。《素问·经脉别论》：“食气入胃，浊气归心，淫精于脉，脉气流经”。表明心接受食物精气自养的同时，还把一部分精气输至脉管，以营养脉管，从而保证经脉内气血正常运行。《素问·平人气象论》：“脏真通于心，心藏血脉之气也。”又表明藏于心的先天真气有推动脉中血气运行的功能。可见，心脏得先后天精气之养而具有推动血液在经脉中循环运行的功能，所以《素问·六节藏象论》说：“心者，生之本……其充在血脉”。三为心脏外合脉管，这是心脏主宰全身生命活动的结构（组织）基础。《素问·五脏生成》：“心之合脉也，其荣色也”，“诸血者，皆属于心”。正因为心既外合“血之府”的脉管，又是血液运行的动力所在，全身各脏腑、组织能及时得到最重要的营养物质——血的濡养，以维持各种生命活动，全赖此心主血脉的功能。同时，经脉、络脉所组成的网络系统又是全身各部分之间的联络通路，而心脏所主的神明对全身的调控机制主要通过经络系统的联络、传达来实现。正如《素问·调经论》说：“十二经脉者，皆络三百六十五节”。《灵枢·九针十二原》则指出：“所言节者，神气之所游行出入也”。

（2）心主神明：《灵枢·邪客》：“心者，五脏六腑之大主也，精神之所舍也”。表明心脏之所以能主宰其他脏腑乃至全身的生命活动，在很大程度上是由于心主神明。虽然《内经》认为五脏皆能藏神，且各脏分管一部分精神活动，但人的精神活动整体上则由心所主持，举凡意识、思维、情感、知觉及对外界刺激作出反应等，皆属心神所主管，因此，《内经》特别强调心与精神活动的联系，《素问・解精微论》所谓“心者，五脏之专精也”，《灵枢・本神》所谓“所以任物者谓之心”等，皆寓此意。而《灵枢・邪客》则从反面指出“心伤则神去，神去则死矣”，并由此提出了“诸邪之在于心者，皆在于心之包络”的观点，可见心主神明的极端重要性。

2. 关于肺为“相傅之官”

把肺喻为“相傅”，其地位在“十二官”中仅次于“君主”心，肺的作用如此重要，可从以下三方面理解。其一，肺治节全身之气。人体之气的来源有三，而此三者无不通过肺的治节，并在肺中结合。《素问・阴阳应象大论》：“天气通于肺”。《素问・六节藏象论》：“五气入鼻，藏于心肺”。说明经过鼻吸入的自然界清气首先进入肺脏。《灵枢・营气》：“谷入于胃，乃传之肺，流溢于中，布散于外”。《灵枢・营卫生会》：“人受气于谷，谷入于胃，以传与肺，五脏六腑，皆以受气”。皆表明来自水谷的精微物质“精气”(营、卫、血、津液等)，都首先传至肺脏，再经过肺的宣降或通调作用输布至全身。《素问・平人气象论》：“脏真高于肺，以行荣卫阴阳也。”指出一部分先天真气也藏于肺，从而使肺具有“行荣卫阴阳”的治节功能。三种不同来源的气不仅在肺脏汇积、结合，而且由肺脏调节其升降出入。《灵枢・营卫生会》：“营在脉中，卫在脉外，营周不休，五十而复大会……故五十度而复大会于手太阴矣。”说明环行脉中的营气和散行脉外的卫气每天夜半在肺脏“大会”。《灵枢・五味》：“其大气之抟而不行者，积于胸中，命曰气海，出于肺，循喉咽，故呼则出，吸则入。”《灵枢・刺节真邪》又说：“宗气留于海，其下者注于气街，其上者，走于息道。”可见，胸中(膻中)之称为“气海”，就在于营、卫、宗气及呼吸之气皆在肺脏汇合，并在肺的“治节”下，协调合作，共同发挥着司呼吸、通息道(气管、喉、鼻等)、发语音、贯心脉、促血行、暖形体等重要功能。基于这一认识，《素问・五脏生成》指出：“诸气者，皆属于肺。”其二，肺调理气血的关系。肺主气，心主血，肺对心的辅佐主要体现在调理气血的关系。《素问・调经论》说：“人之所有者，血与气耳。”心主血脉的功能需要肺主气的功能协助和配合，具体来说，可从下述三方面来理解。一是血的化生，《灵枢・营卫生会》认为，营气“上注于肺脉，乃化而为血”，即营气化血既需要心神的化赤作用，又需要肺气的参与并在肺脉中完成。二是血的运行，《灵枢・阴阳清浊》：“肺之浊气，下注于经，内积于海”。提示肺气可进入经脉以协助血液的运行；《灵枢・邪客》：“故宗气积于胸中，出于喉咙，以贯心脉(“脉”字当校为“肺”)，而行呼吸焉”。表明积于胸中的宗气有贯心肺、促血行的重要功能，而宗气同肺气是不能完全分开的。三是气和血相互交流、融合以充分发挥生命功能，《素问・经脉别论》：“食气入胃，浊气归心，淫精于脉，脉气流经，经气归于肺，肺朝百脉，输精于皮毛。毛脉合精，行气于府，府精神明，留于四脏，气归于权衡。”此段文字不仅简述了食物精华在心、肺中的输布和变化过程，而且突出了心血、肺气交流、结合的重要意义。所谓“毛脉合精”，心主脉，肺主皮毛，“毛”代指肺而“脉”代指心，此句谓肺气和心血相结合；“行气于府”，言气血交流的场所在“气之府(府即海)”——胸中，胸中乃肺、心二脏所居，而作为气海主要应指肺脏；“府精神明”，是说肺脏的气血(包括宗气)充盈、功能健全；“留于四脏”，指气血从肺流向心、肝、脾、肾四脏，因为“肺朝百脉”，即肺脏经脉与心脏直接相通，通过心再与其他三脏和六腑相通；“气归于权衡”，则指出经脉中的气血旺盛、正常，均匀地分布于各脏腑。《灵枢・阴阳清浊》所谓“手太阴独受阴之清，其清者上走空窍，其浊者下行诸经”，亦认为通过胸中(主要指肺脏)气血的交流，其陈者上走息道而出空窍，其新者下行诸经而充养全身，可与上段经文互相发明。其三，肺位近心，经络、系膜直接连通，因而两脏的生理、病理联系最密切。肺、心同居膈上胸中，脏体邻近，而且“肺朝百脉”，即肺脏经脉直通心脏，又手少阴心经“从心系却上肺”，这种组织结构上的密切联系是两脏功能上形成“君”、“相”关系的重要基础。《素问·平人气象论》有“脏真高于肺，以行荣卫阴阳也”之句，表明肺的位置也与调理全身气血阴阳的功能活动有关，而《素问·举痛论》“悲则心系急，肺布叶举，而上焦不通，荣卫不散”的记载，则是心、肺两脏病理上相互影响的一个例证。

3. 关于肝为“将军之官”

肝之所以被比喻为“君主”心手下的“将军”，其道理似可归纳为三点：①肝藏血而调节血量。心主血脉是心为“君主”的主要原因之一，而心脏的这一功能的正常行使离不开肝脏的藏血功能的配合，故王冰在注《素问·五脏生成》“故人卧血归于肝”句曰：“肝藏血，心行之，人动则血运于诸经，人静则血归于肝脏。何者？肝主血海故也。”②肝藏魂而主谋虑。心主神明是心为“君主”的另一主要原因，然而心在统帅人的精神活动时，亦需要其他四脏的辅助和合作，其中肝的作用尤为突出。《灵枢·本神》说：“心藏脉，脉舍神”，“肝藏血，血舍魂”，又说：“随神往来者谓之魂”。表明肝魂与心神的关系最密切，这是因为心主思维离不开肝主谋虑的配合，心主情感也需要肝主怒、惊的参与。因此，《内经》在论述五脏疾病时，心、肝两脏的精神性病证最多见，而精神性病证的病机又主要责之于心、肝。例如，《灵枢·本神》在举例介绍五脏虚实病证时，唯独心、肝两脏是神志病证，其他三脏则不然。③肝的脏气特征和病理倾向类似于“将军”。“将军”为武官，一般具有刚勇有力、急躁易怒、好动恶郁等习性，而肝为“罢极之本……其充在筋”（《素问·六节藏象论》），“在志为怒，怒伤肝”（《素问·阴阳应象大论》），“神在天为风，在地为木，在体为筋，在气为柔，在脏为肝……其用为动……其政为散，其令宣发，其变摧拉”（《素问·五运行大论》）等，显示肝主筋司运动，在志为怒，喜发散（疏泄）而恶抑郁等功能特性，和病则易郁善怒，阳气易亢，肢体多见异常运动（拘急、抽搐、强直等）及神志狂躁等病态，与武官习性近似，所以比喻为“将军”。

4. 关于《内经》“三焦”的概念

《内经》中论述“三焦”的文字甚多，鉴于《内经》是由不同作者的医学论文汇集而成，“三焦”的概念存在差异就不足为怪了。综观《素问》和《灵枢》，“三焦”的概念可归纳为两类：一是本篇“十二官”之一，也即六腑之一；另一类是由“上焦”、“中焦”和“下焦”组成的人体躯干部的三个部位，即膈肌以上，包括肺、心两脏，为上焦，膈肌以下、肚脐以上，包括脾、胃、小肠，为中焦，肚脐以下，包括肾、肝、膀胱、大肠，为下焦。例如，《素问·举痛论》说：“恐则精却，却则上焦闭，闭则气还，还则下焦胀”。其中“上焦”、“下焦”都是部位。

在《内经》中，作为六腑之一的“三焦”不仅功能明确，而且有名有实。《灵枢·本输》说：“三焦者，中渎之腑也，水道出焉，属膀胱，是孤之腑也。”同本篇“三焦者，决渎之官，水道出焉”如出一辙，均说明三焦是体内津液运行的通道。三焦为津液之道，膀胱为津液之府，两者直接连通，因此称三焦“属膀胱”，而且两腑皆受肾脏气化支配、调控，所以《灵枢·本脏》指出：“肾合三焦膀胱，三焦膀胱者，腠理毫毛其应”。该篇还描述了三焦的“厚”、“薄”、“缓”、“急”、“直”、“结”，同其他五腑一样。可见，三焦作为一个腑不仅有名称，而且有形质。《灵枢·经脉》记载手厥阴心包经“历络三焦”，手少阳三焦经“循属三焦”，亦佐证三焦形质的客观存在。至于它被称为“孤之腑”，正如张介宾所说：“观本篇六腑之别，极为明显，以其皆有盛贮，因名为腑。而三焦者曰中渎之腑，是孤之腑，分明确有一腑，盖即脏腑之外，躯体之内，包罗诸脏，一腔之大腑也。故有中渎、是孤之名，而亦有大腑之形。”（《类经·藏象类·三》）

《难经》对“三焦”有了一些新的认识。一是扩大了三焦的功能。《难经·三十一难》说：“三焦者，水谷之道路，气之所终始也。”《难经·三十八难》说：“然所以腑有六者，谓三焦也，有原气之别焉，主持诸气。”三焦不仅运行津液，也传送水谷，还通行原气。二是对上、中、下三焦的位置和功能作了界定。《难经·三十一难》说：“上焦者，在心下下膈，在胃上口，主纳而不出”；“中焦者，在胃中脘，不上不下，主腐熟水谷”；“下焦者，当膀胱上口，主分别清浊，主出而不纳，以传导也。”这实际上是把《内经》中部位划分的“三焦”和六腑之一的“三焦”混为一谈或合二为一了。三是提出三焦“有名而无形”，是“外腑”。《难经·二十五难》说：“心主与三焦为表里，俱有名而无形。”《难经·三十八难》又说：“然所以腑有六者，谓三焦也……有名而无形，其经属手少阳，此外腑也。”所谓“有名而无形”，是说三焦虽有名称和部位、功能，而它的形质是看不见的。

《难经》的三焦观导致了历代医家对三焦名和实的长期争论，其基本观点可归纳为三类：一是同意《难经》“有名而无形”的观点，如王叔和、孙思邈等；二是认为三焦指脏腑之间的脂膜，如陈无择、唐容川等；三是把三焦理解为胸、腹腔，如虞抟、张介宾等。近代学者龙伯坚基本赞同第三类观点，并认为：“三焦在形态上就是胸腔和腹腔的总称。上焦就是肺部的胸腔。中焦就是心部的胸腔和胃部的腹腔。下焦就是膀胱部分的腹腔。若就胸壁和腹壁而言，可以说是一腑。”“三焦的功能主要是水道的排泄。古人最初认识三焦，大概对于膀胱部分的腹腔认识得比较清楚。”[1]然而据《内经》“中渎”、“决渎”、“水道出焉”等记载，六腑之三焦不应只是大腔子，而更像如沟渠一样的管道系统，因此，把它理解为胸腹腔内联通于脏腑之间的管腔、空隙的总称，似更近经旨。

《内经》认识脏腑以“象”和功能为主，不必要也不可能把包括三焦在内的五脏六腑同西医学的有关内脏、组织“对号入座”。《内经》关于三焦的两个概念本身是比较清楚的，由于《难经》混淆了两个三焦的概念并提出“有名而无形”的观点，致使后世发生了关于三焦名实的学术争论。同时，也应看到，由于六腑之一的三焦在功能上主要归属于肾和膀胱，而津液的运行、排泄的障碍又多责之于肾、脾、肺三脏，三焦腑在功能和病理上的作用和地位有逐渐淡化的趋势；而作为躯干部位划分的三焦概念却得到包括张仲景在内的历代医家的重视、应用和发展，如温病学的三焦辨证纲领等，已成为中医理论和临床上的常用术语，显示出了强大的生命力。

【临证指要】

1. 心为君主，不宜受伤

“心者，君主之官也，神明出焉”和“主明则下安”，“主不明则十二官危”等句，确立了心脏在人体生命活动中的统帅作用和最高地位，对中医学理论体系和临床实践产生了深远的影响。基于这一理论，临证时有三点是不能忽视的。其一，在诊疗过程中注意防止病变传向心脏，避免心神受到伤害。《灵枢·本神》：“故用针者，观察病人之态，以知精神魂魄之存亡得失之意”。指出随时诊查心神是否受损是医者施治的重要原则。《素问·刺禁论》：“刺中心，一日死，其动为噫。”告诫针刺时切勿伤及心脏。温病学强调“肺主气属卫，心主血属营”，“在卫汗之可也，到气才可清气，入营犹可透热转气”，“再论其热传营，舌色必绛。绛，深红色也。初传绛色中兼黄白色，此气分之邪未尽也，泄卫透营，两和可也……若舌绛而干燥者，大邪劫营，凉血清火为要……大红点者，热毒乘心也，用黄连金汁。”（《温热经纬·叶香岩外感温热篇》）叶氏此论意在防止热邪深入营血，伤及心神。其二，心脏受损，神志昏乱，提示病情危重，应高度警惕。《素问·评热病论》：“狂言者是失志，失志者死。”说明言行狂乱是心神失守的表现，为温热病“阴阳交”型三死证之一。《素问·汤液醪醴论》所谓“神去之而病不愈也”，亦是此意。其三，一般所谓邪在心，实为在心包络。《灵枢·邪客》：“诸邪之在于心者，皆在于心之包络。”这是因为心脏不能容邪，“容之则心伤，心伤则神去，神去则死矣”。因此，叶天士有“温邪上受，首先犯肺，逆传心包”之语，而吴鞠通则说：“神昏谵语者，清宫汤主之”；“邪入心包，舌謇肢厥，牛黄丸主之，紫雪丹亦主之。”注曰：“舌为心窍，包络代心用事……有邪搏阳明，阳明太实，上冲心包，神迷肢厥。”（《温病条辨·上焦篇》）此处称“清宫汤”而不称“清心汤”，是取“膻中者，心主之宫城也”（《灵枢·胀论》）之义。《内经》认为，如果心脏真的受邪，犹如国之无主，必然危殆，正像《灵枢·厥病》所说：“真心痛，手足清至节，心痛甚，旦发夕死，夕发旦死。”

2. 膀胱津液，气化则出

“膀胱者，州都之官，津液藏焉，气化则能出矣”一语，为历代医家所重视和发挥，乃至形成了气化学说。此句之“膀胱”，不等同于西医学之“膀胱”，实涉及肾、输尿管、尿道之部分功能。“津液”，既指一般狭义的津液，又指津液化生的尿液。“气化”之“气”，既指膀胱之气，更指肾气。“出”，不仅指小便的排泄，尤指膀胱津液的蒸腾输布以润养全身。《素问·水热穴论》：“肾者胃之关也，关门不利，故聚水而从其类也”，“肾者牝脏也，地气上者属于肾，而生水液也”。前句表明肾通过开窍于二阴而对胃中水谷化物的排泄（尤其指小便）具有控制作用，后句则提示膀胱所藏的津液（“地气”）的升腾输布归属于肾主水的功能。这两句就是对“肾者水脏，主津液”（《素问·逆调论》）的阐释，即后世所说的肾的“化气行水”功能，或称为肾对膀胱津液的升清降浊的气化作用。这就是说，津液经过脾的转输，肺的通调，三焦的决渎（包括下焦的“济泌别汁”）而渗注于膀胱，膀胱所藏的津液则在肾的气化作用下，其清者蒸化升腾，再经过三焦而输布全身，其浊者化为尿液，亦在肾的气化作用下，从尿道排出。

因此，这一气化功能的失调，不仅引起小便的排泄失常，如《素问·宣明五气》所谓“膀胱不利为癃，不约为遗溺”之类，而且也可产生津液代谢障碍所呈现的多种病证，如水肿、腹胀、淋浊、尿血、痰饮、咳喘、口渴、呕吐、关格等。《灵枢·五癃津液别》：“阴阳气道不通，四海闭塞，三焦不泻，津液不化，水谷并行肠胃之中，别于回肠，留于下焦，不得渗膀胱，则下焦胀，水溢则为水胀。”此为邪阻气化，气滞水停而导致胀满、水肿等证的例子。《素问·脏气法时论》：“肾病者，腹大胫肿，喘咳身重，寝汗出憎风”。此言肾脏气化失司，水湿内停所致的病证。后世医家本膀胱津液气化的经旨，凡津液的化生、运行、输布、排泄失调的多种疾病，多从气化不行考虑，并发展为“其本在肾，其末在肺，其制在脾”的诊治原则。张仲景说：“病痰饮者，当以温药和之。”（《金匮要略·痰饮咳嗽病脉证并治第十二》）痰饮乃脾、肾、肺阳气虚弱，气化无力，津液内停所致，因此仲景提出用温阳气以助气化的方药治疗。例如，用苓桂术甘汤温脾阳，五苓散、肾气丸温肾阳，小青龙汤温肺阳，治疗痰饮诸证效果显著。清代沈实夫说：“自古以来，接《内经》之统，以继往开来者，其惟仲景先师《伤寒论》乎！其治太阳病，无汗用麻黄汤，有汗用桂枝汤，此津藏于膀胱，气化则能出之一证也……津之外出者为汗，津之内出者为溺”。他在阐释五苓散时又说：“盖渴为阳气不足，水不上升也，不升则不降，故用肉桂以升之，二苓、泽泻以降之，而用白术一味以为中枢……表症为太阳不足，故用桂枝以宣阳气，通津液于周身，即经文‘水精四布，五经并行’之旨，非用之以通水道下出也。里症为三焦之气化不宣，故用二苓之泻，以通三焦之闭塞，非开膀胱之溺窍也。夫下焦之气化不宣，则腹膨而小便不利，水蓄膀胱，此乃水蓄于膀胱之外，不能化入膀胱，故用五苓以化之。”[2]沈氏强调“气化”不能囿于排尿，而是津液在全身的输布和排泄，并用以阐释五苓散的方义，不仅深悟仲景立方之旨，而且也是对膀胱津液气化之论的拓展。

【原文】

至道在微，变化无穷，孰知其原！窘乎哉，消者瞿瞿[1]，孰知其要！闵闵之当[2]，孰者为良！恍惚之数，生于毫氂，毫氂之数，起于度量，千之万之，可以益大，推之大之，其形乃制。黄帝曰：善哉，余闻精光之道，大圣之业，而宣明大道，非斋戒择吉日，不敢受也。黄帝乃择吉日良兆，而藏灵兰之室，以传保焉。

【校注】

(1)消者瞿瞿：消，《新校正》引《太素》及《气交变大论》改作"肖"。肖者，指有学问、有道德的人。瞿瞿，勤谨的样子。全句谓有学问的人勤勉地研究理论。

(2)闵闵之当：王冰注："闵闵，深远也。"《正字通·田部》："当，事理合宜也。"此句言道理深奥而正确。

【释义】

本段简述了医学的高深莫测、难于掌握和加以珍藏、流传的必要。医学是对人体生命活动客观规律的认识，生命活动极为复杂而多变，因而医学理论也是最高深微妙而"变化无穷"的，必须由浅入深，积少成多，善于类比推理，才能窥其全貌。

（成肇智）

参考文献

[1] 龙伯坚. 黄帝内经概论. 上海：上海科学技术出版社，1980.

[2] 唐笠山. 吴医汇讲·卷四. 上海：上海科学技术出版社，1983.

六节藏象论篇第九（节选）

【篇解】

节，度也。古人以甲子纪天度，甲子之数六十，六六三百六十日成一岁，故称天度为"六节"。藏象，指体内脏腑的功能及其表现于外的征象。本篇首论天度、气数，继论藏象、脉象，故以"六节藏象"名篇。

【提要】

1. 本篇前半部分论述天体运动规律和气、候、时、岁等天度的建立及其与气候变化的关系，并阐释了天度、气数对人体生命活动的影响。

2. 本篇后半部分着重讨论了藏象学说的基本点，主要包括脏腑的基本功能、阴阳属性及脏腑功能活动与自然环境的密切联系，最后举例说明脏腑功能失调在脉象上的反映。

鉴于篇幅所限，下面仅对本篇后半部分有关藏象的原文展开讨论。

【原文】

帝曰：善。余闻气合而有形，因变以正名[1]，天地之运，阴阳之化，其于万物，孰少孰多，可得闻乎？岐伯曰：悉哉问也！天至广不可度，地至大不可量，大神灵问，请陈其方[2]。草生五色，五色之变，不可胜视；草生五味，五味之美，不可胜极。嗜欲不同，各有所通。天食人以五气[3]，地食人以五味[4]。五气入鼻，藏于心肺，上使五色修明，音声能彰。五味入口，藏于肠胃，味有所藏，以养五气，气和而生，津液相成，神乃自生[5]。

帝曰：藏象[6]何如？岐伯曰：心者，生之本[7]，神之变[8]也，其华在面，其充在血脉，为阳中之太阳，通于夏气。肺者，气之本，魄[9]之处也，其华在毛，其充在皮，为阳中之太阴[10]，通于秋气。肾者，主蛰，封藏之本(11)，精之处也，其华在发，其充在骨，为阴中之少阴(12)，通于冬气。肝者，罢极之本(13)，魂(14)之居也，其华在爪，其充在筋，以生血气，其味酸，其色苍(15)，此为阳中之少阳(16)，通于春气。脾、胃、大肠、小肠、三焦、膀胱者，仓廪之本，营之居也，名曰器，能化糟粕，转味而入出者也，其华在唇四白，其充在肌，其味甘，其色黄(17)，此至阴之类，通于土气(18)。凡十一脏，取决于胆也(19)。

【校注】

(1)气合而有形，因变以正名：气，阴阳二气。形，形体。变，生化运动。正名，定正其名称。吴崑注："气合而有形，谓阴阳二气交合，而生万物之有形者也。因变以正名，谓万物化生，各一其形，则各正其名而命之也。"

(2)方：义理，道理。

(3)天食人以五气：食，同"饲"，供养的意思。五气，指正常的气候。《灵枢·九宫八风》："风从其所居之乡来，为实风，主生，长养万物"。吴崑注："盖谓风气入肝，暑气入心，湿气入脾，燥气入肺，寒气入肾。当其不亢不害，则能养人，人在气交之中，以鼻受之而养五脏，是天食人以五气也。"

(4)地食人以五味：王冰注："地以五味食人者，酸味入肝，苦味入心，甘味入脾，辛味入肺，咸味入肾也。"五味，不仅指口舌所感知的五种味道，而且也是水谷（饮食）中不同营养成分的代称。

(5)气和而生，津液相成，神乃自生：津液，此泛指精、血、津液等生命物质。脏气和调，则化生精、血、津液，精（广义）充则神自旺。

(6)藏象：王冰注："象，谓所见于外，可阅者也。"张介宾注："象，形象也。脏居于内，形见于外，故曰藏象。"

(7)生之本：本，主体，主持。生之本，指生命活动的主宰。张介宾说："心为一身之君主，禀虚灵而含造化，具一理以应万几，脏腑百骸，惟所是命。"

(8)神之变：《新校正》："详'神之变'，全元起本并《太素》作'神之处'。"律以下文，"神之处"义长，当据改。心藏神，故为"神之处"。

(9)魄：五神之一，主要包括形体的感觉、本能的动作等。

(10)阳中之太阴：《新校正》："按'太阴'，《甲乙经》并《太素》作'少阴'，当作'少阴'。肺在十二经虽为太阴，然在阳分之中当为少阴也。"《灵枢·阴阳系日月》："肺为阳中之少阴。"当据改。

(11)封藏之本：肾所藏之精为人体生长、发育和生殖的物质基础，宜藏不宜泄，因此称肾为"封藏之本"。

(12)阴中之少阴：《新校正》："按全元起本并《甲乙经》、《太素》，'少阴'作'太阴'，当作'太阴'。肾在十二经虽为少阴，然在阴分之中当为太阴。"《灵枢·阴阳系日月：》"肾为阴中之太阴。"当据改。

(13)罢极之本：罢，通"疲"，怠惰、松弛。极，通"亟"，紧急、迫急。筋膜舒张则弛缓乏力，收缩则紧急有力，二者交替进行，便产生肢体运动。肝主筋，主司肢体运动，所以称肝为"罢极之本"。王冰注："夫人之运动者，皆筋力之所为也，肝主筋……故曰：'肝者，罢极之本'。"

(14)魂：五神之一，主要包括谋虑、梦幻及恚怒、惊恐之类的情感活动等。

(15)其味酸，其色苍：《新校正》："今惟肝脾二脏载其味其色，据《阴阳应象大论》已著色味详矣，此不当出之，今更不添心肺肾三脏之色味，只去肝脾二脏之色味可矣。"可据改。

(16)阳中之少阳:《新校正》:"按全元起本并《甲乙经》、《太素》作'阴中之少阳',当作'阴中之少阳'。"《灵枢·阴阳系日月》:"肝为阴中之少阳。"当据改。

(17)其味甘,其色黄:此六字当删,理见前校注(15)。

(18)此至阴之类,通于土气:《灵枢·阴阳系日月》:"脾为阴中之至阴。"脾脏和传化五腑六者功能总统于脾,故言"此至阴之类"。脾属土而治中央,常以四时长养四脏,所以通应于土湿之气。

(19)凡十一脏,取决于胆也:"十一"当校作"土"字,"土脏"即前述脾脏及传化五腑。决,通也,泄也。胆汁决泄于胃肠,胆气通降于土脏,故说"凡土脏取决于胆也。"

【释义】

以上原文以藏象理论为中心,阐述了两方面内容:第一段,说明人体生命活动来源于天地阴阳精气的结合。天有六气之化,地有五行之运,天地阴阳气交则化生万物。天人合一。天之精气从鼻喉而入心肺,地之精气从口咽而入胃肠,共养五脏,脏气和调,则精气充盈、神志健旺,从而生命活动得以正常维持。第二段是原文的核心部分,阐述了藏象理论的要点:一是五脏的基本功能,如"心者,生之本,神之处也,其华在面,其充在血脉",是说心脏的基本功能;二是五脏的阴阳属性及其与自然环境的联系,如心"为阳中之太阳,通于夏气";三是六腑的功能,如传化五腑"化糟粕,转味而入出者也",及土脏"取决于胆也"。

【理论研究】

1. 关于"罢极之本"

本篇"肝者,罢极之本"一句是对肝脏基本功能的表述,为历代医家所重视,然而对此句的理解却大相径庭,主要观点有四:一是"罢极"二字均作疲困解,意为疲劳乏力责之于肝;二是"罢"释作"免除","极"释作"疲劳",意为肝有免除疲劳的功能;三是"罢极"乃"四极"之误,四极即四肢,肝主筋,故称为四极之本;四是"罢极"乃"能极"之误,"能"读为"耐","极"训为疲困,肝主筋而司人体运动,故肝为"能极之本"。此四说各有一定的道理,但却存在一个明显的缺陷,即把"罢极之本"同人体疲劳联系在一起,从而把肝脏的基本功能释为主管、免除或耐受疲劳,这不仅降低了肝在人体功能活动中的地位,使其同其他四脏分别具有的"生之本"、"气之本"、"封藏之本"、"仓廪之本"的地位和作用相比较,显得不相称、不协调,而且大大削弱了本句的医学价值。

考"罢",通"疲",有怠惰、疲软、松弛之义。"极",通"亟",可作紧急、急迫解。可见,"罢极"可用作反义复词表示弛软和紧急两种相反的动态。而人体筋膜舒张时呈现弛软状态,收缩时呈现紧急状态,由于诸筋"束骨而利机关",这两种状态的交替进行便产生了肢体的运动。肝主全身的筋膜,因而肝脏通过控制筋膜的舒弛和缩急得以主持肢体的运动,所以称肝为"罢极之本"。按此种理解,"罢极之本"就是筋膜舒弛和缩急之本,进而为全身肢体运动的主持者之意。这样一来,不仅肝的重要生理功能得以表述,而且临床上多种肢体运动异常的病证都能以"肝者,罢极之本"为理论依据,而得到直截又合理的解释。例如,《素问·痿论》中"宗筋弛纵,发为筋痿……筋痿者,生于肝,使内也",是肝病筋膜过"罢"的例证;而"肝气热,则胆泄口苦,筋膜干,筋膜干则筋急而挛",则是肝病筋膜过"极"的例证。

2. 关于"仓廪之本"前后原文的校勘

本篇自"脾、胃、大肠、小肠、三焦、膀胱者"至"通于土气"的一段原文,历来有些医家、学者主张加以校勘,主要原因是此段脏、腑混论,其观点与《素问·脏腑别论》等篇所述五脏和六腑的概念不协。主要校勘方法有二:一是滑寿《读素问钞》把此段改为"脾者,仓廪之本,营之居也，其华在唇四白，其充在肌，此至阴之类，通于土气。胃、大肠、小肠、三焦、膀胱，名曰器，能化糟粕，转味而出入者也。”二是当代学者郭霭春《黄帝内经素问校注语译》说：“《五行大义》、《云笈七签》引并无‘胃大肠小肠三焦膀胱’九字。按无‘胃大肠’九字是。”[1]

按以上两种校勘意见，虽从表面文字看，似乎脏和腑分开论述，各自概念明确，界限清楚，然而，从总体看，则失大于得，利小于弊，理由如下。其一，本段原文本意在强调脾脏和传化五腑在水谷的消化、吸收、传输、排泄等功能活动中的合作、协调，并突出脾脏在其中的主导作用，若按上述二法校勘，则这一基本学术观点便被取消了。其二，本段“此至阴之类”的“类”字，表明“此”非仅指脾一个器官，“类之文义兼六者而言”（吴崑注语），如果单指脾就不会用“类”字。其三，无论就《内经》本身而言，还是就中医学而言，脾脏在五脏之中同传化五腑，尤其是其中的胃、小肠、大肠的病理变化及其病证的联系最密切，因为传化五腑的共同功能是“化水谷而行津液”（《灵枢·本脏》），而此功能正是在“脾气散精”、脾“为胃行其津液”的功能的主导和统帅下完成的。如果此段原文按上法校勘，则临床上五腑在传化水谷方面失调的病证从脾论治就失去了一条重要的理论依据。其四，《内经》是众多不同时代、不同流派医学论文的汇编，不同篇的原文论述的角度或重点有所差异是可以并存的，也是有益的，如《素问·灵兰秘典论》合称“脾胃”为“仓廪之官”，本篇合称脾与传化五腑为“仓廪之本”，又有何不可？而《灵枢·阴阳清浊》有“诸阴皆清，足太阴独受其（指水谷）浊”的记载，《素问·经脉别论》亦有“饮入于胃，游溢精气（指津液），上输于脾”的说法，就这个意义上说，把脾脏同五腑一起称作“器”，更能体现脾脏的功能特点。其五，若按上述第二种校勘法，则五腑的内容被删去，藏象理论的要点中缺少腑的内容肯定是不完整的。其六，若按上述第一种校勘法，则下句“取决于胆”难于找到较合理的解释（详见下段）。基于上述各点，为保持《内经》学术观点的完整性、多样性和实用性，本段原文除删去“其味甘，其色黄”六字外，应保留原貌不变。

3. 关于“凡十一脏，取决于胆也”的校释

本篇“凡十一脏，取决于胆也”一句，自王冰以降诸注歧见纷呈，迄今尚无定论。历代较有影响的注释观点有四：①胆对五脏六腑的神志具有决断功能（见王冰、马莳注）。②胆主少阳春生之气，余脏从之（见李杲、张志聪注语）。③胆主半表半里，通达全身阴阳（见张介宾、李中梓注语）。④胆强气勇，能助正抗邪（见程杏轩引《医参》语）。这些注释之所以不能令人折服，主要是它们皆把本句视为胆在某一方面或功能上对十一个脏腑起着决断或决定作用，而这一论点同《内经》的基本学术观点相抵牾，无怪乎郭霭春指出：“盖藏象功能，胆擅其首，于理似难通也”，还认为“‘凡十一’九字，疑后人所增”。[1]为此，从20世纪80年代起，出现了关于此句的新的校释观点，并得到了1997年版全国高校规划教材《内经选读》的赞同。

新的校释观点认为，本句“十一”二字乃“土”字之误，校勘理由如下：①字形上，“土”的上“十”和下“一”竖写时稍拉开距离，极易误作“十”和“一”两个字，这种把一字误认或误写成两个字的现象在古书传抄过程中并非罕见。②本句前明确提出脾脏及其统领的传化五腑皆“通于土气”，因此称此六者为“土脏”顺理成章，而腑亦可称脏，乃古汉语有“散文则通，对文则异”之例。③“决”字在此作开通、疏泄解。“凡土脏，取决于胆也”，意为传化水谷的“土脏”的功能的完成需要胆的通泄功能的协助和配合，包括胆汁决泄于胃肠以助消化和胆气通降于土脏以促传导。④从论藏象的全段结构看，首论心肺肾肝四脏功能，次论脾而连及传化五腑，因胆不直接“化糟粕，转味而入出”而不属“土脏”，故最后特补“凡土脏，取决于胆也”一句，既显示出胆与其他五腑的区别，又点明了胆与传化五腑的内在联系，使全段层次井然，浑

然一体[2]。这样校释，不仅文理、医理皆贯通，而且还有下述三点意义：一是有利于“腑”的概念的规范化和统一化，因胆决“土脏”的论点对胆属“六腑”而不属“传化之腑”作了最确切而可信的说明，也给“肝胆主疏泄”，“六腑以通降为顺”等论点提供了有力的论据。二是使胆的常见病证的机理得到最直截简明的阐释，如口苦、喜呕、呕胆汁、不欲食、脘腹胀痛、二便不利等常见于胆的病证之中，然而分析其病机多运用阴阳五行理论，如“胆木乘胃土”、“少阳枢机不利”等，总觉抽象、空泛，若以“土脏取决于胆”作释，这些证候的机理就变得简单明了了。三是“凡土脏取决于胆”的命题可能为中医治疗五腑的某些病证提供新的思路，例如，用疏利胆腑的方药治疗膀胱、三焦等腑的病变，如淋、浊、肿、胀等证，已见好的苗头。

（成肇智）

参考文献

[1] 郭霭春. 黄帝内经素问校注语译. 天津：天津科学技术出版社，1981.

[2] 成肇智. “十一脏取决于胆”的质疑和勘误. 上海中医药杂志，1989，(9)：40.

五脏生成篇第十

【篇解】

本篇论述了五脏、五体、五味、五色、五脉之间相生相克、相因相成的生理、病理联系，故以“五脏生成”名篇。《新校正》：“按此篇云‘五脏生成篇’而不云‘论’者，盖此篇直记五脏生成之事，而无问答论议之辞，故不云‘论’。后不言论者，义皆仿此。”

【提要】

1. 论述了五脏之所合、所主、所荣。
2. 论述了五味、五色与五脏之间的生理、病理联系。
3. 阐述了脉、髓、筋、血、气的所属关系，血和溪谷的生理、病理。
4. 强调诊脉以五脏为纲和色脉合参的重要意义及其临床应用。

【原文】

心之合脉也，其荣色也，其主(1)肾也。肺之合皮也，其荣毛也，其主心也。肝之合筋也，其荣爪也，其主肺也。脾之合肉也，其荣唇也，其主肝也。肾之合骨也，其荣发也，其主脾也。

是故多食咸，则脉凝泣而变色；多食苦，则皮槁而毛拔；多食辛，则筋急而爪枯；多食酸，则肉胝腐而唇揭；多食甘，则骨痛而发落，此五味之所伤也。故心欲(2)苦，肺欲辛，肝欲酸，脾欲甘，肾欲咸，此五味之所合也，五脏之气(3)。故色见青如草兹者死，黄如枳实者死，黑如炲者死，赤如衃血者死，白如枯骨者死，此五色之见死也。青如翠羽者生，赤如鸡冠者生，黄如蟹腹者生，白如豕膏者生，黑如乌羽者生，此五色之见生也。生于心，如以缟裹朱；生于肺，如以缟裹红；生于肝，如以缟裹绀；生于脾，如以缟裹栝楼实；生于肾，如以缟裹紫，此五脏所生之外荣也。色味当五脏(4)：白当肺、辛，赤当心、苦，青当肝、酸，黄当脾、甘，黑当肾、咸。故白当皮，赤当脉，青当筋，黄当肉，黑当骨。

诸脉者皆属(5)于目，诸髓者皆属于脑，诸筋者皆属于节，诸血者皆属于心，诸气者皆属于肺，此四支八溪之朝夕也(6)。故人卧血归于肝，肝(7)受血而能视，足受血而能步，掌受血而能握，指受血而能摄。卧出而风吹之，血凝于肤者为痹，凝于脉者为泣，凝于足者为厥，此三者，血行而不得反其空(8)，故为痹厥也。人有大谷十二分(9)，小溪三百五十四名(10)，少十二俞[11]，此皆卫气之所留止，邪气之所客也，针石缘而去之。

诊病之始，五决为纪[12]，欲知其始，先建其母[13]。所谓五决者，五脉也。是以头痛巅疾[14]，下虚上实[15]，过在足少阴、巨阳，甚则入肾。徇蒙招尤，目冥耳聋，下实上虚[16]，过在足少阳、厥阴，甚则入肝。腹满䐜胀，支鬲胠胁[17]，下厥上冒[18]，过在足太阴、阳明。咳嗽上气，厥在胸中，过在手阳明、太阴。心烦头痛，病在鬲中[19]，过在手巨阳、少阴。夫脉之小大、滑涩、浮沉，可以指别；五脏之象，可以类推；五脏相音[20]，可以意识；五色微诊，可以目察。能合脉色，可以万全。赤，脉之至也[21]，喘[22]而坚，诊曰有积气在中，时害于食，名曰心痹，得之外疾，思虑而心虚，故邪从之。白，脉之至也，喘而浮，上虚下实[23]，惊，有积气在胸中，喘而虚，名曰肺痹寒热，得之醉而使内也。青，脉之至也，长而左右弹，有积气在心下支胠，名曰肝痹，得之寒湿，与疝同法，腰痛足清头痛。黄，脉之至也，大而虚，有积气在腹中，有厥气，名曰厥疝[24]，女子同法，得之疾使四肢[25]，汗出当风。黑，脉之至也，上坚而大[26]，有积气在小腹与阴，名曰肾痹，得之沐浴清水而卧。凡相五色之奇脉[27]，面黄目青，面黄目赤，面黄目白，面黄目黑者，皆不死也。面青目赤，面赤目白，面青目黑，面黑目白，面赤目青，皆死也[28]。

【校注】

(1)其主：指其所不胜之脏。姚止庵注："主者仆之所畏，心火畏肾水，故以肾为主也。"

(2)欲：脏气所喜而求之。

(3)此五味之所合也，五脏之气：《新校正》："按全元起本云'此五味之合五脏之气也'，连上文。《太素》同。"当据改。

(4)色味当五脏：当，训应。此句言五色、五味分别与五脏相应。

(5)属：统属，连属。

(6)此四支八溪之朝夕也：八溪，指四肢的八大关节处，即两肘、两腋、两髀和两腘。《灵枢・邪客》："肺心有邪，其气留于两肘；肝有邪，其气流于两腋；脾有邪，其气留于两髀；肾有邪，其气留于两腘。凡此八虚者，皆机关之室，真气之所过，血络之所游"。吴崑注："古者君臣朝会谓之朝，夕会谓之夕。谓脉、髓、筋、血、气五者与四支八溪相为朝夕而会见也。"此句意为脉、髓、筋、血、气共同聚会、运行于四肢八溪，从早到晚毫不间断。

(7)肝：《注解伤寒论・平脉法》、《宣明论方・卷十一》引并作"目"。义长，可据改。

(8)血行而不得反其空：反，同"返"。空，同"孔"，此指气血出入的输穴。此句言气血的运行不能返回至受风邪侵袭的输穴。

(9)大谷十二分：张介宾注："大谷者，言关节之最大者也。节之大者无如四肢，在手者肩、肘、腕，在足者髁、膝、腕，四肢各有三节，是为十二分。分，处也。"

(10)小溪三百五十四名：王冰注："小络所会，谓之小溪也。然以三百六十五小络言之者，除十二俞外，则当三百五十三名，经言三百五十四者，传写行书误以三为四也。"吴崑注："三百五十三名者，经穴之名也。"

(11)少十二俞：张介宾注："十二俞，谓十二脏之俞，如肺俞、心俞之类是也。此除十二俞皆通于脏气者，不在小溪之列。"

(12)诊病之始，五决为纪：始，首要法则。王冰注："谓以五脏之脉为决生死之纲纪也。"此"五脏之脉"指五脏的经脉及脉象。

(13)欲知其始，先建其母：其始，指五脏之脉；其母，指各脏的病机。张琦注："先建其母，谓脏气之阴阳也。经脉之流行本于脏气，是脏气为经脉之母也。以下皆言审察脏腑之法。"

(14)巅疾:巅顶(头脑)的疾病。

(15)下虚上实:吴崑注:“下虚,少阴肾虚。上实,巨阳膀胱经实也。”即肾脏精气虚而膀胱经邪气实。

(16)下实上虚:肝胆之气实于下而其经脉虚于上。

(17)支鬲胠胁:支,撑也。鬲,塞也。腋下为胠,胠下为胁。此为脘腹胀满,累及胠胁亦觉支撑痞塞,为土滞木郁之象。

(18)下厥上冒:下厥,指足太阴、阳明经气上逆;上冒,指脾胃浊阴上遏清阳。此句与前“下虚上实”、“下实上虚”一样,皆论病机特点。

(19)鬲中:指膈上中心部位。上句“胸中”指肺脏,本句“鬲中”范围较小,指心脏或心包。

(20)五脏相音:张介宾注:“相,相形也;音,五音也。相音,如《阴阳二十五人》篇所谓木形之人比于上角之类,又如肝音角、心音徵、脾音宫、肺音商、肾音羽。若以胜负相参,臧否自见。”本句言五脏有各自对应的声音。

(21)赤,脉之至也:赤为心色,此“脉之至”言心脏病脉的形象。下“白,脉之至也”等均仿此,论色脉合参诊断五脏病证。

(22)喘:指脉象搏动急剧。

(23)上虚下实:此指肺气虚而心气逆。

(24)厥疝:张介宾注:“脾虚则木乘其弱,水无所畏,而肝肾之气上逆,是谓厥气。且脾肝肾三经皆结于阴器,故名曰厥疝。”

(25)疾使四肢:即四肢劳动过度之意。

(26)上坚而大:郭霭春校:“按‘上’字误,应作‘下’。盖病在肾,积气在小腹与阴,则于脉应之,宜在下。篆文‘上’作‘二’,‘下’作‘二’,传抄易混。”可据改。

(27)凡相五色之奇脉:《新校正》:“按《甲乙经》无‘之奇脉’三字。”三字当删。

(28)皆死也:王冰注:“无黄色而皆死者,以无胃气也。五脏以胃气为本,故无黄色皆曰死焉。”

【释义】

本篇以五脏的生理和病理为中心,论述了四个方面的问题:①论述五脏与五体的联系、五脏所荣的部位以及五脏之间的克制关系,如心脏外合五体的脉,外荣于面部色泽,克制肺和被克于肾。②简述五脏与五味、五色之间的生理、病理联系。五脏需要五味的滋养,即五脏所欲,反过来,若五味太过或偏嗜五味,又会损伤脏气而生病,其病证多反映出五味和五脏之间的乘侮关系。青、赤、黄、白、黑五色分别反映五脏精气的盛衰常变。其中又分“生”色和“死”色两类:“生”色要点是明润光泽,内含隐隐而不外露;“死”色或“凶”色要点是枯槁晦暗而不鲜活,兼所不胜之色。色、味、脏三者联系起来,在诊断上具有一定的指导意义。③简述五脏与脉、髓、筋、血、气的内在联系及血和溪谷的临床价值。心主脉,而“诸脉者皆属于目”,表明心与目也有密切的关系;肾主骨髓,“诸髓者皆属于脑”,提示肾脏与脑之间的密切联系;肝主筋,“诸筋者皆属于节”,说明肝与关节运动也存在密切关系;“诸血者皆属于心,诸气者皆属于肺”,则直接点明了血、气与心、肺之间的归属关系。“大谷”、“小溪”都是气血流注出入之所,也是正邪斗争之处,因而还是针石治疗的穴位所在。④论述五脏及其相关理论在诊法中的应用,强调五脏的经脉、脉象和五脏病机在诊断上的决定性作用。“诊病之始,五决为纪”,点明五脏及其经脉、脉象是诊法的纲领;“欲知其始,先建其母”,进一步指出诊察五脏经脉必须建立在五脏病机的基础之上。接着列举病证、脉象、面色等,都是以五脏病机作为论述的要领和依据的。最后指出，色脉合参是诊治避免失误的重要条件，并以五脏痹病为例论证了这一法则。

【理论研究】

1. 对“朝夕”的诠释

本篇中“此四肢八溪之朝夕也”一句，言简意赅，但令人费解。“朝夕”的主语“此”指脉、髓、筋、血、气，是没有疑问的，“四肢八溪”作为“朝夕”发生的场所也是明白无误的，难于理解的是“朝夕”在这里的具体内涵。“朝夕”之义，有三种解释：一是通“潮汐”，言“气血筋脉互有盛衰”（王冰注），“人身气血往来如海潮之消长”（张介宾注）；二是“朝夕往来”（杨上善注），“朝夕运行不离”（张介宾注），“流通无间”（马莳注）；三是“朝夕而会见”（吴崑注）[1]。然而如海潮之盛衰消长，用于气血则可，用于脉、髓、筋则难解；同理，对于气、血、髓可说朝夕运行、流通无间，对于脉、筋则理不协。第三种解释，即脉、髓、筋、血、气五者朝夕相会于四肢八溪，文理、医理皆通。“此四肢八溪之朝夕也”这一句话放在这里，一方面强调脉、髓、筋、血、气对于维持生命活动是须臾不可缺少的；另一方面则是突出四肢八溪在生理、病理、诊断、治疗中的重要地位，从而为后面的文字作铺垫。这应是领会本句需首先明了的基本精神。

2. 对“先建其母”的探讨

历代医家对“欲知其始，先建其母”的注释分歧较多，争论的焦点是对“母”的理解，其代表性观点有：①应时之旺气（王冰）；②五脏相乘的病理关系（马莳）；③应时之胃气，如春脉微弦之类（吴崑）；④病因（张介宾）；⑤五脏病机，即脏气为经脉、脉象之“母”（张志聪、高世栻、张琦）[2]。“先建其母”的上句是“欲知其始”，对这一句的理解基本一致，即要想知道其“始”，就是要知道前后文已明确交代的“五决为纪”、“所谓五决者，五脉也”。换言之，要想弄清五脏的经脉、脉象这个诊病的纲领，首先应抓住五脏经脉病证及五脏病脉的“母”。因此，“母”应指五脏经脉病证和五脏病脉的根源或基础，即高世栻所说的“病本”。按此衡量，上述五种注释中，第五种认为脏气为经脉之“母”，五脏病机（五脏阴阳失调、正邪虚实等）便是经脉病证和五脏病脉之“母”，这同《内经》以脏腑为本、经脉为标，病机为本、证候（包括脉象）为标的学术观点相一致，而且本段后面的原文在论述经脉病证、五脏病脉及病色时，都有五脏病机的明确表述，如“下虚上实”，“下厥上冒”，“厥在胸中”，“心虚”，“积气在腹中”，“肾痹”等，都是以不同形式对五脏病机的概括，特别是用“五脏之象，可以类推；五脏相音，可以意识；五色微诊，可以目察”三个排比句，突出了五脏病机与色、脉、症的内在联系，俱证实了这一注释的正确性。同时，第二、四两种注释也与五脏病机有关。

【临证指要】

1. 五色的“生”和“死”

本篇关于五色候五脏的论述，特别是其中关于五色的“生”和“死”的描述形象生动，简明扼要，对后世中医诊断学的发展和完善产生了深远的影响。所谓“生”色，即健康之色，或虽病而五脏精气尚未衰败的吉色，其判断要点为明润光泽，含蓄不露，兼红黄色；所谓“死”色，即病色中表示五脏精气已衰败的凶色，其判断要点为枯槁晦滞，兼见乘侮之脏的病色，缺乏代表胃气的黄色。这些论述两千年来一直为历代医家临证所遵循。例如，明代医学家李中梓在其诊法专著《诊家正眼》中说：“《内经》曰：望而知之者，望见其五色，以知其病……且夫五脏六腑之精华，上彰于明堂，而脏腑各有偏胜盈虚，若色若脉亦必随而应之，但当求其有神，虽困无害。然所谓神者，色中有光泽明亮是也，即脉有胃气，同一理也……面目有黄色，是有胃气，为吉。病人鼻准明，山根亮，目眦黄光，为有起色。”

2. 脉色合参和四诊合参

本篇论述诊法，在强调望、闻、问、切四诊合参的基础上，尤重色诊、脉诊。所谓“五脏之象”，“五脏相音”，“五色微诊”，“得之醉而使内也”及“夫脉之小大、滑涩、浮沉，可以指别”等，提示望、闻、问、切必须全面诊察，缺一不可，而“能合脉色，可以万全”，则明白无误地指出，切脉和望色相结合，是四诊的重点所在。《内经》这一学术观点，不仅指导着中医诊断学的发展，而且被临证医家奉为圭臬，有效地运用于诊疗实践。例如，清代医家章楠说：“望、闻、问、切，名曰四诊，医家之规矩准绳也。四诊互证，方能知其病源，犹匠之不能舍规矩而成器皿也。盖望者，望面色之明晦、舌苔之有无，以辨病邪之轻重进退也。闻者，闻声音之怯壮、语言之伦次，以辨神气之爽昧强弱也。问者，问得病之由、痛苦之处，以辨内伤外感、脏腑经络，尤为紧要也。切者，切脉之浮沉、迟数、有力无力，以辨虚实阴阳，而与外证参合逆顺吉凶也。是故圣贤垂法，首重四端，明哲相传，从无二致。”（《医门棒喝》）至于四诊中，为何尤重色脉，张介宾解释说：“因脉以知其内，因色以察其外，脉色明则参合无遗，内外明则表里具见，斯可万全无失矣。”（《类经·六卷》）事实上，《内经》于四诊中论述色、脉最详，主要并非脉诊其内而色察其外，而是因为：一者症状乃患者所诉，色脉为医者直察，因而色脉更具客观性和直观性。二者色、脉变化最及时，反映病情最迅捷，正如《素问·移精变气论》所说：“变化相移，以观其妙，以知其要，欲知其要，则色脉是矣”。较之其他诊法所得，色、脉更具时效性和灵敏性。三者基于上述两点，色、脉诊对医者的素质要求较高，其技术也难于掌握，因此《灵枢·邪气脏腑病形》说：“见其色，知其病，命曰明；按其脉，知其病，命曰神；问其病，知其处，名曰工。”显然，“工”比“明”、“神”要低一个档次。《素问·移精变气论》也说：“色脉者，上帝之所贵也，先师之所传也，上古使僦贷季理色脉而通神明”。亦证明色、脉诊法比其他诊法更难掌握。

（成肇智）

参考文献

[1] 程士德. 素问注释汇粹. 北京：人民卫生出版社，1982：164.
[2] 李今庸. 新编黄帝内经纲目. 上海：上海科学技术出版社，1988：357.

五脏别论篇第十一

【篇解】

本篇以“藏”、“泻”、“满”、“实”论脏腑的功能及其分类，并提出了“奇恒之腑”的概念，有别于《内经》中其他论述脏腑的篇章，所以篇名为“五脏别论”。

【提要】

1. 论述了奇恒之腑、传化之腑、五脏、六腑的定义及其功能特点。
2. 阐述了寸口脉主五脏病的道理。
3. 论述了医生诊治疾病的正确态度。

【原文】

黄帝问曰：余闻方士(1)，或以脑髓为脏，或以肠胃为脏，或以为腑，敢问更相反，皆自谓是，不知其道，愿闻其说。岐伯对曰：脑、髓(2)、骨、脉、胆、女子胞(3)，此六者，地气之所生也(4)，皆藏于阴而象于地(5)，故藏而不泻，名曰奇恒之腑(6)。夫胃、大肠、小肠、三焦、膀胱，此五者，天气之所生也[7]，其气象天[8]，故泻而不藏，此受五脏浊气[9]，名曰传化之腑，此不能久留，输泻者也。魄门亦为五脏使[10]，水谷不得久藏。所谓五脏者，藏精气[11]而不泻也，故满而不能实[12]。六腑者，传化物[13]而不藏，故实而不能满也。所以然者，水谷入口，则胃实而肠虚；食下，则肠实而胃虚。故曰实而不满，满而不实也。

帝曰：气口[14]何以独为五脏主[15]？岐伯曰：胃者，水谷之海，六腑之大源也。五味入口，藏于胃，以养五脏气，气口亦太阴也[16]，是以五脏六腑之气味[17]，皆出于胃，变见于气口。故五气入鼻，藏于心肺，心肺有病，而鼻为之不利也。凡治病，必察其下，适其脉[18]，观其志意，与其病也[19]。拘于鬼神者，不可与言至德；恶于针石者，不可与言至巧；病不许治者，病必不治，治之无功矣。

【校注】

(1)方士：古称通晓方术的人。此处具体指医生。

(2)髓：此指脊髓，以与脑、骨相区别。

(3)女子胞：又称胞宫，主要指子宫，亦涉及卵巢、输卵管等内生殖器官。

(4)地气之所生也：地气，阴气。地气之所生，即禀受于阴、其性属阴之意。

(5)藏于阴而象于地：两"于"字均为音节助词，无义。藏阴，藏蓄阴精；象地，象大地藏载万物。《素问·五运行大论》："地者，所以载生成之形类也。"

(6)奇恒之腑：高世栻注："奇，异也。恒，常也。言异于常腑也。"王冰注："脑、髓、骨、脉虽名为腑，不正与神脏为表里。胆与肝合，而不同六腑之传泻。胞虽出纳，纳则受纳精气，出则化出形容，形容之出谓化极而生。然出纳之用有殊于六腑，故言藏而不泻，名曰奇恒之腑也。"

(7)天气之所生也：天气，阳气。天气之所生，即禀受于阳、其性属阳之意。

(8)其气象天：其性象阳气的运动不息。《素问·天元纪大论》："应天之气，动而不息。"

(9)此受五脏浊气：受，通"授"，给予。浊气，水谷精气。全句言主传化的五腑将水谷精气输送给五脏，即《素问·六节藏象论》所述传化五腑的"转味"功能。

(10)魄门亦为五脏使：魄，通"粕"。魄门，指排泄糟粕之门，即肛门。亦为五脏使，也为五脏所用，一指肛门受五脏，特别是脾、肺支配，二指肛门降浊排便有利于维持五脏气机的升降出入。

(11)藏精气：《新校正》："按全元起本及《甲乙经》、《太素》'精气'作'精神'。"今本《太素·卷六》与此正合，义长，当据改。《灵枢·本脏》："五脏者，所以藏精神血气魂魄者也。"《灵枢·本神》有每一脏所藏之"精"、所舍之"神"的具体记载。

(12)满而不能实：王冰注："精气为满，水谷为实，但藏精气，故满而不能实。"杨上善注："精神遍于脏中不离，故不泻而满也。虽满常虚，故不实。"本篇"满"和"实"有特定内涵，即"满"用来描述精、神、气、血等精微物质充盈于五脏的状态，"实"用来描述水谷及其消化剩余物停留于六腑的状态。

(13)传化物：传，传送、运输之意。化物，指水谷消化后的产物，包括食糜、精气、水液、残渣、大便等。传化物，概括了六腑"化糟粕、转味而入出"的基本功能。

(14)气口：指腕后桡骨动脉搏动处，是切脉的常用部位。张介宾注："寸口之义，其名有三：手太阴肺经脉也，肺主诸气，气之盛衰见于此，故曰气口；肺朝百脉，脉之大会聚于此，故曰脉口；脉出太渊，其长一寸九分，故曰寸口。是名虽三而实则一耳。"

(15)独为五脏主：独，三部九候皆可诊脉，此独言寸口。主，主病。全句意为：为什么单独在寸口切脉就能诊察五脏乃至全身的疾病。

(16)气口亦太阴也:姚止庵注:“胃为足太阴之腑,气口乃手太阴之经。饮食入胃而能运化为气者脾也,气充于五脏而使之著见于气口者则是肺,故云亦太阴也。”张介宾注:“然则胃气必归于脾,脾气必归于肺,而后行于脏腑营卫,所以气口虽为手太阴,而实即足太阴之所归,故曰气口亦太阴也。”

(17)气味:此处代指脏腑的精气盛衰、功能状况等。

(18)必察其下,适其脉:当据《太素·卷十四》改作“必察其上下,适其脉候”。上指头面五官,下指二便。张介宾注:“适,测也。脉为气血之先,故独取寸口以决吉凶之兆。”

(19)观其志意,与其病也:“也”字,当据《太素·卷十四》改作“能”。张介宾注:“是志意关乎神气而存亡系之,此志意之不可不察也。”能,通“态”。病态,即证候。杨上善注:“复观其人病态,能可疗以否。”

【释义】

本篇首先讨论了奇恒之腑和传化之腑的概念。奇恒之腑功能特点为“藏阴象地”,即皆有藏蓄阴精的功能,其性属阴,其特点为“藏而不泻”,不同于传化的常腑。而传化之腑功能一为“输泻”水谷及其化物,二为“受五脏浊气”,即把水谷消化后产生的精气输送至五脏,其性属阳,其特点是“象天”动而不息,“泻而不藏”。其次,讨论了五脏和六腑的概念。五脏最基本的功能是“藏精神”,鉴于精神对于维持生命的极端重要性,五脏所藏的精神宜盈满而忌亏损,所以五脏的功能特点为“藏而不泻”、“满而不能实”。六腑的基本功能是“传化物”,具体包括受纳、消化水谷,输出水谷精气和津液,传送化物和变化水谷废料成二便排出等,由于水谷及化物“不能久留”于六腑,所以六腑的功能特点为“泻而不藏”、“实而不能满”和“虚”、“实”更替。再次,论述了气口“独为五脏主”的道理。全身脏腑均赖胃中化生的水谷精气的充养,气口为手太阴肺经所过,而肺经脉气来自足太阴脾所转输的胃中水谷精气,因此,五脏六腑的精气盛衰、功能变化等皆“变见于气口”。最后,指出医生应持的医疗态度。一是强调必须认真、全面地诊察病情;二是摒弃迷信,相信医学;三是做好说服开导工作,使患者积极、主动地配合治疗。

【理论研究】

1. 关于“五脏所藏”的内容

关于“五脏所藏”的内容,主要存在两种观点:一是大多数注家坚持按王冰次注本原文“藏精气”不变,而在理解上却又有贮藏“精气”和贮藏“精神”两派意见,即后者把“气”作为“神”诠释,这在《内经》中是有先例的。二是部分注家认为应按《新校正》提出而为《太素》等所证实的文字“藏精神”给予校勘。从《内经》诸篇的学术理论看,五脏之所以成为人体生命活动的核心部位,主要因其藏精和藏神这两大功能,二者既有联系,但又缺一不可,因而《内经》中反复论述这一点。例如,《灵枢·本脏》:“五脏者,所以藏精神血气魂魄者也”;《灵枢·卫气》:“五脏者,所以藏精神魂魄者也”;《灵枢·本神》:“血、脉、营、气、精、神,此五脏之所藏也”,并具体记载“肝藏血,血舍魂”,“脾藏营,营舍意”,“心藏脉,脉舍神”,“肺藏气,气舍魄”,“肾藏精,精舍志”。这说明“藏神”对于五脏来说,至少与“藏精”同等重要,正是考虑到五脏藏神的极端重要性,《素问·三部九候论》把五脏直接称为“神脏五”。尽管在《内经》中“精气”和“精神”有时可以互通,“气”也可作“神气”的简称,如《素问·生气通天论》“阴平阳秘,精神乃治;阴阳离决,精气乃绝”句中,“精气”和“精神”可视作变文而同义,但是就一般而言,“精”、“气”、“神”应是《内经》和中医学中三个重要而不同的概念,况且本篇此句是给五脏下定义，为避免误解和促进中医学术语的规范化，此句“藏精气”还是校勘成“藏精神”为好。

2. 对传化五腑“受五脏浊气”的理解

关于本篇“此受五脏浊气”一句，历代医家或避而不作明确诠释，如王冰、吴崑等，或随文敷衍，含混不清，如马莳注为“此则受五脏之浊气而传化之”，张介宾注为“传化浊气而不留”，唯杨上善释为“故此五者受于五脏糟粕之浊”，明确指出传化五腑接受五脏的糟粕，现代不少《内经》注本采用了这一解释，并把“糟粕”语译成“五脏代谢的产物”。例如，全国函授教材认为：“五脏的‘浊气’也要输泻到六腑，这也是五脏藏中有泻的一个方面。‘五脏浊气’包含着五脏所藏的部分精气及五脏自身在代谢过程中产生的废浊之物两个内容，但从‘此受五脏浊气，名曰传化之腑，此不能久留，输泻者也’的文义看，‘五脏浊气’主要指五脏在代谢中的废物。”[1] 这一发挥言之成理，且与现代医学的观点近似，然而也存在一大问题，那就是《内经》的所有原文中找不到有关五脏的“糟粕”的记载，更没有五脏的“糟粕”(或代谢产物)输送至传化五腑的佐证。如果把“受”释为“授给”，“浊气”释作精气，则此疑问便迎刃而解。这是因为，一方面，《内经》确有传化五腑把水谷精气输送给五脏的学术观点，如《素问·经脉别论》：“食气入胃，散精于肝……食气入胃，浊气归心”；《灵枢·营卫生会》：“人受气于谷，谷入于胃，以传与肺，五脏六腑，皆以受气”；《素问·六节藏象论》：“脾、胃、大肠、小肠、三焦、膀胱者……能化糟粕，转味而入出者也”，其中的“转味”就是输出精气给五脏的意思。另一方面，五腑输送水谷精气给五脏也符合本句前后文关于传化之腑的论述，因为所谓“泻而不藏”、“输泻者也”，既指水谷糟粕的向下传导乃至排泄，又指水谷消化后产生的精气要输送给五脏，而这正是传化之腑“为五脏使”的基本内涵之一。《灵枢·经水》所说“六腑者，受谷而行之，受气而扬之”就是对传化之腑“输泻”功能的这两个方面的高度概括。

3. 脏腑“藏”、“泻”的辩证关系

本篇虽言五脏“藏精神而不泻”，六腑“传化物而不藏”，但不宜拘泥地去理解和应用。贮藏精神是五脏的主要功能，藏而不泻是其主要功能倾向或特点，但在藏的过程中或必要时也会输泻，如五脏输精给五体，五脏之神对六腑功能具有调控作用，肝所藏之血在运动时则要输出以供养体表、四肢，即使是“封藏之本”的肾也会在适当时输出肾精以为生殖之用等。脏虽需要泻，但五脏又常因精、神过泻而患虚损之病。同理，传输水谷化物是六腑的主要功能，泻而不藏是其主要功能倾向或特点，但在“输泻”过程中也会有一定程度或短暂的贮藏、停留，如膀胱藏津液，水谷化物在胃、小肠的短暂停留以利消化，水谷残渣在大肠的停留以形成大便并适时排出等。腑虽需要藏，但六腑又常因水谷化物过藏而患腑气逆滞的实证(1)。正如姚止庵所说：“精气至贵而难实，化物至秽而不可久留，其藏其泻，真造化自然之妙用乎！”脏和腑皆自然造化的产物，其藏、泻、满、实皆决定于其生命功能之需，因此，切忌用僵化的教条的思维印定人的耳目。

4. 对奇恒之腑的评价

《内经》对奇恒之腑的论述仅见于本篇，而本篇对奇恒之腑的论述主要着眼于功能和属性，即藏蓄阴精是其主要功能，藏而不泻是其功能特点，属阴而静守是其特性。奇恒之腑与五脏同属阴而主藏，但所藏仅为阴精而非精气神，在人体的地位和作用不及五脏，且从属于五脏；奇恒之腑与一般所说的常腑或传化之腑也明显不同，如功能、特性等。它们既不能称脏，又不同于常腑，因此称为“奇恒之腑”。

属于奇恒之腑的六个器官功能参差不齐，彼此的联系和共同性也较弱.如脑与智能、五官有关，这里“髓”的概念及功能欠明确，骨、脉属于五体的范畴，胆为肝脏外腑，而女子胞蓄血排经、孕育胎儿，男子相应的器官则缺而无论，加之奇恒之腑在其他诸篇中论述远比五脏和六腑少，因而奇恒之腑未得到后世医家的广泛重视和研究，有关理论的发展和临床应用相对滞缓和不足。不过，在奇恒六腑中，脑和女子胞的功能比较重要而特殊，而且分别同精神（身心性）疾病和妇产科疾病的病机关系密切，因此有关此二腑的理论的发展相对较快，值得进一步关注和研究。

【临证指要】

1. 脏腑藏泻理论的临床应用

本篇脏主藏、腑主泻的藏象理论突出了五脏和六腑的功能特点，其反面，即五脏失藏过泻则易致虚损，六腑失泻过藏则易致滞逆，便成为脏和腑的病机特点之一，从而为临床上脏腑病证的诊治提示了方向和思路。例如，《内经》论述五脏病证时，往往虚、实分列，且虚多于实，乃因为五脏精神易于失藏过耗而不足；反之，论述六腑病证时，则以邪实为主，大多属腑气滞塞或上逆的病机，正因为六腑水谷化物易于失泻而久停所致。因此，补益和调神的法则多用于五脏病证中，如养心安神、滋补肝血、健脾养营、固肾填精、补益肺气、滋阴降火宁神等；而通降腑气则成为六腑病证共同的基本治则，具体又包括和胃止呕、攻下通便、疏利膀胱、清泻三焦、顺气利肠止痛等，而中西医结合治疗急腹症应用大承气汤之类的通降腑气方药获得成功，便是"六腑者传化物而不藏"、"此不能久留，输泻者也"等学术观点临床运用的例证。

需要指出的是，本篇把胆列为奇恒之腑，而六腑中除传化五腑外另一腑是何器官则未点明，因而绝大多数医家根据他篇六腑的内容理所当然地把胆列于本篇六腑之内，并指出胆兼奇恒之腑和六腑两名，为特殊之腑。然而清代学者于鬯却根据本篇原文指出："云化物而不藏，则六腑即上文传化之腑。上文言传化之腑，云'胃、大肠、小肠、三焦、膀胱'，则止五腑，又云'魄门亦为五脏使，水谷不得久藏'，则魄门亦实传化之腑之一，合之成六腑……胆亦见上文，乃奇恒之腑，非传化之腑，故舍胆而取魄门为六。"（《香草续校书・内经素问》）联系本篇名为"五脏别论"，其六腑所指与他篇有别是不足怪的，因此于氏此言可以成立，而且较之于胆入"六腑"，更有利于"传化物而不藏"的"六腑"定义的完整性。

2."魄门亦为五脏使"的临床意义

"魄门亦为五脏使"一句，在本篇本作为对传化之腑的补充说明，然而由于肛门作为传化之腑的一个终端而具有控制大便排泄的重要功能，本句原文引起了众多医家的关注，并在临床实践中发挥着重要作用。肛门为"五脏使"，不仅说明五脏的神气支配着肛门的启闭，而且提示肛门的开阖也影响着脏腑的升降，所以张介宾说："大肠与肺为表里，肺藏魄而主气，肛门失守则气陷神去，故曰魄门。不独是也，虽诸腑糟粕固由其泻，而脏气升降亦赖以调，故亦为五脏使。"临床上，不仅大便的秘结或泄泻，要根据辨证审机的结论分别从肺、胃、脾、肝、肾等脏腑进行治疗，而且这些脏腑的病变有时也可通过控制肛门的启闭而收到疗效。例如，吴瑭创制的宣白承气汤既可治疗肠热便秘，又可治疗肺热痰喘。《素问・脉要精微论》："仓廪不藏者，是门户不要也……得守者生，失守者死。"便指出了肛门与脏气之间这一重要的病理联系。

（成肇智）

参 考 文 献

[1] 傅贞亮. 全国高等中医院校函授教材・内经讲义. 长沙：湖南科学技术出版社，1985：51.

[2] 张六通.《内经》脏腑"藏"、"泻"辨.河南中医,1981,(3):32.

异法方宜论篇第十二

【篇解】

法,治疗方法。方,地域。本篇论述由于地域不同,人们的生活环境、习惯有别,因而体质及易患病证各异,进而治疗方法亦各有所宜,故篇名"异法方宜论"。

【提要】

1. 论述了我国东、西、北、南、中部的地理环境、生活特点、居民体质及发病的不同情况。
2. 论述了五方常见病分别适宜于砭石、毒药、灸焫、微针、导引按跻等五种治疗手段。
3. 告诫医生治病必须因地、因人制宜,才能收到满意效果。

【原文】

黄帝问曰:医之治病也,一病而治各不同,皆愈何也?岐伯对曰:地势(1)使然也。故东方之域,天地之所始生也,鱼盐之地,海滨傍水,其民食鱼而嗜咸,皆安其处,美其食,鱼者使人热中,盐者胜血(2),故其民皆黑色粗理(3),其病皆为痈疡,其治宜砭石。故砭石者,亦(4)从东方来。

西方者,金玉之域,沙石之处,天地之所收引也(5),其民陵居(6)而多风,水土刚强(7),其民不衣而褐荐(8),其民华食而脂肥(9),故邪不能伤其形体,其病生于内(10),其治宜毒药(11)。故毒药者,亦从西方来。

北方者,天地所闭藏之域也(12),其地高陵居,风寒冰冽,其民乐野处而乳食,脏寒生满病(13),其治宜灸焫(14)。故灸焫者,亦从北方来。

南方者,天地所长养,阳之所盛处也,其地下,水土弱,雾露之所聚也,其民嗜酸而食胕(15),故其民皆致理而赤色,其病挛痹,其治宜微针(16)。故九针(17)者,亦从南方来。

中央者,其地平以湿,天地所以生万物也众,其民食杂而不劳,故其病多痿厥寒热(18),其治宜导引按跻(19)。故导引按跻者,亦从中央出也。

故圣人杂合以治,各得其所宜,故治所以异而病皆愈者,得病之情,知治之大体(20)也。

【校注】

(1)地势:泛指地理环境诸因素的差异。

(2)盐者胜血:盐味咸,多食之则伤血。《灵枢·五味论》:"咸入于胃,其气上走中焦,注于脉,则血气走之,血与咸相得则凝"。

(3)其民皆黑色粗理:血脉滞涩则肤色深而黑。高世栻注:"傍水嗜咸,故其民皆黑色。热中胜血,故其民皆疏理。疏理,血弱而腠理空疏也。"黄元御注:"血热蒸发,汗孔常开,故其理疏。"

(4)亦:助词,无义。

(5)天地之所收引也:张介宾注:"然天地之气,自西而降,故为天地之收引,而在时则应秋。"

(6)陵居:陵,高地。《新校正》:"大抵西方地高,民居高陵,故多风也。"

(7)水土刚强:指土质坚硬、干燥,因其为"金石之域"之故。

(8)其民不衣而褐荐:不衣,不穿一般的棉、绸衣服。褐,指用兽毛或粗麻制成的粗衣。荐,草席。褐荐,指身披简陋的毛皮、草席以御寒、遮羞。

(9)其民华食而脂肥：于鬯校："吴崑本无彼'其民'字。吴虽多改易，然其所改，注中皆明出之。此不出，则其所据本原无二字也……彼'其民'又涉上而衍。"可据删。王冰注："华，谓鲜美，酥酪骨肉之类也。以食鲜美，故人体脂肥。"

(10)其病生于内：杨上善注："人多脂肥，腠理致密，风寒暑湿外邪不伤，而为饮食男女内邪生病，故宜用毒药攻之。"

(11)毒药：张介宾注："毒药者，总括药饵而言，凡能除病者，皆可称为毒药。"

(12)天地所闭藏之域也：张介宾注："天之阴在北，故其气闭藏，而在时则应冬。"

(13)脏寒生满病：张介宾注："地气寒，乳性亦寒，故令人脏寒。脏寒多滞，故生胀满等病。"

(14)灸焫：王冰注："火艾烧灼，谓之灸焫。"即今之艾灸、火针、温针之类。

(15)胕：同"腐"，此指酵化而带腐臭味的食物，如豉、鲊、曲、酱之类。

(16)微针：细针，即金属针具。与砭石相对，针形细小，故称微针。

(17)九针：与上句"微针"同义。金属针具分为九种形状，故名。《灵枢·九针十二原》载，九针为镵针、员针、鍉针、锋针、铍针、员利针、毫针、长针和大针。

(18)其病多痿厥寒热：杨上善注："人之食杂则寒温非理，故多得寒热之病；不劳则血气不通，故多得痿厥之病。"

(19)导引按跻：王冰注："导引，谓摇筋骨，动肢节。按，谓抑按皮肉。跻，谓捷举手足。"吴崑注："导引，运行经气，不使留滞为病也。手摩谓之按，足蹑谓之跻，所以揉按筋节，宣通阳气也。"此即后世气功、按摩之类。

(20)治之大体：治病的重要原则。此句指因地、因时、因人的治疗原则。

【释义】

本篇集中论述了地域不同、生病各异因而治法各有所宜的道理，阐明了因地制宜的治则。首先分析五方地势、地形、地质、气候、物产等的各自特点，引出五方居民逐渐形成的不同的生活习惯和生活状况，在各自不同的地理环境和生活习惯的长期作用下，五方居民的体质也形成差异，如东方"黑色疏理"，西方"脂肥"，北方"腠理致密"，南方"致理而赤色"，中央"柔弱"。因而五方居民所患的常见病、多发病亦不同，如东方易患痈疡，西方"病生于内"，北方常"脏寒生满病"，南方易"病挛痹"，而中央居民"多痿厥寒热"。最后，五方所产生、发展起来的治疗方法也各具特色，因而砭石、毒药、灸焫、九针和导引按摩五种治法各有不同起源。临证时充分认识和判断地理、气候、生活条件、个体体质等对病情的具体影响，从而选择最适宜的一种或数种治法施治，便能收到良好的治疗效果。

【理论研究】

1. 得病之情

本篇虽以五方"地势"作为论述的起点，但其所论的内容已远超出"地势"的范围，涉及方位时令、气候、饮食习惯、生活起居、体质类型等多种因素对病情的影响，以及这些因素相互之间的因果联系，而所有这些对于临证时作出准确的诊断、制订有效的治疗方案，都是很重要的，所以，原文对全篇作结说："得病之情，知治之大体也。"可见，上述所论的因素都属于"病之情"，都是治疗前必须了解和掌握的，因为这些都是选择不同治法，即"杂合以治"的基本依据，直接关系着治疗的效果。综上所述，本篇的中心大意决不仅是因地制宜的治则，而是对因地、因时、因人(包括体质)制宜治疗原则的综合论述，寓具体病情要具体分析、区别处理的辩证法思想。

2. 五方治法的医史价值

本篇指出，砭石、毒药、灸焫、九针和导引按跻分别产生和流传自东方、西方、北方、南方和中央，这一记载至少说明三个问题。一是《内经》作者，或这篇医学论文的作者所处的时代，中华大地上的医学理论，特别是医疗技术已相当发达，医疗手段也比较丰富，能够根据治病的需要，分别选用最适宜的治疗方法。二是中医学这个伟大宝库并非少数圣贤或帝王将相创造出来的，而是我国古代不同地域的不同民族的人民群众长期与疾病作斗争的经验的汇集和总结[1]。原文说砭石"从东方来"，毒药"从西方来"，灸焫"从北方来"，九针"从南方来"，而导引按跻则是"从中央出"而不是"从中央来"，表明作者是站在中央的立场上记载这一史实的。三是在《内经》成书时代，药物疗法尚不发达，仅是治疗"内"病的一种方法，而包括针灸在内的外治法在治疗学中居于主体地位，作为体育疗法的导引按跻也发挥着重要作用。

【临证指要】

1. 自然环境与治疗的关系

人类生活于自然之中，不同的自然环境必然对人体的生命活动产生着不同的影响。本篇以五方地域为出发点，分析方位、地势、地质、地形、气候、物产等自然要素对其居民的饮食习惯、生活起居等的长期作用，进而形成了带有地域特点的体质类型，导致了打上自然环境烙印的常见病、多发病的发生，最终创立、诞生了适合不同病种的治疗方法。这一由地域→气候→物产→生活习惯→体质类型→易发疾病→适宜治法等环节所组成的医学思维"链"，不仅从理论上为后世所说的因地、因时、因人制宜的治疗原则提供了依据，而且具体指导着诊疗实践。临床上，医生不但要根据患者的症状、体征去诊断疾病，同时，也要详细了解患者所处的地理、气候、生活习惯、饮食爱好及体质特征等"病之情"，才能全面、准确地作出诊断，并制订出切合病情、效果满意的治疗方案。因此，就这个意义而言，本篇内容是"天人合一"、"人法自然"的整体观在中医治疗学中的集中体现。

2. 杂合以治，各得所宜

所谓"圣人杂合以治，各得其所宜"，实际上是对一个医生诊疗技术提出的基本要求。这一要求涵括两个层面。一是医生首先应掌握多种医疗技能，才能在临证时各取所需，应付裕如。例如，一个医生只会针灸，而不会用中药，若临床上遇到适宜中药内服而针灸疗效欠佳的病例，就会捉襟见肘；同样，一个医生如果只会开中药，不会按摩推拿，治疗那些按摩推拿疗效好而中药效果不显的疾病，也会治之无功。因此，无论古今，要想成为受患者欢迎，为社会急需的高明医生，都应下苦功尽可能熟炼地掌握多种医疗技能。二是善于"得病之情"，真正实现各种治法"得其所宜"。这就要求临床医生要学会了解患者所处自然环境、生活习惯及个体体质等病情的诊察方法，更要在诊疗时细心耐心，全面分析病情，从而拟订最适合病情的治疗方案，才是真正实现了"杂合以治"，进而得到"病皆愈"的效果[2]。然而现实是，有些医生并非不知三因制宜的治则，而是嫌麻烦、图省事，仅满足于问病开方，把"得病之情"、"杂合以治，各得其所宜"的古训置诸脑后，这既损害了患者的利益，又不利于自己诊疗水平的提高，应受到谴责。

（成肇智）

参考文献

[1] 王琦，李炳文，邱德文，等. 素问今释. 贵阳：贵州人民出版社，1981.

[2] 傅贞亮. 全国高等中医院校函授教材·内经讲义. 长沙:湖南科学技术出版社,1985:294.

汤液醪醴论篇第十四

【篇解】

汤液,五谷煎煮而成的饮料。醪醴,五谷酿制而成的酒类。汤液和醪醴古代皆用于保健和治病。本篇首论古代汤液醪醴的制作和应用,故以"汤液醪醴"名篇。

【提要】

1. 论述了汤液醪醴的制法、用途和古今发病及治法的不同。

2. 阐述了精神状态和医患合作对治疗效果的重要影响。

3. 论述了水肿的病机及治疗法则。

【原文】

黄帝问曰:为五谷汤液及醪醴(1)奈何?岐伯对曰:必以稻米,炊之稻薪,稻米者完,稻薪者坚。帝曰:何以然?岐伯曰:此得天地之和,高下之宜,故能至完;伐取得时,故能至坚也。帝曰:上古圣人作汤液醪醴,为而不用何也?岐伯曰:自古圣人之作汤液醪醴者,以为备耳,夫上古作汤液,故为而弗服也。中古之世,道德稍衰,邪气时至,服之万全。帝曰:今之世不必已何也?岐伯曰:当今之世,必齐毒药攻其中,镵石针艾治其外也。

帝曰:形弊血尽而功不立者何?岐伯曰:神不使(2)也。帝曰:何谓神不使?岐伯曰:针石,道也。精神不进,志意不治,故病不可愈。今精坏神去,荣卫不可复收。何者?嗜欲无穷而忧患不止,精气弛坏,荣泣卫除(3),故神去之而病不愈也。帝曰:夫病之始生也,极微极精,必先入结于皮肤。今良工皆称曰:病成名曰逆,则针石不能治,良药不能及也。今良工皆得其法,守其数,亲戚兄弟远近音声日闻于耳,五色日见于目,而病不愈者,亦何暇不早乎?岐伯曰:病为本,工为标(4),标本不得,邪气不服(5),此之谓也。

帝曰:其有不从毫毛而生,五脏阳以竭(6)也。津液充郭,其魄独居,孤精于内,气耗于外,形不可与衣相保,此四极急而动中,是气拒于内而形施于外(7)。治之奈何?岐伯曰:平治于权衡(8)。去宛陈莝(9),微动四极,温衣,缪刺其处,以复其形;开鬼门,洁净府,精以时服(10),五阳已布,疏涤五脏。故精自生,形自盛,骨肉相保,巨气乃平(11)。

【校注】

(1)五谷汤液及醪醴:醪,醇酒而未滤去滓者。醴,味甘而酒味不浓者。吴崑注:"物之可以成汤者皆名汤液。谷之造作成酒者皆名醪醴";"以五谷冠于汤液醪醴之上者,以五谷为汤液醪醴也"。

(2)神不使:张介宾注:"凡治病之道,攻邪在乎针药,行药在乎神气,故治施于外,则神应于中,使之升则升,使之降则降,是其神之可使也。若以药治其内而脏气不应,针艾治其外而经气不应,此其神气已去而无可使矣。"

(3)精气弛坏,荣泣卫除:指脏腑的精气衰败,营血枯涩,卫气消散。

(4)病为本,工为标:病,疾病或病人。工,医生或医疗措施。本和标,在这里有先和后或因和果的关系。医生的治疗必须因病情而施,故病为本,工为标。

(5)标本不得,邪气不服:得,合也。服,被制伏。张介宾注:"然必病与医相得,则情能相浃,才能胜任,庶乎得济而病无不愈。惟是用者未必良,良者未必用,是为标本不相得,不相得则邪气不能平服,而病之不愈者以此也。"

(6)五脏阳以竭:《新校正》:"按全元起本及《太素》'阳'作'伤',义亦通。"今本《太卷·卷十九》正作"伤"。作"伤"义长,可据改。竭,通遏。五脏伤以遏,谓五脏脏气受伤,则脏气失调而气机阻滞。

(7)气拒于内而形施于外:拒,阻遏。施,改易。此句言水液内停则阻碍阳气在体内的正常流通,水液外溢则留蓄肌肤使外在的形体改变。

(8)平治于权衡:平治为同义复词,治疗之意。权衡,言抑强扶弱的整体调节治则,具体是使阴阳平衡、形气协调。《素问·至真要大论》所谓"以平为期","令其条达,而致和平"正是此意。

(9)去宛陈莝:宛、陈二字皆为郁积之意,去、莝二字皆为除去之意。"去宛陈莝"实为"去宛莝陈"的错综修辞,意为除去瘀积之血。《素问·针解》:"菀陈则除之者,出恶血也。"杨上善注:"宛陈,恶血聚也。有恶血聚,刺去也。"即针刺放血疗法。

(10)精以时服:精,精良的食物,即富含营养、善补精气的食物,如鱼、豆类等。精以时服,指按时令服用精良的食物,属于饮食疗法的范畴。

(11)巨气乃平:巨,通"拒"。巨气,即上文"气排于内"的阳气。平,治理,正常。

【释义】

本篇从上古圣人制作汤液醪醴以备疾病发作的不时之需,谈及治疗方法、措施以及药剂随时代发展而发展、丰富,但同时认为,治疗方法对于疾病并不是唯一发挥作用的因素,因而又进一步探讨,临床上疗效有时仍不能令人满意,其原因有二:一是针药效力的发挥,要依靠患者神气的运行来推动,若人们嗜欲无穷,忧患不止,导致精败血少,卫气耗散,就不能使针药发挥应有的治疗作用;二是患者的病情和医生的治疗之间存在着本和标的关系,病情决定着治疗,治疗随病情而定,即病为本,工为标,医生的治疗必须与患者的病情契合一致,病邪才能被制伏。最后以水肿为例,说明治疗方法要与病情契合一致。本文认为水肿病的病机是五脏脏气内伤,气化失司,气滞水停;证候是外见四肢肿甚而"形不可与衣相保",内则水邪侵犯脏腑而现喘、咳、悸、呕、泄泻、尿少等"动中"的症状。治疗总原则是平调阴阳、和谐形气,治疗措施,一方面从外治"以复其形",包括针刺放血以去除宛陈,运动肢体以宣通阳气,添衣保暖以助阳消阴,缪刺肾络以通络行水等;另一方面从内治以布阳祛水、补精益气,如发汗使水邪从表而散,利小便使水邪从下而去,"精以时服",使精气得到及时补充等。

【理论研究】

1."五脏阳以竭"的校释

"五脏阳以竭"是本篇对水肿的病因病机的高度概括,因此研究此句的校注是有意义的。一般注家和现代教材遵王冰次注本而不作改动,亦可释通,但比较而言,"阳"字改为"伤"义长。校勘理由有:①文字根据充分,《新校正》引全本及《太素》,及今《太素》本,"阳"皆作"伤"。而且二字古体"阳"、"伤"形近易致误。②在"五脏阳以竭"中,"阳"应作"竭"的主语,主、谓语之间夹一连词"以",于古汉语语法难通。若"以"通"已"作副词看待,则联系上句,"五脏阳已竭"的语气则显得突然、生硬。而"五脏伤以竭","以"作转折或因果连词,脏气因伤而致竭,则文通理顺。③本句意在提出水肿病的病因病机,而上句"其有不从毫毛而生"已排除外感,本句的"伤"字则突出脏气内伤而生水肿的病因观,因而"伤以竭"较之"阳已竭",上下句之间的文意更加顺承。④从临床实际看,水肿病寒、热、虚、实、表、里证皆有,杨上善认为"五脏伤竭,此为总言",或至少是对内伤水肿的病因病机的总括,而"伤以竭"的"伤"为中性词,寒、热、虚、实皆适用,但"阳已竭"则只限于阳衰或阳遏,其临床指导的面显然缩小了许多。从本句后文所述证候、治则和《素问》的《水热穴论》、《评热病论》的有关原文看，《内经》认为水肿乃五脏脏气受伤，特别是肾、肺、脾三脏气化功能失调而津液内停所致，并未强调阳气衰竭或阳气阻遏。所以就临床指导意义的广泛性和《内经》本身学术观点的一致性而言，“阳”校作“伤”是可取的。

至于“竭”字，古医家多释为阳气“竭尽”或“有阴无阳”。当代学者李今庸认为：“如此文‘五脏阳已竭’之义，果为‘阳气竭尽’，则下文所论治法‘开鬼门’、‘洁净府’以汗之泄之则不可理解矣，以汗、泄则阳更伤也……竭、遏二字俱谐‘曷’声，例得通假。”他列举古经书中“竭”、“遏”二字互通的数例后指出：“其实，在古典医学著作里，‘竭’字读为‘遏’而训‘阻塞’之义并不是少见的，如《素问·举痛论篇第三十九》所谓‘阴气竭，阳气未入’者，即是言‘阴气遏，阳气未入’也。”[1]李氏所言有据。因此，本句“五脏伤以竭”的“竭”应读作“遏”，全句是说五脏脏气内伤，因而气化失司致气阻津停，是水肿病总的病因病机。

2.“去宛陈莝”注评

本篇“去宛陈莝”一句历来争论较多，主要观点有四：一为王冰注为“去积久之水物，犹如草茎之不可久留于身中也”，其意似连上句“平治于权衡”读，叙述水肿的一般治疗原则。二为杨上善《太素》“莝”为“茎”连下句，并把“去宛陈”三字释为“有恶血聚，刺去也”，李今庸赞同此观点，认为“是一种针刺络脉的放血疗法”[1]，不过他“疑‘茎’为另一句之字，其句因脱落太甚而只留下一‘茎’字，故不可再为句”。三为丹波元坚：“按《鸡峰普济方》引初和甫曰：去宛陈莝，谓涤肠胃中腐败也。”似指泻大便以祛除水邪，即后世“峻下逐水”之意。四为沈祖绵认为此句“莝”、“陈”二字倒，“当作‘去宛莝陈’。《说文》：‘莝，斩刍也。’‘去’、‘莝’相对为文，‘宛’、‘陈’亦相对为文。《针解》云：‘菀陈则除之者，出恶血也。’‘菀’即‘宛’字，古通。”[2]以上四种观点，第一种把“去宛陈莝”作为祛除水邪的总治则有些勉强，而且“莝”字无着落；第三种实为第一种观点的具体化和局限化，但“去宛陈莝”释作“涤肠胃中腐败”，字义上难于贯通，而且作为水肿治法《内经》中缺乏佐证。而第二种和第四种观点可以结合起来，即“去宛陈”和“去宛莝陈”内涵一致，都是指针刺放血。此处，“陈莝”也不一定要改作“莝陈”，因为按古汉语“错综修辞法”，“去宛莝陈”可以表述为“去宛陈莝”，意思一样。此种注释勿需校勘，内涵具体明确，又符合《内经》学术观点，因而值得提倡。

3.“精以时服”新解

“精以时服”一句，历代医家多随文敷衍，唯张介宾的注释：“水气去则真精服，服，行也”，较他注清楚一些，而为现行教材所采纳。然而张氏之注存在明显缺陷：一是“真精”具体指什么，与“五阳”是什么关系，都有待阐明；二是“服”作“行”解缺乏文字学依据；三是“精以时服”作为真精恢复运行理解的话，同下句“五阳以布，疏涤五脏”存在逻辑上的矛盾，因为阳化气，气行则水行精行，现精行反在前，于理不合。然而，若把“精以时服”理解为水肿的饮食疗法，则情况就大不相同。首先，“精”可作精良食物即富含营养食物的代辞或简称，如《论语·乡党》：“食不厌精，脍不厌细”；《字彙·米部》：“凡物之纯至者皆曰精。”而“服”可作食用解，如本篇前文有“夫上古作汤液，故为而弗服也”可证，汤液也是古代饮食疗法之一种。“以时服”，就是按不同时令服用某些食物以防病、治病，《内经》中有这样的记载。其次，此句释作饮食疗法，前与“开鬼门，洁净府”等内治法相连属，即在祛邪的同时扶正；后则与“五阳已布，疏涤五脏”的治疗效果相应，而且“食入于阴，长气于阳”（《素问·病能论》），正可阐明食用精良与“五阳已布”的内在联系，可收上下文一气贯通的功效。再次，此与《内经》关于药物攻邪、食物扶正、药食配合的治疗思想完全一致。最后，此解同水肿病的临床实践相符，因为本篇所论水肿的病机为脏气受伤、气滞水停，属本虚标实，因此治疗宜攻补兼施，在汗、利、放血等祛邪的同时，用精食补益精气是完全必要的，如《金匮要略》、《千金方》等都记载了用鲤鱼、黑豆等配合药物治疗慢性水肿的不少验方，就是例证。

【临证指要】

1."神不使"和"病为本，工为标"

本篇强调患者的精神状态和病工相得对于治疗获效的极端重要性，在临床上具有不可忽视的指导价值。首先，医生给予患者实施的各种治疗措施，都要通过患者的神气的运行才能发挥应有的效用。因此，医生在临证时，一定要努力使患者精神振作，树立起战胜病魔的信心和决心，思想舒畅，情绪乐观，方能充分调动起患者的精、气、神，全力以赴与病邪搏斗，使针药得神之应，共同发挥助正抗邪的功效。《素问·经脉别论》说："勇者气行则已，怯者则着而为病也"，也寓此意。例如，同患癌等"不治之病"，精神状态的好坏常常是决定预后吉凶的首要因素，便是有力的证明。

关于"病为本，工为标"的论点精辟地描述了患者和医生、疾病和治疗之间的辩证关系，对医生和患者在治病过程中提出了基本的要求。对于医生来说，要认识到"病为本"，患者及其病情是第一位的，必须全面、准确地收集病情资料，科学地分析这些资料，才能制订出符合病情、针对病情的有效治疗措施，相反，如果主观片面，先入为主，就是本标倒置，将会导致医疗的失败。对于患者来说，"病为本，工为标"，要求首先要客观、真实地向医生反映自己的病情，使医生的诊疗与自己的病情切合；其次，在治疗中密切同医生配合，遵守医嘱，同时，又不能消极地完全依赖医生的治疗，要认识到自己是治疗中的主体，只有充分发挥自己的主观能动性，千方百计地使自己的精、气、神处于最佳状态，才能为医生的治疗充分发挥功效提供前提条件。

2."去宛陈莝"的临床意义

"去宛陈莝"作为针刺放血治疗水肿的疗法，提示了血液瘀滞和水液停蓄之间的内在联系，即由于津、血互化互补的生理联系，津液内停和血液瘀滞之间也存在着互为因果的病理联系。因此，针刺放血和缪刺通络具有促进血行，从而进一步推动津液运行以消除水邪的治疗效果。根据"去宛陈莝"的治疗原理，近十余年来出现了用活血祛瘀治法及方药治疗顽固性水肿（包括蛋白尿）取得疗效的临床报道，同时，也有应用活血祛瘀法治疗肾功能衰竭及尿毒症的报道。这些都是在本篇"去宛陈莝"治法的启迪下产生的，或者说是这一治法在当代临床实践中的创造性运用。

3."开鬼门，洁净府"的临床意义

"开鬼门，洁净府"是本篇治疗水肿病祛邪的两个基本法则。《内经》认为，人体津液的代谢产物主要通过汗和尿的形式排泄于体外，而津液内停成为水邪所引发的水肿病，其水邪的祛除仍不离发汗和利尿这两大法门。而肺主皮毛，发汗与肺的宣发功能有关；肾主水而为胃之关，利水（小便）主要与肾的气化功能有关。因此，"开鬼门，洁净府"的水肿治则实际是调整有关脏腑的功能，如宣肺以解表发汗，益肾化气以利小便等。后世医家遵循《内经》的教导，用于指导对水肿、痰饮等病的治疗，并在实践中加以丰富和发展。例如，张仲景说："此法当病水，若小便自利及汗出者，自当愈……诸有水者，腰以下肿，当利小便，腰以上肿，当发汗乃愈。"利小便，常用肾气丸、防己茯苓汤之类；发汗，常用越婢汤、大小青龙汤之类；利小便兼发汗，则用五苓散之类（《金匮要略·水气病脉证并治第十四》）。

（成肇智）

参考文献

[1] 李今庸.读古医书随笔.北京:人民卫生出版社,1984.
[2] 沈祖绵.读素问臆断·汤液醪醴论.//王洪图.黄帝内经研究大成.北京:北京出版社,1997:2553.

脉要精微论篇第十七

【篇解】

脉,诊也。要,要领。精微,精深微妙。本篇讨论了望、闻、问、切四诊的内容、方法和要领,重点论述了脉诊和色诊中精深的原理和微妙的诊法,所以篇名“脉要精微”。

【提要】

1. 论述了诊脉的时间、常见脉象主病、脉象与四时的关系及多种疾病的脉象。
2. 阐述了通过望色、闻声以诊察脏腑精气神的盛衰的方法。
3. 举例说明问诊并分析梦境的病机。
4. 论述了尺肤切诊的脏腑分部。
5. 论述了四诊合参的重要性。

【原文】

黄帝问曰:诊法何如?岐伯对曰:诊法(1)常以平旦,阴气未动,阳气未散,饮食未进,经脉未盛,络脉调匀,气血未乱(2),故乃可诊有过之脉。切脉动静而视精明(3),察五色,观五脏有余不足,六腑强弱,形之盛衰,以此参伍,决死生之分。夫脉者,血之府也,长则气治,短则气病,数则烦心,大则病进,上盛则气高,下盛则气胀(4),代则气衰,细则气少,涩则心痛,浑浑革至如涌泉,病进而色(5),弊绵绵其去如弦绝,死(6)。

夫精明五色者(7),气之华也。赤欲如白裹朱,不欲如赭;白欲如鹅羽,不欲如盐;青欲如苍璧之泽,不欲如蓝;黄欲如罗裹雄黄,不欲如黄土;黑欲如重漆色,不欲如地苍。五色精微象见(8)矣,其寿不久也。夫精明者,所以视万物,别白黑,审短长。以长为短,以白为黑,如是则精衰矣。五脏者,中之守也。中盛脏满,气胜伤恐者(9),声如从室中言(10),是中气之湿也。言而微,终日乃复言者,此夺气也。衣被不敛,言语善恶不避亲疏者,此神明之乱也。仓廪不藏者,是门户不要也。水泉不止者,是膀胱不藏也。得守者生,失守者死。夫五脏者,身之强也(11)。头者精明之府,头倾视深,精神将夺矣。背者胸中之府,背曲肩随,府将坏矣。腰者肾之府,转摇不能,肾将惫矣。膝者筋之府,屈伸不能,行则偻附,筋将惫矣。骨者髓之府,不能久立,行则振掉,骨将惫矣。得强则生,失强则死。

岐伯曰:反四时者,有余为精,不足为消(12)。应太过,不足为精;应不足,有余为消(13)。阴阳不相应,病名曰关格(14)。帝曰:脉其(15)四时动奈何?知病之所在奈何?知病之所变奈何?知病乍在内奈何?知病乍在外奈何?请问此五(16)者,可得闻乎?岐伯曰:请言其与天运转大也。万物之外,六合之内,天地之变,阴阳之应,彼春之暖,为夏之暑,彼秋之忿,为冬之怒,四变之动,脉与之上下,以春应中规,夏应中矩,秋应中衡,冬应中权。是故冬至四十五日,阳气微上,阴气微下;夏至四十五日,阴气微上,阳气微下。阴阳有时,与脉为期,期而相失,知脉所分,分之有期,故知死时。微妙在脉,不可不察,察之有纪,从阴阳始,始之有经,从五行生,生之有度,四时为宜(17),补泻勿失,与天地如一,得一之情,以知死生。是故声合五音,色合五行,脉合阴阳。是知阴盛则梦涉大水恐惧(18),阳盛则梦大火燔灼,阴阳俱盛则梦相杀毁伤，上盛则梦飞，下盛则梦堕，甚饱则梦予，甚饥则梦取，肝气盛则梦怒，肺气盛则梦哭，短虫多则梦聚众，长虫多则梦相击毁伤。是故持脉有道，虚静为保(19)。春日浮，如鱼之游在波；夏日在肤，泛泛乎万物有余；秋日下肤，蛰虫将去；冬日在骨，蛰虫周密，君子居室(20)。故曰：知内者，按而纪之(21)；知外者，终而始之(22)。此六者，持脉之大法(23)。

【校注】

(1)诊法：此指诊脉。

(2)气血未乱：指体内气血未受到疾病以外因素的干扰，其脉象能够反映脏腑气血的真实状态。

(3)视精明：精明，指眼睛及其眼神。吴崑注："精明，目中眸子精神也。"视精明，指观察眼睛的色泽、眼球运动、视力强弱等。

(4)上盛则气高，下盛则气胀：上盛，指人迎、寸口等上部脉象洪盛有力，下盛指趺阳、太溪等下部脉象洪盛有力。气高，指肺心胃邪气壅逆于上的病证。气胀，指脾肝肾邪气壅滞于腹部的病证。

(5)浑浑革至如涌泉，病进而色：应据《脉经·卷一》及《千金方·卷二十八》改作"浑浑革革，至如涌泉，病进而危"。浑浑，读作滚滚，水流盛大貌。革通亟，急也。革革，水流疾急貌。全句意为：脉来如汹涌的泉水，洪大而急速，表明病情加剧而危重。

(6)弊绵绵其去如弦绝，死：应据《脉经·卷一》及《千金方·卷二十八》改作"弊弊绰绰，其去如弦绝者，死"。弊，隐而不显。绰，缓也。绝，断也。全句意为：脉来微弱不显(似有似无)，缓慢迟滞，乃至如弓弦猝断而不复至，为脏气衰竭，生机已尽，故主死。

(7)夫精明五色者：刘衡如校："按上文'视精明，察五色'，精明与五色对举，然后分别解释。下文既有'夫精明者'一段专释精明，与之相对，此间自当有'夫五色者'一段专释五色。详审上下文义，知'五色'前'精明'二字为衍。"[1]此说甚是，可据删。

(8)五色精微象见：见，通现。于鬯注："微，盖衰微之义。精微者，精衰也。五色精微象见者，五色精衰象见也……下文云：'以长为短，以白为黑，如是则精衰矣。'彼明出精衰，精衰与精微正相应照，亦上下异文同义之例也。"(《香草续校书·内经素问》)

(9)气胜伤恐者：恐为肾志，此处恐代肾。全句言湿气内盛则伤肾气，提示小便不利、浮肿等症状。

(10)声如从室中言：丹波元简校："推下文例，'者'字当在'言'下。"(《素问识》)可据移。全句意为：患者说话的声音好像从内室中传出来，显得沉闷而重浊。

(11)夫五脏者，身之强也："五脏"，《素问吴注》作"五府"，并注曰："下文所言五府者，乃人身恃之以强健。"李今庸亦说："此文'身之强'的所谓'五脏'，实指其下'精明之府'、'胸中之府'、'肾之府'、'筋之府'、'髓之府'等，而绝对不是指所谓'五神脏'的'心'、'肝'、'脾'、'肺'、'肾'也"，"故吴崑改此'五脏'之文为'五府'也。然则'脏'字之义古可训'府'，是改字则又不必矣！"[2]

(12)反四时者，有余为精，不足为消：有余指脉象实大，不足指脉象细弱，精为邪气亢盛，消为气血消损。全句意为：当脉气与四时阴阳之气相反时，脉象实大表明邪盛，脉象细弱表明正虚。

(13)应太过，不足为精；应不足，有余为消：张介宾注："如春夏人迎应太过，而寸口之应不足者反有余而为精，秋冬寸口应太过，而人迎之应不足者反有余而为精，是不足者为精也。春夏寸口应不足，而人迎应有余者反不足而为消，秋冬人迎应不足，而寸口应有余者反不足而为消,是有余者为消也。”

(14)阴阳不相应,病名曰关格:王冰注:“阴阳之气不相应合,不得相营,故曰关格也。”

(15)其:应据《甲乙经·卷四》改作“有”。

(16)五:《太素·卷十四》作“六”。注曰:“六,谓六问。此中唯有五问,当是脱一问也。”肖延平按:“据本篇下经文‘此六者,持脉之大法’,应作‘六’。”可据改。

(17)四时为宜:应据《太素·卷十四》改“宜”作“数”。四时为数,即以四时为准则。

(18)阴盛则梦涉大水恐惧:王冰注:“阴为水,故梦涉水而恐惧也。”此以取象比类法解释梦境的病机。以下均仿此,注从略。

(19)虚静为保:保,通“葆”,贵重之意。张介宾注:“凡持脉之道,一念精诚,最嫌扰乱,故必虚其心,静其志,纤微无间,而诊道斯为全矣。”

(20)冬日在骨,蛰虫周密,君子居室:周,应据《太素·卷十四》改作“固”。全句形容冬脉沉伏在里,如蛰虫封闭、君子居室而不出。

(21)知内者,按而纪之:对于发于阴的内伤病,要着重切按各脏腑的脉象来识别病机。张志聪注:“欲知在里脏腑阴阳之虚实者,按其脉而记之。”

(22)知外者,终而始之:对于发于阳的外感病,要通过诊察脉象随天时而呈现的终而复始的周期性变化来了解病机。张志聪注:“欲知外之四时阴阳者,终而始之。盖阳气之始者,阴气之将终;阴气之始者,阳气之将终也。”

(23)此六者,持脉之大法:根据杨上善《太素》注语,前述的六条诊脉大法为:脉应四时回答“脉有四时动”,“知脉所分”回答“知病之所在”,色脉合阴阳五行回答“病之所变”,梦诊回答所脱之问,“知内者,按而纪之”回答“病乍在内”,“知外者,终而始之”回答“病乍在外”。

【释义】

本篇首先讨论了切脉的时间、四诊合参和常见脉象主病,指出平旦是诊脉最理想的时间;切脉、察目、望色、视形、问症等从不同的角度和侧面反映病机,必须相互“参伍”。其次,讨论了各种诊法的具体应用。通过面色、眼神、语言、神志、形体、动态等诊察五脏精气神的盛衰,成为诊法和预后的重要依据。指出五色分主五脏,其色均以明润、含蓄而不露为精气内充的吉兆,而以枯槁、外露为精气衰败的凶象;眼睛以视物清楚为佳,视物模糊、视力减退为精衰的表现;说话声音沉闷重浊、语声低微不连贯,可分虚实;言语、行为乖逆是神明错乱;二便失禁,是脾肾之气失守。同时还指出,外在形体状况也是内脏精气强弱的反映,并举出头倾视深,背曲肩随,腰脊不能转摇,膝部不能屈伸,行则偻附,骨弱不能久立,行则振掉的五脏症结。结合本段前后文,可整理出切脉诊病的六条重要法则。一是脉象随四时阴阳消长而发生相应的变化,即“春应中规,夏应中矩,秋应中衡,冬应中权”。二是脉象与五脏盛衰的内在联系,即“知脉所分,分之有期,故知死时”。三是脉象应同五音、五色等症状结合起来分析,即“声合五音,色合五行,脉合阴阳”。四是脉象变化与梦境反映的阴阳虚实病机相结合。五是内伤病切脉重点在辨别脏腑的病理变化,即“知内者,按而纪之”。六是外感病切脉要考虑天时的周期性变化对脉象的影响。

【理论研究】

1. 关于“精明”的讨论

“精明”一词,《内经》中凡五见,本篇有四,一为“视精明,察五色”,二为“夫精明五色者,气之华也”,三为“夫精明者,所以视万物……”四为“头者精明之府”,第五则见于《灵枢·大惑论》“瞳子黑眼法于阴,白眼赤脉法于阳也,故阴阳合传而精明也”之句。以上五处“精明”,

除第二处按上下文意当删外，第一、三、五处的“精明”都应作眼睛（包括其视觉功能）解。然而对第四处，即“头者精明之府”的“精明”，一般注家却注为“精气”和“神明”，原因有三：一是“精明”一词拆开，“精”指精气，“明”为神明；二是头部为脏腑精、气、神上聚之处，《内经》曾多次论述过；三是同后文“精神将夺”前后照应。然而如此解释恰恰违背了经旨。首先，《内经》中没有任何地方把“精气”和“神明”简称为“精明”。其次，在同一篇中乃至同一段中，同一名词作两种不同的解释，显然是不合逻辑的。再次，在“头者精明之府”句中把“精明”释为眼睛并无不妥，且和其他四“府”在概念上一律，说明《内经》的认识本来就是如此朴素、直截的。最后，《内经》多处提到眼睛是全身精气和神的集中表现之处，而察眼神是诊法的一个重点，且后文的“视深”正是眼睛无神的反映。所以，从忠实于《内经》原意考虑，把“精明”统统释作眼睛为好。

2.“此六者，持脉之大法”辨析

本篇“此六者，持脉之大法”，绝大多数注家都释为紧靠此句之前提到的“春、夏、秋、冬、内、外这六个方面，乃是诊脉的大法”[1]。这一看法虽简单明了，但却存在一些疑问。一是把春、夏、秋、冬四时正常脉象作为四个持脉的大法明显欠妥。二是此句作为本段的结语，应与本段起头提出的六个问题（杨上善指出“脱一问”）相呼应，而“知内者”、“知外者”正是对所问“病乍在内”、“病乍在外”的答语，否则，此二问便没有着落，因此“持脉之大法”应从整个大段去寻求。三是杨上善在其注语中已明确指出六条大法的内容及其与问句的关系，并认为论梦境的内容正是对所脱一问的答语，且杨上善作为早于王冰的《内经》著名注家的看法值得重视。四是杨氏注释的六条大法从其深度和广度上看，都比春、夏、秋、冬、内、外六种脉象更有分量。所以，两相比较，杨氏之注可取。

【临证指要】

1. 诊法常以平旦

“诊法常以平旦”提出了诊脉的理想或最佳时间，但在临床实践中，现代的大多数患者都难以做到这一点。然而就本段平旦诊脉的基本原理看，主要在于保持患者就诊时体内外环境的相对安定，尽可能排除非疾病因素对患者脉象的干扰，从而真正“可诊有过之脉”。因此，医生在临证时，注意这一点而采取相应的措施，也可收到平旦诊脉同样或近似的效果。例如，当患者刚走来、刚吃饭或劳动、运动后，应让其休息一段时间再诊脉；当患者情绪激动时，设法使其安定下来后再诊脉；切脉时，尽量使患者处于舒适的体位等，都有利于避免非疾病因素对病人气血的干扰，从而获得真实的“有过之脉”。

2. 诊察五脏精气神盛衰的临床意义

本篇特别强调五脏精气神的状态对于判断疾病轻重、吉凶的重要性。所谓望“五色”、“精明”，闻音声、语言，问二便，观身形“五府”等，其要领均在察其精气神的盛衰。所谓“得守者生，失守者死”，“得强则生，失强则死”，表明了精气神在决定疾病预后方面的突出作用。同时，在具体诊法上，面色的明润和枯槁，眼神的有无，语声的强弱常变，二便的约束和失禁，神志的清楚和昏乱，身形的衰羸和强壮等，都是临床辨证审机的关键，具有重要的临床指导意义。

【原文】

心脉搏坚而长，当病舌卷不能言；其耎而散者，当消环自已(1)。肺脉搏坚而长，当病唾血；其耎而散者，当病灌汗，至今不复散发也(2)。肝脉搏坚而长，色不青，当病坠若搏(3)，因血在胁下，令人喘逆；其耎而散色泽(4)者，当病溢饮，溢饮者，渴暴多饮，而易入肌皮、肠胃之外也[5]。胃脉搏坚而长，其色赤，当病折髀[6]；其耎而散者，当病食痹[7]。脾脉搏坚而长，其色黄，当病少气；其耎而散、色不泽者，当病足䯒肿若水状也。肾脉搏坚而长，其色黄而赤者，当病折腰；其耎而散者，当病少血，至今不复也[8]。帝曰：诊得心脉而急，此为何病？病形何如？岐伯曰：病名心疝[9]，少腹当有形也。帝曰：何以言之？岐伯曰：心为牡脏，小肠为之使，故曰少腹当有形也。帝曰：诊得胃脉，病形何如？岐伯曰：胃脉实则胀，虚则泄。帝曰：病成而变何谓？岐伯曰：风成为寒热，瘅成为消中，厥成为巅疾，久风为飧泄，脉风成为疠，病之变化，不可胜数。帝曰：诸痈肿、筋挛、骨痛，此皆安生？岐伯曰：此寒气之肿，八风之变也。帝曰：治之奈何？岐伯曰：此四时之病，以其胜治之愈也。帝曰：有故病，五脏发动，因伤脉色，各何以知其久暴至之病乎？岐伯曰：悉乎哉问也！征其脉小色不夺者，新病也[10]；征其脉不夺其色夺者，此久病也；征其脉与五色俱夺者，此久病也；征其脉与五色俱不夺者，新病也。肝与肾脉并至，其色苍赤，当病毁伤不见血，已见血，湿若中水也[11]。

尺内两傍，则季胁也[12]，尺外[13]以候肾，尺里[14]以候腹。中附上[15]，左外以候肝，内以候鬲；右外以候胃，内以候脾。上附上，右外以候肺，内以候胸中；左外以候心，内以候膻中[16]。前以候前，后以候后[17]。上竟上者[18]，胸喉中事也；下竟下者[19]，少腹腰股膝胫足中事也。

粗大者，阴不足阳有余，为热中也。来疾去徐，上实下虚[20]，为厥巅疾；来徐去疾，上虚下实，为恶风[21]也。故中恶风者，阳气受也。有脉俱沉细数者，少阴厥也；沉细数散者，寒热也；浮而散者，为眴仆。诸浮不躁者，皆在阳，则为热；其有躁者在手。诸细而沉者，皆在阴，则为骨痛；其有静者在足。数动一代者，病在阳之脉也，泄及便脓血。诸过者切之，涩者阳气有余也，滑者阴气有余也。阳气有余，为身热无汗；阴气有余，为多汗身寒；阴阳有余，则无汗而寒。推而外之，内而不外[22]，有心腹积也。推而内之，外而不内，身有热也。推而上之，上而不下，腰足清也。推而下之，下而不上，头项痛也。按之至骨，脉气少者，腰脊痛而身有痹也[23]。

【校注】

(1)消环自已：消环，当据《甲乙经·卷四》、《太素·卷十五》等改作"消渴"。杨上善注："耎而散者病消渴，以有胃气，故自已，由手少阴贯肾络肺系舌本故也。"

(2)至今不复散发也：今，当据《太素·卷十五》改作"令"。据杨上善注语"散发"二字乃衍文，当删。至令不复也，意为汗多而致正气难于恢复。

(3)色不青，当病坠若搏：坠若搏，堕坠或搏击，即跌仆损伤之意。王冰注："诸脉见本经之气而色不应者，皆非病从内生，是外病来胜也。夫肝脏之脉端直以长，故言曰：色不青，当病坠若搏也。"

(4)色泽：指皮肤薄亮而光泽，乃水蓄皮下之象。

(5)渴暴多饮，而易入肌皮、肠胃之外也：《新校正》："按《甲乙经》'易'作'溢'。"当据改。杨上善注："当因大渴暴饮，水溢肠胃之外，易入肌皮之中，名曰溢饮之病也。"

(6)折髀：髀，髋关节。折髀，髀痛如折。王冰注："胃阳明脉从气冲下髀抵伏兔，故病则髀如折也。"

(7)食痹：胸膈闭阻而痛，呕吐食不下的病证。

(8)至今不复也：今，应据元刻本、道藏本等改作"令"。至令不复，谓精血虚少不能复原。

(9)心疝：病名，此指小肠疝气。《圣济总录·卷九十四》："夫脏病必传于腑，今心不受邪，病传于腑，故小肠受之，为疝为痛，少腹当有形也。”

(10)征其脉小而色不夺者，新病也：张介宾注：“征，验也。脉小者邪气不盛，色不夺者形神未伤，故为新病。”下数句理仿此。

(11)当病毁伤不见血，已见血，湿若中水也：张介宾注：“肝脉弦，肝主筋。肾脉沉，肾主骨。苍者肝肾之色，青而黑也。赤者心火之色，心主血也。脉见沉弦而色苍赤者，筋骨血脉俱病，故必当为毁伤也。凡毁伤筋骨者，无论不见血，已见血，其血必凝，其经必滞，气血凝滞，形必肿满，故如湿气在经，而同于中水之状。”

(12)尺内两傍，则季胁也：尺，即尺肤，指整个前臂(从腕横纹至肘横纹)内侧肌肤。杨上善注：“从关(指寸口)至尺泽为尺也。季胁之部当在尺中央两傍，不在尺外两傍，季胁有病，当见此处。”尺内，指尺部近肘处的肌肤。两傍，指尺内的桡侧和尺侧部分。

(13)尺外：指尺肤近肘处的尺侧部，比上句的“两傍”更靠近中轴线。

(14)尺里：指尺肤近肘处的桡侧部，比上句的“两傍”更靠近中轴线，同“尺外”以中轴线为界。

(15)中附上：将腕横纹至肘横纹的整个尺肤分为三等分，近腕的三分之一称为“上附上”；近肘的三分之一称为“尺内”，包括上句所说的“尺外”、“尺里”；以上两部分之间的三分之一称为“中附上”。

(16)膻中：此处指心包络。

(17)前以候前，后以候后：尺肤的桡侧靠外侧部分诊察胸腹部病变，尺肤的尺侧靠外侧部分诊察背、腰、臀部的病变。

(18)上竟上者：指尺肤近腕部向上直达鱼际处。

(19)下竟下者：指尺肤近肘部向下直达肘窝处。

(20)来疾去徐，上实下虚：脉来应指疾急而去指徐缓，表明上部气血瘀滞而下部气血不足。

(21)恶风：指虚风、贼风等，为外邪之重者。

(22)推而外之，内而不外：张介宾注：“此下言察病之法，当推求于脉，以决其疑似也。凡病若在表，而欲求之于外矣，然则脉沉迟不浮，是在内而非外，故知其心腹之有积也。”

(23)腰脊痛而身有痹也：姚止庵注：“重按之而脉微欲绝者，是为阳虚无气，命门火衰，在腰脊则阴寒而痛，在身中必有不知痛痒处也。”

【释义】

各脏腑的脉象均分虚实两类，实脉“搏坚而长”，主邪气盛；虚脉“耎而散”，主正气衰。原文分别列举了心、肺、肝、脾、肾五脏的实脉和虚脉主病的例子，六腑则以胃为代表，作了介绍。在讨论脉象主病时，特别提出应同色诊合参，并用五行生克之理加以阐明。同时，脏腑存在表里关系，脏病可以及腑，脏脉亦可反映腑病，因此心脉劲急，也可主小肠的病变——“少腹当有形也”。病证形成后会发生各种变化，如“风成为寒热”，但“久风为飧泄，脉风成为疠”；寒邪聚留和风邪侵袭则可生成“痈肿”、“筋挛”、“骨痛”等不同的病证。五脏有故病，有新病，新故之病在脉色表现上是有区别的，脉色俱夺为久病，脉色俱不夺为新病，脉小色不夺为新病。

本段还论述了尺肤触诊的脏腑分部。尺肤从腕至肘分为上、中、下三段，其分部的基本原则是：上以候上，下以候下，前以候前，后以候后。

最后，原文就一些具体脉象的变化来阐明病证的复杂多变。其中，除脉形和至数外，还论及脉的来去之势及内外上下的推法，其基本精神在于通过对脉象的分析，探求脏腑经络的阴阳升降和盛衰。

【理论研究】

关于尺肤诊和寸关尺脉诊的注释之争

本篇“尺内两傍……少腹腰股膝胫足中事也”一段，历来有两种注释观点：一是杨上善、王冰等从尺肤诊分部为释，另一种是马莳、吴崑、张介宾等从寸口脉诊分寸、关、尺三部的脏腑定位作注。对此长期的学术之争，丹波元简在《素问识》中说：“王注：‘尺内，谓尺泽之内也。’此即诊尺肤之部位。《平人气象论》云：‘尺涩脉滑，尺寒脉细。’王注亦云‘谓尺肤也’。《邪气脏腑病形》篇云：‘善调尺者，不待于寸。’又云：‘夫色脉与尺之相应，如桴鼓影响之相应也。’《论疾诊尺》篇云‘尺肤泽’，又云‘尺肉弱’。《十三难》云：‘脉数尺之皮肤亦数，脉急尺之皮肤亦急。’《史记·仓公传》亦云：‘切其脉，循其尺。’仲景云‘按寸不及尺’。皆其义也……明是尺即谓臂内一尺之部分，而决非寸关尺之尺也。寸口分寸关尺三部昉于《难经》，马张诸家以寸关尺之尺释之，与经旨差矣。”丹波此言甚是。本段原文虽非论寸口脉的寸关尺三部之脏腑定位，但《难经》关于寸关尺三部之脏腑划分的观点，其学术渊源与本段经旨密切相关，而后世盛行的“左手心肝肾，右手肺脾命”的寸关尺脉象定位说，显然是在本段尺肤诊脏腑定位论的启迪下形成的。

【临证指要】

1. 尺肤诊的临床价值

尺肤诊是古代一种常用的诊法，属于切诊的范围。《内经》多篇论述过尺肤诊，《灵枢》还有尺肤诊的专篇《论疾诊尺》，可见此诊法在《内经》中的重要地位。后世医家对尺肤诊在临床上应用较少，但这并非因尺肤诊本身临床应用意义不大，而是由于封建礼教长期的束缚所致。尺肤诊通过观察、触按尺肤，了解其寒热、滑涩、坚脆、缓急、大小等，测知疾病的寒热、虚实、表里等病机要素，可以弥补望色、切脉、问证等存在的不足，特别是尺肤诊在诊断的客观性、直观性、易操作性及可对比性等方面具有一定的优势和特点，其临床的应用价值毋庸置疑，有必要作进一步的研究。

2. 阴阳盛衰与寒热出汗的关系

所谓“阳气有余，为身热无汗；阴气有余，为多汗身寒；阴阳有余，则无汗而寒”，明确指出阴阳盛衰与身体的寒热、出汗之间的联系，对于临床辨证审机具有重要的指导意义。阴阳的盛衰是相对的，阳气有余者阴气必受到一定的伤害，因而阴气会相对不足，反之亦然。阳主热，阴主寒，因而阳偏盛则身热，阴偏盛则身寒，此“热”包括发热和恶热，此“寒”亦包括肢冷和恶寒。人体出汗与阳气，特别是卫气的状态关系最密切。阳气正常，则腠理、汗孔开阖适度，人体汗出正常。若卫虚不固，则汗出过多；卫阳偏亢，亦可大汗；外邪束表，卫阳郁遏，则身热无汗；若津液大亏，或经络闭塞，则汗源缺乏，虽卫气无恙，必汗出偏少，甚至无汗。本句“阳气有余”的“身热无汗”，应属外邪束表，卫阳郁遏所致；“阴气有余”的“多汗而寒”，乃阴盛伤阳，卫虚不固所致；而“阴阳有余”的“无汗而寒”，则是一种特定病情，即外寒客表（阴气有余）而恶寒，卫阳郁遏（阳气有余）而无汗，宜辛温发汗，宣卫解表，表解则恶寒止，汗泄则卫气通，因而阴阳平复而病愈。

（成肇智）

参考文献

[1] 山东中医学院，河北医学院. 黄帝内经素问校释. 北京：人民卫生出版社，1982：218.

[2] 李今庸.读古医书随笔.上海:上海科学技术出版社,1984.

平人气象论篇第十八

【篇解】

平人,常人,健康无病之人。气象,指脉气和脉象。本篇着重论述平人的脉气和脉象,并以平人的脉象和病脉、死脉对比互参,分析病情,所以篇名“平人气象”。

【提要】

1. 论述了平人的脉气、脉象及其与胃气的关系。

2. 论述了五脏的平脉、病脉、死脉及其与四时的关系。

3. 举例说明虚里、寸口、尺肤诊法及脉证合参方法。

【原文】

黄帝问曰:平人何如?岐伯对曰:人一呼脉再动,一吸脉亦再动,呼吸定息脉五动,闰以太息,命曰平人。平人者,不病也。常以不病调病人,医不病,故为病人平息以调之为法。人一呼脉一动,一吸脉一动,曰少气。人一呼脉三动,一吸脉三动而躁,尺热曰病温(1),尺不热脉滑曰病风(2),脉涩曰痹(3)。人一呼脉四动以上曰死,脉绝不至曰死,乍疏乍数曰死。

平人之常气禀于胃,胃者平人之常气也(4),人无胃气曰逆,逆者死。春胃(5)微弦曰平,弦多胃少曰肝病(6),但弦无胃曰死,胃而有毛曰秋病,毛甚曰今病。脏真散于肝(7),肝藏筋膜之气也。夏胃微钩(8)曰平,钩多胃少曰心病,但钩无胃曰死,胃而有石曰冬病,石甚曰今病。脏真通于心,心藏血脉之气也。长夏胃微耎弱(9)曰平,弱多胃少曰脾病,但代(10)无胃曰死,耎弱有石曰冬病,弱甚曰今病。脏真濡于脾,脾藏肌肉之气也。秋胃微毛(11)曰平,毛多胃少曰肺病,但毛无胃曰死,毛而有弦曰春病,弦甚曰今病。脏真高于肺,以行荣卫阴阳也。冬胃微石(12)曰平,石多胃少曰肾病,但石无胃曰死,石而有钩曰夏病,钩甚曰今病。脏真下于肾,肾藏骨髓之气也。

胃之大络,名曰虚里,贯鬲络肺,出于左乳下,其动应衣(13),脉宗气也。盛喘数绝(14)者,则病在中;结而横(15),有积矣;绝不至曰死。乳之下其动应衣,宗气泄也。欲知寸口太过与不及,寸口之脉中手短者,曰头痛。寸口脉中手长者,曰足胫痛。寸口脉中手促上击者,曰肩背痛。寸口脉沉而坚者,曰病在中。寸口脉浮而盛者,曰病在外。寸口脉沉而弱,曰寒热及疝瘕少腹痛。寸口脉沉而横,曰胁下有积,腹中有横积痛。寸口脉沉而喘,曰寒热。脉盛滑坚者,曰病在外。脉小实而坚者,曰病在内。脉小弱以涩,谓之久病。脉滑浮而疾者,谓之新病。脉急者,曰疝瘕少腹痛。脉滑曰风。脉涩曰痹。缓而滑曰热中(16)。盛而紧曰胀。脉从阴阳病易已,脉逆阴阳病难已。脉得四时之顺,曰病无他;脉反四时及不间脏(17),曰难已。臂多青脉,曰脱血。尺脉缓涩,谓之解㑊安卧(18)。脉盛(19),谓之脱血。尺涩脉滑,谓之多汗。尺寒脉细,谓之后泄。脉尺粗常热(20)者,谓之热中。肝见庚辛死(21),心见壬癸死,脾见甲乙死,肺见丙丁死,肾见戊己死,是谓真脏见皆死。

颈脉动喘疾咳,曰水(22)。目里微肿如卧蚕起之状,曰水(23)。溺黄赤安卧者,黄疸。已食如饥者,胃疸。面肿曰风,足胫肿曰水,目黄者曰黄疸。妇人手少阴脉动甚者,妊子也。脉有逆从,四时未有脏形(24),春夏而脉瘦,秋冬而脉浮大,命曰逆四时也。风热而脉静,泄而脱血脉实,病在中脉虚,病在外脉涩坚者,皆难治(25)。命曰反四时也(26)。

人以水谷为本,故人绝水谷则死,脉无胃气亦死。所谓无胃气者,但得真脏脉(27),不得胃气也。所谓脉不得胃气者，肝不弦肾不石也(28)。太阳脉至，洪大以长；少阳脉至，乍数乍疏，乍短乍长；阳明脉至，浮大而短(29)。夫平心脉来，累累如连珠，如循琅玕(30)，曰心平。夏以胃气为本。病心脉来，喘喘连属，其中微曲(31)，曰心病。死心脉来，前曲后居，如操带钩(32)，曰心死。平肺脉来，厌厌聂聂，如落榆荚(33)，曰肺平。秋以胃气为本。病肺脉来，不上不下，如循鸡羽(34)，曰肺病。死肺脉来，如物之浮，如风吹毛(35)，曰肺死。平肝脉来，耎弱招招，如揭长竿末梢(36)，曰肝平。春以胃气为本。病肝脉来，盈实而滑，如循长竿(37)，曰肝病。死肝脉来，急益劲，如新张弓弦(38)，曰肝死。平脾脉来，和柔相离，如鸡践地(39)，曰脾平。长夏以胃气为本。病脾脉来，实而盈数，如鸡举足(40)，曰脾病。死脾脉来，锐坚如乌之喙，如鸟之距，如屋之漏，如水之流(41)，曰脾死。平肾脉来，喘喘累累如钩，按之而坚(42)，曰肾平。冬以胃气为本。病肾脉来，如引葛，按之益坚(43)，曰肾病。死肾脉来，发如夺索，辟辟如弹石(44)，曰肾死。

【校注】

(1)尺热曰病温：张介宾注："尺热，言尺中近臂之处有热者，必其通身皆热也。脉数躁而身有热，故知为病温。"尺热，指尺肤发热，提示身热。温，外感温病。

(2)尺不热脉滑曰病风：风为阳邪主动，气血迫急则脉滑；风性开泄，汗出热散，故身不发热。

(3)脉涩曰痹：《灵枢·寿夭刚柔》："病在阳者命曰风，病在阴者命曰痹。"此"痹"为脏腑气血闭阻的病证，故尺不热而脉涩。

(4)胃者平人之常气也：此句有两层含义：一是胃中水谷乃人体后天精气的来源，二是脉中胃气是正常无病之人的脉气的必要成分。

(5)春胃：指春季(肝脏)有胃气的脉象。后"夏胃"等四脉义仿此。

(6)弦多胃少曰肝病：弦多，指弦脉的成分过重。胃少，指胃气的脉象，即柔和、从容之象太少。张介宾注："弦多者，过于弦也。胃少者，少和缓也。是肝邪之胜，胃气之衰，故为肝病。"后四脉义仿此。

(7)脏真散于肝：脏真，五脏的真气，乃先天精气所生，需要后天精气补充才能发挥应有的功能。吴崑注："肝气喜散，春时肝木用事，故五脏天真之气皆散于肝。"

(8)钩：即洪脉。张琦注："钩即洪也，浮盛隆起，中虚而圆滑，故曰钩。"

(9)耎弱：耎，同"软"。耎弱，非虚弱之义，指柔和而不劲急的脉象，为脾脏主脉。

(10)代：更代，非脉来间隙的代脉。张介宾注："代，更代也。脾主四季，脉当随时而更，然必欲皆兼和耎，方得脾脉之平。若四季相代，而但弦、但钩、但毛、但石，是但代无胃，现真脏也，故曰死。"

(11)毛：秋季主脉，脉来浮细轻虚，如羽毛中肤。

(12)石：冬季主脉，脉来沉而实，如石沉水。

(13)其动应衣：衣，当据《甲乙经·卷四》改作"手"。其动应手，指用手掌触按虚里，可明显感知脉动。

(14)盛喘数绝：盛喘，脉动剧烈急促。数绝，脉动多次中断。

(15)结而横：吴崑注："脉来迟，时一止曰结。横，横格于指下也。"横，形容脉形宽大而坚实。

(16)缓而滑曰热中：王冰注："缓为纵缓之状，非动之迟缓也。"吴崑注："脾病则脉缓，滑为阳，是脾家热也，故曰热中。"

(17)不间脏：吴崑注："五脏有病母子相传为间脏，若不间脏而传则为克贼乘侮而已，是皆难已者也。"

(18)尺脉缓涩，谓之解㑊安卧：据此下"尺涩脉滑"、"尺寒脉细"文例，"尺脉缓涩"当改作"尺缓脉涩"，以与本段论尺肤诊与脉诊合参之义符。尺缓为气虚，脉涩为血少。解，通"懈"。解㑊，古病名。高世栻注："解㑊，犹懈怠。安卧，犹嗜卧也。"

(19)脉盛：《太素·卷十五》此前有"尺"字。刘衡如校："《太素》'尺'字之后，疑脱一'热'字。'尺热脉盛'与'尺寒脉细'为对文，'尺缓脉涩'与'尺涩脉滑'为对文。"刘说文义俱胜，"脉盛"前应加"尺热"。

(20)脉尺粗常热：郭霭春校："此应作'尺粗脉常热者'，与上下句法一致。"然而"脉常热"殊不可解，若"尺"、"粗"二字乙转，作"脉粗尺常热"，则文通理顺。可据改。

(21)肝见庚辛死：肝的真脏脉出现在属金的庚辛日，则死。马莳注："此言真脏脉现者，各有相克之死期也。庚辛者，金日也。肝之真脏脉现而全无胃气，则至庚辛日而死，以金克木也。"后四句义仿此。

(22)颈脉动喘疾咳，曰水："颈脉动喘疾咳"，应据《太素·卷十五》改作"颈脉动疾，喘咳"。颈脉，指足阳明经人迎脉，在喉结两旁。颈脉动疾，即人迎脉搏动急速、剧烈。张介宾注："水气上逆，反侵阳明，则颈脉动。水溢于肺，则喘急而疾咳。"

(23)目里微肿如卧蚕起之状，曰水：里，应据金刻本、周日校刻本、吴悌校刊本等改作"裏"，繁体字形近致误。《太素·卷十五》"里"作"果"，乃"裹"之借字，可证。吴崑注："目裹，目眶之内眼胞是也，脾土所主，若见微肿如卧蚕起之状，是水淫于脾土也。"卧蚕起之状，指蚕眠脱皮后，皮薄光亮，以此形容眼睑浮肿而光泽。

(24)四时未有脏形：指四时未见主脏的正常脉象，如春微弦、夏微钩、长夏微耎弱、秋微毛、冬微石之类。

(25)皆难治：吴崑注："风热之病，脉宜躁而反静；泄而脱血，脉宜虚而反实；病在中，脉宜实而反虚；病在外，脉宜浮滑而反涩坚，皆为难治，命曰脉与证相反也。"

(26)命曰反四时也：《新校正》："详'命曰反四时也'此六字，应古错简，当去。"可据删。

(27)真脏脉：只有脏真之气而无胃气的脉象，即本篇前文中"但弦无胃"、"但钩无胃"之类的"死"脉。

(28)肝不弦肾不石也：此句言春季肝脉不微弦、冬季肾脉不微石之类，皆属脉无胃气。

(29)太阳脉至……浮大而短：张介宾注："此言人之脉气，必随天地阴阳之化，而为之卷舒也。太阳之气旺于谷雨后六十日，是时阳气太盛，故其脉洪大而长也。少阳之气旺于冬至后六十日，是时阳气尚微，阴气未退，故长、数为阳，疏、短为阴，而进退未定也。阳明之气旺于雨水后六十日，是时阳气未盛，阴气尚存，故脉虽浮大而仍兼短也。"

(30)累累如连珠，如循琅玕：形容脉来滑利如珠，连绵相贯，又像触按玉石一样圆滑。

(31)喘喘连属，其中微曲：形容脉来急促相仍，数至中有一至较低弱而不甚应指。

(32)前曲后居，如操带钩：居，通"倨"，过直之意。全句形容脉初来时有曲柔之象，后则端直，如持衣带之钩一样紧牢而无柔和之象。

(33)厌厌聂聂，如落榆荚：形容脉来浮薄流利，轻虚和缓。

(34)不上不下，如循鸡羽：形容脉来涩滞不畅，过于轻浮。

(35)如物之浮，如风吹毛：形容脉来轻浮无根，散乱无绪。

(36)耎弱招招，如揭长竿末梢：形容脉来弦长而柔和圆滑。

(37)盈实而滑,如循长竿:形容脉来坚满滑利,弦长不柔。

(38)急益劲,如新张弓弦:形容脉来急数强劲,过于弦硬而无丝毫柔和之象。

(39)和柔相离,如鸡践地:形容脉来柔和轻缓,节律分明。

(40)实而盈数,如鸡举足:形容脉来坚满急数,节律不齐。

(41)锐坚如乌之喙,如鸟之距,如屋之漏,如水之流:形容脉来坚锐不柔,节律不齐,至数不明。

(42)喘喘累累如钩,按之而坚:形容脉来沉石圆滑,重按有力。

(43)如引葛,按之益坚:形容脉来坚实而长,愈按愈硬。

(44)发如夺索,辟辟如弹石:形容脉来坚劲引长,急促而硬,毫无柔和之象。

【释义】

本篇首论正常无病之人的脉象。以医生正常呼吸为准衡量患者脉搏至数,以一息五至六动为常,节律均匀为常,脉搏过快、过慢及节律错乱,均属病患。其次论脉以胃气为本。人的后天精气来源于胃受纳的水谷,因此胃气是人体生命活动所必需的,胃气少则病,胃气绝则死。所谓四季五时(五脏)的"平"、"病"、"死"脉,主要取决脉象胃气的多少、有无。"所谓无胃气者,但得真脏脉,不得胃气也",是指脉气中只有脏真之气,而无胃气,其在脉象的表现有三个要点:坚硬而不柔和,急促而不从容,滞涩而不流利。

再次,论述不同部位脉诊的要点和特点。寸口是最常用的切脉部位,寸口脉诊以"太过"(实)和"不及"(虚)为纲,具体包括长和短、浮和沉、数和迟、坚和弱、盛和小、滑和涩、急(喘、疾)和缓以及横等多种脉象,其主病各不相同。此外还论述其他诊脉部位,如虚里、颈脉。"虚里"为胃之大络,乃诊察宗气强弱、常异的主要部位,其"盛喘数绝",为心肺邪壅;"结而横",为胸腹有积;"其动应衣",为宗气大泄;"绝不至",主死。颈部人迎脉"动疾"且见"喘咳",主水病。最后,本篇申明,脉诊虽重要,但必须同其他诊法合参才是诊断无误的保障,如脉尺合参和脉证合参。

关于脉证合参,强调二者之间的"逆从"关系,即脉与证一致为从而"病易已",脉与证相反为逆而"病难已",并列举"风热而脉静,泄而脱血脉实,病在中脉虚,病在外脉涩坚"等四种脉、证相反的病情作为难治的例证。

【理论研究】

1. 脉有胃气和真脏脉的原理

察脉之胃气是《内经》脉诊的重点和特点之一。所谓"胃气",不能局限于胃的功能或胃腑的精气,而应把它视为脾胃纳化水谷、吸运精微的功能和水谷精气的代称,实兼功能和物质两方面,是维持人体生命的后天精气的主要来源,所以,本篇说:"人以水谷为本,故人绝水谷则死,脉无胃气亦死。"又说:"平人之常气禀于胃,胃者,平人之常气也,人无胃气曰逆,逆者死。"这是就人的生命和胃气的关系的总概括。具体而言,胃气的重要性,可从五个方面得到体现:一是五脏为人体生命活动的中心,而五脏生命功能的维持依赖于胃气的不断供养,正如《素问·玉机真脏论》所说:"五脏者,皆禀气于胃,胃者五脏之本也。"《灵枢·营卫生会》也说:"人受气于谷,谷入于胃,以传与肺,五脏六腑,皆以受气。"二是血液为奉养生命最重要的精微物质,而血主要化生于水谷的精气——营气和津液,且血液的运行又需要心气的推动和宗气的促进,心气和宗气亦源于谷气,所以《素问·经脉别论》说:"食气入胃,浊气归心,淫精于脉,脉气流经……"《灵枢·邪客》又说:"故宗气积于胸中,出于喉咙,以贯心脉而行呼吸焉。"三是胃气与肺气相结合,共同推动和保持脉气的正常运行,如《灵枢·动输》说:"胃为五脏六腑之海，其清气上注于肺，肺气从太阴而行之。其行也以息往来，故人一呼脉再动，一吸脉亦再动，呼吸不已，故动而不止。”《灵枢·阴阳清浊》也说：“手太阴独受阴之清，其清者上走空窍，其浊者下行诸经。”四是先天的脏真之气需要后天胃气的运载，才能在全身发挥其应有的功能，所以《素问·玉机真脏论》说：“脏气者，不能自致于手太阴，必因于胃气，乃至于手太阴也。”而本篇所谓“脏真散于肝”，“脏真通于心”，“脏真濡于脾”，“脏真高于肺”和“脏真下于肾”，都离不开胃气的传输作用。五是胃气代表着人体抗病祛邪的主要力量，胃气充则正气强而邪气退，胃气弱则正气衰而病加重，所以，《素问·评热病论》说：“人所以汗出者，皆生于谷，谷生于精，今邪气交争于骨肉而得汗者，是邪却而精胜也”。《素问·玉机真脏论》也说：“故邪气胜者，精气衰也。”

本篇明确指出：“所谓无胃气者，但得真脏脉，不得胃气也。”为什么没有胃气的脉称为“真脏脉”？这是因为《内经》认为，人的脉气由两部分组成，即脏真之气和胃气。脏真之气又称先天精气，胃气又称后天精气，简称谷气。《灵枢·刺节真邪》：“真气者，所受于天，与谷气并而充身也。”表明真气主要禀受于先天，但需要同后天的胃气相结合，才能输布全身以发挥功能。《素问·离合真邪论》又说：“真气者，经气也。”经气，即脉气。因此，经气中既有先天的脏真之气，又有后天的胃气。然而先天之气与生俱来，不可更改，后天之气则随生活环境、身体状况等及时变化。据上段所述，胃气既有运载脏真之气以发挥其作用的功能，又是人体抗病祛邪的主要力量，所以，胃气的盛衰、有无便成为决定人体是否患病以及病情轻重吉凶的主要因素之一，诚如本篇所说：“人无胃气曰逆，逆者死”。“脉无胃气亦死”。本篇所述的“平脉”均为有胃气的脉，“病脉”均为胃气偏少的脉，而“死脉”均是无胃气的脉，无胃气的脉就是脉气中只剩下脏真之气的脉。为此，《素问·玉机真脏论》解释说：“故病甚者，胃气不能与之俱至于手太阴，故真脏之气独见，独见者，病胜脏也”。所以无胃气之脉便称为真脏脉。

2.“脉有逆从”的内涵

本篇所谓“脉有逆从”，是就脉象的预后而言，具体包括三点内涵：①脉象与四时阴阳关系的诊断意义，即本篇所说：“脉得四时之顺，曰病无他”，“四时未有脏形，春夏而脉瘦，秋冬而脉浮大，命曰逆四时也”。《素问·玉机真脏论》也说：“脉从四时，谓之可治”，“脉逆四时，为不可治”，“所谓逆四时者，春得肺脉，夏得肾脉，秋得心脉，冬得脾脉，其至皆悬绝沉涩者，命曰逆四时。”②脉象与证候属性关系的诊断意义，即脉象与证候的病性（寒、热、虚、实等）一致为从而易治，脉象与证候的病性相反为逆而难治，如“风热而脉静，泄而脱血脉实”之类皆难治。以上两点俱属于脉象与阴阳关系的预后作用，即“脉从阴阳病易已，脉逆阴阳病难已”之义。③脉象是否间脏的诊断意义，即脉象表现为间脏——母病传子则病轻易已，不间脏——克贼乘侮则病重难已，如《素问·玉机真脏论》所说：“病之且死，必先传行至其所不胜，病乃死。”所谓“春得肺脉，夏得肾脉”之类既属脉逆四时，又属脉不间脏，皆主死。[1]

【临证指要】

1. 脉有胃气的临床指导意义

关于脉有胃气的脉象表现，除从本篇和《素问·玉机真脏论》所述四时五脏的平脉中可以获知外，《内经》还有一些简明的直接描述，如《素问·玉机真脏论》说：“脉弱以滑，是有胃气。”《灵枢·终始》说：“邪气来也紧而疾，谷气来也徐而和。”综合《内经》有关论述，有胃气的脉象的特征是：形势上柔和而有力，节律上从容而调匀，动态上流利而圆滑。张介宾对此曾有精辟论述：“是可见谷气即胃气，胃气即元气也。夫元气之来力和而缓，邪气之至力强而峻。高阳生曰：‘阿阿软若春杨柳，此是脾家脉四季。’即胃气之谓也。故凡诊脉者，无论浮、沉、迟、数，虽值诸病叠见，而但于邪脉中得兼耎滑徐和之象者，便是五脏中俱有胃气，病必无害也……若欲察病之进退吉凶者，但当以胃气为主察之法。”(《景岳全书》卷五)后世在《内经》脉有胃气理论的指导下，进一步发展为脉学的胃、神、根学说，对临床诊脉的指导更加明确、具体。

2. 脉证逆顺和脉证取舍

《内经》关于脉证逆顺(从)的论述甚多，其基本精神在说明脉和证一致则病轻易治，脉和证相反则病重难治。由于脉、证相逆的病情时常见于临床，而且往往见于疑难重病，因而正确认识相逆的脉和证，正确决定脉和证的取舍，就成为历代医家探讨的热门话题。如李中梓说：“大抵症之不足凭，当参之脉理；脉又不足凭，当取之沉候。彼假症之发现皆在表也，故浮取脉而脉亦假焉；真病之隐伏，皆在里也，故沉候脉而脉可辨耳。脉辨已真，犹未敢恃，更察禀之厚薄，症之久新，医之误否，夫然后济以汤丸，可以十全”(《医宗必读》卷一)，指出了舍证从脉和舍脉从证的临床依据和要领。

(成肇智)

参考文献

[1] 李今庸. 新编黄帝内经纲目. 上海：上海科学技术出版社，1988:358.

玉机真脏论篇第十九

【篇解】

玉机，含有珍重之意；真脏，指没有胃气的真脏脉。本篇主要论述四时五脏的平脉，太过不及的病脉，以及真脏脉之脉象，阐述五脏疾病的传变及预后等问题，尤其对真脏脉的脉象、形成机理及临床意义论述甚详。文中强调要将这些重要的医学理论“著之玉版，藏之脏腑，每旦读之”，故篇名“玉机真脏论”。正如姚止庵所说：“名篇之义，单揭真脏，盖真脏之脉，以别死生，医家要务。玉机者，即金匮名篇之意，皆珍重之辞也。”

【提要】

1. 论述了四时五脏的平脉、太过不及的病脉的脉象表现及其所主的病证。
2. 论述了五脏病气的传变规律及其治法和预后。
3. 论述了五脏真脏脉见的形证及其预后。
4. 阐述了形体、神气、色泽、脉象等对于诊察疾病、判断预后的重要意义。
5. 阐述了五实证与五虚证的临床表现及其预后机转。

【原文】

黄帝问曰：春脉如弦(1)，何如而弦？岐伯对曰：春脉者肝也，东方木也，万物之所以始生也，故其气来，耎弱轻虚而滑，端直以长，故曰弦，反此者病。帝曰：何如而反？岐伯曰：其气来实而强，此谓太过，病在外；其气来不实而微，此谓不及，病在中(2)。帝曰：春脉太过与不及，其病皆何如？岐伯曰：太过，则令人善忘(3)，忽忽眩冒而巅疾；其不及，则令人胸痛引背，下则两胁胠满(4)。帝曰：善。夏脉如钩(5)，何如而钩？岐伯曰：夏脉者心也，南方火也，万物之所以盛长也，故其气来盛去衰，故曰钩，反此者病。帝曰：何如而反？岐伯曰：其气来盛去亦盛，此谓太过，病在外；其气来不盛去反盛，此谓不及，病在中。帝曰：夏脉太过与不及，其病皆何如？岐伯曰：太过，则令人身热而肤痛，为浸淫(6)；其不及，则令人烦心，上见咳唾，下为气泄[7]。帝曰：善。秋脉如浮，何如而浮？岐伯曰：秋脉者肺也，西方金也，万物之所以收成也，故其气来轻虚以浮，来急去散，故曰浮，反此者病。帝曰：何如而反？岐伯曰：其气来毛[8]而中央坚，两傍虚，此谓太过，病在外；其气来毛而微，此谓不及，病在中。帝曰：秋脉太过与不及，其病皆何如？岐伯曰：太过，则令人逆气而背痛，愠愠然[9]；其不及，则令人喘，呼吸少气而咳，上气见血，下闻病音[10]。帝曰：善。冬脉如营，何如而营[11]？岐伯曰：冬脉者肾也，北方水也，万物之所以合藏也，故其气来沉以搏[12]，故曰营，反此者病。帝曰：何如而反？岐伯曰：其气来如弹石者，此谓太过，病在外；其去如数[13]者，此谓不及，病在中。帝曰：冬脉太过与不及，其病皆何如？岐伯曰：太过，则令人解㑊[14]，脊脉痛而少气不欲言；其不及，则令人心悬[15]如病饥，𦛗中清[16]，脊中痛，少腹满，小便变[17]。帝曰：善。

帝曰：四时之序，逆从之变异也，然脾脉独何主？岐伯曰：脾脉者土也，孤脏以灌四傍[18]者也。帝曰：然则脾善恶，可得见之乎？岐伯曰：善者不可得见，恶者可见[19]。帝曰：恶者何如可见？岐伯曰：其来如水之流[20]者，此谓太过，病在外；如乌之喙[20]者，此谓不及，病在中。帝曰：夫子言脾为孤脏，中央土以灌四傍，其太过与不及，其病皆何如？岐伯曰：太过，则令人四支不举；其不及，则令人九窍不通，名曰重强[21]。帝瞿然而起[22]，再拜而稽首[23]曰：善。吾得脉之大要，天下至数，五色脉变，揆度奇恒，道在于一，神转不回，回则不转，乃失其机，至数之要，迫近以微，著之玉版，藏之脏腑，每旦读之，名曰玉机[24]。

【校注】

(1)弦：此指弦脉，其脉端直而长，如按琴弦，故名。张介宾注："弦者，端直以长，状如弓弦有力也，然耎弱轻虚而滑，则弦中自有和意，肝脏主之。"

(2)其气来实而强……病在中：气，指脉气。下同。张介宾注："太过者病在外，不及者病在中。盖外病多有余，内病多不足，此其常也。"下文"病在外"、"病在中"均仿此。

(3)善忘：当作"善怒"。《新校正》云："按《气交变大论》云：'木太过，甚则忽忽善怒，眩冒巅疾。'则忘当作怒。"张介宾注："忽忽，恍忽不爽也。冒，闷昧也。巅疾，疾在顶巅也。足厥阴之脉会于巅上……故其为病如此。"

(4)两胁胠满：胠，音区，指腋下胁上的部位。高世栻注："肝脉不及，不能贯膈注肺，则令人胸痛引背；不能合少阳而枢转，下则两胁胠满。"

(5)钩：此指钩脉。其脉来盛去衰，所以喻为钩。

(6)浸淫：此指浸淫疮。因其搔破流黄水，蔓延迅速，浸淫成片，故名。高世栻注："心脉太过，则火气外浮……热伤肤表，故为浸淫而成疮。"

(7)气泄：指矢气。吴崑注："夏脉不足，则心气虚……虚阳下陷，则为气泄。气泄者，后阴气失也。"

(8)毛：此指毛脉。其象轻虚而浮，势如毛羽。

(9)愠愠然：郁闷不舒的样子。

(10)下闻病音：诸注不一。一是指胸中喘息之音，如杨上善注："下闻胸中喘呼气声也。"二是指咳嗽之音，如滑寿注："上气见血，下闻病音，谓喘而咯血，次复咳嗽也。下，犹次也、复也。"三是指呻吟之音，因肾居下而主呻，如高世栻注："病音，呻吟也。"四是指矢气，如姚止庵注："病音……盖气下泄而多屁，故云下闻也。"证之临床，似以杨注切合实际。

(11)营：此处是比喻冬季合脏之脉，虽沉而内隐生机，如军队的营垒，故曰"如营"。张琦注："营者，营垒，所谓阴在内阳之守也。"

(12)其气来沉以搏：搏，当作"濡"。《新校正》云："按《甲乙经》搏字为濡，当从《甲乙经》

为濡。何以言之？脉沉而濡，濡，古软字，乃冬脉之平调脉；若沉而搏击于手，则冬脉之太过脉也。故言当从《甲乙经》濡字。"

(13)其去如数：指其脉去快速，好似数脉。数主热，而此处主虚，非实热所致数脉，故言如数，以示区别。张琦注："其去如数，来盛去反盛也。阳根微弱，故来不盛；肾精下沉，故去似数。"

(14)解㑊：身体困倦，懈怠无力。

(15)心悬：此指心中空虚而怯，如有饥饿感。张介宾注："其不及则真阴虚，虚则心肾不交，故令人心悬而怯如病饥也。"

(16)䏚中清：䏚，胁肋下虚软处。清，同"凊"，冷也。王冰注："䏚者，季胁之下，挟脊两旁空软处也，肾外当䏚，故言䏚中清。"

(17)小便变：吴崑注："变，谓变其常，或为清白，或为癃闭，或为遗沥不尽也。"

(18)脾脉者土也，孤脏以灌四傍：张介宾注："脾属土，土为万物之本，故运行水谷，化津液以灌溉于肝心肺肾之四脏者也。土无定位，分旺四季，故称为孤脏。"

(19)善者不可得见，恶者可见：善，言其常；恶，言其变。正常脾脉包含于四时四脏正常脉象之中，而不单独出现，故曰："善者不可得见"。若脾胃之气损伤，不能灌溉四旁，就可表现出脾之病脉，由于脾之病脉可以单独出现，故曰："恶者可见"。杨上善注："善，谓平和不病之脉也。弦钩浮营四脉见时，皆为脾胃之气灌溉俱见，故四脏脉常得和平。然则脾脉以他为善，自更无善也，故曰善者不可见也。恶者，病脉也。脾受邪气，脉见关中，诊之得知，故曰可见也。"

(20)如水之流，如乌之喙：参见《素问·平人气象论》。张琦注："水流、乌喙，是脾死脉，此疑有误。"姚止庵注："脾脉太过，比之水流，当是浮洪脉也。乌喙，谓脾死脉，而止云不及，观者得其大意而已。"

(21)重强：指身体沉重而拘强。张介宾注："重强，不柔和貌，沉重拘强也。"杨上善注："脾虚受病，不得行气于九窍，故不通也。不行气于身，故身重而强也。"

(22)瞿然而起：此处是形容肃然起敬的样子。

(23)稽首：跪拜，叩头至地。

(24)天下至数……名曰玉机：注见《素问·玉版论要》篇。

【释义】

本段主要叙述了四时五脏的平脉与太过不及的病脉及其主病。阐明了五脏在应四时的情况下所表现出的平脉的脉象，提出了"春脉如弦"、"夏脉如钩"、"秋脉如浮"、"冬脉如营"等四季常脉的理论，说明了脾脉的特殊性；同时阐明了五脏在逆四时的情况下所反映出的太过不及的病脉的脉象，并逐一说明不同病脉所反映的相应的病变。

【理论研究】

1. 五脏应四时的平脉脉象

本段原文提出了"春脉如弦"、"夏脉如钩"、"秋脉如浮"、"冬脉如营"的四时五脏的平脉理论，并阐明其中的道理。

春脉如弦：肝在五方与东相应，在五行与木相应，在四季与春相应，所以春脉为肝所主。春令是万物开始发生的季节，人体的脉气也相应表现为"轻虚而滑、端直以长"，因其略似弓弦，故云"春脉如弦"。

夏脉如钩：心在五方与南相应，在五行与火相应，在四季与夏相应，所以夏脉为心所主。

夏令是万物生长茂盛的季节，人体的脉气也相应表现为来盛去衰，略似“钩”状，故云“夏脉如钩”。

秋脉如浮：肺在五方与西相应，在五行与金相应，在四季与秋相应，所以秋脉为肺所主。秋令为万物收成的季节，人体脉气也相应表现为“轻虚以浮，来急去散”的“如浮”之脉。

冬脉如营：肾在五方与北相应，在五行与水相应，在四季与冬相应，所以冬脉为肾所主。冬令为万物闭藏的季节，人体脉气也相应表现为沉而濡，有如营兵内守之状，故曰“冬脉如营”。

脾之平脉分旺四季：脾在五方与中央相应，在五行与土相应，故脾属中土，不单独主时，是为孤脏，主化生水谷精气以充养心肺肝肾四脏。因此，脾之平脉寄旺于四时四脏的平脉之中，而不单独出现。这与《素问·太阴阳明论》“脾者土也……常以四时长四脏，各十八日寄治，不得独主于时也”的精神是一致的，都是在脉诊上十分重视脾胃的观点，对后世脾胃学说的形成和发展具有重要影响。

2. 五脏逆四时的太过不及之病脉及其主病

春脉非如弦，夏脉非如钩，秋脉非如浮，冬脉非如营，均为逆四时之病脉，故马莳《素问注证发微》说：“循四时之序，谓之曰从；其有过与不及而为诸病者，谓之曰逆。”

春之病脉：春脉太过，表现为实而强，主病在外，发为善怒，忽忽眩冒而巅疾；春脉不及，表现为不实而微，主病在中，发为胸痛引背，下则两胁胠满。

夏之病脉：夏脉太过，表现为来盛去亦盛，主病在外，发为身热而肤痛，浸淫；夏脉不及，表现为来不盛去反盛，主病在中，发为烦心，上见咳唾，下为气泄。

秋之病脉：秋脉太过，表现为毛而中央坚，两旁虚，主病在外，发为逆气，背痛，愠愠然；秋脉不及，表现为毛而微，主病在中，发为喘，呼吸少气而咳，上气见血，下闻病音。

冬之病脉：冬脉太过，表现为来如弹石，主病在外，发为解㑊，脊脉痛而少气不欲言；冬脉不及，表现为去如数，主病在中，发为心悬如病饥，眇中清，脊中痛，少腹满，小便变。

脾之病脉：太过则表现为如水之流，主病在外，发为四肢不举；不及则表现为如乌之喙，主病在中，发为九窍不通，身体拘强。

3. 脾为孤脏以灌四傍

本节原文“脾为孤脏，中央土以灌四傍”，“脾脉者，土也，孤脏以灌四傍者也。”强调了脾对人体脏腑、四肢的滋养作用。所谓“四傍”，即指脾以外的四脏以及四肢。同时，《内经》还强调胃有如此作用。如《素问·太阴阳明论》说：“四肢皆禀气于胃，而不得至经，必因于脾，乃得禀也……脾脏者，常著胃土之精也”。说明在滋养脏腑、四肢的过程中，是需要脾与胃的密切配合的。《内经》虽脾胃分论，但其多处所谈“胃气”，实则包括“脾气”在内，所谓“胃为五脏六腑之海”，实则指脾胃为五脏六腑之海。从而确立了脾胃在人体中的重要地位的理论，为后世“脾胃为后天之本”观点的提出奠定了基础，具体反映在中医学的发病、诊断、治疗、预防、养生等各个方面。

脾胃与发病：汉代张机承《内经》之义，在《金匮要略》中提出“四季脾旺不受邪”的观点，阐明脾胃之气在外感发病中的重要意义。继后，金元时期李杲将脾胃理论引申到内伤病中，认为脾胃之气不足，元气虚弱是各种内伤病证产生的前提，其在《脾胃论》中明确指出：“百病皆由脾胃衰而生”。明代薛己《校注妇人良方》亦曰：“盖胃为五脏之根本，胃气一虚，五脏失养，百病出焉。”清代喻昌《医门法律》云：“胃气强，则五脏俱盛；胃气弱，则五脏俱衰。”这些以脾胃为主的发病学观点，直接导源于《内经》脾胃理论。

脾胃与诊断：脉诊是《内经》诊法之一，而脉诊的一大特色是注重胃气有无，本篇还明确指出"脉弱以滑，是有胃气"。据此，后世总结出平脉三贵——胃、神、根，其中胃气为先。而且认为形色声音亦含胃气，如张介宾在《景岳全书》中提出："凡欲察病者，必须先察胃气。"他认为"胃气之关于人者，无所不至，即脏腑、声音、脉候、形体，无不皆有胃气"。这些理论观点，至今仍被高等医药院校《中医诊断学》教材继承。

脾胃与治疗：《内经》脾胃为脏腑之本的观点反映在治疗方面，就在于强调治疗疾病当顾护胃气。如《素问·标本病传论》曰："先热而后生中满者治其标……先病而后生中满者治其标，先中满而后烦心者治其本。"主张对中满者，无论其属标属本，都要先治、急治，道理之一就是中满者胃气不行，水浆难入，药食不纳，进而后天之源衰竭。同时提出"先泄而后生他病者治其本"，认为先治泄泻，使脾胃运化正常，胃气得复。张机受此启发，在治疗疾病时，无论外感、内伤，均时刻顾护胃气，《伤寒论》许多方药中用姜、枣、粳米等，并嘱啜热粥助药等，即取意于此。至金元时期，李杲著《脾胃论》、《内外伤辨惑论》，继承与发展了《内经》脾胃理论，强调调脾为主的治疗大法，创制了调脾的系列方剂，被后人称之为"补土派"创始人。周慎斋对《内经》脾为"孤脏以灌四傍"的观点更是心领神会，他在《慎斋遗书》中说："诸病不愈，必寻到脾胃之中，万无一失，何以言之？脾胃一伤，四脏皆无生气，故疾病日多矣。万物从土而生，亦从土而归。"

脾胃与预后：《内经》在判断患者预后与疾病转归时，以胃气的有无作为重要标准。如在本篇论及"五实"和"五虚"的转归时指出："浆粥入胃，泄注止，则虚者活；身汗得后利，则实者活。"对此，张志聪注云："五脏之气，皆由胃气之所资生，浆粥入胃，泄注止，胃气复也。"

总之，《内经》倡导的脾胃"孤脏以灌四傍"的理论，对后世产生了极大的影响，经过后世医家的不断发展，使之在临床实践中日臻完善，并成为中医学理论的重要组成部分。

【原文】

五脏受气于其所生[(1)]，传之于其所胜[(2)]，气舍于其所生[(3)]，死于其所不胜[(4)]。病之且死，必先传行至其所不胜，病乃死。此言气之逆行[(5)]也，故死。肝受气于心，传之于脾，气舍于肾，至肺而死。心受气于脾，传之于肺，气舍于肝，至肾而死。脾受气于肺，传之于肾，气舍于心，至肝而死。肺受气于肾，传之于肝，气舍于脾，至心而死。肾受气于肝，传之于心，气舍于肺，至脾而死。此皆逆死也。一日一夜五分之，此所以占死生之早暮也[(6)]。黄帝曰：五脏相通，移皆有次。五脏有病，则各传其所胜[(7)]。不治，法三月若六月，若三日若六日，传五脏而当死。是顺传所胜之次[(8)]。故曰：别于阳者，知病从来；别于阴者，知死生之期[(9)]。言知至其所困[(10)]而死。是故风者百病之长[(11)]也，今风寒客于人，使人毫毛毕[(12)]直，皮肤闭而为热，当是之时，可汗而发也。或痹不仁肿痛，当是之时，可汤熨及火灸刺而去之。弗治，病入舍于肺，名曰肺痹[(13)]，发咳上气。弗治，肺即传而行之肝，病名曰肝痹[(14)]，一名曰厥，胁痛出食[(15)]，当是之时，可按若刺耳。弗治，肝传之脾，病名曰脾风[(16)]，发瘅，腹中热，烦心，出黄[(17)]，当此之时，可按可药可浴。弗治，脾传之肾，病名曰疝瘕[(18)]，少腹冤热[(19)]而痛，出白[(20)]，一名曰蛊，当此之时，可按可药。弗治，肾传之心，病筋脉相引而急，病名曰瘛[(21)]，当此之时，可灸可药。弗治，满十日法当死。肾因传之心，心即复反传而行之肺，发寒热，法当三岁死。此病之次也。然其卒发者，不必治于传[(22)]，或其传化有不以次，不以次入者，忧恐悲喜怒[(23)]，令不得以其次，故令人有大病矣。因而喜大虚则肾气乘矣，怒则肝气乘矣，悲则肺气乘矣，恐则脾气乘矣，忧则心气乘矣，此其道[(24)]也。故病有五，五五二十五变[(25)]，及其传化。传，乘之名也。

【校注】

(1)五脏受气于其所生:受气,接受病气。其所生,按五行相生关系,肝木生心火,故肝受气于其所生,即肝受气于心。余均以此类推。

(2)传之于其所胜:传,传授。其所胜,按五行相克关系,肝木胜(克)脾土,故肝传之于其所胜,即肝病传脾。余均以此类推。

(3)气舍于其所生:舍,留止的意思。其,俞樾《内经辩言》云:"按两言其所生,则无别矣。疑下句衍'其'字。其所生者,其子也;所生者,其母也。"据下文五脏之气所舍,均指气舍于生己之母脏,故俞樾之说甚是。气舍于所生,即病气留止于生己之母脏。按五行相生关系,肝木之母脏为肾水,故肝气舍于所生,即肝之病气留止于肾。余均以此类推。

(4)死于其所不胜:其所不胜,即克我之脏。按五行相克关系,肝木之所不胜为肺金,故肝之病气传于肺而死。余均以此类推。

(5)气之逆行:逆行,即逆传,指按相克规律传于克己之脏的传变,如肝之病气传于肺等。

(6)一日一夜五分之,此所以占死生之早暮也:占,预测、推断之意。一日一夜五分之,即将一昼夜划分为五个阶段,分别与五行、五脏相配,以此来推断各脏病气逆传至克己之时辰而死的时间。一般而言,寅卯时属木主肝,巳午时属火主心,申酉时属金主肺,亥子时属水主肾,丑辰未戌时属土主脾。故吴崑注:"肝死于申酉,心死于亥子,脾死于寅卯,肺死于巳午,肾死于辰戌丑未。此一日一夜五分之,所以占死生之早暮也。"

(7)五脏有病,则各传其所胜:传其所胜,指病气传于己克之脏,如肝之病气传于脾,此乃顺传,是与上文肝之病气传于克己之肺为逆传相对而言。故《新校正》云:"上文既言逆传,下文所言乃顺传之次也。"张介宾注:"传其所胜者,如本篇下文云:风入于肺为肺痹,弗治,则肺传之肝为肝痹,弗治,则肝传之脾为脾风,弗治,则脾传之肾曰疝瘕,弗治,则肾传之心曰瘛,弗治,则心复反传而行之肺,法当死者是也。"

(8)是顺传所胜之次:顺传,指病气传于己克之脏的传变。详上下文义,此七字应承接上文"各传其所胜",疑系错简于此,故《新校正》云:"'是顺传所胜之次'七字,乃是次前注,误在此经文之下。"

(9)别于阳者,知病从来;别于阴者,知死生之期:此处之阴、阳,诸注不一。有谓阳指表,阴指里,如张介宾;有谓阳指阳经,阴指阴经,如马莳;有谓阳指有胃气之脉,阴指无胃气之真脏脉,如吴崑。从本篇经文来看,重点论述了平脉(有胃气之脉)、病脉(少胃气之脉)及真脏脉(无胃气之脉),据此,则吴崑注较允:"阳,至和之脉,有胃气者也。阴,至不和之脉,真脏偏胜,无胃气者也。言能别于阳和之脉者,则一部不和,便知其病之从来;别于真脏五阴脉者,则其死生之期可预知也。"

(10)其所困:此指克己之脏。王冰曰:"困,谓至所不胜也。"张介宾曰:"至其所困而死,死于其所不胜也。凡年月日时,其候皆然。"

(11)长:首也。吴崑注曰:"风善行数变而病莫能先之,故为长也。"

(12)毕:皆也,尽也。

(13)肺痹:病名,主症为咳嗽气喘。张志聪注:"皮毛者肺之合,邪在皮毛,弗以汗解,则邪气乃从其合矣。夫皮肤气分为阳,五脏为阴,病在阳者名曰风,病在阴者名曰痹。病舍于肺,名肺痹也。痹者,闭也,邪闭于肺,故咳而上气。"

(14)肝痹:病名,主症为胁痛,食入反吐。

(15)出食:指食入反吐,即呕吐也。王冰注:"肝气通胆,胆善为怒,怒者气逆,故一名厥也。肝厥阴脉从少腹属肝络胆，上贯膈，布胁肋，循喉咙之后，上入颃颡，故胁痛而食入腹则出，故曰出食。”

(16)脾风：病名，主症为黄疸，腹中热，心烦，小便黄。王冰注：“肝气应风，木胜脾土，土受风气，故曰脾风，盖为风气通肝而为名也。脾之为病，善发黄疸，故发疸也。”

(17)出黄：即排出黄色的小便。

(18)疝瘕：病名，又称蛊，主症为少腹闷热而痛，小便白浊。

(19)冤热：即郁闷烦热。冤，同“冤”。高世栻注：“热极无伸也。”

(20)出白：即排出白浊的小便。张介宾注：“溲出白浊也。”

(21)瘛：又作瘈，病名，症见筋脉肌肉拘急抽搐。

(22)卒发者，不必治于传：卒，同“猝”。卒发，指突然发生的急暴之疾。不必治于传，即对于卒发的急暴之疾，不必依次按前文逆传顺传的规律进行治疗。张介宾注：“病有发于仓卒者，随气为患，不以次而入，亦不必依次以治其传。此又于逆传顺传之外，而复有不次相乘者矣。”姚止庵注：“但当考其致病之由，不必泥于相传之次论治也。”

(23)不以次入者，忧恐悲喜怒：情志致病，随触而发，伤人气机，发于内脏，故不依次传变。张介宾注：“五志之发无常，随触而动，故生病亦不以其次。”

(24)道：规律。张介宾注：“或以有余而乘彼，或以不足而被乘，皆乘所不胜，此不次之道也。”

(25)故病有五，五五二十五变：张介宾注：“脏惟五，而五脏之传，又能各兼五脏，则有二十五变。”

【释义】

本节论述了疾病的传变和预后以及风寒伤及形体五脏引起的病证及其治疗。本节所论疾病的传变有两种类型：一种是按五行相克次序传变的五脏疾病，如肝病传脾，脾病传肾，肾病传心，心病传肺，肺病传肝。另一种是不按五行相克次序传变，而是感而即发的，如卒感外邪之外感病、真气暴脱之急重证，以及情志异常之类病证。疾病传变的预后，概括起来有三点：一是五脏病传至其所不胜之脏时，病情多危重；二是病在体表较轻，病入五脏危重；三是五脏病的轻重吉凶与天时对脏气的不同影响有关。至于风寒之邪伤人，其次序是先客于皮肤肌腠，致使卫阳不宣，症见毫毛毕直，恶寒发热，治以汗法；若邪气深入而引起麻痹不仁或肢节肿痛等，可选用汤熨、火灸、针刺等方法治疗。由于肺合皮毛，外邪从皮毛首先犯肺，可导致咳逆上气之“肺痹”，病入内脏，若失治，则可按相克次序传及他脏，引起相应病证，根据病情需要，可选用针刺、药物、按摩、熏浴等方法治疗。

【理论研究】

关于疾病传变规律

疾病的发生与发展，尽管千变万化，纷繁复杂，但仍然有规律可循。本节运用五行理论，阐明了五脏疾病传变规律。原文“五脏相通，移皆有次。五脏有病，则各传其所胜”；“五脏受气于其所生，传之于其所胜，气舍于其所生，死于其所不胜”，旨在说明五脏之间生理上的整体联系，决定了病理上的彼此影响，并从两个角度揭示了这种影响规律。一是从纵向，认为某脏患病后，按照“五行相乘”的次序传至他脏，如肝病传脾，脾病传肾，肾病传心，心病传肺，肺病传肝。二是从横向，按照“五行生克乘侮”的联系，指出了一脏有病，相互影响的复杂关系，如肝病来源于肾，其未愈可传至脾，亦可波及肺与心。对此，《素问·脏气法时论》也有“邪气之客于身也，以胜相加，至其所生而愈，至其所不胜而甚，至于所生而持，自得其位而起”的论述，彼此精神一致，相得益彰。现将五脏疾病传变规律归纳为下表（下篇表-3），并以图27示之。

下篇表-3　五脏疾病传变规律表

五　脏	受气于（其所生）	传之于（其所胜）	气舍于（所生）	死于（其所不胜）
肝	心	脾	肾	肺
心	脾	肺	肝	肾
脾	肺	肾	心	肝
肺	肾	肝	脾	心
肾	肝	心	肺	脾

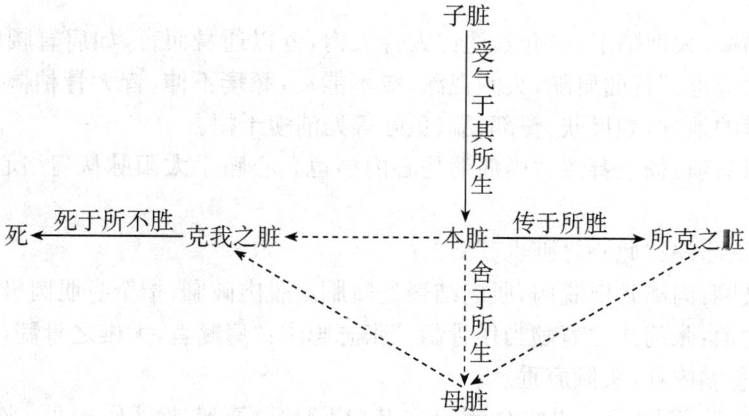

图27　五脏疾病传变规律示意图

《内经》五脏疾病传变规律对后世产生了深远影响，如汉代张机受其启示，在《金匮要略》中提出了“见肝之病，知肝传脾，当先实脾”的治疗法则，至今仍指导着临床实践。

在重点论述五脏疾病传变规律的同时，本节还不失时机地提出了“其卒发者，不必治于传”以及“忧恐悲喜怒，令不得以其次”的部分疾病的传变问题。认为“卒发”性疾病，诸如外邪直中、疫疠流行、虫咬、外伤、元真暴脱等病证，以及情志失调类疾病，均不应拘泥于五脏疾病传变的规律。这也充分体现了《内经》在探究疾病传变规律过程中所坚持的“知常达变”和“实事求是”的认知原则。

关于疾病传变规律的论述，还可见于《素问·热论》、《素问·标本病传论》以及《灵枢·病传》等篇章，归纳起来有表里脏腑相传、三阴三阳经络相传、五脏之间相传等。

【原文】

大骨枯槁，大肉陷下[1]，胸中气满，喘息不便，其气动形，期六月死，真脏脉见，乃予之期日。大骨枯槁，大肉陷下，胸中气满，喘息不便，内痛引肩项[2]，期一月死，真脏[3]见，乃予之期日。大骨枯槁，大肉陷下，胸中气满，喘息不便，内痛引肩项，身热脱肉破䐃[4]，真脏见，十月之内死。大骨枯槁，大肉陷下，肩髓内消[5]，动作益衰，真脏来见[6]，期一岁死，见其真脏，乃予之期日。大骨枯槁，大肉陷下，胸中气满，腹内痛，心中不便，肩项身热，破䐃脱肉，目匡陷，真脏见，目不见人，立死，其见人者，至其所不胜之时则死。急虚身中卒至[7]，五脏绝闭，脉道不通，气不往来，譬于堕溺[8]，不可为期。其脉绝不来，若人一息五六至[9]，其形肉不脱，真脏虽不见，犹死也。真肝脉至，中外急[10]，如循刀刃责责然[11]，如按琴瑟弦，色青白不泽[12]，毛折，乃死[13]。真心脉至，坚而搏，如循薏苡子[14]累累然[15]，色赤黑不泽，毛折，乃死。真肺脉至，大而虚，如以毛羽中人肤，色白赤不泽，毛折，乃死。真肾脉至，搏而绝[16]，如指弹石辟辟然[17]，色黑黄不泽，毛折，乃死。真脾脉至，弱而乍数乍疏，色黄青不泽，毛折，乃死。诸真脏脉见者，皆死不治也。黄帝曰：见真脏曰死，何也？岐伯曰：五脏者皆禀气于胃，胃者五脏之本也，脏气者，不能自致于手太阴，必因于胃气，乃至于手太阴也。故五脏各以其时，自为而至于手太阴也。故邪气胜者，精气衰也。故病甚者，胃气不能与之俱至于手太阴，故真脏之气独见，独见者病胜脏也，故曰死。帝曰：善。

【校注】

(1)大骨枯槁，大肉陷下：张介宾注："大骨大肉，皆以通身而言，如肩脊腰膝，皆大骨也，尺肤臀肉，皆大肉也。"背曲肩随，头倾视深，腰不能动，膝痿不伸，皆大骨枯槁之类。大肉陷下，指肌肉丰满的地方，如尺肤、臀部、腨、鱼际等处消瘦干瘪。

(2)内痛引肩项：杨上善注："内痛谓是心内痛也。心腑手太阳脉从肩络心，故内痛引肩项也。"

(3)真脏：王冰注："此心之脏也。"

(4)脱肉破䐃：肉离骨曰脱肉，肌肉结聚处曰䐃。脱肉破䐃，指全身肌肉极度消瘦。

(5)肩髓内消：张琦注："肩髓当作骨髓。"张志聪注："肩髓者，大椎之骨髓，上会于脑。"二说均可。意为骨髓内耗，头倾肩垂。

(6)真脏来见：《新校正》："按全元起本及《甲乙经》真脏来见作未见，来当作'未'，字之误。"

(7)急虚身中卒至：吴崑："急虚，暴绝也。中，邪气深入之名。卒至，卒然而至，不得预知也。"

(8)堕溺：堕，倾跌下坠。溺，落于水中。

(9)若人一息五六至：《新校正》："按人一息脉五六至，何得为死？必息字误。息当作'呼'乃是。"

(10)中外急：指浮取（轻按）和沉取（重按）脉象皆劲急。

(11)如循刀刃责责然：马莳注："真肝脉至，如循刀刃之形，责责然可畏也。"全句形容脉来有锐利刺手的感觉。

(12)色青白不泽：吴崑注："五脏偏胜，无复冲和胃气，各见脏脉兼胜色，是真脏气衰，贼来乘我也。"余四脏俱仿此。

(13)毛折，乃死：张介宾注："五脏率以毛折死者，皮毛得血气而充，毛折则精气败矣，故皆死。"余四脏俱准此。

(14)如循薏苡子：指脉搏摸上去像薏苡仁那样短滑而坚。

(15)累累然：连贯成串貌。

(16)搏而绝：绝，断也。此指脉气不连续。

(17)辟辟然：形容脉象沉而坚，如以指弹石之感。

【释义】

本节专题论述了久病、重病、五脏受伤所出现的证候及其预后判断。肾为先天之本，主骨，脾为后天之本，主肉。故凡久病、重病、五脏损伤，临床表现虽然不同，但最终出现先、后天之本受损则是一致的，其共同症状为“大骨枯槁，大肉陷下”。正因为先、后天之本衰竭，所以皆称死证。因其所伤五脏不同，其死期亦有差异。一般是真脏脉未出现时，尚可稍延时日，若一旦出现真脏脉，则可推断其近期死亡的大致时间。对于久病、重病的死期预测则并非绝对，还有许多例外情况。如“急虚”、“身中卒至”等，可因病起急骤，邪气甚重，五脏气机闭绝，脉道不通而突然死亡；还有病证，虽然形肉未脱，真脏脉未见，但若见脉来一呼五六至者，表明正气衰竭，吸纳无根，亦属死证。从而说明了上述预测死期的方法要灵活掌握，不可拘泥刻板。

此外，本节还列举了五脏真脏脉的形态及面部色泽变化，指出当各脏真脏脉出现，面部又呈现本脏色兼夹乘我脏之色，同时又合并“毛折”征象时，预示人体气血败竭，凶多吉少，预后极差。至于为什么“诸真脏脉见者，皆死不治”，这是因为真脏脉是缺乏胃气的脉象，意味着邪气胜极，精气衰败，胃气消亡。

【理论研究】

真脏脉的脉象、形成及临床意义

真脏脉脉象：真脏脉是临床上一种凶多吉少的死证脉，对其脉象的描述，除本篇外，还可见于《素问·平人气象论》中，现将其内容综合归纳于下篇表-4。

下篇表-4 真脏脉脉象简表

篇名＼五脏	肝	心	脾	肺	肾
玉机真脏论	中外急，如循刀刃责责然，如按琴瑟弦	坚而搏，如循薏苡子累累然	弱而乍数乍疏	大而虚，如以毛羽中人肤	搏而绝，如指弹石辟辟然
平人气象论	急益劲，如新张弓弦	前曲后居，如操带钩	锐坚如乌之喙，如鸡之距，如屋之漏，如水之流	如物之浮，如风吹毛	发如夺索，辟辟如弹石

从上述真脏脉脉象形态描述中，不难得出这样的结论：所谓真脏脉，是指举按坚强，搏击有力，毫无和缓之象。真脏脉的出现，说明五脏真气内竭而败露，故又称之为死脉。

真脏脉的形成：要探明真脏脉的形成机理，首先必须了解其与胃气的关系，原文所谓“胃者五脏之本也。脏气者，不能自致于手太阴，必因于胃气，乃至于手太阴也。”说明胃化生的水谷精微之气，由肺通过经脉而输布全身，使五脏得其濡养，只有胃气充实，五脏之气才能充沛，手太阴（寸口）才能反映出“肝脉微弦”，“心脉微钩”等从容和缓富有胃气的脉象，正如本篇所云：“脉弱以滑，是有胃气”。反之，若胃气衰败，不能化生水谷精微之气，则五脏失其滋养，胃气不能伴随五脏之气到达手太阴（寸口），必然会出现“肝脉但弦无胃”，“心脉但钩无胃”等真脏之气独现的脉象，即是篇中所指出的“所谓无胃气者，但得真脏，不得胃气。”疾病的形成与发展取决于邪正盛衰，而真脏脉的产生，正是“邪气胜”，“精气衰”，胃气消亡，化源告竭，脏真独现的病理表现，为疾病过程中的垂危之象。

真脏脉的临床意义：真脏脉既是邪气盛极，精气衰竭，胃气消亡的表现，所以，临床上凡得真脏脉的病证，预后极差，从而强调了胃气在脉诊中以及保护胃气在治疗中的重要意义。如本篇末在论及“五实”、“五虚”时，明确指出“五虚”有生者，在于“浆粥入胃，泄注止”，就是典型例证。

【临证指要】

“大骨枯槁，大肉陷下，真脏脉见”与疾病预后

本节用了较大篇幅论述了数种死证，从列举几种死证的症状来看，其共同之处均有“大骨枯槁，大肉陷下，真脏脉见”之征。因此，可以作出这样的理解，在疾病过程中，病情发展到症见“大骨枯槁，大肉陷下，真脏脉见”的时刻，则凶多吉少，预后极差，生命危在旦夕。肾主骨，为先天之本，“大骨枯槁”，表明肾精欲竭，先天之本衰败；脾主肉，为后天之本，“大肉陷下”，显示后天之本告罄，气血生化之源断绝；“真脏脉见”，是“邪气胜，精气衰”，脉失胃气之征象。先后天之本既竭，五脏之气衰败，病邪充斥体内，其病情的危重性则不言而喻了。此类病证的预后差是符合临床实际的，时至今日仍有重要的实践意义。在医学较为发达的今天，临床上若出现上述证候，救治起来仍非常困难，预后同样很差。如癌症晚期患者，慢性病衰竭期患者，多出现“大骨枯槁，大肉陷下”征象，现代医学称之为“恶病质”。为了进一步说明此类病证的凶险及其治疗的难度，在此选录李中梓针对本篇所载“大骨枯槁，大肉陷下，胸中气满，喘息不便，其气动形，期六月死，真脏脉见，乃予之期日”的治疗体验，即可见一斑：“喘家……因虚而死者十之九，因实而死者十之一。治实者攻之即效，无所难也；治虚者补之未必即效，须悠久成功，其间转折进退，良非易也。”例一：“叶振瀛夫人，喘息痞闷，肤肌如灼，汗出如油，目不得瞑，六脉皆大，正所谓汗出如油，喘不休，绝证见矣，越三日殁。”例二：“社友宗敬夫令爱，中气素虚，食少神疲，至春初忽喘急闷绝，手足俱冷，咸谓立毙矣。余曰：气虚极而金不清肃，不能下行，非大剂温补，决无生理。遂以人参一两，干姜三钱，熟附子三钱，白术五钱，一服即苏，后服人参七斤余，姜附各二斤，痊愈不复发。”（《医宗必读》）

【原文】

黄帝曰：凡治病，察其形气色泽，脉之盛衰，病之新故，乃治之，无后其时。形气相得(1)，谓之可治；色泽以浮(2)，谓之易已；脉从四时，谓之可治；脉弱以滑，是有胃气，命曰易治，取之以时。形气相失，谓之难治；色夭不泽，谓之难已；脉实以坚，谓之益甚；脉逆四时，为不可治。必察四难(3)，而明告之。所谓逆四时者，春得肺脉，夏得肾脉，秋得心脉，冬得脾脉，其至皆悬绝沉涩(4)者，命曰逆四时。未有脏形(5)，于春夏而脉沉涩，秋冬而脉浮大，名曰逆四时也。病热脉静，泄而脉大，脱血而脉实，病在中脉实坚，病在外脉不实坚者，皆难治。黄帝曰：余闻虚实以决死生，愿闻其情。岐伯曰：五实死，五虚死。帝曰：愿闻五实五虚。岐伯曰：脉盛，皮热，腹胀，前后不通，闷瞀(6)，此谓五实。脉细，皮寒，气少，泄利前后，饮食不入，此谓五虚。帝曰：其时有生者何也？岐伯曰：浆粥入胃，泄注止，则虚者活；身汗得后利，则实者活，此其候也。

【校注】

(1)形气相得：王冰注：“气盛形盛，气虚形虚，是相得也。”意指形体之盛衰与正气之强弱一致为相得，如形盛气强，形衰气弱。

(2)色泽以浮：张介宾注：“泽，润也；浮，明也。颜色明润者，病必易已也。”

(3)四难：指患者出现“形气相失”、“色夭不泽”、“脉实以坚”、“脉逆四时”四种危重征象。

(4)悬绝沉涩：指浮而无根或沉涩不起的脉象。

(5)未有脏形：指未见到真脏脉象。

(6)闷瞀:指胸中郁闷,眼目昏花。

【释义】

本节讨论了“四难”、“四易”和“五虚”、“五实”问题。形气相得,色泽以浮,脉从四时,脉弱以滑,说明胃气充实,正能胜邪,易于治疗,故谓之“四易”;形气相失,色夭不泽,脉逆四时,脉实以坚,说明胃气已败,正不胜邪,难以治疗,故称之为“四难”。启示诊察疾病时,必须观察患者的形体盛衰、正气强弱、脉搏虚实、疾病新旧等诸方面情况,综合分析。此外,临床上出现脉细、皮寒、少气、泄利前后、饮食不入的证候时,表明正气大伤,故称之为“五虚”;若出现脉盛、皮热、腹胀、前后不通、闷瞀证候时,表明邪气盛实,故称之为“五实”。无论“五虚”,还是“五实”,均为难治之证。其转机是,“五虚”在于“浆粥入胃泄注止”,“五实”在于“身汗得后利”。前者预示正气有恢复之源泉,后者表明邪气有消除之出路。

【理论研究】

形气色脉合参的临床诊断意义

本段说:“凡治病,察其形气色泽,脉之盛衰,病之新故,乃治之。”旨在强调诊察疾病时,必须观察了解患者的形体、正气、色泽、脉象、病程等情况,综合分析,方可有利于及时治疗。不仅如此,对疾病的预后、转归问题,也同样需要从形、气、色、脉方面综合考察。从形气而言,形气相得,说明疾病过程中,形体征象与脉象一致,本质与现象统一,病情比较单纯。而形气相失则不然,它意味着病人的形体征象与脉象不协调,本质与现象相矛盾,病情比较复杂而危重,所以原文明确指出:“形气相得,谓之可治……形气相失,谓之难治。”诸如“形盛脉细,少气不足以息者”和“形瘦脉大,胸中多气者”等(见《素问·三部九候论》),均属“形气相失”的病证,故非“危”即“死”。从色泽而言,“色泽以浮,谓之易已”;“色夭不泽,谓之难已”,说明疾病过程中,其色浮泽光明者,邪气轻浅,血气未败,易于治疗;反之,色泽晦暗者,邪气深重,血气已败,难以治疗。这与《灵枢·五色》所言“察其浮沉,以知浅深;察其泽夭,以观成败”的意义是一致的。从脉诊来说,“脉从四时”,意即人体随着春温夏热秋凉冬寒的气候变迁,而相应出现春弦夏钩秋毛冬石的不同脉象,这种脉象变化,表明人体仍存在着主动适应外在环境变化的能力,即便有病,亦“谓之可治”;相反,若“春得肺脉,夏得肾脉,秋得心脉,冬得脾脉,其至皆悬绝沉涩者”,即谓“脉逆四时”,标志着人体失去了适应环境变化的能力,正气衰败,邪气独胜,预后不良,“谓之不可治”。

综上所述,本段虽然主要讨论真脏脉的诊断意义,但注重四诊合参和形气色脉综合分析是其基本思想,这样做是为了达到治之“无后其时”的目的。

【临证指要】

“五实”与“五虚”证治

原文“五实死,五虚死……脉盛,皮热,腹胀,前后不通,闷瞀,此谓五实。脉细,皮寒,气少,泄利前后,饮食不入,此谓五虚……浆粥入胃泄注止,则虚者活;身汗得后利,则实者活。”指出了“五实”、“五虚”的证候表现及其预后机转。究其经旨,可以从中获得不少启示。

首先,应灵活理解这里所言的“五实”和“五虚”的临床表现。虽然可以将脉盛与脉细、皮热与皮寒、腹胀与饮食不入、前后不通与泄利前后、闷瞀与气少,同心、肺、脾、肾、肝对应起来,但其意义不大。例如将闷瞀与气少作为肝的实虚代表症状,就不好理解。应当认为,这里所谓“五实”、“五虚”,重点在于表达:“五实”是邪气亢盛,充斥五脏所致;“五虚”系精气欲竭,五脏衰败而成。从而进一步印证《内经》“邪气盛则实”,“精气夺则虚”的疾病定性原则。在临床辨证过程中,面对复杂的病情,只有信守这一原则,才能始终把握疾病虚实变化,不至于犯“虚虚实实”之戒。

其次，为何将此“五实”、“五虚”称为“死证”。这是因为邪气亢盛，充斥五脏的“五实”，已经出现了“前后不通”的邪无出路，闭塞体内的“火上加油”态势；精气欲竭，五脏衰败的“五虚”，发展到了“浆粥不入”、“泄利前后”的精无来源而又不断耗损的“雪上加霜”境地。实者愈实、虚者更虚之病情，必然凶多吉少。由此可见，病情的预后好坏，取决于其病势发展的顺逆。换言之，纵然邪气亢盛，但只要出路未绝，精气亏虚，但只要化源未断，则表明人体生机尚存，是顺证。否则，是逆证。

最后，“浆粥入胃，泄注止，则虚者活；身汗得后利，则实者活”，为临床救治精气欲竭之虚证和邪气亢盛之实证，指明了方向。尽管“五实”、“五虚”证情危重，但只要施治得当，就有转危为安的希望。从“五实”而言，虽然五脏皆实，但打通邪气的出路是其关键。“身汗得后利”，指出临床上只有通过包括汗法、通法在内的各种因势利导的泻实疗法，以驱邪外出，使邪去正安，则脉盛、皮热、闷瞀、腹胀自当悉解。就“五虚”而言，虽然五脏俱虚，但关键在于重建精气来源。所谓“浆粥入胃，泄注止”，强调治疗时应采取健运脾胃、收敛止泄等补法，来恢复精气，充实正气，则脉细、皮寒、气少诸症自去。

（胡永年　周安方）

三部九候论篇第二十

【篇解】

人体以上、中、下分为三部，每部又以天、地、人分为三候，三部综合，共得九候。本篇详细地论述了三部九候的诊脉方法及其在临床上的具体运用，故名篇。

【提要】

1. 论述了三部九候诊脉的部位及所主脏腑组织器官。

2. 在强调三部九候之间相得的同时，列举了三部九候相失所主的病证；阐明了“必先知经脉，然后知病脉，真脏脉见者胜死”的诊脉原则。

3. 强调诊病时须四诊合参，全面了解疾病，以确定治法，判断预后。

【原文】

黄帝问曰：余闻九针[(1)]于夫子，众多博大，不可胜数。余愿闻要道，以属[(2)]子孙，传之后世，著之骨髓，藏之肝肺[(3)]，歃血[(4)]而受，不敢妄泄，令合天道[(5)]，必有终始，上应天光星辰历纪[(6)]，下副[(7)]四时五行，贵贱更立，冬阴夏阳，以人应之奈何？愿闻其方。岐伯对曰：妙乎哉问也！此天地之至数。帝曰：愿闻天地之至数，合于人形血气，通决死生，为之奈何？岐伯曰：天地之至数，始于一，终于九[(8)]焉。一者天，二者地，三者人，因而三之，三三者九，以应九野。故人有三部，部有三候，以决死生，以处百病，以调虚实，而除邪疾。帝曰：何谓三部？岐伯曰：有下部，有中部，有上部，部各有三候，三候者，有天有地有人也，必指而导之，乃以为真[(9)]。上部天，两额之动脉；上部地，两颊之动脉；上部人，耳前之动脉。中部天，手太阴也；中部地，手阳明也；中部人，手少阴也。下部天，足厥阴也；下部地，足少阴也；下部人，足太阴也。故下部之天以候肝，地以候肾，人以候脾胃之气。帝曰：中部之候奈何？岐伯曰：亦有天，亦有地，亦有人。天以候肺，地以候胸中之气，人以候心。帝曰：上部以何候之？岐伯曰：亦有天，亦有地，亦有人。天以候头角之气，地以候口齿之气，人以候耳目之气。三部者，各有天，各有地，各有人。三而成天，三而成地，三而成人。三而三之，合则为九，九分为九野，九野为九脏。故神脏五[(10)],形脏四[(11)],合为九脏。五脏已败,其色必夭,夭必死矣。

【校注】

(1)九针:张志聪注:"《离合真邪论》曰:'余闻九针九篇,夫子乃因而九之,九九八十一篇,余尽通其意矣。'此盖言先九针经八十一篇,论九针之道……"由此可见,《九针》系古代文献,今已亡佚。

(2)属:马莳注:"属同嘱。"即嘱咐之意。

(3)著之骨髓,藏之肝肺:形容深刻领会,铭记在心的意思。

(4)歃(音 shà)血:张介宾注:"歃血,饮血而誓也。"指古代表示坚决遵守誓言的一种饮血盟誓的仪式。

(5)令合天道:《新校正》:"令合天地。"

(6)天光星辰历纪:王冰注:"天光,谓日月星也。历纪,谓日月行历于天二十八宿,三百六十五度之分纪也。"

(7)副:符合之意。

(8)始于一,终于九:王冰注:"九,奇数也。故天地之数,斯为极矣。"数始于一,而终于九,九加一则为十,十又是一的开端,所以说始于一,终于九。

(9)真:指三部九候的真正意义。

(10)神脏五:王冰注:"所谓神脏者,肝藏魂,心藏神,脾藏意,肺藏魄,肾藏志也,以其皆神气居之,故云神脏五。"

(11)形脏四:张志聪注:"形脏者,胃与大肠、小肠、膀胱,藏有形之物也。"

【释义】

本节主要论述了三部九候诊脉法。该法将人体分为上、中、下三部,每部又分为天、地、人三候,共为九候。每候各有相应的部位,可用来诊察相应脏腑组织器官的生理病理变化。

【理论研究】

三部九候诊脉法

本节在"人与天地相参"的观点指导下,取自然界有"天地人"以应"九野"的思路,将人体分为上、中、下三部,每部又分为天、地、人三候,合为九候。每候分主相应的脏腑组织器官,"以决死生,以决百病,以调虚实,而除邪疾",从而建立了《内经》三部九候诊脉法。现将其内容归纳于下表(下篇表-5)。

下篇表-5 三部九候脉象部位和脏腑分属简表

- 三部九候
  - 上部
    - 天:两额前动脉,太阳穴,诊头额病
    - 地:两颊的动脉,巨髎穴,诊口齿病
    - 人:耳前的动脉,耳门穴,诊耳目病
  - 中部
    - 天:寸口桡骨动脉,手太阴经经渠、太渊两穴,诊肺之病
    - 地:大指次指间桡动脉,手阳明经合谷穴,诊胸中病
    - 人:掌后锐骨的尺动脉,手少阴经神门穴,诊心之病
  - 下部
    - 天:大腿内侧上端,足厥阴经五里穴,妇人取太冲穴,诊肝之病
    - 地:内踝后跟骨傍动脉,足少阴经太溪穴,诊肾之病
    - 人:大腿内侧前上方,足太阴经箕门穴,候胃气用冲阳穴,诊脾胃之病

三部九候诊脉法,实际是古代"遍诊法"的一种,在《内经》脉学中占有重要地位,如《素

问·八正神明论》说："上工救其萌芽，必先见三部九候之气，尽调不败而救之，故曰上工。"其诊脉法中所形成的思路及其特点，对后世脉学的发展起到积极影响。《素问·著至教论》明确提出："上知天文，下知地理，中傍人事"，在这种思想指导下，便产生了诊脉部位有"天地人"之命名。其实，这只不过是以此来强调人的脉象同自然界有着密切的关系，诊察脉象时，要将人与自然环境结合起来考虑，这可谓是天人相应观在脉学中的具体体现。三部九候脉法特别强调"九候相应，上下若一"的思想，认为只有把局部信息进行综合分析，整体联系后，才能得出正确的诊断。这种对人体病理变化的整体观察法，至今在临床上仍有着重要的指导意义。《内经》将人体分为上中下三部来诊察人体脏腑组织器官的病理反应的思路，对后世张机在《伤寒论》中建立的人迎、寸口、趺阳上中下三部诊脉法具有较大的启示作用，如张机在《伤寒论·序》中明确谈到："观今之医，不念思求经旨……按寸不及尺，握手不及足；人迎趺阳，三部不参"。从一定意义上来说，仲景上中下三部诊脉法，是在继承《内经》三部九候脉法基础上，使之更具可操作性。虽然当今临床上多用寸口诊脉法，但仍然体现着《内经》三部九候脉法的思想。寸口诊脉法，其诊脉部位虽然只选择了《内经》三部九候中的"中部天"，但仍将其分为三部，名曰寸关尺；并且每部又依据切脉时指法的力度分为"浮中沉"三候，共得九候；同时又将寸关尺分别与人之五脏包括命门联系起来，并以五脏为中心联属全身组织器官。两法之实质内容虽然存在着较大差异，但就两者形式而言，可谓一脉相承，充分表明了《内经》三部九候脉法对后世寸口脉法的深远影响。

【原文】

帝曰：以候奈何？岐伯曰：必先度其形之肥瘦，以调其气之虚实，实则泻之，虚则补之。必先去其血脉(1)而后调之，无问其病，以平为期。帝曰：决死生奈何？岐伯曰：形盛脉细，少气不足以息者危。形瘦脉大，胸中多气者死。形气相得者生，参伍不调者病。三部九候皆相失者死。上下左右之脉相应如参舂(2)者病甚。上下左右相失不可数者死(3)。中部之候虽独调，与众脏相失者死。中部之候相减者死(4)。目内陷者死(5)。帝曰：何以知病之所在？岐伯曰：察九候独小者病，独大者病，独疾者病，独迟者病，独热者病，独寒者病(6)，独陷下(7)者病。以左手足上，上去踝五寸按之，庶右手足当踝而弹之(8)，其应过五寸以上，蠕蠕然(9)者不病；其应疾，中手浑浑然(10)者病；中手徐徐然(11)者病；其应上不能至五寸，弹之不应者死。是以脱肉身不去(12)者死。中部乍疏乍数者死(13)。其脉代而钩者，病在络脉。九候之相应也，上下若一，不得相失。一候后则病，二候后则病甚，三候后则病危。所谓后者，应不俱(14)也。察其腑脏，以知死生之期，必先知经脉(15)，然后知病脉，真脏脉见者胜死(16)。足太阳气绝者，其足不可屈伸，死必戴眼(17)。帝曰：冬阴夏阳奈何？岐伯曰：九候之脉，皆沉细悬绝者为阴，主冬，故以夜半死。盛躁喘数者为阳，主夏，故以日中死。是故寒热病者，以平旦死(18)。热中及热病者，以日中死(18)。病风者，以日夕死(18)。病水者，以夜半死(18)。其脉乍疏乍数乍迟乍疾者，日乘四季死(18)。形肉已脱，九候虽调，犹死。七诊(19)虽见，九候皆从者不死。所言不死者，风气之病及经月之病(20)，似七诊之病而非也，故言不死。若有七诊之病，其脉候亦败者死矣，必发哕噫。必审问其所始病，与今之所方病，而后各切循其脉，视其经络浮沉，以上下逆从循之，其脉疾者不病，其脉迟者病，脉不往来者死，皮肤著者(21)死。帝曰：其可治者奈何？岐伯曰：经病者治其经，孙络病者治其孙络血(22)，血病身有痛者治其经络。其病者在奇邪(23)，奇邪之脉则缪刺之。留瘦不移(24)，节而刺之(25)。上实下虚，切而从之，索其结络脉(26)，刺出其血，以见通之(27)。瞳子高者(28)太阳不足，戴眼者太阳已绝，此决死生之要，不可不察也。手指及手外踝上五指留针(29)。

【校注】

(1)去其血脉:指除去瘀血以疏通脉道。张志聪注:“去血脉者,除宛陈也。”

(2)参舂(音 chōng):言脉象数大鼓指如舂杵,此上彼下,参差不齐。

(3)上下左右相失不可数(音 shǔ)者死:杨上善注:“上下左右脉动各无次弟,数动脉不可得者,脉乱故死。”

(4)中部之候相减者死:张琦注:“减,衰少也。三部之候宜均平调和,有相失者,则神脏败绝之象,故多死。”

(5)目内陷者死:姚止庵注:“内陷谓眼珠深窅。五脏之精上会于目,内陷则真精枯竭,故死。”

(6)独热者病,独寒者病:丹波元简注:“热乃滑之谓,寒乃紧之谓。”此指独滑、独紧者皆主病脉。

(7)独陷下:指脉沉伏不起。

(8)以左手足上,上去踝五寸按之,庶右手足当踝而弹之:《甲乙经》作:“以左手于左足上,去踝五寸按之,以右手当踝而弹之。”当从。

(9)蠕蠕然:蠕,虫行貌。张介宾注:“谓其软滑而均和也。”

(10)浑浑然:王冰注:“浑浑,乱也。”形容脉来混乱不清。

(11)徐徐然:王冰注:“徐徐,缓也。”形容脉来徐缓之状。

(12)身不去:张介宾注:“不去者,不能动摇来去也。”意即身弱不能行动。

(13)中部乍疏乍数者死:张介宾注:“中部两手脉也,乍疏乍数者,气脉败乱之兆也,故死。”

(14)应不俱:王冰注:“俱,犹同也,一也。”

(15)经脉:张介宾注:“经者,常脉。病者,变脉。不知其常,不足以知变也。”

(16)胜死:王冰注:“胜死者,谓胜克于己之时则死也”。指病变发展到胜克于本脏的时间则死。如《素问·平人气象论》所说:“肝见庚辛死,心见壬癸死,脾见甲乙死,肺见丙丁死,肾见戊己死。”

(17)戴眼:指眼睛上视不能活动,是病在危重阶段所出现的一种危险证候。

(18)平旦死,日中死,日夕死,夜半死,日乘四季死:这是根据一天之中阴阳消长的变化,结合病变的性质,来判断死期。张志聪注:“平旦、日夕,系阴阳两分之时,寒热者乃阴阳两伤之病,是以应时而死。热中热病者,阳盛之极,故死于日中之午。病水者,阴寒之邪,故死于夜半之中。土位中央,王于四季,其脉乍疏乍数乍疾乍迟,乃土气败而不能灌溉四脏,故死于辰戌丑未之时也。”

(19)七诊:即本篇前文所述:“察九候独小者病,独大者病,独疾者病,独迟者病,独热者病,独寒者病,独陷下者病”七种病候。

(20)经月之病:指妇人的月经病。

(21)皮肤著者:张介宾注:“皮肤著者,血流已尽,皮肤枯槁着骨也。”

(22)孙络病者治其孙络血:《新校正》:“按《甲乙经》云:‘络脉病者,治其络脉血’无二孙字。”当从。

(23)奇邪:《素问·缪刺论》曰:“邪客于皮毛,入舍于孙络,留而不去,闭塞不通,不得入于经,流溢于大络,而生奇病也。”据此,奇邪即是在络不在经、行无常处、异于寻常的一种病邪。

(24)留瘦不移:丹波元简注:“吴改瘦作廋。注云:廋,论语人焉廋哉之廋,匿也。言病邪留匿不移。”意指病邪留滞不移。

(25)节而刺之:张介宾注:“凡病邪久留不移者,必于四肢八溪之间,有所结聚,故当于节会之处,索而刺之。”

(26)索其结络脉:王冰注:“结,谓血结于络中也。”全句意谓探索其脉络的郁结所在。

(27)以见通之:张介宾注:“刺出其血,结滞去而通达见矣。”

(28)瞳子高者:张介宾注:“目上视也,盖即两目微有上视,但不若戴眼之定直不动。”

(29)手指及手外踝上五指留针:王冰注:“错简文也。”本句与上文意不连贯,宜删。

【释义】

本节从整体观出发,论述了脉诊法的要领。一是在运用三部九候诊脉法时,要特别注意三部九候之间是否相得。三部九候之间相得是人体脏腑气血活动正常,健康无病的表现,所谓“九候之相应也,上下若一,不得相失”。同时列举了多种三部九候相失的重证脉象,并指出“三部九候相失者死”,从而进一步强调了九候若一的临床诊疗意义。二是运用诊脉法时,必须注意脉与证结合起来分析病情,临床上当形与气相得,即在外在形体与内在正气相称的情况下,说明脉证相符,疾病可治,预后较好;反之,证情严重,难以治疗,预后不良。三是在判断疾病预后时,要遵循天人相应的原则,阳病死(或加重)于阳盛之时,阴病死(或加重)于阴盛之时,阴阳交争之病死于阴阳交争之时。

此外,最后还指出了不同病变的针刺法则,即病在经者刺其经,病在孙络者刺其孙络。

【理论研究】

1. 三部九候脉象亦应合参

三部九候脉象合参,是本节的一个重要观点。三部九候虽各有分属,各有所主,但它又是不可分割的整体。因此,临床上必须从三部九候脉象之间是否相得来诊察全身脏腑气血活动的状态,进而“以决死生,以处百病”。这也可以说是三部九候诊脉法的运用原则,所以原文指出:“九候之相应也,上下若一,不得相失。”九候脉象相得,说明内在脏腑气血功能活动也相互协调,是比较正常的标志。反之,若九候脉象相失,诸如“上下左右之脉相应如参舂者”,“上下左右相失不可数者”,“中部之脉虽独调,与众脏相失者”,“中部之候相减者”,“中部乍疏乍数者”等,便是脏腑气血功能活动失调之病态,甚至是脏腑气血衰竭的死证。从而进一步突出和体现了三部九候脉象合参的原则精神。临床上只有对三部九候之间的脉象全面体察分析,才能掌握诊脉的要领。

2. 诊病当坚持四诊合参

本节在集中论述了三部九候诊脉法的同时,还不失偏颇地提出了四诊合参的问题。原文“必审问其所始病,与今之所方病,而后各切循其脉”。诊病“必先度其形之肥瘦”。正是在于强调问诊与切诊、切诊与望诊相结合的诊病原则。此外,从本节列举的“形盛脉细,少气不足以息者危;形瘦脉大,胸中多气者死;形气相得者生,参伍不调者病”;“形肉已脱,九候虽调,犹死”等病例中,不难明确,形气相得,脉证相符者,即使有病,其病可治;反之,形气相失,脉证不符者,其病较重,预后较差。进而表明,在临床上,只有坚持四诊合参的诊察原则,才能全面地了解病情,对疾病作出准确的判断。

3. 弹按足踝诊病法

原文“以左手于左足上,去踝五寸按之,以右手当踝而弹之”,“蠕蠕然者不病;其应疾,中手浑浑然者病;中手徐徐然者病;其应上不能至五寸,弹之不应者死”,记载了我国古代用弹按足踝诊病的一种方法，即通过叩击足内踝，观察经脉的振动范围、速度、形态等，来判断病与不病，病之吉凶。关于弹按足踝诊病的原理，《灵枢·经脉》说："经脉十二者，伏行分肉之间，深而不见，其常见者，足太阴过于外（当作"内"）踝之上，无所隐故也。"因足太阴脾为后天之本，气血生化之源，弹此可以观察脾气的盛衰，进而判断正气之强弱，且其经脉于足内踝上五寸处较为显现，易于弹按与观察。弹按足踝法类似西医之叩诊，亦属中医之切诊范围，仍值得今天借鉴。

（胡永年　周安方）

经脉别论篇第二十一

【篇解】

本篇论述的内容都与经脉有关，但又不专论经脉循行等，故名"经脉别论"。姚止庵说："阴阳五脏既有别论，而此篇亦以别论命名，盖以篇中所载，皆于正经正脉之外，旁搜其义，如喘汗各有所发之论，食饮入胃，五脏资之以为养等义，有正有奇，经脉之理始备，能经能权，治疗之法乃全也。"

【提要】

1. 论述了人体经脉血气变化受居住环境、情志、劳逸、体质等内外因素的影响，全面掌握上述各种因素，是临床诊治大法。

2. 较详细地阐述了人体消化、吸收、输布、排泄的生理过程，以及"气口成寸，以决死生"的道理。

3. 叙述了六经经气偏盛时所出现的脉证和治法。

【原文】

黄帝问曰：人之居处动静勇怯(1)，脉亦为之变乎？岐伯对曰：凡人之惊恐恚劳(2)动静，皆为变也。是以夜行则喘出于肾(3)，淫气(4)病肺。有所堕恐，喘出于肝，淫气害脾(5)。有所惊恐，喘出于肺，淫气伤心(6)。度水跌仆，喘出于肾与骨(7)。当是之时，勇者气行则已，怯者则着而为病也(8)。故曰：诊病之道，观人勇怯骨肉皮肤，能知其情，以为诊法(9)也。故饮食饱甚，汗出于胃(10)。惊而夺精，汗出于心(11)。持重远行，汗出于肾(12)。疾走恐惧，汗出于肝(13)。摇体劳苦，汗出于脾(14)。故春秋冬夏，四时阴阳，生病起于过用(15)，此为常也。

【校注】

(1)居处动静勇怯：居处，指生活环境。动静，指劳作安逸。勇怯，指体质强弱。吴崑注："壮者谓之勇，弱者谓之怯。"

(2)恚(音 huì)劳：恚，怒、恨之意。劳，指心劳。恚劳，泛指情志失调。

(3)夜行则喘出于肾：张志聪注："肾属亥子，而气主闭藏，夜行则肾气外泄，故喘出于肾，肾为本，肺为末，肾气上逆，故淫伤于肺也。"又有人认为，本段一系列"喘"字，都是指经脉而言，《素问》以喘为脉象之例甚多，不独此处为然。[1]

(4)淫气：张介宾注："阴伤则阳胜，气逆为患也。"气之有余而足以为害者，称"淫气"。

(5)有所堕恐，喘出于肝，淫气害脾：堕恐，丹波元坚注："'堕恐'二字义以不属，且下句有'惊恐'，此'恐'字疑伪。"据《灵枢·邪气脏腑病形》谓："有所堕坠……则伤肝"，当改作"堕坠"为是。王冰注："堕损筋血，因而奔喘，故出于肝也。肝木妄淫，害脾土也。"

(6)有所惊恐，喘出于肺，淫气伤心：吴崑注："惊则神越，气乱于胸中，故喘出于肺。心藏神，神乱则邪入，故淫气伤心。”

(7)度水跌仆，喘出于肾与骨：度，通“渡”。渡水，即步行涉水。张介宾注：“水气通于肾，跌仆则伤于骨，故喘出焉。”

(8)勇者气行则已，怯者则着而为病也：已，止也，此指不发病。黄元御注：“勇者气盛，故流行而不病；怯者气虚，故留著而为病也。”张志聪注：“言此数者，皆伤五脏之气，勇者逆气已过，正气复顺，怯者则留着为病。”

(9)能知其情，以为诊法：张介宾注：“勇可察其有余，怯可察其不足，骨可以察肾，肉可以察脾，皮肤可以察肺，望而知其情，即善诊者也。”

(10)饮食饱甚，汗出于胃：吴崑注：“此下五条言过用者之损阴也。汗，阴液也。”张琦注：“汗为阴液，由阳气而外泄，饱食胃满气溢，故胃津外出。”

(11)惊而夺精，汗出于心：精者，神也。因惊骇而精神散乱，心气不能自持而心液外泄为汗。

(12)持重远行，汗出于肾：持重远行，劳伤骨气，肾主骨，故曰汗出于肾。

(13)疾走恐惧，汗出于肝：疾，快速。吴崑注：“肝主筋而藏魂，疾走则伤筋，恐惧则伤魂，肝受其伤，故汗出于肝。”

(14)摇体劳苦，汗出于脾：高世栻注：“摇体劳苦，则伤脾主之肌肉，故汗出于脾。不言肺者，以汗皆出于肺主之皮肤也。”

(15)生病起于过用：张介宾注：“五脏受气，强弱各有常度，若勉强过用，必损其真，则病之所由起也。”

【释义】

本节论述了导致喘汗的致病因素及其机理，并指出了勇怯在发病中的意义。人体的经脉气血活动通常受到内外环境的影响而产生相应的变化，如喘、汗二证的形成即是明证。喘为肺气上逆所致，若在“夜行”、“堕坠”、“惊恐”、“度水跌仆”等因素的影响下，可以分别使肾、肝、心等脏气机逆乱，经脉失常而致喘。汗乃津液所化，为心所主，若因“饮食饱甚”、“摇体劳苦”、“持重远行”、“疾走恐惧”、“惊而夺精”等不同原因引起相关内脏的气机失调，也可迫津外出而为汗。汗与喘的发生属一过性的表现，事过则已，能否成为病证，主要取决于体质的勇怯。勇者形体壮实，“气行则已”，一般不会致病；怯者形体虚弱，则“着而为病”。

【理论研究】

1. 身心状况与发病

临床所见之病证总是发生在某一个体的人身上，而这一个体又总是处在一定的外环境之中，正如原文所列举的，或惊恐，或恚劳，或动静，或饮食等诸多因素，这些因素便构成了人体发病的外在条件，并有可能通过皮肤、经脉、气血等途径，引起脏腑功能失调，出现相应的证候。然而，病与不病，病之轻重，则主要取决于人的身心状况。原文“当是之时，勇者气行则已，怯者则着而为病”正是体现这一发病学观点。历代注家大多认为，“勇”者其形体强壮，不易发病，即病亦轻，易于消除；怯者其形体瘦弱，易于患病，即病亦重，难以康复。从而揭示了人体形质与发病的关系。但这种将勇怯之人只局限在形体素质方面的理解，则是欠完整的。殊不知，勇怯本属精神活动的范畴。在广大人群中，固然存在着形体壮实者多勇，形体瘦弱者多怯的身心现象，但并非必然。勇怯是人在长期的社会实践中锻炼而形成的一种心理素质。从《灵枢·论勇》中对勇怯的论述来看，勇怯的形成与心、肝、胆三脏关系最为密切，这是由于心主神明，肝(胆)藏魂的缘故。从精神的角度讲，勇怯是人体适应自然变化，缓冲社会因素所引起的心理反映。勇怯一旦形成，其通过对全身气机的影响，对人体正气产生增强或削弱的作用，故与人体受外部因素影响后是否发病有着直接的关系。将“勇”“怯”从身心两方面理解，是符合《内经》形神合一思想的。

2. 生病起于过用

本节提出“春秋冬夏，四时阴阳，生病起于过用，此为常也。”把人为的“过用”作为最常见的病因，从各方面加以论证，在《内经》的发病理论中占有较大的比重，而且对后世医学家及其医学理论也产生过深远影响，成为中医发病学的基本观点和突出特点之一。综观《内经》“生病起于过用”的论述，大致可以归纳为以下方面。

情欲无节致病。《素问·上古天真论》“以欲竭其精，以耗散其真，不知持满，不时御神，务快其心，逆于生乐”，《素问·阴阳应象大论》“暴怒伤阴，暴喜伤阳，厥气上行，满脉去形”，《素问·痿论》“有所失亡，所求不得，则发肺鸣，鸣则肺热叶焦”，《灵枢·本神》“怵惕思虑者则伤神，神伤则恐惧流淫不止”等，充分说明情绪过激、欲望无制是导致脏腑气机失调而患病的重要原因。后世《难经》所谓“忧愁思虑则伤心”，“恚怒气逆，上而不下则伤肝”，刘完素的五志化火说，朱震亨所谓“六欲七情激之，其火随之”，李杲所谓“此因喜怒忧悲，损伤元气，资助心火”，张介宾所谓“设禀赋本薄，而且恣情纵欲，再伐后天，则必成虚损”等，都从不同角度发挥和充实了这一论点。

饮食不节致病。《灵枢·小针解》“饮食不节，而疾生于肠胃”，《素问·生气通天论》“高梁之变，足生大丁，受如持虚”，“因而饱食，筋脉横解，肠澼为痔，因而大饮则气逆”，《素问·奇病论》“此人必数食甘美而多肥，肥者令人内热，甘者令人中满，故其气上溢，转为消渴”，《灵枢·五味》“酸走筋，多食则令人癃”，《素问·热论》“热病少愈，食肉则复，多食则遗”等，反复强调饱食大饮、过食肥甘厚味及偏嗜五味等，是多种疾病发生或复发的原因。

劳逸过度致病。《素问·调经论》“有所劳倦，形气衰少”，《素问·举痛论》“劳则喘息汗出，外内皆越，故气耗矣”，《素问·宣明五气》“久视伤血，久卧伤气，久坐伤肉，久立伤骨，久行伤筋”，《素问·痿论》“入房太过，宗筋弛纵，发为筋痿，及为白淫”，《素问·腹中论》“若醉以入房，气竭肝伤，故月事衰少不来也”等，分别从劳力、房劳方面过用和“久卧”、“久坐”过逸少动方面论述了劳逸过度伤害人体而致病的机理。张介宾针对当时社会上过逸过劳的种种情状作了以下形象的描述：“或劳于名利而不知寒暑之伤形，或劳于色欲而不知旦暮之疲困，或劳于游荡而忍饥竭力于呼卢驰骤之场，或劳于疾病而剥削伤残于无术庸医之手，或为诗书困厄，每缘萤雪成灾，或以好勇逞强，遂致绝筋乏力。总之，不知自量，而务以勉强，则一应妄作妄为，皆能致损。”（《景岳全书·虚损》）

药物过用致病。《素问·腹中论》“石药发癫，芳草发狂”，《素问·至真要大论》“夫五味入胃，各归所喜……久而增气，物化之常也；气增而久，夭之由也”等，指出药性皆偏，暂用以治病，而不可久用过量，即使是所谓补药，过量也可以致病或使病情恶化。

可见，情志、饮食、起居、劳作过度是损伤脏气导致整体失衡而患病的重要原因，各种内生或外界的因素突然地、剧烈地、长期地过度作用，使机体原有的功能超越常度地过用，从而破坏了机体的生理状态，引起各种病理变化。

3. 喘汗与脏腑的关系

喘为肺气上逆所致。汗为阳气蒸发津液外泄所成，为心所主。由于人是一个有机整体，当生活环境、情志活动及劳逸等因素引起其内外环境发生改变后，通过相应的生理途径，波及不同的脏腑，使其功能失调；再经脏腑之间的相互联系，影响到肺发为喘逆，波及心则为汗出。其病因病机如图 28 所示。

夜行伤肾→肾病
堕坠伤肝→肝病
惊恐伤心→心病
度水跌仆伤肾（骨）→肾病
} 他脏及肺 肺气上逆 →喘

饮食饱甚伤胃
持重远行伤肾
摇体劳苦伤脾
惊吓伤心
疾走恐惧伤肝
} 他脏及心 心液外泄 →汗

图 28 喘、汗病因病机示意图

从上述喘与汗的发病机制中，不难明确，喘与汗虽为肺、心所主，但其他脏腑病变均可导致喘、汗的发生。在分析其病因病机过程中，不仅要抓住疾病的终极部位，同时还要探析发病因素作用于人体后，其不同的病因对脏腑具有明显的亲和力与易感性，正是这种发病规律的存在，就导致了病变过程中的中间环节，并对疾病的最终形成产生着直接或间接影响，从而成为继发病因。就喘而言，“堕坠”易伤筋，肝主筋，故堕坠多伤肝；若堕坠之后，发为喘逆，当是堕坠伤肝，肝病及肺，肺气上逆所致。本病证终极病位在肺，中间环节、继发因素则是肝。再以汗为例，“饮食自倍，肠胃乃伤”，饮食饱甚，必先伤及肠胃，若饮食饱甚之后出现多汗证，病虽是心液外泄，但其中间病机却是胃损及心。正是这种认识、分析疾病的思路，便形成了《内经》独具特色的以脏腑，特别是以五脏为核心的全程辨证模式，并广泛地应用在咳、痿、痹、喘、汗等多种疾病的辨证论治中，对后世产生了深刻影响。

【临证指要】

“五脏汗”之证治

本篇扼要论述了各种不良因素所引起的汗证，并因此明确提出了“五脏汗”的问题，这种以五脏为中心的疾病辨证观为临床对汗证的辨证施治开拓了思路，现将后世有关此方面的辨证施治经验列举如下。

心病汗出：本节原文说：“惊而夺精，汗出于心。”此由惊吓损伤心神，致使“心无所倚，神无所归”（《素问·举痛论》），以致心液外泄而为汗。症当伴见心悸、怔忡、失眠、多梦等，治宜养心安神，可用天王补心丹及甘麦大枣汤之类。

肺病汗出：《灵枢·邪气脏腑病形》说：“肺脉……缓甚为多汗……头以下汗出不可止。”《素问·脏气法时论》又说：“肺病者，喘咳逆气，肩背痛，汗出”。肺脉缓甚，当属肺热，这与肺气虚之灌汗不同。张志聪注：“缓则热甚，故多汗……肺主周身之气而朝百脉也，腠理开，故头以下汗出不可止。头以下者，颈项胸背之间，肺之外部也。”邪热在肺，则迫津外出而为汗；肺气上逆则为喘为咳。治当清肺泻热，可用泻白散或麻杏石甘汤之类；若肺热不甚而阴伤汗出者，可用清燥救肺汤之类。

肝病汗出：本节原文指出：“疾走恐惧，汗出于肝。”疾走是为过劳，过劳伤筋即所以伤肝；恐惧伤神魂，肝藏魂，伤魂即所以伤肝。肝受伤而汗出，是为肝病汗出。临床所见肝阴虚患者，在精神紧张或情绪波动时，多见汗出，并伴见心烦、口干、口苦等症，治宜滋阴柔肝，可选用一贯煎合酸枣仁汤之类。

脾病汗出：本节原文说：“摇体劳苦，汗出于脾。”劳倦耗气，使脾气损伤，失于收摄，因而汗出。张介宾注:“摇体劳苦,则肌肉四肢皆动,脾所主也,故汗出于脾。”又《素问·本病论》说:“醉饱行房,汗出于脾。”此外,尚有黄汗一证,系湿热熏蒸所致,表现为四肢困重,头颈及腋下出黄汗,小便浑浊,舌苔黄腻。《金匮要略·水气病脉证并治第十四》载:“黄汗之为病,身体肿,发热汗出而渴,状如风水,汗沾衣,色正黄如柏汁,脉自沉……宜芪芍桂酒汤主之。”此乃湿热伤营所致,而脾藏营,故湿热黄汗一证亦应责之于脾。治疗脾虚汗出,法当补脾益气,可选补中益气汤去升麻加麦冬、五味子;或选《杂病源流犀烛》之补气运脾丸(人参、白术、茯苓、橘红、黄芪、砂仁、炙甘草、半夏)。

肾病汗出:本节原文云:“持重远行,汗出于肾。”《素问·水热穴论》又云:“勇而劳甚,则肾汗出。”持重远行,则耗气劳骨伤肾;勇而劳甚,是指房劳过度,损伤精气,故肾虚汗出。此两条所言皆属肾虚自汗,它与肾虚寝汗的病因病机相同,只是汗出的表现各异。肾虚自汗多见腰膝酸软,神疲乏力,腰股间汗多等特点。治疗肾汗,法当补肾固气敛汗,可选《杂病源流犀烛》之五味子汤(五味子、山茱萸、龙骨、牡蛎、首乌、远志、五倍子、地骨皮)或安肾丸(胡芦巴、川楝子、补骨脂、怀山药、茯苓、续断、小茴香、升麻、桃仁、杏仁)。

今附一惊恐多汗案以供参考:袁某,女,35 岁,工人,于 1973 年 1 月行人工流产及腹部扎管手术。在刮宫时患者感到腹部剧烈疼痛,周身大汗,至扎管时汗渐少并不感觉疼痛,术后昏昏欲寐。在送回病房途中,推床碰在门上,乒乓一声,突然惊醒,遂不能入睡,阵阵出汗,衣被尽湿,每次持续 2~3 小时。汗出先前有一阵身热,汗后感心慌心悸,胸闷或痛,头昏目赤。用谷维素、中药玉屏风散、牡蛎散加味治疗无效。给氯氮䓬、阿托品、谷维素,中药改为温肾利尿,又给理疗针灸,均不满意。试投清热滋阴,选用当归六黄汤合甘麦大枣汤:当归 9g、生地 9g、熟地 9g、黄连 3g、黄芩 4g、黄柏 3g、黄芪 9g、红枣 5 枚、浮小麦 12g、甘草 6g。2 剂。服药后汗出减少,已能入寐。原方浮小麦加至 30g、甘草加至 12g,又服 2 剂病愈。[2]

【原文】

食气入胃,散精于肝,淫气于筋(1)。食气入胃,浊气归心(2),淫精于脉。脉气流经(3),经气归于肺,肺朝百脉(4),输精于皮毛。毛脉合精(5),行气于府(6)。府精神明(7),留于四脏(8),气归于权衡(9)。权衡以平(10),气口成寸(11),以决死生。饮(12)入于胃,游溢精气(13),上输于脾。脾气散精,上归于肺,通调水道(14),下输膀胱。水精(15)四布,五经(16)并行,合于四时五脏阴阳(17),揆度以为常(18)也。

【校注】

(1)淫气于筋:淫,与上文“散”为变文,亦为散布、输布之意。此句是说肝合筋,水谷精气由肝散布于筋。

(2)浊气归心:浊气,此指食气所化精微物质中的精华部分。姚止庵注:“食之所化,有清有浊……浊化血,血有质,心得食气以为养,而血始生焉,故云浊气归心也。”

(3)脉气流经:张志聪注:“脉气者,水谷之精气而行于经脉中也。”

(4)经气归于肺,肺朝百脉:经气,经脉中流行的气血。朝,上奉、会集之意。王冰注:“言脉气流运,乃为大经,经气归宗,上朝于肺,肺为华盖,位复居高,治节由之,故受百脉之朝会也。”

(5)毛脉合精:张志聪注:“夫皮肤主气,经脉主血,毛脉合精者,血气相合也。”

(6)府:《素问·脉要精微论》:“夫脉者,血之府也。”此处“府”指经脉。

(7)府精神明:经脉中气血旺盛,则人神精明。

(8)留于四脏:留,通“流”。四脏,指肝脾肺肾四脏。

(9)气归于权衡:精气在脏腑间得到均衡分布。权衡,平衡、协调之意。

(10)权衡以平:脏腑之气平衡协调,则十二经脉之气亦趋于平定。

(11)气口成寸:即言气口方可成为切脉的部位。张介宾注:“气口之义,其名有三:手太阴肺经脉也,肺主诸气,气之盛衰见于此,故曰气口;肺朝百脉,脉之大会聚于此,故曰脉口;脉出太渊,其长一寸九分,故曰寸口。是名虽三而实则一耳。”

(12)饮:指以水为主要成分的饮料,有别于上文之“食气”。

(13)游溢精气:游,流动。溢,渗溢。游溢,形容津液从胃溢出的动态。精气,此处即津液。

(14)通调水道:是言肺通过其宣发肃降作用,将津液通过三焦散布周身,并保持三焦水道通畅。

(15)水精:泛指水谷化生的精微物质,即气、血、津液等。

(16)五经:五脏的经脉,此处泛指全身经脉。

(17)合于四时五脏阴阳:水谷精气在人体的输布、运行是同四时五脏的阴阳变化相适应的。合,应合、符合。

(18)揆度以为常:在诊察人体时,要以上述原则作为常规大法。揆度,衡量、审察。

【释义】

本节论述了食饮化生的精气在体内的输布过程和规律,并指出了寸口诊病的道理。饮食进入人体,经胃的腐熟消化,水谷精微部分经脾向脏腑组织转输:其谷食精微入心归肺,化为气血,借助肺朝百脉的作用,外达于皮毛,内输于五脏六腑;其水饮精微上输于肺,通过肺朝百脉作用,宣发水液以润全身,肃降水液以下输膀胱,其宣发肃降水液即通调水道作用。

水谷精气的生成与输布,是在五脏六腑的综合作用下进行的,并通过经脉而反映于寸口,所以通过诊察寸口脉象的变化便可测知人体各脏腑的生理与病理变化。

【理论研究】

1. 饮食物的化生与代谢过程

本节详细地阐述了饮食物的受纳、消化、吸收、输布、排泄过程。即饮食物进入人体后,经胃受纳、消化,脾的转输,其精华物质运送到心肝肺肾布达周身,其糟粕经大肠、小肠进一步消化后排出体外。肺主气,通过其气化作用,将水谷精微和水液敷布脏腑、经络乃至皮毛,其剩余水液至膀胱后排出体外。其化生、代谢过程如图 29。

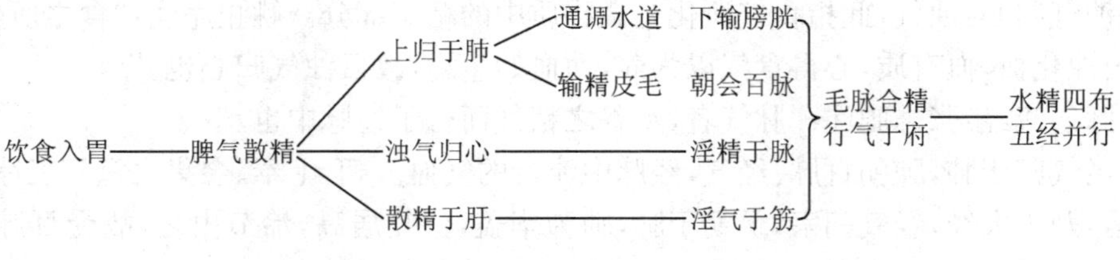

图 29　饮食物化生、代谢过程图

从上图所示,不难明确两点:一是在饮食物的化生与代谢过程中,脾的运化、肺的气化占有特殊重要地位;二是在饮食物受纳、消化、吸收、输布、排泄的全过程中,各脏腑分工协作、相互配合,从而维持着人体“水精四布,五经并行”的正常生理活动。

2.“气口成寸，以决死生”的原理

本节指出“气口成寸，以决死生”，《素问·五脏别论》亦指出气口“独为五脏主”。这实际上是后世医家推崇的，至今仍运用于临床的“独取寸口”诊脉法。寸口诊脉去除了诊察方便，伸手可取之优点外，主要还是取决于它可以了解五脏六腑及人体其他组织器官的生理、病理变化，甚至还可以预测疾病的善恶吉凶。寸口为什么能够反映人体如此复杂的情况，这主要是由它的独特性决定的。

首先，是因为“寸口”部位在手太阴肺经上。《素问·五脏生成》说：“诸气者，皆属于肺”，《素问·灵兰秘典论》和本节分别指出肺“主治节”、“肺朝百脉”。所谓“肺主气”，是说通过呼吸自然界之清气，并与水谷精微合为宗气，推动脉中气血运行；所谓“主治节”，是指肺能协助心调节气血，使之正常运行而不紊乱；所谓“朝百脉”，是说肺脉为十二经脉之始终，全身大经小络的气血都要朝汇于肺，然后再布散周身，在肺的作用下，通过“百脉”将气血津液、水谷精微运送到各脏腑组织器官，以维持正常的生命活动。由此可见，全身经络、脏腑，都是直接和间接与肺相关联，所以各个脏腑盛衰情况，都必然会在肺脏的经脉上不同程度地反映出来。掌握了这一变化规律，就可以从肺脉的变化判断全身各脏腑组织的正常或异常情况。

其次，寸口是在肺经气血最旺盛、经气流注最显著的部位，最能反映经气的变化。在十二经脉中，每条经上都有“井”、“荥”、“输”、“原”、“经”、“合”几种穴位，在阴经上，原穴与输穴两者重叠，输与原是同一穴位，故有“以输代原”之说法。这几种穴位所在之处的经气流注具有特殊反映，如输穴与经穴，就是经气流注和行经逐渐旺盛，以至达到最旺盛、最显著的地方，即《难经·六十八难》所说：“所注为输，所行为经”。寸口部位上的经渠穴，就是肺经的“经”穴，而太渊穴则是肺经的“输”穴。因此，寸口部位的脉搏变化最具有代表性，且最显著，所以切按该部位就最容易诊察出经脉的变化。不仅如此，寸口还具有本节所说的“气归于权衡，权衡以平”的特点，即脉气流经之浮沉出入，阴阳平衡，不大不小，所以最易于诊察的莫过于寸口。

最后，寸口脉特别能反映脾和肾的变化，这也是与“肺朝百脉”有联系的。肺为“手太阴”，脾为“足太阴”，两太阴有密切关系。《灵枢·经脉》说：“肺手太阴之脉，起于中焦，下络大肠，还循胃口，上膈属肺”。正是这种生理上的联系，决定了脾运化水谷之精微，必先上输于肺，然后通过肺朝百脉再散布周身，所以在肺经的寸口上就能全面反映脾胃的变化，尤其是所谓“胃气”的盛衰变化。《素问·五脏别论》提出：“五味入口，藏于胃，以养五脏气；气口亦太阴也，是以五脏六腑之气味，皆出于胃，变见于气口。”高度概括了作为“后天之本”的脾胃与寸口脉的密切关系。同时，寸口脉也特别能反映肾脏的变化。如前所述，手太阴肺经的输穴太渊有代替原穴的作用。“原”即本源、原气之意，“原”穴是先天原气（肾中之气，又叫元气）所灌注之处。《难经·六十六难》指出：“三焦所行之俞为原者，何也？然脐下肾间动气者，人之生命也，十二经之根本也，故名曰原。三焦者，原气之别使也。”说明肾间动气（即指元气）通过三焦到达全身各处，并发挥其生命活动的原动力的强大作用；而三焦运行元气所到达的“俞”穴，即为“原穴”。太渊穴既然是肺经“原穴”，它当然能反映肾脏元气的变化情况。由于“太渊”既是肺经“输穴”，又是肺经“原穴”，所以被称为人身“八会穴”之一的“脉会”。与寸口能反映脾、肾变化相联系的是通过切按“寸口”脉能够诊察人体“神气”的盛衰。神，从广义而论，是人的生命活动表现。《素问·移精变气论》说：“得神者昌，失神者亡”，可见，神气对于生命是多么重要，所以诊脉亦贵在神。而神的物质基础源于先天肾中之精气和后天脾所化生之水谷精气。人体肾精旺盛，水谷之精气充盈，则神气健旺。如脾、肾亏虚，精气不足，则神气疲惫。因而诊察"寸口"脉既可察知脾、肾的盛衰，也可以察知神气的健旺与否。

【临证指要】

1. 肺朝百脉

肺朝百脉，言肺通过其宣降作用，潮动百脉以运行气血到全身各处。肺之所以具有如此功能，这是因为：其一，肺居上焦，下覆诸脏，位高宣降，掌司治节，故能潮动一身之经脉而运行营卫气血。其二，肺主气，血无气不行，故能帅血运行于经脉。首先是肺主呼吸之气，能直接推动经脉之气血运行，故保证呼吸道通畅以及足够的清气吸入，实为保证经脉调畅的重要条件；其次是肺通过生成宗气而主持一身之气，宗气有"贯心脉"之功，即有推动血液运行的作用，若其推动不力，可致瘀血内生，故《灵枢·刺节真邪》说："宗气不下，则脉中之血，凝而留止"。其三，肺参与营血之生成。水谷精微系营血生成的主要原料，由脾升注于肺，所谓"脾气散精，上归于肺"是也。精微注肺后与清气结合，经肺气化合（当然亦有心气的赤化作用）而生成营血。《灵枢·营卫生会》说："中焦亦并胃中，出上焦之后，此所受气者，泌糟粕，蒸津液，化其精微，上注于肺脉，乃化而为血"。若肺气不足，或呼吸不利，可致营血化生不足而引起血虚病变，故治疗此类血虚证，常于补血药中加入补肺气之品，如当归补血汤中重用黄芪。血之生成既与肺有关，故能随肺之宣降而潮运全身。其四，肺与经脉的联系构成了"肺朝百脉"的生理基础。六腑通过经脉隶属五脏，而五脏除脾以外，其经脉皆上注于肺，《灵枢·营气》篇指出，肺脉为十二经脉之首，气血始从"太阴出"，又复"注肺中"，从而得肺之宣降而潮运周身之经脉，五脏六腑皆得其养。由此可见，"肺朝百脉"的生理功能，对维持全身脏腑组织器官的正常活动起着重要作用。

2. 肺通调水道

通调水道，是肺的重要生理功能之一。从原文"脾气散精，上归于肺，通调水道，下输膀胱，水精四布，五经并行"之论述中，不难明确，肺具有参与调节全身水液输布、运行、排泄的作用。这种作用具体通过两大水道系统来实现。一是经肺到腠理、皮毛、头面诸窍，称之为外水道系统，主要由肺之"宣发"功能实现；二是由肺经中、下二焦到膀胱，称之为内水道系统，主要靠"肃降"作用完成。正是内外两大水道系统的协调运动，维持着人体正常的水液代谢过程以及与四时寒暑变迁的适应性调节。需要强调的是，肺通调水道不仅是一个废液排泄过程，而且是人体阴津充分发挥滋养、濡润作用的新陈代谢过程。若肺失宣降，不能通调水道，除会出现小便短涩之外，还会因脏腑组织器官失去津液滋养而酿成阴虚之证，故汪绮石《理虚元鉴》有"阴虚之证统于肺"之说，确有见地。

临床上，当各种原因引起肺的宣发肃降功能失职时，必然会导致水液代谢障碍。《素问·水热穴论》："勇而劳甚则肾汗出，肾汗出逢于风，内不得入于脏腑，外不得越于皮肤，客于玄府，行于皮里，传为胕肿，本之于肾，名曰风水"，就是有关肺通调水道失职的病理阐述。风水常见面目浮肿，小便不利，咳嗽，身体疼痛，恶风，脉浮等。《金匮要略·水气病脉证并治第十四》指出："风水其脉自浮，外证骨节疼痛，恶风"，并进一步提出两方证治：一是越婢汤，主治"风水，恶风，一身悉肿，脉浮不渴，续自汗出，无大热"之风水夹热而有表证之证；二是防己黄芪汤，主治"风水，脉浮身重，汗出恶风"的风水表虚证。究其两方证治，虽然或泻实，或补虚，但共同之点都在于改善和恢复肺之宣降、通调功能，解决内外水道系统的障碍，这些治疗思路及其方法，对于当今治疗此类病证仍起着指导作用。当然，在重点分析肺对维持人体水液代谢过程中所起的重要作用的同时，决不能忽视肾主水和脾制水的功能，这样才能完整准确地把握水液代谢的生理活动与病理变化。为说明肺通调水道治疗水肿的作用,下述病例以资参考。

一男性老年患者,咳嗽气喘,胸闷心慌,夜间不得平卧,小便量少,双下肢浮肿,舌黯红,苔黄白相间,脉结。经西医检查,诊断为“老慢支继发感染、肺心病、心衰”。按中医辨证分析认为患者主要病机在于肺失宣降,气机壅塞,并因水之上源不通,水聚为肿,观其脉证有化热之象。治宜宣肺化痰兼以清热。方用越婢汤加减,药用:麻黄 10g、生石膏 30g、杏仁 12g、瓜蒌 15g、胆星 6g、海浮石 20g、银花 20g、连翘 10g、鱼腥草 30g、滑石 15g、车前草 20g、芦根 15g。煎服进 2 剂,尿量增多,咳喘、心慌症状明显减轻,可以平卧。继前方 5 剂,水肿消退,两肺仅留少量干鸣音,患者住院 1 个月,症状消失出院[3]。

【原文】

太阳脏(1)独至(2),厥(3)喘虚(4)气逆,是阴不足阳有余也,表里当俱泻(5)取之下俞(6)。阳明脏独至,是阳气重并(7)也,当泻阳补阴,取之下俞(8)。少阳脏独至,是厥气(9)也,跻前卒大(10),取之下俞(11)。少阳独至者,一阳之过也。太阴脏搏(12)者,用心省真(13),五脉气少,胃气不平,三阴也(14),宜治其下俞,补阳泻阴(15)。一阳独啸,少阳厥也(16),阳并于上,四脉争张,气归于肾(17),宜治其经络,泻阳补阴。一阴至,厥阴之治也,真虚痟心(18),厥气留薄(19),发为白汗(20),调食和药,治在下俞(21)。帝曰:太阳脏何象(22)?岐伯曰:象三阳而浮(23)也。帝曰:少阳脏何象?岐伯曰:象一阳也,一阳脏者,滑而不实(24)也。帝曰:阳明脏何象?岐伯曰:象大浮(25)也。太阴脏搏,言伏鼓(26)也。二阴搏至,肾沉不浮也。

【校注】

(1)脏:泛指脏腑。

(2)独至:张琦注:“独至,谓一经之气独盛也。”

(3)厥:指经气上逆之病机。

(4)喘虚:虚,同“嘘”。张琦注:“太阳主皮毛,内合于肺,经气郁,故喘嘘而气逆。”

(5)表里当俱泻:表里,指经脉而言,足太阳膀胱经与足少阴肾经为表里,下类此。张介宾注:“以阳邪俱盛也,故为表里兼泻,而后可遏其势。”

(6)下俞:指足部的腧穴。这里指膀胱经的束骨和肾经的太溪穴。

(7)阳气重并:指阳明经感受阳邪而阳热偏盛。张琦注:“阳莫盛于阳明,阳邪传之,是谓两阳相并。”

(8)下俞:指阳明之腧穴陷谷和太阴之腧穴太白。

(9)厥气:张介宾注:“胆经之病连于肝,其气善逆,故少阳独至者,是厥气也。”

(10)跻前卒大:跻,阳跻脉。卒,同“猝”。卒大,即突然肿大。张介宾注:“跻,阳跻也,属足太阳经之申脉,阳跻之前,乃少阳之经,少阳气盛则跻前卒大,故当取少阳之下腧。”

(11)下俞:即足少阳胆经之腧穴临泣。

(12)搏:坚强搏指之意。

(13)省真:省,察也。真,指真脏脉。谓用心诊察,是否为真脏脉。

(14)五脉气少,胃气不平,三阴也:吴崑注:“五脉,五脏之脉也。气少,脉来无力也。胃气,冲和谷气也。不平,不调也。三阴,谓脾也。言五脏之脉气少者,是冲和谷气不调于脾,而偏胜于脾也……五脏皆受气于脾而后治,若胃气不调于脾,则诸脏皆失其母,无以受气,故气少不用。”

(15)补阳泻阴:补足阳明胃经之陷谷穴,泻足太阴脾经之太白穴。

(16)一阳独啸，少阳厥也：独啸，即独盛。《新校正》："详此上明三阳，此言三阴，今此再言少阳，而不及少阴也，疑此'一阳'乃'二阴'之误也。又按全元起本此为'少阴厥'，显知此即'二阴'也。"此说有理，张介宾亦从之。如此，则该句当作"二阴独啸，少阴厥也。"

(17)阳并于上，四脉争张，气归于肾：承上句"二阴独啸"，谓少阴肾经之相火并于上，以致心肝肺脾四脉不和，失其调柔之常态。王冰注："心脾肝肺，四脉争张，阳并于上者，是肾气不足，故气归于肾也。阴气足，则阳气不复并于上矣。"

(18)真虚痟(音 yuān 渊)心：真虚，即真气虚弱。痟心，即心酸痛不适。张介宾注："一阴者，足厥阴肝经也。至，独至之义。治，主也。肝邪独治，真气必虚，木火相干，故心为痟痛。"

(19)厥气留薄：厥气留而不散，与真气相薄。

(20)白汗：即自汗。

(21)下俞：指厥阴之腧穴太冲。

(22)象：指脉象。

(23)象三阳而浮：三阳，即太阳。张介宾注："太阳之象三阳者，阳行于表，阳之极也，故脉浮于外。"

(24)滑而不实：少阳是阳之里阴之表，阳气微，故脉虽滑而不实。

(25)象大浮：张志聪注："阳明者，两阳相合明，阳气合并，则阳热盛，故其象大浮。"

(26)伏鼓：言脉沉伏而鼓指有力。

【释义】

本节论述了三阴三阳经脉失常的病机、主证和刺治方法，指出了三阴三阳脉的脉象特征。太阳经气偏盛，阳盛有余，阴气不足，证见气逆之喘嘘，针刺取膀胱经之束骨，肾经之太溪均泻之；阳明经气偏盛，泻胃经之陷谷，补脾经之太白；少阳经气偏盛，阳跻脉前的少阳脉处突然肿大，刺取胆经之临泣；太阴经气偏盛，五脏脉气皆为不足，故补胃经之陷谷，泻脾经之太白；少阴经气偏盛，相火妄动，诸脏失调，则泻膀胱经之昆仑、飞扬，补肾经之复溜、大钟；厥阴经气逆乱，逆乱之气与正气相搏，表现为心酸痛不适，自汗出，治取肝经之太冲穴，并可配合药物治疗和饮食调养。三阴三阳经的脉象特征为：太阳主表，其脉浮；少阳属半表半里，其脉滑而不实；阳明热盛，其脉浮大；太阴主里，其脉沉伏；少阴之盛沉而不浮。

【理论研究】

1. 三阴三阳脉气独盛的证治

本节重点阐述了三阴三阳脉气偏盛的病机、主证及其针刺治疗。将其内容归纳为下表(下篇表-6)。

下篇表-6　三阴三阳脉气偏盛主证、病机、治疗

六　经	主　证	病　机	治　疗
太阳经 气偏盛	气逆 喘嘘	阴不足 阳有余	取足太阳经的束骨穴，足少阴经的太溪穴，均用泻法
阳明经 气偏盛	(缺)	两阳相并 阳气盛实	泻足阳明经的陷谷穴，补足太阴经的太白穴

续表

六　经	主　证	病　机	治　疗
少阳经气偏盛	跻前卒大	少阳经气太过气上逆	取足少阳本经的临泣穴
太阴经气偏盛	诊察是否为真脏脉	胃气失和太阴经气太过	补足阳明经的陷谷穴 泻足太阴经的太白穴
少阴经气偏盛	少阴热煎	少阴相火上越心肺肝脾不和	泻足太阳经穴昆仑、络穴飞扬，补足少阴经穴复溜、络穴大钟
厥阴经气偏盛	心酸痛自汗出	真气虚弱厥气与真气相搏	刺足厥阴经之太冲穴，加药食调治

从上表所列内容来看，诸经气偏盛之针刺疗法，多有补有泻，而"一阴"、"少阳"则不言补泻，且仅厥阴处指出"调食和药"。对此，张介宾解释说："诸经皆言补泻，而惟少阳、一阴不言者，以少阳承三阳而言，一阴承三阴而言，因前贯后，义实相同，虚补实泻，皆可理会也。至若一阴调食和药一句，盖亦总结上文而言，不独一经为然。古经多略，当会其意。"值得参考。

2. 三阴三阳经脉偏盛的脉象

除厥阴经外，余五经的脉象在本节均有描述。太阳经浮，太阳主表，故其脉浮；少阳经滑而不实，少阳为半表半里，其脏为阳之初生，故滑而不实；阳明经大而浮，阳明为两阳合明，阳气合并，脉气盛实，故大而浮；太阴经伏而有力，太阴经系于脾，脾为气血生化之源，太阴经循行于里，故太阴经伏而有力；少阴经沉而不浮，少阴经系于肾，肾者主水，且有冬脉之称，故少阴经沉而不伏。本节概括的六经偏盛的脉象，对于临床上把握六经盛实证的脉象变化，起到了驭繁就简的作用。

关于原文未提及厥阴的问题，《新校正》认为："详前脱二阴，此无一阴，阙文可知。"关于此处三阴三阳所指手足的问题，多数诸家认为手足经脉俱在其中。

（胡永年　周安方）

参考文献

[1] 山东中医学院，河北医学院. 黄帝内经素问校释. 上册. 北京：人民卫生出版社，1982：305.

[2] 郭子光，俞涵英. 中医奇证新编. 长沙：湖南科学技术出版社，1985：35.

[3] 眭书魁，王仁平.《内经》治水三法在充血性心力衰竭中的应用. 河北中医，1990.(5)：26.

脏气法时论篇第二十二

【篇解】

脏气，五脏之气。法时，即取法四时。本篇论五脏之气的生理及其病证的传变、转归、预后、治法与药食五味所宜等，皆取法于四时五行的演变规律。正如马莳所说："五脏之气，必应天时，而人之治脏气者，当法天时，故名篇。"

【提要】

1. 根据四时阴阳五行变化规律，阐述人体五脏的生理，五脏病"愈"、"甚"、"持"、"起"的时日以及运用药食五味等调治的原则，说明"合人形以法四时五行而治"的道理。强调五脏病“以胜相加”的病变规律，突出了人与自然密切相关的整体观念。

2. 列举五脏虚实的一般症状及针刺治疗原则，为脏腑辨证体系的建立提供依据。

3. 论述五脏与五色、五味、五谷、五果、五畜、五菜的关系及五脏病的药食疗养原则，是中医养生学、康复学、中药学有关理论的学术基础。

【原文】

黄帝问曰：合人形以法四时五行而治，何如而从？何如而逆？得失之意，愿闻其事。岐伯对曰：五行者，金木水火土也，更贵更贱(1)，以知死生，以决成败，而定五脏之气(2)，间甚(3)之时，死生之期也。帝曰：愿卒闻之。岐伯曰：肝主春，足厥阴少阳主治，其日甲乙，肝苦急，急食甘以缓之。心主夏，手少阴太阳主治，其日丙丁，心苦缓，急食酸以收之。脾主长夏，足太阴阳明主治，其日戊己，脾苦湿，急食苦以燥之。肺主秋，手太阴阳明主治，其日庚辛，肺苦气上逆，急食苦以泄之。肾主冬，足少阴太阳主治，其日壬癸，肾苦燥，急食辛以润之。开腠理，致津液，通气也(4)。病在肝，愈于夏，夏不愈，甚于秋，秋不死，持于冬，起于春，禁当风。肝病者，愈在丙丁，丙丁不愈，加(5)于庚辛，庚辛不死，持于壬癸，起于甲乙。肝病者，平旦慧，下晡甚，夜半静。肝欲散，急食辛以散之，用辛补之，酸泻之。病在心，愈在长夏，长夏不愈，甚于冬，冬不死，持于春，起于夏，禁温食热衣。心病者，愈在戊己，戊己不愈，加于壬癸，壬癸不死，持于甲乙，起于丙丁。心病者，日中慧，夜半甚，平旦静。心欲耎，急食咸以耎之，用咸补之，甘泻之。病在脾，愈在秋，秋不愈，甚于春，春不死，持于夏，起于长夏，禁温食(6)饱食湿地濡衣。脾病者，愈在庚辛，庚辛不愈，加于甲乙，甲乙不死，持于丙丁，起于戊己。脾病者，日昳慧，日出(7)甚，下晡静。脾欲缓，急食甘以缓之，用苦泻之，甘补之。病在肺，愈在冬，冬不愈，甚于夏，夏不死，持于长夏，起于秋，禁寒饮食寒衣。肺病者，愈在壬癸，壬癸不愈，加于丙丁，丙丁不死，持于戊己，起于庚辛。肺病者，下晡慧，日中甚，夜半静(8)。肺欲收，急食酸以收之，用酸补之，辛泻之。病在肾，愈在春，春不愈，甚于长夏，长夏不死，持于秋，起于冬，禁犯(9)焠㶼热食温炙衣(10)。肾病者，愈在甲乙，甲乙不愈，甚于戊己，戊己不死，持于庚辛，起于壬癸。肾病者，夜半慧，四季(11)甚，下晡静。肾欲坚，急食苦以坚之，用苦补之，咸泻之。夫邪气之客于身也，以胜相加(12)，至其所生(13)而愈，至其所不胜(14)而甚，至于所生(15)而持，自得其位(16)而起。必先定五脏之脉(17)，乃可言间甚之时，死生之期也。

【校注】

(1)更贵更贱：更，更替。吴崑注：“五行之道，当其王（通“旺”）时则贵，非其王时则贱。”如木贵于春、贱于秋，火贵于夏、贱于冬之类。

(2)定五脏之气：即判断五脏脏气的虚实常变。

(3)间甚：张介宾注：“即轻重之谓。”病减轻为间，病加重为甚。

(4)开腠理，致津液，通气也：滑寿注：“此一句九字，疑原是注文。”可据删。

(5)加：加重之意。

(6)温食：张琦注：“疑当作‘冷食’，生冷最败脾也。”宜从。

(7)日出：《新校正》云：“按《甲乙经》‘日出’作‘平旦’，虽日出与平旦时等，按前文言木旺之时皆云‘平旦’而不云‘日出’，盖日出于冬夏之期有早晚，不若平旦之为得也。”宜从。

(8)夜半静：丹波元简注：“据前后文例，当是云‘日昳静’。”可从。

(9)犯：衍文。律以“禁当风”，“禁温食热衣”，“禁温衣饱食湿地濡衣”，“禁寒饮食寒衣”各例，可知其为衍文，宜删。

(10)焠㶼热食温炙衣：焠㶼（音 cuì āi），烧灼之意。焠㶼热食，即烘烤煎爆的食物。温炙衣，指烘烤过的衣物。

（11）四季：此处借指一日之中脾（土）旺的辰戌丑未四个时辰。

（12）以胜相加：加，施加。谓邪气常以所胜之时侵犯被克之脏而发病，如春季（或甲乙日、平旦时）风邪胜而致脾病。余类推。

（13）所生：指己所生之时。比如肝属木，木生火，肝病愈于属火的夏季。就日期和时辰而言，亦同此法。

（14）所不胜：指克己之时。

（15）所生：指生己之时。

（16）自得其位：张志聪注："值本气自旺之时。"如肝病逢春季（或甲乙日、平旦时辰）。

（17）必先定五脏之脉：即必须首先诊察并确定五脏的脉象。

【释义】

本段运用五行生克理论阐释五脏与时令的关系，并指出五味对五脏的不同作用。①五脏与时令的关系表现在生理和病理两个方面。在生理上，脏腑功能与季节、日期、时辰的变化相应；在病理上，五脏病变受着时令气候的影响，其轻重变化规律是"以胜相加，至其所生而愈，至其所不胜而甚，至于所生而持，自得其位而起。"②五味对五脏的作用是顺脏气特性（五脏之"欲"）为补，逆之为泻。因此，在生活调养方面也要注意避脏气之"苦"，而顺其所"欲"。

【理论研究】

1. 天人相应的病理观

本段开篇就明确提出"合人形以法四时五行而治"，反映了《内经》天人相应的学术观点。人形，概指人体脏腑经络等组织及其功能；四时，概指一年之四季、一月之时日、一日之时辰等时令变化。《内经》认为人体的生命活动、病理变化与时令的更替变迁相应，而天时和人体又都受五行生克规律的支配和影响。《素问·阴阳应象大论》说："论理人形，列别脏腑，端络经脉，会通六合，各从其经；气穴所发，各有处名；溪谷属骨，皆有所起；分部逆从，各有条理；四时阴阳，尽有经纪；外内之应，皆有表里。"《素问·金匮真言论》也说："五脏应四时，各有收受。"人与自然统一的整体观，既表现在阴阳变化的相应，又表现为五行归类的联系和受五行生克规律的支配。从疾病的发生发展、转归预后等方面来讲，《内经》一再强调"以胜相加"，"传其所胜"。虽然疾病的发生和转归与多种因素有关，但总的来说，皆与机体的抵抗能力减弱、免疫力降低密切相关。当脏腑经络气血旺盛之时日，人体正气充盛，邪不可侵，即使有邪侵犯，正气也能与之抗争；若正值脏腑经络气血相对不足之时日，人体正气虚弱，则易为邪犯而发病。同时，疾病的传变也遵循恃强凌弱的规律，正如《素问·玉机真脏论》所说："五脏相通，移皆有次，五脏有病，则各传其所胜"，"故病有五，五五二十五变，及其传化。"《素问·离合真邪论》强调说："因不知合之四时五行，因加相胜，释邪攻正，绝人长命"。此外，《内经》还指出，疾病的变化与转归，尽管有一定规律可以推测，但是否发病，是否传变及其预后如何，最终当以脉证为凭，这才符合《内经》朴素的唯物辩证法思想。《伤寒相舌秘法》不仅继承了《内经》有关五行生克、亢害承制和《难经》"七传者死，间脏者生"等理论，认为五脏之间有生有克，还提出了"生中有克、克中有生、克不全克、生不全生"以及"生畏克而不敢生，克畏生而不敢克"的观点。书中说："木克土也，肝之克脾又何畏于心之生脾乎？不知心旺则脾亦旺，脾旺则土盛，土盛则肝木自弱，虽性思克土，遇焦土而自颓矣"[1]。这就大大丰富了五行学说的内容和临床实用价值。

2. 关于疾病转归的预测

人体既病之后，其转归不外三个方面：一是正气胜邪，疾病向愈；二是正邪相持，维持现状；三是邪盛正衰，病情加重。《内经》根据"天人相应"的观点，在运用五行生克规律预测疾病的轻重转归及预后好坏等方面有不少论述。本段根据疾病的脏腑定位及其与四时运气的生克关系，不仅提出了五脏疾病预后转归的时节规律，如"病在肝，愈于夏，夏不愈，甚于秋，秋不死，持于冬，起于春"，"肝病者，愈在丙丁，丙丁不愈，加于庚辛，庚辛不死，持于壬癸，起于甲乙"等，而且据一日分为平旦、日中、四季、下晡、夜半等时辰的观点，揭示了五脏疾病病情转归的特殊规律，如"肝病者，平旦慧，下晡甚，夜半静"。还指出了五脏疾病"以胜相加"的传变规律。《内经》关于疾病发生、发展转归的预测学思想对后世的医学研究和临床实践具有极其深刻的影响。《金匮要略》首篇即论"见肝之病，知肝传脾，当先实脾"。就是张仲景依据《内经》五行生克之理以推测疾病传变之规律，从而告诫人们"防患于未然"、"先安未受邪之地"的重要性。仲景六经病欲解时的论断，其共同特点是"从其经气之王"时，亦即经气旺盛的时间，是病情缓解的通常时间。这同样源于《内经》"自得其位而起"，"从阴阳则生"，"阴阳相得则病解"等理论。众所周知的温病伏气学说，亦导源于《内经》。当今迅速崛起的时间医学，更是《内经》预测学思想的发展和体现，在临床上日益显示出其强大的生命力。

【临证指要】

1. 五味与五脏

五味，指药物和饮食的辛、甘（淡）、酸、苦、咸五种味道。《内经》认为药食五味对人体五脏既有共同的滋养作用，又具有选择性的治疗作用，并利用五味与五脏之间的这种特殊联系防治五脏病证。具体应用方法有三种：一是根据五脏精气亏虚，分别补之以本味。如肝血不足常用白芍、五味子、酸枣仁、山茱萸等酸味药补之，脾气虚弱常以党参、山药、莲米、大枣等甘味药补之，肾精亏损常用鹿茸、龟甲、肉苁蓉、紫河车等咸味药滋补之类。二是根据五脏的喜恶特性分别施治。如肝喜条达而恶抑郁，则常用柴胡、橘皮、佛手、香附、枳壳等辛味药疏肝理气，以顺其性；脾喜冲和而恶积滞，则常用茯苓、白术、炒三仙、鸡内金等甘味药补中消食，以顺其性。三是根据五脏的病理变化，选择有针对性的性味治疗。如"肺苦气上逆"，则常用葶苈子、枇杷叶、紫菀、马兜铃、杏仁、百部、贝母等苦味药以泻肺降气；"脾苦湿"，则常用苍术、厚朴、木香、枳实、黄芩、黄连、蒲公英等苦味药以燥湿助运。后世医家对此亦论述颇丰，张元素在《内经》药味补泻与五脏苦欲理论指导下，结合临床实践而有所阐发，认为以甘草之甘缓肝急，用五味子之酸收心缓，用白术之苦燥脾湿，用黄连之苦泻肺逆，用黄柏、知母之辛润肾燥。并指出以川芎散肝，细辛补肝，白芍泻肝；以芒硝软心，泽泻补心，黄芪、甘草、人参泻心；以甘草缓脾，人参补脾，黄连泻脾；以白芍收肺，五味子补肺，桑白皮泻肺；以知母坚肾，黄柏补肾，泽泻泻肾（《医学启源》）。其弟子王好古在《汤液本草》篇首即论"五脏苦欲补泻药味"。李中梓《医宗必读》还强调说："夫五脏之苦欲补泻，乃用药第一义也。不明乎此，不足以言医。"指出"夫五脏者，违其性则苦，遂其性则欲。本脏所恶，即名为泻。本脏所喜，即名为补。"以上所论，为临床运用五味调治五脏病证提供了理论依据和指南，但又不全尽然，仍应坚持以辨证论治为第一要务，不必囿于五脏苦欲而施补泻之法。

2. 疾病的调养护理禁忌

注重生活调护，勿犯五脏禁忌，既是治疗疾病的辅助手段，更是促使患者早日康复的重要措施。本段"病在肝……禁当风"、"病在心……禁温食热衣"、"病在脾……禁冷食饱食湿地濡衣"、"病在肺……禁寒饮食寒衣"、"病在肾……禁犯焠㶼热食温炙衣"，就是从四时五行生克关系和五脏所恶的角度提出的。临床上，肺病感冒、咳喘等，多与外受风寒、内伤寒饮有关，故治疗时除辨证用药外，强调患者注意保暖，避免风寒、冷饮至关重要，否则疾病难愈，即使经治疗病情好转，亦易复发。脾胃病多因饮食不当，或过饥过饱，或过寒过热，或过于肥腻，以及居处低凹潮湿，或感受湿邪而发。冷食饱食，损伤脾气，而湿地濡衣可助湿困脾，均不利于治疗，故当禁忌。后世医家除注重"忌口"外，还非常强调心理调养，要求戒恼怒忧虑，保持心情舒畅，心境平和。此外，还要戒过劳过逸，使血气协调；戒烟禁酒，以免正气受损，等等。总之，调护禁忌在治疗疾病和促进康复、防止疾病复发方面十分重要，为医者切不可因其琐碎麻烦而不为之。

【原文】

肝病者，两胁下痛引少腹，令人善怒；虚则目䀮䀮[1]无所见，耳无所闻，善恐，如人将捕之。取其经厥阴与少阳。气逆则头痛，耳聋不聪，颊肿，取血者[2]。心病者，胸中痛，胁支满，胁下痛，膺背肩胛间痛，两臂内痛；虚则胸腹大，胁下与腰相引而痛。取其经少阴太阳，舌下血者。其变病，刺郄中血者。脾病者，身重善肌肉痿[3]，足不收，行善瘈[4]，脚下痛；虚则腹满肠鸣，飧泄食不化。取其经太阴阳明少阴血者[5]。肺病者，喘咳逆气，肩背痛，汗出，尻阴股膝髀腨胻[6]足皆痛；虚则少气不能报息[7]，耳聋嗌干。取其经太阴足太阳之外厥阴内血者[8]。肾病者，腹大胫肿，喘咳身重，寝汗[9]出，憎风；虚则胸中痛，大腹小腹痛，清厥[10]意不乐。取其经少阴太阳血者。

【校注】

(1)䀮䀮：䀮，视物不清也。《玉篇·目部》："䀮，目不明。"

(2)取血者：即选择所属经脉的有关腧穴，针刺出血。

(3)善肌肉痿：《新校正》云："按《甲乙经》作'善饥，肌肉痿。'《千金方》云'善饥'，《气交变大论》云'肌肉痿'。"当从《甲乙经》。

(4)行善瘈：瘈，同"瘛"，拘挛，抽搐也。行善瘈，即行走时常发生抽搐。

(5)太阴阳明少阴血者：沈祖绵《读素问臆断》说："此句有脱字。上文言'脾主长夏，足太阴阳明主治'，不当再入少阴血。合上下文观之，宜作'取其经，太阴阳明之外，少阴血者'。"可从。

(6)尻阴股膝髀腨胻：尻，即尾骶骨。阴，此处指阴部。股，大腿也。髀，指股骨。腨，即小腿肚。胻，指脚胫。

(7)不能报息：报，复也。不能报息，指呼吸气短，难以接续。

(8)太阴足太阳之外厥阴内血者：张介宾注："足太阳之外，外言前也。足厥阴之内，内言后也。正谓内踝后直上腨之内侧者，乃足少阴脉次也。"《脉经》、《甲乙经》、《千金方》"厥阴内"下并有"少阴"二字。可从。

(9)寝汗：《新校正》云："按《脏气法时论》云：肾病者，腹大胫肿，喘咳身重，寝汗出憎风。"寝汗，即多汗。可从。

(10)清厥：王冰注云："清厥，谓足逆冷也。"即两足清冷。

【释义】

本段列举五脏虚实的常见病证，并提出其针刺治则。五脏虚实病证，一般包括两个方面的病变：①本脏功能失调。如肝病邪实则善怒、头痛，虚则目䀮䀮无所见。②本脏经脉受累。如邪滞肝经则"两胁下痛引少腹"；邪实心脉则"胸中痛，胁支满，胁下痛……两臂内痛"，经脉失养故"胁下与腰相引而痛"。五脏虚实病证的针刺治则，即虚则补之，实则刺出其血以泻之。

【理论研究】

1. 五脏虚证

《内经》认为，人以五脏为本，五脏藏精气而不妄泻。五脏之精气有规律有节制地输送到相关的官窍、经脉、组织，乃至全身，以濡养肢体；同时，五脏之精，分舍五神，精与神相辅相成，互相促进，共同维持人体正常的生命活动。凡五脏精气不足则为五脏虚证，主要表现为五脏功能的衰退。其一，脏腑功能低下。《素问·脉要精微论》说："五脏者，中之守也。中盛脏满，气胜伤恐者，声如从室中言，是中气之湿也。言而微，终日乃复言者，此夺气也……仓廪不藏者，是门户不要也。水泉不止者，是膀胱不藏也。"张介宾注云："声如从室中言，混浊不清也。是皆水气上逆之候，故为中气之湿证，此脾肺肾三脏之失守也"；"声不接续，肺脏失守也"；"门户不能固则肠胃不能藏，所以泄利不禁，脾脏之失守也"；"水泉不止而遗溲失禁，肾脏之失守也"。又《素问·玉机真脏论》说："脉细，皮寒，气少，泄利前后，饮食不入，此谓五虚。"张志聪注云："脉细，心气虚也。皮寒，肺气虚也。气少，肝气虚也。泄利前后，肾气虚也。饮食不入，脾气虚也。"《灵枢·本神》也说："脾气虚则四肢不用，五脏不安"；"肺气虚则鼻塞不利，少气"；"肾气虚则厥。"其二，五脏所主之神出现病变。《灵枢·本神》指出："肝藏血，血舍魂，肝气虚则恐"；"心藏脉，脉舍神，心气虚则悲"等。此外，五脏精气亏虚，还可以表现为其所主经脉及相表里之腑的功能失常等方面。这是《内经》以五脏为中心的脏腑学说在病理上的反映，也是中医临床诊治五脏病的理论依据。

2. 关于肾实证

五脏病证有虚有实，古往今来，莫不皆然，肾亦如此。惜明清以降，不少医家只知补肾，而忽略肾之实证，于中医理论发展和临床实践多有不利。本段"肾病者，腹大胫肿，喘咳身重，寝汗出，憎风"即肾实证之一。此外，《灵枢·本神》"肾气虚则厥，实则胀"，《素问·调经论》"志有余则腹胀飧泄，不足则厥"，均明确讨论了肾水停积之肾实证。其实，肾实证不独有实寒证、寒湿证、水积证，还可见火热证、湿热证和瘀血证等，后世医家论述颇详。《金匮要略》"肾着之病，其人身体重，腰中冷，如坐水中，形如水状，反不渴，小便自利，饮食如故，病属下焦……腰以下冷痛，腰中如带五千钱，甘姜苓术汤主之"说的是肾的寒湿证。而《备急千金要方·卷第十九·肾虚实第二》则明确提出"肾实热"，不仅脉证俱详，还列举了方药。另外，《脉经》、《太平圣惠方》、《圣济总录》、《普济本事方》、《三因极一病证方论》、《素问玄机原病式》、《格致余论》、《丹溪手镜》、《脏腑虚实标本用药式》及《医学衷中参西录》等医著也都从不同角度对肾实证作了大量阐述，于临床多有裨益。五脏虚实病证的确认，既是中医脏腑学说的重要内容之一，也是中医辨证论治体系的基础和依据，对中医学理论和临床医学的发展具有重要意义。

【临证指要】

关于放血疗法

放血疗法，即用某种针具或尖锐的瓷块、石块等，刺破患者身体的一定穴位或浅表血络，放出适量血液以治疗疾病的方法。因其以针刺血络为主，也称"刺络法"、"刺血络法"或"刺络放血法"。又因常用三棱针治疗，故又叫"三棱针疗法"。放血疗法具有通经活络、去瘀消肿、开窍泄热等作用，常应用于多种实证、热证、瘀血证、蛇咬伤和疼痛等证。根据其施治范围和方法不同，此法分为"点刺法"、"散刺法"、"泻血法"、"挑刺法"等多种刺法。放血疗法是我国传统的医疗方法之一，《内经》中有多篇提及，除本段原文中"取血者"外，《素问》中《汤液醪醴论》、《缪刺论》、《三部九候论》、《刺热》、《针解》和《灵枢》中《小针解》、《官针》、《水胀》、《经脉》、《寿夭刚柔》、《癫狂》、《热病》、《厥病》、《杂病》、《血络论》、《忧恚无言》、《九针论》等篇均有论述。如水肿、狂证、风痉、角弓反张、小便癃闭、肤胀、臌胀及今之急性结膜炎、急性扁桃体炎、急性咽喉炎、高热、昏迷和高血压等病证均可酌情应用。但放血疗法的运用,一是要注意消毒以防感染;二是操作时动作要轻,针刺要快,深度宜浅,出血量不宜多;三是对年老体弱、贫血、低血压、孕妇、产后妇女慎用,有出血倾向及血管瘤处禁用。

【原文】

肝色青,宜食甘,粳米牛肉枣葵皆甘。心色赤,宜食酸,小豆犬肉李韭皆酸。肺色白,宜食苦,麦羊肉杏薤皆苦。脾色黄,宜食咸,大豆豕肉栗藿皆咸。肾色黑,宜食辛,黄黍鸡肉桃葱皆辛。辛散,酸收,甘缓,苦坚,咸耎。毒药(1)攻邪,五谷(2)为养,五果(3)为助,五畜(4)为益,五菜(5)为充,气味合而服之,以补精益气。此五(6)者,有辛酸甘苦咸,各有所利(7),或散或收,或缓或急,或坚或耎,四时五脏病,随五味所宜也(8)。

【校注】

(1)毒药:此处为药物的总称。因其能祛邪,故称毒药。

(2)五谷:王冰注:"粳米、小豆、麦、大豆、黄黍也。"泛指粮食类。

(3)五果:王冰注:"桃、李、杏、栗、枣也。"泛指多种水果和干果。

(4)五畜:王冰注:"牛、羊、豕、犬、鸡也。"泛指多种家禽走兽。

(5)五菜:王冰注:"葵、藿、薤、葱、韭也。"泛指多种蔬菜。

(6)五:《甲乙经》卷六第九及《太素》卷二调食"五"后均有"味"字。可从。

(7)各有所利:指五味对五脏分别具有补正祛邪的作用。

(8)四时五脏病,随五味所宜也:谓四时五脏的不同病证,要分别选用与四时五脏相宜的药食之味治疗和调养。

【释义】

本段论述五脏与五色、五味的关系及五味的功用,并提出了五脏病的药食疗养原则。原文根据五行归类及五味的功用,指出"肝色青,宜食甘","心色赤,宜食酸","肺色白,宜食苦"、"脾色黄,宜食咸","肾色黑,宜食辛"。五味各有其主要功用,即"辛散,酸收,甘缓,苦坚,咸耎。"本段提出五脏病证的药食疗养原则有三点:①药食配合,相得益彰。如"毒药攻邪,五谷为养,五果为助,五畜为益,五菜为充。"②气味结合,补益精气。如'气味合而服之,以补精益气。"③五味随五脏所宜。如"此五味者,有辛酸甘苦咸,各有所利,或散或收,或缓或急,或坚或软,四时五脏,病随五味所宜也。"

【理论研究】

《内经》药食五味理论

药物、饮食皆有五味,即辛、甘、酸、苦、咸。尚有"淡"味,依附于"甘"。五味不同,其主要功效不同。治病与养生,应当根据病情、体质之异,选用性味适宜的药食。正如本段所说:"辛散,酸收,甘缓,苦坚,咸耎。""肝色青,宜食甘","心色赤,宜食酸","肺色白,宜食苦","脾色黄,宜食咸","肾色黑,宜食辛"。药食除有五味的不同,还有"气"的区别,而"气味合而服之",则可"补精益气"。原文还指出:"四时五脏,病随五味所宜也。"以上所论,反映了《内经》药食五味理论的基本观点,对后世中药学、中医饮食营养学与食疗学的发展具有深远影响。《内经》药食五味理论的基本观点,概括起来有以下五点。

(1)五味不同,作用各异:一般来说,酸味长于收敛,苦味长于坚阴,甘味长于缓急,辛味长于宣散，咸味长于软坚。《素问·至真要大论》归纳为“辛甘发散为阳，酸苦涌泄为阴，咸味涌泄为阴，淡味渗泄为阳。”王好古在《汤液本草·五脏苦欲补泻药味》中说：“肝苦急，急食甘以缓之，甘草；欲散，急食辛以散之，川芎；以辛补之，细辛；以酸泻之，芍药。虚以生姜、陈皮之类补之。”但对五味作用的理解，又不可过于拘泥，如五味子味酸，既可收心，又可补肺；收心以其能养血，补肺以其能降气。而同一酸味的芍药，既能敛肺，又能泻肝；敛肺以其能下气，泻肝以其能活血。

(2)味分厚薄，性有峻缓：《素问·阴阳应象大论》说：“味厚者为阴，薄为阴之阳；气厚者为阳，薄为阳之阴。味厚则泄，薄则通；气薄则发泄，厚则发热。”可见气味之中又分厚薄，阴阳之中还分阴阳，其作用有峻缓之别。马莳注云：“味之厚者为纯阴，所以用之则泄泻其物于下，如大黄气大寒，味极苦，为阴中之阴，主于泄泻……味之薄者，为阴中之阳，所以用之则流通，不至于泄泻也，如木通、泽泻，为阴中之阳，主于流通。”张元素也说：“大黄，味之厚者，乃阴中之阴，故经云泄下”，“茶苦，为阴中之阳，所以清头目也。”(《医学启源》)又如白术、黄连同属苦味药，白术味较薄以燥湿，黄连味较厚以泄热。同时，药食之味并非只有通、泄之功，当结合脏气的喜恶、病变的性质及药食的气味，全面掌握和运用。

(3)气味配合，补益精气：药食既有五味之分，又有四气之别。所谓“四气”，指药物、饮食有寒、热、温、凉四种性质，故又称“四性”。药食的正确运用，不仅讲究其气味归经，而且注重其相互配伍，才能达到疗疾养生的目的。《素问·阴阳应象大论》说：“形不足者，温之以气；精不足者，补之以味。”临床上对虚损证的治疗，强调在辨证的基础上，尤须注意药物气与味的恰当结合，使其互补互用，共同发挥补精益气的作用。如当归补血汤，以黄芪之甘温气厚以补气，当归之辛甘味厚以养血，二药配合，取气能生血、阳生阴长之义，达到补血益气的目的。又如今人所创“脾肾双补方”，以六味地黄丸之味厚滋养肝肾之精，以四君子汤之气厚补益形衰之气，二方配合，取滋先天以促后天、补后天以养先天之义，获得补益精气，增强机体免疫力和抗病力之效。

(4)四时五脏，各有攸关：药食五味的运用，必须以病人的病情为依据，而病情的变化与天时的更替、五脏的虚实等因素密切相关。时令不同，人体气血的分布及脏腑的生理也不尽相同，各有其特点。《素问·四时刺逆从论》说：“春气在经脉，夏气在孙络，长夏气在肌肉，秋气在皮肤，冬气在骨髓中。”《素问·八正神明论》也说：“天温日明，则人血淖液而卫气浮，故血易泻，气易行；天寒日阴，则人血凝泣而卫气沉。月始生，则血气始精，卫气始行；月郭满，则血气实，肌肉坚；月郭空，则肌肉减，经络虚，卫气去，形独居。”《灵枢·顺气一日分为四时》还说：“朝则人气始生”，“日中人气长”，“夕则人气始衰”，“夜半人气入脏”。针对天时的这些变化，药食五味的运用也须顺应和利用这种变化趋势，使其达到最佳治疗和调养效果。所以，《灵枢·顺气一日分为四时》强调指出：“顺天之时，而病可与期。顺者为工，逆者为粗。”而且五味还各有不同的五行特性和性能作用，分别易入于不同的脏腑，这与五脏各具不同的生理特性和功能而对药食五味具有不同的选择性密切相关。此即后世所说的五味对五脏各有不同的亲和作用，也是中药归经理论的学术基础。本段原文只是概言“四时五脏病，随五味所宜也。”《素问·宣明五气》和《灵枢·九针论》则详言道：“酸入肝，辛入肺，苦入心，甘入脾，咸入肾。”

(5)过用为害，勿犯所禁：药食五味，用之得当，则能纠人体阴阳之偏，防脏腑克胜之弊，起到疗疾养生作用。但若用之太过，则会伤人正气，或伤所入之脏，或循五行相乘而克伐他脏，使人发病。《素问·生气通天论》说：“味过于酸，肝气以津，脾气乃绝；味过于咸，大骨气劳，短肌，心气抑；味过于甘，心气喘满，色黑，肾气不衡；味过于苦，脾气不濡，胃气乃厚；味过于辛，筋脉沮弛，精神乃央。”《素问·五脏生成》也说：“多食咸，则脉凝泣而变色；多食苦，则皮槁而毛拔；多食辛，则筋急而爪枯；多食酸，则肉胝䐢而唇揭；多食甘，则骨痛而发落”。所以，临床上对五味的应用，必须在辨证准确的基础上，做到选药精当，用量适度，勿犯所禁。正如《素问·宣明五气》所说：“辛走气，气病无多食辛；咸走血，血病无多食咸；苦走骨，骨病无多食苦；甘走肉，肉病无多食甘；酸走筋，筋病无多食酸，是谓五禁，无令多食。”《灵枢·五味》也指出，当五脏病本脏气虚时，“肝病禁辛，心病禁咸，脾病禁酸，肾病禁甘，肺病禁苦。”此段与上文结合理解，有异曲同工、珠联璧合之妙。

【临证指要】

食疗与食养

食疗，乃饮食疗法的简称。即根据患者的体质和病情，选择适宜的饮食，以补益脏腑、祛邪扶正、调整阴阳、促进康复的一种治疗方法。食疗是中医学的宝贵财富，也是中医学对世界医学的贡献之一，它具有应用简便、经济有效、乐于为人们所接受等优点。《内经》开食疗之先河，《寿亲养老新书》力倡食疗之法，《饮膳正要》强调药物与食物相结合，历代医家也多有发挥，食疗学、药膳学等应运而生。食疗的应用，一是要根据“五味各归所喜”和“病随五味所宜”，分辨病变属性及所在脏腑，调以相应的饮食；二是要根据患者的年龄、性别、体质及饮食习惯而选择食物和烹调方法；三是注意随时令气候及地理环境的不同，选取不同的饮食；四是在用法上，既可以单用饮食疗疾，也可以将食物与药物相配合，取药物之性，用食物之味，药借食力，食助药威，相辅相成，充分发挥饮食的营养保健作用和药物的治疗强身作用。如朱砂猪心汤治心慌，山药粥、莲米粥等健脾治腹泻，食山药、南瓜治疗糖尿病，大便干结多吃核桃、蜂蜜、黑芝麻，肥胖者多吃山楂、多饮决明子茶等均是。

食养，又称“食补”，是饮食调养或饮食补养的简称。即利用饮食物以营养机体，保健强身，达到预防疾病，延缓衰老的目的。民以食为天，饮食营养是人体精力充沛，体魄强壮，延年益寿的物质基础和保证。早在三千多年前的周代，就设有“食医”、“食官”之职，主管帝王的饮食营养，调和食味，确定四时的饮食并预防疾病等。《内经》则倡导以“五谷”、“五果”、“五畜”、“五菜”等食物充养人体，补精益气。后世代有发展，逐渐形成为今之营养学。食养又分平时食养和病后食养两种。平时食养(补)的关键在于合理膳食，平衡营养，通过谷肉果菜等提供人体所需的多种营养成分，满足生理发育和活动的需求。病后食养(补)则应首先考虑患者病后的急需及身体状况，随五脏阴阳气血之虚而补养之。食养同样要根据个人的年龄、体质等因人、因地、因时制宜，五味调和，切忌偏嗜。食养的内容丰富多彩，常用的近百种食物分别有聪耳、明目、乌发、生发、增力、益智、安神、美容、健肤、轻身、肥人、固齿、强筋、壮骨、助孕、益寿、壮阳、固精等多种作用，对提高人体健康素质和预防保健、抗衰延年具有重要意义[2]。

（陈俊文　周安方）

参考文献

[1] 陈士铎.石室秘录.北京:中国中医药出版社,1991:265.
[2] 翁维健.中医饮食营养学.上海:上海科学技术出版社,1992.

宣明五气篇第二十三

【篇解】

五气，即五脏之气。本篇根据阴阳五行理论，阐明五脏的生理、病理等活动及其规律，故名篇。正如高世栻所说："盖天地之数，不外于五，人身形脏，总属于气，故举五味所入，五气所病，五精所并，五脏所恶，五脏化液，五味所禁，五病所发，五邪所乱，五邪所见，五脏所藏，五脏所主，五劳所伤，五脉应象，而宣明五气也"。

【提要】

1. 论述了五脏的部分生理功能及其外在联系，五脏失调的病因、病机和病证，提出调治五脏病的五味宜忌。

2. 本篇所论五气所病、五脏化液、五邪所乱、五精所并、五脏所藏、五脏所主、五邪所见、五脉应象等，是中医临床辨证论治及判断预后的理论依据，而劳逸过度致病和疾病的饮食调养则是中医养生学、中医康复学的重要内容。

【原文】

五味所入：酸入肝，辛入肺，苦入心，咸入肾，甘入脾，是谓五入。

五气所病[1]：心为噫，肺为咳，肝为语，脾为吞，肾为欠、为嚏[2]，胃为气逆、为哕、为恐，大肠、小肠为泄，下焦溢为水，膀胱不利为癃、不约为遗溺，胆为怒[3]，是谓五病。

五精所并[4]：精气并于心则喜，并于肺则悲，并于肝则忧[5]，并于脾则畏[6]，并于肾则恐，是谓五并，虚而相并者也[7]。

五脏所恶[8]：心恶热，肺恶寒[9]，肝恶风，脾恶湿，肾恶燥[10]，是谓五恶。

五脏化液[11]：心为汗，肺为涕[12]，肝为泪，脾为涎，肾为唾，是谓五液。

五味所禁：辛走气，气病无多食辛；咸走血，血病无多食咸[13]；苦走骨，骨病无多食苦[14]；甘走肉，肉病无多食甘；酸走筋，筋病无多食酸。是谓五禁，无令多食[15]。

五病所发[16]：阴病发于骨，阳病发于血，阴病发于肉[17]，阳病发于冬[18]，阴病发于夏[19]，是谓五发。

五邪所乱[20]：邪入于阳则狂，邪入于阴则痹，搏阳则为巅疾[21]，搏阴则为瘖，阳入之[22]阴则静，阴出之阳则怒，是谓五乱。

五邪所见[23]：春得秋脉，夏得冬脉，长夏得春脉，秋得夏脉，冬得长夏脉，名曰阴出之阳，病善怒不治[24]，是谓五邪。皆同命，死不治[25]。

五脏所藏：心藏神，肺藏魄，肝藏魂，脾藏意，肾藏志，是谓五脏所藏。

五脏所主：心主脉，肺主皮，肝主筋，脾主肉，肾主骨，是谓五主。

五劳所伤：久视伤血，久卧伤气，久坐伤肉，久立伤骨，久行伤筋，是谓五劳所伤。

五脉应象：肝脉弦，心脉钩，脾脉代[26]，肺脉毛，肾脉石，是谓五脏之脉。

【校注】

(1)五气所病：五脏气机失常所出现的主要病症。

(2)为嚏：《灵枢·九针论》及《太素》卷六"欠"下无"为嚏"二字。丹波元简注："九针论无'为嚏'二字，此疑衍文。"可据删。

(3)胃为气逆……胆为怒：于鬯《香草续校书·内经素问》云："非《素问》原文，疑是古《素问》注语而杂入正文者。"可据删，方与"五气所病"及"是为五病"相合。

(4)五精所并:五精,五脏之精气。并,聚也,指五脏精气偏盛于一脏。

(5)并于肝则忧:马莳注:“肝虚而余脏精气并之,则善忧,夫《阴阳应象大论》曰怒,而兹曰忧者,以肺气得以乘之也。”

(6)并于脾则畏:马莳注:“脾虚而余脏精气并之,则善畏,夫《阴阳应象大论》曰思,而兹曰畏者,盖思过则反畏也。”

(7)虚而相并者也:沈祖绵《读素问臆断》:“律以上下文,‘是为五病’、‘是为五恶’、‘是为五液’等文,则此‘是为五并’下,不当增‘虚而相并者也’句。”此乃注文窜入正文无疑,可据删。

(8)五脏所恶:恶,憎厌也。张志聪注:“金木水火土,五脏之本气也。风寒热燥湿,五行之所生也。五脏之气,喜于生化,故本气自胜者恶之”。

(9)肺恶寒:黄元御《素问悬解》“寒”作“燥”。据五脏合五行,当是。

(10)肾恶燥:黄元御《素问悬解》“燥”作“寒”。喜多村直宽《素问札记》:“寒、燥二字疑互错”。可据改。

(11)五脏化液:指五脏接受水谷精微,化生滋养外窍的津液。

(12)涕:鼻涕也。

(13)血病无多食咸:张志聪注:“心主血,润下作咸,咸走血者,水气上交于心也。血病而多食之,则水反胜火矣。”

(14)骨病无多食苦:张志聪注:“肾主骨,炎上作苦,苦走骨者,火气下交于肾也。骨病而多食之,则火气反胜矣。此与并于心则喜、并于肾则恐之义相同。盖心肾水火之气,时相既济,故所走互更。其余三脏,是本脏之味,而走本脏所主之筋肉也。”

(15)无令多食:《医说》卷五引无“无令多食”四字。沈祖绵《读素问臆断》:“律以上下文‘是为五病’,‘是为五恶’,‘是为五液’等文……‘是为五禁’句下,亦不当增‘无令多食’句。”此乃注语窜入正文,可据删。

(16)五病所发:谓五脏病的好发部位及好发时令。黄元御《素问悬解》:“五脏各有所发之处、所发之时。”

(17)阴病发于骨,阳病发于血,阴病发于肉:此三句的阴阳是就五脏的阴阳属性而言。张志聪注:“肾为阴脏,在体为骨,故肾阴之病发于骨。心为阳中之太阳,在体为脉,故心阳之病发于血。脾为阴中之至阴,在体为肉,是以太阴之病而发于所主之肌肉。”

(18)阳病发于冬:张志聪注:“肝为阴中之少阳,逆冬气则奉生者少,春为痿厥,故肝脏之阳病发于冬。”

(19)阴病发于夏:张志聪注:“肺为牝脏,逆夏气则奉收者少,秋为痎疟,故肺脏之阴病发于夏也。”

(20)五邪所乱:指邪气扰乱五脏而引起阴阳失调的病证。张志聪注:“谓邪气乱于五脏之阴阳。”

(21)巅疾:指头痛、眩晕等头部疾患。黄元御《素问悬解》:“邪搏阳经,则为巅疾,手足六阳皆会于头也。”

(22)阳入之:丹波元简《素问识》:“‘之’字训变。阳病在外则躁,若入而变阴则静。下文‘出之阳’意同。”

(23)五邪所见:见,显现、表现也。谓五脏受邪所出现的脉象。马莳注:“此言五脏之邪,有所见于脉也。”

(24)名曰阴出之阳，病善怒不治：《新校正》云："已见前条，此再言之，文义不伦，必古文错简也。"马莳亦同此说。张琦《素问释义》："名曰十一字衍文。"可据删。

(25)皆同命，死不治：沈祖绵《读素问臆断》："律以上下文，'皆同命死不治'六字衍。"可从。

(26)脾脉代：代，更代也。张介宾注："脾脉和软，分王四季，如春当和软而兼弦，夏当和软而兼钩，秋当和软而兼毛，冬当和软而兼石，随时相代，故曰代，此非中止之谓。"

【释义】

本篇运用四时阴阳五行理论，阐述了人体五脏的部分生理活动和病理变化规律，以及五味宜忌，是脏腑学说的重要内容。

1. 五脏的生理

五脏主五体（五脏所主），五脏藏五神（五脏所藏），五脏化生五液（五脏化液），五脏应四时的正常脉象（五脉应象），五脏与自然界六气的联系（五脏所恶）。

2. 五脏的病变

五脏气机失常病证（五气所病），五脏精气偏盛于某一脏，而出现的情志病证（五精所并），五脏病的好发部位及时令（五病所发），邪气扰乱五脏，致人体阴阳失调的病变（五邪所乱），劳逸失度对五脏的损害（五劳所伤），五脏气虚，机体不能适应四时气候变化而出现的危重脉象（五邪所见）。

3. 五脏的五味宜忌

五味入五脏（五味所入），但五味太过，又反伤五脏（五味所禁）。

【理论研究】

人体五脏功能系统

中医学认为，人身是一个有机的统一整体，这个整体是以五脏为中心，联系诸腑、经络、精气神及形体诸窍，并与自然界密切相通而形成。在心肝脾肺肾五脏功能系统中，各有其不同的生理功能，而相互间又密切联系，相互制约，相互协调，共同维持着人体的生命活动。《素问·阴阳应象大论》说："肝生筋，筋生心"，"心生血，血生脾"，"脾生肉，肉生肺"，"肺生皮毛，皮毛生肾"，"肾生骨髓，骨髓生肝"。《素问·五脏生成》又说：心"其主肾也"，肺"其主心也"，肝"其主肺也"，脾"其主肝也"，肾"其主脾也"。五脏合五行，依据五行之间的生克制化，维护着人体的健康状态。此外，五脏系统间还存在功能上的密切联系和配合，如本篇说："心藏神，肺藏魄，肝藏魂，脾藏意，肾藏志"，但《素问·灵兰秘典论》指出："心者，君主之官，神明出焉。""主明则下安……主不明则十二官危。"《灵枢·口问》也说："心者，五脏六腑之大主也……故悲哀忧愁则心动，心动则五脏六腑皆摇。"说明各系统之间的功能活动，又是在心的主导下完成的。同样，五脏系统之间的病变也可以相互影响，如本篇"五精所并……并于肝则忧，并于脾则畏"，《灵枢·本神》说："肝气虚则恐"，"心气虚则悲"等。深入了解五脏系统，不仅使我们能执简驭繁、提纲挈领地掌握五脏的生理功能及其相互关系，而且对理解五脏的病理变化、判断疾病的传变和预后，以及诊断、治疗、预防等，都具有重要的指导意义。

【临证指要】

1. 精神病变宜调治五脏

人的精神活动，包括意识、思维、情志、灵感等。《内经》认为，精神活动属"神"的范畴，分属五脏所主，而总统于心。凡五脏功能失调，无论五脏所藏精气不足或是五脏受邪，都有可能导致精神活动的失常而出现精神疾患。因此，临床上对精神病变的治疗，也基本上是从脏腑辨证入手，通过调节五脏的功能活动，补虚泻实，达到治疗目的。如心气不足，神不守舍，则可见多梦健忘、失眠怔忡等，当治以养心安神。热入心包，神昏谵语，则当治以清心开窍。肝血不足，魂不归舍，则可见虚烦不眠，或恶梦惊恐，或触事易惊，善恐，精神委靡等，治当养血安魂。肾精亏虚，髓海不足，意志不存，则可见头昏耳鸣，记忆力减退，意志消沉，失眠多梦等，当治以补肾益智。他如癫痫、狂证等病的治疗，也多从心、肝、脾等脏入手。笔者治一男性患者，30 岁。因工作关系受到指责，气有不顺，加之性格内向，遂肝郁化火，渐至心烦失眠，坐卧不宁，多言妄语，幻听幻视，甚至摔物骂詈。曾经精神病院及他医多次治疗，仍时有发作，平日抑郁不乐，少言寡语，常谓有人背后或当面指责，心中愤愤不平，舌红苔黄腻，脉弦劲有力。治从心肝，清热泻火，化痰通下。连续服药半个月，症状好转，遂转为疏肝理气，兼安神开窍，辅以语言开导、娱乐疗法，时近 3 个月，基本痊愈。

2. 五液久病治宜调肾

涕、泪、涎、唾、汗，统称"五液"，源于饮食水谷，为五脏所化生，总为人体内津液代谢的产物。张志聪注云："水谷入口，其味有五，津液各走其道。五脏受水谷之津，洹注于外窍，而化为五液。"所以，五液的排泄情况能反映五脏功能活动的变化。临床上，对五液病证从所属脏腑辨证而治，不失为明智之举。如治疗盗汗自汗，常配伍一些养心安神之药；治疗外感风寒引起的鼻流清涕、风热感冒的浊涕、燥热犯肺的鼻干少涕等，无不从肺着手；治疗眼睛干涩、昏花泪少，或双目红肿疼痛，羞明流泪，或视物昏花，迎风流泪等，多不离治肝；而口角流涎多从脾治，唾液频频多从肾治等。然而，五液都是津液的衍生物，其生成输布赖于肾阳的蒸化。《素问·逆调论》说："肾者水脏，主津液。"说明人体津液有赖肾中精气的气化蒸腾与固摄闭藏，方能够正常输布和排泄，以维持其代谢平衡。若肾气亏虚，不仅会影响机体的生长发育与生殖，而且可以导致脏腑经络功能减退，津液代谢失调，致使体内一些液态物质过量流失而形成多汗、多泪、多涕、多唾、多涎等病症。如《素问·阴阳应象大论》说："年六十，阴痿，气大衰，九窍不利，下虚上实，涕泣俱出矣。"笔者据此指导临床，对上述五液病证久治不愈，兼见肾虚征象者，从补肾入手，或兼温阳益气，或兼滋阴填精，或脾肾双补，或肝肾并养，常获满意疗效[1]。所以说，五液病证久疗不愈宜调肾。

（陈俊文　周安方）

参考文献

[1] 陈俊文. 五液病症久治不愈宜治肾. 新中医，1991，(5)：25.

宝命全形论篇第二十五

【篇解】

宝，通"保"。全形，即保全形体。本篇着重讨论掌握人与自然界阴阳变化的相互关系，才能养生疗疾、保命全形的道理以及针刺法则，故名篇。

【提要】

1. 首论人的生成，强调天地阴阳二气的重要性；次论适应自然、掌握规律、保命全形的道理；末举针刺以保命全形的要求和方法。

2. 本篇所论人禀天地阴阳之气而生的唯物史观；法天则地在防病治病中的重要作用及"治神"的重要性，是中医学相关理论的学术基础。

【原文】

黄帝问曰：天覆地载，万物悉备，莫贵于人，人以天地之气生，四时之法成[1]。君王众庶，尽欲全形，形之疾病，莫知其情，留淫[2]日深，著于骨髓，心私虑之，余欲针除其疾病，为之奈何？岐伯对曰：夫盐之味咸者，其气令器津泄；弦绝者，其音嘶败[3]；木敷者，其叶发[4]；病深者，其声哕。人有此三[5]者，是谓坏府[6]，毒药无治，短针无取，此皆绝皮伤肉，血气争黑[7]。

帝曰：余念其痛，心为之乱惑反甚，其病不可更代，百姓闻之，以为残贼，为之奈何？岐伯曰：夫人生于地，悬[8]命于天，天地合气，命之曰人。人能应四时者，天地为之父母；知万物者，谓之天子。天有阴阳，人有十二节[9]；天有寒暑，人有虚实。能经[10]天地阴阳之化者，不失四时；知[11]十二节之理者，圣智不能欺[12]也；能存[13]八动之变[14]，五胜更立[15]；能达虚实之数[16]者，独出独入[17]，呿吟[18]至微，秋毫[19]在目。

【校注】

(1)四时之法成：随着春生夏长秋收冬藏的规律而成长。法，规律、法度。

(2)留淫：积渐之意。王冰注："留而不去，淫衍日深。"郭霭春《黄帝内经素问校注语译》："淫衍即淫溢，同是双声。《楚辞·九辩》王注'淫溢，积渐也。'"

(3)其音嘶败：郭霭春《黄帝内经素问校注语译》："'败'字疑衍。《汉书·王莽传》颜注：'声破为嘶。''败'与'破'义近，是'败'字乃是'嘶'字旁注，传抄混入正文。应据《太素》杨注删。"可从。

(4)木敷者，其叶发：《太素》"敷"作"陈"。杨上善注："叶落者，知陈木之已蠹。"于鬯《香草续校书·内经素问》："林校引《太素》云'木陈者，其叶落'也。木陈，谓木之旧也。"林亿引《太素》语当是。

(5)三：张琦注："'三'字疑衍。"宜从。

(6)坏府：府，统指脏腑。坏府，即内脏有严重损害。

(7)血气争黑：谓气色晦暗枯槁。王冰注："以恶血久与肺气交争，故当血见而色黑也。"

(8)悬：挂也。此处作"维系"解。

(9)人有十二节：十二节，即指手足三阴三阳十二经脉。王冰注："内所以主十二经脉也。"

(10)经：法也。效法、遵循之义。

(11)知：《太素》"知"前有"能"字，方与上、下文例相合。

(12)欺：加也，此处引申为超过之义。

(13)存：察也，即审察之义。

(14)八动之变：八动，王冰注："谓八节之风变动。"即八风的变动。《太素》"变"字后有"者"字，与上下文例合。当是。

(15)五胜更立：立，王冰注："谓当其五时。"意即五行相胜，各有衰旺的时间。

(16)能达虚实之数：达，通"晓"。数，道理。谓能够通晓邪正虚实的病变机理。

(17)独出独入：谓见解独特，医术卓绝。张志聪注："言能存心于八动五胜，明达虚实之数，而出入补泻之有独见者也。"

(18)呿吟：呿，张口。吟，通"噤"，闭口。形容变化极小。

(19)秋毫：本意是指秋天鸟兽的毛，细小而未粗。此处借喻事物之微细。

【释义】

本段开篇即明言世间万物中，人是最宝贵的，并明确提出了人类生命的起源，进而指出掌握人与自然相互关系的重要意义。《内经》认为，天地之间，“万物悉备，莫贵于人”，而人是由天地阴阳二气相互交感而生成。人不仅赖天地之气而生，而且人体生命活动与自然界息息相关，因此，只有正确认识和掌握自然界的运动变化规律，以之养生，才能形全而无病；以之诊断和治病，才会取得好疗效。

【理论研究】

1. 人的生命起源

生命的起源，是生物学研究的重大课题。人的产生，也历来是唯物主义与唯心主义交锋的要点之一。《内经》的作者们受当时盛行的宇宙观——精气论的影响，认为人的产生是宇宙自然运动变化的结果，人的生命源于阴阳二气的结合。除本段“人以天地之气生，四时之法成”，“夫人生于地，悬命于天，天地合气，命之曰人”外，《灵枢·本神》说：“天之在我者德也，地之在我者气也，德流气薄而生者也。”《内经》唯物的生命观奠定了其理论的科学性，这也正是《内经》历经数千年未被淘汰，反而研究越发深入，理论发扬光大的原因之一。

2. 关于人与自然

人的产生与大自然密切相关，人的生命活动也与自然界四时阴阳五行的运动变化息息相通。首先，人赖自然界以生存。《素问·六节藏象论》说：“天食人以五气，地食人以五味。”人的生存离不开阳光、空气、雨露、动物、植物、土地等，离开了自然界，人就无法生存。其次，人的生理活动、病理变化与自然界阴阳五行的变化关系密切。《素问·四气调神大论》说：“夫四时阴阳者，万物之根本也。”《灵枢·岁露论》也说：“人与天地相参也，与日月相应也。”对疾病的产生和变化，《素问·调经论》说：“其生于阳者，得之风雨寒暑；其生于阴者，得之饮食居处、阴阳喜怒。”《素问·阴阳应象大论》说：“阳胜则……能冬不能夏。阴胜则……能夏不能冬。”张介宾注：“阴竭者，得冬之助，犹可支持；遇夏之热，不能耐受矣。”“阳衰者，喜暖恶寒，故能夏不能冬也。”张志聪注云：“盖言人之阴阳，又配合天地四时之阴阳而为生死也。”《灵枢·顺气一日分为四时》还说：“夫百病者，多以旦慧昼安，夕加夜甚”。张介宾注云：“春之生，阳气升也。夏之长，阳气盛也。秋之收，阳气降也。冬之藏，阳气伏也。是气之常，皆以阳气为言也……朝时太阳在寅卯，自下而上，在人应之，阳气正升，故病气衰而旦慧。日中太阳在巳午，自东而中，在人应之，阳气正盛，故能胜邪而昼安。夕时太阳在申酉，由中而昃，在人应之，阳气始衰，故邪气渐盛而暮加重。夜半太阳在戌亥，自上而降，在人应之，阳气伏藏，邪气正盛，故夜则甚。盖邪气之轻重，由于正气之盛衰。正气者，阳气也。升则从阳，从阳则生；降则从阴，从阴则死。天人之气，一而已矣。”以上是论人与天地四时阴阳变化相应。关于人与自然的五行联系，《素问·阴阳应象大论》说：“天有四时五行，以生长收藏，以生寒暑燥湿风；人有五脏化五气，以生喜怒悲忧恐。”《素问·异法方宜论》说的更明白：“东方之域，天地之所始生也，鱼盐之地，海滨傍水，其民食鱼而嗜咸……鱼者使人热中，盐者胜血，故其民皆黑色疏理，其病皆为痈疡”之类。此外，《素问·脏气法时论》也论述颇详。最后，人要顺应自然，效法天地，利用自然，改造自然。正因为人与自然息息相通，自然界四时五行的运动变化对人体生理、病理都有很大影响。所以，为了维护人体内环境的相对平衡及人与外环境的相互协调，确保生命活动的正常，就必须时时、处处顺应自然界的变化。否则，就会产生疾病。《灵枢·本神》说：“故智者之养生也，必顺四时而适寒暑”，《素问·四气调神大论》说：“所以圣人春夏养阳，秋冬养阴，以从其根，故与万物沉浮于生长之门。逆其根，则伐其本，坏其真矣。故阴阳四时，万物之终始也，死生之本也，逆之则灾害生，从之则苛疾不起”；“唯圣人从之，故身无奇病，万物不失，生气不竭。”《内经》强调，无论是养生，还是诊治疾病，坚持法天则地的原则，可收事半功倍之效；违逆这一原则，不但效果不好，还可能加重病情。如《素问·生气通天论》认为人体阳气在一天之内的出入盛衰变化是与天地阳气的盛衰变化相应，“平旦人气生，日中而阳气隆，日西而阳气已虚，气门乃闭。”因此，人体的日常活动及养生就必须遵循阳气的这一变化规律，即“暮而收拒，无扰筋骨，无见雾露”，否则，“反此之时，形乃困薄。”诊治疾病亦然，《素问·离合真邪论》说：“夫圣人之起度数，必应于天地。”《素问·八正神明论》说：“凡刺之法，必候日月星辰、四时八正之气，气定乃刺之。”《灵枢·顺气一日分为四时》强调指出：“顺天之时，而病可与期。顺者为工，逆者为粗。”《素问·阴阳应象大论》也说：“故治不法天之纪，不用地之理，则灾害至矣。”综上所述，可见人与自然关系的论述在《内经》中处处可见，是中医学重要的学术思想，也是中医学最显著和最根本的特点之一——整体观念的重要组成部分。但是，由于历史的局限性，《内经》中也有极少数地方将“天人相应”无限扩大，盲目比照，甚至出现谬误之处，应当注意。

【原文】

帝曰：人生有形，不离阴阳，天地合气，别为九野(1)，分为四时，月有大小，日有短长，万物并至，不可胜量，虚实呿吟，敢问其方(2)。岐伯曰：木得金而伐，火得水而灭，土得木而达(3)，金得火而缺，水得土而绝，万物尽然，不可胜竭(4)。故针有悬布天下者五，黔首(5)共余食(6)，莫知之也。一曰治神，二曰知养身，三曰知毒药为真(7)，四曰制砭石小大，五曰知腑脏血气之诊。五法俱立，各有所先。今末世之刺也，虚者实之，满者泄之，此皆众工所共知也。若夫法天则地，随应而动，和(8)之者若响，随之者若影，道无鬼神，独来独往(9)。

帝曰：愿闻其道。岐伯曰：凡刺之真，必先治神，五脏已定，九候已备(10)，后乃存针(11)；众脉(12)不见，众凶(13)弗闻，外内相得，无以形先(14)，可玩往来(15)，乃施于人。人有虚实，五虚勿近，五实勿远(16)，至其当发，间不容瞚(17)。手动若务(18)，针耀而匀，静意视义(19)，观适之变(20)，是谓冥冥(21)，莫知其形，见其乌乌，见其稷稷，从(22)见其飞，不知其谁，伏如横弩(23)，起如发机(24)。帝曰：何如而虚？何如而实？岐伯曰：刺实者须其虚，刺虚者须其实，经气已至，慎守勿失，深浅在志，远近若一，如临深渊，手如握虎，神无营于众物(25)。

【校注】

(1)九野：指八方和中央九个方位，亦称“九天”。

(2)方：道也，指道理。杨上善注：“请言其道。方，道也。”

(3)达：于鬯《香草续校书·内经素问》：“此‘达’字盖当主本义为说。《说文·辵部》云：‘达，行不相遇也。’行不相遇为达字本义，则‘达’之本义竟是不通之谓……‘达’字与伐、灭、缺、绝等字同一韵，义亦一类。”

(4)胜竭：即数之不尽或不胜枚举之义。

(5)黔首：秦时对普通百姓的统称。张介宾注：“黎民也。”

(6)余食：《太素》作“饮食”。当是。

(7)知毒药为真：毒药，此处泛指药物而言。真，确切之意。本句谓必须掌握药物的性能。张志聪注：“毒药所以攻邪者也，如知之不真，用之不当，则反伤其正气矣。”

(8)和：应也。张介宾注：“如响应声，如影随形，得心应手，取效若神。”

(9)独来独往：即对针刺就能得心应手，运用自如。

(10)已备：《甲乙经》卷五第四作“已明”。可从。

(11)后乃存针：郭霭春《黄帝内经素问校注语译》：“‘后乃’应乙作‘乃后’……‘乃后’即‘然后’。存，犹进也。”

(12)众脉:吴崑注:"真脏死脉。"

(13)众凶:指五脏的危象。

(14)无以形先:即不能仅从外形上看的意思。

(15)可玩往来:玩,精熟也。往来,指经气的运行变化规律。

(16)五虚勿近,五实勿远:五虚,指五脏精气虚的病证。五实,指五脏邪气实的病证。参阅《素问·玉机真脏论》。勿近,即不宜用针或不宜泻。勿远,即不能放弃针刺泻法。

(17)瞚:同"瞬",一眨眼的意思。

(18)手动若务:郭霭春《黄帝内经素问校注语译》:"'动'谓捻针。'务'谓'无二'。"即用手捻针时专心致志,心无二用。

(19)静意视义:王冰注:"故静意视息。"郭霭春《黄帝内经素问校注语译》:"'义'字误,应作'息'。"即静心观察患者的呼吸。

(20)观适之变:适,往也。指观察气至的变化。

(21)冥冥:幽隐也。此处意在形容经气之至,无形可见。

(22)从:于鬯《香草续校书·内经素问》:"'从'字盖'徒'字形近之误。徒见其飞,故曰不知其谁也。'不知'与'徒见',意义相合。"

(23)横弩:弩,一种利用机械力量发射的弓。横弩,即横弓待射。

(24)发机:机,指弓弩上发射的机关。发机,这里指起针如放箭发机样迅速。

(25)神无营于众物:营,惑也。谓精神专注,不为其他事物所干扰。

【释义】

本段介绍了五行相克规律的具体内容,并指出阴阳五行是天地万物运动变化的共同规律;重点论述了对医生的基本要求,强调掌握法天则地的重要性,还提出了针刺的要领。五行学说是中医学基本理论之一,五行之间除相互资生关系外,还有相互克制的一面,本段"木得金而伐,火得水而灭,土得木而达,金得火而缺,水得土而绝"是《内经》中关于五行相克规律最直率的表述。并指出"人生有形,不离阴阳",阴阳五行之理,"万物尽然,不可胜竭"。原文强调,作为一个医生,必须明确"治神","知养身","知毒药为真","制砭石小大","知腑脏血气之诊"等,同时还要精通"法天则地"之术,才能随机应变,效如桴鼓。针刺要领有四点:一是要聚精会神,专心致志;二是明确诊断,掌握病机;三是密切观察,注意得气;四是熟悉手法,当机立断。

【理论研究】

1. 关于"治神"

医生的职责是救死扶伤,病人的生命安危及其家庭的幸福全掌握在医生手中。因此,医生在临证时,一定要精神高度集中,"如临深渊,手如握虎,神无营于众物",全心全意为患者服务,这是当医生最基本、最重要的医德。只有首先具备了这一条,然后才能言及其他。这也是本段一而再强调治神的意义所在。正如原文所说,只有"必先治神",才能"无以形先,可玩往来";只有"必先治神",才能"至其当发,间不容瞚","静意视息,观适之变";也只有"必先治神",才可能取得良好的治疗效果。后世医家对"治神"极为重视,且广为发挥。有言医者当先养己神,神充方能治病,如马莳说:"盖人有是形,必有是神,吾当平日预全此神,使神气既充,然后可用针以治人也。"有言医生当先正己之神,神专方可治人,如吴崑说:"专一精神,心无他务,所谓神无营于众物是也。"有言医生必察患者之神,如张志聪说:"神在秋毫,属意病者,神属勿去,知病存亡。"高世栻说:"以我之神,合彼之神,得神者昌。"有言治病须治病人之神，对疾病的治疗，不唯治形，不唯药食，更当调治患者的心理失衡，使其情绪稳定，精神愉快，充满信心，则可事半功倍。以上论述，正是对《内经》"治神"意义的具体阐发。

2. 法天则地

所谓"法天则地"，即法则天地，就是以天地阴阳的变化规律为法则。"人以天地之气生，四时之法成"，人不仅赖大自然以生存，而且人的生理、病理与天地阴阳变化密切相关。因此，医生治病，不但要会望闻问切等诊病方法，熟悉药物及针灸，掌握虚实补泻等治则，还必须明确人与自然的关系，掌握适应自然变化规律以保养身体、防病治病的方法。只有具备了医生的五点基本要求，又精于法天则地之术，养生才能"不失四时"，能长生久视；诊病才能"独出独入，呿吟至微，秋毫在目"；治疗才可"随应而动，和之者若响，随之者若影"，"独来独往"。总之，才能达到保命全形的目的。

【临证指要】

运用针刺治病的要领

得气是针刺治疗的关键。即进针后，运用一定手法，使针下有滞涩感，似有一股力在针下，吸住了针，谓之"得气"。若无得气，则针刺效果不佳。如何才能得气？得气之后怎样操作？这是针刺治疗成败的关键。运用针刺治病，第一，医生要精神专一，聚精会神于手下，这样才能细心体察针感。第二，医生要熟悉经络气血的运行和腧穴的分布，以及天地阴阳的变化规律，做到不违天时。第三，辨证准确，掌握虚实，所谓"五脏已定，九候已备"，尤须注意五脏精气是否衰败，脉证是否相符，形神是否相得，千万不可仅凭表面现象而妄自下针。只有在"众脉不见，众凶弗闻，外内相得"的情况下，根据"五虚勿近，五实勿远"的原则，"乃施于人"。第四，选用适当针具，要"制砭石小大"，"针耀而匀"，"乃后存针"。第五，进针之后，必须"手动若务"，"如临深渊，手如握虎，神无营于众物"，"静意视息，观适之变"。第六，运用手法，注意得气。此时，医生要精神专注于针下，候气之时，要"伏如横弩"，体会经气运行"见其乌乌，见其稷稷，从见其飞"，当"经气已至"，则"慎守勿失"。第七，施以补泻，法天则地。气至即运针，"虚者实之，满者泄之"，"刺虚者须其实，刺实者须其虚"，且要"法天则地，随应而动"，"起如发机"，这样才能获得"和之者若响，随之者若影"的疗效。

（陈俊文　周安方）

八正神明论篇第二十六

【篇解】

八正，指天地八方正位。神明，形容诊治技术的灵验精通，神妙无穷。本篇指出自然界四时八正的阴阳变化，与人体有密切的关系，能够掌握这个规律指导针刺，则灵效如通神明，故名"八正神明论"。

【提要】

1. 阐述了人体气血阴阳与天地四时八正的相应关系，从而确立"因天时而调血气"的针刺原则。

2. 论述了"两虚相感"的发病机理以及"上工救其萌芽"的早期诊治意义。

3. 具体论述了针刺"泻必用方"，"补必用员"的操作方法。

【原文】

黄帝问曰：用针之服[(1)]，必有法则焉，今何法何则？岐伯对曰：法天则地，合以天光[(2)]。

帝曰：愿卒闻之。岐伯曰：凡刺之法，必候日月星辰，四时八正[3]之气，气定乃刺之。是故天温日明，则人血淖液[4]而卫气浮，故血易泻，气易行；天寒日阴，则人血凝泣而卫气沉。月始生，则血气始精[5]，卫气始行；月郭[6]满，则血气实，肌肉坚；月郭空，则肌肉减，经络虚，卫气去，形独居。是以因天时而调血气也。是以天寒无刺，天温无疑。月生无泻，月满无补，月郭空无治，是谓得时而调之。因天之序，盛虚之时，移光定位，正立而待之[7]。故曰月生而泻，是谓脏虚；月满而补，血气扬溢，络有留血，命曰重实[8]；月郭空而治，是谓乱经[9]。阴阳相错，真邪不别，沉以留止，外虚内乱，淫邪乃起。帝曰：星辰八正何候？岐伯曰：星辰者，所以制日月之行也。八正者，所以候八风之虚邪[10]以时至者也。四时者，所以分春秋冬夏之气所在，以时调之也。八正之虚邪，而避之勿犯也。以身之虚，而逢天之虚，两虚相感，其气至骨，入则伤五脏，工候救之，弗能伤也。故曰：天忌[11]不可不知也。帝曰：善。其法星辰者，余闻之矣，愿闻法往古者。岐伯曰：法往古者，先知针经[12]也。验于来今者，先知日之寒温，月之虚盛，以候气之浮沉，而调之于身，观其立有验也。观于冥冥者，言形气荣卫之不形于外，而工独知之，以日之寒温，月之虚盛，四时气之浮沉，参伍相合而调之，工常先见之，然而不形于外，故曰观于冥冥焉。通于无穷[13]者，可以传于后世也，是故工之所以异也。然而不形见于外，故俱不能见也。视之无形，尝之无味，故谓冥冥，若神髣髴[14]。虚邪者，八正之虚邪气也。正邪者，身形若用力汗出，腠理开，逢虚风，其中人也微，故莫知其情，莫见其形。上工救其萌牙，必先见三部九候之气，尽调不败而救之，故曰上工。下工救其已成，救其已败。救其已成者，言不知三部九候之相失，因病而败之也。知其所在者，知诊三部九候之病脉处而治之，故曰守其门户焉，莫知其情而见邪形[15]也。帝曰：余闻补泻，未得其意。岐伯曰：泻必用方，方者，以气方盛也，以月方满也，以日方温也，以身方定也，以息方吸而内针[16]，乃复候其方吸而转针[17]，乃复候其方呼而徐引针[18]，故曰泻必用方，其气乃行焉。补必用员[19]，员者行也，行者移也，刺必中其荣[20]，复以吸排针[21]也。故员与方，非针也。故养神者，必先知形之肥瘦，荣卫血气之盛衰。血气者，人之神，不可不谨养。帝曰：妙乎哉论也！合人形于阴阳四时，虚实之应，冥冥之期，其非夫子孰能通之。然夫子数言形与神，何谓形？何谓神？愿卒闻之。岐伯曰：请言形，形乎形，目冥冥，问其所病，索[22]之于经，慧然[23]在前，按之不得，不知其情，故曰形。帝曰：何谓神？岐伯曰：请言神，神乎神，耳不闻，目明心开而志先[24]，慧然独悟，口弗能言，俱视独见，适若昏，昭然[25]独明，若风吹云，故曰神。三部九候为之原，九针之论不必存也。

【校注】

(1)服：王冰注："服，事也。"此指针刺技术。

(2)天光：张介宾注："天之明在日月，是谓天光。"此指日月星辰的运行规律。

(3)四时八正：四时，即春、夏、秋、冬四季。八正，即天地八方正位。天之八正：日、月、金、木、水、火、土、北辰星；地之八正：四正（东、南、西、北），四隅（东南、西南、东北、西北）；时之八正：二分（春分、秋分）、二至（夏至、冬至）、四立（立春、立夏、立秋、立冬）。

(4)淖（音 nào）液：润滑濡泽之意。

(5)精：旺盛流通的意思。

(6)月郭：指月亮的轮廓。

(7)移光定位，正立而待之：光，指日光、月光。移光定位，意思是根据日光、月光变化移动的位置，确定时令的更换。正立而待之，指面南正立，仔细观察。

(8)重实：重，重叠的意思。重实，即"实实"，实上加实。

(9)乱经:扰乱经气正常运行。

(10)八风之虚邪:张介宾注:“八正者,八方之正位也。八方之气以时而至,谓之八风。从所居之乡来者为实风,从所冲之方来者为虚风,实风主生长,虚风主杀害。”

(11)天忌:即天时的忌讳。

(12)针经:即《灵枢》。

(13)无穷:广博深奥的意思。

(14)髣髴(音 fǎng fú):与今之“仿佛”意同,似有若无,捉摸不定。

(15)莫知其情而见邪形:意思是虚邪伤人,尚未出现明显的病变时,上工即可通过三部九候之诊,观察到病邪的存在。

(16)内针:内,同“纳”。内针,即进针。

(17)转针:即捻针。

(18)引针:慢慢地出针。

(19)泻必用方……补必用员:方,正盛正满之谓。泻必用方,即在其气方盛之时,施行泻法。员,圆通随和之意。补必用员,张介宾注:“凡正气不足,则营卫不行,血气留滞,故必用员以行之补之。”又《灵枢·官能》说:“泻必用员……补必用方”,与此相反。观其具体内容,两者并不矛盾。本篇所论之“方”、“员”乃叙述用针之势,彼言之“方”、“员”乃论用针之法。

(20)必中其荣:荣,指营分、血脉。必中其荣,即针刺必须达到营分、血脉。

(21)排针:出针。

(22)索:探求、诊察之意。

(23)慧然:清爽的意思。

(24)目明心开而志先:形容看问题坚锐、深刻,思维敏捷。

(25)昭然:明显、清楚的意思。

【释义】

本篇从“天人相应”观出发,重点论述了“因天时而调血气”、“早期治疗”以及针刺“方”、“员”等问题。自然界的四时变迁、昼夜更迭、日月运转等自然变化都无时不对人之生理产生相应的影响。“天温日明,则人血淖液而卫气浮”;“天寒日阴,则人血凝泣而卫气沉”。“月始生,则血气始精,卫气始行;月郭满,则血气实,肌肉坚;月郭空,则肌肉减,经络虚,卫气去,形独居”,即是具体明确地阐述了这一“天人相应”规律。无论是防病,还是治病,均应遵循这一自然规律,坚持“因天时而调血气”的防治原则。如“八正之虚邪,而避之勿犯”,“天忌不可不知”,是因天时而防的举措。“天寒无刺,天温无疑,月生无泻,月满无补,月郭空无治”,是因天时而治的要求。正是由于“天人相应”这一自然现象的存在,外邪伤害人体同样也是有规律可循,如“正邪者,是身形若用力汗出,腠理开,逢虚风,其中人也微”,如果认识和掌握了这一发病规律,即便“莫知其情,莫见其形”,病人尚未出现明显症状,临床上仍应积极调治,“救其萌牙”,这就是体现早期治疗的积极思想。本篇所论及的针刺“方”、“员”问题,实际是针刺泻、补法的时机问题。“泻必用方”、“补必用员”,何谓“方”、“员”,如何实施,篇中均有明确的论述。

【理论研究】

1. 因时而调血气

《素问·宝命全形论》说:“人以天地之气生,四时之法成。”说明人类生活在自然界中,自然界存在着人类赖以生存的必要条件，同时其变化也可以直接或间接影响人体，而使机体产生相应的反应。原文“天温日明，则人血淖液，而卫气浮，故血易泻，气易行；天寒日阴，则人血凝泣，而卫气沉。月始生，则血气始精，卫气始行；月郭满，则血气实，肌肉坚；月郭空，则肌肉减，经络虚，卫气去，形独居。”明确表述了四时变迁、昼夜更迭、日月运转等自然现象均可对人体生理状态产生明显影响。《内经》揭示“天人相应”这一客观规律，目的在于以此来指导人们防病保健与疾病治疗。对此，本篇还深有体会地说：“验于来今者，先知日之寒温，月之虚盛，以候气之浮沉，而调之于身，观其立有验也。”并明确提出“因时而调血气”的原则，这一原则充分反映在养生和治疗两大方面。

顺应天时摄生。本篇“星辰者，所以制日月之行也；八正者，所以候八风之虚邪以时至者也；四时者，所以分春秋冬夏之气所在，以时调之也。八正之虚邪，而避之勿犯也。”《灵枢·岁露论》“人与天地相参也，与日月相应也。故月满则海水西盛，人血气积，肌肉充，皮肤致，毛发坚，腠理郄，烟垢著。当是之时，虽遇贼风，其入浅不深。其至月郭空……当是之时，遇贼风则其入深，其病人也卒暴。”《素问·生气通天论》“故阳气者，一日而主外，平旦人气生，日中而阳气隆，日西而阳气已虚气门乃闭，是故暮而收拒，无扰筋骨，反此之时，形乃困薄。”以上从正、反两方面着眼，分析了人与自然界之间的密切关系，强调人在生活中必须自我调节，注意适应各种气候变化，避免外邪侵袭，以保证正常生理功能，从而达到“尽终其天年”的目的。

顺应天时治疗。针对月亮圆缺对人体的影响，本篇“凡刺之法，必候日月星辰，四时八正之气，气定乃刺之……月生无泻，月满无补，月郭空无治，是谓得时而调之”明确指出，应随着月之盈亏而确定是否使用针刺治疗，以及是行补法还是泻法去治疗。体现因时而刺的法则，《灵枢·终始》还有“春气在毛，夏气在皮肤，秋气在分肉，冬气在筋骨，刺此病者各以其时为齐”之说。认为春夏秋冬四季不同，针刺浅深亦相应有异，临床必须根据时情、病情灵活运用。有关顺应天时而针刺治疗的内容，《内经》中较为丰富，现归纳如下表(下篇表-7)。

下篇表-7 因时而刺表

出处＼四时	春	夏	秋	冬
《素问·诊要经终论》	春刺散俞，及与分理	夏刺络俞	秋刺皮肤	冬刺俞窍于分理
《素问·水热穴论》	春取络脉分肉间	夏取盛经分腠	秋取于合	冬取井荥
《灵枢·本输》	春取络脉诸荥大经分肉之间	夏取诸腧孙络肌肉皮肤之上	秋取诸合	冬取诸井诸腧之分
《灵枢·四时气》	春取经血脉分肉之间	夏取盛经孙络，取分间绝皮肤	秋取经腧，邪在腑，取之合	冬取井荥
《灵枢·寒热病》	春取络脉	夏取分腠	秋取气口	冬取经输
《灵枢·顺气一日分为四时》	春刺荥	夏刺输	秋刺合	冬刺井
《难经·七十四难》	春刺井者，邪在肝	夏刺荥者，邪在心	秋刺经者，邪在肺	冬刺合者，邪在肾

2. 早期治疗

本篇明确指出："上工救其萌牙，必先见三部九候之气，尽调不败而救之，故曰上工。下工救其已成，救其已败。"这里用是否能"救其萌牙"作为衡量是"上工"，还是"下工"的标准，足见《内经》对早期治疗的重视程度。关于早期治疗，《内经》有着较深厚的理论基础。《内经》认为人体发病，特别是外邪伤人致病是有其客观规律可循的，只有认识、掌握并利用好这些规律，早期治疗的效果就可以得到充分发挥。一是就外邪而言，有虚邪与正邪之分。《灵枢·刺节真邪》说："虚风之贼伤人也，其中人也深，不能自去"，且虚风是泛指一切非正常的气候变化。可见，对虚邪及其伤人的后果是不难认识的，对这类疾病的治疗时机亦相对容易把握。问题是对正邪及其伤人的后果的认识就不是那么容易了。正如本篇所云："正邪者，身形若用力汗出，腠理开，逢虚风，其中人也微，故莫知其情，莫见其形，上工救其萌牙，必先见三部九候之气，尽调不败而救之，故曰上工。"说明正邪不易被觉察，其伤人一般无明显症状，但仍可被诊察到，对于这类病情进行调治，其早期治疗更具意义。《灵枢·刺热》"肝热病者，左颊先赤……虽病未发，见赤色者刺之，名曰治未病"。这是体现早期治疗的典型例证。二是就外邪伤人发病而论，《素问·缪刺论》说："夫邪之客于形也，必先舍于皮毛，留而不去，入舍于孙脉，留而不去，入舍于络脉，留而不去，入舍于经脉，内连五脏，散于肠胃，阴阳俱感，五脏乃伤。此邪之从皮毛而入，极于五脏之次也"。《素问·痹论》说："五脏皆有合，病久不去者，内舍于其合也。"《素问·阴阳应象大论》指出："邪风之至，疾如风雨，善治者治皮毛，其次治肌肤，其次治筋骨，其次治六腑，其次治五脏，治五脏者，半死半生也。"综上所述，邪气伤人是有一定传变次序和途径的，一般是由皮毛逐层深入至脏腑，亦有从五体传入所合之五脏的，五脏间的病气多以相乘的次序传变。因此，早期治疗就是指迅速治愈邪在皮毛的"极微极精"之病，或及时阻断脏腑的传变。

由于早期治疗在临证中具有十分重要的实践意义，历代医家对此高度重视，发挥有加。如《难经·七十七难》说："所谓治未病者，见肝之病，则知肝当传之于脾，故先实脾气，无令得受肝之邪，故曰治未病焉。中工者，见肝之病，不晓相传，但一心治肝，故曰治已病也。"张仲景《金匮要略·脏腑经络先后病脉证第一》曰："夫治未病者，见肝之病，知肝传脾，当先实脾，四季脾旺不受邪，即勿补之。中工不晓相传，见肝之病，不解实脾，唯治肝也。""若人能养慎，不令邪风干忤经络，适中经络，未流传脏腑，即医治之；四肢才觉重滞，即导引吐纳，针灸膏摩，勿令九窍闭塞。"上述临床经验，充分体现了早期治疗的思想，是《内经》早期治疗理论原则的临床结晶。

3. 泻必用方，补必用员

本篇提出"泻必用方"，是指"以气方盛，以月方满，以日方温，以身方定"之时，针刺治疗可用泻法，具体刺法是"以息方吸而内针，乃复候其方吸而转针，乃复候其方呼而徐引针"。可见，这里所言之"方"，在于强调实施泻法过程中时机选择问题。正如张介宾所释："方，正也。当其正盛正满之谓也。"至于为何"泻必用方"，张志聪说："气方盛，月方满，日方温，则人之真气充而邪易泄也。身方定，阴阳不相错也。息方吸而内针，吸天地之气，以助其气也，故泻必用方。其气盛而行焉。"关于"补必用员"，篇中论述则较简略，但从"泻必用方"之意推之，正如马莳所云："用针以天温日明为主，而欲行泻法宜于朔望月满之时，欲行补法宜于两弦初生之际。"其具体针法时是"刺必中其荣，复以吸排针"，以达到圆活其血气周行于内外，补其血气不足之目的。

关于"方"与"员"，在《内经》中并非仅此一处论及，所以本篇指出："员与方，非针也。"此外,《灵枢·官能》有"泻必用员,补必用方"之说,其"方"与"员",则是指针刺手法,不可不知。

【临证指要】

1. 关于经脉气血盛衰的月周期变化节律的临床意义

本篇指出人体气血盛衰的变化与"月始生"、"月郭满"、"月郭空"三种月相变化关系密切。关于经脉气血受月亮周行运行规律的影响的医学观点及其内容,引起了当今学者的极大研究兴趣,并取得了一些较为肯定的研究结论。有力地支持着《内经》"天人相应"的学术思想。如学者们对经脉气血盛衰在周期内时间性特征的研究,涉及最多的是女性月经周期。在近三十天的月经周期中,女性的体温、激素、性器官状态及生理的和心理的检查结果,甚至病理改变等,都有相应的近似月节律变化,更有意义的是这种变化往往和月相的朔望相关。上述研究成果不仅印证了《内经》医学理论的科学性,同时对妇女月经期的身心健康的维护具有积极意义。有人提出,月球的引潮力是太阳的2.25倍,对地球上不论液体、气体、固体都起作用,人体内含有80%的水,又与原始海洋有着十分近似的离子组成成分,许多生命过程及功能活动都在液态的环境中进行,月球引力会像起海潮一样对人体发生作用。此外,引力场会降低光的频率,使其颜色变红,而红光对性功能有明显的促进作用[1][2]。由此可以说,月球引力的改变是人体朔望节律形成的一个因素。又月球磁场的分布与月面地形相关,一般高地磁场较强[3]。这样,随月球周期性运转,日、地、月相对位移,它的磁场强度也表现出朔望月节律[4]。在磁暴期间,冠心病发病率增高,患者死亡率上升,高血压患者病情恶化[5]。上述研究结果不仅有利于对经脉气血盛衰的月周期变化节律的理解,而且有利于对这种节律较为敏感的疾病的防治。

2. 因天时而调血气

"因天时而调血气",是本篇所倡导的重要的治疗原则,其核心就是强调在治疗疾病时要重视时间因素,用药或针刺均要根据疾病随年度、季节、月和昼夜的节律性变动而采取不同措施,即如原文"以日之寒温,月的虚盛,四时气之浮沉,参伍相合而调之"。这些原则及理论对后世产生了深远影响,并不断指导着临床实践,如后世"子午流注"、"灵龟八法"等,可谓对此的继承与发展。时至今日,"因天时而调血气"的原则及其内容仍不断启迪着临床实践与实验研究。如有学者在不同时辰给大鼠[^{3}H]天麻素,发现由于给药时辰不同[^{3}H]天麻素在体内作用过程有差异,以晚上给药见效快,作用明显,上午给药效果差[6]。中国中医研究院直接做临床治疗观察,对辨证为肾阳虚的哮喘病患者,在夏天治疗可以降低秋冬发病[7],这些研究资料正在日益受到人们的关注。可见,《内经》"因天时而调血气"的治疗原则的临床意义已经成了无争的事实,在治疗、用药时考虑时间因素的观点已经越来越受到临床的重视。

(胡永年　周安方)

参考文献

[1] 李珩.中国大百科全书·天文分册.北京:中国大百科全书出版社,1984:34.

[2] G·J威特罗.时间本质.北京:科学出版社,1982:91.

[3] 刘文星.地球是一块大磁铁.北京:科学普及出版社,1997.

[4] 叶式辉.天体磁场.北京:科学出版社,1982:159.

[5] 赵友琴.祖国医学中的生物钟知识.山东中医学院学报,1980,(1):25.

[6] 陆光伟.不同给药时辰对[^{3}H]天麻素大鼠体内过程的影响.中国药理学报,1986,(2):190.

[7] 赵棣华，郁文骏，刘正才. 内经新识. 成都：四川人民出版社，1980：19.

通评虚实论篇第二十八

【篇解】

本篇论述了虚实的概念，并对五脏虚实、经络虚实、脉证虚实、重虚、重实和乳子病、肠澼等病的虚实表现、预后以及消瘅、仆击、偏枯、痿厥等十多种病证的病因病机作了广泛评述，故名“通评虚实论。”如马莳所说：“内评论病有虚实之义，故名篇。”

【提要】

1. 阐明虚实的基本概念，是全篇论述的总纲，并为补虚泻实治则的确立作了注脚。

2. 列举五脏、经络、脉证、重虚、重实及乳子病、肠澼、癫疾、消瘅病等的虚实表现和预后，指出脉证逆从和脉有胃气的临床意义。

3. 提出四时针刺原则以及痈、腹暴满、霍乱、痫惊等病证的针刺方法。

4. 简述消瘅、仆击、偏枯、痿厥、气满发逆、暴厥、蹠跛、黄疸、暴痛、癫疾、厥狂、头痛耳鸣等病证的病因病机，说明掌握虚实病机的重要性。

【原文】

黄帝问曰：何谓虚实？岐伯对曰：邪气(1)盛则实，精气夺(2)则虚。

【校注】

(1)邪气：泛指各种致病因素，如六淫、滞气、瘀血、痰浊、水饮等。

(2)精气夺：精气，即人体正气，包括精、气、血、津液、营气、卫气、经络之气等。夺，失也，损伤、减少之义。

【释义】

本段开宗明义，提纲挈领地阐明了虚实的基本概念，即邪气亢盛为实，正气不足为虚。

【理论研究】

虚实的概念

“邪气盛则实，精气夺则虚”是中医学关于“虚”、“实”的经典定义，它是八纲辨证的重要组成部分，也是临证决定补泻治疗的关键，故一直为历代医家所遵奉。疾病的发生、发展变化过程，主要表现为邪气与人体正气较量而相互消长变化的过程。虚与实，正是从邪正斗争的角度，对不同病变阶段邪正盛衰消长的高度概括，也是对病证性质的高度概括。凡邪气亢盛，正气也未衰，邪正交争而势均力敌，呈现出一派亢奋的病理现象，如高热、狂躁、声高息粗、面红目赤、口渴心烦、二便不通、胀痛拒按、舌红苔黄、脉数有力等，谓之实。凡正气亏虚、功能减退而呈现一派反应低下的现象，如神疲体倦、精神委靡、心悸气短、声低息微、少气懒言、畏寒肢冷、自汗盗汗、二便失禁、隐痛喜按、舌淡脉弱等，就叫做虚。而具有虚实性质的证候，就分别称为虚证和实证。掌握病证的虚实，对于判断疾病预后和正确施治具有决定性的意义，所以李中梓说：“此二语为医宗之纲领，万世之准绳”。

然而，虚和实是相对的，任何病证都不可能是“纯虚”或“纯实”，诚如张介宾所说：“凡邪正相搏而为病，则邪实正虚皆可言也。”同时，由于患者体内邪正双方总是处在进退消长的变化状态，所以病证的虚实性质又具有可变性。临床上常见的虚实病变较为复杂，一是虚实夹杂，即既有邪盛，又有正虚。根据其主次的不同，又分以邪盛为主的“实中夹虚”，以正虚为主的“虚中夹实”和邪盛与正衰程度大致相等的“虚实并重”3 种情况。二是虚实病证在一定条件下可以互相转化，即由于失治，或误治等原因，虚证可以转化为实证，实证也可以轻化为虚证。三是虚实真假，指在疾病过程中，由于气机紊乱或气化失常，有时可以出现部分证候与其虚实本质不一致，甚至相反的情况，即“真实假虚”和“真虚假实”。鉴于虚实辨别的重要性和虚实证候的复杂性，为医者在临证时不可不谨慎对待。

【原文】

帝曰：虚实何如？岐伯曰：气虚者，肺虚也；气逆者，足寒也(1)。非其时则生，当其时则死(2)。余脏皆如此。

帝曰：何谓重实(3)？岐伯曰：所谓重实者，言大热病，气热，脉满，是谓重实。

帝曰：经络俱实何如？何以治之？岐伯曰：经络皆实，是寸脉急(4)而尺缓也，皆当治之。故曰：滑则从，涩则逆也。夫虚实者，皆从其物类始，故五脏骨肉滑利，可以长久也(5)。帝曰：络气不足，经气有余，何如？岐伯曰：络气不足，经气有余者，脉口热(6)而尺寒也。秋冬为逆，春夏为从，治主病者。帝曰：经虚络满(7)何如？岐伯曰：经虚络满者，尺热满脉口寒涩(8)也。此春夏死，秋冬生也。帝曰：治此者奈何？岐伯曰：络满经虚，灸阴刺阳；经满络虚，刺阴灸阳。

帝曰：何谓重虚？岐伯曰：脉气上虚尺虚(9)，是谓重虚。帝曰：何以治之？岐伯曰：所谓气虚者，言无常(10)也；尺虚(11)者，行步恇然(12)；脉虚者，不象阴也(13)。如此者，滑则生，涩则死也。

帝曰：寒气暴上，脉满而实何如？岐伯曰：实而滑(14)则生，实而逆(15)则死。帝曰：脉实满，手足寒，头热，何如？岐伯曰：春秋则生，冬夏则死。脉浮而涩，涩而身有热者死。帝曰：其形尽满(16)何如？岐伯曰：其形尽满者，脉急大坚，尺涩而不应也，如是者，故(17)从则生，逆则死。帝曰：何谓从则生，逆则死？岐伯曰：所谓从者，手足温也；所谓逆者，手足寒也。

帝曰：乳子(18)而病热，脉悬小(19)者何如？岐伯曰：手足温则生，寒则死。帝曰：乳子中风热，喘鸣肩息者，脉何如？岐伯曰：喘鸣肩息者，脉实大也，缓则生，急则死。帝曰：肠澼便血(20)何如？岐伯曰：身热则死，寒则生。帝曰：肠澼下白沫何如？岐伯曰：脉沉则生，脉浮则死(21)。帝曰：肠澼下脓血何如？岐伯曰：脉悬绝(22)则死，滑大则生。帝曰：肠澼之属，身不热(23)，脉不悬绝何如？岐伯曰：滑大者曰生，悬涩者曰死，以脏期之(24)。帝曰：癫疾(25)何如？岐伯曰：脉搏大滑，久自已；脉小坚急，死不治。帝曰：癫疾之脉，虚实何如？岐伯曰：虚则可治，实则死。帝曰：消瘅(26)虚实何如？岐伯曰：脉实大，病久可治；脉悬小坚，病久不可治。

【校注】

(1)气逆者，足寒也：张琦注：“者也，二字衍文。”当删。气逆足寒，谓气逆于上，肺气壅塞，阳气不能敷布，下肢失于温煦，故足寒。

(2)非其时则生，当其时则死：非其时，指不是其相克之时日；当其时，即正遇其相克之时日。与《素问·脏气法时论》“至其所不胜而甚”，“自得其位而起”义同。

(3)重实：重，复也。重实，指脉证俱实。

(4)是寸脉急：王冰注：“脉急，谓脉口也。”脉急即紧脉，无“寸”字。丹波元简注：“此节以脉口诊经，以尺肤诊络，盖经为阴为里，乃脉道也，故以脉口诊之；络为阳为浮而浅，故以尺肤诊之，义为明晰。”二说为是。

(5)故曰：滑则从……可以长久也：丹波元简注：“三十一字，疑是错简，若移于下文‘滑则生，涩则死也’之下，则文理顺接焉。”可从。

(6)脉口热：《太素》卷三十经络虚实“脉”下无“口”字，宜从之。脉热即脉滑。

(7)络满:满,实也。

(8)尺热满脉口寒涩:郭霭春《黄帝内经素问校注语译》:"《太素》'脉'下无'口'字。按'满涩'二字衍。'尺热脉寒'与前'脉热尺寒'相对。王注无'满涩'二字,是王所据本不误。"宜从。

(9)脉气上虚尺虚:《新校正》云:"按《甲乙经》作'脉虚气虚尺虚是谓重虚',此少一虚字多一上字。"丹波元简注:"当从《新校正》,下文历举脉虚气虚尺虚之状,明是脱误。"可从《新校正》。

(10)言无常:即语言不能连续。

(11)尺虚:指尺肤脆弱。

(12)行步恇然:恇然,怯弱的样子。谓行走怯弱无力。

(13)不象阴也:于鬯《香草续校书·内经素问》:"阴下脱阳字,阳与上文'常'字'恇'字为韵,脱'阳'字则失韵矣……《素问》有《阴阳应象大论》篇,然则不象阴阳者,谓阴阳失其所应象耳。"此说可参。

(14)实而滑:《脉经》卷四第七、《甲乙经》卷七第一"滑"下并有"顺"字。宜从。

(15)实而逆:《脉经》卷四第七"逆"下有"涩"字。宜从。

(16)其形尽满:形,形体。姚止庵注:"形满谓虚浮肿胀之类,尽满则遍于周身内外矣。"

(17)故:郭霭春《黄帝内经素问校注语译》:"胡本、读本、赵本、吴本、明抄本、周本、朝本、藏本、熊本、守校本、柯校本'从'上并无'故'字。按《脉经》校语引《太素》无'故'字,与各本合。"可从。

(18)乳子:即产妇。

(19)脉悬小:指脉细小。

(20)肠澼便血:肠澼即痢疾。肠澼便血,指赤痢也。

(21)脉浮则死:郭霭春《黄帝内经素问校注语译》:"按'脉'字衍,应据《脉经》卷四第七删。"此说为是,律以上下文例,"脉"当删。

(22)脉悬绝:郭霭春《黄帝内经素问校注语译》:"'悬绝'与'滑大'相对,是谓脉之绝涩绝小。肠澼下脓血,多为里之菀热,故脉涩小为逆,滑大为顺。"

(23)身不热:《脉经》"身"下无"不"字。郭霭春《黄帝内经素问校注语译》:"无'不'字是。此帝就以上问答而另设问,以穷其理,如上云'身热则死','脉悬绝则死',此则身热与上同,脉不悬绝则与上异,如此方有问之意义。否则,身不热,脉不悬绝,顺逆判然,又何须问耶?"

(24)以脏期之:即根据五行克胜来判断其脏的死期。王冰注:"肝见庚辛死,心见壬癸死,肺见丙丁死,肾见戊己死,脾见甲乙死,是谓以脏期之。"

(25)癫疾:此指癫痫。

(26)消瘅:病名,即消渴。

【释义】

本段承上文,列举五脏虚实、经络虚实、脉证虚实、重虚重实和乳子病、肠澼、癫痫、消瘅等病证为例,进一步阐述虚实的概念、不同表现及预后,以说明虚实病证的复杂性,并指出其与四时阴阳五行的逆从关系、脉证逆从和脉有胃气的临床意义,还提示了虚实病证的治疗原则。《内经》认为,疾病的转归、预后与时令的变化、邪气的轻重及人体正气的盛衰等因素有密切关系。原文指出,凡脉证相从、脉有胃气,则一般预后较好;而脉证相逆、脉无胃气,则预后不好。原文还说:五脏病"非其时则生,当其时则死";络虚经满者"秋冬为逆,春夏为从";

经虚络满者“春夏死，秋冬生”；“脉实满，手足寒，头热”者“春秋则生，冬夏则死”等，诚如《素问·脏气法时论》所说：“夫邪气之客于身也，以胜相加，至其所生而愈，至其所不胜而甚，至于所生而持，自得其位而起”和本段原文“以脏期之”。关于虚实病证的治则，原文提出“治主病者”，并举“络满经虚，灸阴刺阳；经满络虚，刺阴灸阳”为例，说明对虚实夹杂证，示人以攻补兼施之法。

【理论研究】

1. 虚实病证证候表现的复杂性

虚实是病证性质的概括，任何病证都有虚实之分，大至脏腑经络，小到每一疾病，莫不皆然。虚实病机不同，证候表现也多不相同。

五脏虚实：以肺脏为例，肺实可见“足寒”；肺虚有“气虚”。

经络虚实：经络俱实“脉急而尺缓”；经实络虚“脉热而尺寒”；经虚络实“尺热脉寒”。

重实重虚：重实“气热脉满”；重虚“言无常”、“行步恇然”、脉“不象阴也”。

脉证虚实：“寒气暴上”的实寒证“脉满而实”；上实下虚的寒热错杂证“脉实满，手足寒，头热”；外实内虚的虚阳浮越证“脉浮而涩，涩而身有热”；寒水上泛的阴盛阳虚证则“形尽满”，“脉急大坚，尺涩而不应也。”

乳子病：产后哺乳期妇女患热病伤正，见“脉悬小”；产后哺乳期妇女“中风热”，则见“喘鸣肩息”、“脉实大”的实证。

癫痫：有“脉搏大滑”的实证和“脉小坚急”的虚证之分。

消瘅：“脉实大”为实，“脉悬小坚”为虚。

此外，《素问·玉机真脏论》“脉盛，皮热，腹胀，前后不通，闷瞀，此谓五实。脉细，皮寒，气少，泄利前后，饮食不入，此谓五虚”说的是五脏虚实证。《素问·调经论》“神有余则笑不休，神不足则悲”、“气有余则喘咳上气，不足则息利少气”、“血有余则怒，不足则恐”、“形有余则腹胀，经溲不利，不足则四肢不用”、“志有余则腹胀飧泄，不足则厥”，也是对五脏虚实病证证候的补充。临床上病证虽多，但从邪正盛衰消长的角度分析，不外“虚”和“实”。只要牢牢掌握“邪气盛则实，精气夺则虚”这一基本概念，则施治有方，判断预后不难。

2.“虚实以决死生”的意义

疾病的预后转归，与邪正双方斗争的结果相关，其中，人体正气的盛衰对疾病的预后转归具有决定性意义。《素问·玉机真脏论》“虚实以决死生”，即指出了五脏虚实在人体病理变化中的主导地位。一般来说，正气不虚的，预后较好，正气虚衰的，其病难已；邪气亢盛的病重，邪气轻浅的易已；脉证相从为顺，易治，脉证相反为逆，难已；脉有胃气为顺，预后较好，真脏脉见难治，预后不好。如经络俱实证见滑脉、肠澼脉“滑大”、癫痫“脉搏大滑”、消瘅“脉实大”、乳子病热而“手足温”、寒气暴上证脉“实而滑”、其形尽满者“手足温”等，均说明邪虽盛而人体正气未衰，故预后较好；而经络俱实证见尺肤涩滞、肠澼脉“悬涩”、癫痫“脉小坚急”、消瘅“脉悬小坚”、寒气暴上证脉“实而逆”、其形尽满者“手足寒”等，都主正气虚衰而邪盛，所以预后较差，其病难已。又“乳子中风热，喘鸣肩息者，脉实大”，若脉大而缓，为脉有胃气，故曰“生”；若脉大而急，为真脏脉现，故曰“死”，正如《素问·玉机真脏论》所说：“脉弱以滑，是有胃气，命曰易治”，“脉实以坚，谓之益甚”。而“肠澼下白沫”证属阴，若见脉沉，为脉证相从，故曰“生”；若见脉浮，为脉证相反，故曰“死”。

人与自然息息相关，四时阴阳五行的变化影响病证的阴阳盛衰，当然也与疾病的预后转归有关。《素问·玉机真脏论》说：“脉从四时，谓之可治”，“脉逆四时，为不可治”。如经实络虚证，卫阳不足，尺肤寒冷，如遇春生夏长之际，阳气趋向体表，正气借力驱邪外出，故预后较好；而秋冬之时，阳气潜藏于里，正气更无力驱邪，故曰“死”。经虚络实证为阳邪盛而阴不足，适值春夏阳气生发，气血趋向体表，经气更虚，故曰“死”；而秋冬阴盛之时，经气内守，故预后较好。

【临证指要】

痢疾的分类

痢疾，古称肠澼、滞下，统属下利范围。《内经》根据临床表现，将其分为便血、下白沫、下脓血三种。肠澼便血，指痢下之物以红色黏液（俗称“红冻子”）为主，今称赤痢。其病机多为邪热内郁，损伤肠络，故治当清热凉血为主，方用白头翁汤或犀角地黄汤（现应易犀角为相应替代药）加减。肠澼下白沫，指痢下白色黏液（俗称“白冻子”），今称白痢。其病机主要为寒湿郁滞大肠，故治当散寒利湿，方用温脾汤或胃苓汤之类加减。肠澼下脓血，指痢下赤白相兼（俗称“红白冻子”），今称赤白痢。其病机为湿热郁滞大肠，治当清利湿热为主，方用芍药汤或香连丸加味为主。

【原文】

帝曰：形度骨度脉度筋度，何以知其度也[(1)]？帝曰：春亟[(2)]治经络，夏亟治经俞，秋亟治六腑，冬则闭塞。闭塞者，用药而少针石也。所谓少针石者，非痈疽之谓也，痈疽不得顷时回[(3)]。痈不知所，按之不应手[(4)]，乍来乍已[(5)]，刺手太阴傍三痏[(6)]与缨脉[(7)]各二。掖痈[(8)]大热，刺足少阳五；刺而热不止，刺手心主三，刺手太阴经络者大骨之会各三。暴痈筋緛[(9)]，随分而痛[(10)]，魄汗不尽，胞气不足[(11)]，治在经俞。腹暴满，按之不下[(12)]，取手太阳经络者，胃之募也，少阴俞去脊椎三寸傍五，用员利针。霍乱，刺俞傍五，足阳明及上傍三。刺痫惊脉五，针手太阴各五，刺经太阳五，刺手少阴经络傍者一，足阳明一，上踝五寸刺三针。

【校注】

(1)帝曰：形度骨度……知其度也：王冰注：“形度，具《三备经》。筋度、脉度、骨度，并具在《灵枢经》中。此问亦合彼经篇首，错简也。”此说可从。

(2)亟：郭霭春《黄帝内经素问校注语译》：“‘亟’与‘则’同义。”

(3)痈疽不得顷时回：回，徘徊、迟疑不决之义。谓痈疽治疗当急，不许有顷刻的迟疑不决。

(4)按之不应手：即用手按之而找不到。

(5)乍来乍已：王冰注：“言不定痛于一处也。”即指痛的部位不固定。

(6)三痏：痏，音委，针灸施术后穴位上的瘢痕。此处指针刺次数。

(7)缨脉：指近缨部（结喉旁）的足阳明胃经。王冰注：“手太阴傍，足阳明脉，谓胃部气户等六穴之分也。缨脉，亦足阳明也，近缨之脉，故曰缨脉。缨谓冠带也。”

(8)掖痈：即腋痈。

(9)筋緛：緛，缩的意思。王冰：“痈若暴发，随脉所过，筋怒软急。”

(10)随分而痛：张志聪注：“随分而痛者，在于分肉之处而痛，谓不肿痛于外，而隐然痛于内也。”

(11)胞气不足：胞，同“脬”，即膀胱。胞气不足，指膀胱经气不足。

(12)按之不下：即按之胀满不减。

【释义】

本段提出虚实病证的四时针刺原则，以及痈、腹暴满、霍乱、痫惊等病证的具体针刺治法。原文根据天人相应的观点，提出四时针刺的基本原则是："春亟治经络，夏亟治经俞，秋亟治六腑，冬则闭塞。闭塞者，用药而少针石也。"正如张志聪注云："伯言五脏之气合于四时，而刺度之各有浅深也。""春气生升，故亟取络脉。夏取分腠，故宜治经俞，盖经俞隐于肌腠间也。治六府者，取之于合也……秋气降收，渐入于内，故宜取其合，以治六府也。冬时之气，闭藏于内，故宜用药而少针石，盖针石治外，毒药治内者也。"关于痈、腹暴满、霍乱、痫惊等病证的针刺治法，参见原文。

【理论研究】

因时而刺

《素问·宝命全形论》："人以天地之气生，四时之法成。"人类生活在大自然中，自然界不仅有人类赖以生存的必要条件，而且，自然界的变化还直接或间接地影响人体，使机体产生相应的反应。春夏秋冬，四时阴阳消长变化不同，人体阴阳气血也相应地发生浮沉盛衰的变化，若感受外邪，则邪气也往往随气血而入客于人体的不同部位。同时，四时之气的生长收藏变化，影响人体则所主之脏有"肝气始生"、"心气始长"、"肺将收杀"、"肾方闭"之别，其阴阳气血亦有浮沉出入之变，所以针刺部位就有浅有深、有经有络等不同。《灵枢·本输》："春取络脉诸荥，大经分肉之间，甚者深取之，间者浅取之。夏取诸腧孙络肌肉皮肤之上。秋取诸合，余如春法。冬取诸井诸腧之分，欲深而留之。"张介宾阐释曰："春属木，木应肝，肝主风。春刺络者，刺肝邪也。风木之邪虽为急疾，然春风本柔，将达于外，经脉常深，邪非深入，故当取络脉之穴……及分肉间也。夏属火，火应心，心主热。夏令阳浮于外，热熏分腠，气在盛经孙络之间，故夏取盛经分腠者，治在阳分，所以去心邪也……秋属金，金应肺，令主收杀。其时金将胜火，阳气尚在诸经之合……阳气始衰，邪将收敛，故取合穴以虚阳邪也。井应冬，荥应春也。冬属水，水主肾，水王于冬，其气闭藏也……取井以下阴逆，抑有余也。取荥以实阳气，扶不足也。"(《类经·针刺类·十八》)这是《内经》因时制宜治则在针刺方面的具体论述。重视人与自然的整体联系，是《内经》的基本学术特点之一。当然，具体应用时还必须根据病情的实际情况灵活掌握，如本段指出冬月患痈疽，仍应及时针刺祛邪，不得有稍许的迟疑，也不必拘泥于"冬月少针石"之说。只有这样，中医学术才会不断发展和提高。

【原文】

凡治消瘅仆击[(1)]，偏枯[(2)]痿厥，气满发逆[(3)]，肥[(4)]贵人，则高梁之疾也[(5)]。隔塞闭绝，上下不通，则暴忧之病也。暴厥而聋，偏塞闭不通，内气暴薄也[(6)]。不从内，外中风之病，故瘦留著[(7)]也。蹠跛[(8)]，寒风湿之病也。黄帝曰：黄疸，暴痛，癫疾厥狂[(9)]，久逆之所生也[(10)]。五脏不平，六腑闭塞之所生也。头痛耳鸣，九窍不利，肠胃之所生也。

【校注】

(1)仆击：又称击仆，指猝然昏仆的中风而言。

(2)偏枯：即半身不遂。

(3)气满发逆：指气机壅逆的喘粗气急。

(4)肥：守山阁校本"肥"上有"甘"字。《素问·腹中论》王冰注语引有"甘"字。可据加。

(5)高梁之疾也：高梁，膏粱也，即肥美食物。高梁之疾，指过食膏粱厚味所引起的疾病。

(6)内气暴薄也：薄，迫也。即内在的情志骤然激荡而上迫。

(7)瘦留著：《甲乙经》卷十二第五作"留瘦著"。应据改。

(8)蹠跛：蹠，音直，足也。蹠跛，行步不正而偏废之义。

(9)癫疾厥狂：癫疾，此指癫痫。厥狂，即患狂病。

(10)久逆之所生也:谓长期气机逆乱而致发生疾病。张志聪注:“如黄疸者,湿热内郁,而色病见于外也;暴痛者,五脏之气不平,卒然而为痛也;癫疾厥狂,阴阳偏胜之为病也。此皆阴阳五行之气久逆不和之所生也。”

【释义】

本段简述消瘅、击仆等多种病证的病因病机,意在说明虚实病证的广泛性及致病机理的复杂性。疾病的发生是多种原因作用于人体的结果,如消瘅、击仆、偏枯、痿厥、气逆发满等是由于过食肥甘厚味;隔塞闭绝、上下不通是起因于“暴忧”;留瘦著、蹠跛是因于外邪伤人;暴厥而聋、黄疸、暴痛、癫疾、厥狂等是因气机逆乱所致;五脏不平、头痛耳鸣、九窍不利,乃是腑气失常而导致。

【理论研究】

“失度”与疾病

《素问·上古天真论》:“以酒为浆,以妄为常,醉以入房,以欲竭其精,以耗散其真,不知持满,不时御神,务快其心,逆于生乐,起居无节,故半百而衰。”虽是论述违逆养生方法而致早衰的道理,但对我们仍不无启发。早衰与死亡的最主要原因就是疾病,而疾病产生的主要原因就在于上述的一些“无节”和“以妄为常”等“失度”行为。《素问·经脉别论》指出:“春秋冬夏,四时阴阳,生病起于过用,此为常也。”这里所说的“过用”,即是“失度”的体现。“失度”,包括人体的喜怒哀乐、饮食起居、劳作房室以及对自然界气候变化的适应等方面。下面试分述之。

(1)饮食失度致病:饮食是维持人体生命活动必不可少的,但应当有规律、有节制、有法度。凡过饥、过饱、偏食偏嗜均可损伤肠胃而导致疾病。《灵枢·小针解》说:“饮食不节,而疾生于肠胃。”本篇提出“消瘅仆击,偏枯痿厥,气满发逆,肥贵人,则高梁之疾也”,“五脏不平,六腑闭塞之所生也。头痛耳鸣,九窍不利,肠胃之所生也。”《素问·生气通天论》也说:“高梁之变,足生大丁,受如持虚”,“因而饱食,筋脉横解,肠澼为痔;因而大饮,则气逆”;《素问·奇病论》“此肥美之所发也。此人必数食甘美而多肥也,肥者令人内热,甘者令人中满,故其气上溢,转为消渴”;《素问·五脏生成》“多食咸,则脉凝泣而变色;多食苦,则皮槁而毛拔;多食辛,则筋急而爪枯;多食酸,则肉胝䐢而唇揭;多食甘,则骨痛而发落,此五味之所伤也”;《素问·热论》“病热少愈,食肉则复,多食则遗”等,都说明了饮食失度是多种疾病发生或复发的原因。后世李杲则有“饱食太甚,病乃大作”之说,其弟子罗天益阐发道:“若贪多务饱,饫塞难消,徒积暗伤,以召疾患。”朱震亨所谓“因纵口味,五味之过,疾病蜂起。”张介宾所谓“纵肆口腹,遂致留滞不化”等,都是对此的发挥。

(2)情志失度致病:喜怒忧思悲恐惊,乃人情感之常,但情感过激、欲望无制,则可导致脏气失调而引发疾病。《素问·阴阳应象大论》“暴怒伤阴,暴喜伤阳,厥气上行,满脉去形”;本篇“隔塞闭绝,上下不通,则暴忧之病也”;《灵枢·本神》“故怵惕思虑者则伤神,神伤则恐惧流淫而不止”;《素问·生气通天论》“大怒则形气绝,而血菀于上,使人薄厥,有伤于筋,纵,其若不容,汗出偏沮,使人偏枯”;《素问·举痛论》“百病生于气也,怒则气上,喜则气缓,悲则气消,恐则气下……惊则气乱,劳则气耗,思则气结”;《灵枢·百病始生》“夫百病之始生也,皆生于风雨寒暑,清湿喜怒。喜怒不节则伤脏”等,都充分说明了这一点。后世《难经》所谓“忧愁思虑则伤心”,“恚怒气逆,上而不下则伤肝”,李杲所谓“此因喜怒忧悲,损伤元气,资助心火”,张介宾所谓“设禀赋本薄,而且恣情纵欲,再伐后天,则必成虚损”等,都是从不同角度对情志失度致病的论述和发挥。

(3)劳逸失度致病：劳动乃人生之本，运动为健身之道，房室是人的正常生理活动，但都应当有度而恰到好处，若失度则易伤人致病。故华佗说："人体欲得劳动，但不当使极尔。"《素问·宣明五气》"久视伤血，久卧伤气，久坐伤肉，久立伤骨，久行伤筋"；《素问·举痛论》"劳则喘息汗出，外内皆越，故气耗矣"；《素问·痿论》"入房太甚，宗筋弛纵，发为筋痿，及为白淫"；《素问·生气通天论》"因而强力，肾气乃伤，高骨乃坏"等，从过劳、过逸两方面论述了劳逸失度伤人致病的机理。后世医家李杲所谓"脾胃以受劳疫之疾"，费伯雄所谓"五脏积劳"，"言语太多则肺劳"，"饥饱行疫则脾劳"，"酒色无度则肾劳"及张介宾所谓"或劳于名利而不知寒暑之伤形，或劳于色欲而不知旦暮之疲困，或劳于游荡而忍饥竭力于呼卢驰骤之场，或劳于疾病而剥削伤残于无术庸医之手，或为诗书困厄，每缘萤雪成灾，或以好勇逞强，遂致绝筋乏力。总之，不知自量，而务从勉强，则一应妄作妄为，皆能致损"等，都是对劳逸失度致病的论述。

(4)六气失度致病：人与天地相应，自然界风寒暑湿燥火六气的变化对人体生理、病理均有影响。六气太过，或变化急剧，或六气过久过甚，超过了人体所能调节的范围，则易导致发病。《素问·四气调神大论》"贼风数至，暴雨数起，天地四时不相保，与道相失，则未央绝灭"；《灵枢·顺气一日分为四时》"夫百病之所始生者，必起于燥湿寒暑风雨，阴阳喜怒，饮食居处"；《素问·生气通天论》"风客淫气，精乃亡，邪伤肝也"；本篇"不从内，外中风之病，故瘦留著也。蹠跛，寒风湿之病也"；《素问·至真要大论》"厥阴之胜，耳鸣头眩，愦愦欲吐，胃鬲如寒，大风数举，倮虫不滋，胠胁气并，化而为热，小便黄赤，胃脘当心而痛，上支两胁，肠鸣飧泄，少腹痛，注下赤白，甚则呕吐，鬲咽不通。少阴之胜，心下热，善饥"等，都论述了六气太过而为"淫"伤人致病的机理。后世医家又分别从"寒"和"温"两方面加以发挥，形成了著名的伤寒学派和温病学派，不仅对外感病，且对内伤杂病的辨证论治都具有重要指导意义。

总之，凡事皆有常有度，太过或不及，都会扰乱人体内脏腑阴阳气血的整体平衡，阴阳失调就会发生疾病。同时，凡饮食起居、劳作房事、精神情志、六气变化的失度，不仅可以导致虚损病证的发生，而且也会引起邪气亢盛的实证。所以，张志聪说："盖言百病之生，总不外乎表里阴阳，血气虚实，读者无仅视为瘅疸、癫痫、痈疽、肠澼之虚实可也。"

（陈俊文　周安方）

太阴阳明论篇第二十九

【篇解】

本篇主要讨论了足太阴与足阳明的关系及脾胃的有关生理、病理等内容，故名篇。

【提要】

1. 论述太阴与阳明的表里关系，不同的感邪途径和病理特点，以及脾、胃在生理、病理上的联系与区别。

2. 通过"脾病而四肢不用"的讨论，揭示了脾胃与四肢、脏腑的密切联系，突出了脾胃对人体的重要性。此篇是《内经》论述脾胃的专篇，反映了《内经》对后天之本的高度重视。

【原文】

黄帝问曰：太阴阳明为表里，脾胃脉也，生病而异者何也？岐伯对曰：阴阳异位[1]，更虚更实[2]，更逆更从[3]，或从内，或从外，所从不同，故病异名也。帝曰：愿闻其异状也。岐伯曰：阳者，天气也，主外；阴者，地气也，主内。故阳道实，阴道虚[4]。故犯贼风虚邪者，阳受之；食饮不节起居不时者，阴受之。阳受之则入六腑，阴受之则入五脏[5]。入六腑则身热不时卧[6]，上为喘呼；入五脏则䐜满闭塞，下为飧泄，久为肠澼。故喉主天气，咽主地气。故阳受风气，阴受湿气[7]。故阴气从足上行至头，而下行循臂至指端；阳气从手上行至头，而下行至足。故曰阳病者上行极而下，阴病者下行极而上[8]。故伤于风者，上先受之；伤于湿者，下先受之[9]。

【校注】

(1)阴阳异位：张介宾注："脾为脏，阴也。胃为腑，阳也。阳主外，阴主内，阳主上，阴主下，是阴阳异位也。"

(2)更虚更实：张介宾注："阳虚则阴实，阴虚则阳实，是更虚更实也。"

(3)更逆更从：脾气升胃气降为从，脾气降胃气升为逆。张介宾注："病者为逆，不病者为从，是更逆更从也。"

(4)阳道实，阴道虚：道，指发病规律。全句谓属阳的六腑多病外感而为实证，属阴的五脏多病内伤而为虚证。

(5)阳受之则入六腑，阴受之则入五脏：张志聪注："入六府者，谓阳明为之行气于三阳，阳明病则六府之气皆为之病矣……入五藏者，谓太阴为之行气于三阴，太阴病则五脏之气皆为之病矣。"

(6)不时卧：应据《甲乙经》改作"不得眠"。

(7)阳受风气，阴受湿气：张介宾注："风，阳气也，故阳分受之；湿，阴气也，故阴分受之。各从其类也。"

(8)阳病者上行极而下，阴病者下行极而上：张介宾注："盖阴气在下，下者必升；阳气在上，上者必降。脾阴胃阳，气皆然也。阳病极则及于下，阴病极则及于上，极则变也。非唯上下，表里亦然。"

(9)伤于风者，上先受之；伤于湿者，下先受之：张介宾注："阳受风气，故上先受之；阴受湿气，故下先受之。然上非无湿，下非无风，但受有先后耳。曰先受之，则后者可知矣。"

【释义】

本段以太阴阳明为例，阐述了脏腑因阴阳属性的不同而受病各异的道理及规律。脏腑虽为表里，但因其阴阳属性的区别而感邪途径及为病规律亦各不相同。一般来说，腑属阳，阳主外，贼风虚邪等邪气伤人，多阳分先受，而病在六腑，六腑受邪，"阳道实"，故出现身热、不得眠、喘呼等证；脏属阴，阴主内，食饮不节、起居不时等因素伤人，多阴分先受，而病在五脏，五脏受损，"阴道虚"，故可见腹胀、飧泄、肠澼等证。此外，同属外感之邪，其伤人也具有同气相求，各从其类的特点，如"阳受风气，阴受湿气"，"伤于风者，上先受之；伤于湿者，下先受之"。既病之后，其疾病的传变，则遵循"阳病者，上行极而下；阴病者，下行极而上"的规律。

【理论研究】

1. 关于"阳道实，阴道虚"

"阳道实，阴道虚"，高度概括了五脏与六腑的生理病理特点。从生理上看，五脏属阴，六腑属阳，二者各具有不同的生理功能和特点。五脏贮藏精气，藏而不泻，静而"主内"，故多不足；六腑传化水谷，泻而不藏，动而"主外"，故多有余。从病理上看，外感之邪首先侵犯阳经、阳腑，多见邪气有余的实证；内伤之因首先侵犯阴经、阴脏，多见正气不足的虚证。因此临床上五脏病多虚，六腑病多实。《伤寒论》中三阳病多实，三阴病多虚。而后世有"实则太阳，虚则少阴”,“实则阳明,虚则太阴”的说法[1]。

2. 不同病因伤人的规律

病因有阴阳之分,人体体表部位及脏腑、经络各具有不同的阴阳属性,因此不同病因伤人亦表现出以类相从、同气相求的规律。病因中外感六淫之邪属阳,饮食不节、起居不时等内伤因素属阴,其伤人的规律是:“犯贼风虚邪者,阳受之;食饮不节起居不时者,阴受之。阳受之则入六腑,阴受之则入五脏。”不仅外感、内伤如此,而且即使同属外感之邪,亦因其阴阳属性的不同而首先损伤人体的部位亦有相应区别,如“故阳受风气,阴受湿气”,“故伤于风者,上先受之;伤于湿者,下先受之。”

《素问·阴阳应象大论》说:“天之邪气,感则害人五脏;水谷之寒热,感则害人六腑。”从另一角度讨论了邪气伤人的规律。此文乍看上去,似与本篇“故犯贼风虚邪者,阳受之;食饮不节起居不时者,阴受之。阳受之则入六腑,阴受之则入五脏”之义相反,然实则相反相成。张琦《素问释义》注云:“以形气言,邪气无形故入脏,水谷有形故入腑;以表里言,腑阳主外,故贼风虚邪从外而受,脏阴主内,故食饮不节从内而受。实则脏腑皆当有之,盖内外之邪,病情万变,非一端可尽,故广陈其义耳。”

【临证指要】

1.“阳道实,阴道虚”

“阳道实,阴道虚”,揭示了五脏六腑的病理、病证规律,是辨证所必须掌握的重要内容。从临床来看,由于五脏多虚证,六腑多实证,因此在治疗上,五脏病证当以扶正补虚为本,六腑病证则当以祛邪通降为先。如《伤寒论》邪气入里化热,侵犯阳明之经,证见身大热、大汗出、烦渴引饮、舌苔黄燥、脉洪大等,治宜清热生津,以白虎汤祛邪为先;邪传阳明胃腑,邪热与肠中糟粕搏结而证见日晡潮热,手足濈然汗出,脐腹胀满疼痛,大便秘结,舌苔黄厚干燥,边尖起芒刺,甚则焦黑燥裂,脉沉迟而实或滑数等,治当清热通腑,以承气汤通降为要。若太阴为饮食所伤,证见脘腹胀满,大便泄泻,时腹自痛,喜温喜按,苔白脉濡或迟缓,治当温运脾阳,以理中汤类温补建中为主。[1]基于“阳道实,阴道虚”的特点,在治疗上对于六腑的虚证,要补中不忘通降;对于五脏的实证,也要泻中不忘补益,此所谓顺脏腑之性而为,也寓“治病必求于本”之意。

2.“阳受风气,阴受湿气”

风为阳邪,其性轻扬,故风邪易伤人体属阳的上部、外部;湿为阴邪,其性沉滞,故湿邪易伤人体属阴的下部、内部。原文云:“伤于风者,上先受之;伤于湿者,下先受之。”临床上,头部的头痛、头晕及体表的瘙痒肿痛等症多为风邪所致;足部的重痛、肿胀,脾胃的胀满、恶呕多为湿邪所致。不仅如此,同为湿邪,还有天湿、地湿的区别。雨湿来自天,多伤人之头部,水湿出自地,多伤人之足部。故《灵枢·百病始生》指出:“清湿袭虚,则病起于下;风雨袭虚,则病起于上”。因此,临床辨证时,要树立一个观念,这就是六淫之邪伤人,其头部、体表的病证,要多考虑风邪为患;足部、体内的病证,要多考虑湿邪所伤。即使同感湿邪,头部之病多为天之雨湿所伤,足部之病多为地之湿气所为。

【原文】

帝曰:脾病而四支不用何也?岐伯曰:四支皆禀气于胃,而不得至经(1),必因于脾,乃得禀也。今脾病不能为胃行其津液,四支不得禀水谷气,气日以衰,脉道不利,筋骨肌肉,皆无气以生,故不用焉。帝曰:脾不主时何也?岐伯曰:脾者土也,治中央(2),常以四时长四脏,各十八日寄治(3),不得独主于时也。脾脏者常著胃土之精也(4),土者生万物而法天地,故上下至头足，不得主时也。帝曰：脾与胃以膜相连耳，而能为之行其津液何也？岐伯曰：足太阴者三阴也，其脉贯胃属脾络嗌，故太阴为之行气于三阴[(5)]。阳明者表也，五脏六腑之海也，亦为之行气于三阳[(6)]。脏腑各因其经[(7)]而受气于阳明，故为胃行其津液。四支不得禀水谷气，日以益衰，阴道不利，筋骨肌肉无气以生，故不用焉。

【校注】

(1)至经：《太素》卷六脏腑气液作"径至"，可据改。径至，直接到达。

(2)治中央：治，主、旺也。张介宾注："五脏所主，如肝木主春而旺于东，心火主夏而旺于南，肺金主秋而旺于西，肾水主冬而旺于北，唯脾属土而蓄养万物，故位应中央，寄旺四时各一十八日。"

(3)各十八日寄治：寄，暂居的意思。土之正位在中央，而于四季立春、立夏、立秋、立冬之前，土旺主事各十八日，故曰"寄治"。张志聪注："春夏秋冬，肝心肺肾之所主也。土位中央，灌溉于四脏，是以四季月中各旺十八日。是四时之中皆有土气，而不独主于时也。五脏之气各主七十二日以成一岁。"

(4)常著胃土之精也：著，昭著。常著胃土之精，即常使胃中水谷精气布达昭著于全身的意思。姚止庵注："胃主受，脾主运，胃受水谷而脾为之运化，使之著见于一身，是胃土之精实由脾著也。"

(5)太阴为之行气于三阴：吴崑注："为之，为胃也。三阴，太、少、厥也。脾为胃行气于三阴，运阳明之气入于诸阴也。"

(6)亦为之行气于三阳：为之，为胃。张介宾注："虽阳明行气于三阳，然亦赖脾气而后行，故曰亦也。"三阳，三阳经及六腑。

(7)脏腑各因其经：姚止庵注："其经，即脾经也。言五脏六腑必借脾之运化，而后得受胃气以为养。胃之津液，亦必借脾之运化，而后得遍及于五脏六腑也。"

【释义】

本段论述了脾为胃行其津液、脾病而四肢不用和脾不主时的道理。脾胃同居中焦，以膜相连，经脉相互络属，在脾气的转输作用下，胃中精气可通过三阴经和三阳经而输布于脏腑及全身，故曰脾"为胃行其津液"。如果脾病，"不能为胃行其津液"，则"四肢不得禀水谷气"，四肢失养，故不用。脾属土而"治中央"，"生万物"，五脏六腑四肢百骸均赖之以养，故"不得独主于时"。

【理论研究】

1. 脾与胃的密切联系

本段重点讨论了脾、胃的各自生理功能及脾与胃的密切关系。脾主运，胃主纳，二者虽然生理分工不同，但是它们之间的关系却密不可分，具体表现为以下几个方面。

(1)组织结构方面：脾与胃同居中焦，"脾与胃以膜相连"，"太阴阳明为表里"，经脉相互络属，脾"其脉贯胃属脾络嗌"。可见，脾与胃在组织结构方面的联系是同居中焦，经脉相贯，脏腑相连，表里相合，阴阳相从。

(2)生理功能方面：胃主受纳，为"五脏六腑之海"，脾主运化，为"胃行其津液"，二者既分工又协作，共同完成对水谷的消化、吸收、输布等功能。具体来说，胃受纳水谷后，在脾的协同下，化生水谷精气，但胃中的水谷精气不能"径至"四肢及脏腑，"必因于脾，乃得禀也"。因此，胃中水谷精气还必须在脾气的作用下，通过"太阴为之行气于三阴"，复通过阳明"为之行气于三阳"，从而"脏腑各因其经受气于阳明"，这就是脾为胃行其津液的道理，亦即脾胃为

“后天之本”的理论渊源。后世将其生理关系总结为脾主升，胃主降，相反相成。脾气升，则水谷之精微得以输布；胃气降，则水谷及其糟粕才得以下行。胃属燥土，脾属湿土，胃喜润恶燥，脾喜燥恶湿，燥湿相济，阴阳相合，才能完成饮食物的运化过程。由此说明脾胃阴阳相合，升降相因，燥湿相济，密不可分。

(3)病理方面：脾与胃的病理虽然各具特点，所谓“阳道实，阴道虚”，然而二者之间却相互影响，不可分割。如“四支皆禀气于胃”，若脾病“不能为胃行其津液”，则会影响胃中水谷精气向四肢的输送，出现“脾病四支不用”；相反，若胃病失纳，则脾运亦会受到影响。又如，在伤寒病变的过程中，通过一定条件的催化，太阴病可以转化为阳明病，阳明病亦可转化为太阴病。以上说明临床上脾病可以及胃，胃病可以及脾的道理。[2]

2. 脾胃为后天之本

基于脾与胃的密切关系，言脾必然及胃，论胃也必然及脾，脾与胃常常合而论之。如《素问·灵兰秘典论》说：“脾胃者，仓廪之官，五味出焉。”胃主受纳，脾主运化，两者分工不同，但胃纳和脾运必须相互配合，相辅相成，才能共同完成饮食物的消化吸收及精微物质的输布，从而使五脏六腑及各组织器官得到水谷精气的充养。原文所谓胃“为五脏六腑之海”，此胃实包括脾在内。正是由于人体出生之后，其生长发育和生命活动的维持，主要依赖于水谷精气，而水谷精气的化生，又依赖于脾胃纳运的相互配合，两者缺一不可，故称脾胃为“后天之本”，气血生化之源，突出了脾胃在人体的特殊重要地位。

【临证指要】

1.“脾病而四支不用”

“四支不用”，指四肢不能正常运动。四肢运动与五脏均有关，为何独重脾胃呢？如杨上善云：“五脏皆连四肢，何因脾病独四肢不用也？”“脾病而四支不用”的论点，是从脾胃为水谷精气生化之源的角度提出的，反映了“后天之本”的重要性。从总体而言，四肢之所以能正常运动，是由于它不断地得到胃中水谷精气的充养，然而胃中水谷精气“不得径至”于四肢，“必因于脾，乃得禀也”。若“脾病不能为胃行其津液”，则“四支不得禀水谷气”，进而“脉道不利，筋骨肌肉皆无气以生”，四肢失养，故不用。临床上，痿证多可从脾胃治疗，故《素问·痿论》有“治痿独取阳明”之说。尽管致痿原因多端，涉及脏腑广泛，然而依临床所见，由脾胃所致痿证的比例较大，而且，各种痿证后期均会涉及脾胃，出现脾胃虚损之证。因此，重视脾胃在治痿中的地位实具有十分重要的意义。据《素问·痿论》所述，其五体痿均曰脏热精伤所致，肺热津伤可致痿躄(即皮痿)，心热血伤可致脉痿，脾热精伤可致肉痿，肝热血伤可致筋痿，肾热精伤可致骨痿，然而其被损伤的精气血津液，均可从脾胃化生的水谷精气中得到补充，所以在治疗各种痿证时注意调理脾胃，亦不失为明智之举。

2. 胃为“五脏六腑之海”

海，有汇聚之意。阳明胃主受纳水谷，脏腑气血均源于水谷，故称胃为“五脏六腑之海。”然胃中水谷精微不能直接到达五脏六腑，亦“必因于脾，乃得禀也”，因此，比胃当包括脾在内，或曰脾胃“为五脏六腑之海”。《灵枢·五味》亦有相同论述，曰：“胃者，五脏六腑之海也，水谷皆入于胃，五脏六腑皆禀气于胃。”《素问·玉机真脏论》亦说：“五脏者，皆禀气于胃。胃者，五脏之本也。”

脾胃之气及其正常的功能活动，又称为胃气，人以胃气为本，“有胃气则生，无胃气则死”，所以中医诊治疾病均十分重视胃气，常把“保胃气”作为重要的治疗原则。胃气对于维持机体正常的生命活动，促进疾病的痊愈与正气的康复，均至关重要。历代不少医家提出了

“治病当以脾胃为先”的观点，临床上对虚损病证的治疗常可通过调补脾胃而获效。如清代王三尊《医权初编》说：“凡饮食先入于胃，俟脾胃运化……若脾胃有病，或虚或实，一切饮食药饵，皆不运化，安望精微输肺而布各脏耶？是知治病当以脾胃为先。若脾胃它脏兼而有病，舍脾胃而治它脏，无益也。又一切虚症，不问在气在血，在何脏腑，而只专补脾胃，脾胃一强，则饮食自倍，精血日旺，阳生而阴亦长矣。”此外，诸病日久不愈，也可通过调治脾胃来治疗。明代周慎斋《慎斋遗书》指出：“诸病不愈，必寻到脾胃之中，方无一失。何以言之？脾胃一伤，四脏皆无生气，故疾病日多矣。万物从土而生，亦从土而归。‘补肾不若补脾’，此之谓也。”

（邱幸凡）

参考文献

[1] 光明函授大学.黄帝内经讲解(上).北京:光明日报出版社,1986.
[2] 王琦,李炳文,邱德文.素问今释.贵阳:贵州人民出版社,1981.

热论篇第三十一

【篇解】

热指热病，泛指一切外感发热性的疾病。

本篇对外感发热性疾病的成因、症状、传变、治疗、预后和禁忌，进行了系统而全面的论述，故以“热论”名篇。诚如张志聪《黄帝内经素问集注》所说：“此论热病，故篇曰‘热论’。”

【提要】

1. 阐述了外感热病的病因、病程及预后。
2. 阐述了六经热病和两感热病的症状、治则、禁忌和预后。
3. 论述了以“夏至日”的前后划分温病和暑病以及治暑病勿止汗。

【原文】

黄帝问曰：今夫热病者，皆伤寒之类(1)也。或愈或死，其死皆以六七日之间，其愈皆以十日以上者，何也？不知其解，愿闻其故。岐伯对曰：巨阳者，诸阳之属也。其脉连于风府，故为诸阳主气也(2)。人之伤于寒也，则为病热，热虽甚不死。其两感于寒而病者，必不免于死。

【校注】

(1)今夫热病者，皆伤寒之类：伤寒，注家有三种见解。一指寒邪，如杨上善《太素·热病决》云：“夫伤寒者，人于冬时，温室温衣，热饮热食，腠理开发，快意受寒，腠理因闭，寒居其□□□寒极为热，三阴三阳之脉、五脏六腑受热为病，名曰热病。”二泛指外邪，如张志聪《素问集注》云：“凡外淫之邪，始伤表阳，皆得阳气以化热，故曰凡病热者，皆伤寒之类也。”三泛指外感病，如张琦《素问释义》注云：“热病，即温病。冬不藏精，热自内发，复感春时风露之邪而成，与伤寒之所因不同，故曰伤寒之类。《难经·五十八难》：伤寒有五，有中风、有伤寒、有湿温、有热病、有温病是也。”三说不一，但从下文“人之伤于寒也，则为病热”以及文末“凡病伤寒而成温者，先夏至日者为病温，后夏至日者为病暑”联系分析，则当以第二说，即泛指外邪说为妥。

(2)巨阳者……为诸阳主气也：滑寿《读素问钞》将此二十一字移在下文“伤寒一日，巨阳受之”之后，文义顺承，可以参考。

【原文】

帝曰：愿闻其状。岐伯曰：伤寒一日，巨阳受之，故头项痛，腰脊强；二日，阳明受之，阳明主肉，其脉侠鼻络于目，故身热，目疼而鼻干，不得卧也；三日，少阳受之，少阳主胆[1]，其脉循胁络于耳，故胸胁痛而耳聋。三阳经络皆受其病，而未入于脏者，故可汗而已。四日，太阴受之，太阴脉布胃中，络于嗌，故腹满而嗌干；五日，少阴受之，少阴脉贯肾络于肺，系舌本，故口燥舌干而渴；六日，厥阴受之，厥阴脉循阴器而络于肝，故烦满而囊缩。三阴三阳，五脏六腑皆受病，荣卫不行，五脏不通，则死矣[2]。

其不两感于寒者，七日，巨阳病衰，头痛少愈；八日，阳明病衰，身热少愈；九日，少阳病衰，耳聋微闻；十日，太阴病衰，腹减如故，则思饮食；十一日，少阴病衰，渴止不满，舌干已而嚏；十二日，厥阴病衰，囊纵，少腹微下，大气皆去，病日已矣。

帝曰：治之奈何？岐伯曰：治之各通其脏脉，病日衰已矣。其未满三日者，可汗而已；其满三日者，可泄而已[3]。

帝曰：热病已愈，时有所遗者，何也？岐伯曰：诸遗者，热甚而强食之，故有所遗也。若此者，皆病已衰而热有所藏，因其谷气相薄，两热相合，故有所遗也。帝曰：善。治遗奈何？岐伯曰：视其虚实，调其逆从，可使必已矣。帝曰：病热当何禁之？岐伯曰：病热少愈，食肉则复，多食则遗，此其禁也。

帝曰：其病两感于寒者，其脉应与其病形何如？岐伯曰：两感于寒者，病一日，则巨阳与少阴俱病，则头痛、口干而烦满；二日，则阳明与太阴俱病，则腹满、身热、不欲食、谵言；三日，则少阳与厥阴俱病，则耳聋囊缩而厥，水浆不入，不知人，六日死。帝曰：五脏已伤，六腑不通，荣卫不行，如是之后，三日乃死，何也？岐伯曰：阳明者，十二经脉之长也，其血气盛，故不知人三日，其气乃尽，故死矣。

【校注】

(1)少阳主胆：胆，《甲乙经》、《太素》均作“骨”。《灵枢·经脉》“胆足少阳之脉……是主骨所生病”可证。少阳胆与厥阴肝相表里，而肝主筋、筋会于骨，所以少阳主骨。又上文言“阳明主肉”不言阳明主胃，正与“少阳主骨”体例一致。

(2)三阴三阳……则死矣：张介宾《类经·疾病类·三十九》注云：“伤寒邪在经络，本为表证，经尽气复，自当渐解；若六经传遍而邪不退，则深入于腑，腑不退则深至于脏，故五脏六腑皆受病矣。邪盛于外则营卫不行，气竭于内则五脏不通，故六七日间致死也。”又丹波元坚《素问绍识》认为此句与下文“两感”死证相同，因注云：“此下承以其不两感于寒者云云，则三阴三阳六句，盖指两感而言。”丹波之说亦可参。

(3)其未满三日者……可泄而已：未满三日，言病犹在三阳之表；已满三日，指邪已入三阴之里。汗，为发汗法；泄，指泄热法。《内经》治热用汗与泄，主要指针刺疗法。如《灵枢·热病》说：“热病三日而气口静，人迎躁者，取之诸阳，五十九刺，以泻其热”。正如张琦《素问释义》注云：“经言刺法，故曰通其脏脉，三日以前，病在三阳，故可汗。三日以后，病在三阴，故可泄。泄谓泄越其热，非攻下之谓也。”

【释义】

本段论述六经热病及两感热病的证候、治法、禁忌与预后。

外邪自表而人，先犯太阳经而为太阳经之病，其临床表现除发热外，见有经脉之气失和的各种症状，如头项痛、腰脊强等。自太阳而传入阳明，继而少阳，三阳传遍，若不能用发汗之法治之，其病不愈而传入三阴之里。三阴经热病，同样除见有发热症状外，余症亦如同三阳热病，而见各经脉之气失和的各种症状。病已入里，不能再用发汗之法，而应用“泄越其热”的方法。一般说来，六经热病可愈，但若三阴三阳、五脏六腑皆受病，亦可致死。而若由于人体正气大衰，外邪过盛，引起“两感”之病，即表里两经同时受邪，其病危笃。临床表现则见有两经之气失和症状。如太阳与少阴两感，既见头痛之太阳症状，又见有口干而烦满之少阴症状。正衰而邪盛，故经云“必不免于死”。当然，经言必死，无非言其危重，若治之得法，亦有可生之机。

热病当知忌口，若强食则助热，而使热邪遗留不去；或初愈而食肉类，亦可使病复发。

【理论研究】

1.《热论》热病六经分证的意义

本段讨论了以六经分类热病的证候，概括论述了热病治疗原则及其饮食禁忌等问题。其六经分类热病证候，反映了《内经》时代对于外感热病的认识，已经达到很高的水平，并且形成为系统的理论，为中医对热病的辨证论治奠定了理论基础。临床医学之祖张仲景，正是全面继承并发展了《内经》有关理论，尤其是热病六经分证理论，创立以六经辨治伤寒之说，而为中医学发展作出了不朽的贡献。

“发热”是众多疾病都很常见的一个共同症状，并且多发生在急危病证中，如不能及时正确地解决，常能变生他病，甚至危及生命。因此，自古以来人们便对“发热”十分重视，例如《内经》仅与“热”有关而命名的文章，即有《素问》的《热论》、《评热病论》、《刺热》、《水热穴论》，《灵枢》的《热病》、《寒热病》、《寒热》等篇。在《内经》其他篇论及“热”者，也不胜枚举。而“发热”的原因，又以外邪引起者为主，故本文曰：“今夫热病者，皆伤寒之类也。”因此，如何科学地认识外感发热性疾病，掌握其传变规律，分类其证候，即成为医学必须率先解决的问题之一。只有掌握其发展(传变)、明确其证候，才能使治疗工作有的放矢，而取得突出效果。本段经文所载，即全面论述了热病传变规律及其证候。

虽然，《素问·热论》六经病主要论热证、实证，而仲景六经病则三阳病为实热，三阴病多属虚寒；《素问·热论》治法仅概括为“可汗”、“可泄”两方面，而仲景则汗、吐、下、和、温、清、补、消八法皆备。但是，《伤寒论》所论六经病之名称、各经病的症状特点、各经病由浅入深传变次第等基本理论，甚至饮食宜忌及“食复”等内容，却无一不遵循《内经》。因此，可以说，《素问·热论》六经分证，是《伤寒论》六经病辨证论治的理论依据。

2. 热病的饮食护理

本段提出热病患者的饮食禁忌，这是热病调养中的一个重要问题。热病患者体内本已邪热过胜，而正气必已受损。当其热胜之时，强进谷食，则谷气与热邪相搏结，而使热势更胜，久而热势不退，或退而不彻底；也有病势虽稍减轻，但热邪并未退尽之时，若饮食过多，尤其进食肉类等助热难化之物，便可使余热再起，而病复发。正如姚止庵所说：“病热少愈，胃气尚虚，食肉难化，郁而助热，热病当复发如故矣。肉故不可多食，凡不可多食者而多食之，则病热有所遗焉，当禁者也。”《素问·热论》这一谷食之气与热邪相合，而使热遗不去或热病复发的理论，被历代医家所接受，并予以发挥，在临床实践中起着指导作用，收到良好效果。张仲景《伤寒论》专列有“辨阴阳易差后劳复病脉证并治”，有云：“病人脉已解，而日暮微烦，以病新差，人强与谷，脾胃气尚弱，不能消谷，故令微烦，损谷则愈。”不仅继承了《内经》理论，在临床实践加以验证，同时提出其“日暮微烦”的轻微症状，可以用适当限制饮食的方法来解除。巢元方《诸病源候论·热病诸候》进一步将热病患者的饮食禁忌具体化，云：“凡病新瘥后，食猪肉及肠血、肥鱼、海腻，必大下利，医所不能复治也，必至于死。若食饼饵，粢饴脯，炙脍，枣栗诸果物脯，及牢实难消之物，胃气尚虚弱，不能消化，必结热复病，还以药下之。”吴鞠通针对温热病后以伤阴为主，因而调理之法多用养阴之品，但也间或有素体阳虚者，也可采用甘温之物温养之，其云：“调理大要，温病后一以养阴为主，饮食之坚硬浓厚者，不可骤进。间有阳气素虚之体质，热病一退，即露旧亏，又不可固执养阴之说，而灭其阳火。”（《温病条辨·下焦篇》）。

热势旺盛不可强食，热病初愈亦不可多食难化之物，尤其是肉类肥腻食品更不可食。但此是就一般情况而言，至若病后正气大虚，如不能给予足够营养，则会影响康复，应适当进食肉类等物，只是应该严格选择易于消化之品，又当控制食用量。正如张介宾所说：“凡病后脾胃气虚，未能消化饮食，故于肉食之类皆当从缓，若犯食复，为害非浅。其有挟虚内馁者，又不可过于禁制，所以贵得宜也”（《类经·疾病类·四十二》）。

【临证指要】

1. 六经热病治法

太阳病：邪气侵犯太阳经脉，其临床特征为头项痛、腰脊强、恶寒、发热。治法与寒邪所伤之“伤寒病”同。可用麻黄汤或杏苏散之类。

阳明病：邪入阳明经脉，其临床特征为身热、目痛、鼻干、不得卧。治法主解肌散热，可用柴葛解肌汤。若里热偏盛，伤津耗液，治当以清里为主，用白虎汤。曹颖甫《经方实验录·上卷》载：江阴缪姓女，偶受风寒，恶风自汗，脉浮，两太阳穴痛，投以轻剂桂枝汤，汗出头痛差，寒热亦止。不料1日后，忽又发热，脉转大，身烦乱，因与白虎汤。生石膏21g、知母15g、生甘草10g、粳米1撮。服后病如故，次日再服上方，身热更高，烦躁更甚，大渴引饮，汗出如浆。又增药量，为石膏60g、知母30g、生甘草15g、粳米两杯，加鲜生地60g、天花粉30g、大小蓟各15g、丹皮15g。大锅煎汁，口渴即饮。共饮3大碗，神志略清，头不痛，壮热退，烦躁亦安，口渴大减。翌日停服。至第3日，热又发，且加剧，周身骨节疼痛，思饮冰凉之品，夜中饮之，尽1桶。此确系白虎汤证，因病势盛而药量轻，故乍发乍止。就白虎汤原方，加石膏至240g，余药量如前。仍以大锅煎汁冷饮。服后大汗如注，诸恙悉除，不复发。唯大便不行，用麻仁丸6g，芒硝汤送下，1剂而瘥。

少阳病：太阳经病之邪入少阳经所致。其临床特点为胸胁痛、耳聋。治法当用和解，小柴胡汤为主方。

太阴病：邪入太阴经，其临床特点为腹满、咽干。热已入里，当泄其热，《灵枢·热病》谓：“热病三日而气口静，人迎躁者，取之诸阳，五十九刺，以泻其热，而出其汗……其可刺者，急取之，不汗出则泄。”林珮琴《类证治裁》谓：“其在太阴则津液少”，主张用泻下法，可选小承气汤或增液承气汤之类。

少阴病：邪传入少阴经脉，其临床特点为口燥、舌干而渴。邪热入里，热盛伤阴，针刺治疗可用泄热法。药物治疗可用黄连阿胶汤或增液承气汤。

厥阴病：邪入厥阴经脉，其临床特点为烦满而囊缩。男子见囊缩，李梴《医学入门》说：“在女子则阴户急痛引少腹”。针刺治疗当用泄热法，药物治疗可选四逆散及金铃子散之类。

2. 热遗及食复治法

本段言热遗与食复，均由强食、多食或食肉所致，《伤寒论》及后世医家，又提出“劳复”，即病新瘥因过劳而复发。论其治法，总以清其余邪为主，正如张志聪《素问集注》所说：“余热未尽者，清其余热。”劳复者，有用小柴胡汤和枳实栀子豉汤解热之法，《伤寒论》394条：“伤寒差以后，更发热，小柴胡汤主之”。393条又云：“大病差后劳复者，枳实栀子豉汤主之。”江璀《名医类案·卷一》:"一人病伤寒后劳复发热,自汗,经七日,或以为病后虚劳,将补之。滑(寿)曰:不然。劳复为病,脉浮,以汗解,奚补为? 小柴胡汤三进,再汗而安。"

食复或因食而热遗,其轻微者,如《伤寒论》所说"损谷则愈"。损谷不能愈者,可酌情依本段经文"视其虚实,调其逆从",偏清、偏消,总以"调"为法。兹举《宋元明清名医类案》中的叶天士医案一则说明:

时热食复,胸痞,恶心欲呕,进半夏泻心汤。炒半夏、川连、枳实、杏仁、姜汁、厚朴、草蔻。又方:人参、山楂、枳实、干姜、姜汁炒半夏。前方偏重清热,后方侧重消食。

【原文】

凡病伤寒而成温者,先夏至日者为病温,后夏至日者为病暑,暑当与汗皆出,勿止(1)。

【校注】

(1)暑当与汗皆出,勿止:暑为阳热之邪,使腠理开泄,热迫津液外出而为汗。治暑病,不可见汗而止汗,以防暑热内闭,引起邪热内陷心包等危重病证。

【释义】

温病和暑病虽都属温热病范畴,但两病证候、治法均有不同。区别两病最基本的方法是节气,凡夏至以前为病者属温病,而夏至以后为病者属于暑病。不过,"夏至日"是一个概括说法,仅是大体言之而已,实践中还应依临床表现为主,参考当年气运之太过不及,以判断其为温、为暑。

【理论研究】

持有温病"伏邪"观点的医学家,认为人于冬季感受寒邪,潜伏体内而未及时发病,待到来年春夏季而发,如吴崑《素问吴注》说:"冬时中于寒邪,即病者名曰伤寒,不即病者,寒毒藏于肌肤,至春变为温病,至夏变为热病,此热病之辨也。"在以此学术观点为前提下,各种温病中,其有"伏邪"者,仅见于"春温"和"伏暑"两病。而其余冬温、湿热、秋燥等,则不含伏邪为病。

【临证指要】

本段所说"暑当与汗皆出,勿止",对临床治疗暑病具有重要的指导意义。暑病本多汗,且有因汗多而致气阴两伤证候,有谓"暑伤气。"但不论其多汗或已伤气,治疗之法均不可用止汗收敛之法。

暑热之邪,最易燔炽阳明,故叶天士《三时伏气外感篇·暑病》谓:"夏暑发自阳明"。其症状特点为壮热渴饮、多汗、喘喝气粗。治法应清气泄热,可选用白虎汤。若挟湿而烦闷、苔腻者,可用竹叶石膏汤。何廉臣《重印全国名医验案类编》丁甘仁医案载:计左,暑温 9 天,汗多发热不解,烦闷谵语,口渴欲饮,舌边红,苔黄,脉濡数,右部洪滑。良由暑湿化热,蕴蒸阳明之里。拟竹叶石膏汤加味。生石膏 15g、茯苓 9g、鲜石菖蒲 1.5g、郁金 4.5g、仙半夏 4.5g、通草 2.4g、竺黄 6g、鲜竹叶心 9g、益元散 9g(包煎)、白茅根 9g、荷梗 10g,万氏牛黄清心丸 1 粒(包煎)。服后神识渐清,壮热亦减。原方去石膏、牛黄清心丸,加连翘心、芦根、花粉以善后。

暑邪易伤气阴。暑热迫津外泄为汗,汗多伤气,故《素问·刺志论》云:"气虚身热,得之伤暑。"姚止庵注云:"暑则多汗而气泄,火气外达,故气虚而身热"(《素问经注节解》)。其症状特点为身热、口渴、汗多、少气、乏力、舌干少津。治法宜清热涤暑,益气生津。王孟英《温热经纬》载王氏清暑益气汤为常用之方。

暑热之邪,亦可犯心,而见神志昏乱,或动血出血症状。治宜清暑泄热,凉血开窍,可选清营汤、安宫牛黄丸之类。

（王洪图）

评热病论篇第三十三

【篇解】

评，评议、评论。本篇详细讨论了阴阳交、风厥、劳风、肾风的病机、症状和预后，因这些病证都属于热病变证，故以“评热病论”名篇。高世栻《素问直解》云：“评热，论热病之变证。风厥、劳风、肾风、风水，皆热病之变，举而评之，故曰‘评热病论’。”

【提要】

1. 论述了阴阳交的辨证要点、病机及预后。
2. 论述了风厥、劳风、肾风、风水的症状、病机、转归、治疗法则及禁忌。
3. 提出“邪之所凑，其气必虚”发病学的重要观点。

【原文】

黄帝问曰：有病温者，汗出辄复热，而脉躁疾不为汗衰，狂言不能食，病名为何？岐伯对曰：病名阴阳交[1]，交者死也。帝曰：愿闻其说。岐伯曰：人所以汗出者，皆生于谷，谷生于精，今邪气交争于骨肉而得汗者，是邪却而精胜也。精胜，则当能食而不复热。复热者，邪气也；汗者，精气也。今汗出而辄复热者，是邪胜也；不能食者，精无俾也；病而留者，其寿可立而倾也。且夫《热论》曰：汗出而脉尚躁盛者死。今脉不与汗相应，此不胜其病也，其死明矣。狂言者，是失志，失志者死。今见三死[2]，不见一生，虽愈必死也。

【校注】

(1)阴阳交：阳，指阳热邪气。阴，指阴精正气。交，交结、交争。阴阳交，指阳热邪气入于阴分，邪正交结而不解，阴精正气不能制伏阳热邪气，以致正气衰败的一种危重证候。正如张介宾注：“汗者阴之液，身热脉躁者阳之邪，病温汗出之后，则当邪从汗解，热退脉静矣。今其不为汗衰……正以阳邪交入阴分，则阴气不守，故曰阴阳交”。

(2)三死：杨上善注：“汗出而热不衰，死有三候：一不能食，二犹脉躁，三者失志。汗出而热，有此三死之候，未见一生之状，虽差必死。”

【释义】

本段对阴阳交的症状、病机及预后进行了全面的讨论和论述。

阴阳交作为热病的一种变证，其基本病机是阴精不足，热邪亢盛，阳热之邪与阴精交结不解。其主要症状是发热，汗出复热，而脉躁疾不为汗衰，狂言，不能食。发热，是由阳热亢盛，阴精不足引起的；汗出复热，是热胜而汗出伤阴，邪仍不退的表现；不能食，说明正气已伤而生化之源匮乏；狂言，由肾精枯竭，热扰心神引起；脉躁疾，是阴精不足，邪热充斥的表现。从邪正双方力量对比来分析，该病将出现人体阴精正气枯竭，阳热邪气不退的危重状态，因此预后凶险。

【理论研究】

热病的基本病机及其预后

本段虽然全面讨论了阴阳交病的病证、病机及预后等问题，但却以病机为其讨论的中心。通过分析病机，才能认识病证、判断预后。以一个“阴阳交”病机分析，提示出一切温热病的基本病机不外乎阳热邪气和阴精正气两方面的制约与胜负。阳邪胜则发热，在正常情况下，若汗出后则当邪随汗解，而脉静身凉，并且能进饮食，从而正气可以恢复。若汗出而热不退，脉仍躁疾，说明尽管汗出损伤津液，而热邪并未衰去。若邪不去而反复汗出，且不能进饮食，正气来源枯竭，则终将使阴精衰败而难复。至其"狂言"，则是五脏精气衰不能养神之象，由于心藏神、肾藏志，肾为水脏、阴精之根，故狂言失志尤能反映心、肾衰败。其预后不良可知。

《内经》这一以阴精与阳邪相互制约胜负分析温热病病机的观点，始终指导着中医温热病学的发展。张仲景《伤寒论》4 条："伤寒一日，太阳受之。脉若静者为不传。颇欲吐，若躁烦，脉数急者，为传也"。以脉象之静与不静，作为判断传与不传的重要标志。后世温病学家，更进一步发挥《内经》这一学术观点，明确认识到凡温病汗出，若见脉静身凉，是邪随汗出的佳兆；若汗出热不退，脉象躁盛，是正不胜邪的凶象；如更见烦躁不安，汗出如豆、气喘、神昏、谵语等症状，则是温邪劫烁津液，精气耗竭的危候。提出"治温病宜刻刻顾其津液"及"留得一分津液，便有一分生机"的理论，以及制定"热病以救阴为先，救阴以泄热为要"的基本治疗大法和一系列相应的治疗措施，无不受本段观点的启发和影响。

【临证指要】

阴阳交的病机是邪盛精衰，其证候危重，尽管如吴鞠通所说："《经》谓必死之证，谁敢谓生，然药之得法，有可生之理"(《温病条辨·原病篇》)，治之亦颇棘手，当以养阴益气清热之法，或可奏效。其与邪热内伏的实证，而以清热泻火养阴治法者不可等而视之。兹选医案一则于后，以供参考。

阴阳交案：热病汗出复热而不少为身凉，此非痎疟，狂言失志，《经》所谓阴阳交，即是病也。交者，液交于外，阳陷于内耳，此属棘手证。人参、生地、天冬。(《宋元明清名医类案·叶天士医案》)

【原文】

帝曰：有病身热，汗出烦满，烦满不为汗解，此为何病？岐伯曰：汗出而身热者，风也；汗出而烦满不解者，厥也。病名曰风厥。帝曰：愿卒闻之。岐伯曰：巨阳主气，故先受邪，少阴与其为表里也，得热则上从之，从之则厥也。帝曰：治之奈何？岐伯曰：表里刺之(1)，饮之服汤(2)。

【校注】

(1)表里刺之：表里，言足太阳膀胱经与足少阴肾经。由于风厥之病因风邪先伤太阳经，精亏不足，又引动少阴虚火上逆，故治当取两经之穴。张介宾注云："阳邪盛者阴必虚，故当泻太阳之热，补少阴之气，合表里而刺之。"

(2)饮之服汤：《太素》及《脉经》均无"服"字。对"汤"的注释有三说：一谓服补药，如张介宾注："饮之服汤，即《脉度》篇所谓虚者饮药以补之之意。"二谓服汤液，如杨上善注："可刺阴阳表里之脉，以攻其外，饮之汤液，以疗其内，此为疗风厥之法也。"三谓饮热水，如张志聪注云："饮之服汤，以助水津之汗。"三说均可参。

【释义】

本段主要论述风厥的症状、病机和治法。

风厥的症状是汗出烦满，烦满不为汗解。基本病机是太阳经感受风邪，少阴虚火上逆。太阳感受风邪，所以汗出而身热；少阴虚火上逆，所以烦闷不为汗解。治法宜泻太阳风邪，补少阴精气，并配合汤液内服以助水津。

【临证指要】

风厥之病《内经》中凡三见，所指不同，治法当各异。如本篇所云者，由外感风邪，引动少阴之虚火上逆，治当泻风邪补精气。针刺选穴及刺法：风门穴，刺五分，留七呼。太溪穴，刺三分，留七呼。

《素问·阴阳别论》："二阳一阴发病，主惊骇背痛，善噫善欠，名曰风厥。"二阳，指足阳明胃。一阴，指厥阴心主及肝之脉。心主之脉起于胸中，出属心，心病则胸背痛。又"心主噫"。肝主惊骇，故惊骇善欠。正如张志聪《素问集注·阴阳别论》注："此厥阴风木厥逆之为病也。风木为病，干及胃土，故名风厥"。治法当疏肝和胃，柴胡疏肝汤类可供选用。

《灵枢·五变》："黄帝曰：人之善病风厥漉汗者，何以候之？少俞答曰：肉不坚，腠理疏，则善病风。"此因腠理疏松，感受风邪，风邪逆于腠理，故以汗出多为主症。治法当益气固表，可选用玉屏风散之类。

【原文】

帝曰：劳风为病何如？岐伯曰：劳风法在肺下。其为病也，使人强上冥视(1)，唾出若涕，恶风而振寒，此为劳风之病。帝曰：治之奈何？岐伯曰：以救俛仰(2)，巨阳引(3)。精者三日(4)，中年者五日，不精者七日。咳出青黄涕，其状如脓，大如弹丸，从口中若鼻中出，不出则伤肺，伤肺则死也。

【校注】

(1)强上冥视：于鬯《香草续校书》云："'上'，疑'工'字之误。'工'，盖'项'字之借。'项'谐'工'声，故借'工'为'项'。强工者，强项也"。强上，即项强。冥视，视物不清。

(2)以救俛仰：俛，同"俯"。俛仰的解释有二种：一指呼吸困难，如尤在泾《医学读书记》说："肺主气而司呼吸，风热在肺，其液必结，其气必壅，是以俯仰皆不顺利，故曰当救俯仰也。救俯仰者，即利肺气、散邪气之谓乎。"二指项背强急，如高世栻注云："治之之法，当调和经脉以救俯仰，经脉调和，则俯仰自如，强上可愈。"两说皆可通。

(3)巨阳引：指在太阳经上取穴，进行针刺以引动经气的治疗方法。

(4)精者三日：精，指气血充足，精神清爽。精者，指青壮年人，与下文中年和不精者(老年)人相对而言。青壮年气血充足，精神清爽，故虽患劳风之病，三日可愈。而中、老年人气血渐衰，故病缓解较慢。

【释义】

本段论述了劳风病的症状、病机、治法与预后。

因劳受风，病位在肺，名为劳风。主要症状有恶风振寒，强上冥视，唾出青黄痰、鼻出浊涕，其状如脓。其基本病机是太阳受风，肺失清肃，痰热壅积。太阳感受风邪，卫气失于温煦，所以恶风而振寒。膀胱经气不畅，因而项强冥视。风热犯肺，炼液为痰，所以咳喘痰浊。治法宜利肺散邪以救俯仰，排出痰浊以通气道。其病缓解与正气强弱关系极大，青壮年气血充足，短期内便可痊愈；若中老年及体质衰弱者，则病程较长。其病当视痰浊能否排出，而判断预后。排出顺利者，邪气可去而能愈，若浊痰不出，必内损肺脏，其病危重。

【临证指要】

本段劳风病的临床表现，与张仲景《金匮要略》所载"肺痈"颇多一致处。《金匮要略·肺痿肺痈咳嗽上气病脉证治第七》云："风舍于肺，其人则咳，口干喘满，咽燥不渴，多唾浊沫，时时振寒。热之所过，血为之凝滞，蓄结痈脓，吐如米粥。始萌可救，脓成则死。"其治疗之法，仲景进一步指出："喘不得卧"之属于邪实气闭的实证者，"葶苈大枣泻肺汤主之"。"咳而胸满，振寒脉数，时出浊唾腥臭，久久吐脓如米粥者，为肺痈，桔梗汤主之"。热蕴之久，酿成痈脓，略显正虚之象，用桔梗汤排脓为主。又《千金方》：苇茎汤“治咳有微热，烦满，胸中甲错，是为肺痈”，“再服，当吐如脓”。用苇茎汤排脓消痈。仲景又据肺痈之病气血亏损，化为痈脓，虽为上焦之病，但不可用吐法，以免伤害脏气，故特别指出“肺痈，当有脓血，吐之则死。”

笔者曾治某女，27岁，喘咳5年，屡经医治，曾用泼尼松等西药。现服氨茶碱，必要时用止喘喷雾剂。现症气喘咳嗽，痰黏稠量多，痰色白兼青黄，成块如脓状，有咸腥味，有时带血丝。咳剧时遗尿，咳声重浊。大便日二三次，不成形，带有黏液。小便量少。脉弦滑，舌暗红，苔薄白腻满布舌上。证属肾虚肺实，痰浊壅阻，先治其标，宣肺利大肠，用千金苇茎汤加味：芦根15g、生苡仁15g、桃仁10g、杏仁10g、冬瓜子12g、鱼腥草15g、前胡12g、炙麻黄5g、桑皮叶各10g、泽兰10g、天花粉12g、炙杷叶10g、地龙12g、生甘草6g。6剂，水煎服，每日1剂。1周后复诊：咳喘明显减轻，近日未用氨茶碱及喷雾止喘剂。痰中腥味已除，大便成形，无黏液，小溲较前通畅。咽痒，咳时仍遗尿。上方加减，配以益肾之品。北沙参12g、芦根12g、桃杏仁各10g、炙麻黄5g、桔梗10g、天花粉12g、鱼腥草12g、肉桂1g、菟丝子12g、桑皮叶各10g、地龙12g、生甘草6g。[1]

【原文】

帝曰：有病肾风者，面胕痝然壅，害于言(1)，可刺不？岐伯曰：虚不当刺，不当刺而刺，后五日，其气必至(2)。帝曰：其至何如？岐伯曰：至必少气时热，时热从胸背上至头，汗出手热，口干苦渴，小便黄，目下肿，腹中鸣，身重难以行，月事不来，烦而不能食，不能正偃，正偃则咳，病名曰风水，论在《刺法》中。

帝曰：愿闻其说。岐伯曰：邪之所凑，其气必虚。阴虚者，阳必凑之，故少气时热而汗出也。小便黄者，少腹中有热也。不能正偃者，胃中不和也。正偃则咳甚，上迫肺也。诸有水气者，微肿先见于目下也。帝曰：何以言？岐伯曰：水者，阴也；目下，亦阴也；腹者，至阴之所居，故水在腹者，必使目下肿也。真气上逆，故口苦舌干(3)，卧不得正偃，正偃则咳出清水也。诸水病者，故不得卧，卧则惊，惊则咳甚也。腹中鸣者，病本于胃也。薄脾则烦不能食。食不下者，胃脘隔也。身重难以行者，胃脉在足也。月事不来者，胞脉闭也。胞脉者属心而络于胞中，今气上迫肺，心气不得下通，故月事不来也。帝曰：善。

【校注】

(1)害于言：妨害语言。王冰注：“肾之脉，从肾上贯肝膈，入肺中，循喉咙，挟舌本，故妨害于言语。”

(2)其气必至：气，指病气。如王冰注：“至，谓病气来至也”。不过，“至”作“来”解欠妥当。肾风之病并非周期发作或周期加重，因此无所谓误刺后五日病气来至。“至”作大、极为妥，即如《素问·至真要大论》之“至”，以及《素问·五脏别论》中“至德”、“至巧”之“至”。言肾风不当用刺法，误用之其病气五日之后会加剧。

(3)真气上逆，故口苦舌干：真气，指心脏之真气。心属火，其气上逆，所以口苦舌干。张志聪注：“真气者，脏真之心气也。心属火而恶水邪，水气上乘，则迫其心气上逆，是以口苦舌干。”另一说，真气指火气，如姚止庵注：“真气当作火气解，方与口苦舌干意合”。姚氏之说可供参考。

【释义】

本段主要论述风水的病因、症状和病机。

风水是由肾风误刺而产生的变证，其基本病机是肾虚受风，阴虚阳乘，水停内外。肾为水脏，具有化气行水的功能。肾阴不足，风邪侵袭，聚水为肿，形成面目浮肿、目下壅起的肾风证。肾风正气虚，不当用刺法，不当刺而刺，一方面使正气更虚，虚而生火，另一方面使水邪更盛，而水泛周身。阴虚生火，故见少气时热，热从胸背上至头，汗出手热。水邪盛而泛溢，上迫于肺，则咳嗽，仰卧尤甚；水邪凌心，虚火外越，则口苦舌干、小便色黄；水邪侮脾，则烦不能食，身重难以行；水邪干胃，则腹中鸣响，不得仰卧，咳出清水；水邪闭阻胞络，则月事不来。

【理论研究】

1. 肾风与风水

肾风病与风水病在《内经》中多次论及，而将两者联系起来论述者，仅见于本篇。从两者联系中可以看到，风水病可以由肾风病误刺发展而成。正如丹波元简所云“本篇所谓风水者，乃因肾风误刺而变之称”。除本篇外，《内经》论及肾风诸篇有：

《素问·风论》：“以冬壬癸中于邪者，为肾风”。“肾风之状，多汗恶风，面痝然浮肿，脊痛不能正立，其色炲，隐曲不利，诊在肌上，其色黑”。

《素问·奇病论》：“有病痝然如有水状，切其脉大紧，身无痛者，形不瘦，不能食，食少，名为何病？岐伯曰：病生在肾，名为肾风。肾风而不能食，善惊，惊已心气痿者死。”

论及风水诸篇尚有：《素问·水热穴论》：“勇而劳甚则肾汗出，肾汗出逢于风，内不得入于脏腑，外不得越于皮肤，客于玄府，行于皮里，传为胕肿，本之于肾，名曰风水”。“水病下为胕肿大腹，上为喘呼，不得卧者，标本俱病，故肺为喘呼，肾为水肿。”

《灵枢·论疾诊尺》：“视人之目窠上微痈，如新卧起状，其颈脉动，时咳，按其手足上窅而不起者，风水肤胀也。”

《素问·大奇论》：“肝肾并沉为石水，并浮为风水。”

《灵枢·四时气》：“风㽷肤胀，为五十七痏”。

《灵枢·九针论》：“淫邪流溢于身，如风水之状，而溜不能过于机关大节者也。”

从上所录经文又可见到，《内经》有将风水与肤胀并称者，有关肤胀的临床表现，《灵枢·水胀》云：“肤胀者，寒气客于皮肤之间，鼟鼟然不坚，腹大，身尽肿，皮厚，按其腹窅而不起，腹色不变，此其候也。”

综合《内经》记载，分析肾风与风水两病的异同如下：

关于病因：肾风为感受风邪，从“冬壬癸中于邪”及“其脉大紧”分析，似是风挟寒邪；风水病以肾虚为内因，以风邪侵袭为外因。

病位：皆以肾脏为主，而肾风病可影响到心脏；风水则以肾为本，以肺为标，病可影响到脾、胃、心脏，从“肝肾并沉为石水，并浮为风水”观之，则其病也影响到肝脏。

脉象：肾风脉“大紧”，风水脉“肝肾并浮”。

水肿：肾风病见面部痝然浮肿；风水见目下先肿，一身尽肿，腹中有水而腹大，手足及腹部按之凹而不起。

其他症状，两病互有异同，总体观之以风水病的病情更为复杂。

总之，如果仅凭《内经》上述记载，可以得出如下初步结论：风水病较肾风病复杂而严重。风水病可以从肾虚受风而发病，也可从肾风病发展而成。当然，如果考虑到《内经》“并非出自一人之手，亦非一时之作”的话，则肾风与风水在古代也有本为一病而有两名，或是一病的两个不同阶段的可能性。尚有进一步考证之必要。

2. 邪之所凑，其气必虚

本段提出“邪之所凑，其气必虚”，用以说明风水病“时热”等症状的机理，即肾阴不足，不能制火，而见阳亢发热。不过，此句经文含义尚不止于此，而是反映了《内经》关于发病学说的重要观点，即正气虚是发病的根据，邪气是发病的条件。邪气之所以能够引起疾病发生，其前提是由于正气不足，否则虽有外邪，一般不会生病。这一观点，在《内经》其他篇章中也有论述。如《灵枢·百病始生》云："风雨寒热，不得虚，邪不能独伤人。此必因虚邪之风，与其身形，两虚相得，乃客其形。"《素问·刺法论》则说："正气存内，邪不可干。"进一步说明正气在发病与否中的主导地位。在分析某些具体病证时，同样体现出这个基本观点，如《素问·痹论》指出虽然风寒湿三气是引起痹证的主要外淫，但若营卫之气不虚，则不会发生痹证；《灵枢·五变》指出："肉不坚，腠理疏，则善病风"。"五脏皆柔弱者，善病消瘅"。"小骨弱肉者，善病寒热。"即因人体各部正气不足，而引起相应之病证，《灵枢·五变》所谓："百病之始期也，必生于风雨寒暑……夫同时得病，或病此，或病彼……是谓因形而生病。"

张仲景继承《内经》这一学术观点，他指出："若五脏元真通畅，人即安和"（《金匮要略方论·脏腑经络先后病脉证第一》）。"血弱气尽，腠理开，邪气因入"（《伤寒论·辨太阳病脉证并治第六》）。

后世医家对此多有发挥，如高世栻云："五脏充足，六腑调和，经脉强盛，虽有所伤，亦不为病。若脏腑经脉原有不足，又不知持重调摄，而放纵无常，焉得无病？如脏气不足，病在脏；腑气不足，病在腑；经脉不足，病在经脉。阴血虚而不为阳气之守，则阳病；阳气虚而不为阴血之使，则阴病。且正气内虚，而淫邪猖獗，则六淫为病。"（《医学真传·原病》）姚止庵亦云："精气者，禀受于父母……精气克全，外邪无自而入。若所受虽强，而不能保摄其天真，纵恣无度，精气日耗，经络空疏，外邪乘之而入于内。"（《素问经注节解》）

可见，"邪之所凑，其气必虚"是中医"发病学"的基本学术观点之一，同时也是"养生学"的重要理论依据。

【临证指要】

本段所论肾风、风水二病，均以浮肿为其主要症状，故应属"水肿"病范畴。关于水肿病的治疗，《内经》已经提出"开鬼门"发其汗、"洁净府"利小便、"去宛陈"活血等治法，以及针刺治疗"水俞五十七处"等。张仲景于《金匮要略·水气病脉证并治第十四》中又在《内经》基础上，增加了补气、补肾、调和营卫诸法。但又总结出"诸有水者，腰以下肿，当利小便；腰以上肿，当发其汗乃愈"的治疗原则。后世医家，根据水液代谢与肺脾肾三脏关系最为密切，故尤其重视宣肺行水、健脾利湿、益肾化水等法。同时，注意到外邪入里化热以及人体内热等病机，因而宣郁清热也是治疗水肿病的重要方法之一。兹选医案两则，以供参考。

案一：王旭高医案（《王旭高临床医案》）

杜。风水相搏，一身暴肿，上则咳嗽，喉有痰声，下则溏泄，小便不利。发汗而利小便是其大法。迁延匝月，节近清明，天气温暖，肺胃久蕴之风，从中暗化为热。肺得热而不降，肝有火而上升，胃居于中，受肝火之冲激，由是呕吐不纳。舌燥唇焦齿黑，心烦囊缩，胸腹肤红，危险之象。勉拟清肃肺胃，存阴泄热，以冀转机为幸。生石膏、杏仁、通草、茯苓皮、豆豉、北沙参、麦冬、川贝、丹皮、芦根、鲜薄荷根，绿豆汤代水煎服。

二诊：昨用清金以通决渎，幸水道已通，高原得清肃之令。然中焦格拒，似宜转运其中。但肝火炽甚，徒运其中无益。当清肝之亢，胃不受克，则呕可宁矣。川连（姜汁炒）、黄芩（姜汁炒）、半夏、泽泻、陈皮、黑山栀、川贝、竹茹（姜汁炒）、茯苓皮、枇杷叶、芦根、当归龙荟丸9g，绿豆生姜汤送下。

案二:王洪图医案

侯某,男,12岁。2个月前因周身水肿、少尿,到某医院诊治,诊为急性肾小球肾炎,用西药治疗。症情虽有缓解,但浮肿及尿检查均未能恢复正常。查其咽部微红,舌红略暗,苔薄黄。周身轻度浮肿,下肢为甚。有汗,腰不痛。血压146/100mmHg;尿检:蛋白+++,红细胞++,白细胞+。此为内有郁热,外受风邪之"肾风"病。治以清热散风行水,佐以和血。方用越婢汤合麻黄连翘赤小豆汤加减。麻黄粉1g(冲服)、桑白皮12g、杏仁10g、生苡仁12g、连翘12g、赤小豆12g、生石膏20g、丹皮10g、红花10g、生甘草4g、大枣12枚。4剂,水煎服。

二诊:服上方1剂后,夜间排尿1000ml,次日浮肿即消。无不适,血压120/90mmHg。脉渐缓,舌苔薄白。尿常规:蛋白++,红白血球少许。

用上方加倍量,共为末,沏水代茶饮。每日2次,每次4g。另每天服1丸六味地黄丸,早晚分服。服用20余日,一切恢复正常。

(王洪图)

参考文献

[1] 王洪图,詹海洪. 黄帝医术临证切要. 北京:华夏出版社,1993:78.

逆调论篇第三十四

【篇解】

逆调,即失调、逆乱的意思。本篇论述由人体阴阳、水火、气血、营卫、脏腑经络的功能逆乱失调所引起的寒热、骨痹、肉苛等病证,故以名篇。

【提要】

1. 说明阴阳气血的逆乱是疾病发生的内在因素,提示人们治疗疾病必须以调理阴阳气血为目的。

2. 具体论述了"寒热"、"骨痹"、"肉苛"、"逆气"四种疾病的病因病机和临床特点。

【原文】

黄帝问曰:人身非常温也,非常热也(1),为之热而烦满者何也?岐伯对曰:阴气少而阳气胜(2),故热而烦满也。帝曰:人身非衣寒也(3),中非有寒气(4)也,寒从中生者何?岐伯曰:是人多痹气(5)也,阳气少,阴气多,故身寒如从水中出。帝曰:人有四支热,逢风寒如炙如火(6)者何也?岐伯曰:是人者阴气虚,阳气盛,四支者阳也,两阳相得(7)而阴气虚少,少水(8)不能灭盛火(9),而阳独治(10),独治者不能生长也,独胜而止耳,逢风而如炙如火者,是人当肉烁(11)也。帝曰:人有身寒,汤火不能热,厚衣不能温,然不冻栗(12),是为何病?岐伯曰:是人者,素肾气胜,以水为事(13),太阳气衰,肾脂枯不长,一水不能胜两火,肾者水也,而生于骨,肾不生则髓不能满,故寒甚至骨也。所以不能冻栗者,肝一阳也,心二阳也(14),肾孤脏也,一水不能胜二火(15),故不能冻栗,病名曰骨痹,是人当挛节也。帝曰:人之肉苛(16)者,虽近衣絮,犹尚苛也,是谓何疾?岐伯曰:荣气虚,卫气实(17)也,荣气虚则不仁,卫气虚则不用,荣卫俱虚,则不仁且不用,肉如故也,人身与志不相有(18),曰死。帝曰:人有逆气不得卧而息有音者,有不得卧而息无音者,有起居如故而息有音者,有得卧行而喘者,有不得卧不能行而喘者,有不得卧卧而喘者,皆何脏使然?愿闻其故。岐伯曰:不得卧而息有音者,是阳明之逆也,足三阳者下行(19),今逆而上行,故息有音也。阳明者胃脉也,胃者六腑之海,其气亦下行,阳明逆不得从其道，故不得卧也。《下经》[20]曰：胃不和则卧不安。此之谓也。夫起居如故而息有音者，此肺之络脉逆也，络脉不得随经上下，故留经而不行，络脉之病人也微，故起居如故而息有音也。夫不得卧卧而喘者，是水气之客也，夫水者循津液而流也，肾者水脏，主津液，主卧与喘[21]也。帝曰：善。

【校注】

(1)非常温也，非常热也：说明此种“温”、“热”非指一般感受外邪所致的温热病，乃是由于人体本身阴阳失调而寒热自生。

(2)阴气少而阳气盛：张介宾注：“阴虚者阳必凑之，阳邪实于阴分，故热而烦满。”指阴阳失调，阴虚而阳胜，故出现热而烦满的症状。

(3)衣寒也：衣服单薄而受外寒。

(4)中非有寒气：不是人体内寒气存在而发冷。

(5)痹气：气机闭滞不通。《圣济总录》说：“痹气内寒者，以气痹而血不能运，阳虚而阴自胜也。故血凝泣而脉不通，其证身寒如从水中出也。”

(6)如炙如火：《新校正》：“太素云：如炙于火，当从太素之火。”

(7)两阳相得：解释四肢热逢风寒如炙如火的病机。张介宾注：“四肢者，诸阳之本也。风者，阳气也，以四肢之热而逢风于外，是谓两阳相得”。

(8)少水：阴气虚少不足。

(9)盛火：指阳气盛。

(10)独治：阳气独胜于一身，“独阳不长”，所以说：“独胜而止耳”。

(11)肉烁：指人体肌肉干枯消瘦。

(12)冻栗：寒冷而战栗。

(13)素肾气胜，以水为事：素肾气胜，指平素肾气旺盛之人。以水为事，诸注家意见不一：张介宾注：“素肾气盛者，必持胜而多欲，以水为事。”张琦注：“以水为事，涉水游泳之类。”近人注：“好饮茶酒，内湿偏盛，亦以水为事也”。[1]综合各家意见：全句意为，平素肾气旺盛之人持肾气之胜，或多欲不节，或常在水中作业，或好饮茶酒，以致肾气耗损而为病。

(14)肝一阳也，心二阳也：高世栻注：“肾水生肝木，肝为阴中之阳，故为一阳；少阴合心火，心为阳中之阳，故为二阳。”

(15)肾孤脏也，一水不能胜二火：“一水不能胜二火”，本段凡两见，前句恐为衍文，当删。《素问直解》云：“七字在下，误重于此，衍文也。”心为君火，肝胆内寄相火，是谓二火。肾为水脏，是谓一水。肾精亏损，肾脂枯槁，所以一水不能胜二火。火为二，水为一，故称肾为“孤脏”。

(16)肉苛：张介宾注：“苛者，顽木沉重之谓。”荣卫俱虚，人体肌肉不得气煦血濡而顽麻沉重，行动不便。

(17)荣气虚，卫气实：此句中的“卫气实”，根据上下文的含义，应改为“卫气虚”。又，丹波元简注：“下文云：荣气虚则不仁，卫气虚则不用，荣卫俱虚，则不仁且不用。则此七字不相冒，恐是衍文。”

(18)人身与志不相有：人身指形体而言，志是神的代称。人身与志不相有，即形与神相失，虽有形体在外，而神气离散，故曰死。

(19)足三阳者下行：足之三阳经，皆起于头而下行至足，其气应降，以维持阴升阳降的生理状态。

(20)《下经》:据任应秋考证,《下经》是关于病症学或病理学方面的古典医籍[2]。现已失传。

(21)主卧与喘:水气为病,其本在肾,其标在肺,水寒射肺,故喘息不得卧。

【释义】

本篇把人体的阴阳失调,水火不济,荣卫俱虚,脏气逆乱等都称为"逆调",是导致疾病发生的重要机制。具体有阴气少,阳气盛,出现热证;阳气少,阴气盛,出现寒证;阴虚阳盛导致"肉烁";水不胜火导致"骨痹";脏腑气血的逆调出现不得卧和喘息等。

【理论研究】

1. 阴阳失调

从总体来说,阴阳失调是体内各种生理性矛盾运动遭到破坏的总称,是一切疾病发生的内在依据,各种致病因素必须通过体内的阴阳失调才能形成疾病。本篇所述,则是人体在没有明显感受外邪的情况下,由于机体本身的功能失调所引起的或寒或热的病理变化。如"阴气少而阳气胜,故热而烦满也","阳气少,阴气多,故身寒如从水中出"。为了区别于一般外感所引起的寒热,将之称为"非常温","非常热"。《素问·调经论》说:"阳虚则外寒,阴虚则内热,阳盛则外热,阴盛则内寒"。阴阳的失调是引起疾病的直接原因,《素问·阴阳应象大论》说:"阴阳更胜之变,病之形能也"。千变万化的病理过程,都可以说是阴阳失调的结果。所以,掌握了"阴阳之道",就抓住了辨证施治的纲领。

2. 水火不济

《素问·阴阳应象大论》说:"水火者,阴阳之征兆也"。水火之间的关系,从本质上讲仍属阴阳的范畴,其含义有二:心主火,肾主水,在正常生理活动中,心肾的功能是依靠水火升降,相互交济来完成的,《医学入门》中说:"两肾有二系,上与心系通,所以坎北离南,水火相成也",此其一;又,肾为水火之脏,内寄真阴真阳,肾阴(水)、肾阳(火)的平衡互济是维持正常生命活动的根本保证,《景岳全书》中说:"五脏之阴气非此不能滋,五脏之阳气非此不能发",此其二。所以水火不济成为发病的重要原因之一。水不足必然导致火有余;水偏盛则火偏衰,皆属病态。如本篇所说:"肾者水也,而生于骨,肾不生则髓不能满,故寒甚至骨也"。又说:"肾孤脏也,一水不能胜二火,故不能冻栗,病名曰骨痹,是人当挛节也"。这是由于肾阳(火)虚衰而引起寒入骨髓的骨痹。又如《伤寒论·辨少阴病脉证并治第十一》说:"少阴病,得之二三日以上,心中烦,不能卧,黄连阿胶汤主之。"属于水亏火旺之证。因此,掌握水火二者的关系,对辨证论治是有其指导意义的。王冰深得其意,立"益火之源,以消阴翳;壮水之主,以制阳光"的治疗大法,可为后世之楷模。

3. 营卫俱虚

营气和卫气都是人体生命活动的重要物质基础,营行脉中,卫行脉外,两者各有自己的职能。"卫气者,所以温分肉,充皮肤,肥腠理,司开阖者也"(《灵枢·本脏》)。"营者,水谷之精气也,和调于五脏,洒陈于六腑,乃能入于脉也"(《素问·痹论》)。营和卫的关系实质上就是气和血的关系。本篇重点论述了营卫俱虚所造成的肉苛病,"荣气虚则不仁,卫气虚则不用,荣卫俱虚,则不仁且不用"。目前临床上"肉苛"病名已罕用,但荣卫失调所导致的病理现象是屡见不鲜的,明于此则对辨证析理,乃至立方遣药,大有裨益。

4. 脏气逆乱

中医学认为:五脏之间均按五行生克规律维持其协调平衡状态,如果脏气逆乱,则破坏了五脏之间的相互依存、相互制约的关系而出现相应的病变。本篇以喘息为例,列举了肺、肾、胃脏气逆乱的病理表现。阳明胃气逆则卧不安，呼吸不利喘息有声；肺气逆则起居如故，喘息有声；肾气逆则水气上逆，卧而喘息等。总之，五脏元真通畅，人即安和；五脏之气逆乱，则病变丛生。

综上所述，人体的阴阳水火、表里上下、气血营卫、脏腑经络之间的协调和谐，是保证人体正常生理活动的关键。无论什么原因，破坏了这种协调和谐，皆可称为“逆调”，从而造成疾病的发生。

【临证指要】

1. 关于阴阳逆调

阴阳逆调是本篇主要内容，具体体现在营卫、气血、脏腑、经络的失调，从整个《内经》及中医学来看，阴阳失调大致有以下五个方面：①阴阳偏盛；②阴阳偏衰；③阴阳互损；④阴阳格拒；⑤阴阳相离。从证候看，阴阳偏盛即阳盛则热、阴盛则寒，属实证；阴阳偏衰即阳虚则寒、阴虚则热，属虚证；阴虚导致阳亢，阳虚导致阴盛，属本虚标实；阳损及阴，阴损及阳，最终导致阴阳两虚证，阴阳两虚证再进一步可出现亡阴、亡阳，阴阳离决；阴盛格阳出现的是真寒假热，阳盛格阴出现的是真热假寒。能够准确辨别阴阳逆调的种种证候，就不难把握病变的转归，确定相应的治疗原则。诚如张介宾所言：“医道虽繁，可一言以蔽之，曰阴阳而已。”（《景岳全书·传忠录》）今附王好古《阴证略例·海藏治验录》病例：外阳内阴证辨治案。

牌印将军完颜公之子小将军，病伤寒六七日，寒热间作，腕后有斑三五点，鼻中微血出。医以白虎汤、柴胡等药治之不愈。及余诊之，两手脉沉涩，胸膈间及四肢按执之殊无大热，此内寒也。问其故，因暑热卧殿角之侧，先伤寒，次大渴，饮冰酪水一大碗。外感者轻，内伤者重，外从内病，俱为阴也。故先斑衄，后显内阴。寒热间作，脾亦有之，非往来少阳之寒热也。与调中汤，数服而愈。

2. 关于“胃不和则卧不安”

此句历来有争论，大抵有两种看法：①指胃肠道功能失常而出现的不能熟睡、多梦，睡时呼吸音粗大之症；②认为病人是由于气喘而不得卧。两者分歧点在于对“卧”的理解。前者认为“卧”是指睡眠，后者认为“卧”是指平卧。从临床分析，诸如胃肠道寄生虫，小儿胃肠食积不化，寒热食积等，往往出现嘈杂、胸痞、胀闷，以致难以入睡，或多梦、易醒、磨牙、呼吸音粗大、鼻腔鼾声增大等。现代医学认为，失眠与人体的生理及心理因素有关，“胃不和”则属生理因素，缘由胃气不和，扰乱心神，神气不得安舍，则难以入睡，这在临床上屡见不鲜。

关于“胃不和，卧不安”的治疗，李中梓《医宗必读》提出用“橘红、甘草、石斛、茯苓、半夏、神曲、山楂之类”。程国彭《医学心悟》指出：“有胃不和卧不安者，胃中胀闷疼痛，此食积也，保和汤主之”。《实用中医内科学》提出：“治法：和胃化滞。轻证可用保和丸或越鞠丸加山楂、麦芽、莱菔子。重证宜用调胃承气汤，胃气和，腑气通即止”。

至于气逆喘促而不能平卧的现象同样十分常见。如哮喘久发，肺脾两虚，土虚不能生金，肺虚宣肃失司，气逆喘促，动则短气心悸，唯端坐呼吸稍感宽舒，夜能平卧，此宜补气敛降肺气，以平喘促，药用黄芪、太子参、白术、茯苓、山茱萸、五味子、葶苈子、苏子、苦杏仁、甘草等，标本兼顾，可望缓解喘逆。

（王庆其）

参考文献

[1] 南京中医学院医经教研室. 黄帝内经素问译释. 上海：上海科学技术出版社，1959.

[2] 任应秋.《内经》研究论丛. 武汉:湖北人民出版社,1982.

咳论篇第三十八

【篇解】

咳,即咳嗽。本篇主要讨论了咳嗽的病因、病机、分型、临床表现及治疗原则,故名篇。

【提要】

1. 论述了咳嗽属于肺之本病,与肺胃的关系最为密切,与五脏六腑也有密切关系。

2. 阐述了肺咳和五脏六腑咳的临床表现及其传变规律。

3. 阐述了咳嗽的治疗原则。

【原文】

黄帝问曰:肺之令人咳,何也?岐伯对曰:五脏六腑皆令人咳,非独肺也。帝曰:愿闻其状。岐伯曰:皮毛者肺之合也,皮毛先受邪气,邪气以从其合也。其寒饮食入胃,从肺脉上至于肺(1)则肺寒,肺寒则外内合邪,因而客之,则为肺咳。五脏各以其时受病(2),非其时各传以与之。人与天地相参,故五脏各以治时感于寒则受病,微则为咳,甚者为泄为痛。乘秋则肺先受邪,乘春则肝先受之,乘夏则心先受之,乘至阴(3)则脾先受之,乘冬则肾先受之。

帝曰:何以异之?岐伯曰:肺咳之状,咳而喘息有音,甚则唾血。心咳之状,咳则心痛,喉中介介如梗状,甚则咽肿喉痹。肝咳之状,咳则两胁下痛,甚则不可以转,转则两胠下满。脾咳之状,咳则右胁下痛(4)阴阴引肩背,甚则不可以动,动则咳剧。肾咳之状,咳则腰背相引而痛,甚则咳涎。

帝曰:六腑之咳奈何?安所受病?岐伯曰:五脏之久咳,乃移于六腑。脾咳不已,则胃受之,胃咳之状,咳而呕,呕甚则长虫出。肝咳不已,则胆受之,胆咳之状,咳呕胆汁。肺咳不已,则大肠受之,大肠咳状,咳而遗失(5)。心咳不已,则小肠受之,小肠咳状,咳而失气,气与咳俱失。肾咳不已,则膀胱受之,膀胱咳状,咳而遗溺。久咳不已,则三焦受之,三焦咳状,咳而腹满,不欲食饮。此皆聚于胃,关于肺,使人多涕唾而面浮肿气逆也(6)。

帝曰:治之奈何?岐伯曰:治脏者治其俞(7),治腑者治其合(7),浮肿者治其经(7)。帝曰:善。

【校注】

(1)其寒饮食入胃,从肺脉上至于肺:杨上善注:"人肺脉手太阴,起于中焦,下络大肠,还循胃口,上膈属肺。寒饮寒食入胃,寒气循肺脉上入肺中。"

(2)五脏各以其时受病:时,脏气当旺的时令,即后文之"治时"。姚止庵注:"王不受邪,五脏之常也。五脏不虚则已,虚则应王不王,邪乘虚入,是五脏之受病,反在应王之时,故云各以其时受病也。"

(3)乘至阴:高世栻注:"脾为阴中之至阴,寄旺四时。乘至阴,即其旺时也。"

(4)咳则右胁下痛:胁,《甲乙经》卷九第三作"胠"为是。胠,指腋下胁上部位。"左右者,阴阳之道路也",心肝阳脏行气于左,肺脾阴脏行气于右,右胠下乃肺脾之气升降的道路,脾咳之病其脾肺之气逆滞于右胠下,故痛。

(5)遗失:失,应据《甲乙经》卷九第三及《太素》卷二十九咳论改作"矢"。遗矢,即大便失禁。

(6)此皆聚于胃,关于肺,使人多涕唾而面浮肿气逆也:张介宾注:"此下总结诸咳之证,而并及其治也。诸咳皆聚于胃，关于肺者，以胃为五脏六腑之本，肺为皮毛之合，如上文所云皮毛先受邪气，及寒饮食入胃者，皆肺胃之候也。阳明之脉起于鼻，会于面，出于口，故使人多涕唾而面浮肿。肺为脏腑之盖而主气，故令人咳而气逆。"

(7)俞，合，经：是十二经脉分布于肘膝以下的特定穴位。《灵枢·九针十二原》说："所出为井，所溜为荥，所注为输，所行为经，所入为合。"

【释义】

本篇讨论了咳嗽的病因病机、辨证分型、临床表现及针刺法则。

咳嗽的病因有从皮毛感受的寒邪等邪气，还有从胃进入的寒饮。咳嗽与五脏六腑均有联系，但与肺胃的关系最为密切。外寒内饮"外内合邪"，侵犯肺脏，肺气不利，则发为咳嗽。五脏六腑传邪于肺亦是咳嗽形成的重要原因之一，所谓"五脏各以其时受病，非其时各传以与之"。

咳嗽因其成因和兼证的不同，又可分为肺咳和五脏六腑咳等证型，其临床表现除了咳嗽之外，还兼有相应脏腑经络失调的证候。如"肝咳之状，咳则两胁下痛，甚则不可以转，转则两胠下满"，"肾咳之状，咳则腰背相引而痛，甚则咳涎"均表现出脏腑经脉失调方面的症状。咳的传变，是五脏咳传为六腑咳，六腑咳传为三焦咳，其病变范围不断扩大。治疗上，可按五脏六腑的病位分经取穴，"治脏治其俞，治腑者治其合，浮肿者治其经"。

【理论研究】

《内经》咳病理论

本篇是《内经》讨论咳嗽的专篇，文中系统深入地论述了咳嗽的成因、机理、辨证分型、证候表现、传变规律，以及针刺治疗原则，提出了"肺之令人咳"和"五脏六腑皆令人咳，非独肺也"，"此皆聚于胃，关于肺"等著名论断。

咳嗽的成因，不外以下两个方面：一是外被风寒等邪气所伤。"皮毛者，肺之合也"，风寒等邪气外侵，则"皮毛先受邪气"，随后皮毛之邪从其合而内传于肺。二是内有寒饮停聚。"寒饮食入胃"，其寒邪"从肺脉上至于肺"，导致肺寒。肺为娇脏，不耐寒热，内外之寒合并伤肺，致使肺气失调，故引起咳嗽。《灵枢·邪气脏腑病形》亦明确阐述了"外内合邪"致咳的道理，谓："形寒寒饮则伤肺，以其两寒相感，中外皆伤，故气逆而上行"。由于咳嗽与肺胃的关系最为密切，故原文复指出："此皆聚于胃，关于肺"，为我们从肺、胃两脏防治咳嗽提供了理论依据。

咳为肺之本病，这是《内经》一贯的思想，如《素问·宣明五气》指出："肺为咳"。《素问·阴阳应象大论》：肺"在变动为咳"。《素问·厥论》："手太阴厥逆，虚满而咳。"均说明咳嗽属于肺的病变。不仅如此，《内经》还从整体观的高度提出了"五脏六腑皆令人咳，非独肺也"的论点，从而形成了五脏六腑咳的辨证方法。

五脏六腑咳是五脏六腑先受邪气，后传邪与肺，影响肺的气机失调而形成，所谓"五脏各以其时受病，非其时，各传以与之"。另一方面，肺脏先病，久咳不愈，亦可影响他脏，并发他脏病变。故原文强调"五脏之久咳，乃移于六腑"，"脾咳不已，则胃受之……肝咳不已，则胆受之"。五脏六腑咳，具体有五脏咳和六腑咳之分，其临床表现各不相同。五脏咳的症状，除了咳嗽外，还伴有各脏功能失调或经气运行障碍方面的证候，如"心咳之状，咳则心痛，喉中介介如梗状，甚则咽肿喉痹"。六腑咳则伴有各腑功能失调的证候，如"胃咳之状，咳而呕，呕甚则长虫出"。但是，必须明确，六腑咳形成的前提是五脏咳，即"五脏之久咳，乃移于六腑"所致，换言之，五脏咳久不愈，病情进一步发展才形成六腑咳。因此，六腑咳标志着病位扩散，病势发展，病情加重，疾病从单纯转为复杂，绝不能从病证由阴转阳，由里出表来理解。

治疗上原文提出了"治脏者治其俞，治腑者治其合，浮肿者治其经"的针刺治疗原则。治其俞，取五脏之俞穴，马莳谓："五脏俞穴者，肺俞太渊，脾俞太白，心俞神门，肾俞太溪，肝俞太冲是也。"治其合，取六腑的合穴，《灵枢·邪气脏腑病形》："合治内府"。马莳谓："六腑合者，大肠合曲池，胃合三里，小肠合小海，膀胱合委中，三焦合天井，胆合阳陵泉是也。"治其经，即兼有浮肿的，再加刺其经穴，马莳谓："若脏腑之咳而面浮肿，则随脏腑之经穴而各分治之。肺之经穴经渠，大肠之经穴阳溪，胃之经穴解溪，脾之经穴商丘，心之经穴灵道，小肠之经穴阳谷，膀胱之经穴昆仑，肾之经穴复溜，心包络之经穴间使，三焦之经穴支沟，胆之经穴阳辅，肝之经穴中封是也。"

【临证指要】

1."五脏六腑皆令人咳，非独肺也"

"五脏六腑皆令人咳，非独肺也"，揭示了咳嗽与肺及五脏六腑的密切关系。启示临床上对咳嗽的论治不只是治肺，而且必须同时考虑五脏六腑的影响而调理五脏六腑的病变。咳嗽有外感、内伤的不同，肺与五脏六腑在导致咳嗽上则有着本、标的区别，张介宾说："外感之咳，其来在肺，故必由肺乃及它脏，此肺为本而它脏为标也；内伤之咳，先伤它脏，故必由它脏乃及肺，此它脏为本，肺为标也。"因此，论治时要辨明咳嗽的病因病机及其标本关系，或治本，或治标，或标本兼治。外邪犯肺，肺失清肃之咳嗽，治宜疏散外邪，宣通肺气为主。五脏六腑之邪传肺所致之咳嗽，则当分脏论治。如肝火犯肺之咳，症见咳嗽、胁痛、不可转侧等，可用小柴胡汤、黛蛤散、当归龙荟丸等清肝泻火；肾阳虚衰，水饮射肺之咳，症见咳嗽喘息，咳唾大量泡沫状清稀痰涎，证类"肾咳"，此属少阴阳虚、水饮内停之证，治用真武汤温阳散寒，化气行水。清代林珮琴《类证治裁·咳嗽》还专门讨论了五脏六腑咳的治疗方药，谓："经云：五脏六腑皆令人咳，非独肺也。肺咳则喘息有音，千金五味子汤去续断、地黄、赤小豆，加麦冬、玉竹、细辛。心咳则心痛，喉中如梗，凉膈散去硝黄，加黄连、竹叶。肝咳则胁痛，枳壳煮散去芎、防，加肉桂、橘红、苏子。脾咳则右胠下（腋下胁）痛引肩背，六君子汤加枳壳、桔梗。肾咳则腰背引痛，都气丸加参、麦。胃咳则呕甚，长虫出，异功散加川椒、乌梅。胆咳则呕胆汁，小柴胡汤。大肠咳则遗矢，赤石脂禹余粮汤。小肠咳则失气，芍药甘草汤。膀胱咳则遗尿，茯苓甘草汤。三焦咳腹满，不欲食饮，七气汤加黄连、枳实。"均是对"五脏六腑皆令人咳，非独肺也"理论的临床发挥。

2.咳"皆聚于胃，关于肺"

"此皆聚于胃，关于肺"，是对咳嗽病机的高度概括，反映了《内经》在治疗咳嗽时对肺胃的高度重视，可视之为临床辨治咳嗽的纲领。咳嗽虽然与五脏六腑均相关，但是其中有一个孰轻孰重的问题。咳为肺之本病，咳与肺的关系自不待言，然而咳与胃的关系又为什么那样重要呢？马莳云："夫五脏六腑之咳如此。然皆聚之于胃，以胃为五脏六腑之主也。"咳嗽与胃的关系可以从以下三个方面来进行分析：其一，胃（脾）为五脏六腑之海，气血生化之源，胃强则化源足，气血充，五脏六腑得养，抗病力强，而不病咳嗽；若胃弱则化源匮乏，气血虚衰，五脏六腑失养，抗病力弱，而易病咳嗽。其二，胃属土，为万物所归，肺之经脉"起于中焦，下络大肠，还循胃口"，所以胃独自受邪或接受五脏六腑内传而聚于胃之邪气，均可通过肺经上传于肺而为咳嗽。其三，胃主纳，脾主运，若脾胃受伤，水津失运停聚于胃则为痰为饮，痰饮上逆于肺，亦为咳嗽。由于咳嗽与肺胃的关系最为密切，所以原文指出"此皆聚于胃，关于肺"。

“聚于胃，关于肺”为临床上预防和治疗咳嗽指明了方向。肺胃所致之咳是临床上最常见的咳嗽，林珮琴指出：“盖肺为贮痰之器，脾为生痰之源……因痰致咳者，痰为重，主治在脾；因咳动痰者，咳为重，主治在肺。”(《类证治裁·咳嗽》)即使其他脏腑所致的咳嗽，其痰浊的化除以及脏腑功能的调理，亦赖脾胃之气的健运，因此，对于各种咳嗽的治疗，除了注意治肺外，还应注重治胃(脾)。在预防上，邪气犯肺，主要有两条途径：一是外邪从皮毛及鼻咽而直接入肺；二是邪聚于胃，从肺脉上干于肺。前者因肺开窍于鼻，外合皮毛，可通过理肺强卫来预防；后者因胃主受纳，脾主运化，则当通过理脾强胃来杜绝。但是，由于脾胃为后天之本，五脏六腑均赖之以养，所以理脾和胃及健脾强胃，仍不失为预防和治疗咳嗽的根本性措施。

(邱幸凡)

举痛论篇第三十九

【篇解】

举，列举。本篇讨论了由于寒邪客于脏腑经脉所引起的多种疼痛，并提出了结合望、问、扪及兼见症状以鉴别痛的方法，故以“举痛”名篇。另，孙诒让《札迻》解“举”为“辨议”，其云：“此篇辨议诸痛，故以举痛为名”；林亿《新校正》认为“举痛”乃“卒痛”之误，其云：“按本篇乃黄帝问五脏卒痛之疾，疑‘举’乃‘卒’字之误也”，吴崑从之，直将本篇改名“卒痛论”，并释：“卒痛者，卒然而痛也。旧作‘举痛’，误之矣”。可参。

【提要】

1. 本篇提出，寒邪客于脏腑经脉之所以导致多种疼痛，怒、喜、悲、恐、惊、思、寒、炅、劳九种因素太过之所以引起多种病证，究其因，则是首先引起人体“气”异常之故，因而提出了“百病生于气”的重要发病学观点。

2. 阐述了诸痛的特征及其鉴别方法。

【原文】

黄帝问曰：余闻善言天者，必有验于人；善言古者，必有合于今；善言人者，必有厌[(1)]于己。如此，则道不惑而要数[(2)]极，所谓明也。今余问于夫子，令言而可知，视而可见，扪而可得，令验于己，而发蒙解惑，可得而闻乎？岐伯再拜稽首对曰：何道之问也？帝曰：愿闻人之五脏卒痛，何气使然？岐伯对曰：经脉流行不止，环周不休。寒气入经而稽迟，泣而不行，客于脉外则血少，客于脉中则气不通[(3)]，故卒然而痛。

【校注】

(1)厌：《说文解字·厂部》：厌，“一曰合也”。“厌”在此与上文“验”、“合”之义相通，含有对照之意。

(2)要数：数，理也；要数，即要理、大理。杨上善云：“得其要理之极，明达故也”。

(3)客于脉外则血少，客于脉中则气不通：此属互文句式，当综合理解。因为“脉内”与“脉外”、气与血，本自不能分割，故此句重在强调疼痛分虚实，具有纲领性意义。

【释义】

本段指出必须把望诊、问诊和切诊三者结合起来方可对痛证进行正确的辨证与鉴别。提出了寒邪致痛的病机关键在于导致人体之气运行异常，使之“稽迟，泣而不行”，为下文“百病生于气”的提出作了铺垫。同时，强调了以虚实为纲辨痛证。

【理论研究】

本段将寒邪致痛的总病机概括为虚实两方面，虽仅举寒痛为例，但却具纲领性意义。疼痛的发生颇为复杂，或因寒，或因热，或因外邪入侵，或因脏气逆乱，或因虫咬冻伤，或因跌仆损伤，不胜枚举，但归纳起来，总不外虚实两途。若仅从直接引起疼痛的原因而言，《内经》则认为主要是“不通”之故，如本篇云：“寒气……客于脉中则气不通，故卒然而痛”，“热气留于小肠，肠中痛，瘅热焦渴则坚干不得出，故痛而闭不通矣”，明确提出不通作痛；又说：“寒气客于脉外则脉寒，脉寒则缩蜷，缩蜷则脉绌急，绌急则外引小络，故卒然而痛”，即因脉络拘急牵引而痛，其实质仍在于“不通”。《灵枢·周痹》云：“风寒湿气客于外分肉之间，迫切而为沫，沫得寒则聚，聚则排分肉而分裂也，分裂则痛”，也是以“不通”为基础。其他如脏腑气逆作痛，亦是如此。这些实际上均属“不通则痛”范畴，正如本篇所言痛之机理纲领：“经脉流行不止，环周不休。寒气入经而稽迟，泣而不行……故卒然而痛”。但是，引起“不通”之因则不外虚实两端，实邪阻滞可致“不通”；而正气虚弱不能温养，或无力鼓动气血运行，亦可导致脉络缩蜷而引起“不通”。故本篇特提出疼痛有属实、属虚的两种病因病机。因此，我们切不可以为疼痛仅有“不通则痛”之实，而一味祛实以通，对于那些因虚不养、不能鼓动气行之“不通”，则更要注意以补致通，从根本入手消除引起痛证的病因。这也是本篇强调痛分虚实的重要意义所在。

【临证指要】

痛有虚实之分，其治迥异，临证之人见痛多言实，有见于斯，张介宾《类经·疾病类·六十六》对治痛只泻不补的错误倾向进行了批评，其云：“后世治痛之法，有曰痛无补法者，有曰通则不痛，痛则不通者，有曰痛随利减者，人相传诵，皆以为不易之法，凡是痛证无不执而用之……然痛证亦有虚实，治法亦有补泻，其辨之之法，不可不详。凡痛而胀闭者多实，不胀不闭者多虚；痛而拒按者为实，可按者为虚；喜寒者多实，爱热者多虚；饱而甚者多实，饥而甚者多虚；脉实气粗者多实，脉虚气少者多虚；新病壮年者多实，愈攻愈剧者多虚；痛在经者脉多弦大，痛在脏者脉多沉微。必兼脉症而察之，则虚实自有明辨，实者可利，虚者亦可利乎？不当利而利之，则为害不浅。故凡治表虚而痛者，阳不足也，非温经不可；里虚而痛者，阴不足也，非养营不可。上虚而痛者，心脾受伤也，非补中不可；下虚而痛者，脱泄亡阴也，非速救脾肾、温补命门不可。夫以温补而治痛者，古人非不多也，惟近代薛立斋、汪石山辈尤得之。”

【原文】

帝曰：其痛或卒然而止者，或痛甚不休者，或痛甚不可按者，或按之而痛止者，或按之无益者，或喘动应手(1)者，或心与背相引而痛者，或胁肋与少腹相引而痛者，或腹痛引阴股(2)者，或痛宿昔(3)而成积者，或卒然痛死不知人，有少间复生者，或痛而呕者，或腹痛而后泄者，或痛而闭不通者，凡此诸痛，各不同形，别之奈何？

岐伯曰：寒气客于脉外则脉寒，脉寒则缩蜷，缩蜷则脉绌急(4)，绌急则外引小络，故卒然而痛，得炅(5)则痛立止；因重中于寒，则痛久矣。寒气客于经脉之中，与炅气相薄则脉满，满则痛而不可按也。寒气稽留，炅气从上(6)，则脉充大而血气乱，故痛甚不可按也。寒气客于肠胃之间，膜原(7)之下，血不得散，小络急引故痛，按之则血气散，故按之痛止。寒气客于侠脊之脉(8)，则深按之不能及，故按之无益也。寒气客于冲脉，冲脉起于关元(9)，随腹直上，寒气客则脉不通，脉不通则气因之，故喘动应手矣。寒气客于背俞之脉(10)则脉泣，脉泣则血虚，血虚则痛，其俞注于心，故相引而痛，按之则热气至，热气至则痛止矣。寒气客于厥阴之脉，厥阴之脉者，络阴器系于肝，寒气客于脉中，则血泣脉急，故胁肋与少腹相引痛矣。厥气[11]客于阴股，寒气上及少腹，血泣在下相引，故腹痛引阴股。寒气客于小肠膜原之间，络血之中，血泣不得注于大经[12]，血气稽留不得行，故宿昔而成积矣。寒气客于五脏，厥逆上泄[13]，阴气竭，阳气未入，故卒然痛死不知人，气复反则生矣。寒气客于肠胃，厥逆上出，故痛而呕也。寒气客于小肠，小肠不得成聚，故后泄腹痛矣。热气留于小肠，肠中痛，瘅热焦渴则坚干不得出，故痛而闭不通矣。

帝曰：所谓言而可知者也，视而可见奈何？岐伯曰：五脏六腑固尽有部，视其五色，黄赤为热，白为寒，青黑为痛，此所谓视而可见者也。帝曰：扪而可得，奈何？岐伯曰：视其主病之脉，坚而血及陷下者[14]，皆可扪而得也。帝曰：善。

【校注】

(1)喘动应手：指血脉搏动按之急促应手。喘字在《内经》有二义：一指气喘，即呼吸急促；二指脉喘，谓脉搏跳动急迫。此处当指后义，与《素问·平人气象论》："胃之大络，名曰虚里……盛喘数绝者，则病在中"，"病心脉来，喘喘连属，其中微曲，曰心病"等"喘"义同。又，喘与"揣"义同，动也。可参。

(2)阴股：大腿内侧。

(3)宿昔：居住曰宿；古时曰昔，长久之意。张志聪注："稽留久也"。

(4)绌急：屈曲拘急。

(5)炅：音炯，热也。

(6)从上：郭霭春《黄帝内经素问校注语译》："'上'误，似应作'之'。篆文'之'(㞢)'上'(丄)形似易混"。若此，文义较畅。

(7)膜原：张介宾注："膜，筋膜也。原，肓之原也"。又在《素问·痹论》注中云："肓者，凡腔腹肉理之间，上下空隙之处，皆谓之肓"。又在《素问·痿论》注中云："盖膜犹幕也，凡肉理脏腑之间，其成片联络薄筋，皆谓之膜，所以屏障血气者也。凡筋膜所在之处，脉络必分，血气必聚，故又谓之膜原，亦谓之脂膜"。

(8)侠脊之脉：众说不一。有指督脉者，如杨上善；有指督脉与膀胱经者，如王冰；有指膀胱经背部之五脏俞，如高世栻；有指冲脉者，如张志聪；有指膀胱经之伏冲伏膂之脉者，如张介宾。虽众说纷纭，但从"侠脊"及"深按之不能及，故按之无益"来看，其指脊柱两旁深部之经脉则一。

(9)冲脉起于关元：关元，任脉穴，在脐下三寸。马莳注云："按《骨空论》云：冲脉起于气冲，今曰关元者，盖任脉当脐中而上行，则本起于气冲而与任脉并行，故谓之起于关元亦可也"。

(10)背俞之脉：指足太阳经脉，其行于背部的部分有五脏六腑之俞穴，故名之。

(11)厥气：张介宾注："寒逆之气也"。据文义及前后文例，"厥气"似应与下句"寒气"互易，成"寒气客于阴股，厥气上及少腹"，则于理较顺。

(12)大经：张志聪注："大经，脏腑之大络也"。又，特指小肠经脉，如郭霭春引孙鼎宜说："大经，小肠经脉也，对于络血言，故称大经"。

(13)厥逆上泄：泄，即向上泄越。寒气客于五脏，阴气阻绝于内，阳气泄越于外，故猝然痛死不知人。又郭霭春《黄帝内经素问校注语译》云："柯校本'泄'作'壅'。按《宣明论方》引作'壅'，与柯校合"。若"泄"作"壅"，义较长。

(14)坚而血及陷下者：此指局部按诊。按之坚硬，局部血脉壅盛，属实；按之陷下濡软，为虚。《黄帝内经素问校释》："'血'下疑'盛'字蚀脱"。

【释义】

本段列举了十四种疼痛病证，阐明了辨别痛证的要点，大致有以下几点。

1. 望诊、问诊、切诊相结合，进行综合分析，方可确定病位与病性。

2. 从运用某些手段，疼痛是否缓解来判断：得热而疼痛缓解者，是寒伤脉，病位尚浅；疼痛拒按者，是寒热交争剧烈；按之痛不减者，是寒深伏于里，按之不能达于病所；痛而喜按者，或为邪伤肠外小络，按之血气畅通，或为按之可使阳热之气直抵病所，使邪气消散，故此两者喜按。也有按之搏动应手，是邪伤冲脉之深者。

3. 通过有无牵引痛来判断：心与背相引而痛，乃寒客背俞之脉；胁肋与少腹相引而痛以及少腹痛引阴股，为寒伤厥阴之脉。这是根据经脉与脏腑关系及其循行来考虑的。

4. 从伴有不同兼症入手：痛兼积聚，乃邪客小肠膜原之间；痛伴昏厥，为寒客五脏，阴阳之气不相交通之故；腹痛兼呕吐，乃邪犯胃肠；痛兼腹泻，乃寒犯小肠；痛兼大便秘结，为寒从阳化热，或热邪直犯小肠，灼津化燥，阻滞传导之故。

【理论研究】

1. 关于痛证病因"寒"的概念

从本段十四种疼痛病证的病因来看，大多与寒有关，并且《素问·痹论》也说："痛者，寒气多也，有寒故痛也"。故认为痛的主要病因是"寒"。所谓"寒"，主要包括了如下两种概念：①病因概念：即寒冷及寒冷条件下的致病因素，如冻伤、感受寒邪、饮食生冷等；②病机辨证概念：即审证求因推导而得出的。因为"寒"具有清冷、收引、凝滞、清澈、衰降等特性，所以凡是具有如上特性之症状，如毛孔如粟粒、颤抖、畏寒、肢冷、肤色苍白、脉迟紧、血行不畅或凝滞、排出水液清稀而冷、机能衰退等，皆可辨为寒。痛证往往伴有牵引而痛、身体缩踡、喜按、得炅痛止等症状，并且其机理又以气血郁滞为主，故认为痛的主要病因是"寒"。

2. 致痛病因病机

疼痛总的病因病机，本篇概括为："客于脉外则血少，客于脉中则气不通"之虚实两端，其具体病因病机，本篇及《内经》其他篇章亦论述多种，大致如下。

(1)不通作痛：本篇云："寒气客则脉不通，脉不通则气因之，故喘动应手矣"；又说："热气留于小肠，肠中痛，瘅热焦渴则坚干不得出，故痛而闭不通矣"。不通作痛，包括气机不通、气血不通、传化水谷之道不通等，其原因有寒邪凝滞所致，也有实物堵塞所为，如燥屎内结、食积、虫积等，《灵枢·厥病》云："心肠痛，侬作痛，肿聚往来上下行，痛有休止，腹热喜渴涎出者，是蛟蛕也。"正是虫积所致不通而痛。

(2)脉络拘急收引作痛：本篇云："寒气客于脉外则脉寒，脉寒则缩踡，缩踡则脉绌急，绌急则外引小络，故卒然而痛"。

(3)肌肉分裂作痛：《灵枢·周痹》云："风寒湿气客于外分肉之间，迫切而为沫，沫得寒则聚，聚则排分肉而分裂也，分裂则痛"。

(4)气逆作痛：常见的有肝气上逆、肝气横逆、冲脉气逆或督脉气逆等。如《素问·骨空论》云："督脉者……此生病从少腹上冲心而痛，不得前后，为冲疝。"

(5)失养作痛：可因气虚、血虚、气血虚少、阴精亏虚等失养而致气机不通或小络"绌急"而痛，本篇云："客于脉外则血少……故卒然而痛"；《灵枢·五癃津液别》云："髓液皆减而下，下过度则虚，虚故腰背痛而胫酸"。综上，前四者属实，后一者属虚，而所谓因虚致痛，又往往是在后者基础上引起前四者的出现，因而产生疼痛，其治疗更要注意病本"虚"的一面。

【临证指要】

本段为后世临床诊治痛证奠定了基础。首先它提示我们对痛证的辨证不仅要根据疼痛部位以确定脏腑经络病位，而且还要根据疼痛缓解程度、有无牵引痛及其兼症来判断疼痛的虚实寒热，尤其应结合望诊、问诊、切诊进行综合分析。迄今这些内容仍指导着临床实践，如凡痛而胀闭者多实，不胀闭者多虚；疼痛如刺且有定处者多为血瘀，而疼痛且胀则多为气滞；痛势绵绵者多虚，疼痛剧烈者多实；痛而喜按者多虚，拒按者多实；痛而喜寒者多为实为热，痛而喜热者多为虚为寒，等等。其次本段还提示我们治疗痛证当辨证治疗。由于痛有寒热虚实之不同，故中医治疗痛证，并无单纯的止痛药物，而贵在辨其寒热虚实之不同病机，随其攸利而治之，或温中散寒而止痛，或清热解毒而止痛，或攻下消积而止痛，或调理气机而止痛，或活血祛瘀而止痛，或缓急解痉而止痛，或补养气血而止痛。方法多样，灵活圆通，或单独使用，或复合以进。但又万变不离其宗，皆以解决“实之不通”和“虚少而致不通”为要务，从而达到止痛的目的。

【原文】

余知百病生于气也。怒则气上，喜则气缓，悲则气消，恐则气下，寒则气收，炅则气泄，惊则气乱，劳则气耗，思则气结。九气不同，何病之生？岐伯曰：怒则气逆，甚则呕血及飧泄(1)，故气上矣。喜则气和志达，荣卫通利，故气缓(2)矣。悲则心系急，肺布叶举而上焦不通，荣卫不散，热气在中，故气消矣。恐则精却，却则上焦闭，闭则气还，还则下焦胀，故气不行矣(3)。寒则腠理闭，气不行，故气收矣(4)。炅则腠理开，荣卫通，汗大泄，故气泄。惊则心无所倚，神无所归，虑无所定，故气乱矣。劳则喘息汗出，外内皆越(5)，故气耗矣。思则心有所存，神有所归，正气留而不行，故气结矣。

【校注】

(1)呕血及飧泄：怒伤肝则肝气上逆，血随气逆，故甚则呕血。肝气横逆，克乘脾土，故为飧泄。又，“飧泄”，《甲乙经》、《太素》均作“食而气逆”。可参。

(2)气缓：张介宾注云：“气脉和调，故志畅达。荣卫通利，故气徐缓。然喜甚则气过于缓而渐至涣散，故《调经论》曰：喜则气下。《本神》篇曰：喜乐者，神惮散而不藏。义可知也”。

(3)恐则精却，却则上焦闭，闭则气还，还则下焦胀，故气不行矣：高世栻注云：“恐伤肾而上下不交，故气不行。不行者，不行于上也。恐则气下，以此故也”。“气不行”，林亿《新校正》云：“当作‘气下行’也”。若此，与上文帝问相合，可从。

(4)寒则腠理闭，气不行，故气收矣：王冰注：“腠，为津液渗泄之所；理，谓文理逢会之中；闭，谓密闭；气，谓卫气；行，谓流行；收，谓收敛也。身寒则卫气沉，故皮肤文理及渗泄之处，皆闭密而气不流行，卫气收敛于中而不发散也”。

(5)外内皆越：马莳注：“夫喘则内气越，汗出则外气越，故气以之而耗散也”。

【释义】

本段通过对外感邪气、情志过激、过劳等所伤病机的论述，阐发了“百病生于气”的发病观点，提出各种致病因素只有在造成气机失调的情况下才会发生疾病，即气机逆乱乃是百病产生的根源。

【理论研究】

1. 气的特性

“气”本是中国古代哲学的一个概念，《内经》引进这一概念并用以分析认识一切与医学有关的事物。《内经》认为，包括人类在内的天地万物，莫不由气构成，其生、变、死，亦皆由气之聚散所为，故《内经》中所论之气名类繁多，涉及天、地、人各个方面，而对人体而言，从生理、病理、诊断、治疗以及养生预防，无不用"气"加以解说。总结分析气的特性，可归纳如下几点。

(1)无时不有：《内经》认为，气在时间方面的表现是连贯而不间断的。从五运六气学说所论之六十年周期，其大至三百六十年、三万六千年，以至无限大的时间，小到六十年内每一年之六时段、每五日之一候，均存在主气、客气、节气等。而一日又分春、夏、秋、冬之气，分别与人之五脏之气相应；一日又可分为百刻，营气、卫气又因时刻而行。可见，气是无时不有的，是连续而不间断的。

(2)无处不在：气充斥于宇宙万物之中，大而无外，小而无内，无处不在。即使人类生存之地球，亦由大气所包举，正如《素问·五运行大论》所云："帝曰：地之为下否乎？岐伯曰：地为人之下，太虚之中者也。帝曰：冯乎？岐伯曰：大气举之也。"而人亦是由气构成。首先，人的生成、生存依靠的是天地之气，天气下降，地气上承，天地气交而化生万物，人在气交之中而生成、生存，《素问·宝命全形论》："人以天地之气生，四时之法成。"《灵枢·本神》："天之在我者德也，地之在我者气也，德流气薄而生者也"。均说明了这一点。其次，人之形体之构成、人体之生命活动依靠的也是气，《素问·调经论》云："人之所有者，血与气耳。"而血亦为气，正如《灵枢·决气》所云："人有精气津液血脉，余意以为一气耳"。故人身无处不存在着气，人体生命活动无不是气作用的表现，举凡头身四肢胸腹之气、筋骨肌脉皮之气、脏腑经脉之气、宗气、卫气、营气、阴气、阳气、呼吸之气等，均是如此。

(3)运动不息，周而复始：气虽有聚有散，但总以有规律地运动不息、流行不止为基本特性。木火土金水五行之气，历一年三百六十五日，每日之气各异而循环往复，日月五星周旋不止，布散天地之气，才能有四时阴阳的变化，产生出无穷的生物，而其运动的规律正如《素问·六节藏象论》所说："天度者，所以制日月之行也；气数者，所以纪化生之用也。天为阳，地为阴；日为阳，月为阴；行有分纪，周有道理，日行一度，月行十三度而有奇焉，故大小月三百六十五日而成岁，积气余而盈闰矣。""五日谓之候，三候谓之气，六气谓之时，四时谓之岁，而各从其主治焉。五运相袭，而皆治之，终期之日，周而复始，时立气布，如环无端，候亦同法"。人身之气亦是运动不息的，举凡脏腑之气、营卫之气等，莫不如是，且其运行是有一定规律的，五脏各有特性，其升降各自有别，但从五脏相系的整体而言，其气运行仍是一个周而复始、循环往复的圆运动；营卫之气昼夜行身五十周而复大会，仍是周而复始的体现。《内经》所载气之种类虽多，但无一不是在不停地运动着，且遵循着周而复始、循环往复的规律。

(4)无形而有征：气与形相对而言，气本无形，但气聚则形成，气败则形坏；而且气虽无形而难见，但却有象可征。《素问·五常政大论》云："气始而生化，气散而有形，气布而蕃育，气终而象变，其致一也。"王冰注云："始，谓发动。散，谓流散于物中。布，谓布化于结成之形。终，谓终极于收藏之用也。故始动而生化，流散而有形，布化而成结，终极而万象变也。"此处之生化、有形、蕃育、象变，即是气始、气散、气布、气终之征。又如，春、夏、长夏、秋、冬各季节之气，则可从生、长、化、收、藏之象来体察；人体呼吸之气，则可以从其疾徐、粗缓等征象以观之；五脏之气、胃气，亦可反映到面色、脉象上等。总之，诸气之存在，无论其正常、失常皆有征象可察，这些征象正是诸气性质、作用及其变化的反映，人们观察的方法与途径，则往往需从有形之体以知无形之气。

2. 百病生于气

这里的"气"应理解为气的失常。由于气具有"无时不有"、"无处不在"、"运动不息、周而复始"等特性，具体到人，则可以说人体的脏腑经络等组织器官，都是气活动的场所，脏腑经络的一切活动，无一不是气活动的体现，即气是人体生命活动的根本。故气的活动正常，就是人体生理；气的活动失常，则为人体病理。各种致病因素之所以能够导致疾病发生，皆是因为其首先致人体之气失常之故；而人体之所以有外在的异常表现，其直接原因也就是人体之气失常，即疾病的外在表现也正是气失常的外在征象。因此称百病生于"气"，本篇以因寒致痛以及"九气"为病作为举例，说明了这一观点。

3. 气失常的规律

气失常主要有两种形式，其一是气的某些功能减弱之气虚，其二是气的运动发生异常之气机失调。本篇以"九气"为例，提出了人体气失常的规律，以上两方面均有涉及。今特总结如下。

(1)气虚类：主要指气的某些功能减弱，不能维持正常生命活动所需，其中可按其虚之程度而分为气虚与气脱。

气虚：气虚以神疲乏力、头昏自汗、声低息短、饮食减少、舌淡脉虚等表现为主，而由于不同原因所致之气虚，其表现亦自有别。引起气虚的原因很多，本篇所言，有外感火热之邪，致腠理开疏、汗大泄，造成气虚，即"炅则腠理开，荣卫通，汗大泄，故气泄"；有情志郁而化热，邪伤津耗气而致气虚，即"悲则心系急，肺布叶举，而上焦不通，荣卫不散，热气在中，故气消矣"；还有劳逸失度之喘息汗出而致气虚，即"劳则喘息汗出，外内皆越，故气耗矣"。另外，据《内经》所述，先天禀赋不足、后天调养失宜、久病、重病等也均可引起精气减少，导致气虚。

气脱：指气虚至极濒于气绝的病理状态，又称虚脱。气脱一般出现在重病的晚期或死亡的前期，气血津液大量外泄、脱失，生命机能处于衰竭的危笃阶段。其表现以面色苍白、大汗淋漓、四肢不温、眩晕昏仆、全身软瘫、二便失禁、言语不出、脉微欲绝等为主。本篇虽未直接涉及气脱，但从"炅则腠理开，荣卫通，汗大泄"的论述看，其进一步发展可成为气脱。

(2)气机失调类：升降出入为气的基本运动形式，气机失调是指气的运动发生异常的病理状态，其范围甚广，择其要可归纳为以下几类。

气滞：指气的运行不畅或停滞的病理状态，轻者气的运行速度较正常迟缓，重者气机完全停止。产生气滞的原因很多，从本篇而言，有情志所伤，如"喜则气缓"、"思则气结"；有外感六淫犯表，如"寒则气收"等。此外，痰饮、瘀血、水湿、积食、诸虫等有形之邪阻碍脏腑经络之气，外邪直中而阻遏脏气，气虚而气行乏力，均可导致气滞的发生。气滞的主证为病变部位胀满、痞闷、疼痛，病位走窜，时轻时重，时发时止，而不同的脏腑、经络的气机阻滞则因其病变部位和功能障碍的区别而各具特点。

气乱：是指气行的方向和部位失常或反作的病理状态。气乱即气的妄行，其表现虽复杂多样，但都可用升降出入的反作加以概括。《内经》所论的气机逆乱，既有全身阴阳、清浊、营卫之气升降出入的失常，也包括各脏腑、经络之气的妄行反作。本篇主要涉及了后者。脏腑气乱的主要表现形式为正常的升降气机不行而反作，一般分为气机上逆、气机下陷和气乱行而无定处几种。气机上逆，指气上升太过或下降不及的病理变化，五脏六腑的气机皆有其生理特点，因而也有其病理规律。例如，在正常情况下肺降肝升、心降肾升、胃降脾升；而在病变时，肺、心、胃易于失降而上逆，而肝、肾之气易于上升太过而发病，如本篇所云："怒则气逆，甚则呕血及飧泄，故气上矣"，就属大怒而致肝气升发太过而病。气机下陷，指气下降太过或升发不及的病理状态，它一般是在气虚的基础上产生的。虽然各脏腑均可出现气陷，但据《内经》所论，总以脾、肾两脏的气陷较为常见，如《素问·阴阳应象大论》所谓："清气在下，则生飧泄"，是言脾；而本篇之"恐则精却，却则上焦闭，闭则气还，还则下焦胀，故气不(下)行矣”，则言肾。气乱行而无定处，是指机体突然遭受意外的非常事故，而超越了机体对外界事物的适应限度，所发生的一过性气机紊乱，其特点是多个脏腑气机受累，其气乱行而无章法，其表现是神志动荡不宁，心气散乱，举止无措，正如该篇所言：“惊则心无所倚，神无所归，虑无所定，故气乱矣。”

气闭：指全身气机闭郁或重要脏器气机闭塞不行的严重病理状态，它是在气滞或气乱等实证发展到严重程度时生命活动发生严重障碍的病理变化，常以突然的意识丧失、呼吸窒息、二便不通或四肢厥冷等为其临床特征。本篇虽然未涉气闭，但也可以说“气结”、“气收”等是其基础。

4. 情志致病

本篇提出的“九气”为病，其中情志致病占了六种，足见情志因素在《内经》发病学中所占的重要地位。情志是人体对外界刺激的正常反应，一般不会致病，但当情志活动过于剧烈或持久，超过了人体生理和心理所能承受的限度时，便会成为病因。一般而言决定情志能否致病主要有两个方面，其一，取决于情志活动的强度是否足够大，持续时间是否足够长；其二，取决于个体的耐受能力是否低于这一强度和时间。而这两者又是受个体的体质类型、精神状态、文化修养、生活习惯及所处环境等多种因素制约和影响，其中体质的强弱和脏腑气血的盛衰常变则是决定情志致病的主要因素，正如《素问·经脉别论》所言：“勇者气行则已，怯者则着而为病也”。至于情志致病的特点，总结《内经》所述，可归纳为以下几点：一是直接伤害内脏，导致脏腑气机紊乱而发病，而不同情志所伤之脏不同，其气机失调的表现也各异。如《素问·阴阳应象大论》云：“怒伤肝”、“喜伤心”、“思伤脾”、“忧伤肺”、“恐伤肾”；本篇云：“怒则气上，喜则气缓，悲则气消，恐则气下”，“惊则气乱”，“思则气结”等。二是常引起精神失常的病证。如《灵枢·癫狂》云：“狂言，惊、善笑，好歌乐，妄行不休者，得之大恐”；《灵枢·本神》说：“肝，悲哀动中则伤魂，魂伤则狂妄不精，不精则不正”，“肺，喜乐无极则伤魄，魄伤则狂，狂者意不存人”等。三是常改变病情。一般来说，适度的喜悦情绪对健康有益，某些情志活动能缓解甚至消除另一些情志性疾患，如《素问·阴阳应象大论》即言：“怒胜思”、“喜胜忧”等；而一些不良的情志刺激则往往会加重病情，甚至导致死亡，正如《素问·汤液醪醴论》所说：“嗜欲无穷而忧患不止，精气弛坏，荣泣卫除，故神去之而病不愈也”。四是发无常分，触遇则发。《素问·玉机真脏论》云：“不以次入者，忧恐悲喜怒，令不得以其次”。王冰注：“忧恐悲喜怒，发无常分，触遇则发，故令病气亦不次而生”。

5. 惊与恐

惊与恐，一般多混称而不分，然本篇曰：“恐则气下”、“惊则气乱”，可见其病机有别。惊与恐是两种不同的情志刺激，其致病机理不一，治疗亦不同。惊是突然遭受意外的非常事故，因发生突然，超越了机体对外界事物的适应限度，故致“气乱”。而恐多因怕遭受曾经遭受过的或耳闻的可怕经历而产生，故致“精却”、“气下”。作为一种情绪刺激，惊是突然而短暂的，而恐则是长期的；惊是来自外界，恐多发自内心。对于恐的治疗，《素问·阴阳应象大论》提出“思胜恐”；而对于惊，《素问·至真要大论》则提出“惊者平之”。

【临证指要】

1. 七情致病治重调气

情志致病各有特点，症状表现亦十分复杂，但究其病机，关键在于扰乱人体的气机升降，导致五脏的气机失调，本篇所言：“怒则气上，喜则气缓，悲则气消，恐则气下”，“惊则气乱”，“思则气结”；《灵枢·寿夭刚柔》云：“忧恐忿怒伤气，气伤脏，乃病脏”，均说明了这一点。因此，临床治疗七情所致之病当分清脏腑，以调节该脏腑之气机为准则。然七情过激过久，虽可分别伤及五脏，但由于"心为五脏六腑之大主，精神之所舍"(《灵枢·邪客》)，"悲哀愁忧则心动，心动则五脏六腑皆摇"(《灵枢·口问》)，故与心关系尤为密切；此外，由于肝的疏泄功能能够调畅情志，关系到机体全身气机的运转，因而七情致病又常影响到肝的疏泄功能而发生太过与不及，所以肝失疏泄也是情志致病的关键；又由于脾胃为人体脏腑气机升降之枢纽，为气血生化之源，故各种情志伤脏，常可损伤脾胃，导致脾胃纳运升降失常。因此，治疗情志所致病证，还应尤重心、肝、脾的气机调节。

2. 以情胜情

七情过激，固然可以引起脏腑气机紊乱而产生多种疾病，但对情志运用得当，亦可对某些疾病起到治疗作用，如《素问·阴阳应象大论》即据五行相克理论提出"喜伤心，恐胜喜"，"思伤脾，怒胜思"，"忧伤肺，喜胜忧"，"怒伤肝，悲胜怒"，"恐伤肾，思胜恐"等，为后世临床运用"以情胜情"法治病打下了基础。恐胜喜，是以五行水能克火为依据，指对于过喜伤心、狂笑无度、神志失常的病证，人为地造成使病人产生恐惧心理，从而达到治疗目的。怒胜思，是利用五行木克土的关系，对因久思积虑不能自拔的情志病证，有意识地用语言、动作或其他方法激怒患者，怒起思消。喜胜忧，是运用五行火克金的关系，对因悲忧哀痛不解之证，运用假设喜悦的事情，使患者心情由悲转喜，心情豁达。思胜恐，是借用土制水关系，对于因恐惧伤肾，出现惊惕不安的情志病证，医者利用看病之机，对病人提出需要久久思考方可领悟的问题，使之有兴趣思考，以达到消除恐惧心理、治愈疾病的目的。悲胜怒，则是利用五行金制木关系，针对因肝气郁滞而致病证，医者为病人造成一种人为的悲戚感，以悲化怒，达到治疗目的的方法。这些均属于心理疗法范畴，古代医者多有运用，其医案在《续名医类案》、《儒门事亲》中有载，可参考运用。以情胜情主要适用于暴发性或剧烈太过的情志所引起的以精神症状为主的情志病证，而且这一情志仍存在于其所发病证中。而对于情志异常作为诱因，干扰人体正常生理功能进而促使人体躯体病变的发生、发展，则另当别论，如《素问·疏五过论》所说的"故贵脱势"、"尝富后贫"等境遇恶化，若干年后表现出"失精"、"脱营"等严重的躯体病变等。

（翟双庆　烟建华）

风论篇第四十二

【篇解】

本篇讨论了风邪的致病特点、风病的病因病机、证候及诊断要点等内容，为论风之为病的专篇，故名"风论"。

【提要】

1. 阐述了风邪的性质和致病特点。

2. 阐述了多种风病的发生、证候、诊断要点及分类原则。

【原文】

黄帝问曰：风之伤人也，或为寒热，或为热中，或为寒中，或为疠风，或为偏枯，或为风也(1)，其病各异，其名不同，或内至五脏六腑，不知其解，愿闻其说。岐伯对曰：风气藏于皮肤之间，内不得通，外不得泄。风者善行而数变(2)，腠理开则洒然寒，闭则热而闷，其寒也则衰食饮；其热也则消肌肉，故使人怢栗而不能食，名曰寒热。风气与阳明入胃，循脉而上至目内眦，其人肥，则风气不得外泄，则为热中而目黄；人瘦则外泄而寒，则为寒中而泣出。风气与太阳俱入，行诸脉俞，散于分肉之间，与卫气相干，其道不利，故使肌肉愤䐜而有疡，卫气有所凝而不行，故其肉有不仁也。疠者，有荣气热胕，其气不清，故使其鼻柱坏而色败，皮肤疡溃。风寒客于脉而不去，名曰疠风[3]，或名曰寒热。

以春甲乙伤于风者为肝风[4]，以夏丙丁伤于风者为心风，以季夏戊己伤于邪者为脾风，以秋庚辛中于邪者为肺风，以冬壬癸中于邪者为肾风。风中五脏六腑之俞，亦为脏腑之风，各入其门户，所中则为偏风[5]。风气循风府而上，则为脑风。风入系头，则为目风，眼寒。饮酒中风，则为漏风[6]。入房汗出中风，则为内风[7]。新沐中风，则为首风。久风入中，则为肠风、飧泄。外在腠理，则为泄风。故风者，百病之长也。至其变化，乃为他病也，无常方，然致有风气也。

帝曰：五脏风之形状不同者何？愿闻其诊及其病能。岐伯曰：肺风之状，多汗恶风，色皏然白，时咳短气，昼日则差，暮则甚，诊在眉上，其色白。心风之状，多汗恶风，焦绝[8]，善怒吓，赤色，病甚则言不可快，诊在口，其色赤。肝风之状，多汗恶风，善悲，色微苍，嗌干善怒，时憎女子，诊在目下，其色青。脾风之状，多汗恶风，身体怠堕，四肢不欲动，色薄微黄，不嗜食，诊在鼻上，其色黄。肾风之状，多汗恶风，面痝然浮肿，脊痛不能正立，其色炲，隐曲不利[9]，诊在肌上[10]，其色黑。胃风之状，颈多汗，恶风，食饮不下，鬲塞不通，腹善满，失衣则䐜胀，食寒则泄，诊形瘦而腹大。首风之状，头面多汗恶风，当先风一日则病甚，头痛不可以出内，至其风日，则病少愈。漏风之状，或多汗，常不可单衣，食则汗出，甚则身汗，喘息恶风，衣常濡，口干善渴，不能劳事。泄风之状，多汗，汗出泄衣上，口中干，上渍，其风不能劳事，身体尽痛则寒。帝曰：善！

【校注】

(1)或为风也：指下文脑风、目风、漏风、内风、首风、肠风、泄风以及脏腑之风等多种风证而言。

(2)风者善行而数变：善行，指行动不居；数变，指变化多端。此指风邪致病有病位游走不定、病状变化无常的特点。

(3)疠风：病名。又称“大风”、“癞风”、“大麻风”。即今之麻风病。

(4)以春甲乙伤于风者为肝风：古代以干支纪日，五脏分属五行而主五季五时，春季与甲乙日属木，分属于肝，故春、甲乙日受邪入肝而名肝风。

(5)偏风：有两种解释。一是与首段“偏枯”同，指风邪偏中于人体左侧或右侧腧穴而导致偏枯之症。二是指风邪偏中于人体某脏某部，均谓之偏风。

(6)漏风：指饮酒后感受风邪所致汗多如漏的病证。同《素问·病能论》之酒风。

(7)内风：内，指入房。故入房时中风邪，称为内风。

(8)焦绝：指唇舌焦燥。张介宾注：“焦绝者，唇舌焦燥，津液绝也。”又有指心火炽盛所致情绪焦急不安的情状。姚止庵注云：“焦绝者，心主火，心病则火炽而焦急。”

(9)隐曲不利：隐曲，指前阴为隐蔽委曲之处。隐曲不利，当包括性功能衰退及小便不利等病变。

(10)诊在肌上：《太素》“肌”作“颐”。为是。

【释义】

本篇主要讨论了“风者善行数变”和“风者百病之长”两个基本特性。强调了受邪部位、病人体质、诱发因素、受邪时间等发病条件不同，可致多种疾病。提出了“多汗恶风”为脏腑风等多种风证的共症，作为风证的辨证要点。

【理论研究】

1. 风邪性质和致病特征

风为春季主气，五行属木，应脏于肝。若气候变化异常，风气太过或不及，可导致机体发病，呈现轻扬开泄、善行数变、为百病之长、主动的致病特点。①风为阳邪，易伤阳位。《素问·太阴阳明论》云："阳受风气"，"伤于风者，上先受之"，"故犯贼风虚邪者，阳受之。"《素问·平人气象论》云："面肿曰风"。说明风邪伤人以头面、鼻咽、体表等阳位为主。②风性开泄，易伤卫表。《素问·骨空论》云："风从外入，令人振寒，汗出，头痛，身重，恶寒"。《灵枢·营卫生会》所述因风而毛蒸理泄的漏泄及本篇所述脏腑风、泄风、漏风，均见汗出恶风的症状，说明风袭肌表，内开腠理，营卫失和，表现出风阳开泄的致病特性。③风性善行数变。风邪伤人，病位游走不定，病状变化无常，病势急暴迅猛，病情轻重不一。如本篇"风者善行而数变，腠理开则洒然寒，闭则热而闷"；《素问·痹论》云："风寒湿三气杂至合而为痹也，其风气胜者为行痹"；《灵枢·刺节真邪》云："虚邪之中人也，洒淅动形，起毫毛而发腠理，其入深，内搏于骨，则为骨痹。搏于筋，则为筋挛。搏于脉中，则为血闭不通，则为痈"及《素问·阴阳应象大论》云："邪风之至，疾如风雨"；《素问·至真要大论》云："诸暴强直，皆属于风"。可见，风邪伤人，外而五体，内而五脏，无处不到，具有善动不居，易行而无定处的"善行"特征，发病急，变化快的"数变"特点，并因感风时间长短、体质因素差异而呈现各种病变。如《素问·生气通天论》所论风邪所伤有感而即发的寒热病等，伏而后发的洞泄。《灵枢·岁露论》云："贼风邪气之中人也，不得以时，然必因其开也，其入深，其内极病，其病人也卒暴；因其闭也，其入浅以留，其病也徐以迟"。《灵枢·五变》云："肉不坚，腠理疏，则善病风"，"一时遇风，同时得病，其病各异"等，均说明皮肤开泄，卫气不固是遭致风邪内侵的重要因素。④风性主动。"风胜则动"(《素问·阴阳应象大论》)，"厥阴所至为挠动，为迎随"(《素问·六元正纪大论》)，"诸风掉眩，皆属于肝"(《素问·至真要大论》)等论述，说明风邪常致头目、肢节动摇不定，其机理与"风气通于肝"、"风伤筋"密切相关。⑤风为百病之长。风邪致病极为广泛，常在不同时日，不同条件下和其他邪气结合侵袭机体，成为外感病邪之首，六淫之先导。如"风者，百病之长也，至其变化，乃为他病也，无常方，然致有风气也"(《素问·风论》)。《素问·骨空论》、《素问·生气通天论》均有"风者，百病之始也"之论。

2. 五脏风

《内经》所述五脏风是指风邪侵袭"五脏之俞"，导致五脏功能失调的病证，在受邪时日、方位、途径方面亦有规律。如"东风生于春，病在肝……南风生于夏，病在心……西风生于秋，病在肺……北风生于冬，病在肾……中央为土，病在脾。"(《素问·金匮真言论》)《灵枢·九宫八风》提出：南方的大弱风，内舍于心；西南方的谋风，内舍于脾；西方的刚风，内舍于肺；北方的大刚风，内舍于肾；东方的婴儿风，内舍于肝。本篇更集中地论述了五脏受风时日及证候表现规律。就五脏之中易被风邪所伤者，以肝为最，与肝为风木之脏，风气入通于肝相关。就经中所论五脏风证，以肾风为详。《素问·评热病论》："有病肾风者，面胕痝然壅，害于言。"《素问·奇病论》："有病痝然如有水状……病生在肾，名曰肾风。"与《灵枢·论疾诊尺》、《素问·水热穴论》等篇所论风水可互相补充。

历代医家对五脏风甚为重视，后汉张仲景《金匮要略》在论述风邪入络、入经、入腑、入脏的同时，详述五脏风证特征，如"肺中风者，口燥而喘，身运而重，冒而肿胀……肝中风者，头目瞤，两胁痛，行常伛，令人嗜甘……心中风者，翕翕发热，不能起，心中饥，食则呕吐……"华佗的《中藏经》、孙思邈的《备急千金要方》也列有五脏风专条和灸治各脏俞之法。宋代《圣济总录》收载其前世医家有关五脏风证条文，并增补方药，扩大了五脏风的范围，并丰富了五脏风的内容。

3. 疠风

疠风又称风癞、大风，即后世所称麻风病。病因病机以风客于脉，入里化热，气凝血热为关键，即“脉风成为疠”（《素问·脉要精微论》），本篇亦云：“风寒客于脉而不去，名曰疠风。”症状表现可见“鼻柱坏而色败，皮肤疡溃”（《素问·风论》）。“骨节重，须眉堕，名曰大风”（《素问·长刺节论》）。关于疠风的治疗，经中提出：“刺肌肉为故，汗出百日；刺骨髓，汗出百日；凡二百日，须眉生而止针。”（《素问·长刺节论》）“疠风者，素刺其肿上，已刺，以锐针针其处，按出其恶气，肿尽乃止，常食方食，无食他食。”（《灵枢·四时气》）说明疠风治疗首重散邪，务使风毒散尽；其次要以锐针刺患处，按出恶气，直至肿尽；最后要注意饮食宜忌，当淡其饮食，无食异品。巢元方《诸病源候论》提出疠风除外邪侵袭外，与内伤饮食，劳伤太过，体内生虫，体痒搔之等原因有关，其症状初起可见皮肤不仁如虫行，进一步则遍身生疮，再甚则虫食内脏而见“眉睫堕落”、“鼻柱崩倒”等。治疗宜“先与雷丸等散服之出虫”。程国彭亦提出：“疠风，癞也，俗称大麻风。湿热在内，而为风鼓之，则肌肉生虫，白屑重迭，搔痒顽麻，甚则眉毛脱落，鼻柱崩坏，事不可为矣。治法，清湿热，祛风邪，以苦参汤、地黄酒并主之。外以当归膏涂之，往往取效。”（《医学心悟》）从而使疠风的因机证治形成体系。

4. 其他风证

漏风：亦称酒风，因饮酒后感受风邪所致，《素问·病能论》云：“有病身热懈堕，汗出如浴，恶风少气，此为何病？岐伯曰：病名曰酒风。帝曰：治之奈何？岐伯曰：以泽泻、术各十分，麋衔五分合，以三指撮为后饭。”说明漏风是嗜酒伤脾，生湿化热，复感风邪所致，病理机制为阳气散越，阴津耗伤。治宜泽泻饮，补正祛风，燥湿止汗。张介宾注云：“酒性温散善开玄府，酒后中风，则汗漏不止，故曰漏风。”其治疗机制如张志聪所注：“泽泻服之能行水气，如泽气之上升为云，而复下泻而为雨也。术乃山之精，得山土之气，能通散脾气于四旁。麋衔草有风不偃，无风独摇，能祛风除湿者也。合三指撮者，三乃木之生数，取制化土气之义。后饭者，复以谷气助脾也。”

泄风：泄风为体表阳虚失固，风邪侵袭肌表，腠理开疏所致。病位外在皮肤，主症是汗出不止以上身为甚，伴口干、身痛而寒。即本篇所云：“泄风之状，多汗，汗出泄衣上，口中干，上渍，其风不能劳事，身体尽痛则寒。”其发病机制如张介宾所注：“泄风者，表不固也。上渍者，身半以上，汗出如渍也。口中干，津液涸也。液涸则血虚，故不能劳而身尽痛。汗多则亡阳，故令人寒也。”治疗当以温阳固表，调和营卫为要，方宜玉屏风散或桂枝附子汤之类。

胃风：风邪伤胃所致，症见颈汗，恶风，食饮不下，鬲塞不通，时易腹满，受寒则胀，食冷则泄，形瘦腹大。其病理机制如张介宾注：“胃脉从大迎前下人迎，循喉咙入缺盆，故胃风之状，颈必多汗恶风。胃主受纳水谷，而风邪居之，故食饮不下，鬲塞不通。胃脉循腹里，故善满。失衣则阳明受寒于外，故为膜胀。食寒则胃气受伤于内，故为泄泻。胃者肉其应，胃病故形瘦。腹者胃所居，邪实故腹大。”可见，风邪伤胃，胃虚气滞是导致胃风的主要机制，治宜疏风和胃，可用《宣明论方》之胃风汤，或《太平惠民和剂局方》的人参胃风汤。

肠风：风邪入中于肠所致，病由久风入中，病程较长，表证已除而只见肠腑功能失常。张介宾注云：“久风不散，传变而入于肠胃之中，热则为肠风下血，寒则水谷不化，而为飧泄泻痢。”治疗当视风邪入里传变的情况而定，若风邪侵入肠胃，从热化形成下血肠风病，治当清热凉血，疏风利气，可用《普济本事方》之槐花散之类；若从寒化而成中寒不运，水湿停滞，飧泄泻利者，当温中止泻，可用《脾胃论》之升阳益胃汤之类。

脑风：风邪侵入督脉的风府穴，循经上入于脑所致。主症为脑痛。《脉因证治》云："脑痛，乃风热乘虚而入于脑，以辛凉之药散之行之。"药用羌活汤治风热壅盛，上攻头目，昏眩疼痛及脑痛；用藿香散治脑风头痛。《世医得效方》用三五七散治疗，以达祛风益髓止痛。

首风：沐浴中风，风客于头所致，症见头面多汗恶风，头痛于风将至时加重。张志聪注云："头乃诸阳之会，因沐中风，则头首之皮腠疏而阳气弛，故多汗恶风也。风者天之阳气，人之阳气，以应天之风气，诸阳之气上出于头，故先一日则病甚，头痛不可以出户内，盖风将发而气先病也，至其风发之日，气随风散，故其病少愈。"治疗之法宜祛风散邪止头痛，《增补内经拾遗方论》用羌活散，《证治准绳》用白芷丸，余如川芎茶调散、菊花茶调散之类，亦可选用。

内风：从"入房汗出中风，则为内风"所论，此"内风"之"内"，非内外之内，而专指房事。如王冰注："内耗其精，外开腠理，因内风袭，故曰内风。"说明此"内风"与后世所云肝肾精血不足，风阳内动之内风迥异，实为房劳中风，治宜补精祛风，方用《增补内经拾遗方论》大补黄芪汤之类。

此外《内经》所论风病还有偏风、风痱之类精气亏虚而外中于风的肢体不遂之证，可参见《灵枢·热病》；劳风、风厥、风水、风逆可参见《素问·评热病论》、《灵枢·癫狂》等篇。

【临证指要】

本篇所论"风者善行数变"和"风者百病之长也"两个基本特性，风病共见"多汗恶风"的症状，为临床风证的辨证施治奠定了理论基础，具有一定的理论和实践意义。《伤寒论》"太阳病，头痛，发热，汗出恶风，桂枝汤主之"，即是以汗出恶风为中风表虚证的辨证要点。《临证指南医案》所论："盖六气之主，惟风能全兼五气。如兼寒则曰风寒，兼暑则曰暑风，兼湿曰风湿，兼燥曰风燥，兼火曰风火。盖因风能鼓荡此五气而伤人，故曰百病之长"，是"风者百病之长也"的应用表现。《证治准绳》根据经中风邪通过经脉内触五脏的理论，对六经中风均以续命汤加减治疗；入脏腑的风证则辨证治疗，风袭肝胆用犀角散，风袭肺大肠用五味子汤，风袭肾膀胱用独活散，均佐姜汁渗分肉、行经络，以收奇功，使《内经》五脏风证的理法方药趋于完备。疠风防治的针刺治疗和饮食宜忌临证亦须倡导，朱震亨《金匮钩玄》以针药并举，提出："人得之者，须分在上在下……治法：在上者醉仙散，在下者通天再造散。后用通神散，及三棱针于委中出血。但不能忌口、绝房者，不可治也。"

（鞠宝兆）

痹论篇第四十三

【篇解】

痹，闭也。《内经》中是指由于经络阻滞，营卫凝涩，脏腑气血运行不畅而致的病证，称为痹证。由于本篇较为系统地对痹证的病因、病机、分类、证候、治则、预后等，进行专门讨论，故篇名为"痹论"。

【提要】

1. 说明"风寒湿三气杂至"为痹证发生的外因，五脏真气不足，营卫运行失常是导致痹证的内在因素。

2. 阐明痹证的分类：从病因分为风、寒、湿痹；从病位分为五体痹、五脏痹；从病性分为偏寒和偏热的痹证。

3. 指出各类痹证的主要症状、病理机制及其辨证要点。

4. 探讨痹证的预后，邪气深入者病程长，预后差；邪气轻浅者，预后好而病程短。

5. 确立痹证之随病、随经取穴的针刺治疗原则。

【原文】

黄帝问曰：痹之安生？岐伯对曰：风寒湿三气杂至合而为痹也(1)。其风气胜者为行痹，寒气胜者为痛痹，湿气胜者为著痹也。

帝曰：其有五者何也？岐伯曰：以冬遇此者为骨痹(2)；以春遇此者为筋痹(2)；以夏遇此者为脉痹(2)；以至阴(3)遇此者为肌痹(2)；以秋遇此者为皮痹(2)。

帝曰：内舍五脏六腑，何气使然？岐伯曰：五脏皆有合，病久而不去者，内舍于其合也。故骨痹不已，复感于邪，内舍于肾；筋痹不已，复感于邪，内舍于肝；脉痹不已，复感于邪，内舍于心；肌痹不已，复感于邪，内舍于脾；皮痹不已，复感于邪，内舍于肺。所谓痹者，各以其时重感于风寒湿之气也(4)。

【校注】

(1)风寒湿三气杂至合而为痹也：杂，集也，即聚集之意。当与“合而为痹”之“合”字结合理解。杨上善注：“风寒湿等，各为其病，若三气杂至，合而为一，病称为痹”。

(2)骨痹，筋痹，脉痹，肌痹，皮痹：此根据风寒湿三气侵入人体的季节不同及五脏合五时、五体而命名，称为五体痹。楼英《医学纲目》云：“皆以所遇之时，所客之处命名，非此行痹、痛痹、著痹之外，又别有骨痹、筋痹、脉痹、肌痹、皮痹也”。

(3)至阴：指长夏。

(4)各以其时重感于风寒湿气也：各以其时，谓各在相应的季节。重感，重复感受之意。五体痹如长期不愈，又在各自相应的季节重复感受风寒湿邪，就可发展成五脏痹。

【释义】

本段主要论述了痹证的病因及其分类。首先说明风寒湿邪侵入人体，是形成痹证的外因。其次指出痹证的分类，一是由于病邪偏重不同和病邪性质不同，分为行痹、痛痹、着痹三大类；二是按其受邪的部位不同，邪气侵犯五体，出现骨痹、筋痹、脉痹、肌痹、皮痹之五体痹；三是从疾病发展，五体痹通过脏之俞腑之合，深入五脏六腑，导致肾痹、肝痹、心痹、脾痹、肺痹五脏痹。从而反映出痹证由肢体到内脏的发病规律。

【理论研究】

1. 痹的含义

痹一般是指闭塞不通，气血凝滞的一类病证。《内经》对于痹的论述，除本篇外，尚有四十余篇涉及有关痹的内容，其中以痹为病名者，约五十多种。但概括起来，《内经》中的痹主要有以下四种含义。

(1)指病在阴分的总称。《灵枢·寿夭刚柔》曰：“病在阳者命曰风，病在阴者命曰痹。”《素问·宣明五气》亦曰：“邪入于阴则为痹。”

(2)专作闭塞不通解。本篇所曰：“痹在于骨则重，在于脉则血凝而不流。”《素问·阴阳别论》亦曰：“一阴一阳结为之喉痹。”《素问·至真要大论》曰：“食痹则呕”。

(3)指肌肤麻木不仁的症状：本篇有“痹，不痛不仁者”。《灵枢·寿夭刚柔》曰：“寒痹之为病也，留而不去，时痛而皮不仁。”

(4)指痛风历节病。《灵枢·寒热病》篇曰:“骨痹举节不用而痛。”本篇所述的“行痹”、“痛痹”、“著痹”均属这一概念。

本篇所述痹的含义,是指风寒湿邪气侵犯人体,导致脏腑经络气血痹阻不通,引起以肢体关节疼痛酸楚,麻木不仁,沉重以及脏腑功能障碍,气机升降出入阻滞不畅为特点的一类病证,其包括的内容极其广泛。既有形体,又有脏腑等全身性多系统的许多疾病,不能单纯地认为是风湿性关节炎。

后世医家根据《内经》对痹证的论述,加以充实发展,一般从病机和病名两方面加以阐述。首先张仲景对痹证是从这两方面认识的,如《金匮要略·黄疸病脉证并治第十五》“寸口脉浮而缓,浮则为风,缓则为痹。痹非中风,四肢苦烦,脾气必黄,瘀热以行。”其中“痹”是言病机,说明湿热郁滞脾胃而致黄疸的机理。而其《金匮要略·血痹虚劳病脉证并治第六》中的“血痹”,《金匮要略·中风历节病脉证并治第五》中的“历节病”,《金匮要略·胸痹心痛短气病脉证治第九》中的“胸痹”等,均指病名。其后《中藏经》、《诸病源候论》等著作多崇《内经》的理论,从病因、病机、病名等分类加以论述。

2. 痹的病因

本段指出风寒湿三种邪气相合混杂侵犯人体,使机体之经络闭阻,营卫之气凝涩,导致痹证的发生。从而说明风寒湿是痹证发生的主要病因。风寒湿邪气所以能侵犯人体发生痹证,是以人体的正气先虚为基础的。而导致人体正气先虚的内在因素,本篇提出:“阴气者,静则神藏,躁则消亡。饮食自倍,肠胃乃伤……诸痹不已,亦益内也。”又说:“此亦其饮食居处,为其病本也。”这说明情志失常,饮食失调,起居失常,导致人体营卫气血虚弱,是痹证发生的内因。这是《内经》“邪之所凑,其气必虚”的发病学观点在痹证发生中的应用。

今人研究,认为痹证的发生,风寒湿邪气侵犯人体是主要的病因。陈之才对200例类风湿性关节炎的发病诱因进行调查,结果表明:大多由正气不足,复感外邪,内外合邪而致病,其中由感受风寒与潮湿而发病者占47%。王绪辉用现代实验手段对大白鼠加风寒湿因素后,发现大白鼠关节出现关节炎反应。吕爱平用Ⅱ型胶原加风寒湿因素后,75%的正常大白鼠关节出现类似人类类风湿性关节炎的病变,并指出其发病率远远高于西方单纯Ⅱ型胶原的模型[1]。陈新等以人工风寒气象环境对卫外功能影响的动物实验研究表明:一定强度的急性风寒刺激,可明显抑制小鼠单核巨噬细胞系统的免疫功能,导致非特异性细胞免疫机能下降。从而提示风寒二气作为气象致病因素,可抑制机体局部和整体免疫抵抗能力,从而对致病微生物易感[2]。这些观察和实验,初步证实了《内经》对痹证病因认识的正确性。

3. 痹的分类

关于痹证的分类,本段从三个方面作了论述。

一是从感邪偏重的不同和病邪性质不同区分,有痛痹、行痹、着痹三种。行痹,亦称风痹,是因风邪偏胜侵袭形体而致的痹证。由于风邪具有善行数变的特性,故以疼痛游走无定处为其临床特点。痛痹,亦称寒痹,是因寒邪偏胜侵袭机体而致的痹证。由于寒为阴邪,其性收引凝滞,闭塞经络,气血不通,故以疼痛较剧烈,部位固定,遇寒冷则痛重为特点。着痹,亦称湿痹,是因湿邪偏胜侵袭形体而致的痹证。由于湿邪重浊黏滞,着而难去,故以肢体关节重着麻木、酸痛不移,缠绵难愈为其特点。正如马莳所云:“风寒湿三邪气错杂而致,则合之于体而痹生,合之于经而痹分,故曰合而为痹也。其风气盛者,则风以阳经而受之,故当为行痹之证,如虫行于头面四体也。其寒气胜者,则寒以阴经受之,故当为痛痹之证,寒气伤血而伤处作痛也。其湿气胜者,则湿以皮肉筋脉而受之,故当为著痹之证,当沉著不去,而举之

不痛也。”(《素问注证发微·卷五》)

二是按其受邪的病位不同，邪气侵犯五体而分为皮痹、筋痹、脉痹、肌痹、骨痹，统称为五体痹。五体痹的形成，是由五脏与五体相合，五脏与四时关系密切，故不同的季节感受风寒湿邪气发生的痹证，各有其不同的病位，而成为五体痹。所以张志聪说：“皮肉脉筋骨，五脏之外合也，五脏之气，合于四时五行，故各以其时受病，同气相感也”(《素问集注·卷五》)。详言之，骨痹，是因冬气通于肾，肾主骨。冬天肾气衰而感受风寒湿邪，侵犯于骨而致。筋痹，是因春气通于肝，肝主筋。春天肝气衰而感受邪气，侵犯于筋，则为筋痹。脉痹，是因夏气通于心，心主脉。夏天心气不足，感受邪气，伤于血脉，则为脉痹。肌痹，是因长夏之气通于脾，脾主肌肉。脾气衰，则长夏感受邪气，侵及肌肉，则为肌痹。皮痹，因秋气通于肺，肺主皮毛。秋天肺气不足，感受邪气，皮表受邪，则为皮痹。

三是从痹证的发展，由五体痹发展为肾痹、肝痹、心痹、脾痹、肺痹之五脏痹。《内经》一贯认为外邪伤人多是由外及内的，风寒湿邪侵袭人体发生的痹证更是如此。人体是一个统一的整体，其功能活动以五脏为中心，统帅人体各个组织器官的生理活动。病理的情况下，五脏与体表组织器官亦是密切相关，相互传变的。当五体痹久治不愈，反复受邪，使病邪由五体而深入五脏，出现五脏痹，是痹证深入发展的结果。病至五脏痹，脏气衰弱，病情加重。从而提示我们，痹证应及时治疗，防止病邪传变，以免病情的加重。

【临证指要】

本段所论的痹证病因及分类，对临床治疗有很大的指导价值，尤其是行痹、痛痹、着痹的理论，至今仍指导着临床实践。

行痹的治疗，《素问·缪刺论》提出针刺的方法，指出：“凡痹往来行无常处者，在分肉间痛而刺之，以月死生为数。用针者随气盛衰以为痏数，针过其日数则脱气，不及日数则气不泻，左刺右，右刺左，病已止”。张介宾在此基础上，提出：“在分肉间痛而刺之，谓随痛所在，求其络而缪刺之也”(《类经·针刺类·三十》)。后世医家，不仅以针灸治疗行痹收效良好，而且针对其风气偏胜的病因，提出了治疗的大法。林珮琴《类证治裁·痹证论治》指出：“治行痹，散风为主，兼去寒利湿，参以补血，血行风自灭也，防风汤(防风、当归、赤苓、杏仁、黄芩、秦艽、葛根、麻黄、甘草)。”“行痹，遍身走注不定，上半身甚者，乌药顺气散；下半身甚者，虎骨散加减。”如果行痹日久不愈，脉浮涩者，宜用《罗氏会约医镜》之养血祛风汤。亦可选用蠲痹汤(羌活、独活、桂枝、秦艽、当归、川芎、甘草、海风藤、桑枝、乳香、木香)治之。

痛痹的治疗，首先《灵枢·寿夭刚柔》提出火焠药熨之法，其目的在于温通经脉营卫，祛散寒邪止痛。其方法是：“刺布衣者，以火焠之，刺大人者，以药熨之。”“用淳酒二十斤，蜀椒一升，干姜一斤，桂心一斤。凡四种皆㕮咀，渍酒中，用棉絮一斤，细白布四丈，并内酒中，置酒马矢煴中，盖封涂勿使泄，五日五夜，出布棉絮，曝干之，干复渍，以尽其汁，每渍必晬其日，乃出干。干，并用滓与棉絮，复布为复巾，长六七尺，为六七巾，则用之生桑炭炙巾，以熨寒痹所刺之处，令热入至于病所，寒复炙巾以熨之，三十遍而止……起步内中，无见风。每刺必熨，如此病已矣。此所谓内热也。”后世广泛地应用此法，逐步发展为针刺与灸法、药物热熨和药物熏洗等方法治疗。其次对内服药物提出治疗大法，程国彭认为：“治痛痹者，散寒为主，而以疏风燥湿佐之，大抵参以补火之剂，所谓热则流通，寒则凝塞，通则不痛，痛则不通也”(《医学心悟·痹》)，主张用蠲痹汤加附子治疗。林珮琴指出：“治痛痹温寒为主，兼疏风渗湿，参以益火，辛温解凝寒也，加减五积散(白芷、橘皮、厚朴、当归、川芎、白芍药、茯苓、桔梗、苍术、枳壳、半夏、麻黄、干姜、肉桂、甘草、生姜)”(《类证治裁·痹证论治》)。张璐提出应用《金匮要略》乌头汤（川乌、麻黄、芍药、黄芪、甘草）加羌活、官桂，或用《备急千金要方》之附子汤治疗（《张氏医通·痿痹门》）。

着痹的治疗：《灵枢·四时气》首先提出应用针灸治疗，指出："著痹不去，久寒不已，卒取其三里。"张志聪充实发挥这一治法，认为"盖湿流于关节，故久寒不已，当卒取其三里，取阳明燥热之气以胜其寒湿也"（《黄帝内经灵枢集注·卷三》，《黄帝内经灵枢集注》亦称《灵枢集注》）。对于药物治疗，程国彭指出："治著痹者，燥湿为主，而以祛风散寒佐之，大抵参以补脾之剂，而气足自无顽麻也"（《医学心悟·第三卷·痹》）。并主张用蠲痹汤加防己、萆薢、苡仁治之。林珮琴根据其湿邪偏胜的病机，更为明确地说："治著痹利湿为主，兼祛风逐寒，参以补脾补气，土强可胜湿"（《类证治裁·痹证论治》）。并用薏苡仁汤（薏苡仁、川芎、当归、麻黄、桂枝、羌活、独活、防风、川乌、苍术、甘草、生姜）加减治之。

【原文】

凡痹之客五脏者，肺痹者，烦满喘而呕；心痹者，脉不通，烦则心下鼓，暴上气而喘，嗌干，善噫，厥气上则恐；肝痹者，夜卧则惊，多饮数小便，上为引如怀(1)；肾痹者，善胀，尻以代踵，脊以代头(2)；脾痹者，四肢解堕，发咳呕汁，上为大塞(3)；肠痹者，数饮而出不得，中气喘争，时发飧泄；胞痹(4)者，少腹膀胱按之内痛(5)，若沃以汤，涩于小便，上为清涕。

阴气者，静则神藏，躁则消亡。饮食自倍，肠胃乃伤。淫气喘息，痹聚在肺(6)；淫气忧思，痹聚在心；淫气遗溺，痹聚在肾；淫气乏竭，痹聚在肝；淫气肌绝，痹聚在脾(7)。

诸痹不已，亦益内也。其风气胜者，其人易已也。

帝曰：痹，其时有死者，或疼久者，或易已者，其故何也？岐伯曰：其入脏者死，其留连筋骨者疼久，其留皮肤间者易已。

帝曰：其客于六腑者，何也？岐伯曰：此亦其食饮居处，为其病本也。六腑亦各有俞，风寒湿气中其俞，而食饮应之，循俞而入，各舍其府也。

帝曰：以针治之奈何？岐伯曰：五脏有俞，六腑有合(8)，循脉之分，各有所发，各随其过则病瘳也(9)。

【校注】

(1)上为引如怀：引，《说文》曰："开弓也。"开满弓则形圆，此处形容腹胀大，如怀妊之状。此因肝痹之病，气机不畅，水液滞留，而出现腹部胀满的症状。

(2)尻以代踵，脊以代头：尻，尾骶部。踵，足后跟。尻以代踵，指足不能行，以尻代之；脊以代头，指头俯不能仰，背驼甚，致脊高于头。

(3)上为大塞：上，指上焦。大，郭霭春校作"不"，认为系形误所致。"不"与"否"古通，《广雅·释诂四》："否，不也。""否"与"痞"通，是则"大塞"即"痞塞"[3]。高世栻注："土灌四旁，痹则土气不灌，气惟上逆，故咳。入胃之饮，藉脾气以散精，痹则不能散精，故呕汁。脾气不能转输，则肺不能通调水道，故上为大塞"。

(4)胞痹：即膀胱痹。

(5)内痛：有两种解释。一是指少腹内疼痛。张介宾注："膀胱气闭，故按之内痛。"二是指"内痛"两字作"两髀"。《新校正》云："全元起本'内痛'二字作'两髀'"。《太素》亦作"两髀"。《甲乙经》作"两股"。丹波元简云："《百病始生》篇云：积，其著于伏冲之脉者，揣之应手而动，发手则热气下于两股，如汤沃之状。并言肌热之状。据此则'内痛'作'两髀'似是"。两种解释均可参考。

(6)淫气喘息，痹聚在肺：淫气，指内脏淫乱之气。凡皮肉筋脉骨五体之痹证，日久不愈，内脏之气淫乱，则风寒湿之邪内聚于其相应之脏，成为脏腑痹证。如见喘息之症，则为邪聚于肺，而为肺痹。下文心肾肝脾四脏仿此。

(7)痹聚在脾：《太素》作"痹聚在胃"，此后并有"淫气壅塞，痹聚在脾"八字，并注云："饥者，胃少谷也。饥过绝食则胃虚，故痹聚。谷气过塞，则实而痹聚于脾也"可参。

(8)五脏有俞，六腑有合：此为互文。高世栻注："不但六腑有俞，而五脏有俞；不但五脏有合，而六腑有合"。

(9)各随其过则病瘳也：瘳，音 chōu，病愈也。随，《太素》、《甲乙经》均作"治"，于义为长，可从。高世栻注："循其六腑经脉之分行，各有所发之部，各随其所过之路，因而针之，病可瘳也。此腑痹之所以易已也"。

【释义】

本段论述脏腑痹症状、病机、预后及针治大法。

1. 脏腑痹症状

五脏合五体，五体痹病久不愈，复感外邪，影响五脏，经络和脏气受到痹阻损伤，即形成五脏痹症状。

2. 脏腑痹病机

风寒湿三气杂至，合而为痹为外来因素之后，五脏气机逆乱，六腑功能失调，是五体痹发展成脏腑痹的内在发病基础。

3. 痹证的预后

本节从感邪性质不同、发病部位浅深及病程长短论述痹证预后。认为感邪轻，病位浅，病程短，预后良好，如感受风邪偏胜，病位在皮肤之间预后好，易治愈；若系感邪重，病位深，病程久，预后差，如感受寒湿偏胜，病位在筋骨之间，或邪入内脏，疼痛日久者，预后不良。痹证的预后须从正气盛衰，病邪深浅加以判断。

4. 痹证的针刺大法

五脏痹当取十二经脉之"俞穴"，六腑痹应取十二经脉之"合穴"，肢体痹应循其发病之经脉循行部位的穴位针刺。体现辨证论治的精神。

【理论研究】

1. 关于六腑痹的症状

本篇对脏腑痹的症状作了具体论述，是研究痹证的重要依据。对于六腑痹原文只提到肠痹和胞痹，而对胃、三焦与胆痹未予讨论，历代医家均有分析：一是认为此处仅是举例而言。二是认为胃、三焦与胆痹概括于他痹之中，如《医宗金鉴》说："三焦之痹，属于膀胱，从水道也；胃痹，属于大小肠，从传化也；胆为清净之府，不受痹邪，故曰无忧也。"三是因胃、三焦、胆三腑的功能特异，故不言痹。如张志聪注："愚按六腑之痹，止言其三，盖营气者，胃腑之精气也；卫气者，阳明之悍气也。营卫相将，出入于外内，三焦之气，游行于上下，甲胆之气，先脏腑而升。夫痹者闭也。正气运行，邪不能留，三腑之不病痹者，意在斯欤?"。

2. 脏腑痹发病机理

本段对脏腑痹发生的病机作了具体地讨论，主要有两个方面。一为五脏精气逆乱致痹。五脏气机逆乱，是五体痹内舍其合，致成五脏痹的内在因素，故原文说："阴气者，静则神藏，躁则消亡。"指出五脏阴精之气应当密藏内守，如果因劳伤过度，使精气损伤，神气躁扰不宁，脏气逆乱，使邪气侵袭五脏，从而形成五脏痹证。二为饮食起居所伤致痹。本段说："饮食自倍，肠胃乃伤"，饮食不节，则容易使肠胃受到损伤。肠胃损伤，营养无源，人体经俞失去营养而空虚，风寒湿邪气乘虚而入，由经俞客于六腑而成六腑痹。故本篇指出："食饮居处，为其病本也"。以上分析说明，内因是痹证发生的根本原因，充分体现了《内经》邪正斗争，以内因为主导的发病学思想。

3. 痹证的预后

文中对痹证的预后，主要从感邪之性质和病位的深浅及病程的长短而加以分析。从病邪性质而论，由于风为阳邪，其性轻扬，易于驱除，故风邪偏胜者易于痊愈；如系寒湿之邪侵犯而偏胜者，由于寒性凝滞，湿性黏腻，难以祛除，故难于治愈。从病位深浅而论，邪在皮肤之间者，病位轻浅，易于祛散邪气，故容易治愈；若邪气留滞于筋骨之间，阻塞经络气血，使其凝滞不通，病位较深，邪气既不易外出，又不内入，病邪不易祛散，故病变难以治愈；若邪气侵及内脏，损伤精神气血，病位更为深在，正虚邪盛，预后较差。从病程长短而论，病程短者，邪气轻而病位浅，易于治愈；病程长，邪气深入，病情缠绵持久，难以治愈，预后亦较差。所以王冰注："入脏者死，以神去也。筋骨疼久，以其定也。皮肤易已，以浮浅也。由斯深浅，故有是不同。"《内经》的痹证预后的理论，既符合临床实际，又强调早期治疗的重要性，是值得我们借鉴的。

4. 痹证针刺原则

五脏痹以刺俞穴为主，六腑痹以刺合穴为主，五体痹要根据发病部位，进行循经取穴治疗。但从总体上分析，本段对痹证的针刺治法，明确地提出了两条原则。

一是辨证论治，即"五脏有俞，六腑有合，循脉之分"。说明随着痹证发生的部位，分辨其属于何经之病变，取其相应经脉之俞穴，针刺治疗。如《灵枢·周痹》曰："故刺痹者，必先切循其下之六经，视其虚实，及大络之血结而不通，及虚而脉陷空者，而调之，熨而通之，其瘛坚，转引而行之。"现今治疗痹证，主要根据病所的经络循行部位选穴，旨在疏通经络气血的阻滞，使营卫调和则风寒湿邪无所依附而痹痛遂解。这一原则亦对药物治疗痹证有指导意义，即根据不同的痹证而辨证论治，选方用药。如骨痹用右归饮合当归四逆汤加减治疗；筋痹用四物汤合桂枝汤加味治疗；脉痹用桃红四物汤或四妙勇安汤化裁治疗；肌痹用除湿蠲痹汤加减治疗；皮痹用黄芪建中汤合羌活胜湿汤治疗等。对于五脏痹亦应辨证施治，心痹用苓桂术甘汤、活络效灵丹或瓜蒌薤白半夏汤；肝痹可选肝痹汤或补肝汤；肾痹可用肾痹汤；脾痹宜温脾化湿，调理气机，可用苓桂术甘汤与厚朴温中汤加减。肠痹当以厚朴温中汤或理中汤加减治之。今录叶天士《临证指南医案·痹》总论："有卫阳疏，风邪入络而成痹者，以宣通经脉，甘寒去热为主；有经脉受伤，阳气不为护持而为痹者，以温养通补，扶持生气为主；有暑伤气，湿热入络为痹者，用疏通经络之剂，使清阳流行为主；有风湿肿痛为痹者，用参术益气，佐以风药壮气为主；有湿热伤气，及温热入血络而成痹者，用固卫阳以却邪，及宣通营络，兼治奇经为主；有肝阴虚邪入络而为痹者，以咸苦滋阴，兼以通逐缓攻为主；有寒湿入络成痹者，以微通其阳，兼以通补为主；有气滞热郁而成痹者，从气分宣通为主；有肝胃虚滞而成痹者，以两补厥阴、阳明为治；有风寒湿入下焦经络而为痹者，用辛温以宣通经气为主；有肝胆风热而成痹者，用甘寒和阳，宣通脉络为主；有血虚络涩及营虚而成痹者，以养营养血为主；又有周痹、行痹、筋痹、肢痹及风寒湿三气杂合之痹，也不外乎流畅气血，祛邪养正，宣通脉络诸法。"

二是痛处局部取穴，即"各随其过"之意。这一原则在《内经》多处论述，《素问·长刺节论》说："病在筋，筋挛节痛，名曰筋痹，刺筋上为故。""病在肌肤，肌肤尽痛，名曰肌痹，伤于寒湿，刺大分小分。"《灵枢·周痹》亦云："刺此者，痛虽已止，必刺其处，勿令复起。"《灵枢·经筋》还认为："治在燔针劫刺，以知为数，以痛为输。"均体现了"各随其过"的取穴原则。后世称为"天应为穴"。

【临证指要】

本段脏腑痹的针刺治疗原则，对后世关于痹的辨治很有指导价值。

1. 心痹的治疗

按照本论之"五脏有俞"的原则，可针灸神门和心俞治之。亦可用《灵枢·官针》提出偶刺法，即当其痛所，一针刺于胸前，一针刺其背部。《证治准绳·杂病》以"五脏痹宜五痹汤……心痹加远志、茯苓、麦门冬、犀角"治之。秦景明《症因脉治·痹症论》认为："心痹之治：心火盛者，导赤各半汤。心神失守者，安神丸。虚弱人，归脾汤。虚火旺者，天王补心丹。"现今医家根据心痹形成机理，治应温补心阳，祛寒除湿，通脉安神，方用苓桂术甘汤合活络效灵丹加减。若系心阳不足，肾水上泛，见心悸不宁，喘不能卧者，治宜温心肾，化水饮，通血脉，方用真武汤、黑锡丹之类；若心阳不足，痰浊内阻，见胸闷、胸痛彻背者，宜温阳化痰通脉，方用苓桂术甘汤合瓜蒌薤白半夏汤加减治之。邓维滨等以《内经》心痹理论为指导，提出调养精神，重视摄生，配合药物延缓心痹的发生。药物预防以内服加味杞菊地黄丸、血府逐瘀汤、生脉散、抑肝散为主，以达养阴益气，活血通络之目的[2]。

2. 肝痹的治疗

以本篇所论原则，针刺可取太冲和曲泉穴。药物治疗，应根据肝痹为肝虚邪气痹阻所致的病机，故治宜补益肝血，祛邪通络。如《类证治裁·痹证论治》以五痹汤加枣仁、柴胡治疗肝痹。如以胸胁痛、呕吐、惊恐为主者，可用《辨证奇闻》肝痹汤（人参三钱，当归一两，川芎五钱，酸枣仁一钱，代赭石末二钱，羌活五分，肉桂一钱，茯苓五钱，丹砂末五分，水煎，调丹砂、代赭末同服）加减，以达调补气血，除痹安神之目的。

3. 肺痹的治疗

针刺可取太渊、尺泽。药物应根据寒热虚实之不同而施治，如秦景明在《症因脉治·痹症论》指出："肺痹之治，火热伤肺者，家秘泻白散。肺气受损，肺虚液少，生脉散加二冬二母。气虚上逆，参橘煎、人参平肺散。"林珮琴《类证治裁·痹证论治》用五痹汤加半夏、杏仁、麻黄、紫菀治疗肺痹。陈士铎在《辨证奇闻·痹证门》说："肺气受伤，而风寒湿之邪遂塞肺窍而成痹矣。方用肺痹汤治之。人参三钱，茯苓三钱，白术五钱，白芍五钱，苏叶二钱，半夏一钱，陈皮一钱，枳壳三分，黄连三分，肉桂三分，神曲五分，水煎服。"

4. 脾痹的治疗

亦应针药并用。针刺可取太白、阴陵泉穴。根据其寒湿困脾，脾气痹阻为主要病机，治宜化湿祛寒，调和气机，方用苓桂术甘汤合厚朴温中汤加减。秦景明《症因脉治·痹症论》指出："脾痹之治：脾虚不能磨化，枳术消痞丸。脾有停滞者，保和丸。脾虚失健运之机，四君子汤。大便不实，异功散、参苓白术散。"林珮琴在《类证治裁·痹证论治》亦云：脾痹用三痹汤加厚朴、枳实、砂仁、神曲治之。这些均可在临床上应用。

5. 肾痹的治疗

针刺可取太溪、阴谷穴。由于该证系肾阳不足，寒湿内阻所致，故治疗宜散寒祛湿，温补肾阳，陈士铎在《辨证奇闻·痹证门》提出应用肾着汤（白术一两，山茱萸五钱，茯苓五钱，薏仁五钱，杜仲三钱，肉桂一钱，附子五分，防己五分，石斛二钱，地骨皮五钱，水煎服）加减治疗。他认为服用该方，"二剂而腰轻，四剂而痛止，十剂而两足有力，再十剂而痊愈。"林珮琴以五痹汤加独活、肉桂、杜仲、牛膝、黄芪、萆薢治之（《类证治裁·痹证论治》）。

6. 肠痹的治疗

针刺可取曲池、小海穴。药物治疗应当根据其邪客小肠，气化失司的主要病机，以化气行水之法治之。王肯堂在《证治准绳·杂病》用五苓散加桑皮、木通、麦门冬或用吴茱萸散治疗。秦景明《症因脉治·痹症论》指出："肠痹之治：数饮，病在上，当清肺，知母石膏汤。小便不出，五苓散。气室小腹，病在下，青皮饮。中气喘争，枳壳汤。若有飧泄，当分利阴阳，四苓车前散。飧泄脉迟，异功散合八味丸。"

7. 胞痹的治疗

针刺可取委中，束骨穴。由于该证属于上寒下热，其主要病机为邪气痹阻膀胱，膀胱气闭，湿热郁结为病，故治宜清热利湿通痹。王肯堂在《证治准绳·杂病》有肾着汤、肾沥汤治疗本病的论述。《张氏医通·痿痹门》提出："痹在胞，肾沥汤；虚寒，茯苓丸；虚寒甚，巴戟丸"的治疗方药。陈士铎以攻痹散（车前子三钱，茯苓二钱，薏仁一两，肉桂五分，木通二钱，白术五钱，王不留行一钱，水煎服）治疗胞痹，效果亦佳（《辨证奇闻·痹证门》）。

【原文】

帝曰：荣卫之气，亦令人痹乎？荣者，水谷之精气也，和调于五脏，洒陈于六腑(1)乃能入于脉也，故循脉上下，贯五脏络六腑也。卫者，水谷之悍气也，其气慓疾滑利，不能入于脉也，故循皮肤之中，分肉之间，熏于肓膜(2)，散于胸腹，逆其气则病，从其气则愈，不与风寒湿气合，故不为痹。

【校注】

(1)和调于五脏，洒陈于六腑：两句为互文，即和调洒陈于五脏六腑。洒水为洒，布陈谓陈，洒陈，散布之意。姚止庵注："和调者，运行无间；洒陈者，遍满不遗，然惟和调，故能洒陈也。"

(2)熏于肓膜：熏，即温煦之意。张介宾注："凡腔腹肉理之间，上下空隙之处，皆谓之肓。盖膜犹幕也，凡肉理之间，脏腑内外其成片联络薄筋，皆谓之膜"。

【释义】

本段论述痹证的发生与营卫之气的关系。由于营气精专柔顺，循脉滋养脏腑和全身；卫气慓疾滑利，行于分肉，温煦肓膜，布散胸腹。营卫失调，腠理疏松，脏腑失和，风寒湿三气乘虚袭而为痹证。

【理论研究】

荣卫之气与痹证的关系

姚止庵说："水谷之精气为荣，荣行脉中，贯通脏腑，无处不到。水谷之悍气为卫，卫行脉外，屏藩脏腑，捍御诸邪。邪欲中人，必乘卫气之虚而入，入则由络抵经，由腑入脏。是风寒湿之为痹也，皆因卫虚，不能悍之于外，以致内入，初非与风寒湿相合而然，是故痹止于荣而不及卫也"（《素问经注节解》）。林珮琴亦云："诸痹……良由营卫先虚，腠理不密，风寒湿乘虚内袭，正气亦为邪气所阻，不能宣行，因而留滞，气血凝涩，久而成痹"（《类证治裁·痹证论治》）。均认识到痹证的发生与荣卫之气的关系。人体的防御功能和调节功能，与营卫之气有密切关系。当人体禀赋不足，营阴不能行于脉内，和调五脏，滋养六腑，使卫气亦因此而不足。营卫之气失和，腠理疏开，表卫不固，风寒湿三邪乘虚侵袭，脉络闭阻，气血凝涩，形成痹证。这不仅强调了痹证发生与营卫失调的密切关系，而且强调了内因是痹证发病的主要因素，即营卫失调是发病的内在因素。在论治痹证时，将"逆其气则病，从其气则愈"的论点，作为重要原则来应用，可有力地指导临床实践。

【临证指要】

在《内经》荣卫失调为痹证发生主要内在因素的理论指导下，后世医家在论治痹证时，十分重视调和营卫治法。张仲景在论述历节"疼痛如掣"时，认为其病机为"风血相搏"(《金匮要略·中风历节病脉证并治第五》)，应用桂枝芍药知母汤治疗历节痛，方中用桂枝、芍药、甘草、白术调和营卫，就是突出治疗痹证应用调和营卫扶助正气的原则。朱震亨在论治痛风时指出："气行脉外，血行脉内，昼行阳二十五度，夜行阴二十五度，此平人之造化也。得寒则行迟而不及，得热则行速太过。内伤于七情，外伤于六气，则血气之运或迟或速，而病作矣"(《格致余论·痛风论》)。朱氏所言气血，即荣血卫气。说明痹证形成，在饮食起居失度，正气受损，风寒湿邪气侵袭，使营卫凝涩，经络闭阻，以致痹证发生。在治疗上，现今一般在发作期间，以祛邪为主，在静止期，则以调营卫、养气血、补肝肾为主，即在祛风、逐寒、化湿的同时，加入活血、行血、通经、化瘀之品，如桂枝、当归、乳香、没药、赤芍、红花、桃仁、五灵脂、蒲黄、地黄等药，且常用酒以提高活血功效。

除在治疗痹证强调荣卫气血的重要性外，对于预防痹证的发生亦有重要意义。在未病之前，适当地进行体育锻炼，使营卫气血流通，正气充沛，抵抗力增强，风寒湿邪气不易侵入，则不会发生痹证。此即原文所说"从其气则愈"的原则。

【原文】

帝曰：善。痹，或痛，或不痛，或不仁，或寒，或热，或燥，或湿，其故何也？岐伯曰：痛者，寒气多也，有寒故痛也。其不痛不仁(1)者，病久入深，荣卫之行涩，经络时疏，故不通(2)。皮肤不营，故为不仁。其寒者，阳气少，阴气多，与病相益(3)，故寒也。其热者，阳气多，阴气少，病气胜，阳遭阴(4)，故为痹热(5)。其多汗而濡者，此其逢湿甚也。阳气少，阴气盛，两气相感，故汗出而濡也。

帝曰：夫痹之为病，不痛(6)何也？岐伯曰：痹在于骨则重，在于脉则血凝而不流，在于筋则屈不伸，在于肉则不仁，在于皮则寒。故具此五者，则不痛也。凡痹之类，逢寒则虫，逢热则纵(7)。帝曰：善。

【校注】

(1)不痛不仁：杨上善注："仁者，亲也，觉也。营卫及经络之气疏涩，不营皮肤，神不至于皮肤之中，故皮肤不觉痛痒，名曰不仁。"

(2)经络时疏，故不通：通，《太素》、《甲乙经》作"痛"。张介宾注："疏，空虚也，荣卫之行涩，而经络时疏，则血气衰少。血气衰少则滞逆亦少，故为不痛。"

(3)阳气少，阴气多，与病相益："阳气少，阴气多"，指人的体质偏于阴盛。"病"，此处指风寒湿邪气。全句意指素体阴盛者，再感受风寒湿邪，其寒更甚。诚如李中梓所注："痹病本属阴寒，若阳气不足之人，则寒从内生，与外病相助益，故寒也"(《内经知要·卷下》)。

(4)阳遭阴：遭，《甲乙经》作"乘"。乘，战而胜之也。言病人素质阳盛阴虚，受邪后，阴不胜阳，化而为热，故为痹热。张介宾注："阳盛遭阴，则阴气不能胜之，故为痹热。"

(5)故为痹热：《甲乙经》作"故为热"。按正文"故为寒"，正与"故为热"相对。可从。

(6)痹之为病，不痛：因风寒湿三气伤及皮、肉、筋、骨、脉有形之体，气尚能流通，故不痛，只见在骨则重，在脉则血凝，在筋则屈而不伸，在肉则不仁，在皮则寒冷。又汪昂云："痛则血气犹能周流，五者为气血不足，皆重于痛，故不复作痛"(《素灵类纂约注·卷中·病机第三》)。两种注解均可参。

(7)逢寒则虫，逢热则纵：虫，假借字，其本字为"痋"。《说文》云："痋，初病也"。段玉裁

注："疸，即疼字"。纵，即弛纵。此言痹证患者，遇到天气寒冷，则会出现筋脉疼痛，遇到天气炎热，则会出现筋脉弛纵不收。

【释义】

本节论述痹证有痛、不痛而不仁、或寒、或热、或湿、或燥等不同类型的病理机制。约有如下四种：一与感邪偏胜有关。如痹之痛者，为"寒气多也"。二与患者体质因素有关。如痹之寒者，是因素体阴盛，邪从阴化寒之故。三是与病位深浅有关。如痹邪伤营，肌肤不荣，故不仁；邪伤于骨，病位深在，故有沉重之感而疼痛不著。四是与季节气候的寒温有关。痹痛逢寒则气血闭阻加剧，疼痛症状明显；气候转暖变热，气血相对畅通，故症状缓解，甚或不痛。

【临证指要】

热痹和五体痹的治疗

1. 热痹的治疗

应以清热祛湿，通络止痛为原则，可选用宣痹汤、清热渗湿汤、加味二妙散及白虎加桂枝汤治之。若痹热太甚，关节红肿，筋挛骨痛，身热舌红脉数者，可用犀角汤(现应易犀角为适量替代药)加生地、玄参、丹皮等治之。

2. 皮痹的治疗

《灵枢·官针》用毛刺法治之。药物治疗，应以调和营卫为法，方用黄芪建中汤合羌活胜湿汤加减。张璐云："痹在皮，越婢汤加羌活、细辛、白蒺藜"(《张氏医通·痿痹门》)。林珮琴亦主张疏风养血，用秦艽地黄汤治之。

3. 肌痹的治疗

可采用针刺与药物治疗。《素问·长刺节论》云："刺大分、小分，多发针而深之，以热为故"。《灵枢·官针》应用合谷刺法，马莳注云："合谷刺，左右用针如鸡足然，针于分肉之间，以取肌痹。"药物宜祛寒散湿，方选除湿蠲痹汤加减。林珮琴用薏苡汤、三痹汤、神效黄芪汤治之。

4. 脉痹的治疗

以散寒除湿，活血化瘀为主。可选用当归四逆汤合活血效灵丹化裁。如系血脉凝涩为主者，可选用《赵炳南临床经验集》之温经通络汤；若脉有瘀血郁热者，宜活血清热，方用桃红四物汤加茜草根、丹皮、连翘等。

5. 筋痹的治疗

针刺疗法在《内经》中论述较多。如《素问·长刺节论》提出针刺"筋上为故。"《灵枢·官针》主张用恢刺和关刺法，马莳注云："恢刺，以针直刺其旁，复举其针前后，恢荡其筋之急者，所以治筋痹也"；"关刺，直刺左右手足，尽筋之上，正关节之所在，所以取筋痹也"(《灵枢注证发微》卷一，《黄帝内经灵枢注证发微》亦称《灵枢注证发微》)。药物治疗以散寒祛风除湿，舒筋缓急为法，选用活血舒筋汤之类。如系火热灼筋，致成筋痹者，宜清热舒筋缓急，张璐应用羚羊角散(《张氏医通·痿痹门》)。

6. 骨痹的治疗

因其多为肾虚的基础上感受痹邪所致，偏于寒湿之邪为重，故治疗宜温肾散寒祛湿，选用右归饮合肾着汤治之。《灵枢·五邪》提出针刺涌泉、昆仑穴，《灵枢·官针》应用短刺和输刺法治疗。

此外，本文对气候寒热对痹证影响的理论，在临床上有较大的应用价值。据张庆业等统计，约90%的关节炎病人对气候变化敏感，在阴雨天及寒冷气候，关节疼痛加重。而晴天或温暖季节则舒适。这是由于这些患者的关节及周围血管神经功能不健全，血管舒缩缓慢且不充分和皮温升降迟缓的缘故。寒冷时血流缓慢，血内冷球蛋白凝聚及滑液内透明质酸含量增多，致使滑液的黏度增高，加大了关节活动时的阻力，因而使关节疼痛加重，温暖时则疼痛减轻。可见风寒湿痹是喜温而恶寒的，所以治疗时应以温通为主。张庆业等自拟治疗风寒湿痹的通用方：熟附子、桂枝、黄芪、豨莶草、威灵仙、苍术、白芷、五加皮、细辛、木瓜、蜈蚣、甘草等，具有温经散寒，祛风除湿，通络止痛之功效。并辨证加减，取得了较好的疗效[2]。

（项　祺）

参考文献

[1] 何绍奇. 现代中医内科学. 北京：中国医药科技出版社，1991：507.

[2] 王洪图. 内经新论. 北京：中国医药科技出版社，1991：50.

[3] 郭霭春. 黄帝内经素问校注语译. 天津：天津科学技术出版社，1981：261.

痿论篇第四十四

【篇解】

痿，同萎，是指肢体痿软无力的一类疾病，以下肢不能随意运动者较为多见。高世栻说："痿者，四肢痿弱，举动不能，如委弃不用之意。"本篇论述了痿躄、脉痿、筋痿、肉痿、骨痿的病因、病机、症状和治疗，为讨论痿证的专篇，故叫做"痿论"。正如马莳所云："内详五脏之痿，必始于肺，其本脏自有所合，其成痿各有其由，其验之有色有证，其治之有法有穴，故名篇。"

【提要】

1. 说明痿证的发病与五脏气热有密切的关系。
2. 阐述了痿证的病因有忧思悲哀、房室劳倦、感受暑湿等因素。
3. 分别论述痿躄、脉痿、筋痿、肉痿、骨痿的症状及其辨证要点。
4. 提出针刺治疗痿证的原则和"治痿独取阳明"的大法。

【原文】

黄帝问曰：五脏使人痿何也？岐伯对曰：肺主身之皮毛，心主身之血脉，肝主身之筋膜，脾主身之肌肉，肾主身之骨髓。故肺热叶焦(1)，则皮毛虚弱急薄，著则生痿躄(2)也。心气热，则下脉厥而上，上则下脉虚，虚则生脉痿，枢折挈(3)，胫纵而不任地也。肝气热，则胆泄口苦，筋膜干，筋膜干则筋急而挛，发为筋痿。脾气热，则胃热而渴，肌肉不仁，发为肉痿。肾气热，则腰脊不举，骨枯而髓减，发为骨痿。

【校注】

(1)肺热叶焦：《太素》、《甲乙经》"肺"下并有"气"字。叶焦，是形容肺叶受热灼伤，津液损伤的病理状态。

(2)痿躄：躄，指两腿行动不便。痿躄，统指四肢痿废不用，包括下文各种痿证而言。

(3)枢折挈：枢，枢纽，转轴，在此指关节。折，断也。挈，提也，用手提物曰挈。枢折挈，是形容关节弛缓，不能提举活动，犹如枢轴折断不能活动之情状。《黄帝内经素问校注语释》校："'挈'上疑脱'不'字。王注：'膝腕枢纽如折去而不相提挈'。是王注本明作'不挈'。若原文止言'挈'，何注云'不相提挈'？则其脱'不'字之误显然。"此说可从。

【释义】

本节论述五体痿的病机和证候。五脏外合五体，五脏有热，津液气血内耗，不能营养皮、肉、筋、脉、骨等组织，形成痿证。尤以肺热叶焦是形成五体痿的关键。因为肺主宣发而朝百脉，肺热津伤则不能宣发气血津液达全身，百脉失养，则致各种痿证。

【原文】

帝曰：何以得之？岐伯曰：肺者，脏之长也。为心之盖也，有所失亡，所求不得，则发肺鸣(1)，鸣则肺热叶焦。故曰：五脏因肺热叶焦，发为痿躄，此之谓也。悲哀太甚，则胞络绝(2)，胞络绝则阳气内动，发则心下崩(3)，数溲血也。故《本病》(4)曰：大经空虚，发为肌痹(5)，传为脉痿。思想无穷，所愿不得，意淫于外，入房太甚，宗筋(6)弛纵，发为筋痿，及为白淫(7)。故《下经》曰：筋痿者，生于肝，使内也。有渐(8)于湿，以水为事，若有所留，居处相湿(9)，肌肉濡渍(10)，痹而不仁，发为肉痿。故《下经》曰：肉痿者，得之湿地也。有所远行劳倦，逢大热而渴，渴则阳气内伐(11)，内伐则热舍于肾，肾者水脏也，今水不胜火，则骨枯而髓虚，故足不任身，发为骨痿。故《下经》曰：骨痿者，生于大热也。

【校注】

(1)肺鸣：指因肺气不畅而致的喘息有声。

(2)胞络绝：胞络，指心包之络脉。绝，是阻绝不通之意。

(3)心下崩：崩，大量出血。姚止庵注："包络所以卫心，悲哀太甚，则气急迫而胞络伤，络伤则心病。盖心属火而主血，心病火发，血不能静，遂下流于溲溺也。"

(4)《本病》：古医书名。已佚。

(5)肌痹：《太素》作"脉痹"。按下文有"肌肉濡渍，痹而不仁，发为肉痿"之论述，此处之"大经空虚，发为肌痹，传为脉痿"之"肌痹"，当为"脉痹"为是。

(6)宗筋：这里指男子之前阴。《素问·厥论》曰："前阴者，宗筋之所聚。"

(7)白淫：指男子滑精，女子白带。

(8)渐：浸也，渍也。杨上善注："湿处停居相渍，致肌肉痹而不仁。"

(9)相湿：《甲乙经》卷十第四作"伤湿"。可从。

(10)濡渍：浸润的意思。

(11)阳气内伐：伐，侵也。劳倦远行则阳动生热，热甚则内侵使津液耗伤。张介宾注："远行劳倦，最能生热，阳盛则内伐真阴，水不胜火，故主于肾。"

【释义】

本节主要论述了痿证形成的病因病机。

1."肺热叶焦"是发生痿证的重要原因。

2. 五脏气热致痿的原因有四个方面：一是情志所伤，气郁化热生痿，如心、肺、肝三脏气热之成，皆为情志不舒所致。二是劳伤太过，伤阴耗液，阴不制阳，阳亢生热致痿，肝、肾之热形成若此。三是湿邪浸淫，久而化热致痿，如脾之气热形成者是也。四是触冒暑热，伤津耗液成痿，如肾气热生骨痿是也。

【理论研究】

1. 痿的概念及与痹的关系

(1)痿的概念：痿，即萎，指四肢痿废不能运动，肌肉逐渐萎缩的病证。《内经》将痿又称为"痿躄"、"痿疾"、"痿易"等不同名称。从症状而论，《内经》指出有弛缓不收性(胫纵)和挛缩不伸(筋急而挛)两类痿证。在部位上有四肢痿软不用、下肢痿弱不用等数种，并有皮肤感觉异常和正常的不同。

(2)痿与痹的关系及其鉴别:古人常将痿、痹混称,《说文》云:"痿,痹也"。《内经》亦有痿痹混称情况,如《素问·气交变大论》云:"岁火不及,寒乃大行……复则……暴挛痿痹,足不任身"。《灵枢·阴阳二十五人》亦云:"善痿厥足痹"。其所以痿痹混称,其因有三。一是因致病原因相似,如痹证系风寒湿邪而致,而痿证因寒湿或湿热致病,尤其二考与湿邪均有关。二是有些症状相似,如肌肤不仁,痹证中湿痹有此症状,痿证中肉痿亦有这一临床表现。三是痹痿二者有疾病演变的关系,即因痹可致成痿证。如本篇提出的"发为肌(脉)痹,传为脉痿"和"肌肉濡渍,痹而不仁,发为肉痿"的论述。临床实践,由痼痹导致手足痿废者亦不少见。综合上述原因,说明痹与痿均为肢体运动功能障碍的疾患,二者关系密切。

痿证与痹证主要从发病与传变及症状上加以鉴别。首先在发病和传变趋向上二者不同。肢体痹或受风寒湿等邪气后,先侵犯外在形体,导致为筋痹、脉痹、骨痹、肌痹、皮痹五体痹。然后因病久不愈,内传于脏,导致为五脏痹。而痿证则相反,先是由于肺热叶焦,或五脏气热,灼伤精气津液阴血,使五体失养,而发为五体痿。所以张志聪注云:"夫五脏各有所合,痹从外而合病于内,外所因也;痿从内而合病于外,内所因也"。"夫形身之所以能举止动静者,由脏气之热养于筋脉骨肉也,是以脏病于内,则形痿于外矣。"其次,在证候上加以区别。痹证以肢节疼痛、酸楚、重着、麻木为主症,与气候变化因素关系密切,严重者可妨碍运动。痿证则以手足痿弱无力,不能随意运动为主,一般无疼痛、酸楚等症状,与气候变化无关系或影响不明显。

2. 痿证的病因病机

关于痿证的病因病机,以本段为主,结合《内经》的其他篇章所论,有如下五个方面。

(1)肺热叶焦:本篇提出"五脏因肺热叶焦,发为痿躄",是痿证发生的重要病因病机。说明痿的病变部位虽在四肢,但产生根源却在五脏,而五脏之中尤以肺为关键。《素问·经脉别论》曰:"食气入胃,浊气归心,淫精于脉。脉气流经,经气归于肺,肺朝百脉,输精于皮毛。""饮入于胃,游溢精气,上输于脾,脾气散精,上归于肺。"可见全身各脏腑组织所需的营养物质,都是经肺的敷布而获得的,所以"肺为脏之长也。"如果肺叶受到邪热熏灼,使津伤叶焦,高原化绝,筋脉皮毛骨肉失养,导致手足痿弱不用之痿证。故《素问·至真要大论》说:"诸痿喘呕,皆属于肺。"后世医家亦有发挥,张介宾认为,"观所列五脏之证皆言为热,而五脏之证又总以肺热叶焦,以致金燥水亏,乃成痿证"(《景岳全书·痿证》)。丹波元坚亦云:"思虑恚怒,五志之火内炽,消烁肺金,故喘息有音,而肺叶焦枯。肺所以行营卫,治阴阳,饮食之精,必自肺家传布,变化津液,灌输脏腑,肺脏一伤,五脏无所禀受,故因之以成痿躄也"(《素问绍识·卷三》)。均说明肺热熏灼是致痿的重要病机。

(2)五脏气热:由于五脏各有所合,五脏气热,熏灼津液,导致筋肉骨脉皮五体失养,从而发生五体痿。而导致五脏气热,本篇有情志太过,劳伤过度,湿邪浸淫和触冒暑热等因素,形成五脏气热,分别发生脉痿、筋痿、肉痿、骨痿和痿躄。所以王肯堂说:"是用五志、五劳、六淫,从脏气所要者,各举其一以为例耳。若会通八十一篇而言,便见五劳、五志、六淫,尽得成五脏之热以为痿也"(《证治准绳·杂病》)。

(3)肝肾亏虚:由于肝主筋,为罢极之本;肾主骨,为作强之官。肝肾功能正常,精血充盛,则筋骨坚强,活动正常。如果因各种原因,使肝肾受损,精血亏虚,复因阴虚内热,使筋骨经脉失去濡养,所以导致痿证的发生。本篇所述的"思想无穷,所愿不得,意淫于外,入房太甚,宗筋弛纵,发为筋痿";"有所远行劳倦……阳气内伐,内伐则热舍于肾……发为骨痿"即属这一类型。《内经》认为思想无穷，情志过用，房室不节，形体劳伤，均可导致肝肾精血亏虚而发生痿证。如《素问・疏五过论》云："始富后贫，虽不伤邪，皮焦筋屈，痿躄为挛。"《灵枢・邪气脏腑病形》亦云："肾脉微滑为骨痿，坐不能起，起则目无所见。"《灵枢・本神》还认为："恐惧而不解则伤精，精伤则骨酸痿厥，精时自下。"

（4）脾胃气虚：本篇提出脾胃气虚，是致痿的重要病机。原文说："阳明者，五脏六腑之海，主润宗筋，宗筋主束骨利机关也……阳明虚则宗筋纵，带脉不引，故足痿不用也。"《内经》其他篇中亦有论述，《灵枢・邪气脏腑病形》曰："脾脉……缓甚为痿厥。微缓为风痿，四肢不用，心慧然若无病。"《灵枢・阴阳二十五人》亦云："足阳明之下……血气皆少，则无毛，有则稀枯悴，善痿厥足痹"。《灵枢・根结》有"阳明为合……合折则气无所止息，而痿疾起矣"的论述。尤其是《素问・脏气法时论》更为明确地说："脾病者，身重，善肌肉痿，足不收引。"从以上所论，说明脾胃为水谷气血精津之源，是肺中精津的生化之处，如果脾胃气虚，不能化生水谷精微，精血津液亏虚，使筋骨肌肉失养，从而发生痿证。后世在论治痿证时，特别强调从阳明脾胃调治，其机理即源于此。

（5）湿邪浸淫：《内经》认为湿邪浸淫是形成痿证的主要外在因素。本文提出："有渐于湿，以水为事，若有所留，居处相湿，肌肉濡渍，痹而不仁，发为肉痿"。其他篇章亦有论及，如《素问・生气通天论》云："湿热不攘，大筋緛短，小筋弛长，緛短为拘，弛长为痿"。指出湿热浸淫可致痿证。《灵枢・九宫八风》曰："犯其雨湿之地，则为痿。"《素问・气交变大论》亦曰："岁土太过，雨湿流行，肾水受邪，民病……足痿不收"。《素问・六元正纪大论》还曰："太阳司天之政……民病寒湿，发肌肉痿，足痿不收。"这均说明长期因气候或居处环境或受湿邪或者寒湿之邪，均能导致痿证的发生。

综上所述，《内经》论痿有虚实之分。实证因暑热、湿热和寒湿所致，虚证多因脾肺虚弱，肝肾精血亏虚所致，病位涉及五脏，以肺脾肝肾为主。

后世医家论痿多从湿热、痰瘀、气虚等角度进行论述。李东垣认为："燥金受湿热之邪，绝寒水生化之源，源绝则肾亏，痿厥之病大作"（《脾胃论・卷下》）。"夫痿者，湿热乘肾肝也"（《脾胃论・卷中》）。朱震亨认为痿证"有湿热、湿痰、气虚、血虚、瘀血"（《丹溪心法・卷四》）等。张介宾认为痿证以脏腑精血亏虚为主，指出："元气败伤，则精虚不能灌溉，血虚不能营养者，亦不少矣。若概以火论，则恐真阳亏败，及土衰水涸者，有不能堪"（《景岳全书・痿证》）。对于痿证影响的脏腑，叶天士认为与肝肾脾胃有关。如《临证指南医案・痿》邹滋九按："夫痿证之旨，不外乎肝肾肺胃四经之病。盖肝主筋，肝伤则四肢不为人用，而筋骨拘挛。肾藏精，精血相生，精虚则不能灌溉诸末，血虚则不能营养筋骨。肺主气，为高清之脏，肺虚则高源化绝，化绝则水涸，水涸不能濡养筋骨。阳明为宗筋之长，阳明虚则宗筋纵，宗筋纵则不能束筋骨以利机关，此不能步履，痿弱筋缩之证作矣。"从后世医家的论述说明，痿证总的病机是五脏阴精亏虚，不能濡润筋骨所致。而肺失宣肃，脾失健运，亦可产生痰湿；肢体痿废，经脉窒滞，又能产生瘀血；痿证日久不愈，亦致气虚，甚则阳虚，使痿证由热转化为寒，这体现了疾病的发展和变化。这些理论均是历代医家临床实践的总结，不仅发展《内经》的理论，而且给辨证论治提供了更多的依据和思路。

3. 痿证的分类

本篇主要论述了五脏热痿，《内经》其他篇章还有湿热痿、脾胃虚弱痿和肝肾精亏痿，今并述之。

（1）五脏热痿：五脏有热，精气津液耗伤，五体失去五脏精气濡养，以致痿躄、筋痿、脉痿、骨痿、肉痿的发生，即五体痿。

痿躄是因五脏有热，肺热叶焦所致，以皮肤憔悴，肌肉枯萎，下肢痿弱不用为主要症状。

筋痿以筋急肢体拘挛为主要症状，兼有口苦、白淫等临床表现。其因情志失畅，房劳过度，使肝肾亏虚，筋脉失养所致。

骨痿以腰脊不能伸举，足不能任地为主要症状，可兼见面色黧黑少泽。多因肾气热则灼伤精髓，或者远行劳倦伤肾损骨，以致骨枯髓减，骨失所养，发为骨痿。

脉痿以关节松弛痿软，胫部软弱不能站立，膝踝关节不能提屈为症状特点。其因心气内热灼伤阴血；或因悲哀太过，包络阻绝，阳气内动，热逼血出，以致血脉空虚，而生脉痿。

肉痿以面色萎黄，肌肉消瘦，麻木不仁，下肢痿软无力为主要症状。多因脾气内热，或湿邪浸渍，郁而化为湿热，使脾气受伤，不能运化水谷精微以生气血津液，四肢肌肉得不到营养，导致肉痿发生。

(2)湿热痿：是以肢体痿软无力，以下肢为常见，兼见微肿、手足麻木、身重面黄、胸脘痞闷，小便热赤涩痛，舌苔黄腻，脉濡数等症状。多因感受时令湿热之邪，或感受湿邪郁久化为湿热，或因久居湿地，湿邪浸淫，均可致成湿热浸淫肌肉筋脉，使之失去荣养，导致痿证发生。如《灵枢・九宫八风》所云："犯其雨湿之地，则为痿。"《素问・生气通天论》云："湿热不攘，大筋緛短，小筋弛长，緛短为拘，弛长为痿"的论述，均系湿热痿证。

(3)脾胃虚弱痿：本症有肢体痿软无力，甚则肌肉消瘦，伴有食少、腹胀、便溏、面色无华等症状。因为脾为后天之本，气血生化之源，脾主四肢、肌肉。若脾胃虚弱，生化无源，气血亏虚，四肢和肌肉得不到充养，故发生肢体肌肉消瘦而痿软无力之症。所以本论指出："阳明虚则宗筋纵，带脉不引，故足痿不用也。"《素问・太阴阳明论》亦云："今脾病不能为胃行其津液，四肢不得禀水谷气，气日以衰，脉道不利，筋骨肌肉皆无气以生，故不用焉。"

(4)肝肾精亏痿：主要有膝胫痿弱不能久立，甚则步履全废，兼有腰脊酸软，遗精，早泄，头昏目眩等肾精亏虚症状。此因劳伤肝肾，精血亏虚，筋骨失养，肢体痿弱所致。即《灵枢・口问》所说"下气不足，则乃为痿厥"之病症。

【临证指要】

痿证的治疗

1. 五脏热痿

治疗五脏热痿，根据《素问・痿论》"各补其荥而通其俞，调其虚实，和其逆顺"的原则，采用针刺和药物治疗。

痿躄：针刺鱼际、太渊穴。药物治疗以清肺养阴为法，选用清燥救肺汤，或用李东垣之麦门冬清肺饮治之。王肯堂应用黄芪、天冬、麦冬、石斛、百合、山药、犀角、通草、桔梗、枯芩、栀子仁、杏仁、秦艽等药治疗，亦可参酌选用(见《证治准绳・杂病》)。今举熊继柏案例：患者万某，47岁，六月份起病发热、咳嗽、气喘，留连月余，渐觉两足酸重无力，至双足痿躄。时患者形体羸瘦，皮毛干枯，身热咳嗽气短，咳痰稠黏带血，口燥咽干，声音嘶哑，舌红无苔，脉细数。辨为肺热叶焦的痿躄证，初拟清燥救肺汤合千金苇茎汤以清燥润肺；次拟沙参麦门冬汤加牛膝、白芍布津起痿。服药月余，痿躄痊愈[1]。

筋痿：可针刺太冲、行间穴。因筋痿肝热阴亏为其主要病机，故治宜清肝养阴，可选用《辨证奇闻》之伐木汤(炒栀子、白芍、当归、甘菊花、女贞子、地骨皮、丹皮、青黛、金石斛)加减。秦景明以热盛和阴虚轻重不同，分别论治，对于"肝热痿软之治，两胁刺痛，清肝顺气饮；筋膜干急，补阴丸；筋急挛踡，舒筋活络丹；肝肾水虚火旺，家秘肝肾丸"(《症因脉治・痿证论》)。李中梓应用生地黄、天门冬、百合、紫葳、白蒺藜、杜仲、萆薢、菟丝子、川牛膝、防风、黄芩、黄连之类药物治疗。(《医宗必读·痿》)

骨痿:可取然谷、太溪穴针刺。由于骨痿以肾热髓枯为主要病机,故治宜滋阴补肾,清热壮骨,可选用《血证论》之地黄汤,或用大补阴丸。

脉痿:针刺可取神门、少府穴。药物治疗以清心通络为主,秦景明在《症因脉治》中指出:"心热痿软之治,左寸洪数者……导赤各半汤;左关上朝者,泻青丸合龙胆泻肝汤;尺脉躁疾,水中火发,六味丸合丹溪大补阴丸。"唐容川在《血证论》中认为心阴虚内热证者,可用天王补心丹加丹皮治之。《续名医类案》载有李中梓治脉痿之验案:"朱太学,八年痿废,屡治无功。诊之六脉有力,饮食如常,此实热内蒸,心阳独亢,症名脉痿,用承气汤下六七行,左足便能伸缩,再用大承气,又下十余行,手中可以持物,更用黄连、黄芩各一斤,酒蒸大黄八两蜜丸,日服四钱,以人参汤送,一月之内,去积滞不可胜数,四肢皆能展舒,曰今积滞尽矣,煎三才膏十斤与之,服毕而愈。"

肉痿:可取大都、阴陵泉针刺。药物治疗宜清热养阴健脾。程国彭在《医学心悟》以易痿汤加减治之;王肯堂在《证治准绳》以"苍白术、二陈入霞天膏之属主之"。林珮琴在《类证治裁》应用二陈汤加参芪治疗。陈无咎之《明教方》验案:"邓君肉痿证,主脾胃。今六脉洪革,右关弦代,舌苔干黄,胃气炎上,津液枯竭,消谷善饥,肌肉瘦削,形寒神热,内热外寒,行动不仁,灼不知痛,是为肉痿,宜啧脾汤:杭甘菊、生薏仁、生白芍、生扁豆、天花粉、火麻仁、柏子仁、川黄连、龙胆草,石斛、佛手柑、葡萄干、当归、生地、远志。"

2. 湿热痿

治疗湿热痿,宜清热化湿,用加味二妙散。朱震亨在《丹溪心法·卷四》指出:"湿热,东垣健步丸,加燥湿降阴火药如苍术、黄芩、黄柏、牛膝之类。"现今应用四妙丸加味(苍术、黄柏、萆薢、生薏仁、牛膝、蚕砂、汉防己、丝瓜络)治疗湿热留滞,经络受阻,肢体痿软无力之症,收效良好[2]。

3. 脾胃虚弱痿

治疗脾胃虚弱而致的痿证,应以健脾益气为主,方用补中益气汤加减。若为胃阴不足者,宜滋阴养胃,选用《血证论》之琼玉膏加玉竹、煅石膏、石斛、花粉、珍珠、竹茹,或用玉女煎加犀角。现代认为脾胃虚弱痿证与重症肌无力症类似,主张以健脾益气治之,重用黄芪以益气,选附子、巴戟等壮命火以助脾胃生化之源,间用人参养荣汤及阿胶、玉竹、麦冬调补阴阳,同时用灸法以强壮体力,调整机体功能,达到治愈之目的[2]。

4. 肝肾精亏痿

由于本证肝肾精血亏虚所致,故重在补益肝肾,强筋壮骨,可选用虎潜丸等方药加减治疗。《临证指南医案》指出:"下焦阴虚,及肝肾虚而成痿者,用河间地黄饮子、虎潜诸法。"李中梓《医宗必读》应用补肾益肝丸、神龟滋阴丸、补益丸、虎潜丸等,均可选用。

【原文】

帝曰:何以别之?岐伯曰:肺热者,色白而毛败;心热者,色赤而络脉溢(1);肝热者。色苍而爪枯;脾热者,色黄而肉蠕动(2);肾热者,色黑而齿槁。

帝曰:如夫子言可矣。论(3)言治痿者,独取阳明何也?岐伯曰:阳明者,五脏六腑之海,主闰(4)宗筋(5),宗筋主束骨而利机关也。冲脉者,经脉之海也,主渗灌溪谷,与阳明合于宗筋,阴阳总宗筋之会(6),会于气街,而阳明为之长(7),皆属于带脉,而络于督脉。故阳明虚,则宗筋纵,带脉不引(8),故足痿不用也。帝曰:治之奈何?岐伯曰:各补其荥而通其俞(9),调其虚实，和其逆顺，筋脉骨肉，各以其时受月[10]，则病已矣。帝曰：善。

【校注】

(1)络脉溢：指表浅血络充溢。杨上善注："络脉，心之所主也。络脉胀见为溢也"(《太素·卷二十五·五脏痿》)。丹波元简云："此以外候言，乃孙络浮见也"(《素问识》)。

(2)肉蠕动：蠕，《索隐》："蠕音软"；《太素》作"濡"，濡亦软也。动，郭霭春校疑为蠕之旁记字，误入正文。肉蠕，即肌肉软弱。

(3)论：张介宾注："论言者，即《根结》篇曰：痿疾者，取之阳明"(《类经·疾病类·七十一》)。

(4)闰：《甲乙经》作"润"，即润养之意。

(5)宗筋：此处指众多之筋汇聚处。泛指全身之筋膜。

(6)阴阳总宗筋之会：阴阳，指阴经、阳经。总，原作"揔"，会聚也。宗筋，此特指前阴。张介宾注："宗脉聚于前阴，前阴者，足之三阴、阳明、少阳及冲、任、督、跻九脉之所会也"(《类经·疾病类·七十一》)。

(7)阳明为之长：指诸经在主润众筋功用方面，阳明经有主导作用。

(8)带脉不引：指带脉不能约束收引，吴崑注："阳明虚则宗筋纵弛，带脉不能收引，而令足痿不用也"(《素问吴注·卷十二》)。

(9)各补其荥而通其俞：吴崑注："十二经有荥有俞，所留为荥，所注为俞。补，致其气也；通，行其气也"(《素问吴注·卷十二》)。十二经荥穴：鱼际(肺)、二间(大肠)、内庭(胃)、大都(脾)、少府(心)、前谷(小肠)、足通谷(膀胱)、然谷(肾)、劳宫(心包)、液门(三焦)、侠溪(胆)、行间(肝)。十二经俞穴：太渊(肺)、太溪(肾)、太冲(肝)、神门(心)、太白(脾)、大陵(心包)、三间(大肠)、束骨(膀胱)、足临泣(胆)、后溪(小肠)、陷谷(胃)、中渚(三焦)。

(10)各以其时受月：各以脏腑所主的季节而进行针刺治疗。高世栻注："肝主之筋，心主之脉，肾主之骨，脾主之肉，各以其四时受气之月而施治之则病已矣。受气者，筋受气于春，脉受气于夏，骨受气于冬，肉受气于长夏也"(《素问直解·卷四》)。又张志聪注："《诊要经终论》曰：正月二月，人气在肝；三月四月，人气在脾；五月六月，人气在头；七月八月，人气在肺；九月十月，人气在心；十一月十二月，人气在肾"(《素问集注·卷五》)。

【释义】

本段论述痿证的鉴别诊断和治疗原则。

1. 依据五脏合五体现五色原理，通过望形色鉴别五脏病变和五体痿。

2. 阐明痿证的治疗原则：一是"治痿独取阳明"，强调调理脾胃在痿证治疗中的重要性；二是"各补其荥而通其俞，调其虚实，和其逆顺"，审其所属内脏与其相应经脉，分辨虚实，辨证论治；三是"各以其时受月"，因时制宜，根据所病经脉之所主季节，选用荥穴或"俞穴"，分别针之。

【理论研究】

1. 治痿独取阳明

本段提出"治痿独取阳明"的大法，并详述其机理有三个方面：其一，"阳明者，五脏六腑之海"，为人身气血津液生化之源泉。其二，阳明"主润宗筋，宗筋主束骨而利机关"。《素问·五脏生成论》曰："诸筋者，皆属于节。"阳明充盛，气血津液充溢，诸筋得到滋养，则关节滑利，肢体运动自如。其三，阴经阳经总会于宗筋，合于阳明。虽然会于前阴有九条经脉，但冲脉、阳明脉占重要地位，而冲脉通过气街与阳明会合，以接受阳明的气血，故冲脉之气血本于阳明。后世医家本于这一大法加以应用，如李东垣用清暑益气汤治疗暑伤胃气之痿证；李中梓用补中益气汤治脾气虚弱之痿证；张锡纯用振颓汤治阳明虚痿证，并指出："人身之筋，以宗筋为主，而能营养宗筋者，阳明也"（《医学衷中参西录·治肢体痿废方》）；张璐则认为："痿证脏腑病因虽曰不一，大都起于阳明湿热内蕴不清。"主张"清热利湿"（《张氏医通·痿痹门》）。他们未因阳明虚仅用补阳明法，而是提出了补、泻、清、温、和、润等多种治法，从而充实了"取阳明"的具体方法。

当然，"治痿独取阳明"是治痿重要原则，而不是唯一的原则，应当根据痿证发病之脏不同，辨证论治，即原文所说的"各补其荥而通其俞"之意。诚如张介宾所说："盖治痿者，当取阳明，又必察其所受之经而兼治之也"（《类经·疾病类·七十一》）。

2．痿证的辨证论治

本段指出："各补其荥，而通其俞，调其虚实，和其逆顺；筋脉骨肉，各以其时受月，则病已矣。"是强调治痿必须辨证论治，对与痿证具体相关的脏腑经脉进行辨证论治，虚则补之，实则泻之，并要按照脏腑所旺之季节取穴论治。例如肺气热之痿躄，详辨其虚实。如系肺有热邪，可取肺经输穴太渊穴，采用泻法的针刺方法；若为肺气虚弱，可取肺经之荥穴鱼际，采用针刺补法。所以张介宾说："如筋痿者，取阳明、厥阴之荥俞；脉痿者，取阳明、少阴之荥俞；肉痿、骨痿其治皆然。然筋脉肉骨，则各有所受之时月，如木病者在筋，火病者在脉，土病者在肉，金病者在皮毛，水病者在骨。知所受之浅深，以调虚实，知时气之盛衰，以和逆顺，则病可已也"（《类经·疾病类·七十一》）。这种按时取穴的针法，既体现"因时制宜"的原则，又对后世子午流注疗法有很大的影响。现今在《内经》这一治则指导下，经过临床实践的观察和体会，有较大的充实与发展。针刺穴位已不局限于荥穴和输穴，也可循经取穴或近端取穴，总以辨证取穴为要。对药物治疗，主要有清热养阴，滋补肝肾，清热化湿为主，结合健脾养胃之法，佐以养血通络之药，则疗效更佳，实为"调其虚实，和其逆顺"原则的体现。

【临证指要】

1．"治痿独取阳明"法则的临床应用

本论所述"治痿独取阳明"法则，后世医家甚为重视，一直指导临床实践，且取得良好的疗效。一般认为本法则不仅是补阳明之虚，而且也包括泻阳明之实。

（1）治阳明邪实之痿证：由于邪气蕴结阳明，中焦失和，使筋脉失约则关节不利，痿软不用。治疗应祛除阳明之邪气，使阳明和利，则痿证自愈。主要有以下三法：

清泻阳明炽热：因外感邪热传里，或内热蕴盛，使阳明热盛，灼伤津液，筋脉失养而成为痿证。常见肢体痿软，便秘面赤，舌苔黄而脉沉实有力等症状。治宜清泻阳明实热，方用承气汤加减治之。

清化阳明痰浊：多因嗜甘体肥之人，痰湿内生，停滞中焦，流入四肢，筋脉失约成痿。常伴有眩晕脘胀、舌胖苔浊，脉滑等症状，治宜清化阳明痰浊，方用十味温胆汤加减。例如叶天士治廉氏：诊脉论体，从遗精漏疡，继而环跳穴痛，遂不堪行走。脏阴伤及腑阳，阳气日加窒塞，经脉不可舒展，食入壅脘欲吐，大便旬日不通，痞阻日甚而为痿证。《内经》治痿独取阳明，无非疏通胃气。盖胃主乎束筋骨利机关窍也。议用加味温胆汤（《临证指南医案·痿》）。

清利阳明湿热：系因感受湿邪，郁而生热，浸淫筋脉，以致筋脉弛缓不用而成痿证。多有下肢痿软无力，手足麻木，身重胸脘痞闷，舌苔黄腻，脉濡数等症状，治宜清化阳明湿热，方用二妙散加减。

(2)治阳明虚弱之痿证:多为阳明气血虚弱,五脏失其化源,宗筋失养所致。治应补益阳明,使气血充盛,宗筋得滋,痿证则愈。常用如下方法:

补益阳明之气:多因饮食劳倦,脾胃衰弱,气虚血弱,宗筋失其温养,骨节空虚,关节弛纵无力。兼有食少便溏,肌肉萎缩,舌苔薄白,脉细。治宜健脾益气,以复阳明之正气。方用补中益气汤。

补养阳明之血:此系阳明血虚,筋脉肌肉失去濡养,以致肢体痿软无力,面色萎黄、肢体肌肤麻木不仁,舌质淡红,脉细弱。治宜健脾养血,方用人参养荣汤加减合六君子汤。例如林珮琴在《类证治裁》载:曾治张氏,四肢痿弱,动履艰难,脉涩目弱,为营虚之候。经言天癸将绝,系太冲脉衰。因知冲为血海,隶于阳明,阳明虚则冲脉不荣,而宗筋弛纵,无以束筋骨利机关。法当调补营血,以实奇经。人参、茯苓、杞子、牛膝、当归、杜仲、木瓜酒焙山药,酒蒸熟地、姜、枣水煎。十数服,渐愈。

滋补阳明之阴:由于胃阴耗损,失其柔润筋脉之功,上无供心肺而毛脉枯萎,下不得充肝肾而筋骨痿弱,中焦缺其自养则宗筋弛纵。常有下肢痿弱无力,腰膝酸困,口干舌燥,脉细数,舌质红。治宜培中养胃,滋胃益阴,方用沙参麦门冬饮加减。王旭高在《王旭高医案》曾治肺热叶焦,津液不能灌输于经脉而为痿躄。卧床不能行动,形肉消削,咳嗽痰臭,舌红无苔,脉细而数。是皆津液消耗,燥火内灼之象。考经论治痿独取阳明者,以阳明主润宗筋,胃为气血之源耳。今拟生胃津以供于肺,仿西冒喻氏意。沙参、阿胶、天冬、麦冬、玉竹、杷叶、茯苓、元参、桑叶、杏仁、麻仁、甘草。

2. 对"各补其荥而通其俞,调其虚实,和其逆顺"治则的应用

叶天士治疗痿证,注重脏腑经络辨证论治,邹滋九在《临证指南医案·痿》按语中指出:故先生治痿,无一定之法,用方无独执之见,如冲任虚寒而成痿者,通阳摄阴,兼实奇脉为主;湿热沉着下焦而成痿者,用苦辛寒燥为主;肾阳奇脉兼虚者,用通纳八脉,收拾散越之阴阳为主;如下焦阴虚,及肝肾虚而成痿者,用河间饮子、虎潜诸法,填纳下焦,和肝息风为主;阳明脉空,厥阴风动而成痿者,用通摄为主;肝肾虚而兼湿热者,及湿热蒸灼筋骨而成痿者,益下佐以温通经脉,兼清热利湿为主;胃虚窒塞,筋骨不利而成痿者,用疏通胃气,及通利小肠火腑为主;胃阳肾督皆虚者,两固中下为主;阳明虚,营络热及内风动而成痿者,以清营热息内风为主;肺热叶焦而成痿者,用甘寒清上热为主;邪风入络而成痿者,以解毒宣行为主;精血内夺,奇脉少气而成痿者,以填补精髓为主。《实用中医内科学》对痿证的治疗,辨证分为五型,分别采用不同的治法。即热伤肺津者,用甘寒清上,清热润燥治法,选用清燥汤;肝肾亏虚者,治宜滋阴清热,补益肝肾,选用虎潜丸;脾胃虚弱者,治宜健脾益气,或滋濡胃阴,用补中益气汤或琼玉膏;湿热浸淫者,治宜清热化湿,方用加味二妙散;瘀阻脉络者,治宜益气养营,活血行瘀,方用圣愈汤加味。这些均体现了治痿应辨证论治的根本原则,值得借鉴而应用[2]。

(项　祺)

参考文献

[1] 王洪图.内经新论.北京:中国医药科技出版社,1991:142.

[2] 黄文东.实用中医内科学.上海:上海科学技术出版社,1985:574-575.

奇病论篇第四十七

【篇解】

《素问识》说："此篇所载重身音喑、息积、疹筋等，率皆奇特之病，故以奇病名篇"。

【提要】

本篇论述喑、息积、伏梁、疹筋、厥逆、脾瘅、胆瘅、厥、胎病、肾风等十种病证的病因、病机、证候、治法及预后。

【原文】

黄帝问曰：人有重身[1]，九月而瘖[2]，此为何也？岐伯对曰：胞之络脉绝[3]也。帝曰：何以言之？岐伯曰：胞络者系于肾，少阴之脉，贯肾系舌本，故不能言。帝曰：治之奈何？岐伯曰：无治也，当十月复。《刺法》曰：无损不足，益有余，以成其疹[4]，然后调之。所谓无损不足者，身羸瘦，无用镵石[5]也；无益其有余者，腹中有形而泄之，泄之则精出而病独擅中[6]，故曰疹成也。

帝曰：病胁下满气逆，二、三岁不已，是为何病？岐伯曰：病名曰息积，此不妨于食，不可灸刺[7]，积[8]为导引服药，药不能独治也。

帝曰：人有身体髀股䯒皆肿，环脐而痛，是为何病？岐伯曰：病名曰伏梁，此风根[9]也。其气溢于大肠而著于肓，肓之原在脐下，故环脐而痛也。不可动之，动之为水溺涩之病也[10]。

帝曰：人有尺脉数甚[11]，筋急而见，此为何病？岐伯曰：此所谓疹筋[12]，是人腹必急，白色黑色见则病甚。

帝曰：人有病头痛以[13]数岁不已，此安得之？名为何病？岐伯曰：当有所犯大寒，内至骨髓，髓者以脑为主，脑逆故令头痛，齿亦痛，病名曰厥逆。帝曰：善。

帝曰：有病口甘者，病名为何？何以得之？岐伯曰：此五气[14]之溢也，名曰脾瘅。夫五味入口，藏于胃，脾为之行其精气，津液在脾，故令人口甘也，此肥美之所发[15]也，此人必数食甘美而多肥也，肥者令人内热，甘者令人中满，故其气上溢，转为消渴[16]。治之以兰，除陈气也[17]。

帝曰：有病口苦，取阳陵泉[18]，口苦者病名为何？何以得之？岐伯曰：病名曰胆瘅。夫肝者，中之将也，取决于胆，咽为之使[19]。此人者，数谋虑不决，故胆虚[20]气上溢而口为之苦。治之以胆募俞[21]，治在《阴阳十二官相使》[22]中。

帝曰：有癃者，一日数十溲，此不足也[23]。身热如炭，颈膺如格[24]，人迎躁盛，喘息，气逆，此有余也。太阴脉微细如发者，此不足也。其病安在？名为何病？岐伯曰：病在太阴，其盛在胃，颇在肺，病名曰厥[25]，死不治，此所谓得五有余二不足[26]也。帝曰：何谓五有余二不足？岐伯曰：所谓五有余者，五[27]病之气有余也；二不足者，亦病气之不足也。今外得五有余，内得二不足，此其身[28]不表不里，亦正死明[29]矣。

帝曰：人生而有病颠[30]疾者，病名曰何？安所得之？岐伯曰：病名为胎病，此得之在母腹中时，其母有所大惊，气上而不下，精气并居，故令子发为颠疾也。

帝曰：有病痝然如有水状[31]，切其脉大紧，身无痛者，形不瘦，不能食，食少，名为何病？岐伯曰：病生在肾，名为肾风。肾风而不能食，善惊，惊已[32]心气痿者死。帝曰：善。

【校注】

(1)重身：王冰注："谓身中有身，则怀妊者也。"

(2)瘖:音哑而声不能出。

(3)绝:阻绝不通。

(4)疹:此指疾病。

(5)镵石:镵即镵针,为九针之一,头大末锐,形如箭头。石,指砭石,乃古代石制刺具。

(6)擅中:盘据其中。擅,据也。

(7)不可灸刺:《类经》疾病类七十四注:“治此者舍灸不可,惟喘者忌灸,恐助火邪。羸者忌刺,恐泄胃气。”

(8)积:渐次、积累的意思。

(9)风根:《素问释义》注:“谓病本于风也。”

(10)不可动之,动之为水溺涩之病也:谓不可用药物攻下以激动之,如误用攻下则小便滞涩不利。

(11)尺脉数甚:《甲乙经》卷四第二上作“尺肤缓甚”;《太素》卷三十作“尺数甚”,杨上善注云:“有本为尺瘦也”,疑本文有误。

(12)疹筋:谓病在筋,即所谓筋病。

(13)以:同“已”。

(14)五气:《素问集注》注:“土气也。土位中央,在数为五……在脏为脾……脾气溢而证见于外窍也。”又,王冰、马莳以为五脏之气,杨上善、张介宾以为五味、五谷之气。《素问识》:“简按万历本《医说》作‘土气’,志注为是。”

(15)发:《太素》卷三十作“致”。

(16)转为消渴:《类经》疾病类六十一注:“肥者,味厚助阳,故能生热;甘者,性缓不散,故能留中,热留不去,久必伤阴,其气上溢,故转变为消渴之病。”又,《甲乙经》卷十一第六“渴”作“瘅”。

(17)治之以兰,除陈气也:王冰注:“兰谓兰草也……除谓去也,陈谓久也,言兰除陈久甘肥不化之气者,以辛能发散故也。”

(18)口苦,取阳陵泉:《新校正》云:“按全元起本及《太素》无‘口苦,取阳陵泉’六字,详前后文势,疑此为误。”

(19)咽为之使:《类经》疾病类六十一注:“足少阳之脉上挟咽,足厥阴之脉循喉咙之后上入颃颡,是肝胆之脉皆会于咽,故咽为之使。”使,役使。

(20)胆虚:《甲乙经》卷九第五无“虚”字,“胆”字连下句读。

(21)胆募俞:胆募为日月穴,在乳下三肋处;胆俞穴在背部第十椎旁开一寸五分处。

(22)《阴阳十二官相使》:古医书名,早佚。

(23)此不足也:此指因正气不足引起小便不利而频数。

(24)颈膺如格:《类经》疾病类三十六注:“颈言咽喉,膺言胸臆。如格者,上下不通,若有所格也。”

(25)病名曰厥:厥,逆也。此病阳明胃热过盛,太阴脾肺衰竭,阴阳之气均逆于上而不相交通,因而命名为厥。

(26)五有余二不足:五有余指身热如炭,颈膺如格,人迎躁盛,喘息,气逆五种症状;二不足指癃而一日数十溲,太阴脉微细如发等两种症状。

(27)五:《甲乙经》卷九第十一无。

(28)身:《甲乙经》卷九第十一无。

(29)亦正死明:《甲乙经》卷九第十一作"亦死证明"。

(30)颠:《甲乙经》卷十一第二、《太素》卷三十均作"癫"。

(31)痝然如有水状:水状,《甲乙经》卷八第五、《太素》卷二十九均作"水气状"。痝然,病困不荣而面目浮肿貌。

(32)善惊,惊已:《甲乙经》卷八第五作"善惊不已"。

【释义】

1. 重身而喑

妊娠九月,胎体压迫胞络,肾气阻绝。肾经系舌本,舌为声音之机,肾经脉气不上承,舌不发机而喑。无需治疗,产后自复。

2. 息积

肺积病名,由肺气不降,日积月累而成,症见胁下胀满,喘咳气逆,食饮如常。治疗服药兼行导引,不用灸刺。

3. 伏梁

心积病名,由风寒邪气伤及膜原,凝滞气血,日积月累而成,症见环脐而痛,下肢胫股胯肿胀。治疗忌用攻伐之法。

4. 疹筋

筋脉拘急一类病证,由病中肾虚水亏,水不涵木,筋脉失养而致,症见筋脉拘急,少腹挛急,尺脉疾数,后期面部出现白色或黑色,是阴虚及阳,阴阳两虚,病情加重。

5. 厥逆

顽固性头痛,病发时齿痛。由外感大寒,上逆于脑所致。

6. 脾瘅

症状为口甘,由多食肥甘厚味,运化呆滞,化痰生湿,蕴热滞气,湿热浊气上泛所致。病久则耗阴成燥,转为消渴病。治疗用佩兰,醒脾化湿、芳香辟浊。

7. 胆瘅

症状为口苦,由情志抑郁化火,胆火上炎所致。治疗针刺胆募穴日月、胆俞,亦可加阳陵泉。

8. 厥病

表现为五有余——身热如炭,颈膺如格,人迎脉躁盛,喘息,气逆;二不足——小便不利而频数,太阴脉微如发。此癃病胃热亢盛,脾肺气衰,邪盛正衰属危重证候。

9. 胎病癫疾

小儿生而发癫痫,由孕期内其母受惊吓,母体气乱及于胎儿所致。

10. 肾风

症见面部色晦而浮肿,身形无痛不瘦,切脉大而紧。由肾虚水不化气,受风而水气泛滥所致。若不能食,是病及脾衰,土败不能制水;惊恐不已,是水气凌心,有心气萎败之虞,则病证危急。

【临证指要】

1. 喑

喑者音哑而声不能出,在孕期见者临床称为子喑。本篇重身而喑,是讲因为胎体日大,女子胞之络脉受阻,肾精不能上荣舌本所致,故文中指出,一般不需作不必要治疗,待分娩后即自行恢复,若强行加治,用化痰开窍通声之药,多会损伤胎元而无益反害。或欲正治,可以参麦五味饮或六味地黄丸等方助肺肾之气养胎。其实本篇所论之喑，只是临床子喑的一种。若因其他原因引起妊娠失音，又当根据具体情况辨证施治，如妊娠早期外感六淫之邪以致失音，当疏散表邪；孕期温热病舌卷不能言，又当以温热病治之，慎护胎气。

2. 息积

对于本篇息积究属何病，诸家注说不一。《素问吴注》、《素问集注》认为即肺之积病息贲，《甲乙经》卷八第二作“息贲”，故张志聪注云：“肺主气而司呼吸定息，故肺之积曰息奔，在经曰息积。”《难经》五十六难论五脏积病，以肺积在右胁下，肝积在左胁下，本篇言此在胁下，并未指出左右，则肺积之说仅作参考。肝主疏泄，其经脉布胁肋；肺主呼吸，以降为顺。《素问·刺禁论》有“肝生于左，肺藏于右”之论，则此病似与肝肺病变有关。肝郁气滞，则气聚胁下而胀满；肺气不降，则呼吸不利而气逆喘咳。病久稽留不去，因以息而成积。本病的治疗，当“积为导引服药”，是服药的同时，要持久地实行导引疗法，使开通积滞的药物得以缓和奏效，因病程日久，气血结聚，非急攻峻利法，包括灸刺所能除者。用药可选疏肝理气、降肺化痰之剂，缓缓除之。

3. 厥逆头痛

本病头痛连齿，是寒邪伤髓，上逆于脑所致。经文言“数岁不已”，当是沉寒痼冷内侵，非一般外受风寒头痛可比，故云“大寒”，临证当有舌白脉沉紧之征。至于其治法，《素问识》云：“《圣济总录》方附于五十一卷；李氏《兰室秘藏》有羌活附子汤，罗氏《卫生宝鉴》有麻黄附子细辛汤，危氏《得效方》有白附子散，并治大寒犯脑头痛。”可参。

4. 口甘及转为消渴

依本篇所论，口甘之症缘于中焦湿浊蕴热，脾气上逆所致，治以佩兰，气味芳香化浊醒脾。这一论说有很大的指导意义，故《临证指南医案》说：“舌上白苔黏腻，吐出浊厚涎沫，口必甜味也，为脾瘅病，乃湿热气聚，与谷气相搏，土有余也，盈满则上泛，当用省头草，芳香辛散，以逐之则退。”省头草即佩兰。《黄帝内经素问析义》引秦伯未说：“口有甜味的症状，大多脾胃有湿热，根据《内经》这一理论，诊断十分可靠。他曾治一口甘患者，一年来只觉口甜，饮白水如糖汤，经各医院治疗得不到结论。结合舌苔厚腻，胸膈有时痞闷，依照经文‘治之以兰’的原则，用佩兰、藿香、朴花、蔻壳、佛手、竹茹、苡仁等轻灵清化之品，一周内即告痊愈。”[1]当然，口甘证在临证中并非均因脾胃湿热，亦可见于脾虚不摄津液等情况，则当详细鉴别。鉴别要点在于舌质、小便及涎浊具体情况。

此外，文中指出脾瘅可转为消渴，并认为与患者长期过食肥甘、醇酒厚味、辛辣刺激食物等有关。盖肥甘厚味、辛辣食物，久积于脾胃，以致湿浊蕴热，耗伤阴津。同时，湿浊阻气，热甚耗气，阴伤不化气，导致气虚不化，津不上潮，因此，脾胃蕴热、气虚阴伤是消渴的重要病机，症状是口渴消水、能食而瘦。至于多尿，则是病留既久，上及于肺，下及于肾，肺虚津不布散，直趋膀胱而为尿；肾虚不化，水不蒸腾，从膀胱而出。现代研究也证明，过多地摄入碳水化合物和脂肪，易产生肥胖，肥胖可导致胰岛素抵抗性而诱发非胰岛素依赖型糖尿病，印证了本篇理论。

5. 五有余二不足厥病

癃病指小便不利、淋沥不畅，本是临床普通而又常见的病证，但本篇又以癃而兼身热如炭、颈膺如格、喘息气逆和人迎躁盛、太阴微细，即所谓五有余二不足论之，并命名为厥，则此病已是正气虚衰、邪气亢盛的危重证候。盖脾气虚衰，不能将水液上输于肺，肺亦不能通调水道于膀胱，故小便不利，虽数欲小便而所出不多，即《灵枢·口问》“中气不足，溲便为之变”，因而太阴脉微细如发；胃热亢盛，“阳明主肉”故身热如炭，热壅经脉则颈膺如格而人迎躁盛；胃热迫使肺气上逆，故云“颇在肺”而见喘息气促。这种太阴虚衰、阳明盛实的病理，必然形成阴阳格拒、两相离决，预后不良。提示人们在临床诊治时，必须慎重。据临床经验，首先应采取紧急措施，以挽救危急；然后攻补兼施，以图取效。

6. 胎病癫疾

本篇所说胎病癫疾是妊娠中孕妇受到惊恐刺激，母体气逆不复，精气逆乱及于胎儿，故令生而即发癫痫病。这其实是一种先天性疾病，与妊娠期母体的病变有关。后世医家论小儿癫痫均及此义，如钱乙《小儿药证直诀》说：“小儿发痫，因气血未充，精神未实，或为风邪所伤，或为惊怪所触，亦有因妊娠时七情惊怖所致。”《名医类案》卷十二胎毒载丹溪治一女痫病，“遇阴雨则作，遇惊亦作，口吐涎沫，声如羊鸣。此胎受惊也，其病深痼。须调半年可安，仍须淡味以助药力。与烧丹丸，继以四物汤，入黄连，随时令加减。果半年而愈。”

小儿癫疾的发生，提示妊娠期保健的重要性。《灵枢·天年》论人胚胎发生后，胎儿发育过程是“气血已和，营卫已通，五脏已成，神气舍心，魂魄毕具，乃成为人”，始终是在母体气血养育之下，因此孕妇的情况对胎儿发育影响很大。认识到这种机理，中国古代形成独具特色的孕期保健理论与方法，如避外邪、调饮食、适劳逸、忌房事，尤其强调精神情志的摄养，并称之为“胎教”。关于妇女妊娠期间情绪波动对胎儿的影响，已有不少学者做过研究，表明当孕妇的情绪受到压抑时，胎儿的心跳频率和强度都会比常态下增加几倍。尽管孕妇的烦躁情绪只有短暂一会儿，但胎儿的这种超量活动却会持续几个小时。如果孕妇烦躁情绪持续几个星期，则胎儿的这种超量活动就能贯穿整个胎儿期，影响胎儿的发育。也有的学者认为，某些先天性生理缺陷，也可能与妊娠期间孕妇的情绪有关。当孕妇过度紧张时，肾上腺皮质激素分泌过多，若正好发生在胎儿发育的关键时期，就会造成发育障碍，如阻碍颌骨的融合而造成腭裂[2]。可以设想，如果妊娠期孕妇受到惊恐刺激，而且达到一定阈值，并发生在胎儿发育的某一关键时期，也会对胎儿脑部某区的发育产生影响，待到出生后遇到时机就会诱发局部脑细胞异常放电，发为癫痫。这种设想有待于进一步研究。

（烟建华）

参考文献

[1] 傅贞亮，张登本，高光震. 黄帝内经素问析义. 银川：宁夏人民出版社，1997：710.

[2] 刘金华. 胎教——孕妇情绪波及下一代. 大众医学，1980，(9)：3.

水热穴论篇第六十一

【篇解】

本篇主要论述水病、热病的发病机理，治疗水病的五十七穴、热病五十九穴的部位和作用，故篇名“水热穴论”，正如马莳云：“内论治水治热之穴，故名篇”。

【提要】

1. 提出了“其本在肾，其末在肺”的水肿病发病机理，并指出了治疗水肿病的五十七穴。

2. 介绍了春取络脉分肉、夏取盛经分腠、秋取经输、冬取井荥的随季节取穴的方法，并阐明其道理是人与天地相参，以四时为序。

3. 分别介绍了泻胸中之热、泻胃中之热、泻四肢之热、泻五脏之热的五十九个腧穴。

【原文】

黄帝问曰：少阴何以主肾？肾何以主水？岐伯对曰：肾者至阴也[(1)]，至阴者盛水[(2)]也，肺者太阴也[(3)]，少阴者冬脉也，故其本在肾，其末在肺，皆积水也[(4)]。帝曰：肾何以能聚水而生病？岐伯曰：肾者胃之关也[(5)]，关门不利，故聚水而从其类也。上下溢于皮肤，故为胕肿[(6)]。胕肿者，聚水而生病也。帝曰：诸水皆生于肾乎？岐伯曰：肾者牝脏[(7)]也，地气上者属于肾，而生水液也[(8)]，故曰至阴。勇而劳甚则肾汗出，肾汗出逢于风，内不得入于脏腑，外不得越于皮肤，客于玄府，行于皮里，传为胕肿，本之于肾，名曰风水[(9)]。所谓玄府者，汗空也[(10)]。帝曰：水俞五十七处者，是何主也？岐伯曰：肾俞[(11)]五十七穴，积阴之所聚也，水所从出入也。尻上五行行五者[(12)]，此肾俞。故水病下为胕肿大腹，上为喘呼，不得卧者，标本俱病，故肺为喘呼，肾为水肿，肺为逆不得卧，分为相输[(13)]，俱受者水气之所留也。伏兔上各二行行五者[(14)]，此肾之街也。三阴之所交结于脚也[(15)]。踝上各一行行六者[(16)]，此肾脉之下行也，名曰太冲[(17)]。凡五十七穴者，皆脏之阴络，水之所客也。

【校注】

(1)肾者至阴也：至阴，即阴之极。肾主水，居下焦，应冬天及北方之气，为阴中之阴，故称“至阴”。

(2)盛水：盛，音 chéng，以器受物之谓。盛水，指肾脏有主管水液的功能。

(3)肺者太阴也：肾者至阴也，以肾的功能特点而言；肺者太阴也，以肺的经脉名称而论。又，郭霭春云：“盖帝两问，岐伯以‘肾者至阴’以应‘肾何以主水’，继以‘肾者少阴’以应‘少阴何以主肾’，语意显然。传写误以下有‘其末在肺’之句，故改‘肾者少阴’为‘肺者太阴’，以求合下文。其实肾脉上入肺中，故云‘末在肺’，杨、王两注并及之，奈何不细察耶？”此句杨上善《太素》作“肾者少阴”。此说可参。

(4)其本在肾，其末在肺，皆积水也：马莳注：“本者，病之根也。末者，病之标也。肾气上逆，则水气客于肺中，此所以皆为积水也”。

(5)肾者胃之关也：张介宾注：“关者，门户要会之处，所以可启闭出入也。肾主下焦，开窍于二阴，水谷入胃，清者由前阴而出，浊者由后阴而出；肾气化则二阴通，肾气不化则二阴闭；肾气壮则二阴调，肾气虚则二阴不禁，故曰肾者胃之关也”。

(6)胕肿：胕，通“肤”。胕肿，即皮肤水肿。

(7)牝脏：牝，雌性的畜类。牝与牡相对而言，牝为阴，牡为阳。牝脏即阴脏。

(8)地气上者属于肾，而生水液也：人体之水液，由肾气蒸化，而布敷于上而为气，犹地气上为云，云下降而为雨。

(9)风水：病名。水肿因风得之，名曰风水。风水病本在于肾，故亦名肾风。

(10)玄府者，汗空也：张介宾注：“汗属水，水色玄，汗之所居，故曰玄府。从孔而出，故曰汗空，然汗由气化，出乎玄微，是亦玄府之义。空、孔同”。

(11)肾俞：即指水俞，为治疗水肿病的腧穴。非谓足少阴一经之穴。

(12)尻上五行行五者：即尻骨向上，共分五行，每行五穴，计中行督脉气所发者，脊中、悬枢、命门、腰俞、长强；次挟督脉足太阳脉气所发者，大肠俞、小肠俞、膀胱俞、中膂内俞、白环俞；又次两行足太阳脉气所发者，胃仓、肓门、志室、胞肓、秩边。共计二十五穴。

(13)分为相输：此言肺肾标本的相互关系，肺主气，肾主水，两者互为输应，气滞则水停，水停则气滞，水与气“分为相输”。

(14)伏兔上各二行行五者：王冰注：“伏兔上各二行行五者，腹部正俞侠中行任脉两傍冲脉足少阴之会者，有中注、四满、气穴、大赫、横骨当其处也。次侠冲脉、足少阴两傍足阳明脉气所发者，有外陵、大巨、水道、归来、气街当其处也。"共计二十穴。

(15)三阴之所交结于脚也：张介宾云："三阴，肝脾肾三经也。三阴所交俱结于脚，故足太阴有三阴交穴"。脚，古指胫部。

(16)踝上各一行行六者：张介宾云："踝上各一行，独指足少阴肾经而言，行六穴，则大钟、照海、复溜、交信、筑宾、阴谷是也"。吴崑同。高世栻云："足踝上各一行行六，谓三阴交、漏谷、商丘、公孙、太白、大都六穴"。张志聪云："踝上各一行者，左右二足各一行也。行六者，谓照海、水泉、大钟、太溪、然谷、涌泉六穴也"。诸注不同，待考。今姑从张介宾注。计十二穴。

(17)太冲：张介宾："肾之大络，并冲脉下行于足，合而盛大，故曰太冲。"又高世栻曰："肾脉从足而上，亦可从胫而下，故曰此肾脉之下行也。肾脉下行，则名曰太冲。《阴阳离合论》曰：太冲之地，名曰少阴者此也。"

【释义】

本段论述了水肿病的病机与治法，强调了肺肾二脏与水肿病的关系。肾居下焦，而水为阴亦趋于下，故水液只有靠肾之气化才能蒸腾而化为津液，正如原文所说："地气上者属于肾，而生水液也，故曰至阴"，故曰："其本在肾"。肺居上焦，主气，有宣降之功，而水为阴，靠气则能敷布全身，正所谓气行则水行，故称"其末在肺"。为后世对水肿病病机的分析以及辨证论治，奠定了基础。文中所提"水俞"五十七穴，均与肾脉有关，说明肾脏对水肿病的重要性，这正是因为肾脏主水、总司人体气化之故。至于对五十七穴的认识，各家看法不甚一致，有待进一步研究。

【理论研究】

1. 关于脏腑与经脉的阴阳属性问题

本篇云："少阴何以主肾"，"少阴者，冬脉也"；又说："肾者，至阴也"，"肺者，太阴也"，以肾为少阴、肺为太阴。此与《素问·六节藏象论》所云："肺者……为阳中之太阴，通于秋气"，"肾者……为阴中之少阴，通于冬气"相呼应。然林亿《新校正》则云："肺在十二经虽为太阴，然在阳分之中，当为少阴也"，"肾在十二经虽为少阴，然在阴分之中，当为太阴"。说明古人对脏腑的阴阳属性认识不一致，并与脏腑所属经脉阴阳相纠葛。举凡心为太阳，而心之经脉则为手少阴，肝为少阳，而肝之经脉则为足厥阴等，均说明这一点。

首先应该肯定的是，这里的太、少均标志着阴阳多少。《内经》对太阳、阳明、少阳、太阴、少阴、厥阴又有三阳、二阳、一阳、三阴、二阴、一阴之称，而三阴三阳则正是以含阴阳气多少来划分的，如《素问·至真要大论》云："阴阳之三也，何谓？曰：气之多少，异用也"。《素问·天元纪大论》也说："阴阳之气各有多少，故曰三阴三阳"。其次，脏腑阴阳属性的确定，主要是根据脏腑在人体内所处的部位、脏腑的功能特点、与自然界四时阴阳的关系等，《素问·金匮真言论》说："夫言人之阴阳，则外为阳，内为阴；言人身之阴阳，背为阳，腹为阴；言人身之脏腑中阴阳，则脏为阴，腑为阳"。可见，人体阴阳的划分，一则应注意其参照物，因为阴阳是对待而言；二则应注意其所处部位及其功能。就五脏本身而言，《素问·金匮真言论》云："故背为阳，阳中之阳心也；背为阳，阳中之阴肺也；腹为阴，阴中之阴肾也；腹为阴，阴中之阳肝也；腹为阴，阴中之至阴脾也"。《灵枢·阴阳系日月》也说："其于五脏也，心为阳中之太阳，肺为阳中之少阴，肝为阴中之少阳，脾为阴中之至阴，肾为阴中之太阴"。故现今《内经》规划教材在注《素问·六节藏象论》："心者……为阳中之太阳，通于夏气"时云："前'阳'字指部位，后'阳'字指功能特性。心居上焦，胸中为阳；通于夏气，其性属火，故为太阳。"并主要据此理，结合其他版本，校该篇肺"阳中之太阴"为"阳中之少阴"；肾"阴中之少阴"为"阴中之太阴"；肝"阳中之少阳"为"阴中之少阳"等[1]。肺居胸中，当为阳，但其性主收敛、肃降，应于秋气，秋气敛降，对冬藏之气而言，故为少阴；肾居下焦属阴，其功能特性以"藏精"为主而应于冬季，故为太阴；肝应春气，具少阳生发之性，位居下焦，故为阴中之少阳。至于脾，各篇均称其为"阴中之至阴"，脾居于腹，故为阴；其气转枢，交通上下，使周身气机得以升降往复；其气通于至阴之长夏，故有是称。这里应注意的是，此"至"，乃到达、往复之意，与《素问·水热穴论》之肾为至阴有别。

经脉阴阳之命名，早在《内经》之前成书的长沙马王堆出土之帛书《阴阳十一脉灸经》、《足臂十一脉灸经》就已有记载，如足臂泰阳脉、阳明脉、少阳脉、泰阴脉、少阴脉及足眷（厥）阴脉，此外，还有耳脉、齿脉、肩脉等名称，但并无将各条经脉与内在脏腑相互络属的内容，可见，两种帛书对经脉名称的命名，仅以各经脉循行于体表部位为依据，而未考虑内在脏腑与经脉的关系。《内经》对经脉名称的命名，沿袭了帛书中的阴阳命名方法，保留了手足之名称，舍弃了以部分外在组织器官命名的方法（如耳脉、齿脉等），但由于《内经》把经脉认为是"内属腑脏，外络肢节"的网络，故其命名原则又加进结合脏腑一条，如足太阳膀胱经、手少阴心经等。然而单就《内经》对经脉阴阳命名来看，它承袭了长沙马王堆帛书的命名方法，亦未考虑其所络属脏腑阴阳的属性，因而也才出现肺为少阴，而其经脉却为太阴；肾为太阴，而其经脉却为少阴；心为太阳，而其经脉却为少阴等脏腑与经脉阴阳命名不一致的情况。究经脉之阴阳命名，一是以阴、阳之气的盛衰为依据，由相互对待的一阴一阳衍化而为三阴三阳；二是其阴阳气多少的确定，是以经脉循行体表部位为根据的[2]。

2. 水肿病的机理

水为阴，阴为患，必是阳气之过，阳不化阴而致阴盛水邪泛滥，而阳之病变无外乎两个方面。其一为阳气虚弱，气化、行水无力，如本篇对此问题进行了论述，把水肿病之本归为肾脏，之所以如此，就在于肾为水脏而有气化之功，水得肾之气化，犹如"地气上为云"，才能清升浊降、水津四布，而肾之气化减弱，则水津不化，"上下溢于皮肤，故为胕肿"。此多为虚实挟杂之证，既有阳气不足之征，又有水邪停聚之患。其二为阳气郁结，如《素问·汤液醪醴论》将水肿病归为"五脏阳以竭也"，而"竭"、"遏"俱谐"曷"音，故可假借，即"竭"通"遏"，为阻遏之意，五脏阳气阻遏郁结，不能发挥温化水液功能，津液停聚，变为水饮，而成肿胀。此多为实证，表现为肿势较急，且外有肿胀，内有水气内犯脏腑之征，如咳喘、心悸等。总之，水之气化主要靠阳气，阳气郁结或虚弱均可致水不化气而为邪，故张介宾说："盖水之与气，虽为同类，但阳王则气化而水即为精，阳衰则气不化而精即为水。故凡病水者，本即身中之血气，但其为邪为正，总在化与不化耳"。

至于水肿病与脏腑的关系，本篇云："其本在肾，其末在肺，皆积水也"。《素问·经脉别论》说："饮入于胃，游溢精气，上输于脾，脾气散精，上归于肺，通调水道，下输膀胱"。由此看来，水肿病变主要与肾、脾、肺有关，肾为水脏，主水液气化；脾主运化，负责水液运行；肺主气，为水之上源，主水液四布，故张介宾说："盖水为至阴，故其本在肾；水化于气，故其标在肺；水惟畏土，故其制在脾"。

3. 关于风水病的命名及其病机

风水一病，又名肾风，《内经》中不乏记载，除本篇外，尚有《素问》的《风论》、《奇病论》、《评热病论》以及《灵枢》的《论疾诊尺》等篇。从以上各篇对风水、肾风症状描述来看，大致有如下两个特点：其一，一般肿势较甚；其二，大多有外感表症，如发热、身痛、恶风、多汗等。而之所以定名为风水和肾风，其主要原因亦有二：其一，肿为水液之潴留，而肾脏主水，正如本篇所云："本之于肾"，故其病名中含有"水"或"肾"；其二，此类水肿大多兼有外感见症，而风又为六淫之首、为百病之始，故认为当有风，其实质是以风来代表外邪。至于其病机，因肺主卫表，故外邪入侵人体则首先犯肺；而水肿又是水液之潴留，其中肾为水脏，所以本篇总结其病机为"其本在肾，其末在肺，皆积水也"。

4. 关于治疗水气病的五十七穴及其治病原理

本篇提出了治疗水病有五十七穴，并统称之为"水俞"或"肾俞"，并指出五十七穴的分布，即"肾俞五十七穴……尻上五行，行五者，此肾俞……伏兔上各二行行五者，此肾之街也……踝上各一行行六者，此肾脉之下行也，名曰太冲。"至于具体穴位名称，注家看法不尽相同，总结如下：

背部穴——"尻上五行行五"。即督脉及膀胱经在背部之穴。其中督脉穴：脊中、悬枢、命门、腰俞、长强。膀胱经穴：大肠俞、小肠俞、膀胱俞、中膂内俞、白环俞；胃仓、肓门、志室、胞肓、秩边。共计二十五穴。

腹部穴——"伏兔上各二行行五"。即肾经、冲脉（两经并行，故合为一行）和胃经。其中肾经并冲脉穴：中注、四满、气穴、大赫、横骨。胃经穴：外陵、大巨、水道、归来、气街（气冲）。共计二十穴。王冰、吴崑、张介宾、马莳均持上见。而高世栻谓："伏兔上，两腿伏兔穴也。各二行行五，并伏兔之穴在内旁两行，其一有：血海、阴陵泉、地机、筑宾、交信五穴；其一有：阴包、曲泉、膝关、中都、蠡沟五穴。左右凡四行，计二十穴。"而张志聪则云："伏兔，在膝上六寸起肉，以左右各三指按膝上，有肉起如兔之状，故以为名。各二行者，谓少阴之大络与少阴之经，左右各二，共四行也。行五者，谓少阴经之阴谷、筑宾、交信、复溜，及三阴之所交结之三阴交穴也"。丹波元简《素问识》分析曰："伏兔，诸家以为足阳明经穴，恐非也。此盖谓膝上有肉起，如兔之状，故名之。又据辅骨考之，取义于车伏兔。轐，一名伏兔，又作䡝，《考工记》郑注：'䡝，伏兔也'。贾疏云：'汉时名，今人谓之车屐也'。志云：上，谓伏兔之上，非上下之上也。其说可从。行五，盖今无可考。诸注为腹上，亦恐非。高云：并伏兔之穴，在内旁两行，其一有血海、阴陵泉、地机、筑宾、交信五穴，其一有阴包、曲泉、膝关、中都、蠡沟五穴。以上诸穴，并在膝下，不得言伏兔上。注高误耳"。从上可见，虽诸注不一，但仍似以王冰等人之说为优，故暂从王注之说。

下肢穴——"踝上各一行行六"。注家有指脾经、肾经穴之不同。如前注释，张介宾指大钟、照海、复溜、交信、筑宾、阴谷；高世栻指三阴交、漏谷、商丘、公孙、太白、大都；而张志聪则指照海、水泉、大钟、太溪、然谷、涌泉。

虽然各注家对"水俞"的具体穴位认识不同，但均合得五十七穴。各注就涉及经脉言之，有肾与膀胱经者，而肾与膀胱均为主水之重要脏腑；有脾与胃经者，此又与文中"肾者，胃之关"理论相合；有督脉者，督脉为奇经之一，总督人身之阳，而水气病与阳之气化又密切相关，故均有一定道理。各注虽具体穴位认识有异，但又有其共同之点，即五十七穴均在腰腹以下，故这也提示治水气病，宜在身半以下取穴。

【临证指要】

1. 风水证治

风水，其肿多从头面部开始，如《灵枢·水胀》指出："水始起也，目窠上微肿，如新卧起之状"，《素问·平人气象论》说："目裹微肿如卧蚕起之状，曰水"，"面肿曰风，足胫肿曰水"，《素问·评热病论》也说："面胕痝然壅……病名曰风水"。可见其肿从头面可向四肢、胸腹发展，初起有风邪表证，因风邪袭表，肺不宣降，而肺为水之上源，故水停而为风水。究其病本则在肾肺二脏，正如本篇所说："其本在肾，其标在肺"，"勇而劳甚则肾汗出，逢于风，内不得入于脏腑，外不得越于皮肤，客于玄府，行于皮里，传为胕肿，本之于肾，名曰风水"。至于其常见症状，《金匮要略·水气病脉证并治第十四》指出："风水其脉自浮，外证骨节疼痛，恶风"，即面目浮肿、小便不利、咳嗽、身体疼痛、恶风、脉浮等。治疗风水，《金匮要略》提出两方，一是越婢汤，主治风水恶风、一身悉肿、脉浮、口不渴、自汗出、无大热等，为风水夹热而有表证；二是防己黄芪汤，主治风水脉浮、身重、汗出恶风的风水表虚证。

2. 水肿病的治疗

关于水肿病的治疗，《内经》有很多论述，如《素问·汤液醪醴论》提出："开鬼门"、"洁净府"、"去宛陈莝"、"微动四极"、"温衣"、"缪刺其处"等，这些方法行之有效，乃广泛运用于临床。此外，本篇与《素问·骨空论》还均提出治水的针刺穴位五十七个，称为"水俞"或"肾俞"，这些穴位都是阴气积聚的地方，多分布于腰腹以下。

【原文】

帝曰：春取络脉分肉何也？岐伯曰：春者木始治，肝气始生，肝气急，其风疾，经脉常深，其气少，不能深入，故取络脉分肉间(1)。帝曰：夏取盛经分腠何也？岐伯曰：夏者火始治，心气始长，脉瘦气弱(2)，阳气留溢，热熏分腠，内至于经，故取盛经分腠，绝肤(3)而病去者，邪居浅也。所谓盛经者，阳脉也。帝曰：秋取经俞何也？岐伯曰：秋者金始治，肺将收杀，金将胜火(4)，阳气在合，阴气初胜，湿气及体，阴气未盛，未能深入，故取俞以泻阴邪，取合以虚阳邪(5)，阳气始衰，故取于合。帝曰：冬取井荥何也？岐伯曰：冬者水始治，肾方闭，阳气衰少，阴气坚盛，巨阳伏沉，阳脉乃去，故取井以下阴逆，取荥以实阳气。故曰：冬取井荥，春不鼽衄(6)。此之谓也。

【校注】

(1)春取络脉分肉何也……故取络脉分肉间：马莳注："此言春时行刺法者，所以必取络脉分肉之义也。盖以春属木，木始治时，肝属木，脏气始生，斯时肝气虽急，天之风亦疾，然人之经脉常深，而风木之气常少，不能深入于经脉之内，仅在络脉分肉之间，故刺之者必取此所也。"又丹波元简《素问识》云："《本输》篇、《四时气》篇、《寒热病》篇、《终始》篇、《四时刺逆从论》、《诊要经终论》篇，并论四时刺法，本节最详，而义互异，然与《水热穴论》义不太涉，疑是他篇错简"。可参。

(2)脉瘦气弱：心属火，主血脉，夏为火气当令，脉气始长，尚未充盛，故曰脉瘦气弱。

(3)绝肤：绝，过也。绝肤，即针刺透过皮肤。

(4)金将胜火：秋季当令，金旺火衰，故曰金将胜火。

(5)取俞以泻阴邪，取合以虚阳邪：张介宾注："阴气未深，犹在阳分，故取经俞以泻阴邪。阳气始衰，邪将收敛，故取合穴以虚阳邪也"。

(6)冬取井荥，春不鼽衄：张志聪云："夫井，木也，木生于水，故取井木以下阴气，勿使其发生而上逆也。荥，火也，故取荥穴以实阳气，乃助其伏藏也。盖冬令闭藏，以奉春生之气，故冬取井荥，助藏太阳少阴之气，至春时阳气外出，卫固于表，不使风邪有伤肤腠络脉，故春不鼽衄，此之谓也"。

【释义】

本节提出根据不同的季节，针刺治疗疾病当取不同的腧穴，其中春取络脉分肉间，夏取盛经分腠，秋取输穴合穴，冬取井穴荥穴，这是根据人应四时，五脏之气所主不同，阴阳之气盛衰不一而决定的。

【理论研究】

人与天地相参，与四时为序，因此，天时的演变、气候的寒温，对人体阴阳、气血、经气有极大影响，另外病邪的强弱、阴阳盛衰也影响着人体，所以本篇提出了四时取刺深浅、取刺不同腧穴的规律。这种周全考虑人体内外环境、正邪矛盾双方而决定选穴针刺的方法，在治疗学上无疑是具积极意义的。《内经》在这方面是很重视的，多次提及这一内容，如《素问》的《诊要经终论》、《四时刺逆从论》及《灵枢》的《本输》、《终始》、《四时气》、《寒热病》、《顺气一日分为四时》等篇均有论述，其文虽互有异同，但其主旨则一，均强调四时当各有所刺，体现了《内经》中人与自然密切相关的整体观念。至于其重要性，《素问・四时刺逆从论》云："此四时刺者，大逆之病，不可不从也，反之，则生乱气相淫病焉。故刺不知四时之经，病之所生，以从为逆，正气内乱"。因此，对于四时之刺，必须加以重视，加强进一步研究。

【原文】

帝曰：夫子言治热病五十九俞，余论其意，未能领别其处，愿闻其处，因闻其意。岐伯曰：头上五行行五者(1)，以越诸阳之热逆也。大杼、膺俞(2)、缺盆、背俞(3)，此八者，以泻胸中之热也。气街、三里、巨虚上下廉，此八者，以泻胃中之热也。云门、髃骨、委中、髓空(4)，此八者，以泻四肢之热也。五脏俞傍五(5)，此十者，以泻五脏之热也。凡此五十九穴，皆热之左右(6)也。帝曰：人伤于寒而传为热何也？岐伯曰：夫寒盛则生热也。

【校注】

(1)头上五行行五者：张介宾注："头上五行者，督脉在中，傍四行，足太阳经也。中行五穴：上星、囟会、前项、百会、后顶也。次两傍二行各五穴：五处、承光、通天、络却、玉枕也。又次两傍二行各五穴：临泣、目窗、正营、承灵、脑空也。五行共二十五穴，俱在巅顶之上，故可散越诸阳热气之逆于上者"。

(2)膺俞：即中府穴。

(3)背俞：王冰注："背俞，即风门热府俞也"。而《新校正》云："按王氏注《刺热论》云背俞未详何处，注此指名风门热府，注《气穴论》以大杼为背俞，三经不同者，盖亦疑之者也"。高世栻则云："背中第一俞两旁肺俞穴也"。待考。

(4)髓空：王冰注："腰俞穴一名髓空"。张志聪注："髓空即横骨穴"。高世栻则曰："髓空，在脑后三分锐骨之下，悬颅二穴"。丹波元简《素问识》云："《甲乙》大迎一名髓孔。若为督脉之腰俞，则不合此八者之数，王注恐非。志注亦无征。然若为悬颅、大迎等穴，则并在头部，不宜次于委中之下，亦似可疑。"待考。

(5)五脏俞傍五：张介宾注："五脏俞傍五穴，肺俞之傍魄户也，心俞之傍神堂也，肝俞之傍魂门也，脾俞之傍意舍也，肾俞之傍志室也，皆足太阳经穴，凡五脏之系，咸附于背，故此十者，可泻五脏之热也"。

(6)热之左右：杨上善注："皆热病左右之输也"。言五十九穴皆治热病左右之腧穴。

【释义】

本段具体论述了针刺治疗热病的腧穴及其取穴的原则。其原则为：或局部取穴，或循经取穴，或取俞穴以调治内脏。其具体腧穴及适用范围正如原文所说："头上五行、行五者，以越诸阳之热逆"；"大杼、膺俞、缺盆、背俞，此八者，以泻胸中之热也"；"云门、髃骨、委中、髓空，此八者，以泻四肢之热也"；"五脏俞傍五，此十者，以泻五脏之热也"。

【理论研究】

关于治疗热病的五十九穴，《内经》曾多处论及，如《素问·刺热》、《素问·刺疟》、《素问·气穴论》、《灵枢·热病》等，其中以本篇及《灵枢·热病》论述较详。详考两篇所述之穴，差别较大，至其原因及取穴泻热机理等问题，兹引张介宾注《灵枢·热病》之论，以供参考。其云："本篇所载者，热病五十九俞也。前篇《素问·水热穴论》所载者，亦热病五十九俞也。考二篇之异同，则惟百会、囟会、五处、承光、通天、临泣、目窗、正营、承灵、脑空等十八穴相合，其余皆异。然观本篇所言者，多在四肢，盖以泻热之本也。《素问·水热穴论》所言者，多随邪之所在，盖以泻热之标也。义自不同，各有取用。且本经《灵枢》在前，《素问》在后，后者所以补前之略耳，故皆谓之热病五十九俞，非谬异也。今总计二篇之数，再加以上文所言胃胳、涌泉等穴，原不在五十九数之内者，凡十四穴，仍除去重复十八穴，则总得一百一十四穴，皆热俞也，均不可废。凡刺热者，当总求二篇之义，各随其宜而取用之，庶乎尽刺热之善矣。"

（翟双庆　烟建华）

参考文献

[1] 王洪图. 内经选读. 上海：上海科学技术出版社，1997：68.

[2] 薛振斌.《内经》三阴三阳经脉定名考. 陕西中医，1984，(3)：4.

调经论篇第六十二

【篇解】

调，即调和或调治的意思。经，指经络。本篇主要论述调和经络气血，这对于因病邪入侵引起人体阴阳气血紊乱所致的各种虚实病变的治疗具有重要意义，故名"调经论"。

【提要】

1. 论述了经络是人体气血运行的通道，人体受邪则经络气血运行失常，病邪由表入里，产生种种疾病，而疾病的诊治皆以经络作为依据。

2. 血、气、神、形、志五者，是人体生命物质及其功能活动的概括。本篇叙述了五者与五脏关系及其在病理上产生"太过"、"不及"的表现和治疗方法。

3. 说明了气血相并形成虚实的病理，以及血并、气并、气血相并等各种病变的表现。

4. 阐述了阴阳偏盛偏衰产生的"阳虚则外寒，阴虚则内热，阳盛则外热，阴盛则内寒"的病理机转及症状。

5. 论述了根据虚实病变，采用相应的补泻手法及不同病位的施治方法。

【原文】

黄帝问曰：余闻刺法言，有余泻之，不足补之，何谓有余？何谓不足？岐伯对曰：有余有五，不足亦有五，帝欲何问？帝曰：愿尽闻之。岐伯曰：神有余有不足，气有余有不足，血有余有不足，形有余有不足，志有余有不足，凡此十者，其气不等也。帝曰：人有精气津液，四支九窍，五脏十六部(1)，三百六十五节，乃生百病，百病之生，皆有虚实。今夫子乃言有余有五，不足亦有五，何以生之乎？岐伯曰：皆生于五脏也。夫心藏神，肺藏气，肝藏血，脾藏肉，肾藏志，而此成形。志意通，内连骨髓，而成身形五脏。五脏之道，皆出于经隧(2)，以行血气，血气不和，百病乃变化而生，是故守经隧(3)焉。帝曰：神有余不足何如？岐伯曰：神有余则笑不休，神不足则悲。血气未并(4)，五脏安定，邪客于形，洒淅起于毫毛，未入于经络也，故命曰神之微[5]。帝曰:补泻奈何?岐伯曰:神有余,则泻其小络之血,出血勿之深斥[6],无中其大经,神气乃平。神不足者,视其虚络,按而致之[7],刺而利之[8],无出其血,无泄其气,以通其经,神气乃平。帝曰:刺微奈何?岐伯曰:按摩勿释[9],著针勿斥,移气于不足,神气乃得复。帝曰:善。有余[10]不足奈何?岐伯曰:气有余则喘咳上气,不足则息利少气。血气未并,五脏安定,皮肤微病,命曰白气微泄[11]。帝曰:补泻奈何?岐伯曰:气有余,则泻其经隧,无伤其经,无出其血,无泄其气。不足,则补其经隧,无出其气。帝曰:刺微奈何?岐伯曰:按摩勿释,出针视之,曰我将深之,适人必革[12],精气自伏,邪气散乱,无所休息,气泄腠理,真气乃相得。帝曰:善。血有余不足奈何?岐伯曰:血有余则怒,不足则恐。血气未并,五脏安定,孙络外溢[13],则经有留血[14]。帝曰:补泻奈何?岐伯曰:血有余,则泻其盛经出其血。不足,则视其虚经内针其脉中,久留而视,脉大,疾出其针,无令血泄。帝曰:刺留血奈何?岐伯曰:视其血络,刺出其血,无令恶血得入于经,以成其疾。帝曰:善。形有余不足奈何?岐伯曰:形有余则腹胀泾溲不利,不足则四支不用。血气未并,五脏安定,肌肉蠕动,命曰微风[15]。帝曰:补泻奈何?岐伯曰:形有余则泻其阳经[16],不足则补其阳络[16]。帝曰:刺微奈何?岐伯曰:取分肉间,无中其经,无伤其络,卫气得复,邪气乃索[17]。帝曰:善。志有余不足奈何?岐伯曰:志有余则腹胀飧泄,不足则厥。血气未并,五脏安定,骨节有动[18]。帝曰:补泻奈何?岐伯曰:志有余则泻然筋[19]血者,不足则补其复溜[20]。帝曰:刺未并奈何?岐伯曰:即取之,无中其经,邪所乃能立虚[21]。

【校注】

(1)十六部:指手足十二经脉加上冲、任、督、带四脉。

(2)五脏之道,皆出于经隧:道,道路。隧,隧道。意思是:五脏之间以及五脏与体表器官组织之间的相互联系,都是以经脉为通道的。

(3)守经隧:守,遵循之意,这里作依据解。经隧,即经脉。守经隧,指根据经脉的变化,进行调治。

(4)血气未并:并,偏聚紊乱。张介宾注:“并,偏聚也,邪之中人久而不散,则或并于气,或并于血,病乃成矣。”血气未并,即血气运行尚未紊乱。

(5)神之微:微,指表浅。神的病变尚在肌表毫毛,并未入于内脏,故称为“神之微”。

(6)深斥:深,深刺。斥,是行针时摇大针孔,使邪气外泄,属于泻法。

(7)按而致之:按,按摩。按摩穴位,使正气通达。

(8)刺而利之:利,疏利。针刺达到疏利经脉气血的目的。

(9)勿释:不放手,持续进行按摩。

(10)有余:前面佚“气”字,当补。

(11)白气微泄:白气,肺主气,色主白,白气是肺气的代称。白气微泄指肺气微虚。

(12)适人必革:革,改变。全句意思:持针佯言深刺,待病人精神状态发生改变,意志内守时才下针。

(13)孙络外溢:此指邪气充斥络脉,像水满外溢一样地流入经脉。

(14)经有留血:指经脉血行留滞不畅。

(15)肌肉蠕动,名曰微风:风邪入侵肌肉,肌肉好似有虫爬行的感觉。因其属于风邪为患的轻症,故名微风。

(16)阳经,阳络:指位于上部或较表浅的经脉、络脉。

(17)索:散的意思。

(18)骨节有动：动，变动，异常变化。此句指骨节间发生病变。

(19)然筋：即然谷穴。

(20)复溜：穴名，在足内踝上面二寸处，属足少阴肾经。

(21)邪所乃能立虚：邪所，指病邪所在之处。虚，指邪气去。意指经过针刺后，病邪很快祛除。

【释义】

1. 说明调经的意义。人体是通过经络形成以五脏为中心的有机整体，百病之生皆因五脏经脉运行的气血失调所致，故针刺调理经脉气血可使五脏安定，从而达到调治百病的目的。

2. 阐述了五脏虚实及其微病的证治，强调虚则补之，实则泻之，微者调之，是治疗的基本法则。

【理论研究】

1. 经络在人体生理、病理及治疗上的重要意义

人之经络源于五脏六腑，贯穿于脏腑和体表之间，内而通过经脉的络属形成脏腑之间的表里关系，外而与四肢百骸、五官九窍筋肉皮毛等建立各有所属的联系。脏腑的功能活动都是由于经络与脏腑相互联结作用的结果，离开了经络，各脏腑便成了孤立静止的器官，因此，经络是构成人体生命、维持生理活动的重要物质。经络又是气血运行的重要径路，人体气血通过经络的传注，才能布散于全身各处。《灵枢·本脏》说："经络者，所以行气血而营阴阳，濡筋骨，利机关者也。"经络将气血传注到全身各部，"内溉脏腑，外濡腠理"发挥其营养脏腑组织，抗御外邪，保卫机体的作用。另外，经络又有传导感应的功能，经络系统组成人体各部分之间的信息传导网络，经络凭借四通八达的信息传导网，可以把局部的信息感应于全身，又能把整体的信息传导于某一局部，使整体或体内的变化，"形诸于外"。如舌诊中，通过对舌的神、色、形、态等的观察，可以探测脏腑的生理病理变化；针刺中的"得气"和"行气"现象，就是经络传导感应作用的表现。

经络的功能活动正常，气血运行通畅，各脏腑功能强健，就能抵御外邪的侵袭，防止疾病的发生。反之，经络失去正常的功能，则经气不利，外邪就乘机入侵。《素问·皮部论》说："邪客于皮肤则腠理开，开则邪入客于络脉，络脉满则注于经脉，经脉满则入舍于腑脏也。"指出在病理情况下，经络是外邪从皮毛肌腠内传五脏六腑的传变途径。而其传入的规律，则是邪从皮毛→孙络→络脉→经脉→五脏六腑。疾病或病邪是通过经络由表入里，由浅入深传变的。所以经络又是探求病因、病理变化的重要依据，故本篇强调指出："五脏之道，皆出于经隧，以行血气，血气不和，百病乃变化而生，是故守经隧焉。"脏腑的病变可以通过经络的传导感应，在体表反映于其相应经络的循行路线或某些特定的部位上。如《灵枢·邪客》指出，"肝有邪，其气流于两腋"，故"肝病者，两胁下痛引少腹"。临床所见肝气郁结而致两胁、少腹胀痛，即是因为足厥阴肝经抵小腹、布胁肋之故。其他如真心痛，不仅表现为心前区疼痛，且常放射至上肢内侧尺侧缘，即是因为手少阴心经行于上肢内侧后缘之故。

经络是循经取穴及药物归经理论的重要依据。经络按其络属脏腑和循行部位，其经穴都有相应的主治范围和作用部位。每条经的所属的穴位，一般都有它的共同作用，不同经脉的穴位所主治的疾患，都与各经脉所分布循行的部位和内脏有密切的关系。所有经穴对于其经脉循行的肢体部位的疾病，亦均有治疗作用。针灸和按摩疗法主要是对于某一经或某一脏腑的病变，在其病变邻近的部位或经络循行的远隔部位上取穴，通过针刺或按摩，以调

整经络气血的功能，从而达到治疗的目的。而治疗穴位的选取，首先必须按经络学说来进行辨证，断定疾病属于何经后，再根据经络的循行分布路线和联系范围来选定，这就是“循经取穴。”另外，药物的归经理论也是运用经络学说对药物性能进行分析和归类。根据所掌握药物性能的要领，认为“何经之病，宜用何经之药。”金元医家张洁古、李杲还根据经络学说，创立了“引经报使”的理论，属于哪一经的病证要选用相关的药物作为引导，以起到良好的治疗作用。以头痛为例，属太阳经的可用羌活，属阳明经的可用白芷，属少阳经的可用柴胡。羌活、白芷、柴胡，不仅分别归属于手足太阳、阳明、少阳经，且能作他药的向导，引导他药归入上述各经而发挥治疗作用。

2. 五脏虚实证治的意义

为了说明五脏的虚实病变及针刺调经的意义，本节列举了五脏虚实及其微病的部分症状及治疗方法。这些病证虽欠全面，但这种以五脏虚实分证的方法，却对后世五脏分证及现今临床广泛应用的脏腑辨证奠定了基础。

过去学术界普遍认为，张仲景《金匮要略》奠定了中医的脏腑辨证基础，其实早在《内经》虽未明确提出“脏腑辨证”四字，但其理论雏形业已形成。本篇分列五脏有余、不足的证候具有提纲挈领的示范作用，并进而提示了补虚、泻实的治疗法则。他如《素问·咳论》、《素问·痹论》、《素问·风论》、《素问·痿论》等篇章，均明确提出对咳、痹、痿、风等病从五脏六腑分证进行辨治，这难道不是后世所说的脏腑辨证吗？

所谓脏腑辨证，是以脏腑的生理、病理表现以及脏腑之间的相互关系为依据，对疾病的症状进行分析、归纳的一种辨证方法。本篇所说的神、气、血、形、志的有余、不足，实质是指五脏的虚实证候。文章一开始即指明：“夫心藏神，肺藏气，肝藏血，脾藏肉，肾藏志”。心藏神，故神有余、不足，即指心的虚实。原文说：“神有余则笑不休，神不足则悲。”类似的内容见于《灵枢·本神》“心藏脉，脉舍神，心气虚则悲，实则笑不休。”脏腑辨证要求既定性又定位。定性是判定证属何种性质，是寒或热，是虚或实；定位是指病变归属何脏何腑，这是脏腑辨证的基本特点。“笑不休”和“悲”均属情志异常、属神的病变，心藏神，故可定位于心。心气有余，神气散漫不敛，故见“笑不休”，这是心的实证，可见于心火亢盛，或痰火扰心，或瘀热扰乱心神等病机；心气不足，心神弛缓，神气不足，故“悲”，这是心的虚证，可见于心血不足、心气不足等病机。这是虚实定性。因此，本篇可以认为开脏腑辨证之先河，足堪后世垂范。尤其值得一提的，本篇提示的脏腑证候言简意赅，极有概括性，即如“笑不休”和“悲”来概括心的实和虚，很有代表性。这一方面说明辨证的关键是抓住主症，仲景所谓“但见一证便是，不必悉具”；另一方面说明《内经》所列证候确然是古人长期临床观察的经验总结，具有经典的意义，对临床实践有一定指导价值。

【临证指要】

神、气、血、形、志有余不足的临床价值

这里所说的“神”、“志”是人体的精神活动；“气”、“血”是人体生命活动的重要物质；“形”指人的形体。

心藏神，主神明，故神病多属于心。本篇所说的神有余、不足，实际是指心有余、不足。心(神)有余，可出现“笑不休”，心(神)不足，可产生“悲”。证之临床，完全吻合。中医将情志疾病大抵分癫、狂两大类，“重阳则狂，重阴则癫”。临床上心火亢盛，神不守舍，可以出现包括“笑不休”证候在内的狂证，治疗以泻心火以定神志，每能取得良好效果。而心气不足，神气弛缓，可以出现包括悲哀、抑郁、沉默寡言等证候在内的癫证，治疗以养心安神佐以解郁理气化痰等法，自可应验。

附案例：笑不止治验

戴人路经古亳，逢一妇，病喜笑不止已半年矣。众医治者，皆无药术矣。求治于戴人，戴人曰：此易治也。以沧盐成块者二两，余用火烧令通赤，放冷研细，以河水一大碗，同煎至三五沸，放温分三次啜之，以钗探于咽中，吐出热痰五升，次服大剂黄连解毒汤是也。不数日而笑定矣。《内经》曰：神有余者，笑不休。此所谓神者，心火是也，火得风而成焰，故笑之象也。五行之中，惟火有笑矣。（《儒门事亲》卷六）

肺藏气，肺主气，故气病多属于肺。本篇所说的气有余、不足，实际是指肺气有余、不足。肺气有余可见"喘咳上气"，此乃肺部受邪，失于宣肃，肺气上逆，发为喘咳，属肺气壅实之证，治疗宜祛邪肃肺降气以平喘止咳，效可应手。肺气不足可见"息利少气"，此乃久病肺气受损或先天不足，宗气失养，表现为少气不足以息，动则气促，平素易罹外邪侵袭，治疗宜补肺益气，或培土以生金，或益肾水养母气，当缓缓图功。笔者曾于数年前初春治张姓六岁儿童，有慢性咳嗽史，近因感冒发热咳嗽而住院治疗，经中西药治疗好转出院。刻诊，面色苍白，形体消瘦，自汗、盗汗，纳呆神疲，动则息利少气，偶有轻咳，舌质淡嫩，苔薄，脉虚细无力。此久病肺气虚弱，少气不足以息，治宜补气敛肺。药用黄芪 15g、太子参 10g、炒白术 9g、茯苓 10g、甘草 4.5g、五味子 9g、山茱萸 9g、仙鹤草 10g、大枣 5 枚、碧桃干 9g。上方加减治疗匝月，呼吸平稳，汗止，面有华色，食欲增加。

肝藏血，故血病多属于肝。本篇所说的血有余、不足，实际是指肝有余、不足。肝在志为怒，肝气有余则多怒，怒则更伤肝气，互为因果。故肝病患者当忌动怒，若肝气有余，则当平肝、清肝、泻肝，以泄有余之肝气。肝气不足，疏泄失职，气机不畅，可以出现恐惧自失，惊惕肉瞤等症，治宜养血柔肝、疏肝，佐以安神定志，诸症可平。笔者曾于 1985 年治一男性患者，患慢性肝炎四五载，病情迁延，忽轻忽重，症多反复，γ-谷氨酰转移酶在 56～158U/L 之间。患者家庭不睦，夫妻违和，加之性格内向，易生闷气，后来转为多怒急躁，口干便结，夜眠不安，舌边尖红，苔薄，脉细弦。B 超示："肝光点分布不均匀，血管走向尚清晰"。中医辨证：情怀不舒，肝失条达，气郁化火，肝旺伤及阴分，故动辄恼怒。治拟清泻肝火，佐以育阴平肝、安神定志。处方：龙胆草 12g、焦山栀 12g、黄芩 12g、生地 15g、白芍 12g、元参 15g、珍珠母 30g、石决明 30g、麻仁 15g。7 剂后，舌红稍改善，精神略宽松，睡眠仍不安。上方加远志 9g、酸枣仁 15g。两周后，证情明显好转，眠安，不再动怒，便润，口不渴。前法增损，继续治疗 2 个月左右，复查肝功能正常范围，诸症安平。

脾主肌肉而充形体，故形有病多关于脾。脾主四肢，主生化水谷精气，脾虚则化源不足，水谷精气不能荣养四肢，久则痿废不用。临床所见痿证，大多属于此类。《素问·太阴阳明论》说："四支皆禀气于胃，而不得至经，必因于脾，乃得禀也。今脾病，不能为胃行其津液，四肢不得禀水谷气，气日以衰，脉道不利，筋骨肌肉皆无气以生，故不用焉"。《素问·痿论》提出的"治痿者，独取阳明"，其理盖亦在于此。另外，脾主运化，邪气实于脾，失于健运，故见腹胀，二便不利等症。治宜祛邪运脾，脾得健运，脾气自和。

附案例：醒脾疏理治愈身体硬强案

一人身热至六七日，医用地黄汤，遂致身体硬强，六脉沉伏，目定口呆，气喘不能吸入。此能呼不能吸，病在中焦实也。中焦实则脾不运。方用远志、茯神各一钱，附子四分，去白广皮六钱，磁石、苏梗各一钱五分，沉香二分。一帖身和，六帖而安。盖脾者为胃行其津液者也，脾不运则胃阳不行于肌肉，肉内无阳，所以强耳。醒其脾则胃阳通而身和矣。（《慎斋遗

书·体强》)

肾藏志,故志病多属于肾。本篇云志有余、不足,实际指肾有余、不足。《素问·厥论》说:“阳气衰于下,则为寒厥;阴气衰于下,则为热厥。”此“阳气”、“阴气”,实指肾阴、肾阳。肾中阴阳气衰,均可致厥。肾为胃之关,邪气实于肾则关门不利,可见腹胀、飧泄等症。笔者曾于1993年治一紫癜性肾炎患儿,14岁左右,病已3年余,因长期服用泼尼松,出现库欣综合征,面部肿、胖难分,面色㿠白无华,神气委顿,只能卧床休息,动辄罹患感冒,尿细少。小便化验以红血球及蛋白为主,察舌体胖嫩,苔白水滑,脉细无力。经云:“肾者,胃之关也。”关门不利,固可以成水肿;久病脾胃气虚,不能生化水谷精气,化源匮乏,肾精不足,加重气化失司。姑先扶助胃气为治,投四君子汤加黄芪、山药、大枣、旱莲草、茜草、仙鹤草、焦楂曲等,治疗3个月,食欲渐振,精神明显好转,感冒未染。以后脾肾兼治,佐以利尿之剂,小便化验转为正常。嘱激素逐步减少,库欣综合征明显缓解。前后中药调治1年左右,激素停用,诸症消失,化验正常,完全康复。

【原文】

帝曰:善。余已闻虚实之形,不知其何以生。岐伯曰:气血以并,阴阳相倾[1],气乱于卫,血逆于经,血气离居,一实一虚。血并于阴,气并于阳,故为惊狂。血并于阳,气并于阴,乃为炅中[2]。血并于上,气并于下,心烦惋善怒。血并于下,气并于上,乱而喜忘。帝曰:血并于阴,气并于阳,如是血气离居,何者为实?何者为虚?岐伯曰:血气者,喜温而恶寒,寒则泣不能流,温则消而去之,是故气之所并为血虚,血之所并为气虚。帝曰:人之所有者,血与气耳。今夫子乃言血并为虚,气并为虚,是无实乎?岐伯曰:有者为实,无者为虚,故气并则无血[3],血并则无气[4],今血与气相失,故为虚焉。络之与孙脉[5]俱输于经,血与气并,则为实焉。血之与气并走于上,则为大厥,厥则暴死,气复反则生,不反则死。

帝曰:实者何道从来?虚者何道从去?虚实之要,愿闻其故。岐伯曰:夫阴与阳皆有俞会,阳注于阴,阴满之外,阴阳匀平,以充其形,九候若一,命曰平人。夫邪之生也,或生于阴,或生于阳。其生于阳者,得之风雨寒暑。其生于阴者,得之饮食居处,阴阳喜怒[6]。帝曰:风雨之伤人奈何?岐伯曰:风雨之伤人也,先客于皮肤,传入于孙脉,孙脉满则传入于络脉,络脉满则输于大经脉,血气与邪并客于分腠之间,其脉坚大,故曰实。实者外坚充满,不可按之,按之则痛。帝曰:寒湿之伤人奈何?岐伯曰:寒湿之中人也,皮肤不收[7],肌肉坚紧,荣血泣,卫气去,故曰虚。虚者聂辟[8]气不足,按之则气足以温之,故快然而不痛。帝曰:善。阴之生实奈何?岐伯曰:喜怒不节则阴气上逆,上逆则下虚,下虚则阳气走之,故曰实矣。帝曰:阴之生虚奈何?岐伯曰:喜则气下,悲则气消,消则脉虚空,因寒饮食,寒气熏满,则血泣气去,故曰虚矣。

【校注】

(1)气血以并,阴阳相倾:并,偏胜;倾,倾斜,不平衡。张介宾注:“并,偏胜也。倾,倾陷也”。人体的气血阴阳,以保持相对的动态平衡为常。并与倾,指人体气血阴阳出现偏盛偏衰的病理表现。如气并于血,则气实血虚;血并于气,则血实气虚。(这里的虚实,是指气血的相对盛衰而言)

(2)炅中:炅,音jiǒng,热。炅中,即热中,为古代病名,是以热聚中焦,消谷善饥等为特征的病证。

(3)气并则无血:无,此作“少”解。无血,即血少,血分不足。气并于血,气分偏胜,血分相对不足。

(4)血并则无气:血并于气,血分偏胜,气分相对不足。

(5)孙脉:应是孙络。

(6)阴阳喜怒:阴阳,指男女性事不节。喜怒,指情志失常。

(7)皮肤不收:指皮肤开合不利。

(8)聂辟:皮肤弛缓出现皱折。

【释义】

本节指出人身最重要的是"人之所有者血与气耳",血之与气,一阴一阳,相互依存,相互资生。人体只有气血调和,才能保持健康,若因病邪侵扰人体,便会导致"血气不和,百病乃变化而生"。导致疾病发生的原因很多,但不外阴阳两端,自然界六淫之邪由外而入内,故病生于阳;七情不节,饮食居处失调而为病者,是病生于内而为阴。

【理论研究】

1. 关于气血相并形成虚实的病理机转

本文详细论述了"气血未并","气血已并","血与气并"等种种病理变化情况。这里的"并",可作偏聚、偏胜解。张介宾说:"并,偏聚也。邪之中人久而不散,则或并于气,或并于血,病乃甚矣。"阐明了机体受邪,或影响于气,或影响于血,或气血皆受影响,造成气血偏盛偏衰,逆乱不和,是"并"的形成机制。一般说,"气血未并"亦即病邪所犯表浅,尚未发生偏聚、偏胜以致逆乱,故"五脏安定",其对血、气、神、形、志所表现的有余不足症情影响轻微,治疗则需在皮毛、孙络、经脉之间采取相应的补泻方法,便能达到治愈疾病的目的。而受邪较重,则"气血已并,阴阳相倾,气乱于卫,血逆于经,血气离居,一实一虚"。所谓"血并于阴,气并于阳","血并于阳,气并于阴","血并于上,气并于下","血并于下,气并于上"等,是从阴阳上下方面所列举的气血逆乱阴阳偏盛的各种病理表现,当活看。气血阴阳是相对平衡的,一方面的偏胜,必导致另一方面的偏虚,而只有虚的一面才能导致偏胜的一面。为了强调说明这一点,经文又提到"有者为实,无者为虚,故气并则无血,血并则无气"。所谓"有者为实",有是指多余,多余为实,即为所(来)并的一方;所谓"无者为虚",无指缺乏、不足,不足为虚,即为(被)并入的一方,也就是前面所讲的"气之所并为血虚,血之所并为气虚",如果血与气都相并便成为实了,这些都是气和血失去平衡的情况。

2. 关于病因分类问题

本篇提出了《内经》关于病因分类的基本认识,即将病因分为阴阳两大类,由风寒暑湿燥火外邪侵袭所致者归属"生于阳",由饮食不当、居处不宜、喜怒失节、房室劳倦所致者归属"生于阴"。本篇所说实为中医病因学说的总论。此后,张仲景在《金匮要略·脏腑经络先后病脉证第一》中提出"千般疢难,不越三条,"即把"经络受邪入脏腑,为内所因也";"四肢九窍,血脉相传,壅塞不通,为外皮肤所中也";"房室、金刃、虫兽所伤"为其他类。南宋陈无择创"三因学说",将六淫归为"外所因",七情归为"内所因",饥饱、劳倦、金刃虫兽伤归为"不内外因",至此,病因分类已成格局,并沿用至今。可见,《素问·调经论》所提出的病因分类对后世影响深远。

【临证指要】

1. 血气者,喜温而恶寒

经文说:"血气者,喜温而恶寒,寒则泣不能流,温则消而去之"。在生理情况下,人体气血的运行,赖阳气以温煦、推动、生发。当外寒侵袭,阳气郁遏,或阳虚而生内寒,则气血运行受阻,或气滞血瘀,可以引发种种病变。如胸阳不振,心脉瘀滞,发为胸痹;清阳不升,脑络闭阻，发为中风；肢端受寒，血脉痹阻出现雷诺征，等等。此类病证治疗每投温阳、通络、活血、行气、除痹等方药，可取得良好疗效。而追溯其理论渊源，盖出于《素问·调经论》。笔者数年前曾治患者张某，年逾七旬，近1个月来发现右下肢肿胀，沉重而艰于步履，用利水退肿的中西药均无寸效，后嘱血管外科进一步检查，经静脉造影示："深部静脉栓塞"。仍用中药治疗。经云："血气者，喜温而恶寒，寒则泣不能流，温则消而去之。"拟温阳活血通经法，投黄芪、桂枝、丹参、川椒目、生麻黄、红花、桃仁、留行子、泽兰、水蛭、生山楂、槟榔、川牛膝等，是方加减服40余剂，下肢肿胀消退八成，继用20天，告愈。

2. 关于大厥

本篇说："血之与气并走于上，则为大厥，厥则暴死，气复反则生，不反则死。"人之血气，周流全身，循环不息，一有逆乱，"百病变化乃生"。若因外感或内伤等致病因素，引起气血逆乱于上，即可发生厥逆证，出现"暴死"（即假死）。倘若救治得法，气血得循常道，尚可生还，否则回天乏术。临床上中风、中暑、癫痫等疾病的病理机转，均属此类。治疗则一以祛邪，一以平气血之冲逆，若治能中的，气血复返则生，气血不能复返则有生命之虞。

附案例：气厥案

大学顾仲恭遭乃正之变，复患病在体。延一医者诊视，惊讶而出，语其所亲云：仲恭病已不起，只在旦晚就木，可速备后事。仲恭闻知，忧疑殊甚，举家惶惶，计无所出，来请予诊脉。按其左手三部平和，左手尺寸无恙，独关部杳然不见。谛视其形色虽尪羸，而神气安静。予询之，曾大怒乎？病者首肯云：生平不善怒。独日来有拂意事，恼怒异常。予曰：信哉。此怒则气并于肝，而脾土受邪之征也。经云：大怒则形气俱绝，而况一部之脉乎？甚不足怪。第脾家有积滞，目中微带黄色，恐成黄疸。二三日后，果遍体发黄。服茵陈利水平肝顺气药数剂而瘳。（《先醒斋医学广笔记》）

【原文】

帝曰：经言[1]阳虚则外寒，阴虚则内热，阳盛则外热，阴盛则内寒，余已闻之矣，不知其所由然也。岐伯曰：阳受气于上焦，以温皮肤分肉之间，今寒气在外，则上焦不通，上焦不通，则寒气独留于外，故寒栗。帝曰：阴虚生内热奈何？岐伯曰：有所劳倦，形气衰少，谷气不盛，上焦不行，下脘不通。胃气热，热气熏胸中，故内热。帝曰：阳盛生外热奈何？岐伯曰：上焦不通利；则皮肤致密，腠理闭塞，玄府[2]不通，卫气不得泄越，故外热。帝曰：阴盛生内寒奈何？岐伯曰：厥气上逆，寒气积于胸中而不泻，不泻则温气去[3]，寒独留，则血凝泣，凝则脉不通，其脉盛大以涩，故中寒。

帝曰：阴与阳并，血气以并，病形以成，刺之奈何？岐伯曰：刺此者取之经隧，取血于营，取气于卫，用形哉，因四时多少高下[4]。帝曰：血气以并，病形以成，阴阳相倾，补泻奈何？岐伯曰：泻实者气盛乃内针，针与气俱内，以开其门如利其户，针与气俱出，精气不伤，邪气乃下，外门不闭，以出其疾，摇大其道[5]，如利其路，是谓大泻，必切而出[6]，大气乃屈[7]。帝曰：补虚奈何？岐伯曰：持针勿置[8]，以定其意，候呼内针，气出针入，针空四塞[9]，精无从去，方实而疾出针，气入针出，热不得还，闭塞其门，邪气布散，精气乃得存，动气候时，近气不失，远气乃来，是谓追之。帝曰：夫子言虚实者有十[10]，生于五脏，五脏五脉耳。夫十二经脉皆生其病，今夫子独言五脏。夫十二经脉者，皆络三百六十五节，节有病必被经脉，经脉之病皆有虚实，何以合之？岐伯曰：五脏者，故得六腑与为表里，经络支节，各生虚实，其病所居，随而调之。病在脉，调之血[11]；病在血，调之络[12]；病在气，调之卫[13]；病在肉，调之分肉；病在筋，调之筋；病在骨，调之骨。燔针劫刺[14]其下及与急[15]者；病在骨，焠针药熨[16]；病不知所痛，两跻为上；身形有痛，九候莫病，则缪刺(17)之；痛在于左而右脉病者，巨刺(18)之。必谨察其九候，针道备矣。

【校注】

(1)经言：经，指古代医经。

(2)玄府：即汗孔。

(3)温气去：指阳气耗衰。

(4)用形哉，因四时多少高下：吴崑云："言因其形之长短阔狭肥瘦，而施针法也。"南京中医学院《黄帝内经素问译释》："如日以月生死为痏数（缪刺论），多少之谓也；春时俞在头项，夏时俞在胸胁，秋时俞在肩背，冬时俞在腰股，高下之谓也；就是根据患者形体长短肥瘦之不同，结合四时的气候，而决定针刺的深浅与多少，以及取穴部位的高下。"

(5)摇大其道：针刺手法中的泻法，刺时大幅度地旋转、摇动针柄，使针孔扩大，以利邪外泄。

(6)必切而出：高世栻云："切，按也。必切而出，谓右手持针，左手必切其穴，而使之外出。"

(7)大气乃屈：大气，指亢盛的邪气。屈，制服。

(8)持针勿置：置，放。勿置，此作勿刺解。意即手持针，暂勿刺入。

(9)针空四塞：针空，即针孔。针孔四塞，使针与穴位周围的皮肤紧密接触，不留空隙。

(10)虚实者有十：前文所讲的神、气、血、形、志各有有余不足之证，虚实相合，计有十种情况。

(11)病在脉，调之血：脉为血之府，故病在脉当调之血。

(12)病在血，调之络：《灵枢·百病始生》说："阳络伤则血外溢，阴络伤则血内溢"。出血性疾患，常多络脉先伤，故病血必调治络脉。

(13)病在气，调之卫：肺主气，肺气通于卫，故气分有病当调治卫气。

(14)燔针劫刺：燔，音 fán，焚烧。劫，驱除。燔针劫刺，针刺入后用微火焚烧其针（属温针法），以驱除深入筋骨的寒邪。

(15)急：筋脉拘急。高世栻认为是"筋痹"病。

(16)焠针药熨：焠针，用火先将针烧热，然后再针刺。药熨，用辛热的药物热敷局部。

(17)缪刺：指浅刺络脉，病在右刺其左，病在左刺其右。

(18)巨刺：《灵枢·官针》："巨刺者，左取右，右取左。"指交叉选穴，以治疗经脉病变。

【释义】

本节以阴阳虚、实所致的内外寒、热证为例，进一步阐述了虚实的病机。之后，又提出了针刺治疗的原则、补泻手法以及针刺的部位与不同针法的适应证，从而说明了调经治疗的意义。

【理论研究】

关于阴阳虚实内外寒热的含义

本节讨论了"阳虚则外寒"、"阴虚则内热"、"阳盛则外热"、"阴盛则内寒"的病理机制，但其含义与目前临床所指的不尽相同，当以明察。

本文所论的"阳虚生外寒"，是因寒邪侵犯人体，阻遏卫气，令卫气不能达于肌表，表卫不足，致使寒邪独留于体表而产生外寒。此"寒"并非虚寒，实为外感寒邪早期出现的恶寒症状。而现代临床所说的阳虚生外寒，是指阳气不足，不能温煦肌腠，而出现的畏寒。

本文所说的“阴虚生内热”，是因劳倦太过，损伤脾气，使脾之升清降浊功能失调，清阳不升，浊阴不降，谷气留而不行，郁久化热，熏蒸于胸中，产生内热。此种内热，实际是脾气虚发热。脾属阴，故称脾虚为阴虚。李东垣所说的“气虚发热”即是指此。现代临床所说的阴虚发热，是指阴分亏虚，阴不敛阳，虚火内生，出现午后发热、盗汗、口干、舌红少苔、脉细数等症。

本文所说的“阳盛生外热”，是因为上焦不通，腠理闭塞，卫气郁遏而致发热。这种发热实乃寒邪侵犯肌表之发热，是前述外感病恶寒症之进一步发展。现代临床上所说的阳盛则热，包括各种里热证，由阳邪亢盛，邪正相搏激烈，所表现的表热，或里热，或表里俱热。

本文所说的“阴盛则内寒”，是因寒气积于胸中，致使血脉凝涩不畅，久则损伤阳气，从而产生内寒。这种内寒虽属阳虚阴寒之邪过盛所致，但它仅限于寒积胸中。现代临床上所说的阴盛则寒，泛指一切脏腑之寒证。

上述阴阳、虚实、内外、寒热的病理含义尽管不尽相同，但均可在现代临床上得到印证，而且，这种以阴阳为纲领来分析内外寒热虚实的方法，却给后世以极大启发，并为中医学“八纲辨证”奠定了基础。

【临证指要】

关于针刺补泻手法

本文提出了针刺补泻的基本手法：泻法时，吸气进针，摇大针孔，针中病邪，呼气而出针；补法时，候呼进针，针孔四塞，得气后，呼气起针，扪闭针孔。这些方法，言简意赅，容易掌握要领。古代医家在此基础上又创造了疾徐补泻、捻转补泻、提插补泻、开阖补泻、迎随补泻、呼吸补泻、平补平泻等手法，上述诸法在运用时，可以单独使用，也可结合使用，终以达到补虚泻实为目的。但无论何种补泻手法都必须依靠经络的气化功能，才能达到补不足泻有余之宗旨。正如《素问·气府论》说：“分肉之间，溪谷之会，以行营卫，以会大气。”说明了经脉和营卫之气与腧穴有密切关系，故针刺腧穴，通过补泻作用，即可调和营卫气血，使脏腑机能得以恢复，从而达到治愈疾病的目的。

（王庆其）

标本病传论篇第六十五

【篇解】

标本，本篇主要指发病的先后主次。病传，指疾病的传变规律。本篇首先论述了疾病的标本与治法逆从，然后讨论了疾病的传变与预后，故名“标本病传论”。

【提要】

1. 论述了疾病的标本、治法的逆从之理与应用。
2. 阐述了疾病的传变规律与预后转归。

【原文】

黄帝问曰：病有标本(1)，刺有逆从(2)，奈何？岐伯对曰：凡刺之方，必别阴阳，前后相应，逆从得施，标本相移(3)。故曰：有其在标而求之于标，有其在本而求之于本，有其在本而求之于标，有其在标而求之于本。故治有取标而得者，有取本而得者，有逆取而得者，有从取而得者。故知逆与从，正行无问，知标本者，万举万当，不知标本，是谓妄行。

夫阴阳逆从标本之为道也。小而大，言一而知百病之害(4)，少而多，浅而博，可以言一而知百也。以浅而知深，察近而知远，言标与本，易而勿及。治反为逆，治得为从[5]。先病而后逆者治其本，先逆而后病者治其本，先寒而后生病者治其本，先病而后生寒者治其本，先热而后生病者治其本，先热而后生中满者治其标[6]。先病而后泄者治其本，先泄而后生他病者治其本，必且调之，乃治其他病，先病而后生中满者治其标，先中满而后烦心者治其本。人有客气，有同气[7]。小大不利治其标，小大利治其本。病发而有余，本而标之[8]，先治其本，后治其标。病发而不足，标而本之[9]，先治其标，后治其本。谨察间甚，以意调之，间者并行，甚者独行[10]。先小大不利而后生病者治其本。

【校注】

(1)病有标本：标本是一个相对的概念。病有标本，主要指病发先后及主次，先病为本，后病为标。张介宾注："病之先受者为本，病之后变者为标。生于本者，言受病之原根。生于标者，言目前之多变也。"

(2)刺有逆从：指针刺等治法有逆治和从治的不同。逆治为病在本而治标，病在标而治本；从治为病在标而治标，病在本而治本。

(3)标本相移：先治本病或先治标病，不能固定不变，须视具体情况而定。

(4)言一而知百病之害：一，指阴阳逆从标本之理。疾病种类虽多，不外阴阳；病证虽杂，不外标本；治法虽众，无非逆从。故言一阴阳逆从标本之理，便可触类旁通，尽知多种疾病的危害。

(5)治反为逆，治得为从：治疗违反标本之理，则为治之逆；符合标本之理，则为治之顺。此逆从指治疗效果的成败，与逆治、从治不同。

(6)先热而后生中满者治其标：中满为腑气不行，水谷难入之危急证候，故须先治中满之标急。张介宾注："诸病皆先治本，而惟中满者先治其标，盖以中满为病，其邪在胃，胃者脏腑之本也，胃满则药食之气不能行，而脏腑皆失其所禀，故先治此者，亦所以治本也。"

(7)有客气，有同气：《新校正》："按全元起本'同'作'固'"。为是。客气为新受的邪气，固气为原本在体内的邪气。先受病为本，后受病为标，则客气为致病之标，固气为致病之本。另有三注：一指运气学说中的客气与主气。如张介宾注："客气者，流行之运气也，往来不常，故曰客气。同气者，四时之主气也，岁岁相同，故曰同气。"二指病气。如马莳注："病气有二，病本不同而彼此相传者，谓之客气；有二病之气，本相同类，而彼此相传者，谓之同气。"三是以外界之六气为客气，人身与之相应的六气为同气。如高世栻注："客气者，风热湿火燥寒之气，侵入人身而为病也。同气者，人身厥阴之气同于风，少阴之气同于热，太阴之气同于湿，少阳之气同于火，阳明之气同于燥，太阳之气同于寒。"

(8)病发而有余，本而标之：邪气有余的实证，先治其本，后治其标，即先治实邪之本，后调证候之标。

(9)病发而不足，标而本之：正气不足的虚证，先治其标，后治其本，即先治现症之标，后调正气不足之本。

(10)间者并行，甚者独行：间者，指病情轻浅；甚者，指病情深重。并行，即标本同治；独行，指单治标或单治本。张介宾注："病浅者可以兼治，故曰并行，病甚者难容杂乱，故曰独行。盖治不精专，为法之大忌，故当加意以调之也。"

【释义】

本段主要阐述辨别标病和本病的标准、标本治则理论及其临证应用举例。主要内容有：

1. 病有标本，刺有逆从。

2. 标本治则与应用，主要是：①本病先治，是为常法；②标急治标，为特殊情况下采取的应急措施；③标本先后，以邪气有余为本之病，邪气易传他处而见标病，应先治其实邪之本，杜绝传变，则标病自除，此宜先治其本而后治其标。若以正气不足为本之病，易受乘侮之气所伤，当先治乘侮之标，才利于扶助正气之本，此宜先治其标而后治其本；④标本兼治，根据病情需要，临证可治标治本同用。

【理论研究】

1. 标本含义

标与本相对而言，分别代表事物的两个方面。就其本义，本是指草木之根；标又称末，为草木枝叶末梢。《说文》云："标，木，杪，末也"。"本，木下曰本，从木，一在其下。"《素问·移精变气论》"治以草苏草亥之枝，本末为助"，亦有此义。《内经》在对标本概念的运用中，十分重视标本含义的相对性，并用以比喻事物上与下、内与外、先与后、病与医等相对应双方的主次先后及轻重缓急，具体表现如下。

(1)六气阴阳标本：风热火湿燥寒六气为本，三阴三阳为标。《素问·六微旨大论》云："少阳之上，火气治之，中见厥阴；阳明之上，燥气治之，中见太阴……所谓本也，本之下，中之见也，见之下，其之标也，本标不同，气应异象。"是为标本中气之论。《素问·至真要大论》提出："少阳太阴从本，少阴太阳从本从标，阳明厥阴不从标本，从乎中也。"说明六气阴阳标本可以推测六气及其所致气候、病候的变化规律。

(2)医患标本：病在先，医在后，医生所施行的治疗方法需通过病人起作用，即《素问·汤液醪醴论》之"病为本，工为标，标本不得，邪气不服。"

(3)体内结构标本：内在脏器为本，外在形体为标；经脉所起之处为本，经脉所过之处为标。如《灵枢·卫气》"能知六经标本者，可以无惑于天下……足太阳之本，在跟以上五寸中，标在两络命门，命门者，目也。"《灵枢·终始》"凡刺之道，毕于终始，明知终始，五脏为纪，阴阳定矣。"

(4)病脏间标本：在水液代谢及水肿病的发病机制中，肾主水为本，肺通调水道为标。《素问·水热穴论》："其本在肾，其末在肺，皆积水也"，"标本俱病，故肺为喘呼，肾为水肿，肺为逆不得卧，分为相输俱受者，水气之所留也。"王冰云："标本者，肺为标，肾为本，如此者，是肺肾俱水为病也。"

(5)疾病先后标本：本篇所论疾病的病因病机、原发病、先发病为本，后发病、继发病、病因所引发的病证为标。

后世医家在《内经》的基础上，又进一步扩大了标本的概念范围，提出了正邪之间的标本，即正气为本，邪气为标；疾病因果之间的标本，即病因为本，病症为标；病程病位间标本，旧病为本，新病为标；里病为本，表病为标；证候缓急标本，急者为标，缓者为本；身体内外脏腑标本，外为标，内为本，阳为标，阴为本，六腑为标，五脏为本。晚近又从矛盾运动的法则来认识标本，"本"就是能够反映疾病的本质，即亟待解决的主要矛盾和矛盾的主要方面，而"标"则是指疾病反应在外的征象，是次要矛盾和矛盾的次要方面。

2. 标本治则

大凡治病，有从本治，有从标治的从治法，有见标从本，见本从标的逆治法，以及标本先后、标本缓急的标本兼治、标本相移的不同情况。从本而治为治疗常法，是治疗疾病的一般规律，本病既愈，标病自除，即所谓"疏其源而流自通。"从标而治为特殊情况下的治疗变法，为权宜之计，标证解除，亦需治本。

诸病多从本治，惟“中满”与“小大不利”二证，无论其属标属本，均需先治，概中满属胃气壅滞，水浆难入，药食不纳，则后天化源竭绝，气机转枢失主，故当先治。相反，泄泻一证，无论先后，“必且调之，乃治其他病”，否则后天之本已衰，诸证难以彻底治愈。反映了《内经》重视脾胃脏腑之本，气血之源的理论观点。二便不通亦为危急之候，《医经原旨》云：“二便为胃气之关锁，而系一身元气之安危。”张介宾谓：“诸皆治本，此独治标，盖二便不通，乃危急之候，虽为标病，必先治之，此所谓急则治其标也。”

有些病证治本则妨碍治标，治标则妨碍治本，当须据标本先后而兼治。《灵枢·师传》：“春夏先治其标，后治其本；秋冬先治其本，后治其标。”《灵枢·终始》：“病先起于阴者，先治其阴而后治其阳；病先起于阳者，先治其阳而后治其阴。”《灵枢·病本》：“病发而有余，本而标之，先治其本，后治其标；病发而不足，标而本之，先治其标，后治其本。”《灵枢·五色》：“病生于内者，先治其阴，后治其阳，反者益甚；其病生于阳者，先治其外，后治其内，反者益甚。”《素问·至真要大论》：“从内之外者，调其内；从外之内者，调其外；从内之外而盛于外者，先调其内而后治其外；从外之内而盛于内者，先治其外而后治其内。”可见，病先发先治，后发后治乃是常规治法，表现为阴阳内外的标本治疗。四时气候不同，疾病特征有别，治分标本先后。即春夏气血浮于外，故应先治外后治内，标而本之；秋冬气血沉于内，故当先治其内，后治其外，本而标之。邪正虚实不同，标本先后各异。原发病邪气有余者，必侮其他脏腑及经脉，是病从本而传于标，故宜先治其本病，而后治其标病；原发病正气不足者，必受他脏他经而侮之，病从标传本，故宜先治他脏经气乘侮之标，而后治正气不足之本。说明当病情复杂多变，标病本病的主从关系发生改变的时候，治疗的重点也要随之加以调整。

病情有间甚之殊，标本有缓急之别，“间者并行，甚者独行”代表《内经》标本治则思想，即本急标缓则治本，标急本缓则治标，标本同等缓急则标本同治。如《素问·评热病论》治风厥，“表里刺之，饮之服汤”，既治发热之表，又兼治烦闷之里，属标本同治之“并行”。《素问·病能论》治怒狂阳厥，“服以生铁洛为饮”，取其一味生铁落，气寒质重，下气疾速，而获专功，属“甚者独行”。

3. 治病求本与标本逆从

“治病必求于本”（《素问·阴阳应象大论》），是言治疗疾病必须探求阴阳这个万事万物的根本，能够把握病因病机、疾病本质的阴阳属性，准确的辨证求因，审因论治，以平调气血阴阳而获效。《类经·论治类·一》“见痰休治痰，见血休治血，无汗不发汗，有热莫攻热，喘生休耗气，遗精不涩泄，明得个中趣，方是医中杰”，体现了治病求本之要妙。标本逆从之“本”是与标相对而言，代表疾病发生发展过程中的主要矛盾和矛盾的主要方面，即正气、病因病机、内脏病、旧病、主要症状等，从本论治是强调抓住疾病的主要矛盾，属治疗常法，与治病求本虽有联系，但不能互相包容。

【临证指要】

1. “间者并行，甚者独行”

《伤寒论》301 条：“少阴病，始得之，反发热，脉沉者，麻黄附子细辛汤主之。”本条所论少阴病兼表的证治，因里阳虚不太甚而现表里同病宜标本同治，以麻黄附子细辛汤温经发汗，表里双解，属间者并行之类。而“伤寒，医下之，续得下利清谷不止，身疼痛者，急当救里，后身疼痛，清便自调者，急当救表，救里宜四逆汤，救表宜桂枝汤。”（91 条）实为甚者独行的应用表现。

2."小大不利治其标"

案一：江应宿治从侄妇患秘结，因产后月余如厕，忽胯痛如闪，大小便不通，已经四五日。杂进通利淡渗之药，罔效。予适妇，仓惶告急云：前后胀肿，手不敢近，近之则愈痛。虽不见脉，但知其形气病气俱实，与桃仁承气汤加红花一剂，暴下而愈。(《名医类案·秘结》)

案二：江汝洁治一人，患前后闭三四日，且不能食，甚危急。江视之曰：头痛耳鸣，九窍不利，肠胃之所生也。经曰：北方黑色，入通于肾，开窍于二阴。藏精于肾，精气不足则二便难。以锁阳三钱，酒洗焙干为末，煮粥，强与服之。是晚二便俱利，饮食亦进。(《名医类案·秘结》)

3. 泄泻论治宜从本

吕仓洲治一人，病下利完谷。众医咸谓洞泄寒中，日服四逆理中等弥剧。诊其脉，两尺俱弦长，右关浮于左关一倍，其目外眦如草兹，盖知肝风传脾，因成飧泄，非脏寒所致。饮以小续命汤减麻黄加白术，痢止。续命非止痢药，饮不终剂而痢止者，以从本治故也。(《名医类案·泻》)

4. 痞满先治以保胃气

东垣治一贵妇，八月中，先因劳役饮食失节，加之忧思，病结痞，心腹胀满，旦食则不能暮食，两胁刺痛。诊其脉，弦而细。至夜，浊阴之气当降而不降，腹胀尤甚。大抵阳主运化，饮食劳倦损伤脾胃，阳气不能运化精微，聚而不散，故为胀满。先灸中脘，乃胃之募穴，引胃中生发之气上行阳道。又以木香顺气汤助之，使浊阴之气自此而降矣。(《名医类案·痞满》)

【原文】

夫病传者，心病先心痛，一日而咳，三日胁支痛；五日闭塞不通，身痛体重。三日不已死，冬夜半，夏日中[(1)]。肺病喘咳，三日而胁支满痛；一日身重体痛，五日而胀，十日不已死，冬日入，夏日出[(2)]。肝病头目眩，胁支满，三日体重身痛，五日而胀，三日腰脊少腹痛，胫酸，三日不已死，冬日入，夏早食[(3)]。脾病身痛体重，一日而胀，二日少腹腰脊痛，胫酸，三日背胎筋痛，小便闭，十日不已死，冬人定，夏晏食[(4)]。肾病少腹腰脊痛，胻酸，三日背胎筋痛，小便闭，三日腹胀，三日两胁支痛，三日不已死，冬大晨，夏晏晡[(5)]。胃病胀满，五日少腹腰脊痛，胻酸，三日背胎筋痛，小便闭，五日身体重，六日不已死，冬夜半后，夏日昳[(6)]。膀胱病小便闭，五日少腹胀，腰脊痛，骱酸，一日腹胀，一日身体重，二日不已死，冬鸡鸣，夏下晡[(7)]。诸病以次相传，如是者皆有死期，不可刺；间一脏止，及至三四脏者，乃可刺也。

【校注】

(1)冬夜半，夏日中：张介宾注："心火畏水，故冬则死于夜半；阳邪亢极，故夏则死于日中。盖衰极亦死，盛极亦死。"

(2)冬日入，夏日出：马莳注："冬之日入在申，申虽属金，金衰不能扶也。夏之日出在寅，木旺火将生，肺气已绝，不待火生也。"

(3)冬日入，夏早食：张介宾注："木受伤者，金胜则危，故冬畏日入；肝发病者，木强则剧，故夏畏早时也。"

(4)冬人定，夏晏食：人定，指夜晚睡眠人气安定之时，即戌时。晏食，指早饭晚吃之辰时。戌辰属土，当旺而不旺，故气绝身死。

(5)冬大晨，夏晏晡：大晨，指早晨天大亮之时。晏晡，指黄昏。马莳注："冬之大明在寅末，木旺水衰也；夏之晏晡以向昏，土能克水也。"

(6)冬夜半后，夏日昳：日昳，当中午十二点以后。马莳注："冬之夜半在子，土不胜水也；

夏之日昳在未，土正衰也。”

(7)冬鸡鸣，夏下晡：下晡，约在下午三至五点，相当于申时。马莳注：“冬之鸡鸣在丑，丑土克水也；夏之下晡在申，金衰不能生水也。”

【释义】

本节主要论述了五脏及胃、膀胱之病的传变规律及死期，并指出根据疾病传变决定可否针刺的原则。

1. 脏腑病传规律

为五行生克关系传变和脏腑相合关系传变。

2. 五脏及胃、膀胱病

轻重预后与五脏所主的时令、时辰之间有一定的联系，本段所论死期规律如下表(下篇表-8)

下篇表-8 五脏、胃、膀胱病死期表

	心病	肺病	肝病	脾病	肾病	胃病	膀胱病
冬季	夜半	日入	日入	人定	大晨	夜半后	鸡鸣
夏季	日中	日出	早食	晏食	晏晡	日昳	下晡

3. 疾病传变与针刺治疗

凡疾病按五行相克规律依次传变者，病情危重，多预后不良，不可针刺；若按反侮规律传变，或按相生规律传变，预后多良好，可施行针刺。

【理论研究】

1. 脏腑病传规律

病传是指疾病在机体脏腑经络组织中的传移和变化，《内经》所论的病传，主要指病邪在机体不同层次和部位之间的传递和转移，病邪入脏腑后的传变，是以五脏为中心的生克乘侮传变趋势，并认为相胜传、相侮传则病情恶化而预后较差，相生传则预后较好。脏腑之间的传变又有脏病及腑、腑病及脏的表里关系传变，以及脏腑之间“传不以次”的寒热传移。

(1)五脏生克乘侮传变：《素问·玉机真脏论》：“五脏受气于其所生，传之于其所胜，气舍于其所生，死于其所不胜……五脏相通，移皆有次，五脏有病，各传其所胜。”《素问·阴阳别论》亦云：“死阴之属，不过三日而死，生阳之属，不过四日而死。所谓生阳死阴者，肝之心谓之生阳，心之肺谓之死阴，肺之肾谓之重阴，肾之脾谓之辟阴，死不治。”这种生克传变经中又分“间脏”和“不间脏”。五脏一般以相生顺序排列，即肝、心、脾、肺、肾之次。不间脏的相克传病重难已，不间脏的相生传病轻易已。其相生传与相克传本身又有轻重之别，子病犯母较母病及子为重，相乘传较反侮传为重。

(2)脏腑表里相合传变：脏与腑靠经脉贯通，表里相合，生理上互相协调，病理上互相影响，脏病可及腑，腑病可及脏。如《素问·咳论》“五脏之久咳，乃移于六腑，脾咳不已，则胃受之……肾咳不已，则膀胱受之。”

(3)不按固定次序传变：五脏六腑，寒热相移，相互传变，无固定次序。如《素问·气厥论》“肾移热于肝……肺移寒于肾……膀胱移热于小肠……小肠移热于大肠……大肠移热于胃……胃移热于胆。”另外，卒发之疾与情志为病亦不以次传。如《素问·玉机真脏论》“然其卒发者，不必治于传，或其传化有不以次，不以次入者，忧恐悲喜怒，令不得以其次，故令人有大病矣。"可见，脏腑之间除表里相合传变外，亦存在着相关脏腑的病气传移及六腑本身的病气传移，其病传的特殊性与相传脏腑生理有关，并受病位和经脉络属的影响。

2. 脏腑疾病转归与时令关系

疾病的轻重变化和吉凶与时间存在着某种联系，而这种联系遵循着阴阳五行、天人相应等基本法则。如《素问·脏气法时论》说："夫邪气之客于身也，以胜相加，至其所生而愈，至其所不胜而甚，至于其所生而持，自得其位而起。"《灵枢·顺气一日分四时》亦说："脏独主其病者，是必以脏气之所不胜时者甚，以其所胜时者起也。"说明五脏病的间甚轻重同五脏所主的时令之间有一定的联系，即在该脏所生的时令，病情无明显变化或趋于好转，在该脏所不胜的时令病情加重。但是，不能把时令与脏气的生克关系作为预测疾病轻重吉凶的首要因素，应综合各种有关因素，以病人脉证为基本依据，即"必先定五脏之脉，乃可言间甚之时，死生之期。"(《素问·脏气法时论》)

【临证指要】

掌握疾病的传变规律，可以观察疾病的发展趋势，并判断其预后，从而采取相应的措施以杜绝病理传变。张仲景开应用病传理论确立治则、指导选方用药的先河。指出"上工之治未病，何也？见肝之病，知肝传脾，当先实脾。""肝之病，补用酸，助用焦苦，益以甘味之药调之。"提示了防止疾病传变的具体方法，尤甚是用酸、焦苦、甘味药配伍治疗肝病，颇为临证所习用。

（鞠宝兆）

至真要大论篇第七十四

【篇解】

本篇主要论述六气变化(司天、在泉、胜气、复气、主气、客气)所致疾病的证候、病机、诊断及治疗原则、用药规律、制方方法等内容。由于上述内容至真、至要，故以至真要大论名篇。正如吴崑云："道无尚谓之至，理无妄谓之真，提其纲谓之要。"

【提要】

1. 论述了六气司天在泉之化的情况，以及六气司天在泉间气与产生五色五味等的关系，强调治病必须掌握"六气分治，五味五色所生，五脏所宜"的重要性。

2. 讨论了六气的胜气复气、司天在泉及客主之胜为病的证候和治疗大法。

3. 六气的标本变化以及标本中气在诊断和治疗方面的意义。

4. 根据五运六气的变化，将临床常见病证按五脏和六气进行归类，总结出著名的病机十九条，从而对审证求机起到了执简驭繁的作用，是"谨守病机，各司其属"的典范。

5. 讨论了药物五味属性的作用及其组方原则。

【原文】

黄帝问曰：五气交合，盈虚更作[(1)]，余知之矣。六气分治，司天地者，其至何如？岐伯再拜对曰：明乎哉问也！天地之大纪[(2)]，人神之通应[(3)]也。帝曰：愿闻上合昭昭，下合冥冥[(4)]，奈何？岐伯曰：此道之所主，工之所疑[(5)]也。

帝曰：愿闻其道也。岐伯曰：厥阴司天，其化以风；少阴司天，其化以热；太阴司天，其化以湿；少阳司天，其化以火；阳明司天，其化以燥；太阳司天，其化以寒。以所临脏位，命其病者也[(6)]。帝曰：地化奈何？岐伯曰：司天同候，间气皆然。帝曰：间气何谓？岐伯曰：司左右者，是谓间气也。帝曰：何以异之？岐伯曰：主岁者纪岁，间气者纪步也。帝曰：善。岁主奈何？岐伯曰：厥阴司天为风化，在泉为酸化，司气为苍化，间气为动化(7)。少阴司天为热化，在泉为苦化，不司气化(8)，居气(9)为灼化。太阴司天为湿化，在泉为甘化，司气为黅化，间气为柔化(10)。少阳司天为火化，在泉为苦化，司气为丹化，间气为明化。阳明司天为燥化，在泉为辛化，司气为素化，间气为清化(11)。太阳司天为寒化，在泉为咸化，司气为玄化，间气为藏化(12)。故治病者，必明六化分治，五味五色所生，五脏所宜，乃可以言盈虚病生之绪也(13)。帝曰：厥阴在泉而酸化先，余知之矣。风化之行也何如？岐伯曰：风行于地，所谓本也，余气同法(14)。本乎天者，天之气也，本乎地者，地之气也，天地合气，六节分而万物化生矣。故曰：谨候气宜(15)，无失病机(16)，此之谓也。

帝曰：其主病何如？岐伯曰：司岁备物(17)，则无遗主矣。帝曰：先岁(18)物何也？岐伯曰：天地之专精(19)也。帝曰：司气者何如？岐伯曰：司气者主岁同，然有余不足也。帝曰：非司岁物何谓也？岐伯曰：散也(20)，故质同而异等也，气味有薄厚，性用有躁静，治保有多少(21)，力化(22)有浅深，此之谓也。帝曰：岁主脏害(23)何谓？岐伯曰：以所不胜命之，则其要也(24)。帝曰：治之奈何？岐伯曰：上淫于下，所胜平之(25)，外淫于内，所胜治之。帝曰：善。平气何如？岐伯曰：谨察阴阳所在而调之，以平为期(26)。正者正治，反者反治。

帝曰：夫子言察阴阳所在而调之，论言(27)人迎与寸口相应若引绳大小齐等，命曰平。阴之所在寸口何如(28)？岐伯曰：视岁南北(29)可知之矣。帝曰：愿卒闻之。岐伯曰：北政之岁，少阴在泉，则寸口不应(30)；厥阴在泉，则右不应(31)；太阴在泉，则左不应。南政之岁，少阴司天，则寸口不应；厥阴司天，则右不应；太阴司天，则左不应。诸不应者，反其诊则见矣(32)。帝曰：尺候如何？岐伯曰：北政之岁，三阴在下，则寸不应(33)；三阴在上，则尺不应。南政之岁，三阴在天，则寸不应；三阴在泉，则尺不应，左右同(34)。故曰：知其要者，一言而终，不知其要，流散无穷，此之谓也。

【校注】

(1)五气交合，盈虚更作：五气，五运之气。交合，交相化合。盈虚更作，指五运太过不及，相互交替为用。马莳注："五运分为五气，以太过不及而有盈有虚也。《天元纪大论》：'其始也，有余而往，不足随之，不足而往，有余从之'，正盈虚更作之义也。"

(2)天地之大纪：天地运动变化的基本规律。

(3)人神之通应：指人体内部的活动与自然界天地的变化相一致。王冰注："天地变化，人神运为，中外虽殊，然其通应则一也。"

(4)上合昭昭，下合冥冥：指司天之气，合天气之明显；在泉之气，合地气之幽深。张志聪注："昭昭，合天道之明显；冥冥，合在泉之幽深。"

(5)道之所主，工之所疑：意谓司天在泉之气，受自然规律所支配，是研究运气者所难以弄明白的问题。

(6)以所临脏位，命其病者也：依据六气下临所应之脏，确立疾病之所在。

(7)司气为苍化，间气为动化：张介宾注："司气，言五运之气也。木运司气，故色化青苍，丁壬年是也。厥阴所临之位，风化行则群物鼓动，故曰动化。如丑未岁则为地之左间，主初之气；子午岁则为天之右间，主二之气；辰戌岁为天之左间，主四之气；卯酉岁则为地之右间，主五之气也。"

(8)不司气化：君不主运，故不司气化。张介宾注："君不司运也。夫五运六气之有异者，运出天干，故运惟五；气出地支，故气有六。五者，五行各一也。六者，火分君相也。故在六气则有君火相火所主之不同，而五运则火君其一耳。于六者而缺其一，则惟君火独不司五运之气化，正以君火者，太阳之火也，为阳气之本，为万化之原，无气不司，故不司气化也。”

(9)居气：《新校正》云：“详少阴不曰间气而云居气者，盖尊君火无所不居，不当间之也。”

(10)司气为黅化，间气为柔化：张介宾注：“土运司气，则气化黅黄，甲己是也。太阴所临之位，湿化行则庶物柔耎也。”

(11)司气为素化，间气为清化：吴崑注：“主运为素白，清洁不尘。”王冰注：“金运之气，乙庚岁也。风生高劲，草木清冷，清之化也。”

(12)司气为玄化，间气为藏化：张介宾注：“水运司气则色化玄黑，丙辛年是也。太阳所临之位，寒化行则万物闭藏也。”

(13)乃可以言盈虚病生之绪也：张介宾注：“凡治病者必求其本，六化是也；必察其形，五色是也；必分其主治，五味是也；必辨其宜否，五脏是也。明此数者，而后知孰为气之盛，孰为气之衰，乃可以言盈虚病生之端绪，而治之无失矣。”

(14)风行于地，所谓本也，余气同法：吴崑注：“风者酸之本，先有风而后有酸故也。余气同法者，有热有火，而后有苦；有湿而后有甘；有燥而后有辛；有寒而后有咸。六气虽行于地，实为五味之本，其理一也。”

(15)气宜：六气主时之所宜。张介宾注：“病随气动，必察其机，治之得其要，是无失气宜也。”

(16)病机：病之机要，即疾病发生、发展、变化的机理。张介宾注：“机者，要也，变也。病变所由出也。”王冰云：“得其机要，则动小而功大，用浅而功深。”

(17)司岁备物：按照每年司岁之气，以采备药物。张介宾注：“天地之气，每岁各有所司，因司气以备药物，则主病者无遗矣。”

(18)先岁：《新校正》云：“详‘先岁’疑作‘司岁’。”

(19)天地之专精：谓司岁之药物独禀司天在泉之气的精华，气全力厚，故称“天地之专精。”

(20)散也：王冰注：“非专精则散气，散气则物不纯也。”

(21)治保有多少：张志聪注：“谓治病保真之药食，或宜多用或宜少用也。”

(22)力化：指药物化生的效能。

(23)岁主脏害：主岁之气伤害内脏的意思。张志聪注：“岁主者，谓六气之主岁……言五脏内属五行，而外合五运，五运之气，受胜制之所伤，则病入五脏而为害矣。”

(24)以所不胜命之，则其要也：张介宾注：“此言天有岁气，人有脏气，而岁主有害于五脏者，在所不胜者也。如木气淫则脾不胜，土气淫则肾不胜，金气淫则肝不胜，水气淫则心不胜，是皆脏害之要。”

(25)所胜平之：《新校正》云：“详天气主岁，虽有淫胜，但当平调之，故不曰治而曰平也。”

(26)谨察阴阳所在而调之，以平为期：张介宾注：“阴阳者，脉有阴阳，证有阴阳，气味有阴阳，经络藏象有阴阳，不知阴阳所在，则以反为正，以逆为从，故宜谨察而调之。以平为期，无令过也。”

(27)论言：指《灵枢·禁服》篇。篇中云：“寸口主中，人迎主外，两者相应，俱往俱来，若引绳大小齐等”。

(28)阴之所在寸口何如：张介宾注：“阴，少阴也。少阴所在，脉不当应于寸口，有不可不察也。”

(29)岁南北：指岁之南政与北政。其义有二：一是以土运主岁之年为南政，木火金水主岁之年为北政。二是戊癸(火运)之年为南政，其他为北政。多数医家主前说，不知孰是，留待进一步研究。

(30)北政之岁，少阴在泉，则寸口不应：不应，多数注家作脉微弱解。张介宾注："不应者，脉来沉细而伏，不应于指也。北政之岁，其气居北以定上下，则尺主司天，寸主在泉。故少阴在泉居北之中，则两手寸口不应，乙丁辛癸卯酉年是也。"

(31)厥阴在泉，则右不应：右不应，指右手寸口脉较正常明显偏弱。吴崑注："右，右寸也。厥阴在泉，则少阴在右寸，故不应。"

(32)诸不应者，反其诊则见矣：诸不应，指各种寸口脉不应的年份。反其诊，指按与不应之年份相反之年诊脉。

(33)北政之岁，三阴在下，则寸不应：凡属北政的年份，只要当年的在泉之气是厥阴、少阴和太阴，则其寸部脉较平常为弱。张介宾注："北政之岁，反于南政，故在下者主寸，在上者主尺。上下，即司天在泉也。"

(34)左右同：吴崑注："左右不应之法，亦与前同，惟少阴之所在则不应也。"

【释义】

本节主要论述了六气司天在泉之化的规律及人与天地相应的重要性，还讨论了气候变化与药物质量和疾病的关系，南北政之年与人体脉象变化之间的关系等问题。

风、热、火、湿、燥、寒六气分主一年四时，其司天在泉之化均有一定的规律性，如"厥阴司天为风化，在泉为酸化，司气为苍化，间气为动化"等，反映了气候变化的客观规律及其与五色、五味、五脏的密切关系，提示诊治疾病必须"谨候气宜，无失病机"的重要性。

六气变化对万物均产生影响。首先，六气变化与人体疾病密切相关，如"岁主脏害"，即当年主岁之气偏胜，可对人体脏腑产生相应的损害。其次，六气变化影响药物的质量，强调要"司岁备物"，即采备气专效宏的药物。基于上述认识，在治疗上提出了"所胜平之"，"所胜治之"，"谨察阴阳所在而调之，以平为期"及"正者正治，反者反治"等治疗原则。

气候变化对人体的生理、病理均有着相应的影响，原文具体讨论了南北政之年寸口脉的变化情况，如"北政之岁，少阴在泉，则寸口不应"，"南政之岁，少阴司天，则寸口不应"等。说明同属少阴所主，而其寸口脉的变化则因其所在年份的南、北政及司天、在泉的不同而有相应的变化。

【理论研究】

1. 关于司天在泉四间气

司天，就是轮值主司天气之令的意思。刘温舒说："司天者，司之为言，值也。言行天之令，上之位。"与司天相对而在下之气，即为"在泉"。四间气，是指位于司天在泉之气左右的气。《素问·至真要大论》曰："司左右者，是谓间气也。"具体来看，六气分作六步来推移，司天之气占一步，司天之气的左边一步是司天左间，司天之气的右边一步是司天右间；在泉之气占一步，在泉之气的左边一步是在泉左间，在泉之气的右边一步是在泉右间。司天之气的左间右间和在泉之气的左间右间加在一起就是四间气，司天在泉加上左右间气，共为六气。值年客气逐年转移，因此司天在泉四间气也每年不同[1]。

司天在泉四间气的推算，是依据地支配三阴三阳的结果来进行的。一般来说，凡逢子、午之年就是少阴君火司天，逢丑、未之年就是太阴湿土司天，逢寅、申之年就是少阳相火司天，逢卯、酉之年就是阳明燥金司天，逢辰、戌之年就是太阳寒水司天，逢巳、亥之年就是厥阴风木司天。在六步中，每年司天之气总是在第三步上，司天之气已定，在泉及左右四间气就明确了，因为司天之气的对面就是在泉之气，司天的左右就是司天的左右间，在泉的左右也就是在泉的左右间。如壬子年，少阴君火司天，少阴为二阴，因为当年的在泉之气便是阳明（二阳），然后再依据三阴三阳排列的次序，司天（少阴）的左间是太阴，右间是厥阴，在泉（阳明）的左间是太阳，右间是少阳。其余各年可依此类推。

司天在泉及四间气在一年中主事的时间各不相同。司天主管上半年，在泉主管下半年，二者均主岁，以岁为纪，而称为岁气。间气以步为纪，它主要是纪客气六步。《素问·至真要大论》说："帝曰：间气何谓？岐伯曰：司左右者，是谓间气也。帝曰：何以异之？岐伯曰：主岁者纪岁，间气者纪步也。"六步指初之气，二之气，三之气，四之气，五之气，终之气。每步六十天零八十七刻半，合成三百六十五天零二十五刻为一周年。

2. 南北政之说

南北政，即南政之年和北政之年。在六十年中，运气学说将有的年份归属于南政之年，有的年份则归属于北政之年。但是，如何推算划分南北政的年份，诸家歧见甚多。据方药中氏等研究，大致有以下几种推算方法：一是以五运中甲己土运之年为南政，其他年份为北政。此观点以张介宾为代表，他说："甲己二岁为南政，乙庚、丙辛、丁壬、戊癸八年为北政……一曰五运以土为尊，故惟甲己土运为南政，其他皆北政也。"（《类经·运气类·五》）二是以戊癸火运之年为南政，其他年份为北政。这种观点以张志聪为代表。他说："五运之中，戊癸化火，以戊癸年为南政，甲乙丙丁己庚辛壬为北政。"（《素问集注》）三是以岁支的亥子丑寅卯辰属于南政，巳午未申酉戌属于北政。近人任应秋主此一说。他说："南即黄道南纬，起于寿星辰宫，一直到娵訾亥宫，因而岁支的亥、子、丑、寅、卯、辰都为南政。北即黄道北纬，起于降娄戌宫，一直到鹑尾巳宫，因而岁支的巳、午、未、申、酉、戌都为北政。"[2]四是以岁运太过为南政，岁运不及为北政。由此可见，中医学对南北政之说尚缺乏统一的认识，孰是孰非，尚待进一步研究。

至于南北政的运用，《素问·至真要大论》唯用于切脉一途。原文云："北政之岁，少阴在泉，则寸口不应；厥阴在泉，则右不应；太阴在泉，则左不应。南政之岁，少阴司天，则寸口不应；厥阴司天，则右不应；太阴司天，则左不应。诸不应者，反其诊则见矣。尺候何如？岐伯曰：北政之岁，三阴在下，则寸不应；三阴在上，则尺不应。南政之岁，三阴在天，则寸不应；三阴在泉，则尺不应，左右同。"任应秋指出，对于本段文字的理解，首先应明确以下三个问题：①南政为阳为上，北政为阴为下。②北政之年，司天应尺，在泉应寸；南政之年，司天应寸，在泉应尺。③所谓不应，是指少阴脉的反常而言，所以原文说："诸不应者，反其诊则见矣。"即脉来沉细而伏，不应于指之谓[2]。

以上反映出四时气象的阴阳盛衰变化对人体气血影响的客观存在，但其规律是否如此，尚待进一步研究。

【临证指要】

1. "谨候气宜，无失病机"

气宜，六气主时之所宜，即指四时气候变化的正常规律。病机，发病的机理，包括疾病发生和发展变化的机理。本文将气宜和病机结合起来讨论，反映了《内经》在探讨病机时对自然气候的重视。"谨候气宜，无失病机"，说明医者在认识病机时，必须从自然环境和季节气候的特点及其变化规律出发，将气候变化与病机结合起来分析，体现了因时因地制宜的观点，为治疗疾病和提高治疗效果指明了方向。

2.“司岁备物”

“司岁备物”，意谓药工必须依据不同年份气候的变化特点来采集应时产生的药物。王冰注云：“谨候司天地所生化者，则其味正当其岁也。”张介宾则作了更详细的说明，谓：“天地之气，每岁各有所司，因司岁以备药物，则主病者无遗矣。如厥阴司岁则备酸物，少阴少阳司岁则备苦物，太阴司岁则备甘物，阳明司岁则备辛物，太阳司岁则备咸物，所谓岁物也，岁备则五味之用全矣。”（《类经·运气类·二十四》）

“司岁备物”，体现了中医学对药物采集的时令要求。应时而采的司岁所备之药，属于效专力宏的优质药材，正如张介宾所说：“得天地精专之化，气全力厚”。中医治疗效果的提高，除了辨证施治的水平外，在很大程度上与药材的质量有关，而要保证药材质量，就必须注意“司岁备物”这一采药的时间原则。相反，如果“非司岁物”，则“质同而异等”，说明如果不是当年应时而生的药物，则其药物性味虽然与“司岁备物”类同，然而其药物的质量和药效却迥异。

3.“谨察阴阳所在而调之，以平为期”

这是原文对岁气平和之年所患疾病提出的治疗原则。此原则可用于指导各种疾病的治疗，是“治病必求于本”思想的具体反映。人体是一个阴阳协调平衡的有机体，其疾病的发生无非是多种因素导致阴阳失调的结果，因此治疗的目的就是要恢复阴阳平衡，使生命活动归于正常。但是，在恢复阴阳平衡时，要注意阴阳平衡的水平问题，阴阳二者既不是在高位，也不是在低位达到平衡，而是在正常的生理水平达到平衡，这就是“以平为期”的科学内涵。

【原文】

帝曰：善。天地之气，内淫[1]而病何如？岐伯曰：岁厥阴在泉，风淫所胜[2]，则地气不明，平野昧，草乃早秀[3]，民病洒洒振寒，善伸数欠，心痛支满，两胁里急，饮食不下，鬲咽不通，食则呕，腹胀善噫，得后与气[4]，则快然如衰，身体皆重。

岁少阴在泉，热淫所胜，则焰浮川泽，阴处反明。民病腹中肠鸣，气上冲胸，喘不能久立，寒热，皮肤痛，目瞑，齿痛，䪼肿，恶寒发热如疟，少腹中痛，腹大，蛰虫不藏。

岁太阴在泉，草乃早荣[5]，湿淫所胜，则埃昏岩谷，黄反见黑，至阴之交[6]，民病饮积，心痛，耳聋，浑浑焞焞[7]，嗌肿，喉痹，阴病血见，少腹痛肿，不得小便，病冲头痛，目似脱，项似拔，腰似折，髀不可以回，腘如结，腨如别。

岁少阳在泉，火淫所胜，则焰明郊野，寒热更至，民病注泄赤白，少腹痛，溺赤，甚则便血，少阴同候。

岁阳明在泉，燥淫所胜，则霿雾清瞑。民病喜呕，呕有苦，善太息，心胁痛不能反侧，甚则嗌干面尘，身无膏泽，足外反热。

岁太阳在泉，寒淫所胜，则凝肃惨慄。民病少腹控睾，引腰脊，上冲心痛，血见，嗌痛，颔肿。

帝曰：善。治之奈何？岐伯曰：诸气在泉，风淫于内，治以辛凉，佐以苦[8]，以甘缓之，以辛散之。热淫于内，治以咸寒，佐以甘苦，以酸收之，以苦发之[9]。湿淫于内，治以苦热，佐以酸淡，以苦燥之，以淡泄之。火淫于内，治以咸冷，佐以苦辛，以酸收之，以苦发之，燥淫于内，治以苦温，佐以甘辛，以苦下之。寒淫于内，治以甘热，佐以苦辛，以咸泻之，以辛润之，以苦坚之。

帝曰：善。天气之变何如？岐伯曰：厥阴司天，风淫所胜，则太虚埃昏，云物以扰，寒生春气，流水不冰。民病胃脘当心而痛，上支两胁，鬲咽不通，饮食不下，舌本强，食则呕，冷泄，腹胀，溏泄，瘕，水闭。蛰虫不去[10]，病本于脾。冲阳绝，死不治。

少阴司天，热淫所胜，怫热至，火行其政。民病胸中烦热，嗌干，右胠满，皮肤痛，寒热咳喘，大雨且至，唾血，血泄，鼽衄，嚏，呕，溺色变，甚则疮疡胕肿，肩背臂臑及缺盆中痛，心痛，肺䐜，腹大满，膨膨而咳喘，病本于肺。尺泽绝，死不治。

太阴司天，湿淫所胜，则沉阴且布，雨变枯槁[11]，胕肿，骨痛，阴痹。阴痹者，按之不得，腰脊头项痛，时眩，大便难，阴气不用，饥不欲食，咳唾则有血，心如悬，病本于肾。太溪绝，死不治。

少阳司天，火淫所胜，则温气流行，金政不平。民病头痛，发热恶寒而疟，热上，皮肤痛，色变黄赤，传而为水，身面胕肿，腹满仰息，泄注赤白，疮疡，咳唾血，烦心，胸中热，甚则鼽血，病本于肺。天府绝，死不治。

阳明司天，燥淫所胜，则木乃晚荣，草乃晚生，筋骨内变，民病左胠胁痛，寒清于中，感而疟，大凉革候[12]，咳，腹中鸣，注泄，鹜溏，名木敛，生菀于下[13]，草焦上首，心胁暴痛，不可反侧，嗌干，面尘，腰痛，丈夫㿗疝，妇人少腹痛，目眛眥疡，疮痤痈。蛰虫来见，病本于肝。太冲绝，死不治。

太阳司天，寒淫所胜，则寒气反至，水且冰，血变于中，发为痈疡，民病厥心痛，呕血，血泄，鼽衄，善悲，时眩仆。运火炎烈，雨暴乃雹，胸腹满，手热，肘挛，掖肿，心澹澹大动，胸胁胃脘不安，面赤目黄，善噫嗌干，甚则色炲，渴而欲饮，病本于心。神门绝，死不治。所谓动气，知其脏也[14]。

帝曰：善。治之奈何？岐伯曰：司天之气，风淫所胜，平[15]以辛凉，佐以苦甘，以甘缓之，以酸泻之。热淫所胜，平以咸寒，佐以苦甘，以酸收之。湿淫所胜，平以苦热，佐以酸辛，以苦燥之，以淡泄之。湿上甚而热，治以苦温，佐以甘辛，以汗为故而止[16]。火淫所胜，平以酸冷，佐以苦甘，以酸收之，以苦发之，以酸复之，热淫同。燥淫所胜，平以苦湿，佐以酸辛，以苦下之。寒淫所胜，平以辛热，佐以甘苦，以咸泻之。

帝曰：善。邪气反胜，治之奈何？岐伯曰：风司于地[17]，清反胜之，治以酸温，佐以苦甘，以辛平之。热司于地，寒反胜之，治以甘热，佐以苦辛，以咸平之。湿司于地，热反胜之，治以苦冷，佐以咸甘，以苦平之。火司于地，寒反胜之，治以甘热，佐以苦辛，以咸平之。燥司于地，热反胜之，治以平寒，佐以苦甘，以酸平之，以和为利。寒司于地，热反胜之，治以咸冷，佐以甘辛，以苦平之。帝曰：其司天邪胜[18]何如？岐伯曰：风化于天[19]，清反胜之，治以酸温，佐以甘苦。热化于天，寒反胜之，治以甘温，佐以苦酸辛。湿化于天，热反胜之，治以苦寒，佐以苦酸。火化于天，寒反胜之，治以甘热，佐以苦辛。燥化于天，热反胜之，治以辛寒，佐以苦甘。寒化于天，热反胜之，治以咸冷，佐以苦辛。

帝曰：六气相胜[20]，奈何？岐伯曰：厥阴之胜，耳鸣头眩，愦愦欲吐，胃鬲如寒，大风数举，倮虫不滋，胠胁气并[21]，化而为热，小便黄赤，胃脘当心而痛，上支两胁，肠鸣飧泄，少腹痛，注下赤白，甚则呕吐，鬲咽不通。

少阴之胜，心下热，善饥，脐下反动，气游三焦，炎暑至，木乃津，草乃萎，呕逆躁烦，腹满痛，溏泄，传为赤沃[22]。

太阴之胜，火气内郁，疮疡于中，流散于外，病在胠胁，甚则心痛，热格，头痛，喉痹，项强，独胜则湿气内郁，寒迫下焦，痛留顶，互引眉间，胃满，雨数至，燥化乃见[23]，少腹满，腰脽重强，内不便，善注泄，足下温，头重，足胫胕肿，饮发于中，胕肿于上。

少阳之胜，热客于胃，烦心心痛，目赤欲呕，呕酸善饥，耳痛溺赤，善惊谵妄，暴热消烁，草萎水涸，介虫乃屈，少腹痛，下沃赤白[24]。

阳明之胜，清发于中，左胠胁痛，溏泄，内为嗌塞，外发癫疝，大凉肃杀，华英改容，毛虫乃殃，胸中不便，嗌塞而咳。

太阳之胜，凝凓且至，非时水冰，羽乃后化，痔疟发，寒厥入胃，则内生心痛，阴中乃疡，隐曲不利[25]，互引阴股，筋肉拘苛[26]，血脉凝泣，络满色变，或为血泄，皮肤否肿，腹满食减，热反上行，头项囟顶脑户中痛，目如脱，寒入下焦，传为濡泻。

帝曰：治之奈何？岐伯曰：厥阴之胜，治以甘清，佐以苦辛，以酸泻之。少阴之胜，治以辛寒，佐以苦咸，以甘泻之。太阴之胜，治以咸热，佐以辛甘，以苦泻之。少阳之胜，治以辛寒，佐以甘咸，以甘泻之。阳明之胜，治以酸温，佐以辛甘，以苦泄之。太阳之胜，治以甘热，佐以辛酸，以咸泻之。

帝曰：六气之复[27]何如？岐伯曰：悉乎哉问也！厥阴之复，少腹坚满，里急暴痛，偃木飞沙，倮虫不荣，厥心痛，汗发呕吐，饮食不入，入而复出，筋骨掉眩，清厥，甚则入脾，食痹而吐。冲阳绝，死不治[28]。

少阴之复，燠热[29]内作，烦躁鼽嚏，少腹绞痛，火见燔焫，嗌燥，分注[30]时止，气动于左，上行于右，咳，皮肤痛，暴瘖心痛，郁冒不知人，乃洒淅恶寒，振慄谵妄，寒已而热，渴而欲饮，少气骨痿，隔肠不便，外为浮肿哕噫，赤气后化，流水不冰，热气大行，介虫不复，病疿胗疮疡，痈疽痤痔。甚则入肺，咳而鼻渊。天府绝，死不治。

太阴之复，湿变乃举，体重中满，食饮不化，阴气上厥，胸中不便，饮发于中，咳喘有声，大雨时行，鳞见于陆，头顶[31]痛重，而掉瘛尤甚，呕而密默，唾吐清液，甚则入肾，窍泻[32]无度。太溪绝，死不治。

少阳之复，大热将至，枯燥燔爇，介虫乃耗，惊瘛咳衄，心热烦躁，便数憎风，厥气上行，面如浮埃，目乃瞤瘛，火气内发，上为口糜呕逆，血溢血泄，发而为疟，恶寒鼓慄，寒极反热，嗌络焦槁，渴引水浆，色变黄赤，少气脉萎，化而为水，传为胕肿，甚则入肺，咳而血泄。尺泽绝，死不治。

阳明之复，清气大举，森木苍干，毛虫乃厉，病生胠胁，气归于左[33]，善太息，甚则心痛否满，腹胀而泄，呕苦，咳哕，烦心，病在鬲中，头痛，甚则入肝，惊骇筋挛。太冲绝，死不治。

太阳之复，厥气上行，水凝雨冰，羽虫乃死，心胃生寒，胸膈不利，心痛否满，头痛善悲，时眩仆，食减，腰脽反痛，屈伸不便，地裂冰坚，阳光不治，少腹控睾，引腰脊，上冲心，唾出清水，及为哕噫，甚则入心，善忘善悲。神门绝，死不治。

帝曰：善。治之奈何？岐伯曰：厥阴之复，治以酸寒，佐以甘辛，以酸泻之，以甘缓之。少阴之复，治以咸寒，佐以苦辛，以甘泻之，以酸收之，辛苦发之，以咸耎之。太阴之复，治以苦热，佐以酸辛，以苦泻之，燥之，泄之。少阳之复，治以咸冷，佐以苦辛，以咸耎之，以酸收之，辛苦发之。发不远热，无犯温凉，少阴同法[34]。阳明之复，治以辛温，佐以苦甘，以苦泄之，以苦下之，以酸补之。太阳之复，治以咸热，佐以甘辛，以苦坚之。

治诸胜复，寒者热之，热者寒之，温者清之，清者温之，散者收之，抑者散之，燥者润之，急者缓之，坚者耎之，脆者坚之，衰者补之，强者泻之，各安其气，必清必静，则病气衰去，归其所宗，此治之大体也。

【校注】

(1)内淫：张介宾注："淫，邪胜也。不务其德，是谓之淫。内淫者，自外而入，气淫于内，言在泉之变病也。"

(2)风淫所胜:即木胜克土之意。

(3)草乃早秀:草木提前萌芽生长。

(4)得后与气:得大便或矢气。

(5)草乃早荣:《新校正》云:“详此四字疑衍。”可从。

(6)至阴之交:张介宾注:“至阴之交,当三气四气之间,土之令也。”

(7)浑浑焞焞:浑浑,浑浊不清貌。焞焞,暗淡无光貌。

(8)苦:《素问吴注》、《素问注证发微》、《类经》、《素问直解》其后均有“甘”字。

(9)以苦发之:高世栻注:“火邪盛而实,则以苦发之。苦性虽寒,本于火味,故曰发。发犹散也。”

(10)蛰虫不去:《素问吴注》、《素问注证发微》均将“不去”作“不出”。

(11)雨变枯槁:《素问释义》云:“句有误。”

(12)大凉革候:大凉之气改变气候变化。

(13)名木敛,生菀于下:吴崑注:“金主收,故名木敛,木气不得上升,而其萌生者菀积于下”。

(14)所谓动气,知其脏也:张介宾注:“动气者,气至脉动也。察动脉之有无,则脏气之存亡可知矣。此总结六气之变病也。”

(15)平:吴崑注:“平与治少异,治有攻去之义,平则调和之也。”

(16)以汗为故而止:吴崑注:“湿宜下注,今上甚而热者,湿协热而上行也。治以苦温,苦能燥湿,温则不滞故也。佐以甘辛,甘能益土,辛能散滞,益土所以制湿,散滞所以流湿,得汗则湿外泄,药物可止矣。”

(17)风司于地:即厥阴风木在泉的意思。王冰注:“厥阴在泉,则风司于地。”

(18)司天邪胜:指司天之气被邪气所胜。张志聪注:“此论六气司天,邪气反胜,宜以所胜之气味平之。”

(19)风化于天:即厥阴风木司天,下“热”、“湿”等均仿此。

(20)六气相胜:张介宾注:“六气互有强弱,而乘虚相胜也。”

(21)胠胁气并:胠,腋下胁上空软处。气并,王冰注:“谓偏著一边”。即胠胁之气偏聚于一侧。

(22)赤沃:张介宾注:“赤沃者,利血尿赤也。”指血痢、尿血之类疾病。

(23)雨数至,燥化乃见:《新校正》云:“又按太阴之复云:‘大雨时行,鳞见于陆’,则此文于‘雨数至’下,脱少‘鳞见于陆’四字。张介宾认为文中之“燥”当作“湿”。

(24)下沃赤白:张介宾注:“下沃赤白者,热在血分则赤,气分则白,大便曰利,小便曰浊也。”

(25)隐曲不利:此指房事不利。张志聪注:“阴中乃疡,是以隐曲不利。”

(26)拘苛:王冰注:“拘,急也。苛,重也。”

(27)六气之复:六气,风、寒、暑、湿、燥、火六气。六气之复,即在上述六气偏胜的情况下产生的复气。

(28)冲阳绝,死不治:张介宾注:“冲阳,胃脉也,胃绝则脾亦绝矣。”

(29)燠热:即郁热。

(30)分注:谓大便泻出如水。高世栻注:“热气下逆则分注。”

(31)头顶:宜作“头项”。《新校正》云:“按上文太阴在泉头痛项似拔。又太阴司天云:

'头项痛'。此云头顶痛,'顶'疑当作'项'。"

(32)窍泻:张介宾注:"窍泻无度,以肾开窍于二便,而门户不要也。"

(33)气归于左:肝气生于左,气归于左,即金克木之意。

(34)少阴同法:谓其治佐之法与"少阴之复"相同。

【释义】

本节主要论述了天地之气淫胜、邪气反胜、六气胜复时的气候、物候、病证及其治法。

天地之气淫胜,具体表现为各个年度的司天、在泉之气的变化,如"岁厥阴在泉,风淫所胜","厥阴司天,风淫所胜"等。其致病多影响与六气相通应及相关联的脏腑,如"风淫所胜",则"民病洒洒振寒,善伸数欠,心痛支满,两胁里急,饮食不下,鬲咽不通"等。治疗上宜运用药物五味之性予以调理,如"诸气在泉,风淫于内,治以辛凉,佐以苦(甘),以甘缓之,以辛散之","司天之气,风淫所胜,平以辛凉,佐以苦甘,以甘缓之,以酸泻之"等。

"邪气反胜",指在特殊情况下,出现与岁气(司天、在泉之气)不相应的偏胜之气。如"风司于地,清反胜之","热司于地,寒反胜之"等。治疗上当兼顾岁气和反胜之邪气,如前者当"治以酸温,佐以苦甘,以辛平之",后者宜"治以甘热,佐以苦辛,以咸平之"。

六气胜复,包括六气相胜及六气之复。六气相胜,主要表现出本脏及其所克之脏的病变,如"厥阴之胜,耳鸣头眩,愦愦欲吐,胃鬲如寒……胃脘当心而痛,上支两胁,肠鸣飧泄"等。治疗上,以"治以甘清,佐以苦辛,以酸泻之",以平木益土。六气之复,是指为了矫正偏胜之气而产生的另一类胜气,它在气候、物候及病候的表现上与胜气基本相同。如"厥阴之复,少腹坚满,里急暴痛"等。胜气的治疗较为复杂,如"厥阴之复,治以酸寒,佐以甘辛,以酸泻之,以甘缓之。"但是,对胜复之气的治疗亦当辨证而施,即原文所谓:"治诸胜复,寒者热之,热者寒之……各安其气,必清必静,则病气衰去,归其所宗,此治之大体也。"

【理论研究】

运气致病的治疗原则

运气致病有司天、在泉、邪气反胜及胜复等多种情况,表现亦十分复杂,然其治疗总不外调理六气以及脏腑之间的相互制约、相互协调关系,运用"寒者热之,热者寒之,温者清之,清者温之,散者收之,抑者散之,燥者润之,急者缓之,坚者削之,脆者坚之,衰者补之,强者泻之"的原则来进行治疗。

对于六气偏胜之证,还要运用五味之性来进行调理。方药中根据原文,对胜气的治疗作了如下归纳:①对于风气偏胜的治疗方法有三:其一,用辛散的方法使风邪外解。其二,用辛凉或苦寒、甘寒的方法,使风邪内清。其三,用甘缓或酸收的方法,使风邪自解。②对火(热)偏胜的治疗方法有四:其一,用苦寒泻火的方法使火(热)邪内清。其二,用咸寒软坚的方法使大便通畅。其三,用酸甘养阴的方法以养阴保津。其四,属于外寒内热者也可以用辛散的方法,使火(热)外解。③对湿邪偏胜的治疗方法有四:其一,用苦寒燥湿的方法使湿邪内清。其二,用温热化湿的方法使湿从内化。其三,用辛温发汗的方法使湿从外解。其四,用淡渗利湿的方法使湿从小便排出。④对燥气偏盛的治疗方法有二:其一,因热生燥者,用苦寒清热或酸甘养阴的方法使燥从内解。其二,因寒生燥,阳不化阴者,用辛温散寒的方法使阳生阴长,燥象自除。⑤对寒气偏胜的治疗方法有三:其一,里寒者,用甘热温中的方法,使寒从内解。其二,表寒者,用辛温发散的方法,使寒从外解。其三,寒束于表,热盛于里者,用辛苦同用的方法,解表清里同进。[1]

以上治则不仅可用于运气致病的治疗,而且对各种疾病的治疗,都有其实用价值和较大的指导意义。

【原文】

帝曰：善。气之上下[(1)]，何谓也？岐伯曰：身半以上，其气三矣[(2)]，天之分也，天气主之。身半以下，其气三矣[(3)]，地之分也，地气主之。以名命气，以气命处，而言其病。半，所谓天枢也[(4)]。故上胜而下俱病者，以地名之[(5)]。下胜而上俱病者，以天名之[(6)]。所谓胜至，报气[(7)]屈伏而未发也。复至则不以天地异名，皆如复气为法也。帝曰：胜复之动，时有常乎？气有必乎？岐伯曰：时有常位，而气无必也。帝曰：愿闻其道也。岐伯曰：初气终三气，天气主之，胜之常也。四气尽终气，地气主之，复之常也。有胜则复，无胜则否[(8)]。帝曰：善。复已而胜何如？岐伯曰：胜至则复，无常数也，衰乃止耳。复已而胜，不复则害，此伤生也。帝曰：复而反病何也？岐伯曰：居非其位，不相得也[(9)]。大复其胜则主胜之，故反病也。所谓火燥热也。帝曰：治之何如？岐伯曰：夫气之胜也，微者随之，甚则制之[(10)]。气之复也，和者平之，暴者夺之[(11)]。皆随胜气，安其屈伏，无问其数，以平为期，此其道也。

帝曰：善。客主[(12)]之胜复奈何？岐伯曰：客主之气，胜而无复也[(13)]。帝曰：其逆从何如？岐伯曰：主胜逆，客胜从[(14)]，天之道也。

帝曰：其生病何如？岐伯曰：厥阴司天，客胜则耳鸣掉眩，甚则咳；主胜则胸胁痛，舌难以言。少阴司天，客胜则鼽嚏颈项强，肩背瞀热，头痛少气，发热，耳聋目瞑，甚则胕肿血溢，疮疡咳喘；主胜则心热烦躁，甚则胁痛支满，太阴司天，客胜则首面胕肿，呼吸气喘；主胜则胸腹满，食已而瞀。少阳司天，客胜则丹胗外发，及为丹熛[(15)]疮疡，呕逆喉痹，头痛嗌肿，耳聋血溢，内为瘛疭；主胜则胸满，咳，仰息，甚而有血，手热。阳明司天，清复内余[(16)]，则咳衄嗌塞，心鬲中热，咳不止而白血[(17)]出者死。太阳司天，客胜则胸中不利，出清涕，感寒则咳；主胜则喉嗌中鸣。

厥阴在泉，客胜则大关节不利，内为痉强拘瘛，外为不便；主胜则筋骨繇并[(18)]，腰腹时痛。少阴在泉，客胜则腰痛，尻股膝髀腨䯒足病，瞀热以酸，胕肿不能久立，溲便变；主胜则厥气上行，心痛发热，鬲中，众痹皆作，发于胠胁，魄汗不藏，四逆而起。太阴在泉，客胜则足痿下重，便溲不时，湿客下焦，发而濡泻，及为肿隐曲之疾；主胜则寒气逆满，食饮不下，甚则为疝。少阳在泉，客胜则腰腹痛而反恶寒，甚则下白溺白[(19)]；主胜则热反上行而客于心，心痛发热，格中而呕。少阴同候。阳明在泉，客胜则清气动下，少腹坚满而数便泻；主胜则腰重腹痛，少腹生寒，下为鹜溏，则寒厥于肠，上冲胸中，甚则喘不能久立。太阳在泉，寒复内余[(20)]，则腰尻痛，屈伸不利，股胫足膝中痛。

帝曰：善。治之奈何？岐伯曰：高者抑之，下者举之，有余折之，不足补之，佐以所利，和以所宜，必安其主客，适其寒温，同者逆之，异者从之[(21)]。帝曰：治寒以热，治热以寒，气相得者逆之，不相得者从之，余以知之矣。其于正味何如？岐伯曰：木位之主[(22)]，其泻以酸，其补以辛[(23)]。火位之主，其泻以甘，其补以咸。土位之主，其泻以苦，其补以甘。金位之主，其泻以辛，其补以酸。水位之主，其泻以咸，其补以苦。厥阴之客，以辛补之，以酸泻之，以甘缓之。少阴之客，以咸补之，以甘泻之，以咸收之。太阴之客，以甘补之，以苦泻之，以甘缓之。少阳之客，以咸补之，以甘泻之，以咸耎之。阳明之客，以酸补之，以辛泻之，以苦泄之。太阳之客，以苦补之，以咸泻之，以苦坚之，以辛润之。开发腠理，致津液通气也[(24)]。

【校注】

(1)气之上下：张介宾注："气之上下，司天在泉也，而人身应之。"张志聪注："此论人身之上下，以应天地之上下也。"

(2)身半以上,其气三矣:身半以上,应天之气,属司天之气所主。“其气三”,指初之气至三之气。

(3)身半以下,其气三矣:身半以下,应地之气,属在泉之气所主。“其气三”,指四之气至终之气。

(4)半,所谓天枢也:王冰注:“当伸臂指天,舒足指地,以绳量之,中正当脐也。故又曰半,所谓天枢也。天枢,正当脐两旁同身寸之二寸也。”

(5)上胜而下俱病者,以地名之:司天之气胜而病生于下的,用在泉阴阳三气及与其相应的脏腑经脉来命名。

(6)下胜而上俱病者,以天名之:在泉之气胜而病生于上的,用司天阴阳三气及与其相应的脏腑经脉来命名。

(7)报气:即复气。

(8)有胜则复,无胜则否:高世栻注:“有胜则有复,无胜则无复,此为胜复之常,而胜复之变,不可为期。”此言胜、复之气出现的一般规律。

(9)居非其位,不相得也:张志聪注:“如火气复而乘于金位,金气复而乘于火位,皆居非其位,不相得也。”

(10)微者随之,甚者制之:张介宾注:“微者随之,顺其气以安之也。甚者制之,制以所畏也。”

(11)和者平之,暴者夺之:高世栻注:“复气和者,平以治之;复气暴者,夺以治之。”

(12)客主:客,客气,指每年司天在泉之气。主,指四时六步之主气。张介宾注:“客者,天地之六气。主者,四时之六步。”

(13)客主之气,胜而无复也:张介宾注:“客气动而变,主气静而常,气强则胜,时去则已,故但以盛衰相胜而无复也。”

(14)主胜逆,客胜从:张志聪注:“客气者,乃司天在泉左右之间气,在天之六气也。天包乎于地之外,从泉下而六气环转,天之道也。主气者,五方四时之定位,地之道也,坤顺承天,是以主胜为逆,客胜为从,顺天之道也。”

(15)丹熛:即丹毒之类。

(16)清复内余:高世栻注:“阳明者,清气也。清复内余,言阳明司天,受客气主气之胜,则阳明清气郁而不舒,故司天于上,复有余于内也。”

(17)白血:王冰注:“白血谓咳出浅红色血,似肉似肺者。”马莳注:“盖血出似唾,其色虽白,实谓之血。”张介宾注:“盖血竭于肺,乃为白涎白液,涎液虽白,实血所化。”诸说不一,存疑待考。

(18)筋骨繇并:繇,同“摇”。筋骨繇并,指筋骨振摇强直。

(19)下白溺白:大小便均泻出白沫。高世栻注:“下焦虚寒而下白溺白。下白,大便白也。溺白,小便白也。”

(20)寒复内余:张介宾注:“丑未年,太阳在泉,以寒水之客,而加于金水之主,水居水位,故不言客主之胜,重阴气盛,故寒复内余。”

(21)同者逆之,异者从之:张志聪注:“同者逆之,谓气之相得者,宜逆治之。如主客之同司火热,则当治以咸寒,如同司寒水,则当治以辛热。温凉亦然。此逆治之法也。异者从之,谓不相得者,当从治之。如寒水司天,加临于二火主气之上,客胜当从二火之热以治寒,主胜当从司天之寒以治热。余气皆然。以平治异治之法也。”

(22)木位之主:即言以厥阴风木为主气。王冰注:“木位,春分前六十日,初之气也。”

(23)其泻以酸,其补以辛:吴崑注:“所以谓酸泻而辛补者,木性升酸则反其性而收之,故为泻。辛则遂其性而发之,故为补。”

(24)开发腠理,致津液通气也:吴崑注:“言上文治法,或用之以开发腠理而汗之,或用之以致津液而养之,或用之以疏通脏腑之气而调之。”张介宾注:“盖辛从金化,水之母也,其能开腠理致津液者,以辛能通气也。”二说宜互参。

【释义】

本节主要论述了六气及客主之气的胜复为病及治法等问题。

六气胜复具有一定的规律性,即有胜气就一定有复气,无胜气就无所谓复气,原文“有胜则复,无胜则否”就是这个意思。但是,什么季节出现胜气,什么季节出现复气,要灵活看待,即所谓“时有常位,而气无必也”。一般来说,上半年出现胜气,下半年就会出现复气。胜气与复气的关系是,胜气之后必有复气,所谓“胜至则复”,复气的程度是至胜气衰乃止。如果复气制约了胜气后仍未减弱,则会成为新的胜气而产生疾病,这就是“复而反病”的意思,其产生是由于“居非其位,不相得也”。对于胜气和复气的处理原则,原文指出:“气之胜也,微者随之,甚者制之。气之复也,和者平之,暴者夺之。皆随其气,安其屈伏,无问其数,以平为期。”可见,对轻微的胜复之气可不予处理,而对胜复之气的甚者,则应进行针对性的治疗。

客气和主气若同时同位,则会出现只有胜气而无复气的情况,所谓“客主之气,胜而无复也”。在治疗上,“主胜逆,客胜从”,即:主气偏胜时,应按季节气候特点治其主气;客气偏胜时,可按当时气候实际变化进行治疗。原文还讨论了六气司天在泉各个年份客气及主气偏胜时产生的病证,如“厥阴司天,客胜则耳鸣掉眩,甚则咳;主胜则胸胁痛,舌难以言”等厥阴风木、少阴君火、少阳相火方面的病变。因此,在分析各个季节的疾病时,必须参照其司天、在泉和主客之气进行综合判断。主客之气偏胜的治法,文中指出:“高者抑之,下者举之,有余折之,不足补之”以及“木位之主,其泻以酸,其补以辛”等,与前节所列治法原则上相同。

【理论研究】

六气对人体发病的影响

风、火、暑、湿、燥、寒,是谓六气。六气的变化,常变各异。时至而气至,气候平和,则生化正常;若时至而气不至,或时未至而气至,是气不及或太过,均容易影响正常生化而导致疾病。六气有主气和客气的不同,现分述如下:

主气,即主时令正常之六气。如果主时之气先时而至,是主时之气太过,往往使所胜之气发生变化,而病及所胜之脏。如《素问·至真要大论》说:“清气大来,燥之胜也,风木受邪,肝病生焉;热气大来,火之胜也,金燥受邪,肺病生焉;寒气大来,水之胜也,火热受邪,心病生焉;湿气大来,土之胜也,寒水受邪,肾病生焉;风气大来,木之胜也,土湿受邪,脾病生焉。所谓感邪而生病也。”主时之气,指始于厥阴风木,终于太阳寒水,年年不变的三阴三阳之六气。主时之气淫胜,则会导致疾病发生,其病变主要涉及与脏气相应之脏和脏气所克之脏。如《素问·至真要大论》说:“厥阴之胜,耳鸣头眩,愦愦欲吐,胃鬲如寒……胠胁气并,化而为热,小便黄赤,胃脘当心而痛,上支两胁,肠鸣飧泄,少腹痛,注下赤白,甚则呕吐,鬲咽不通。”

胜气一旦出现,则复气亦随之产生。如果复气偏胜,矫枉过正,就会形成新的胜气,出现“复已而胜”,“复而反病”的情况,从而产生疾病,其疾病亦与复气相应之脏等有关。如《素问·至真要大论》说:“厥阴之复,少腹坚满,里急暴痛,……厥心痛,汗发呕吐,饮食不入,入而复出,筋骨掉眩清厥。甚则入脾,食痹而吐,冲阳绝,死不治。”

客气有司天、在泉和主客加临等情况，三者均可对人体产生相应的影响。司天在泉之气，可使相应的脏腑发病，如《素问·至真要大论》说："厥阴司天，风淫所胜……民病胃脘当心而痛，鬲咽不便，饮食不下……病本于脾。""岁厥阴在泉，风淫所胜……民病洒洒振寒，善伸数欠，心痛支满，两胁里急，饮食不下，鬲咽不通，食则呕……身体皆重。"其主要病证均涉及脾胃。此外，也有"其岁有不病，而脏气不应不用"的特殊情况，这是由于脏气受天气制约所致。客主加临，是指主气固定不动，客气逐年流转，加于主气之上。如果客气加临于主气而与主气相克，就会生病。如《素问·至真要大论》说："厥阴司天，客胜则耳鸣掉眩，甚则咳；主胜则胸胁痛，舌难以言"等。以上讨论了六气对人体疾病影响的一般规律，对临床具有一定的指导意义，但不可刻板对待[3]。

【临证指要】

以辛润之

原文"太阳之客……以辛润之，开发腠理，致津液通气也"，继《素问·脏气法时论》"肾苦燥，急食辛以润之，开发腠理，致津液，通气也"之后，再次提出了"辛润"的问题。众所周知，辛能发散，何以能"润"？原文作了自注，谓"开发腠理，致津液，通气也"。历代医家也分别作了阐释，如王冰注："辛性润也。然腠理开，津液达，则肺气下流，肾与肺通，故云通气也。"张介宾说："少阴肾，癸水也，太阳膀胱壬水也，表里治同。壬为阳水，癸为阴水，北方之干也。肾为水脏，藏精者也，阴病者苦燥，故宜食辛以润之，盖辛从金化，水之母也.其能开腠理，致津液者，以辛能通气也。水中有真气，惟辛能达之，气至水亦至，故可以润肾之燥。"(《类经·疾病类·二十四》)张琦注："肾主水而苦燥者，肺郁不降，水乏化源，肝郁不升，温气留于下焦，故燥也。辛味开腠理以泄肺郁，又能外散木气，故津液致而气通。"(《素问释义·脏气法时论第二十二》)由此可见，辛能润肾之燥，是由于辛味药食能"开腠理"、"通气"而"致津液"，因此对其理解应从辛散表卫以宣通肺气，辛通气机以畅通阳气方面着眼，肺气通，宣降行，则水之上源畅通；肾之阳气通，气化行，则津液自旺，故可以润肾之燥。临床上，对于水液停滞所致之燥，尤当注意运用辛通之药，如桂枝、麻黄、生姜等均有此类作用。方剂中五苓散之桂枝，既可外解太阳之表，又能助膀胱气化以行水；真武汤之生姜，既能辛散外寒，又能温通阳气，均体现了辛味药辛散温通之特点和作用。辛味药不仅可治肾燥，对其他脏腑之燥亦可参考运用。

【原文】

帝曰：善。愿闻阴阳之三也何谓？岐伯曰：气有多少，异用也(1)。帝曰：阳明何谓也？岐伯曰：两阳合明(2)也。帝曰：厥阴何也？岐伯曰：两阴交尽(3)也。

帝曰：气有多少，病有盛衰，治有缓急，方有大小，愿闻其约奈何？岐伯曰：气有高下，病有远近，证有中外，治有轻重，适其至所为故也。《大要》曰：君一臣二，奇之制也；君二臣四，偶之制也；君二臣三，奇之制也；君二臣六，偶之制也。故曰：近者奇之，远者偶之；汗者不以奇，下者不以偶(4)；补上治上制以缓，补下治下制以急(5)，急则气味厚，缓则气味薄。适其至所，此之谓也。病所远，而中道气味之者，食而过之，无越其制度也。是故平气之道，近而奇偶，制小其服也。远而奇偶，制大其服也。大则数少，小则数多。多则九之，少则二之。奇之不去则偶之(6)，是谓重方。偶之不去，则反佐以取之，所谓寒热温凉，反从其病也。

帝曰：善。病生于本(7)，余知之矣。生于标者(8)，治之奈何？岐伯曰：病反其本，得标之病，治反其本，得标之方(9)。帝曰：善。六气之胜，何以候之？岐伯曰：乘其至也。清气大来，燥之胜也，风木受邪，肝病生焉。热气大来，火之胜也，金燥受邪，肺病生焉。寒气大来，水之胜也，火热受邪，心病生焉。湿气大来，土之胜也，寒水受邪，肾病生焉。风气大来，木之胜也，土湿受邪，脾病生焉。所谓感邪而生病也。乘年之虚[10]，则邪甚也。失时之和[11]，亦邪甚也。遇月之空，亦邪甚也。重感于邪，则病危矣。有胜之气，其必来复也。

帝曰：其脉至何如？岐伯曰：厥阴之至其脉弦，少阴之至其脉钩，太阴之至其脉沉，少阳之至大而浮，阳明之至短而涩，太阳之至大而长。至而和则平，至而甚则病，至而反者病，至而不至者病，未至而至者病，阴阳易者危[12]。

帝曰：六气标本[13]，所从不同奈何？岐伯曰：气有从本者，有从标本者，有不从标本者也。帝曰：愿卒闻之。岐伯曰：少阳太阴从本[14]，少阴太阳从本从标[15]，阳明厥阴，不从标本从乎中也[16]。故从本者化生于本，从标本者，有标本之化，从中者，以中气为化也。

帝曰：脉从而病反者，其诊何如？岐伯曰：脉至而从，按之不鼓[17]，诸阳皆然。帝曰：诸阴之反，其脉何如？岐伯曰：脉至而从，按之鼓甚而盛也。是故百病之起，有生于本者，有生于标者，有生于中气者。有取本而得者，有取标而得者，有取中气而得者，有取标本而得者，有逆取而得者，有从取而得者。逆，正顺也。若顺，逆也[18]。故曰：知标与本，用之不殆，明知顺逆，正行无问。此之谓也。不知是者，不足以言诊，是以乱经。故《大要》曰：粗工嘻嘻，以为可知，言热未已，寒病复始，同气异形，迷诊乱经。此之谓也。夫标本之道，要而博，小而大，可以言一而知百病之害。言标与本，易而勿损，察本与标，气可令调，明知胜复，为万民式。天之道毕矣。

帝曰：胜复之变，早晏何如？岐伯曰：夫所胜者，胜至已病，病已愠愠，而复已萌也。夫所复者，胜尽而起，得位而甚。胜有微甚，复有少多，胜和而和，胜虚而虚，天之常也。帝曰：胜复之作，动不当位，或后时而至[19]，其故何也？岐伯曰：夫气之生，与其化，衰盛异也。寒暑温凉，盛衰之用，其在四维。故阳之动，始于温盛于暑；阴之动，始于清盛于寒。春夏秋冬，各差其分。故《大要》曰：彼春之暖，为夏之暑，彼秋之忿，为冬之怒。谨按四维，斥候皆归，其终可见，其始可知[20]。此之谓也。帝曰：差有数乎？岐伯曰：又凡三十度也[21]。帝曰：其脉应皆何如？岐伯曰：差同正法，待时而去也[22]。《脉要》曰：春不沉，夏不弦，冬不涩，秋不数。是谓四塞[23]。沉甚曰病，弦甚曰病，涩甚曰病，数甚曰病，参见[24]曰病，复见曰病，未去而去曰病，去而不去曰病，反者死。故曰：气之相守司也，如权衡之不得相失也。夫阴阳之气，清静则生化治，动则苛疾起，此之谓也。

帝曰：幽明何如？岐伯曰：两阴交尽，故曰幽；两阳合明，故曰明[25]。幽明之配，寒暑之异也。

帝曰：分至[26]何如？岐伯曰：气至之谓至，气分之谓分，至则气同，分则气异，所谓天地之正纪也。

帝曰：夫子言春秋气始于前，冬夏气始于后[27]，余已知之矣。然六气往复，主岁不常也，其补泻奈何？岐伯曰：上下所主[28]，随其攸利，正其味，则其要也。左右同法[29]。《大要》曰：少阳之主，先甘后咸；阳明之主，先辛后酸；太阳之主，先咸后苦；厥阴之主，先酸后辛；少阴之主，先甘后咸；太阴之主，先苦后甘。佐以所利，资以所生，是谓得气。

【校注】

(1)气有多少，异用也：张介宾注："《易》曰：一阴一阳之谓道。而此曰三者，以阴阳之气各有盛衰，盛者气多，衰者气少。《天元纪大论》曰：'阴阳之气各有多少，故曰三阴三阳也。'按《阴阳类论》以厥阴为一阴，少阴为二阴，太阴为三阴。少阳为一阳，阳明为二阳，太阳为三阳。数各不同，故气亦有异。”

(2)两阳合明：指阳明合于少阳与太阳之中。高世栻注：“有少阳之阳，有太阳之阳，两阳相合而明，则中有阳明也。”

(3)两阴交尽：指厥阴居于太阴、少阴之后。高世栻注：“从少而太，则中有阳明，由太而少则终有厥阴，有太阴之阴，有少阴之阴，两阴交尽而有厥阴也。”

(4)汗者不以奇，下者不以偶：《素问释义》疑“奇”、“偶”二字误倒。《素问吴注》和《类经》均改为“汗者不以偶，下者不以奇”。可从。王冰注：“汗药不以偶方，气不足以外发泄；下药不以奇制，药毒攻而致过。”

(5)补上治上制以缓，补下治下制以急：吴崑注：“补上治上制以缓，恐其下迫也。补下治下制以急，恐其中留也。制急方而气味薄，则力与缓等，制缓方而气味厚，则势与急同，故急则气味厚，缓则气味薄。总之适至病所耳。”高世栻注：“治之缓急，因病之上下以为用，病在上而补上治上，则制方以缓。病在下而补下治下，则制方以急。制以急，则气味宜厚，气味厚，则能下行也。制以缓，则气味宜薄，气味薄，则能上行也。”二说可互参。

(6)奇之不去则偶之：王冰注：“方，与其重也，宁轻；与其毒也，宁善；与其大也，宁小。是以奇方不去，偶方主之。”

(7)病生于本：张志聪注：“病生于本者，生于风寒热湿燥火也。”

(8)生于标者：标，此指三阴三阳。张志聪注：“生于标者，生于三阴三阳之气也。”

(9)病反其本，得标之病，治反其本，得标之方：张志聪注：“病反其本者，如病寒反得太阳之热化，病热而反见少阴之阴寒，所谓病反其本，得标之病也。治反其本者，如病本寒而化热，则反用凉药以治热；如病本热而化寒，则反用热药以治寒；如病在阳明而化虚冷，则当温补其中气；如病在厥阴而见火热，又当逆治其少阳，所谓治反其本，得标之方。少阳少阴，标本相同，皆从阳热阴湿而治。”

(10)年之虚：即岁运不及之年。

(11)失时之和：即岁气与四时之气不相协调。

(12)阴阳易者危：阴阳易，指阴脉与阳脉出现的部位互易。王冰注：“不应天常，气见交错，失其恒位，更易见之，阴位见阳脉，阳位见阴脉，是易位而见也。”

(13)六气标本：高世栻注：“三阴三阳，六气之标也。风火湿热燥寒，六气之本也。”

(14)少阳太阴从本：王冰注：“少阳之本火，太阴之本湿，本末同，故从本也。”

(15)少阴太阳从本从标：王冰注：“少阴之本热，其标阴，太阳之本寒，其标阳。本末异，故从本从标。”

(16)阳明厥阴，不从标本从乎中也：王冰注：“阳明之中太阴，厥阴之中少阳，本末与中不同，故不从标本，从乎中也。”

(17)脉至而从，按之不鼓：张介宾注：“阳病见阳脉，脉至而从也。若浮洪滑大之类，本皆阳脉，但按之不鼓，指下无力，便非真阳之候，不可误认为阳。凡诸阳证得此者，似阳非阳皆然也。故有为假热，有为格阳等证，此脉病之反也。”

(18)逆，正顺也。若顺，逆也：张介宾注：“病热而治以寒，病寒而治以热，于病似逆，于治为顺，故曰逆，正顺也。病热而治以热，病寒而治以寒，于病若顺，于治为反，故曰若顺，逆也。”

(19)动不当位，或后时而至：高世栻注：“动不当位，气之早也。后时而至，气之晏也。”

(20)谨按四维，斥候皆归，其终可见，其始可知：四维，此指每年的三、六、九、十二月，亦即每年的春夏之交、夏秋之交、秋冬之交、冬春之交。张介宾注："四维，辰戌丑未之月也。"斥候，观察候望之意。全句谓密切观察每年三、六、九、十二月的气候变化，就能分析推测当年四季气候的变化情况。

(21)凡三十度也：一度为一天，"三十度"即三十天。高世栻注："三十度，一月也。"

(22)差同正法，待时而去也：差，指脉象的差异。正法，即前述的寒热盛衰变化过程。时，指每年的三、六、九、十二月。去，消失。全句谓四时脉象的差异，同前述的寒热盛衰变化过程一样，也有一个盛衰变化过程，当其时则主时之脉典型明显，非其时则主时之脉逐渐消失。

(23)四塞：王冰注："天地四时之气，闭塞而无所运行也。"

(24)参见：脉象杂乱而参杂互见。

(25)两阴交尽，故曰幽；两阳合明，故曰明：两阴，指太阴与少阴。两阳，指太阳与少阳。张志聪注："幽明者，阴阳也。两阴交尽，阴之极也，故曰幽。两阳合明，阳之极也，故曰明。"

(26)分至：分，指春分、秋分。至，指冬至、夏至。

(27)春秋气始于前，冬夏气始于后：王冰注："以分、至明六气分位，则初气四气，始于立春立秋前各一十五日为纪法。三气六气，始于立夏立冬后各一十五日为纪法。由是四气前后之纪，则三气六气之中，正当二至日也。故曰春秋气始于前，冬夏气始于后也。"

(28)上下所主：指司天在泉之气。张介宾注："司天在泉，上下各有所主。"

(29)左右同法：指左右间气主气之时，其治法与司天在泉相同。

【释义】

本节主要论述了三阴三阳之气的多少，六气标本，制方法度，六气胜复等问题。

三阴三阳是根据其阴阳之气的多少区分的，阴阳可以各分为三，即三阴三阳。阴分为三，即一阴(厥阴)、二阴(少阴)、三阴(太阴)；阳分为三，即一阳(少阳)、二阳(阳明)、三阳(太阳)。

"六气标本，所从不同"，"气有从本者，有从标本者，有不从标本者"，具体来说，"少阳太阴从本，少阴太阳从本从标，阳明厥阴不从标本从乎中"。在分析气候和疾病时，不仅要注意其本气变化，还要重视其标气的变化。从疾病而言，其发生"有生于本者，有生于标者，有生于中气者"，因其所生不同，治疗亦有相应区别，因此标本对于医者来说是十分重要的，所谓"知标与本，用之不殆，明知逆顺，正行无问"。

阴阳之气各有多少，疾病情况各有不同，治疗上要注意"适其至所为故"，制方亦有一定的法度。文中提出了君臣配伍及奇偶之制，如"君一臣二，奇之制也；君二臣四，偶之制也"等。奇制用于病程短、病位浅或使用汗法的病证，偶制则用于病程长、病位深或使用下法的病证。此外，还讨论了方剂的缓急、大小等方制的运用。

六气胜复是疾病发生的根本原因。六气偏胜，多伤及所胜之脏为病，如"清气大来，燥之胜也，风木受邪，肝病生焉"。若在"乘年之虚"、"失时之和"、"遇月之空"之时，"重感于邪，则病危矣"。"有胜之气，其必来复"，意谓有胜气就有复气产生，一般复气的多少是依胜气而定的，所谓"胜有微甚，复有少多"。但是，也有"胜复之作，动不当位，或后时而至"等异常情况。疾病的发生与变化均直接受其影响。

脉象变化亦受季节气候的影响，如"厥阴之至其脉弦，少阴之至其脉钩，太阴之至其脉沉"。临床上，以"脉从四时"为顺，反之为病。故原文指出："至而和则平，至而甚则病，至而反者病，至而不至者病，未至而至者病，阴阳易者危。"

【理论研究】

《内经》标本理论，在临床诊断和治疗中具有重大指导意义。有关标本理论的论述，除本篇外，还见于《素问》的《标本病传论》、《天元纪大论》、《六微旨大论》及《灵枢》的《病本》等篇。

六气标本，是指气象方面的标本而言。自然界的六气变化为本，三阴三阳为标。《素问·天元纪大论》说："厥阴之上，风气主之；少阴之上，热气主之；太阴之上，湿气主之；少阳之上，相火主之；阳明之上，燥气主之；太阳之上，寒气主之。所谓本也，是谓六气。"可见，风气为本，厥阴为标；热气为本，少阴为标；湿气为本，太阴为标；火气为本，少阳为标；燥气为本，阳明为标；寒气为本，太阳为标。由于六气的阴阳属性，与其相应三阴三阳的阴阳多少及属性，有同或异的情况，所以其气化作用，就存在着从本从标的区别。一般来说，"少阳太阴从本，少阴太阳从本从标，阳明厥阴不从标本从乎中也"。人生活在自然界中，其生理病理也会受到六气的影响，因此，在诊治疾病时，要注意六气与脏腑的关系，从其内在联系中推求病变从化的本质，从而进行正确的治疗。基于"百病之起，有生于本者，有生于标者，有生于中气者"，所以在治疗上便"有取本而得者，有取标而得者，有取中气而得者，有取标本而得者"的不同，但万变不离其宗，均离不开"治病必求于本"的原则。

《内经》标本的概念十分丰富，它除了上述的六气为本，三阴三阳为标外，还包涵：以疾病言，则病因为本，证候为标；以病因言，则内因为本，外因为标；以疾病先后言，则先病为本，后病为标。此外，还有以医患言，则医者为标，病人为本等。由此说明，标本是一个相对的概念。在标本理论指导下，还确立了相应的治疗原则，《内经》认为，一般治则是"先治其本，后治其标"。但在特殊情况下，如本病缓，标病急时，则又当"先治其标，后治其本"，即遵循"标本相移"的原则。对于标本之病均不重不急者，则应"间者并行"，而采用标本同治的方法治疗，此种方法的临床应用较为广泛。

【原文】

帝曰：善。夫百病之生也，皆生于风寒暑湿燥火，以之化之变也[1]。经言盛者泻之，虚则补之。余锡以方士，而方士用之尚未能十全，余欲令要道必行，桴鼓相应，犹拔刺雪污，工巧神圣，可得闻乎？岐伯曰：审察病机，无失气宜，此之谓也。帝曰：愿闻病机如何？岐伯曰：诸风掉眩[2]，皆属于肝。诸寒收引，皆属于肾。诸气膹郁[3]，皆属于肺。诸湿肿满，皆属于脾。诸热瞀瘛[4]，皆属于火[5]。诸痛痒疮，皆属于心[6]。诸厥固泄，皆属于下。诸痿喘呕，皆属于上。诸禁鼓慄，如丧神守[7]，皆属于火。诸痉项强，皆属于湿。诸逆冲上，皆属于火。诸腹胀大，皆属于热。诸躁狂越[8]，皆属于火。诸暴强直，皆属于风。诸病有声，鼓之如鼓，皆属于热。诸病胕肿，疼酸惊骇，皆属于火。诸转反戾，水液浑浊，皆属于热。诸病水液，澄澈清冷，皆属于寒。诸呕吐酸，暴注下迫[9]，皆属于热。故《大要》曰：谨守病机，各司其属，有者求之，无者求之[10]，盛者责之，虚者责之，必先五胜[11]，疏其血气，令其调达，而致和平。此之谓也。

帝曰：善。五味阴阳之用何如？岐伯曰：辛甘发散为阳，酸苦涌泄为阴，咸味涌泄为阴，淡味渗泄为阳。六者，或收或散，或缓或急，或燥或润，或耎或坚，以所利而行之，调其气使其平也。

帝曰：非调气而得者[12]，治之奈何？有毒无毒，何先何后？愿闻其道。岐伯曰：有毒无毒，所治为主，适大小为制也。帝曰：请言其制。岐伯曰：君一臣二，制之小也；君一臣三佐五，制之中也；君一臣三佐九，制之大也。寒者热之，热者寒之，微者逆之，甚者从之[13]，坚者削之，客者除之，劳者温之，结者散之，留者攻之，燥者濡之，急者缓之，散者收之，损者温之，逸者行之，惊者平之，上之下之，摩之浴之，薄之劫之，开之发之[14]，适事为故。帝曰：何谓逆从？岐伯曰：逆者正治，从者反治，从少从多，观其事也。帝曰：反治何谓？岐伯曰：热因寒用，寒因热用[15]，塞因塞用，通因通用。必伏其所主，而先其所因[16]。其始则同，其终则异。可使破积，可使溃坚，可使气和，可使必已。

帝曰：善。气调而得者何如？岐伯曰：逆之，从之，逆而从之，从而逆之，疏气令调，则其道也。

帝曰：善。病之中外何如？岐伯曰：从内之外者调其内；从外之内者治其外；从内之外而盛于外者，先调其内而后治其外；从外之内而盛于内者，先治其外而后调其内；中外不相及则治主病。

帝曰：善。火热复，恶寒发热有如疟状，或一日发，或间数日发，其故何也？岐伯曰：胜复之气，会遇之时，有多少也。阴气多而阳气少，则其发日远；阳气多而阴气少，则其发日近。此胜复相薄，盛衰之节。疟亦同法[17]。

帝曰：论言治寒以热，治热以寒，而方士不能废绳墨而更其道也。有病热者寒之而热，有病寒者热之而寒，二者皆在，新病复起，奈何治？岐伯曰：诸寒之而热者取之阴，热之而寒者取之阳，所谓求其属[18]也。

帝曰：善。服寒而反热，服热而反寒，其故何也？岐伯曰：治其王气[19]，是以反也。帝曰：不治王而然者何也？岐伯曰：悉乎哉问也！不治五味属也。夫五味入胃，各归所喜，故酸先入肝，苦先入心，甘先入脾，辛先入肺，咸先入肾。久而增气，物化之常也，气增而久，夭之由也。

帝曰：善。方制君臣何谓也？岐伯曰：主病之谓君，佐君之谓臣，应臣之谓使，非上中下三品[20]之谓也。帝曰：三品何谓？岐伯曰：所以明善恶之殊贯也。

帝曰：善。病之中外何如？岐伯曰：调气之方，必别阴阳，定其中外，各守其乡，内者内治，外者外治，微者调之，其次平之，盛者夺之，汗之下之，寒热温凉，衰之以属，随其攸利。谨道如法，万举万全，气血正平，长有天命。帝曰：善。

【校注】

(1)以之化之变也：王冰注："风寒暑湿燥火，天之六气也。静而顺者为化，动而变者为变，故曰之化之变也。"

(2)掉眩：掉，摇也，指肢体动摇。眩，指视物动幻不定。

(3)膹郁：胀闷的意思。

(4)瞀瘛：瞀，昏闷不清。瘛，抽掣。吴崑注："瞀，昏也。瘛，手足抽掣而动也。"

(5)皆属于火：《素问直解》将"火"改作"心"。可参。

(6)皆属于心：《素问直解》将"心"改作"火"。高世栻注："火，旧本作心，今改。诸痛痒疮，皆属手少阳三焦之火。"可参。

(7)诸禁鼓慄，如丧神守：禁，通"噤"，指牙关紧闭。鼓，击也，此指上下牙齿撞击。慄，战栗，指身体抖动。如丧神守，形容鼓颔战栗而不能自控。

(8)躁狂越：躁，躁动不宁。狂，神志狂乱。越，举止越常。

(9)暴注下迫：暴注，突然剧烈的泄泻。下迫，里急后重。吴崑注："肠胃热则传化失常，故暴注，火性急速之象也。火能燥物，又急且速，故令下迫。"

(10)有者求之，无者求之：诸注不一。有者求之，指有外邪者，当求其外感何邪。无者求之，指无外邪者，当求其内伤何因。张介宾注："有者言其实，无者言其虚。求之者，求有无之本也。"此"本"当指病因而言。

(11)五胜：王冰注："五胜，谓五行更胜也。"意指天之五气与人之五脏间的五行更胜关系。

(12)非调气而得者：张介宾注："非调气，谓病有不因于气而得者也。"

(13)微者逆之，甚者从之：张介宾注："病之微者，如阳病则热，阴病则寒，真形易见，其病则微，故可逆之，逆即上文之正治也。病之甚者，如热极反寒，寒极反热，假证难辨，其病则甚，故当从之，从即下文之反治也。"

(14)上之下之，摩之浴之，薄之劫之，开之发之：上之，指病邪在上者，用涌吐法使之上越。下之，指病邪在下者，用攻下法使之下夺。摩之，指按摩法。浴之，指药物浸洗和水浴法。薄之，指侵蚀法。劫之，指强行制止的劫夺法。开之，指开泄法。发之，指发散法。

(15)热因寒用，寒因热用：可据下文"塞因塞用，通因通用"句改为"热因热用，寒因寒用"。属反治法之一。

(16)必伏其所主，而先其所因：张介宾注："必伏其所主者，制病之本也。先其所因者，求病之由也。"

(17)疟亦同法：《内经评文》指出："按自'火热'至此，与上下文义不甚关切，亦恐错简也。"可参。

(18)求其属：王冰注："言益火之源，以消阴翳，壮水之主，以制阳光，故曰求其属也。"

(19)治其王气：王，通"旺"，此指表面现象。全句谓在治疗上只注意了表面现象，而忽视了疾病的本质。

(20)上中下三品：《新校正》云："按，神农云：上药为君，主养命以应天；中药为臣，养性以应人；下药为佐使，主治病以应地也。"

【释义】

本节主要论述了五运六气的病机、五味阴阳的作用、制方原则及治疗法则。

五运六气的病机，是在运气学说的基础上总结出来的病机学说，即后世所谓的"病机十九条"。文中首先强调了病机的重要性，告诫医者"审察病机，无失气宜"。然后重点讨论了六气和脏腑的病证机理，在十九条中，属六气病机的有十二条，属脏腑病机的有七条，这两个方面也是相互联系，不可分割的。最后，还指出了分析病机的步骤，即先求病因，"有者求之，无者求之"；次辨虚实，"盛者责之，虚者责之"；再整体分析，"必先五胜"。

五味的阴阳作用各有不同，"辛甘发散为阳，酸苦涌泄为阴，咸味涌泄为阴，淡味渗泄为阳"，中医的治疗主要是通过药食的气味来发挥作用的。

方制有君臣佐使之别，"主病之谓君，佐君之谓臣，应臣之谓使"。制方又有大、中、小之不同，"君一臣二，制之小也；君一臣三佐五，制之中也；君一臣三佐九，制之大也"。临床上必须依据病情，"适大小为制"。

治法有正治、反治的不同，"逆者正治，从者反治"。反治，是顺从疾病的假象而治。如"热因热用，寒因寒用，塞因塞用，通因通用"。正治，是针对疾病的本质而治。如"寒者热之，热者寒之"，"坚者削之，客者除之，劳者温之"等，其中"诸寒之而热者取之阴，热之而寒者取之阳"的虚热虚寒证治法，亦属于正治法。正治法、反治法同属于"求其属"的治本之法，使用时均应"适事为故"，不可过剂，否则就会适得其反，甚至出现"气增而久，夭之由也"的情况。

【理论研究】

1. 关于"病机十九条"原文的读法、校释和理解

《素问·至真要大论》将六气及脏腑的病机精练地概括为十九句话，后世称之为"病机十

九条”。“病机十九条”的句式结构均为“诸……皆属于……”这就涉及对“诸”、“皆”二字的理解问题。任应秋《病机临证分析·前言》指出：“对十九条‘诸’、‘皆’、‘属’三字，要活泼地理解它，不能解得太死煞了。诸，众也，仅表示不定的多数，不能释为‘凡’字。凡者，为统计及总指一切之词，以此释之，未免释之太泛。皆者，乃‘同’字之义，与‘诸’字正成相对之词儿。属，近也，犹言‘有关’，不必释为‘隶属’之属。‘诸风掉眩，皆属于肝’，即是说有多种振掉和眩晕的风病，同样是有关于肝。第必须辨其为肝虚、肝实、肝寒、肝热而治之。假使简单地解释为：一切振掉、眩晕的风病，都是肝病，这便毫无辨证的余地，徒见其以词害意而已。”任氏此论颇有道理，在“诸”、“皆”二字的理解上，目前已取得了多数医家的共识，但在“属”字的理解上似乎有失于“泛”。“属”乃应反映隶属关系，即“属”前的病证应隶属于“属”后的病机，若仅释为“有关”，那么便无肯定性和确切性而言了。仍以“诸风掉眩，皆属于肝”为例，此句可释为：多种振掉、眩晕之类的病证，大多属于肝的病变。

关于五脏条“诸”字后“风”、“寒”、“湿”、“气”、“热”的理解，有两种不同的看法：一是将其理解为病因或病邪，二是将其理解为病证。因为病机十九条的句式结构是统一的，有章可循的，即“诸”字后叙述病证及其证候特点，“皆属于”之后则归纳出前述病证的病位或病邪。照此体例，论五脏病机五句中的“风”、“寒”、“湿”、“气”、“热”，就不应如有些医家那样看作病因或病邪，而应一律视为病证名称。依据“病机十九条”的文例，前言病证，后言病机，因此以后说更为贴切。[4]

原文“诸热瞀瘛，皆属于火。诸痛痒疮，皆属于心”的校勘问题，多数注家未曾提出，而高世栻则认为应予校勘，即将“火”与“心”互换，校为“诸热瞀瘛，皆属于心。诸痛痒疮，皆属于火”，如此处理，于文理、医理均可通，在此不多赘述。另有两种看法：一是只主张将前条之“火”校为“心”，而不同意将后条之“心”校为“火”，意即将原文校为“诸热瞀瘛，皆属于心。诸痛痒疮，皆属于心”，而使心在病机十九条中占有两条。如成肇智便持此种观点，理由是“热病而出现瞀（神志昏糊）、瘛（筋脉抽搐）等严重证候，即后世所谓‘高热痉厥’，多从心或心包论治。这既同临床相合，又同‘诸寒收引，皆属于肾’一条相对，而且热病与心脏俱属于火，亦与其他几脏病机多属五行同类相伤一致。同时他认为‘诸痛痒疮，皆属于心’的‘心’是否为‘火’字之误，却值得商榷。‘诸痛痒疮’是谓多种疼痛而兼疮疡的病证。这些病证主要因邪气阻滞经络，气血不通所致，《素问·举痛论》、《灵枢·痈疽》等篇皆有详细的论述。由于心主血脉而通神明，因此这些病证属于心是顺理成章的。王冰亦注此说：“心寂则痛微，心躁则痛甚，百端之起，皆自心生，痛痒疮疡生于心也”。另一方面，引起疮疡疼痛者非止火邪一种，例如《素问·至真要大论》说：“阳明司天，燥淫所胜，民病……疡疮痤痈”，“太阳司天，寒淫所胜……发为痈疡，民病厥心痛……病本于心”等。同时，本条位于论述“五脏病机”的五条和“上下病机”的两条之间，是本条非论邪气“火”而论病位“心”的又一佐证。至于“五脏病机”条文中何以属于心者独占两条，这从心为“五脏六腑之大主”和心包代心受邪而二者分司君相二火的《内经》学术观点中不难得到解释。[4]二是均不校勘，而保留原文原貌。袁思芳持此种观点，并从运气学说的角度作了阐释。他认为：对原文的排列“应该运用运气学说的理论去进行讨论，具体地说，就是要用‘六气’的理论去进行解释。”解释的方法是，六气中的主气在正常情况下是始于风木，按五行相生顺序排列，沿顺时针方向，分作六步推演，即风木→君火→相火→湿土→燥金→寒水→风木。在脏则为肝→心→（相火）→脾→肺→肾→肝。若气候反常，六气变为六淫，则其气的演变规律与上相反，即沿逆时针方向作六步推演，在脏表现为肝→肾→肺→脾→(相火)→心→肝的模式。[5]成、袁二人均将前条之“火”理解为相火(心包)，颇有见地，临床上温病中热邪逆传心包之证，正与此条不谋而合，可以佐证。

2. 探求病机的步骤

本段讨论了探求病机的大体步骤，为后世辨证论治的发展奠定了基础。归纳原文所述，探求病机可分为三步：第一步，探求病因。病因有外感、内伤之分。“有者求之”，意谓有外邪的，要辨明外感何邪；“无者求之”，则是说无外邪的，要辨明内伤何因。第二步，辨明虚实。虚实是病机的关键所在，“盛者责之”，意谓对于实证要辨明何邪盛及其邪实之机；“虚者责之”，则是说对虚证要辨明何气虚及其正虚之理。第三步，整体定位。“必先五胜”，王冰注：“五胜，五行更胜也。”即要根据五行更胜规律辨明五运六气的司值胜复和五脏六腑的盛衰乘侮，从人与自然及人体脏腑的整体性上作出全面的分析判断。方药中根据病机十九条和《内经》的有关论述，提出了将辨证论治分为七步，即脏腑经络定位；阴阳、气血、表里、虚实、风火湿燥寒毒定性；定位与定性合参；必先五胜；各司其属；治病求本；发于机先。[1]丰富和发展了辨证论治理论，对临床探求病机具有较大指导意义。

3. 病机十九条的基本精神

“病机十九条”包括五脏病证机理五条、上下病证机理二条和六气病证机理十二条，其基本精神可概括为以下两点。

(1)为“审证求机”提供了执简驭繁的法则和方便：“病机十九条”根据病证与脏腑和病邪的内在联系，而将相关证候归类于脏腑病位及六淫病因之中，为“审证求机”提供了原则和方便。如它将多种“掉眩”之类的病证归类于肝病之中，将“胀腹大”、“转反戾”、“呕吐酸，暴注下迫”、“病有声，鼓之如鼓”等归类于火邪之列，在临床上均起到了执简驭繁、方便辨证的作用，因此可视为临床辨证的纲要。

(2)体现了“证同机异治异”、“证异机同治同”的思想，是“同病异治”、“异病同治”的病理基础：“病机十九条”强调“谨守病机，各司其属”，因此它对病证的分析均是以其病机作为纲领的。同一病证，可具有不同的病机，如“掉眩”、“暴强直”、“痉项强”、“收引”、“转反戾”、“瞀瘛”均为筋脉拘急、抽搐之证，但其病机却有属肝、属肾、属火、属热、属风、属湿、属寒之别。同样，不同的病证，其病机却基本相同，如“瞀瘛”、“禁鼓慄”、“躁狂越”、“胕肿，疼酸惊骇”、“逆冲上”等证，均由火邪所致。“治病必求于本”，由于病机是致病之本，所以治疗必须针对这个根本进行，所谓“必伏其所主，而先其所因”，而采取“同病异治”、“异病同治”之法。

4. 方剂的组成、分类和适应证

本篇在组方方面论述甚详，它涉及方剂的组成、分类和适应证等问题，为后世医家的临床组方确立了基本原则，至今仍有效地指导着医疗实践。

组方的优劣涉及治疗的成败，因此在辨证求机立法无误之后，应注意组方科学。原文谓：“气有多少，病有盛衰，治有缓急，方有大小……气有高下，病有远近，证有中外，治有轻重，适其至所为故也。”说明组方首先要考虑病证的轻重缓急等具体情况，使药气能直达病所，无太过无不及，以恰到好处为原则。

方剂的组成应有明确的君臣佐使，即“主病之谓君，佐君之谓臣，应臣之谓使”。张介宾对原文作了很好的解释和补充，谓：“主病者，对证之要药也，故谓之君。君者，味数少而分两重，赖之以为主也。佐君者谓之臣，味数稍多而分两稍轻，所以匡君之不迨也。应臣者谓之使，数可出入而分两更轻，所以备通行向导之使也。此则君臣佐使之义。”（《类经·论治类·五》）

在组方形式上，原文提出了奇偶、大小、缓急、复方、反佐等法则。奇方，由“君一臣二”或“君二臣三”组成，药味呈单数，适用于上部或阳位的病证。偶方，由“君二臣四”或“君二臣六”组成，药味呈双数，适用于下部或阴位的病证。张介宾说：“近者为上为阳，故用奇方，用其轻而缓也。远者为下为阴，故用偶方，用其重而急也。”（《类经·论治类·三》）大方，指药味多，剂量大之方，所谓“君一臣三佐九，制之大也”。小方，指药味少，剂量轻之方，亦即“君一臣二，制之小也”之意。此外，原文还提及中方，中方是指药味和剂量均介乎大小方之间的组方，原文谓：“君一臣二佐五制之中也”。缓方，指药性和缓之方，“缓则气味薄，”用于治疗上部的病证，所谓“补上治上制以缓”。急方，指药性峻急之方，“急则气味厚”，用于治疗下部的病证，亦即“补下治下制以急”之意。复方，又称重方，指药味复杂的偶方，原文“奇之不去则偶之，是谓重方”，即指此而言，用于病情复杂之病。反佐，指药同于病而顺其性之方，即“寒热温凉，反从其病”之意，用于“偶之不去”而有假象出现之病证。

【临证指要】

1.“诸风掉眩，皆属于肝”

诸风，指多种风证。掉眩，指肢体动摇不定和头目眩晕之类的证候。全句意谓多种肢体动摇不定和头目眩晕的风证，大都属于肝的病变。张介宾注云：“掉，摇也。眩，运也。风主动摇，木之化也，故属于肝。其虚其实皆能致此。如发生之纪，其动掉眩巅疾，厥阴之复，筋骨掉眩之类者，肝之实也。又如阳明司天，掉振鼓栗，筋痿不能久立者，燥金之盛，肝受邪也；太阴之复，头顶痛重而掉瘛尤甚者，木不制土，湿气反胜，皆肝之虚也。故《卫气》篇曰：下虚则厥，上虚则眩。亦此之谓。”（《类经·疾病类·一》）可见，肝虚、肝实均可导致掉眩之证，而掉眩之证涉及的范围也非常广泛。

掉眩之所以属肝，是因为肝藏血、主筋、开窍于目，筋、目之病为肝所主的缘故。掉眩概括了内风病的证候特点，所赅症状甚广，在临床上给人以非常广阔的想象空间，为辨证提供了极大的方便。可以这样理解，人体内外、脏腑经络、组织器官，凡应动而动之太过，或不应动而见动象者，均属于“掉”的范围。应动而动之太过，如四肢颤动、抽搐，两目上视或震颤，独头动摇等是；不应动而见动象，如肢体筋肉跳动，面肌抽动等是。尤其值得强调的是，一般只认为肢体异常动象才属风象，笔者通过临床体验，觉得这是一种片面的看法，实际上人体内脏也有异常动象存在，它同样与风与肝密切相关。如心动过速，肠鸣亢进，呼吸急促等亦与肝风相关，在辨证治疗中考虑风和肝往往可提高疗效，甚至取得意想不到的效果。笔者曾治一男性老年患者，心动过速频发，重时有憋闷欲死的感觉，中西医多方治疗未效，经用天王补心丹加天麻、钩藤、僵蚕、羚羊角、牡蛎等而获效。

2.“诸寒收引，皆属于肾”

诸寒，指多种寒证。收引，指筋脉痉挛、拘急之类的证候，如身体踡缩，四肢拘急不舒，关节屈伸不利。全句意谓多种身体踡缩，四肢拘急不舒，关节屈伸不利之类的寒性病证，大都属于肾的病变。张介宾注：“收，敛也。引，急也。肾属水，其化寒，凡阳气不达，则营卫凝聚，形体拘挛，皆收引之谓。如太阳之胜为筋肉拘苛、血脉凝泣，岁水太过为阴厥、为上中下寒，

水之实也。岁水不及为足痿清厥，涸流之纪其病癃闭，水之虚也。水之虚实，皆本于肾。”(《类经·疾病类·一》)

收引不都属于肾，属于肾的寒性收引，还应当具备形寒肢冷、二便清利等肾阳虚之证，才能确诊，这也充分体现了辨证论治的精神。单纯从肾的角度来看，肾阳虚的虚寒证和肾阴虚的虚热证均可引起收引之证，程士德指出：“临床常见与肾有关的收引，如肾阳虚的形寒畏冷，形体踡缩而引；肝肾阴虚，虚火内生，煎熬精血，精不足则髓虚，血不足则筋失养，因而下肢拘挛、痿弱不用的虎潜丸证等”[6]。《金匮要略》中“虚劳腰痛，少腹拘急，小便不利者，八味肾气丸主之”，亦可作为本条虚寒收引之佐证。可见，寒性收引既可见于体表肢体筋肉，还可见于体内脏腑，这一点犹应引起临床上的注意。

3.“诸气膹郁，皆属于肺”

诸气，指多种气病。膹郁，指呼吸喘促，胸部胀闷。全句意谓多种呼吸喘促，胸部胀闷之类的气病，大多属于肺的病变。张介宾注：“膹，喘急也。郁，否闷也。肺属金，其化燥，燥金盛则清邪在肺而肺病有余，如岁金太过，甚则喘咳逆气之类是也。金气衰则火邪胜而肺病不足，如从革之纪，其发喘咳之类是也。肺主气，故诸气膹郁者，其虚其实，皆属于肺。”(《类经·疾病类·一》)

临床上属于肺的气病十分广泛，如程士德所说：“肺气膹郁之证，属于实证的，如风寒袭肺，肺气宣降失常，致使肺气郁闭壅塞而作喘；邪热或寒邪化热，热壅迫肺气闭而喘；燥热伤肺，肺津耗伤气闭而喘；痰浊阻肺，痰壅气闭而喘等。属于虚证的，如肺气虚的气短息促而喘；脾虚生痰，痰浊上泛阻肺而喘；肾不纳气，虚气上浮逆于肺而喘；肾阳不足，气化失司，阳虚水泛，小便不利，肢体浮肿，水邪迫肺而喘等证。”[6]临证的关键在于辨明其病变的虚实、寒热和脏腑。

4.“诸湿肿满，皆属于脾”

诸湿，指多种湿病。肿满，指浮肿和胀满。全句意谓多种浮肿和脘腹胀满之类的湿病，大都属于脾的病变。张介宾说：“脾属土，其化湿，土气实则湿邪盛行，如岁土太过，则饮发中满食减，四支不举之类是也。土气虚则风木乘之，寒水侮之，如岁木太过，脾土受邪，民病肠鸣支满；卑监之纪，其病留满否塞；岁水太过，甚则腹大胫肿之类是也。脾主肌肉，故诸湿肿满等证，虚实皆属于脾。”(《类经·疾病类·一》)

肿满属于脾者，均有虚实之分。程士德对此论之甚详，特录于下以供临证参考。

临床水肿之因于脾者，多由湿邪困脾，脾气不运，水湿内聚，三焦决渎失司，膀胱气化失常，水湿渗溢肌肤而成水肿之证。如再水聚于腹，则浮肿与腹满可并见。此属实证，后世归为“阳水”类。如果中阳不足，脾阳不运，水湿不化，以致水邪泛滥而成水肿。其特点是肿以下半身为甚，按之凹陷不起，伴见脾气虚的脾失健运，面色萎黄，神倦纳呆，便溏，小便不利等症。此属虚证，后世归为“阴水”类[1]。由于脾病而见腹满的，可见于脾气虚，运化失职，腹满多见于食后，且“腹满时减复如故”。如饮食不节，食滞内停，亦见脘腹胀满。其特点是厌食，嗳腐酸臭，脘腹胀满不减的，辨证则属于实证。此外，脾胃湿郁，郁而化热，熏蒸肝胆，以致气机升降失常，水液代谢障碍，水停腹腔而成腹胀，此病又在肝脾两脏。[6]

5.“诸热瞀瘛，皆属于心”

诸热，指多种热证。瞀瘛，指神识昏闷，肢体抽掣。全句意谓多种神识昏闷，肢体抽掣之类的热证，大都属于心的病变。

“诸热瞀瘛，皆属于心”，是校勘后的文字，它与前四脏的句式文例相一致，即在证候特点“瞀瘛”二字之前有一概括证的性质的“热”字，这样更符合临床实际。“瞀瘛”属心，与火有着密切联系。张介宾注：“邪热伤神则瞀，亢阳伤血则瘛。”（《类经·疾病类·一》）心藏神，火扰心神则神识昏闷；火伤心血，筋脉失养则肢体抽掣。临床上，高热、神昏、抽搐之证，多为火热扰心所致。

程士德指出：“火热引起的神昏抽掣，有虚实的不同。属于虚火者，多由精血津液不足，阴不制阳，虚火上炎，或由情志内伤，五志化火（五志化火有虚有实），虚火上扰心神，可令人神志昏蒙不清；精血不足，不能濡养筋膜，亦可见到肢体抽掣。属于实火者，多由外感火热之邪，或六淫之气入里化火，火热内扰心神，令人神志昏蒙。火灼津血，津枯血耗，不能荣筋，而见抽掣动风，所谓‘热极化风’。”[6]

“诸热瞀瘛”，虽然“属于心”，但是其“瘛”则与肝密切相关，临床上尤应加以分辨。一般来说，“瞀”属心，“瘛”属肝，根据“瞀”和“瘛”出现的先后轻重，可以判断其标本主次，然后采取相应的治疗法则。

（邱幸凡）

参考文献

[1] 方药中，许家松. 黄帝内经素问运气七篇讲解. 北京：人民卫生出版社，1984：25.

[2] 任应秋. 运气学说. 2版. 上海：上海科学技术出版社，1982：71.

[3] 程士德. 内经讲义. 上海：上海科学技术出版社，1984：200.

[4] 王洪图. 黄帝内经研究大成. 北京：北京出版社，1997.

[5] 袁思芳. “病机十九条”琐谈. 湖北中医杂志，1983，(5)：41.

[6] 程士德. 内经理论体系纲要. 北京：人民卫生出版社，1992：241.

疏五过论篇第七十七

【篇解】

疏，分条陈述。五过，指诊病时容易发生的五种失误。篇中逐条阐述了五种过失的原委，故以“疏五过论”名篇。

【提要】

本篇主论“五过”，兼论“四德”。“五过”之失，多由忽略了患者社会地位的跌落，生活的潦倒，情绪的剧烈失调，以及昧于古经，不明脉法，而不识“脱营”、“失精”等精神内伤病的根源，多致延误治疗，甚或丧失生命。四德之立，包括天道、人事、诊法和针药理法，皆为诊疗疾病的规范。

【原文】

黄帝曰：呜呼远哉！闵闵乎若视深渊，若迎浮云。视深渊尚可测，迎浮云莫知其际。圣人之术，为万民式，论裁志意，必有法则，循经守数，按循医事，为万民副。故事有五过四德，汝知之乎？雷公避席再拜曰：臣年幼小，蒙愚以惑，不闻五过与四德，比类形名，虚引其经，心无所对。

帝曰：凡未[1]诊病者，必问尝贵后贱，虽不中邪，病从内生，名曰脱营[2]。尝富后贫，名曰失精[3]。五气留连，病有所并。医工诊之，不在脏腑，不变躯形，诊之而疑，不知病名。身体日减，气虚无精，病深无气，洒洒然时惊，病深者，以其外耗于卫，内夺于荣。良工所失，不知病情，此亦治之一过也。

凡欲诊病者，必问饮食居处。暴乐暴苦，始乐后苦，皆伤精气，精气竭绝，形体毁沮。暴怒伤阴，暴喜伤阳，厥气上行，满脉去形。愚医治之，不知补泻，不知病情，精华日脱，邪气乃并，此治之二过也。

善为脉者，必以比类、奇恒、从容[4]知之。为工而不知道，此诊之不足贵，此治之三过也。

诊有三常，必问贵贱，封君[5]败伤，及欲侯王。故贵脱势，虽不中邪，精神内伤，身必败亡。始富后贫，虽不伤邪，皮焦筋屈，痿躄为挛。医不能严，不能动神，外为柔弱，乱至失常，病不能移，则医事不行，此治之四过也。

凡诊者，必知终始，有知余绪，切脉问名，当合男女。离绝菀结，忧恐喜怒，五脏空虚，血气离守，工不能知，何术之语。尝富大伤，斩筋绝脉，身体复行，令泽不息。故伤败结，留薄归阳，脓积寒炅。粗工治之，亟刺阴阳，身体解散，四肢转筋，死日有期。医不能明，不问所发，唯言死日，亦为粗工，此治之五过也。凡此五者，皆受术不通，人事[6]不明也。

【校注】

(1)未：《医心方・治病大体》引《太素》文无"未"字。无"未"字义明。

(2)脱营：虚损类病，以营血亏为主。

(3)失精：虚损类病，以精气亏为主。

(4)比类、奇恒、从容：三者在此处当系古经篇名。

(5)封君：对受有封邑贵族的称呼。如战国时楚有春申君，齐有孟尝君，魏有信陵君，赵有平原君。至汉代仍有封君制度，《汉书・食货志下》载："封君皆氐(低)首仰给焉。"颜师古注："封君，受封邑者，谓公主及列侯之属也。"

(6)人事：包括：①人的自身特性，如性别、年龄、体质等；②人的社会性，如政治经济地位、职业、生活经历等。

【释义】

医学道理非常深奥，必须有一个法度，力避"五过"，遵从"四德"。

所谓"五过"，一是不善于问病史，未能了解病人的社会生活经历，忽视了官位失落生活变故给患者造成的心灵创伤，因而不能早期诊断脱营、失精等虚损性疾病。二是诊病时没有全面了解患者生活状况及形志的苦乐，不能施以相应的补泻之法，也就不能阻止情志伤气伤精之病的进展。三是做为医生不熟习《比类》、《奇恒》、《从容》等古医经，诊治水平低下。四是诊病时没有谨记贵贱、贫富、苦乐之"三常"，甚至忽略了封君被黜或妄想侯王而落空这样严重的精神挫折及在此基础上发生的痿躄、关节拘挛等躯体疾病，治病时又失于严格要求病人，终致治疗无效，去病无望。五是不知患病的始末，又忽视患者性别等个体差异，以及不良情绪给脏腑气血带来的损害，生活境遇之变给身体带来的影响，而治病时草率施针，使已虚之体更耗其气，终致死期临近。五种过失的要害，在于技术不精，特别是不明了人的社会性。

【原文】

故曰：圣人之治病也，必知天地阴阳，四时经纪，五脏六腑，雌雄表里，刺灸砭石，毒药所主，从容人事，以明经道，贵贱贫富，各异品理，问年少长，勇怯之理，审于分部，知病本始，八正九候[1]，诊必副矣。治病之道，气内为宝，循求其理，求之不得，过在表里。守数据治，无失俞理，能行此术，终身不殆。不知俞理，五脏菀热[2]，痈发六腑。诊病不审，是谓失常，谨守此治，与经相明，《上经》、《下经》、《揆度》、《阴阳》、《奇恒》、《五中》[3]，决以明堂[4]，审于终始[4]，可以横行。

【校注】

(1)八正九候：八正，八个节气，即立春、立夏、立秋、立冬、春分、秋分、夏至、冬至。九候，三部九候诊脉法。

(2)热：原作“熟”。《素问注证发微》、《素问集注》均作“热”，义明，据改。

(3)《上经》、《下经》、《揆度》、《阴阳》、《奇恒》、《五中》：皆为《内经》之前的古医籍。《素问·病能论》：“《上经》者，言气之通天也。《下经》者，言病之变化也。《金匮》者，决死生也。《揆度》者，切度之也。《奇恒》者，言奇病也。”又云：“肺气盛则脉大，脉大则不得偃卧，论在《奇恒》、《阴阳》中。”王冰注：“《奇恒》、《阴阳》，上古经篇名，世本阙。”

(4)明堂，终始：亦或为古医经篇名。明堂指面部五色，《灵枢》有《五色》篇。终始言经脉之终始，或疾病之终始，《灵枢》有专论刺法的《终始》篇，当为传授和发挥古经《终始》之作。

【释义】

本节继“五过”之后，又提出诊治疾病应遵循的规范：①必须了解自然界天地阴阳的运动变化，四时寒暑更替的规律；②必须掌握藏象经络、刺灸药物等医疗理论和技术；③必须知晓人的社会性、社会世事以及病人的个体差异；④必须熟练地掌握色脉诊法，细致周到地诊察病人。张介宾认为此四者即为“四德”：“此四节，一言天道，一言藏象，一言人事，一言脉色，即四德也。”另外，经中还提出治病的要点：①必须注意病人元气的强弱，治疗时以保护元气为主，而后察其邪在表在里以治之；②要本着治病规律，掌握针刺法则及腧穴理论。做到以上诸项，则须深谙于《上经》、《下经》、《揆度》、《阴阳》、《奇恒》、《五中》、《明堂》、《终始》等古医经，这样诊治就不会失误。

【理论研究】

1. 社会性致病因素是《内经》病因学的重要内容

导致疾病发生的因素有哪些？《灵枢》的《百病始生》、《口问》、《顺气一日分为四时》和《素问》的《阴阳应象大论》、《生气通天论》等篇，都认为病起于自然界的风雨寒暑四时不正之气和人体自生的喜怒忧恐等情志异常，以及房室过度、饮食失节、外伤等。归纳起来，一是属于来自自然界的各种异常因素。二是属于人自身的心理和行为方面的因素。而人的心理和行为则与社会环境密切相关。如此，可将全部致病因素分为自然和社会两大方面。

本篇特别重视社会因素治病，以独特的视角审视了“脱营”、“失精”等病被误诊的原因。所陈“五过”，除“治之三过”属不习古经，“为工而不知道”外，其余四过都产生于不了解或忽视社会因素在发病中的重要作用。“一过”的“尝贵后贱”、“尝富后贫”，“二过”的“暴乐暴苦，始乐后苦”，“四过”的“封君败伤，及欲侯王”，“五过”的“离绝菀结，忧恐喜怒”，“尝富大伤”，显然皆属于社会政治经济生活中的变故。社会的急剧变革或动荡会给人的健康带来严重的影响和损害。这种损害既有躯体的，更有精神的，所谓“精神内伤，身必败亡”，正是概括了形神两方面的严重损伤。按现代医学心理学的说法，这类疾病当属于心身疾病的范畴，其诊断和治疗都有一定的特殊性，应高度重视。

2. 心身疾病——脱营、失精及痿躄

本篇所载的“脱营”、“失精”及“痿躄为挛”，可以看作是以“人事”为主因的疾病的示例。

(1)脱营与失精：顾名思义，脱营的主要表现是营血大伤，失精的主要表现为精气亏损。脱营发于“尝贵后贱”，失精发于“尝富后贫”，皆属邪从内生之病。从贵而贱，由富而贫，地位的跌落，家境的变贫，造成了情志不遂，五脏气机失和，病气内聚，缓渐而发。二病初期只有情绪的抑郁及身体欠安的感觉，尚无形体及内脏功能的明显变化，即“不在脏腑，不变躯形”。此时一般医生很难诊察识别，早期诊断几无可能。进入中期后，每出现“身体日减”，体重减轻，容易疲劳，饮食少进，精神委顿等病症，着手治疗犹未为晚。发展至晚期，“气虚无精”，“病深无气”，可见大肉陷下，大骨枯槁，头倾视深，气息微弱，惊惕不安，则死期将至。二病后果之所以严重，是因为社会心理因素所致，虽无风寒外邪侵入之速，但其伤神伤精伤脏，每令根本不固。加之早期诊断不易，患病的始因不能及时排除，病势潜在发展，无法控制，至晚期形神皆败，终至殒命。

后世医家论脱营与失精病，多祖述《内经》，鲜有补充。其确有所发挥者当推明代陈实功，他依据经义并从临床实际出发，描绘了类脱营的“失荣症”：“失荣者，先得后失，始富后贫，亦有虽居富贵，其心或因六欲不遂，损伤中气，郁火相凝，隧痰失道停结而成。其患多生肩之以上，初起微肿，皮色不变，日久渐大，坚硬如石，推之不移，按之不动，半载一年，方生阴痛，气血渐衰，形容瘦削，破烂紫斑，渗流血水。或肿泛如莲，秽气熏蒸，昼夜不歇，平生疙瘩，愈久愈大，越溃越坚，犯此俱为不治。”(《外科正宗·失荣症第一百三十四》)此失荣症的起因、气血渐衰形容瘦削的全身症状以及严重的预后，与经中的脱营略同，但肩颈部坚硬的肿物则为其独特的描述，因此可视失荣为脱营的一个类型。这也会启发医者对某些形容枯槁的虚损重症，应详细检查身体各部，以及早发现可能存在的肿瘤一类的病变。

(2)痿躄：“始富后贫，虽不伤邪，皮焦筋屈，痿躄为挛。”经济地位的变化，营养的不足，特别是精神的打击，令忧患内生，脏腑蕴热，煎熬阴液，致皮肤枯槁，筋挛不伸，四肢不用，发为痿躄。

痿病的成因很复杂。经中论痿的专篇《素问·痿论》认为，痿躄生于“有所失亡，所求不得”；脉痿生于“悲哀太甚”；筋痿生于“思想无穷，所愿不得，意淫于外，入房太甚”；肉痿生于“有渐于湿，以水为事”；骨痿生于“有所远行劳倦，逢大热而渴”。诸多因素中，既有外邪的湿与热，又有内生的种种情志不遂，更有生产生活环境及人自身的行为异常等因素。发现精神因素可以致痿，当是《内经》的独具慧眼处。这不仅可以指导痿病的治疗和护理，也会启发当代临床对一些脊髓病、肌病和神经肌病(三类病皆相当于痿病)的认识，从社会心理因素上寻找发病和治疗上的答案。

3. 重“人事”，是重要的治则

本篇提出的“圣人之治病也，必知天地阴阳……从容人事，以明经道”的原则，是《内经》关于“上合于天，下合于地，中合于人事”的医学思想的体现。人的生命和健康，与天地自然及所处的社会密切相关，诊治疾病也必须从总体上把握自然环境和社会环境的各种相关因素，必须充分注意患病个体的具体情况，特别是其体质和心理状态。这实际已提出了一种医学规范，一个医学模式。这个医学模式包括自然(及所支配的生物)、社会及心理方面，相当于医学心理学家所主张的生物-心理社会医学模式。这个医学模式在古代中医学中虽然带有宏观和笼统的色彩，但它仍比只将患者看作单纯生物体的生物医学模式要优越得多。它有力地指出医生诊病时要扩大视野，从多方面审察疾病的发生和发展，并须实施个体化治疗。

【临证指要】

1. 高度警惕一些虚损性疾病缘于社会因素

如前所述，某些社会因素致病，由于起病时多无形体方面的显著变化，常被病家及医者所疏忽，至其病成之时，每成逆证，颓势难以挽回。因而，能够注意识别这类疾病，做到早期诊断、早期治疗十分重要。正是由于其"不在脏腑，不变躯形"，色脉的变化也不会很大，因而此时的问诊则独擅其长，即要求诊病时"必问尝贵后贱"，"必问饮食居处，暴乐暴苦"，"必知终始"。《素问·征四失论》也告诫说："诊病不问其始，忧患饮食之失节，起居之过度，或伤于毒，不先言此，卒持寸口，何病能中，妄言作名，为粗所穷！"若患者遭际堪悲或隐情难诉，医者应耐心开导，以求索患病的真正原因。《素问·移精变气论》提出的"闭户塞牖，系之病者，数问其情，以从其意，得神者昌，失神者亡"的诊病方式，当更适合于此类患者。即让患者在安静的环境和静谧的心境中，道出自己的坎坷遭遇或离愁别绪，医生从而掌握其发病"情结"，得出正确的结论。

2. 帮助患者解除精神痛苦，戒除不良习惯

医生在掌握病人生活经历、感情遭遇及思想动态的基础上，要积极引导患者从精神痛苦中自拔，力求淡忘嗜欲忧患，敢于面对现实，有不良习惯者必须戒除。否则，"医不能严，不能动神"，往往收效甚微，或半途而废。古代医家在这方面也积累了丰富的经验。《灵枢·师传》说："人之情，莫不恶死而乐生，告之以其败，语之以其善，导之以其所便，开之以其所苦，虽有无道之人，恶有不听者乎！"这就是说，医生要抓住患者思想问题的要害，在死生的大问题上作文章，令病人迷途知返，远死乐生，趋利避害，主动配合治疗。

3. 虚损重证，神形兼治

精神内伤所致的脱营、失精一类的虚损病，心身损害皆重，必须依据患者的具体状态进行多方调治，既要治神，亦须治形。兹录《续名医类案》三则，以为示例。

案一：冯楚瞻治一壮年，作宦失意退居，抑郁成疾。即经所谓尝贵后贱，名曰脱营；尝富后贫，名曰失精。其后气血渐消，神不外扬，六脉弦细而涩，饮食入胃，尽化为痰，必咳吐尽出，乃能卧。津液内耗，肌表外疏，所以恶寒而瘦削。以人参保元固中为君；黄芪助表达卫为臣；当归和养气血，白术助脾胜湿，麦冬保护肺金之气，五味收敛耗散之金，炙甘草和药性而补脾，并以为佐；桂枝辛甘之性，能调荣卫而温肌达表，麻黄轻扬力猛，率领群药，遍彻皮毛，驱逐阴凝之伏痰，化作阳和之津液，并以为使。但恐麻桂辛烈，有耗营阴，入白芍和肝，以抑二药之性。更加白术以固中，姜枣以助脾生津。二三剂脉气渐充有神，痰涎咳吐俱愈。继以十补丸及归脾、养荣加减，痊愈。

案二：罗谦甫曰：《疏五过论》云：尝贵后贱，虽不中邪，病从内生，名曰脱营。镇阳一士人，躯干魁梧，而意气豪雄，喜交游而有四方之志。年逾三旬，已入仕至五品，出入骑从塞途，姬侍满前，饮食起居，无不如意。不三年以事罢去，心思郁结，忧虑不已，以至饮食无味，精神日减，肌肤渐至瘦弱，无如之何。遂耽嗜于酒，久而中满，始求医。医不审得病之情，辄以丸

药五粒送下，二十余行。时值初秋，暑热犹盛，因而烦渴，饮冷过多，遂成肠鸣腹痛而为痢疾，有如鱼脑，以致困笃。命予治之。诊其脉乍大乍小，其症反覆闷乱，兀兀欲吐，叹息不绝。予料曰：此症难治。启玄子曰：神屈故也。以其贵之尊荣，贱之屈辱，心怀慕恋，志结忧惶，虽不中邪，病从内生，血脉虚减，名曰脱营……不能灌溉周身百脉，失其天度，形乃大伤。以此养生则殃，何疑之有。

案三：一人功名不遂，神思不乐，饮食渐少，日夜昏默，已半年矣，诸治不效。此药不能治，令灸巨阙百壮，关元二百壮，病减半。令服醇酒，一日三度，一月全安。（原注：失志不遂之病，非排遣性情不可，以灸法操其要，醉酒陶其情。此法妙极！）

（赵明山）

《灵枢》部分

九针十二原第一

【篇解】

九针，九种不同规格和用途的针具；十二原，与五脏关系密切的十二个腧穴。本篇详论刺法，系统介绍了九针和十二原穴，因以名篇。

【提要】

1. 阐述了针刺守神、守机的重要意义。
2. 阐述了针刺的疾、徐、迎、随、开、阖等手法和补泻的作用。
3. 叙述了九种金属针具的形状和用途。
4. 叙述了五脏的阴阳属性及与之密切相关的十二原穴。
5. 论述了针刺治病的显著效果及用针不当的害处。

【原文】

黄帝问于岐伯曰：余子万民(1)，养百姓(2)，而收其租税。余哀其不给，而属有疾病(3)。余欲勿使被毒药(4)，无用砭石(5)，欲以微针(6)通其经脉，调其血气，营其逆顺出入之会(7)。令可传于后世，必明为之法。令终而不灭，久而不绝，易用难忘，为之经纪，异其章，别其表里(8)，为之终始。令各有形，先立《针经》(9)。愿闻其情。

岐伯答曰：臣请推而次之，令有纲纪，始于一，终于九(10)焉。请言其道。小针之要，易陈而难入。粗守形，上守神(11)。神乎神，客在门(12)。未睹其疾，恶知其原？刺之微，在速迟。粗守关，上守机(13)。机之动，不离其空(14)，空中之机，清静而微，其来不可逢，其往不可追(15)。知机之道者，不可挂以发(16)；不知机道，叩之不发(17)。知其往来，要与之期。粗之暗乎，妙哉！工独有之。往者为逆，来者为顺(18)，明知逆顺，正行无问。逆而夺之，(19)，恶得无虚？追而济之(20)，恶得无实？迎之随之，以意和之，针道毕矣。

【校注】

(1)余子万民：子，爱。《礼记·中庸》："子庶民也。"郑玄注："子犹爱也。"孔颖达疏："子，爱也。言爱民如子。"余子万民，即我爱万民如子。

(2)百姓：与"万民"对举的"百姓"，仍具百官的古义。

(3)属有疾病：属，音 zhǔ，接连。谓连续生病。

(4)毒药：治病药物的通称。

(5)砭石：带尖或有刃的石块。上古的砭石疗法多用于放血和治疗痈疽。

(6)微针：此指细长的金属针。

(7)营其逆顺出入之会：营，治理，调理。逆顺出入，指经气运行的往来出入。会，经气会合。意为使经气正常地往来出入和会合。

(8)异其章，别其表里：异其章，分出章节。别其表里，表里指著作上下篇或内篇、外篇之类。

(9)《针经》：指专论针法及针具的古文献，如《灵枢·外揣》所称“九针九篇”，《灵枢·禁服》所称“九针六十篇”之类。

(10)始于一，终于九：言计数一为之始，九为之终了。古人认为，从一至九包括天地间的所有数目。《灵枢·九针论》云：“九针者，天地之大数也，始于一而终于九”即是此意。

(11)粗守形，上守神：粗，粗工，技术低劣的医生。上，上工，技术高明的医生。意为粗工只能拘守患病肢体的局部，而上工则能把握患者的神气变化。

(12)神乎神，客在门：意为这神气(经气)往来出入的门户，也是邪气入侵的径路。另外，关于此六字中的断句，诸本不同。《灵枢》中释《九针十二原》的《小针解》篇有“神客者，正邪共会也。神者，正气也。客者，邪气也。在门者，邪随正气之所出入也”，即从“神乎”后断句，而成“神乎，神客在门”，如此其义晦，且破坏了“神”、“门”间的叶韵。《小针解》当为误断，不宜从之。按《小针解》同《素问》的《针解》、《离合真邪论》等篇一样，皆为诠释《九针十二原》(或其祖本)的文章，属后起之作，释文间亦有同有异，故不必视某篇之文具有不可更改的权威性。

(13)粗守关，上守机：关，关节。机，针下的气机。谓粗工只知选取关节处的穴位治疗，而上工则能把握针刺时经气的变化。

(14)空：同“孔”，指腧穴。

(15)空中之机……其往不可追：意为腧穴中经气的变化是清纯而微妙的，其往来皆不易察觉，必须凝神体验，方能知晓。逢，迎接；追，尾随。此未涉补泻手法。

(16)不可挂以发：即不可差之毫发。

(17)叩之不发：叩，同“扣”。扣住弩机而不发射。意为贻误治疗时机。

(18)往者为逆，来者为顺：往，气去。来，气至。逆顺只表示气行的方向不同。

(19)逆而夺之：迎着经气来的方向进针，是为泻实之法。

(20)追而济之：顺着经气离去的方向进针，是为补虚之法。

【释义】

民众因贫穷而连续生病，首选针刺疗法。为推行通经脉、调血气、治百病的针刺疗法，须制定法规，撰著《针经》，详论针具和针法，以流传后世。

使用细长金属针治病的要点，要注意把握病人的神气，全身的状态，不要仅是拘守局部的病变。须知邪气将随正气出入的体表门户而入侵，通过所发生的证候可清楚发病的原因。针刺的微妙处是掌握进针的时机，粗工只拘于关节上的穴位，而上工则谨候针下的气机。腧穴中经气往来是很难捕捉的，掌握其规律运针就会毫发不差，不知其规律就有如空扣弩机而不发射，贻误治疗时机。明了经气运行的逆顺，可以施行迎着经气进针的泻法和顺着经气进针的补法。或迎或随，皆须用心体察，如此才能全面掌握用针的理法。

【原文】

凡用针者，虚则实之，满则泄之，宛陈则除之(1)，邪胜则虚之。《大要》(2)曰：徐而疾则实，疾而徐则虚(3)。言实与虚，若有若无(4)。察后与先，若存若亡。为虚与实，若得若失。

虚实之要，九针最妙，补泻之时，以针为之。泻曰(5)：必持内之，放而出之，排阳得针，邪气得泄(6)。按而引针，是谓内温(7)，血不得散，气不得出也。补曰：随之，随之意若妄之(8)。若行若按，如蚊虻止，如留如还，去如弦绝。令左属右(9)，其气故止，外门已闭，中气乃实。必无留血，急取诛之[10]。

持针之道，坚者为宝[11]。正指直刺，无针左右，神在秋毫，属意病者，审视血脉，刺之无殆。方刺之时，必在悬阳，及与两卫[12]，神属勿去，知病存亡。血脉者，在腧横居，视之独澄，切之独坚。

【校注】

(1)宛陈则除之：宛，通“郁”，积也。陈，陈久。宛陈，指络中有积久之血，即瘀血。除之，排除瘀血。《灵枢·小针解》：“宛陈则除之者，去血脉也。”《素问·针解》：“菀陈则除之者，出恶血也。”王冰注：“言络脉之中血积而久者，针刺而除去之也。”

(2)《大要》：古医经名。

(3)徐而疾则实，疾而徐则虚：谓慢进针而快出针则为补法，快进针而慢出针则为泻法。

(4)言实与虚，若有若无：有和无，指针下有气与无气。针下有气为实，针下无气为虚。下文之存亡得失，亦指气而言。

(5)泻曰：其后有脱文。按王冰《素问·离合真邪论》注引“《针经》云”，“泻曰”之后有“迎之，迎之意”五字。《甲乙经》同。此与“补曰随之，随之意”为对文，当据补。

(6)必持内之……邪气得泄：内，同“纳”。放，开放针孔。排阳得针，阳指表皮，排阳为摇大针孔，以利邪气泄出。

(7)按而引针，是谓内温：按，按压针孔；引针，出针。温，同“蕴”。内温，邪气蕴结于内。意为如果按压针孔出针，就会导致邪气蕴结于内。

(8)意若妄之：妄，当作“忘”。张介宾注：“意若妄之，谓意会于有无之间也。”

(9)令左属右：属，接连。即让左手和右手连续动作，左手按穴位附近皮肤，右手迅速出针，左手再立刻按压针孔。

(10)必无留血，急取诛之：意为恰当施用以上补法，不应有瘀血留内，如有瘀血停留，则予急速除去。诛之，除瘀放血。

(11)坚者为宝：谓针刺时，意志坚定，持针有力，是最宝贵的。张志聪：“坚者，手如握虎也。”

(12)必在悬阳，及与两卫：卫(衛)，《甲乙经》卷五第四、覆刻《太素》卷二十一并作“衡”。衡，指眉上部位。杨上善：“悬阳，鼻也。鼻为明堂，五脏六腑气色皆见明堂及与眉上两衡之中，故将针者，先观气色，知死生之候，然后刺之。”

【释义】

本节指出，要据证候的虚实不同而采用不同的治法。证属正气虚的用补法，气胀的用开泄之法，瘀血积久的用刺络放血法，邪气盛的用泻法。

在针刺手法上，除重述上节的迎随补泻法外，又提出了徐疾补泻法和开阖补泻法。徐疾补泻的手法是：慢进针而快出针为补，快进针而慢出针为泻。开阖补泻的手法是：出针时开放针孔及摇大针孔，使邪气外泄为泻；出针时立刻按压针孔，不使气散为补。

要求医者临证时，面对患者持针要坚定，做到全神贯注，密切注视患者的神色和针刺的部位，以及时掌握病情的变化，避免发生不良的后果。

【理论研究】

1. 守神守机是针刺治病的基本原则

“粗守形，上守神”；“粗守关，上守机。”文中显然认为守神与守机是针刺技术精良的标准。守神，即针刺时全面把握患者的神气。神气是人的生命活力的集中体现。人的眼光中有神气，面色有神气，脉象有神气，形体有神气，志意有神气。人无病，则神气健旺，表明脏腑和调，气血通畅，生机勃勃；人患病，则神气有衰，表明脏腑失调，气血逆乱，生机减弱。当然，神衰的程度还有轻重的不同，必须时刻关注其变化。所以《灵枢·本神》说："凡刺之法，先必本于神。"《素问·宝命全形论》也说："凡刺之真，必先治神，五脏已定，九候已备，后乃存针。"都把患者的神气状态作为是否用针治疗和如何用针治疗的前提。而人之神是微妙的，难以测度的，正如《素问·八正神明论》所说："神乎神，耳不闻，目明心开而志先，慧然独悟，口弗能言，俱视独见，适若昏，昭然独明，若风吹云，故曰神。"医生的诊疗技术达到较高的境界之后，方能"慧然独悟"，"昭然独明"，发现常人所不能发现的细微变化。这自然不是粗工所能做到的。粗工只停留于"守形"即拘守局部症状，头痛医头，脚痛医脚的初级阶段。总之一句话，针刺守神是中医学整体观念在针刺疗法上的体现，是一项基本原则，必须认真实施。

针刺需取穴，关节附近的腧穴是常常选用的。但仅仅知道刺这些常用穴位是不够的，那只是"守关"，属于粗工的做法。上工的高明之处在于，不论刺何穴，都要把握针下的气机，即通过针感体会到经气往来变化，随气而行针。针孔中的气感，清灵而微妙，倏忽往来，极难捕捉。因此，要求医生必须有纯熟的技巧，行针出入进退不得有毫发之误，否则就会像箭在弦上，当发不发，坐失良机。守机当是针刺治疗的又一重要原则。

2. 气的得失是运用补泻手法的基本出发点

本文所举的迎随补泻法、徐疾补泻法、开阖补泻法以及他篇所载的呼吸补泻法等，都是围绕一个"气"字，补者令气得、气有、气存，泻者令气失、气无、气泄。亦如《灵枢·官能》所说："工之用针也，知气之所在，而守其门户，明于调气，补泻所在，徐疾之意，所取之处。"补法针对正气虚之证而设，泻法针对邪气实之证而设，补泻皆通过行针调气而实现。

3. 医生凝神静气是行针的基本要领

"神在秋毫，属意病者"，"神属勿去，知病存亡。"此神指医生的神，医生的注意力。要求医生行针治病时，精神要高度集中，全神贯注于患者，从而把握住患者的神态及病势的进退，以获得理想的疗效。这是《内经》的一贯主张。《素问·宝命全形论》称医生持针要"如临深渊，手如握虎，神无营于众物。"《素问·针解》说："如临深渊者，不敢堕也。手如握虎者，欲其壮也。神无营于众物者，静志观病人，无左右视也。"《灵枢·终始》还提出了有利于凝神静气的理想环境和做法："深居静处，占神往来，闭户塞牖，魂魄不散，专意一神，精气之分，毋闻人声，以收其精，必一其神，令志在针，浅而留之，微而浮之，以移其神，气至乃休。"这些都不是故弄玄虚，而是针刺治疗操作的需要，也是古代医家对患者高度负责医德高尚的表现。

【原文】

九针之名，各不同形：一曰镵针[1]，长一寸六分；二曰员针，长一寸六分；三曰鍉针[2]，长三寸半；四曰锋针，长一寸六分；五曰铍针[3]，长四寸，广二分半；六曰员利针，长一寸六分；七曰毫针，长三寸六分；八曰长针，长七寸；九曰大针，长四寸。镵针者，头大末锐，去泻阳气；员针者，针如卵形，揩摩分间[4]，不得伤肌肉，以泻分气；鍉针者，锋如黍粟之锐，主按脉勿陷，以致其气；锋针者，刃三隅，以发痼疾；铍针者，末如剑锋，以取大脓；员利针者，大如氂[5]，且员且锐，中身微大，以取暴气[6]；毫针者，尖如蚊虻喙，静以徐往，微以久留之而养，以取痛痹；长针者，锋利身薄，可以取远痹[7]；大针者，尖如梃，其锋微员，以泻机关之水也。九针毕矣。

夫气之在脉也，邪气在上[8]，浊气在中[9]，清气在下[10]。故针陷脉[11]则邪气出，针中脉则浊气出，针太深则邪气反沉，病益。故曰：皮肉筋脉，各有所处，病各有所宜，各不同形，各以任其所宜。无实无虚，损不足而益有余，是谓甚病，病益甚。取五脉[12]者死，取三脉者恇[13]。夺阴者死，夺阳者狂。针害毕矣。

刺之而气不至，无问其数[14]；刺之而气至，乃去之，勿复针。针各有所宜，各不同形，各任其所为。刺之要，气至而有效，效之信，若风之吹云，明乎若见苍天。刺之道毕矣。

【校注】

(1)镵针：镵，音 chán，《说文》："镵，锐也。"即针尖非常尖锐的针。

(2)鍉针：鍉，音 dí，同"镝"，箭头。谓针尖如箭头。

(3)铍针：铍，音 pī，《说文》："铍，大针也。一曰剑如刀装者。"即剑形针具。

(4)分间：分肉间。

(5)氂：音 máo，牦牛尾之毛。

(6)暴气：暴痹，痹之急起者。

(7)远痹：病程长的久痹。

(8)邪气在上：天空中的贼风邪气易侵犯上部经脉。

(9)浊气在中：浊气，饮食积滞之气。食积之气易犯与胃肠相关的经脉，如手足阳明经。

(10)清气在下：清气，地面上的寒湿之气。寒湿之气易伤人的下部经脉。

(11)陷脉：指头部经脉的腧穴。头部穴位多在骨陷之中。

(12)五脉：五脏的经脉。

(13)取三脉者恇：三脉，指手足三阳经脉。恇，音 kuāng，怯弱。

(14)数：指施行针刺手法的次数。有谓指留针的息数。

【释义】

镵针、员针、鍉针、锋针、铍针、员利针、毫针、长针和大针即九种金属针具，具有不同的形状和用途。

不同的病邪易伤人身不同的部位，贼风邪气易伤上部的经脉，水谷浊气易伤中部经脉，寒湿之气易伤下部的经脉。所以，治疗不同病邪所致的疾病，应取相关部位的经穴。同时要选好不同形状的针具，恰当使用。注意不可补实泻虚，那样只会加重病情，甚至死亡。

针刺欲取效必须得气，气未到时不要顾虑运针的次数；已得气则可以出针，不必再刺。得气之效，有如风吹云散，可以立见明朗的蓝天。

【理论研究】

九针的出现是医疗领域的一大进步。

"九针之名，各不同形"，"各任其所为"。针已细分为九种，并严格规定了每种针的形状、规格和适应证，显示了医疗器械的改进和医疗手段的进步。远古治病采用砭石，主要用于排脓或放血。当金属冶炼术出现之后，优于岩石的金属成为针具更理想的材料。可以想见青铜时代的商周，针具当多是铜质的，其他金属产生后，也会用不同的材料制针。但无论是铜，还是锡、铅、金、银、铁，在硬度和韧性上都很难同时满足细而长的毫针、长针、大针的需要。随着社会的进步，生产的发展，战国至秦汉时期在冶铁术的基础上产生了炼钢术，并不断改进，优质的钢材为九针的制造提供了可靠的材料保证。从这个意义上说，炼钢术促进了针具的改良，推动了医疗技术的前进。九针的出现，是医学发展史上的重要事件，《内经》亦多有记载并加以推崇，如：

《灵枢·九针论》："九针者，天地之大数也，始于一而终于九。"

《灵枢·官针》："凡刺之要，官针最妙。九针之宜，各有所为，长短大小，各有所施也，不得其用病弗能移"。

《灵枢·外揣》:"夫九针者,小之则无内,大之则无外,深不可为下,高不可为盖,恍惚无穷,流溢无极。"

《素问·针解》:"九针上应天地四时阴阳,愿闻其方,令可传于后世以为常也。"

之所以对九针如此赞不绝口,是因为不仅九针的治疗范围大大超过了砭石,还有由于毫针所具有的良好性能,而有如下的重要作用:①毫针的运用得心应手,深浅徐疾,提插捻转,使针下产生明显的气感,从而察知经气的往来,借以寻求和确定经脉的循行路线。从古朴的《足臂十一脉灸经》的彼此不相连接又不与内脏连属的十一脉,到《灵枢·经脉》已形成网络系统的十二经脉,以及经中他篇补述的奇经八脉,若没有运用毫针的长期实践,是不可能完成的;②应用以毫针为代表的九针之后,各种各样的刺法,如《灵枢·官针》的输刺、偶刺、半刺等多达26种刺法才有可能产生;针刺的各种手法,诸如迎随、徐疾、开阖等补泻手法才有可能出现。这些都不是砭石、灸焫所能达到的。

【原文】

黄帝曰:愿闻五脏六腑所出之处(1)。岐伯曰:五脏五腧(2),五五二十五腧;六腑六腧(3);六六三十六腧。经脉十二,络脉十五(4),凡二十七气,以上下。所出为井(5),所溜为荥(6),所注为腧(7),所行为经(8),所入为合(9),二十七气所行,皆在五腧也。节之交,三百六十五会(10)。知其要者,一言而终;不知其要,流散无穷。所言节者,神气之所游行出入也,非皮肉筋骨也。

睹其色,察其目,知其散复(11);一其形,听其动静,知其邪正。右主推之,左持而御之(12),气至而去之。凡将用针,必先诊脉,视气之剧易,乃可以治也。五脏之气已绝于内,而用针者反实其外,是谓重竭(13)。重竭必死,其死也静。治之者辄反其气,取腋与膺。五脏之气已绝于外,而用针者反实其内,是谓逆厥(14)。逆厥则必死,其死也躁。治之者反取四末。刺之害,中而不去,则精泄(15);害中而去,则致气(16)。精泄则病益甚而恇,致气则生为痈疡(17)。

五脏有六腑,六腑有十二原,十二原出于四关,四关(18)主治五脏。五脏有疾,当取之十二原。十二原者,五脏之所以禀三百六十五节气味(19)也。五脏有疾也,应出十二原,而原各有所出,明知其原,睹其应,而知五脏之害矣。

阳中之少阴,肺也,其原出于太渊,太渊二。阳中之太阳,心也,其原出于大陵,大陵二。阴中之少阳,肝也,其原出于太冲,太冲二。阴中之至阴,脾也,其原出于太白,太白二。阴中之太阴,肾也,其原出于太溪,太溪二。膏之原,出于鸠尾(20),鸠尾一。肓之原,出于脖胦(21),脖胦一。凡此十二原者,主治五脏六腑之有疾者也。胀取三阳,飧泄取三阴。

【校注】

(1)五脏六腑所出之处:犹言五脏六腑的经脉脉气所出之处。

(2)五脏五腧:五脏的每一脏经脉各有井、荥、输、经、合五个腧穴。

(3)六腑六腧:六腑的每一腑经脉各有井、荥、输、原、经、合六个腧穴。

(4)络脉十五:十二经络脉各一,加任脉之络、督脉之络和脾之大络,共计十五。

(5)所出为井:井为泉源之处。此喻脉气最初发出的部位,如大地之泉。

(6)所溜为荥:荥,音xíng,《说文》:"绝小水也。"谓荥穴中的脉气如极细小的水流。

(7)所注为腧:注,灌注。腧,转输。谓输穴中的脉气渐盛,流注于此又输往他处。

(8)所行为经:经有通达之意。谓脉气至经穴,有如大河通渠,畅行无滞。

(9)所入为合:合,汇合。谓脉气至合穴,汇入大经本脏。张介宾注:"脉气至此,渐为收藏，而入合于内也。”

(10)节之交，三百六十五会：节指皮肉骨节间的孔道，即腧穴。三百六十五，是应一年的日数，非为全身经穴的实数。

(11)散复：指神气的消散与来复。

(12)右主推之，左持而御之：即右手推针刺入，左手护住针体。

(13)重竭：张介宾注：“脏气已绝于内，阴虚也。反实其外，误益阳也。益阳则愈损其阴，是重竭也。”

(14)逆厥：张介宾注：“脏气已绝于外，阳虚也。反实其内，误补阴也。助阴则阳气愈竭，故致四逆而厥。”

(15)精泄：指精气耗散。

(16)害中而去，则致气：本句《灵枢·寒热病》作“不中而去，则致气”。《太素》“害”亦作“不”。意为未中病而出针，会使邪气留滞。

(17)致气则生为痈疡：邪气留滞化热而生痈疽之病。

(18)四关：指两肘和两膝四个大关节。

(19)五脏之所以禀三百六十五节气味：禀，受。意为五脏接受全身经穴之气。“味”字疑衍。

(20)膏之原，出于鸠尾：膏，指心下之脂。丹波元简注：“自膈以上，皆心肺清洁之属；自膈以下，皆肠胃污浊之属。而心下有微脂为膏，膈上有薄膜为肓也。”鸠尾，当胸前蔽骨下端，亦为穴名。王冰《素问·气府论》注：“鸠尾，心前穴名也。其正当心蔽骨之端，言其骨垂下如鸠鸟尾形，故以为名也。”

(21)肓之原，出于脖胦：肓，指下肓，膈下空隙之处，《素问·腹中论》：“其气溢于大肠而著于肓，肓之原在脐下，故环脐而痛也。”脖胦(音 bó yāng)，即气海穴，在脐下一寸半，属任脉。

【释义】

井、荥、输、经、合五输穴是五脏六腑经脉脉气的发出与转输的重要径路，脉气自指(趾)端的井穴发出后，由微渐盛，最后合入于本脏大经。

脏腑经脉十二，络脉十五，计二十七气行于周身。全身孔道穴位计三百六十五个，应一岁三百六十五日之数，是正气出入的门户。

针刺治病时，须注意观察病人的眼睛和面色，以知神气的耗散与来复。治必平调五脏内外阴阳之气，五脏阴衰，不可再补阳，否则阴更伤而致重竭；五脏阳衰，不可再补阴，否则阴更盛而致逆厥。重竭和逆厥皆是死证。要把握好针刺的时机，中病即止，否则伤正为害；未中病者，不可轻易止针，否则留邪为患。

五脏的阴阳属性：肺为阳中之少阴，心为阳中之太阳，肝为阴中之少阳，脾为阴中之至阴，肾为阴中之太阴。

五脏有与之密切相关的十二原穴，肺的原穴为太渊，心的原穴为大陵，肝的原穴为太冲，脾的原穴为太白，肾的原穴为太溪，膏之原穴为鸠尾，肓之原穴为脖胦(气海)。十二原穴主治五脏六腑的疾患。

【理论研究】

特殊腧穴井、荥、输、经、合五输和十二原

本节列出的一些特殊腧穴关系到脏腑所属经脉脉气所出及运行状态，这些穴按水的流势被命名为井、荥、输、经、合。井穴在指(趾)端,为脉气发出之处,刚发出的脉气有如泉水自地而出,其后由微渐盛,而至灌注,而至转输,而至流通,最终入合于本脏大经。"五脏五腧"和"六腑六腧"("腑腧"较"脏腧"多一原穴),具载于《灵枢·本输》中。《灵枢·九针十二原》和《灵枢·本输》两篇皆认为脉气是向心性流动的,即从四肢末端流向内脏,此与《灵枢》的《经脉》、《营气》、《营卫生会》等篇关于经脉循行及营卫二气环流的记载有很大的差异,可能为古代医家早期的认识,或为某一遵古学派的观点。两种说法已并传于后世,至今亦无改变。

另一类特殊腧穴是与五脏关系密切的十二原穴。十二原穴中,五脏有五对,另外为膏之原和肓之原,显然这不同于六腑阳经的原穴。太渊、大陵、太冲、太白、太溪在"五脏五腧"中皆属输穴,虽然阴经有"以输为原"之说,但仍不能认为此十二原穴仅是"五腧"的一部分。本篇另提出十二原是有其深意的,"明知其原,睹其应,而知五脏之害","凡此十二原者,主治五脏六腑之有疾者也",即在诊察和治疗脏腑疾病上,这十二原穴有特殊的作用。

还需指出的是,本为手厥阴心包经的大陵穴,在这里成了心之原穴,同样,在《灵枢·本输》中,手少阴心经的五输依次为中冲、劳宫、大陵、间使、曲泽,五穴亦皆在心包经的循行路线上。这是什么原因呢?我们或可从《灵枢·邪客》中找到些许答案。《灵枢·邪客》云:"黄帝曰:手少阴之脉独无腧,何也?岐伯曰:少阴,心脉也。心者,五脏六腑之大主也,精神之所舍也,其脏坚固,邪弗能容也。容之则心伤,心伤则神去,神去则死矣。故诸邪之在于心者,皆在心之包络。包络者,心主之脉也。故独无腧焉。"这是从心包可代心受邪发病的角度来解释的,而经络与腧穴本属正常的人体结构,故很难自圆其说。其实,这也是经络学说在建立和发展过程中一个阶段的认识,至《甲乙经》已清楚地列出手少阴脉五个输穴,其中少冲穴为井,少府穴为荥,神门穴为输,灵道穴为经,少海穴为合。《甲乙经》系撰集《针经》(即《灵枢》)、《素问》和《明堂孔穴针灸治要》三部古经,"删其浮辞,除其重复",进行编次而成。其所载手少阴脉腧穴的内容,既不见于《灵枢》和《素问》,必当取自《明堂孔穴针灸治要》,此适足以补《灵枢·本输》等篇之缺,是对经穴理论的完善。

【原文】

今夫五脏之有疾也,譬犹刺也,犹污也,犹结也,犹闭也。刺虽久,犹可拔也;污虽久,犹可雪也;结虽久,犹可解也;闭虽久,犹可决也。或言久疾之不可取者,非其说也。夫善用针者,取其疾也,犹拔刺也,犹雪污也,犹解结也,犹决闭也。疾虽久,犹可毕也。言不可治者,未得其术也。

刺诸热者,如以手探汤(1);刺寒清者,如人不欲行(2)。阴有阳疾者(3),取之下陵三里(4),正往无殆,气下乃止,不下复始也。疾高而内者(5),取之阴之陵泉;疾高而外者(6),取之阳之陵泉也。

【校注】

(1)如以手探汤:形容针法轻浅快捷,如手入热水,一触即起。张介宾注:"如以手探汤者,用在轻扬。热属阳,阳主于外,故治宜如此。"

(2)如人不欲行:留针之意。张介宾注:"如人不欲行者,有留恋之意也。阴寒凝滞,得气不易,故宜留针如此。"

(3)阴有阳疾者:指阴分有阳热之邪。

(4)下陵三里:即足三里穴。

(5)疾高而内者:指病位在上而病本属于脏。张介宾注:"疾高者,在上者也,当下取之。

然高而内者属脏，故当取足太阴之阴陵泉。”

(6)疾高而外者：指病位在上而病本属于腑。张介宾注：“高而外者属腑，故当取足少阳之阳陵泉也。”

【释义】

本节进一步肯定了针刺疗法的疗效，新病久病皆可治，且取效如拔刺、雪污、解结、决闭一样地迅捷、彻底。

针刺获效，必须辨寒热，而有留针与不留针之别；又须辨病位，而有取阴经和阳经之异。

【理论研究】

本篇非常重视对针刺效果的评价。从篇首的“勿使被毒药，无用砭石，欲以微针通其经脉”，到篇中“刺之要，气至而有效，效之信，若风吹云，明乎若见苍天”，以至篇末“善用针者，取其疾也，犹拔刺也，犹雪污也，犹解结也，犹决闭也”云云，皆为肯定和赞颂之辞。这可能是反映了在医学发展史上针灸疗法处于鼎盛时期的一些针灸学家的心态。他们认为，“人者，天地之镇也”，小针虽为“细物”，但能“上合之于天，下合之于地，中合之于人”，“夫治民者，亦唯针焉”（《灵枢·玉版》）。把用针治病看作是最理想的选择。当时，擅长针灸的医家为数甚众，形成了一股势力。“针有悬布天下者王，黔首共余食，莫知之也。一曰治神，二曰知养身，三曰知毒药为真，四曰制砭石大小，五曰知腑脏血气之诊。”（《素问·宝命全形论》）以针为代表的五法，作为法治文告的形式发布，显示了某一地区针灸医学团体势力的强大。

从医学理论的形成和发展的状况来说，灸法、针法与经络学说当是相互促进、协同发展的，而且发展得较早。因而，在中医学早期的理论著作中，针刺理论比较成熟和丰富。药物的使用虽然也很早，但药学理论的发展相对滞后。作为理论著作“医经七家”之一的《黄帝内经》，载有大量的刺法，绝大多数疾病都采用针刺疗法，而药物疗法甚少，方剂仅得十余个，方剂配伍理论仅出现在后人所补的《至真要大论》等篇中，其时已在《神农本草经》之后了。作为药物疗法的著作，古有《经方十一家》，包括治疗痹、疝、瘅、风寒热、妇人婴儿病、金创等多种疾病的方药，惜尽佚。从出土帛书《五十二病方》上看，载方虽多，但有方无论。由此可见，古代提倡针灸的医家，在中医学发展史上特别是对中医理论的构建上，确有特殊的贡献。因此在他们的著作中，对针刺疗法一往情深，赞颂有加，充满着自豪与自信。

（赵明山）

邪气脏腑病形第四

【篇解】

本篇论邪气伤人特点、规律、脏腑病状及其诊法与刺治方法，因以邪气发病与脏腑病形为论述中心，故为篇名。

【提要】

1. 先论邪气伤人因邪气性质不同、所伤部位不同、人体正气虚实情况不同而病变复杂；继则从望色、按脉、问病情三方面诊察病变性质；最后讨论病变的刺治方法。全篇从临床实际出发，贯通中医的病理、诊治，是一篇完整的学术论文。

2. 从理论与实践结合的高度，本篇阐发了中医学以下几个基本问题：病邪性质与分类；

发病机理;诊法望、问、切合参及色脉合参、脉尺合参;脉症相应;刺治原则与方法。

【原文】

黄帝问于岐伯曰:邪气之中人也奈何?岐伯答曰:邪气(1)之中人高也。黄帝曰:高下有度乎?岐伯曰:身半已上者,邪中之也;身半已下者,湿中之也。故曰:邪之中人也,无有常,中于阴则溜于腑,中于阳则溜于经。黄帝曰:阴之与阳也,异名同类(2),上下相会,经络之相贯,如环无端。邪之中人,或中于阴,或中于阳,上下左右,无有恒常,其故何也?岐伯曰:诸阳之会,皆在于面。中人也,方乘虚时,及新用力,若饮食汗出腠理开,而中于邪。中于面则下阳明,中于项则下太阳,中于颊则下少阳,中于膺背两胁亦中其经(3)。黄帝曰:其中于阴奈何?岐伯曰:中于阴者,常从臂胻(4)始。夫臂与胻,其阴(5)皮薄,其肉淖泽,故俱受于风,独伤其阴。黄帝曰:此故伤脏乎?岐伯答曰:身之中于风也,不必动脏。故邪入于阴经,则其脏气实,邪气入而不能客,故还之于腑。故中阳则溜于经,中阴则溜于腑。黄帝曰:邪之中人脏奈何?岐伯曰:愁忧恐惧则伤心;形寒寒饮则伤肺,以其两寒相感,中外皆伤,故气道(6)而上行;有所堕坠,恶血留内,若有所大怒,气上而不下,积于胁下则伤肝;有所击仆,若醉入房,汗出当风则伤脾;有所用力举重,若入房过度,汗出浴水则伤肾。黄帝曰:五脏之中风奈何?岐伯曰:阴阳俱感,邪气乃往(7)。黄帝曰:善哉。

黄帝问于岐伯曰:首面与身形也,属骨连筋,同血合于气耳。天寒则裂地凌冰,其卒寒,或手足懈惰,然而其面不衣,何也?岐伯答曰:十二经脉,三百六十五络,其血气皆上于面而走空窍,其精阳气上走于目而为睛(8),其别气(9)走于耳而为听,其宗气(10)上出于鼻而为臭,其浊气(11)出于胃走唇舌而为味。其气之津液皆上熏于面,而皮又厚,其肉坚,故天气甚寒不能胜之也。

黄帝曰:邪之中人,其病形何如?岐伯曰:虚邪之中身也,洒淅动形(12);正邪之中人也微,先见于色,不知于身,若有若无,若亡若存,有形无形,莫知其情。黄帝曰:善哉。

【校注】

(1)邪气:此指风雨寒暑等天之邪气,与下文中身半以下之地湿相对而言。

(2)阴之与阳也,异名同类:阴阳,此就经脉而言。张介宾注:“经脉相贯合一,本同类也,然上下左右,部位各有所属,则阴阳之名异矣”。

(3)中于膺背两胁亦中其经:膺,胸部。经,指三阳经。张介宾注:“膺在前,阳明经也;背在后,太阳经也;两胁在侧,少阳经也。中此三阳经与上同。”

(4)胻:足胫部。

(5)阴:此指臂胻内侧。

(6)道:诸本皆作逆。

(7)阴阳俱感,邪气乃往:阴阳,此指内外。往,张介宾注:“言进也。”外而经脉受邪,内而脏气失调,内外呼应,风邪才能进而入内,导致五脏中风,以与上文“身之中于风也,不必动脏”相呼应。往,《灵枢略》作“住”,留止之义,可参。

(8)其精阳气上走于目而为睛:精阳气,即阳气之精华。上走于目而为睛,《太素》卷二十七邪中作“上于目而为精”,睛当为精。精者明也,与下文听、臭相类。

(9)别气:张介宾注:“旁行之气也。”经脉气血从两侧上行于耳,故称别气。

(10)宗气:指胸中大气。

(11)浊气:张介宾注:“谷气也。”《甲乙经》卷四第二上“浊气”下有“下”字。

(12)洒淅动形:泛指形体出现病症。洒淅,寒栗貌。

【释义】

本节论述疾病的发生与邪气的性质、伤人部位及躯体内脏状况有关。

1. 邪分正邪、虚邪，感而发病，病证轻重不同；邪分清浊，所伤人体部位不同。

2. 邪伤部位不同，病症各异。

3. 邪气伤人发病，还需体内正气失调作呼应。此外，还讨论五脏发病的原因、视听臭味形成机理。

【理论研究】

1. 关于发病机理

本节反复申明，疾病发生外伤于邪气、内因于脏腑经络气血失调，与《内经》坚持的邪正相搏的发病观是一致的，但在阐发的深度和内容上更有独到之处。

(1)邪气性质：本节将邪气按性质分为正邪与虚邪、轻清与重浊之邪。虚邪之名源自《灵枢·九宫八风》"从其冲后来为虚风"，即四时不正之气，如四时之气太过而称六淫，还应包括具有染易性质的疫疠之气。本节未提及六淫和疫疠，较为古朴。这种邪气触而发病，症状较重。所谓正邪，即顺时之气在人体虚弱之时亦可伤人发病，与虚邪有别而称为正邪，其始发症状轻微，似有若无。虚邪、正邪，还见于《素问·八正神明论》："虚邪者，八正之虚邪气也。正邪者，身形若用力，汗出腠理开，逢虚风，其中人也微，故莫知其情，莫见其形。"此处虚风，张介宾注："虽为正风，亦能伤人，故曰正邪，亦曰虚风耳。"《内经》将邪气分为正邪、虚邪，对于从致病邪气角度探讨疾病的防治有一定意义。

邪气的性质又可分为轻清与重浊两类。本节说："身半已上者，邪中之也；身半已下者，湿中之也。"显然，身半以上位高，所伤之邪轻清，如风雨寒热；身半以下位低，所伤之邪重浊，如湿浊。《内经》的这种思路在其他篇章亦有反映，如《素问·太阴阳明论》："伤于风者上先受之，伤于湿者下先受之"，《灵枢·百病始生》："风雨则伤上，清湿则伤下"即是。轻清属阳、上属阳，重浊属阴、下属阴，邪气性质与所伤部位相应，既可解释某些临床症状，或从症状推求病邪性质，有诊断意义，又能为治疗提示方向，理论虽然简朴，却有实用价值，并为进一步研究病邪特点及审症求因方法提供依据。

(2)邪伤部位：本节论及邪气所伤部位不同，病发经脉脏腑也不同，邪伤部位是发病机理的重要环节。第一，经脉是密布于周身的网络，既能输布气血，又有沟通上下、左右、内外的作用，邪随气转，伤皮表之邪通过经脉传布于相应的脏腑器官、组织百骸。第二，"中阳则溜于经"，阳指阳经及其所属的皮表，经指经脉及其所属的躯体病变。如臂胻的外侧是阳经所属，面部为诸阳之会。头面部前后左右均为阳经循行部位，"中于面则下阳明，中于项则下太阳，中于颊则下少阳，其中于膺背两胁亦中其经"，分属于太、少、阳明三阳经病变。第三，"中阴则溜于腑"，阴指阴经及其所属的皮表，如臂胻内侧是阴经所属，伤则入内病及脏腑。不过，按本节所论，由于五脏是生命核心，乃抵御邪气的最后防线，故非五脏先有内虚，外邪不得伤之，仅以腑当之。邪伤部位不同导致经脉脏腑病变不同的理论，对于临床审察症状判别病位、引经药的使用有很大指导作用。此外，本节中阳病经、中阴病腑的理论，对于理解《素问·热论》六经证候有一定的指导价值。《素问·热论》六经证候中的三阳属经脉证、三阴属六腑证，与本节所论遥相呼应。

(3)正气虚实：《内经》反复强调正气不足在疾病发生中的作用，本节也是如此，并结合临床实际加以分析。"中于阳则溜于经"，其前提是"方乘虚时，及新用力，若饮食汗出腠理开"；"中于阴则溜于腑"，除了臂胻"其阴皮薄，其肉淖泽"外，还有相应的条件，如上述用力、伤食。

这种条件，《内经》其他篇也有所论述，如《素问·痹论》“此亦其食饮居处为其病本也。六腑亦各有俞，风寒湿气中其俞，而食饮应之，循俞而入，各舍其腑也”，并举“饮食自倍，肠胃乃伤”为例。特别是论及邪伤阴何以不病脏时，提出“邪入于阴经，则其脏气实，邪气入而不能客，故还之于腑”，是因为脏气不虚，邪不能入客的缘故。继而论“邪入于脏”的条件是五脏先伤，并列出五脏受伤的常见原因，如此则“阴阳俱感，邪乃得往”，也就是说，能否病脏、病及何脏，与具体脏气状况有关。这种理论，不仅在发病学上有重要价值，在脏腑辨证施治及养生学上也是有意义的。

2. 关于五脏病因

《内经》以五脏为生命活动的核心，外感病邪入五脏则死，内伤病伤及五脏，虽未必即死，但病变过程长而难治，因而《内经》十分重视五脏病因的探讨。本节对五脏病因的论述，虽是在探讨邪入五脏的条件时顺便论及，但其论全面、系统，因而为后世所公认。深入分析这些论述，发现有如下特点：

(1)不健康生活方式为病：大怒、愁忧恐惧属情志太过，心理失调；寒饮、醉酒属饮食失节；汗出浴水、当风，堕坠、用力举重属于起居失当；入房过度属于劳伤。这些日常生活之事，人人所不能免，而成为致病因素则发病率高、涉及病种广泛。饮食、起居、情志、劳作失调，中医学作为重要病因，而西医学不以为然，认为它既非物理、化学致病因素，又非生物学致病因素，充其量是发病诱因或标志机体失常状态，这就反映了中西两种医学有关病因和发病理论的学术差异。近来，人们逐渐认识到，这些不健康生活方式所致疾病，在传染病得到有效控制之后，成为威胁人类健康、降低生活质量的重要方面，不仅在发达国家是这样，即使在中国也是如此。20 世纪 80 年代末 90 年代初，中国 26 省、自治区、直辖市(抽样地区)3.3268 亿人主要死因死亡率(1/10 万)、构成(%)及位次调查显示，死亡率处于前六位的顺次是呼吸系病、恶性肿瘤、脑血管病、损伤和中毒、心脏病和消化系病，占总死亡率的 82.39%，而传染病、肺结核病已退居第 7、8 位，仅占死亡率的 4.81%[1]。这些病种，除损伤和中毒外，多无明确的物理、化学、生物学病因，与不健康的生活方式密切相关，合于《内经》五脏病因的理论。

(2)“生病起于过用”：语见《素问·经脉别论》，其义是饮食起居、劳作情绪以适中和谐为宜，过犹不及，过则为灾，成为致病因素。此义正合本节五脏病因。盖愁忧恐惧、大怒是七情太过，寒饮、醉酒是饮食过当，用力举重、入房过度是劳作太过，等等，均超过生理限度，使五脏不堪重负而伤耗、久积致病，脏气亏虚，气化失调，邪气内生。此言其病因、病理意义，在治疗上有指导价值，在养生防病上则提示一种原则，即《灵枢·本神》所说：“节阴阳而调刚柔”，追求和谐适中，故滑寿注《难经·四十九难》说：“夫忧思恚怒、饮食动作，人之所不能无者，发而中节，乌能为害，过则伤人必矣。故善生者，去太去甚，适其中而已。昧者拘焉，乃欲一切拒绝之，岂理也哉?”

(3)病伤其阴：本节将脏腑受邪发病称为“邪入于阴经”，与《内经》其他篇章所述一致，如《素问·调经论》“夫邪之生也，或生于阴，或生于阳……其生于阴者，得之饮食居处、阴阳喜怒。”《灵枢·百病始生》“喜怒不节则伤脏，脏伤则病起于阴也”，均将情志、饮食、劳倦等致病称作伤阴。这里伤阴的含义其实就是与风雨湿浊伤阳相对的伤内、伤外的病因分类。外阳，指皮毛筋骨，属表；内阴，指脏腑，属里。因此，病伤其阴就是直接伤及脏腑，它有以下特点：第一，此类致病因素无需经过内外传变，直接伤脏腑，形成脏腑病变，俗称内伤病。第二，病变的特点是脏腑气化失调，其演化机制多用脏腑的五行生克乘侮、气血阴阳消长互制加以阐发。第三，病变的治疗以协调脏腑、和谐阴阳气血为法则，不以祛除外邪为目的。当然，疾病的发生，情况极其复杂，外邪伤外，伤内是相对的，内伤、外感的界线也并非绝对，如《灵枢·百病始生》积证形成就有寒邪因素。

关于五脏病因的记载，《灵枢·百病始生》有类似内容，文字是："忧思伤心；重寒伤肺；忿怒伤肝；醉以入房，汗出当风伤脾；用力过度，若入房汗出浴则伤肾"，与本节大同小异。其中伤脾者涉及醉酒、房事与汗出受风，与后世异，《难经·四十九难》提出"饮食劳倦则伤肺"，与后世同，可参。

3. 关于头面官窍

本节在论述头面耐寒的原因时指出："十二经脉，三百六十五络，其血气皆上于面而走空窍。其精阳气上走于目而为睛（精，视明也），其别气走于耳而为听，其宗气上出于鼻而为臭，其浊气出于胃，走唇舌而为味，"阐发了视觉、听觉、嗅觉、味觉的生理基础。这些感觉器官的生理功能，《内经》认为是人体精气输布于不同器官发挥不同作用的结果，十二经脉、三百六十五络的血气就是这种精气的总括称谓，而阳气之精、别气、宗气、浊气则是这种精气的具体指称，与其性质、输布路径、发挥作用相关，因而赋予不同名称。这种认知思路与《灵枢·决气》一气"辨为六名"同出一辙，体现了中医学理论特有的整体观。此外，本节经络血气上走头面以为五官七窍之用的理论，对于认识中医关于脑的论述与理论也有一定学术价值。近来中医界有人将中医脑论与西医学脑神经理论相比附，除了引用李时珍"脑为元神之府"外，还引证《素问·脉要精微论》"头者精明之府"，其实是误解。张介宾注："五脏六腑之精气，皆上升于头，以成七窍之用，故头为精明之府。"（《类经·疾病类·九十一》）姚止庵注："六阳清气上升于头，故头为精明之府。盖七窍皆以神用，故同谓之精明。"（《素问经注节解》）均明确指出"头为精明之府"的含义是"成七窍之用"，而七窍之用的生理基础是体内精气上注，毫无脑为神明之主、全身主宰的意思。其他注家亦未有超出此义者。其原因在于中医理论是建立在中国古代"气一元论"科学观基础上的，脑属于奇恒之府，其功能内涵于脏腑经络精气活动之中，故而中医治脑病从脏腑经络气血入手。中西医理论体系不同，不必费神比附，反而阉割中医理论，于脑病诊治何益？

又，《灵枢·脉度》说："肺气通于鼻，肺和则鼻能知香臭矣；心气通于舌，心和则舌能知五味矣；肝气通于目，肝和则目能辨五色矣；脾气通于口，脾和则口能知五谷矣；肾气通于耳，肾和则耳能闻五音矣"，也阐发视、听、嗅、味诸感觉形成的生理基础，似乎与本节所论相矛盾。其实，二者是从不同角度阐述，相辅相成的。一则以经络血气，一则以五脏开窍，虽各有所重，但均阐发精气为形成头面官窍感觉的生理基础，为临床从脏腑经络论治奠定了理论基础。

【临证指要】

邪中部位与引经报使

本节论云：邪气"中于面则下阳明，中于项则下太阳，中于颊则下少阳，其中于膺背两胁亦中其经"，指出邪中部位不同，则不同经脉受病。由于经脉病变主要反映在其循行部位的躯体官窍痛痒与相络属的脏腑气化失常，所以按"审症求因"原则可以诊断相应经脉病变，不仅为临床辨证提供了依据，还为治疗选药开拓了思路。临床治疗时，针对病证的部位或经脉所属，在辨别其寒热虚实选方遣药的基础上，往往还使用一二味引导这些药物的药力到达病位或病经的药物，起"向导"作用，这种药物被称作引经报使。如笔者曾治疗一名头顶部脓疮的青年男性患者，他医注射抗生素、口服清热燥湿凉血汤剂，十天未效，虑其药力未达病所，在原汤剂中加入升麻、藁本，三日脓出定痂，七日病愈。藁本引药上巅顶，升麻既有清热解毒功效，又可入阳明经使药力上达头面。历代医家重视引经报使药物作用的亦不少，如张元素《医学启源》在“用药备旨”章记述有“各经引用”，李时珍《本草纲目》则引张氏之《珍珠囊》并加以扩充而成“引经报使”诸药目录。今列常用的引经报使药物及其经脉、部位，以供参考：太阳羌活、防风、藁本，阳明升麻、葛根、白芷，少阳柴胡，太阴苍术，少阴独活，厥阴细辛、川芎、青皮；咽喉部桔梗，上肢桂枝，下肢牛膝。

【原文】

黄帝问于岐伯曰：余闻之，见其色，知其病，命曰明；按其脉，知其病，命曰神；问其病，知其处，命曰工。余愿闻见而知之，按而得之，问而极之，为之奈何？岐伯答曰：夫色脉与尺之[1]相应也，如桴鼓影响之相应也，不得相失也。此亦本末根叶之出候[2]也，故根死则叶枯矣。色脉形肉不得相失也，故知一则为工，知二则为神，知三则神且明矣。黄帝曰：愿卒闻之。岐伯答曰：色青者，其脉弦[3]也；赤者，其脉钩也；黄者，其脉代[4]也；白者，其脉毛；黑者，其脉石。见其色而不得其脉，反得其相胜之脉[5]则死矣；得其相生之脉[6]则病已矣。

黄帝问于岐伯曰：五脏之所生，变化之病形何如？岐伯答曰：先定其五色五脉之应，其病乃可别也。黄帝曰：色脉已定，别之奈何？岐伯曰：调其脉之缓急、小大、滑涩，而病变定矣。黄帝曰：调之奈何？岐伯答曰：脉急者尺之皮肤亦急，脉缓者尺之皮肤亦缓；脉小者尺之皮肤亦减而少气[7]，脉大者尺之皮肤亦贲而起[8]；脉滑者尺之皮肤亦滑，脉涩者尺之皮肤亦涩。凡此变者，有微有甚。故善调尺者，不待于寸[9]；善调脉者，不待于色。能参合而行之[10]者，可以为上工，上工十全九；行二者为中工，中工十全七；行一者为下工，下工十全六。

黄帝曰：请问脉之缓急小大滑涩之病形何如？岐伯曰：臣请言五脏之病变也。心脉急甚者为瘛疭；微急为心痛引背，食不下。缓甚为狂笑；微缓为伏梁[11]，在心下，上下行，时唾血。大甚为喉吤[12]，微大为心痹[13]引背，善泪出。小甚为善哕；微小为消瘅。滑甚为善渴；微滑为心疝[14]引脐，小腹鸣。涩甚为瘖，微涩为血溢，维厥[15]，耳鸣，颠[16]疾。肺脉急甚为癫疾，微急为肺寒热，怠惰，咳唾血，引腰背胸，若鼻息肉不通。缓甚为多汗；微缓为痿，瘘，偏风，头以下汗出不可止。大甚为胫肿；微大为肺痹引胸背，起恶日光[17]。小甚为泄；微小为消瘅。滑甚为息贲[18]上气；微滑为上下出血。涩甚为呕血；微涩为鼠瘘，在颈支腋之间，下不胜其上，其应善酸[19]矣。肝脉急甚为恶言，微急为肥气[20]，在胁下若覆杯。缓甚为善呕，微缓为水瘕痹[21]也。大甚为内痈，善呕，衄；微大为肝痹阴缩，咳引小腹。小甚为多饮；微小为消瘅。滑甚为㿉疝[22]；微滑为遗溺。涩甚为溢饮，微涩为瘈挛筋痹[23]。脾脉急甚为瘈疭；微急为膈中，食饮入而还出，后沃沫[24]。缓甚为痿厥；微缓为风痿，四肢不用，心慧然若无病[25]。大甚为击仆；微大为疝气，腹里[26]大脓血，在肠胃之外。小甚为寒热；微小为消瘅。滑甚为㿉癃[27]，微滑为虫毒蛕蝎[28]腹热。涩甚为肠㿉，微涩为内㿉，多下脓血。肾脉急甚为骨癫疾[29]，微急为沉厥，奔豚[30]，足不收，不得前后。缓甚为折脊[31]，微缓为洞，洞者，食不化，下嗌还出。大甚为阴痿[32]；微大为石水[33]，起脐已下至小腹，腄腄然[34]，上至胃脘，死不治。小甚为洞泄；微小为消瘅。滑甚为癃，㿉；微滑为骨痿，坐不能起，起则目无所见。涩甚为大痈，微涩为不月，沉痔[35]。

【校注】

(1)尺之：尺指尺肤。《甲乙经》卷四第二上之字下有“皮肤”二字。

(2)出候：显示出的征候。

(3)纮：通“弦”。

(4)代:代之义有平脉、病脉之别。张介宾在《类经·疾病类·二十五》中注:“代,更代也。脾脉和耎,分王四季,如春当和耎而兼弦,夏当和耎而兼钩,秋当和耎而兼毛,冬当和耎而兼石,随时相代故曰代,此非中止之谓。”又在《类经·脉色类·四》注:“代,更代之义,谓于平脉之中而忽见耎弱,或乍数乍疏,或断而复起。盖其脏有所损则气有所亏,故变易若此,均名为代。”此处指脾的平脉,脉代四时也。若其病脉,则乍数乍疏,或为中止复起。

(5)相胜之脉:指相克之脉,如色青属肝而见肺之毛脉。

(6)相生之脉:指生我之脉,如色青属肝而见肾之石脉。

(7)减而少气:指皮肤瘦而薄。《脉经》卷四第一无“气”字。此论皮肤,无所谓少气。

(8)贲而起:大而突起。《甲乙经》卷四第二上作“亦大”。

(9)善调尺者,不待于寸:尺指尺肤,寸指寸口。色、脉、尺肤变化相应,所以善诊者察尺肤知病情,不必等到再察寸口。

(10)参合而行之:在复杂情况下能将望色、切脉、察尺肤三者综合分析作出正确诊断,以此作为最高明的医生。

(11)伏梁:心之积病名称。《太素》卷第十五五脏脉诊注:“心脉微缓,即知心下热聚,以为伏梁之病,大如人臂,从齐上至心下,伏在心下,下至于齐,如彼桥梁,故曰伏梁。”

(12)喉吤:喉间如有物梗阻。吤,通“芥”,芥蒂也。

(13)痹:《中藏经》卷上第二十四作“痛”。

(14)心疝:《类经·脉色类·十九》注:“若其微滑则热在于下,当病心疝而引脐腹。《脉要精微论》曰:病名心疝,心为牡脏,小肠为之使,故曰少腹当有形也。”

(15)维厥:《类经·脉色类·十九》注:“维厥者,四维厥逆也。以四肢为诸阳之本而血衰气滞也。”即指四肢厥逆。

(16)颠:《太素》卷第十五五脏脉诊、《甲乙经》均作“癫”。

(17)起恶日光:怕见日光。《类经·脉色类·十九》注:“起畏日光,以气分火盛而阴精衰也。”

(18)息贲:肺积病名称。《太素》卷第十五五脏脉诊注:“阳盛击阴为积,左右箱近膈,犹如复盃,令人上气喘息,故曰息贲。”

(19)其应善酸:指上句“下不胜其上”,应为下肢酸软无力,难以支撑上身的重压。

(20)肥气:肝积病名称。《太素》卷第十五五脏脉诊注:“肝脉微急,是肝受寒气,积在左胁之下,状若复杯,名曰肥气。”

(21)水瘕痹:瘕,假物成形,聚散无常一类病症。水瘕,因积水而瘕聚成形。痹,这里指水邪痹阻不通。水邪结于胸胁之下,瘕聚成形而小便不通,称水瘕痹。

(22)㿗疝:疝气的一种。阴囊肿大为㿗。

(23)瘈挛筋痹:《太素》卷第十五五脏脉诊“筋”下无“痹”字。《脉经》卷三第一、《甲乙经》卷四第二上并作“瘛疭挛筋。”

(24)后沃沫:指大便下冷沫。

(25)风痿,四肢不用,心慧然若无病:不用,《中藏经》卷上第二十六作“不收”。《太素》卷第十五五脏脉诊注:“脾中有热受风,营其四支,令其痿弱不用。风不入心,故心慧然明了,安若无病。”

(26)腹里:《脉经》卷三第三无“腹”字,“里”作“裹”。盖里繁体字为裏,因形近而误。腹裹,肚囊也。

(27)瘨癃:《中藏经》卷上第二十六作“颓疝”。

(28)虫毒蛕蝎:蛕,同“蛔”,即蛔虫。蝎,木中蠹虫。肠中寄生虫在体内毒害人体,故称虫毒蛕蝎。

(29)骨癫疾:《脉经》卷三第五、《甲乙经》卷四第二下“骨”下并有“痿”字。《中藏经》卷中第三十“骨癫疾”作“骨痿瘕疾。”

(30)奔豚:肾积病名称。《类经·脉色类·十九》注:“发于少腹,上至心下若豚状,或上或下或时。”

(31)折脊:形容腰脊痛若折。

(32)阴痿:指阴精亏损痿弱。一说即阳痿。

(33)石水:水肿病名称。以腹水、腹部胀满、脉沉为主症。《类经·脉色类·二十四》注:“石水者,凝结少腹,沉坚在下也。”

(34)腄腄然:形容小腹胀满下垂的样子。腄,同“垂”,重而下坠的意思。

(35)沉痔:内痔。一说经久不愈的痔病。

【释义】

本节讨论病形诊察与辨别的方法。一是提出见(望)、按(切)、问三种方法诊察病形,色、脉、尺肤三种方法合参分析病情;二是详述五脏脉象病形相应,均是诊法的重要内容。

【理论研究】

1. 关于色脉诊

本节在诊法方面提出望、问、切,并举出色、脉、尺肤三种诊察方法而强调其配合应用。文中说:“夫色脉与尺之相应也,如桴鼓影响之相应也,不得相失也……故知一则为工,知二则为神,知三则神且明矣。”就是这个意思,与四诊合参同义。其中又特别重视色脉诊的配合,指出:“色青者,其脉弦也;赤者,其脉钩也;黄者,其脉代也;白者,其脉毛;黑者,其脉石”,以四时五脏脉与色相应为常,或无病,或病情轻浅。“见其色而不得其脉,反得其相胜之脉,则死矣;得其相生之脉,则病已矣,”是色脉相失,有相胜、相生两种情况,分主不同预后。为强调色脉合参的诊断作用,《素问·五脏生成》提出:“能合色脉,可以万全”。

望色与切脉之所以能诊病,是因为它们都能反映体内精气盛衰、阴阳失调情况,正如《素问·脉要精微论》所说:“夫精明五色者,气之华也”,“夫脉者,血之府也。”但诊察的方法不同,反映的角度也不同。精气润于皮表,色象现于外,故《素问·五脏生成》说:“五色微诊,可以目察”;而精气流行鼓动脉道,动静隐于内,故《素问·五脏生成》又说:“脉之小大滑涩浮沉,可以指别”,因而张介宾说:“因脉以知其内,因色以察于外,脉色明则参合无遗,内外明则表里具见,斯可以万全无失矣”(《类经·脉色类·三十四》)。色、脉反映的角度不同,其形成机理也各有特点,据此,两者合参有利于判断病证的性质、演化与转归,在《内经》主要有两方面论述:一是有助于病程长短的诊断。《素问·脉要精微论》说:“有故病,五脏发动,因伤脉色,各何以知其久暴至之病乎?”“征其脉小色不夺者,新病也;征其脉不夺其色夺者,此久病也;征其脉与五色俱夺者,此久病也;征其脉与五色俱不夺者,新病也。”一般来说,在内伤病中,脉象变动迅速、灵活,而病色的形成较为缓慢、稳定,故新病可有脉变而病色尚未形成,而久病病色已形成,也多有病脉出现,说明病变深重。二是利用色与脉的属性的“相得”“相失”,判断病变趋势。色与脉属性相同,说明病变尚未危重,正气能正确反映于色、脉而未衰竭,如“色青者,其脉弦也”均系肝病等,一般说其病易治,预后较好;而色与脉属性不同,则说明病变较重,又有两种情况:“见其色而不得其脉,反得其相胜之脉”,如色青为肝病,反得毛脉是肺病，复加克伐肝气生机因素，正气必然衰亡而危重；"得其相生之脉，则病已矣"，如色青为肝病，反得石脉是肾仍有资生肝气的能力，病虽重而有转机之因素，为不幸中之幸。当然，临床应用时应参透《内经》古训，此色脉合参以五行生克论断似与今之说理方式不同，但不离邪正虚实原则，据而用之则无不中的。如色青肝病，危重时见脉沉是正气未绝，尚能内敛，而若出现浮大之脉，则多系正气虚极外脱，邪气猖厥无制之象，预后必然险恶。

2. 关于脉象主病

本节以某脉见某病的方式，详论五脏脉象主病，具有分析病证机理和脉症相应、脉色尺合参的诊断意义。

(1)分析病机：下节指出："诸急者多寒，缓者多热，大者多气少血，小者气血皆少，滑者阳气盛、微有热，涩者多血少气、微有寒。"盖脉象缓急、大小、滑涩是气血虚实及运行失调的反映。急类乎紧，是筋脉拘急之故，多系寒伤阳气、凝涩血脉所致，或因于风；缓则脉道舒缓，柔而不坚，多系热盛伤阴、气逆所致；大即邪盛，充斥脉道，气壅脉满，阴血受伤；小则血脉不充，运行无力，系阴阳气血不足；滑者血脉运行流利，多是阴血有热，或热夹痰夹湿；涩脉往来不利，则血涩气滞，或气弱不鼓血脉，或寒伤气滞而血行不畅之故。以上是六脉形成机理，其中又分微甚，结合五脏气化所主及其经脉循属，可以略为解释本节所述五脏六脉十二类共计六十组病证形成机理。由于脉症相应，因而历代注家又多从这种表述方式确定某些病证的病机所属。如消瘅一病，其脉微小，五脏之病均可罹患。本节云："诸小者，阴阳气血俱不足，"则在心为血脉枯少，在肺为金衰水弱，在肝为阴虚血燥，在脾为阳气不足，在肾为真气亏(《类经·脉色类·十九》)，以此知该病乃心肝阴虚血枯、脾肺肾气化衰弱之证。当然在理解本节经文时，亦忌"死于句下"。言某脉当见某病症，具有或然性，云"可见"而不必云"定见"；某脉下罗列多个病症，亦不必俱见，举例而已。

(2)诊断方式：本节先论色、脉、尺合参，次述五脏脉象主病，其意以脉为主，参合气色、尺肤情况，综合分析，以确诊施治，以免执一而论，造成诊断失误。就脉象主病而言，本节列出六脉，此缓急大小滑涩可视为《内经》成书时代写作本篇的医家之纲脉。考《内经》全书，纲脉有多种。《素问·脉要精微论》、《素问·平人气象论》、《素问·玉机真脏论》、《素问·宣明五气》等以四时五脏脉为纲脉，如弦(规)、钩(矩)、耎弱(代)、毛(浮、衡)、石(权，营)之太过、不及；《素问·五脏生成》以小大滑涩浮沉为纲；《素问·三部九候论》以小大疾迟寒热(《灵枢识》认为热乃滑、寒为紧)为纲，等等。纲脉所指不同，表明作者学派不同，各人体会有异，但他们均欲在二十多种常见脉象中确立若干种基本脉象作为纲脉，以为诸脉作病，故后世群起效仿。如《难经》以浮沉长短滑涩为纲，张仲景以浮沉滑涩弦紧为纲，滑伯仁则以浮沉迟数滑涩为纲。张介宾认为："此诸说者，词虽稍异，义实相通。若以愚见言之，盖总不出乎表里寒热虚实六者之辨而已"，是纲脉为诊法八纲辨证而设。同时，张氏还详论纲脉分类诸脉及复合脉象辨别要点，并提出："设不能以四诊相参，而欲孟浪任意，则未有不复人于反掌间者。"如他举例说："数为热矣，而凡虚损之候，阴阳俱亏，气血败乱者，脉必急数，愈数者愈虚，愈虚者愈数，是数不可以概言热，可寒凉乎？"(《类经·脉色类·十七》)实为得道之言。本节与脉诊同时论及的色诊、尺肤诊实为除脉象之外的病候代表，即如张氏举例的数脉，若色见面如红妆，颧部浮红如胭脂，是阳浮欲脱，不可认为实热。"色脉形肉不得相失也，故知一则为工，知二则为神，知三则神且明矣"，诚为诊法要领。

【原文】

黄帝曰：病之六变[1]者，刺之奈何？岐伯曰答曰：诸急者多寒，缓者多热，大者多气少血，小者血气皆少，滑者阳气盛、微有热，涩者多血少气、微有寒。是故刺急者，深内[(2)]而久留之；刺缓者，浅内而疾发针，以去其热；刺大者，微泻其气，无出其血；刺滑者，疾发针而浅内之，以泻其阳气而去其热；刺涩者，必中其脉，随其逆顺而久留之，必先按而循之，已发针，疾按其痏[(3)]，无令其血出，以和其脉；诸小者，阴阳形气俱不足，勿取以针，而调以甘药也。

黄帝曰：余闻五脏六腑之气，荥输所入为合，令何道从入，入安连过[(4)]？愿闻其故。岐伯答曰：此阳脉之别[(5)]入于内，属于腑者也。黄帝曰：荥输与合，各有名乎？岐伯答曰：荥输治外经，合治内腑。黄帝曰：治内腑奈何？岐伯曰：取之于合。黄帝曰：合各有名乎？岐伯答曰：胃合于三里，大肠合入于巨虚上廉，小肠合入于巨虚下廉，三焦合入于委阳，膀胱合入于委中央，胆合入于阳陵泉。黄帝曰：取之奈何？岐伯答曰：取之三里者，低跗取之；巨虚者，举足取之；委阳者，屈伸而索之；委中者，屈而取之；阳陵泉者，正竖膝予之齐下至委阳之阳[(6)]取之；取诸外经者，揄申而从之[(7)]。

黄帝曰：愿闻六腑之病。岐伯答曰：面热者足阳明病，鱼络血者手阳明病，两跗之上脉竖陷者足阳明病，此胃脉也。大肠病者，肠中切痛而鸣濯濯[(8)]，冬日重感于寒即泄，当脐而痛，不能久立，与胃同候，取巨虚上廉。胃病者，腹䐜胀，胃脘当心而痛，上支两胁，膈咽不通，食饮不下，取之三里也。小肠病者，小腹痛，腰脊控睾而痛，时窘之后[(9)]，当耳前热，若寒甚，若独肩上热甚及手小指次指之间热，若脉陷者，此其候也，手太阳病也，取之巨虚下廉。三焦病者，腹气满，小腹尤坚，不得小便，窘急，溢则水留即为胀，候在足太阳之外大络，大络在太阳少阳之间，亦见于脉，取委阳。膀胱病者，小腹偏肿而痛，以手按之即欲小便而不得，肩上热若脉陷，及足小指外廉及胫踝后皆热若脉陷，取委中央。胆病者，善太息，口苦，呕宿汁，心下澹澹[(10)]恐人将捕之，嗌中吩吩然数唾，在足少阳之本末[(11)]，亦视其脉之陷下者灸之，其寒热者取阳陵泉。

黄帝曰：刺之有道乎？岐伯答曰：刺此者，必中气穴，无中肉节，中气穴则针染（一作游）于巷[(12)]，中肉节即皮肤痛，补泻反则病益笃，中筋则筋缓，邪气不出，与其真[(13)]相搏，乱而不去，反还内著。用针不审，以顺为逆也。

【校注】

(1)病之六变：指前述五脏六脉相应的病证。

(2)内：纳入。

(3)痏：音 wěi，艾灸的瘢痕，此指腧穴。

(4)何道从入，入安连过：此指合穴，其经气从何入，又内连而过于何处。安，疑问词。

(5)别：别络。

(6)正竖膝予之齐下至委阳之阳：正身蹲坐，使两膝齐平，穴在膝盖下委阳之外侧。

(7)揄申而从之：牵引或伸展四肢寻找穴位。

(8)鸣濯濯：肠鸣音。

(9)时窘之后：痛时窘急而欲大便。

(10)心下澹澹：心下悸动。

(11)足少阳之本末：指足少阳经起止部位。又，《太素》卷十一府病合输注："足少阳本在窍阴之间，标在窗笼，即本末也"。又，《类经·针刺类·二十四》注："本末者，在府为本，在经为末也。"可参。

(12)针染(游)于巷：形容刺中穴位后，针感如行于街巷通道而循经走行。

(13)真：真气，此指经气。《素问·离合真邪论》："真气者，经气也。"

【释义】

本节讨论五脏六腑病证的针刺治疗。①接上节按五脏六腑分辨其各自不同病机及其针刺方法；②分述六腑病证及针刺方法，并提出六腑合穴与取穴之法；③论刺法要领。

【理论研究】

论针刺无补说

本节说："诸小者，阴阳形气俱不足，勿取以针而调以甘药也。"提出针刺不宜于虚证的观点。这种观点在《内经》是一贯而然的。《灵枢·终始》："少气者，脉口人迎俱少气而不称尺寸也，如是者，则阴阳俱不足，补阳则阴竭，泻阴则阳脱，如是者，可将以甘药。"《灵枢·脉度》："盛者泻之，虚者饮药以补之。"《灵枢·官能》："针所不为，灸之所宜"，"阴阳皆虚，火自当之"。诸说皆为针刺宜于实证，而虚证忌刺的论述，故《灵枢·本神》说："用针者，察观病人之态，以知精神魂魄之存亡、得失之意，五者以伤，针不可以治之也。"《素问·评热病论》还举例说："有病肾风者，面胕痝然壅害于言，可刺不？岐伯曰：虚不当刺，不当刺而刺，后五日其气必至。"为什么针刺不宜于虚证呢？《灵枢·根结》解释说："形气不足，病气不足，此阴阳气俱不足也，不可刺之，刺之则重不足，重不足则阴阳俱竭，血气皆尽，五脏空虚，筋骨髓枯，老者灭绝，壮者不复矣。"意思是说，这种虚证，误刺后正气更虚，乃至于阴阳血气衰竭而致预后极差。遇这种虚证，依《内经》治则应采用灸法或甘药补益。为什么针刺无补呢？还需要从《内经》理论找原因。

《素问·调经论》说："气血以并，阴阳相倾，气乱于卫，血逆于经，血气离居，一实一虚。"这是《内经》关于经脉气血虚实概念的基本论述。盖此虚实与《素问·通评虚实论》"邪气盛则实，精气夺则虚"的虚实概念有所不同。彼虚是精气耗夺而亏竭，即本节所谓"阴阳形气俱不足"，《灵枢·官能》之"阴阳皆虚"，《灵枢·根结》之"形气不足，病气不足"，而此虚则是经脉气血运行逆乱所致，故"气之所并为血虚，血之所并为气虚"，"气并则无血，血并则无气，今血与气相失，故为虚焉"，并不涉及"精气夺"，而在某种意义上属于邪气扰乱气血的"邪气盛"的范围，所谓针刺补泻则是调整经脉气血的方式，其目的是移此就彼，使气血归于协调平衡，其中补虚也绝非补益精气，而治疗"精气夺"的虚证，相反却因刺有流通气血的作用而加重虚衰。

（烟建华）

参 考 文 献

[1] 全国肿瘤防治研究办公室. 中国人口死因最新排行表. 健康报，1996，3(17)：2.

寿夭刚柔第六

【篇解】

寿夭，指人生命的长寿、夭折。刚柔，指人的性格刚暴、柔和及体质的强、弱。本篇主要论述通过观察人体形态的缓急、气血的盛衰、性格的刚柔、体质的强弱，从而推定其生命的寿夭，故篇名"寿夭刚柔"。

【提要】

本篇从形体的缓急、元气的盛衰及皮肤、肌肉、骨骼、脉搏等方面的差异，分析了阴阳刚柔的不同体质类型，并从形与气的平衡角度谈到体质上的差异与寿命长短的关系。同时指出了根据病在阴阳、筋骨、皮肉及不同的病因、性质、病程等情况，所应采取的刺治方法。

【原文】

黄帝问于少师曰：余闻人之生也，有刚有柔，有弱有强，有短有长，有阴有阳，愿闻其方。少师答曰：阴中有阴，阳中有阳，审知阴阳，刺之有方，得病所始，刺之有理，谨度病端，与时相应[1]，内合于五脏六腑，外合于筋骨皮肤。是故内有阴阳，外亦有阴阳。在内者，五脏为阴，六腑为阳；在外者，筋骨为阴，皮肤为阳。故曰病在阴之阴者，刺阴之荥输；病在阳之阳者，刺阳之合；病在阳之阴者，刺阴之经；病在阴之阳者，刺络脉。故曰病在阳者命曰风，病在阴者命曰痹，阴阳俱病命曰风痹。病有形而不痛者，阳之类也；无形而痛者，阴之类也。无形而痛者，其阳完[2]而阴伤之也，急治其阴，无攻其阳；有形而不痛者，其阴完[2]而阳伤之也，急治其阳，无攻其阴。阴阳俱动，乍有形，乍无形，加以烦心，命曰阴胜其阳，此谓不表不里，其形不久。

【校注】

(1)谨度病端，与时相应：病端，即病因。谨察病因与四时气候变化的相应关系。

(2)阳完，阴完：指阳分、阴分完好未受病。

【释义】

本节从以下几个方面说明怎样审别阴阳：①从患者性格刚柔、体质强弱、身材长短，辨别体质之阴阳；②审别病位的阴阳：病在外为阳，在内为阴；病在五脏为阴中之阴，在六腑为阴中之阳；病在筋骨为阳中之阴，在皮肤为阳中之阳；③区别病邪之阴阳：风邪中人多在上在外，其性属阳；寒湿之邪中人多在下在内，其性属阴；④审别病状之阴阳：有形而不痛，是病在外尚浅，属阳；无形而痛，是病在内且深，属阴病；若病乍有形，乍无形，是病在半表半里的表现。

【原文】

黄帝问于伯高曰：余闻形气病之先后，外内之应[1]奈何？伯高答曰：风寒伤形，忧恐忿怒伤气。气伤脏，乃病脏；寒伤形，乃应形；风伤筋脉，筋脉乃应。此形气外内之相应也。黄帝曰：刺之奈何？伯高答曰：病九日者，三刺而已。病一月者，十刺而已。多少远近，以此衰之[2]。久痹不去身者，视其血络，尽出其血。黄帝曰：外内之病，难易之治奈何？伯高答曰：形先病而未入脏者，刺之半其日；脏先病而形乃应者，刺之倍其日。此月内难易之应也。

【校注】

(1)外内之应：张介宾注："形见于外，气运于中，病伤形气，则或先或后，必各有所应"。

(2)多少远近，以此衰之：根据病程的长短，决定针刺次数的多少，以此达到衰病邪、复正气的目的。

【释义】

风寒外邪中人多先伤皮肉筋骨，发生形病，情志因素易伤气，致脏腑功能紊乱。形先病的病情较轻，治疗较容易；脏先病的病情较重，治疗较困难。病程长短不同，针刺次数亦有不同。

【原文】

黄帝问于伯高曰：余闻形有缓急，气有盛衰，骨有大小，肉有坚脆，皮有厚薄，其以立寿夭奈何？伯高答曰：形与气相任则寿，不相任则夭[1]。皮与肉相果则寿，不相果则夭[2]。血气经络胜形则寿，不胜形则夭[3]。黄帝曰：何谓形之缓急？伯高答曰：形充而皮肤缓者则寿，形充而皮肤急者则夭[4]。形充而脉坚大者顺也，形充而脉小以弱者气衰[5]，衰则危矣。若形充而颧不起者骨小，骨小则夭矣。形充而大肉䐃坚而有分者肉坚[(6)]，肉坚则寿矣；形充而大肉无分理不坚者肉脆，肉脆则夭矣。此天之生命，所以立形定气而视寿夭者。必明乎此立形定气，而后以临病人，决死生。黄帝曰：余闻寿夭，无以度之。伯高答曰：墙基卑，高不及其地者[(7)]，不满三十而死；其有因加疾者，不及二十而死也。黄帝曰：形气之相胜，以立寿夭奈何？伯高答曰：平人而气胜形者寿[(8)]；病而形肉脱，气胜形者死，形胜气者危矣[(9)]。

【校注】

(1)形与气相任则寿，不相任则夭：张介宾注："任，相当也，盖形以寓气，气以充形。有是形当有是气，有是气当有是形。故表里相称者寿，一强一弱，而不相称者夭"。

(2)皮与肉相果则寿，不相果则夭：张介宾注："肉居皮之里，皮为肉之表，肉坚皮固者，是为相果，肉脆皮疏者，是为不相果。相果者，气必畜故寿，不相果者，气易失故夭。"

(3)血气经络胜形则寿，不胜形则夭：张介宾注："血气经络者，内之根本也。形体者，外之枝叶也，根本胜者寿，枝叶胜者夭。"

(4)形充而皮肤缓者则寿，形充而皮肤急者则夭：张介宾注："形充而皮肤和缓者，气脉从容，故当寿；形充而皮肤紧急者，气脉促迫，故当夭。"

(5)形充而脉坚大者顺也，形充而脉小以弱者气衰：张介宾注："形充脉大者，表里如一，故曰顺；形充脉弱者，外实内虚故曰危。"

(6)形充而大肉䐃坚而有分者肉坚：张介宾注："大肉，臀肉也，䐃者，筋肉结聚之处，坚而厚者是也，有分者，肉中分理明显也。"

(7)墙基卑，高不及其地者：张介宾注："墙基者，面部四旁骨骼也。地者，面部之肉也。墙基不及其地者，骨衰肉胜也，所以不寿。"

(8)平人而气胜形者寿：张介宾注："人之生死由乎气，气胜则神全，故平人以气胜形者寿，设外貌虽充而气不足者，必非寿器"。

(9)病而形肉脱，气胜形者死，形胜气者危矣：张介宾注："若病而至于形肉脱，虽其气尚胜形，亦所必死。盖气为阳，形为阴，阴以配阳，形以寓气，阴脱则阳无所附，形脱则气难独留。故不免于死。或形肉未脱，而元气衰竭者，形虽胜气，不过阴多于阳，病必危矣。"

【释义】

本节阐述通过观察患者形体的刚柔强弱和气血阴阳盛衰，以推定生死寿夭。如形与气相当者寿，不相当者夭；肉坚皮固者寿，肉脆皮疏者夭；形充而皮肤和缓者寿，形充而皮肤紧急者夭；形充脉大表里如一者健，形充脉弱表里不相称者危；气胜形者寿，形胜气者危等。

【原文】

黄帝曰：余闻刺有三变，何谓三变？伯高答曰：有刺营者，有刺卫者，有刺寒痹之留经者[(1)]。黄帝曰：刺三变者奈何？伯高答曰：刺营者出血，刺卫者出气，刺寒痹者内热[(2)]。黄帝曰：营卫寒痹之为病奈何？伯高答曰：营之生病也，寒热少气[(3)]，血上下行。卫之生病也，气痛时来时去[(4)]，怫忾贲响[(5)]，风寒客于肠胃之中。寒痹之为病也，留而不去，时痛而皮不仁。黄帝曰：刺寒痹内热奈何？伯高答曰：刺布衣者，以火焠[(6)]之。刺大人者，以药熨之。黄帝曰：药熨奈何？伯高答曰：用淳酒二十斤，蜀椒一升，干姜一斤，桂心一斤，凡四种，皆㕮咀[(7)]，渍酒中。用绵絮一斤，细白布四丈，并内酒中。置酒马矢煴中[(8)]，盖封涂，勿使泄。五日五夜，出布绵絮，曝干之，干复渍，以尽其汁。每渍必晬其日[(9)]，乃出干。干，并用滓与绵絮，复布为复巾[(10)]，长六七尺，为六七巾。则用之生桑炭炙巾，以熨寒痹所刺之处，令热入至于病所，寒复炙巾以熨之，三十遍而止。汗出以巾拭身，亦三十遍而止。起步内中[(11)]，无见风。

每刺必熨，如此病已矣，此所谓内热也。

【校注】

(1)有刺营者，有刺卫者，有刺寒痹之留经者：张介宾注："刺营者，刺其阴；刺卫者，刺其阳；刺寒痹者，温其经，三刺不同，故曰三变。"

(2)刺寒痹者内热：杨上善注："寒湿之气，停留于经络，久留针，使之内热，以去痹也"。

(3)营之生病也，寒热少气：张介宾注："营主血，阴气也。病在阴分，则阳胜之，故为寒热往来。阴病则阴虚，阴虚则无气，故为少气"。

(4)卫之生病也，气痛时来时去：张介宾注："卫属阳，为水谷之悍气，病在阳分，故为气痛，气无定形，故时来时去。"

(5)怫忾贲响：杨上善注："怫忾，气盛满貌；贲响，腹胀貌也。"

(6)火焠：即火针。

(7)㕮咀：将药咬成粗块。

(8)马矢煴中：燃烧干马屎而煨之。

(9)晬其日：指一日一夜。

(10)复布为复巾：复布，指双层布；复巾，即用双层布制成的夹袋。

(11)起步内中：在室内起床散步。

【释义】

本节叙述了刺营、刺卫、刺寒痹的三种不同刺法：刺营病要出其血，刺卫病要疏其气，刺寒痹要使针下有热感。指出营病的症状是寒热发作、血上下妄行；卫病的症状是气郁作痛，时聚时散；寒痹的症状是肢体作痛、肌肤麻木不仁。对寒痹的治疗除针刺外，可采用药熨，并详细介绍了药熨的制作方法。

【理论研究】

阴阳刚柔的体质分型法

本篇着重讨论了人体的形气有阴阳刚柔的区别，指出"人之生也，有刚有柔，有弱有强，有短有长，有阴有阳"。所谓"有刚有柔"，即指人的性格有刚直和柔和之分；"有强有弱"，指人的体质有强有弱；"有短有长"，指身长有高矮的不同；"有阴有阳"，即指人的生理、病理变化有阴阳属性的不同，其中包括了形体的缓急、元气的盛衰、皮肤的厚薄、骨骼的大小、肌肉的坚脆、脉搏的坚大弱小等，从血气经络等形气是否相应、平衡，推断其寿命的长短。

形态结构与生理功能(包括心理特征)的差异，是体质差异现象的两个重要方面，它不仅客观地反映了个体体质差异的外在表现，而且也是体质差异规律的两个重要特征。外在的形态结构特征与生理功能是相应的，二者具有内在的统一性。一般来说，形与气相应则健，不相应则衰；血气经络与形体相应为健，不相应则病；形体与脉搏相应为健，不相应则病。从把握人体形态结构与生理功能的差异性入手，对人群作出分类，是《内经》体质分类方法的一个重要特色。除本篇所述外，《灵枢·逆顺肥瘦》和《灵枢·卫气失常》篇中也有类似记载，如将体质划分为肥人、瘦人、常人和壮士四种类型，并在肥壮一型中又细分膏型、脂型、肉型三种。从心理特征分类的记载，还见于《灵枢·论勇》、《素问·血气形志》等篇。这些内容对现代体质研究仍有重要参考价值。[1]

【临证指要】

刺"布衣"与刺"大人"

本篇在针刺方法时指出，针刺时除了根据病情的轻重缓急、病程的长短外，还应注意"布衣”与“大人”的区别。同患寒痹证，“刺布衣者，以火焠之，刺大人者，以药熨之”，值得我们玩味。

同罹一病，治各不同，即是后世所说的“因人制宜”，“同病异治”。因人施治的本质是因体质不同而区别治疗。徐大椿在《医学源流论》中说：“天下有同此一病，而治此则效，治彼则不效，且不唯无效，而反有大害者，何也？则以病同而人异也。夫七情六淫之感不殊，而受感之人各殊。或身体有强弱，质性有阴阳，生长有南北，性情有刚柔，筋骨有坚脆，肢体有劳逸，年龄有老少，奉养有膏粱藜藿之殊，心境有忧劳和乐之别，更天时有寒暖之不同，受病有深浅之各异，一概施治则病情虽中，而于人之体质迥乎相反，则利害亦相反矣”。《医宗必读》对“布衣”、“大人”的体质特征作了较为具体的描述：“大抵富贵之人多劳心，贫贱之人多劳力；富贵者膏粱自奉，贫贱者藜藿苟充；富贵者曲房广厦，贫贱者陋巷茅茨。劳心则中虚而筋柔骨脆，劳力者中实而骨劲筋强，膏粱自奉者脏腑恒娇，藜藿苟充者脏腑恒固；曲房广厦者，玄府疏而六淫易客，茅茨陋巷者，腠理密而外邪难干。故富贵之疾，宜于补正；贫贱之疾，利于攻邪。”

现代研究证实，不同体质对药物剂量大小的耐受能力及药物种类的选择性不同。经络研究发现在正常人群中，经络感传程度的个体差异性很大。在治疗中针刺同样的穴位和手法，产生的效应有一定差异，其中个体体质的差异性起着重要作用。[1]

体质与治疗的关系问题，是一个值得深入研究的领域。

（王庆其）

参考文献

[1] 王琦. 中医体质学. 北京：中国医药科技出版社，1995：324.

本神第八

【篇解】

本篇较详细地阐述了神的生成、基本概念以及神的生理病理变化等内容，而篇首提出“凡刺之法，必先本于神，”故以“本神”名篇。

【提要】

1. 叙述了精、神、魂、魄、意、志、思、智、虑的概念及神与养生的关系。
2. 阐述了七情变化对五脏功能的影响与危害。
3. 论述了五脏虚实的病理表现，强调治疗时“必审五脏虚实”，“谨而调之也。”

【原文】

黄帝问于岐伯曰：凡刺之法，先必本于神。血、脉、营、气、精神，此五脏之所藏也，至其淫泆离脏(1)则精失、魂魄飞扬、志意恍乱、智虑去身者，何因而然乎？天之罪与？人之过乎？何谓德气生精、神、魂、魄、心、意、志、思、智、虑？请问其故。岐伯答曰：天之在我者德也，地之在我者气也(2)，德流气薄而生者也(3)故生之来谓之精(4)，两精相抟谓之神(5)，随神往来者谓之魂(6)，并精而出入者谓之魄(7)，所以任物者谓之心(8)，心有所忆谓之意(9)，意之所存谓之志(10)，因志而存变谓之思(11)，因思而远慕谓之虑(12)，因虑而处物谓之智(13)。故智者之养生也，必顺四时而适寒暑，和喜怒而安居处，节阴阳而调刚柔(14)，如是则僻邪(15)不至，长生久视(16)。

【校注】

(1)淫泆离脏：泆，同“溢”。指五脏精气散失的意思。

(2)天之在我者德也，地之在我者气也：杨上善注：“未形之分，施于我身，谓之德者，天之道也。故庄子曰：‘未形之分，物得之以生，谓之德也。阴阳和气，质成我身考，地之道也。’”又，成瓘《篛园日札》云：“若其生物之本源，经言在天为德，在地为气。夫天亦何尝无气，地亦何尝无德，经分属之，亦互文见义耳。”全句为互文，意思是天地赋于生命的基本物质——德与气。

(3)德流气薄而生者也：流，交流。薄，搏结、交合之义。德流气薄，即天地间德与气上下相交，阴阳相错，形成生命。

(4)故生之来谓之精：精是与生俱来的，是生命起源的最原始物质。

(5)两精相搏谓之神：张介宾注：“两精者，阴阳之精也。搏者，交结也，凡万物生长之道，莫不阴阳交而后神明见，故人之生也，必合阴阳之气，构父母之精，两精相搏，形神乃成。所谓天地合气，命之曰人也。”

(6)随神往来者谓之魂：魂是指一些非本能性的、较高级的心理活动。魂随神的支配而活动。

(7)并精而出入者谓之魄：魄是指一些与生俱来的、本能性的、较低级的神经精神活动。魄的活动以精气为物质基础。

(8)任物者谓之心：任物，主宰一切事物的意思。说明了心的重要性，即心主神明的作用。

(9)心有所忆谓之意：意是意识、回忆，心里有意念准备去做叫作意。

(10)意之所存谓之志：志是意念和经验的存记，即经过考虑后拿定了主意。

(11)因志而存变谓之思：存变，反复打算。为了达到志向，反复思考。

(12)因思而远慕谓之虑：远慕，深思远虑。即经思考又深谋远虑。

(13)因虑而处物谓之智：智，指聪明智慧。经过深思远虑而得出处理事物的方法。

(14)节阴阳而调刚柔：节，节制。调，调和。阴阳赅括刚柔。全句即调节阴阳刚柔的意思。

(15)僻邪：僻，即邪。僻邪，同义复词，即指邪气。

(16)长生久视：视，活也。久视即长生、长寿之义。

【释义】

1. 本节论述了人的生命，本源于天地间物质的相互作用。描述了魂、魄、意、志、思、虑、智的概念及人类的思维过程，而所有精神意识思维活动，都统属于心，由“神”所支配，以精为物质基础。

2. 提出了“顺四时而适寒暑”、“和喜怒而安居处”、“节阴阳而调刚柔”的养生保健原则。

【原文】

是故怵惕思虑者则伤神，神伤则恐惧，流淫(1)而不止。因悲哀动中者，竭绝而失生。喜乐者，神惮散(2)而不藏。愁忧者，气闭塞而不行。盛怒者，迷惑而不治。(3)恐惧者，神荡惮(4)而不收。

心，怵惕思虑则伤神，神伤则恐惧自失(5)，破䐃脱肉(6)，毛悴色夭，死于冬(7)。脾愁忧不解则伤意，意伤则悗乱(8)，四肢不举，毛悴色夭，死于春。肝悲哀动中则伤魂，魂伤则狂忘不精，不精则不正(9)，当人阴缩而挛筋，两胁骨不举，毛悴色夭，死于秋。肺喜乐无极则伤魄，魄伤则狂，狂者意不存人[10]，皮革焦，毛悴色夭，死于夏。肾盛怒而不止则伤志，志伤则喜忘其前言，腰脊不可以俯仰屈伸，毛悴色夭，死于季夏。恐惧而不解则伤精，精伤则骨痠痿厥，精时自下。是故五脏主藏精者也，不可伤，伤则失守而阴虚，阴虚则无气，无气则死矣。是故用针者，察观病人之态，以知精神魂魄之存亡，得失之意，五者以伤[11]，针不可以治之也。

肝藏血，血舍魂[12]，肝气虚则恐，实则怒。脾藏营，营舍意，脾气虚则四肢不用，五脏不安，实则腹胀经溲不利[13]。心藏脉，脉舍神，心气虚则悲，实则笑不休。肺藏气，气舍魄，肺气虚则鼻塞不利，少气，实则喘喝胸盈仰息[14]。肾藏精，精舍志，肾气虚则厥，实则胀，五脏不安。必审五脏之病形，以知其气之虚实，谨而调之也。

【校注】

(1)流淫：指滑精。

(2)神惮散：指神气耗散。

(3)迷惑而不治：不治，乱也。全句指神志迷乱不清。

(4)荡惮：动荡耗散。

(5)自失：指失去自主能力。

(6)破䐃脱肉：张介宾注："䐃，筋肉结聚之处。"指肌肉消瘦脱陷之意。

(7)毛悴色夭，死于冬：毛悴色夭，指皮毛憔悴，色泽枯暗。死于冬，因水克火，故心病死于冬。下文中脾病死于春，肝病死于秋，肺病死于夏，肾病死于季夏等，是古人根据五行相克的规律，来预测五脏的死期。

(8)悗乱：悗，同"闷"。悗乱，即胸闷烦乱之意。

(9)魂伤则狂忘不精，不精则不正：忘，当作"妄"。不精，不精明。全句意指魂伤以致精神失常，狂妄而不精明，行越常轨。

(10)狂者意不存人：意思是精神失常的人对外界的刺激无动于衷，旁若无人。

(11)五者以伤：以，通"已"。《太素》作"五脏已伤"。

(12)血舍魂：即魂舍于血，属倒装句。下文"营舍意"、"脉舍神"、"气舍魄"、"精舍志"等意同。

(13)经溲不利：指大小便不利的病证。

(14)喘喝胸盈仰息：指喘促有声，胸满而仰面呼吸。

【释义】

1. 情志过度可伤脏

本节承上节论述人注意养生可令"长生久视"之后，进而指出不注意养生，情志过度伤及内脏而引起的种种病变，回答了篇首提出的"何因而然乎？天之罪与，人之过乎？"的问题，肯定了由于人不注意精神调摄之过而造成精神散越等病症。

2. 五脏病变可乱神

五脏藏五神，五脏虚实均可继发神志异常等病变，其中尤以心、肝两脏的病变最易乱神。

【理论研究】

关于神

《内经》中"神"的概念有多种涵义和用法，归纳起来主要有三种：①指自然界物质运动变化的功能和规律；②指人的生命功能的集中概括；③指人的精神意识。本篇所论主要指精神意识活动。

本篇对精、神、魂、魄、意、志、思、虑、智等概念作了具体描述。男女两精媾合形成新的生命体——神，“形具而神生”，“神气舍心，魂魄毕具，乃成为人。”张介宾指出：“神之为义有二：分言之，则阳神曰魂，阴神曰魄，以及意志思虑之类皆神也。合言之，则神藏于心，而凡情志之属，惟心所统，是吾身之全神也。”（《类经·藏象类·十四》）这里“神”概指各种心理活动，魂魄隶属于“神”，是人必然具备的一类心理活动。《左传·昭公二十五年》曰：“心之神爽，是谓魂魄，魂魄去之，何以能久？”魂魄虽常并称，但两者既有联系，又有区别。中医学以阴阳动静来区分之，“魂阳而魄阴，魂动而魄静”，“魄”是与身俱来的、本能性的、较低级的神经精神活动，如新生儿啼哭、吮吸、非条件反射动作和四肢运动，以及耳听、目视、冷热痛痒等感知觉。“魂”主要指一些非本能性的，较高级的心理活动，如《白虎通》中把感情、情志活动归为魂的功能，张介宾把梦幻想象等视作魂之用。至于“意”，主要指记忆，是心神感知后萌发的意念活动。“志”，是记忆的保持，也指心理活动的指向和集中，如唐容川说：“志者，专意而不移也”。“思”即思考，“反复计度”。“虑”是由近及远，由此及彼，由具体到抽象的推敲琢磨过程。“智”，则是思和虑的深化和飞跃，经过深思熟虑，疑窦冰释，心中遂明，衍生出判断和处理事物的智慧。从意到智，这里《内经》不仅描述了这些名词的概念，更重要的是揭示了人类从初级到高级，由感性到理性的认知思维过程，这一认识与现代心理学的有关描述不谋而合，足见《灵枢·本神》作者的难能可贵之处。

《内经》将神、魂、魄、意、志分属五脏所藏，心藏神、肺藏魄、肝藏魂、脾藏意、肾藏志，故将五脏又名之曰“五神脏”。此有两层含义：一是五神的活动赖五脏的生理活动为基础，二是五神的活动可视作五脏的功能活动表现，体现了“形神合一”的学术思想。既然五神与五脏不可分割，故五神过用可伤及五脏，诚如本篇所云：“五脏主藏精者也，不可伤，伤则失守而阴虚，阴虚则无气，无气则死矣。”另一方面，五脏不和，或虚或实，也可伤神，出现各种神志病变，如本篇所说：“肝气虚则恐，实则怒”，“心气虚则悲，实则笑不休”。现代精神医学中，原发性精神疾病大多缘由情志所伤而诱发，而继发性精神疾病都因内脏病变继而导致精神异常，可见《内经》的理论概括是建立在长期临床观察基础之上，具有深刻的实践意义。[1]

【临证指要】

关于治神

《灵枢·本神》开首即提出“凡刺之法，先必本于神，”强调治神为刺法之首。从临床实践看，神与刺法之成效确有密切关系。

《素问·八正神明论》说：“血气者，人之神”，神是人体生命活动的外在表现，神的活动以脏腑精气血为物质基础。神是脏腑气血盛衰的外露征象，通过机体的形态，面部表情，眼睛神彩，语言气息等表现出来，故凡治病必以察神为先，“得神者昌，失神者亡。”

再者，任何疾病的发生发展均与神的活动有关，神的过用往往是许多疾病加剧、恶化的重要因素，故《内经》主张治病首要“治神”。实践证明，良好的精神状态可以提高疗效，促进疾病康复，反之，“精神不进，志意不治，故病不可愈”（《素问·汤液醪醴论》）。所谓“病为本，工为标”，“标本不得，邪气不服。”

再从针刺的临床实际看，针刺取得疗效的关键是“得气”，而“得气”与否的前提在于两个方面，一是患者的神情是否与医生合作，过度紧张和心不在焉都较难以得气；二是医生的神态和针刺的手法，《内经》告诫医生临针时应全神贯注，如临深渊，如履薄冰，谨候患者气血之往来，然后施以相应的手法，方能得气。

《内经》还在有关篇章记载了祝由、劝慰开导、以情胜情、导引吐纳等治神的方法，这些内容对当前临床仍然具有指导价值。笔者曾治陈某，女，23岁，某医科大学三年级学生。患者三年前就读于高中时，有男生致信求爱，本属一厢情愿之事，不意东窗事发，被老师批评，少女之心备受委屈，终日耿耿于怀，情绪低沉，以后凡见到男生即窘迫万状。入大学后，环境有所改变，一年级尚安然，但过去的事情总不能忘怀，渐渐越发不愿合群，形单影孤，连与女同学也不愿为伍，与人相处，便觉精神高度紧张，遇事总往坏处猜测，自卑自怨，夜不酣眠，杂梦纷纭，昼则头目昏沉，神情惶惶，记忆力锐减，听课心猿意马，学习成绩逐步下降，终于再不能胜任学习而休学。精神病医院诊为"抑郁症"，患者惧西药之副作用而改投中医诊疗。来诊时，沉默少言，欲言又止，疑虑重重，言语间流露出轻生的意念。患者形容消瘦，精神不振，饮食甚少，胸宇不舒，苔薄脉细。

患者素来性格内向，多愁善感，造就其忧郁脆弱的性格。又值青青期，对恋爱、友谊、与异性交往等问题缺少正确引导，遂产生心理障碍，病属郁证。非仅药物所能奏功，当以心理疗法（治神）为主。主要措施：①诱导疏泄：以诚恳的态度，取得病人的信任，反复耐心地诱导病人将自己的全部抑郁之情倾诉，一吐为快，令情感疏泄，取得心理平衡。②教育：详细分析疾病引起的原因（包括家庭环境、学校、个人性格），科学地解释疾病发展的趋向和预后，坦诚相告掌握心理卫生的要领，以坚强的毅力克服性格上的局限性，增强对生活、前途以及疾病治疗的信心。③改变生活方式：针对患者不愿合群，不善交往的缺陷，鼓励患者参加各种社交活动，寻找同窗女友倾吐自己的喜怒哀乐，改善人际关系。④中药：以甘麦大枣汤加石菖蒲、郁金、合欢皮、白蒺藜、远志等。上法治疗2个月余，精神渐振，表情活跃，饮食增加，夜寐亦安，对生活学习也有信心，不久则复学，随访半年，学习成绩中等，精神、生活均安[2]。

（王庆其）

参考文献

[1] 何裕民，叶锦先. 心身医学概论. 上海：上海中医学院出版社，1990：20.

[2] 王庆其. 黄帝内经心悟. 贵阳：贵州科技出版社，1998：202.

经脉第十

【篇解】

本篇主要论述了十二经脉及其分出的十五别络的名称、循行、病证、治则及诊断等内容，强调了经脉在人体生理、病理、诊断、治疗中的重要性，故名篇。

【提要】

1. 强调了掌握经脉理论的重要性。
2. 论述了十二经脉的名称、循行部位、病证、诊断及治则。
3. 阐述了诸经气终绝证的表现及预后。
4. 阐述了经脉与络脉的区别及络脉诊法。
5. 阐述了十五别络的名称、循行和病证。

【原文】

雷公问于黄帝曰：禁脉(1)之言，凡刺之理，经脉为始，营其所行，制(2)其度量，内次五脏，外别六腑，愿尽闻其道。黄帝曰：人始生，先成精，精成而脑髓生，骨为干，脉为营，筋为刚(3)，肉为墙，皮肤坚而毛发长，谷入于胃，脉道以通，血气乃行。雷公曰：愿卒闻经脉之始生。黄帝曰：经脉者，所以能决死生，处百病，调虚实，不可不通。

肺手太阴之脉，起于中焦，下络[4]大肠，还[5]循[6]胃口，上膈属[7]肺，从肺系横出腋下，下循臑[8]内，行少阴心主之前，下肘中，循臂内上骨下廉[9]，入寸口，上鱼，循鱼际，出大指之端；其支者，从腕后直出次指内廉，出其端。是动则病[10]肺胀满膨膨而喘咳，缺盆中痛，甚则交两手而瞀，此为臂厥[11]。是主肺所生病者[12]，咳，上气喘渴[13]，烦心胸满，臑臂内前廉痛厥，掌中热。气盛有余，则肩背痛风寒，汗出中风，小便数而欠。气虚则肩背痛寒，少气不足以息，溺色变。为此诸病，盛则泻之，虚则补之，热则疾之，寒则留之，陷下则灸之，不盛不虚，以经取之[14]。盛者寸口大三倍于人迎，虚者则寸口反小于人迎也。

大肠手阳明之脉，起于大指次指之端，循指上廉，出合谷两骨之间[15]，上入两筋之中，循臂上廉，入肘外廉，上臑外前廉，上肩，出髃骨[16]之前廉，上出于柱骨之会上[17]，下入缺盆络肺，下膈属大肠；其支者，从缺盆上颈贯颊，入下齿中，还出挟口，交人中，左之右，右之左，上挟鼻孔。是动则病齿痛颈肿。是主津液所生病者[18]，目黄口干，鼽衄，喉痹，肩前臑痛，大指次指痛不用。气有余则当脉所过者热肿，虚则寒栗不复。为此诸病，盛则泻之，虚则补之，热则疾之，寒则留之，陷下则灸之，不盛不虚，以经取之。盛者人迎大三倍于寸口，虚者人迎反小于寸口也。

胃足阳明之脉，起于鼻之[19]交頞中[20]，旁纳[21]太阳之脉，下循鼻外，入上齿中，还出挟口环唇，下交承浆，却[22]循颐[23]后下廉，出大迎，循颊车，上耳前，过客主人，循发际，至额颅；其支者，从大迎前下人迎，循喉咙，入缺盆，下膈属胃络脾；其直者，从缺盆下乳内廉，下挟脐，入气街[24]中；其支者，起于胃口，下循腹里，下至气街中而合，以下髀关[25]，抵伏兔，下膝膑中，下循胫外廉，下足跗[26]，入中指内间；其支者，下廉[27]三寸而别，下入中指外间；其支者，别跗上，入大指间，出其端。是动则病洒洒振寒，善呻数欠颜黑，病至则恶人与火，闻木声则惕然而惊，心欲动，独闭户塞牖而处，甚则欲上高而歌，弃衣而走，贲响腹胀，是为骭厥[28]。是主血所生病者[29]，狂疟温淫[30]汗出，鼽衄，口㖞唇胗[31]，颈肿喉痹，大腹水肿，膝膑肿痛，循膺、乳、气街、股、伏兔、骭外廉、足跗上皆痛，中指不用。气盛则身以前皆热，其有余于胃，则消谷善饥，溺色黄。气不足则身以前皆寒栗，胃中寒则胀满。为此诸病，盛则泻之，虚则补之，热则疾之，寒则留之，陷下则灸之，不盛不虚，以经取之。盛者人迎大三倍于寸口，虚者人迎反小于寸口也。

脾足太阴之脉，起于大指之端，循指内侧白肉际，过核骨后，上内踝前廉，上踹[32]内，循胫骨后，交出厥阴之前，上膝股内前廉，入腹属脾络胃，上膈，挟咽，连舌本，散舌下；其支者，复从胃，别上膈，注心中。是动则病舌本强，食则呕，胃脘痛，腹胀善噫，得后与气[33]则快然如衰，身体皆重。是主脾所生病者，舌本痛，体不能动摇，食不下，烦心，心下急痛，溏、瘕泄[34]、水闭、黄疸，不能卧，强立股膝内肿厥，足大指不用。为此诸病，盛则泻之，虚则补之，热则疾之，寒则留之，陷下则灸之，不盛不虚，以经取之。盛者寸口大三倍于人迎，虚者寸口反小于人迎也。

心手少阴之脉，起于心中，出属心系[35]，下膈络小肠；其支者，从心系上挟咽，系目系[36]；其直者，复从心系却上肺，下出腋下，下循臑内后廉，行太阴心主之后，下肘内，循臂内后廉，抵掌后锐骨[37]之端，入掌内后廉，循小指之内出其端。是动则病嗌干心痛，渴而欲饮，是为臂厥。是主心所生病者，目黄胁痛，臑臂内后廉痛厥，掌中热痛。为此诸病，盛则泻之，虚则补之，热则疾之，寒则留之，陷下则灸之，不盛不虚，以经取之。盛者寸口大再倍于人迎，虚者寸口反小于人迎也。

小肠手太阳之脉，起于小指之端，循手外侧上腕，出踝[38]中，直上循臂骨[39]下廉，出肘内侧两筋[40]之间，上循臑外后廉，出肩解[41]，绕肩胛，交肩上，入缺盆络心，循咽下膈，抵胃属小肠；其支者，从缺盆循颈上颊，至目锐眦，却入耳中；其支者，别颊上䪼[42]抵鼻，至目内眦，斜络于颧。是动则病嗌痛颔肿[43]，不可以顾，肩似拔，臑似折。是主液所生病者[44]，耳聋目黄颊肿，颈颔肩臑肘臂外后廉痛。为此诸病，盛则泻之，虚则补之，热则疾之，寒则留之，陷下则灸之，不盛不虚，以经取之。盛者人迎大再倍于寸口，虚者人迎反小于寸口也。

膀胱足太阳之脉，起于目内眦，上额交巅[45]；其支者，从巅至耳上角；其直者，从巅入络脑，还出别下项，循肩髆[46]内，挟脊抵腰中，入循膂[47]，络肾属膀胱；其支者，从腰中下挟脊贯臀，入腘中；其支者，从髆内左右，别下贯胛，挟脊内，过髀枢[48]，循髀外从后廉下合腘中，以下贯踹内，出外踝之后，循京骨[49]，至小指外侧。是动则病冲头痛，目似脱，项似拔，脊痛腰似折，髀不可以曲，腘如结，踹如裂，是为踝厥[50]。是主筋所生病者[51]，痔疟狂癫疾，头顖项痛，目黄泪出鼽衄，项背腰尻[52]腘踹脚皆痛，小指不用。为此诸病，盛则泻之，虚则补之，热则疾之，寒则留之，陷下则灸之，不盛不虚，以经取之。盛者人迎大再倍于寸口，虚者人迎反小于寸口也。

肾足少阴肾之脉，起于小指之下，邪走足心，出于然谷[53]之下，循内踝之后，别入跟中，以上踹内，出腘内廉，上股内后廉，贯脊属肾络膀胱；其直者，从肾上贯肝膈，入肺中，循喉咙，挟舌本；其支者，从肺出络心，注胸中。是动则病饥不欲食，面如漆柴[54]，咳唾则有血，喝喝而喘，坐而欲起，目䀮䀮[55]如无所见，心如悬若饥状，气不足则善恐，心惕惕如人将捕之，是为骨厥[56]。是主肾所生病者，口热舌干，咽肿上气，嗌干及痛，烦心心痛，黄疸肠澼，脊股内后廉痛，痿厥嗜卧，足下热而痛。为此诸病，盛则泻之，虚则补之，热则疾之，寒则留之，陷下则灸之，不盛不虚，以经取之。灸则强食生肉，缓带披发，大杖重履而步。盛者寸口大再倍于人迎，虚者寸口反小于人迎也。

心主手厥阴心包络之脉，起于胸中，出属心包络，下膈，历络三膲[57]；其支者，循胸出胁，下腋三寸，上抵腋，下循臑内，行太阴少阴之间，入肘中，下臂[58]行两筋之间，入掌中，循中指出其端；其支者，别掌中，循小指次指出其端。是动则病手心热，臂肘挛急，腋肿，甚则胸胁支满，心中憺憺[59]大动，面赤目黄，喜笑不休。是主脉所生病者[60]，烦心心痛，掌中热。为此诸病，盛则泻之，虚则补之，热则疾之，寒则留之，陷下则灸之，不盛不虚，以经取之。盛者寸口大一倍于人迎，虚者寸口反小于人迎也。

三焦手少阳之脉，走于小指次指之端，上出两指之间，循手表腕，出臂外两骨之间，上贯肘，循臑外上肩，而交出足少阳之后，入缺盆，布膻中，散落[61]心包，下膈，循[62]属三焦；其支者，从膻中上出缺盆，上项，系[63]耳后，直上出耳上角，以屈下颊至䪼；其支者，从耳后入耳中，出走耳前，过客主人前，交颊，至目锐眦。是动则病耳聋浑浑焞焞[64]，嗌肿喉痹。是主气所生病者[65]，汗出，目锐眦痛，颊痛，耳后肩臑肘臂外皆痛，小指次指不用。为此诸病，盛则泻之，虚则补之，热则疾之，寒则留之，陷下则灸之，不盛不虚，以经取之。盛者人迎大一倍于寸口，虚者人迎反小于寸口也。

胆足少阳之脉，起于目锐眦，上抵头角，下耳后，循颈行手少阳之前，至肩上，却交出手少阳之后，入缺盆；其支者，从耳后入耳中，出走耳前，至目锐眦后；其支者，别锐眦，下大迎，合于手少阳，抵于䪼，下加颊车，下颈合缺盆以下胸中，贯膈络肝属胆，循胁里，出气街，绕毛际，横入髀厌中；其直者，从缺盆下腋，循胸过季胁，下合髀厌中，以下循髀阳，出膝外廉，下外辅骨之前，直下抵绝骨之端，下出外踝之前，循足跗上，入小指次指之间[66]；其支者，别跗上，入大指之间，循大指歧骨内出其端，还贯爪甲，出三毛[67]。是动则病口苦，善太息，心胁痛不能转侧，甚则面微有尘，体无膏泽，足外反热，是为阳厥(68)。是主骨所生病者(69)，头痛颔痛，目锐眦痛，缺盆中肿痛，腋下肿，马刀侠瘿(70)，汗出振寒，疟，胸胁肋髀膝外至胫绝骨外踝前及诸节皆痛，小指次指不用。为此诸病，盛则泻之，虚则补之，热则疾之，寒则留之，陷下则灸之，不盛不虚，以经取之。盛者人迎大一倍于寸口，虚者人迎反小于寸口也。

肝足厥阴之脉，起于大指丛毛之际，上循足跗上廉，去内踝一寸，上踝八寸，交出太阴之后，上腘内廉，循股阴入毛中，过(71)阴器，抵小(72)腹，挟胃属肝络胆，上贯膈，布胁肋，循喉咙之后，上入颃颡(73)，连目系，上出额，与督脉会于巅；其支者，从目系下颊里，环唇内；其支者，复从肝别贯膈，上注肺。是动则病腰痛不可以俯仰，丈夫㿉疝(74)，妇人少腹肿，甚则嗌干，面尘脱色。是肝(75)所生病者，胸满呕逆飧泄，狐疝(76)遗溺闭癃。为此诸病，盛则泻之，虚则补之，热则疾之，寒则留之，陷下则灸之，不盛不虚，以经取之。盛者寸口大一倍于人迎，虚者寸口反小于人迎也。

手太阴气绝则皮毛焦，太阴者，行气温于皮毛者也，故气不荣则皮毛焦，皮毛焦则津液去皮节(77)，津液去皮节者(78)则爪(79)枯毛折，毛折者则毛先死(80)，丙笃丁死，火胜金也。手少阴气绝则脉不通(81)，脉不通则血不流，血不流则髦色不泽，故其面黑如漆柴者，血先死，壬笃癸死，水胜火也。足太阴气绝者(82)则脉不荣肌肉(83)，唇舌(84)者肌肉之本也，脉不荣则肌肉软，肌肉软则舌萎(85)人中满，人中满则唇反，唇反者肉先死，甲笃乙死，木胜土也。足少阴气绝则骨枯，少阴者冬脉也，伏行而濡骨髓者也，故骨不濡则肉不能著(86)也，骨肉不相亲则肉软却(87)，肉软却故齿长而垢发无泽，发无泽者骨先死，戊笃己死，土胜水也。足厥阴气绝则筋绝(88)，厥阴者肝脉也，肝者筋之合也，筋者聚于阴气(89)，而脉络于舌本也，故脉弗荣则筋急，筋急则引舌与卵，故唇青舌卷卵缩则筋先死，庚笃辛死，金胜木也。五阴气俱绝则目系转，转则目运，目运者为志先死，志先死则远一日半死矣。六阳气(90)绝，则阴与阳相离，离则腠理发泄，绝汗(91)乃出(92)，故旦占(93)夕死，夕占旦死(94)。

【校注】

(1)禁脉：张介宾注："'脉'当作'服'，即本经禁服篇名也。"张注为是。

(2)制：应据《灵枢·禁服》及《太素》改为"知"。

(3)筋为刚：刚，《太素》杨上善注为"纲"，可从。肢体运动，以筋为纲维，故曰筋为纲。

(4)络：联络之意，此指与本经相表里的脏腑相联络。

(5)还：指经脉去而复回。

(6)循：沿着。

(7)属：联络的意思。凡经脉与其所发出的脏腑相连曰属。

(8)臑：上臂肩至肘的部位。

(9)廉：边缘或边侧的意思。

(10)是动则病：指经脉所发生的病证。以下各经同。

(11)臂厥：经气由臂部厥逆为病，故称臂厥。

(12)是主肺所生病者：指肺所发生的病证。以下各经同。

(13)喘渴：渴，应据《脉经》、《甲乙经》改为"喝"。喘喝，气喘息粗，喝喝有声。

(14)不盛不虚，以经取之：不盛不虚之证，从本经取穴，不施补泻手法。

(15)合谷两骨之间：指虎口的第1、2掌骨之间的合谷穴处。

(16)髃骨：指肩胛骨与锁骨相连的肩髃穴处。

(17)柱骨之会上：指肩胛骨上颈骨隆起处的大椎穴处。颈项之根，称天柱骨；诸阳脉会于大椎，故曰柱骨之会上。

(18)是主津液所生病者：因液为手太阳所主，故应据《甲乙经》、《脉经》、《太素》删“液”字。大肠与肺相表里，肺主气，宣布津液，故大肠亦主津所生之病。

(19)之：《素问·上古天真论》王冰注引文及《太素》、《甲乙经》等均无，可据删。

(20)頞中：即鼻梁骨的凹陷处。

(21)纳：应据《甲乙经》、《千金》(即《千金方》)及《素问·气厥论》王冰注改为“约”。约，缠束的意思。

(22)却：进而退转之意。

(23)颐：指口角后腮下部位。

(24)气街：指少腹下方、毛际两旁的气冲穴处。

(25)髀关：指髀关穴。

(26)跗：指足背。

(27)下廉：应据《素问·阴阳离合论》王冰注引文及《甲乙经》、《太素》等改为“下膝”。

(28)骭厥：骭，指小腿胫骨。骭厥，即足阳明经气循足胫部上逆为病。

(29)是主血所生病者：胃为水谷之海，主化生血气，阳明病则血气化生无源，故主血所生病。

(30)温淫：指温热邪气所致的病证。

(31)唇胗：胗，同“疹”。唇胗，口唇部的疮疡。

(32)踹：应据《素问·阴阳离合论》王冰注引文及《甲乙经》、《太素》等改为“腨”。下同。腨，腓肠肌部，俗称小腿肚。

(33)得后与气：得大便与失气。

(34)溏、瘕泄：溏，指大便稀薄。瘕泄，此指痢疾。

(35)心系：指心与他脏相联系的脉络组织。张介宾注：“心当五椎之下，其系有五：上系连肺，肺下系心，心下三系连脾、肝、肾，故心通五脏之气而为之主。”

(36)目系：指眼球内连于脑的脉络组织。

(37)锐骨：此指手腕下髁的神门穴处。

(38)踝：指手腕后小指端的高骨。

(39)臂骨：此指肘前腕后近小指侧之骨。

(40)两筋：应据《甲乙经》、《太素》等改为“两骨”。

(41)肩解：肩后骨缝处。

(42)䪼：眼眶下方，包括颧骨内连及上牙龈部位。

(43)颔肿：腮下部位肿胀。

(44)是主液所生病者：小肠受盛胃中食糜，分清别浊，参与津液代谢，故主液所生病。

(45)巅：指头顶正中最高点的百会穴处。

(46)肩髆：指肩胛骨。

(47)膂：即夹脊两旁的肌肉。

(48)髀枢：当股骨大转子部位的环跳穴处。

(49)京骨：足外侧小趾本节后突出的半圆骨。

(50)踝厥：足太阳经气自踝部上逆为病。

(51)是主筋所生病者：《素问·生气通天论》说：“阳气者，精则养神，柔则养筋。”太阳之气为诸阳主气，其气养筋则筋柔，失养则筋病，故主筋所生病。

(52)尻：尾骶骨处。

(53)然谷：应据《素问·阴阳离合论》王冰注引文及《太素》、《千金》等改为“然骨”。然骨，指内踝下前方高起之骨。

(54)漆柴：形容病人黑瘦如柴。

(55)䀮䀮：目不明貌，即视物不清。

(56)骨厥：肾主骨，足少阴属肾，其经气厥逆为病，故称骨厥。

(57)历络三焦：即依次联络上、中、下三焦。

(58)下臂：“下”后“臂”前应据《素问·脏气法时论》王冰注及《甲乙经》补“循”字。

(59)憺憺：应据《素问·至真要大论》文及《脉经》、《太素》等改为“澹澹”。澹澹，不安貌。

(60)是主脉所生病者：心主血脉，心包络为心之外卫，代心受邪，故主脉所生病。

(61)散落：应据《素问·缪刺论》王冰注引文及《甲乙经》、《太素》等改为“散络”。

(62)循：应据《太素》、《千金》等改为“遍”。

(63)系：应据《太素》、《甲乙经》等改为“侠”。

(64)浑浑焞焞：形容听觉模糊不清。

(65)是主气所生病者：三焦为决渎之官，乃水液和元气运行的通路，气化失常则水道不利，是主气所生病。

(66)入小指次指之间：应据《素问·阴阳离合论》王冰注引文及《脉经》、《千金》等改为“出小指次指之端”。

(67)三毛：足大趾爪甲后丛毛处。

(68)阳厥：指足少阳经气厥逆为病。

(69)是主骨所生病者：胆藏精汁，精汁养骨，故主骨所生病。张介宾注：“胆味苦，苦走骨，故胆主骨所生病。又骨为干，其质刚，胆为中正之官，其气亦刚，胆病则失其刚，故病及于骨。凡惊伤胆者骨必软，即其明证。”

(70)马刀侠瘿：即瘰疬。生于颈项、腋下等部位。

(71)过：应据《甲乙经》、《脉经》等改为“环”。

(72)小：应据《太素》、《脉经》、《甲乙经》等改为“少”。

(73)颃颡：指喉咙上孔处。杨上善注：“喉咙上孔名颃颡。”

(74)㿗疝：㿗，通。㿗疝，为疝气之一种，以发病时阴囊疼痛、坠胀为主症。

(75)肝：此前应据《甲乙经》、《太素》补“主”字。

(76)狐疝：疝气之一种。发作时其疝在阴囊少腹之间时上时下，象狐之出入无常，故名。

(77)皮节：此二字《难经·二十四难》及《脉经》、《甲乙经》、《千金》均无，可据删。

(78)皮节者：应据《难经·二十四难》及《脉经》、《千金》改为“则皮节伤，皮节伤”七字。

(79)爪：应据《难经·二十四难》及《脉经》、《千金》校语改为“皮”。

(80)毛先死：应据《难经·二十四难》及《脉经》、《千金》改为“气先死”。

(81)脉不通：此后应据《脉经》、《千金》等补“少阴者心脉也，心者脉之合也”十二字。

(82)足太阴气绝者：“足太阴气绝”后，《难经·二十四难》及《脉经》、《甲乙经》等均无“者”字，可据删。

(83)肌肉：此二字应据《难经·二十四难》及《脉经》、《甲乙经》等改为“其口唇”三字。

(84)唇舌：应据《难经·二十四难》及《脉经》、《甲乙经》改为“口唇”。

(85)舌萎:《难经·二十四难》及《脉经》、《甲乙经》均无。刘衡如亦曰:"疑是后人沾注"。可据删。

(86)不能著:文后脱"骨"字,可据《难经·二十四难》及《脉经》、《甲乙经》等补入。

(87)肉软却:即肌肉萎缩。

(88)筋绝:此二字应据《脉经》、《千金》等改为"筋缩引卵与舌"六字。

(89)阴气:应据《素问·诊要经终论》王冰注引文及《脉经》、《甲乙经》等改为"阴器"。

(90)六阳气:文后应据《难经·二十四难》及《甲乙经》补"俱"字。

(91)绝汗:死亡前所出之汗称为绝汗。《素问·诊要经终论》王冰注:"绝汗,谓汗暴出,如珠而不流,旋复干也。"

(92)乃出:此后脱"大如贯珠,转出不流,即气先死"十二字。可据《难经·二十四难》及《甲乙经》补。

(93)占:预测的意思。

(94)旦死:此后应据《甲乙经》补"此十二经之败也"七字。

【释义】

本段主要强调了经脉的重要性,讨论了十二经脉的循行、病证、诊断、治则及诸经气绝证的表现和预后。经脉是血气运行的通道,也是联系脏腑组织的桥梁,"脉道以通,血气乃行",故经脉"能决死生,处百病,调虚实,不可不通"。

十二经的循行,各有其主干及分支。手太阴肺经,主干起于中焦,出拇指尖。分支从寸口上腕,至食指端,交于手阳明大肠经。手阳明大肠经,主干起于食指内侧端,入缺盆,络肺,属大肠。分支从缺盆至对侧鼻傍,交于足阳明胃经。足阳明胃经,主干起于鼻傍,沿发际至前额。分支有五条:①从大迎,入缺盆,属胃络脾。②直者从缺盆,至毛际两旁的气街穴。③起于胃下口,止于足中趾外侧端。④从膝下足三里别出,至足中趾外侧端。⑤从足背分出,至足大趾内侧端,交于足太阴脾经。足太阴脾经,主干起于足大趾尖端,止于舌本、舌下。分支从胃上膈,注心中,交于心手少阴心经。手少阴心经,主干起于心中,下膈络小肠。分支有两条:①从心系上行,连目系。②从心系上行至肺,出腋下,至小指内侧端,交于手太阳小肠经。手太阳小肠经,主干起于手小指尖端,过胃属小肠。分支有两条:①从缺盆上颊,入耳中。②从颊至目内眦,交于足太阳膀胱经。足太阳膀胱经,主干起于目内眦,交于巅顶。分支有四条:①从头顶下行,至耳上角。②从头顶分两支后行,抵腰,络肾属膀胱。③从腰下行,入腘中。④从左右肩胛内别出,至小趾外侧端,交于足少阴肾经。足少阴肾经,主干起于足小趾下,贯脊,属肾络膀胱。分支有两条:①从肾上行,挟舌本。②从肺别出,注胸中,交于手厥阴心包络经。手厥阴心包络经,主干起于胸中,下膈,依次历络上、中、下三焦。分支有两条:①从胸中分出,出中指端。②从掌中分出,至无名指尺侧端,交于手少阳三焦经。手少阳三焦经,主干起于无名指端,下膈,依次属上、中、下三焦。分支有两条:①从膻中分出上行,至䪼下。②从耳后,至目锐眦,交于足少阳胆经。足少阳胆经,主干起于目锐眦,入缺盆。分支有四条:①从耳后分出,至目外眦。②从目外眦下行,至环跳穴处。③从缺盆下腋,出足小趾次趾之端。④从足背别出,出足大趾丛毛处,交于足厥阴肝经。足厥阴肝经,主干起于足大趾爪甲丛毛处,会于巅。分支有两条:①从目系下行,环唇口。②从肝别出,注肺中,交于手太阴肺经。

十二经脉的病证,原文分别以"是动病"和"所生病"进行概括。如手太阴肺经,是动病有肺胀满,膨膨而喘咳,缺盆中痛,甚则交两手而瞀。称为臂厥。所生病是咳,上气喘喝,烦心胸满，臑臂内前廉痛厥，掌中热。气盛则肩背痛风寒，汗出，小便数而欠。气虚则肩背痛寒，少气不足以息，溺色变。以上主要为手太阴肺经及肺脏发生病变所表现出来的病候。余脏类此，从略。病证的虚实诊断，文中提出了寸口、人迎合参诊法，根据寸口与人迎脉之大小程度来确定虚实病证。《灵枢·四时气》说："气口候阴，人迎候阳"。所以此诊法中，凡阴经以寸口为衡量标准，实则寸口大于人迎，虚则寸口小于人迎；凡阳经以人迎为衡量标准，实则人迎大于寸口，虚则人迎小于寸口。在治疗上，提出了"盛则泻之，虚则补之，热者疾之，寒则留之，陷下则灸之，不盛不虚，以经取之"的原则。

经气终绝证，其证候主要表现在五体的颓废上，如手太阴肺气绝则皮毛焦，手少阴心气绝则脉不通，面黑如漆柴等。五脏精气竭绝，目失所养，见头晕目眩；六腑阳气败绝，则阴阳相离，精气外泄，则见绝汗出。在预后方面，用五行相克规律预测了五脏经气终绝之时的死期。一般病情加重或死亡的时间是各脏所不胜之时，如肝病死于庚辛（属金）日，心病死于壬癸（属水）日等。

【理论研究】

1. 十二经脉的分布、走向与交接规律及流注次序

十二经脉在体表的分布，有一定的规律性。①头面部：三阳经行于头，少阳经行于头部两侧；阳明经行于面部；太阳经行于面、颊及头后部。②躯干部：手足三阴经行于胸腹，手足三阳经行于腰背（唯足阳明经行于身前）。③四肢部：阴经行于四肢的内侧，阳经行于四肢的外侧。六经的具体分布是：太阴、阳明在前缘，少阴、太阳在后缘，厥阴、少阳在中线。上肢内侧的分布是：太阴在前，厥阴在中，少阴在后。上肢外侧的分布是：阳明在前，少阳在中，太阳在后。下肢内侧的分布是：内踝上八寸以下，厥阴在前，太阴在中，少阴在后；内踝八寸以上，太阴在前，厥阴在中，少阴在后。下肢外侧的分布是：阳明在前，少阳在中，太阳在后。

十二经脉的走向规律，《灵枢·逆顺肥瘦》作了总结，谓"手之三阴，从脏走手；手之三阳，从手走头；足之三阳，从头走足；足之三阴，从足走腹。"说明手三阴经均起于胸中，经臑臂走向手指之端，分别与相为表里的手三阳经交会；手三阳经均起手指之端，经臑臂上行于头面部，分别与同名的足三阳经交会；足三阳经均起于头面部，从头面部下行，经躯干和下肢而止于足趾间，分别与相表里的足三阴经交会；足三阴经均起于足趾之间，从足趾间上行，经腿胫走向腹胸，在腹胸与手三阴经交会。

十二经脉的交接规律，一是相为表里的阴经与阳经在四肢部交接。如手太阴肺经在食指端与手阳明大肠经交接，手少阴心经在小指端与手太阳小肠经交接，手厥阴心包经在无名指端与手少阳三焦经交接，足阳明胃经于足大趾与足太阴脾经交接，足太阳膀胱经于足小趾与足少阴肾经交接，足少阳胆经于足大趾爪甲后丛毛处与足厥阴肝经交接。二是同名的手、足阳经在头面部相接。如手阳明大肠经和足阳明胃经交接于鼻旁，手太阳小肠经和足太阳膀胱经交接于目内眦，手少阳三焦经和足少阳胆经交接于目外眦。由于手三阳经和足三阳经均交会于头部，因此称"头为诸阳之会"。三是手足阴经在胸部交接。如足太阴脾经与手少阴心经交接于心中，足少阴肾经与手厥阴心包经交接于胸中，足厥阴肝经与手太阴肺经交接于肺中。

十二经脉的流注次序，《灵枢·营气》作了具体论述，谓："故气从太阴出，注手阳明，上行注足阳明，下行至跗上，注大指间，与太阴合，上行抵髀。从脾注心中，循手少阴出腋下臂，注小指，合手太阳，上行乘腋出䪼内，注目内眦，上巅下项，合足太阳，循脊下尻，下行注小指之端，循足心注足少阴，上行注肾，从肾注心，外散于胸中。循心主脉出腋下臂，出两筋之间，入

掌中，出中指之端，还注小指次指之端，合手少阳，上行注膻中，散于三焦，从三焦注胆，出胁注足少阳，下行至跗上，复从跗注大指间，合足厥阴，上行至肝，从肝上注肺”。由此可见，其流注次序是：手太阴肺经→手阳明大肠经→足阳明胃经→足太阴脾经→手少阴心经→手太阳小肠经→足太阳膀胱经→足少阴肾经→手厥阴心包经→手少阳三焦经→足少阳胆经→足厥阴肝经→复会于手太阴肺经。亦说明经气始于手太阴肺经，然后依次传至足厥阴肝经，复注于手太阴肺经，首尾相贯，如环无端。

2. 关于“是动病”和“所生病”

历代医家对此注释不一，现将其代表性的观点罗列如下。

(1)“是动病”为气病，“所生病”为血病(《难经·二十四难》)。

(2)“是动病”为在气、在阳、在卫、在外；“所生病”为在血、在阴、在营、在里(《难经》杨候康注语)。

(3)“是动病”为本经病，“所生病”为他经病(徐大椿《难经经释》)。

(4)“是动病”为经络病，“所生病”为脏腑病(《校注十四经发挥》承淡安注语)。

(5)“是动病”为外因所致，“所生病”为内因所致(张志聪《灵枢集注》)。

(6)“是动病”指从本经的腧穴搏动可以测知后文所述的病证，“主×所生病者”则是对前段病证所属的结语。而“主×所生病者”后面罗列的病证或出本经，或由合经(马莳《灵枢注证发微》)。

(7)“是动病”是说明经脉的病理现象，“所生病”是说明该经经穴的主治证候，两者是一致的[1]。

以上观点见仁见智，各有其理。但依据原文的本义来看，“是动病”当是指经气变动所产生的病候，如原文将手太阴肺经的“是动病”命名为“臂厥”，足阳明胃经的“是动病”命名为“骭厥”，手少阴心经的“是动病”命名为“臂厥”，足太阳膀胱经的“是动病”命名为“踝厥”，足少阴肾经的“是动病”命名为“骨厥”，足少阳胆经的“是动病”命名为“阳厥”等。厥，经气厥逆，即经气异常变动而厥逆的意思。因此，“是动病”的病候当以本经为主，但由于经脉内属脏腑，故经气逆乱除见本经病候外，还可见本脏或相关经脏的病候。“所生病”，原文已明言“是主×脏或气、血、津、液、筋、脉、骨”等所生病，而气、血、津、液、筋、脉、骨均隶属于相关的脏腑，因此，“所生病”当指各经所属脏腑之病。由于脏腑外通经脉，所以脏腑本身发生的病变，一定会影响其相联系的本经或他经他脏而出现相应的病候，也就是“所生病”病候中既有本脏本腑的病候，又有本经或他经他脏(腑)病候。

【临证指要】

经气终绝证

经气终绝证，又称为“经气绝”或“经气终”证。其论述除见于本篇外，还见于《素问·诊要经终论》和《灵枢·终始》两篇中。如《素问·诊要经终论》说：“帝曰：愿闻十二经脉之终奈何？岐伯曰：太阳之脉，其终也戴眼反折瘈疭，其色白，绝汗乃出，出则死矣。少阳终者，耳聋百节皆纵，目睘绝系，绝系一日半死，其死也色先青白，乃死矣。阳明绝者，口目动作，善惊妄言，色黄，其上下经盛，不仁，则终矣。少阴终者，面黑齿长而垢，腹胀闭，上下不通而终矣。太阴终者，腹胀闭不得息，善噫善呕，呕则逆，逆则面赤，不逆则上下不通，不通则面黑皮毛焦而终矣。厥阴终者，中热嗌干，善溺心烦，甚则舌卷卵上缩而终矣。”《灵枢·终始》说：“太阳之脉，其终也，戴眼反折瘛疭，其色白，绝皮乃绝汗，绝汗则终矣。少阳终者，耳聋，百节尽纵，目系绝，目系绝一日半则死矣，其死也，色青白乃死。阳明终者，口目动作，喜惊妄言，色黄，其上下之经盛而不行则终矣。少阴终者，面黑齿长而垢，腹胀闭塞，上下不通而终矣。厥阴终者，中热嗌干，喜溺心烦，甚则舌卷卵上缩而终矣。太阴终者，腹胀闭不得息，气噫善呕，呕则逆，逆则面赤，不逆则上下不通，上下不通则面黑皮毛燋而终矣。”以上两篇文字略有出入，内容基本相同。

经气绝、经气终，均是经脉之气终绝的意思。经气源于脏腑，因此经气终绝多因脏腑精气衰竭所致，而经气终绝证亦是脏腑精气衰竭导致经气终绝的外在表现。从原文记载来看，各经经气终绝的证候，除了主要反映经脉所属脏腑精气衰竭的病候外，还可见其经脉循行部位的病候。如足太阳膀胱经，起于目内眦，夹脊抵腰属膀胱；手太阳小肠经 起于小指之端，循脊上肩至目外眦；太阳为诸阳主气，膀胱主津液。所以其经气终绝证既出现与腑气相关的阳气外脱、津液耗竭的“绝汗”，又见到与经脉相关的“戴眼、反折、瘛疭”等症。

五脏经气终绝的表现，还多反映在其所华、所充的形体组织上。如肺主气，华毛、充皮，其经气终绝，则津液不润，而皮毛焦枯；心主血，华面、充脉，其经气终绝，则脉不通血不流，而面色暗黑无光泽；脾主运化，华唇、充肌、其经气终绝，则精气竭乏，肌肤失养，口唇失华，而肌肉松软，人中部肿满，口唇外翻；肾藏精，华发、充骨，其经气终绝，则精气竭乏，毛发失养，骨髓不充，而牙齿松长垢腻，毛发失去光泽。肝藏血，华爪、充筋，其经气终绝 则血气竭乏，筋脉失濡，筋脉缩急，唇口发青，舌体卷屈，阴囊收缩。

上述症状的出现，标志着病情发展到了精气竭绝、阴阳离决的极为严重阶段，一般来说，是凶多吉少，病情危笃，必须引起高度警惕，及时组织抢救，以力挽狂澜。从临床所见，此类病证一旦出现，患者有倾刻毙命的，亦有延缓数日或数月的，还有急救得法而转危为安的。《素问·玉机真脏论》说：“五实死，五虚死……浆粥入胃，泄注止，则虚者活。”从病机的角度来看，经气终绝证与五虚证基本相同，均是人体精气的亏损、竭绝所致，提示在治疗经气终绝证时，应当以补益固护精气为主，留得一分精气，便有一分生机。同时说明 恢复经气，还必须依赖后天胃气的来复，因此，治疗时除了补益精气之外，培补胃气（脾胃之气）及肾气实属十分重要的一环。

【原文】

经脉十二者，伏行分肉之间，深而不见；其常见者，足太阴过于外踝(1)之上，无所隐故也。诸脉之浮而常见者，皆络脉也。六经络手阳明少阳之大络，起于五指间(2)，上合肘中。饮酒者，卫气先行皮肤，先充络脉，络脉先盛，故卫气已平(3)，营气乃满，而经脉大盛。脉之卒然动者，皆邪气居之，留于本末；不动则热，不坚则陷且空，不与众同，是以知其何脉之动也。雷公曰：何以知经脉之与络脉异也？黄帝曰：经脉者常不可见也，其虚实也以气口知之，脉之见者皆络脉也。雷公曰：细子无以明其然也。黄帝曰：诸络脉皆不能经大节(4)之间，必行绝道(5)而出，入复合于皮中，其会皆见于外。故诸刺络脉者，必刺其结上(6)，甚血者虽无结，急取之以泻其邪而出其血，留之发为痹也。凡诊络脉，脉色青则寒且痛，赤则有热。胃中寒，手鱼之络多青矣；胃中有热，鱼际络赤；其暴黑者，留久痹也；其有赤有黑有青者，寒热气也；其青短者，少气也。凡刺寒热者皆多血络，必间日而一取之，血尽而止，乃调其虚实；其小而短者少气，甚者泻之则闷(7)，闷甚则仆不得言，闷则急坐之也。

手太阴之别(8)，名曰列缺，起于腕上分间(9)，并太阴之经直入掌中，散入于鱼际。其病实则手锐(10)掌热，虚则欠㰦，小便遗数，取之去腕半寸(11)，别走阳明也(12)。手少阴之别，名曰通里，去腕一寸半(13)，别而上行，循经入于心中，系舌本，属目系。其实则支膈(14)，虚则不能言，取之掌后(15)一寸，别走太阳也。手心主之别，名曰内关，去腕二寸，出于两筋之间(16)，循经以上系于心，包络心系。实则心痛，虚则为头强[17]，取之两筋间也。手太阳之别，名曰支正，上腕[18]五寸，内注少阴；其别者，上走肘，络肩髃。实则节弛肘废，虚则生肬[19]，小者如指痂疥，取之所别也。手阳明之别，名曰偏历，去腕三寸，别入太阴[20]；其别者，上循臂，乘肩髃，上曲颊偏齿；其别者，入耳合于宗脉[21]。实则龋聋，虚则齿寒痹隔[22]，取之所别也。手少阳之别，名曰外关，去腕二寸，外绕臂，注胸中，合心主。病实则肘挛，虚则不收，取之所别也。足太阳之别，名曰飞阳，去踝七寸，别走少阴。实则鼽窒[23]头背痛，虚则鼽衄，取之所别也。足少阳之别，名曰光明，去踝五寸，别走厥阴，下络足跗[24]。实则厥，虚则痿躄[25]，坐不能起，取之所别也。足阳明之别，名曰丰隆，去踝八寸，别走太阴；其别者，循胫骨外廉，上络头项，合诸经之气，下络喉嗌。其病气逆则喉痹瘁瘖，实则狂巅，虚则足不收胫枯，取之所别也。足太阴之别，名曰公孙，去本节之后一寸，别走阳明；其别者，入络肠胃。厥气上逆则霍乱[26]，实则肠中[27]切痛，虚则鼓胀，取之所别也。足少阴之别，名曰大钟，当踝后绕跟，别走太阳；其别者，并经上走于心包，下外贯腰脊。其病气逆则烦闷，实则闭癃，虚则腰痛，取之所别者也。足厥阴之别，名曰蠡沟，去内踝五寸，别走少阳；其别者，径胫[28]上睾，结于茎。其病气逆则睾肿卒疝，实则挺长，虚则暴痒，取之所别也。任脉[29]之别，名曰尾翳，下鸠尾，散于腹。实则腹皮痛，虚则痒搔，取之所别也。督脉之别，名曰长强，挟膂上项，散头上，下当肩胛左右，别走太阳，入贯膂。实则脊强，虚则头重，高摇之，挟脊之有过者[30]，取之所别也。脾之大络，名曰大包，出渊腋下三寸，布胸胁。实则身尽痛，虚则百节尽[31]皆纵，此脉若罗络之血者[32]，皆取之脾之大络脉也。凡此十五络者，实则必见，虚则必下，视之不见，求之上下，人经不同。络脉异所别也。

【校注】

(1)外踝：应据《太素》改为“内踝”。

(2)起于五指间：指手阳明、少阳之络脉起于拇指、食指、中指、无名指及小指间。

(3)卫气已平：卫气平盛而满的意思。

(4)大节：大骨节。

(5)绝道：指经脉不至之道，即与纵经横行的路径。

(6)结上：络脉上有血液聚结之处。

(7)闷：头昏胸闷，此指晕针。

(8)别：与“络”同义。马莳注：“夫不曰络而曰别者，以此穴由本经而别走邻经也。”

(9)分间：肉有分理又曰分肉，分间即分肉之间。

(10)手锐：手掌后小指侧的高骨。

(11)半寸：《脉经》、《太素》等均作“一寸半”，可据改。

(12)别走阳明也：指手太阴之络由此别走而络于手阳明经。张介宾注：“此太阴之络别走阳明，而阳明之络曰偏历，亦入太阴，以其相为表里，故互为脉络以相通也，他经皆然。”

(13)半：宜据《太素》、《千金》等删。

(14)支膈：胸膈间有支撑不舒的感觉。

(15)掌后：宜据《太素》和《甲乙经》改为“腕后”。

(16)两筋之间：此后宜据《太素》杨上善注引《明堂经》文补“别走少阳”四字，以与前后文合。

(17)头强：《甲乙经》、《脉经》、《千金》等均作“烦心”，可据改。

(18)上腕：应据《太素》改为“去腕”。

(19)肬:同“疣”,指皮上赘肉。

(20)别入太阴:“入”应据《甲乙经》、《太素》等改作“走”,即“别走太阴”。

(21)宗脉:杨上善注:“宗,总也。耳中有手太阳、手少阳、足少阳、足阳明络四脉总会之处,故曰宗脉。”可见,此宗脉是指耳中诸脉汇聚之大脉。

(22)痹隔:形容膈间闭塞不通。

(23)鼽窒:鼻塞不通。

(24)下络足跗:此前宜据《甲乙经》和《素问·刺腰痛》王冰注补“并经”二字。

(25)痿癖:指下肢痿软无力、不能行走的病证。

(26)霍乱:指上吐下泻并见的胃肠道疾病。

(27)肠中:应据《脉经》、《千金》及《太素》改为“腹中”。

(28)径胫:应据《甲乙经》、《脉经》及《千金》改为“循经”。

(29)住脉:住,形近而误,应改为“任”,以与诸本合。

(30)高摇之,挟脊之有过者:《甲乙经》卷二第一下校语说:“《九墟》无‘高摇之’以下九字。”按本文各节文例,无此九字为是。

(31)百节尽:应据《甲乙经》及《太素》删“尽”字。

(32)罗络之血者:张介宾注:“罗络之血者,言此大络,包罗诸络之血。”

【释义】

本段主要讨论了经脉与络脉的区别,络脉的诊治方法,还讨论了十五别络的循行、虚实病证及其诊治法。

经脉与络脉的区别,体现在分布、循行、功能和诊察方法等方面。相对而言,络脉多分布于表层,经脉多分布于深层,所谓“经脉十二者,伏行分肉之间,深而不见”,“诸脉之浮而常见者,皆络脉也”。在循行上,络脉横行而短,经脉直行而长。在功能上,络脉三卫气,卫气先充于络脉;经脉主营气,营气行于经脉之中。在诊察方法上,切寸口脉可以诊察经脉和脏腑之病,而望络脉则能诊察络脉的病变。诊察络脉的方法,主要是依据络脉的颜色、长短及结聚状态来进行判断,青色主寒主痛,赤色主热,络脉小短主气虚,络脉结聚主血瘀。

十五别络是从经脉中别出的络脉主干,它们分别有其不同的名称、起止点及循行路线。手太阴之别名曰列缺,起于手腕上分肉间(列缺),并手太阴之经,入掌中,散入于鱼际。手少阴之别名曰通里,起于手腕后一寸(通里),并手太阴经,入心中,连舌本系目系。手心主之别名曰内关,起于手腕上二寸(内关),出于两筋之间,别走手少阳经;别支循手厥阴经上行,连心包络心系。手太阳之别名曰支正,起于手腕上五寸(支正),注于手少阴经;别支上肘络肩髃。手阳明之别名曰偏历,起于腕上三寸(偏历),别走手太阴经;别支上行偏络于齿根;别支入耳合于宗脉。手少阳之别名曰外关,起于腕上二寸(外关),上行注胸中,与手厥阴经相会合。足太阳之别名曰飞阳,起于外踝上七寸(飞阳),别走足少阴经。足少阳之别名曰光明,起于足外踝上五寸(光明),别走足厥阴经,与足少阳经脉并行,络足背。足阳明之别名曰丰隆,起于足外踝上八寸(丰隆),别走足太阴经;别支上行络头项,并与诸经气会合,向上络咽喉。足太阴之别名曰公孙,起于足大趾本节后一寸(公孙),别走足阳明;别支上行入腹络肠胃。足少阴之别名曰大钟,起于足内踝后(大钟),别走足太阳经,别支与足少阴经并行,走入心包,贯穿腰脊。足厥阴之别名曰蠡沟,起于足内踝上五寸(蠡沟),别走足少阳;别支沿足厥阴经,抵睾丸聚于阴茎。任脉之别名曰尾翳,起于鸠尾之上(尾翳),下行散于腹部。督脉之别名曰长强,起于尾骶骨端(长强),上行散于头,下行别走足太阳经,入贯脊柱两旁。脾之大络名曰大包，起于渊腋下三寸（大包），散布于胸胁。

十五络脉的病证有虚实之分，实证多因邪阻络脉，气血壅滞；虚证责在络中气血不足。证候多表现在络脉循行部位上或相联系的脏腑上。如手太阴之别，实则手锐掌热，虚则欠欬，小便遗数；手少阴之别，实则胸胁支撑不舒，虚则不能言等。

十五络脉病证的虚实，可以通过望络而察知。一般来说，“实则必见，虚则必下”。其治疗，原则上是取本经别出的络穴以补虚泻实，如手太阴络病取列缺，足阳明络病取丰隆等。

【理论研究】

络脉的分布规律

络脉众多，遍布全身上下内外，但是其分布并不是杂乱无章，无规律可循，而是以经脉为纪，井然有序。它们的分布规律可归纳为以下三个方面。

（1）沿经布散性：络与经其气相通，络自经别出后，多沿本经分布，或内散于脏腑组织，或外布于皮毛肌腠。

首先，在大络中，如：手太阴之别，“并太阴之经，直入掌中”；手少阴之别，“循经入于心中，系舌本，属目系”；手心主之别，“循经以上，系于心包络”。

其次，孙络亦是以经脉为纪内外布散的。《素问·气穴论》说：“孙络三百六十五穴会”。张介宾注云：“孙络之云穴会，以络与穴为会也。穴深在内，络浅在外，内外为会，故云穴会。”经穴是经气会通之处，又是孙络所过之地，孙络沿经分布，其气并与经穴相会。所以张志聪明确指出：“盖络乃经脉之支别，如肺之经脉，循鱼际尺泽臑腋之间，即其间所见之络脉，乃肺之络，而络外之皮，即肺主之部矣。”

（2）广泛分布性：在经络系统中，经脉是其主体，络脉则是其必不可少的补充。络脉广泛分布，呈束状弥散，内外上下无处不到，补充了经脉线状分布的不足，故《灵枢·经脉》说：“诸络皆不能经大节之间，必行绝道而出入……其会皆见于外。”

在络脉系统中，十二经之别络均起于四肢，并联系其相表里的经脉；任脉之别散于腹，督脉之别散于头，并别走足太阳经；脾之大络散布于前后胁肋，胃之大络出于左乳下。孙络的分布更为广泛，它自大络别出后，愈分愈多，越分越细，分别弥散于经脉所属的内外区域内，正如张介宾所说：“凡人遍体细脉，即皆肤腠之孙络也”。只不过体内的络脉无法直接见到罢了。

（3）表里相对性：一般认为，经脉在里，络脉在表，是否络脉只布于表呢？不是。《素问·经络论》依络脉颜色变化的应经或应时，而将络脉分为阴络和阳络两大类，并认为阳络远离经脉而布于体表，阴络靠近经脉而布于体内，指出了络脉的分布有表里的不同。清代医家唐容川对阴络、阳络作了较明确的解释。云：“阴络者，谓躯壳之内，脏腑、油膜之脉络”；“阳络者，谓躯壳之外，肌肉、皮肤之脉络”。亦说明表里均有络脉分布。

具体来说，脾胃之大络及其他脏腑之大络，均起于里而多布于表；十二经脉之别络，则起于表而多联络于里；“阳经伤则血外溢”之络，指在上在表之络；“阴络伤则血内溢”之络，指在下在里之络等。所以张介宾说：“合经络而言，则经在里为阴，络在外为阳。若单以络脉而言，则又有大络、孙络，在内在外之别，深而在内者是为阴络……浅而在外者是为阳络。”

由此可见，《内经》从总体确认的经内络外的分布概念，只是一个阴阳表里的相对概念，实际上，络脉既散于表又布于里，既行于上，又达于下，上下左右，周身内外，无处不到。尽管如此，历代中医著作中却对布于表之络脉论述较多，这是因为表络浅显，易察可见，在诊断、治疗方面有较大意义的缘故，但是，绝不能因此而谓络脉皆布于表也。[1]

【临证指要】

络脉望诊法

《灵枢·经脉》指出:“经脉者,常不可见,其虚实也,以气口知之;脉之常见者,皆络脉也。”一般而言,经脉深伏而难见,络脉浅显而易察,二者病变的诊察方法有所不同。但是,由于络脉内通经脏,外连体表,脏腑经脉气血的变化常常可以通过使络脉中气血发生改变,而由络脉反映出来,所以,诊察络脉不仅能够诊断络脉病变,而且可以测知脏腑经脉有关方面的病变。

《素问·皮部论》说:邪“其入于络也,则络脉盛而色变。”《灵枢·九针十二原》亦说:“血脉者,在腧横居,视之独澄,切之独坚。”均指出了络脉的变化可以通过视看和切扪而得到。视、扪络脉,就能辨别疾病的寒热虚实及部位。

(1)辨寒热:病邪性质不同,络色变化各异。一般来说,色青或白主寒,色黄赤主热。《素问·皮部论》说:络色“黄赤则热,多白则寒。”《灵枢·经脉》亦说:“凡诊络脉,脉色青则寒且痛,赤则有热。胃中寒,手鱼之络多青矣;胃中有热,鱼际络赤;其暴黑者,留久痹也;其有赤有黑有青者,寒热气也。”此外,尚可扪其络以别之。寒主收引,寒则凝泣而结络坚紧,故《灵枢·官能》谓:“结络坚紧,火所治之。”热主弛缓,热则淖泽而络脉满溢,如《素问·痿论》说:“心热者,色赤而络脉溢。”

(2)别虚实:《灵枢·经脉》说:“凡此十五络者,实则必见,虚则必下。”邪气壅盛则脉充满,故突起可见,如血瘀络脉,可见脉络粗突坚硬之象。正气虚则络脉空,故陷下而不见。说明其虚实病变主要是以络脉之见与不见来区别的。其次,察络之长短,也有助于虚实证的鉴别,如《灵枢·经脉》谓:络脉“青短者,少气也”及“其小而短者,少气”者是。

(3)分经络:络脉病证的原因,有因外邪而致者,其病有寒热的不同;有因经脏而致者,其病有虚实之别。然不论何种原因,其病变均可从络脉颜色及形态的变化上反映出来,络脉的改变,即标志着络或所属之经脏有了病变。但是,如何知道其病在络抑或在经脏呢?《灵枢·邪气脏腑病形》说:“面热者,足阳明病;鱼络血者,手阳明病;两跗之上脉竖陷者,足阳明病,此胃脉也。”胃脉上于面,手阳明之脉行于手鱼之表,足阳明脉行两跗之上,故为病各如是。说明《内经》是以经脉所行所主部位之络而别其病的。实际上,仅凭此,病之在络、在经脏还是难于分辨的,临床尚须结合脉证,即望络、诊脉、察证三者合参,方可明察秋毫。首先,察其证。络病与经病的病位不同,《素问·缪刺论》指出:“故络病者,其痛与经脉缪处。”一般来说,络浅经深,故曰其病缪处。如《灵枢·百病始生》说:“在络之时,痛于肌肉,其痛之时息,大经乃代。”然而,络脉亦有表里浅深之分,又不可不知。其次,诊其脉。肺朝百脉,诊气口(寸口)脉可察知脏腑经脉之病,而单纯的络脉病变在其未影响经脏之前,一般不能从气口脉反映出来。因此,诊气口脉便有助于经脏与络脉病变的区分。故《素问·调经论》所说的“身形有痛,九候莫病”者,乃络病也。但是,还应当注意,临床上络脉与经脏同病的比较多见,如是则应当合而诊之。[2]

此外,《素问·经络论》指出:“阳络之色变无常,随四时而行也。”说明布于表之络色随四时气候而有相应的变化,因此在诊络中亦必须知常达变而予以重视。

近年来,舌下络脉的诊断意义越来越受到人们的重视,特别是对于瘀血的辨证尤为重要。一般来说,“络脉”色暗红,不兼青紫不见浅淡,脉形柔软不粗胀,不紧束,不弯曲,是为正常。若“络脉”色紫,脉形粗胀弯曲而柔软,或周围有结节,色不深,多为气滞血瘀,常见于疼痛诸证。若“络脉”色青紫或蓝,脉形粗胀软、韧,多为瘀甚或热伤血瘀,常见于癥积、臌胀、痈肿瘀腐等证。若“络脉”色青或淡紫，脉形直而紧束，多为寒凝血瘀或阳虚血运不畅，常见于胸痹心痛、脘腹冷痛、妇科痛经、月经不调、闭经等证。若“络脉”色紫或青，脉形弯曲粗胀而柔软，多为痰湿夹瘀，常见于痰阻血瘀喘急、痰核、瘿瘰、水肿、癥积等证。若“络脉”色青而浅，脉形软细而柔软，多为气虚血滞，常见于麻木不仁，肢体瘫痪等证。李树棠等还专门探讨了舌下络脉的诊治意义。其方法是通过全息论缩影法，将舌体分为三等分，舌前部为上焦区，包括心、肺；舌中部为中焦区，包括肝、胆、脾、胃；舌根部为下焦区，包括肾、肠、膀胱、生殖器官。正常人舌体柔软，活动自如，颜色淡红，舌下光滑润泽有两条上细下粗，对称均匀，长短适中(约占舌体 2/3)，呈淡青紫色的静脉；舌系带与舌相连，居于正中，将舌分为左右两部，在舌系带的下端两侧有两个相等的略比粟粒大的腺体，即生殖点。观察时嘱患者张口翘舌，舌尖稍舔上腭。若见络脉表面凸凹不平或有瘀点，为气滞血瘀所致，可视其部分而定病在何脏；若舌体倾斜，说明是中风或中风先兆。若舌下静脉粗长怒张、色暗，为肝郁气滞；短缩不充盈而色淡，为气血亏虚；两侧静脉粗细长短不等，提示阴阳失调，气血偏枯。中焦区若色泽深于其他部位，为中焦火盛或中焦湿热；色黄欲发黄疸；色泽淡于其他部位并发白，为中焦虚寒或中焦寒湿。下焦生殖点过小，甚至不清或两侧不等，预兆不易受孕；若色泽红艳，为下焦火盛或湿热下注；色白为下焦有寒，或寒湿及带下。下焦区域表面有滤泡或结节，提示肠腔胀气等病。李氏还运用于临床，观察了中风 350 例患者的预后，准确率达 90%；肝郁证、更年期综合征及中焦湿热证 4200 例，诊断率为 70%；妇科疾患 3800 余例，其对阴道炎、尿路感染、阴痒等的诊断率达 80%[3]。以上均为我们从舌下络脉诊察疾病提供了有益的经验。

(邱幸凡)

参考文献

[1] 李今庸. 新编黄帝内经纲目. 上海：上海科学技术出版社，1988：128.

[2] 邱幸凡. 络脉理论与临床. 西安：陕西科学技术出版社，1991：18.

[3] 李树棠，于会成. 舌下络脉诊治意义探析. 辽宁中医杂志，1992，(1)：37.

营卫生会第十八

【篇解】

营卫，指营气和卫气。生会，即生成与会合。本篇主要论述了营卫二气的生成、运行、会合、分布及其作用，所以篇名为“营卫生会”。正如张志聪所说：“此章论营卫之生始会合，因以名篇”。

【提要】

1. 阐述了营卫皆化生于水谷，其清者为营，浊者为卫，营行脉中，卫行脉外；营卫昼夜各运行周身五十度，夜半而大会；营卫运行直接影响着人的睡眠。

2. 论述了上焦如雾、中焦如沤、下焦如渎，三焦与营卫气血的生成、敷布、转化有密切关系。

【原文】

黄帝问于岐伯曰：人焉受气？阴阳焉会？何气为营？何气为卫？营安从生？卫于焉会？老壮不同气，阴阳异位，愿闻其会。岐伯答曰：人受气于谷，谷入于胃，以传于肺，五脏六腑，皆以受气，其清者为营，浊者为卫(1)，营在脉中，卫在脉外，营周不休，五十而复大会(2)，阴阳相贯，如环无端[3]。卫气行于阴二十五度，行于阳二十五度，分为昼夜，故气至阳而起，至阴而止[4]。故曰：日中而阳陇为重阳，夜半而阴陇为重阴。故太阴主内，太阳主外[5]，各行二十五度，分为昼夜。夜半为阴陇，夜半后而为阴衰，平旦阴尽，而阳受气矣。日中为阳陇，日西而阳衰，日入阳尽，而阴受气矣。夜半而大会，万民皆卧，命曰合阴[6]。平旦阴尽而阳受气，如是无已，与天地同纪[7]。

黄帝曰：老人之不夜瞑者，何气使然？少壮之人不昼瞑者，何气使然？岐伯答曰：壮者之气血盛，其肌肉滑，气道通，营卫之行，不失其常，故昼精而夜瞑。老者之气血衰，其肌肉枯，气道涩，五脏之气相抟[8]，其营气衰少而卫气内伐[9]，故昼不精，夜不瞑。

【校注】

(1)清者为营，浊者为卫：清和浊，在此指营卫之气的性能而言。唐容川说："清浊以刚柔言，阴气柔和为清，阳气刚悍为浊"。

(2)五十而复大会：指营卫之气在全身不休止地运行，环绕五十周次即一昼夜而会合。

(3)阴阳相贯，如环无端：阴阳，指阴经和阳经。张介宾注云："其十二经脉之次，则一阴一阳，一表一里，迭行相贯，终而复始"。又，言营卫的运行规律是"五十而复大会"，而五十周于身的时间正是一昼夜，尽管营卫各走其道，但其共同点都是昼夜循行不息，如环无端。可参。

(4)气至阳而起，至阴而止：起、止，在此指寤与寐。张志聪注云："气至阳则卧起而目张，至阴则休止而目瞑"。

(5)太阴主内，太阳主外：太阴，指手太阴肺经。内，指营气。营行脉中，始于手太阴而复合于手太阴，故曰太阴主内。太阳，指足太阳膀胱经。外，指卫气。卫行脉外，始于足太阳而复合于足太阳，故曰太阳主外。

(6)合阴：夜半子时阴气最盛，营卫二气俱行于阴而大会，故曰合阴。

(7)与天地同纪：纪，纲纪，规律。指营卫二气日夜运行不息，如同天地日月运转一样，有其一定的规律。

(8)五脏之气相抟：抟，据统本、金陵本、日抄本等均作"搏"。相搏，即不调和。五脏之气相搏，即五脏机能不相协调。

(9)营气衰少而卫气内伐：实指营卫二气俱不足而运行紊乱。内伐，即内扰。言卫气运行紊乱，当行于阳而内扰，当行于阴而又不得畅通。

【释义】

1. 营卫二气皆由水谷精微所化，其中柔顺者称为"清"，行于脉中，为营属阴；刚悍者称为"浊"，行于脉外，为卫属阳。营卫二气有规律地运行，如同"天地之纪"那样周而复始，如环无端。其中营气按十二经之序，日夜运行五十周；卫气昼行于阳二十五周，夜行于阴二十五周。两者虽各行其道，但于夜半子时大会于手太阴肺经。同时"与天地同纪"也反映营卫阴阳二气有因时消长的节律变化。

2. 本段提出了卫气运行与人睡眠的关系，即卫气昼行于阳，人即醒寤；夜行于阴，人即睡眠。并以老人与少壮之人睡眠为例，进一步给予印证。

【理论研究】

1. 关于"其清者为营，浊者为卫，营在脉中，卫在脉外"

水谷入口，经脾胃腐熟运化成为精微，而散布全身。古人运用阴阳离合的观点对此精微加以认识：其合则为一，即水谷化生之精微；其离则可分为阴阳，即所谓营卫二气。由于精微物质布散全身是以经脉为道路的，因此也才有了所谓脉内、脉外的差别。阴主内，阳主外，故行于经脉内者当属阴，行于经脉外的当属于阳。而其之所以能行于脉内，说明它能被脉所约束，其性质当属柔顺；而行于脉外，则说明该气不受脉之约束，故其性质当属刚悍。因此，“清”、“浊”当指其气性能特点而言，即以能否被约束来言其柔顺、刚悍。正如唐容川《中西汇通医经精义》所说：“清浊以刚柔言，阴气柔和为清，阳气刚悍为浊”。故营为清行脉中，卫为浊行脉外。但由于其阴阳是对立而言，因而二者又密不可分，故营卫二者又是互根互用，相反相成的。

2. 营气运行

本篇提出了营气日夜五十周于身的规律，且云：“太阴主内”。今据《内经》记载，述于下。《灵枢·营气》云：“营气之道，内谷为宝，谷入于胃，乃传之肺，流溢于中，布散于外，精专者行于经隧，常营无已，终而复始”。指出营气“行于经隧”之中。又云：“气从太阴出，注手阳明，上行注足阳明……合足厥阴，上行至肝，从肝上注肺”，即按十二经脉之顺序运行为其主体路线。又云：“其支别者，上额循巅下项中，循脊入骶，是督脉也，络阴器，上过毛中，入脐中，上循腹里，入缺盆，下注肺中，复出太阴”。指出营气之行除十二经之外，尚有“支别”路线，即从足厥阴过督脉、任脉，复入手太阴经。在以十二经为营气运行主体路线基础上，《灵枢·脉度》、《灵枢·五十营》等篇又指出气行于二十八脉。即上述十二经左右各一、任督各一，为二十六脉。再加足少阴之别的跻脉左右各一，合为二十八脉。《灵枢·脉度》云：“跻脉者，少阴之别，起于然谷之后……合于（足）太阳”。但跻有阴、阳二脉，其计算之法为男子只计阳跻脉，女子只计阴跻脉。计数者为经脉，不计数者视为络脉，故云：“男子数其阳，女子数其阴。当数者为经，其不当数者为络也”。故营气之行，可见于图 30。

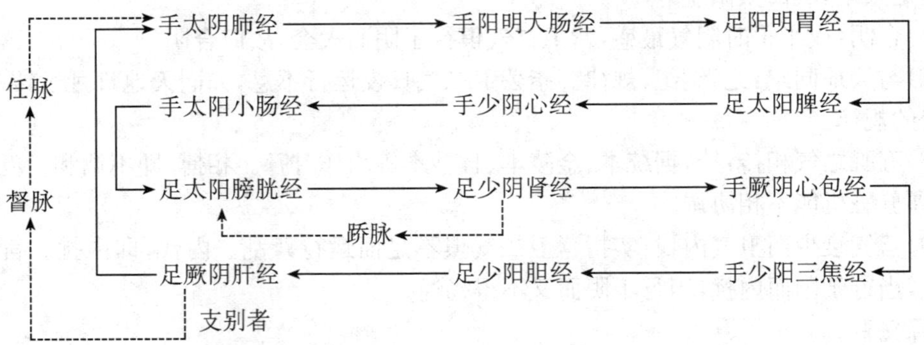

图 30　营气运行图

3. 卫气运行

《内经》有关卫气运行的记载，散见于多篇。其运行有如下几种：

其一，“卫在脉外”又“与营气俱行”。如本篇云：“营在脉中，卫在脉外”，“常与营俱行于阳二十五度，行于阴亦二十五度”。《灵枢·卫气》论营卫运行时指出：“阴阳相随，外内相贯”。说明卫气以循经脉之外而行为主，但也贯于脉中。

其二，卫气循脉而行，昼行于阳，夜行于阴，但无论行阳、行阴，每周必交会足少阴肾经一次，其行阴则周于五脏六腑。如《灵枢·邪客》云：“卫气者……昼日行于阳，夜行于阴，常从足少阴之分间，行于五脏六腑”。《灵枢·卫气行》云：“卫气之行，一日一夜五十周于身，昼日行于阳二十五周，夜行于阴二十五周，周于五脏……”卫气从阳入阴须通过阳跻脉，从阴出阳则须通过阴跻脉。其循行路径见图31。

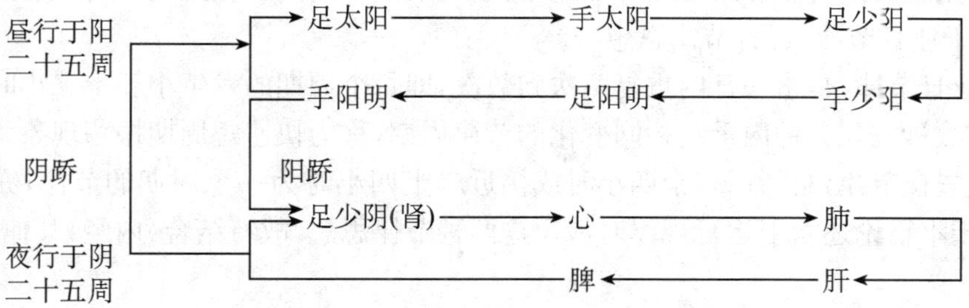

图31　卫气运行图

其三,有不循脉而散行者,如《素问·痹论》云:"卫者,水谷之悍气也,其气慓疾滑利,不能入于脉也,故循皮肤之中,分肉之间,熏于肓膜,散于胸腹"。《灵枢·邪客》云:"卫气者,出其悍气之慓疾,而先行于四末分肉皮肤之间,而不休者也"。《灵枢·本脏》云:"卫气者,所以温分肉,充皮肤,肥腠理,司开合"。都说明卫气之散行部分,分布于皮肤、腠理、分肉、肓膜、胸腹、四肢等处。

综上可见,卫气运行以脉外为主,其有循经而行者,有散行者,亦有"与营气俱行"于脉中者。其分布虽以体表、四肢为主,亦行于五脏六腑、肓膜、胸腹等全身各处,而无所不在。此外,卫气的运行与分布,尚与天地阴阳寒暑以及日月运行有关,天温日明则偏于表,天寒日阴则偏于里,月满则盛,月缺则虚。如《素问·八正神明论》云:"天温日明,则人血淖液而卫气浮,故血易泻,气易行;天寒日阴,则人血凝泣而卫气沉。月始生,则血气始精,卫气始行;月郭满,则血气实,肌肉坚;月郭空,则肌肉减,经络虚,卫气去,形独居"。

讨论卫气运气的意义在于以下几方面:其一,作为充分认识卫气功能的依据。卫气不仅可以温煦脏腑,还可温养肌表,甚至"熏于肓膜,散于胸腹"(《素问·痹论》),遍及全身各处;卫气司汗孔之开合;抵御外邪的侵袭。这些均以卫气的三种运行方式为基础。其二,用于认识人体睡眠的生理与病理,并指导治疗。其三,用于深入探究人体的生命节律,尤其是亚日节律、近日节律。其四,用于深入理解人"与天地同纪"的天人整体观。

4. 关于营卫昼夜循行五十周

五十周次是根据《灵枢·五十营》记载而来的。其云:"人经脉上下、左右、前后二十八脉,周身十六丈二尺,以应二十八宿,漏水下百刻,以分昼夜。故人一呼,脉再动,气行三寸;一吸,脉亦再动,气行三寸,呼吸定息,气行六寸"。又云:"二百七十息,气行十六丈二尺,气行交通于中,一周于身,下水二刻"。又云:"一万三千五百息,气行五十营于身,水下百刻"。可见:因为气行一周,水下二刻,而一昼夜水下一百刻,所以一昼夜气行五十周;因为全身经脉总长度为十六丈二尺,而一呼一吸即一息脉行六寸,一昼夜共一万三千五百息,正合气行五十周之数。至于人身经脉总长十六丈二尺,则详见于《灵枢·脉度》。

5. 营卫运行与睡眠的关系

本段提出了卫气昼行于阳,人即醒寤,夜行于阴,人即睡眠,即所谓"气至阳而起,至阴而止"的观点,并举老人与少壮之人的精力和睡眠情况加以说明。卫气循脉而行,"至阳而起,至阴而止",故无论何种原因,只要影响卫气运行,使其不能顺利地入于阴分,则会出现睡眠不安或失眠,正如《灵枢·邪客》所言:"卫气……昼日行于阳,夜行于阴,常从足少阴之分间,行于五脏六腑。今厥气客于五脏六腑,则卫气独卫其外,行于阳,不得入于阴,行于阳则阳气盛，阳气盛则阳跻陷，不得入于阴，阴虚，故目不瞑”。而若由于某种原因使卫气不能顺利地达于阳分，则就会出现多寐或嗜睡。因此，对于失眠或嗜睡则当注意调节营卫法的运用。

6. 关于亚日节律、近日节律思想

所谓亚日节律，是指一日内重复两次到数次，即每个周期的发生小于十二小时的节律变化，其中在数秒或几分钟内重复相同变化的节律周期，称为快速短周期振荡现象。而近日节律，即近似昼夜节律，是指以二十四小时或接近二十四小时为一个周期的节律，亦称为周日节律。由于本篇论述营卫运行规律时涉及这两种节律思想，故特结合《内经》其他篇章，简要述说。

本篇云：营卫“五十而复大会”，即营气一昼夜运行人体五十周，卫气运行亦五十周。营气运行路线，据《灵枢·营气》、《灵枢·五十营》记载，是以十二经之序而定。而卫气运行则有两道，其一如本篇所云：“与营气俱行”而“在脉外”；其二亦如本篇所云：“卫气行于阴二十五度，行于阳二十五度”，即昼行于阳经，夜行于内脏。营卫二者运行路线固然不尽相同，但其昼夜行身五十周是确定的。古人是采用百刻计时制，故《灵枢·五十营》云：“一周于身，下水二刻”，即说明营卫之气运行一周需两刻时间，即每隔二十八分四十八秒，营气和卫气就要周身运行一次，完成一个周期。中国针灸要求留针 30 分钟左右，其根据正是基于此。但对这一亚日节律的实验研究，我国尚未见报道，当进一步加强研究。

近日节律，《内经》又分几个方面。其一，本篇云：“卫气行于阴二十五度，行于阳二十五度，分为昼夜，故气至阳而起，至阴而止”，即昼夜节律，《灵枢·大惑论》也说：“夫卫气者，昼行于阳，夜行于阴”。其二，一日分为四时节律，如《灵枢·顺气一日分为四时》云：“以一日分为四时，朝则为春，日中为夏，日入为秋，夜半为冬。朝则人气始生……日中人气长……夕则人气衰……夜半人气入脏”。其三，十二辰节律，如《灵枢·卫气行》云：“日有十二辰，子午为经，卯酉为纬”。根据十二时辰与脏腑、经脉的不同配属，又有两种不同的节律认识。关于近日节律的实验研究，近年来有很多报道，从血液中的白细胞和血清溶菌酶、肾上腺分泌、部分生化指标等进行了大量研究，详见王洪图主编《黄帝内经研究大成》第五编中的第四章“《黄帝内经》与时间医学”，此处不再赘述。临床上亦有运用近日节律治疗的大量报道，将之运用于诊断、用药、服药、针灸等各方面。实验及临床均证实，《内经》所论近日节律具有深刻的科学内涵，应当进一步挖掘与提高。

【临证指要】

1. 营卫运行与睡眠关系理论的应用

卫气循脉而行，“至阳而起，至阴而止”，故无论何种原因，只要影响卫气运行，则会出现失眠或嗜睡。故临床治疗此类病证当注意调节营卫。又因为从卫气循行来看，卫气自阳入阴的最后两条经脉是足阳明胃经和手阳明大肠经脉，而自阴出于阳的最后之脏是脾脏，因此，虽然诸脏腑经脉失调皆可影响卫气自阳入阴及自阴出阳的运行，但总以脾、胃、大肠最为突出、最为关键。所以，《内经》论睡眠时，多从脾、胃、大肠与卫气关系方面分析，除本篇外，《素问·逆调论》云：“胃不和则卧不安”，《灵枢·邪客》用半夏汤治疗肠胃湿浊阻滞之不寐等。后世医家虽创制了众多治疗失眠的方剂，但绝大多数都照顾到肠胃而用药。如吴鞠通在《温病条辨·下焦篇》论黄连阿胶汤治疗“心中烦，不得卧”的机制时，特别强调鸡子黄的作用，谓其“神明不测之妙，全在一鸡子黄……乃奠安中焦之圣品……故能上通心气，下达肾气，居中以达两头……鸡子黄镇定中焦，通彻上下……不知人身阴阳相抱之义，必未能识仲景用鸡子黄之妙”。而评议者征保在此条下的按语中，列举治疗各类失眠的半夏汤、酸枣仁汤、鳖甲丸、温胆汤、六一散加牛黄、竹叶汤调服枣仁末等众多方剂后，总结云："条例甚多，总不出乎安胃和中，俾阳明之气顺，则阴阳之道路可通而已矣"。

2. 运用近日节律辨证指要

中医学时间辨证的内容，大体上是从两方面来规定的。一是按组成人体形态结构的各要素与时间的关系来规定的，如脏腑的时间周期辨证，经脉的时间周期辨证，气血、阴阳的时间周期辨证等；二是按自然时间周期节律来规定的，如周年周期节律辨证、周日周期节律辨证等。这两种时间节律周期的规律，在辨证中不是截然分开各自独立的，而是相互结合、相互补充的。

(1)时辰脏腑辨证：古代的记时方法，主要是根据太阳之升落，天色的明晦，而将一个昼夜划分为不同的时段。"时"和"辰"，古人都用之以指时间。"时"指时段，有的是瞬间现象，有的则较长，而且一年中四季的昼、夜长短不一，因此，每时段的时阈不等；"辰"指十二辰，它计时则是将昼夜分为十二等分，并以十二地支之名以冠之，各时辰时阈是相等的，四季昼夜无别。时辰脏腑辨证包括日四时段节律、日五时段节律、日十二辰脏腑辨证。

日四时段节脏腑辨证：《灵枢·顺气一日分为四时》云："以一日分为四时，朝则为春，日中为夏，日入为秋，夜半为冬"。把一昼夜分为四个时段，其与脏腑系统有两种配属方法，一是脾土分散于四时段之末，各占每时段的后五分之一，这是以《素问·太阴阳明论》"脾者土也，治中央，常以四时长四脏，各十八日寄治，不得独主于时也"为理论依据的；二是脾土包含蕴藏于四时段之中，没有自己单独所主的时段，即四时段的肝木、心火、肺金、肾水，均有脾土之气在内，这是以《素问·玉机真脏论》"脾为孤脏，中央以灌四傍"为依据的。辨证方法：由于近日节律周期较短，所以它的辨证方法基本上不用于一般的疾病，主要运用于在一日内有时间特性的时间疾病。所以日四时段节律是用于一日内四个时段内有突出表现的疾病，如症状的出现、加重、减轻或消失等。在辨证方法上，首先应判断是否为四时段的时间疾病。如疾病在某时段内出现或加重，则为该时段相对应的脏腑病变，一般为实证；如疾病在某时段内消失或减轻，一般是该时段相对应的脏腑虚证，也或是本脏腑所胜脏腑之实证。故在辨证时，还应结合临床表现，用五脏系统相互间的生克乘侮关系，分析其他脏腑的病变虚实。此外，还应注意脾不主时的观点的运用。

日五时段节律脏腑辨证：《素问·脏气法时论》云："肝病者，平旦慧"，"心病者，日中慧"，"脾病者，日昳慧"，"肺病者，下晡慧"，"肾病者，夜半慧"。故五时段与脏腑的关系为：平旦——肝木，日中——心火，日昳——脾土，下晡——肺金，夜半——肾水。这种五脏主五时段的方法与上述五脏主四时段的根本区别，就在于脾脏独主一个时段。其辨证方法基本上与上述四时段节律的辨证方法相一致，主要是用于五时段的时间疾病，所不同的仅是脾脏独主一时，故不用考虑各时均有脾土的观点。

日十二辰脏腑辨证：上述四、五时段辨证，因其时阈不等，不易掌握，而十二辰把一日分为十二等分，则较为方便而易于掌握，故颇受医家重视。十二辰与脏腑的对应关系，是在《灵枢·顺气一日分为四时》的时段划分与《素问·太阴阳明论》"脾不独主于时"、"寄旺于四季之末各十八日"的基础上，再加入十二辰纪一日的理论，而逐渐形成的。十二辰与脏腑配属关系为：寅卯——肝胆，巳午——心小肠，申酉——肺大肠，亥子——肾膀胱，辰、未、戌、丑——脾胃。由于十二辰在一日中分别为脏腑系统所主治，因此，据十二辰中疾病的出现、消失、加重或减轻等情况，就可判断病位所在的脏腑及虚实，并可据脏腑间的生克乘侮关系来分析其他脏腑的病情及其传变。

(2)十二辰经脉辨证:经脉的时间周期辨证,是以各经脉经气运行与时间的关系为基础,并用以判定经脉的病位及寒热虚实的一种辨证方法。十二辰经脉辨证主要包括十二经脉时辰辨证和六经脉时辰辨证。

十二经脉时辰辨证:是以十二经脉以应一日中的十二辰为基础的,而这一对应关系是古人根据《灵枢·经脉》、《灵枢·营气》等篇所记载的十二经脉流注次序,在针灸医疗实践中,逐步观察到某经疾病在其对应的时辰里较其他时辰疗效显著,进而制定出来的。其对应关系为:寅——手太阴肺,卯——手阳明大肠,辰——足阳明胃,巳——足太阴脾,午——手少阴心,未——手太阳小肠,申——足太阳膀胱,酉——足少阴肾,戌——手厥阴心包,亥——手少阳三焦,子——足少阳胆,丑——足厥阴肝。这种对应,揭示每值某经至其相应的所主时辰之时,则该经气功能活动相对旺盛,自身敏感性增加,因而能对针灸等治疗效果产生影响。其辨证主要用于经脉及其所属脏腑的时间疾病。首先判定病证是在哪个时辰加重、出现、减轻或消失,其病位即在此时辰对应的经脉或其所属的脏腑,然后根据脉证的具体情况,判定其证的虚实寒热,作为进一步治疗的依据。如寅时为手太阴经肺之旺时,若病有寅时阵发咳喘者,属肺经病也。此时可取肺经穴针灸治疗,亦或用入肺经之药。以这一规律为基础,逐渐形成了针灸学中的子午流注方法。

六经时辰辨证:这里的六经,是指《伤寒论》中的太阳、少阳、阳明三阳经和太阴、少阴、厥阴之三阴经而言。《伤寒论》提出六经病各有"欲解"之时,即太阳病"从巳至未上"、阳明病"从申至戌上"、厥阴病"从丑至卯上"、少阳病"从寅至辰上"、少阴病"从子至寅上"、太阴病"从亥至丑上"。说明六经与时辰有着特定的关系。尽管对《伤寒论》六经"欲解"时的解释不一,但各经在其所主的时辰内,其功能是相对旺盛的则是确定的,这与脏腑系统主时的道理是一致的。六经辨证是东汉张机在《素问·热论》等篇的基础上发展起来的,它主要是针对外感病的一种辨证方法,当然也适用于某些内伤病。因此,这里所说的"六经",当指包括十二经、十二脏腑、人体气血阴阳等变化在内的六大证候群。由于六经各有主时,所以可根据疾病的轻重与时辰的对应关系来判断六经病证。其方法,主要有两个方面。症状在某时辰出现或加重:因为各"经"皆有旺盛之时辰,当其时正邪相争尤为明显,故当其旺时病证明显,表现突出。因此,根据某时辰症状变化的特点,可辨别出与该时辰对应的某经病证。如潮热每旺于申酉戌时,可初步判断病为阳明热盛。由于这些症状表现的特点是出现或加重,所以一般多为实证。症状在某时辰减轻或消失:若正气旺盛,病邪微弱不乱,故当其经气血旺盛时病情就会减弱。因此,根据在某时辰症状减轻或消失的特点,就可辨别出与该时辰对应的某经病变,且邪气已弱,这也就是《伤寒论》中所谓"欲解时"的含义。如病至午时前后症状减轻者,多属病在太阳,且邪气已衰。掌握"六经"的时辰辨证,不仅对《伤寒论》所述之病,而且对某些内伤杂病的病情预后、服药时间的选择以及治疗等,均有很大的临床意义。

(3)昼夜阴阳气血辨证:《内经》认为自然界存在着昼夜阴阳消长节律,即平旦至日中为阳中之阳,日中至黄昏为阳中之阴,合夜至鸡鸣为阴中之阴,鸡鸣至平旦为阴中之阳,而"人亦应之",也就是说人体在一日内阴阳消长节律是与之相同步的。卫气昼行于阳,夜行于阴,《灵枢·营卫生会》云:"夜半为阴陇,夜半后而为阴衰,平旦阴尽,而阳受气矣。日中为阳陇,日西而阳衰,日入阳尽,而阴受气矣"。正讲的是这一节律。其辨证方法分四时段,即上午、下午、前半夜和后半夜。上午症状出现或加重者,大多属阳(气)盛气实或阴(营血)虚病人。因为此时阳(气)始盛,本阳(气)盛或阴(营血)虚者,又值阳(气)盛之时,故病势更甚。症状消失或减轻者,大多属于阳(气)虚或阴(营血)盛之证。因为阳(气)虚者得助,阴(营血)盛者得制，则病势见减。下午症状出现或加重者，大多属阳（气）虚或阴（营血）盛之证。因为阳（气）虚证又值阳衰期，阴（营血）盛又值阳虚不能制约，故病势见重。如症状消失或减轻者，大多属阳（气）盛或阴（营血）虚之证。因为本阳（气）盛而遇阳衰之时，本阴（营血）虚而遇阴始生之助，故病见减。前半夜症状出现或加重者，可考虑为阴（营血）盛或阳（气）虚之证。如症状减轻或消失者，可考虑为阴（营血）虚或阳（气）盛。后半夜症状加重或出现者，可考虑为阴（营血）虚或阳（气）盛；症状减轻或消失者，可考虑为阳（气）虚或阴（营血）盛。其机理均同上。

以上仅是昼夜阴阳辨证的一般规律，临床上往往是很复杂的，尤其是在阴退阳生（卫气由阴出阳）和阳退阴生（卫气由阳入阴）之时的阴阳交替之时，人体很容易引起阴阳失调而发生病变。如五更泄多发生于阳虚者，下午潮热则多发生于阴虚者。因此，不可拘泥一格，而应掌握规律，灵活变通，结合具体实际脉证，进行辨证分析。

综上，论述了近日节律的辨证方法，它是临床治疗的前提，在此基础上，则有用药、服药、针灸等近日节律时间治疗方法，此处不再赘述，请参见程士德主编《中医时间证治学纲要》第五章"时间治疗"。

【原文】

黄帝曰：愿闻营卫之所行，皆何道从来？岐伯答曰：营出于中焦(1)，卫出于下焦(2)。

黄帝曰：愿闻三焦之所出。岐伯答曰：上焦出于胃上口，并咽以上，贯膈而布胸中，走腋，循太阴之分而行，还至阳明，上至舌，下足阳明，常与营俱行于阳二十五度，行于阴亦二十五度，一周也(3)。故五十度而复大会于手太阴矣。黄帝曰：人有热饮食下胃，其气未定(4)，汗则出，或出于面，或出于背，或出于身半，其不循卫气之道而出，何也？岐伯曰：此外伤于风，内开腠理，毛蒸理泄(5)，卫气走之，固不得循其道。此气慓悍滑疾，见开而出，故不得从其道，故命曰漏泄(6)。

黄帝曰：愿闻中焦之所出。岐伯答曰：中焦亦并胃中，出上焦之后(7)，此所受气者，泌糟粕，蒸津液，化其精微，上注于肺脉，乃化而为血，以奉生身，莫贵于此，故独得行于经隧，命曰营气。黄帝曰：夫血之与气，异名同类，何谓也？岐伯答曰：营卫者，精气也；血者，神气也(8)。故血之与气，异名同类焉。故夺血者无汗，夺汗者无血。故人生有两死，而无两生(9)。

黄帝曰：愿闻下焦之所出。岐伯答曰：下焦者，别回肠，注于膀胱，而渗入焉。故水谷者，常并居于胃中，成糟粕而俱下于大肠，而成下焦，渗而俱下(10)，济泌别汁(11)，循下焦而渗入膀胱焉。黄帝曰：人饮酒，酒亦入胃，谷未熟而小便独先下，何也？岐伯答曰：酒者，熟谷之液也，其气悍以清(12)，故后谷而入，先谷而液出焉。

黄帝曰：善。余闻上焦如雾(13)，中焦如沤(14)，下焦如渎(15)，此之谓也。

【校注】

(1)营出于中焦：营气从手太阴出，而手太阴肺脉"起于中焦"，故云："营出于中焦"。

(2)卫出于下焦：《太素》、《千金》、《外台》(即《外台秘要》)等"下"作"上"。但据"黄帝曰：愿闻营卫之所行，皆何道从来？"及本篇经旨，此处当指卫气之运行途径，而卫气平旦自足太阳出循阳经，夜自足少阴肾始循五脏，而足太阳膀胱与足少阴肾均属下焦，故云："卫出于下焦"。据此，应仍以"下"义长。

(3)常与营俱行于阳二十五度，行于阴亦二十五度，一周也：此言营气与卫气同行。杨上善注云："上焦所出与卫气同，所行之道与营共行也……营气行昼，故即行阳也；行夜，故即行阴也……一度有一周，五十周为日夜一大周矣。上焦卫气循营气行，终而复始，常行无已也”。

(4)其气未定：指饮食进入胃中，尚未化生精微之气。

(5)毛蒸理泄：皮毛被风热所蒸而致腠理开泄。

(6)漏泄：皮肤不密，卫气不能固表，为风邪所伤，致汗泄如漏，故称漏泄。

(7)出上焦之后：后，作“下”解。言中焦之气在上焦之气的下面。一说，后，作“时间后”解，言中焦之气后于上焦之气发出。

(8)营卫者，精气也；血者，神气也：张志聪注：“营卫者，水谷之精气也。血者，中焦之精汁，奉心神而化赤，神气之所化也。血与营卫皆生于精，故异名而同类焉”。

(9)人生有两死，而无两生：两，指夺血、夺汗。有两死，谓既夺血又夺汗，是死证。无两生，谓夺血而不夺汗，或夺汗而不夺血，两者不同见，尚有可生之机。

(10)而成下焦，渗而俱下：《病源》(即《诸病源候论》)、《千金》及《外台》均无此八字，又《素问・咳论》王冰注引亦无此八字。可从。

(11)济泌别汁：济，通“泲”。酒之清者为泲。济泌，过滤的意思。济泌别汁，指大肠接受胃、小肠所传下的水谷，过滤而分清浊，浊者从大肠而传下，清者渗入膀胱。

(12)清：《甲乙经》、《太素》、《千金》均作“滑”。

(13)上焦如雾：雾，雾露。此句形容上焦心、肺宣发布散精微之气的功能，如同雾露弥漫灌溉周身。

(14)中焦如沤：沤，久渍也。此句形容中焦脾、胃腐熟水谷、吸收精微的功能，如沤渍食物，使之变化。

(15)下焦如渎：渎，水道也。此句形容下焦肾、膀胱排泄水液的功能，如同沟渠。

【释义】

1. 三焦之气分布的部位与三焦的功能特点。上焦之气出胃上口至咽部，贯膈，走腋，循手太阴经而行，还至手阳明经而上至舌，下足阳明经；上焦功能为布散精微，如雾露而灌溉全身，故形容其“如雾”。中焦之气自胃上口之下而至回肠；中焦功能为腐熟水谷，以生营、卫、津、血等精微，故形容其“如沤”。下焦之气分布于回肠之下，注于膀胱；下焦的功能为分别水谷之糟粕，谷之糟粕导入大肠，水之糟粕渗入膀胱，由于下焦具有传出糟粕的功能特点，故形容其“如渎”。至于“三焦”之概念，后世则给予发挥，详见下文。

2. 营卫生成、运行及作用。营卫二气皆由水谷精微所化，其中营上注于肺脉，乃化而为血，具有奉养“生身”之作用。卫气化生于中焦之后，赖下焦肾气的作用而行遍周身，平旦从足太阳经始行于阳分，夜晚自肾经始行于阴分，故谓其“出下焦”。营与卫又“俱行”，日夜五十周而大会于手太阴肺。

3. 营卫气血津皆由水谷精微所化生，汗为津之余气，故谓“夺血者无汗，夺汗者无血”。风邪侵犯，腠理开泄，使卫气不循常道，可见汗出异常的病症。酒为熟谷之液，其气也慓悍，故后谷而入，先谷而液出。

【理论研究】

1. 三焦功能与名义

《内经》论三焦功能约而有三：一是《素问・灵兰秘典论》“决渎之官”、《灵枢・本输》“中渎之府”，均主水道；二是本篇“上焦如雾，中焦如沤，下焦如渎”之说，主上中下三部气化；三是《素问・血气形志》少阳与心主即心包为表里，《难经》也与之相同，后世以此为依据而言主相火。自《内经》、《难经》后，后世医家又对三焦功能进行了发挥与整理，故三焦功能可归纳如下：其一，是水道，为津液代谢的场所与轨道。其二，是气道，为先天元气和后天精气有机结合、生成转化、升降出入运动的场所与轨道，亦为水火阴阳生化之器。然气道、水道非各不相关，而是在三焦得到统一。三焦不能代替脏腑，脏腑功能活动也离不开三焦。其三，是胸腹腔三部脏腑分组合称，虽与三焦气水之道有关，毕竟已是另一种概念。

关于三焦名义，烟建华研究指出："《内经》未提供三焦形名的指认文字，仅《灵枢·背腧》提及'肺腧在三焦之间，心腧在五焦之间'等。焦，显系椎之借字，与三焦形名无涉。自《难经》提出有名无形之后，中医界争议不已。任应秋在《中医各家学说》中对上起三国两晋下至中华民国医家关于三焦之说归纳五种：一是无形三焦说，以孙一奎为代表；二是腔子三焦说，以虞抟、张介宾为代表；三是胃部三焦说，以罗美为代表；四是油膜三焦说，以唐容川为代表；五是三段三焦说，以杨玄操、李杲为代表。近几十年来，学者们继之而论，其特点更趋于以西医学脏器组织进行比附。关于三焦名义，约有三说：一是以焦从火，如巢元方《诸病源候论》'谓此三气，焦于水谷，分别清浊，故名三焦'。二是训焦为躯体组织，其间又有不同。如日本玄医'凡骨肉脏腑空隙之会，总谓之焦'，'三焦，原气之别使，为水宫，又命门之元阳，潜行于腟间'；张介宾以躯体称焦，并引虞抟之语谓：'三焦者，指腔子而言，总曰三焦'；唐容川以焦通膲，认膲为体内肉质脏器，即人身之膜膈而称三焦；近人萧亦相在《江苏中医杂志》1982年2期撰文，据《周礼》以焦乃鐎之省文，有器之义，为盛羹之具，可以转注，直释三焦名能装盛和转注液体的大器。三是释焦为元，如杨玄操云：'焦，元也，天有三元之气，所以生成万物，人法天地，所以亦有三元之气，以养人身形'。以上三说虽各自为训，但考诸命门，多有相兼者，如张介宾兼三而有之。而所谓'三'则正是古代整体三分观的体现。因此，日本玄医所谓骨肉脏腑空隙之会为焦的解释，以及三合三元、三才、三生万物之理，通上达下、包罗内外，布达精气津液于周身，深入脏腑经络器官组织之论，是耐人寻味的，或许也正是三焦名义之真谛。"[1]

2. 关于"夺血者无汗，夺汗者无血。故人生有两死，而无两生"

张介宾《类经·经络类·二十三》云："营卫之气，虽分清浊，然皆水谷之精华，故曰营卫者精气也……然血化于液，液化于气，是血之与气，本为同类，而血之与汗，亦非两种；但血主营，为阴为里，汗属卫，为阳为表，一表一里，无可并攻，故夺血者无取其汗，夺汗者无取其血。若表里俱夺，则不脱于阴，必脱于阳，脱阳亦死，脱阴亦死，故曰人生有两死。然而人之生也，阴阳之气皆不可无，未有孤阳能生者，亦未有孤阴能生者，故曰无两生也"。普通高等教育中医药规划教材王洪图主编《内经选读》认为："营、卫、津、血液皆由水谷精微所化，其中津入于脉即成为血液的组成部分。而汗是津之排出体外者，故多汗者必伤其血，失血者亦必伤其津"。"有两死，谓既夺血，又夺汗，是死证。无两生，谓夺血而不夺汗，或夺汗而不夺血，两者不同见，尚有可生之机"。前者从血气、表里、阴阳立论，而后者则从"血汗同源"立说，故二说可互参。

【临证指要】

"夺血者无汗，夺汗者无血"的运用

汗，是人体津液所化，《素问·阴阳别论》云："阳加于阴谓之汗"，《灵枢·决气》也说："汗出溱溱，是谓津"。而津液又是血液的重要组成部分之一，它可以不断地补充血液，正如《灵枢·痈疽》所云："中焦出气如露，上注溪谷，而渗孙脉，津液和调，变化而赤为血"。所以，若汗出太过，就必然损伤津液，化血无源而血少，此时则不可破血、动血；而大失血者必伤其津液，津液亏损汗出无源，更不可妄夺其汗。此论点对于后世治疗学有较大启发，如《伤寒论》

便有“衄家不可汗”、“疮家不可汗”、“亡血家不可发汗”等汗法禁忌原则，就是这一观点的具体运用。而对于血虚或阴虚感受外邪者，后世又创养荣发汗的治法。如加减葳蕤汤，功能滋阴清热，发汗解表，治疗阴虚感冒者，症见头痛身热，微恶风寒，无汗或有汗不多，舌赤脉数，或冬温咳嗽、咽干痰结等。方中玉竹滋阴润燥为君药；以葱白、豆豉、薄荷疏散外邪为臣药；佐以白薇清热和阴，桔梗宣肺止咳祛痰；使以炙甘草、大枣甘润增液，以助玉竹之滋阴润燥，并调和诸药。合方可使发汗而不伤阴，滋阴而不留邪。为我们临床治疗阴虚、血虚而外感，提供了思路。

（翟双庆　烟建华）

参考文献

[1] 王洪图. 黄帝内经研究大成. 北京：北京出版社，1997：1048.

热病第二十三

【篇解】

本篇主要论述了各种热病的不同病机、证候、针刺治疗方法和刺禁原则，并提出了治热病五十九穴的具体位置和分布，故以“热病”名篇。

【提要】

1. 论述了热病的针刺方法和禁刺原则。
2. 叙述了治热病五十九穴的位置分布。
3. 阐述了偏枯、痱等杂病的刺治方法。

【原文】

偏枯[1]，身偏不用而痛，言不变，志不乱，病在分腠之间，巨针取之，益其不足，损其有余，乃可复也。痱[2]之为病也，身无痛者，四肢不收，智乱不甚，其言微知，可治；甚则不能言，不可治也。病先起于阳，后入于阴者，先取其阳，后取其阴，浮而取之。

热病三日，而气口静、人迎躁者，取之诸阳，五十九刺，以泻其热而出其汗，实其阴以补其不足者。身热甚，阴阳皆静者，勿刺也。其可刺者，急取之，不汗出则泄。所谓勿刺者，有死征也。

热病七日、八日，脉口动喘而短者，急刺之，汗且自出，浅刺手大指间。热病七日、八日，脉微小，病者溲血，口中干，一日半而死。脉代者，一日死。热病已得汗出，而脉尚躁，喘且复热，勿刺肤，喘甚者死。热病七日、八日，脉不躁，躁不散数，后三日中有汗。三日不汗，四日死。未曾汗者，勿腠刺之。

热病先肤痛，窒鼻充面，取之皮，以第一针，五十九。苛轸鼻[3]，索皮于肺，不得索之火，火者心也。

热病先身涩倚而热[4]，烦悗，干唇口嗌，取之皮，以第一针，五十九。肤胀，口干，寒汗出，索脉于心，不得索之水，水者肾也。

热病嗌干多饮，善惊，卧不能安，取之肤肉，以第六针，五十九，目眦青，索肉于脾，不得索之木，木者肝也。

热病面青脑痛，手足躁，取之筋间，以第四针于四逆[5]，筋躄[6]，目浸[7]，索筋于肝，不得索之金，金者肺也。

热病数惊，瘛疭而狂，取之脉，以第四针急泻有余者。癫疾毛发去，索血于心，不得索之水，水者肾也。

热病身重骨痛，耳聋而好瞑，取之骨，以第四针五十九刺。骨病不食，啮齿，耳青，索骨于肾，不得索之土，土者脾也。

热病不知所痛，耳聋，不能自收，口干，阳热甚，阴颇有寒者，热在髓，死不可治。

热病头痛，颞颥目瘈脉痛(8)，善衄，厥热病也，取之以第三针，视其有余不足，寒热痔(9)。

热病体重，肠中热，取之以第四针，于其腧及下诸指间，索气于胃胳(10)，得气也。

热病挟脐急痛，胸胁痛，取之涌泉与阴陵泉，取以第四针，针嗌里。

热病而汗且出，及脉顺可汗者，取之鱼际、太渊、大都、太白，泻之则热去，补之则汗出，汗出太甚，取内踝上横脉(11)以止之。

【校注】

(1)偏枯：又称偏风，即半身不遂。其表现为一侧肢体偏瘫，日久可见患肢枯瘦。

(2)痱：即风痱病，属风病的一种，以四肢不能运动，身体麻痹不疼痛，伴有语言不利，神志欠清为特点。

(3)苛轸鼻：苛，细小的意思。轸，同"疹"。苛轸鼻，即鼻部生小疹子。

(4)涩倚而热：涩，枯涩不润。倚，倾倚不安。涩倚而热，是指全身枯涩不润，倾倚不安，身热烦躁的状态。

(5)四逆：此指四肢末端而言。

(6)筋躄：躄，两足痿废不用。筋躄，指筋脉痿软不能行走。

(7)目浸：指眼泪汪汪，泪出不止的样子。

(8)颞颥目瘈脉痛：颞颥，指眉棱骨外后方，颧骨弓上方的部位。意为目脉抽掣牵引颞颥作痛。

(9)寒热痔：此句与上下文义不相连贯，疑为衍文。

(10)胃胳：胳，当作"络"。胃络，指胃之别络丰隆穴。

(11)内踝上横脉：指足太阴脾经之三阴交穴。

【释义】

本节简要论述了偏枯与痱的鉴别要点和治疗原则，提出了热病的证候、诊断、治疗及预后。

1. 偏枯

以半身不遂，自觉疼痛，言语正常，神志不乱为特点，病邪在分肉腠理之间而尚未入脏。痱病以四肢不能收持或偏废，身体麻痹不疼痛为特点，轻者能言语，神志尚清，重者病邪入脏，神志不清。两病皆须针刺调治，痱之重者预后差。

2. 热病证候与治疗

外感热病，起病急，进展迅速，三四日或七八日每至高峰。其类型不一，证候有同有异。治疗可据具体病情，分别使用九针中的第一针镵针、第三针锓针、第四针锋针、第六针员利针，选取治热病有效的五十九腧中的相关穴位，同时注意脏气间的相胜关系，而刺相应的经脉。

【原文】

热病已得汗而脉尚躁盛，此阴脉之极也，死；其得汗而脉静者，生。热病者脉尚盛躁而不得汗者，此阳脉之极也，死；脉盛躁得汗静者，生。

热病不可刺者有九：一曰，汗不出，大颧发赤哕者死[(1)]；二曰，泄而腹满甚者死；三曰，目不明，热不已者死；四曰，老人婴儿，热而腹满者死；五曰，汗不出，呕下血者死；六曰，舌本烂，热不已者死；七曰，咳而衄，汗不出，出不至足者死；八曰，髓热者死；九曰，热而痉者死。腰折，瘛疭，齿噤龂[(2)]也。凡此九者，不可刺也。

所谓五十九刺者，两手外内侧各三，凡十二痏[(3)]；五指间各一，凡八痏，足亦如是；头入发一寸傍三分各三，凡六痏；更入发三寸边五，凡十痏；耳前后口下者各一，项中一，凡六痏；巅上一，囟会一，发际一，廉泉一，风池二，天柱二。

气满胸中喘息，取足太阴大指之端，去爪甲如薤叶，寒则留之，热则疾之，气下乃止。

心疝[(4)]暴痛，取足太阴、厥阴，尽刺去其血络。

喉痹舌卷，口中干，烦心心痛，臂内廉痛，不可及头，取手小指次指爪甲下，去端如韭叶。

目中赤痛，从内眦始，取之阴跻。风痉身反折，先取足太阳及腘中及血络出血；中有寒，取三里。

癃[(5)]，取之阴跻及三毛上及血络出血。

男子如蛊[(6)]，女子如怚[(7)]，身体腰脊如解，不欲饮食，先取涌泉见血，视跗上盛者，尽见血也。

【校注】

(1)大颧发赤哕者死：两颧发赤为虚阳上盛，阴精匮乏；哕为胃气衰败，胃气上逆，故主死。

(2)齿噤龂(音 xiè)：噤，口噤不开。龂，切齿。意指牙关紧闭，上下齿相互叩击。

(3)痏：针孔。此指腧穴。

(4)心疝：疝，指少腹有积块而疼痛的病证。心疝，心经受邪所致的疝病。

(5)癃：病名，其症小便不畅，淋漓不断。

(6)蛊：病名，因病邪深入于肾所引起的疝瘕之类的疾病。《素问·玉机真脏论》："弗治，脾传之肾，病名曰疝瘕，少腹冤热而痛，出白，一名曰蛊。"

(7)怚：通"阻"，即女子妊娠发生的恶阻病。

【释义】

本节主要论述了热病的预后判断，热病可刺的九种死证，治疗热病五十九腧穴的位置分布和心疝、喉痹、喘息、风痉、癃等杂证的刺法和要穴。

1. 热病预后

热病的预后转归可从汗出与脉象变化的关系来判断。热病汗后脉仍躁盛，是阴虚已极，孤阳外越的逆证；热病脉躁动而反无汗，是阳热亢盛，阴津内乏所致，两者均为预后不良的死证。若热病汗出脉静身凉，是邪去正复之象，预后良好。

2. 热病不可刺的九种死证

第一种是汗不出，两颧发赤，呃逆呕吐的阴虚阳浮，胃气衰败之证；第二种是泄泻，腹部胀满较甚者，为邪伤太阴，脾气败绝之证；第三种是目不明，热不止的脏腑精气衰竭之证；第四种是老、少之人发热、腹胀的正虚脾衰之证；第五种是无汗而呕血下血的阴血耗伤之证；第六种是舌根糜烂而发热不止的三阴俱伤之证；第七种是咳嗽、衄血、汗不出的真阴亏竭，邪热上炎，肺脏受损之证；第八种是邪热深入骨髓的肾气败绝之证；第九种是发热致痉的热极生风之证。

3. 治疗热病的五十九腧穴名称与部位

①两手内、外侧各三穴，计十二穴，包括少商、中冲、少冲、商阳、关冲、少泽穴，即十二井穴。②两手足指(趾)间各八穴，计十六穴，包括后溪、中渚、三间、少府、束骨、临泣、陷谷、太白穴。③头部入发际一寸，督脉上星穴两旁各三穴，计六穴，包括五处、通天、承光。④再上行入发际三寸，两旁少阳经各有五穴，计十穴，包括临泣、目窗、正营、承灵、脑空。⑤耳前后口下的五穴，包括听会、完骨、承浆。⑥项中一穴哑门。⑦巅上一穴百会。⑧发际二穴，神庭和风府。⑨囟会、廉泉、风池、天柱计六穴。

4. 杂证刺治

气满胸中的喘息证取隐白穴，寒证留针，热证疾出针；心疝暴痛证取足太阴、厥阴两经的血络，刺络放血；喉痹为热在心包、三焦两经，刺关冲穴；目赤痛从内眦起，宜刺阴跻脉的照海穴；风邪致痉而角弓反张者，取天柱、委中穴刺络放血；癃证取照海穴及大敦穴，刺络放血，泻除邪热；男如蛊，女如怚之证，取涌泉穴及跗上充血之络，刺络放血散瘀。

【理论研究】

1. 偏枯与痱

偏枯即半身不遂，属后世所说的中风病，《内经》对本病的认识较为详尽。在先兆方面，提出："汗出偏沮，使人偏枯。"(《素问·生气通天论》)"肌肉蠕动，命曰微风。"(《素问·调经论》)在病因病机方面，"虚邪偏客于身半，其入深，内居营卫，营卫稍衰，则真气去，邪气独留，发为偏枯。"(《灵枢·刺节真邪》)"其有三虚而偏中于邪风，则为击仆偏枯矣。"(《灵枢·九宫八风》)"凡治消瘅、仆击、偏枯、痿厥、气满发逆，肥贵人则高梁之疾也"(《素问·通评虚实论》)，说明外有虚风侵袭，内有痰热气血郁滞，致使营卫衰弱，真气不行，肢体失养而发为偏枯。在病位病证及施治方面，"三阳三阴发病，为偏枯痿易，四肢不举。"(《素问·阴阳别论》)"肾壅，胠下至少腹满，胫有大小，髀骱跛易偏枯"，"胃脉沉鼓涩，胃外鼓大，心脉小坚急，皆隔偏枯。"(《素问·大奇论》)"卒中偏痹，手足不仁。"(《素问·本病论》)以及本篇所论："病在分腠之间，巨针取之，益其不足，损其有余，乃可复也"，说明偏枯病在分腠经络，与脏腑功能失调相关，以肢体麻木不仁，痿废不遂为主证，治宜调虚实，和逆从，恢复营卫经络气血的畅行。后世医家对偏枯的认识更为深入，张仲景的《金匮要略》认为本病为络脉空虚，风邪乘虚入中，贼邪不泻所致，属中风病之中经络。《中藏经》专题论述偏枯的内外治法，强调要"治之各合其宜，安可一揆？在求其本。"《诸病源候论》对本病病因病机的认识仍从《内经》，认为"风偏枯者，由血气偏虚，则腠理开，受于风湿。风湿客于半身，在分腠之间，使血气凝涩，不能润养，久不瘥，真气去，邪气独留。"金元时期对本病的认识有突破性的发展，刘完素主火、李东垣主气、朱震亨主痰的不同学术观点，开中风分内风、外风之肇端。清代王清任从张介宾"内伤积损"之说，专以气虚立论，认为"半身不遂，亏损元气，是其本源"，并制定"补阳还五汤"治疗偏枯，使偏枯病在理法方药方面臻于完善。

痱在《内经》中除本篇"痱之为病也，身无痛者，四肢不收，智乱不甚……"的论述外，还见于《素问·脉解》："内夺而厥，则为瘖俳，此肾虚也"。说明痱病特点是四肢不能收持或偏废，伴言语不利，神志欠清。机理与肾精亏耗，风气作祟有关。痱病类似偏枯，但病变范围有全身、半身之不同。明代楼英述有："痱，废也。痱即偏枯之邪气深者。痱与偏枯是二疾，以其半身无气营运，名曰偏枯；以其手足废而不收，名曰痱。"刘完素从《内经》肾虚脉弱的病机，提出用地黄饮子治疗，为后世所习用。喻昌认为金匮有古今录验三方，其中的千金三黄汤，治虚热内炽而风入的痱病。另外，经中所述的针刺治疗在本病的治疗方面亦有良效，上肢瘫取合谷、手三里、肩髃、肩贞、巨骨、养老、内关透外关、曲池透少海；下肢瘫取肾俞、环跳、殷门、伏兔、风市、足三里、承山、昆仑、三阴交透绝骨、阳陵泉透阴陵泉等，能调补阴阳，运行气血，有助肢体偏废的治疗。

2. 五脏热病证治

(1)肝热病：肝热病是五脏热病之一，以身热、胁满痛为主症。临床可见面青、脑痛、手足躁扰、浸目、小便黄、狂言及惊等症，并见左颊红赤、色苍爪枯。如《素问·刺热》："肝热病者，小便先黄，腹痛多卧身热，热争则狂言及惊，胁满痛，手足躁，不得安卧。""肝热病者，左颊先赤。"治疗宜针刺足厥阴、少阳经的期门、太冲、阳陵泉、支沟穴，以疏泄肝胆经气；或用锋针刺四肢末端的腧穴以出血泻热。药物治疗宜清热泻火，可用当归芦荟丸、龙胆泻肝汤、小柴胡汤加减治疗。

(2)心热病：心热病以发热、卒心痛为主症，临床可见烦闷惊恐、神志狂乱、手足抽搐、头痛面赤等。如《素问·刺热》："心热病者，先不乐，数日乃热，热争则卒心痛，烦闷善呕，头痛面赤无汗。""心热病者，颜先赤。"治宜刺手少阴、太阳经，穴选神门、郄穴、少泽、后溪、阳谷穴，或用锋针刺血脉，放血泻热。药物治疗宜清泻心火、清热凉血，可用泻心汤、导赤散、犀角地黄汤(易犀角为适量替代药)、牛黄丸等加减治疗。

(3)脾热病：脾热病以身热、头重、欲呕为主症，尚见心烦、颊痛、腹满腹泻、咽干、失眠等。如《素问·刺热》："脾热病者，先头重颊痛，烦心颜青，欲呕身热，热争则腰痛不可俯仰，腹满泄，两颔痛"，及"脾热病者，鼻先赤"。治宜针刺足太阴、阳明，选穴可取商丘、阴陵泉、头维、足三里。药物治疗宜清脾热，可用泻黄散之类加减治疗。

(4)肺热病：肺热病以发热恶寒、喘咳、胸膺背痛为主症，尚见肤痛、鼻塞、头痛、汗出等。其病的产生多为外感六淫、入里化热所致。治宜针刺手阳明、太阴。选穴可取合谷、曲池、列缺、少商点刺出血，以清泄肺热。药物治疗可用麻杏石甘汤或千金苇茎汤之类加减治疗。

(5)肾热病：肾热病以身热、腰痛为主症，尚见口渴多饮、耳聋身重、骨痛项强、眩晕嗜眠等。如《素问·刺热》："肾热病者，先腰痛骱酸，苦渴数饮身热，热争则项痛而强，骱寒且酸，足下热，不欲言"，及"肾热病者，颐先赤"。治宜针刺足少阴、太阳，选取委中、太溪等穴，势急者以锋针点刺委中，放血泄热。药物治疗宜清热滋阴，方选知柏地黄丸、加味二妙散加减。

3. 热病的诊治

热病的诊断特点，主要表现在望色、察络、调尺、候脉等方面。在色诊表现上多显红赤之色。如《素问·刺热》中所载："肝热病者，左颊先赤；心热病者，颜先赤；脾热病者，鼻先赤；肺热病者，右颊先赤；肾热病者，颐先赤。"络脉脉色亦呈赤色，是热盛气血淖泽而络脉满溢所致。如"诊血脉者，多赤多热。"(《灵枢·论疾诊尺》)"心热者，色赤而络脉溢。"(《素问·痿论》)"胃中有热，鱼际络赤"(《灵枢·经脉》)等。在调尺候脉方面，热病的尺肤表现为粗涩温热，脉象多现洪滑躁疾。如"脉尺粗常热者，谓之热中"，"人一呼脉三动，一吸脉三动而躁，尺热曰病温。"(《素问·平人气象论》)尺肤诊亦能诊察热病之所在，如《灵枢·论疾诊尺》所云："肘所独热者，腰以上热；手所独热者，腰以下热；肘前独热者，膺前热；肘后独热者，肩背热；臂中独热者，腰腹热。"

在治疗特点上，《内经》详于针刺专穴，辨别顺逆预后，注意治疗禁忌。《素问·水热穴论》提出治热病五十九俞，本篇有热病五十九刺，《素问·刺热》篇还载有热病甚者的主治穴，"三椎下间主胸中热，四椎下间主鬲中热，五椎下间主肝热，六椎下间主脾热，七椎下间主肾热。"刺治原则如《灵枢·刺节真邪》："凡刺热邪，越而苍，出游不归，乃无病，为开通，辟门户，使邪得出，病乃已。"刺治方法应根据病程长短、病邪浅深、病情轻重以恰当适用，总以针刺泻热为主，并应配合一定的调护措施。如“诸治热病，以饮之寒水乃刺之，必寒衣之，居止寒处，身寒乃止也。”（《素问·刺热》）又如“大热遍身，狂而妄见妄闻妄言，视足阳明及大络取之，虚者补之，血而实者泻之。因其偃卧，居其头前，以两手四指挟按颈动脉，久持之卷而切，推下至缺盆中，而复止如前，热气乃止。”（《灵枢·刺节真邪》）说明针刺配合推拿按摩法的驱邪除热之功。

另外，《内经》论治热病，还注意辨清热病的逆顺，以判断预后转归。如本篇“热病已得汗，而脉尚躁盛，此阴脉之极也，死；其得汗而脉静者，生。”“热病脉尚躁盛而不得汗者，此阳脉之极也，死；脉盛躁得汗静者，生。”说明脉证相宜为顺，预后良好；脉证相反为逆，预后不良。同时总结了热病不宜针刺的九组症状，即因热邪伤阴，阴津已竭而里气不通，或因邪热入营，迫血妄行，营血伤，阴精竭，而热仍不已，均为邪热炽盛，阴精枯涸之危重证，法当除邪热，顾阴精，不可妄用针刺。

4. 热病五十九刺

《灵枢》与《素问》均记载了治疗热病的五十九个穴位，一以“五十九刺”言，一以“五十九俞”论，两者同中有异，互相补充，相辅为用，标本兼治，现将其穴位比较、分析如下表（下篇表-9）。

下篇表-9　热病五十九刺穴位分部表

部位	五十九刺	五十九俞
头部	五处、承光、通天、脑空、临泣、目窗、承灵、正营、百会、囟会、神庭、风府、听会、完骨、承浆、哑门、廉泉、风池、天柱	上星、囟会、前顶、百会、后顶、五处、承光、通天、络却、玉枕、临泣、目窗、正营、承灵、脑空
上肢	商阳、关冲、少泽、少商、中冲、少冲、后溪、中渚、三间、少府	肩髃
下肢	束骨、足临泣、陷谷、太白	气冲、足三里、上巨虚、下巨虚、委中
胸背		大杼、中府、风门、缺盆、云门、腰俞、魄户、神堂、魂门、意舍、志室

从上表可见，五十九刺与“五十九俞”中，百会、囟会、承光、通天、临泣、目窗、正营、承灵、脑空，十八穴相同，其余四十一穴有别，在分布部位上，五十九刺多分布在头部和四肢，而“五十九俞”多分布在头部和胸背。在主治作用上《素问·水热穴论》认为：“头上五行行五者，以越诸阳之热逆也。大杼、膺俞、缺盆、背俞，此八者，以泻胸中之热也。气街、三里、巨虚上下廉，此八者，以泻胃中之热也。云门、髃骨、委中、髓空，此八者，以泻四肢之热也。五脏俞旁五，此十者，以泻五脏之热也。凡此五十九穴者，皆热之左右也。”《灵枢·热病》中的五十九刺，多言及针刺入肌肤、血脉、腧穴等，且以锋针刺络出血泻热，适用于热病急证，似有治热病之标急的特点。“五十九俞”长于泻胸中、胃中、四肢、五脏之热，适用于热病势缓者，似有治热病之本的特点。临证两者相互配合，可更好地发挥治疗热病的作用。

【临证指要】

1. 热病

《内经》有关热病的论述，内容丰富，有一套独特的诊疗体系，其中热病逆顺转归的判断、热病的针刺治疗法则对后世热病的研究有一定的理论及实践意义。现举有关医案以明经义。

案一：万密斋治胡应龙五月患热病，治半月未愈，脉弦数，鼻衄三四日一作，左胁痛不能侧卧，先以炒山栀一个，妇人发同烧存性，吹入鼻中而衄止，再诊其脉弦而浮数日，当以汗解，盖卫气不共营气谐和者也。当用桂枝汤以治其阳，今乃营气不共卫气谐和，则当用黄连解毒汤合白虎汤以治其阴，使营卫和则得汗而愈也。乃以二汤合煎饮之，先告之曰当战汗勿惊也，连进二剂，果汗而愈也。(《续名医类案·热病》)

案二：周，六十三岁，温热最忌足三阳药，且柴胡直升少阳，不至于下竭上厥不止。且即系伤寒，从无柴胡十数日之多。现在呕而便血，《灵枢》所谓不治之症，勉议犀角地黄汤加黄连苦甘合化法。大生地六钱，犀角二钱，老山连一钱，生白芍四钱，丹皮四钱，麦冬六钱，黄芩二钱，分作二次服，以不呕、不便血、小便不赤为度。(《吴鞠通医案·温疫》)

2. 痱

痱，又称喑痱，《素问·脉解》作"喑俳"，称"内夺而厥，则为喑俳，此肾虚也。"王冰注："俳，废也……肾气内夺而不顺，则舌喑足废，故云此肾虚也。"由于确定了肾虚与喑痱的关系，启发了金代医家刘完素制方地黄饮子治疗本病。刘完素在《黄帝素问宣明论方·喑痱证》中说："内夺而厥，舌喑不能言，二足废不为用，肾脉虚弱，其气厥不至，舌不仁。经云喑痱，足不履用，音声不出者，地黄饮子主之。治喑痱，肾虚弱厥逆，语声不出，足软不用。熟干地黄、巴戟去心、山茱萸、石斛、肉苁蓉酒浸焙、附子炮、五味子、官桂、白茯苓、麦门冬、菖蒲、远志去心等分上为末，每服三钱，水一盏半，生姜五片，枣一枚，薄荷同煎至八分，不计时候。"其后，地黄饮子遂成为治疗喑痱的首选方。

（鞠宝兆）

决气第三十

【篇解】

决，判决，在此有区分、确定的意思。气，指精、气、津、液、血、脉等六者，又称六气。由于六气均由水谷精气一气所化，而六气的名称、性质、功能及病理又各不相同，需要加以分辨和区别，故名篇。

【提要】

1. 讨论了精、气、津、液、血、脉六气的概念、来源、生成、功能等问题。

2. 举例论述了六气的病理和病证。

【原文】

黄帝曰：余闻人有精、气、津、液、血、脉，余意以为一气耳，今乃辨为六名，余不知其所以然。岐伯曰：两神相搏(1)，合而成形，常先身生，是谓精。何谓气？岐伯曰：上焦开发，宣五谷味(2)，熏肤，充身泽毛，若雾露之溉，是谓气。何谓津？岐伯曰：腠理发泄，汗出溱溱(3)，是谓津。何谓液？岐伯曰：谷入气满，淖泽(4)注于骨，骨属屈伸，泄泽，补益脑髓，皮肤润泽(5)，是谓液。何谓血？岐伯曰：中焦受气取汁，变化而赤(6)，是谓血。何谓脉？岐伯曰：壅遏营气，令无所避，是谓脉。

黄帝曰：六气者，有余不足，气之多少，脑髓之虚实，血脉之清浊(7)，何以知之？岐伯曰：精脱(8)者，耳聋；气脱者，目不明；津脱者，腠理开，汗大泄；液脱者，骨属屈伸不利，色夭，脑髓消，胫酸，耳数鸣；血脱者，色白，夭然不泽，其脉空虚(9)，此其候也。黄帝曰：六气者，贵贱何如？岐伯曰：六气者，各有部主也，其贵贱善恶，可为常主，然五谷与胃为大海也。

【校注】

(1)两神相搏：两神，指男女两性。搏，交、合的意思。两神相搏，即指男女交合。马莳注："男女媾精，万物化生，盖当男女相媾之时，两神相合而成人，生男女之形。"

(2)上焦开发，宣五谷味：上焦，此主要指肺。开发，开通散发。宣，宣发布散。全句谓由肺开通宣发布散水谷精气于全身。张介宾注："上焦，胸中也。开发，通达也。宣，布散也。"

(3)汗出溱溱：溱溱，众盛貌。黄元御注："涣然流漓之象。"汗出溱溱，形容汗出很多的样子。

(4)淖泽：《灵枢·邪气脏腑病形》释："淖，浊也。泽，液也。"淖泽，指水谷津液中质较稠浊的部分。

(5)泄泽，补益脑髓，皮肤润泽：泄泽，即流出汁液。杨上善注："五谷之精膏注于诸骨节中，其汁淖泽，因屈伸之动，流汁上补于脑，下补诸髓，旁益皮肤，令其润泽。"

(6)中焦受气取汁，变化而赤：受气，接受水谷精气。取汁，吸取水谷精气中精专之汁。变化而赤，将精专之汁上送肺脉，经心化赤。杨上善注："五谷精汁在于中焦，注于手太阴脉中变赤，循脉而行，以奉生身，谓之为血也。"

(7)血脉之清浊：指血液的多少或清稀与稠浊。

(8)脱：夺失、缺少之意。

(9)其脉空虚：此文前应据《甲乙经》补"脉脱者"三字。丹波元简谓："本经脱'脉脱者'三字，当补。若不然，则六脱之候不备。"

【释义】

本篇主要讨论了六气的生理、病理等问题。由水谷精气一气所化生的精、气、津、液、血、脉等六者，又称为六气。来自先天父母，能孕育形成新生命的原始物质，称为精。源于水谷，通过上焦宣发，象雾露渗灌一样"熏肤充身泽毛"的精微物质，称为气。源于水谷，滋润肌肤，并泄于腠理为汗的精微物质，称为津。源于水谷，注于骨骼和脑，能够滑利关节、补益脑髓、润泽皮肤的精微物质，称为液。源于水谷，经中焦吸取后在经脉变化成赤色，具有奉养全身作用的精微物质，称为血。约束营血，使之不得散溢于外的精微物质，称为脉。

六气的病理和病证，原文是通过举例来探讨的。精伤不足，耳失所养，则耳聋或失聪。气伤不足，目失所养，则目视不明。汗出伤津，津伤不足，机体失濡，则口干肌燥，尿少便结。液伤不足，髓窍失润，则关节屈伸不利，腿胫酸软，甚至脑髓消，耳数鸣。血伤不足，肌肤失养，则皮肤苍白，枯槁无华。

【理论研究】

1. 气的概念

《内经》中气的概念十分广泛，有人分为极细微的物质、地球周围的大气、节气、气候、气势、呼吸之气、气质、病邪、药性、针刺的得气感、正气、水谷精气、元气、卫气、营气、宗气、五脏之气、脉气、矢气、神气、运气等21个方面[1]。但归纳起来，不外自然界与人体两大范畴。在自然界，气主要指大气、六气(风、寒、暑、湿、燥、火)、六淫(六气太过)。在人体，气主要指四个方面内容：一是指体内流动着的精微物质，如水谷精气、元气等。二是指脏腑组织的功能活动，如五脏之气、六腑之气、经络之气等。三是指脏腑经络功能失调所出现的病理变化和症状，如肺气不降、胃气上逆、嗳气、矢气等。四是指体内存在的不正常之气，即邪气，如滞气、湿气、火热之气等。本篇所言之"六气"，既指体内的精微物质，如精、气、血、津、液，又指由精微物质构成的组织，如脉。由此可见，《内经》所论人体生理之气，有物质和功能之分，从物质而言，有广义和狭义之分。狭义之气，但指在体内流动着的属阳的极微细的气态精微物质，如元气、卫气、营气、宗气等；广义之气，则除此之外还包括以下两方面内容，一是体内属阴的液态精微物质，如精、血、津、液；二是由上述各种精微物质构成的各种组织、器官，如筋、脉、骨、肉等，由于它们均由水谷精气这一气所化，故可以“气”称之。

2. 津液的概念及其与精血的关系

津液是人体富有滋润濡养作用的正常液体。其中清而稀薄的为津，浊而稠厚的为液。津流动性大，主要布散于体表皮肤、肌肉和孔窍等部位，并能渗入脉中，以滋润全身。液流动性较小，灌注于骨节、脏腑、脑、髓等组织，以滋润脏腑组织。两者虽然在性质、分布上有所不同，但均源于水谷，化生于中焦脾胃，异名而同类，故津液往往联名并称。

津液与精血的关系，泛言之，它们之间源同流别，可以互生互化，具体而论，则津与血，液与精的关系最为密切。血在脉中流动，环周不休，津以其流动性大的特点，而同气相求，渗入于脉中，随血流动，并且在心气的作用下化赤为血。《灵枢·痈疽》说：“中焦出气如露，上注溪谷，而渗孙脉，津液和调，变化而赤为血。”同样，运行于脉中之血，从孙络渗出于脉外，与脉外的津液化合，便可成为津液。故《灵枢·邪气脏腑病形》说：“十二经脉三百六十五络，其血气皆上于面而走空窍……其气之津液皆上熏于面。”精藏于肾、脑，液以其流动性较小的特点，亦同气相求，灌注于骨节、脑、髓、脏腑之中，如《灵枢·五癃津液别》说：“五谷之津液，和合而为膏者，内渗入于骨空，补益脑髓，而下流于阴股。”津液在滋润人体脏腑组织的过程中，其滑利关节的津液（主要指液），一部分渗入骨空，与髓液化合，补益脑髓，并下流于肾中，转化为肾精。基于同样的道理，肾精化髓充脑，其中一部分亦可与充养脑髓的液相合而化为液。由此可见，精中有液，液中有精，两者可以互促互化。《灵枢·口问》说：“液者，所以灌精濡空窍者也。”液能灌精，说明液中有精，液中之精华部分即是精。由于液能补脑益髓，并入肾化为精，所以精中有液，而且补精药多能滋液，如熟地、枸杞子、肉苁蓉、黄精等均能补精滋液[2]。

【临证指要】

1. “精脱者，耳聋”

肾开窍于耳，肾精耗脱，髓海空虚，耳失所养，就可出现耳鸣、耳聋之症。要确诊精脱之耳聋，必须有肾精亏虚的症状出现，即除耳聋之外，兼有面目晦暗，头目眩晕，腰膝酸软，遗精早泄，脉沉细等症。治宜补肾填精，益耳通窍。临床上一般可用六味地黄丸加减，可酌情加入柴胡、磁石（即耳聋左慈丸），以疏肝镇肝；或加枸杞、肉苁蓉、人参，以补肾益气；石菖蒲、远志，以化痰开窍。

耳聋之原因较为复杂，聋有久暴，病有虚实。一般来说，暴聋属实，多责在外感或痰热之邪阻闭耳窍，证有风、火、痰、瘀之别；久聋属虚，多责在肾虚，另与肝、脾、心、肺有关，证有肾肝气血之分。如《医钞类编·耳病门》说：“耳聋耳鸣，有痰，有火，有气虚，有阴虚，有肝火；少壮多属痰火，中年必是阴虚。”《医述·耳》亦说：“虚聋由渐而成，必有兼证可辨，如面颊黧黑者精脱，少气嗌干者肺虚，目䀮善恐者肝虚，心神恍惚惊悸烦躁者心虚，四肢懒倦眩晕少食者脾虚。”说明精脱耳聋只是虚证耳聋中的主要证型之一，而且必有肾虚精亏之证可凭，切不可将精脱作为耳聋的唯一病机对待。

耳聋的治疗难度较大，特别是慢性耳聋往往非一日可愈，需要坚持较长时间的治疗。临床除内服中药外，一般应配合针灸疗法以提高疗效。常用穴位有听宫、听会、耳门、翳风、风池、中渚、外关、曲池等。

2. “气脱者，目不明”

气与目的关系十分密切，《素问·脉要精微论》说：“夫精明五色者，气之华也。”《灵枢·大惑论》亦说：“五脏六腑之精气，皆上注于目而为之精。”目“视万物，别白黑，审短长”(《素问·脉要精微论》)等视觉功能，全赖气之充养。如果元气亏虚或脏气久衰，目失气养，则可出现视物不明等症状。《类经·藏象类·精气津液血脉脱则为病》注：“五脏六腑精阳之气，皆上注于目而为睛，故阳气脱则目不明。”可见，目之视觉功能与五脏之气的关系密切。在五脏之中，目与肝的关系又最为密切。《灵枢·脉度》说：“肝气通于目，肝和则目能辨五色矣。”目为肝所主的官窍，肝气、肝血的充养是维持目视觉功能正常的重要条件，一旦肝气血不足，目失所养，则可出现视物不明，甚至雀盲、暴盲等病证。故《素问·脏气法时论》说：“肝病者……目䀮䀮无所见。”《灵枢·天年》亦说：“五十岁，肝气始衰，肝叶始薄 胆汁始灭，目始不明。”

目不明临床上有急慢性之分，急性多由气血脱失所导致，气脱之目不明，当伴有头昏、气短、乏力、脉弱等气虚证，血脱之目不明，则伴有头昏心悸、面白无华、爪甲苍白、舌淡脉细等血虚证，而且均有造成急性气血脱失的因素存在。慢性则因肝肾阴虚，精血不足所致，常伴头目眩晕、耳鸣耳闭、腰膝酸软等症。治疗上，急性气脱者，可用补中益气汤加减，血脱者宜用四物汤加参、芪化裁。慢性一般可用杞菊地黄丸合四物汤加减。若因视力减退而成为“远视”或“近视”，前人多从水火偏盛偏衰立论，认为不能远视乃气虚血盛，用定志丸(菖蒲、远志、茯神、人参)；不能近视乃血虚气盛，用地芝丸(熟地、天冬、枳壳、菊花)。

(邱幸凡)

参考文献

[1] 凌耀星. 实用内经词语辞典. 上海：上海中医药大学出版社，1994：80.

[2] 李今庸. 李今庸临床经验辑要. 北京：中国医药科技出版社，1998：18.

[3] 秦伯未，李岩，张田仁，等. 中医临证备要. 北京：人民卫生出版社，1973：45.

海论第三十三

【篇解】

海，是自然界百川汇聚之处，是生物赖以生存的水分之源。本篇论述人体的胃、冲脉、膻中、脑四者是水谷、血、气、髓汇聚之处，且以此与自然界东西南北四海相比拟，突出天人相应整体观思想及四海在人体生命活动中的重要性，故篇名为“海论”。

【提要】

1. 提出人之四海的概念、名称及其“输穴”部位，将人体生命活动中四种重要生理物质，即水谷、气、血、髓的汇聚，比拟为人们熟悉的自然界四海，形象生动而容易记忆，并有助于理解四海的功能与指导临床应用。

2. 论述四海有余、不足病证，充实了中医脏腑气血病机内容。

【原文】

黄帝问于岐伯曰：余闻刺法于夫子，夫子之所言，不离于营卫血气。夫十二经脉者，内属于腑脏，外络于肢节，夫子乃合之于四海乎？岐伯答曰：人亦有四海、十二经水(1)。经水者，皆注于海。海有东西南北，命曰四海。黄帝曰：以人应之奈何？岐伯曰：人有髓海，有血海，有气海，有水谷之海，凡此四者，以应四海也。黄帝曰：远乎哉，夫子之合人天地四海也，愿闻应之奈何？岐伯答曰：必先明知阴阳表里荥输[(2)]所在，四海定矣。黄帝曰：定之奈何？岐伯曰：胃者，水谷之海，其输上在气街[(3)]，下至三里；冲脉者，为十二经之海[(4)]，其输上在于大杼[(5)]，下出于巨虚之上下廉；膻中者，为气之海，其输上在于柱骨之上下[(6)]，前在于人迎；脑为髓之海，其输上在于其盖[(7)]，下在风府。

【校注】

(1)十二经水：《灵枢·经水》："经水者，受水而行之"。十二经水，当指《灵枢·经水》所云"清水"、"渭水"、"海水"、"湖水"、"汝水"、"渑水"、"淮水"、"漯水"、"江水"、"河水"、"济水"、"漳水"。

(2)荥输：指十二经脉的荥穴和输穴。十二经脉中各有井、荥、输、经、合各穴。此处的荥输指四海所流注的穴位。

(3)气街：穴位名，即气冲穴。属足阳明胃经，在任脉曲骨穴旁开2寸处。

(4)冲脉者，为十二经之海：冲脉分布面广，藏血最盛，可以渗灌五脏六腑和阴阳诸经，故为十二经之海，又称为血海。

(5)大杼：穴位名，属足太阳膀胱经，在第1胸椎下旁开1.5寸处。

(6)柱骨之上下：柱骨，亦称天柱骨、项骨。即指督脉之哑门穴和大椎穴。

(7)盖：张志聪注云："盖，谓督脉之百会穴，督脉应天道之环转覆盖，故曰盖。"

【释义】

本段提出了人体之四海，即胃为水谷之海、冲脉为血海、膻中为气海、脑为髓海，并指出人之四海与自然界四海相应，体现了"天人相应"整体观思想。本段还具体指出了四海上下"输穴"部位，从而也为临床针灸治疗胃、冲脉、脑、膻中的疾患，提供了依据。

【理论研究】

1. 划分四海之意义

胃、冲脉、膻中和脑，在《内经》中虽多分别归属于有关脏腑、经脉，但又立此专篇而称为"四海"，一方面是因为此四者是水谷、血、气、髓的汇聚之处，一方面是因为"天地"有四海，欲体现《内经》"人与天地相参"的整体观思想，而更重要的则是因其各自在人体生命活动中都占有十分重要的地位，欲突出此四者的重要性而划分为"四海"。

2. 胃为水谷之海

《灵枢·五味》说："胃者，五脏六腑之海也，水谷皆入于胃，五脏六腑皆禀气于胃"，《素问·五脏别论》云："水谷入口，藏于胃，以养五脏气"，《素问·痿论》云："阳明者，五脏六腑之海也"等，均指出胃受纳水谷，化生精微，滋养人体五脏六腑；《灵枢·决气》云："中焦受气取汁，变化而赤，是谓血"，《灵枢·营卫生会》说："人受气于谷，谷入于胃，以传与肺，五脏六腑，皆以受气，其清者为营，浊者为卫"等，也指出人之气血津液精等也是由入胃之水谷而化。总之，即胃是人体生死衰壮之根本，人体依靠胃而维持其正常功能，胃对人体生命活动的正常进行有至关重要的意义，故称之为"水谷之海"。《素问·平人气象论》云："平人之常气禀于胃；胃者，平人之常气也。人无胃气曰逆，逆者死"，足见其重要。

3. 冲脉为血海

冲脉为奇经之一，上至于头，下至于足，贯串全身，成为气血的要冲。冲脉在循行过程中与诸经有广泛的联系与交会，并蓄足少阴肾经、足阳明胃经之经气，而肾与胃，是精血所生、所藏之脏，故冲脉不仅藏血最盛，也可以将所藏之血渗灌脏腑诸经，故称之为血海、十二经之海。又《灵枢·逆顺肥瘦》又称冲脉为“五脏六腑之海”，而他篇也称胃为“五脏六腑之海”，故张介宾《类经·经络类·三十二》释之云：“《动输》篇曰：胃为五脏六腑之海。《太阴阳明论》曰：阳明者，表也，五脏六腑之海也。《逆顺肥瘦》篇曰：夫冲脉者，五脏六腑之海也，五脏六腑皆禀焉。此篇言：冲脉者，为十二经之海。若此诸论，则胃与冲脉，皆为十二经之海，亦皆为五脏六腑之海，又将何以辨之？故本篇有水谷之海、血海之分。水谷之海者，言水谷盛贮于此，营卫由之而化生也。血海者，言受纳诸经之灌注，精血于此而蓄藏也。此固其辨矣，及考之《痿论》曰：阳明者，五脏六腑之海，主润宗筋，宗筋主束骨而利机关也。冲脉者，经脉之海也，主渗灌溪谷，与阳明合于宗筋，阴阳总宗筋之会，会于气街，而阳明为之长。盖阳明为多血多气之腑，故主润宗筋而利机关。冲脉为精血所聚之经，故主渗灌溪谷。且冲脉起于胞中，并少阴之大络而下行。阳明为诸经之长，亦会于前阴。故男女精血皆由前阴而降者，以二经血气总聚于此，故均称为五脏六腑十二经之海，诚有非他经之可比也。”此说甚是，可参。

4. 膻中为气海

这里的膻中指胸中。《灵枢·五味》云：“其大气之抟而不行者，积于胸中，命曰气海，出于肺，循喉咽，故呼则出，吸则入”；《灵枢·邪客》云：“宗气积于胸中，出于喉咙，以贯心脉，而行呼吸焉”。宗气是肺吸入的自然界清气与脾胃化生的水谷精气结合于胸中而成，它上走息道以司呼吸，下贯血脉以行气血，正是由于宗气为人体生命所攸关而积于胸中，故称膻中为气之海。

5. 脑为髓海及其与神志活动的关系

本篇提出“脑为髓之海”，下文又指出：“髓海有余，则轻劲多力，自过其度；髓海不足，则脑转耳鸣，胫酸眩冒，目无所见，懈怠安卧。”《内经》其他篇章也有关于脑的论述，如《素问·五脏别论》称其为奇恒之腑，《素问·五脏生成》云：“诸髓者，皆属于脑”，《素问·脉要精微论》云：“头者，精明之府”。此外，《内经》认为脑在人体是一个极为重要的器官，与生命有重要关系，正如《素问·刺禁论》所说：“刺头，中脑户，入脑，立死”。可见，脑不仅为髓海，在人身中处于重要地位，且与人的神志活动有密切关系，故有必要加以讨论。

刘兴仁对脑的概念、脑与神志活动的关系进行了讨论，简述于下，供参考：

《内经》认为，脑为奇恒之腑，是髓汇聚之处。关于脑的生成，五版《中医基础理论》认为：“脑居颅内，由髓汇聚而成”。其理论依据是《内经》所云的“脑为髓之海”、“诸髓者，皆属于脑”。按此说可商。脑为髓聚之处与脑为髓聚而成不能混为一谈，若把“诸髓者皆属于脑”、“脑为髓之海”释为髓聚而成，那么《内经》中尚有“诸血者，皆属于心”、“胃为水谷之海”之说，亦按此逻辑释为“心由血汇聚而成”、“胃由水谷汇聚而成”，显然是不通的。《中医基础理论辨》指出“脑为髓聚而成”的观点是不正确的，并说：“奇恒之腑的脑，本是指颅腔，颅腔内藏有主精神活动，管理感觉和运动等功能的脑”，认为这样“才与奇恒之腑的中空似腑，藏精似脏的概念相符”。这种将脑直指为颅腔的说法是不妥的，其一，《内经》中对脏腑的划分是以其各自的功能特点为依据的，并未指明奇恒之腑必须“中空似腑”，以后人划定的“标准”，判定《内经》中有关奇恒之腑的是与非显然是不严谨的。其二，假设此说可以成立，那么奇恒之腑脑（颅腔）里又藏有一个“实质性的脑”，成了脑中有脑，亦于理难通。其实《灵枢·海论》中提出脑“其输上在于其盖”就已经把脑与颅腔区分开来。脑作为奇恒之腑之一，既不是单纯的脑髓，也不是单纯的颅腔，而是指位于颅腔内的一个脏器，也就是脑组织，脑组织内有腔隙，其中充满脑髓，具有濡养脑组织的作用，故称“脑为髓之海”。而髓，是指分布于骨腔中的一种物质，由于其分布不同，名称亦各异，藏于脑中的为“脑髓”，藏于脊椎管内的称“脊髓”，藏于骨内的为骨髓。髓的功能主要有三个方面：一是充养脑，二是滋养骨，三是化生血液。

关于神志活动的产生问题，中医、西医有着截然不同的看法。西医学认为，人的精神、意识及思维活动，是大脑的生理功能，是大脑对外界客观事物刺激作出的反应。而中医学却把精神活动归属于五脏，并认为与心的关系最为密切。随着中医理论的不断发展，西医学的渗透，有大量的文章和著述，探讨了脑与神志的关系，从而引发了是心主神志还是脑主神志的激烈论辩。

不论是主张“脑主神明”或“心主神明”，往往均以《内经》的有关论述作为理论依据。而应当指出的是，在《内经》时代，对脑的问题，就有过争论，如《素问·五脏别论》说：“余闻方士，或以脑髓为脏，或以肠胃为脏，或以为腑”，而《内经》最终还是将脑定为奇恒之腑，与五神脏区分开来。再从古文字学，也可以了解古人对脑与神志关系的认识。如“思”字，《书经·尧典》有“虑深通敏谓之思”的记载。思，古字写作“恖”。《说文》：“思，容也。从心，囟声”。余灏笺：“人之精髓在脑，脑主记识，故思从囟。”这说明，对脑与记忆的问题，古代即有了明确的记载。认为《内经》明确指出脑主神明最主要的依据是“头者，精明之府”之经文。实际上，我们应对这段经文有更加完整、准确的认识。此经文出自《素问·脉要精微论》：“五脏者，身之强也。头者，精明之府，头倾视深，精神将夺矣……”此处的“精明”即被认为是精神、思维活动。应指出，“精明”一词，在本篇出现多次，但基本上是指眼睛。如本篇之“夫精明者，所以视万物，别白黑，审短长”及“切脉动静，而视精明”之语，其“精明”当指眼睛、眼神无疑。据此，所谓“头者，精明之府，头倾视深，精神将夺矣”，可以理解为通过观察眼神的变化来体察神气的盛衰，如果头部低垂，目陷睛迷，那就预示着神气的衰败。而把“精明”解为思维，似较牵强。古人早就意识到脑与神志活动有某种联系，但《内经》最终把神志活动归属于五脏，这是《内经》“四时五脏阴阳”特点所决定的。在《内经》中，并没有完全否定脑与精神活动的关系，因为头部的口、眼、鼻、舌、耳等，是接受外界信息的重要器官，这些信息传入五脏，并由心来作出反应和判断。但把脑直指为思维活动产生的场所至少在《内经》中是缺乏有力的论据的。顺便指出，任何一门学科理论，都会受到大的社会文化背景影响，“心主神明”，古已有之，前面提到的“思”字本身就说明了这一问题，而且很多与人的思维、情感有关联的字，如虑、怒、愁、念、忘、恐等，均属心部。古代的官事制度，对医学的影响也是客观存在的，这在《素问·灵兰秘典论》里已得到明证。而心位于胸中，为君主之官，主管神明（思维、决断），也是理之使然。而头脑在胸腹之外，各种感官成为心神的使役对象，脑成为奇恒之腑也即不足为怪了。

几乎所有主张“脑主神明”的文章和著述，都提出了一个重要的论据，那就是李时珍说的“脑为元神之府”。此语见《本草纲目》辛夷条，其云：“鼻气通于天，天者头也，肺也。肺开窍于鼻，而阳明胃脉环鼻而上行。脑为元神之府，而鼻为命门之窍，人之中气不足，清阳不升，则头为之倾，九窍为之不利。辛夷之辛温走气而入肺，其体轻浮，能助胃中清阳上行通于天。所以能温中，治头面目鼻九窍之病”。全面理解这段话，不难看出，李时珍是论述辛夷辛温走气可以治疗头面官窍病的，这里并没有涉及神志问题。再者，将元神之府的“元神”，直释为神志活动，也不甚妥。查《汉语大词典》元神条：“元神：①大神，天神。②道家称人的灵魂为元神。唐代吕岩《修生诀》：‘人命急如线，上下往来速如箭，认得是元神，子后午前须至炼’”。可见将元神之府的“元神”，理解为道家所说的灵魂也不无道理。我们纵观《本草纲目》就可发现，李时珍并没有把神志活动归于大脑，而是归属于心。如《本草纲目·脏腑虚实标本用药式》说："心，藏神，为君火，包络为相火，代君行令，主血，主言，主汗，主笑"。可见李时珍是把神志活动明确归属于心的，这一点，还可以从《本草纲目·主治》的有关论述中得到印证，如在健忘证的治疗用药中说："山药，镇心神，安魂，主健忘，开达心孔，多记事；人参，开心益智，令人不忘；远志，定心肾气，益智慧不忘"。在治疗惊悸证时说："南星，心惊胆破神不守舍；郁金，失心癫狂"。

清代医家王清任在其所著《医林改错》中指出："灵机记性，不在心在脑……心乃出入气之道路，何能生灵机、贮记性。灵机记性在脑者，因饮食生气血，长肌肉，精汁之清者，化而为髓，由脊骨上行入脑，名曰脑髓。盛脑髓者，名曰髓海……"王氏在这里不仅肯定了脑主神志，而且同时否定了心主神志的理论。对此，很多著述都给予充分的肯定。众所周知，王清任的《医林改错·脏腑记叙》主要是在解剖学的基础上写成的。王氏发现了前人没有记述的器官并纠正了前人的某些错误，这些都是应该加以肯定的。但其提出的"灵机记性不在心在脑"，从中医学理论体系看，则是难以令人信服的。因为完全用解剖生理学观点来研究中医藏象学说，本身就是不可取的。藏象学说中的每一脏腑，均有其独特的含义，它绝不单纯是指解剖学中某个实质性脏器，一个脏或腑的功能往往概括了西医解剖学中几个脏器的部分功能，它不唯在生理上构成了独特的、完整的理论体系，也构成了相应的理法方药的独特诊疗体系。对这个理论体系，不可用单纯的解剖学方法来判断其脏腑功能的是与非，这是进行中医理论研究必须遵循的原则之一。我们可以作这样的设想：西医的解剖生理学已进入微观领域的细胞分子水平，构成了完整的理论体系，如果用这种方法来研究中医脏腑，并以此作为判断是非的标准，那需要纠正的何止"心主神明"？恐怕"肾藏精"也只能改成"肾主泌尿"，"肝主疏泄"只能写成"肝主消化"，而"脾主运化"也只能写成"脾主免疫"。用这样的方法研究中医最终的结果只能是使中医的理论体系面目全非，甚至难以为继。[1]

【原文】

黄帝曰：凡此四海者，何利何害？何生何败？岐伯曰：得顺者生，得逆者败；知调者利，不知调者害。黄帝曰：四海之逆顺奈何？岐伯曰：气海有余者，气满胸中，悗息(1)面赤；气海不足，则气少不足以言。血海有余，则常想其身大，怫然(2)不知其所病；血海不足，亦常想其身小，狭然(3)不知其所病。水谷之海有余，则腹满；水谷之海不足，则饥不受谷食。髓海有余，则轻劲多力，自过其度(4)；髓海不足，则脑转耳鸣，胫痠眩冒，目无所见，懈怠安卧。黄帝曰：余已闻逆顺，调之奈何？岐伯曰：审守其输(5)，而调其虚实，无犯其害，顺者得复，逆者必败。黄帝曰：善。

【校注】

(1)悗息：悗，音义同"闷"。悗息，即胸闷喘息。

(2)怫然：重滞壅郁貌。怫，怫郁也。

(3)狭然：狭小紧敛貌。张介宾注："狭，隘狭也，索然不广之貌"。

(4)轻劲多力，自过其度：注释有二，其一认为髓海有余，健康无病，如张介宾《类经·经络类·三十二》云："髓海充足，即有余也，故身轻而劲，便利多力，自有过人之度而无病也"。其二认为当属髓海之实证，如马莳《灵枢注证发微·卷四》云："此言髓海之偏胜而病者，见其所以为逆"。按其余三海之有余、不足皆指病态，故此处当从马氏说。临床所见病在于脑之属实证者，确可见有逾垣上屋、登高疾走等症状，而病时所为，常较其平素轻劲力大，似即是"自过其度"的一种具体表现。

(5)输：即上文所言四海之上下输穴。

【释义】

本段在上节论述人体四海的基础上，进一步指出四海有余和不足所出现的病证及针刺治疗的大法。气海有余，症见胸闷、喘息、面赤，乃邪热壅肺，气满胸中之故；不足则见声音低微、语言无力，属宗气虚亏，鼓动无力之故。血海有余，血行瘀滞，形体充盛，故常自觉身体胀满；血海不足，失于充养，则常自觉身体狭小紧敛。水谷之海有余，饮食积滞不化，腑气不通，腹部胀满；其不足则脾胃功能衰虚，虽然饥饿但却不欲进食。髓海有余，则狂躁妄动，举止失常，其动作显得轻巧敏捷，皆非平日所能达到；髓海不足，精气亏损，脑失所充，头晕耳鸣，膝软目眩，乏力神疲。

其治疗当根据虚则补之、虚则泻之的原则，在四海相应的"输穴"部位针刺以调气。

【理论研究】

1. 关于血海之称

"血海"之名在中医学中所指不同。其一指穴位，见于《甲乙经》，位于大腿内侧，属足太阴脾经。其二指肝脏，《素问・五脏生成》云："故人卧则血归于肝"，王冰注曰："肝藏血，心行之，人动则血运于诸经，人静则血归于肝脏。何者？肝主血海故也。"指肝能贮藏血液、调节血量，可随着气候的变化、人体动静的不同状态及情志活动的不同变化以调节分配血液，保障体内重要器官的需要。其三指冲脉，如本篇称其为"血海"、"十二经之海"，这是因为冲脉为十二经脉精血汇聚之处，能渗注灌溉全身脏腑诸经之故。三种血海的含义，除穴位外，后两种认识是相互关联的。首先，在经脉循行上，两者在外阴、口唇等处相关，《素问・痿论》云："冲脉者，经脉之海也，主渗灌溪谷，与阳明合于宗筋"，《灵枢・五味》：冲脉"起于胞中……别而络唇口"；《灵枢・经脉》云：足厥阴肝脉"过阴器……环唇内"。其次，在病理上，两者之病在妇人经产方面有一定联系，若血海空虚则出现月经量少，甚则血枯经闭；若肝不藏血则出现崩中漏下。故后世张锡纯治疗妇人月经病则将冲脉与肝联系而治，如治妇人经血淋漓不断用安冲汤，治妇人血崩用固冲汤等。在病理上的另一个表现逆气里急上，也可见两者关系密切。冲脉为病表现为冲气上逆，如《素问・骨空论》云："冲脉为病，逆气里急"，而肝脏体阴用阳，若肝血不足，血海空虚，肝阳偏亢，亦可见逆气里急之证。

2. 关于血海有余、不足之表现

本篇云："血海有余，则常想其身大，怫然不知其所病；血海不足，亦常想其身小，狭然不知其所病。"张志聪《灵枢集注・卷四》云："冲脉起于胞中，上循背里，为经脉之海，其浮而外者，循腹右上行，至胸中而散于皮肤之间。是冲脉之血，充实于周身，故有余则觉其身大，不足则觉其身小。怫然、狭然，不知其为何病也"。张介宾《类经・经络类・三十二》云："此皆血海不调之为病，病在血者徐而不显，故茫然不觉其所病"。观其症状表现"常想其身大"、"常想其身小"，是对患者自我感觉症状的记载。这类症状，似属现代所谓"感知障碍"中的躯体感觉异常，主要由于心理障碍所致，可见于精神神经疾病。由于自我内部的躯体感觉，常带有某种不确定性，有时会产生明显的错觉、幻觉，因此，该处的"常想其身大"、"常想其身小"则似可理解为患者的躯体错觉、幻觉之一。"不知其所病"，指患者不能确切地说出其病苦究竟是什么，有的患者却对自己产生的错觉、幻觉信以为真，认为这不是病态，即所谓"自知力"丧失。

【临证指要】

1. 气海不足证治

本篇云："气海有余者，气满胸中，悗息面赤；气海不足，则气少不足以言。"气海有余，见胸闷气喘和面赤，表现出实热之证，当用清肺泄热、理肺平喘予以治疗。而气海不足，则正气大虚，因而少气，以致语言不能接续，当属气虚下陷之证。明代医家喻昌据《内经》气海理论，创“大气论”，以阐明胸中大气的重要性，而民国年间张锡纯更以此理论为指导，自制升陷汤，以治疗大气下陷诸证。升陷汤由生黄芪六钱，知母三钱，柴胡一钱五分，桔梗一钱五分，升麻一钱组成，治疗胸中大气下陷气短不足以息，或努力呼吸、有似乎喘，或气息将停、危在顷刻。若气分虚极下陷者，还可酌加人参数钱，或再加山茱萸数钱。张氏解释该方云：“以黄芪为主者，因黄芪既善补气，又善升气，且其质轻松，中含氧气，与胸中大气有同气相求之妙用。惟其性稍热，故以知母之凉润者济之。柴胡为少阳之药，能引大气之陷者自左上升。升麻为阳明之药，能引大气之陷者自右上升。桔梗为药中之舟楫，能载诸药之力上达胸中，故用之为向导也。至其气分虚极者，酌加人参，所以培气之本也。或更加萸肉，所以防气之涣也。至若少腹下坠或更作疼，其人之大气直陷至九渊，必需升麻之大力者，以升提之，故又加升麻五分或倍作二钱也”。张氏用此方治愈大气下陷者，其案不胜录，择一供参考。“有兄弟二人，其兄年近六旬，弟五十余。冬日畏寒，共处一小室中，炽其煤火，复严其户牖。至春初，二人皆觉胸中满闷，呼吸短气。盖因户牖不通外气，屋中养气全被煤火着尽，胸中大气既乏养气之助，又兼受炭气之伤，日久必然虚陷，所以呼吸短气也。因自觉满闷，医者不知病因，竟投以开破之药。迨开破益觉满闷，转以为药力未到，而益开破之。数剂之后，其兄因误治，竟至不起。其弟服药亦增剧，而犹可支持，遂延愚诊视。其脉微弱而迟，右部尤甚，自言心中发凉，少腹下坠作疼，呼吸甚觉努力。知其胸中大气下陷已剧，遂投以升陷汤，升麻改用二钱，去知母，加干姜三钱。两剂，少腹即不下坠，呼吸亦顺。将方中升麻、柴胡、桔梗皆改用一钱，连服数剂而愈”(《医学衷中参西录》)。

2. 调血治疗精神疾患

本篇云：“血海有余，则常想其身大，怫然不知其所病；血海不足，亦常想其身小，狭然不知其所病”，即其表现属“感知障碍”，可见于某些精神疾患中，以此提示我们，治疗精神疾患可从“血海”来考虑，即调血治疗。血虚不养心神，可见神志异常，当用养血安神、补益气血之法以治；而血瘀闭阻清窍、血热扰乱神明，则可见精神错乱之症，如妄闻、妄见、举止失常、妄言骂詈等，即所谓躁狂之证，此时当用行血逐瘀、凉血清热之法治疗。《内经》及《伤寒论》等对瘀血导致精神疾患的机理及治疗也均有一些记载，可供参考：如《素问·调经论》云：“血并于下，气并于上，乱而喜忘”。《伤寒论》125 条：“其人如狂，血证谛也，抵当汤主之”；124 条：“太阳病……其人发狂，以热在下焦……抵当汤主之”；237 条：“阳明病，其人喜忘者，必有蓄血……宜抵当汤”等。

（翟双庆　烟建华）

参考文献

[1] 王洪图. 黄帝内经研究大成. 北京：北京出版社，1997：1084-1086.

顺气一日分为四时第四十四

【篇解】

顺，顺从，按照。气，人体阳气。一日分为四时，依人体阳气在一日中的生、长、收、藏变化，而将一日划分为四个阶段。由于本篇主要讨论了顺应人体阳气在一日中生、长、收、藏变化，而将一日划分为类似四时的春、夏、秋、冬四个阶段，同时讨论了这四个阶段人体的生理、病理变化规律，故名篇。

【提要】

1. 叙述了各种疾病发生的原因及其症状、病名的由来。

2. 论述了多种疾病在一日中的变化规律及机理。

3. 论述了部分疾病在一日中的变化规律不与四时之气变化相应的道理。

4. 阐述了五脏五变的内容及其治取五输的关系。

【原文】

黄帝曰：夫百病之所始生者，必起于燥湿、寒暑、风雨、阴阳、喜怒(1)、饮食、居处，气合而有形，得脏而有名(2)，余知其然也。夫百病者，多以旦慧昼安，夕加夜甚(3)，何也？岐伯曰：四时之气使然。黄帝曰：愿闻四时之气。岐伯曰：春生夏长，秋收冬藏，是气之常也，人亦应之，以一日分为四时，朝则为春，日中为夏，日入为秋，夜半为冬。朝则人气(4)始生，病气衰，故旦慧；日中人气长，长则胜邪，故安；夕则人气始衰，邪气始生，故加；夜半人气入藏，邪气独居于身，故甚也。黄帝曰：其时有反者(5)何也？岐伯曰：是不应四时之气，脏独主其病(6)者，是必以脏气之所不胜时者甚，以其所胜时者起也(7)。黄帝曰：治之奈何？岐伯曰：顺天之时，而病可与期(8)。顺者为工，逆者为粗。

黄帝曰：善。余闻刺有五变(9)，以主五输，愿闻其数。岐伯曰：人有五脏，五脏有五变，五变有五输，故五五二十五输，以应五时。黄帝曰：愿闻五变。岐伯曰：肝为牡脏，其色青，其时春，其音角，其味酸，其日甲乙。心为牡脏，其色赤，其时夏，其日丙丁，其音徵，其味苦。脾为牝脏，其色黄，其时长夏，其日戊己，其音宫，其味甘。肺为牝脏，其色白，其音商，其时秋，其日庚辛，其味辛。肾为牝脏，其色黑，其时冬，其日壬癸，其音羽，其味咸。是为五变。黄帝曰：以主五输奈何？岐伯曰：脏主冬，冬刺井(10)；色主春，春刺荥(11)；时主夏，夏刺输(12)；音主长夏，长夏刺经(13)；味主秋，秋刺合(14)。是谓五变，以主五输。黄帝曰：诸原安合以致六输(15)？岐伯曰：原独不应五时，以经合之(16)，以应其数，故六六三十六输。黄帝曰：何谓脏主冬，时主夏，音主长夏，味主秋，色主春？愿闻其故。岐伯曰：病在脏者，取之井；病变于色者，取之荥；病时间时甚者，取之输；病变于音者，取之经，经满而血者；病在胃及以饮食不节得病者，取之于合。故命曰味主合。是谓五变也。

【校注】

(1)阴阳、喜怒：阴阳，所赅甚广，此代指房事不节。喜怒，代指喜、怒、忧、思、悲、恐、惊七情，此指七情失调。

(2)气合而有形，得脏而有名：气合，指邪气与人体正气相搏结。有形，有症状和体征反映于外。得脏，邪气侵犯脏腑。有名，有不同的病名。

(3)旦慧昼安，夕加夜甚：在一昼夜中，患者对病情的自我感觉是清晨舒适，中午安和，傍晚加重，夜间更甚。

(4)人气：泛指人体的正气，此指阳气。

(5)其时有反者：张介宾注："反，谓不应前说也。"谓病情在一日中的轻重变化有时不符合"旦慧昼安，夕加夜甚"的规律。

(6)脏独主其病：指脏气对病情的轻重变化起着决定性的作用，因而一日之内的阴阳消长变化对病情的影响不明显。

(7)是必以脏气之所不胜时者甚，以其所胜时者起也：起，指病情好转、向愈。意谓病变脏气被所逢时日相克，则病情减轻或向愈。马莳注：“如脾病不能胜旦之木，肺病不能胜昼之火，肝病不能胜夕之金，心病不能胜夜之水，故为加为甚也。若人之脏气能胜时之气，如肺气能胜旦之木，肾气能胜昼之火，心气能胜夕之金，脾气能胜夜之水，故至于慧且安也。”

(8)顺天之时，而病可与期：顺，依从，遵循。期，指预测病愈的时日。意思是说，能够按照天时之气对病情的影响施以相应的治疗，则疾病的好转时日是可预期的。张志聪注：“故良工顺天之时以调养五行之气，则病之起可与之期。”

(9)刺有五变：五变，指病变在脏、色、音、味、时等五个方面的异常表现。刺有五变，谓针刺取穴及手法应根据五变的表现而确定。

(10)脏主冬，冬刺井：脏气深藏于内，其气与冬藏之气相应，井穴气深亦应于冬，所以凡病在脏的，宜刺井穴。

(11)色主春，春刺荥：五色生于春，其气与春生之气相应，荥穴气微亦应于春，所以病见于颜色变化的，宜刺荥穴。

(12)时主夏，夏刺输：四时万物盛于夏，其气与夏长之气相应，输穴气盛亦应于夏，所以病见时轻时重的，可刺输穴。

(13)音主长夏，长夏刺经：五音繁盛，其气与长夏之气相应，经穴气正盛亦应于长夏，所以病见于声音方面的，宜刺经穴。

(14)味主秋，秋刺合：五味并盛于秋，与秋收之气相应，合穴气敛亦应于秋，所以病属饮食五味所伤的，宜刺合穴。

(15)诸原安合以致六输：六腑之经各有原穴，它们怎样配合成六输呢？

(16)以经合之：指六腑之原穴与五脏之经穴相合。张介宾注：“《本输》篇所载六腑之原，在《九针十二原》篇即谓之腧，故《六十六难》曰：以腧为原也。后世针灸诸书宗之，皆言阳经之腧即为原，故治腧即所以治原。阴经之腧并于原，故治原即所以治腧。今此节云，以经合之，以应其数，然原经、原、腧三穴相邻，经亦可以代原矣。”

【释义】

本篇主要讨论了百病始生的原因和症状、病名的由来，百病在一日中的变化规律和道理，以及五变五输刺应五时的具体内容。

各种疾病发生的原因有外感“燥湿寒暑风雨”等六淫之邪，以及房事、喜怒、饮食、起居等内伤因素。邪气侵入人体，正邪相搏，就会出现各种症状；因邪客的脏腑不同，表现各异，从而分别有不同的病名。

由于一日中气候有类似四时的变化，受其影响，疾病在一日中有“旦慧昼安，夕加夜甚”的变化规律。早晨阳气生发，邪气始衰，故精神清爽；中午阳气最盛，邪气大衰，故感觉安适；傍晚阳气始衰，邪气初盛，故病情加重；夜间阳气潜藏，邪气正盛，故病情更重。

由于疾病的演变可分别表现在脏、色、时、音和味(饮食)等方面，所以针刺的取穴亦因其而各有不同。冬病于脏者，取其井；春病见于色者，取其荥；夏病时轻时重者，取其输；长夏病见于声音者，取其经；秋病于饮食不节者，取其合。六腑的病变，由于其原穴“独不应五时”，故当“以经合之”而刺其经穴。

【理论研究】

天时气候对疾病的影响

天时气候对疾病的影响是多方面的，它不仅关系着疾病的发生，而且还关系到发病的病证和疾病的轻重预后。

《素问·至真要大论》说："夫百病之生也，皆生于风寒暑湿燥火，以之化之变也。"说明异常的天时气候变化所产生的风、寒、暑、湿、燥、火，是导致人体疾病的重要原因。上述病邪往往乘人体正气失调或虚弱、卫外不固之时侵入人体，而导致疾病的发生。正如《灵枢·百病始生》所说："此必因虚邪之风，与其身形，两虚相得，乃客其形……其中于虚邪也，因于天时，与其身形，参以虚实，大病乃成。"

不仅疾病的发生与天时气候有关，而且其发生的病证也与之紧密相联，也就是说，其病证多具有明显的季节特点，表现为四时分别有不同的季节性多发病或时令流行病。一般而言，春多风病、肝病；夏多暑病、热病、心病；长夏多湿病、脾病；秋多燥病、肺病；冬多寒病、肾病等[1]。如《素问·金匮真言论》说："春善病鼽衄，仲夏善病胸胁，长夏善病洞泄寒中，秋善病风疟，冬善病痹厥。"不仅如此，四时受邪，伏而后发，其病证亦表现为季节性规律，如《素问·阴阳应象大论》说："冬伤于寒，春必温病；春伤于风，夏生飧泄；夏伤于暑，秋必痎疟；秋伤于湿，冬生咳嗽。"此外，某些疾病的分类也与季节密切相关，如暑病与温病的划分便以夏至日为界限，《素问·热论》说："凡病伤寒而成温者，先夏至日为病温，后夏至日为病暑。"

疾病的轻重变化，也受着时令气候的影响。一般来说，阴盛之寒证，多表现为春夏较轻，秋冬较重，所谓"能夏不能冬"(《素问·阴阳应象大论》)；阳盛之热证，则常表现为秋冬较轻，春夏较重，所谓"能冬不能夏"(《素问·阴阳应象大论》)。其道理则是天时之气的阴阳作用于人身的阴阳之气所至，正如张志聪注云："言人之阴阳，又配合天地四时之阴阳而为生死也。"时令气候对疾病轻重影响，还表现在时令的五行属性联系上，如《素问·脏气法时论》说："五行者，金木水火土也，更贵更贱，以知死生，以决成败，而定五脏之气，间甚之时，死生之期也。"其规律是，"夫邪气之客于身也，以胜相加，至其所生而愈，至其所不胜而甚，至于所生而持，自得其位而起。"具体变化则是，"病在肝，愈于夏，夏不愈，甚于秋，秋不死，持于冬，起于春"；"病在心，愈于长夏，长夏不愈，甚于冬，冬不死，持于春，起于夏"；"病在脾，愈在秋，秋不愈，甚于春，春不死，持于夏，起于长夏"；"病在肺，愈在冬，冬不愈，甚于夏，夏不死，持于长夏，起于秋"；"病在肾，愈在春，春不愈，甚于长夏，长夏不死，持于秋，起于冬"。就一昼夜言，疾病的轻重及预后亦具有类似四时的特点。如《素问·脏气法时论》说："肝病者，愈于丙丁，丙丁不愈，加于庚辛，庚辛不死，持于壬癸，起于甲乙。肝病者，平旦慧，下晡甚，夜半静。"丙丁应夏，庚辛应秋，壬癸应冬，甲乙应春，故其病情表现为愈、加、持、起的变化。平旦为木旺之时，故爽慧，下晡为金旺之时，金能克木，故加重；夜半为水旺之时，水能生木，故减轻而安静。此外，由于人体阳气随自然界阴阳消长而有盛衰的变化，因而在一日之中，病情也有"旦慧昼安，夕加夜甚"(《灵枢·顺气一日分为四时》)的规律变化。平旦主春生，阳气开始发生，故感觉清爽；中午主夏长，阳气正盛，故感觉安适；傍晚主秋收，阳气收敛，故病情加重；夜晚主冬藏，阳气潜藏，故病情最重。

【临证指要】

顺天之时，而病可与期

"顺天之时，而病可与期。顺者为工，逆者为粗"，说明按照天时之气对人体病情的影响而施以相应的治疗，就可取得良好的治疗效果，因此这也是判断医生技术高低优劣的重要条件之一。以上反映了《内经》因时制宜的治疗思想。《素问·五常政大论》说："必先岁气，无伐天和。"吴崑亦强调："岁气有偏，人病因之，用药必明乎岁气。"由于岁气的变迁，每年四季气候的变化各不相同，受其影响疾病亦发生着相应的变化，因此治疗用药必须顺应天时之气而为。如春夏季节，气候由温转热，阳气升发，春患风热外感，治宜辛凉解表，夏患感冒，治宜清暑解表。即使是春夏感冒风寒，也不宜过用辛温发散之品，以免开泄太过，耗伤气阴。秋冬季节，气候由凉变寒，阳气内敛，秋患燥病，温燥宜辛凉润燥，凉燥宜辛温润燥，冬感风寒，治宜辛温解表，多用麻、桂等峻剂以助阳发汗。即使有热邪郁结于里而当用寒药，也不可过于寒凉，以免清泄太过，耗损阳气。此亦《素问·六元正纪大论》"用寒远寒，用凉远凉，用温远温，用热远热，食宜同法"的道理。

不仅用药要顺天之时，而且刺法也应顺天时而治。《素问·诊要经终论》说："春夏秋冬，各有所刺，法其所在。"《内经》认为，三阴三阳六气，内合于五脏，由于六气有太过与不及，五脏有有余与不足，四时气候有变迁之不同，因此人身血气所主部位各异，在治疗上要根据不同的气候条件，来决定取穴及针刺手法[2]。故《灵枢·四时气》指出："春取经血脉分肉之间，甚者深刺之，间者浅刺之。夏取盛经孙络，取分肉绝皮肤。秋取经腧，邪在腑，取之合。冬取井荥，必深以留之。"

本篇"刺有五变，以主五输"，指出春刺荥，夏刺输，长夏刺经，秋刺合，冬刺井，亦体现了因时制宜的原则。五脏主于冬，凡病在脏者，须取五脏之井穴。如肝取大敦，心取少冲，脾取隐白，肺取少商，肾取涌泉。色主于春，凡病在色者，须取五脏之荥穴。如肝取行间，心取少府，脾取大都，肺取鱼际，肾取然谷。时主于夏，凡病时轻时重者，必取五脏之输穴。如肝取太冲，心取神门，脾取太白，肺取太渊，肾取太溪。音主于长夏，凡病在音者，须取五脏之经穴。如肝取中封，心取灵道，脾取商丘，肺取经渠，肾取复溜。味主于秋，凡病在胃及由饮食不节而引起的疾病，须取五脏之合穴。如肝取曲泉，心取少海，脾取阴陵泉，肺取尺泽，肾取阴谷[2]。

《素问·痿论》还提出了"各以其时受月"的治疗观，主张对于五脏之痿证，宜在各脏所主的季节进行针刺治疗，以提高疗效。其方法：一是按五脏分主五时来治疗，如肝之筋痿，治于春；心之脉痿，治于夏；脾之肉痿，治于长夏；肺之皮痿，治于秋；肾之骨痿，治于冬。二是按《素问·诊要经终论》："正月二月，天气始方，地气始发，人气在肝。三月四月，天气正方，地气定发，人气在脾。五月六月，天气盛，地气高，人气在头。七月八月，阴气始杀，人气在肺。九月十月，阴气始冰，地气始闭，人气在心。十一月十二月，冰复，地气合，人气在肾。"人气，指阳气。随着四时之气的变更，人体阳气亦有升降的变化，从肝至脾至头，为阳气自下而升于上，从肺至心至肾，为阳气自上而降于下。因此，各脏之气也分别有旺盛之时，而在当旺之月治疗则病易已。《素问·八正神明论》强调"因天时而调血气"，主张按天气之寒温和月之盈亏来施刺。所谓"天寒无刺，天温无疑。月生无泻，月满无补，月郭空无治"，均是"因时制宜"的原则的体现。

（邱幸凡）

参考文献

[1] 周衡. 中医防治学总论. 武汉：湖北科学技术出版社，1989：9.

[2] 傅贞亮，张登本，高光震，等. 黄帝内经灵枢经析义. 银川：宁夏人民出版社，1993：504.

本脏第四十七

【篇解】

本，根本；脏，脏腑。篇中首论人之精神血气魂魄皆藏于五脏，而水谷津液皆化行于六腑，故人以脏腑为根本，脏腑正常则人常平；继论人体病变的产生，亦本乎脏腑，脏腑异常则病变丛生，故名“本脏”。

【提要】

1. 概括论述了血气、精神、经脉、卫气、志意等，对人体的重要作用。

2. 人有寿夭之别，又有病或不病之异，均与脏腑之性质、位置、形态、坚脆、大小、长短、厚薄、结直、缓急有关。

3. 从观察体表组织器官之形态，可知六腑之大小、厚薄、长短、结直、缓急等特点，并可进一步知其所病。

【原文】

黄帝问于岐伯曰：人之血气精神者，所以奉生而周于性命[(1)]者也。经脉者，所以行血气而营阴阳[(2)]，濡筋骨，利关节者也。卫气者，所以温分肉，充皮肤，肥腠理[(3)]，司开阖[(4)]者也。志意者，所以御[(5)]精神，收魂魄，适寒温，和喜怒者也。是故血和则经脉流行，营复阴阳[(6)]，筋骨劲强，关节清利矣。卫气和则分肉解利，皮肤调柔，腠理致密矣。志意和则精神专直[(7)]，魂魄不散，悔怒不起，五脏不受邪矣。寒温和则六腑化谷，风痹不作，经脉通利，肢节得安矣。此人之常平也。五脏者，所以藏精神血气魂魄者也。六腑者，所以化水谷而行津液者也。此人之所以具受于天[(8)]也，无愚智贤不肖[(9)]，无以相倚[(10)]也。

【校注】

(1)奉生而周于性命：奉生，奉养生命。周，周全、保全。周于性命，保全性命。

(2)营阴阳：营，营运。指气血营运于三阴三阳。

(3)肥腠理：肥，含有充养的意思。腠理，泛指皮肤肌肉的间隙纹理。

(4)开阖：指汗孔的开合功能。

(5)御：驾驭、统管的意思。

(6)营复阴阳：营，营运；复，往复；阴阳，此指内外。全句指血脉流动，循环往复营运于身体内外。

(7)精神专直：精神专一。张介宾注：“专直，如易系所谓其静也专，其动也直，言其专一而正也。”

(8)具受于天：具，通“俱”；受，禀受；天，先天。具受于天，指脏腑的功能均禀受于先天。

(9)不肖：不贤。

(10)倚：张介宾注：“倚，偏也，一曰当作异。”即不同的意思。

【释义】

本节说明了五脏的功能是藏精神血气魂魄；六腑的功能是化水谷而行津液；经脉的功能是行气血而营阴阳；营气的功能是濡筋骨，利关节；卫气的功能是温分肉，充皮肤，肥腠理，司开合；志意的功能是御精神，收魂魄，适寒温，和喜怒。同时指出血气和畅、志意调和、适应寒温等，是健康无病的重要条件。

【原文】

然有其独尽天寿[(1)]，而无邪僻之病，百年不衰，虽犯风雨卒寒大暑，犹有弗能害也；有其不离屏蔽室[(2)]内，无怵惕之恐，然犹不免于病，何也？愿闻其故。岐伯对曰：窘乎哉问也[(3)]！五脏者，所以参天地，副阴阳[(4)]，而连[(5)]四时，化五节[(6)]者也。五脏者，固有小大高下坚脆端正偏倾者；六腑亦有小大长短厚薄结直[(7)]缓急。凡此二十五[(8)]者，各不同，或善或恶，或吉或凶。请言其方。心小则安，邪弗能伤，易伤以忧；心大则忧不能伤，易伤于邪。心高则满于肺中，悗而善忘，难开以言；心下则脏外[9]，易伤于寒，易恐以言。心坚则脏安守固；心脆则善病消瘅热中[10]。心端正则和利难伤；心偏倾则操持不一，无守司也[11]。肺小则少饮，不病喘喝；肺大则多饮，善病胸痹喉痹逆气。肺高则上气肩息咳[12]；肺下则居贲迫肺，善胁下痛[13]。肺坚则不病咳上气；肺脆则苦病消瘅易伤。肺端正则和利难伤；肺偏倾则胸偏痛也。肝小则脏安，无胁下之病；肝大则逼胃迫咽，迫咽则苦膈中，且胁下痛。肝高则上支贲，切胁悗，为息贲[14]；肝下则逼胃，胁下空，胁下空则易受邪。肝坚则脏安难伤；肝脆则善病消瘅易伤。肝端正则和利难伤；肝偏倾则胁下痛也。脾小则脏安，难伤于邪也，脾大则苦凑眇而痛[15]，不能疾行。脾高则眇引胁而痛；脾下则下加于大肠，下加于大肠则脏苦受邪。脾坚则脏安难伤；脾脆则善病消瘅易伤。脾端正则和利难伤，脾偏倾则善满善胀也。肾小则脏安难伤，肾大则善病腰痛，不可以俯仰，易伤以邪。肾高则苦背膂痛，不可以俯仰；肾下则腰尻痛，不可以俯仰，为狐疝[16]。肾坚则不病腰背痛；肾脆则善病消瘅易伤。肾端正则和利难伤；肾偏倾则苦腰尻痛也。凡此二十五变者，人之所苦常病。

【校注】

(1)夭寿：指人之自然寿命。

(2)屏蔽室：指掩蔽周严的房间。

(3)窘乎哉问也：窘，窘迫。张介宾注："难言也。"全句意指问得好难啊。

(4)副阴阳：副，同"符"。即符合阴阳之变化规律。

(5)连：张介宾注："通也。"

(6)化五节：张介宾注："应五行之节序而为之变化。"

(7)结直：结，郁结不畅之意；直，端直通畅之义。

(8)二十五：《甲乙经》此后有"变"字，方与后文合。

(9)心下则脏外：心下，指心脏位置偏于低下。脏外，指脏气外散。

(10)消瘅热中：指内热一类病证。

(11)操持不一，无守司也：操持，主持、主司；守，精神内守；司，主管。心为君主之官，五脏六腑之大主，若心偏倾则神气散乱，不能主司其事。

(12)肩息咳：张介宾注："耸肩喘息而咳也。"

(13)居贲迫肺，善胁下痛：居，《甲乙经》作"逼"，与下"迫"义通。贲，贲门，胃之上口。张志聪注："下则肺居贲间而胃脘迫肺血脉不通，故胁下痛。"

(14)息贲：《难经·五十六难》："肺之积，名曰息贲，在右胁下，复大如杯，久不已，令人洒淅恶寒，喘咳，发肺壅。"丹波元简注："此肝病及肺也。"

(15)脾大则苦凑眇而痛：凑，《说文》："聚也"；眇，胁下空软处。脾居胁下，脾大则聚于胁下空软处，致充塞作痛。

(16)狐疝：为疝气之一种。张介宾注："其出入上下不常，与狐相类，故曰狐疝。"

【释义】

本节具体分述五脏之小大、高下、坚脆、端正、偏倾之不同，而引起人之不同的生理特征和病理特点，统称二十五变。

【原文】

黄帝曰：何以知其然也？岐伯曰：赤色小理者心小，粗理者心大[1]。无䯏骭[2]者心高，䯏骭小短举者心下。䯏骭长者心下坚，䯏骭弱小以薄者心脆。䯏骭直下不举者心端正，䯏骭倚一方者心偏倾也。白色小理者肺小，粗理者肺大。巨肩反膺陷喉[3]者肺高，合腋张胁者肺下。好肩背厚者肺坚，肩背薄者肺脆。背膺厚者肺端正，胁偏疏者肺偏倾也。青色小理者肝小，粗理者肝大。广胸反骹[4]者肝高，合胁兔骹[5]者肝下。胸胁好者肝坚，胁骨弱者肝脆。膺腹好相得[6]者肝端正，胁骨偏举者偏倾也。黄色小理者脾小，粗理者脾大。揭唇[7]者脾高，唇下纵者脾下。唇坚者脾坚，唇大而不坚者脾脆。唇上下好者脾端正，唇偏举者脾偏倾也。黑色小理者肾小，粗理者肾大。高耳者肾高，耳后陷者肾下。耳坚者肾坚，耳薄不坚者肾脆。耳好前居牙车[8]者肾端正，耳偏高者肾偏倾也。凡此诸变者，持则安，减则病[9]也。帝曰：善。然非余之所问也。愿闻人之有不可病者，至尽天寿，虽有深忧大恐，怵惕之志，犹不能减也，甚寒大热，不能伤也；其有不离屏蔽室内，又无怵惕之恐，然不免于病者，何也？愿闻其故。岐伯曰：五脏六腑，邪之舍也，请言其故。五脏皆小者，少病，苦燋心[10]，大愁忧；五脏皆大者，缓于事，难使以忧。五脏皆高者，好高举措；五脏皆下者，好出人下。五脏皆坚者，无病；五脏皆脆者，不离于病。五脏皆端正者，和利得人心；五脏皆偏倾者，邪心而善盗，不可以为人平，反复言语也。

【校注】

(1)赤色小理者心小，粗理者心大：张志聪注："小理者，肌肉之文理细密；粗理者，肉理粗疏。大肉䐃脂，五脏之所生也，故候肉理之粗细，即知脏形之大小。"以下各脏同。

(2)髃骬(音 jiē yū)：指胸骨剑突。

(3)巨肩反膺陷喉：巨肩，即大肩；反膺，指胸部外突；陷喉，指咽喉内陷。

(4)广胸反骹：广胸，即宽胸；反骹，张介宾注："反骹者胁骨高而张也。"

(5)合胁兔骹：合胁，指胁部狭窄。兔骹，张介宾注："胁骨低合如兔也。"

(6)膺腹好相得：指胸膺与腹部位置协调。

(7)揭唇：形容口唇向上翘起之状。

(8)牙车：又称颊车，即下颌角处。

(9)持则安，减则病：张介宾注："凡以上诸变，使能因其常而善持守，则可获安；若少有损减，则不免于病矣。"

(10)苦燋心：苦，苦于；燋，通"焦"。燋心，焦虑烦心。

【释义】

本节叙述从人体体表形态表现来认识和判断五脏之大小、高下、坚脆、端正、偏倾，即五脏五变之外候特点，并指出五脏五变与疾病及人之行为的关系，从而说明病与不病和五脏有关。

【原文】

黄帝曰：愿闻六腑之应。岐伯答曰：肺合大肠，大肠者，皮其应。心合小肠，小肠者，脉其应。肝合胆，胆者，筋其应。脾合胃，胃者，肉其应。肾合三焦膀胱，三焦膀胱者，腠理毫毛其应。黄帝曰：应之奈何？岐伯曰：肺应皮。皮厚者大肠厚，皮薄者大肠薄。皮缓腹里大[1]者大肠大而长，皮急者大肠急而短。皮滑者大肠直[2]，皮肉不相离者大肠结[3]。心应脉。皮厚者脉厚，脉厚者小肠厚；皮薄者脉薄，脉薄者小肠薄。皮缓者脉缓，脉缓者小肠大而长；皮薄而脉冲[4]小者，小肠小而短。诸阳经脉皆多纡屈者，小肠结。脾应肉。肉䐃坚大者胃厚，肉䐃么[5]者胃薄。肉䐃小而么者胃不坚；肉䐃不称身[6]者胃下，胃下者下管约不利[7]。肉䐃不坚者胃缓，肉䐃无小里累者胃急[8]。肉䐃多少[9]里累者胃结，胃结者上管[10]约不利也。肝应爪。爪厚色黄者胆厚，爪薄色红者胆薄。爪坚色青者胆急，爪濡色赤者胆缓。爪直色白无约[11]者胆直，爪恶[12]色黑多纹者胆结也。肾应骨。密理厚皮者三焦膀胱厚，粗理薄皮者三焦膀胱薄。疏腠理者三焦膀胱缓，皮急而无毫毛者三焦膀胱急。毫毛美而粗者三焦膀胱直，稀毫毛者三焦膀胱结也。黄帝曰：厚薄美恶皆有形，愿闻其所病。岐伯答曰：视其外应，以知其内脏，则知所病矣。

【校注】

(1)腹里大：指腹部膨大。里，《甲乙经》作“裹”，形容腹大之意。

(2)大肠直：指大肠通利。

(3)大肠结：指大肠郁结不畅。

(4)冲：张介宾注：“冲，虚也。”

(5)幺(音 yāo)：微小之意。

(6)肉䐃不称身：指肌肉瘦削身形不相称。

(7)下管约不利：下管，指胃之下脘幽门处。约不利，指约束不利的意思。

(8)无小里累者胃急：里，《甲乙经》作“裹。”小里累，形容皮肤上面细小而累累的颗粒。胃急，指胃气急迫。

(9)少：《甲乙经》、《太素》作“小。”

(10)上管：指胃之上脘贲门部。

(11)约：当为“纹”字，传写之误。

(12)爪恶：指爪甲畸形。

【释义】

本节论述六腑之外应，从观察体表组织之形态，可知六腑之小大、厚薄、长短、结直、缓急等特点，并进而可知其所病。

【理论研究】

1. 健康的本质是和谐

本篇所提出“人之常平”的概念，即指健康的正常人。健康人应具备三个条件：

(1)血气和：“血和则经脉流行，营复阴阳，筋骨劲强，关节清利矣”；“卫气和则分肉解利，皮肤调柔，腠理致密矣。”

(2)志意和：“志意和则精神专直，魂魄不散，悔怒不起，五脏不受邪矣。”

(3)寒温和：“寒温和则六腑化谷，风痹不作，经脉通利，肢体得安矣。”

上述描述揭示：健康的本质是和谐。血气和，提示人体内环境和谐，气血调畅，脏腑安和，经脉通利，躯体无恙；志意和，说明心理(精神)健康，情志调畅，思维正常，能够适应社会环境；寒温和，可以理解为人体能够适应自然环境，保持人与自然的和谐，外邪不致患病。这一认识具有深刻意义，且与联合国世界卫生组织对健康的定义不谋而合：“健康是指生理、精神和社会行为的一种完满状态，而不是仅指无疾病而已。”相比之下，中医对健康的理解更具深刻的内涵，即认为健康是人体脏腑气血的和谐、人与自然、社会环境的和谐。

2.“视其外应，以知其内脏”——中医藏象学说的基本方法

何谓“藏象”？“象谓所见于外，可阅者也”(王冰注《素问·六节藏象论》)；“脏居于内，形见于外，故曰藏象”(《类经·藏象类·二》)。本篇提出“视其外应，以知内脏”的说法，可见“藏象”就是由外在信息推知的脏腑内在联系的图像，“以表知里”，“司外揣内”是其基本方法。

本篇用很大的篇幅描述了脏腑和外在体表组织的相应联系，论述了从体表组织的形态变化来观察内在脏腑生理病理变化的诊察方法，“脏腑相合，内外相应”，这些描述看似朴素，

实质蕴含着深刻的意义。这里一方面说明了在当时的历史条件下，人们无法用解剖分析的方法精确地认识人体脏腑组织器官的内在情况，只能透过表露于体表的种种现象、征象来把握内脏的活动规律，这种“以表知里”的推导方法恰恰形成了中医学认识生命运动规律的基本方法，成为中医学方法论的特色。这种方法与现代控制论的暗箱方法在原则上有着一致性。简单地说，暗箱方法就是对认识对象不采取分解手段，在保持对象完整性的前提下，通过比较和分析对象接受的刺激与对刺激的反应，探寻对象的本质和规律。在藏象学说的建立过程中，以表知里的整体推导方法是主要的，解剖方法是辅助的，这就决定了中医藏象学说的主要方面与对机体组织进行本体性研究所得的结果有着本质的区别[1]。

另一方面，中医通过“视其外应，以知其内脏”的观察方法，发现了许多超结构的联系，如“肾开窍于耳”、“肺主皮毛”等，近代实验研究初步证实，这些内容中含有一定的科学基础，值得我们进一步深入研究，它可能揭示现代用解剖刀、显微镜所无法发现的生命活动规律。

诚然，也不可否认，本篇中某些描述是推导的结果，如以髑骬(剑突)之有无小大长短厚薄来衡量心之高下坚脆端正偏颇，在今天看来似乎不可思议，是作为一种直观想象的方法提出来的。但即便如此，我们仍不能否认和低估《内经》这种“以表知里”方法论的意义。

【临证指要】

1. 关于“卫气”的功能及其临床意义

本篇指出卫气的生理功能是“温分肉，充皮肤，肥腠理，司开阖”，“卫气和则分肉解利，皮肤调柔，腠理致密矣。”提示卫气具有三种功能：①护卫肌表，防御外邪；②温养皮毛、肌肉、脏腑；③调节腠理的开合。

外邪入侵，则卫气首当其冲，与之相抗争，或寒或热，或无汗或汗出；卫气虚则腠理疏，外邪乘而入，由表入里，衍生出种种病理变化；卫气充实，腠理致密，虽有时邪，仍不得干犯。至于治疗，叶天士有“在卫者，汗之可也”之说，近代姜春华倡“截断”疗法，这是针对温热之邪入侵卫气之证而设。倘若卫虚不固之证则旨在补气固卫，另有卫弱营强、卫强营弱诸证，又须根据具体情况因证设治，随机变通。

笔者曾治一盗汗患者，每晚汗出淋漓，衣衫俱湿，我先以滋阴敛表法治，竟无寸效。后细审病证，患者全无阴虚表现，而白昼常阳虚肢冷，易罹感冒，转而从补气温阳固摄法治，数剂汗止。又治一患者，至夏天上半身无汗，久治少效，后忽悟及《内经》谓“阳加于阴谓之汗”，无汗终因阳气(卫气)不能激发腠理，汗孔开张无力，上半身属阳，此阳气怫郁之故，治仿桂枝汤加黄芪，数剂后即微微汗出，全身顿觉舒然[2]。

2. 关于“志意”的功能及其临床意义

本篇指出“志意”有“御精神，收魂魄，适寒温，和喜怒”的生理功能，“志意和则精神专直，魂魄不散，悔怒不起，五脏不受邪矣。”所谓“志意”，实际是机体统帅精神、调节情志、适应外界环境的一种功能。

从临床实践看，良好的情志活动，令人的免疫机制活跃旺盛，就会减少疾病感染的机会，达到“精神免疫”，积极的情绪可以增进健康，延缓衰老过程；反之，不良的情志活动，由于思想紧张，情绪低落，食物无味，夜不安寐，精神不振，可令免疫能力下降，容易罹患感冒或其他传染病，而且也会影响胃肠道的消化、心血管的功能，容易患溃疡病或高血压、冠心病、心脏神经官能症等，使人早衰、短寿。所谓“精神内伤，身必败亡。”故凡养生首要养神，治病当先治神，否则，“精神不进，志意不治，故病不可愈”(《素问·汤液醪醴论》)。

附案例:意治案

医僧法靖诊一室女,病似劳,诊之知其为忧思所伤。父告病因曰:女子梦吞蛇,渐成此病。靖谓病女曰:有蛇在腹,用此药可下小蛇。服药后其疾遂愈。靖事后密言非蛇病也,因梦蛇过忧而成,当治意,而不治病耳。(《古今医案按》)

(王庆其)

参考文献

[1] 刘长林. 内经的哲学和中医学的方法. 北京:科学出版社,1982:144.

[2] 王庆其. 黄帝内经心悟. 贵阳:贵州科技出版社,1998:238.

天年第五十四

【篇解】

天年,即天赋之年寿。本篇论述了人体生长、发育、衰老、死亡各个阶段的主要生理特点和血气盛衰、脏器强弱与寿夭的关系。因文中着重围绕寿夭问题进行研究,故名“天年”。

【提要】

1. 提出了著名的“失神者死,得神者生”的观点。

2. 说明人体脏腑的强弱、气血的盛衰与寿夭密切相关。

3. 论述了人生的生长、发育、衰老、死亡的整个过程的生理特点。

【原文】

黄帝问于岐伯曰:愿闻人之始生,何气筑为基?何立而为楯?何失而死?何得而生?岐伯曰:以母为基,以父为楯(1),失神(2)者死,得神者生也。

黄帝曰:何者为神?岐伯曰:血气已和,荣卫已通,五脏已成,神气舍心,魂魄毕具,乃成为人。

【校注】

(1)以母为基,以父为楯:基,基础;楯,《说文》:“阑槛也”,引申为护卫之意。马莳注:“方其始生,赖母以为基,坤道成物也,赖父以为之楯,阳气以为捍卫也。”

(2)神:指生命功能之总括。

【释义】

生命体的形成赖父精母血相合,血气和通,五脏已成,魂魄毕具,成为有生命活力的机体,神是生命力的概括和体现,故“失神者死,得神者生。”

【原文】

黄帝曰:人之寿夭各不同,或夭寿,或卒死,或病久,愿闻其道。岐伯曰:五脏坚固,血脉和调,肌肉解利,皮肤致密,营卫之行,不失其常,呼吸微徐,气以度行(1),六腑化谷,津液布扬,各如其常,故能长久。黄帝曰:人之寿百岁而死,何以致之?岐伯曰:使道隧以长(2),基墙高以方(3),通调营卫,三部三里起(4),骨高肉满,百岁乃得终。

【校注】

(1)气以度行:言气行规律正常,不失其常度。杨上善注:“呼吸定息,气行六寸,以循度数,日夜百刻。”

(2)使道隧以长:使道,指鼻孔;隧,深邃。意指鼻高而直,为长寿之征。一说使道指人中沟。

(3)基墙高以方：基，指下颌，星相家称地阁；墙，指面部四旁。高以方，高厚方正的意思。

(4)三部三里起：三部三里，指以额、鼻、颌为标志的三部分。起，指高耸隆起。

【释义】

本节论述人体脏腑强弱、气血盛衰与寿夭有关，脏腑强壮，营卫调和，血气旺盛可长寿；反之则夭寿，卒死，或久病。同时又指出，观察鼻窍或人中、面部的形态可以判断人的寿命。

【原文】

黄帝曰：其气之盛衰，以至其死，可得闻乎？岐伯曰：人生十岁，五脏始定，血气已通，其气在下，故好走[1]。二十岁，血气始盛，肌肉方长，故好趋[1]。三十岁，五脏大定，肌肉坚固，血脉盛满，故好步[1]。四十岁，五脏六腑十二经脉，皆大盛以平定，腠理始疏，荣华颓落，发颇斑白，平盛不摇[2]，故好坐。五十岁，肝气始衰，肝叶始薄，胆汁始灭，目始不明。六十岁，心气始衰，苦忧悲，血气懈惰[3]，故好卧。七十岁，脾气虚，皮肤枯。八十岁，肺气衰，魄离，故言善误。九十岁，肾气焦，四脏经脉空虚。百岁，五脏皆虚，神气皆去，形骸独居而终矣。黄帝曰：其不能终寿而死者，何如？岐伯曰：其五脏皆不坚，使道不长，空外以张[4]，喘息暴疾，又卑基墙，薄脉少血，其肉不石[5]，数中风寒，血气虚，脉不通，真邪相攻，乱而相引[6]，故中寿而尽也。

【校注】

(1)好走，好趋，好步：《说文》段注："《释名》曰：徐行曰步，疾行曰趋，疾趋曰走。"

(2)平盛不摇：已盛到一定限度，不再发展。

(3)血气懈惰：血气运行无力，营运不畅。

(4)空外以张：空，同"孔"。指鼻孔外张。

(5)其肉不石：石，《太素》作"实"。指肌肉松弛。

(6)乱而相引：指正气乱而邪气引入。

【释义】

本节系统描述了人生到百岁的生长、发育、衰老、死亡的过程，以10岁为年龄段的脏气盛衰情况及形态特征，指出五脏血气之盛衰与寿夭密切相关。

【理论研究】

1. 神的生成及其重要性

本篇提出了"何者为神"的问题，岐伯回答说："血气已和，荣卫已通，五脏已成，神气舍心，魂魄毕具，乃成为人。"营卫、血气、五脏，皆形之类；神气、魂魄，皆神之类。经文不仅提示"神生于形"，而且阐明了只有当神与形相结合时，才形成人的生命。同篇又说："百岁，五脏皆虚，神气皆去，形骸独居而终矣。"明确指出"形神分离"意味着生命的终结。

《内经》中神的概念甚多，张介宾将神概括为"万物之神"和"人身之神"(《类经·藏象类·九》)。从广义来说，人身之神是人体生命现象的总括。也就是对以精气、营血、津液等为物质基础的脏腑经络全部功能活动的高度概括。人身狭义之神是指人的精神意识思维活动。

一方面，神以形为物质基础，不能离开形体而独立存在。它的功能也必须在形体健康的情况才能正常行使。故《内经》有"形体不敝，精神不散"之说。另一方面，神对形又有主宰作用。《素问·灵兰秘典论》说："心者，君主之官，神明出焉……主明则下安……主不明则十二官危，使道闭塞而不通，形乃大伤。"人体脏腑的机能活动是十分复杂的，这些复杂的机能活动之所以能够互相协调，正是由于“心神”的调节作用。人体与外界环境的统一协调，也离不开神的主导作用，若神受损，则调节机能失常，机体的整体性遭到破坏，于是便发生相应的病理变化，甚至死亡，所以张介宾说：“无神则形不可以活。”要之，神与形是生命中不可缺少的两个方面。从本源上说，神生于形；但从作用上来说，神又是形的主宰。神与形的对立，是生命运动的基本矛盾；神与形的统一，是生命存在的基本特征。故“形神合一”是《内经》的生命观。这一观点不仅辩证地诠释了生命的本质，而且长期以来有效地指导着中医的临床实践。

2. 人体生、长、壮、老、已各阶段的生理特点（见下篇表-10）

下篇表-10　人体生命过程各阶段生理特点表

年岁	生理特点	生命特征
10	五脏已定，血气已通，其气在下	好走
20	血气始盛，肌肉方长	好趋
30	五脏大定，肌肉坚固，血脉盛满	好步
40	五脏六腑，十二经脉，皆大盛以平定	腠理始疏，荣华颓落，发颇斑白，平盛不摇，好坐
50	肝气始弱，肝叶始薄，胆汁始减	目始不明
60	心气始衰，血气懈惰	苦忧悲，好卧
70	脾气虚	皮肤枯
80	肺气衰，魄离	言善误
90	肾气焦，四脏经脉空虚	
100	五脏皆虚，神气皆去	形骸独居而终

本篇关于人体生命过程的描述具有以下三个特点：①人的生命过程以10岁为一个年龄段，其中10～20岁是人体生长发育阶段，30～40岁是人体壮盛时期，50岁开始日趋衰老，100岁可能是生命的尽期；②人体的生命过程是以脏腑气血的盛衰为生理基础的，脏腑气血盛则生则长，脏腑气血衰则衰则老，脏腑气血竭则亡；③人的寿命极限是100岁。

《素问·上古天真论》亦记载了人体生、长、壮、老的生理过程，所不同的是：①该篇以男子8岁、女子7岁为一个年龄段，提示女子发育早于男子。其中女子7～14岁，男子8～16岁为生长发育期；女子21～28岁，男子24～32岁为壮盛期；女子35～49岁，男子40～64岁为衰老期。②肾气的盛衰情况是主宰人体生长壮老的主要物质基础。③人的寿命可以超过百岁。两篇比较大致相类，两相补充则可深入理解《内经》关于生命过程的基本认识。

【临证指要】

“失神者死，得神者生”临床指归

临床诊治疾病，必先识神。神直接反映了人体脏腑气血机能活动及人的精神活动情况，临床通过望神，可以对患者的精气盈亏、脏腑盛衰、病情轻重以及预后有一个初步的估计。患者有神气，表明体内的精、气、血、津液充盈，脏腑功能未衰，提示病情轻浅，正气未伤，预后良好；患者缺少神气，提示体内的精、气、血、津液耗损，脏腑功能衰退，提示病情较重，预后较差；患者神气消亡，说明体内精、气、血、津液耗竭，脏腑功能衰败，提示病情危重。那么，如何辨别得神和失神呢？所谓“得神”，临床征象有：面色荣润，两目有神，精神充沛，感觉反应灵敏，形体壮实，言语清亮，体态自如，二便正常，舌苔荣润，脉来有力，来去滑利柔和。所谓“失神”，临床征象有：面色晦暗，或鲜艳暴露，目暗睛迷，瞳神呆滞，感觉反应迟钝，精神委靡或昏迷，撮空理线，循衣摸床，形体羸瘦，喘急倚息，泄泻不止，舌光剥如镜，或干红起刺，或厚腻黄燥，或舌体瘦小，转动不利，脉来微弱无力，或结代，或弦硬如石，或沉伏不应指，或细微如丝等。神气之得失不仅是判断预后的重要标志，也是检验临床疗效的关键指标，凡“失神”者经过治疗后神气来复，则病有转机，可望向愈，否则恐难复生。

（王庆其）

水胀第五十七

【篇解】

水胀，是指津液代谢障碍，水湿内停所致，以浮肿、腹胀为主症的病证。本篇分别论述了水胀、肤胀、臌胀、肠覃、石瘕病的病因病机、临床症状、鉴别要点及治疗原则，因为这些病证名异而形似，均有腹部胀大之症，故列为一篇，以资鉴别。由于本篇首论水胀，故以“水胀”名篇。

【提要】

1. 论述了水胀、肤胀、鼓胀的症状特点及其相互之间的鉴别要点。

2. 论述了肠覃、石瘕的病因病机、症状特点、鉴别要点及其治疗方法。

【原文】

黄帝问于岐伯曰：水与肤胀、鼓胀、肠覃、石瘕、石水(1)，何以别之？岐伯答曰：水始起也，目窠上微肿，如新卧起之状，其颈脉动(2)，时咳，阴股间寒，足胫瘇(3)，腹乃大，其水已成矣。以手按其腹，随手而起，如裹水之状，此其候也。

黄帝曰：肤胀何以候之？岐伯曰：肤胀者，寒气客于皮肤之间，𪔵𪔵然不坚，腹大，身尽肿，皮厚，按其腹窅(4)而不起，腹色不变，此其候也。

鼓胀何如？岐伯曰：腹胀身皆大，大与肤胀等也，色苍黄，腹筋起(5)，此其候也。

【校注】

(1)石水：病名。本篇对石水有问无答，当有缺文。《灵枢·邪气脏腑病形》有“肾脉……微大为石水，起脐下，至小腹腄腄然，上至胃脘，死不治”。《素问·阴阳别论》有“阴阳结斜，多阴少阳，名曰石水，少腹肿。”《素问·大奇论》有“肾肝并沉为石水”。《金匮要略·水气病脉证并治第十四》有“石水其脉自沉，外证腹满不喘。”这些论述，可作参考。

(2)颈脉动：《素问·平人气象论》云：“颈脉动喘疾咳曰水。”张介宾注：“颈脉，足阳明人迎也。阳明之脉，自人迎下循腹里，而水邪乘之，故为颈脉动。”

(3)瘇：通“肿”。指胫肿。《说文》：“瘇，胫气肿”。

(4)窅：深也，凹陷的意思。

(5)腹筋起：《太素》“筋”作“脉”。指腹部有青色脉络暴露如筋。

【释义】

本节讨论了水胀、肤胀、鼓胀的症状特点和相互间的鉴别。

水胀是阳气不达，水湿内停的病证，初起目窠微肿，继而出现人迎脉搏动明显，时有咳嗽，阴股间寒，足胫肿，腹部膨大，腹壁无压痕，如按在裹水的皮囊上一样。

肤胀是因寒邪所伤，阳气阻滞，水饮留而不行所致，主要有腹部胀大，空软不实，皮厚，全身肿，用手按压腹壁，深陷不能鼓起，皮色不变等症状。

鼓胀系因肝脾不调，气滞水泛，血行瘀阻所致，其症状为腹胀，周身浮肿，腹色苍黄，腹部青筋暴起。

【理论研究】

1. 水胀

本节重点讨论了水胀的临床症状及其特点。杨上善说:“水病之状,候有六别:一者,目窠微肿;二者,足阳明人迎之脉,眼见其动,不待按之;三者,胀气循足少阴脉上冲于肺,故时有咳;四者,阴下阴股间冷;五者,脚骺肿起;六者,腹如囊盛水状,按之不坚,去手即起。此之六种,水病候也”(《太素·卷第二十九》)。对水胀的症状作了详细的分析。从本节分析,水饮上泛于目,使人目窠微肿;水气上逆阳明,故人迎脉搏动明显;水气逆于肺,而有咳嗽;阳气不达,故阴股间寒;水流于下,故足胫肿;水聚于腹,但皮下无水,故按之腹如裹水状,随手而起。这些症状成为临床辨证的要点。

对于水肿病之分类,《内经》分为风水、溢饮、石水、涌水等多种。①风水为风水相搏之证,初起头面目浮肿,小便不利,咳嗽,身体疼痛,恶风,脉浮,渐至四肢浮肿,即《素问·水热穴论》所说“勇而劳甚则肾汗出,逢于风,内不得入脏腑,外不得越于皮肤,客于玄府,行于皮里,传为胕肿,本之于肾,名曰风水”。本节所论之水胀即为风水之证。②溢饮为水饮溢于肌肤肠胃之外的水肿,皮肤鲜泽光亮。即《素问·脉要精微论》所说:“肝脉……其耎而散,色泽者,当病溢饮,溢饮者渴暴多饮,而易入肌皮肠胃之外也。”③石水由肾阳衰微,气不化水,水停于下所致,水肿见于少腹及下肢。如《素问·阴阳别论》云:“阴阳结斜,多阴少阳,曰石水,少腹肿”。《灵枢·邪气脏腑病形》说:“肾脉微大为石水,起脐以下至少腹,腄腄然。”④涌水为肺脏受邪,下传于肾,肾病则气化不行,水饮停聚,又自下上涌于肺,肺与大肠相表里,水客大肠而成此证。有咳嗽气喘,腹如水囊,四肢及全身浮肿等症状。故《素问·气厥论》说:“肺移寒于肾,为涌水。涌水者,按腹不坚,水气客于大肠,疾行则鸣濯濯,如囊裹浆,水之病也。”《内经》对水肿的分类,成为后世对水肿分类的理论基础。

2. 肤胀

本节所述之肤胀,系指寒邪伤于皮肤,出现以“腹大身尽肿,皮厚,按其腹窅而不起”为特征的一种气胀病证。其病因病机,主要是因寒邪侵袭皮肤之间,阳气滞而不行,留于肌肤,或滞于腹内,气机郁滞,而成肤胀之病。故《素问·调经论》说:“血气者,喜温而恶寒,寒则泣不能流,温则消而去之。”由于病在气分,气机郁滞于皮下,故腹胀大,空而不坚;气滞于腹腔,按之气散而不能猝聚,故按之“窅而不起”;由于气滞皮肤之间,故身肿而“腹色不变”。

《内经》对肤胀的论述亦见于其他篇中,如《灵枢·胀论》认为肤胀之因有内外两个方面,外因所致在于营卫之气不行,内因所致系脏腑功能失调,所以根据其病位的不同,分为五脏六腑之胀病,与本篇理论相通,皆成为后世对肤胀病证的辨证论治的理论基础。

3. 鼓胀

本节所述之鼓胀,是指水液内聚,出现腹胀身肿,肤色苍黄,腹部青筋暴露为特征的一种肿胀病证。其病因病机,原文无有论及,但从“色苍黄”症状分析,因肝色青(苍),脾色黄,两脏有病必然表现色苍黄之症状,故认为鼓胀系因肝脾不和,气滞湿阻,血行瘀滞。由于水浸肌肤,充斥腹腔,加之肝失条达,经气闭阻,血滞脉络,故出现全身肿胀及“色苍黄,腹筋起”的证候。此外,《素问·腹中论》有伤食鼓胀之论述,指出:“有病心腹满,旦食不能暮食,此为何病? 岐伯曰:病名鼓胀。”说明这是因伤食所致的鼓胀。后世在《内经》对鼓胀论述的基础上,将鼓胀分为气鼓、水鼓、食鼓、血鼓、虫鼓等不同类型。

4. 水胀、肤胀、鼓胀三者的相互鉴别

水胀与肤胀的鉴别:从病机而言,水胀以水湿停聚为主,肤胀以气滞为主。从按诊加以鉴别，按之随手而起，如裹水之状，有波动感觉者为腹腔有水之水胀；按之凹陷不起，无波动感，叩之如鼓，腹色不变者为腹腔无水之肤胀。后世医家对这一鉴别诊断方法，提出不同看法。马莳等医家同意本节的论点。张介宾结合《灵枢·论疾诊尺》"视人之目裹上微痈，如新卧起状，其颈脉动，时咳，按其手足上窅而不起者，风水肤胀也"的记载，根据临床实践的观察，提出不同的看法，他在《类经·疾病类·五十七》指出："以手按其腹，随手而起者属水，窅而不起者属气，此固然也。然按气囊者，亦随手而起。又水在肌肉之中，按之而散之，猝不能聚，如按糟囊者，亦窅而不起。故未可以起与不起为水、气之为辨。""但当察其皮厚色苍，或一身尽肿，或自上而下者，多属气；若皮薄色泽，或肿有分界，或自下而上者多属水也。"不以按其腹起与不起作为水胀和肤胀之鉴别诊断，而据全面诊察加以区别。

肤胀与鼓胀的鉴别：肤胀与鼓胀均有腹大身尽肿的共同症状。两者主要鉴别要点是：肤胀之腹色不变；鼓胀之色苍黄，青筋暴起。因为肤胀以气滞为主，故腹胀而肤色不变；鼓胀是气血瘀滞为主，故腹胀大色苍黄；且因血络瘀阻不畅，故腹部青筋暴起。故李中梓说："鼓胀与肤胀，大同小异，只以色苍黄，腹筋起为别耳"(《内经知要·病能》)。

【临证指要】

水胀、肤胀、鼓胀的治疗

水胀症状的描述，实质是指风水。张仲景提出证治原则。其在《金匮要略·水气病脉证并治第十四》中指出了："风水其脉自浮，外证骨节疼痛，恶风"的症状，并指出"诸有水者，腰以下肿，当利小便；腰以上肿，当发汗乃愈"的治疗原则。对风水表虚证用防己黄芪汤；有郁热者，用越婢汤；脉浮的用杏子汤；脉沉的用麻黄附子细辛汤。对于其他水胀病证，如溢饮，张仲景在《金匮要略·水气病脉证并治第十四》中应用大、小青龙汤发其汗，使水从汗解；石水温补肾阳，化气利水，选用真武汤；涌水应温阳利水为主，方用肾气丸合五苓散。

肤胀的治疗，《灵枢·胀论》指出："无问虚实，工在疾泻。"关键在于泻实去邪。针刺可取足三里，使用泻法。后世的治法方药：心胀乃心阳不宣，心气郁滞所致，治宜通阳行气，方用《备急千金要方》半夏补心汤；肺胀因肺失宣降所致，治宜宣降肺气，方用越婢加半夏汤；肝胀为邪伤肝经，肝郁气滞所致，治宜疏肝理气，方用柴胡疏肝散；脾胀为脾虚湿困所致，治当健脾除湿，方用香砂平胃散；肾胀乃肾气虚衰所致，治宜温补肾气，方用金匮肾气丸；胃胀为邪滞胃中，宿食不化，阻滞化热所致，治宜消食导滞，方用保和丸、枳实导滞丸加减；大肠胀为大肠虚寒所致，治当温中散寒，方用附子理中汤；小肠胀系寒滞小肠，治宜散寒行气，方用天台乌药散；膀胱胀为膀胱气化不利所致，治宜化气利尿，方用五苓散；三焦胀为邪滞肌肤，营卫失调所致，治宜调畅营卫，用桂枝汤加木香、大腹皮；胆胀为肝胆气滞所致，宜利胆行气，方用《医林改错》通气散加味。

关于鼓胀治疗，后有详论，兹不赘述。

【原文】

肠覃[(1)]何如？岐伯曰：寒气客于肠外，与卫气相搏，气不得荣[(2)]，因有所系，癖而内著[(3)]，恶气乃起，瘜肉乃生。其始生也，大如鸡卵，稍以益大，至其成，如怀子之状，久者离岁，按之则坚，推之则移，月事以时下，此其候也。

石瘕[(4)]何如？岐伯曰：石瘕生于胞中，寒气客于子门，子门闭塞，气不得通，恶血当泻不泻，衃以留止，日以益大，状如怀子，月事不以时下。皆生于女子，可导而下[(5)]。

【校注】

(1)肠覃：肠覃即肠外生长如菌状的肿瘤。覃，古与"蕈"(音 xùn)通。《玉篇》："蕈，地菌也。肠中垢滓，凝聚生瘜肉，犹湿气蒸郁，生蕈于木上，故谓肠覃”。

(2)气不得荣:《甲乙经》、《千金》等“气”前并有“正”字。荣，是营运的意思。

(3)癖而内著:此指寒邪在体内停留。癖，积也，《一切经音义》:“癖，宿食不消也。”

(4)石瘕:妇女生于子宫的肿瘤。张介宾:“子门闭塞，则衃血留止，其坚如石，故曰石瘕”。

(5)可导而下:指用破血逐瘀的方法治疗。杨上善注:“可以针刺导而下之”(《太素·卷第二十九》)。丹波元简云:“导，谓坐导药，其病在胞中，故用坐药以导下之”(《灵枢识·卷五》)。

【释义】

本节论述了肠覃、石瘕的病因病机和症状特征，鉴别要点及治疗方法。①肠覃是由寒邪侵入肠外，卫气与寒气相互搏结，气血积滞，日益滋生而成。其症状初起象鸡卵大，渐渐长大，至病的后期，腹大如怀孕状。若触按腹部包块，质地坚硬，可以移动。石瘕是寒邪侵犯子宫口，使子宫闭塞，气血不通，恶血凝结成块，留滞宫内而成。其病发展迅速，病之后期，腹部胀大如怀孕状。因病在胞宫，故月经不能按时来潮。②肠覃与石瘕的鉴别要点:肠覃病在肠外，其在女子月经不受影响；而石瘕病在子宫，故月经紊乱。③肠覃与石瘕的治疗方法:由于两病均是气滞血瘀之证，故均可采用通导攻下，行血逐瘀之法治疗。

【理论研究】

肠覃与石瘕属于积聚的范畴。积聚是以腹内结块，或胀或痛为主要特征的一类疾病。《内经》的积聚病种很多，如属于瘕的方面有水瘕、石瘕、血瘕；属于瘤的方面，有筋瘤、肠瘤；属于脏腑方面的，有伏梁、肥气、息贲、肠覃、奔豚等。积聚的形成，《内经》认为主要是三个方面:一是因寒所致，因寒主收引凝滞，寒邪所伤，脏腑失和，气血津液运行涩滞，蕴积日久，形成积聚；二是七情内伤，情志抑郁，气血瘀滞而成积者；三是饮食不节，起居失常，劳倦太过，损伤脾肾，水湿停留，气血郁滞所致。无论何种病因所致，都以气滞血瘀，水湿留蓄为其主要病机。

本节所论之肠覃与石瘕，均系女子下腹中发生肿瘤的病证，属于妇科癥瘕的范畴。故李中梓说:“此二证惟女人有之，故曰皆生于女子也”(《内经知要·病能》)。其中肠覃是因寒气与卫气相搏，病变是以气凝为主，病位在于肠外及子门之外，类似卵巢囊肿。石瘕是寒气凝滞经血，使恶血不去，衃血留止，病变以血瘀为主，病位在胞中，类似子宫口粘连，宫腔积血的病证。肠覃与石瘕均有腹部胀大，按之坚硬的症状，但肠覃病变不在子宫内，不影响月经，故月事按时来潮；石瘕病变在子宫内，对月经有影响，故月事不以时下，这是两者的主要鉴别点。

【临证指要】

肠覃和石瘕的治疗

本节指出应“可导而下”。因为两者均系气血水的结聚所致，故调气、活血、除湿为治疗的基本大法。可根据《素问·至真要大论》之“坚者削之”、“留者攻下”、“结者散之”等治则，采用针刺、服药、坐药等方法治疗。如杨上善用“针刺导下之”，张介宾以“导血之剂下之”，丹波元简“用坐药以导下之”。骆龙吉提出，肠覃为“气病而血不病，故月事以时下”，用《卫生宝鉴》晞露丸(三棱、广莪术、川乌、硇砂、干漆、青皮、雄黄、炮山甲、茴香、轻粉、巴豆、麝香)，或用木香通气散(木香、戎盐、三棱、莪术、厚朴、枳实、甘草、干姜)。对于石瘕，他认为该病为“气先病而血后病，故月事不以时下”，用《卫生宝鉴》见晛丸(三棱、附子、鬼箭羽、肉桂、紫石英、槟榔、泽泻、玄胡、木香、血竭、水蛭、大黄、桃仁），或用和血通经散（当归、三棱、广莪、熟地、肉桂、木香、苏木、红花、贯众、血竭）（《增补内经拾遗方论》）。吴谦认为，石瘕治以吴萸汤（当归、肉桂、吴茱萸、丹皮、制半夏、麦冬、防风、细辛、藁本、干姜、茯苓、木香、甘草），肠覃以香棱丸（木香、丁香、枳壳、三棱、莪术、茴香）治之（《医宗金鉴·妇科心法要诀》）。

现代中医妇科学认为肠覃、石瘕属于癥瘕疾患。其形成多与正气虚弱，血气失调有关。常见的以气滞血瘀、痰湿内阻等因素结聚而成。本病辨证，重在辨气病、血病、新病、久病。病在气者，以理气行滞为主，佐以理血；病在血者，以活血破瘀散结为主，佐以理气。新病体质较强者，宜攻宜破；久病体质较弱者，可攻补兼施，或先攻后补，或先补后攻，随证施治。但不可猛攻峻伐，以免损伤元气。临床分型辨治：①气滞证：有少腹胀满，积块不坚，推之可移，或上或下，痛无定处，苔薄润，脉沉弦。治宜行气导滞，活血消癥，方用香棱丸。②痰湿证：下腹包块时或疼痛，按之柔软，带下较多，色白质黏腻，形体畏寒，胸脘痞闷，小便不多，舌苔白腻，舌质暗紫，脉细濡或沉细。治宜理气化痰，破瘀消癥，方用开郁二陈汤。以上两类颇似肠覃疾病，虽已有肿块，但未影响月经的来潮。能按上述辨证论治，收效良好。

【原文】

黄帝曰：肤胀、鼓胀，可刺邪？岐伯曰：先泻其胀之血络，后调其经[(1)]，刺去其血络[(2)]也。

【校注】

(1)先泻其胀之血络，后调其经：《甲乙经》、《太素》均作“先刺其腹之血络。”腹之血络，指腹壁胀起之血络。张介宾注：“先泻其胀之血络，谓无论虚实，凡有血络之外见者，必先泻之，而后因虚实以调其经也”。

(2)刺去其血络：《甲乙经》、《太素》均作“亦刺其血脉”，与上文“先泻”相对应，则有“后刺”之意。

【释义】

本节论述肤胀、鼓胀的治则治法，提出了应用刺络放血的方法治疗。

【理论研究】

本节对于肤胀、鼓胀的治法，首重下法，以杀肿胀之势。泻下后再视其为何经之病，或调或补，进行针刺治疗，此为标本兼顾之意。文中所说：“先泻其胀之血络，后调其经”，是指先刺络放血，然后再按经论治的方法。刺络放血疗法，《内经》甚为重视，广泛应用。如《素问·汤液醪醴论》在治疗水肿时，主张“去菀陈莝”，《素问·针解》认为：“宛陈则除之者，出恶血也。”又如《素问·调经论》有“志有余则腹胀飧泄……泻然筋血者”之治法，《灵枢·热病》云：“风痉，身反折，先取足太阳及腘中及血络出血。”《素问·长刺节论》云：“治寒热深专者……发针而浅出血”。《灵枢·癫狂》云：“脉癫疾者，四肢之脉皆胀而纵。脉满，尽刺之出血。”《灵枢·厥病》亦云：“厥头痛……泻其出血，后取足少阳。”“厥头痛……视头动脉反盛者，刺尽去血。”《灵枢·寒热病》还认为：“暴瘖气硬，取扶突与舌本出血。”从上述论述，可以看出刺络放血是泻其实邪的治疗方法，治疗多种实证的病变，是《内经》“实则泻之”的重要治疗方法之一。后世应用放血疗法治疗多种疾病，疗效颇佳。

对于肤胀与鼓胀的治疗，除了应用本节提出的刺络放血的治法外，应辨别虚实，分别论治。肤胀已在上一节讨论了，此处不再赘述。对于鼓胀的治疗，在《内经》理论指导下，分辨病程长短和证之虚实，加以辨证论治。初起者，多属实证，根据鼓胀“水裹、气结、血凝”（《医门法律·胀病论》）的病机，分别病情，可用行气、利水、消瘀、化积等法以消其胀。若患者体质尚可，正气未衰或虚之不甚者，可抽放腹水，以治其标，以缓其急，如葛洪用针刺放水疗法，指出："若唯腹大，下之不去，便针脐下二寸，入数分，令水出，孔合，须腹减乃止"（《肘后备急方·治卒大腹水病方》）。由于鼓胀病起于肝、脾、肾，一开始便为实中有虚，因此遣方用药，勿求速效，不可攻伐过猛，需祛邪攻逐兼顾其虚。正如朱震亨所说："此病之起，或三五年，或十余年，根深矣，势笃矣，欲求速效，自求祸耳"（《格致余论·鼓胀论》）。说明病至晚期，多已正气虚弱。根据病情选用温补脾肾，或滋养肝肾的治法以培补正气，但仍应注意其气、水、血瘀之实邪，故补虚时应兼顾祛邪。

【临证指要】

关于鼓胀的治疗

现今认为，鼓胀发病初期多肝脾失调，气滞湿阻。根据病情病机，分清气滞、血瘀、湿热和寒湿的偏盛，分别采用理气祛湿，行气活血，健脾利水等法，必要时亦可暂时用峻剂逐水。病程日久，或素体虚弱，病机可出现脾肾阳虚或肝肾阴虚，治宜健脾温肾和滋养肝肾。本病系本虚标实，虚实夹杂之证，故治疗应注意攻补兼施，补虚不忘实，泻实不忘虚。气滞湿阻证，治以疏肝理气，利湿散满，方用柴胡疏肝汤或胃苓汤加减；寒湿困脾证，治宜温中健脾，行气利水，方用实脾饮；湿热蕴结证，治以清热利湿，攻下逐水，方用中满分消丸合茵陈蒿汤加减；肝脾血瘀证，治宜活血化瘀，行气利水，方用调营饮加减；脾肾阳虚证，治宜温补脾肾，化气行水，方用附子理中丸合五苓散；肝肾阴虚证，治以滋养肝肾，凉血化瘀，方用六味地黄丸或一贯煎合膈下逐瘀汤加减。本节所论之鼓胀，属于肝脾血瘀证，即血鼓之证，多见于血吸虫病之腹大，肝硬化腹水等多种病证中，治疗以活血化瘀为主。

（项　祺）

参考文献

[1] 中医研究院. 岳美中医案集. 北京：人民卫生出版社，1978：23.

贼风第五十八

【篇解】

本篇主要讨论贼风邪气伤人为病的问题，故以"贼风"名篇。

【提要】

1. 提出"贼风邪气之伤人也，令人病焉"的命题，并着重阐述了"因加而发"卒然而病的机理。

2. 论述了精神因素的致病机理及祝由治病的道理。

【原文】

黄帝曰：夫子(1)言贼风邪气之伤人也，令人病焉，今有其不离屏蔽(2)，不出空穴(3)之中，卒然病者，非不离贼风邪气，其故何也？岐伯曰：此皆尝有所伤于湿气，藏于血脉之中，分肉之间，久留而不去；若有所堕坠，恶血(4)在内而不去。卒然喜怒不节，饮食不适，寒温不时，腠理闭而不通。其开而遇风寒，则血气凝结，与故邪相袭，则为寒痹。其有热则汗出，汗出则受风，虽不遇贼风邪气，必有因加而发焉。黄帝曰：今夫子之所言者，皆病人之所自知也。其毋所遇邪气，又毋怵惕之所志，卒然而病者，其故何也？唯有因鬼神之事乎？岐伯曰：此亦有故邪留而未发，因而志有所恶，及有所慕，血气内乱，两气相搏。其所以从来者微，视之不见，听而不闻，故似鬼神。黄帝曰：其祝(5)而已者，其故何也？岐伯曰：先巫(6)者，因知百病之胜(7)，先知其病之所从生者，可祝而已也。

【校注】

(1)夫子：黄帝对岐伯的尊称。

(2)屏蔽：遮蔽严密的地方。

(3)空穴：洞穴。张介宾："古人多穴居也。"《太素》"空"作"室"，可从。

(4)恶血：瘀血。

(5)祝：指祝由。古代的一种精神疗法。

(6)先巫：指古先之巫医。

(7)百病之胜：胜，制也。张介宾："胜者，凡百病五行之道，必有所以胜之者。"

【释义】

本篇通过讨论"其不离屏蔽，不出空穴之中"及"其毋所遇邪气，又毋怵惕之所志"，而卒然发病的原因，阐发了新故合邪、因加而发的发病机理。对于精神因素所致的疾病，可以祝由方法治疗。

【理论研究】

关于"故邪"和"因加而发"

本篇提出"故邪"的概念，把原已感受留而未发之邪称为故邪。造成"故邪"的原因是"伤于湿气"未即发病，邪气"藏于血脉之中，分肉之间，久留而不去"；或因"有所堕坠"，导致"恶血在内而不去"。从临床实际看，"故邪"当赅括一切致病因素，也包括久病而衍生出的种种病理因素。至于为何"故邪"留于体内而不发病，原因甚多。其中最主要的原因是正气尚盛，尚可以克邪而不足以发病。那么"故邪"潜藏于何处？本篇提出"藏于血脉之中，分肉之间"，后世有认为伏于"募原"、"三焦"者，实际邪不同，藏匿的部位亦不同。另外，何处正气虚当藏何处，待机而发。

所谓"因加而发"，张介宾说："谓因于故而加以新也。新故合邪，故病发矣"。此即新感引动伏邪。至于新感原因，本篇提示："喜怒不节，饮食不适，寒温不时"，实际赅括了内因、外因及不内外因三方面。"因加而发"是临床上十分常见的普遍现象。既有邪气稽留，则必然损伤正气，降低抗病力形成易感状态，虽未发病实际是"亚临床"状态或称"潜伏期"，举凡喜怒不节、饮食不适、寒温不时等原因，诱发故邪，新故相合，加重邪势，正气不敌，遂致发病。许多慢性病的急性发作，或骤发的急性病，大多为新故交错，外内合邪而发病。临床辨证当剖析新故病因，理清标本缓急及邪正盛衰，丝丝入扣，治疗方可中的。

【临证指要】

关于祝由疗法

本篇指出对"有故邪留而未发，因而志有所恶，及有所慕，血气内乱，两气相搏"的病变可采用"祝而已"的方法。

古代祝由疗法，实际是以言语开导、暗示为主的心理疗法。通过祝说发病的原由，转移患者的精神，以达到调整患者的气机，使精神得以内守的治病方法。"祝由"虽曾被宣扬迷信鬼神的巫医所利用，但是按医学心理学观点分析，其中不乏科学成分。本篇说："其祝而已者，其故何也？岐伯曰：先巫者，因知百病之胜，先知其病之所从生也，可祝而已也"。这就是说，祝由之所以能愈病，不仅要求施术者掌握一定的医学知识(知百病之胜)，而且术前必须了解患者发病的原因(先知其病之所从生)，然后才能采用胜以制之的恰当方法进行治疗。[1]

祝由疗法的主要适用范围：一般适用于由精神情志因素引起的一些病证，如惊恐迷惑、妄识幻想、疑神猜鬼、长期失眠等，也可用于某些与情志因素变化有关的功能性疾病。若邪已“内至五脏骨髓，外伤空窍肌肤……故祝由不能已也”(《素问·移精变气论》)。

附祝由法医案三则：

案一：庄先生治某喜乐之极为病者，切其脉，为之失声，佯曰：我取药去。数日更不来。病者悲泣，辞其亲友曰：病属不治，吾不久矣。庄知此情，再予慰之，喜乐所致之病遂愈。(《儒门事亲》)

案二：某男，在姻家过饮醉甚，送宿花轩。夜半酒渴，欲水不得，遂口吸槽中水碗许。天明视之，槽中俱是小红虫，心陡然而惊，郁郁不散，胸中如有蛆物，胃脘顿觉闭塞，日想月疑，渐成痿膈，遍医不愈。吴球诊之，知病起于疑，剪结线红色者如蛆状，以巴豆二粒同饭捣烂，入红线，丸十数丸。令病人暗室内服之，又于宿盆内放水，须臾病人泻而坐盆。泻出前物，荡漾如蛆，开窗使亲视之。其病从此竟解，调理后痊愈。(《古今医案按》)

案三：韩世良治一女，与母甚相爱，既嫁而母死。思母成疾，精神短少，倦怠嗜卧，胸膈烦闷，日常恹恹，药之不应。韩视之曰：此病久思，非药可愈。彼俗酷信女巫。巫托降神言祸福，谓之卜童。因令其夫假托贿嘱之。托母言汝与我前世有冤，汝故托生于我。一以害我。是以汝之生命克我，我死皆汝之故。今在阴司欲报汝仇，汝病恹恹，实我所为。生为母子，死为寇仇。妇闻后大怒，诟曰：我因思母而病，母反害我，我何乐而思之。遂不思，病亦渐愈。(《续名医类案》)

(王庆其)

参考文献

[1] 董湘玉，李琳. 中医心理学基础. 北京：北京科学技术出版社，2003：4.

百病始生第六十六

【篇解】

百病，泛指多种疾病；始生，开始发生。因本篇着重讨论了疾病发生的原因、外邪侵犯人体的途径、病邪的传变及其见证等，所以篇名“百病始生”。

【提要】

1. 多种疾病是由风雨寒暑等外邪和喜怒不节等情志因素引起的，这些因素可按其伤及人体的部位分为上、下、内三部之气；其中外邪伤人的传变模式为表里相传、由表入里；外邪之所以能引起人体患病，其重要原因在于人体正气内虚。

2. 积病的主要病因是寒邪，其他参与因素有暴饮暴食、起居不节、用力过度和忧思恼怒等；其病机为寒凝、气滞、血瘀、津停；积病所处的部位不同，其病证表现亦不同。

3. 五脏功能有别，故引起五脏病证的常见病因也有差异。

【原文】

黄帝问于岐伯曰：夫百病之始生也，皆生于风雨寒暑，清湿喜怒。喜怒不节则伤脏，风雨则伤上，清湿则伤下，三部之气，所伤异类，愿闻其会(1)。岐伯曰：三部之气各不同，或起于阴，或起于阳(2)，请言其方。喜怒不节则伤脏，脏伤则病起于阴也；清湿袭虚，则病起于下；风雨袭虚，则病起于上，是谓三部。至于其淫泆(3)，不可胜数。

黄帝曰：余固不能数，故问先师，愿卒闻其道。岐伯曰：风雨寒热，不得虚，邪不能独伤人。卒然逢疾风暴雨而不病者，盖无虚，故邪不能独伤人。此必因虚邪之风，与其身形，两虚相得，乃客其形[(4)]。两实相逢，众人肉坚[(5)]。其中于虚邪也，因于天时，与其身形，参以虚实[(6)]，大病乃成。气有定舍，因处为名，上下中外，分为三员[(7)]。

【校注】

(1)会：《经籍纂诂》："会，要也"。即要领、要点。

(2)或起于阴，或起于阳：阴、阳，此处指发病部位。阴即内，阳即表。

(3)淫泆：淫，浸淫。泆，同"溢"，有扩散之意。淫泆，即邪气在体内浸淫传布。

(4)两虚相得，乃客其形：得，合也。两虚，指外界的虚邪与人体正气虚弱。指虚邪遇虚人，才能作用于机体而发病。

(5)两实相逢，众人肉坚：两实，指自然界气候正常和人体正气充实。众人肉坚，为肤腠固密。两实相逢，故无邪客为病。

(6)参以虚实：杨上善注："参，合也。虚，形虚也；实者，邪气盛实也。两者相合，故大病成也。"

(7)上下中外，分为三员：三员，即三部。马莳注云："盖人身大体自纵而言之，则以上中下为三部；自横而言之，则以在表、在里、半表半里为三部，故谓之上下中外之三员也"。

【释义】

本段从病因和正气两方面讨论了发病的问题。

1. 多种疾病是由风雨寒暑等外邪和喜怒不节等情志因素引起的。这些致病因素，又按其所伤部位的不同类分为上、下、内三部之气，即伤人上部的风雨寒暑之气、伤人下部的寒湿之气和伤人内脏的喜怒之气。

2. 本段通过"卒然逢疾风暴雨"有得病与不得病之对比，说明"两虚相得"是外感发病的机理，而人体正气的强弱是发病与否的关键，从而突出了正气在发病中的主导地位。

【理论研究】

1. 疾病原因及其分类

疾病发生的原因是什么？《内经》多篇皆试图回答这个问题，《灵枢·口问》、《灵枢·顺气一日分为四时》以及本篇所述略同，均列出了天空中的风雨寒暑之气，地上居处的寒湿之气，人体自身的情志过激，以及饮食、房劳等都可成为致病因素。这里面，除了包括能直接侵害人体的那些有害物质或势力，还包括之所以能遭致病因侵害的人体内在条件，以及人体某些生理活动因某种原因的太过和不及等各种发病前体内外环境等的某些特定条件，这些特定条件，虽然并不像那种有害物质或势力的入侵人体，但也是能够引起发生疾病的各种因素，故《内经》所论的病因，既包括了前者的病邪，也包括了后者的所谓狭义的病因。

对于病因的分类，《内经》诸篇悉按发病部位以类之，本篇也以"或起于阴，或起于阳"，而定为"三部之气"，《素问·调经论》也谓："夫邪之生也，或生于阴，或生于阳。其生于阳者，得之风雨寒暑，其生于阴者，得之饮食居处，阴阳喜怒"，将病因分为阴阳两大类。后世在此基础上逐步发展成为"三因学说"且一直沿用至今。但由于《内经》本身对病因、病邪概念的认识就含混不清，以至其病因分类也存在笼统而不细致、概念不清、邪气与诱因不分等弊病。近年来，由于学者对《内经》病因、病邪的研究，对两者的概念提出了一些新的认识，因而也对《内经》病因的分类提出了新的看法。尽管学者在具体分类上还存在分歧，但总以病因和病邪的不同概念为分类准则，现综合其不同看法，归纳如下表(下篇表-11)，以供参考。

下篇表-11　病因病邪归纳表

- 病因
  - 病因（狭义）
    - 气候失常
    - 饮食不节或不洁
    - 情志过激
    - 劳作失度
    - 跌仆损伤、虫兽咬伤
    - 营养不良
    - 先天遗传
  - 病邪
    - 时气
      - 风、热、湿、燥、寒
      - 疫疠之气
    - 病理产物
      - 气滞、瘀血、痰饮
      - 水邪、积食、燥屎
    - 毒气
      - 药食之毒
      - 虫兽之毒
      - 呼吸之毒气
    - 诸虫

2. 关于“虚邪”

本段多次提到“虚邪”，而所谓“两虚相得”之两虚中亦有一“虚”指“虚邪”。何谓虚邪，王冰谓：“邪乘虚入，是谓虚邪”。即乘人体之虚而侵入人体之邪气。《灵枢·九宫八风》曰：“风从其所居之乡来为实风，主生长养万物；从其冲后来为虚风，伤人者也，主杀，主害者。谨候虚风而避之，故圣人曰避虚邪之道，如避矢石然，邪弗能害，此之谓也。”即凡是风来自当令的方位，气候与季节相适应，叫实风，主生长，养育万物；若风从当令相对的方位而来，气候与季节相抵触，叫虚风，它能够伤人致病。广义而言，指不与时令相适应之气。又一说，认为“虚”，乃空无之义，即指自然界之太虚辽阔之状，若此，虚邪，则指自然界中之邪气。综上，似可以认为“虚邪”是泛指四时不正之气，即六淫之邪，正如高世栻所云：“凡四时不正之气，皆谓之虚邪贼风”。

3. 外感病发病机理

本段“两虚相得，乃客其形；两实相逢，众人肉坚”，清楚地阐明了外感发病的机理，指出人体正气强弱是发病与否的关键，从而突出了正气在发病中的主导作用。这是《内经》发病学的一贯思想，他篇如《素问·八正神明论》的“以身之虚而逢天之虚，两虚相感，其气至骨，入则伤五脏”，《素问·评热病论》的“邪之所凑，其气必虚”，《素问·刺法论》的“正气存内，邪不可干”等，皆同此义。毛泽东《矛盾论》说：“外因是变化的条件，内因是变化的根据，外因通过内因而起作用”，“事物发展的根本原因，不是在事物的外部，而是在事物的内部，在于事物内部的矛盾性……事物内部的这种矛盾性是事物发展的根本原因，一事物和其他事物的互相联系和互相影响则是事物发展的第二个原因”。在外感病中，病邪非人体所固有，应是发病这一“变化”的条件和外因，而正气不足或失调则是发病的根据和内因，作为外因的病邪只有通过内因（正气不足或失调）才能发挥致病作用而使人生病。因此，在一般情况下，发病的决定性因素在于正气不足或失调。但是在某些特定条件下，病邪亦可成为矛盾的主要方面而支配着发病或某一病理阶段，如某些烈性传染性疾病的发病，就属于这种情况。

【原文】

是故虚邪之中人也，始于皮肤，皮肤缓则腠理开，开则邪从毛发入，入则抵深，深则毛发立，毛发立则淅然(1)，故皮肤痛。留而不去，则传舍于络脉。在络之时，痛于肌肉，其痛之时息(2)，大经乃代(3)。留而不去，传舍于经。在经之时，洒淅喜惊。留而不去，传舍于输(4)。在输之时，六经不通四肢，则肢节痛，腰脊乃强，留而不去，传舍于伏冲之脉(5)。在伏冲之时，体重身痛。留而不去，传舍于肠胃。在肠胃之时，贲响腹胀。多寒则肠鸣飧泄，食不化；多热则溏出麋(6)。留而不去，传舍于肠胃之外，募原之间，留著于脉。稽留而不去，息而成积(7)。或著孙脉，或著络脉，或著经脉，或著输脉，或著于伏冲之脉，或著于膂筋，或著于肠胃之募原，上连于缓筋(8)，邪气淫泆，不可胜论。

【校注】

(1)淅然：形容怕冷的样子。

(2)其痛之时息：《甲乙经》作“其病时痛时息”。可从。息，停止之意。

(3)大经乃代：大经，与后文“留而不去，传舍于经”之“经”义同，指经脉而言。代，替代。谓在络脉的邪气传入经脉，是经脉替代络脉受邪也。正如张介宾注：“络浅于经，故痛于肌肉之间。若肌肉之痛时渐止息，是邪将去络而深，大经代受之矣。”

(4)输：即下文之“输脉”，指足太阳经。杨上善注云：“输脉者，足太阳脉，以管五脏六腑之输，故曰输脉”。

(5)伏冲之脉：张介宾注：“即冲脉之在脊者，以其最深，故曰伏冲。《岁露论》曰：入脊内注于伏冲之脉是也”。然俞樾《内经辩言》在《素问·上古天真论》“太冲脉盛”句下曰：“汉人书‘太’字或作‘伏’。汉太尉公墓中画像有‘伏尉公’字，隶续云：‘字书有伏字，与大同音，此碑所云伏尉公，盖是用伏为大，即大尉公也’。然则全本及《太素》、《甲乙经》当作‘伏冲’，即‘太冲’也。后人不识‘伏’字，加点作‘伏’，遂成异字，恐学者疑惑，故具论之。”此说可参。

(6)溏出糜：溏，大便溏薄。丹波元简《灵枢识》曰：“麋、糜，古通用，乃糜烂也。溏出麋，盖谓肠垢赤白滞下之属”。即如今之热性泻痢之类。

(7)息而成积：息，生长之意。言虚邪滞留于脉，逐渐长成积块肿物。

(8)缓筋：泛指足阳明之筋。

【释义】

本段论述了外感病的一般传变规律及机理，提示了早期治疗，预防内传的重要性。外邪犯人，一般是先客皮肤→络脉→经→输→伏冲之脉→肠胃→肠胃之外、募原之间、血脉之中。外邪之所以能逐渐深入的机理是：正不胜邪，故邪气留而不去。

【理论研究】

关于疾病的传变，《内经》有多篇进行论述，除本篇外，还可见于《素问·皮部论》、《素问·缪刺论》、《素问·热论》、《素问·玉机真脏论》、《素问·气厥论》、《素问·阴阳应象大论》、《灵枢·刺节真邪》、《灵枢·病传》等篇。其中所述的外感病的传变模式，基本上均是表里传变模式，如本篇所述。除此，还有六经传变以及内伤杂病的五行生克传变、表里的脏腑传变、邻近的脏腑传变、组织病变传舍于相关脏腑的传变等。除了传变的一般规律，还有传变的特殊情况。因为疾病的发生和变化，与病因、病性、病位、时间、气候、体质、治疗情况等多种因素有关，所以，疾病的传变也不可能是千篇一律、固定不变的模式。如《素问·玉机真脏论》就有“其卒发者，不必治于传，或其传化有不以次，不以次入者，忧恐悲喜怒，令不得以其次，故令人有大病矣”的论述。另外，《伤寒论》中的越经传或直中，温病学中的卫气营血传、三焦传及逆传等，就是对《内经》病传理论的发展，掌握了这些疾病传变的规律，对于临床诊治疾病、判断预后吉凶等，均有一定的指导意义。

【原文】

黄帝曰：愿尽闻其所由然。岐伯曰：其著孙络之脉而成积者，其积往来上下，臂手孙络之居(1)也，浮而缓(2)，不能句积而止之(3)，故往来移行，肠胃之间水(4)，湊渗注灌，濯濯有音(5)，有寒则䐜䐜满雷引，故时切痛(6)。其著于阳明之经，则挟脐而居，饱食则益大，饥则益小(7)。其著于缓筋也，似阳明之积，饱食则痛，饥则安(8)。其著于肠胃之募原也，痛而外连于缓筋，饱食则安，饥则痛(9)。其著于伏冲之脉者，揣之应手而动，发手则热气下于两股，如汤沃之状(10)。其著于膂筋，在肠后者，饥则积见，饱则积不见，按之不得(11)。其著于输之脉者，闭塞不通，津液不下，孔窍干壅(12)。此邪气之从外入内，从上下也。

黄帝曰：积之始生，至其已成，奈何？岐伯曰：积之始生，得寒乃生，厥乃成积(13)也。黄帝曰：其成积奈何？岐伯曰：厥气生足悗(14)，悗生胫寒，胫寒则血脉凝涩，血脉凝涩则寒气上入于肠胃，入于肠胃则䐜胀，䐜胀则肠外之汁沫迫聚不得散，日以成积。卒然多食饮，则肠满，起居不节，用力过度，则络脉伤。阳络伤则血外溢，血外溢则衄血；阴络伤则血内溢，血内溢则后血[15]。肠胃[16]之络伤，则血溢于肠外，肠外有寒，汁沫与血相抟，则并合凝聚不得散，而积成矣。卒然外中于寒，若内伤于忧怒，则气上逆，气上逆则六输[17]不通，温气[18]不行，凝血蕴里[19]而不散，津液涩渗[20]，著而不去，而积皆成矣。

【校注】

(1)臂手孙络之居：臂手，《甲乙经》作“擘乎”。《灵枢经校释》引孙鼎宜注云：“擘，读曰辟。《庄子》桑庚楚释文引崔注：辟，相著也。《史记》扁鹊仓公列传索隐：辟，犹聚也。居，犹处也，言积聚著于孙络之处，是为孙络积也”。观本节所列诸积，病位皆在腹腔，并未涉及手臂，故《甲乙经》似是。

(2)浮而缓：指孙络浮浅而松缓。

(3)不能句积而止之：句，《甲乙经》作“拘”，可从。拘积，有约束积块之意。止，留止，固定之意。此句意为由于孙络浮浅而弛缓，不能约束其积块而使之固定不移。

(4)肠胃之间水：《太素》作“肠间之水’；《甲乙经》作“肠胃之外”。

(5)凑渗注灌，濯濯有音：濯濯，水声。意为若肠胃间有水，则水液汇聚渗流，往来冲激，发出濯濯水声。

(6)有寒则䐜䐜满雷引，故时切痛：䐜䐜满，《甲乙经》作“腹䐜满”，可从。雷，指肠鸣。引，收引。切痛，急剧疼痛。寒则收引，气滞不行，故腹胀痛而肠鸣。

(7)其著于阳明之经，则挟脐而居，饱食则益大，饥则益小：张介宾注：“足阳明经挟脐下行，故其为积则挟脐而居也。阳明属胃，受水谷之气，故饱则大，饥则小”。益，更加。又《灵枢经校释》云：“‘益’疑误，似应作‘脉’。下‘益小’同。以下文‘卒然多食饮，则脉满’证之，则‘益’之误显然”。可参。

(8)其著于缓筋也，似阳明之积，饱食则痛，饥则安：张介宾注：“缓筋在肌肉之间，故似阳明之积，饱则肉壅，故痛。饥则气退，故安”。

(9)其著于肠胃之募原也，痛而外连于缓筋，饱食则安，饥则痛：张介宾注：“肠胃募原痛连缓筋，饱则内充外舒，故安；饥则反是，故痛”。

(10)其著于伏冲之脉者，揣之应手而动，发手则热气下于两股，如汤沃之状：揣，触摸之意。发手，即举手、抬手的意思。汤沃之状，如用热水浇灌一样。杨上善注：“以手按之，应手而动，发手则热气下于两股如汤沃，邪之盛也”。关于触按而有动脉搏动应手的部位，张介宾认为是“揣按于股”，张志聪认为是按“脐间”。两说虽皆可通，但临床似以按脐腹为常用诊法。

(11)其著于膂筋，在肠后者，饥则积见，饱则积不见，按之不得：张介宾注：“脊内之筋曰膂筋，故在肠胃之后，饥则肠空，故积可见；饱则肠满蔽之，故积不可见，按之亦不可得也”。

(12)其著于输之脉者，闭塞不通，津液不下，孔窍干壅：下，此处作布散解。积著于足太阳之脉，则脉道闭塞不通，津液不布，由于太阳主表，故皮毛孔窍干燥壅塞。

(13)厥乃成积：寒气上逆，气机郁滞不行，逐渐形成积块。

(14)厥气生足悗：悗，同“闷”。足悗，指足部出现疼酸、活动不便等症状。寒逆之气起于足，故见诸症。

(15)阳络伤则血外溢，血外溢则衄血；阴络伤则血内溢，血内溢则后血：阳络，指在上、在表的络脉；阴络，指在下、在里的络脉。阳络被伤，血向外溢出，为鼻衄、齿衄、肌衄之证：阴络被伤，血溢于肠道之内，而为前后二阴出血之证。

(16)肠胃：《太素》作“肠外”。

(17)六输：指六经输穴。

(18)温气：即指阳气。

(19)凝血蕴里：蕴，聚积也。里，《甲乙经》、《太素》作“裹”，可从。意为阳气运行不畅，则凝结之血聚积包裹在一起而不能消散。

(20)津液涩渗：涩渗，《甲乙经》作“凝泣”。即阳气不行，则津液凝聚而不能布散。

【释义】

本段首先论述了积的证候及其病机，然后分析了积的始因及生成过程。

1. 腹腔的积块，有部位之别，从而分为孙络之积、阳明之积、缓筋之积、肠胃募原之积、伏冲脉之积、膂筋之积和输脉之积等。诸积的临床表现也因其病位而异，以其移动度、进食前后的变化及其他兼症等各具特征，故临证应予辨识。

2. 本段强调指出积的主因为寒邪。寒气自足而起，上逆于腹，因其性收引，遂使肠外津液结聚一起，渐渐生成积块。如再加上暴饮暴食、起居不节、过度用力等因素，血溢肠外，更易致津液、瘀血互结；或忧思恼怒，寒与厥逆之气交结，经输不通，阳气不行，瘀血与津液等相互包裹，定于一处，皆令积块肿物形成。

【理论研究】

1. 积的病因病机

积，《素问·五脏生成》、《素问·平人气象论》、《素问·腹中论》、《素问·奇病论》、《素问·四时刺逆从论》、《灵枢·邪气脏腑病形》、《灵枢·经筋》、《灵枢·五变》、《灵枢·卫气》、《灵枢·本脏》、《灵枢·水胀》、《灵枢·刺节真邪》等均有论述，唯本篇所述其病因病机较详。其病因主要有三个方面：一是外伤寒邪，如本篇云：“积之始生，得寒乃生，厥乃成积也”，指出寒邪从皮毛进入经络、肠胃募原，导致血脉瘀滞或津液停聚，日久成积。二是饮食居处失节，如本篇云：“卒然多饮食则肠满，起居不节、用力过度，则络脉伤”，肠胃络伤而出血，瘀血内停而成积。三是忧思太过，如本篇云：“卒然外中于寒，若内伤于忧怒，则气上逆，气上逆则六输不通，温气不行，凝血蕴里而不散，津液涩渗，著而不去，而积皆成矣”，情志太过导致气血逆乱、津液输布失常，寒、气、瘀、水互相搏结而形成积聚。其病机则突出了寒凝、气滞、血瘀、津停互为影响的四个环节，从而也为积病的治疗指出了明确的方向。

2. 积的分类

本段叙述了诸积证候，从积的部位、活动度、进食的影响及重要兼症等几个主要方面，加以识别，为积的分类和辨证提供了理论依据，同时为腹内积块的检查与鉴别展示了可行的方法，丰富了腹诊的内容。积，后世又称为积聚，并认为积与聚有别，如《难经》云：“积者阴气也，其始发有常处，其痛不离其部，上下有所终始，左右有所穷处。聚者阳气也，其始发无根本，上下无所留止，其痛无常处，谓之聚。故以是别知积、聚也”。即积证的肿块固定有形，痛有定处，侧重于血分；而聚证之肿块不固定，时聚时散，痛无定处，侧重于气分。然血凝则气必滞，气滞则血亦凝，气滞、血凝常相互影响，故常将积聚并称。本段所述诸积，亦实难分为积为聚，且所谓孙络之积、阳明之积、缓筋之积、肠胃募原之积、伏冲脉之积、膂筋之积和输脉之积等也因描述简单，其名称未被后世所采用。《难经》云：“积者五脏所生，聚者六腑所成也”，故后世认为积聚的病机总是脏腑气机功能失调所致，其分类也按脏腑之积划分。综合分析《内经》其他篇章所论之积聚，主要分以下几类：

伏梁：其主症是在脐旁或脐上突起一肿块，大如手臂，不能切按，环脐而痛或时有唾血。根据其病因病机，伏梁又分三种，其一是气血化热成脓之伏梁，如《素问·腹中论》云："病有少腹盛，上下左右皆有根，病名曰伏梁，裹大脓血，居肠胃之外"。其二是寒凝血瘀水停之伏梁，如《素问·腹中论》指出："人有身体髀股䯒皆肿，环脐而痛，病名伏梁，此风根也"。其三是心热唾血之伏梁，如《灵枢·邪气脏腑病形》云："心脉微缓为伏梁，在心下，上下行，时唾血"。

息贲：其主症是喘急气逆、胸痛咯血等，其病机为肺热痰壅，如《灵枢·邪气脏腑病形》云："肺脉滑甚为息贲上气"，《灵枢·经筋》云："手太阴之筋……其病当所过者，支转筋痛，甚成息贲，胁急吐血。""手心主之筋……其病当所过者支转筋，前及胸痛息贲"。

肥气：其主症是胁下若覆杯或胁下满气逆，其病机为肝气郁结、瘀血停聚所致。如《灵枢·邪气脏腑病形》所云："肝脉……微急为肥气，在胁下若覆杯"，杨上善注云："肝受寒，气积在左胁下，状若复杯，名曰肥气"。

奔豚：《内经》对其主症描述不详，《灵枢·邪气脏腑病形》仅云："肾脉……微急为沉厥奔豚，足不收，不得前后"。奔豚为肾积，发自少腹，上至胸咽，若豚之奔突，故名。奔豚又名贲豚，《诸病源候论·卷十三·贲豚气候》论述较详，其云："夫贲豚气者，肾之积气，起于惊恐忧思所生。若惊恐则伤神，心藏神也；忧思则伤志，肾藏志也。神志伤，动气积于肾，而气下上游走如豚之奔，故曰贲豚。其气乘心，若心中踊踊，如事所惊，如人所恐，五脏不定，食饮辄呕，气满胸中，狂痴不定，妄言妄见，此惊恐奔豚之状。若气满支心，心下闷乱，不欲闻人声，休作有时，乍瘥乍极，吸吸短气，手足厥逆，内烦结痛，温温欲呕，此忧思贲豚之状"。

血瘕：为气血瘀结之证，病变主要在胃、肺、脾三经，如《素问·阴阳类论》云："二阳三阴，至阴皆在，阴不过阳，阳气不能止阴，阴阳并绝，浮为血瘕，沉为脓胕"。二阳即阳明胃经，三阴即手太阴肺，至阴即足太阴脾，阴阳经气阻绝不通，故产生血瘕，治当行气活血散结。

肠瘤：主要指腹中肠道的肿瘤，乃气血瘀滞于肠所致。又分按之柔软与按之坚硬两种，如《灵枢·刺节真邪》说："有所结，气归之，卫气留之，不得反，津液久留，合而为肠瘤，久者数岁乃成，以手按之柔。已有所结，气归之，津液留之，邪气中之，凝结日以易甚，连以聚居，为昔瘤，以手按之坚"。

肠覃：《灵枢·水胀》云："寒气客于肠外，与卫气相搏，气不得荣，因有所系，癖而内著，恶气乃起，瘜肉乃生。其始生也，大如鸡卵，稍以益大，至其成，如怀子之状，久者离岁，按之则坚，推之则移，月事以时下，此其候也"。指肿物初起时如鸡蛋，渐渐长大，形似怀孕，经年之后，肿物按之硬，但推之能移，月经按期来潮，说明肿物在肠。

石瘕：《灵枢·水胀》云："石瘕生于胞中，寒气客于子门，子门闭塞，气不得通，恶血当泻不泻，衃以留止，日以益大，状如怀子，月事不以时下"。说明石瘕是子宫内肿物，逐渐长大，形如妊娠，月经不正常。

以上基本是按脏腑部位进行分类的，但未再细分积与聚，其中就五脏之积而言，《难经·五十六难》还提出脾之积，其云："脾之积名曰痞气，在胃脘，覆大如盘。久不愈，令人四肢不收，发黄疸，饮食不为肌肤"。

3. 中医肿瘤病名与西医癌之关系

早在殷周时代，古人对肿瘤就有所发现，殷墟甲骨文上已记有"瘤"的病名，《周礼》亦载有专治肿瘤一类疾病的医生，当时称为"疡医"，负责治疗"肿疡"，至今在日本和朝鲜仍将肿瘤称为"肿疡"。宋代《圣济总录》云："瘤之为义，留滞而不去也。气血流行不失其常，则形体和平，无或余赘。及郁结壅塞，则乘虚投隙，瘤所以生”。指出了肿瘤发生的内因是由于气血流行失常、郁结壅塞，形成了余赘所致。对“癌”的记载，于古医籍中首见于宋代的《卫济宝书》与《仁斋直指附遗方论》。《卫济宝书·痈疽五发》云：“一曰癌，二曰瘭，三曰疽，四曰痼，五曰痈”，《仁斋直指附遗方论》对癌的症状、病性亦描述曰：“癌者，上高下深，岩穴之状，颗颗累垂，毒根深藏”。即癌属痈疽之一，其表面凹凸不平，质地坚如岩石，病证较为危险。因“癌”是“嵒”加病首而成，而“嵒”与“岩”相通，能突出本病特点，故宋、元医家有以“岩”以代“癌”者。虽然中医学对“瘤”、“癌(岩)”有较深入的认识，但是，由于中医学对疾病的命名，遵循自身的理论体系特点，重于外在功能表现的变化，其命名又有或从症状、体征入手，或以病机为据，或从病位着眼，或以病因为凭等不同，因而其病名较为多样，难以统一，导致中医学对人体肿瘤的记述，也并非仅存于“瘤”、“癌(岩)”病名之下，而是包括在多种病名之中，如噎膈、反胃、息贲、伏梁、乳岩、肉瘤、石瘕、积聚等；而“瘤”、“癌(岩)”则因或从中医学病机命名，或从外表体征命名，与现代西医学所称之“瘤”、“癌”亦不完全等同。故单就病名而言，中医学对肿瘤的记述很难与西医学之肿瘤、癌症对号入座。西医学对肿瘤的命名原则，是根据组织发生来源与生物学特性(良、恶性)、形态特点而定。良性肿瘤，一般以发生肿瘤的组织名称加上“瘤”字来命名，如脂肪组织发生的，叫脂肪瘤等。恶性肿瘤，主要有：上皮组织的恶性肿瘤称癌，如胃黏液癌；间皮组织的称肉瘤，如腹膜后纤维肉瘤；幼稚组织称母细胞瘤，如肾母细胞瘤，良性者在其前面加上“良性”二字等。可见，中西医对肿瘤的命名差异较大，从西医学角度而言，中医学对肿瘤的命名似缺乏严格的系统分类，更缺乏良性、恶性之区分，故很难与西医学之肿瘤相对应。

由于中、西医体系不一，疾病命名原则不同，故只能根据中医学对某些疾病具体症状的描述、病情发生发展的过程来分析其与西医学肿瘤、癌的关系。据此，就脏腑积聚而言，如脾之积痞气，类似于肝癌、胆管癌；心之积伏梁，类似于胃癌，似也包括肝、胆、胰腺肿瘤在内；肺之积息贲，类似于肺癌；肝之积肥气、癖黄等，类似于肝癌及肝淋巴肉瘤；肾之积奔豚，据所述症状，则与西医肿瘤关系不大；石瘕，类似于子宫肌瘤；肠覃，类似于卵巢、盆腔、肠道之肿瘤等。

【临证指要】

本段对积证病机的论述明确突出了寒凝、气滞、血瘀、津停四者，从而为积病的治疗指出了明确的方向。后世在此基础上进一步给予了发展，并把对其病理变化的认识及与之对应的治疗方法引入到恶性肿瘤的诊治之中，如郁仁存将肿瘤病理归结为气滞血瘀、痰结湿聚、热毒内蕴、经络瘀阻、脏腑失调、气血亏虚等几方面，不仅考虑到肿瘤发病，而且还涉及肿瘤晚期及放、化疗后的病理情况；不仅考虑到外因，还顾及内因及人体正气等，可谓是发展了《内经》对积证的认识。依据这些病理变化，郁氏也提出了相应治疗方法，简要归纳如下。

1. 气滞

由于外感、内伤等原因均可引起人体之气的运行失常，因部位不同而病证各异，其治疗亦不同。

肝郁气滞：以易怒、易激动，两胁胀疼，少腹气痛，乳房作疼结块，脉弦等为主，治以疏肝解郁，方以逍遥散加减。

肺气壅滞：症见喘咳上气，胸闷，气短气促，呼吸不畅，常见于肺癌或肺转移癌，或合并有肺气肿、肺部感染的其他肿瘤患者，治宜通宣肺气，或肃肺降气，常用苏子、苏叶、麻黄、桔梗、射干、牛蒡子、旋覆花、葶苈子等。

胃气不降：以嗳气、恶心、呕吐、呃逆、胃脘作胀、不思饮食等症为主，常见于食管癌、胃癌、贲门癌、肝癌及放、化疗后的副反应患者，治宜理气宽中，和胃降逆，常以降气汤加减。

腑气不通：以腹胀、腹痛，肠型包块，大便秘结，甚则呕吐，腹中绞痛为主，治宜通腑化滞，通里攻下，治以承气汤加减。

2. 血瘀

常以胸胁刺痛、癥积肿块以及闭经、痛经及血肿、瘀斑瘀点等为主。肿瘤患者常有下列几种血瘀表现。

气滞血瘀：常以可扪及肿物包块，且伴有疼痛，疼痛大多有固定部位，舌质暗红、有瘀点瘀斑为主，以理气活血为主，常用枳壳、枳实、乌药、木香、降香、川芎、丹参、桃仁、三棱、莪术、泽兰、鸡血藤、土鳖虫等。

气虚血瘀：此病理在肿瘤患者中较为多见，有的在术后气虚而引起血瘀，有的因肿瘤消耗而致气虚血瘀，此时不但有血瘀，而且兼有气虚表现，可见疲乏无力，食纳减退，腿软，舌淡胖有齿痕，同时有瘀斑瘀点，肚腹结块疼痛或疼有定处，治宜益气活血，常用生黄芪、人参、丹参、红花、益母草、泽兰、乳香、没药、元胡、三七等。这时因有气虚，故破气伤气行气药少用或不用，破血攻坚品亦少用，以免进一步耗气伤血。

血瘀经络：许多患者血不循经，形成皮下瘀斑、瘀点，皮下肿物青紫肿疼，面色黧黑，口唇有黑斑块，甲爪有暗黑色素沉着，在化疗后，沿静脉血管有色素沉着，此为血瘀经络，治宜通经活络、祛瘀活血，常用归尾、赤芍、桃仁、红花、水蛭、虻虫、鸡血藤、川芎、元胡、丝瓜络、乳香、没药等。

3. 痰凝

肿瘤形成与痰有关，因而在肿瘤临床上可见到许多的痰证表现和证型。

痰气互阻：常见于晚期肺癌痰湿型患者，症见咳嗽，气喘，喉中痰鸣，胸部痞闷，治以降气化痰之法，常用苏子、莱菔子、白芥子、旋覆花、陈皮、瓜蒌、冬瓜仁、南星、半夏、葶苈子、牛蒡子、枳壳等。食管癌亦可见到痰气互阻，症见痰涎黏沫，胸闷，噎塞不通，治以化痰降气通道消噎之品，常在上述药物基础上加用丝瓜络、威灵仙、急性子、木鳖子等。

痰热蕴肺：常见于肺癌合并肺部感染，症见咳吐黄痰，黏稠有块，面赤烦热，口干唇燥，治宜清热解毒，止嗽化痰，药用桑皮、瓜蒌、黄芩、鱼腥草、蒲公英、银花、石膏、知母、前胡、竹沥水、猪胆汁等。

寒痰固癖：痰白而稀如水，畏寒背冷，气喘遇寒加重，或肢凉，或痰白成块，或阴疽久不愈合，有些肿瘤包块亦常归之为顽痰。治宜温化寒痰，药用生南星、生半夏、生附子、独角莲、紫菀、皂角刺、威灵仙、山慈姑、白芥子、款冬花等。

痰瘀交凝：痰瘀成核，流注皮里膜外，形成皮肤及皮下肿块，表现为瘿瘤、瘰疬、恶核、失荣、石疽等，治宜化痰祛瘀，软坚散结，常用夏枯草、生牡蛎、海藻、昆布、瓦楞子、半夏、桔梗、白芥子、南星、黄药子等。

痰滞经络：肿瘤患者见关节腰膝痛，肢麻，或阴疽、痰核，漫肿不疼，或皮肤脂肪瘤等，治宜利气豁痰，通络散结，药用白芥子、白附子、莱菔子、枳实、丝瓜络、路路通、威灵仙、半夏、地龙等。

痰浊阻窍：症见头痛有定处，头沉，呕恶吐痰涎，胸膈满闷气短，甚则出现神识不清，见于脑瘤或脑转移癌，治宜涤痰化浊，通络开窍，常用苍术、白术、半夏、菖蒲、远志、僵蚕、全蝎、天麻、佩兰、南星、白芷等。

4. 湿聚

湿浊内蕴是肿瘤患者常见证候，其表现亦多样。

湿毒浸淫：湿毒流注于肌肤，则浸淫溃烂生疮，经久不愈，渐渐浸润蔓延，流汁流水，治宜燥湿解毒，药用苍术、半夏、厚朴、白鲜皮、萹蓄、赤小豆、防己、土茯苓、薏苡仁等。

湿邪内蕴：湿邪由于蕴结部位不同，临床表现亦不一样。阻上焦则多见头胀头重，胸脘痞闷，口淡乏味而黏；阻中焦则见腹胀饱满，饮食不化，嗳气，四肢乏力；湿注下焦，则足肿，小便淋浊疼痛，大便溏泄及妇女白带多。常见于肺、肝、胆囊、胃肠癌或其他癌症有肺、腹腔、盆腔转移灶之时，治以清利湿热为主，如茵陈、藿香、佩兰、生薏苡仁、金钱草、木通、滑石、车前草、防己、白术、茯苓、萹蓄、瞿麦等。

水湿内聚：水湿不化，溢于皮肤则发水肿，凌于心肺则气短而喘，蓄于体腔则有胸水、腹水，治宜逐水祛湿，药用茯苓、猪苓、车前子、泽泻、冬瓜皮、木通、竹叶、防己、大戟、芫花、商陆、二丑、千金子等。

痰湿阻络：痰凝湿聚，阻于经络，留于脏腑则瘀积成肿物，常见于良性肿瘤患者或恶性肿瘤患者有皮下肿物、皮下转移病变，或软组织肿瘤。除局部有肿物外，症见胸闷膈满，咳吐痰涎，口不渴，治宜涤痰祛湿，通络散结，常用南星、半夏、苍术、白术、白芥子、莱菔子、瓜蒌、黄药子、山慈姑、丝瓜络、车前草、路路通、商陆等[1]。

除以上对气滞、血瘀、痰凝、湿聚病理的治疗外，还有对热毒、正虚的治疗，这里不再赘述。这些均是现今中医治疗肿瘤的主要方法，从其方法中可以看出，中医治疗肿瘤正是以《内经》积证理论为基础的，它继承、发扬了《内经》理论。

【原文】

黄帝曰：其生于阴者(1)，奈何？岐伯曰：忧思伤心；重寒伤肺(2)；忿怒伤肝；醉以入房，汗出当风伤脾；用力过度，若入房汗出浴，则伤肾。此内外三部之所生病者也。

黄帝曰：善。治之奈何？岐伯答曰：察其所痛，以知其应(3)，有余不足，当补则补，当泻则泻，毋逆天时，是谓至治。

【校注】

(1)其生于阴者：张介宾注："此言情欲伤脏，病起于阴也……凡伤脏者，皆病生于阴也"。

(2)重寒伤肺：《灵枢·邪气脏腑病形》云："形寒寒饮则伤肺"。

(3)察其所痛，以知其应：痛，指外在的症状。意为审察其外候的部位、性质，就可以知道相应的内在病变。

【释义】

本节指出"生于阴"的致病因素和内外三部病的治疗原则。"生于阴"即病发五脏，致病原因以情志为主，但也涉及外邪之寒，饮食之醉饱及劳伤入房汗出等。

内外三部所生病的治疗原则，首先是以表知里察得病处，以使针药达于病所；其次是辨虚实，以正确地运用补泻方法；最后是治疗措施要与阴阳四时规律相符，即因时制宜。

【理论研究】

本段论述了五脏病的常见病因，根据原文举例，指出五脏发病，常由内外合邪而致，与此记载相似者，《内经》还有数处，如《灵枢·邪气脏腑病形》云："邪之中人脏奈何？岐伯曰：愁忧恐惧则伤心。形寒寒饮则伤肺，以其两寒相感，中外皆伤，故气逆而上行。有所堕坠，恶血留内，若有所大怒，气上而不下，积于胁下，则伤肝。有所击仆，若醉入房，汗出当风，则伤脾。有所用力举重，若入房过度，汗出浴水，则伤肾"。故张介宾注云："邪之中于五脏也，然必其内有所伤，而后外邪得以入之”。据此，从《内经》对五脏病常见病因论述中可以明确两点，其一，体现了人体正气（特别是五脏精气）在发病中的重要性。不仅在外感发病过程中，正气强弱起着决定性作用，在内伤病的发病中，脏气的作用显得更为重要。其二，提示了五脏病各自的常见病因，如心肝多伤于精神情志失调，肺多伤于寒邪，脾多伤于饮食不节，肾多伤于房室过度或劳倦，这些为后世的脏腑辨证、从病因诊治预防脏腑疾病，提供了依据。

【临证指要】

本段提出“重寒伤肺”论点，所谓“重寒”即指形寒寒饮，而所谓“伤肺”，即指肺气宣降失司，其典型的症状就是咳嗽。故此句与《素问·咳论》：“皮毛者，肺之合也，皮毛先受邪气，邪气以从其合也，其寒饮食入胃，从肺脉上至于肺则肺寒，肺寒则内外合邪，因而客之，则为肺咳”，是一个道理，言肺之咳嗽的病因病理为形寒饮冷，其脏腑以肺胃为主。从临床来看，确实如此。如北京中医医院报道，在儿科以咳嗽为主要表现的疾病包括西医学的急性上呼吸道感染、支气管炎、肺炎、百日咳等，其发病率为45%以上，而其中严寒冬季为甚，发病率高达65.9%，说明了寒邪侵袭皮毛，影响皮毛与肺的相合，则造成咳嗽的发生。在该院1990年度诊治的6万余名咳嗽患儿中，其中脾胃不和，兼脾虚证者约占76%，而这些脾虚患儿都有“寒饮食”的历史[2]。故提示人们在治疗肺之咳嗽时，一方面要宣降肺气，散除表邪，另一方面就是高度重视脾胃的调理。这也正是“重寒伤肺”在临床运用中的要点。

（翟双庆　烟建华）

参考文献

[1] 郁仁存.中医肿瘤学.北京：科学出版社，1983：65-70.

[2] 王洪图.内经新论.北京：中国医药科技出版社，1991：171.

邪客第七十一

【篇解】

邪客，即邪气侵犯人体的意思。本篇主要论述邪气侵入人体的部位不同，因而引起的病证各异，治疗上以祛邪为主，故以“邪客”为篇名。

【提要】

1. 阐述了营气、卫气、宗气的循行、作用及不眠证的病机和治法。
2. 论述了人与天地相应的比类。
3. 论述了“持针纵舍”的意义及操作方法。
4. 阐述了手太阴、手厥阴经脉屈折出入的循行概况及手少阴心经独无腧穴的道理。
5. 论述了八虚分候五脏病变。

【原文】

黄帝问于伯高曰：夫邪气之客人也，或令人目不瞑不卧出者，何气使然？伯高曰：五谷入于胃也，其糟粕、津液、宗气分为三隧(1)。故宗气积于胸中，出于喉咙，以贯心脉，而行呼吸焉。营气者，泌其津液，注之于脉，化以为血，以荣四末，内注五脏六腑，以应刻数焉(2)。卫气者，出其悍气之慓疾，而先行于四末分肉皮肤之间，而不休者也。昼日行于阳，夜行于阴，常从足少阴之分(3)，间行于五脏六腑。今厥气客于五脏六腑，则卫气独卫其外，行于阳，不得入于阴。行于阳则阳气盛，阳气盛则阳跻陷(4)，不得入于阴，阴虚故目不瞑。黄帝曰：善。治之奈何？伯高曰：补其不足，泻其有余，调其虚实，以通其道，而去其邪。饮以半夏汤一剂，阴阳已通，其卧立至。黄帝曰：善。此所谓决渎壅塞，经络大通，阴阳和得者也，愿闻其方。伯高曰：其汤方以流水千里以外者八升，扬之万遍，取其清五升煮之，炊以苇薪，火沸，置秫米一升，治半夏五合，徐炊，令竭为一升半，去其滓。饮汁一小杯，日三，稍益，以知为度(5)。故其病新发者，復杯则卧，汗出则已矣；久者，三饮而已也。

【校注】

(1)三隧：指水谷入胃后代谢转归的三条道路，即出于下焦的糟粕之道，出于中焦的津液之道和出于上焦的宗气之道。

(2)以应刻数焉：古人以铜壶滴漏法计时，一昼夜为一百刻。营气一昼夜运行人身五十周，每周用时二刻，共一百刻，故曰以应刻数。

(3)常从足少阴之分：卫气昼行于阳，夜行于阴各二十五周，每周均交会足少阴肾经一次，故云常从足少阴之分。

(4)阳跻陷：据《灵枢·大惑论》："卫气不得入于阴，常留于阳，留于阳则阳气满，阳气满则阳跻盛。"则当从《甲乙经》作"阳跻满"为是。

(5)以知为度：以感到药物发挥作用为适度。其表现为大肠通利、微汗、欲眠等。

【释义】

本节主要论述了宗气、营气、卫气的运行与作用，阐明了卫气运行失常导致不眠的机理，并提出了治疗不眠病的理法和方药。①宗气来源于水谷，积聚于胸中，贯注于心肺。向上循喉咙而走息道，而为呼吸运动，使体内浊气得以呼出，外界清气得以吸入。下贯心脉，使营血得到气的温煦与推动，以帮助心脏推动气血运行。营气和卫气亦来源于饮食水谷，昼夜运行人身共五十周，与漏水下百刻之数相应；其慓悍部分，化为卫气，日行于阳经体表，夜行于阴经五脏，常交会足少阴肾经。②卫气受邪气侵扰，运行失序，当入于阴而停留于阳，令阳跻脉盛满，不能入眠。治疗先通卫气运行之道，宜针药并举，药用半夏秫米汤。

【理论研究】

1. 寤寐的机理

《内经》多篇论及寤寐的机理与卫气的关系最为密切，并通过跻脉得以实现。生理上，卫气昼行于阳，夜行于阴，其由阳入阴，由阴出阳以阴阳跻脉为桥梁，而跻脉具有濡养眼目，司眼睑开合的作用，跻脉的盈虚又取决于卫气的运行，故卫气运行正常，阴阳跻脉协调，表现出昼精夜瞑的正常寤寐节律。如《灵枢·寒热病》："阴跻阳跻，阴阳相交，阳入阴，阴出阳，交于目锐眦，阳气盛则瞋目，阴气盛瞑目。"《灵枢·口问》："阳气尽，阴气盛，则目瞑；阴气尽而阳气盛，则寤矣。"《灵枢·脉度》："跻脉者……属目内眦，合于太阳、阳跻而上行，气并相还则为濡目，气不荣则目不阖。"《灵枢·营卫生会》亦有"气至阳而起，至阴而止"之论。病理上，卫气运行规律失常，阴阳跻脉失调则寤寐失常，导致"不能眠"、"目不瞑"、"卧不安"、"不得卧"的不寐和"多卧"、"好瞑"、"善眠"、"好卧"的多寐。如《灵枢·大惑论》："卫气不得入于阴，常留于阳，留于阳则阳气满，阳气满则阳跻盛，不得入于阴则阴气虚，故目不瞑矣"，反之，"卫气留于阴，不得行于阳，留于阴则阴气盛，阴气盛则阴跻满，不得入于阳则阳气虚，故目闭也"。本篇亦论卫气独行于阳而不入阴，致阳盛阴虚目不瞑。

2. 不寐病机与治疗

《内经》认为不寐的主要机制在于卫气失常的阳盛阴虚，如《灵枢》中《大惑论》、《邪客》、《寒热病》、《口问》等篇的论述。另外，营卫同源异名，阴阳交感，生理相关，病理互累，若营气衰少亦可致卫气失常而不寐。如《灵枢·营卫生会》:“老者之气血衰,其肌肉枯,气道涩,五脏之气相搏,其营气衰少而卫气内伐,故昼不精,夜不瞑。”其次脏腑功能失调亦可导致不寐。如《素问·逆调论》“胃不和则卧不安”,《素问·刺热》“肝热病者……不得安卧”,《素问·病能论》“肺气盛则脉大,脉大则不得偃卧”,《灵枢·胀论》“心胀者,烦心短气,卧不安”等。张介宾总结说:“不寐证虽病有不一,然惟知邪正二字,则尽之矣。盖寐本乎阴,神其主也,神安则寐,神不安则不寐。其所以不安者,一由邪气之扰,一由营气之不足耳,有邪者多实证,无邪者皆虚证。”(《景岳全书·不寐》)强调邪气侵扰,营血不足可致阴阳不交,神不安藏为不寐发生之关键。

不寐的治疗,本篇以半夏秫米汤泄阳和阴,使阴阳和得,营卫正常而病愈。其机理正如张骥《内经方集释》所言:“人之所以不得卧者,正由卫气独行,阳不入阴,不与营气相和,故气为厥逆。半夏味辛,气平,体滑,性燥,故其为用,辛能开结,平能止逆,滑能入阴,燥能助阳……饮以半夏汤开其结,止其逆,滑之燥之,所谓决渎壅塞,经络大通,阴阳和得者也。”此种阳盛阴虚的实际含义是卫气在阳而不入阴,与后世从脏腑角度论述阴虚阳盛之不寐机理各异。如张仲景用黄连阿胶汤治疗“心烦不得卧”,陈士铎用上下两济丹治疗“心肾不交不得寐”,是指肾水不足而心火独盛所致神志不定而不得眠。另外,营气衰少的不寐,多表现为五脏失养,神志不宁的虚证,治宜补心脾益营气。秦景明《症因脉治》主张用归脾汤、人参养荣汤或天王补心丹之类。胃不和、阳明气逆的不寐,则宜和胃化滞消积为法,方选保和丸加减。

3. 宗气的生成、运行及功用

《内经》对营卫二气的论述已详载于《灵枢》的《五十营》、《营气》、《营卫生会》、《卫气》、《卫气行》诸篇,《素问·痹论》也尝论及,其具体内容可互参。宗气在经中以本篇所论为详,现讨论如下。

(1)生成来源:宗气作为五谷入胃后所出的三隧之一,说明其来源于水谷,生成于胃。又因其出喉咙而行呼吸,又表明宗气通过呼吸出入,纳入自然界清气,呼出体内浊气,所以积于胸中的宗气实际已包含水谷之精气和自然界之清气两部分。

(2)分布部位与作用:宗气积于胸中,贯心脉以行气血,走息道而司呼吸。本篇所云:“宗气积于胸中,出于喉咙,以贯心脉,而行呼吸焉。”《灵枢·五味》云:“其大气之抟而不行者,积于胸中,命曰气海,出于肺,循喉咽,故呼则出,吸则入,天地之精气,其大数常出三入一,故谷不入半日则气衰,一日则气少。”《灵枢·邪气脏腑病形》说:“其宗气上出于鼻而为臭。”《灵枢·海论》亦说:“膻中为气之海。”可见,宗气聚积于胸中,成为胸中之大气,经过呼吸运动,进入血脉,推动营血的运行,成为心肺功能的动力,亦反映了宗气是连接心脏搏动和肺脏呼吸的中心环节。

(3)宗气的诊候部位:《素问·平人气象论》“胃之大络,名曰虚里,贯鬲络肺,出于左乳下,其动应衣,脉宗气也。”说明宗气的诊候部位,位于左乳下心尖搏动处,诊候虚里搏动可测知宗气的盛衰,并反映水谷之海胃及心肺的功能状态。

(4)宗气为病表现:宗气系胸中之大气,其不足可现声低息微,少气懒言之气虚证和无力化生、推动营血生成与运行的血虚、血瘀证;其有余可现胸闷、喘息、面赤等,即《灵枢·海论》所述:“气海有余,则气满胸中,闷息面赤;气海不足,则气少不足以言。”在调治方面,可以益气、行气为法,据宗气出于胃,亦可行补中之法。

【临证指要】

1. 半夏秫米汤治失眠

半夏秫米汤方之立意，在于通经络，和阴阳，临床适用于肠胃湿痰壅滞，营卫失调的失眠证。后世医家演绎经旨，用半夏秫米汤化裁，治不眠之证而奏效者甚众。《千金方》引《集验方》的半夏千里流水汤，治虚烦闷不得眠，即本方的化裁。《千金方衍义》："实则邪气之凑，热则阳气之并。《千金》半夏千里流水汤本乎《灵枢》治阳气盛满不得入于阴，阴虚则目不瞑，故用半夏涤除痰涎，秫米滋培气化，加宿姜、茯苓佐上二味洁净胆腑，生地黄滋水壮阳，枣仁敛津化热，黄芩外疏风木，远志内通壮火，遂流水以下趋，是可无借苇薪之炊矣。"《外台秘要》载《肘后备急方》用千里水煎半夏、秫米、茯苓，以治伤寒虚烦不得眠。《集验方》温胆汤方用半夏、竹茹、枳实、陈皮等药治惊悸失眠，亦获可喜疗效。《温病条辨》："温病愈后，嗽稀痰而不咳，彻夜不寐者，半夏汤主之。"以半夏八钱，秫米二两为方，无秫米可代以薏苡仁，半夏逐痰饮和胃，秫米秉燥金之气而成，故能补阳明燥气之不足，而渗其饮，饮退则胃和，寐可立至。又如《冷庐医话》引手抄本《医学秘旨》，内有治不睡方，云："余尝治一人患不睡，心肾兼补之药遍尝不效。诊其脉，知为阴阳违和，二气不交。以半夏三钱，夏枯草三钱，浓煎服之，即得安睡，仍投补心等药而愈。盖半夏得阴而生，夏枯草得至阳而长，是阴阳配合之妙也。"

2. 宗气理论的应用

张锡纯认为人身之大气即《内经》之宗气，并从理论到临床加以深入发挥。他在《医学衷中参西录》提出："大气即宗气者，亦尝深考《内经》而得之。《素问·平人气象论》曰：胃之大络名虚里，出于左乳下，其动应衣，脉宗气也……是宗气即大气，为其生命之宗主，故又尊之曰宗气。"在临床应用上，自制升陷汤，药用生黄芪、知母、柴胡、桔梗、升麻，治疗胸中大气下陷的气短、喘咳、汗出、吐血、痿证等，效如桴鼓。书载大气下陷一病案：李某，三十二岁，山东恩县人，寓天津河东瑞安街拉洋车为业。症诊：腹中觉饥，未暇吃饭，枵腹奔走七八里，遂呼吸短气，心中发热，懒食，肢体酸软无力，略有动作即觉气短不足以息。脉左弦而兼硬，右部则寸关皆沉而无力。证治：此胸中大气下陷，肝旺又蕴有郁热。胸中大气，原为后天宗气，能代先天元气主持全身，然必赖水谷之气以养。此证因忍饥劳力过度，是以大气下陷，右寸关之沉而无力是其明征也。其举家数口生活皆赖一人劳力，因气陷不能劳力即将断炊，肝胆之中遂多起急火，左脉之弦而坚硬是其明征也。治出拙拟之升陷汤，升补其胸中大气，而辅以凉润之品以清肝胆之热。方：生箭芪八钱，知母五钱，桔梗二钱，柴胡二钱，升麻钱半，生杭芍五钱，龙胆草二钱，共煎一大盅，温服。连服药两剂，诸病脱然全愈。

【原文】

黄帝问于伯高曰：愿闻人之肢节，以应天地奈何？伯高答曰：天圆地方，人头圆足方以应之。天有日月，人有两目。地有九州，人有九窍。天有风雨，人有喜怒。天有雷电，人有音声。天有四时，人有四肢。天有五音，人有五脏。天有六律[(1)]人有六腑。天有冬夏，人有寒热。天有十日[(2)]，人有手十指。辰有十二，人有足十指、茎、垂以应之；女子不足二节，以抱人形[(3)]。天有阴阳，人有夫妻。岁有三百六十五日，人有三百六十节。地有高山，人有肩膝。地有深谷，人有腋腘。地有十二经水，人有十二经脉。地有泉脉，人有卫气。地有草蓂[(4)]，人有毫毛。天有昼夜，人有卧起。天有列星，人有牙齿。地有小山，人有小节。地有山石，人有高骨[(5)]。地有林木，人有募筋[(6)]。地有聚邑，人有䐃肉。岁有十二月，人有十二节。地有四时不生草，人有无子。此人与天地相应者也。

【校注】

(1)六律：即黄钟、太簇、姑洗、夷则、蕤宾、无射，此六种属阳称六律。属阴的六种称六吕。

(2)天有十日：古以天干纪日，有甲乙丙丁戊己庚辛壬癸十天干之日。

(3)以抱人形：指女子怀胎受孕。

(4)草蓂(音 míng)：指地上丛生的草。

(5)高骨：指人身高起之骨，如颧、肩、膝、踝之类。

(6)募筋：据《太素》"募"当作"幕"，与"膜"通。膜筋，即全身之筋膜。

【释义】

本节主要论述人身形态结构和情志、声音的变化，与天地自然界相应的情况，说明了天人相应的道理，体现了人与自然的整体性。

【理论研究】

"天人相应"观是《内经》理论体系的基本观点之一，是在充分吸取中国古代哲学和天文历算等自然科学积极成果的基础上，比较科学地阐述人体的机能、结构和疾病现象，从而确立相应的治疗原则和养生措施。

1. 生命结构应于自然

"人生于地，悬命于天，天地合气，命之曰人，人以天地之气生，四时之法成"(《素问・宝命全形论》)，"生之本，本于阴阳，天地之间，六合之内，其气九州、九窍、五脏、十二节，皆通乎天气"(《素问・生气通天论》)，明确指出了人的生命根于天地阴阳二气，天地六合之内的一切事物，包括人身九窍、五脏、十二大关节等脏腑器官，都与天气息息相通。亦如《灵枢・岁露论》"人与天地相参也，与日月相应也"。

2. 人体生理活动应于自然

人是天地自然界发展变化的产物，人的生理功能是长期适应自然界环境的结果。首先，生命物质的代谢与天体运转规律相应。"阳气者，若天与日"(《素问・生气通天论》)，"气之不得无行也，如水之流，如日月之不休"(《灵枢・脉度》)，以及《灵枢・营卫生会》、《灵枢・营气》等篇均提出以气血为代表的主要生命物质与天空中的日月星辰运转相应相类。体内阴阳二气的升降出入运动也是取法于"清阳为天，浊阴为地"的自然法则，而表现"清阳出上窍，浊阴出下窍；清阳发腠理，浊阴走五脏；清阳实四肢，浊阴归六腑。"(《素问・阴阳应象大论》)体内津液的输布代谢亦"合于四时五脏阴阳"而有天寒衣薄化为溺与气，天暑衣厚化为汗的适应性调节。其次，生理功能与时间相应而呈现出规律性。四时春温、夏热、秋凉、冬寒的气候变化规律，月相盈亏的变化周期，一日之中昼夜晨昏的阴阳周期，人体也呈现出相应的生理节律。经中有《灵枢・营卫生会》、《灵枢・营气》、《灵枢・卫气行》、《灵枢・四时刺逆从论》、《素问・生气通天论》、《素问・六节藏象论》、《素问・八正神明论》等篇，详细论述了人体脏腑的功能活动、气血阴阳的消长变化都存在着时间节律性。其具体内容可参见《营卫・营卫生会》。再次，地理环境与衰旺寿夭相关。地域环境，水土差异可使人出现体质差异，进而影响机体的生理功能，如《素问・五常政大论》说："一州之气，生化寿夭不同，其故何也?岐伯曰：高下之理，地势使然也"。并说明地势高处偏于寒凉，其气收敛，阳不妄泄，而有"高者其人寿"；地势低处偏于温热，气主疏泄，阳易耗散，因而"下者其气夭"。在《素问・异法方宜论》中更详论了五方地域不同所致的体质差异。

3. 疾病的发生发展应于自然

疾病的发生，病变的预后与天时气候、地理环境密切相关。《素问》的七篇运气大论所讨论的"五运六气"学说，通过推演气候变化规律，预测和认识各年的多发病及病证特点。也因四时六淫性质不同和六淫多随四时气血的消长变化侵袭人体相应部位，而呈现出季节性特点。如"春善病鼽衄，仲夏善病胸胁，长夏善病洞泄寒中，秋善病风疟，冬善病痹厥。"（《素问·金匮真言论》）另外，根据疾病与时间的阴阳盛衰可以预测病变预后。如《灵枢·顺气一日分为四时》提出："夫百病者，多以旦慧、昼安、夕加、夜甚"，以说明外感病预后；《素问·脏气法时论》根据时间的五行属性提出五脏病预后，其规律为："夫邪气之客于身也以胜相加，至其所生而愈，至其所不胜而甚，至其所生而持，自得其位而起。"

4. 疾病的治疗应于自然

《内经》依据天、地、人的变化情况，制定适宜的治疗方法，充分体现"天人相应"的整体观念。《素问·脏气法时论》"合人形以法四时五行而治"，《素问·阴阳应象大论》"治不法天之纪，不用地之理，则灾害至矣"，《素问·八正神明论》"法天则地，合以天光"，《素问·异法方宜论》"砭石者亦从东方来……圣人杂合以治，各得其所宜"等，都是法天则地论治疾病的表现。

5. 养生理论应于自然

《内经》却老全形，延年益寿的养生之道，是以顺应天地自然变化规律为基本原则，表现出顺应天时，调和阴阳及形神兼养的调摄之法。如《灵枢·本神》"故智者之养生也，必顺四时而适寒暑，和喜怒而安居处，节阴阳而调刚柔，如是则僻邪不至，长生久视。"《素问·四气调神大论》提出了"春夏养阳，秋冬养阴，以从其根"的择时养生原则等，都是强调在把握人与自然整体之间关系的基础上进行养生，是养生的重要原则。

总之，《内经》"天人相应"观，在认识天象、天气变化对人体气血、经络、腠理、汗液、尿液、脏腑功能变化发生影响的同时，总结了这些变化所具有的一定的节律性，并应用于疾病发生的预测及治疗方面。随着现代科学的日益发展，人们发现"天人相应"理论的原始朴素的形态蕴含有现代系统论、协同论、控制论，尤其是生物控制论、控制医学、控制病理学、气象医学、时间医学、医学地理学等现代医学边缘学科的内容，为现代医学科学研究提供了大量新的课题。

【原文】

黄帝问于岐伯曰：余愿闻持针之数，内针之理，纵舍之意，扦皮开腠理[1]，奈何？脉之屈折，出入之处，焉至而出，焉至而止，焉至而徐，焉至而疾，焉至而入？六腑之输于身者，余愿尽闻。少序别离之处，离而入阴，别而入阳，此何道而从行，愿尽闻其方。岐伯曰：帝之所问，针道毕矣。黄帝曰：愿卒闻之。岐伯曰：手太阴之脉，出于大指之端，内屈循白肉际，至本节之后太渊，留以澹[2]，外屈上于本节，下内屈，与阴诸络会于鱼际，数脉并注[3]，其气滑利，伏行壅骨之下[4]，外屈出于寸口而行，上至于肘内廉，入于大筋之下，内屈上行臑阴，入腋下，内屈走肺，此顺行逆数之屈折也[5]。

心主之脉，出于中指之端，内屈循中指内廉以上，留于掌中，伏行两骨之间。外屈出两筋之间，骨肉之际，其气滑利，上二寸。外屈出行两筋之间，上至肘内廉，入于小筋之下，留两骨之会，上入于胸中，内络于心脉。

黄帝曰：手少阴之脉独无腧何也？岐伯曰：少阴，心脉也。心者，五脏六腑之大主也，精神之所舍也，其脏坚固，邪弗能容也，容之则心伤，心伤则神去，神去则死矣。故诸邪之在心者，皆在于心之包络。包络者，心主之脉也，故独无腧焉。

黄帝曰：少阴独无腧者，不病乎？岐伯曰：其外经病而脏不病，故独取其经于掌后锐骨之端[6]。其余脉出入屈折，其行之徐疾，皆如手少阴心主之脉行也。故本腧者，皆因其气之虚实疾徐以取之，是谓因冲而泻[7]，因衰而补，如是者，邪气得去，真气坚固，是谓因天之序。

黄帝曰：持针纵舍[8]奈何？岐伯曰：必先明知十二经脉之本末，皮肤之寒热，脉之盛衰滑涩。其脉滑而盛者，病日进；虚而细者，久以持；大以涩者，为痛痹；阴阳如一[9]者，病难治。其本末[10]尚热者，病尚在；其热已衰者，其病亦去矣。持其尺，察其肉之坚脆、大小、滑涩、寒温、燥湿。因视目之五色，以知五脏而决死生。视其血脉，察其色，以知其寒热痛痹。

黄帝曰：持针纵舍，余未得其意也。岐伯曰：持针之道，欲端以正，安以静，先知虚实，而行疾徐，左手执骨，右手循之，无与肉果[11]。泻欲端以正，补必闭肤，辅针导气，邪得淫泆，真气得居。黄帝曰：扞皮开腠理奈何？岐伯曰：因其分肉，左别其肤，微内而徐端之，适神不散[12]，邪气得去。

黄帝问于岐伯曰：人有八虚[13]，各何以候？岐伯答曰：以候五脏。黄帝曰：候之奈何？岐伯曰：肺心有邪，其气留于两肘，肝有邪，其气留于两腋。脾有邪，其气留于两髀。肾有邪，其气留于两腘。凡此八虚者，皆机关[14]之室，真气之所过，血络之所游，邪气恶血，固不得住留，住留则伤筋络，骨节机关不得屈伸，故病挛也。

【校注】

(1)扞皮开腠理：指针刺时用手按压并伸展其皮肤纹理，随经取穴，使腠理开泄而入刺之法。

(2)留以澹：借水以比喻脉气会聚于太渊穴处而形成寸口脉的搏动状态。

(3)数脉并注：指手太阴、手少阴、手心主三条经脉会聚流注于手鱼际。

(4)壅骨之下：壅骨指第1掌骨。杨上善曰："壅骨，谓手鱼际骨也。"壅骨之下，指第1掌骨下的大渊穴。

(5)顺行逆数之屈折也：手太阴之脉顺行为从胸走手，至于少商。而经脉之气从拇指之端开始，由手走胸，内行于脏，数次屈折，故云顺行逆数之屈折。

(6)掌后锐骨之端：指神门穴。

(7)因冲而泻：因邪气所冲致脉气亢盛用泻法。

(8)持针纵舍：指针刺时缓用针或不用针的操作方法。

(9)阴阳如一：阴阳脉象相同。

(10)本末：胸腹脏腑为本，经络四肢为末。

(11)无与肉果：果，《甲乙经》作"裹"，可从。此言针刺时疾徐得宜，勿使肌肉缠裹针体而发生滞针。

(12)适神不散：进针时医生神不外驰，病邪可以祛除。

(13)八虚：指两肘、两腋、两髀、两腘八个部位。

(14)机关：即关节，指枢纽或要会的地方。八虚部位是人体活动的枢纽，称为机关之室。

【释义】

本节主要论述：①手太阴之脉、手心主脉气从手指端的井穴而出，从手走胸而内行于脏，即所谓"逆数之屈折也"。②心为五脏六腑之大主，其脏坚固，不容邪气侵害，一旦受邪，则心伤神去而死亡，故曰无腧，有邪以心主之脉而代之。③针刺操作方法。④四肢的两腋、两肘、两髀、两腘称八虚，与五脏密切相关，五脏的病变可以在其相应部位上表现出症状，从而通过观察外在八虚的表现推断内在之病。如心肺病则肩肘痛，肝病则腋下胁肋痛，脾病两髀下肢痛，肾病腰膝痛等。

【理论研究】

八虚候五脏

本篇所论八虚以候五脏的理论，反映了五脏受邪发病可以在其相应的部位上表现出症状，从而通过观察其外在表现推断内在疾病。如张介宾《类经·疾病类》所云："人之五脏，惟肺与心居于膈上，其经属手，肝脾肾俱在膈下，其经属足，故肺心有邪，乘虚而聚，其气必留于两肘，在肺则尺泽，在心则少海之次。肝与胆合，其经至足而上，皆行胁腋之间，故肝邪乘虚而聚者，其气当留于两腋，即期门、渊液等穴之次。脾与胃合，其脉皆自胫股上出冲门、气门之间，故邪气留于髀胯间者，知为脾经之病。肾与膀胱为表里，其经皆出膝后阴谷、委中之间，故邪气留于两腘者，知为肾经之病。"有关五脏受邪的外应部位，《素问·金匮真言论》又有"东风生于春，病在肝，俞在颈项；南风生于夏，病在心，俞在胸胁；西风生于秋，病在肺，俞在肩背；北风生于冬，病在肾，俞在腰股；中央为土，病在脾，俞在脊"之论，《素问·脉要精微论》根据五脏为身形强壮之根本，强调背与胸中心肺、腰与肾的密切关系。可见，五脏病变可在四肢八溪表现出相应的征象，为临床辨证提供了理论依据。如心肺病出现肩肘痛，肝病出现腋下胁肋胀痛，脾病下肢困重，肾病腰膝酸软等；同时，肢体的病变，亦可根据病变部位，选用相应的归经药物。如肩肘痛选入肺经之桑枝、入心经之桂枝；腋下及胁肋胀痛选入肝胆经之柴胡、郁金；髀胯重痛选入脾经之生苡仁；膝腘痛而无力选入肾经之牛膝等，均为临床所习用。

（鞠宝兆）

通天第七十二

【篇解】

本篇认为，人体的体质有阴阳气血偏多偏少之分，而这种差异皆出于先天禀赋，所以篇名"通天"。

【提要】

本篇根据禀赋的不同，把人划分为太阴、少阴、太阳、少阳、阴阳和平等五种不同类型，并分别叙述了每一类型的性格、体质和形态等特征，提出了每一类人的治疗原则。

【原文】

黄帝问于少师曰：余尝闻人有阴阳，何谓阴人，何谓阳人？少师曰：天地之间，六合之内，不离于五，人亦应之，非徒一阴一阳而已也，而略言耳，口弗能遍明也。黄帝曰：愿略闻其意，有贤人圣人，心能备而行之乎？少师曰：盖有太阴之人，少阴之人，太阳之人，少阳之人，阴阳和平之人。凡五人者，其态不同，其筋骨气血各不等。黄帝曰：其不等者，可得闻乎？少师曰：太阴之人，贪而不仁，下齐湛湛(1)，好内而恶出(2)，心和而不发(3)，不务于时，动而后之(4)，此太阴之人也。少阴之人，小贪而贼心，见人有亡(5)，常若有得，好伤好害，见人有荣，乃反愠怒，心疾而无恩(6)，此少阴之人也。太阳之人，居处于于(7)，好言大事，无能而虚说，志发于四野(8)，举措不顾是非，为事如常自用(9)，事虽败而常无悔，此太阳之人也。少阳之人，諟谛(10)好自贵，有小小官，则高自宜(11)，好为外交而不内附，此少阳之人也。阴阳和平之人，居处安静，无为惧惧，无为欣欣，婉然从物(12)，或与不争，与时变化，尊则谦谦，谭而不治(13)，是谓至治(14)。古人善用针艾者，视人五态乃治之，盛者泻之，虚者补之。

【校注】

(1)下齐湛湛：马莳注："内存阴险，外假谦虚，貌似下抑整齐。"

(2)好内而恶出:内,即“纳”,出即拿出给予别人。全句意指愿意占人家的便宜而不愿给予别人。

(3)心和而不发:心和,《甲乙经》作“心抑”。心抑而不发,指心情抑郁而不外露。

(4)动而后之:即后而动之,观察别人行动而后再自己行动。

(5)亡:指损失、不幸之事。

(6)心疾而无恩:心疾,心怀嫉妒;无恩,对人毫无恩情。

(7)于于:得意自足貌。

(8)志发于四野:意思是到处宣扬自己,恐人不知。

(9)为事如常自用:指常常意气用事,自以为是。

(10)堤谛(音 shì dì):张介宾注:“审而又审也。”形容作事精细,再三思考方行。

(11)宜:《甲乙经》作“宣”,当从之。

(12)婉然从物:意思是善于顺从事物的发展规律。

(13)谭而不治:谭,同“谈”。谭而不治意思是用说服的方法而不是暴力压服。

(14)至治:至,极也。至治指极好的治理方法。

【释义】

本节描述了太阴之人、少阴之人、太阳之人、少阳之人、阴阳和平之人的性格特征和思想品德,指出五态之人的施治原则。

【原文】

黄帝曰:治人之五态奈何?少师曰:太阴之人,多阴而无阳,其阴血浊,其卫气涩,阴阳不和,缓筋而厚皮,不之疾泻,不能移之。少阴之人,多阴少阳,小胃而大肠,六腑不调,其阳明脉小而太阳脉大,必审调之,其血易脱,其气易败也。太阳之人,多阳而少阴,必谨调之,无脱其阴,而泻其阳,阳重脱者易狂(1),阴阳皆脱者,暴死不知人也。少阳之人,多阳少阴,经小而络大,血在中而气外,实阴而虚阳,独泻其络脉则强,气脱而疾,中气不足,病不起也。阴阳和平之人,其阴阳之气和,血脉调,谨诊其阴阳,视其邪正,安容仪,审有余不足,盛则泻之,虚则补之,不盛不虚,以经取之。此所以调阴阳,别五态之人者也。

【校注】

(1)阳重脱者易狂:虚阳浮越,易发狂躁,为阳气欲脱之兆。

【释义】

本段叙述了太阴之人、少阴之人、太阳之人、少阳之人、阴阳和平之人的生理特点和刺治时应注意的问题。

【原文】

黄帝曰:夫五态之人者,相与毋故(1),卒然新会,未知其行也,何以别之?少师答曰:众人(2)之属,不如五态之人者,故五五二十五人,而五态之人不与焉。五态之人,尤不合于众者也。黄帝曰:别五态之人奈何?少师曰:太阴之人,其状黮黮然(3)黑色,念然下意(4),临临然(5)长大,腘然未偻(6),此太阴之人也。少阴之人,其状清然窃然(7),固以阴贼(8),立而躁崄(9),行而似伏,此少阴之人也。太阳之人,其状轩轩储储(10),反身折腘(11),此太阳之人也。少阳之人,其状立则好仰,行则好摇,其两臂两肘则常出于背,此少阳之人也。阴阳和平之人,其状委委然(12),随随然(13),颙颙然(14),愉愉然(15),暶暶然(16),豆豆然(17),众人皆曰君子,此阴阳和平之人也。

【校注】

(1)相与毋故：意思是素不相识。

(2)众人：指“阴阳二十五人”。

(3)黮黮然：黮(音珍)，原义是形容黑色的桑椹。黮黮然形容人的外貌肤色之黑。

(4)念然下意：外表卑下恭顺的样子。

(5)临临然：临，居高处朝向低处。临临然，形容个子高大貌。

(6)腘然未偻：形容假装卑躬屈膝的姿态，并无伛偻之疾。

(7)清然窃然：清然，形容似乎很清高的样子；窃然，形容行动鬼祟的样子。张介宾注：“清然者，言似清也。窃然者，行如鼠雀也。”

(8)固以阴贼：很难改变阴险害人之贼心。

(9)立而躁崄：指站立时躁动不安。崄，同“险”。

(10)轩轩储储：张介宾注：“轩轩，高大貌，犹俗谓轩昂也。储储，畜积貌，盈得自得也”。

(11)反身折腘：张介宾云：“言仰腰挺腹，其腘似折，是皆妄自尊大之状。”

(12)委委然：雍容自得，落落大方的样子。

(13)随随然：即随遇而安的意思。

(14)颙颙然：温和谦虚、严正不阿的样子。

(15)愉愉然：和颜悦色的样子。

(16)暶暶然：形容目光和善慈祥的样子。

(17)豆豆然：形容动作有条不紊，举止井井有序的样子。

【释义】

本节描述了阴阳五态人的外观形态及心理气质特征。

【理论研究】

阴阳五态人的体质特点

本篇以个体阴阳含量的不同，将人体体质分为多阴而无阳的太阴之人，多阴少阳的少阴之人，多阳而少阴的太阳之人，多阳少阴的少阳之人和阴阳气和的阴阳和平之人。并分别描述了每一种人的生理特征、心理特性、行为特点等见下表(下篇表-12)。

下篇表-12　阴阳五态体质分类表

体质类型	阴阳含量	生理特征	心理特性	行为特点
太阴之人	多阴无阳	阴血浊，卫阳涩，阴阳不和，缓筋厚皮，黮黮然黑色，临临然长大	贪而不仁，下齐湛湛，好内而恶出，心和而不发，不务于时，动而后之	念然下意，腘然未偻
少阴之人	多阴少阳	小胃而大肠，六腑不调，阳明脉小，太阳脉大	小贪而贼心，见人有亡，常若有得，好伤好害，见人有荣，乃反愠怒，心疾而无恩	清然窃然，固以阴贼，立而躁崄，行而似伏
太阳之人	多阳少阴		居处于于，好言大事，无能而虚说，志发于四野，举措不顾是非，为事如常自用，事虽败而常无悔	轩轩储储，反身折腘

续表

体质类型	阴阳含量	生理特征	心理特性	行为特点
少阳之人	多阳少阴	经小而络大,血在中而气在外,实阴而虚阳	谌谛好自贵,有小小官,则高自宜,好为外交而不内附	立则好仰,行则好摇,其两臂两肘则常出于背
阴阳和平之人	阴阳气和	血脉调	居处安静,无为惧惧,无为欣欣,婉然从物,或与不争,与时变化,尊则谦谦,谭而不治,是谓至治	委委然,随随然,颙颙然,愉愉然,𪾢𪾢然,豆豆然,众人皆曰君子

以阴阳之气的多少来说明人体的各种生命现象,是中医学人体观的一个基本思想,体现在中医学的生理、病理、诊断和治疗等各个方面。由于个体间存在阴阳含量的不同,从而导致了个体在形态、功能、心理以及对外界适应能力、方式等方面的差异性,它在一定程度上揭示了人体部分生命现象的本质特征,也是中医理论用以说明和论证人体某些生命现象的根本途径和方法,因而成为《内经》区分人群个体体质差异性的一个重要方法。本篇所阐述的体质分型法对我们现代进行体质学研究具有深刻的启迪意义[1]。

【临证指要】

视人五态乃治之

本篇在揭示人体阴阳五态体质分类的基础上,指出"古之善用针艾者,视人五态乃治之"的治病原则。具体来说,对太阴之人"不亡疾泻,不能移之",对少阴之人"必审调之",对太阳之人"必谨调之,无脱其阴,而泻其阳",对少阳之人"独泻其络脉则强",对阴阳和平之人"审有余不足,盛则泻之,虚则补之,不盛不虚以经取之"。这些记述的基本精神是审体质而论治。

匡调元认为,"治病必求其本,本于体质",体质在疾病的易感性、发病的倾向性及病变的转归、预后等方面具有重要的制约作用。诚如章楠所言:"六气之邪,有阴阳不同,其伤人也,又随人身阴阳强弱变化而为病"。[2]体质影响了证的形成,个体体质的特殊性,往往导致机体对某种疾病因素的易感性。具有相似性质的事物间存在着一种相互类聚、相互亲合、相互同化、相互融合的现象,古人称之为"同气相求"。特殊体质与相应病邪之间就存在着这种同气相求现象。如痰湿型体质易感湿邪,湿聚生痰,易患冠心病、高血压等以痰湿证候为主要表现的疾病。随着疾病的发展,证也随之变化,但证的变化趋向一般由体质决定。与痰湿体质密切相关的冠心病在发病过程中,受痰湿体质内在特性所制约。可见,证的产生、类型、传变和转归,无不受着内在体质的制约。因此治病求本,本乎体质。《伤寒论》18条曰:"若酒客病,不可与桂枝汤,得之则呕,以酒客不喜甘故也。"桂枝汤治太阳中风效如桴鼓,但若酒客(湿热之体)中风,误服之,非但无效,反而生变。经文示人:医生治病不仅讲究方证合拍,更须考虑体质情况,体质有异,治疗应变通。临床上"同病异质"、"同质异病",乃是"同病异治"、"异病同治"的理论机制,故匡氏进一步提出"辨质论治"的概念。同是外感热病,"迟冷质"者以恶寒重,无汗而脉不浮反沉为特征,治宜助阳解表;"倦㿠质"者以气虚汗出,浑身酸痛为特征,治宜补气解表;"燥红质"者,以发热口渴,咽痛咽干,舌红苔黄为特征,治宜滋阴解表;"腻滞质"者以恶寒发热,无汗咳喘,痰多而稀,不渴饮,苔滑润为特征,治宜化饮解表,等等。这样的例子是屡见不鲜的。

故匡氏强调，临证治病必须灵活机动，将辨证论治与辨质论治结合起来，才能切中病机，提高疗效，并能增强体质达到预防其复发的目的[2]。

（王庆其）

参考文献

[1] 王琦. 中医体质学. 北京：中国医药科技出版社，1995：50.

[2] 匡调元. 人体体质学. 上海：上海中医学院出版社，1991：244.

九针论第七十八

【篇解】

九为数之极，古人制针具取其与天地阴阳数之极相应而为九种，以表明其用途广泛，无所不治，名为九针。本篇主要讨论九针的制法及其用途等，故篇名"九针论"。

【提要】

1. 阐述了九针的产生、命名、形制及其主治与禁忌。
2. 论述了身形应九野及针刺之忌日。
3. 论述了形志苦乐所生之病及治法之宜。
4. 阐述了脏腑生理病理及气味等五行归类。
5. 论述了六经气血多少及表里相合。

【原文】

黄帝曰：余闻九针于夫子，众多博大矣，余犹不能寤，敢问九针焉生？何因而有名？岐伯曰：九针者，天地之大数也，始于一而终于九(1)。故曰：一以法天，二以法地，三以法人，四以法时，五以法音，六以法律(2)，七以法星，八以法风，九以法野。

黄帝曰：以针应九之数奈何？岐伯曰：夫圣人之起天地之数也，一而九之，故以立九野，九而九之，九九八十一，以起黄钟数(3)焉，以针应数也。一者，天也。天者，阳也。五脏之应天者肺，肺者，五脏六腑之盖也。皮者，肺之合也，人之阳也。故为之治针，必以大其头而锐其末，令无得深入而阳气出。二者，地也。人之所以应土者，肉也。故为之治针，必筩其身而员其末，令无得伤肉分，伤则气得竭。三者，人也。人之所以成生者，血脉也。故为之治针，必大其身而员其末，令可以按脉勿陷，以致其气，令邪气独出。四者，时也。时者，四时八风之客于经络之中，为瘤病(4)者也。故为之治针，必筩其身而锋其末，令可以泻热出血，而痼病竭。五者，音也。音者冬夏之分，分于子午(5)，阴与阳别，寒与热争，两气相搏，合为痈脓者也。故为之治针，必令其末如剑锋，可以取大脓。六者，律也。律者，调阴阳四时而合十二经脉，虚邪客于经络而为暴痹者也。故为之治针，必令尖如氂，且员且锐，中身微大，以取暴气。七者，星也。星者人之七窍，邪之所客于经，而为痛痹，舍于经络者也。故为之治针，令尖如蚊虻喙，静以徐往，微以久留，正气因之，真邪俱往，出针而养者也。八者，风也。风者，人之股肱八节(6)也。八正(7)之虚风，八风伤人，内舍于骨解腰脊节腠理之间，为深痹也。故为之治针，必长其身，锋其末，可以取深邪远痹。九者，野也。野者，人之节解皮肤之间也。淫邪流溢于身，如风水之状，而溜不能过于机关大节者也。故为之治针，令尖如挺，其锋微员，以取大气之不能过于关节者也。

黄帝曰：针之长短有数乎？岐伯曰：一曰镵针者，取法于巾针，去末寸半，卒锐之，长一寸六分，主热在头身也。二曰员针，取法于絮针，筩其身而卵其锋，长一寸六分，主治分间气。三曰鍉针，取法于黍粟之锐，长三寸半，主按脉取气令邪出。四曰锋针，取法于絮针，筩其身锋其末，长一寸六分，主痈热出血。五曰铍针，取法于剑针，广二分半，长四寸，主大痈脓，两热争者也。六曰员利针，取法于氂针，微大其末，反小其身，令可深内也，长一寸六分，主取痈痹者也。七曰毫针，取法于毫毛，长一寸六分，主寒热痛痹在络者也。八曰长针，取法于綦针，长七寸，主取深邪远痹者也。九曰大针，取法于锋针，其锋微员，长四寸，主取大气不出关节者也。针形毕矣，此九针大小长短法也。

黄帝曰：愿闻身形应九野奈何？岐伯曰：请言身形之应九野也，左足应立春，其日戊寅己丑。左胁应春分，其日乙卯。左手应立夏，其日戊辰己巳。膺喉首头应夏至，其日丙午。右手应立秋，其日戊申己未。右胁应秋分，其日辛酉。右足应立冬，其日戊戌己亥。腰尻下窍应冬至，其日壬子。六腑膈下三脏应中州[8]，其大禁，大禁太一所在之日[9]及诸戊己[10]。凡此九者，善候八正所在之处，所主左右上下身体有痈肿者，欲治之，无以其所直之日溃治之，是谓天忌日也。

【校注】

(1)始于一而终于九：一为数之始，九为数之极，用数字来推演天地阴阳动静的变化，其一、三、五、七、九单数为阳，止于九。二、四、六、八、十偶数为阴，止于十。但十是九与一的相加之数，也是一的开端。

(2)律：指六律，即黄钟、太簇、姑洗、蕤宾、夷则、无射。

(3)黄钟数：黄钟为六律之一，其音宫，管长九寸而应于土。古代以黍粒纵长度来作分，九分为一寸，黄钟长九寸，计数为九九八十一粒黍的长度，故黄钟数为八十一。

(4)瘤病：据《甲乙经》及《灵枢·九针十二原》、《灵枢·官针》等篇，皆言锋针能取痼疾，“瘤”作“痼”为是。痼病，指顽固性疾病。

(5)音者冬夏之分，分于子午：音指五音，比象五数，位居中央。据九宫数的位置，一为坎宫，位于北方，时令为冬至，地支为子；九为离宫，位于南方，时令为夏至，地支为午。五数位居中宫，于坎离子午之间，阴阳由此而分。

(6)股肱八节：股指由膝至胯；肱指由肘至肩。八节指两腋、两肘、两髀(两髋)、两腘。

(7)八正：指立春、立夏、立秋、立冬、春分、秋分、冬至、夏至八个节气。

(8)六腑膈下三脏应中州：六腑及膈下肝脾肾三脏皆在腹中，与九州中央的中州相应。

(9)大禁太一所在之日：大禁指针刺的重要禁忌之日。太一指北斗星，古人以北斗转动所指的不同方向来确定节气。太一所在之日，为太一移居各宫之日，亦即四时交换八节的那一天。

(10)诸戊己：戊己二天干五行属土，其日为中宫土旺用事，太一还居中宫之期亦为禁针之日。

【释义】

本节主要论述：①九针的名称、形状及主治范围。九针的制作，是以“天人相应”的观点，取类比象的方法，适用于千变万化的疾病。②身形应九野。人身头首四肢两胁及腰尻下窍，与四方四隅及中央九个方位相应，每个方位代表不同的时令节气，可用八卦、天干、地支加以说明，反映身形的阴阳五行属性及与九野或九宫的对应关系。③针刺的“天忌日”。

【理论研究】

1. 九针的形态、功能与主治

本篇的九针之论，是首篇《九针十二原》论九针的继续，《素问·针解》也作了类似的论述。综合数篇所载，对创制九针的主意及九针的形状、规格、使用方法和适应证更为明晰。

（1）九针之形：九针是指九种医疗用具，包括长、短、大、小的针具和按摩用的圆棒及外科割治用的手术刀。一曰镵针：长一寸六分，形似箭头，头大末锐，当末端一分处收下，形成尖端。后人称为“箭头针”，近人在此基础上发展为皮肤针。二曰员针：长一寸六分，针体呈圆柱形，针头呈卵圆形的短形导管，后人称此为“圆头针”。三曰鍉针：针长三寸半，头如箭簇，似黍粟之圆形，近人称为“推针”，相当于现在的探针。四曰锋针：长一寸六分，针身圆柱形，针头锋利呈三棱锥形，后人称为“三棱针”。五曰铍针：长四寸，宽二分半，形如剑，实为形似短剑的两刃刀，后人称为“剑头针”。六曰员利针：长一寸六分，尖端锐利，中部略粗大，针身反细小，圆而且利，使能深刺。七曰毫针：长一寸六分或三寸六分，针细而长，形如毫毛，尖端锐利如蚊虻之喙，是临床治病最常用的针具，又有“微针”或“小针”之称。八曰长针：长七寸，针身细长，尖锐而锋利，也是针刺的常用针，后人称为“环跳针”，近人又发展为芒针。九曰大针：长四寸，针身粗圆，后人多用作火针。

（2）九针之应用：古人早有“伏羲画八卦、制九针”的记载，“九”为数之极，古人制九针以与黄钟之数相应，是为了能适应各种疾病的治疗。如《类经》注：“自一至九，九九八十一而黄钟之数起焉。黄钟为万事之本，故针亦应之而用变无穷也。”《内经》本身也反应了九针是多种医疗器具，是用于针灸、点刺放血、下火针、疏通漏管、脓包穿刺、切开引流、腹腔穿刺放水、截肢手术等一套较齐全的医疗器具。其形态不同而功用各异，即《灵枢·官针》所说：“九针之宜，各有所为，长短大小，各有所施也。”

1）镵针：浅刺皮肤，可泻阳分邪气，一般用于治头身之热，也可用于病灶范围小，病情较浅的外科手术。

2）员针：为按摩用具，能揩摩肌肉以泻分肉间邪气，亦能按压经脉腧穴以疏通经脉气血，还可用作导管放血、放水、放脓等，有多种用途。

3）鍉针：为按压穴位用具，通过按压经脉腧穴导利脉气，适用于血脉病证；也能用于探查脓疱深浅，开大疮口，输通漏管起探针的作用；以其有引正气、祛邪气之功，可用于正气不足的病证。

4）锋针：能点刺放血以泄邪热，适于血脉顽证。可用来挑破脓疱放出脓血，又能穿刺痈疽等深部脓腔排放脓液，如《灵枢·玉版》：“故其已成脓血者，其唯砭石铍锋之所取也”。

5）铍针：为外科手术用具，多用于痈脓外症割治，有切开痈肿、排放脓液、截肢、剖腹等多种功能。

6）员利针：用于经络不通，气血壅闭所致痈肿、暴痹的深刺。

7）毫针：因针细而长，深刺而痛感较轻，能长时间留针，有通调经络、散邪气、养正气的作用，用以治疗寒热痛痹等病和邪浅在络脉的病证。

8）长针：用以治疗深部邪气与久痹。

9）大针：主要用于泻水，治关节积液。

在针具的选取方面，《灵枢·官针》提出：“凡刺之要，官针最妙，九针之宜，各有所为，长短大小，各有所施也。不得其用，病弗能移，疾浅针深，内伤良肉，皮肤为痈；病深针浅，病气不泻，支为大脓。病小针大，气泻太甚，疾必为害；病大针小，气不泄泻，亦复为败。失针之宜，大者泻，小者不移，已言其过，请言其所施。病在皮肤无常处者，取以镵针于病所，肤白勿取。病在分肉间，取以员针于病所。病在经络痼痹者，取以锋针。病在脉，气少当补之者，取以锓针于井荥分输。病为大脓者,取以铍针。病痹气暴发者,取以员利针。病痹气痛而不去者,取以毫针。病在中者,取以长针。病水肿不能通关节者,取以大针。病在五脏固居者,取以锋针,泻于井荥分输,取以四时。"《灵枢·刺节真邪》亦云:"刺痈者用铍针,刺大者用锋针,刺小者用员利针,刺热者用镵针,刺寒者用毫针也。"说明,九针的选用可根据病位、病性来确定,病在皮肤、分肉、脉络之浅者,可取镵针、员针和锋针;病在骨节、关节、脏腑之深位者取员利针、长针、大针。病属正气不足之虚证,可取锓针、员针以致其气;病属邪气有余之实证,可取铍针、锋针、员利针以排脓、逐痹、放水去实邪。病情较轻可用员针、毫针.病情较重可用铍针、锋针、大针。

2. 针刺忌日

《内经》中有多篇记载干支日与脏腑身形和治疗的关系,干支日的宜刺与禁刺的论述,属于"人与自然相统一"和"因时制宜"的范畴。天忌日是指太一所值之日和戊己日,也就是四时交换八节之日(立春、立夏、立秋、立冬、春分、秋分、夏至、冬至)及太一还居中宫之期。其理论依据如《素问·八正神明论》所述:"星辰者,所以制日月之行也;八正者,所以候八风之虚邪以时至者也;四时者,所以分春秋冬夏之气所在,以时调之也,八正之虚邪,而避之勿犯也。以身之虚,逢天之虚,两虚相感,其气至骨,入则伤五脏,工候救之,弗能伤也,故曰天忌不可不知也。"所谓天之虚,即《灵枢·岁露论》所言:"乘年之衰,逢月之空,失时之和……是谓三虚。"说明八节是八正虚邪易侵机体之时,当此之时,宜谨养正气,防御外邪,治勿伤正,亦即"天寒无刺,天温无疑,月生无泻,月满无补,月廓空无治,是谓得时而调之。"(《素问·八正神明论》)《灵枢·五禁》亦论及不可刺之时,"甲乙日自乘,无刺头,无发蒙于耳内。丙丁日自乘,无振埃于肩喉廉泉。戊己日自乘四季,无刺腹去爪利水。庚辛日自乘,无刺关节于股膝。壬癸日自乘,无刺足胫。是谓五禁。"所谓"自乘",即天干所值之日,如甲乙日应头,则甲乙日为"头"的自乘日,易为邪袭而当禁。张介宾又提出人气所在之时不可刺,与天忌之时互相发挥。他说:"人气所在不可以刺,恐伤其旺气也。正月在左足之少阳,二月在左足之太阳,三月在左足之阳明,刺所当忌也。四月在右足之阳明,五月在右足之太阳,六月在右足之少阳,刺所当忌。七月在右足之少阴,八月在右足之太阴,九月在右足之厥阴,皆当忌刺。十月在左足之厥阴,十一月在左足之太阴,十二月在左足之少阴,皆当忌刺。愚按:本篇但言人气在足之刺忌而不言手者,盖言足之十二支,则手之十干可类推矣。故甲乙丙在左手之少阳太阳阳明,己戊丁在右手之少阳太阳阳明,庚辛在右手之少阴太阴,癸壬在左手之少阴太阴,皆不可以刺也。"(《类经·经络类·三十四》)可见《内经》法时而治的思想,在针刺治疗当中,有着比较详细的宜刺与忌刺论述。但天忌日理论,目前临床已多不讲求,其科学价值,尚有待于进一步研究。

【临证指要】

九针是古代多种医疗器具的总称,《内经》本身就有用铍针或镵针切开排脓治"猛疽",用铍针截肢治"脱痈",用铍针与竹筒配合放腹水的应用实例。其主要针具的毫针仍有"众穴主持"的作用,而为"三百六十穴之针",适用于各种疾病的治疗,并可配合药物、电、空气等成为水针疗法、电针疗法、气针疗法等,提高针刺疗效。锋针亦即现在三棱针的前身,是点刺放血的主要针具,具有通经活络,开窍泄热,消肿止痛的作用,凡各种实证、热证、郁血和经络阻滞、疼痛等均可应用,适应证较多。其他针具的发展,如铍针与割刀,镵针与皮肤针,长针与芒针,大针与火针,锓针与推针,均表现了针具的改进,扩大了临证使用范围。

有关针刺忌日理论,也是因时而刺的体现,强调临床针刺时应根据日月星辰、四时八正之气而刺，以顺四时而刺为从，反四时而刺为逆，并以此作为针刺疗法的基本法则之一，有着一定的理论和临证意义。

【原文】

形乐志苦，病生于脉，治之以灸刺。形苦志乐，病生于筋，治之以熨引[(1)]。形乐志乐，病生于肉，治之以针石。形苦志苦，病生于咽喝，治之以甘药。形数惊恐，筋脉不通，病生于不仁，治之以按摩醪药，是谓形[(2)]。

五脏气：心主噫[(3)]，肺主咳，肝主语[(4)]，脾主吞，肾主欠。

六腑气：胆为怒，胃为气逆哕，大肠小肠为泄，膀胱不约为遗溺，下焦溢为水。

五味：酸入肝，辛入肺，苦入心，甘入脾，咸入肾，淡入胃。是谓五味。

五并：精气并于肝则忧，并于心则喜，并于肺则悲，并于肾则恐，并于脾则畏。是谓五精之气，并于脏也。

五恶：肝恶风，心恶热，肺恶寒，肾恶燥，脾恶湿。此五脏气所恶也。

五液：心主汗，肝主泣，肺主涕，肾主唾，脾主涎。此五液所出也。

五劳：久视伤血，久卧伤气，久坐伤肉，久立伤骨，久行伤筋。此五久劳所病也。

五走：酸走筋，辛走气，苦走血，咸走骨，甘走肉，是谓五走也。

五裁：病在筋，无食酸；病在气，无食辛；病在骨，无食咸；病在血，无食苦；病在肉，无食甘。口嗜而欲食之，不可多也，必自裁也，命曰五裁。

五发：阴病发于骨，阳病发于血，以味发于气[(5)]，阳病发于冬，阴病发于夏。

五邪：邪入于阳则为狂，邪入于阴则为血痹，邪入于阳，转则为癫疾，邪入于阴，转则为瘖。阳入于阴病静，阴出于阳病喜怒。

五藏：心藏神，肺藏魄，肝藏魂，脾藏意，肾藏精志也。

五主：心主脉，肺主皮，肝主筋，脾主肌，肾主骨。

阳明多血多气，太阳多血少气，少阳多气少血，太阴多血少气，厥阴多血少气，少阴多气少血。故曰刺阳明出血气，刺太阳出血恶气，刺少阳出气恶血，刺太阴出血恶气，刺厥阴出血恶气，刺少阴出气恶血也。

足阳明太阴为表里，少阳厥阴为表里，太阳少阴为表里，是谓足之阴阳也。手阳明太阴为表里，少阳心主为表里，太阳少阴为表里，是谓手之阴阳也。

【校注】

(1)熨引：熨，即药熨；引，即导引。

(2)是谓形：从上下文义分析，当从《素问·血气形志》作“是谓五形志也”，为是。

(3)心主噫：噫，即嗳气；《说文》：“饱食息也。”《素问释义》注《素问·宣明五气》云：“噫为脾病而出于心，子传母也，火土之郁，气不得伸，则噫出之。”

(4)肝主语：肝性条达，语之可舒畅其气。如《素问经注节解》注《素问·宣明五气》云：“语者，所以畅中之郁也。肝喜畅而恶郁，故为语以宣畅气机之郁。”

(5)以味发于气：“以味”二字，与上下句例不侔。应依日刻本及《素问》改作“阴病发于肉”，为是。

【释义】

本节主要论述形志苦乐的病治所宜，脏腑生理病理及气味等五行归类，六经气血多少与表里相合关系。

1. 形志苦乐为病与治法

形体的劳逸，精神情绪的变化，都能影响气血的运行和脏腑功能活动，从而引起不同的病理变化，伤及机体不同的部位，因此，治疗措施也必须进行相应的调整。如形体安逸而精神情志劳伤者，病多生于神明之脏心所主的血脉，致气血留滞，故当治以灸刺而通血脉；相反，情志和调而形体过劳，病生于肢体之筋，治宜药熨、导引，以使气血调和，肢体伸展自如。若形体、情志皆休闲安逸，病生于肉而多发痈脓，治宜砭石；若形体、情志皆劳伤，病生咽嗌，内脏虚损，治宜甘药调补；若情志数有惊恐致气血散乱，经络不通的肌肉顽麻不仁，治宜内外结合，外以按摩导气行血，内服醪药以养正除邪。

2. 脏腑生理病理及气味等五行归类

本段以五脏为中心，讨论了五脏六腑气机失调的病理特点和五脏分主五液、五形、五神以及五味入五脏走五形、五气伤五脏、五劳五味伤五形、五病所发、五邪致病等内容，反映了藏象学说是以五脏为中心的五大功能活动系统的特点，可谓是藏象学说的概要。如心脏系统，生理上藏神，主脉，在液为汗，所喜之味为苦，所恶之气为热；病理上心脏之气失调则噫，小肠气失调则泄，精气并心则喜，久视劳伤心血，为病多在血分而发狂，治疗不宜多食苦。说明五脏系统虽以脏腑为基本要素，与皮肉筋骨脉等形体组织以及自然界的各种因素之间，存在着有机联系，形成一个大的有机整体，共同完成人体协调的功能活动。

3. 六经气血多少与表里关系

六经气血多少之不同，与脏腑生理功能密切相关，也反映"天人相应"的整体观观念。其内容还见于《素问·血气形志》、《灵枢·五音五味》。经脉气血的多少，直接关系到针刺深浅补泻与留针时间，同时为经脉的表里相合关系奠定了基础，如太阳多血少气与少阴多气少血，构成阴阳气血协调平衡的表里配合关系。

【理论研究】

1. 形志苦乐与病治所宜

形体的劳逸，精神情绪的改变，都能影响气血运行及脏腑功能活动，从而引起不同的生理病理变化，因而治疗措施也必须进行相应调整。如精神思虑忧郁苦闷，形体逸居饱暖的形乐志苦之人，多致气血异常的血脉病，治宜针灸，以疏通经络，调和气血；而形苦志乐之人，内在气血无碍，但外在形体筋肉劳伤，治宜温熨导引，以疏利筋肉。形志苦乐虽可单独为患，亦可相互影响，情志伤人多以先伤本脏气机，次伤他脏精神为特点，如怒可致肝气上逆，久则耗伤肾精，损伤肾志，即《灵枢·本神》："肾盛怒而不止则伤志。"喜可耗散心气，久则影响肺金，损伤肺魄，终致"毛悴色夭"，形体败坏。而形体劳倦，首先伤及筋骨肌肉，进一步内耗精气，如本篇"久视伤血，久卧伤气，久坐伤肉，久立伤骨，久行伤筋"之论，又如《素问·举痛论》："劳则喘息汗出，外内皆越，故气耗矣。"由于形神之间的密切关系，无论形劳，还是志伤，终致形神两伤。如《素问·疏五过论》所述的"脱营"与"失精"两证，均为贫富贵贱的社会地位变迁，使心志屈辱抑郁，神气不畅，导致内在精气耗损，外在形体失养。虽然初期"不在脏腑，不变躯形"，但内在精神情志的抑郁不伸，造成营血不生，血脉虚减，精华日損，久则形体败坏，故治疗必须审因论治，调畅精神情志为急务。可见，人体生命活动的正常进行，是形神关系的和谐统一，而人体病理变化则是形神关系失调的表现，因此，在诊治疾病过程中，必须全面审察形体劳损和精神情志内伤，以确立准确的治疗法则。

2. 六经气血多少

《内经》有关六经气血多少的论述，见于《素问·血气形志》、《灵枢·五音五味》及本篇，三处所载气血多少有异。《灵枢·经水》记载了各经针刺的深度和留针时间的长短，《太素·

卷十·任脉》、《太素·卷十九·知形志所宜》和《甲乙经·卷一·十二经水》、《甲乙经·卷一·阴阳二十五人形性血气不同论》亦均收入此项内容，但三书各篇之间，记载多不一致，现对照比较如下表（下篇表-13）。

下篇表-13 六经气血多少异说对照表

	厥 阴	少 阳	少 阴	太 阳	太 阴	阳 明
灵枢·九针论	多血少气	少血多气	少血多气	多血少气	多血少气	多血多气
素问·血气形志	多血少气	少血多气	少血多气	多血少气	多气少血	多气多血
灵枢·五音五味	多气少血	多气少血	多血少气	多血少气	多血少气	多血多气
太素·任脉	多气少血	多气少血	多血少气	多血少气	多血气	多血气
太素·知形志所宜	多血少气	多气少血	少血多气	多血少气	多血气	多血气
甲乙经·阴阳二十五人形性血气不同	多气少血	多气少血	多血少气	多血少气	多血少气	多血多气
甲乙经·十二经水（足经）	多血少气	少血气	少血多气	多血气	多血少气	多血气
甲乙经·十二经水刺深及留针	一分	四分	二分	五分	三分	六分
	一呼	五呼	三呼	七呼	四呼	十呼
灵枢·经水	一分	四分	二分	五分	三分	六分
	二呼	五呼	三呼	七呼	四呼	十呼

有关六经气血多少的不同，近年校勘的出发点主要有三种：一是认为表里两经的气血多少应当相反，才能阴阳互济，只是太阴不能“少血少气”，而与厥阴一样“多血少气”。如李鼎认为：各篇的先后关系，应推《灵枢·九针论》为首，《素问·血气形志》出于其后，《太素》所据是《灵枢》、《素问》的不同传本，林亿《新校正》所引，文字与《灵枢·九针论》一致，在以后刊本中则有传误。《内经》的记载还是应该以《灵枢·九针论》为主，因为这才是一篇专论，而《灵枢》的《五音五味》和《素问》的《血气形志》只是论其绪余而已。依《灵枢·九针论》所载，少阴与太阳相反，厥阴与少阳相反，太阴不能作少血少气，就只能在多血少气或少血多气中取其一。从后世脾统血、肝藏血的理论看，似仍以多血少气为合[1]。二是认为表里两经气血多少应当相同，这样才有规律性。如刘衡如说，《灵枢·五音五味》之“太阴常多血少气”的“少”字系衍文，应据《太素·卷十·任脉》、《太素·卷九·知形志所宜》及杨上善注删，删后文字可与《太素·任脉》同。之所以认为《太素·任脉》属经文原意，一方面因为其文义正确合理，另一方面因为《太素》成书较早，且很少经后人改动，仍不失医经原貌。联系《灵枢·经水》及《甲乙经·十二经水》关于各经针刺深度及留针时间长短（呼数），则刺深分数足三阴经分别为一、二、三，足三阳经分别为四、五、六；留针呼数，足三阴分别为二、三、四，足三阳分别为五、七、十。把这些常数列入《太素·任脉》栏内，就显得理论与实践非常吻合[2]。三是认为“太阴常多气少血、多血少气、多气血”均有误，应以“少气少血”为正，更符合阳明与太阴两经表里两经气血多少相反、阴阳互济的关系。如张耀民所云：六经气血多少，三阴与三阳应完全相反，既然阳明多气多血，那么，太阴应以“少气少血”为正，这才符合阴阳协调的关系。从临床看，病在阳明者多实，病在太阴者多虚，所谓“实则阳明，虚则太阴”也。以其病理测其生

理，则从太阴病理之虚，便知生理之气血皆少[3]。

六经气血的多少，与脏腑经脉的生理相关，张志聪注："夫气为阳，血为阴，腑为阳，脏为阴，脏腑阴阳，雄雌相合，而气血之多少，自有常数，如太阳多血少气，则少阴少血多气，少阳少血多气，则厥阴多血少气，阳有余则阴不足，阴有余则阳不足，此天地盈虚之常数也，惟阳明则气血皆多，盖气血皆生于阳明也。"六经气血多少是古人对医疗实践的总结，亦反映了"天人相应"的整体观念。但因《素问》、《灵枢》所载不一，以致长期以来未能统一认识。对此，除需要进一步深化从古籍文献整理角度发掘与研究外，更重要者应借助现代科学技术，从临床与实验方面进行研究与验证，以从客观上加以证实。

【临证指要】

本篇所论形志苦乐为病，天之五气、地之五味分别影响五脏、五形；五神、五液由五脏所主；五劳所伤、五精所并，损害五脏之气及其所主之身形等，均是"四时五脏阴阳"理论的具体内容，体现"系统论"的特点，对中医理论的发展，起到了导源作用。形志苦乐对脏腑身形的影响，对指导临床诊断和治疗疾病有重要的参考价值，为医学心理学和心身医学的形成与发展奠定了理论基础。

六经气血多少理论，反映了经脉表里关系确立的基础和脏腑的功能特点，对指导临床治疗有重要意义。首先，指导刺法出恶血气。太阳和厥阴为多血少气之经，刺宜出血不宜出气；少阳、少阴、太阴均为多气少血三经，刺宜出气不宜出血；阳明为多气多血之经，刺宜出血气。其次，指导针刺深浅和补泻的运用。血气的多少对于针刺的深浅和补泻的运用有一定关系，足阳明经血气盛大，只有深刺或久留针才能散气泻邪，其余各经太阳、少阳、太阴、少阴、厥阴的针刺深度依次递减。再次，经脉气血的多少对穴位的候气有一定意义，即血多者宜出血，气多者易于得气。

（鞠宝兆）

参考文献

[1] 李鼎. 十二经血气多少问题. 中医杂志，1983，(10)：47.
[2] 刘衡如，刘山永. 试论六经血气多少之常数. 上海中医药杂志，1982，(8)：42.
[3] 张耀民. "太阴"气血小议. 吉林中医药，1984，(4)：46.

岁露论第七十九

【篇解】

岁露，是指一岁之中非时之风雨。本篇主要是讨论一岁之中，风雨不时，虚风贼邪戕害人体而发病的情况，故以"岁露论"名篇。诚如马莳所说："未以逢其风而遇其雨者，为遇岁露，故名篇"。

【提要】

1. 阐明疟疾发作时间有迟有早的原因，主要是与邪正相搏，出入于"风府"有关，"卫气应乃作"。

2. 指出四时八风之邪致病与否，以及中人之浅深，发病之迟早，决定于人体的正气强弱和腠理的开阖。

3. 说明自然气候有"三虚"和"三实"之分，"三实"，邪不能伤人，"三虚"，能致人暴病暴死。

4. 联系到“九宫八风”的理论，预测四时风雨的变化，以分析疾病的流行情况。

【原文】

黄帝问于岐伯曰：经言夏日伤暑，秋病疟，疟之发以时[(1)]，其故何也？岐伯对曰：邪客于风府[(2)]，病循膂而下[(3)]，卫气一日一夜，常大会于风府，其明日，日下一节[(4)]，故其日作晏[(5)]。此其先客于脊背也，故每至于风府则腠理开，腠理开则邪气入，邪气入则病作，此所以日作尚晏也。卫气之行风府[(6)]，日下一节，二十一[(7)]日，下至尾底[(8)]，二十二日，入脊内，注于伏冲之脉[(9)]，其行九日，出于缺盆之中[(10)]，其气上行，故其病稍益[(11)]早，其内搏于五脏，横连募原[(12)]，其道远，其气深，其行迟，不能日作，故次日乃稸积而作[(13)]焉。

黄帝曰：卫气每至于风府，腠理乃发，发则邪入[(14)]焉。其卫气日下一节[(15)]，则不当风府，奈何？岐伯曰：风府无常[(16)]，卫气之所应，必开其腠理，气之所舍节[(17)]，则其府也。

黄帝曰：善。夫风之与疟也，相与同类，而风常在[(18)]，而疟特以时休[(19)]何也？岐伯曰：风气留其处[(20)]，疟气随经络，沉以内搏[(21)]，故卫气应乃作也。帝曰：善。

【校注】

(1)疟之发以时：指疟疾发作有一定的时间。

(2)风府：穴名，在颈项中央入发际1寸大筋内，属于督脉。

(3)病循膂而下：膂，脊柱两侧之肌肉。病循膂而下，是言病邪沿着背脊向下移行。

(4)日下一节：节，王冰注《素问·疟论》：“谓脊骨之节”。日下一节，谓卫气经一日一夜大会于风府，到了第二天会合处下移一节，以后每天挨次下移一节。

(5)故其日作晏：晏，晚的意思。日作晏，指疟疾发作的时间，一天晚于一天。

(6)卫气之行风府：《素问·疟论》、《太素·疟解》、《甲乙经》卷七第五并作“其出于风府”。按：“出”字似较“行”字为胜。

(7)二十一：《素问·疟论》、《外台·卷五疗疟方》并作“二十五”。按：疟疾既为邪客于风府，循膂而下，自当兼项骨而言，作“二十五”似是。

(8)尾底：即尾骶骨。又名尾闾或穷骨，是脊骨的最末一节。脊骨共二十一节，卫气逐日自上下移一节，所以说：“二十一日下至尾底。”张介宾注：“前疟论云：‘二十五日下至骶骨，二十六日入于脊内’，与此不同。盖彼兼项骨为言，此则单言脊椎也。”

(9)伏冲之脉：指冲脉伏行于背脊的部分。张介宾注：“伏冲之脉，即冲脉之在节者，以其最深，故曰伏冲。”

(10)缺盆之中：是指左右两缺盆穴的中间，即任脉天突穴的所在(缺盆在天突穴旁开4寸)。《灵枢·本输》云：“缺盆之中，任脉也，名曰天突。”

(11)其病稍益：指发病的时间，逐渐提前，一天早于一天。

(12)募原：同“膜原”，指胸腹腔脏腑之间的系膜。

(13)次日乃稸积而作：稸，与“蓄”、“畜”通，积聚的意思。由于邪气已深入，不能即日外出与卫气相搏，需要有一定的时间，等到第二天才得与卫气相搏而发作。

(14)发则邪入：发，《病源》卷十一疟病候作“开”。《素问·疟论》作“发则邪入”，下有“入则病作”四字。《太素》卷二十五疟解、《甲乙经》卷七第五并同。

(15)节：《素问·疟论》、《太素》卷二十五疟解、《甲乙经》卷七第五此下并有“其气之发也”五字。

(16)风府无常：这里“风府”是指邪气潜伏的处所，不是指风府穴。风府无常，是说风邪侵入人体没有固定的部位。

(17)气之所舍节：指邪气入侵的部位。

(18)风常在：指风邪致病出现的症状往往持续存在。

(19)疟特以时休：指疟疾发作有间歇期。

(20)风气留其处：指风邪常留于肌表。

(21)沉以内搏：沉，深的意思。沉以内搏，是形容疟邪随经络而深入，内迫于五脏。

【释义】

本节讨论了疟疾的病理机转及其与风病不同的机理。①疟疾发作时间有迟有早的机理，是卫气与邪气相搏结的表现。②疟疾间日发作的机理是由于邪气深入，内迫脏腑，横连募原，离体表较远，行动较迟缓，不能当日与卫气相遇而搏，所以才间日发作。③疟疾与风病不同是由于风邪常停留于肌表，与卫气相搏，故风病常持续出现症状；而疟邪随经络深入，搏结于内，只有卫气行至疟邪所在之处，引起正邪相搏时，疟疾才发作，呈间歇性的发作。

【理论研究】

关于疟疾发作时间

《内经》总体认为，疟疾的发作是因疟气与卫气相迫所致。《素问·疟论》云："卫气之所在，与邪气相合，故病作"。本篇亦云："疟气随经络沉以内搏，故卫气应乃作"。由于人体卫气昼行于阳，夜行于阴，出入有时，与疟邪之相搏亦有时，故其发作有迟早、一日或间日发的区别。正如张介宾所说："其初感，则寒邪先伏于腠理，及遇秋清之令，而新凉束之，则表邪不能外越，于是乎阴欲入而阳拒之，阳欲出而阴遏之，阴阳相薄而疾作矣。然其浅者，病在三阳，故随卫气以为出入，而一日一作；其深者，病在三阴，则邪气不能与卫气并出，故或间日，或三四日，而作愈迟者，其病愈甚也。是以疟之轻重，惟在阴阳浅深耳"(《类经·疾病类·四十九》)。吴谦曰："卫气者，一日一夜周于身，每至明旦，则出足太阳睛明，大会于风府，腠理乃开，开则所客营卫之邪入，邪入得阴内薄则生寒，得阳外出则生热，内外相薄，邪正交争，而病乃作也。病初邪浅者，卫行未失常度，其邪日与卫会，故日作也。病久邪深者，卫行迟失常度，其邪不能日与卫会，故间日乃作也。时有间二日，间三日，或乃数日作者，亦卫气行愈迟，会愈迟，故作愈迟也"(《医宗金鉴·杂病心法要诀》)。从而说明疟疾发作时间有早迟与间日发作的机理，关键在于与邪气深浅、病情轻重有密切关系。即感邪浅，病情轻，呈当日发作；感邪深，病情重，则发作推迟或间日发。从而为疟疾辨别病证轻重，施法用药提供理论依据。

根据本节对疟疾发作时间的论述，可以指导疟疾的治疗。《内经》有以病邪性质分为风疟、寒疟、温疟、瘅疟及湿热疟；按病位分为五脏疟、胃疟和六经疟者，但从发作时间判断病情轻重，来指导临床治疗，多能取得良效。一般认为一日一发者邪浅，易治；间日或三日而发者邪深，难治。故韩善征说："隔二日曰三阴疟，较诸疟为最重。有二三年未愈者，亦有二三月即愈者，只看其寒热之轻重短长，以辨其病之深浅。然三阴疟无骤死之理"(《疟疾论·早晏》)，指出了三日疟患病时间较长病情且重的特点。治疗时应区别轻重，分辨病性，辨证论治。例如温疟，多因素体阳盛而复感疟邪，或夏伤暑邪，暑热内蕴，里热灼盛，正邪相争，出现热多寒少，汗出不畅，头痛，骨节酸痛，口渴引饮，便秘尿赤，舌红苔黄，脉弦数，治宜清热解表，和解祛邪，用白虎加桂枝汤治之。

对于间日发或多日发作之疟疾，病情深重，正虚邪实，较为难治。例如寒疟，多因素体阳虚而复感疟邪，或兼感寒湿，寒湿内盛，郁遏中阳，阳气不能外达，出现热少寒多，口不渴，神疲体倦；寒湿困脾，气机不畅，致胸闷脘痞，苔白腻，脉弦。治宜和解表里，温阳达邪，方用柴胡桂枝干姜汤合截疟七宝饮加减。如患者罗某，女，69岁。全身发凉，继之寒战高热，数日一发，已3月余。患者于3个月前因外感风寒而起病，先双足发凉，随即全身寒战，体温高达40℃以上，而不觉热甚，伴有口渴，持续约2小时后，全身漐漐汗出，寒热遂罢。多发作于夜间，或1～2日一发，或7～8日一发。伴头痛，渴欲饮冷，入口即吐，纳差，尿清，便结，形瘦，面黄，四肢欠温，舌质淡红，苔白腻浮黄，脉象弦迟。诊断为牝疟，方选柴胡桂姜汤加党参、白芍、青蒿。连服9剂，期间虽又发作两次，但诸症较前减轻。唯全身发凉，背恶寒甚，汗出较多。舌质淡红，苔薄白而腻，脉弦细。此乃里寒极甚，托邪无力，急当扶阳助气，以图正胜邪尽。转方用柴胡桂姜合四逆汤化裁，守服17剂，诸症消失[1]。该例年老体弱，感邪较甚，正气虚弱，故为间日或多日发作之寒疟，以和解表里，温阳达邪，使之痊愈。

【原文】

黄帝问于少师曰：余闻四时八风之中人也，故有寒暑，寒则皮肤急而腠理闭，暑则皮肤缓而腠理开，贼风邪气因得以入乎？将必须八正虚邪(1)乃能伤人乎？少师答曰：不然。贼风邪气之中人也，不得以时，然必因其开也，其入深其内极病，其病人也卒暴。因其闭也，其入浅以留，其病也徐以迟。

黄帝曰：有寒温和适，腠理不开，然有卒病者，其故何也？少师答曰：帝弗知邪入乎！虽平居(2)，其腠理开闭缓急，其故常有时也。黄帝曰：可得闻乎？少师曰：人与天地相参也，与日月相应也，故月满则海水西盛(3)，人血气积(4)，肌肉充，皮肤致，毛发坚，腠理郄(5)，烟垢著(6)，当是之时，虽遇贼风，其入浅不深。至其月郭空(7)，则海水东盛(3)，人气血虚，其卫气去，形独居，肌肉减，皮肤纵，腠理开，毛发残，膲理薄(8)，烟垢落，当是之时，遇贼风则其入深，其病人也卒暴。

【校注】

(1)八正虚邪：指四时八节的虚邪。八正，即冬至、立春、春分、立夏、夏至、立秋、秋分、立冬八个节气。

(2)平居：指平静安适的生活景况。

(3)海水西盛，海水东盛：这里是指海水受日月的影响，会出现潮水的定时涨落盛衰。杨上善注："日为阳也，月为阴也，东海阳也，西海阴也。月有盈亏，海水之身，随月虚实也。月为阴精至水，故月满西海盛也；月空东海盛者，阴衰阳盛也"(《太素·卷二十八·三虚三实》)。

(4)人血气积：积，指积聚充实之意。如血气积聚，则属于病态。考《内经太素》所载本句，"积"作"精"。又《素问·八正神明论》亦有"月始生，则血气始精，月郭满，则血气实"之句，所以本句"积"当从《内经太素》作"精"字解，也就是指血气充盈流利的意思。

(5)腠理郄：郄，同"郤"，作闭解。腠理郄，就是指腠理闭合的意思。

(6)烟垢著：烟垢，是指烟尘的垢腻。著，是附着的意思。烟垢著，是形容血实体肥之人。皮肤上易生垢腻。张介宾注："烟垢，垢腻如烟也，血实则体肥，故腻垢著于肌肤，表之固也。血虚则肌瘦，故腻垢剥落，类于风消，皮之虚也。此所以关于卫气者也"(《类经·二十七卷·三十六》)。

(7)月郭空：郭，《释文》："郭，本作廓"。即指轮廓。月郭空，是指月的轮廓亏缺的时候。

(8)膲理薄：膲理，指皮肤肌肉的纹理。张志聪注："理者，肌肉之文理，乃三焦通会之处，故曰焦理"(《灵枢集注·卷九》)。

【释义】

本节主要讨论外感病发病的机理。

1. 人体内因在发病中有决定性作用

四时八风之邪，必须在人体的皮肤疏松，腠理疏开，卫外功能减弱的情况下，才能乘虚发病；腠理开阖的不同，发病有轻重、浅深、徐暴之不同。

2. 人体正气和防御能力与自然界的各种变化密切相关

寒暑使皮肤腠理闭合、开泄；气血盛衰、皮肤的疏密、腠理的开阖等都随着月亮的盈亏、海水的潮汐涨落变化而变化，从而影响到疾病发生有轻浅与猝暴之不同。

【原文】

黄帝曰：其有卒然暴死暴病者，何也？少师答曰：三虚[1]者，其死暴疾也，得三实者，邪不能伤人也。黄帝曰：愿闻三虚。少师曰：乘年之衰[2]，逢月之空[3]，失时之和[4]，因为贼风所伤，是谓三虚。故论不知三虚，工反为粗[5]。帝曰：愿闻三实。少师曰：逢年之盛，遇月之满，得时之和，虽有贼风邪气，不能危之也，命曰三实。黄帝曰：善乎哉论！明乎哉道，请藏之金匮，然此一夫之论也[6]。

【校注】

(1)三虚：据下文，三虚指乘年之衰，逢月之空，失时之和而言。张介宾注："三虚在天，又必因人之虚，气有失守，乃易犯之，故为贼风所伤，而致暴死暴病，使知调摄避忌，则邪不能害。故曰'乘'、曰'失'者，盖兼人事为言也。"

(2)乘年之衰：指当年岁气不及之虚年。

(3)逢月之空：指月缺无光的时候，即上节之月郭空。

(4)失时之和：指四时气候反常，如春不温，冬不寒等。

(5)论不知三虚，工反为粗：医生连"三虚"的问题都不知晓，只能是一个粗工。

(6)此一夫之论也：张介宾注："一夫之论，以一人之病为言也。"

【释义】

本节讨论自然界"三虚"、"三实"与人体发病的关系，指出在三虚(岁气不及、月亮无光、气候失和)情况下，人体感邪会发生暴病而死；而在三实(岁气旺盛、月亮圆满、气候调和)的情况下，虽有贼风邪气的存在，也不会侵害人体而发病。从而强调了自然气候变化及月之盈亏对人体发病的影响。

【理论研究】

关于外感病的发病机理

《内经》的发病学突出内因是发病的决定因素，外因是发病的条件的观点。本篇从腠理开阖与劳逸起居状况对人体正气和防御能力的影响，而论及外感发病机理。如以腠理开阖立论，指出："贼风邪气之中人也，不得以时，然必因其开也，其入深，其内极病，其病人也卒暴。因其闭也，其入浅以留，其病也徐以迟"。如以劳逸起居与防御能力的关系而论，认为"其以夜半至也，万民皆卧而弗犯也，故其岁民少病；其以昼至者，万民懈惰。而皆中于虚风，故万民多病。"

《内经》十分注重影响人体正气及其防御抗邪能力减弱的原因，认为主要是自然界的各种变化。具体而论，在三虚的情况下，即"乘年之衰，逢月之空，失时之和，因为贼风所伤"，人会发生暴病或死亡；在三实的情况下，即"逢年之盛，遇月之满，得时之和，虽有贼风邪气"，不会侵害人体。以下分论之。

(1)岁气虚盛与发病的关系：本篇从运气学说来论述岁气虚盛对人体正气的影响，以说明与发病的关系。所谓"乘年之衰"是指岁气不足之年，故张介宾说："乘年之衰，如阴年岁气不及，邪反胜之，及补遗刺法，本病二论所谓司天失守等义是也”（《类经·运气类·三十六》）。例如丁卯年，木运不及，由于木气不足而金气来克，则肝肺多病，故《素问·气交变大论》云：“岁木不及，燥乃大行，生气失应……民病中清，胠胁痛，少腹痛，肠鸣，溏泄……”说明乘年之衰，岁气不足，气候失常，使人之抗病能力减低，故易患病。若为逢年之盛，即岁气旺盛之年，气候正常，人的生理功能正常，抗病能力强，虽有邪气存在，亦很少发病。可见岁运的变化，会使气候变化。现代科学研究已证明，其对人体的免疫、基础代谢、激素分泌、致病因子等均会产生一定的影响，从而影响疾病的发生。李自然据1953年防疫站建站以来的几种主要流行疾病发病高峰年，对照该年运气的主病，发现其中确有不少证候是符合的。例如1966年（丙午年）为“流脑”流行高峰年，其证候表现与运年推测的多数证候是相符合的，依此类推，有较高的符合率[2]。

(2)月郭空满与发病的关系：本篇中阐述了随着月亮盈缺、海水的潮汐涨落变化，人体气血盛衰、皮肤的密疏、腠理的开阖等亦发生相应变化，从而影响到外感病的发病时间和流行情况的起伏变化。

《内经》这种月满时经脉气血充盛，月空时经脉气血虚衰的月周期变化规律，后世医家从多方面加以研究。任应秋认为：“按照中医学的理论，月朔是月始生的阶段，影响到人体气血的运行比较缓慢，宜其月经来潮或在潮的都较少。上弦是农历初七、初八日，月象已经圆了一半，也就是‘月廓渐满’的阶段，影响到人体，血气运行逐渐充沛起来，宜其月经来潮或在潮的都增多。”[3]不少学者以这一理论研究月经周期变化，认为在近三十天的月经周期中，女性的体温、激素、性器官状态及生理和心理的检查结果，甚至病理改变等都有相应地近似月节律变化，更有意义的是这种变化又往往和月相的朔望相关。孟琳升收集了120例月经潮汛日期资料，结果发现月经潮汛以上半月为多，占全例数的60.8%，其中月满时（14日～20日）经潮者计38例，占总数的31.7%，而在15日当天经潮者就有19例之多，仅这一天的潮汛即占总数的15.8%[5]。其他学者调查分析结果，均见到月满和月满前后是行经的高峰期，说明此时是人的气血充盛之时。不少的学者研究认为，月球引力、月球磁场和月光强弱的影响是造成这一同步现象的原因。陈心智提出月球的引潮力是太阳的2.25倍，对地球上不论液体、固体、气体都起作用，人体内含有80%的水，又与原始海洋有十分近似的离子组成成分，许多生命过程及功能活动都在液态环境中进行，月球引力会像海潮一样对人体发生作用[6]。又月球磁场的分布与月面地形相关，随着月球周期性运转，日、地、月相对位移，它的磁场强度也表现出朔望月节律。在磁暴期间，冠心病发病率增高，患者死亡率上升，高血压患者的状况恶化。这些研究结果均说明月亮的盈亏对人体的气血盛衰有直接的影响，与疾病的发生亦密切相关，是时间医学的理论基础。

(3)气候失和与疾病发生的关系：本篇认为气候反常，抵抗力减弱，人易受邪发病；反之，气候调和正常，抵抗力增强，人不易受邪发病，此即“失时之和，因为贼风所伤”；“得时之和，虽有贼风邪气，不能危之也”的道理。《内经》的这一观点，体现了“天人相应”的整体观。人生活在自然界，依据天地间的大气和水谷之气而生存，亦依循四时气候正常变化规律，而生长收藏地成长发育。人们在生活实践中逐步适应了气候的变化，不易产生疾病，故《素问·宝命全形论》说：“人以天地之气生，四时之法成。”如果气候变化异常，发生太过不及，或非其时而有其气（如春天应温而反寒，秋天应凉而反热）以及气候变化急骤（如过剧的暴冷暴热），使人体的正气不足，抵抗力下降，邪气乘虚侵袭，而导致疾病的发生。

综上所述，《内经》对外感病发病的认识，离不开整体观的思想方法。既重视外界致病因素，更重视人体的防御机能；既注意月亮圆缺对人体气血盛衰的影响，又注重劳逸起居对人体正气的影响；还注意到气候寒暑变化等对人体防病能力的影响，总之强调保持人体正气充沛，气血旺盛，增强抗病能力，是防止疾病发生的根本措施。

【原文】

愿闻岁之所以皆同病者，何因而然？少师曰：此八正之候也[1]。黄帝曰：候之奈何？少师曰：候此者，常以冬至之日，太一立于叶蛰之宫[2]，其至也，天必应之以风雨者矣，风雨从南方来者，为虚风[3]，贼伤人者也，其以夜半至也，万民皆卧而弗犯也，故其岁民少病；其以昼至者，万民懈惰，而皆中于虚风，故万民多病；虚邪入客于骨，而不发于外，至其立春，阳气大发，腠理开，因立春之日，风从西方来，万民又皆中于虚风，此两邪相搏[4]，经气结代[5]者矣。故诸逢其风而遇其雨者，命曰遇岁露[6]焉。因岁之和，而少贼风者，民少病而少死；岁多贼风邪气寒温不和，则民多病而死矣。

【校注】

(1)八正之候也：候，候察之意。八正，张介宾注："四正四隅，谓之八正，即八宫也。"八正之候，要知道一岁之中许多人皆得相同疾病的原因，必须观察八方的风雨正常与异常的情况。

(2)太一立于叶蛰之宫：太一，即北极，也叫北辰；叶蛰，为坎宫，位于北方，详见《灵枢·九宫八风》。太一立于叶蛰之宫，即冬至这天，北斗星斗柄指向正北方。

(3)风雨从南方来者，为虚风：《灵枢·九宫八风》云："从其冲后来为虚风。"这是根据五行相克的规律而说的。因冬至正当十一月，月建在子，五行属水，风雨从南方来，南方当午火之位，水火性殊，故冬至来自南方的风雨，就是从其冲后来的虚风。

(4)两邪相搏：指新邪合并伏邪，两感为病。张介宾注："冬至中之，立春又中之，此两邪也。"

(5)经气结代：结，指邪气留结。代，有代替的意思。指经脉之中所受的伏邪，并非当令的病气，所以叫做"代"。张介宾注："邪留而不去，故曰结。当其令而非其气，故曰代。"

(6)岁露：指一岁中风雨皆至，出现反常的气候。杨上善注："露有其二：一曰春露，主生万物者也；二曰秋露，主衰万物者也。今岁有贼风暴雨以衰于物，此秋风露，故曰岁露焉。"张志聪注："风者，天之气，雨者，天之露。故逢其风而遇其雨者，命曰遇岁露焉。"二注可并参。

【原文】

黄帝曰：虚邪之风，其所伤贵贱[1]何如？候之奈何？少师答曰：正月朔日[2]，太一居天留之宫[3]，其日西北风不雨，人多死矣。正月朔日，平旦北风，春，民多死。正月朔日，平旦北风行，民病多者，十有三也。正月朔日，日中北风，夏，民多死。正月朔日，夕时北风，秋，民多死。终日北风，大病死者十有六。正月朔日，风从南方来，命曰旱乡[4]；从西方来，命曰白骨[5]，将国有殃，人多死亡。正月朔日，风从东方来，发屋[6]，扬沙石，国有大灾也。正月朔日，风从东南方行，春有死亡。正月朔日，天和温[7]不风，籴贱[8]，民不病；天寒而风，籴贵，民多病。此所谓候岁之风，䟡[9]伤人者也。二月丑[10]不风，民多心腹病；三月戌不温，民多寒热；四月巳不暑，民多瘅病[11]；十月申不寒，民多暴死。诸所谓风[12]者，皆发屋，折树木，扬沙石，起毫毛[13]，发腠理者也。

【校注】

(1)贵贱：物以稀少为贵，多则为贱，故贵贱有多少或轻重之意。"其伤贵贱"，是言虚邪贼风为害程度的轻重，患病人数的多少。

(2)朔日:农历每月初一叫做朔日。根据阴历正月初一的风向和发作时间,以预测当年各个季节中流行疾病的情况,这是古人的一种说法,例如《汉书·天文志》亦有元旦占八风的记载,验之于实际,不尽相合,仅作参考。

(3)天留之宫:即东北方艮位。

(4)旱乡:南方为火位,故称旱乡,借以命名来自南方之风。

(5)白骨:西方为金位,金色白,且主肃杀,故称白骨,借以命名来自西方之风。

(6)发屋:即掀揭毁坏房屋。

(7)天和温:"和"原本作"利",据《太素·卷二十八·八正风候》改为"和"。天和温是指天气温和。

(8)籴贱:籴,音 dí,买进(粮食)称籴。籴贱,即粮价贱;下文"籴贵",即粮价贵。

(9)戋:同"残"。

(10)二月丑:指二月丑日。下文戌、巳、申皆指日而言。

(11)瘅病:即指黄疸病。

(12)风:这里是指文中所述正月初一日及其他各日从各方吹来的风。

(13)起毫毛:谓使人毫毛竖起。

【释义】

以上两节是以"九宫八风"的理论,预测四时风雨的变化,以分析疾病流行的情况。

1. 第一节是通过讨论一年当中许多人都发生疾病,着重指出不符合时令季节的反常气候对人体的危害。

2. 第二节是通过观察正月初一日当天出现的异乎寻常的邪风的方向和发生的时辰,来预测一年四季中疾病流行情况。

【理论研究】

"九宫八风"理论与疾病流行发病

"九宫八风"是古代天文历法之一,称之为"九宫八风历",《灵枢·九宫八风》记载:"太一常以冬至之日,居叶蛰之宫四十六日,明日居天留四十六日,明日居仓门四十六日,明日居阴洛四十五日,明日居天宫四十六日,明日居玄委四十六日,明日居仓果四十六日,明日居新洛四十五日,明日复居叶蛰之宫,曰冬至矣。太一日游,以冬至之日,居叶蛰之宫,数所在日,从一处至九日复反于一,常如是无已,终而复始。"这里的"太一"即北极中大星。由于地球的公转,北极中大星每年环绕北天极运行一周,古代称之"璇玑四游"。文中把北极中大星周行的北极附近的天区划分为八宫,加上中央北天极,名之曰九宫。九宫八风历把一回归年定为366日,自冬至开始,将一年366天分配于八宫,规定北极中大星每过一宫主45日或46日,以此将一年划分为八节。它认为北极中大星过宫交节之际,都有风雨相应,谓之八风。八风之来,如与北极中大星所在天区方向一致,则为天地正气,主长养万物;若与北极中大星所在天区方向相反,则为冲后之虚风贼风,有害于生物人体。九宫八风历的要义,在于指导人们在"太一"过宫之际密切观测风向,判断天时虚实逆顺,作为预防时令疾病和辨证施治的参考[7],见图 32。

图中周围各框内所排列的乾、坎、艮、震、巽、离、坤、兑字样,是《周易》八卦的名称,在此作为八个方位的特征,以标示一年之中阴阳消长、升降、进退的不同阶段,来说明四时气候的变迁。八卦的位置,是按照五行的属性,分别于八个方位,坎卦属水,位居北方;离卦属火,位居南方;震卦属木,位居东方;巽卦亦属木,位居东南方;兑卦属金,位居西方;乾卦亦属金,位居西北方；坤卦属土，位居西南方；艮卦亦属土，位居东北方。图中框内的右侧标有不同的节气名称，这也与八卦的阴阳五行属性有关。震卦在东方应春分节；离卦在南应夏至节；兑卦在西方应秋分节；坎卦在北方应冬至节；艮卦在东北方应立春节；巽卦在东南方应立夏节；坤卦在西南方应立秋节；乾卦在西北方应立冬节。框内的方向为上南下北左东右西，恰与现代一般地图的表示法相反。

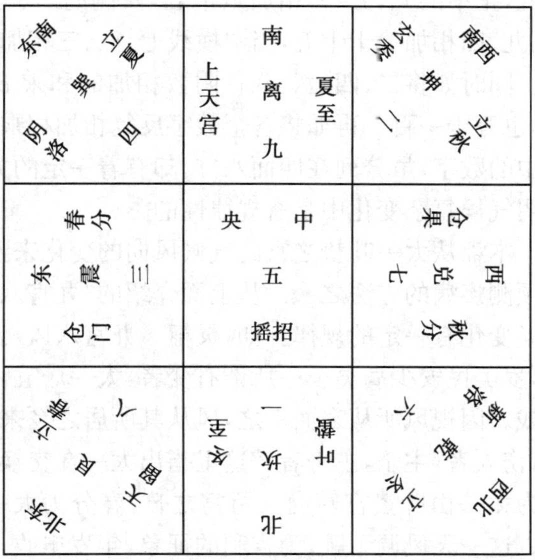

图 32　九宫八风图

框内左侧的"阴洛"、"仓门"等分别为九宫名称，与各宫所代表的不同时序有关。其中坎宫名叶蛰者，冬令主蛰封藏，至一阳初动之时，蛰虫始振，故名叶蛰。艮宫名天留者，艮为山，正而不动，因以为名。震宫为仓门者，仓，藏也，天地万物之气收藏，至东方春令而始震动开辟，故名仓门。巽宫名阴洛者，洛书以二四为肩，巽宫位居东南，西主四月，因此为名。离宫名天宫者，日月丽天，主离明在上之象，因此为名。坤宫名玄委者，坤为地，玄，幽远也，委，随顺也，地道幽远柔顺，因此为名。兑宫名仓果者，果，实也，万物至秋而收藏成实，是以名之。乾宫名新洛者，新，始也，洛书戴九履一，一乃乾之始也，故名。

图中九宫，每一宫各有一个数字，称为洛书九宫数，出于《尚书·洪范》所载。在图中的排列形式为"上九下一，左三右七，二四为肩，六八为足，五居中央"。这些数字中，一、三、五、七、九为奇数，亦称阳数；二、四、六、八为偶数，亦称阴数。阳数为主，位居四正(东、南、西、北)，代表天气；阴数为辅，位居四偶(东南方、西南方、西北方、东北方)，代表地气；五居一、三、七、九的中间，属于土气，为五行生数之祖，位于中宫，而寄旺四隅。这些数字的多寡，标志着四时气候寒温的变化，和一天晨昏昼夜光热的强弱。因此，对于八方风向的来路及其性质的刚柔、寒热、燥湿等差异，也就推测有方了[8]。如东方震宫为春分，这东方的三数表示春温，温则生万物；阳气由始温发展到热极。转至南方离宫的九数是夏至，即为夏热，热则长万物；热极变为凉爽再转到西方兑宫的七数是秋分，即为秋凉，凉则收万物；由凉爽发展到冷极，再转到北方的坎宫一数是冬至，即为冬寒，寒则杀万物；由寒极又变为温和，再回复到东方震宫的三数，仍是春分。如以一天的温度来说，东方的三数可以代表黎明，由此转到九数是中午，光热最强，七是下午，光热逐渐减弱，一是夜间，光热最弱。在图中之四角，都是双数，即为偶数，亦称阴数，它的环转方向，适与阳数相反。阴数以二为起点，也就是从西南角的坤宫开始，二二得四，转到东南角巽宫就是四；二四得八，转到东北角的艮宫就是八；二八十六，再转到西北角的乾宫就是六；二六十二，回复至西南角的坤宫仍是二。阴数的多寡与其转向的先后，也可代表四季和一天中温度的强弱，以说明寒往暑来，昼往夜来。特别是图中的五数，位居中央，是一切数字演变的根据，只要对照九宫图中四面八方数字来看，就不难理解。首先图中四方和交叉的数字相加都是十，例如上九下一是十，左三右七是十等。其次阳数三乘五等于十五，所以图中的数字纵横相加都是十五，纵的如东侧直线四、三、八相加是十五，正中的九、五、一相加是十五，西侧的二、七、六相加也是十五。横的如将上面的横线二、九、四相加等于十五，当中横线七、五、三相加等于十五，下面横线六、一、八相加也等于十五。同时如将二、四、六、八各阴数相加的和乘五，等于一百；各阳数如一、三、七、九的和乘五，也等于一百。再如将各个数字反复相加相乘，更可以演变出许多相等的数字。可见九宫图中的数字，虽分列在四面八方，却有着一定的关联，用以分述八方风向对人体的影响，足可说明气候复杂变化中是有规律性的[9]。

本篇从太一叶蛰之宫的气候风向的变化来预测一年气候及其疾病的情况，是《内经》分析预测疾病的方法之一。从上面介绍的“九宫八风历”的原理，可以看出这一历法分析预测气候变化有一定的规律。如《灵枢·九宫八风》云：“太一移日，天必应之以风雨，以其风雨则吉，岁美民安少病矣……所谓有变者，太一居五宫之日，病风折树木，扬沙石，各以其所主，占贵贱。因视风所从来而占之，风从其所居之乡来为实风，主生，长养万物；从其冲后来者为虚风，伤人者，主杀，主害者。”这里指出太一在交换节气过宫的那一天，必有风雨出现，例如立春为太一由叶蛰宫转向天留宫之日；春分为太一由天留宫转向仓门宫之日等，都叫太一移日。这一天风调雨顺，为吉利的征象，年岁丰收，人民安乐，少有疾病。反之，太一分别居于冬至、春分、夏至、秋分等宫那一天，出现折断树木的暴风，飞沙走石的气候失常变化，可使人发生疾病。如风从太一所居的方向而来，如春天东风，夏天南风，秋天西风，冬天北风，谓之实风，主生长之气，养育万物，人体健康不病。故张介宾说：“所居者，太一所居之乡也，如月建居子，风从北方来，冬气之正也；月建居卯，风从东方来，春气之正也；月建居午，风从南方来，夏气之正也；月建居酉，风从西方来，秋气之正也。四隅卜二建，其气皆然，气得正者，正气王也，故曰实风”（《类经·运气类·三十五》）。如果风从太一所居方向对面而来，即风向与时令相反，也就是月建所属的地支与风来的方向彼此互冲，例如十一月（子月）发南风（南在午位），子午相冲；二月（卯月）发西风（西在酉位），卯酉相冲等。故张介宾云：“冲者，对冲也……如太一居子，风从南方来，火反胜也；太一居卯，风从西方来，金胜木也；太一居午，风从北方来，水胜火也；太一居酉，风从东方来，木反胜也。气失其正者，正气不足。故曰虚”（《类经·运气类·三十五》）。这种虚风，气候失常，可使人发病。

来自八方的虚风，对人体的伤害，主要是根据八方的部位，与人体脏腑阴阳五行的属性联系起来，以说明人与自然界的关系。所以八方之虚风，各有其定名意义，而影响到人体发病也有其一定的部位。张介宾在《类经·运气类·三十五》中作了具体论述，今录于下：南方离火宫也，凡热盛之方，风至必微，故曰大弱风。其在人，则火脏应之，内舍于心，外在于脉，其病为热，心病则包络在其中矣。西南方坤土宫也，阴气方生，阳气犹盛，阴阳去就，若有所议，故曰谋风。其在于人，则土脏应之，故内舍于脾，外在于肌，脾恶阴湿，故其气主为弱。西方兑金宫也，金气刚劲，故曰刚风。其在于人，则金脏应之，内舍于肺，外在皮肤，其病气主燥也。西北方乾金宫也，金主折伤，故曰折风。凡风气伤人，南应在上，北应在下，故此小肠手太阳经受病者，以小肠属丙，为下焦之火府，而乾亥虚风，其冲在己也。然西方之金，其气肃杀，北方之水，其气惨冽，西北合气，最伐生阳，故令人善暴死。北方坎宫也，气寒则风烈，故曰大刚风。其在于人，则水藏应之，内舍于肾，外在于骨，肩背膂筋，足太阳经也。言肾则膀胱亦在其中，而病气皆主寒也。东北方艮土宫也，阴气未退，阳和未盛，故曰凶风。其在于人，则伤及大肠，以大肠属庚，为下焦之金府，而艮寅虚风，其冲在申也。而胁腋骨下，大肠所近之位，肢节，手阳明脉气所及。东方震木宫也，风生于东，故曰婴儿风。其在于人，则木脏应之，故病舍于肝，外在筋纽，肝病则胆在其中矣，风木胜湿，则其气反为身湿者，以东南水乡，湿气所居，故东风多雨，湿征可见矣。东南方巽木宫也，气暖则风柔，故曰弱风。东南湿胜，挟木侮土，故其伤人，则内舍于胃，外在肌肉，其病主体重也。

正由于八方之风向有虚风、实风之不同，对气候和人体的影响不同，所以从太一立于叶蛰之宫的时候去观察气候变化，即在冬至之日进行观察。由于冬至之日是季节气候交节变化明显之时，所以作为重点观测之日期。又由于冬至一阳生，是一年气候阳气开始生发之时，其气候的变化可以影响全年的气候，故古人十分重视在这一天观察气候，预测全年气候变化。如果冬至风和日丽，气候正常，则全年风调雨顺，人体健康少病。如果风雨从南方来，谓之虚风。因为叶蛰宫为坎水宫，而南方为火位，风雨从南方来与北方水位对冲，故气候多失常，易使人受邪发病。又如冬天被虚邪侵犯骨部，到立春春暖花开，阳气发动，腠理疏开，有从西方吹来的虚风，使新感与伏邪相搏而发病。这都说明不符合时令季节的气候，均能使人生病。

本篇还从太一居天留宫，即正月朔日的邪风方向及其发生时辰，来预测一年气候变化及疾病流行情况。如正月朔日黎明、中午、傍晚均有北风经过，多致人发病，甚则大病流行，此因阴盛阳衰，正气不足，故使人多病。诚如张介宾所说："元旦为孟春之首，发生之初，北风大至，阴胜阳也，故多伤害"(《类经·运气类·三十六》)。又如以正月朔日风向的不同来预测气候与疾病流行，指出风从西方、东方、东南方来，均会使气候失常，疾病流行。故张介宾说："元旦之气，所贵者温和景明，则岁候吉而人民安，凡四方不和之风，皆非所宜"(《类经·运气类·三十五》)。此外，文中还认为有其时而非其气，亦为发生疾病的主要原因。如"二月丑不风，民多心腹病。三月戌不温，民多寒热。四月巳不暑，民多瘅病。十月申不寒，民多暴死。"这是因为二、三、四月为一年之中阳气逐渐旺盛之季节，而丑日不风，戌日不温，巳日不热，是阴气盛而阳不达，也就是时令已到而气候未至，故气候失常，民多发病。而十月申日不寒，是应当阴气渐盛，气候逐渐变凉而寒，而不寒凉，是时令已过，气候未去，为阳胜阴不藏，故民多暴病而死。

（项　祺）

参考文献

[1] 朱山友. 牝疟验案. 江苏中医杂志，1982，(6)：47.

[2] 李自然. 五运六气初探. 天津中医，1985，(3)：43.

[3] 任应秋. 任应秋医论集. 北京：人民卫生出版社，1984：472.

[4] 孟琳升. 月经周期与月亮圆缺——120 例资料分析. 浙江中医杂志，1985，(2)：8.

[5] 陈心智. 浅谈人体朔望月节律. 中国药学报，1987，(4)：23.

[6] 王洪图. 黄帝内经研究大成. 北京：北京出版社，1997：2076.

[7] 河北中医学院. 灵枢经校释. 北京：人民卫生出版社，1982：374-375.

[8] 陈璧琉，郑卓人. 灵枢经白话解. 北京：人民卫生出版社，1962：536-537.

大惑论第八十（节选）

【篇解】

惑，迷乱眩晕的意思。大，言其甚也。本篇重点论述了眼睛的构造、眼与五脏的关系，并说明了登高而惑的道理。同时阐述了善忘、善饥、不得卧、多卧等病的病机。由于篇首有登高而惑之论述，故篇名"大惑论"。

【提要】

1. 说明眼睛的功能、眼睛各部与五脏精气的关系。

2. 阐述人体产生惑之机理。

【原文】

黄帝问于岐伯曰：余尝上于清泠之台，中阶而顾，匍匐而前，则惑。余私异之，窃内怪之，独瞑独视，安心定气，久而不解，独博[(1)]独眩，披发长跪，俯而视之，后久之不已也。卒然自上[(2)]，何气使然？

岐伯对曰：五脏六腑之精气，皆上注于目而为之精[(3)]。精之窠为眼，骨之精为瞳子，筋之精为黑眼，血之精为络[(4)]，其窠[(5)]气之精为白眼，肌肉之精为约束[(6)]，裹撷[(7)]筋骨血气之精而与脉并为系，上属于脑，后出于项中。故邪中于项，因逢其身之虚，其入深，则随眼系以入于脑，入于脑则脑转，脑转则引目系急，目系急则目眩以转矣。邪其精[(8)]，其精所中不相比[(9)]也，则精散，精散则视歧，视歧见两物。

目者五脏六腑之精也，营卫魂魄之所常营也，神气之所生也。故神劳则魂魄散，志意乱。是故瞳子黑眼法于阴，白眼赤脉法于阳[(10)]也，故阴阳合传，而精明也[(11)]。目者，心使也[(12)]。心者，神之舍也。故神精乱而不转，卒然见非常处，精神魂魄，散不相得，故曰惑也。

【校注】

(1)独博：《太素》将“博”作“转”，与下文“目系急则目眩以转”义合，可改从。

(2)自上：《太素》、《甲乙经》“上”均作“止”，可从。

(3)为之精：两种解释：一是认为“精”同“睛”。如马莳注：“精，睛同。五脏六腑之精气皆上注于目，而为之睛”。二是指精明，即指眼睛的作用而言，如张介宾注：“为之精，为精明之用也”。两说皆可通。

(4)血之精为络：络，指目眦内血络。张介宾注：“络，脉络也。血脉之精主于心，心色赤，故眦络之色皆赤”。

(5)其窠：《甲乙经》无，疑为衍文。

(6)肌肉之精为约束：约束，指眼胞。张介宾注：“约束，眼胞也，能开能阖，为肌肉之精，主于脾也”。

(7)裹撷：撷，音 xiè，同“襭”，就是用衣襟收裹东西。裹撷，是形容眼胞包裹着整个眼睛的作用。

(8)邪其精：指睛斜。邪，同“斜”。精，指眼睛。

(9)其精所中不相比也：即视歧症，将一物看成两物，影像因之模糊。张介宾注：“视歧失正，则两睛之所中于物者，不相比类，而各异其见，是以视一为两也”。

(10)瞳子黑眼法于阴，白眼赤脉法于阳：法，取法之意。瞳子黑眼，为肝肾之精气所注，故为阴；白睛赤脉为心肺之精气所注，故为阳。

(11)阴阳合传，而精明也：传，与“抟”通，抟聚结合之义。精明，指目之视觉正常。阴阳脏腑之精相合而上注于目，而视力聪明。张志聪注：“阴乃肝肾，阳乃心肺……故阴阳相合，传于目而为睛明也”。

(12)目者，心使也：使，役使，使者。张介宾注：“精神虽位于心，而外用则在目，故目为心之使”。又因目能视物，反映于心，即《灵枢·五癃津液别》所谓“目为心候”。

【释义】

本节论述了眼睛的生理构造，眼与五脏、脑的关系及视物迷乱的原因：①五脏之精气上注于眼睛，使眼睛发挥视物精明的生理功能；眼睛的所有组成部分都是分属于五脏，即瞳子属肾，黑眼属肝，血络属心，白眼属肺，上下眼睑属脾。尤其是与心的关系密切，故有“目者，心使也”的论点。②眼睛由目系而向上联属于脑。③视物迷乱产生的原因 一是邪气侵袭，由目入脑，使目系拘急，发生目眩头晕；二是神劳过度，使魂魄意志散乱，心神紊乱，以致视物迷乱；三是猝然相感，使心神不定，精气散乱，视觉紊乱，发生迷惑。

【理论研究】

1. 眼睛与五脏关系

五脏六腑的精气，通过血脉运注于目，形成眼的形态结构，并使之发挥视物精明的生理功能，即本文所说：“五脏六腑之精气，皆上注于目而为之精”，一是体现在眼的形态结构与五脏联系，即瞳子属肾，黑眼属肝，络脉属心，白眼属肺，睑属脾，是眼科五轮学说的基础。由于肝主藏血，其经脉上联于目系，在五脏之中，肝与目的关系更为密切，故《素问·五脏生成》说：“肝受血而能视”。《灵枢·脉度》亦说：“肝气通于目，目和则能辨五色矣。”二是体现在眼睛的视觉与五脏的关系，即本段所说：“瞳子黑眼法于阴，白眼赤脉法于阳，阴阳合传，而精明也。”机理是，瞳子黑眼是肝肾阴精营血所主，白眼和血络是心肺阳气所主，实为阴阳二气共同协调作用，使眼睛发挥正常功能。

另外，从经络学说分析，十二经脉中之心、小肠、肝、胆、膀胱、三焦，奇经八脉中之任脉、阴跻、阳跻等，均与眼睛有直接连属，将脏腑与之密切地联系起来。如《灵枢·经脉》云：“心手少阴之脉……其支者，从心系，上挟咽，系目系”；“小肠手太阳之脉……从缺盆，循颈，上颊，至目锐眦”；“膀胱足太阳之脉，起于目内眦”；“三焦手少阳之脉……交颊至目锐眦”；“胆是少阳之脉，起于目锐眦”；“肝足厥阴之脉……上入颃颡，连目系”。《素问·骨空论》亦云：“任脉者……循面，入目”。《灵枢·脉度》云：“跻脉者……入頄属目内眦”。

眼睛与五脏在病理上亦相互影响，即眼睛病变能反映五脏精气与精神的变化及病变，五脏功能失调亦能导致眼睛发生疾病。如《素问·脉要精微论》从眼睛变化判断五脏精气盛衰，指出：“以长为短，以白为黑，如是则精衰矣。”《素问·诊要经终论》以目的变化为诊察疾病在何经的依据，认为：“太阳之脉，其终也，戴眼”；“少阳终者……目瞏绝系”；“阳明终者，口目动作”《素问·玉机真脏论》。还以目能否见人，作为脏腑精气衰竭的重要依据，指出：“真脏(脉)见，目不见人，立死；其见人者，至其所不胜之时则死。”

眼与五脏精气关系的理论，为后世眼科学奠定了理论基础。《银海精微》所创立的以瞳子为水轮属肾水，黑眼为风轮属肝木，大小目眦为血轮属心火，白睛为气轮属肺金，上下眼睑为肉轮属脾土的“五轮”学说，亦导源于本节经旨。

2. 视物迷乱病证产生的机理

本节论述了“脑转”、“视歧”、“迷惑”的发生机理，实质是论述视物迷惑病证产生的机理，主要有三个方面：

(1)邪气侵袭：邪气由项中之风府、天柱之间侵入，逐渐深入于脑而影响于目，或者由目侵入，通过目系深入于脑，使目系拘急，发生目眩头晕，甚则精气离散，出现复视，即“脑转”或“视歧”的病证。所以张介宾说：“乘其虚则入脑连目，目系急则目眩睛斜，故左右之脉互为缓急，视歧失正，则两睛之所中于物者，不相比类而各异其见，是以视一为两也”(《类经·疾病类·八十一》)。

(2)劳神过度：精神过于疲劳，使魂魄分散，意志紊乱，尤其是心神错乱，使阴阳诸气不能会聚，出现精神魂魄不协调，发生视物迷乱。故王肯堂认为本病因劳神过度，损伤肝肾之精血，五脏精气耗散所致，其在《证治准绳·视一为二症》说："谓一物而目视为二，即《内经》所谓之视歧也。乃精华衰乱，偏隔败坏，病在肾胆，肾胆真一之精不足，而阳光生其主倚，故视一为二"。

(3)猝然相感：突然间感触到所厌恶的情景和事物，使情绪突然变化，心神不定，精气散乱，视觉不清，以致神昏眩惑。但这不是病态，只要离开这一环境，精神意识转向别处，就可以恢复正常。即张介宾所说："心为神之舍，所以目见非常于外，则神魂眩惑于心也"。

【原文】

黄帝曰：余疑其然。余每之东苑，未曾不惑，去之则复，余唯独为东苑劳神乎？何其异也？岐伯曰：不然也。心有所喜，神有所恶[1]，卒然相惑，则精气乱，视误，故惑[2]，神移，乃复。是故间者为迷，甚者为惑[3]。

【校注】

(1)心有所喜，神有所恶：有三种注释：一是心藏神，喜则为欲，欲则神不安藏，故恶，如杨上善注。二指心喜游乐，而神恶奇异，如张介宾注。三是指游清泠之台则神恶之，如张志聪注。以第二种较为合理。

(2)卒然相惑，则精气乱，视误故惑：相惑，《太素》作"相感"，据上下文义，当作"相感"为是。心有所喜而神有所恶，喜恶相感，致使精气紊乱，心神散乱，故视误为惑。

(3)间者为迷，甚者为惑：间，为轻浅之意。甚，为深重之意。虽然迷与惑均属精神意识紊乱，但有轻重之分。

【释义】

本节进一步分析了产生惑的机理，指出不仅劳神可以致迷惑，凡遇心有所喜，但神有所恶的情景和事物，均可发生迷惑。

【临证指要】

1. 关于眼科五轮学说

文中对于眼睛生理构造与五脏精气的密切关系之理论，为后世眼科学的"五轮学说"奠定了基础。宋代创立五轮学说，即将瞳子称为水轮，黑眼称为风轮，血络称为血轮，白眼称为气轮，眼睑称为肉轮，分别与肾、肝、心、肺、脾五脏相联系，用以诊断和治疗眼科疾患。如《银海精微》、《审视瑶函》等眼科名著均设专论，强调五轮不可忽视，认为轮脏标本相应。在临床上运用五轮脏隶属关系，通过观察各轮外显症状，去推断相应脏腑内在的病变，即眼科独特的五轮辨证。例如睑弦红赤湿烂者，病位在肉轮，内属于脾，而红赤湿烂系湿热为患，因而证属脾胃湿热，用清利脾胃湿热之治法治疗。若病变出现于多轮，则应从多个脏腑失调的表现，加以辨证论治，如胞睑肿硬，并见白睛红赤，应视为脾肺实热，治以清肺泻脾。又若数轮先后发病，则可从相应脏腑之间的生克关系失常来认识病变的发生和发展变化，如先发白睛红赤，继而出现黑睛星翳，常属肺金乘肝木之证，用清肺养肝法治之。应用五轮辨证方法治疗眼科疾患，每获良好的疗效。

2. 关于视物迷惑症

文中有"视歧"、"脑转"和"迷惑"的不同提法，其实是一种疾病，即视物迷惑症。其产生的原因，有邪气侵袭，劳神过度和猝然相感三个方面。其中猝然相感而惑无需治疗，只需脱离特定的不良环境或事物，使精神恢复，其病则愈。而因外邪侵袭和劳神过度所致者的理论，对临床实践有较大的指导价值。

本文之"视歧"是指双目外观如常，唯视一物为二形的一种眼病，是某些外障或内障眼疾中症状之一，类似西医学之“复视症”。对于该症的治疗，应分辨虚实，选法遣药。若系外风所袭之脑转视歧者，常伴有寒热，头目疼痛，治当祛邪为主。如感寒而头晕剧痛，目眩难睁或视歧，用川芎茶调散加减治之；感受风热之头晕头痛者，用桑菊饮加石膏、生地、钩藤、秦艽治之。故丹波元简引《本事方》云：“有人视一物为两，医者作肝气有余，故见一为二，教服补肝药，皆不验。此何疾也？予曰：孙真人云，睛散则歧，故见两物也。令服驱风入脑药，得愈”（《灵枢识·卷六》）。证属外邪所致之实证，必须治以祛邪为主，方能邪去工安，其病痊愈。对于精散邪中，正虚邪实者，依《审视瑶函》之治法，用补肝散（党参、玄参、茯苓、防风、细辛、羌活、黄芩、车前、羚羊角）加萸肉、菟丝子以扶正祛邪。若系劳神过度，肝肾不足，精华衰竭，阳光飞越者，据张璐《张氏医通·目妄见》的治法，用加减驻景丸或益气聪明汤加减，以滋养肝肾，益气明目。还可配合针刺睛明、瞳子髎、太阳、风池、丝竹空、合谷、光玥、肝俞、肾俞等穴，缩短疗程，提高疗效。

（烟建华）

附篇　导研篇

第一章 《黄帝内经》音韵校勘研究

通体观之,《黄帝内经》系一部散文著作。但在先秦两汉的散文著作里,行文中间很自然地穿插进押韵的句子,是当时的风尚和普遍的写作风格,不独《内经》而然。掌握《内经》用韵之特点,对于深入研究这部伟大的医学经典著作,极有意义。在《黄帝内经研究大成》(北京出版社,1997 年第 1 版)中,我们已对《内经》音韵研究的历史作过回顾,并对《内经》的韵谱、韵例以及依音韵校勘《内经》原文、考察《内经》成书年代等内容作过介绍。这些内容,自不必重复。今仅就《黄帝内经太素》(简称《太素》)古韵校勘《素问》、《灵枢》的研究成果献于读者,以丰富《内经》研究。

众所周知,全元起《素问训解》与杨上善《黄帝内经太素》在王冰编次《黄帝内经素问》和史崧本《灵枢经》之前。

将全元起注与杨上善注对比,杨注较全注有明显区别,形成自己鲜明特点:①有丰富释音,释音以反切为主,直音为辅;②有丰富准确的释词,释词以引《说文解字》为主;③有较多的医理阐释与发挥,反映了唐初以前中医理论所达到的水平;④有大量的老庄思想。

以《太素》入韵字校《灵枢》、《素问》入韵字之失,于《素问》可得全元起本《素问训解》入韵字旧貌,于《灵枢》可得六朝《九卷》传本入韵字旧观。今依王念孙校《淮南子》依韵校勘之例,视《灵枢》、《素问》失韵具体情况,分以下几类校之。

第一节 字误失韵

王念孙将"有因字误而失韵者"作为失韵致误第一条,可见因字误而失韵在古书中最为多见。今综考《灵枢》、《素问》之失韵亦以"字误失韵"为多。例如:

1. 补曰随之随之,意若忘之,若行若按,如蚊虻止。(《灵枢・九针十二原》)

"若行若按"之"按"字误,当作"悔"。《太素》仁和寺影印本卷二十一《九针要道》作"悔"。杨上善注:"欲去欲作,为行悔也。针在皮肤之中,来去微动,如彼蚊虻,又皮肤微觉有之也。"这是一段押韵句。"之"、"之"、"悔"、"止"皆在段玉裁古韵第一部,若作"按",则于韵不协。《素问》第二十七篇《离合真邪论》"吸则内针,无令气忤,静以久留,无令邪布,吸则转针,以得气为故,候呼引针,呼尽乃去,大气皆出,故命曰写"这段文字也是押韵之文,"忤"、"布"、"故"、"去"、"写"皆在段玉裁《六书音韵表》第五部。王冰在"故命曰写"句下引《针经》云:"补曰随之随之,意若忘之,若行若悔,如蚊虻止。"王注引作"悔",与《太素》相同。《灵枢》"意若忘之"之"忘"误为"妄",当据《太素》及《素问・离合真邪论》王冰注改作"忘"。又,"补曰随之随之,意若忘之"句读多误为"补曰随之,随之意若忘之",《素问》王冰注又误为"补曰随之,随之意,若忘之"。"随之随之"四字不可断开。

2. 如留如还,去如弦绝。令左属右,其气故止。外门已闭,中气乃实,必无留血,急取诛

之。(《灵枢·九针十二原》)

按,这是一段押韵之文。“右”、“止”在段玉裁古韵第一部,“闭”、“实”、“血”在段玉裁古韵第十二部;唯“还”与“绝”不相押韵。考《太素》仁和寺影印本卷二十一《九针要道》“弦绝”作“绝弦”,是。“还”在段玉裁古韵第十四部,“弦”在古韵第十二部。先秦古韵第十一部与第十二部合韵较多,第十三部与第十四部合韵较多,第十二部与第十四部不相合韵(段玉裁《六书音韵表·古合韵说》),汉代韵宽,第十二部与第十四部乃可合韵。“还”、“弦”合韵,乃汉韵也。

3. 方刺之时,必在悬阳,乃与两卫,神属勿去,知病存亡。(《灵枢·九针十二原》)

按,“卫(衞)”字误,当作“衡”。《太素》仁和寺影印本卷二十一《九针要道》、《针灸甲乙经》卷五第四《针道》均作“衡”。北宋林亿校《针灸甲乙经》时,在“衡”下注云:“一作‘衞’。”是“衡”之讹为“衞”在北宋前。“衡”者,眉上也。《灵枢·论勇》“勇士者,目深以固,长衡直扬”,“衡”亦谓眉上也。“阳”、“衡”、“亡”均在段玉裁古韵第十部。“必在悬阳”之“必”,《针灸甲乙经》作“心”,当从。“悬阳”有解为“目”者,有解为“鼻”者。杨上善云:“悬阳,鼻也,悬于衡下也。鼻为明堂。五脏六腑气象,皆见明堂及与眉上两衡之中。故持针者,先观气象,知死生之候,然后刺也。”此段总谓方刺之时,医师一心观察患者明堂(鼻茎)及眉上气色,注意患者而勿离开,乃可判断病情安危。“必在悬阳”之“必”当依《针灸甲乙经》作“心”;“在”训“察”。《尔雅·释诂》:“在,察也。”《素问·玉版论要》“容(按,《针灸甲乙经》作“客”)色见上下左右,各在其要”,此“在”亦训“察”,故王冰注云:“明堂上下左右要察候处”。凡训“必在悬阳”之“在”为表示处所之介词(意为“在……地方”)者,皆误。

4. 血脉者,在腧横居,视之独澄,切之独坚。(《灵枢·九针十二原》)

按,“澄”字误,当作“满”,与“坚”押韵。《太素》仁和寺影印本卷二十一《九针要道》,《针灸甲乙经》卷五第四《针道》均作“满”。杨上善注:“血脉络脉者,有脉横居输穴之中,视之满实,切之独坚者,是横居络脉也。”《素问·刺腰痛》:“刺直阳之脉上三痏,在跻上郄下五寸横居,视其盛者出血”。王冰注:“今云刺者,谓刺其血络之盛满者也。”故知作“满”为是。“满”在段玉裁古韵第十四部,“坚”在古韵第十二部,第十二部与第十四部合韵,乃汉韵也。

5. 凡刺之道,必通十二经络之所终始,络脉之所别处。(《灵枢·本输》)

按,“处”字误。《太素》卷十一《本输》“处”作“起”(《黄帝内经太素》,人民卫生出版社1965年影印版,165页),是。“起”、“始”均在段玉裁《六书音韵表》第一部。“处”在第五部鱼韵,与“始”不能相押。

6. 四时之所出入,五脏之所溜处,阔数之度,浅深之状。(《灵枢·本输》)

按,“五脏之所溜处”,《太素》卷十一《本输》作“脏腑之所流行”(《黄帝内经太素》,人民卫生出版社1965年影印版,165页),“溜处”作“流行”,是。杨上善注:“脏腑出于营卫二气,流行于身也。”“行”、“状”皆在段玉裁古韵第十部,若作“处”则于韵不协。

7. 上工平气,中工乱脉,下工绝气危生。(《灵枢·根结》)

按,“脉”字误。《太素》卷二十二《刺法》“脉”作“经”(《黄帝内经太素》,人民卫生出版社1965年影印版,350页),与“生”押韵,皆在段玉裁古韵第十一部。《针灸甲乙经》卷五第六《针道自然逆顺》亦作“经”。

8. 其病内急,心承伏梁,下为肘网。其病当所过者支转筋,筋痛。(《灵枢·经筋》)

按,“网”字误,当作“纲”。《太素》卷十三《经筋》作“纲”(《黄帝内经太素》,人民卫生出版社1965年影印版,227页),与“梁”押韵,皆在段玉裁古韵第十部。杨上善注:“心之积,名曰伏梁,起齐上,如臂,上至心下。其筋循膈下齐,在此痛下,故曰承也。人肘屈伸,以此筋为纲维,故曰肘纲也”(《黄帝内经太素》,人民卫生出版社1965年影印版,227页)。《针灸甲乙经》卷二第六、《圣济总录》卷一九一亦作"纲"。

9. 精泄则病甚而恇，致气则生为痈疽也。(《灵枢·寒热病》)

按，"疽"字误，当依《太素》卷二十六《寒热杂说》作"疡"。杨上善注："精泄益虚，故病甚虚恇。恇，怯也。气聚不散，为痈为疡也。"(《黄帝内经太素》，人民卫生出版社1965年影印版，482页)。"恇"、"疡"皆在段玉裁古韵第十部。

10. 厥而腹向向然，多寒气，腹中榖榖。(《灵枢·杂病》)

按，"榖"字误，当依《太素》卷二十六《厥头痛》作"荥"(《黄帝内经太素》，人民卫生出版社1965年影印版，472页)。"向"与"荥"押韵。"向"在段玉裁古韵第十部，"荥"在段玉裁古韵第十一部，此为第十部与第十一部合韵，为汉韵也。《针灸甲乙经》卷七第三"荥"讹为"爨"，林亿云："音最，《九墟》作'荥'。"按，《九墟》即《九卷》，亦即《针经》，亦即《灵枢》。林亿所见之《灵枢》为不全之本。林亿于《素问·调经论》新校正中云："《灵枢》今不全。"是此残本尚作"荥"。林亿写此校语时当北宋嘉祐年间，30余年后，至北宋元祐八年(1093)，高丽国献《灵枢》全帙，朝廷选官员两三人简加校勘刻板颁行，即今传之《灵枢》祖本。讹"荥"为"榖"，疑出于高丽本。

11. 痛从上下者，先刺其下以过之，后刺其上以脱之；痛从下上者，先刺其上以过之，后刺其下以脱之。(《灵枢·周痹》)

按，两"过"字均误，当依《太素》卷二十八《痹论》作"遏"。杨上善注云："刺周痹之法，观痹从上自下，当先刺向下之前，使其不得进而下也。"(《黄帝内经太素》，人民卫生出版社1965年影印版，540页)"不得进而下"即"遏止"之意。又《针灸甲乙经》卷十第一上作"通"，尤误，但林亿于"通"下注云："'通'，一作'遏'。"是"遏"讹为"通"、讹为"过"已在林亿之前矣。"遏"、"脱"均在段玉裁古韵第十五部，若作"过"、"通"，均失韵。

12. 清气在阴，浊气在阳，营气顺脉，卫气逆行。(《灵枢·五乱》)

按，"脉"字疑误。《太素》卷十二《营卫气行》作"清气在阴，浊气在阳，营气顺行脉，卫气逆行。"杨上善注："营卫气顺逆十二经而行也，"(《黄帝内经太素》，人民卫生出版社1965年影印版，210页)，注文不及"脉"字，疑《太素》衍"脉"字。《灵枢》"顺"字下脱"行"字，并衍"脉"字。"阳"、"行"、"行"三字皆在段玉裁古韵第十部。"行"音(háng)，古韵在第十部。

13. 故上气不足，脑为之不满，耳为之苦鸣，头为之苦倾，目为之眩。(《灵枢·口问》)

按，"眩"字误，依《太素》卷二十七《十二邪》当作"瞑"，与"鸣"、"倾"相押，三字皆在段玉裁古韵第十一部。《针灸甲乙经》卷十二第一亦作"瞑"("耳为之苦鸣"之"苦"，《太素》、《针灸甲乙经》作"善"；"头为之苦倾"之"苦"，《太素》、《针灸甲乙经》均无。则《灵枢》上一"苦"字当作"善"，下一"苦"字衍)。

14. 胃欲寒饥，肠欲热饮，两者相逆，便之奈何？(《灵枢·师传》)

按，"饥"字误，当依《太素》卷二《顺养》(《黄帝内经太素》，人民卫生出版社1965年影印版，3页)、《针灸甲乙经》卷六第二作"饮"，与下句"饮"字押韵。

15. 血脉者，盛坚横以赤，上下无常处，小者如针，大者如筋，则而写之万全也，故无失数矣，失数而反，各如其度。(《灵枢·血络论》)

按，"筋"字《针灸甲乙经》卷一第十四及《灵枢》别本皆作"筯"，均误，《太素》卷二十三《量络刺》作"櫡"(《黄帝内经太素》，人民卫生出版社1965年影印版，389页)，即"櫡"字，亦作"櫡"、"箸"，与"筯"同，音"助"(zhù)，与铎部之"赤"、鱼部之"处"、铎部之"度"押韵，此三字均在段玉裁古韵第五部，"数"字在段玉裁古韵第四部，第四、五两部常合韵，此为鱼铎屋合韵，若作"筋"，则于韵不谐。"赤"字与"度"字为第五部入声字，后来的音韵学家将其归到入声铎部；即使归在铎部，“赤”、“度”两字与“处”属于平入押韵。“数”字在段玉裁第四部入声，今为入声屋韵字，屋韵字与鱼铎两部之字相押，构成鱼铎屋合韵。此为汉韵特点，参王念孙《素问合韵谱》序号70～71。又，此句“血脉者盛”，当依《太素》、《针灸甲乙经》作“血脉盛者”（按，《针灸甲乙经》脱“者”字）。又，《灵枢》“故无失数矣”，《针灸甲乙经》、《太素》均无“矣”字，是（按，《太素》“故”字讹为“地”，当依《针灸甲乙经》、《灵枢》正之）。

16. 长冲（冲，繁体作“衝”，按，当作“衡”）直扬，其心刚，刚则多怒，怒则气上逆，胸中畜积，血气逆留，髋皮充肌，血脉不行。（《灵枢・五变》）

按，《五变》篇《太素》佚。“肌”字误，《针灸甲乙经》卷十一第六《五气溢发消渴黄瘅》作“胀”，是。髋字《针灸甲乙经》作“腹”，是。“血气逆留”《针灸甲乙经》同。林亿在“逆留”下注云：“《太素》作留积。”按，作“留积”是。此段文字为两句押一个韵。“扬”与“刚”字押韵，两字皆在段玉裁古韵第十部；“怒”、“逆”押韵，两字皆在段玉裁古韵第五部，“逆”是第五部的入声字；“血气逆留”当依《太素》作“血气留积”，不但与上句“胸中畜积”其义互足，而且两字同韵；“肌”字当依《针灸甲乙经》作“胀”，与“行”押韵，二字皆在段玉裁古韵第十部。

17. 因于天时，与其身形，参以虚实，大病乃成，气有定舍，因处为名，上下中外，分为三员。（《灵枢・百病始生》）

按，“员”字误，当依《太素》卷二十七《邪传》改为“贞”。杨上善注：“贞，正也。三部各有分别，故名三贞也。”（《黄帝内经太素》，人民卫生出版社1965年影印版，513页）（“贞”今音zhēn，古音zhēng）。“贞”与“形”、“成”、“名”押韵，均在段玉裁古韵第十一部。

18. 凡刺大邪日以小，泄夺其有余，乃益虚，剽其通，针其邪肌肉亲，视之毋有反其真。刺诸阳分肉间。（《灵枢・刺节真邪》）

按，此段文字又见《针灸甲乙经》卷五第二及《太素》卷二十二《五邪刺》，三书皆有讹误，当汇而校之。“泄夺其有余乃益虚剽其通”十一字，《针灸甲乙经》同。“通”乃讹字，当作“道”。《太素》“夺”下无“其”字，其余同（《黄帝内经太素》，人民卫生出版社1965年影印版，366页）。这段文字乃四句七言古诗，若作十一字（《太素》十字）则全失韵律。待详考《灵枢》、《针灸甲乙经》、《太素》，发现此十一字中有衍文及小字夹注窜入正文者。“泄夺其有余”之“其”《太素》无，“其”字乃衍文，当删。“乃益虚”三字系句中小字夹注，注释“泄夺有余”句义者，原文不当计此三字，此句则为“泄夺有余剽其道”，成七言句，“道”字与上句“小”押韵。“剽”，《说文解字》“砭刺也”。《针灸甲乙经》作“摽”（piāo），落也，通假字。《太素》作“慄”（lì），字误。杨上善注：“于针之道，战慄谨肃”，大误。“针其邪肌肉亲”六字，《针灸甲乙经》作“针其邪于肌肉”，脱误严重。《太素》作“针干其邪肌肉亲”，仁和寺影印本、袁昶本“干”皆作“于”。考杨注云：“以针干邪，使邪气得去，肌肉相附也”，则作“干”是，“于”乃形讹之字，萧本作“干”，极是。

《灵枢》“针其邪肌肉亲”句“针”下脱“干”字，当据《太素》补。《针灸甲乙经》“干”字亦脱，当据《太素》补，置于“针”字下；《针灸甲乙经》“肌肉”下脱“亲”字，当据《太素》、《灵枢》补。此句之正确文字当如《太素》所载：“针干其邪肌肉亲”。“视之毋有反其真”句下，《灵枢》、《针灸甲乙经》、《太素》均有“刺诸阳分肉间”，此乃小字夹注窜入正文者。经过上述校正，正确文字当为：“凡刺大邪日以小，泄夺有余剽其道，针干其邪肌肉亲，视之毋有反其真”。准此之例，《灵枢》、《针灸甲乙经》、《太素》以下文句亦可得而正之矣。

下举《灵枢・刺节真邪》原文：“凡刺小邪日以大，补其不足乃无害，视其所在迎之界，远近尽至其不得外，侵而行之乃自费，刺分肉间。

按，《灵枢》“远近尽至其不得外”之“其”衍，《太素》、《针灸甲乙经》无。“刺分肉间”，《针灸甲乙经》、《太素》均有,均系夹注窜入正文者。《针灸甲乙经》夹注窜入正文者尤多,如"凡刺热邪越而苍",在"热邪"二字下有"用镵针"三字小注;"凡刺寒邪日以温"之"寒邪"二字下有"用毫针"三字夹注,后皆窜入正文,幸《灵枢》、《太素》无"用镵针"、"用毫针"两句。经以上依韵校勘,《针灸甲乙经》、《灵枢》、《太素》此段韵文如下:"凡刺大邪日以小,泄夺有余剽其道,针干其邪肌肉亲,视之毋有反其真。凡刺小邪日以大,补其不足乃无害,视其所在迎之界,远近尽至不得外,侵而行之乃自费。凡刺热邪越而苍,出游不归乃无病,为开道乎辟门户(《灵枢》作'为开通辟门户'六字,当依《针灸甲乙经》、《太素》作七字句),使邪得出病乃已。凡刺寒邪日以温,徐往徐来致其神,门户已闭气不分,虚实得调真气存(按,'徐往徐来致其神',《针灸甲乙经》、《太素》均作'徐往疾去致其神')。"

按,这是一段优美而典型的七言古诗,顾炎武《日知录》已言之。《日知录》卷二十一《七言之始》条云:"昔人谓《招魂》、《大招》去其'些'、'只',即其七言诗。余考七言之诗,自汉以前固多有之,如《灵枢·刺节真邪》篇:'凡刺小邪日已大,补其不足乃无害,视其所在迎之界。凡刺寒邪日以温,徐往徐来致其神,门户已闭气不分,虚实得调其气存'。宋玉《神女赋》:'罗纨绮缋盛文章,极其妙采照万方,此皆七言之祖。"

19. 故月满则海水西盛,人血气积,肌肉充。(《灵枢·岁露论》)

按,"积"字误。《太素》卷二十八《三虚三实》作"精",杨注:"血气精,而不浊"(《黄帝内经太素》,人民卫生出版社 1965 年影印版,531 页),与"盛"、"充"押韵。"盛"、"精"在段玉裁古韵第十一部,"充"在第九部。第九部与第十一部先秦合韵较少,汉代韵宽可合韵。此段之押韵,汉韵也。

20. 至其月郭空,则海水东盛,人气血虚,其卫气去,形独居,肌肉减,皮肤纵,腠理开,毛发残,膲理薄,烟垢落。(《灵枢·岁露论》)

按,"纵"字误,当据《太素》卷二十八《三虚三实》作"缓"(《黄帝内经太素》,人民卫生出版社 1965 年影印版,532 页),与"残"押韵,二字皆在段玉裁古韵第十四部。此段文字韵律和谐。"空"在段玉裁古韵第九部,"盛"在第十一部,东耕合韵为汉韵特点。"虚"、"去"、"居"均在段玉裁古韵第五部,"薄"、"落"亦在第五部。若作"纵",则不能与"残"相押,失去此段均有韵的和谐性。又,"残"字《太素》作"浅",杨注云:"毛发虚浅",虽亦谐韵,然不若作"残"义长。

21. 其五脏皆不坚,使道不长,空外以张,喘息暴疾,又卑基墙,薄脉少血,其肉不石。(《灵枢·天年》)

按,"石"字误,当依《太素》卷二《寿限》作"实",与"血"相押,二字皆在段玉裁古韵第十二部入声(今作质韵),若作"石"(段玉裁古韵铎部)则于韵不谐矣。

22. 夫四时之气,各不同形,百病之起,皆有所生,灸刺之道,何者为定。(《灵枢·四时气》)

按,林亿在"定"字下注云:"一本作宝",作"定"误。《太素》卷二十三《杂刺》作"宝"(《黄帝内经太素》,人民卫生出版社 1965 年影印版,390 页),《针灸甲乙经》卷五第一亦作"宝"。当据《太素》《针灸甲乙经》正。林亿所引之"一本",乃当时所传之《灵枢》残本,由此残本作"宝"观之,似与杨上善所据六朝所传之《九卷》同。

23. 受师不卒,妄作杂术,谬言为道,更名自功。(《素问·征四失论》)

按,"功"字误,《素问》林亿《新校正》云:"按《太素》乃作巧。""巧"与"道"皆在段玉裁古韵第三部,若作"功"(古韵第九部)则于韵不谐。"卒"、"术"皆在段玉裁古韵第十五部,亦为押韵句。《征四失论》篇《太素》佚。

24. 至道在微,变化无穷,孰知其原!窘乎哉,消者瞿瞿,孰知其要!闵闵之当,孰者为

良！(《素问·灵兰秘典论》)

按,《灵兰秘典论》篇《太素》佚。《新校正》云:"按《太素》作肖者濯濯。"《素问·气交变大论》亦引此句:"肖者瞿瞿,莫知其妙,闵闵之当,孰者为良！妄行无征,示畏侯王。"(人民卫生出版社 1963 年版《黄帝内经素问》,417 页)当作"濯",作"瞿"误。"要"在宵韵,"濯"在药韵,二字为平入相押。而"瞿"在段玉裁古韵第五部,与"要"字所属韵部相隔远。《说文解字》:"濯,澣也。"涤尽污浊曰濯,引申为光明貌。段玉裁注:"《崧高传》曰:濯,光明也。""消"当作"肖",《太素》佚篇及《气交变大论》均作"肖"。"肖者濯濯,孰知其要"(濯,直角切,古音 zhào,今音 zhuó)谓相似之物有谁知晓它们的区别呢？作"濯濯"在词义上更确切。又,萧延平本卷末附篇《太素遗文并杨氏原注》云:"肖者濯濯。平按,此条见《素问》卷三第八《灵兰秘典论》"(608 页)。又日本《医家千字文》亦有《灵兰秘典论》经文及杨上善注多条,均称引自《太素经》,则《素问·灵兰秘典论》全篇曾存于《太素》无疑也。

25. 故春刺散俞,及与分理,血出而止,甚者传气,间者环也。(《素问·诊要经终论》)

按,《诊要经终论》篇《太素》佚。林亿在"间者环也"下注云:"按《太素》'环也'作'环已'。"作"已"字是。"已"与"理"、"止"皆在段玉裁古韵第一部,而"也"字在第十七部,不能与"理"、"止"相押,故知当作"已"。

26. 忧伤肺,喜胜忧,热伤皮毛,寒胜热。(《素问·阴阳应象大论》)

按,此段文字不见于《太素》卷三《阴阳大论》。《素问·阴阳应象大论》从"帝曰余闻上古圣人论理人形"(人民卫生出版社 1963 年版《黄帝内经素问》35 页)至"阳在外阴之使也"(人民卫生出版社 1963 年版《黄帝内经素问》43 页)凡五百八十余字,系王冰从他篇移入,但《太素》亦有此大段文字,惜已亡佚,已不可确知见于何篇。林亿在"寒胜热"下注云:"《太素》作热胜燥。"按,作"热胜燥"是。"燥"与"忧"、"毛"押韵。"毛"、"燥"在段玉裁古韵第二部。"忧"在第三部,宵幽合韵。

27. 脑者阴也,髓者骨之充也。(《素问·解精微论》)

按,"阴"字误。王冰注云:"《五脏别论》以脑为地气所生,皆藏于阴而象于地,故言脑为阴。"林亿《新校正》云:"按全元起本及《甲乙经》、《太素》阴作阳。"观王冰注,"阴"字乃王冰妄改也。脑为诸阳之会,何得云"阴"。《太素》卷二十九《水论》正作"阳"。杨上善注云:"头髓为阳,充骨之阳也"(《黄帝内经太素》,人民卫生出版社 1965 年影印版,549 页)。"阳"与"充"为段玉裁古韵第九部与第十部之东阳合韵,若作"阴",则与"充"(段玉裁古韵第九部东韵)不押韵矣。《素问》经王冰大肆改动,与全元起本相异之处甚多,失韵之处亦不一而足,尤当据《太素》、《针灸甲乙经》而细校之。

28. 夫涕之与泣者,譬如人之兄弟,急则俱死,生则俱生,其志以早悲,是以涕泣俱出而横行也。(《素问·解精微论》)

按,林亿于"生则俱生"下注云:"按《太素》,'生则俱生'作'出则俱亡'。"《太素》。卷二十九《水论》正作"出则俱亡",与《新校正》合。按作"亡"是,与"行"皆在段玉裁古韵第十部阳韵,属同韵部相押。杨上善注云:"涕之与泣,同为水类,故泣之水出,涕即从之。比之兄弟,有急有出,死生是同,相随不离,涕泣亦尔,志动而悲,则涕泣横之也。"(《黄帝内经太素》,人民卫生出版社 1965 年影印版,549 页)

29. 使志若伏若匿,若有私意,若已有得,去寒就温,无泄皮肤,使气亟夺。(《素问·四气调神大论》)

按,"亟夺"二字《太素》卷二《顺养》作"不极"。杨上善注云:"闭诸腠理,使气不泄极也。"

(《黄帝内经太素》,人民卫生出版社 1965 年影印版,7 页)是。"亟夺"二字当为王冰所改。"匿"、"意"、"得"、"极"皆在段玉裁古韵第一部入声(今称职韵),属同韵部字相押,若改为"亟夺"则于韵不谐。作"不极"于义亦长。冬三月为闭藏之节,针刺当保暖,去寒就温,使腠理密闭无泄皮肤,使正气不致极泄。

30. 下工救其已成,救其已败。(《素问·八正神明论》)

按,《太素》卷十九《知官能》作"下工守其已成,因败其形。"杨上善注:"邪气初客,未病之病,名曰萌芽,上工知之;其病成形,下工知之。"(《黄帝内经太素》,人民卫生出版社 1965 年影印版,341 页)《灵枢·官能》亦作"下工守其已成,因败其形。""形"与"成"皆在段玉裁古韵第十一部,若作"救其已败",则失韵矣。又,《素问·八正神明论》"正邪者,身形若用力汗出"至"莫知其情而见邪形也"(人民卫生出版社 1963 年《黄帝内经素问》,167 页)极似《灵枢·官能》"正邪之中人也微"至"知气之所在,而守其门户"一段(按,《素问》作"知其所在者","其"当作"气"),读者参合读之即知也。故所谓《灵枢》晚于《素问》者,非通人之论也。

31. 神有余则笑不休,神不足则悲。(《素问·调经论》)

按,王冰注云:"悲,一为忧,误也。"林亿《新校正》云:"详王注云:悲一为忧,误也。按《甲乙经》及《太素》并全元起注本并作忧。皇甫士安云:心虚则悲,悲则忧;心实则笑,笑则喜。夫心之与肺,脾之与心,互相成也,故喜发于心而成于肺,思发于脾而成于心。一过其节,则二脏俱伤。杨上善云:心之忧,在心变动也;肺之忧,在肺之志。是则肺主秋,忧为正也。心主于夏,变而生忧也。"林亿引皇甫谧及杨上善注,意在驳斥王冰所改之"悲"字,谓当作"忧"。《太素》卷二十四《虚实补泻》作"忧",与《新校正》所引合。但《新校正》所引杨注与现传《太素》杨注异。《太素》杨注云:"神有余不足忧笑者,神病候也"(《黄帝内经太素》,人民卫生出版社 1965 年影印版,411 页)。"休"与"悲"字不能押韵,作"忧"则于韵和谐,"休"、"忧"皆在段玉裁古韵第三部。

32. 视深渊尚可测,迎浮云莫知其际。(《素问·疏五过论》)

按,《素问·六微旨大论》引此两句"际"作"极",是。"测"、"极"均在段玉裁古韵第一部,同韵相押。"际"在第十五部,不能与"测"相押。《疏五过论》篇《太素》已佚。日本《医家千字文》引文云:"《太素经》曰:黄帝曰:呜呼远哉!闵闵乎若视深渊,若迎浮云,视深渊尚可测,迎浮云莫知其际。注曰:术意妙,望之无终始,譬之浮云,莫知其际也。"由《太素》经注皆讹为"际"观之,其抄讹之时间至迟已在全元起时代。当据《素问·六微旨大论》改为"极"。

33. 唯圣人从之,故身无奇病,万物不失,生气不竭。(《素问·四气调神大论》)

按,"病"字误,当据《太素》卷二《顺养》作"疾"(《黄帝内经太素》,人民卫生出版社 1965 年影印版,8 页)。"疾"在段玉裁古韵第十二部质部,"失"亦在质部,"竭"在段玉裁古韵第十五部月部,此为质月合韵。质月合韵乃汉韵特点,参见王念孙《素问合韵谱》序号 84~87,若作"病"则失韵矣。

34. 阳气者,若天与日,失其所则折寿而不彰,故天运当以日光明。(《素问·生气通天论》)

按,"所"字误,当依《太素》卷二《调阴阳》作"行"(《黄帝内经太素》,人民卫生出版社 1965 年影印版,35 页)。杨上善注:"人之阳气,若天与日,不得相无也。如天不得日,日失其行,则天不明也。""行"与"彰"、"明"皆在段玉裁古韵第十部,若作"所"则失韵矣。

35. 故风者,百病之始也,清静则肉腠闭拒,虽有大风苛毒,弗之能害,此因时之序也。(《素问·生气通天论》)

按,"害"字误,当依《太素》卷三《调阴阳》作"客"。"客"在段玉裁古韵第五部入声铎部,"拒"、"序"在段玉裁古韵平声鱼部,此为鱼铎合韵。段玉裁古韵第十七部没有把入声字独立出来，所以“拒”、“客”、“序”均属于第五部。若作“害”则失韵，“害”属段玉裁古韵月部，不能与鱼部字、铎部字构成合韵。

36. 内外调和，邪不能害，耳目聪明，气立如故。（《素问·生气通天论》）

按，“害”字误，当依《太素》卷三《调阴阳》作“客”。“客”在段玉裁古韵第五部入声铎部，“故”在段玉裁古韵平声鱼部，此为鱼铎合韵。“害”在段玉裁古韵月部，不能与鱼部字相押，王冰改“客”为“害”，则失韵矣。

37. 冬伤于寒，春必温病。四时之气，更伤五脏。（《素问·生气通天论》）

按，《太素》“气”字下有“争”字。杨上善注：“风寒暑湿，四时邪气，争而不和，即伤五脏也”（《黄帝内经太素》，人民卫生出版社1965年影印版，40页）。疑王冰改“争”字为“更”字且下属为句。此四句为押韵句。“病”、“脏”在段玉裁古韵第十部，“争”在段玉裁古韵第十一部，为耕阳合韵。

38. 肾痹者善胀，尻以代踵，脊以代头。（《素问·痹论》）

按，“头”字误，当依《太素》卷三《阴阳杂说》作“项”（《黄帝内经太素》，人民卫生出版社1965年影印版，49页）。杨上善注：“邪客肾及少阴之脉，故喜胀脊曲也。”“项”与“踵”皆在段玉裁古韵第九部，“头”在段玉裁古韵第四部，若作“头”则失韵矣。

39. 阴争于内，阳扰于外，魄汗未藏，四逆而起，起则熏肺，使人喘鸣。（《素问·阴阳别论》）

按，“鸣”字误，当依《太素》卷三《阴阳杂说》作“喝”。杨上善注：“喝，喘声。”在《太素》卷三《调阴阳》中亦有“喘喝”一词：“烦则喘喝”，杨注：“喝，汉曷反，呵也，谓喘呵出气声也。”此两文“喘喝”词义同。“内”在段玉裁古韵第十五部，“外”、“肺”与“喝”皆在段玉裁古韵第十五部。若作“鸣”，则失韵矣。此乃王冰所误改。

40. 阴阳之变，其在人者，亦数之可数也。（《素问·阴阳离合论》）

按，“亦数之可数”下面一个“数”字，《太素》卷五《阴阳合》作“散”，是。杨上善注：“散，分也。阴阳之变，俱通内外，外物既尔，内身之变，亦可分为众□□可数也。”（《黄帝内经太素》，人民卫生出版社1965年影印版，58页）“变”在段玉裁古韵第十四部，“散”亦在第十四部，若改为“数”，则使原押韵之句失韵。《素问·阴阳离合论》篇之“散”字，王冰多改为“数”。如《素问·阴阳离合论》“阴阳者，数之可十，离之可百，散之可千，推之可万”，王冰亦将“散”字改为“数”字。

总之，《素问》之失韵字，有的因抄讹而失韵，有的因王冰误改而失韵。

第二节 字倒失韵

1.《大要》曰：徐而疾则实，疾而徐则虚。言实与虚，若有若无。察后与先，若存若亡。为虚与实，若得若失。虚实之要，九针最妙。补写之时，以针为之。写曰必持内之，放而出之，排阳得针，邪气得泄，按而引针，是谓内温，血不得散。（《灵枢·九针十二原》）

按，此段文字韵律和谐铿锵。“《大要》”乃古针经篇名。“徐而疾则实”句，“疾”与“实”押韵，二字皆在段玉裁古韵第十二部入声（今称质部）。“疾而徐则虚”句，“徐”与“虚”押韵，皆在段玉裁古韵第五部鱼韵。后两句“为虚为实，若得若失”，“实”与“失”押韵，皆在段玉裁古韵第十二部入声。唯“察后与先，若存若亡”不相押韵。“先”在段玉裁古韵第十三部平声（今称文韵），“亡”在段玉裁古韵第十部阳韵，二字不能相押，若作“若亡若存”则于韵谐矣。“先”、“存”皆在段玉裁古韵第十三部。后人狃于先言“存”后言“亡”之习见，蔽所希闻，故改“若亡若存”为

"若存若亡",乃致失韵。下句"实"与"失"相押,皆在段玉裁古韵第十二部入声。"要"与"妙"押韵,二字皆在段玉裁古韵第二部宵韵。"时"与"之"押韵,皆在段玉裁古韵第一部。"内"、"出"、"泄"押韵,皆在段玉裁古韵第十五部。"按而引针,是谓内温,血不得散"句中之"引针"当作"针引"。"引"在段玉裁古韵第十二部真韵,"温"在第十三部文韵,"散"在第十四部元韵,为"真、文、元"合韵。汉代韵宽,"真、文、元"三部合韵,为汉韵特点。《太素》缺卷复刊卷二十一《九针要道》"若存若亡"作"若之若存";"按而引针"虽与《灵枢》同,但依韵校之,作"针引"当无疑义。今语"针"与"引"韵尾相同,而古音大异,"针"在段玉裁古韵第七部侵韵,它有[m]收尾音,与"引"的韵尾不同,后之传抄者依今音而改古书,易其前后,致使失韵。

2. 凡刺之真,必先治神,五脏已定,九候已备,后乃存针,众脉不见,众凶弗闻。(《素问·宝命全形论》)

按,"后乃存针"当作"后乃针存。"《太素》卷十九《知针石》作"乃缓存针"(《黄帝内经太素》,人民卫生出版社1965年影印版,329页)亦误,《针灸甲乙经》卷五第四《针道》作"后乃存针",亦误,均当依韵校之作"针存"为是。"真"、"神"在段玉裁古韵第十二部,"测"、"存"在段玉裁古韵第十三部,为真文合韵。

3. 如留如还,去如弦绝。(《灵枢·九针十二原》)

按,"弦绝"当作"绝弦"。"还"在段玉裁古韵第十四部,"弦"段玉裁古韵在第十二部,"还"与"弦"相押,为真元合韵。《太素》缺卷复刊卷二十一《九针要道》及《针灸甲乙经》卷五第四《针道》正作"绝弦"。杨上善注:"即疾出针,如绝弦者,言其速也。"

4. 故智者之养生也,必顺四时而适寒暑,和喜怒而安居处,节阴阳而调刚柔,如是则僻邪不至,长生久视。(《灵枢·本神》)

按,"暑"、"怒"、"处"押段玉裁古韵第五部,"至"在段玉裁第十二部,"视"在段玉裁古韵第十五部,"至"、"视"合韵。"节阴阳而调刚柔"亦为押韵句,但"刚柔"两字误倒,作"柔刚"则与"阴阳"相押。"阳"、"刚"皆在段玉裁古韵第十部。《太素》卷六《脏腑之一》正作"节阴阳而调柔刚",句中"阳"与"刚"相押(《黄帝内经太素》,人民卫生出版社1965年影印版,71页)。

5. 毕将服之,神自得之,生神之理,可著于竹帛,不可传于子孙。(《灵枢·病传》)

按,"子孙"疑当作"孙子","子"与"服"、"得"、"理"相押韵,皆在段玉裁古韵第一部,若作"子孙"则于韵不谐。《太素》此篇佚,无从考校。《针灸甲乙经》卷六第十《五脏传病大论》亦作"子孙",是字倒而失韵,其来久矣。

6. 不知所苦,两跻之下,男阴女阳,良工所禁。(《灵枢·官能》)

按,当作"男阳女阴","阴"与"禁"皆在段玉裁《六书音韵表》第七部。《太素》卷十九《知官能》正作"男阳女阴"。杨注:"男阳女阴,二跻之脉,不可取之"(《黄帝内经太素》,人民卫生出版社1965年影印版,340页)。《针灸甲乙经》卷五第四《针道》亦作"男阳女阴"。

7. 还而刺之,毋过三行,察其沉浮,以为深浅。(《灵枢·上膈》)

按,"沉浮"、"深浅"皆字倒,当作"浮沉"、"浅深"。"沉"、"深"均在段玉裁古韵第七部。《针灸甲乙经》卷十一第八正作"浮沉"、"浅深"。《太素》此篇佚。

8. 营卫之行,不失其常,呼吸微徐,气以度行。六腑化谷,津液布扬,各如其常,故能长久。(《灵枢·天年》)

按,"长久"当作"久长",以与"行"、"常"、"行"、"扬"、"常"押韵,均押段玉裁古韵第十部,若作"长久",则失韵矣。此段在《太素》佚篇中。

9. 岐伯曰:治之要极,无失色脉;用之不惑,治之大则。逆从倒行,标本不得,亡神失国。

(《素问·移精变气论》)

按，"无失色脉"当依《太素》卷十五《色脉诊》作"无失脉色"(《黄帝内经太素》，人民卫生出版社 1965 年影印版，274 页)。"极"、"色"、"惑"、"则"、"得"、"国"皆在段玉裁《六书音韵表》第一部，若作"色脉"，则失韵矣。"脉"在第十六部，不能与第一部构成合韵。

10. 天地者，万物上下也；阴阳者，血气之男女也；左右者，阴阳之道路也；水火者，阴阳之征(征繁体字为徵，徵亦音 zhǐ)兆也；阴阳者，万物之能始也。(《素问·阴阳应象大论》)

按，"下"、"女"、"路"皆在段玉裁古韵第五部，为同韵相押；但"兆"与"始"古韵不同，"兆"在第二部，"始"在第一部，而"徵"则与"始"相押。"徵"读如"宫商角徵羽"之"徵"(zhǐ)。"徵兆"虽常见，但为了押韵，可以写作"兆徵"。《诗·葛覃》："葛之覃兮，施于中谷"，《毛诗故训传》："中谷，各中也。"孔颖达疏："中谷，谷中也。倒其言者，古人之语皆然，诗文多此类也。"清江有诰《先秦韵读》亦谓"徵兆"字倒，应作"兆徵"，乃予迳改。胡澍《素问校义》云："阴阳之徵兆也，本作阴阳之兆徵也。上三句'下'、'女'、'路'为韵，下二句'徵'、'始'为韵。徵读如宫、商、角、徵、羽之徵。《洪范》：'念用庶徵'，与'疑"为韵；《逸周》月篇(灾咎之徵)，与'负'、'妇'押韵，是其证。今作'徵兆'者，后人狃于习见，蔽所希闻而臆改之，而不知其与韵不合也，凡古文之倒文协韵者，多经后人改易，而失其读。"

11. 春日浮，如鱼之游在波；夏日在肤，泛泛乎万物有余；秋日下肤，蛰虫将去；冬日在骨，蛰虫周密，君子居室。(《素问·脉要精微论》)

按，《太素》卷十四《四时脉诊》"波"作"皮"，注云："春时阳气初开，脉从骨髓流入经中，上至于皮，如鱼游水，未能周散。"(《黄帝内经太素》，人民卫生出版社 1965 年影印版，256 页)此段为押韵之文。"肤"、"余"、"肤"、"去"均在段玉裁古韵第五部；"密"、"室"在段玉裁古韵第十二部入声，均为押韵之句，唯"浮"与"波"不相押韵。"如鱼之游在波"当系传抄误倒，原句当作"如鱼在波之游"，则与"浮"字相押，"游"、"浮"均在段玉裁古韵第三部。但此字误倒失韵已在杨上善前存在，故《太素》亦作"春日浮，如鱼之游在皮"，"皮"通"波"。

第三节 字衍失韵

1. 上守机者，知守气也，机之动，不离其空中者，知气之虚实，用针之徐疾也。(《灵枢·小针解》)

按，"机"、"气"相押，均在段玉裁古韵第十五部；"实"、"疾"相押，均在段玉裁古韵第十二部入声。"动"与"空"相押，均在段玉裁古韵第九部。"中"字衍。《太素》缺卷复刊卷二十一《九针要解》作"不离其空"，无"中"字。《灵枢·九针十二原》"刺之微，在速迟，粗守关，上守机，机之动，不离其空"，亦无"中"字，是其证。

2. 微涩为鼠瘘，在颈支腋之间，下不胜其上，其应善酸矣。(《灵枢·邪气脏腑病形》)

按，"间"与"酸"押韵，皆在段玉裁古韵第十四部。"矣"字作为词尾虽然不破坏"酸"字作为韵脚字，但是《太素》第十五部《五脏脉诊》作"其能喜酸"(《黄帝内经太素》，人民卫生出版社 1965 年影印版，302 页)，《针灸甲乙经》卷四第二下作"甚能善酸"，均无"矣"字，倍觉简洁。

3. 故曰用针之要，在于知调阴与阳，调阴与阳，精气乃光，合形与气，使神内藏。(《灵枢·根结》)

按，此段文字《太素》卷二十二《刺法》作"故曰用针之要，在乎知调。调阴与阳，精气乃光，合形与气，使神内藏。”(《黄帝内经太素》，人民卫生出版社 1965 年影印版，349 页)《针灸甲乙经》卷五第六作“故曰用针之要，在于知调。调阴与阳，精气乃充，合形与气，使神内藏。”若以《太素》、《针灸甲乙经》校《灵枢》，则“在于知调阴与阳”句衍“阴与阳”三字。“要”与“调”为段玉裁古韵第二部宵韵与第三部幽韵合韵。“阳”、“光”、“藏”三字皆在段玉裁古韵第十部，《针灸甲乙经》“光”讹为“充”当据《太素》、《灵枢》改。

4. 凡刺之属，三刺至谷气，邪僻妄合，阴阳易居，逆顺相反，沉浮异处，四时不得，稽留淫泆，须针而去。(《灵枢·终始》)

按，“气”字衍，当删。《太素》卷二十二《三刺》无(《黄帝内经太素》，人民卫生出版社 1965 年影印版，352 页)。“属”、“谷”均在段玉裁古韵屋韵，二字相押；“居”、“处”、“去”三字皆在段玉裁古韵第五部，互相押韵。若有“气”字则失韵矣。考此“气”字之衍，似为古注之窜入正文者。杨上善于“三刺至谷”句注云：“三刺得于谷气也。”

5. 先得其道，稀而疏之，稍深以留，故能徐入之。大热在上，推而下之；从下上者，引而去之；视前痛者，常先取之；大寒在外，留而补之；入于中者，从合写之。(《灵枢·官能》)

按，这是一段韵脚字押段玉裁古韵第五部的文章。“能徐入之”的入字衍，当删。《太素》卷十九《知官能》无“入”字(《黄帝内经太素》，人民卫生出版社 1965 年影印版，339 页)。“疏”、“徐”、“下”、“去”、“取”、“补”、“写”皆在段玉裁古韵第五部，韵律非常和谐。《太素》“稍深以留”作“稍深以留之”，但此句不是入韵句，故有无“之”字均与押韵无关。

第四节 字 脱 失 韵

1. 凡刺之道，必通十二经络之所终始，络脉之所别处，五输之所留，六腑之所与合，四时之所出入，五脏之所溜处。(《灵枢·本输》)

按，“络脉之所别处”之“处”涉下句“五脏之所溜处”之“处”而误，当据《太素》卷十一《本输》改为“行”，说见本节“字误失韵”条。“五输之所留”之“留”字下立据《太素》卷十一《本输》补“止”字，杨注云：“各从井出，留止于合”(《黄帝内经太素》，人民卫生出版社 1965年影印版，165 页)。是“留”下有“止”字无疑。“始”、“起”、“止”均在段玉裁古韵第一部。

2. 曲泽，肘内廉下陷者之中也，屈而得之，为合，手少阴也。(《灵枢·本输》)

按，《太素》卷十一《本输》“手少阴也”作“手心主经也”五字(《黄帝内经太素》，人民卫生出版社 1965 年影印版，167 页)。一作“手少阴”，一作“手心主”，义虽稍异，但皆非入韵字，从舍之别，此处不论。“手少阴”之“阴”字后脱“经”字，当补。“中”与“经”押韵，“中”在段玉裁古韵第九部，“经”在第十一部，此为东耕合韵。

3. 凡刺痈邪无迎陇，易俗移性不得脓，脆道更行去其乡，不安处所乃散亡。诸阴阳过痈者，取之其输泻之。(《灵枢·刺节真邪》)

按，此段又见《针灸甲乙经》卷五第二，《太素》卷二十二《五邪刺》(《黄帝内经太素》，人民卫生出版社 1965 年影印版，366 页)。《针灸甲乙经》在“凡刺痈邪无迎陇”之“痈邪”二字下有“用铍针”三字夹注，今本《针灸甲乙经》已窜入正文，故《太素》萧延平注云：“无迎陇”上《甲乙》有“用铍针”三字。“脆道更行”之“脆”，《太素》作“诡”，《针灸甲乙经》作“越”，以作“诡”义长。“陇”与“脓”均在段玉裁《六书音韵表》第九部；“乡”与“亡”均在段玉裁《六书音韵表》第十部。“诸阴阳过痏者，取之其输泻之”十二字，无韵，系夹注窜入正文者。“诸阴阳过痏者”，《针灸甲乙经》、《太素》“痏”下有“所”字，是。《灵枢》当据补。考杨上善对此夹注亦有注，则夹注窜入正文，其来已久。

4. 浑浑革至如涌泉，病进而色弊，绵绵其去如弦绝，死。(《素问·脉要精微论》)

按，林亿《新校正》云：“按《针灸甲乙经》及《脉经》作浑浑革革，至如涌泉，病进而危，弊弊绰绰，其去如弦绝者死。”《太素》缺卷复刊卷十六《杂诊》作“浑浑单至如涌泉，病进而绝，弊弊绰绰，其去如弦绝者死。”《太素》此段文字有讹字脱字。“单”字误，当作“革”。“革”音“急”，急速也。《礼记·柩弓上》：“夫子之病革矣，不可以变”，郑玄注：“革，急也。”陆德明《经典释文》：“革，纪力反，并又音极。”《尔雅·释天》：“错革鸟曰旟(yǔ)。”宋邢昺引汉孙炎注：“孙炎云：错，置也。革，急也。画急疾之鸟于缪也。”是“革革”不可读为gé音，当读为jí，其义为疾急。“浑浑”形容脉来洪大。“浑浑革革”言脉来洪大而疾急，故下句承之云“至如涌泉”。“病进而色弊”，当依《针灸甲乙经》、《脉经》作“病进而危”。《素问》之“色”《太素》之“绝”均为讹字，当作“危”，“弊”字当下属为句。言“病进而危”之时，脉象则“弊弊绵绵”。《素问》“弊”字下脱一“弊”字。《太素》“绵绵”讹为“绰绰”，故杨上善注云：“弊弊绰绰，未详”，以示谨慎，不强诂训。脉微弱貌曰“弊弊绵绵”。《素问·方盛衰论》王冰注：“绵绵，谓动息微也”。此段文字，讹脱严重，故校正如上。经校正，其正确文字为：“浑浑革革，至如涌泉，病进而危，弊弊绵绵，其去如绝弦，死。”《素问》“弦绝”当作“绝弦”。“泉”、“绵”在段玉裁古韵第十四部，“弦”在段玉裁古韵第十二部真韵，此为真元合韵。《素问》由于脱一“革”字，脱一“弊”字，讹“危”为“色”，又倒“绝弦”为“弦绝”，致使本为押韵之句而失韵。

第五节 句读误而失韵

古书本无句读，句读起得较晚。为古书断句，并非易易，稍一不慎，遂使有韵之句而失韵。

1. 上守神，神乎，神客在门，未睹其疾，恶知其原。(《灵枢·九针十二原》)

按，“神乎，神客在门”应作“神乎神，客在门”，以使“神”、“神”、“门”、“原”四字押韵。“神”在段玉裁古韵第十二部真韵，“门”在第十三部文韵，“原”在第十四部元韵，此为真、文、元合韵，呈现明显汉韵特点。若作“神乎，神客在门”，则失一韵脚字。《灵枢·小针解》为注疏之体，按句疏释《灵枢·九针十二原》，云：“上守神者，守人之血气有余不足，可补写也。神客者，正邪共会也。神者，正气也。客者，邪气也。在门者，邪循正气之所出入也。未睹其疾者，先知邪正何经之疾也。恶知其原者，先知何经之病所取之处也。”此段文字在于训释词义，而未释韵，后之读者见“神客者正邪共会也”之句，乃误读《灵枢·九针十二原》之句。《太素》缺卷复刊卷二十一《九针要道》此段文字无句读。“上守神”之“上”作“工”，极是。《灵枢·官能》“粗之所不见，良工之所贵”，是其证。

2. 余念其痛，心为之乱惑反甚，其病不可更代，百姓闻之，以为残贼。(《素问·宝命全形论》)

按，此为人民卫生出版社《素问》简体横排本之标点。清代高世栻《素问直解》将“心”字上属，读为“余念之痛心”尤误。正确句读应是：“余念其痛，心为之乱惑，反甚其病，不可更代，百姓闻之，以为残贼”。“痛”字在段玉裁古韵第九部，“病”在第十部，两字隔句相押，属东阳合韵。“惑”、“代”、“贼”均在段玉裁古韵第一部入声，为同部字相押。《太素》卷十九《知针石》此段文字，句读不误，但细读杨注，可知杨上善误将“心”字上属为句：“余痛甚心，反甚于病，不能去已，故曰不可更代”（《黄帝内经太素》，人民卫生出版社 1965 年影印版，326 页）。

总之，《灵枢》、《素问》失韵之处甚多，不止如上所举。前人以古韵校其失韵者盖不多见，故还有许多工作要做。

（钱超尘）

第二章
《黄帝内经》的研究思路与方法

《内经》被誉为“中医理论的渊薮”、“医家之宗”，因而2000年来，医家们研习不辍。人们研究的重心，主要是放在《内经》理论的学术内涵和临床原则、方法上，以发展中医学理论、提高临床疗效，但对《内经》探索生命规律及其临床应用的思路和方法，却存在忽视的倾向，尤其是近1个世纪以来这个问题更加突出，以致在当今科学昌明时代，中医学发展难有突破，相对滞后。《内经》研究思路与方法成为中医研究中关系全局的课题。

第一节 《内经》研究现状述评

对《内经》的研究，历代均有专著、论文问世。据《黄帝内经研究大成》辑录的自南北朝至1990年的研究专著即有393部；中日韩三国1950～1990年间公开发表的学术论文也有3528篇。1991年，中国中医药学会内经专业委员会组织有关专家和专业人员对古今《内经》研究成果进行全面、系统总结，著成《黄帝内经研究大成》，于1997年出版。纵横审视《内经》之研究内容，时代不同，各有特点；方法多样，各有侧重。就研究方法而论，清末之前，古代医家们埋头于原文的整理、阐发和发挥；之后，由于西方医学的传入、影响，研究者们忙于中西医学汇通；20世纪70年代末，国内外学术交流始趋活跃，以现代科学方法及自然科学、人文科学最新研究成果研究《内经》渐成主流。文献方法、临床方法、实验方法是研究《内经》的主要方法，其间又多有交叉。前两者是传统方法，为历代所沿用；后者是近代兴起的方法，用于《内经》研究仅数十年。

一、运用文献学方法研究《内经》

运用文献学方法研究《内经》，主要有3种形式。一种是顺文诠释，疏通文义、探讨医理，起到普及医学知识、指导医疗实践和发展中医学理论的作用，如杨上善、王冰、马莳、张志聪等医家；还有专就《内经》语言文字进行研究的学者与专著，如陆九芝的《内经难字音义》、胡澍的《素问校义》、余樾《读书余录》、孙诒让《札迻》以及顾尚之的《素问校勘记》等。二是按中医理论系统分类《内经》原文，加以研究，展示出中医理论体系的轮廓，对中医理论的进一步完善作出了贡献，如杨上善、滑寿、张介宾、李中梓等。以上两种方法，据郭霭春主编的《黄帝内经词典》所附书目计261种，是古人留给我们的宝贵遗产。进入20世纪，这两种方法逐渐冷落下来，除仍有少数新作出版外，如20世纪80年代中期国家卫生部组织编写了《黄帝内经素问校释》、《灵枢经校释》，似有截止之势。原因可能是这种方法对于医理阐发零碎而缺乏系统性，已不适应当今系统研究中医理论的时代要求。三是提出专题进行探讨和发挥。它就一医学理论专题，系统整理《内经》论述，充分运用古今有关学科的研究成果，并结合研究者自己的临床实践，阐发《内经》理论的内涵，论证和发展中医学理论。如张机发挥《素问·热论》，皇甫谧发挥《内经》针灸理论，王叔和发挥《内经》脉学理论，李杲发挥《内经》脾胃理论等。这种方法，近来颇受青睐。据统计，1950～1994年刊于各种中医杂志上的《内经》专题研究论文300余篇，出版《内经》专题研究著作10余部。这些专题论著，内容十分广泛，涉及《内经》理论的各个方面，特别是理论体系的系统结构、思维特点、方法学原则、学术思想的研究，成果丰硕；所引用的学科门类众多，有古代的，也有近、现代的，特别是包括西医学在内的近、现代多学科知识和方法的引用，使《内经》研究达到空前深度。

西医学理论体系建立在近代科学基础之上，因不断吸收现代科学理论研究成果和技术创新而发展很快。所谓以西医学专题研究《内经》理论，就是运用其理论体系的结构、学术思路和理论模型分析中医学，这种研究已有1个世纪历史。最初是中西对照，如以肠系膜、淋巴系统、门静脉系统、体液平衡调节系统、胰腺论三焦，以心脏唧筒作用加脑的中枢神经功能论心，以内环境平衡论阴阳等。《内经新识》一书可为代表。继后又运用西医学经典的或新形成的理论对《内经》理论进行专题研究，如以免疫学探讨卫气学说，以内分泌学探讨肾、天癸实质，以血液流变学探讨血瘀学说等。20世纪60～70年代开展起来的肾实质研究，20世纪80年代开展的活血化瘀治则的研究可作代表。这种方法对验证《内经》理论的科学性，治疗某些疑难病做出过一定贡献，但中西医学毕竟属于不同理论体系，在理论内涵、学术特征、临床方法和价值观上差别甚大，简单、机械地照搬西医学的研究思路和方法，往往造成本末倒置、阉割《内经》理论的不良后果，以致概念混乱、诊治脱节，如以血液流变学指标观察党参活血化瘀；以解剖生理学比照确定中医五脏概念等。

西医学之外的多学科对《内经》理论的研究，不仅历史悠久，而且有特殊意义。《内经》理论体系的形成，原本就有坚实的古代多学科知识作基础，《内经》原著中就多次引用相关学科的文献。历代医家在研习、论证《内经》专题理论时亦常引以为据，如孙思邈、张介宾引《周易》哲理论《内经》阴阳学说，王冰引《礼记·月令》物候学论《内经》四时养生学说，徐大椿引《孙吴兵法》军事学论《内经》治则治法等。近20多年来，现代多学科介入了《内经》研究领域，除医学之外的其他有关学科专家、学者亦参与其中；各类中医杂志几乎每期均刊有这方面的论文，其专著亦时有问世。按收集的题录，1950～1990年此类论文计有200余篇；参与的学科有哲学、天文学、历法、地理学、气象学、物理学、数学、生物学、化学、心理学、社会学、教育学、史学、文学、民俗学、逻辑学等。特别引人注目的是，现代科学方法论如系统论、信息论、控制论、协同论、耗散结构论、突变论、泛系分析等亦加入研究的行列。1990年出版的《〈内经〉多学科研究》可视为代表作。通过多年努力，运用现代多学科知识和成果对《内经》理论进行的专题研究，颇有成绩，具有深远意义。一是在《内经》专题理论上深化了认识，有说服力地论证了其科学价值，并对临床疗效的提高和中医学理论的发展有一定促进作用，如阴阳学说中的辩证法思想，五行学说中的控制论思想，藏象学说中的系统论思想，"生气通天论"的耗散结构论思想，五运六气学说中的天文历法、医学气象学思想，因地施治治则中的医学地理学思想，脏腑功能活动、经脉营卫气血运行学说中的时间医学思想，诊法学说中的全息生物学思想，七情病因学说中的医学心理学思想，医学模式中的社会医学思想以及《内经》理论中术数方法内含的现代系统数学雏型，等等。二是参比西医学理论体系，全面论证了以《内经》理论为代表的中医学理论体系的存在及其学术内涵与特征。其中，系统论等现代科学方法论的引用与参与，功不可没。开始，学者们只是引用系统方法诸"论"文献与《内经》论述相对照，发现《内经》理论中含有丰富的系统思想；继则对《内经》理论展开全面研究，认识到中、西两种医学在文化背景、哲学基础以及认识论、方法论上存在根本差异，是两种不同的医学体系，各有自己的医学概念、理论、诊疗方法，各有医学发现、发明。中医学着重从整体的、功能协调的、运动变化的角度把握人的生理活动、病理变化规律，并形成特色鲜明的诊疗理论和方法，是中华民族对全人类的伟大贡献之一，同时对生命科学研究和医学科学发展也有重要的学术价值。目前的问题是，多学科的《内经》的研究仍处于起步阶段，偏重于释义、论证，如何进一步深入探索《内经》理论的实质，从多层次、多元化角度把握《内经》理论的学术内涵，进而发展中医学，还需要更艰苦工作。

二、运用临床方法研究《内经》

古代医家以临床方法研究《内经》理论，多采用验案形式，体会与阐发《内经》理论，如众多医家专著所附医案；近代、现代医家亦有此形式，如陈无咎的《明教方》、张锡纯的《医学衷中参西录》以及有关的中医杂志个案报道。亦有通过临床实践深化和发展《内经》专题理论，如张机攻泻胃家燥热，李杲益脾升阳，叶桂润胃养阴，均是对《内经》脾胃理论的临床研究和发展。现代的临床研究方法，则逐渐淘汰了个案体验形式，而采用流行病学调查、临床回顾，验证和探讨《内经》理论的实质或病证诊治规律，如 20 世纪 80 年代关于多种病证发病、病变缓急与死亡的季节、时辰节律研究，“春夏养阳、秋冬养阴”治疗用药的研究，临床各科对《内经》病证、病机、治疗原则的研究等。其中一些研究卓有成效，如泄腑攻下法治疗急腹症、攻下化痰法治疗缺血性中风、动静结合小夹板治疗四肢骨折、针刺麻醉用于某些外科手术以及运用辨证论治诊疗多脏器衰竭及多系统、功能性、病毒性病变等。这种方法，与传统的个案研究不同，具有一定规模，且使用现代科研中的设计、统计学，避免了随意性、主观性，结果较为客观，对于验证、深化《内经》理论，提高诊治水平很有价值，但普遍存在着“就事论事”，理论分析与升华不足的弊端；特别是拘泥于西医学病变机理、疗效机理的思路与模式，对中医病机与取效原因的认识仍如“雾里看花”，未取得突破性成果。

三、运用实验方法研究《内经》

严格科学意义上的《内经》理论的实验研究，充其量也只有半个世纪的历史。20 世纪 60 年代上海开展的肾阳虚的研究，揭开了实验研究的序幕；20 世纪 70 年代末又以气功外气红外辐射等物理效应的研究为契机，掀起了实验研究的高潮，至今不衰。研究的内容，几乎涉及中医学的各个方面，无不与《内经》有关；研究的方法，除了西医学常用的临床检测技术外，还有基础医学和生物学研究的各种科学技术，如光电技术、示踪技术、计算机技术、分子生物学技术以及组织胚胎学、微生物学、内分泌学、神经物理学与化学、免疫学、酶学、微量元素观测等。如《内经》生命节律理论的实验研究，阴阳气血物质基础的实验研究，五脏概念及其本质的实验研究，经络现象观察、研究及经络实质的实验研究等。运用实验方法研究《内经》理论，揭示其科学内涵，是分析研究中医学的基本方法，发展中医学的重要途径。这些研究工作，开创了中医学研究与发展的新阶段，并用世界科学界、医学界可以理解的方式与方法论证了中医学的科学性，说明了中医学的学术价值。就研究方法而言，它是《内经》理论研究的全新方法，仍处于起步阶段；在思路上受西医学旧有医学模式的影响大，在技术上还缺乏高科技手段，尤其是综合技术和连续观测技术；对实验研究的结果或成果评议上，往往陷于静止、片面的弊端。

第二节 《内经》理论研究思路与方法探讨

《内经》理论研究关系到中医学的发展，关系到中医学对生命科学和医学科学的贡献，关系到中医学走向世界；而《内经》理论的研究，目前的关键在于方法学。研究思路和方法对头，就能加速中医发展的步伐；失误则延缓中医发展的进程，甚至导致中医学的自我消亡，更谈不上实现毛泽东“创造中国统一的新医学新药学”的宏言夙愿。这是中医学近代研究史给我们的警示。因此，中医学研究思路与方法的探讨，作为重要课题摆在我们面前，引起众多学者的关注，有的中医杂志还开辟“科研思路与方法”栏目，从各种角度、各种层次、各个方面进行探索。我们认为，探讨其研究思路与方法，应首先取得《内经》理论学术内涵和特征方面的共识，而后在自然辩证法原则指导下，结合科学技术发展的一般规律和中医学研究的正反经验，预见中医学发展的轨迹，以此作为基础和前提，展开深入的讨论。

一、把握《内经》理论的学术内涵与特征

《内经》创建的中医学理论体系既与西医学理论体系有着根本的差异，因而两者的概念、原理、原则及其理论规范也有不同的学术内涵与特征，这是探讨《内经》理论研究思路与方法的依据。我们认为，《内经》理论的学术内涵与特征主要体现在以下 3 个方面：

（一）从整体考察与把握生命活动规律

整体观并不是中医学的“专利”，西医学也讲整体，认为生命体在中枢神经系统调控下各系统、各器官组织协调一致地活动，近来又将内分泌免疫系统与神经系统视为网络，发挥统一调控作用，同时也加强了人与自然、心理与生理关系的研究。但中西医学的整体观却有着很大差异。两者除了在整体与局部关系的认识不同外，西医学仍然把自然对于人体、心理对于躯体生理仅仅视为施加影响的参数。中医学则不然，它遵循中国古代哲学精气一元论的义理，视天人一体、形神一体、心身一体，建立了贯穿中医理论的整体观。天人一体的观念将人放在自然界时空变化中考察，人是宇宙自然的有机组成部分，正像庄子所说：“天地与我并生，万物与我为一”（《庄子·齐物论》），人与自然万物同源、同构、同律，在《内经》集中体现在“生气通天”的论断中。其含义除认定天人阴精阳气对流互化维持人体新陈代谢外，还表述自然界的变化周期通过其多种作用影响人体，并使人体形成适应这种周期的稳定功能结构。这就是《内经》将天、地、人进行五行分类归属的认识论内涵，也是《内经》四时五脏论的学术本源。形神一体的观念，认为人体身形与蕴涵于其内的生命主宰即“神机”，相互依存、互济互利而“形与神俱”，并从生命现象出发，取 5 个脏器之名而不囿于解剖形态界限，按五行类属原则，规范形神一体模式，因而五脏被视为生命中枢。心身一体的观念，一是将“神”中的精神意识、思维情志活动归于“心”，明确心身对立、互化互用的辩证统一关系，并融进基本概念、理论模式和临床诊治体系，形成“五神脏”理论；二是心身一体的体质综合归类分型，如阴阳五态人、五行五形人，为判断个体对不同病因的易感性、病理变化倾向性服务，是辨证论治的重要依据。

整体观使中医学将天人、形神、心身合为一体，建构了五脏为中心的人体生命活动系统的理论，对于认识和分析人体如何适应复杂多变的生存环境，把握躯体与功能、与精神的辩证统一关系之客观规律，有重要的理论价值和临床指导意义。

(二)从功能考察与把握生命活动规律

中医学理论体系形成之时,没有精密的理化仪器,即使把人体剖开,也无法认识体内的组织器官及其生理功能、病理变化与外在生命现象的联系,而只能从生活与医疗实践观察、体验到的生命现象出发,借助哲学方法进行研究,因而着眼点是生命过程中的功能变化及其相互关系,唯功能是究。“五脏之象,可以类推”(《素问·五脏生成》),就是将生命活动概括为五大类相关生理功能,即五脏的“气象性用”(王冰注语),这与从实验分析内脏的形态物质变化把握其功能所属的西医学内脏的概念,在思路、方法上迥然不同。

在功能化概念的基础上,中医学通过研究功能活动之间的关系来把握生命活动的规律,因而特别强调脏腑之间既分工又合作、自发维护天人协调关系、稳定体内生理环境的自组织能力。这种自我协调的能力,被《内经》称为“神机”,其最高层次是阴阳的对立、互用与协调;其次是五行生克制化与胜复调控,以保持整体功能的和谐状态;而气机升降出入学说则用于具体分析生命过程中功能活动的形式、趋向及其相互作用的规律,其实质是体内生理物质和能量输运方向、相互转化以及天人进行物质和能量交换机制的描述,而勿论其输运、交换和转化的是何物。如《素问·举痛论》“百病生于气”,此指气机失调,正如张介宾所说:“气之在人,和则为正气,不和则为邪气。凡表里虚实、逆顺缓急,无不因气而至,故百病皆生于气。”(《类经·疾病类二十六》)正是基于这样的认识,所以中医将“化不可代”作为自己论治的最高准则,强调启发、调动与协助人体自身的调控功能,而不采用替代、填塞或革除疗法。

(三)从活体动态考察与把握生命规律

《素问·玉版论要》说:“神转不回,回则不转,乃失其机。”时间的流变是生命的基因和机枢,而不是外部参数,并且不可逆转。这种观念已成为《内经》理论中基本概念和理论模式的固有内涵,也是辨证论治的基本原则。从观察方法看,它注重考察生命活体自然流露的生理、病理信息和治疗反应,避免人工因素施加干扰而失真,也排除了从尸体静态考察带来的弊病。从理论的学术内涵看,五脏概念含有四时、昼夜阴阳消长的动态意蕴,经络是经气运动形成的动态功能结构,脏腑气血运转不息,与时相应;病邪上下转移、内外出入,时过境迁,永远不会停在同一状态。因而在治疗中强调“时不可违”(《素问·五常政大论》),除按时辰、季节施治外,把握病证的动态变化,及时变法应治,或选择最佳时机用药,往往是取效的关键。

以上所述《内经》理论的学术内涵与特征,三者是统一而不可分割的,互为前提而相互制约。例如,《内经》理论的整体观是从功能角度与意义上讲的整体,功能协调观也是整体动态的协调等。如此才能正确认识其本质,否则便流于浅薄与庸俗,难以把握其要义。

二、确立《内经》理论的研究思路与原则

我们在理论篇中“对《内经》理论体系的评价”一节,提出中医学属于当今世界两大医学理论体系之一,与西医学理论体系相对立而统一的观点,但也要承认,中医学存在固有缺陷与弱点,它在科学形态和科学技术发展阶段上定位较低,虽然具备了理性综合阶段科学形态的某些特征,但未经过严格的科学实验分析,从这个意义上说,中医理论仍属于在医疗实践取效基础上理性思辨的科学假说。假说必须经科学实验证实,把握其本质,才能上升为完全的理性综合阶段与科学形态。因此,我们认为中医学发展过程中,分析阶段是不能超越的。

现在的问题在于,是否只要开展实验研究,中医学就能如愿得到提高和发展呢?远非如此。近代所用的分析方法将研究对象理想化处理是人为的,这虽然在思维活动和科研过程

中是必不可少的环节，但由于它拆散了事物多样性的统一，与研究对象固有的整体性和联系性不符；强行截取事物发展过程中的一瞬，与研究对象本然的动态属性也不符，故其结论必然相当局限，而以此自诩为事物的本质规律，显见是近代分析方法暴露的弊病，表现在生命科学和医学研究领域尤为明显。以往的中医药学实验研究，其结论或成果与传统理论差距很大，难以为中医所用并遭非议，其原因也在于此。如研究某方某药治疗某病，提取其有效成分，或“中药西制”为成药，确实不能解决辨证论治用药问题，充其量增加一种西药。中医理法方药贯通一体，单味药的复杂成分，复方煎制后的成分变化及其进入体内后的复杂作用，都是针对具体证候发挥综合协调功效的，并且药随证变而变，单一成分、固定不变的药物如何能胜任？又如活血化瘀为近年来热门研究课题，然而以血液流变学理论类比中医瘀血学说则出现凡病皆瘀的倾向，于是某些补气药也被列入活血化瘀药的行列。囿于实验分析研究的思路，忽视中医学术的基本内涵和特征来选题、设计、评议科研课题，这是中医研究难以成功的根本缘由。

系统论、信息论、控制论、协同论、突变论、耗散结构论等现代科学方法（被称为系统方法“六论”）的出现，表明科学发展正由分析阶段进入现代辩证综合阶段。在这种大趋势下，中医研究不仅应当而且有可能革除单纯实验分析带来的弊病，避免走过去的弯路。其总体思路就是把分析与综合辩证统一起来，用中医学整体综合理论指导实验分析，以实验分析的资料与结果充实中医理论，二者互为前提、互相包含、互相转化。具体而言，即以中医理论为指导，确立选题、设计方案和研究方法，然后把实验结果作为中医理论的要素予以评价，冷静地认识它的意义与作用。这样的要素积累到一定量，就会升华，使中医理论来一次质的飞跃，上升到新的层次，又为进一步分析研究提供新的综合理论。为把中医学术的基本内涵与特征融进实验研究的思路中，我们认为应遵循下述 3 条原则：

一是活体动态原则。尽量采用高科技无创方法，连续描述中医理论有关人体生理活动、病理变化的动态过程，或描述其动态过程之一瞬，作为“定格”状态，将尽量多个“定格”状态连续起来，逼近客观过程，分析与综合结合考察其机理与规律。

二是功能协调原则。抛开从解剖形态系统单向研究功能的模式，把功能活动放在主体地位，参照中医理论提示的功能活动模式，跨系统、多层次、多维向地研究功能协同作用的方式、方法、内容和规律。

三是整体原则。中医学关于人与自然、功能与形体、生理与心理的整体统一观念已经融进自己的基本概念，并形成独特的理论模式。因此在研究中必须注意自然环境各因素与人体功能活动整体规律的关系，在不同状态下人与自然相适应的特点与规律；从中医理论提供的功能活动模式探讨相关生命现象的内在生理基础及其特定组合规律与形态结构；充分考虑人体生命活动中生理与心理辩证关系及其特定活动方式，并把精神因素作为功能活动的基本参数，冷静分析动物实验结果的意义[1]。

以上所述主要是探讨中医理论生物学基础的思路，然而人的社会属性在生命活动中的地位和作用也不可忽视。《周易·贲卦·象》说：“观乎人文，以化乎天下。”人类的活动作用于自然、社会及人的自身，分别产生了物质文化、制度文化、精神文化，而诸种文化形成时代的地域的人文氛围，又反作用于人类活动，影响人的生存环境和精神意识，进一步影响人的生命活动，表现为精神的、躯体的生理和病理现象。正是由于以上原因，所以《内经》理论涉及人文科学的多学科，如语言文字、文学艺术、哲学、宗教、民俗、地域文化、逻辑学、教育学以及社会政治、经济、历史等。比较中西医学，《内经》在论述人的社会属性及人文因素对生命活动影响方面有以下三个特点：它视人与社会一体、人的心身一体，同灵肉割裂、人与社会割裂的观念不相容；它将精神意识、思维情志看做人体功能活动的有机组成部分，并融入五脏功能结构模式，同脑主论有本质差异；它强调神志的活体动态特性、活动周期特性，同静止的、一成不变的观念格格不入。有关中医理论人文科学方面的研究，古代医家非常重视，各种专著中不乏相关内容，如张介宾《类经附翼》论"医之为道，身心之易也"，李中梓《医宗必读》论"不失人情"，徐大椿《医学源流论》论"用药如用兵"等。近年来，这方面的研究相当薄弱，无论科研立题、还是民间论著均显示导向偏差、投入不足。虽然有一个中医心理学研究组织，但研究范围限于心理方面，与《内经》理论涉及的人文多学科差距很大。目前，欧美发达国家的医学人文科学研究已全方位展开，如果我们不奋起直追，差距将更拉大。我们认为，中医理论人文科学研究有三个方面：一是中医理论、理论体系形成的人文环境、方法学的研究，着重探讨独特的文化背景、哲学基础、实践环境、发展过程等所造就的思维方式、研究方法对理论形成及其学术内涵的影响。二是探讨中医学关于人文因素，包括物质文化、制度文化、精神文化(具体落实到社会发展水平、医疗科技水平、经济状态、生活方式、文化教育、人事关系以及宗教的、民族的、地域文化的、政治的观念等)对人群和个体体质、心理素质、病因发病、疾病防治及疗效等方面影响的理论。三是探讨中医理论中关于人文因素影响生命活动的机制、规律及其表述方式，即中医学概念、原理、原则的人文科学内涵。以上三个方面，以往的研究，在第一个方面已有所开展，应继续加强；在第二、三两个方面，显然不足，亟需引起重视，视同实验研究一样，加大投入。中医人文科学研究，既能促进中医学发展，又有提高临床防治效果的现实意义。至于研究思路，我们提出两条原则：第一，坚持人与社会一体的观念，结合现代人文科学多学科知识、研究成果和方法，研究《内经》以人为中心，各种人文因素影响人体生命活动的理论。研究中注意不把人文因素看做外部附加的可有可无的影响，而是视为人生存环境的基本内容和进行心身相互作用的心理溯源。第二，坚持心身一体的观念，结合传统文化有关形神、心身之论，探索《内经》心身相互作用的方式、机制、规律及其活动模式等理论的学术内涵。研究中注意中西医学五脏神主论与脑主论的学术差异，着意揭示心身一体的功能类属及其阴阳相反相成、五行生克制化活动方式的本质。

三、探讨《内经》理论的研究方法

《内经》作为一部古代文献，其内容涉及范围非常广泛，可称之为百科全书。然而它毕竟以医学为中心，因而历来由医家奉为经典。这主要是由于古人将人类个体放在宇宙自然和大社会背景中研究，凡与人的生命活动有关者均在关注之内。与此相应，《内经》研究的方法也有多种。如从学科分类而言，有自然科学方法和人文科学方法，医学方法和多学科方法；从方法学分类而言，有观察方法和思辨方法，数学方法和逻辑学方法，文献学方法和临床学方法，系统方法和实验分析方法，等等。在此我们主要讨论运用文献、临床、实验的方法以及多学科知识及其研究成果对《内经》进行研究。这些方法之间又多有交叉。

(一)运用文献方法研究

指把《内经》当做文献或利用古今文献进行研究的方法。古今对《内经》书名、作者、成书、传本、词义、音韵、修辞、语法的研究，注释、校勘、训诂等多属于前者；而对研究《内经》的文献进行研究，阐发其学术内涵、学术源流，则属于后者。文献研究方法是研究《内经》的传统方法，我们认为在研究中应注意以下三点：

1. 一是提倡开展系统的专题研究

《内经》作为一部医学文献，有许多结论有待研究确定，如各篇写作的具体年代、作者，全书的成书时间，《素问》、《灵枢》与《内经》的关系，《内经》的传本系统等；更有许多学术课题有待考证，如各篇写作的文献依据，各篇的学派分类，地域文化、时代主流意识、医家学识与风格对医学理论及其表述方式的影响等；而作为中医学理论之源，古代医家对《内经》理论各方面多有阐释与发挥，近现代医家也有丰硕研究成果等，均需列出系统研究专题，进一步探讨，以发皇经义。

2. 重视现代有关文献、特别是实验资料与研究成果的研究

在人们的旧观念中，文献研究无非是经文考据、训诂，钻故纸堆，其实这是误解。文献资料是一种信息，文献研究则是对各种方式表达的信息进行的研究，其中当然包括实验资料，对于中医研究来说，它是最具信息意义的内容。近 20 多年来，国内的中医实验研究投入了大量的人力、物力、财力，学术论著数以千计；国内外与中医相关的医学、多学科研究信息难以数计，这是开展中医现代研究弥足珍贵的信息，必须充分、系统而有效地加以利用。

3. 强调文献研究贵在理论升华

实验研究资料不少，成果累累，亦颇多获奖，但多就事论事，一孔之见，甚或复归西医学理论的思路轨道。其他文献研究亦多论证性质，显见对中医理论的实质揭示和中医学发展的促进作用是很局限的。文献研究的基本任务在于广泛、系统地收集信息，充分占有资料，并沉潜于其中，捕捉可用成分，而后跃出其外，纵横博观，进行辩证综合地思维，达到理论升华的目的。这项工作需要研究者具有广博的知识，深厚的专业与哲学素养，艰苦持久的探索工夫，希望中医界有更多学者投入。

(二)运用临床方法研究

临床是医疗实践的基本形式，它以防治疾病和促进健康为目的，既可验证医学理论的真伪，又是促进医学理论发展的动力。《内经》理论的临床研究内容，一是通过临床回顾性研究和临床验证性研究，探索和揭示《内经》理论的实质；二是研究《内经》的疾病诊治理论，以提高临床疗效，发展其诊治理论，在解决世界性重大疾病研究中有所作为。临床研究的具体方法很多，常用的有回顾性研究、流行病学调查、临床疗效观察与机理研究等 临床检测除了传统四诊外，还有常规实验室检测、高新科技及多学科方法检测等。在研究中应当充分利用这些手段，同时也不可忽视非实验室检测的各种方法与手段，如心理学方法等。因为无论涉及人的生物学属性还是社会属性，其生理、病理学变量太复杂，远非目前实验室检测所能胜任。鉴于目前《内经》理论的临床研究现状和存在的问题，我们认为在研究中应注意以下两点：

1. 中西医学概念和理论模式不同

从理论上区别中西医学概念、诊治原理与原则，对于中医研究者不成问题，但在实际研究过程中却是绕不过的拦路虎。因为截至目前，中医学基本概念如五脏、气血、营卫等，其生物学实质仍不清楚，证候的规范及其客观化指征仍难以确定，故而临床研究中中西医学概念混淆随处可见，如疾病死亡节律研究中脏腑概念与西医同名内脏相混，抗感染药物研究中邪气概念与病原体相混，血病研究中中西医血的概念相混、而气无所着落，等等，从而降低了研究的学术价值。当今之计，只有坚持《内经》概念的学术内涵，虚化西医学相应的名词术语，防止研究中对号入座。

2. 一般的临床研究方法同中医特殊要求相结合，实验室检测方法同其他方法相结合

现代临床研究方法讲究规模化、规范化、客观化等，这对于中医也是十分必要的。它避免了传统方法直观、个案研究的缺点，这对中医来说是一种进步。然而，中医诊治对象主要

是患者，是证候，而不是单纯西医病名，这就要求研究者在设计方案、确定工艺流程、评议结果时，把两者结合起来。如研究"因时制宜"的治疗原则，选取有季节性发作趋势的癫狂病历，测其神经递质的季节分泌曲线，作为观察肝肾伏藏与疏泄失常的动态指标，然后遣药组方顺时治之，最后仍通过检测神经递质作为疗效指标与依据。至于临床上的实验室检测，作为生理、病理和疗效的观察方法，被认为是客观的，但在中医研究中却不宜视为唯一指标。这不仅是因为目前科技水平尚低，许多指标检测难以如愿，许多功能变化还无从检测，即便检测出来，单个或几个指标也难以说明问题，因此必须结合其他方法，如各种物理检测法、功能检查法、心理测试法及患者主观感觉与反应等。

(三)运用实验方法研究

严格的科学实验，是科学技术发展到分析阶段(思维逻辑过程中称知性分析)的基本方法，也是中医学从直观综合发展到现代辩证综合科学形态必须经历的过程。这种实验方法，从所属学科分类可划为物理的、化学的、生物学的3种，而每种又可细分为多个小学科，其中颇多交叉。当今国内的中医实验研究以生物化学方法为主，物理的、生物物理的方法应用较少。如从核酸、环核苷酸、阴阳离子、内分泌、免疫等研究阴阳本质，从免疫、血液成分、内分泌研究气血实质，从神经递质、内分泌、免疫、酶学等研究五脏实质；在经络实质、脉象研究中应用了生物电、同位素、声学、波导等生物物理的方法和技术。这些方法的应用，各有其技术规范和理论阐释的意义，无需赘述。根据以往的经验、教训和目前的状况，我们提出以下两方面意见供研究者参考：

1. 关于实验对象

人与动物不同，运动状态与静止状态不同，活体与尸体不同。中医理论是以活体动态的人为研究对象，经过长期反复试验概括出来的，而在实验研究中，为了深入细节进行分析的需要，将造模动物生理或病理活动的某一瞬间的静止状态或其尸体的某一侧面作为研究对象，这虽然在研究中是必要的，但却远离生命真实，与中医研究对象不符。为使实验对象及其生命状态逼近于中医研究对象及其状态，一是讲究造模方法，尽量模拟人的生活和致病环境。简单化的方法是不可取的，如运用大黄致泻方法制造脾虚模型。二是提倡高科技无创伤、连续描记方法，如生物物理学方法；或抓住动态变化过程中相变关节点进行检测，如常用的生物化学方法即是。三是充分考虑动物与人的区别，谨慎、合理评价动物实验结果，尽量取得人体的验证。

2. 关于实验检测内容

与西医学基本概念的本质不同，中医学基本概念多是生命体相关功能的整合及其相互调控方式的概括，因而不可能也无须寻找其特异指标。如囿于西医学研究方法，中医界曾用10多年探索脾虚的特异指标。在大量指标筛选中，似乎木糖排泄率可当此任，然而在其他脏腑虚证中木糖排泄率也有明显变化。此外在肺、脾、肾概念的研究中，三者均有免疫功能的变化，并未见特异指标[2]。这就启示我们，在实验研究中，应从标志功能状态的相关指标比值及其变化方式探索中医基本概念实质与规律，如可以根据精神分裂症季节性发病研究中，以多巴胺与5-羟色胺等分泌量比例及其四时相位变化特点探讨主生发之肝与主闭藏之肾的概念实质[3]。

(四)《内经》理论的多学科研究

多学科一词，并没有严格的科学概念。中医界所谓的多学科，系指医学之外的各种学科，包括社会科学类、思维科学类和部分自然科学类学科，《〈内经〉多学科研究》列出数学、现代物理学、化学、天文学、历法学、气象学、物候学、地理学、时间生物学、分子生物学、电子计算机、哲学、逻辑学、心理学、社会学、系统论、控制论、信息论、耗散结构论、协同论、突变论、军事学、音律、体育;《黄帝内经研究大成》还有教育学、体质学、生物全息、语言文字、史学等。多学科的研究与前述三种方法,特别是与文献方法、实验方法常有交叉,而其意是跳出西医学理论体系的"圈"外,探讨中医理论独特的学术内涵。目前,《内经》多学科研究的任务主要体现在两个方面:其一是研究《内经》理论、理论体系的形成、学术特征及其科学意义、医学价值和发展规律;其二是探讨《内经》理论相关学科的科学内涵及其反映的生命规律、在医学上的应用,为理论的进一步发展奠定基础。目前,《内经》理论的多学科研究的起步阶段基本结束,研究重点应适时转移到揭示中医学的理论实质,为重建中医学具有现代科学技术支持的医学模式、医学理论和疾病诊断、防治方法体系,提供多学科研究依据。在研究方法上,宜处理好三个关系:

1.《内经》古代多学科知识与其对医学渗透的关系

尽管各学科学者看到的是《内经》在本学科的成就和贡献,津津乐道其具体内容,但我们研究的中心是医学,重点是这些学科的知识、研究成果与方法对《内经》探索生命规律及其医学应用的影响,因此了解《内经》多学科知识及其成就与缺点是必要的,但不可过于深入,如《内经》"七篇大论"气候变化周期与灾害预测是否准确应由气象专家评说,而中医学者除研究时间医学、气象医学涉及外,主要目的在于探索"七篇大论"中"人与天地相参"的医学模式,"天地之大纪,人神之通应"的五脏六气特性、治疗法则等学说的科学内涵。

2.《内经》理论的自然科学研究与人文科学研究的关系

在生命科学与医学科学研究中,涉及的自然科学各学科主要研究人的生物学特性,而人文科学各学科则主要研究人的社会属性在生命活动中的表现与影响,两者相互作用,耦合为整体。因此不应相互割裂,更不宜厚此薄彼。如近来中医科研中唯实验论占风头,似乎只有做实验才配称科学研究,而弃人文方法如敝履,两者大不平衡;在临床研究中从不考虑社会、人文、心理因素,醉心于纯客观、硬指标,而中医心理学研究学者亦很少检测生物学指标。

3. 理论研究与临床应用的关系

目前,《内经》理论的多学科研究多是理论探讨,由于还在起步阶段,或许尚未及理论升华或引发嬗变,所以临床应用方面仍无所作为。临床应用是检验理论的基本形式,也是医学的归宿。多学科研究中医不应停留在论证中医理论科学性阶段,其研究成果亦不应置于书斋,必须用于临床,提高疗效,促进中医临床医学的发展。当然,这种临床应用必须遵守临床诊治规范,同时切忌急功近利,尤忌商家炒作。

(烟建华)

参 考 文 献

[1] 烟建华. 关于中医研究思路的思考. 中国医药学报,1993.(1):40.
[2] 王洪图. 黄帝内经研究大成. 北京:北京出版社,1997:2238-2258.
[3] 烟建华.《内经》生命的四时法则. 北京中医药大学学报,1998(4):3.

《中医药学高级丛书·中医妇产科学》（第2版）
《中医药学高级丛书·中医儿科学》（第2版）
《中医药学高级丛书·中医眼科学》（第2版）
《中医药学高级丛书·中医耳鼻咽喉口腔科学》（第2版）
《中医药学高级丛书·中医骨伤科学》（上、下册）（第2版）
《中医药学高级丛书·中医急诊学》
《中医药学高级丛书·针灸学》（第2版）
《中医药学高级丛书·针灸治疗学》（第2版）
《中医药学高级丛书·中药炮制学》（第2版）
《中医药学高级丛书·中药药理学》（第2版）